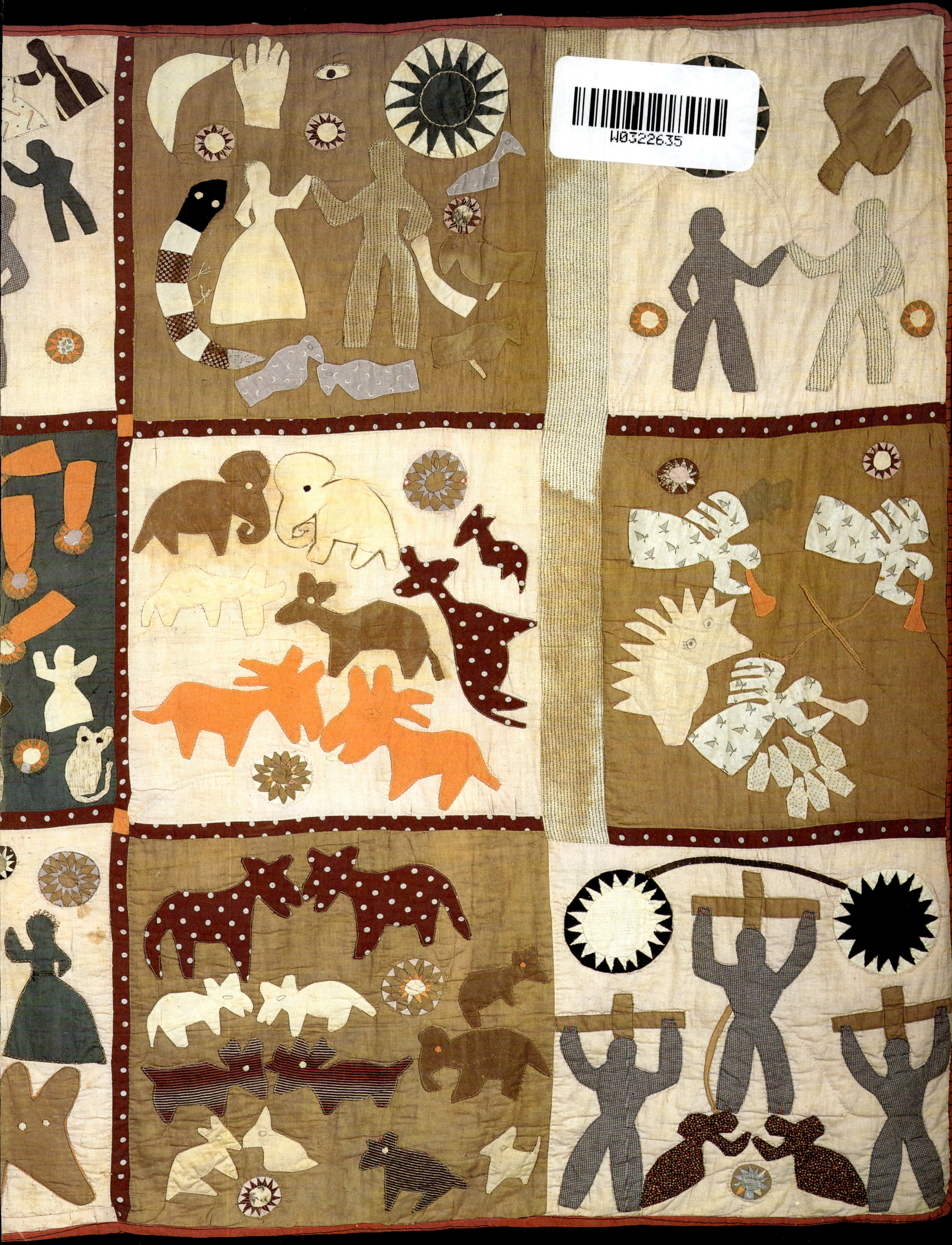

Große Epochen der Weltkunst

ARS ANTIQUA

DIE KUNST

HERDER
FREIBURG · BASEL · WIEN

JENNIFER MARTIN, CLAUDE MASSU,
SARAH NICHOLS, ALEXANDRA PARIGORIS,
DENYS RIOUT, DAVID TRAVIS

DER USA

VORWORT MICHEL BUTOR

MIT 728 ILLUSTRATIONEN
DAVON 213 VIERFARBIGE ABBILDUNGEN
AUF KUNSTDRUCKTAFELN

Die französische Originalausgabe erschien unter dem Titel L'ART DES ÉTATS-UNIS in der Reihe „L'art et les grandes civilisations" – Collection créée par Lucien Mazenod

Ins Deutsche übertragen von
Katharina Middell (Vorwort, Architektur, Malerei)
Gudrun Middell (Plastik, Angewandte Kunst)
Jörk Rothamel (Fotografie)

Herausgeberin der deutschen Ausgabe: Prof. Dr. Edith Neubauer

EINBANDPRÄGUNG

EMPIRE STATE BUILDING
NEW YORK
1929–1931

Die Deutsche Bibliothek – CIP-Einheitsaufnahme

Ars antiqua: grosse Epochen der Weltkunst. – Freiburg i. Br.; Basel; Wien: Herder.
Einheitssacht.: Ars antiqua [dt.]
Ser. 5.
NE: EST

Die Kunst der USA. – 1993

Die **Kunst der USA:** Jennifer Martin, Claude Massu, Sarah Nichols, Alexandra Parigoris, Denys Riout, David Travis / Vorw.: Michel Butor. [Ins Dt. übertr. von Katharina Middell ... Hrsg. der dt. Ausg.: Edith Neubauer]. – Freiburg i. Br.; Basel; Wien: Herder, 1993
(Ars antiqua: Ser. 5)
Einheitssacht.: L' art des États-Unis [dt.]
ISBN 3-451-22973-0
NE: Martin, Jennifer; Neubauer, Edith [Hrsg.]; EST

Reproduktion der Farbtafeln und Graphiken: Iota et Prodima
Druck der Illustrationen: Kapp Lahure Jombart, Évreux, und Compo-Photo, Paris
Satzherstellung: F. X. Stückle, Ettenheim
Druck des Textteils und buchbinderische Verarbeitung: Freiburger Graphische Betriebe 1993
ISBN 3-451-22973-0

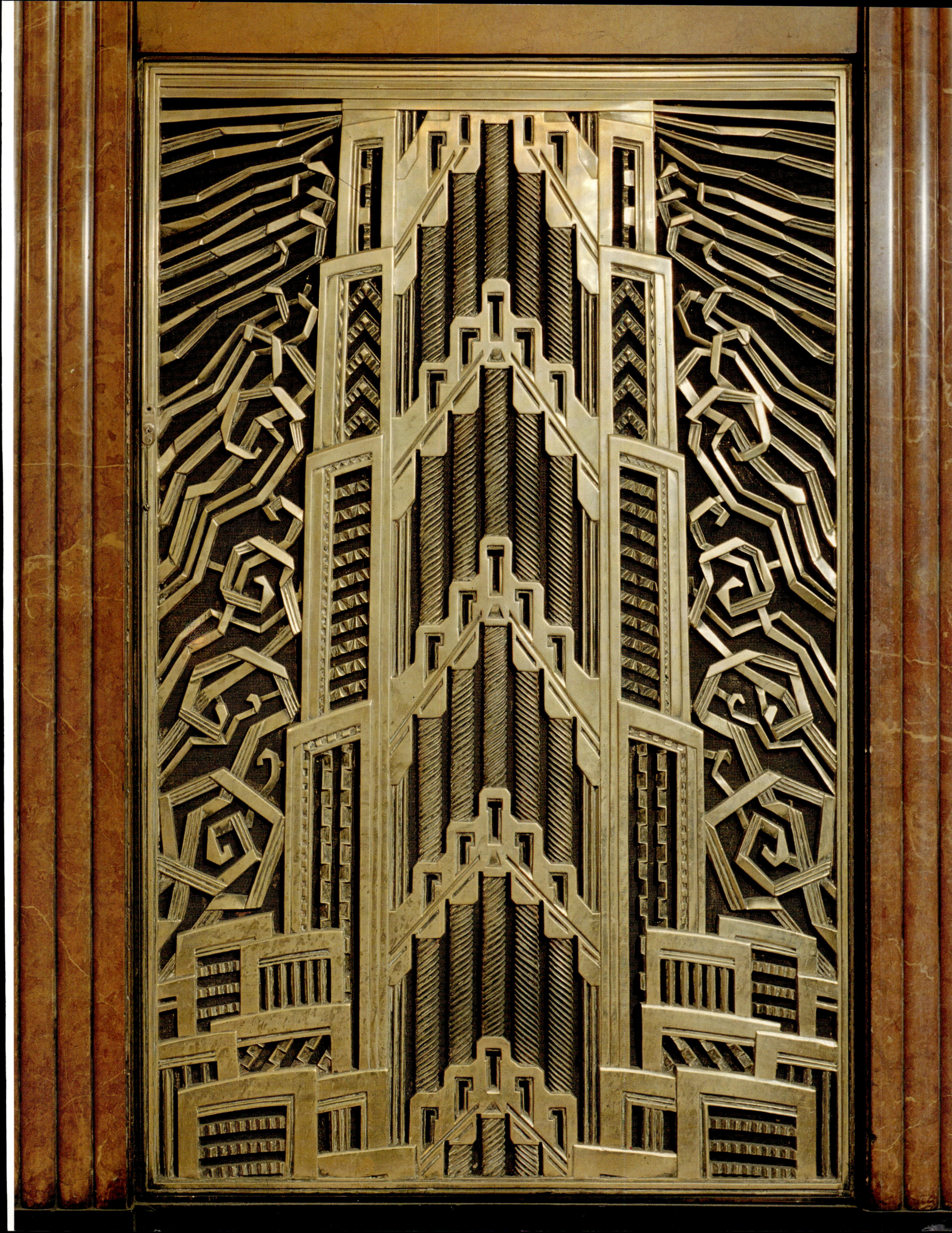

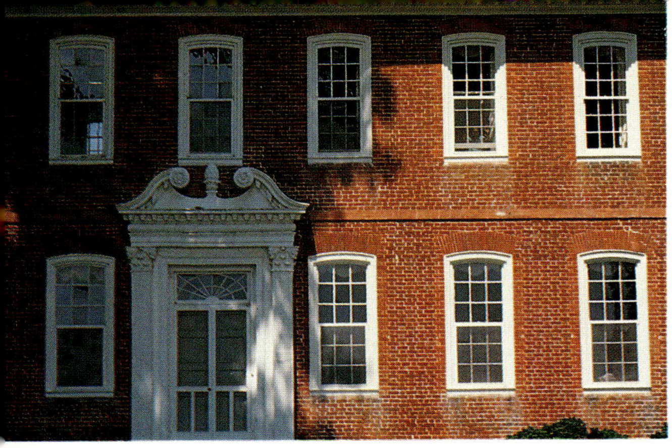
3

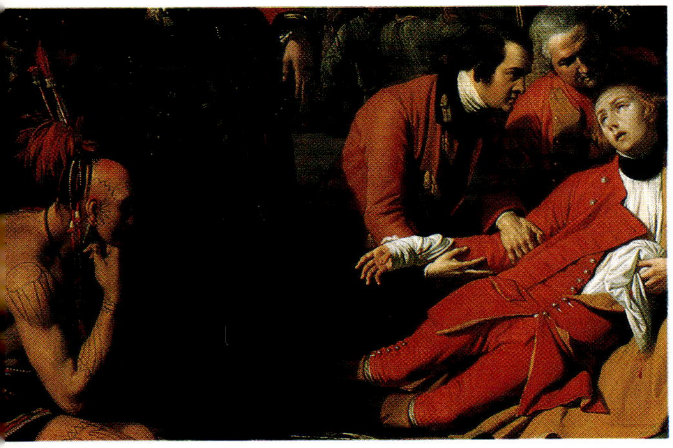
4

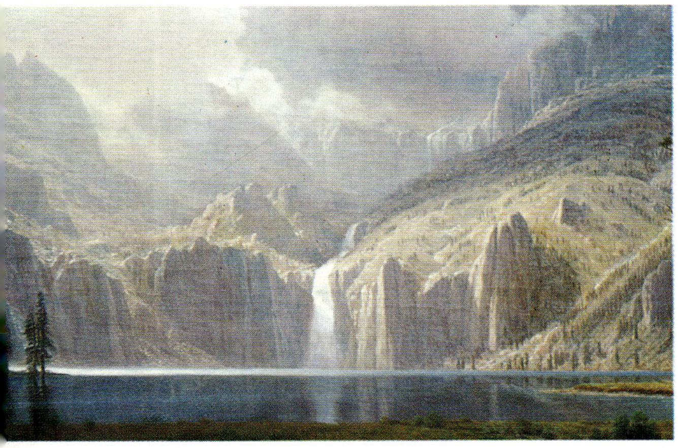
5

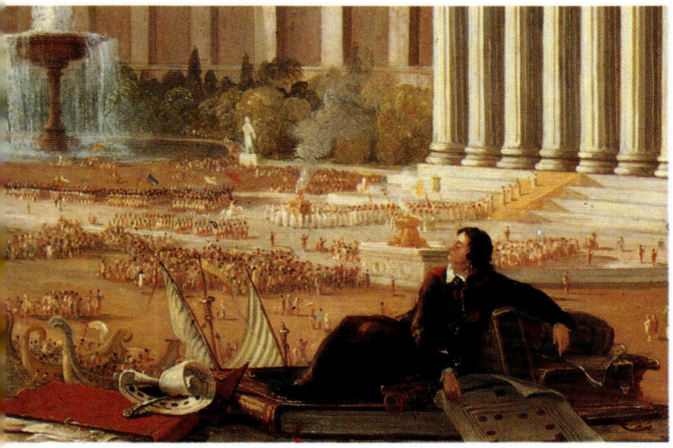
6

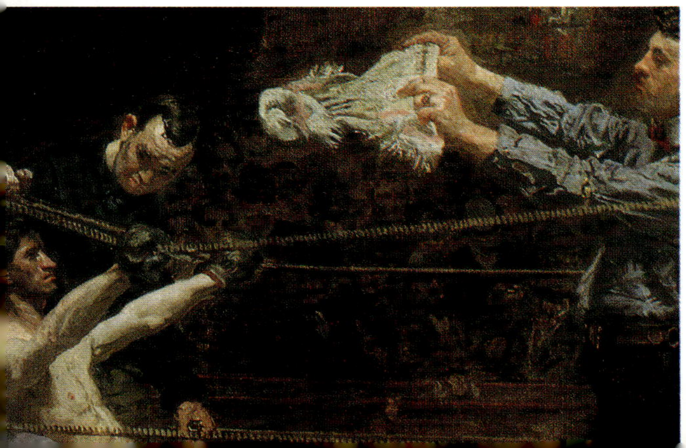
7

INHALT

1 Vorsatzblatt
HARRIET POWERS,
TAGESDECKE
Baumwolle
175 × 267 cm
1895–1898
Boston, Museum of Fine Arts (Nachlaß von Maxim Karolik)

2 JACQUES DELAMARRE,
LÜFTUNGSGITTER DES CHANIN BUILDING
1929
New York

3 WOHNHAUS VON WILLIAM BIRD II.,
genannt WESTOVER
Um 1730–1734
Virginia, Charles City County

4 BENJAMIN WEST,
DER TOD DES GENERALS WOLFE
Detail
1779
Ottawa, National Gallery of Canada

5 ALBERT BIERSTADT,
DER MOUNT WHITNEY
Detail
1875
Corning, The Rockwell Museum

6 THOMAS COLE,
DER TRAUM DES ARCHITEKTEN
Detail
1840
Toledo, The Toledo Museum of Art

7 THOMAS EAKINS,
ZWISCHEN DEN RUNDEN
1899
Philadelphia, Philadelphia Museum of Art

8 BEN SHAHN,
HANDBALL
Tempera auf Papier, auf Holztafel aufgeleimt
1939
New York, The Museum of Modern Art (A.D.A.G.P. 1992)

9 JACKSON POLLOCK,
MALE AND FEMALE
1942
Philadelphia, Philadelphia Museum of Art (Schenkung von Mrs. Gates Lloyd) (SPADEM 1992)

10 BRUCE NAUMAN,
SELF-PORTRAIT AS A FOUNTAIN
1966
Aus: PHOTOGRAPH SUITE
New York, The Whitney Museum of American Art (A.D.A.G.P. 1992)

11 EERO SAARINEN,
EISSPORTHALLE INGALLS DER YALE UNIVERSITÄT
1956–1958
Connecticut, New Haven

12 DUANE HANSON,
TOURISTEN
Polyester, Fiberglas, Ölfarben, Accessoires
1970
Edinburgh, The Scottish National Gallery

13 MARK ROTHKO,
EARTH AND GREEN
1955
Köln, Museum Ludwig (A.D.A.G.P. 1992)

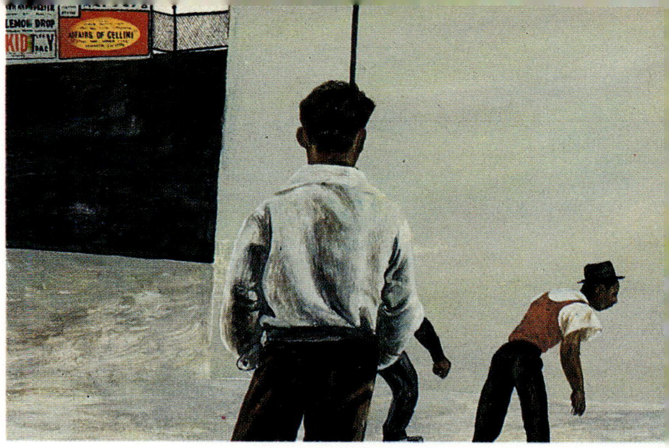

8

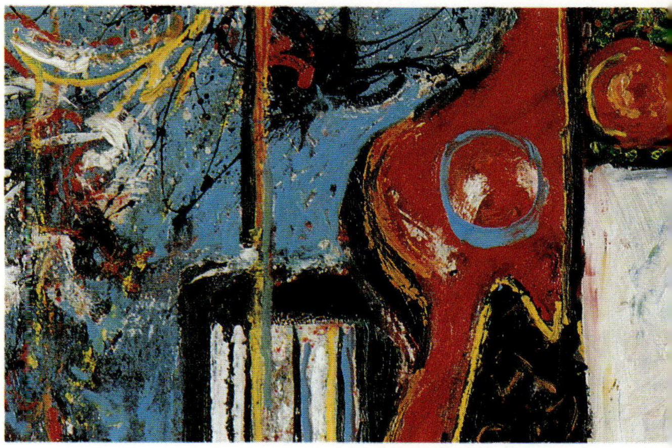

9

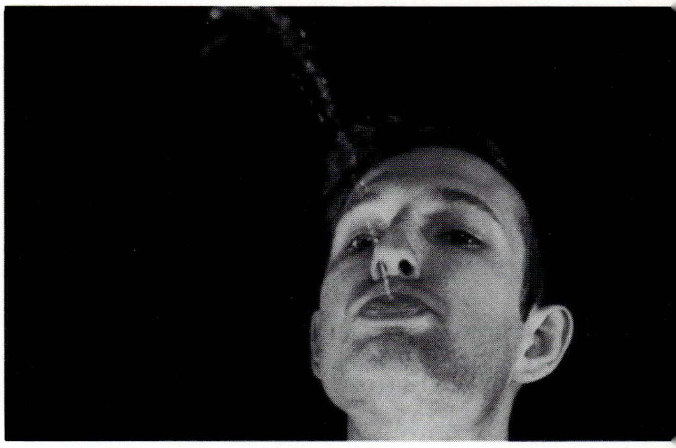

10

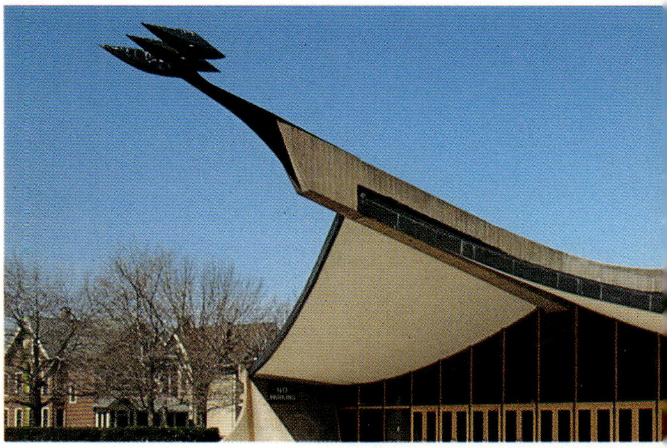

11

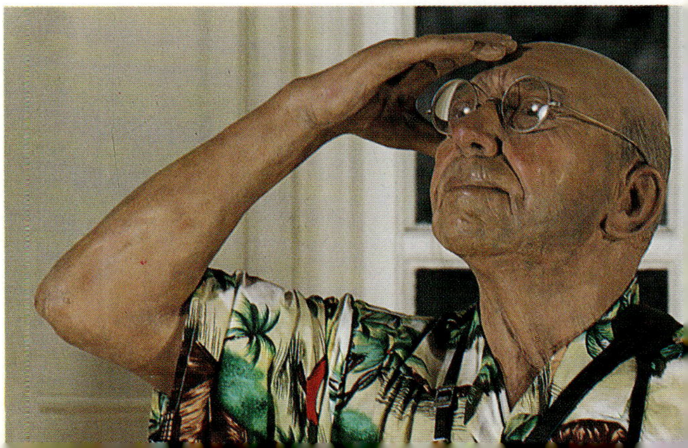

12

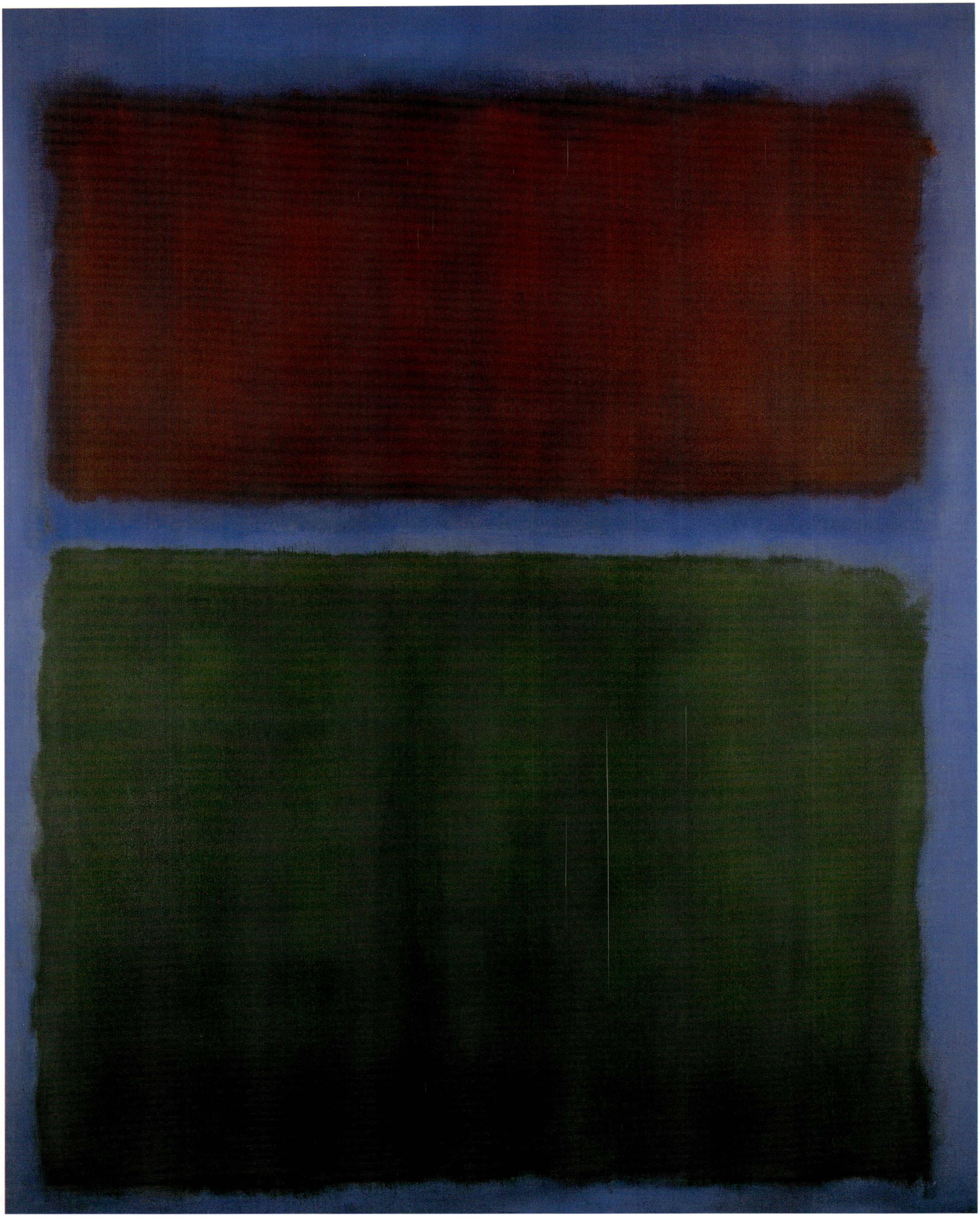

AUF ENTDECKUNGSREISE

Den transatlantischen Reisenden

VOR DER ERKUNDUNGSWELLE

Der fünfhundertste Jahrestag der ersten Reise des Christoph Kolumbus, des Vorboten so zahlreicher Überseefahrten, ist ein Anlaß, an die außerordentliche Vielfalt der Völker, die lange vor den europäischen Kolonisationen auf dem amerikanischen Kontinent seßhaft waren, und der Kulturen, die sie hervorgebracht hatten, zu erinnern.

Die Begegnungen mit Europäern haben sie häufig vernichtet, immer jedoch verändert; ein außerordentlicher Erfindungsgeist hat bis in unsere Tage überdauert. Die Einführung des Pferdes zum Beispiel hat Lebensweisen und damit Ausdrucksformen in die weiten Ebenen gebracht, die für verschiedene Stämme vollkommen neu waren.

Die Kunst der künftigen Vereinigten Staaten wählt freilich keineswegs das altamerikanische Schaffen zum Vorbild. Nur einige zahlenmäßig unbedeutende Trapper werden die lokalen Wohnformen, die Tipis oder Wigwams, aufgreifen und fortentwickeln. Der Siedler im eigentlichen Sinne, seit den Pilgervätern, greift auf jenen Wohntyp zurück, den er in der Heimat zurückgelassen hat, um ihn mehr recht als schlecht nachzuahmen und allmählich der neuen Umgebung anzupassen.

Zwar gilt die Überlieferung der Indianer hinsichtlich der Techniken von Jagd oder Fischfang, der Kräuter- und Pflanzenkenntnis, des Fährtenlesens und sogar in bezug auf die politische Organisation als grundlegend. Doch in den damals sogenannten Schönen Künsten wird der Indianer auch noch in den kommenden Jahrhunderten gewiß mitunter als erstrangiger Gegenstand angesehen, wie bei George Catlin oder Edwin Curtis, niemals aber als Meister des Faches. Das trifft auch für die ersten europäischen Vorstöße in einige Regionen, beispielsweise die spanischen Niederlassungen des Südwestens, zu. Die neuen Siedler bringen ihre angelsächsischen Traditionen mit, und erst sehr viel später wird sich die hispanische Mode in Kalifornien verbreiten.

Ganz besonders der Bevölkerungsgruppe aus Afrika, die gegen ihren eigenen Willen ins Land kam, wird es untersagt sein, sich plastisch zu manifestieren. Gewiß bekommen die Schwarzen das Recht, Maler oder Bildhauer zu werden, doch nur unter der Voraussetzung, daß sie sich vollkommen der Schule der Weißen unterwerfen. In der Malerei, der Bildhauerei oder der Architektur sehen wir nichts, was mit der Erfindung des Blues und des Jazz in der Musik vergleichbar wäre.

ERFINDUNGSREICHE SIEDLER

Der in Plymouth anlandende Kolonist bringt seine gesamte Ästhetik mit. Sein Aufbruch ist zwar bereits eine Unabhängigkeitserklärung, doch liegt in ihr noch ein Rest von Treue zur Krone und zur Tradition. Ein Neues England wird ersehnt, wie in anderen Gegenden ein Neues Frankreich oder ein Neues Spanien. Um dieses nostalgische Ideal zu verwirklichen, werden sich die Einwanderer bemühen, mit jeglicher früheren Besiedlung gründlich aufzuräumen; man will eine tabula rasa, um hier die zurückgelassene Heimat wiedererstehen zu lassen.

Aber wenn auch das Prägende in Neuengland zunächst Heimweh nach England ist, trotz aller Vorwürfe, die man ihm machte, so wird doch das „Neue" immer mehr an Bedeutung gewinnen. Ein England zwar, aber ein verbessertes, von seinem Rost und seiner Korruption befreit. Ein England, in dem man wieder ganz von vorne anfangen konnte, das schöner, sonniger und großzügiger sein sollte.

Während die europäische Kunst weiterhin als absolutes Vorbild gilt, wird sie auf zweierlei Art schleichend verändert.

Allein die Tatsache, daß es gelingt, in dieser so andersartigen Natur zu überleben, verleiht dieser eine Kraft der Großherzigkeit. Der neue Kontinent ist rauh und herb: Nur Helden oder Heiligen kann es gelingen, dort Fuß zu fassen. Zugleich ist er ausgedehnt und weiträumig, lange Zeit scheint er unendlich zu sein. Er ist der Ort des Erhabenen. Wie unberührt die Landschaft auch sein mag, stets strebt sie danach, das Unermeßliche einzufangen.

Die Schönen Künste selbst werden in der puritanischen Verurteilung des Luxus argwöhnisch betrachtet. Das Porträt zum Beispiel wird nicht abgelehnt, und es ist auch bekannt, daß die Maler, die von der anderen Seite des Ozeans kommen, es auf unübertreffliche Weise beherrschen, und doch mißbilligt man das „Gefällige" daran. Nicht im geringsten wird bedauert, daß die einheimischen Künstler eine gewisse Steifheit an den Tag legen. Ihre „Naivität" ist ein Ausweis ihrer „Redlichkeit".

Zu dieser Zeit versucht niemand, mit dem europäischen Künstler zu wetteifern, obgleich dieser noch immer als Norm des „Geschmacks" gilt. Die europäische Kunst wird importiert – die Kunstwerke und bisweilen auch die Künstler –, um einige Dekors oder Zeremonien denen jenseits des Atlantiks anzugleichen, zum Beispiel bei Gouverneursempfängen. Das lokale Schaffen dagegen ist ganz und gar nicht zur Ausfuhr bestimmt; es befriedigt örtliche Bedürfnisse und stellt dadurch eine Reihe von Auffassungen in Frage, die in den Akademien der „Alten Welt" anerkannt sind.

AUF DEM WEG ZUR UNABHÄNGIGKEIT

Die Unabhängigkeitserklärung berührt den kulturellen Bereich nicht. Die neuen Vereinigten Staaten verbleiben in einem Zustand künstlerischer Abhängigkeit, der den Status der Kolonie um mehr als ein Jahrhundert verlängert. Die Ideologie der Revolution stellt, wie kurze Zeit später in der Französischen Revolution, römische Geschmacksnormen in den Vordergrund. Das gesamte Vokabular, die gesamte Bildwelt beziehen sich auf die Republik. Das Kaiserreich ist nicht weit.

So heißt es beispielsweise in einem Brief Jeffersons, der nicht nur einer der Gründerväter der amerikanischen Republik, sondern auch einer ihrer größten Künstler war: „Im Jahr 1785 erhielt ich in Paris einen Brief von Unternehmern, die mit der Bauleitung eines Kapitols in Richmond beauftragt waren und mich baten, sie bei der Planung zu beraten, der man den Plan eines Gefängnisses hinzufügen sollte. Ich dachte, daß dies eine günstige Gelegenheit wäre, ein Architekturbeispiel im klassischen Stil der Antike in diesen Staat einzuführen, und da die Maison Carrée in Nîmes, ein gut erhaltener römischer Tempel, als vollkommenstes Modell dessen gilt, was man als kubische Architektur bezeichnen kann, bat ich Herrn Clérisseau, der Zeichnungen von den Bauwerken des Altertums in Nîmes veröffentlicht hatte, mir ein Gipsmodell des Gebäudes anzufertigen und nur die korinthische in eine ionische Säulenordnung umzuwandeln, weil ein korinthisches Kapitell so schwierig zu bauen ist ..."

„Schweren Herzens fügte ich mich Clérisseaus Geschmack, der dem modernen Kapitol von Scamozzi gegenüber dem viel edleren Kapitol des Altertums den Vorzug gab. Dieses war von jenem Künstler geschaffen worden, den Choiseul-Gouffier nach Konstantinopel mitgenommen und den er während seiner Gesandtschaft beauftragt hatte, die schönen Kopien der Ruinen der griechischen Architektur anzufertigen, die man in Paris bewundern kann ..."

Im Verlaufe des 19. und ganz besonders im 20. Jahrhundert mußte ein amerikanischer Künstler nach Europa gehen, nach London, Rom und bald auch nach Paris, um sich zu bilden. Diese starke Orientierung hatte die Vorliebe für Kopien aller berühmten Beispiele europäischen Stils zur Folge, die in der Weltausstellung von Chicago im Jahre 1893 aus Anlaß der Vierhundertjahrfeier der ersten Reise des Christoph Kolumbus gipfelte. Aber sie ließ darüber hinaus auch reiche Sammlungen und großartige Museen entstehen. Man muß zu Hause studieren und am Jungbrunnen der großen Meister neue Kräfte schöpfen können, ohne jedesmal gleich eine Weltreise zu unternehmen. Im Metropolitan Museum in New York oder in der National Gallery in Washington und vielen anderen Museen der Vereinigten Staaten ist Europa zu Hause.

Ich habe den Katalog der Weltausstellung von San Francisco 1915 vor Augen, als in Europa bereits Krieg herrschte, in den die Vereinigten Staaten aber noch nicht eingetreten waren: „Das einzige vollständige und reich illustrierte Buch der Ausstellung ‚Die Juwelenstadt', ihre Anlage und Verwirklichung, ihre Architektur, ihre Bildhauerkunst, ihre Symbolik und ihre Musik; ihre Gärten, Paläste und Muster, von Ben Macomber, mit einem farbigen Titelbild, zwei Karten und mehr als 75 weiteren Illustrationen."

Im Kapitel über das Palais der Schönen Künste stoße ich auf die Beschreibung der Kunst der Vereinigten Staaten: „Von allererster Bedeutung für einen Bürger dieses Landes ist die Kunst der Vereinigten Staaten. Sie kann auch für ausländische Besucher von allererstem Range sein. Denn der Ausdruck ‚amerikanische Kunst' ruft keine Ungläubigkeit mehr hervor. Es ist endlich anerkannt, daß Amerika der Welt etwas Eigenes anzubieten hat – einen in den letzten zwei Jahrzehnten entwickelten Stil. Die wichtigsten Merkmale der Gegenwartskunst, wie Kühnheit, Brillanz und Freiheit im Detail, läßt die Kunst Amerikas, wie man sie in dieser Ausstellung sieht, erkennen, ohne sie zu übertreiben. Wenn man sich vergegenwärtigt, daß das Palais nur wenig amerikanische Kunst der Zeit vor 1905 ausstellt, beweisen die amerikanischen Künstler ausgeprägte Individualität, sogar in ihrer Interpretation allgemeingültiger Regeln. Die mannhaften Künstler von heute lieben das Licht; es beherrscht alles übrige und hellt ihre Leinwand auf. Sie schwächen die allzu starken Farbkonstraste der radikalen Impressionisten ab, unterstreichen aber entschieden die Formen, und das so gut, daß die Einzelheiten sich dem Betrachter viel einfacher erschließen, auch wenn die erwartete Linie fehlt. Sogar die älteren Künstler, obgleich durch eine frühere Tradition geprägt, zeigen einen Stil, der sie zutiefst von ihren englischen, französischen oder deutschen Zeitgenossen unterscheidet."

DAS KONSERVATORIUM DER MODERNE

Kurz vor dem Krieg von 1914 war die berühmte Armory Show eine Art Donnerschlag am ästhetischen Himmel der Vereinigten Staaten. Die Ankunft „moderner" europäischer Kunstwerke, so vollkommen anders als jene, die die französischen „Offiziellen" in San Francisco in ihrem Ausstellungspavillon, einer getreuen Kopie des Hôtel Salm, zeigen sollten, hat natürlich bei manchen große Entrüstung hervorgerufen. Doch die scharfsinnigsten Kunstliebhaber spürten, daß diese Kunst wie für sie geschaffen war, und das um so mehr, als sie selbst in Europa auf große Schwierigkeiten stieß.

Die „moderne" Kunst harmonierte auf wunderbare Weise mit dem, was die Kunst der vergangenen Jahrhunderte in den Vereinigten Staaten an Eigenständigem hervorgebracht hatte: Puritanismus, eine Naivität, die vielleicht nicht beabsichtigt war, zu der man sich jedoch stolz bekannte, erhabene Landschaftsdarstellungen und natürlich Bilder des technischen Fortschritts. Sogar die Entdeckung der sogenannten „primitiven" Künste durch die Europäer erlaubte, die indianischen Traditionen in anderem Licht zu sehen. So sind in der Barnes-Stiftung bei Philadelphia neben den herrlichen Sammlungen impressionistischer und „moderner" Künstler nicht nur spanische Kunstschmiedearbeiten zu sehen, sondern auch eine stattliche Serie von Keramiken aus Neu-Mexiko.

Die avantgardistischen Bewegungen im ersten Drittel des 20. Jahrhunderts, nicht zu vergessen die verschiedenen klassizistischen Episoden, lösten einander mit solcher Geschwindigkeit ab, daß es überaus schwierig war, ihnen zu folgen. Die Mode regierte, ein Höhepunkt jagte den anderen. Der amerikanische Kunstfreund genoß den Vorteil nicht nur seines Vermögens, sondern auch des Abstands. Die moderne Kunst war ihm nachgerade als ein Block erschienen, und da räumliche Entfernung die Zeit aufheben kann, ordnete er den Dingen viel leichter ihren Platz zu.

So begannen die Vereinigten Staaten, nachdem sie ohne Aussicht auf ernsthaften Wettbewerb mit den großen europäischen Museen antike Kunstwerke gesammelt hatten, die moderne Kunst zu finanzieren und in großer Zahl zu erwerben, so daß es für den Liebhaber oder den jungen Künstler aus Europa allmählich unverzichtbar wurde, den Atlantik zu überqueren, um dort berühmte Kunstwerke zu sehen. Das Museum of Modern Art in New York ist das Urbild einer neuen Generation von Museen.

Eine Stufe blieb nun noch zu überschreiten: moderne Kunst an Ort und Stelle zu schaffen.

DIE UMKEHRUNG DES STROMES

Das geschah mit dem Krieg 1939–45. Nicht nur die amerikanischen Künstler, die in Paris arbeiteten, kehrten nach Hause zurück, sondern auch einige der bedeutendsten europäischen Künstler suchten in New York Zuflucht. Unter dem Nationalsozialismus, dann unter der Okkupation ruhte alles. Jenseits des Atlantiks ging die Entwicklung dagegen weiter. Nach und nach kehrten nicht nur die alten Meister zurück, sondern es kamen auch neue. Der Strom hatte sich umgekehrt.

Zwar kamen weiterhin junge Amerikaner nach Europa, doch nicht mehr als Studierende: Sie waren nun ein wenig wie Propheten. Ihr Verhalten, ihre Art zu sprechen, zu sehen oder zu malen stellte demonstrativ das Adjektiv „neu" zur Schau. Der junge europäische Intellektuelle oder Künstler wollte Amerika entdecken, wie einst seine Vorfahren sich gewünscht hatten, nach Italien zu pilgern. Er wußte, daß er so „mit der Zeit ging". Während einiger Jahre hatten wir den Anschluß verloren, waren in Rückstand geraten. Ich selbst bin zum erstenmal 1960 in die Vereinigten Staaten gereist und habe deutlich jene Art Vorsprung verspürt, die mir das gab.

Nach dem Krieg erweisen sich die Vereinigten Staaten, wo freilich schon seit langem und in allen Bereichen erstrangige Kunstwerke geschaffen wurden, plötzlich ganz klar als Quelle kultureller Innovation. Sie sind fortan nicht nur die erste Wirtschafts- und Militärmacht, sondern auch Laboratorium einer neuen Lebensart mit Autobahnen und Supermärkten; und dort lösen sich nun die Avantgardebewegungen in der Malerei während dreier Jahrzehnte mit äußerster Geschwindigkeit ab, um sich relativ schnell über einen großen Teil der Welt zu verbreiten. Sie füllen die neuen Museen mit einer Ernte, die ob ihres Reichtums und ihrer Mannigfaltigkeit nur mit jener verglichen werden kann, die in Europa in den ersten dreißig Jahren des Jahrhunderts eingebracht wurde.

EINE NEUE SITUATION

Paris, in der ersten Hälfte des Jahrhunderts die unbestrittene Hauptstadt der Malerei, fühlte sich schmerzlich entthront. New York, die seit langem von imperialistischen Versuchungen aufgewühlte Stadt (man denke an das Empire State Building oder das Chrysler Building), hat während dieser glücklichen Jahre glauben können, der einzige Erbe zu sein. Nach langem und vergeblichem Kampf gegen die vermeintliche Usurpation hat sich Paris mehr oder weniger damit abgefunden, Vasallendienste zu leisten, und hoffte, auf diese Weise den zweiten Platz zugestanden zu bekommen. Doch kann jemand, der einst Sultan war, Wesir werden? Oder könnte, wenn man so will, ein Präsident seinen Vorgänger als Stellvertreter akzeptieren? Überdies strömten die Bewerber auf den Posten des Vizepräsidenten zuhauf, und die Präsidentschaft selbst begann auch schon zu wanken.

Es war also bereits zu spät. Während die französische Kunst der ersten Jahrhunderthälfte nahezu völlig auf Paris konzentriert war, was seine Anziehungskraft beträchtlich erhöhte, besaß die amerikanische Kunst zahlreiche sehr aktive Zentren in allen Bundesstaaten. Ihre Lage war eher mit der der deutschen Kunst vor dem Dritten Reich vergleichbar.

Inmitten der Umwälzungen, die die Erde erschüttern und die wir nicht nur kaum mehr beherrschen, sondern denen wir bereits nur noch mit Mühe folgen können, hat sich seit einer Reihe von Jahren die künstlerische Spitzentätigkeit auf einige Ausstrahlungszentren von sehr unterschiedlicher Größe verteilt, zwischen denen Wellen der Beeinflussung, der Anerkennung und Modeströmungen verlaufen. Diese neue Situation hat noch nicht wirklich die ihr gemäßen Institutionen und Konzepte gefunden. Seit Jahren sind die Museen moderner Kunst, die sich nach amerikanischem Vorbild quasi zu Supermärkten der Kultur vereinheitlicht hatten, in denen jeder Proben derselben Produkte anbot, wie ihre Standorte auch auf der Suche nach einer neuen Originalität. Jeder will sich von allen anderen unterscheiden und erkennt ganz offensichtlich deren Andersartigkeit an.

Früher kamen die Amerikaner nach Europa, um dort zu bewundern, was sie zu Hause nicht besaßen. Dann gingen die Europäer in die Vereinigten Staaten, unter anderem um zu sehen, was bei ihnen geschaffen worden war, jedoch dort nicht mehr existierte. Einige Jahre lang hat man fast überall dasselbe gesehen. Mit den sprunghaften Entwicklungen des Gemäldemarktes wird man vernachlässigte Künstler entdecken, den einen hier, den anderen dort. Dann werden Einflüsse viel weniger zwingend erscheinen. Man muß nicht mehr der Mode folgen, weil es insgesamt zu viele Moden geben wird. Ein neues Bewußtsein der Kunstgeschichte greift Raum und sucht nach einer neuen Geographie.

So beginnen die Vereinigten Staaten, die verschütteten Bande aufzudecken, die sie nicht nur mit Europa, sondern mit allen anderen Kontinenten verbinden, mit Afrika ebenso wie mit dem Fernen Osten und ganz besonders mit jenem, auf dem sie entstanden sind. So wird die Kunst der Indianer, die sich so lange am Rande, im Reservat, fortentwickelt hat, völlig neu erstrahlen und im Konzert der anderen mitwirken können.

Nach den Versuchungen eines vereinheitlichenden Imperialismus bildet die Krise der Gegenwartskunst, in den Vereinigten Staaten genau wie anderswo, die Vorstufe zu einem bisher beispiellosen Wachstum, einer ungeahnten Blüte jener Keime des Föderalismus, die seit ihrem Ursprung selbst in ihrem Namen angelegt sind.

Michel Butor
Lucinges, den 25. Juni 1992

DIE ARCHITEKTUR

Die Geschichte der Architektur in den Vereinigten Staaten stellt sich als eine Reihe aufeinanderfolgender Rezeptionsprozesse dar; sie ist ein Spiegelbild des Einwanderungslandes, das im Laufe der Jahrhunderte mannigfache Zuströme verschiedenster Bevölkerungsgruppen aufgenommen hat. Von den indianischen Niederlassungen über die ersten britischen Siedler bis hin zu den von den Nazis vertriebenen emigrierten Künstlern legten sich in relativ kurzer Zeit zahlreiche kulturelle Schichten übereinander und schufen jenen Raum mit den zwangsläufig pluralen Architekturstilen, die wir aus unseren Tagen kennen. Der Rezeptionsprozeß in der Architektur ist eine Quelle der Erfindung und Erneuerung, und die amerikanische Architektur zeugt vor allem anderen von der künstlerischen Lebendigkeit dieser Entwicklung. Alles wird von der Erfahrung des Übergangs geprägt, der Art und Weise also, in der Sitten und Gebräuche umgesetzt, adaptiert, ja deformiert oder gar in ihr Gegenteil verkehrt werden. Die Palette der Spielarten und Möglichkeiten erweist sich als überaus breit: sie reicht von der getreuen Nachahmung der Vorbilder bis zur Neuinterpretation im geographischen und kulturellen Kontext Amerikas.

Erkennt man diese heteronome Dimension der amerikanischen Architektur an, so ergeben sich für eine historische Betrachtung mehrere Konsequenzen. Amerika ist keineswegs ein Land der architektonischen tabula rasa, Ort einer vermeintlich aggressiven und selbstbewußten Modernität, wo eine oder viele bisher noch nie dagewesene architektonische Sprachen entstanden wären. Amerika als Neuland bar jeder architektonischen und künstlerischen Vorurteile anzusehen, ist eine überkommene Auffassung, deren Gültigkeit einer tiefergehenden Analyse nicht standhält. Ganz im Gegenteil, die amerikanische Architektur hat ständig von Anleihen gelebt. Der Kunsthistoriker muß also mit gleicher Aufmerksamkeit die von der Pariser École des Beaux-Arts inspirierte Baukunst, die ihren Einfluß bis in die dreißiger Jahre erkennen läßt, und die Architektur des sogenannten „International Style" betrachten, die in den dreißiger Jahren von einigen europäischen Avantgardekünstlern eingeführt wurde. Eine streng modernistische Interpretation würde dieser Entwicklung ebensowenig gerecht wie eine Betrachtungsweise, die ausschließlich die historisierenden Tendenzen in den Blick nimmt. Modernität und Traditionalismus sind verschiedene Facetten ein und derselben komplexen Geschichte und gehören beide zur Baukultur der USA.

Die Frage nach der Originalität der amerikanischen Architektur verliert damit nichts von ihrer Relevanz, sondern verschiebt sich und nimmt andere Konturen an. Sie muß sich auf die Art und Weise richten, in der ausländische Formen und Inhalte an die amerikanische Umwelt angepaßt worden sind. Das meinte Le Corbusier mit seiner scherzhaften und paradoxen Bemerkung über die New Yorker Architektur: „In New York lerne ich die italienische Renaissance schätzen" („Quand les cathédrales étaient blanches", Paris 1937). Die Vereinigten Staaten sind gewissermaßen ein Spiegelbild ausländischer künstlerischer Traditionen, sowohl europäischer als auch anderer. Zugleich gibt es eine deutlich eigenständige Dimension in der amerikanischen Baukunst, von der die Tatsache zeugt, daß in regelmäßigen Abständen eine Suche nach Identität und Originalität, ja nach Authentizität stattfindet. Die Kunstwerke, Schriften und Interviews von Louis Sullivan und Frank Lloyd Wright ebenso wie der Isolationismus der zwanziger Jahre oder, unserer Gegenwart näher, die Forderung der sogenannten Postmoderne nach regional geprägter Architektur bieten dafür seit einem Jahrhundert Anhaltspunkte. Die amerikanische Architektur lebt auch vom Wunsch nach künstlerischem Erfindungsreichtum, nach Emanzipation und Unabhängigkeit, besonders in bezug auf Europa. Wenngleich nie vollkommen frei von Anleihen, regt dieser Teil der Architekturgeschichte doch an, Wesenszüge und Aufgaben der Baukunst in den Vereinigten Staaten herauszustellen.

Die Aufgabe der amerikanischen Architektur kam einer prometheischen Mission gleich, denn das Gebiet, das sie sich aneignen sollte, widersetzt sich schon durch seine Weiträumigkeit einer endgültigen Eroberung. Diese Unermeßlichkeit wollte Frank Lloyd Wright mit seinem in den dreißiger Jahren vorgelegten Stadtprojekt einer „Broadacre City", die theoretisch das gesamte amerikanische Territorium überziehen sollte, bannen. Der Maßstab der Landschaft in den Vereinigten Staaten ist eine konstitutive Struktur der Wahrnehmung des amerikanischen Menschen, der zwischen dem Streben nach Verwurzelung und dem Ruf nach Mobilität hin und her gerissen ist. Die für die Moderne in der Architektur charakteristischen Maßstabsbrüche sind in Amerika besonders stark ausgeprägt. In dieser Hinsicht können die Vereinigten Staaten als bevorzugter Ort der Gegenwartskunst angesehen werden, ja sogar als jenes Land, in dem sich gewissermaßen die architektonische Moderne vollendet, die durch Europa begonnen wurde, dort jedoch steckengeblieben ist.

Die Baukunst in den Vereinigten Staaten zeugt letztlich von einer Größe und Kreativität, die sie zum idealen Ausdruck des amerikanischen Epos, seines großen Atems und seiner Dynamik, doch auch seiner Ungewißheiten und Zweifel machen. Die amerikanische Architektur gibt einer demokratischen Gesellschaft Gestalt, die an ihre eigene Vervollkommnungsfähigkeit und an ihre Fortschritte glaubt, zu der aber ebenso auch wirtschaftliche Ungleichheit und soziale Ungerechtigkeit gehören. Ihre Triebkraft bezieht sie aus jener epischen Dimension, die zugleich ihre Schönheit und ihre Stärke begründet.

DIE KOLONIALZEIT

Die vielfältigen Architekturtypen im Amerika vor dem Unabhängigkeitskrieg stammen von den verschiedenen ethnischen Gruppen, die im Lande bereits ansässig waren (autochthone Indianer) bzw. sich hier freiwillig oder gezwungenermaßen niedergelassen haben (Afroamerikaner, Holländer, Franzosen, Deutsche usw.). Die Ursprünge der amerikanischen Architektur sind folglich überaus mannigfaltig und bilden eine ständige Bezugsgröße und Quelle der Erinnerung für kommende Generationen. Die kulturellen Bindungen mußten sich wandeln und den Anforderungen des Lebens in der Neuen Welt anpassen. Aus diesem mosaikartigen Ensemble werden wir zwei Kulturen, die aufgrund der Bedeutung ihrer Bauwerke und ihres späteren Einflusses herausragen, mit besonderer Aufmerksamkeit betrachten: die hispanische Tradition im Süden und Südwesten und die englische Tradition in den dreizehn ursprünglichen Kolonien im Osten.

DIE HISPANISCHEN QUELLEN

Der indianische Haustyp, an den sich die Spanier während der Kolonisierung anlehnen, ist heute noch in Pueblo
Abb. 285 de Taos (New Mexico) zu sehen, dessen Ursprünge in die Zeit vor dem 16. Jahrhundert zurückgehen. Nachdem sie die Siedlung Mesa Verde mit ihren Felsenwohnungen aufgegeben hatten, ließen sich die seßhaften Indianer in der fruchtbaren Ebene des Rio Grande nieder. Taos, eines der Zeugnisse dieser Migration, weist charakteristische architektonische Merkmale auf. Die Häuser, einfache, zumeist kubische Blöcke mit Terrassen, sind ineinander verschachtelt und pyramidal angeordnet. Lehm (ungebrannte Adobe-Ziegel) und Holz (Balkendecken) wurden als Materialien verwendet. Die Architektur ist dem extremen Klima angepaßt und ermöglicht eine relativ konstante Temperatur im Inneren der Räume. Das Ensemble überrascht durch seine etwas abstrakte Kombination waagerechter Flächen und glatter hoher Wände ohne Ornamentik und übertriebenen Zierat. Zweifellos geht diese Strenge und Erhabenheit auf die Konquistadoren zurück.

Genau seit 1540 erschließen die spanischen Eroberer die heutigen Regionen Colorado, New Mexico und Nordtexas und nehmen 1542 das heutige Kalifornien in Besitz. Doch erst am Ende des 16. und Anfang des 17. Jahrhunderts wird der spanische Einfluß spürbar, als im Jahre 1609 Santa Fé als Verwaltungszentrum New Mexicos gegründet wird. Der zwischen 1610 und 1614 auf Initiative Don Pedro de Peraltas errichtete Gouverneurspalast verbindet spanische Stiltraditionen mit lokalen Baustoffen. Das Gebäude mit rechteckigem Grundriß und Innenhof ist eingeschossig. Die auf die Plaza schauende Vorderfront besitzt einen bedeckten Portalvorbau, der durch hölzerne Pfosten gegliedert wird. Gebaut ist er in Lehmziegeltechnik, also aus ungebrannten Ziegeln, die in Formen gegossen und an der Sonne getrocknet werden. Dies ist eine altüberlieferte Bauweise, die für die Lehmbauten einiger Indianerstämme des amerikanischen Südwestens typisch ist. Die von Zedernholzbalken mit hervorspringenden Enden getragenen Flachdächer (*vigas*) gehören ebenfalls zur Pueblo-Kultur. Die hölzernen Fenster- und Türrahmen hingegen sind wie die schmiedeeisernen Gitter aus Spanien importiert.

Die spanischen Siedler passen sich dem Klima und den verfügbaren Materialien der trockenen Regionen des amerikanischen Südwestens an und definieren insbesondere mit diesem öffentlichen Gebäude eine Art spanischen Kolonialstil mit charakteristischen und nachahmbaren Zügen: langgestreckte, ebenerdige Gebäude mit Flachdächern und Balkendecken, Portalvorbauten, Patios – offenen Innenhöfen – und vor allem durch die Lehmziegelbauweise und einen Verputz aus Gips oder Kalkmilch. Diese hispanoamerikanische Bauweise wurde in den Staaten New Mexico und Arizona zu Beginn des 20. Jahrhunderts wiederbelebt. Als „Pueblostil" verrät er zu jener Zeit den Willen zu architektonischem Regionalismus und zum Schutz der traditionellen einheimischen Bauformen. In der jüngeren Vergangenheit, besonders seit den sechziger Jahren, geht in den Staaten des amerikanischen Südwestens die Aufwertung der Lehmarchitektur und der Lehmziegeltechnik mit einer Kritik an industrialisierten Produktionsweisen einher und ist ein Ausweis für ökologisches Gespür (die Adobe-Technik wird häufig für den Bau von Solarhäusern verwendet). Doch eigentlich ist die Tradition der Lehmziegelarchitektur in diesen Regionen, die lange vor den kolonialen Niederlassungen der Spanier vom Ende des 16. Jahrhunderts da war, nie unterbrochen worden. Sie ist neben dem angelsächsischen Beitrag eine der Quellen der amerikanischen Architektur.

Ein Ausdruck der spanischen Kolonisierung ist die Errichtung von Missionsstationen durch die Franziskaner. Die massive und einfache Architektur soll die gebieterische Macht der Eroberer und die Überlegenheit der christlichen Religion über die polytheistischen Glaubensinhalte der Indianer symbolisieren. Die Missionskirchen von Ranchos de Taos (um 1772), San Miguel in Santa Fé (um 1610), San Esteban in Acoma (um 1660) oder Isleta Pueblo (1629), alle in New Mexico, zählen zu den schönsten Beispielen dieser urwüchsigen Architektur. Die Franziskanerkirchen, von einheimischen Arbeitern aus Lehmziegelmauerwerk errichtet, haben dicke Wände, die ein Terrassendach aus Zedernbalken tragen. Der vereinfachte Grundriß besteht aus einem langen rechteckigen Kirchenschiff. Strebepfeiler, zwei mächtige symmetrische Glockentürme, nur spärliche Maueröffnungen, die Einbettung in die Landschaft verleihen diesen Bauwerken das Aussehen von Festungen (sie dienten in der Tat als Schutz- und Verteidigungsräume gegen die Übergriffe der einheimischen indianischen Bevölkerungsgruppen). Die Nüchternheit der franziskanischen Architektur New Mexicos im 17. Jahrhundert und das völlige Fehlen von Schmuckelementen haben die Aufmerksamkeit der Moderne auf sich gezogen. Besonders zu Beginn des 20. Jahrhunderts verbreitete sie sich in Gestalt des sogenannten Missionsstils vor allem in den Staaten des amerikanischen Südwestens.

Abb. 286, 287

Die im 18. Jahrhundert in Kalifornien, Arizona und Texas errichteten Missionsbauten weisen häufig nicht mehr dieselbe formale Strenge auf. Ihre Kirchen sind eher verkleinerte Interpretationen der großen Barockkirchen der Zeit, die in Mexiko und Spanien geschaffen wurden. Zu dieser Kategorie gehören die durch die Schlacht von 1836 berühmt gewordene Missionsstation „The Alamo" in San Antonio (Texas) und vor allem San José de Aguayo (1720 bis 1731) mit dem prächtigen, im Churriguera-Stil, einer phantasievollen Verbindung von Stilelementen der Gotik und des italienischen Barock, verzierten Portal. Bei der Kirche San Xavier del Bac bei Tucson, Arizona (1783 – 1797), einer Gründung der Franziskaner, kontrastiert gleichfalls die Schmucklosigkeit der Türme mit der reich dekorierten zentralen Eingangsfassade.

Abb. 289

Abb. 288

HAUS DES PASTORS CAPEN,
TOPSFIELD, MASSACHUSETTS. 1683.
Grundriß des Erdgeschosses.

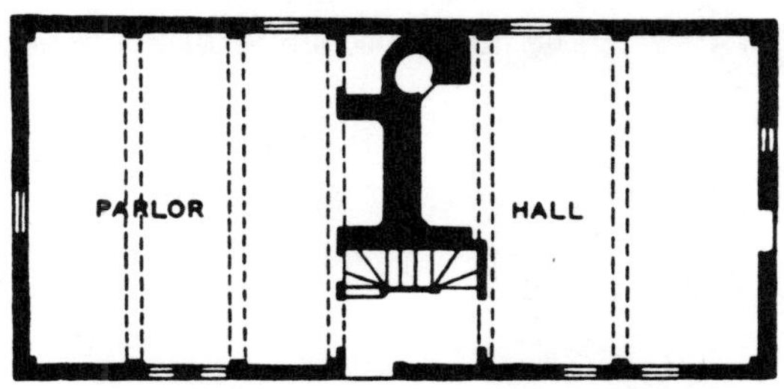

DIE ARCHITEKTUR NEUENGLANDS UND VIRGINIAS IM 17. JAHRHUNDERT: HAUSTYPEN UND SAKRALBAUTEN

In Neuengland entwickeln die Siedler in der zweiten Hälfte des 17. Jahrhunderts Haustypen auf der Grundlage britischer Vorbilder, wobei sie allerdings den geographischen und vor allem den klimatischen Bedingungen Rechnung tragen. Das 1683 für den Pfarrer Capen in Topsfield (Massachusetts) errichtete Haus ist in dieser Hinsicht typisch. Die mit Zapfen und Zapfenlöchern zusammengefügte Holzgerüstkonstruktion zieht sich um einen massiven Sockel aus Mauerwerk im Mittelpunkt des Gebäudes, in dem sich die Schornsteine befinden. Das Mauerwerk gewährleistet, daß die Wärme der Feuerstelle tagsüber erhalten bleibt und in den Raum ausstrahlt. Die zentrale Position der Feuer-

Abb. 14

stätte wird Frank Lloyd Wright Ende des 19. Jahrhunderts in seinen Präriehäusern wieder aufgreifen. Das über das Erdgeschoß hinauskragende Obergeschoß und die Giebel stammen aus britischer Tradition, wohingegen an die Stelle des englischen Strohdaches das Schindeldach tritt (das Stroh würde unter den klimatischen Bedingungen in Massachusetts schnell faulen). Das Haus ist mit Brettern verschalt, die den Baukörper langgestreckt, glatt und einfach wirken lassen. Das Charakteristische dieser Architektur besteht aus der Kombination glatter, klar gegliederter Flächen, was dazu beiträgt, dieser Bauweise ein schmuckloses, nüchternes und etwas puritanisches Aussehen zu verleihen.

Das Innere wirkt ebenso streng. Die unteren Zimmer, die gleichermaßen wegen der Länge der verfügbaren Hölzer wie aus dem Bemühen um eine angenehme Innentemperatur nicht sehr groß sind, werden durch sichtbare Strukturelemente aus Holz gegliedert: Pfosten, Balken, Deckenträger und Bindersparren. Die enge, dicht an den Sockel der Esse gebaute Treppe liegt dem Eingang gegenüber. Im Erdgeschoß, links des Eingangs, befindet sich der *parlor*, der Empfangsraum, während die rechts gelegene *hall* zugleich als Küche, Eßzimmer und Aufenthaltsraum dient. Die Wohn- und Schlafräume befinden sich im ersten Stockwerk. Die beiden steil abfallenden Flächen des hohen und spitzen Dachstuhls verleihen dem Haus eine aufstrebende Silhouette.

Dieser Haustyp, der, ausgehend von englischen Vorbildern, eine Tendenz zur Vereinfachung aufweist, birgt konstruktive Besonderheiten, die sich zu einem Wesensmerkmal der amerikanischen Architektur entwickeln und als solches auch eingefordert werden. Dazu zählen die bevorzugte Verwendung der Holzstruktur, die sich seit den drei-
Seite 33 ßiger Jahren des 19. Jahrhunderts zur Technik des Ballonskeletts weiterentwickelt hat, die sowohl konstruktive als auch symbolische Rolle der zentral gelegenen Feuerstelle, die glatten Flächen sowie die Verwendung von Holzverschalungen wie eine über die Räume gezogene Haut. Das Gleason-Haus in Farmington, Connecticut (um 1660) und
Abb. 290 das Haus mit den sieben Giebeln in Salem (1668), das dem Roman „The House of the Seven Gables" (1851) von Nathaniel Hawthorne den Titel verlieh und ihm als Handlungsort diente, sind weitere aufschlußreiche Beispiele der amerikanischen Tradition, die sich zu jener Zeit ausprägte. In Virginia, wo 1770 drei Viertel der Bevölkerung der südlichen Kolonien leben, weist die Architektur der kleinen Siedler besondere Züge auf, die sie von den Bauten Neuenglands abheben. Die heute noch erhaltenen Beispiele vermitteln eine Vorstellung von diesem Baustil: Das Haus, welches Adam Thoroughgood im Princess Anne County in der Nähe von Norfolk, Virginia (1636–1640), errichtete, besteht aus Ziegeln und besitzt ein Erdgeschoß und ein Dach aus zwei großflächigen Schrägen. Die Kamine liegen an den äußeren Enden des Gebäudes, und der Rauchfang des einen Kamins bildet einen Vorbau zur Giebelwand. Die hohen, monumentalen Räume sind Reminiszenzen an mittelalterliche Bauten und stellen Bezüge zur elisabethanischen Zeit in England her. Ganz im Gegensatz zum Wohnbau in den nördlichen Kolonien, in dem der Kamin im Mittelpunkt steht, um die Wärme unter den bestmöglichen Bedingungen zu verbreiten, werden die Feuerstellen in den Häusern Virginias als unerwünschte Wärmequellen an den Rand gedrängt. Folgerichtig wird schon bald, aus denselben Gründen, die Küche separat konstruiert. Der Besitzer dieses Anwesens, Adam Thoroughgood, der nach Virginia gezogen und hier reich geworden war, wollte seinen sozialen Aufstieg durch eine Architektur, die Aufmerksamkeit erregen sollte, augenfällig darstellen. Noch ehrgeiziger angelegt ist der Wohnsitz von Arthur Allen im
Abb. 294 Surry County, ebenfalls in Virginia (gegen 1655), auch Bacon's Castle genannt. Er enthält flämische Giebelmauern aus Ziegelsteinen, aus denen die Kamine vorkragen. Vorbauten bergen das Eingangsportal auf der einen, das Treppenhaus auf der anderen Seite. Dem Haus liegt eine Raumanordnung zugrunde, die man im Süden noch häufig antrifft. Zwar ist die Verknüpfung der verschiedenen Baukörper nicht immer gelungen (das betrifft besonders die Kamine im Tudorstil), doch an sich zeugt Bacon's Castle von dem Willen, europäische Anklänge in eine Gegend mit begrenzten baulichen Techniken und Materialien zu überführen.

Seit dem 17. Jahrhundert prägte in Neuengland die Religion das gesellschaftliche Leben wie das private Dasein: Die puritanischen Siedler führten eine Art Theokratie ein, die ihren architektonischen Ausdruck im Typ des soge-

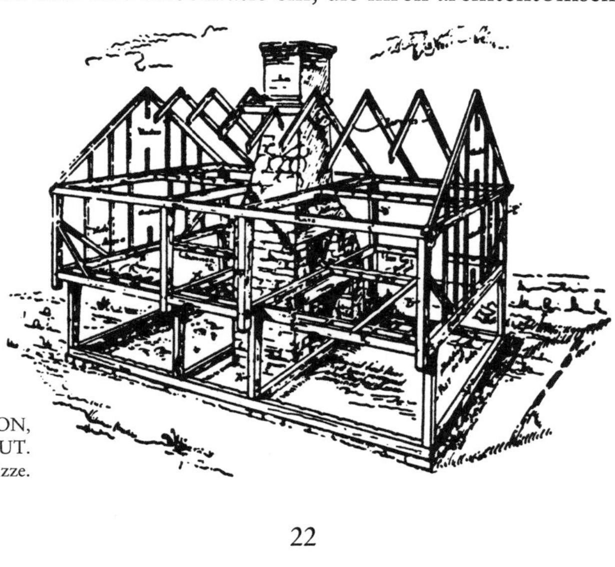

HAUS GLEASON, FARMINGTON, CONNECTICUT.
Um 1660. Gerüstskizze.

nannten Versammlungshauses oder *meeting house* fand. Dieser Bautyp erfüllt zugleich religiöse – als Gotteshaus für die Gemeinde der Siedler – und profane Funktionen, ist er doch Stätte der Beratung und Diskussion über politische Geschäfte. Häufig im Mittelpunkt der kleinen Kolonialsiedlungen gelegen, nimmt das *meeting house* als symbolisches Monument der öffentlichen Macht die Stelle des Rathauses ein. Solche Bauten entstehen erstmals in der ersten Hälfte des 17. Jahrhunderts und gehen auf die Holzbauweise der Scheunen zurück. Ihr nüchternes äußeres Erscheinungsbild spiegelt die strenge Lebensweise der Siedler, in deren Augen Zerstreuungen verwerflich sind. Diese Nonkonformisten, die der Autorität der etablierten Kirche entwichen sind, lehnen auch deren Liturgieformen ab. So ersetzt im *meeting house* die Kanzel, Ort der Predigt, den Altar als kulturelles und symbolisches Zentrum. Das Old Ship Meeting House (1681) in Hingham (Massachusetts), liefert ein bezeichnendes Beispiel: Die Kanzel erhebt sich im Mittelpunkt des Saales und tritt an die Stelle des verschwundenen Altars. Das sichtbare Holzgebälk mit Dachbindern, Dachbalken und Pfosten und die äußere Bretterverschalung verleihen dem Ensemble eine vom Schiffbau inspirierte Robustheit und Schlichtheit. Der ursprünglich fast quadratische Grundriß verstärkt noch das Gefühl nüchterner und zwingender Ordnung.

Im Gegensatz zu den von religiösem Nonkonformismus geprägten Gebieten Neuenglands gewann in den südlichen Kolonien der Anglikanismus die Oberhand. Seit 1609 ist die anglikanische Kirche in Virginia etabliert. Die mehrheitlich aus Holz gebauten Dorfkirchen sind Nachbildungen der englischen Landarchitektur der Zeit. Zu den erhaltenen, wenngleich größtenteils restaurierten Zeugnissen zählt die (1632 begonnene) St.-Luke's-Kirche der Pfarrgemeinde Newport in Smithfield im Bezirk Isle of Wight (Virginia): ein kompakter Backsteinbau, der gotische Elemente (Lanzettbögen) mit flämischen Motiven (Treppengiebel) verbindet. Diese schmucklose Architektur drückt weniger den missionarischen Eifer der Gläubigen als die bescheidenen Bedürfnisse einer weitläufig verstreuten Kirchengemeinde aus.

DAS 18. JAHRHUNDERT: WILLIAMSBURG UND DER GEORGIANISCHE STIL

Die Gründung Williamsburgs als Hauptstadt Virginias im Jahre 1699 illustriert bedeutsame Veränderungen in der Architekturgeschichte der Kolonien: Nach dem Brand des Kapitols von Virginia 1698 beschließt die Gesetzgebende Versammlung, die Hauptstadt von Jamestown nach Middle Plantation zu verlegen, das bei dieser Gelegenheit zu Ehren des Königs von England, Wilhelms III. von Oranien-Nassau, in Williamsburg umbenannt wird. Das nur wenige Jahre zuvor errichtete College of William and Mary (1691), der zweiten Einrichtung dieser Art nach Harvard, in eben diesem Dorf hatte zugunsten Williamsburgs gesprochen.

Als neue Stadt erhielt Williamsburg eine Anlage, die die drei großen öffentlichen Bauwerke angemessen hervorheben sollte: das College of William and Mary, das Kapitol und den Gouverneurspalast; alle drei wurden nach 1927 fachgerecht restauriert. *Abb. 292* Sie stellen das geschlossenste Beispiel für den Colonial Style dar. In Ost-West-Richtung verbindet die über 30 Meter breite und ca. 1,2 Kilometer lange Duke of Gloucester Street das College im Westen mit dem im Osten gelegenen Kapitol. In der Mitte wird sie rechtwinklig von einer Nord-Süd-Achse gekreuzt, die einen teilweise von einer Rasenfläche bedeckten (daher ihr Name Palace Green), eindrucksvollen Zugang zum im Norden gelegenen Palast bildet. Die Monotonie der schachbrettartigen Anlage dieser Siedlung wird durch die Einbeziehung öffentlicher Räume und städtebaulicher Perspektiven aufgehoben. Das College of William and Mary, mitunter Sir Christopher Wren zugeschrieben (obwohl bisher kein überzeugender Beweis dafür vorgelegt werden konnte), wurde von 1695 bis 1702 gebaut. Als viereckiges Gebäude geplant, blieb es jedoch unvollendet, so daß die heute sichtbare Anlage in Form eines großen U entstand. Dieser viergeschossige Backsteinbau steht symmetrisch um einen im Mittelpunkt gelegenen, geschlossenen Pavillon mit einem Giebel und einer kleinen Laterne. Die Qualität des Ensembles wie der einzelnen Teile (z. B. die Anordnung und Gliederung der Fenster) machen es zu einem der schönsten Baudenkmäler des kolonialen Amerika. Das Kapitol (1701–1705) ähnelt dem College in einigen Zügen. Der Grundriß bildet ein großes H, dessen beide Seitenflügel durch einen dreifachen Bogengang miteinander verbunden sind. Der Mittelpunkt des Gebäudes wird durch eine schlanke Laterne akzentuiert, während die halbrunden äußeren Enden der Seitenflügel mit Walmdächern gedeckt sind.

Der Gouverneurspalast (1706–1720) ist der prunkvolle Sitz des Repräsentanten der britischen Krone. Die groß- *Abb. 291* flächige Vorderfront, an der Löwe und Einhorn prangen, ruft diese Tatsache nachhaltig ins Bewußtsein. Die Residenz wird durch ihre hohen Kamine und die vertikale Linie der zentralen Laterne gegliedert, die sich über einer Plattform mit Balustrade erhebt. Im Inneren führt im Erdgeschoß eine zentrale *hall* auf der einen Seite zu einem großen Empfangszimmer, auf der anderen zum Speisezimmer der Familie. Ein prunkvoller Speisesaal und das Treppenhaus vervollständigen die Anordnung auf der unteren Etage. Das erste Stockwerk beherbergt einen kleinen Salon und ein Schlafzimmer. In der Folgezeit wurde auf der Rückseite des Gebäudes für die großen offiziellen Empfänge ein Ballsaal angebaut.

Das prächtige Aussehen des Palastes wird durch seine Lage am Ende des Palace Green zur Geltung gebracht, dessen Achse das Gebäude in der Mitte schneidet und sogar die Gestaltung der hinter dem Gebäude gelegenen Gärten beherrscht. Dieses Monument steht so hoch im Ansehen, daß es das gesamte 18. Jahrhundert hindurch den Wohnstätten der Pflanzer in Virginia als Modell dient. Von diesem Prototyp angeregt, weisen die Kolonialhäuser der georgianischen Zeit gemeinsame Merkmale auf. Im Grundriß wie im Aufriß sind sie symmetrisch zur Hauptachse angelegt, die im Inneren durch eine Halle betont wird, welche sich vom Eingang bis in die hinteren Teile des Gebäudes erstreckt. Gesimsprofile, Kranzgesimse, Balustraden und Walmdächer zeichnen die horizontal und vertikal klar gegliederten Ensembles aus. Die maßvolle Ornamentierung betont Eingänge, Fenster oder Winkel und will die Wirkungen einer nüchternen, kubischen oder quaderförmigen Raumgliederung keineswegs abschwächen.

Zahlreiche Herrenhäuser wurden von den Pflanzern während des gesamten 18. Jahrhunderts in der Region um die Chesapeake Bay errichtet – hervorragende Zeugnisse georgianischer Architektur. In ihrem natürlichen Umfeld untereinander abgeschieden, besitzt jedes der Häuser seine Eigenart, es gibt jedoch auch eine Reihe gleichbleibender Elemente. Einige signifikante Beispiele müssen hier erwähnt werden. Das im Bezirk Westmoreland in Virginia am *Abb. 293* Ufer des Potomac gelegene Haus des Thomas Lee, auch Stratford genannt (1725–1730), fällt durch seine plastische Kraft und Raumordnung auf. Der Grundriß in Form eines großen H, möglicherweise angeregt vom Kapitol in Williamsburg, weist eine axiale Symmetrie auf, die durch den zentralen Treppenaufgang betont wird. Über die Treppe gelangt man direkt zur Hauptetage, die sich über einer Art Sockelgeschoß erstreckt, in dem sich die Dienstbotenzimmer befinden. Das flämische Mauerwerk aus Ziegelsteinen am Sockel des Hauses ist durch den Rhythmus lackierter Binder farblich passend hervorgehoben. Das Dach trägt zwei Reihen von je vier Kaminschornsteinen, die untereinander durch Zwergarkaden verbunden sind. Diese Anordnung grenzt zwei symmetrische Belvederes mit Balustraden ab, von denen aus der Eigentümer Thomas Lee die Manöver seiner Schiffe auf dem Fluß beobachten konnte. Die architektonischen Details und der eindrucksvolle Charakter des Ensembles stellen dieses Anwesen neben das Palais von Sir John Vanbrughs in Blenheim (1705–1724), mit dem Thomas Lee anscheinend wetteifern wollte, freilich mit bescheideneren Mitteln und Materialien (Ziegelsteinen). Die jüngste englische Tradition erfährt in den Kolonien, die dem Mutterland zugleich nahestehen und doch weit von ihm entfernt sind, in der Regel eine Vereinfachung.

Abb. 15 Das Herrenhaus von William Byrd II., „Westover" genannt, das im Bezirk Charles City in Virginia zwischen 1730 und 1734 gebaut wurde, gehört zu den für den georgianischen Kolonialstil, der von den Bauten in Williamsburg ausging, repräsentativsten Gebäuden. Die quasi kubische Masse aus roten Ziegelsteinen, die als flämischer Mauerverband verarbeitet sind, verleiht dieser Wohnstätte ein Gepräge von Eleganz und Robustheit. Der Eigentümer, der durch Sklaven- und Warenhandel reich geworden war, besaß eine große Bibliothek mit Architekturbüchern und wollte als gelehrter Pflanzer und Gentleman gelten. So geht die Gestaltung des Frontispizes auf eine Bildtafel aus dem Buch „Palladio Londinensis" (1734) William Salmons zurück. Byrd, der England gut kannte, berücksichtigte die neuesten Tendenzen der Architektur und des Wohnkomforts, die in Großbritannien gerade vorherrschten. In seiner Silhouette steht „Westover" mit seinem Steildach in einer Reihe mit dem Gouverneurspalast von Williams-

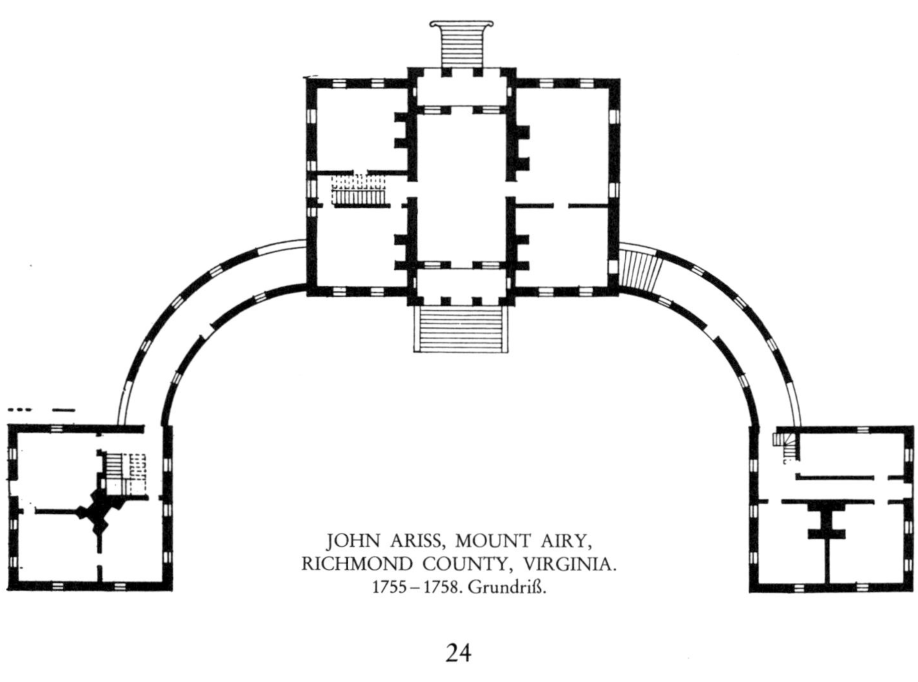

JOHN ARISS, MOUNT AIRY,
RICHMOND COUNTY, VIRGINIA.
1755–1758. Grundriß.

burg. Zwar entspricht der unregelmäßige Aufriß im Inneren nicht den Regeln der Axialsymmetrie, doch ist dies eher die Ausnahme, die die Regel bestätigt.

Die Lebensweise der Pflanzer Virginias, zugleich Farmer und auf gesellschaftliches Leben bedacht, weist durchaus Analogien zur aristokratischen Klientel Venedigs auf, für die Palladio im 16. Jahrhundert in den Landstrichen Venetiens seine berühmten Villen erbaute. In beiden Fällen paaren sich die Erfordernisse der Agrarwirtschaft mit dem Ehrgeiz, Geschmack und klassische Bildung zu beweisen. Unter diesen Umständen überrascht es nicht, daß der architektonische Palladianismus in den amerikanischen Südkolonien einen solchen Einfluß gewann. „Mount Airy", das Anwesen John Tayloes im Richmond County in Virginia (1755–1758), belegt diese Tendenz am eindrucksvollsten. Der vermutliche Architekt, John Ariss, ließ sich von einer Abbildung aus dem Werk „Book of Architecture" (1728) von James Gibbs anregen, das im 18. Jahrhundert maßgeblich war. Der Hauptteil des Gebäudes ist von palladianischer Schlichtheit, ein einfacher flacher Block mit zwei Geschossen. Der in der Region übliche Ziegelstein weicht hier dem braunen Sandstein und, beim Mittelrisalit und den Eckquadern, weißem Kalkstein. Doch den originellsten Anblick bieten zwei überdachte Galerien in Viertelkreisform, die das Hauptgebäude mit den Wirtschaftsgebäuden verbinden. Schon bei der Villa Badoera oder der Villa Trissino in Meledo hatte Palladio zwischen architektonischen Einheiten ein Verbindungsschema in leicht gekrümmten Linien vorgeschlagen. *Abb. 295*

Im weiteren Verlauf des 18. Jahrhunderts setzt sich der englische Einfluß allgemeiner durch und verdrängt die im 17. Jahrhundert spürbaren, überaus vielgestaltigen Kulturleistungen (so der Holländer entlang des Hudson River und der Schweden am Ufer des Delaware River). Bei den anspruchsvolleren Privatbauten wird der georgianische Stil aus dem Norden auch in den südlichen Kolonien übernommen, unterstützt durch die Verbreitung britischer Abhandlungen über Architektur. Bis zur Mitte des 18. Jahrhunderts ist der Einfluß des englischen Baumeisters Inigo Jones (1573–1652) dominierend, wie auch der Erfolg von Werken wie „Designs of Inigo Jones" von William Kent (1727) und des fünfbändigen „Vitruvius Britannicus" von Colen Campbell (1715–1725) beweist. Seit den fünfziger Jahren sind das einflußreiche „Book of Architecture" (1728) von James Gibbs und der 1756 von Isaac Ware, einem Mitglied des von Lord Burlington ins Leben gerufenen neopalladianischen Kreises, veröffentlichte „Complete Body of Architecture" tonangebend. Diese Werke, prachtvoll in der Ausstattung und gelehrt im theoretischen Anspruch, wurden breitenwirksam vermittelt und ergänzt durch massenhaft erscheinende Handbücher von Zimmerleuten und Bauhandwerkern, von denen nur „The Builder's Compleat Assistant" (1738) und „The Builder's Jewel" (1741), beide von Batty Langley, genannt seien. Diese besondere Art der Verbreitung und Vermittlung architektonischen Wissens wird auch nach Erlangung der Unabhängigkeit, zumindest bis zum Sezessionskrieg, wirksam bleiben.

Das Haus, das sich der Kapitän John Macpherson (1761–1762) in Philadelphia (Pennsylvania) bauen ließ, offenbart ganz deutlich den Einfluß James Gibbs': Mittelrisalit mit Dreiecksgiebel, dorischer Ordnung und Palladio-Motiv im ersten Geschoß, Symmetrie in der Anordnung der Fenster und der Kamine, durch Gesimse deutlich akzentuierte Trennung der verschiedenen Ebenen, Betonung der Ecken durch Ziegel usw. Das breite Walmdach, auf dem sich eine Plattform mit Balustrade erhebt, wird durch zwei Schornsteingruppen gegliedert, die an das Palais Sir John Vanbrughs in Blenheim erinnern. Die innere Aufteilung ist typisch: die Zentralhalle, die sich durch das ganze Haus erstreckt, führt zum Treppenaufgang und zu zwei behaglichen Zimmern, die um die Kamine herum angelegt sind. „Mount Pleasant", wie man dieses im Fairmount Park in Philadelphia gelegene Anwesen genannt hat, verrät den Wunsch, den von London diktierten Normen des architektonischen guten Geschmacks zu folgen. *Abb. 296*

Der britische Einfluß läßt sich ebenso an der Sakralarchitektur ablesen. Die Errichtung der Londoner Kirche St. Martin-in-the-Fields durch James Gibbs (1722–1726) fand relativ schnell Nachahmung in den Kolonien: Die St.-Michaels-Kirche (1761) in Charleston (South Carolina), ein verputzter Backsteinbau mit Scheinquadern in Stuck, verbindet einen Tempel mit dorischem Portikus mit einem Kirchturm, der aus drei übereinanderstehenden, achteckigen Geschossen besteht und dessen Spitze bis zu einer Höhe von 85 Metern aufragt. Die 1766 von Thomas McBean errichtete St. Paul's Chapel (die Turmspitze wurde 1794 aufgesetzt) der Trinity-Gemeinde in New York, im Süden Manhattans, ist die einzige Kirche in New York, die aus der Zeit vor dem Unabhängigkeitskrieg noch erhalten blieb. Sie zeugt von der Fruchtbarkeit und Anpassungsfähigkeit des Gibbsschen Modells, das auch noch einen Teil der Sakralarchitektur des 19. Jahrhunderts beeinflußte. *Abb. 298* *Abb. 299, 302*

DER PALLADIANISMUS PETER HARRISONS

Peter Harrison (1716–1775), der im selben Jahr starb, in dem die militärischen Auseinandersetzungen mit London begannen, belegt den Einfluß des Palladianismus britischer Herkunft am Ende der Kolonialzeit. Er stammte aus dem englischen York und ließ sich 1740 in Rhode Island nieder, wo er den Kaufmannsberuf ausübte. Obgleich er keine Ausbildung in Architektur genossen hat, gilt er als erster amerikanischer Berufsarchitekt. Architektur ist eine Beschäftigung, der er sich aus Neigung zuwendet, nachdem sein Vermögen gesichert ist. Die entsprechenden Kenntnisse erwirbt er vor allem aus Büchern.

Mit finanzieller Unterstützung von Abraham Redwood, einem Kaufmann aus Antigua, baut er in Newport *Abb. 304* (Rhode Island) die Redwood-Bibliothek (1748–1751), die von verschiedenen Veröffentlichungen englischer neopalladianischer Architekten inspiriert ist. Der rechtwinklige Hauptbau mit zwei seitlichen Flügeln ist ziemlich karg und schmucklos. Eine aufgelegte Steinquaderstruktur läßt vergessen, daß es sich um einen Holzbau handelt. Ein viersäuliger dorischer Portikus läßt die Eingangsfassade monumental erscheinen. Man erkennt hier überdies den vorspringenden Giebelvorbau wieder, der für die von Palladio in Venedig entworfenen Kirchenfassaden typisch ist. In der Verknüpfung der Blöcke der Gebäudeteile liegt eine gewisse Ungeschliffenheit, die die Amateurhaftigkeit des *Abb. 303* Schöpfers verrät. Die für die Gemeinde Jeshuat Israel in Newport (1759–1763) errichtete Touro-Synagoge, die von außen ausgesprochen nüchtern wirkt, ist im Inneren als Replik des von Inigo Jones geschaffenen Bankettsaales von Whitehall angelegt. Durch das Übereinandersetzen ionischer und korinthischer Säulen entstehen zwei Ebenen, wobei auf der oberen eine Galerie nach palladianischem Vorbild verläuft. Hier hat das Bücherwissen einem geschickt *Abb. 301* geplanten und überzeugenden Ensemble gedient. Die 1761 – ebenfalls in Newport – geschaffene Markthalle aus Ziegeln und Holz ist wiederum eine Adaptation der Neuen Galerie des Somerset House in London von Inigo Jones aus den Jahren 1661–1662, die Peter Harrison durch eine Bildtafel aus Colen Campbells „Vitruvius Britannicus" *Abb. 297, 300* kannte. Die King's Chapel in Boston (1749–1758) und die Christ Church in Cambridge, Massachusetts (1759 bis 1761), bestätigen erneut, auch wenn Peter Harrison sie nicht mehr vollenden konnte, wie sehr die Sakralarchitektur der Kolonien von den Londoner Vorbildern eines Sir Christopher Wren und James Gibbs abhängig blieb. Trotz seines Autodidaktentums und einiger Ungeschicklichkeiten, die in der Praxis der Reproduktion von Modellen aus Büchern begründet liegen, trägt Peter Harrison zur gesellschaftlichen Anerkennung der Architektur in Amerika bei, die freilich erst zu Beginn des 19. Jahrhunderts deutlich wird. Amateurhaftigkeit und Abhängigkeit von der britischen Kultur kennzeichnen die Baukunst der Kolonien am Vorabend des Unabhängigkeitskrieges. Die Schöpfungen Peter Harrisons in der Region von Newport und Boston bieten dafür anschauliche Beweise.

DER WEG ZUR UNABHÄNGIGKEIT. DIE ARCHITEKTUR DER NEUEN NATION 1785–1820

DAS FORTWIRKEN DES BRITISCHEN EINFLUSSES: CHARLES BULFINCH IN BOSTON UND SAMUEL McINTIRE IN SALEM

In der ersten Zeit der Unabhängigkeit ist der englische Einfluß weiterhin entscheidend für die amerikanische Architektur, wenngleich sich Stimmen erheben – deren vernehmlichste die Thomas Jeffersons ist –, die andere Vorbilder, aus Frankreich oder aus der Antike, empfehlen. Der aus Boston stammende Charles Bulfinch (1763–1844) steht für den Konservatismus des Geschmacks. In einer großen Medizinerfamilie in Boston geboren, erhält er an der Harvard-Universität eine klassische Ausbildung und macht zwischen 1785 und 1787 eine große Europareise, die ihn nach England, Frankreich und Italien führt. Sie weckt in ihm vor allem eine ausgeprägte Vorliebe für die englische Architektur, die eine ständige Bezugsquelle in seinem Werk bleiben wird. Das Parlament des Staates Massachusetts *Abb. 305* (Massachusetts State House) in Boston, 1787 entworfen, zwischen 1795 und 1798 gebaut, ist eine nüchternere Reprise des kurz zuvor von Sir William Chambers in London errichteten Somerset House (1776–1786). Bulfinchs Kirchenbauten in Boston gehen in hohem Maße auf Anregungen der Londoner Tradition zurück und bilden eine Synthese der Bauten Sir Christopher Wrens und James Gibbs'.

Bedeutsamer sind die verschiedenen Ensembles von Stadthäusern, die Charles Bulfinch im Bostoner Stadtteil Beacon Hill entwirft und die diesem Viertel noch heute – trotz einiger Zerstörungen – einen neogeorgianischen Charme verleihen. Das 1793 entworfene Tontine Crescent besteht aus zwei Reihen bogenförmig angeordneter Ziegelhäuser, die in ihrer Mitte einen Garten von elliptischem Grundriß einschließen. Dieses Projekt, von dem nur die – heute zerstörte – Südpartie verwirklicht wurde, ging eindeutig auf die großen städtebaulichen Schöpfungen der beiden Woods in Bath und ebenso auf das Ensemble der Adelphi Terrace in London, geschaffen von Robert und James Adam (1768–1772), zurück. Unter den bis heute erhaltenen Bauten stellt Louisbourg Square (1826–1840) eine der interessantesten Adaptationen der Londoner Squares dar. Die Unterschiede liegen vor allem in der Formenstrenge und dem zurückhaltenden Charakter des Dekors, womit ein gewisser Einfluß des Puritanismus beschrieben ist. Charles Bulfinch hat die Baukunst seiner Geburtsstadt tiefgreifend geprägt (öffentliche Bauten, Kirchen, das Hospital, Wohnhäuser usw.), wenngleich er kein umfassendes städtebauliches Konzept hinterlassen hat. Nach der Rückkehr von seiner künstlerischen Rundreise durch Europa wollte er Boston aus dem Provinzialismus herausführen und der Stadt den Stempel dessen aufdrücken, was ihm damals als Gipfel des guten Geschmacks erschien: die jüngsten Entwicklungen der georgianischen Architektur in England. Anfangs ein Amateurarchitekt, der nach finanziellen Einbußen durch Immobiliengeschäfte, die ihn zwangen, sich feste Einkünfte zu sichern, zum professionellen Baumeister wurde, ist die Karriere Charles Bulfinchs bis zu einem gewissen Grad von einer Stilentwicklung gekennzeichnet. Mit dem zwischen 1815 und 1817 in Lancaster (Massachusetts) errichteten Tempel zeigt er seine Fähigkeit, *Abb. 17* schmucklose und nüchterne Räume aneinanderzufügen, um ein einheitliches und harmonisches Ganzes zu erzielen. Die englischen Quellen und Vorbilder werden hier einem Prozeß der Klärung und Vereinfachung unterzogen.

Samuel McIntire (1757–1811) repräsentiert die Tradition des amerikanischen Bauhandwerkers, bevor der Architektenberuf zu Beginn des 19. Jahrhunderts, vor allem dank der Bestrebungen Benjamin Latrobes, erste gesellschaftliche Anerkennung findet. In der Architektur Autodidakt, erwarb er die nötige Bildung durch die Lektüre englischer Lehrbücher von Batty Langley „A Sure Guide to Builders", 1729; „The Builder's Compleat Assistant", 1738 und Isaac Ware „Complete Body of Architecture", 1756. Er trug dazu bei, eine strenge Version der Architektur Palladios, dessen Texte und Doktrin er kannte, zu verbreiten. Sein Name ist mit dem seiner Geburtsstadt Salem in Massachusetts untrennbar verbunden. Für Kaufleute, die durch Seehandel mit dem Fernen Osten reich geworden waren, baute er zahlreiche Häuser, von denen die meisten leider zerstört wurden. Das noch existierende Haus von John Gardner-Pingree aus dem Jahre 1805 faßt die Kunst Samuel McIntires gewissermaßen zusammen. Über diesem *Abb. 16* Haus mit rechteckigem Grundriß und drei durch die regelmäßige Anordnung der Fenster und das Gesimsprofil rhythmisierten Stockwerken verläuft eine Balustrade, die ein flaches Dach verdeckt. Das Ensemble aus Ziegelsteinen und weiß gestrichenem Holz besticht durch ein überzeugendes Gespür für Proportionen. Der Eindruck von Strenge und Nüchternheit (Salem war Ende des 17. Jahrhunderts Schauplatz puritanischer Exzesse und religiöser Intoleranz) wird durch die Halbkreisform des Säulenportikus gemildert. Im Inneren ist der Plan kaum originell zu nennen: Die Zimmer sind beiderseits einer Zentralhalle symmetrisch angeordnet. Für das 1799 vollendete und 1815 zerstörte Haus Derby unterbreitete Samuel McIntire ein stärker geschmücktes Ensemble, mit einer Säulenordnung an der Fassade, einer Laterne und anderen Elementen. Vermutlich wollte er auf diese Weise mit Charles Bulfinch rivalisieren, der anfangs für den Bau dieses Patrizierhauses vorgesehen war.

BAUKUNST UND AGRARISCHE DEMOKRATIE: DAS WERK THOMAS JEFFERSONS, DES PRÄSIDENTEN UND BAUMEISTERS

Thomas Jefferson (1743–1826) war ein Universalgelehrter ganz im Geiste der Aufklärung. Mit vielfältigen Talenten ausgestattet, Tatmensch und Denker zugleich, ist er einer der Verfasser der Unabhängigkeitserklärung von 1776, wird 1801 der dritte Präsident der Vereinigten Staaten und beweist eine ausgeprägte Neigung zur Architektur. Nach seiner Auffassung muß sich die politische Gründung der jungen amerikanischen Republik in der Errichtung von Gebäuden verkörpern: Diese sind dazu bestimmt, die Institutionen darzustellen, die sich die Republik geschaffen hat. Die drei Bautypen, die Thomas Jefferson entwarf, verweisen auf die grundlegenden und vorrangigen Werte, auf *Abb. 306,* denen der Staatenbund in seinen Augen fußt: vom Ideal der agrarischen Wohn- und Lebensform zeugt sein Wohn- *307, 308* sitz Monticello bei Charlottesville in Virginia (ab 1769), den Primat der Staatsmacht gegenüber den föderalen Gewalten verkörpert das Kapitol von Virginia in Richmond, das Streben nach allgemeiner Verbreitung von Wissen und Bildung findet in der Gründung der Universität Charlottesville (Virginia) seinen Niederschlag.

Für Thomas Jefferson ist Architektur die Kunst der amerikanischen Republik schlechthin. In seinen Reiseaufzeichnungen an die Herren Rutledge und Shippen vom 19. Juni 1788, in denen er die Themen behandelt, die für einen Amerikaner von Interesse sind, läßt er Malerei und Bildhauerei als im Verhältnis zum Reichtum des Landes zu kostspielige Tätigkeiten beiseite („wert, betrachtet, nicht aber studiert zu werden"), unterstreicht jedoch die Rolle der Architektur, die zu den wichtigsten Künsten zähle und größte Aufmerksamkeit verdiene. So besitze die Baukunst pädagogische Eigenschaften, die zur Festigung der amerikanischen Demokratie beitragen können, indem sie symbolische Modelle liefern, die zu studieren und nachzuahmen seien. Anliegen der Architektur sei es, den Geschmack und Kunstverstand der Bürger zu verbessern und dadurch ihr Ansehen zu erhöhen. Architektur vermag den Bürgern Achtung und Anerkennung der übrigen Welt einzubringen. Jefferson begreift die Baukunst also in ihren politischen Implikationen und trennt die Formen nicht von ihrer sozialen und symbolischen Bedeutung. Auf diese Weise findet er zur Problemstellung der vom klassizistischen 18. Jahrhundert vertretenen „architecture parlante", der sprechenden Architektur, zurück, bei der die Formen die Funktion der Bauwerke spiegeln. Die Gebäude sollen von demokratischen Tugenden zeugen und das Streben nach diesen einflößen. Doch eine solche Architektur im Dienste eines demokratischen Ideals gibt es Ende des 18. Jahrhunderts noch nicht. Ganz im Gegenteil, Thomas Jefferson beklagt in seinen „Betrachtungen über den Staat Virginia" („Notes on the State of Virginia", 1781–1782) die Armut und Häßlichkeit der Kolonialarchitektur Virginias: „Der Genius der Baukunst scheint dieses Land mit seinem Fluch belegt zu haben", schreibt er im Kapitel „Von den Universitäten und öffentlichen Anstalten, den Landstraßen und Gebäuden". Die Errichtung des Kapitols im Staat Virginia, die durch die Verlegung der Hauptstadt von Williamsburg nach Richmond notwendig geworden war, bietet einen Anlaß, den Entwurf einer ersten demokratischen Institution zu unterbreiten. Thomas Jefferson erhält den Auftrag dafür im Jahre 1785, als er sich als Botschafter der Vereinigten Staaten in Frankreich aufhält. Die Entwürfe, an denen Charles-Louis Clérisseau mitarbeitet, beziehen Anregungen von der berühmten Maison Carrée von Nîmes, deren Erhabenheit, Schönheit und Einfachheit ihm geeignet scheinen, die demokratischen Werte der jungen Republik auszudrücken. Diese Begeisterung für die Reste der antiken römischen Baukunst in Südfrankreich teilt Thomas Jefferson in seinen Briefen aus Frankreich mit, so in einem an James Madison adressierten Brief aus Paris vom 20. September 1785. In einem anderen Brief, den er am 20. März 1787 aus Nîmes an Madame de Tessé richtete, behauptete er, daß man sich in ein Bauwerk mit ebensolcher Leidenschaft verlieben könne wie in eine Frau. Zu diesen überschwenglichen Gefühlen veranlaßte ihn zunächst das Hôtel Salm in Paris, vor allem aber das galloromanische Erbe im Süden Frankreichs. „Von Lyon bis Nîmes habe ich mich an den verbliebenen Zeugnissen römischer Größe satt gesehen", schreibt er. Solche Größe diente dem Kapitol von Richmond (1785–1796) als Vorbild. Dieses öffentliche Bauwerk, in dessen Mauern die legislative Gewalt des Staates ihren Sitz hat, ist als klassischer Tempel angelegt, gleichsam eine zeitgenössische Version der Maison Carrée, die jedoch mit einer ionischen Säulenordnung anstelle der korinthischen in Nîmes versehen wurde. Die Säulen des Portikus weichen Pilastern auf den Seiten und am hinteren Teil des Gebäudes. Nun ist die antike Gestalt nicht eben das folgerichtigste Mittel zur Einkleidung eines Verwaltungsgebäudes, und dieser Widerspruch ist nicht immer glücklich aufgelöst (das Gebäudeinnere, das nicht im entferntesten einem Tempel gleicht, wird teilweise von oben, durch ein von außen nicht sichtbares Kuppeldach, mit Licht versorgt). Trotzdem entwickelt Thomas Jefferson mit diesem Bau eine architektonische und symbolische Lösung, die sich für mehrere Jahrzehnte durchsetzen sollte. In einem Brief vom 10. April 1791 an den Militäringenieur Pierre Charles L'Enfant regt er an, für das Kapitol der Hauptstadt des Bundesstaates „Vorbilder der Antike, die die Anerkennung von Jahrtausenden gefunden haben", in Betracht zu ziehen. Als Präsident betraut er Benjamin Latrobe mit der Aufgabe, dieses Programm für das erste Kapitol in Washington – das durch den Brand von 1814 vernichtet wird – zu verwirklichen. Thomas Jefferson übte mithin entscheidenden Einfluß auf die offizielle amerikanische Architektur aus.

Einige Kilometer von Charlottesville (Virginia) entfernt befindet sich der Landsitz Monticello, architektonisches Zeugnis einer neuen amerikanischen Lebensweise. Die Residenz wurde in zwei Bauabschnitten errichtet (1769 bis 1782 und 1796–1809), unterbrochen durch den Europaaufenthalt Thomas Jeffersons. Ihre Bezugsquelle bildet der englische Palladianismus des 18. Jahrhunderts, wie er von Lord Burlington vertreten und durch das Werk „Les Quatre livres d'architecture" von Giacomo Leoni (1715) verbreitet wurde. Besonders der erste Entwurf wurde von einer Abbildung aus dem Werk „Select Architecture" (1755) des englischen Theoretikers Robert Morris inspiriert. Ausgehend von einem kompakten, quadratischen Grundriß, gelangt Thomas Jefferson zu einer ausladenderen und weiträumigeren Anordnung. Der Einfluß der berühmten Villa Rotonda (Villa Capra) des Andrea Palladio in Vicenza (ca. 1560) spiegelt sich ebenso in der Lage des Hauses auf einem Hügel, das in der Art eines Belvedere die Landschaft beherrscht. Der erste Entwurf kann nicht verleugnen, daß er aus Büchern stammt. Er ist die Umsetzung einer vergeistigten Interpretation der Grundsätze des britischen Palladianismus. Die endgültige Ausführung nach dem Aufenthalt Thomas Jeffersons in Europa zeigt Veränderungen, die in Richtung einer Monumentalisierung des Gebäudes weisen. An die Stelle übereinander angeordneter Säulenreihen im ursprünglichen Entwurf setzt Jefferson nun eine strenge dorische Säulenordnung in der gesamten Höhe des Gebäudes, die die Existenz zweier Ebenen im Inneren des Hauses verschleiert. Das dorische Gebälk selbst, bei dem andere für diese Ordnung übliche Elemente wie Säulen oder Pilaster fehlen, verläuft unter dem mit einer Balustrade bekrönten Kranzgesims um das ganze Haus herum und verbindet auf diese Weise die verschiedenen Trakte. Die Seitenflügel mit einem regelmäßigen Vieleck als Grundriß oder die polygonal abschließende westliche Hauswand unter dem Portikus zeugen, wie auch ein achteckiges Schlafzimmer, von der Fähigkeit des Schöpfers, sich von europäischen Modellen zu lösen. Die Wölbungen und Vorsprünge der Körper und Räume werden in den Präriehäusern Frank Lloyd Wrights, die von Jeffersons demokratischen Auffassungen starke Anregungen empfingen, wieder zu sehen sein. Oberhalb des westlichen Portikus erhebt sich eine Kuppel, die zugleich die vertikale Achse der Wohnstätte und einen Ort beschaulicher Landschaftsbetrachtung darstellt. Sie ist sowohl ein Anklang an die Villa Rotonda wie an die von Lord Burlington in Chiswick entworfene Villa. Die Silhouette des Ensembles weckt Assoziationen an das Hôtel Salm, das Thomas Jefferson in Paris bewundert hatte. Ost- und Westfassade verdanken ihre schlichte Größe den viersäuligen dorischen Vorhallen mit dreieckigen Giebelfeldern. Der Einfallsreichtum in bezug auf die technische Innenausstattung des Hauses (Position der Treppenaufgänge, der Betten oder Speisenaufzüge) ist kennzeichnend für den forschenden und innovativen Geist Thomas Jeffersons. Monticello bietet den idealen, gleichermaßen komfortablen und diskreten Lebensrahmen für die Bürger einer agrarischen Demokratie, die der Staatsmann so sehr pries.

Daß Architektur auch einen didaktischen Nutzen hat, zeigt der Campus der Universität von Virginia in Charlottesville noch heute: Mit Hilfe Benjamin Latrobes entwirft Thomas Jefferson ab 1817 einen rechteckigen Grundriß, der nach einer der beiden Schmalseiten offen ist. *Abb. 307, 308* Zwei parallele Reihen von je fünf Pavillons stehen sich zu beiden Seiten einer terrassierten Rasenfläche gegenüber. Diese Pavillons, die unten die Vorlesungsräume und oben die Wohnungen der Professoren beherbergen, sind durch überdachte Gänge mit den dahinterliegenden Studentenunterkünften verbunden. Beherrscht wird das Ensemble an einem Ende von der Rotunde der Bibliothek, in die wichtige Anregungen des römischen Pantheons eingeflossen sind. Die verwendeten Materialien – hauptsächlich Holz und Ziegelsteine – verleihen dem Komplex seine beherrschende rot-weiße Zweifarbigkeit. Mit Blick auf diesen Plan hat man von einem Einfluß des Schlosses Marly-le-Roi gesprochen, das Jules-Hardouin Mansart 1679 entworfen und Thomas Jefferson im September 1786 besichtigt hatte. Auch auf einige zeitgenössische Vorbilder der Hospitalarchitektur wurde Bezug genommen, ebenso auf die Anlage des Union College in Schenectady im Staat New York, das 1812 von Jean-Jacques Ramée, einem in die Vereinigten Staaten emigrierten französischen Architekten, entworfen wurde. Aus welchen Quellen Thomas Jefferson auch immer geschöpft haben mag, wichtig ist die Tatsache, daß er sich von zwei damals gängigen Modellen eines Universitätscampus zugunsten einer dritten, originellen Variante abwendet. Er greift nicht auf jenen Typ Universität zurück, der die verschiedenen Funktionen in einem einzigen Gebäude konzentrierte, wie ihn der Campus der Kolonialzeit repräsentierte (beispielsweise Harvard, erbaut 1636, oder Yale, 1701). Er lehnt aber auch die englischen Prototypen Oxford und Cambridge, moderne Variationen der Idee mittelalterlicher Klöster, ab. Diese Ablehnung erklärt sich einerseits aus politischen Gründen, andererseits aus philosophischen Erwägungen: Als Erbe der Aufklärung begreift Thomas Jefferson universitäre Bildung als von der religiösen Ausbildung und Praxis getrennt und schließt daher die Möglichkeit aus, auf dem Campus eine Kapelle zu errichten. Das Pantheon der Bibliothek ist an die Stelle der Kirche getreten: Der Ort der Erkenntnis wird aufgewertet, jener des Gebetes fehlt. Die Universität erscheint hier als unabhängige und planvolle Gemeinschaft, in einer ro-

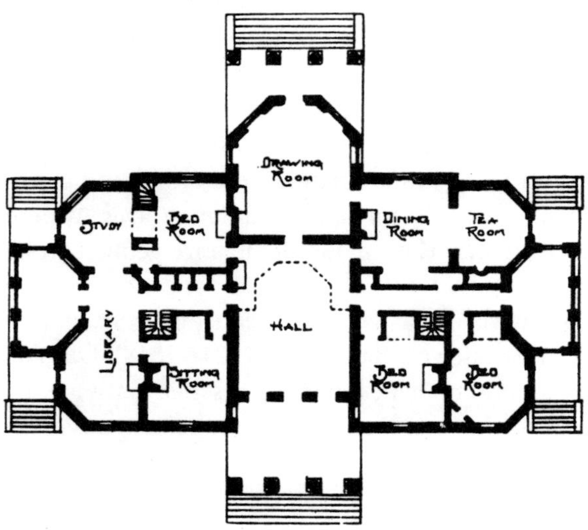

TH. JEFFERSON, WOHNHAUS MONTICELLO, CHARLOTTESVILLE, VIRGINIA.
1769–1782 und 1796–1809.
Endgültiger Grundriß des Erdgeschosses.

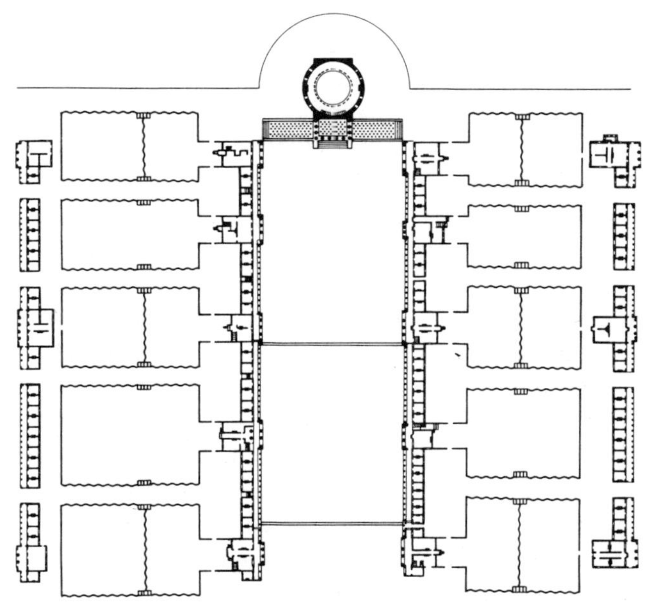

TH. JEFFERSON, UNIVERSITÄT VON VIRGINIA, CHARLOTTESVILLE,
Seit 1817. Grundriß.

mantischen Vision als Stätte des Lebens und Arbeitens zugleich, in ständigem Kontakt zur Natur. Von den Stufen des Portikus der Rotunde schweift der Blick allmählich über die Rasenfläche des Campus hinweg und verliert sich dann in der Ferne, am anderen Ende der Achse, die ursprünglich einmal offen war. Die Landschaft mit den sanften Hängen der Esplanade und die Perspektive in die Ferne belegen ein neues und offenes Raumgefühl in dieser Gattung öffentlicher Bauwerke. „Eine Universität sollte kein Haus sein, sondern ein akademisches Dorf", schreibt Jefferson in einem Brief an L. W. Tazewell am 5. Januar 1805. Dieses akademische Dorf ist gewissermaßen sein eigenes Modell, und es ist selbst Studienobjekt. Die zehn Pavillons, ein jeder anders, werden von Thomas Jefferson als „Vorbilder guten Geschmacks und guter Architektur" angesehen und sollen als „Beispiele für Architekturvorlesungen" dienen. Durch das Studium der Säulenvorhallen der Pavillons konnte der Professor die Studenten in die Einzelheiten der verschiedenen architektonischen Ordnungen einweihen, die die Monumente des römischen Altertums kennzeichneten. Sie waren anhand verschiedener Abhandlungen, darunter z. B. die von Giacomo Leoni besorgte Ausgabe von Palladios „Quatre livres d'architecture", originalgetreu errichtet worden. Nach dem Landsitz und dem Kapitol von Richmond ist dies die dritte Institution, auf der nach Auffassung Jeffersons die Zukunftsaussichten der jungen amerikanischen Demokratie beruhten. Eine Gesellschaft freier und unabhängiger Bürger gründet sich auf die Entwicklung von Wissen und Bildung, zu der die Architektur dank ihrer pädagogischen Eigenschaften entscheidend beitragen muß.

DIE GRÜNDERIDEALE DER JUNGEN REPUBLIK UND DAS GREEK REVIVAL

Die in der Entstehungszeit der jungen Republik geäußerte Überzeugung, die Vereinigten Staaten seien die Erben des antiken Griechenland und seiner demokratischen Ideale, hat der Modeströmung der Architektur des Greek Revival in diesem Lande zu einer ganz besonders nachhaltigen Wirkung verholfen, von der sogar der von Thomas Jefferson vertretene römische Stil in den Hintergrund gedrängt wurde. Das Greek Revival hat sich auf alle Typen von Bauwerken ausgewirkt, nicht nur auf öffentliche Gebäude, sondern auch – was sehr viel origineller ist – auf private Wohnbauten. In den Jahren 1820–1830 entstehen nicht selten Privathäuser, die durch eindrucksvolle dorische Vorhallen einen monumentalen Charakter erhielten, so z. B. der von Thomas U. Walter stammende Anbau am
Abb. 319 sogenannten Andalusia-Haus bei Philadelphia (1834). Das Greek Revival verhalf auch den ersten Berufsarchitekten Amerikas zum Durchbruch: Benjamin Latrobe, Robert Mills und William Strickland.

Benjamin Latrobe (1764–1820) hat in hohem Maße zur Anerkennung der Architektur als eines Berufszweiges in den Vereinigten Staaten beigetragen. Der gebürtige Engländer geht bei dem Ingenieur John Smeaton und dem Architekten Samuel P. Cockerell in die Lehre und kennt die Werke eines Claude-Nicolas Ledoux und Sir John Soane. Im Jahre 1795 läßt er sich in den Vereinigten Staaten nieder. Er arbeitet an der Vollendung des Kapitols in Virginia in Richmond mit, das Thomas Jefferson entworfen hatte, und baut, ebenfalls in Richmond, die Strafanstalt des Staates Virginia (1797–1798), deren schmucklose und ausdrucksvolle Mauerformen einen Hang zur „architecture parlante", der bildhaften, sprechenden Architektur im Sinne von C.-N. Ledoux und E. L. Boullée verraten. In Philadelphia, in jenen Jahren eine Art halboffizieller Hauptstadt der Vereinigten Staaten, errichtet er sein erstes herausragendes Bau-
Abb. 309 werk in Amerika. Der Geschäftssitz der Bank of Pennsylvania (1799–1801) ist als ionischer Tempel angelegt, dem auf jeder Seite ein Portikus vorgebaut ist. Das Zentrum des Gebäudes bildet ein runder Raum mit einem Flachkuppelgewölbe mit Kassettierung, der durch eine Laterne beleuchtet wird. In diesem Gebäude, in den Vereinigten Staaten das erste mit einem gemauerten Gewölbe, liegt eine Reihe von Sälen hintereinander, die offenkundig Anregungen von den Räumen der von John Soane in London entworfenen Bank of England aufnahmen. Das Äußere vermittelte durch seine schmucklose Nüchternheit und die Reduzierung der Massen auf elementare geometrische Körper ein Bild der Redlichkeit und republikanischer Bürgertugenden.

Abb. 311 Das Stammhaus der Bank of Pennsylvania antizipiert bereits in gewisser Weise den bedeutendsten Auftrag, den Benjamin Latrobe erhalten sollte: die Errichtung der katholischen Kathedrale von Baltimore (1804–1818). Der Architekt unterbreitet dazu mehrere Entwürfe in verschiedenen Stilen, darunter auch einen neugotischen Entwurf. Es wurde jedoch das klassizistische Projekt ausgewählt. Die mit einem Portikus versehene Kathedrale besteht aus mehreren Räumen mit gemauerten Gewölben, die nach dem Vorbild des Pantheons in Rom über der Vierung in einer halbkugelförmigen Kuppel kulminieren. Der Tambour der Kuppel wird von flachen Lichtbögen durchbrochen. In der Klarheit seiner räumlichen Gliederung ist dieses Bauwerk in Amerika ein einzigartiger Ausdruck des Rationalismus. Benjamin Latrobe, der die gotischen Formen ebenso aufgab wie die von Christopher Wren und James Gibbs verkörperte englische Tradition, ließ sich zum Teil von Soufflots Kirche Sainte-Geneviève inspirieren. Während der Erbauungszeit dieser Kathedrale machte Benjamin Latrobe seine Vorrechte als Architekt geltend, indem er es entschieden ablehnte, daß seine Pläne von den Arbeitern und Bauverantwortlichen modifiziert wurden. Damit hat er einen Beitrag zur Festigung der künstlerischen Autorität des Architekten in den Vereinigten Staaten geleistet.

Benjamin Latrobe hatte auch eine Ausbildung als Ingenieur genossen. Als solcher war er am Bau von Kanälen und Wasserleitungssystemen beteiligt. Für Philadelphia baute er ein bemerkenswertes Wasserwerk (1798–1801) in strengem dorischem Stil, für das ihm die Zollstation La Villette von Claude-Nicolas Ledoux als Vorbild diente. So trug Benjamin Latrobe selbst bei Nutzbauten zur Verbreitung des klassizistischen Stils als einer künstlerischen Ausdrucksform bei, die für die strengen Anfangsjahre der jungen Republik wie geschaffen war. Hatte er nicht gesagt, daß „die Zeit Griechenlands in den Wäldern Amerikas zu neuem Leben erweckt, Philadelphia zum Athen der westlichen Welt werden" könne?

Robert Mills (1781–1855), Schüler und von 1803 bis 1808 Assistent Benjamin Latrobes, ist der erste Berufsarchitekt, der in den Vereinigten Staaten selbst geboren wurde. Gleichsam in einer Trotzhaltung will er sich vom europäischen Einfluß emanzipieren und empfiehlt den Künstlern unter seinen Mitbürgern, den Geschmack und die Bedürfnisse ihres Landes zu studieren. Und er weist sie an: „Sucht Eure Vorbilder nicht in der Alten Welt! Wir sind in eine neue Ära der Weltgeschichte eingetreten: Zu führen sind wir ausersehen, nicht geführt zu werden!" – nationalistische Töne, die während des ganzen 19. Jahrhunderts immer wieder in veränderter Gestalt anklingen und das amerikanische Selbstverständnis des „Manifest destiny", quasi die natürliche Führungsaufgabe betonen.

In der Praxis ist Robert Mills indes weniger autonom und baut für sehr unterschiedliche Programme im Stile des Greek und des Doric Revival: das Gebäude des Staatsarchivs in South Carolina (1821), die Monumental Church in Richmond, Virginia (1812), die einen achteckigen Grundriß und einen neu interpretierten dorischen Portikus aufweist, das Gebäude der Bundesbank (Treasury Building, 1836–1842), das Patentamt (Patent Office, 1836–1840) und *Abb. 314* das Postgebäude (1839), das sich wie die beiden zuletzt genannten in Washington D.C. befindet. Die beiden George Washington gewidmeten Denkmäler, die Robert Mills in Baltimore und Washington errichtet, zeugen von seinem *Abb. 315* Streben nach antiker Monumentalität, dem Geist der jungen Nation gemäß. In Baltimore zieht er mitten auf dem Mount Vernon Place eine gigantische dorische Säule hoch, die zugleich nach dem Vorbild der Säule auf dem Vendôme-Platz in Paris gestaltet ist. Das Washington-Denkmal in der Bundeshauptstadt – 1836 entworfen, doch erst 1884 eingeweiht – ist ein Obelisk aus weißem Marmor, der 169 Meter in die Höhe ragt. Eine dorische Kolonnade sollte seine Basis umgeben, ist aber nie realisiert worden. Der überaus fruchtbare Architekt Robert Mills war, wie schon sein Lehrer, ebenfalls Ingenieur. Er interessierte sich für den Brandschutz von Gebäuden und bemühte sich, mit pragmatischer Grundhaltung den Bedürfnissen seines Landes auf diesem Gebiet zu entsprechen. Das von ihm geschaffene Archivgebäude in Charleston, South Carolina (1821), das auch „Fireproof Building" – feuerfestes Gebäude – genannt wird, ist der beste Beweis. Stilistische Grundanliegen verbinden sich mit der konkreten Lösung von Konstruktionsproblemen. Diese Mischung aus Empirismus und Referenzen aus zweiter Hand kennzeichnet das methodische Vorgehen mehrerer amerikanischer Architekten dieser Zeit.

Das Greek Revival prägt auch die Bauwerke eines anderen Schülers Benjamin Latrobes: William Stricklands (1788 bis 1854). Zwischen 1818 und 1824 baut er für die zweite Bank der Vereinigten Staaten in Philadelphia ein Gebäude *Abb. 309* nach dem Vorbild des Parthenontempels, das er nach den Bildtafeln des Werkes „Antiquities of Athens" von Stuart und Revett entwarf. Die Tatsache, daß das Vorbild dieser Architektur aus Büchern stammte und Strickland nach archäologischer Exaktheit strebte, ist kein Hindernis für eine funktionale Anordnung der Innenräume. Das ovale Vestibül an der einen Seite führt zu einem großen zentralen Saal mit Gewölbe, der von einzeln stehenden Säulen belebt wird. Dieses Meisterwerk der klassizistischen Architektur dokumentiert jenen Zeitpunkt, da Philadelphia sich bemühte, New York als Finanzmetropole der Vereinigten Staaten abzulösen. Noch origineller ist die Handelsbörse (Merchant's Exchange) Philadelphias, die aus den Jahren 1832–1834 stammt. William Strickland hat für das Gebäu- *Abb. 18* de eine dreieckige Parzelle optimal genutzt, indem er an einer Ecke über die Höhe von zwei Geschossen hinweg eine halbkreisförmige korinthische Kolonnade plazierte, die auf einer schmucklosen Basis steht. Eine Replik des berühmten Lysikratesmonuments in Athen krönt das Ensemble. Mit diesen beiden Werken verhalf William Strickland den Stilformen des Greek Revival auch in der Handels- und Finanzwelt zur Anerkennung. Fortan durfte eine Bank durchaus das äußere Erscheinungsbild eines griechischen Tempels besitzen.

In den dreißiger Jahren des 19. Jahrhunderts wurden in mehreren Staaten Kapitole im antikisierenden Stil der Zeit gebaut. Das Architektenbüro Town and Davis wurde durch diese Art von Gebäuden berühmt: so mit den Kapitolen der Staaten Connecticut in New Haven (1827–1831), North Carolina in Raleigh (1833–1840), Indiana in Indiana- *Abb. 313* polis (1831–1835) und Illinois in Springfield (1837–1853). Das gemeinsame Merkmal dieser Bauwerke besteht in einer zentralen Kuppel über einer Basis, die mehr oder weniger direkt einen griechischen Tempel nachahmt. Alexis de Tocqueville, der Anfang der dreißiger Jahre die Vereinigten Staaten besucht, gründet seine Überlegungen zur amerikanischen Monumentalkunst unter anderem auf die Bedeutung dieser öffentlichen Gebäude: „Die Einzelstaaten ersinnen und vollbringen jeden Tag wunderbare Unternehmungen, die den Geist der großen Nationen Europas in Staunen versetzen müßten. – So spornt die Demokratie die Menschen nicht nur dazu an, eine Menge geringfügiger Werke zu schaffen; sie treibt sie auch an, eine kleine Zahl sehr großer Bauwerke zu errichten" („Über die Demokratie in Amerika", Zweiter Teil von 1840, I. Teil, 12. Kapitel, München 1976, S. 538).

Das Kapitol des Staates Ohio in Columbus kann als eines der gelungensten Beispiele des Greek Revival in der Architektur der Vereinigten Staaten gelten. Nach einem 1838 ausgeschriebenen Wettbewerb wurde der Entwurf von Henry Walters ausgewählt, während der Maler Thomas Cole den dritten Platz errang. Nach zahlreichen Wechselfällen wurde das Gebäude erst 1861 vollendet. Der rechteckige Grundriß verfügt über eine kleine Rotunde als Foyer, zu deren beiden Seiten die Tagungsräume der gewählten Versammlungen des Staates Ohio (Repräsentantenhaus und Senat) liegen. Das Ensemble beherbergt zugleich den Obersten Gerichtshof Ohios und eine Bibliothek. Diese symmetrische Anlage ist eine Variante des Plans, der dem Kapitol der Bundeshauptstadt Washington zugrunde liegt. Von außen erscheint die Silhouette massiv und streng. Die kompakte Masse des Gebäudes wird durch dorische Pilaster gegliedert und durch umlaufendes Gebälk und Kranzgesims verbunden. In der Mitte jeder der vier Seiten erhebt sich ein Entree mit dorischen Säulen. Interessanterweise befinden sich über den Eingängen an den beiden Längsseiten flache und vom Kranzgesims abgehobene Portalgiebel, die im Verhältnis zu groß sind. Das Gebäude weist eine weitere Besonderheit auf: dem Tambour, dessen Rhythmus durch dorische Pilaster bestimmt wird und der die Rotunde abschließt, fehlt die Kuppel, die ihn krönen sollte. Daher rühren Einfachheit und Strenge der Silhouette dieses Bauwerkes, ein überzeugender Ausdruck der Schlichtheit des klassizistischen Stils der Zeit.

Abb. 312 Im Kapitol des Staates Tennessee in Nashville (1845–1859), erbaut von William Strickland, finden antike griechische Vorbilder auch noch in der Architektur der Mitte des 19. Jahrhunderts ihren Niederschlag. Das auf einer Anhöhe stehende Gebäude krönt ein Turm, der von dem choregischen Lysikratesmonument in Athen angeregt ist. Zwei ionische achtsäulige Vorbauten erinnern an den Tempel, während im Zentrum der Längsseiten Kolonnaden ein Gegengewicht zu den sonst schmucklosen Wandflächen bilden. Das Ensemble erhebt sich auf einem Unterbau aus Bossenmauerwerk. Im Inneren liegen beiderseits der Zentralhalle die Räume des Repräsentantenhauses und des
Abb. 306 Senats. Dieses Bauwerk weist Anklänge an das von Thomas Jefferson entworfene Kapitol in Richmond auf, ist jedoch durch die klassischen griechischen Architekturelemente reicher ausgestaltet.

VON DEN ZWANZIGER JAHREN DES 19. JAHRHUNDERTS BIS ZUM SEZESSIONSKRIEG

Bis zum Sezessionskrieg markiert die Lebensform der „Frontier", der westlichen Siedlungsgebiete, die territoriale Ausdehnung der amerikanischen Zivilisation. Die Präsidentschaft Andrew Jacksons (1829–1837) steht gleichsam für diesen Aufbau des amerikanischen Westens. Voraussetzung sind besondere Modalitäten der Vermittlung von Wissensbeständen in der Architektur mit Hilfe der Lehrbücher für Zimmerleute und die Verbreitung spezifischer Konstruktionstechniken. Die klassizistische, dorische Strenge der jungen Republik weicht in dieser Nation, die im Prozeß der Urbanisierung und Industrialisierung begriffen ist, dem Geschmack für das Malerische der Neugotik. Um die Jahrhundertmitte bahnt die Modernisierung der Technik ersten Metallkonstruktionen den Weg.

DIE HOLZARCHITEKTUR DER PIONIERE

Die Rolle, welche die praktischen Lehrbücher der Architektur für ungelernte Bauherren, die Pioniere, während des ganzen 19. Jahrhunderts spielten, kann nicht hoch genug eingeschätzt werden. Diese Werke haben zur Verbreitung verschiedener Architekturvorbilder beigetragen; Auflagenhöhe und zahlreiche Neuausgaben belegen ihren beträchtlichen Einfluß. In einem weitgehend unerschlossenen Land, in dem es nahezu alles erst noch zu bauen galt, blühte naturgemäß die Bautätigkeit.

Asher Benjamin (1773–1845), ein Zimmermann aus Massachusetts und zeitweilig Mitarbeiter Charles Bulfinchs, veröffentlicht 1797 „The Country Builder's Assistant". Zwar ist dieses Werk keineswegs die erste Abhandlung über Architektur, die in den Vereinigten Staaten Verbreitung findet (in der Kolonialzeit zirkulieren Werke englischer Herkunft). Sie ist aber die erste in einer langen Reihe, die quasi eine amerikanische Besonderheit zum Ausdruck bringt. Denn sie strebt danach, die architektonische Kultur Europas den Lebensbedingungen und Baustoffen der Neuen Welt anzupassen. Der Titel des zweiten, 1806 erschienenen Lehrbuches ist in dieser Hinsicht deutlich: „The American Builder's Companion". Fünf weitere, allesamt ebenso populäre Werke folgen bald und beeinflussen in vielen Neuauflagen und ergänzten Fassungen die Bautätigkeit bis zum Sezessionskrieg. Asher Benjamin setzt die europäische Architektur aus Mauerwerk in Holzbauten um, in Gebäude aus jenem Baumaterial also, das in den ländlichen Gebieten am weitesten verbreitet war. Unter stilistischen Gesichtspunkten leistet er einen Beitrag zur Verbreitung einer amerikanisierten Version des Klassizismus, eines Stils, den der Historiker Henry Russell Hitchcock treffend als *Carpenter's Grecian* bezeichnete. Das Vorwort zu „The American Builder's Companion" kann durchaus als künstlerische Unabhängigkeitserklärung gelesen werden: „Der Baustil dieses Landes unterscheidet sich ganz wesentlich von jenem Großbritanniens und der anderen Länder Europas." Und er fährt fort: „Wir haben es gewagt, die Proportionen der verschiedenen Säulenordnungen etwas zu verändern, indem wir die Säulenschäfte im Durchmesser erweiterten." Sein Erfindungsreichtum gibt ihm gar eine neue, den „republikanischen Gewohnheiten dieses Landes" entsprechende griechische Säulenordnung ein. In seinen Veröffentlichungen befürwortet Asher Benjamin auch Vorbilder im Kolonialstil, die vom britischen Einfluß geprägt waren. Für den Bau von Kirchen dienten ihm die Bauwerke von Sir Christopher Wren und James Gibbs als Maßstab und Orientierung. Ein bekanntes Beispiel eines durch die Lehrbücher Asher Benjamins inspirierten Nachbaus ist die 1806 in Bennington (Vermont) errichtete First Congregational Church. Ihr Schöpfer, der Zimmermann Lavius Fillmore, hat bis auf einige Verzierungen sorgfältig die Bildtafel Nr. 33 aus „The Country Builder's Assistant" nachgeahmt. Aufs Ganze gesehen, verdanken Dutzende von Kirchen in Neuengland ihre Gestalt den Publikationen Asher Benjamins.

Ein anderer Verfasser erfolgreicher Lehrbücher der Baukunst in den dreißiger Jahren ist Minnard Lafever (1798 bis 1854). Bis zum Bürgerkrieg verbreiteten seine beiden berühmtesten Traktate – „The Modern Builder's Guide" (1833) und „The Beauties of Modern Architecture" (1835) – einen nüchternen, an oftmals rudimentäre bauliche Bedingungen angepaßten klassizistischen Stil. Minnard Lafever war ein autodidaktisch gebildeter Baumeister aus dem Staat New York. Als ein weiteres einflußreiches Werk sei „The Builder's Assistant" (1818) von John Haviland (1792–1852) genannt, der im übrigen als der maßgebliche Architekt des Gefängnisses in Philadelphia (1823–1835) bekannt wurde. Als Andrew Jackson Downing im Zeitalter der Romantik seine Schriften über Landhausarchitektur und Landschaft veröffentlichte, reihte er sich mithin in eine bereits ausgeprägte Tradition der amerikanischen Baukultur ein. Nach dem Sezessionskrieg erfüllt das zuerst 1868 in London publizierte Werk „Hints on Household Taste" des englischen Architekten Charles Locke Eastlake eine andere Funktion. Eine 1872 erschienene amerikanische Ausgabe trug dazu bei, die Auffassung der Neugotik, wie sie John Ruskin vertrat, im Haus- und Wohnbau bekanntzumachen. Dieses Werk ist nicht mehr für die Siedler in unerschlossenen Gebieten bestimmt, sondern kommt nunmehr den Ansprüchen wohlhabender Städter entgegen, die sich von der Stadt abwenden und eine Wohnstätte in der Natur, in einer malerischen Landschaft englischen Stils finden wollen.

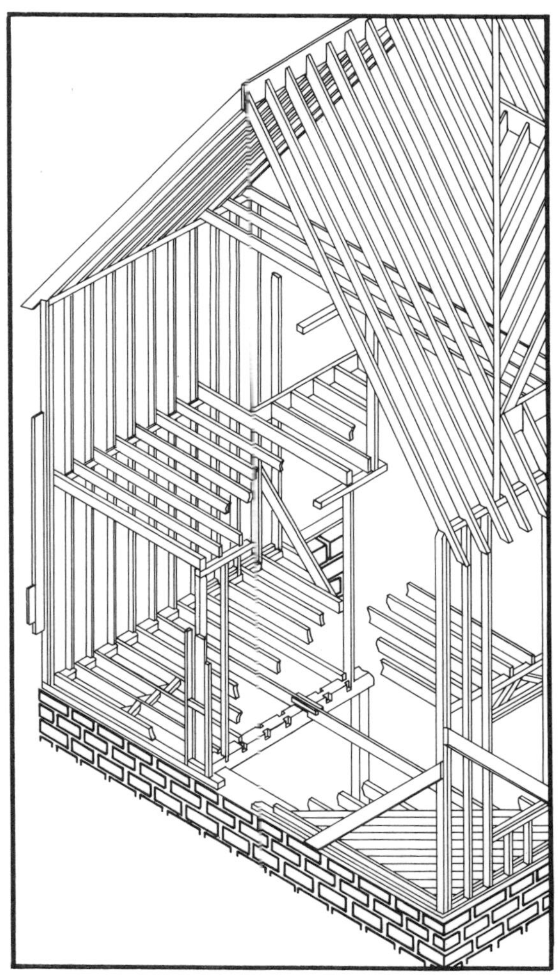

DAS HOLZSKELETT.
(Skizze Ferrante Ferranti.)

DAS HOLZSKELETT

Die St.-Mary's-Kirche in Chicago, im Jahre 1833 von dem ortsansässigen Unternehmer Augustine Taylor erbaut, wird im allgemeinen als erstes Gebäude angesehen, das auf einer Technik beruht, die *balloon-frame,* „Ballon"- oder Holzskelett, genannt wurde. Die Erfindung dieser Konstruktionsform hatte weitreichende Folgen für die Baukultur Amerikas und macht noch heute ihren Einfluß geltend. Die Technik des (aufgrund seines schnellen Zusammenbaus so benannten) Ballonskeletts besteht darin, mit vorgefertigten Nägeln die Bretter und Pfosten aus Holz zusammenzufügen, die maschinell auf die gewünschten Maße des Hauses zugeschnitten werden. Diese genormten Holzpfosten maßen im Querschnitt in der Regel 2 mal 4 Zoll, also ungefähr 5 mal 10

Zentimeter. Die früher übliche Verbindung der Einzelteile durch Vorstoß, Überblattung, Zapfen und Nuten wird nunmehr durch die Verwendung von Nägeln aus Metalldraht und Stahl ersetzt. Das auf diese Weise entstandene Gerüst oder Skelett wird anschließend von außen mit Brettern verschalt und innen mit Gips oder Holz ausgekleidet. An die Stelle der komplexen Fertigkeiten der Zimmerer trat jetzt eine ganz einfache, genagelte Konstruktionstechnik, die es so gut wie jedem Pionier ermöglichte, sein eigener Bauherr zu sein. (Man kann sich daher gut vorstellen, wie die Berufsvereinigungen der Zimmerleute sich diesem Holzskelett widersetzten.) Lehrbücher trugen dazu bei, daß jedermann zum fachkundigen Zimmerer werden konnte. Das für Amateure bestimmte Buch „Carpentry Made Easy; or the Science and Art of Framing, or a New Improved System" (1857) von William E. Bell gehörte zu den beliebtesten. Die flexible, vielseitige Verwendbarkeit des Holzskeletts, seine geringeren Kosten an Material und Arbeitskraft sowie sein „demokratischer" Charakter begünstigten die überaus rasche Entwicklung der Städte in den damaligen westlichen Siedlungsgebieten, beispielsweise Chicagos. Dieser schnell zu errichtende und ebenso schnell wieder abzubauende Konstruktionstyp konnte die Mobilität der amerikanischen Pioniere nur fördern. Er führte auch zur fortschreitenden Differenzierung in den Wohnverhältnissen, wenn zum Beispiel alte Häuser ans Ende der Grundstücke verbannt und hinter den zur Straßenseite hin errichteten neuen Häusern verborgen wurden. Hier liegt ein Ursprung dafür, daß sich ungesunde, baufällige Wohnungen entlang kleiner, auf der Rückseite der Grundstücke gelegener Gassen sammeln (*rear-alley tenements*).

Die mittels Holzskeletts gebauten Häuser, die in den vierziger und fünfziger Jahren des 19. Jahrhunderts in den neuen Städten massenhaft aus dem Erdboden schossen, boten selten erträgliche sanitäre Bedingungen. Vor allem sind sie wegen des Holzes besonders feuergefährdet. In einem Elendsquartier dieser Art in Chicago brach im Oktober 1871 die große Feuersbrunst aus. Die Erfindung des „Ballonskeletts", ein herausragendes Ereignis der technischen Kultur Amerikas im 19. Jahrhundert, ist nur durch den Beginn der industriellen Fertigung der Einzelteile erklärbar: serienmäßig zugeschnittene Bretter, genormte Nägel, Massenproduktion von Werkzeug (Hammer und Säge). Schließlich muß hervorgehoben werden, daß diese bauliche Innovation den Eklektizismus in der Architektur noch verstärkte. Wenn nämlich das Ballonskelett erst einmal stand, war alles Weitere eine Frage der Verkleidung. Und nur um die äußere Verkleidung ging es in jenem Spiel auf der Klaviatur der historischen Baustile, das bis zum Sezessionskrieg – und selbst danach mit dem Shingle Style – bei den Wohnbauten zu beobachten ist. Auch die Verbreitung von Katalogen, in denen Häuser und Schmuckelemente angeboten wurden, hat dabei eine wesentliche Rolle gespielt.

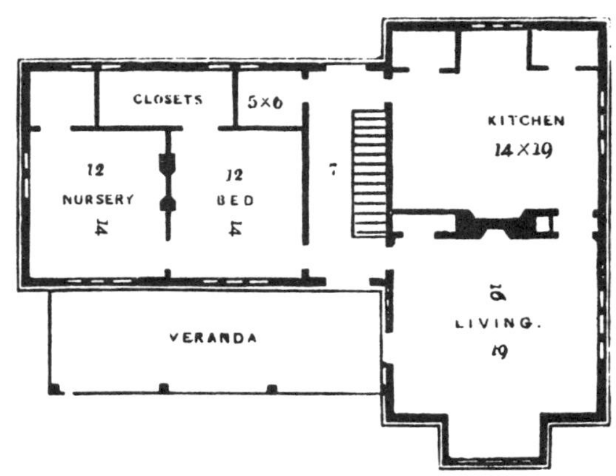

A. J. DOWNING, PLAN EINES LANDHAUSES IM AMERIKANISCHEN STIL.
Grundriß des Erdgeschosses.
(Aus „The Architecture of Country Houses").

MALERISCHE HERRSCHAFTSHÄUSER UND LIEBE ZUR LANDSCHAFT: ANDREW JACKSON DOWNING UND ALEXANDER JACKSON DAVIS

Andrew Jackson Downing (1815–1852) war kein Architekt, sondern Gartenbaufachmann. Auf dem Gebiet der Architektur Autodidakt wie sein englischer Zeitgenosse Joseph Paxton, trug er seit den vierziger Jahren des 19. Jahrhunderts mit einigen Bestsellern zur Verbreitung einer neugotischen Bauweise bei, die an die Stelle des bis dahin im Häuserbau vorherrschenden klassizistischen Stils getreten war. Sein erstes, sehr populäres Buch wird 1841 veröffentlicht: „A Treatise of the Theory and Practice of Landscape Gardening". Der Titel legt Gedanken an die innere Beziehung zwischen Baukunst und Geist der Landschaft nahe. Ländliche Wohnbauten sind der Gegenstand seines 1842 erschienenen zweiten Werkes „Cottage Residences", das zahlreiche Neuauflagen erlebte. Dieses Buch – wie übrigens auch sein letztes, 1850 erschienenes „The Architecture of Country Houses" – verdankte seine Ausstrahlungskraft in erster Linie den reichhaltigen Illustrationen, die relativ leicht zu kopieren waren. Grundrisse, Gesamtansichten, architektonische Elemente werden in klaren und detailgenauen Stichen dargestellt, in denen das ästhetische Bemühen in engem Bezug zum natürlichen Umfeld steht. Viele dieser Mustercottages wurden von Alexander Jackson Davis gezeichnet.

Andrew Jackson Downing stellt verschiedene pittoreske Baustile vor (auch einen, der italienischen Villen nachempfunden ist), doch der neugotische Typus bleibt dominant. Dächer mit steil ansteigenden Schrägen, polygonale, häufig vom Tudorstil inspirierte Kamine, geschwungene Dekorationen, die die Giebel- und Dachenden hervorheben (auf amerikanisch *gingerbread* genannte Verzierungen, d.h. im prätentiösen „Zuckerbäckerstil" und gemeinhin von schlechtem Geschmack) – so einige Charakteristika dieser als Musterhäuser vorgeschlagenen Bauten. Diese Privatwohnungen sind in ihrer äußeren Verarbeitung zumeist nach der *board and batten* genannten Gerüsttechnik gestaltet, d.h. einer Konstruktion aus vertikal angeordneten und vernagelten Brettern und hölzernen Rundstäben. Daher stammt auch der Name dieses Konstruktionstyps: *Carpenter Gothic.* Diese Technik, die aus dem Haus einen von einem Holzgerüst umschlossenen Raum macht, stammt aus der Zeit, da das Ballonskelett entwickelt wurde. Sie ist eine der spezifischen Besonderheiten der amerikanischen Architektur, in denen sie sich von den britischen Vorbildern unterscheidet. Andere Eigenheiten hebt Andrew Jackson Downing in Überlegungen hervor, die einen gewissen Funktionalismus verraten und in diesem Sinne auch innovativ sind. So muß jegliches Bauwerk auch formal dem Zweck entsprechen, für den es geplant ist: Darin besteht das Prinzip der Angemessenheit (*fitness*). Ebenso wichtig ist in einem Gebäude aber auch der Ausdruck seiner Bestimmung. Im Falle von Wohnhäusern sind es zwei Hauptelemente, die den Zweck des Gebäudes verdeutlichen: der Kamin und der überdachte Eingangsbereich. Während der Kamin zugleich ein Gestaltungselement darstellt, das dem Haus zu einer malerischen Silhouette verhilft, hat die Veranda die Funktion, Schutz vor Wetterunbilden zu bieten und auf Status und Wohlstand des Besitzers hinzuweisen. Deshalb wird der Veranda als zugleich funktionalem und symbolischem Anbau des Hauses große Aufmerksamkeit gewidmet. Als Zeitgenosse der Maler der Hudson River School, der selbst aus dem Bundesstaat New York stammte, zeugt das Werk Andrew Jackson Downings von der Suche nach Anpassung der Architektur an eine bestimmte Landschaftsform und einen bestimmten Ort. Seine Reflexionen über die Kunst, deren Schönheit in der harmonischen Verbindung mit der Natur besteht, machen aus ihm einen Vorläufer der organischen Vorstellungen eines Frank Lloyd Wright. Im Jahre 1844 schreibt er in „Landscape Architecture": „Worin bestehen also die Besonderheiten eines Wohnsitzes auf dem Lande? [...] Eine solche Wohnstätte [...] bietet nicht nur weiten Raum für die Bequemlichkeit und die Annehmlichkeiten des Landlebens. Durch die Vielfalt und das Malerische ihrer Form und ihrer Konturen, durch ihre Vorbauten, ihre Veranden usw. scheint sie auch in vernünftiger Verbindung oder in vollkommender Übereinkunft zur umgebenden Natur zu stehen. Die architektonische Schönheit muß gemeinsam mit der Schönheit der Landschaft oder der Lage betrachtet werden." Mit den Schriften Andrew Jackson Downings greift seit den vierziger Jahren des 19. Jahrhunderts mithin ein neues Bewußtsein von der amerikanischen Landschaft Raum in der Architektur. Dem Zeitgenossen und Mitarbeiter Andrew Jackson Downings, dem Architekten Alexander Jackson Davis, verdankt man die Verwirklichung dieses neugotischen, an das ländliche Milieu angepaßten Wohnbaus.

Alexander Jackson Davis (1803–1892), ein eklektizistischer Künstler, paßt die architektonische Formensprache dem jeweiligen Gebäudetyp an. In Zusammenarbeit mit Ithiel Town baut er in einzelnen Bundesstaaten gewaltige Kapitole im klassizistischen Stil. Im Bau von Villen und Privatwohnhäusern orientiert er sich dagegen an der englischen und von der Romantik inspirierten Neugotik. Diese Vorliebe wird besonders an einigen Gebäuden im Tal des Hudson River sichtbar. Das 1844 für Henry Delamater in Rhinebeck im Bundesstaat New York errichtete Anwesen ist ein schönes Beispiel des neugotischen Cottage: Spitzbogenfenster, langgestreckte Tudor-Kamine, Holzverzierungen, geschliffene Fensterscheiben, Konstruktionstechnik des *bord and batten.* Die Ungleichartigkeit der Motive erzeugt eine starke pittoreske Wirkung. Noch ehrgeiziger und anspruchsvoller ist das neugotische Wohnhaus, das seit 1838 für den Kaufmann William Paulding bei Tarrytown, ebenfalls New York, gebaut wird. Der übersichtliche *Abb. 321*
Grundriß kontrastiert mit der asymmetrischen, unregelmäßigen Silhouette dieses Steingebäudes. Das Nebeneinander von Türmen und Türmchen, Kaminen, Giebeln und Ziergiebeln schafft ein komplexes Ensemble; die Anordnung der Gebäudeteile wiederum verleiht dem Haus etwas Graziöses und stößt bei Andrew Jackson Downing auf bewundernde Anerkennung. Zwischen 1833 und 1835 errichtet Alexander Jackson Davis den neugotischen Bau der New York University am Washington Square. Die symmetrische Anlage mit Erkertürmchen zierte ein zentraler Frontgiebel, der an die Fassade der Christ Church in Cambridge erinnerte. Dieses gotische Universitätsgebäude *Abb. 297,*
weicht 1894 dem noch heute zu sehenden klassizistischen Bauwerk von Richard Morris Hunt. So fasziniert *300*
Alexander Jackson Davis besonders das vielseitig einsetzbare neugotische Repertoire, das jedoch andere Inspirations- *Abb. 318*
quellen keineswegs ausschließt. Von den dreißiger Jahren des 19. Jahrhunderts bis zum Bürgerkrieg sollte diese Strömung auch mit Hilfe der Veröffentlichungen Andrew Jackson Downings bekannt werden

DIE AMERIKANISCHE NEUGOTIK: RICHARD UPJOHN UND JAMES RENWICK JR.

Der neugotische Stil fand seit den dreißiger Jahren des 19. Jahrhunderts große Verbreitung und schlug sich besonders im Kirchenbau nieder. Der Einfluß der katholischen Renaissance in England, die von Cambridge und Oxford ausging und von dem konvertierten Katholiken Augustus Welby Northman Pugin unterstützt wurde, fand vor allem durch Architekten britischer Herkunft Widerhall in Amerika. Unter ihnen erscheint Richard Upjohn (1802 bis 1878) als einer der fruchtbarsten. Der gelernte Kunsttischler emigriert 1829 in die Vereinigten Staaten und spezialisiert sich nach einigen Jahren auf den Bau von Kirchen, deren er zahlreiche in den ländlichen Gebieten der Nordoststaaten errichtet. Die Ausbildung als Kunsttischler schärfte seine Wahrnehmung für Probleme der Holzbauweise bei Kirchen bescheidener Größe. 1852 veröffentlicht er außerdem eine Sammlung von verschiedenen seiner Entwürfe, „Upjohn's Rural Architecture", die er als eine Art Lehrbuch des Baufachs betrachtet. In diesen Werken stößt man wieder auf Bauprinzipien, die in den Entwürfen der *cottages*, der Landsitze von Andrew Jackson Downing, anzutreffen waren: Einfachheit der Struktur in Verbindung mit einigen hölzernen Schmuckelementen, *board-and-batten*-Technik usw. Das Meisterwerk Richard Upjohns ist freilich in städtischem Milieu entstanden. Die Trinity
Abb. 333 Church wurde zwischen 1839 und 1846 an der Kreuzung von Wall Street und Broadway im Süden der Insel Manhattan erbaut. Für diese gotische Kirche aus rotem Sandstein gewann er Anregungen aus verschiedenen Publikationen seiner Zeit, besonders aus den „Examples of Gothic Architecture" (1831) von Augustus Charles Pugin und aus „The True Principles of Pointed or Christian Architecture" (1841) von Augustus W.N. Pugin. Wenn er also offensichtlich aus verschiedenen Quellen schöpfte, so dienten ihm doch vor allem Bauten aus dem 14. Jahrhundert als Vorbilder. Im Gegensatz zu den Empfehlungen des jüngeren Pugin, der in seinen Werken die Verbindung zwischen gotischem Stil und Struktur des Gebäudes unterstreicht, verzichtet Richard Upjohn auf die rationale und funktionalistische Lesart zugunsten des Dekors, der unter Umständen die baulichen Merkmale verschleiert. So gibt es beispielsweise keine gemauerten Steingewölbe; das Dach besteht aus Holz, die Gewölbe aus Gips sind am Dachstuhl aufgehängt. Die Strebepfeiler im Innenraum haben keine konstruktive Funktion mehr, sondern dienen allein als stilistische Referenzen. Dem Bemühen um räumliche und architektonische Inszenierung liegt die Vorstellung zugrunde, daß die Kirche in erster Linie „ein Tempel der Feierlichkeiten" ist, wie Richard Upjohn sagte, ein Schauplatz liturgischer Zeremonien und prächtiger Rituale. Die dem Chor zugestandene Bedeutung legt davon Zeugnis ab. Der Kirchturm, damals das einzige vertikale Element in jenem Teil Manhattans, wird heute von den Wolkenkratzern der Umgebung auf geradezu lächerliche Weise herabgesetzt und verdrängt – ein Kontrast der Maßstäbe, der in den amerikanischen Städten unserer Tage bei weitem nicht der einzige ist.

Die Zahl neugotischer Kirchen nimmt in den vierziger Jahren des 19. Jahrhunderts zu. James Renwick jr. (1818 bis 1895) baut 1846 die Episkopalkirche Grace Church an der Kreuzung von Broadway und 10. Straße in New York. Eleganz des Ensembles und Erfindungsgabe im Detail machen sie zu einem Meisterwerk des Gothic Revival, weniger nüchtern und streng als andere zeitgenössische Schöpfungen. Nachdem er durch dieses Bauwerk bekannt gewor-
Abb. 334 den war, erhält er 1858 den Auftrag, die New Yorker katholische Kathedrale St. Patrick zu bauen. Auf einer freien Fläche in der Mitte Manhattans errichtet, verkörpert sie eine Synthese der Kathedralen von Reims und Köln und reckt ihre beiden Turmspitzen über hundert Meter in die Höhe. Neu und unerwartet ist das Fehlen von Strebebögen: es erklärt sich, wie in der Trinity Church von Richard Upjohn, aus der Tatsache, daß das Gewölbe aus Gips und nicht aus Stein besteht. Dies ist ein weiteres Beispiel für die Unterordnung der Struktur unter die Form. Schwierigkeiten der Finanzierung und der Bürgerkrieg verzögern den Baubeginn. Als die Kirche 1888 mit dem Bau der beiden Turmspitzen endlich vollendet wird, ist sie schon zum Anachronismus geworden: Die Zeit des Gothic Revival ist vorüber.

Abb. 320 Nach 1846 baut James Renwick jr. in der Bundeshauptstadt das pittoreske Gebäude der Smithsonian Institution, die von dem englischen Gelehrten John Smithson gestiftet wurde. Direkt an der berühmten Mall errichtet er einen roten Sandsteinbau mit zahlreichen Türmen, dessen Architektur durch die Unregelmäßigkeit der Silhouette und der Raumgliederung geprägt ist. Anklänge an byzantinische Formen und an die englische Romanik vereinen sich mit Reminiszenzen an lombardische Baukunst und ganz individuellen Schöpfungen des Architekten. Aus alldem resultiert ein vage an das Mittelalter gemahnender Bau, der sich sowohl im Stil als auch in der Farbe des Materials von der weißen, klassizistischen Architektur der amerikanischen Hauptstadt abhebt. Dieser architektonische Kontrast verursacht Horatio Greenough, dem Bildhauer und Anhänger des Funktionalismus, Unbehagen, als er in einem 1852 veröffentlichten Text von der Ästhetik Washingtons spricht. Im Werk James Renwicks beklagt er „die mittelalterliche Konfusion", jenen dunklen Fleck auf schimmerndem Weiß, der für ihn eine der Einfachheit übergestülpte Kompliziertheit darstellt. Die „Burg der Autorität", die „mit ihren schroffen Spitzen und Türmen etwas Mysteriöses" besitzt, kritisiert er im Namen des architektonischen Funktionalismus und der politischen Demokratie. Doch trotz seiner architektonischen und symbolischen Inkongruenz behauptet sich das Gebäude der Smithsonian Institution, das erste einer ganzen Reihe von Gebäuden, die später die verschiedenen Sammlungen dieser berühmten Einrichtung aufnehmen sollten. Es verbleibt als vereinzeltes Zeugnis einer marginalen neuromanischen Architektur der vierziger Jahre des 19. Jahrhunderts.

DIE ERSTEN METALLKONSTRUKTIONEN

Um 1850 finden im Industrie- und Handelsbau verschiedene Metalle Verwendung. Die Fabrikanten gußeiserner Bauteile werfen sich zu Propagandisten dieser modernen Konstruktionsverfahren auf. Der aus New York stammende James Bogardus (1800–1874) versteht es, wirkungsvoll für die Erzeugnisse seines Unternehmens zu werben: 1856 veröffentlicht er eine Broschüre unter dem Titel „Cast Iron Buildings: Their Construction and Advantages", in der er „das besondere Anpassungsvermögen" des Gußeisens als Baumaterial preist. Der gelernte Uhrmacher, der sich mit dem Titel „Eisenarchitekt" (*architect in iron*) schmückt, behandelt darin die Vorzüge von Eisenkonstruktionen und zeigt ihre Möglichkeiten für die Architektur der Zukunft auf. Auf einer Italienreise 1840 kommt ihm die Idee, den architektonischen Reichtum der Antike mit Hilfe des Gußeisens zu überbieten. Diese Anekdote erklärt das „venezianische" Aussehen einiger seiner Häuserfassaden. Die Vorzüge von Eisenkonstruktionen sind vielfältig: sie sind technischer (höherer Verdichtungswiderstand als Granit, Marmor, Ziegelstein usw.), baulicher (einfachere Grundmauern), wirtschaftlicher (verringerte Kosten wegen der vorgefertigten und standardisierten Form der Gußelemente) und praktischer Natur (bequemer Zusammen- und Auseinanderbau der Metallteile, Feuerfestigkeit des Materials usw.). Die Feuerbeständigkeit wird durch das verblüffende Bild vom Skelett des Gebäudes illustriert, das sozusagen seiner Haut entkleidet ist. Hinzu kommen eindeutige ästhetische Qualitäten: „Kannelierte Säulen und korinthische Kapitelle, die ausgefeiltesten Skulpturen und reichsten Entwürfe, die ein Architekt auch nur ersinnen kann, jedoch in seinen Plänen nicht darzustellen wagt, können mit nur unbedeutend höheren Kosten als bei gewöhnlichen Gußstücken reproduziert werden." Darin liegt einer der Vorzüge jenes „besonderen Anpassungsvermögens in bezug auf Schmuck und Verzierung", das Gußeisen besitzt. In seinen Bauten wie in seiner Theorie ist James Bogardus typisch für den historischen Zeitpunkt, da man an Simulation und Ersetzen denkt, nicht aber an die wahren Materialeigenschaften. Gußeisen ist allenfalls Ersatz für Stein oder Ziegel; es kommt nicht darauf an, das Material bis an seine baulichen Grenzen auszulasten. James Bogardus ist ein Erfinder, doch kein Architekt mit Visionen. In dieser Hinsicht ist er weitaus weniger innovativ als sein französischer Zeitgenosse Henri Labrouste. In New York errichtet James Bogardus 1848 an der Ecke von Centre Street und Duane Street seine eigene metallverarbeitende Fabrik, deren Fassade aus gußeisernen Pfosten und Architraven besteht. Mit leichter Übertreibung erklärt er sie zum ersten eisernen Gebäude der Welt. Der Bau des Kaufhauses Laing (New York, 1849) zeichnet sich durch sein relativ schmuckloses Äußeres aus, während das fünfstöckige Harper-Gebäude (New York, 1854) die Gestalt eines Renaissancepalastes imitiert. Für den letztgenannten Bau mit gußeisernem Gerüst hat sich James Bogardus mit dem Architekten John B. Corlies zusammengeschlossen. Sein Entwurf für die New Yorker Weltausstellung von 1853, der einen Turm inmitten eines kreisrunden Gebäudes mit einem Durchmesser von 365 Metern vorsah (eine kuriose Verbindung des Turms von Pisa und des römischen Kolosseums), wurde nicht berücksichtigt. Statt dessen erhielt eine blasse Imitation des Londoner Crystal Palace von G. J. B. Carstensen den Vorzug. *Abb. 322*

Gußeisen eignet sich für alle historisierenden Bauformen. Der Eklektizismus nährt sich aus Eigenschaften dieses Materials, das folglich die verschiedensten Ansprüche der privaten und der Industriekundschaft befriedigen kann. Kataloge, die gußeiserne Stücke und Gegenstände präsentierten, fanden um die Mitte des 19. Jahrhunderts große Verbreitung. Das Plädoyer des James Bogardus war nur ein bescheidener Beginn. Der 1865 von dem Eigentümer einer New Yorker Gießerei, Daniel D. Badger (1806–1884), veröffentlichte Katalog besitzt einen treffenden Einband, dessen perspektivische Fluchtlinien auf eine Darstellung der Geschäftszimmer des Unternehmens zulaufen. Dieses mehrfarbige Werk unter dem Titel „Illustrations of Iron Architecture made by the Architectural Iron Works of the City of New York" bietet ein erstaunliches Sammelsurium, ein verwirrendes Angebot gegossener und genormter Stücke mit unbegrenzten Kombinationsmöglichkeiten. 1857 hatte Daniel Badger die Metallbauteile des Haughwout-Gebäudes hergestellt, eines von dem Architekten John P. Gaynor entworfenen New Yorker Großkaufhauses, in dem der erste Aufzug mit Dampfantrieb installiert war. *Abb. 19* Das fünfgeschossige Haughwout Building besaß im Keim bereits alle notwendigen Bedingungen des zukünftigen Wolkenkratzers: Metallgerüst, Glasplattenfassade und Fahrstuhl.

HORATIO GREENOUGH UND DIE DOKTRIN DES ARCHITEKTONISCHEN FUNKTIONALISMUS

In den vierziger Jahren des 19. Jahrhunderts bildete sich in Amerika eine Kultur heraus, die sich an den Erfordernissen des Alltagslebens unter den natürlichen Gegebenheiten des Landes orientierte und deren Träger die Pioniere mit ihrem Erfindungsreichtum und ihren praktischen Fähigkeiten waren. Einigen herausragenden Geistern fiel es zu, die Erfordernisse dieser Gesellschaft zu erkennen und die künstlerischen Konsequenzen daraus zu ziehen. Unter diesen scharfsichtigen Künstlern stand der Bildhauer Horatio Greenough (1805–1852) in vorderster Reihe. Zwar fanden seine Schriften über den organischen Funktionalismus damals nur geringe Verbreitung, doch in den vierziger Jahren des 20. Jahrhunderts wurden sie als eine der theoretischen Quellen der progressiven Architektur wiederentdeckt. Zu einem historischen Zeitpunkt, da in der amerikanischen Architektur die klassizistischen Formen des Greek Revival vorherrschten, lanciert Horatio Greenough das Paradoxon, daß man von den Griechen lernen müsse, amerikanisch zu sein: „Der amerikanische Bauherr wird durch eine wahrhaft philosophische Untersuchung der alten Kunst von den Griechen lernen, amerikanisch zu sein", schreibt er in seinem 1843 erschienenen Artikel „American Architecture". In diesem Falle gehe es nicht darum, die Formen des griechischen Tempels nachzuahmen, sondern sich von einigen tieferliegenden Prinzipien der Komposition anregen zu lassen (Viollet-le-Duc kommt ungefähr zur selben Zeit zu ähnlichen Überlegungen). Horatio Greenough plädiert für eine Architektur, die sich von der Autorität der Vergangenheit befreit und nicht mehr auf historische Vorläufer aufbaut. Auf welchen Grundlagen sollte nun die amerikanische Baukunst in der Mitte des 19. Jahrhunderts beruhen? Die Anpassung der Architektur an Gebräuche und Funktionen, so Greenough, muß den Weg für die notwendigen Neuerungen bahnen. Modelle seien nicht mehr in den Vorbildern der Vergangenheit zu suchen, sondern in den Äußerungen der Natur, der Pflanzen- und Tierwelt sowie in von Menschenhand geschaffenen Gegenständen, in denen sich das Gesetz der Anpassung der Form an die Funktion niederschlage. Horatio Greenough bemüht sich, das zu seiner Zeit verbreitete Nachdenken über die biologischen und mechanischen Funktionen in ästhetischen Begriffen zu interpretieren. Die formbeherrschenden Prinzipien werden aus der Sicht des technischen Erfindergeistes und der Kühnheit der Industrieprodukte neu durchdacht. Das Verdienst Greenoughs besteht darin, die Modernität des zeitgenössischen Amerika zu sehen und zugleich sichtbar zu machen: Maschinen, Alltagsgegenstände, Befestigungsanlagen, Brücken, Einrüstungen, vor allem die Schiffbaukunst gelten ihm allesamt als Quellen der modernen Ästhetik, die sich auch in der Architektur niederschlagen müßte. In „Aesthetics at Washington" bekräftigt er: „Diejenigen, die beim Traberwagen und der Schnellsegeljacht ‚America' die Fortbewegungsmittel auf ihre einfachsten Grundbausteine zurückgeführt haben, stehen Athen viel näher als jene, die den griechischen Tempel jeder Art von Gebrauch anpassen wollen. Ich ringe um griechische Prinzipien, nicht um griechische Formen." („The men who have reduced locomotion to its simplest elements, in the trotting wagon and the yacht America, are nearer to Athens at this moment than they who would bend the Greek temple to every use. I contend for Greek principles, not Greek things.")

Die Originalität der Überlegungen Horatio Greenoughs darf allerdings auch nicht überschätzt werden. Sie sind Teil der in den Vereinigten Staaten recht ausgeprägten Strömung organischen Denkens, die von bedeutenden amerikanischen Schriftstellern und Zeitgenossen Greenoughs getragen wurde: etwa Henry D. Thoreau mit „Walden" oder Ralph W. Emerson mit mehreren seiner Essays. Der Funktionalismus als Streitroß der antihistoristischen Architektur wird andererseits von Louis Sullivan und Frank Lloyd Wright wieder aufgenommen. Ungeachtet dessen war Horatio Greenough, indem er Schönheit als ein Versprechen der Funktion definierte, einer der allerersten Künstler, die in den vierziger Jahren des 19. Jahrhunderts die Originalität der amerikanischen Kultur und das Entstehen veränderter programmatischer Bedingungen erahnten. In dieser Hinsicht gilt er als jemand, der die theoretischen Positionsbestimmungen der modernen Architekten des 20. Jahrhunderts auf ganz besondere Weise vorweggenommen hat.

14 HAUS DES PFARRERS CAPEN
1683
Massachusetts, Topsfield

15 WOHNHAUS VON WILLIAM BIRD II.,
genannt WESTOVER
Um 1730–1734
Virginia, Charles City County

16 SAMUEL McINTIRE,
HAUS VON JOHN GARDNER-PINGREE
1805
Massachusetts, Salem

17 CHARLES BULFINCH,
OLD MEETING HOUSE
1815–1817
Lancaster, Massachusetts

18 WILLIAM STRICKLAND,
HANDELSBÖRSE (MERCHANT'S EXCHANGE)
1832–1834
Philadelphia, Pennsylvania

19 DANIEL D. BADGER und JOHN P. GAYNOR,
HAUGHWOUT BUILDING
1857
New York

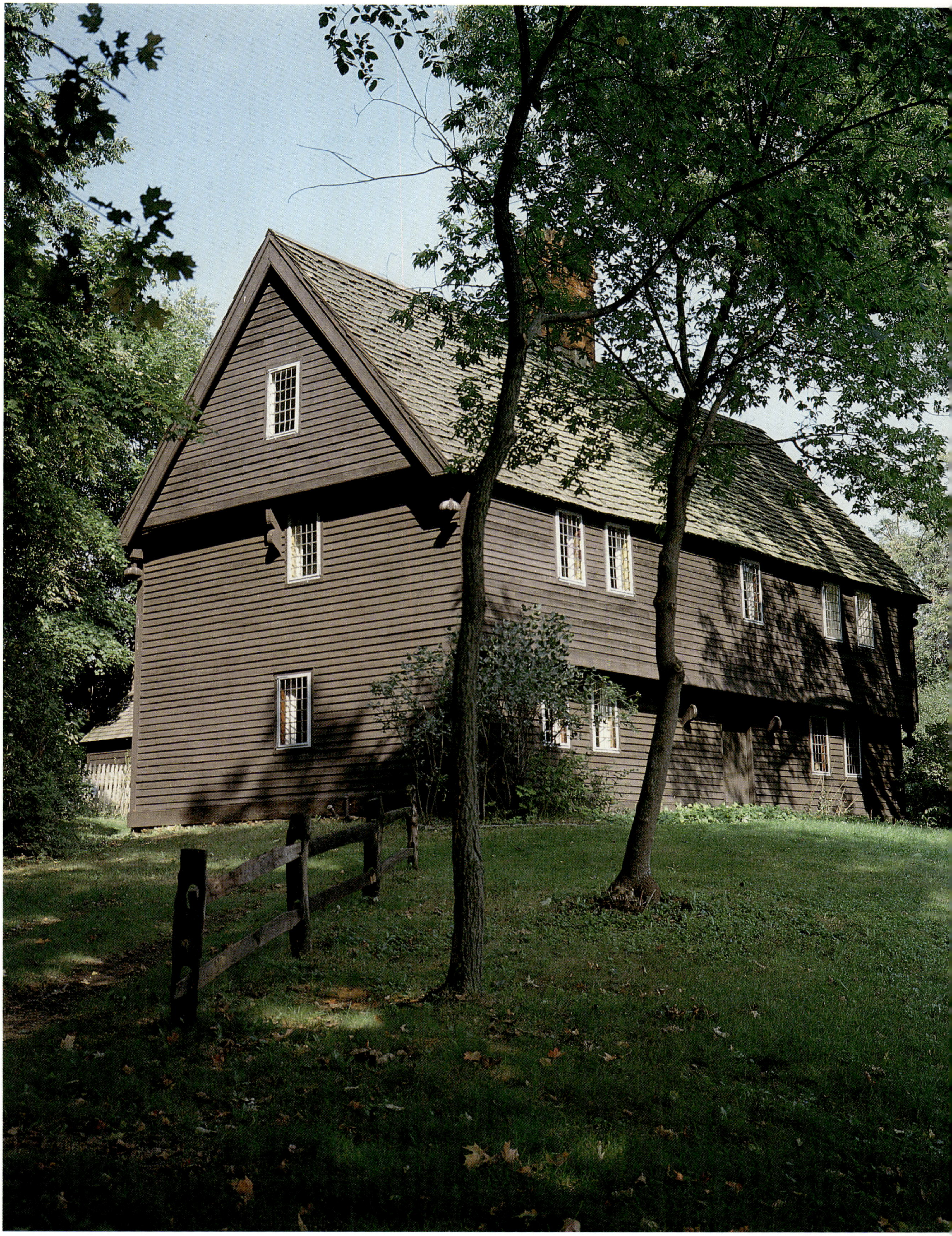

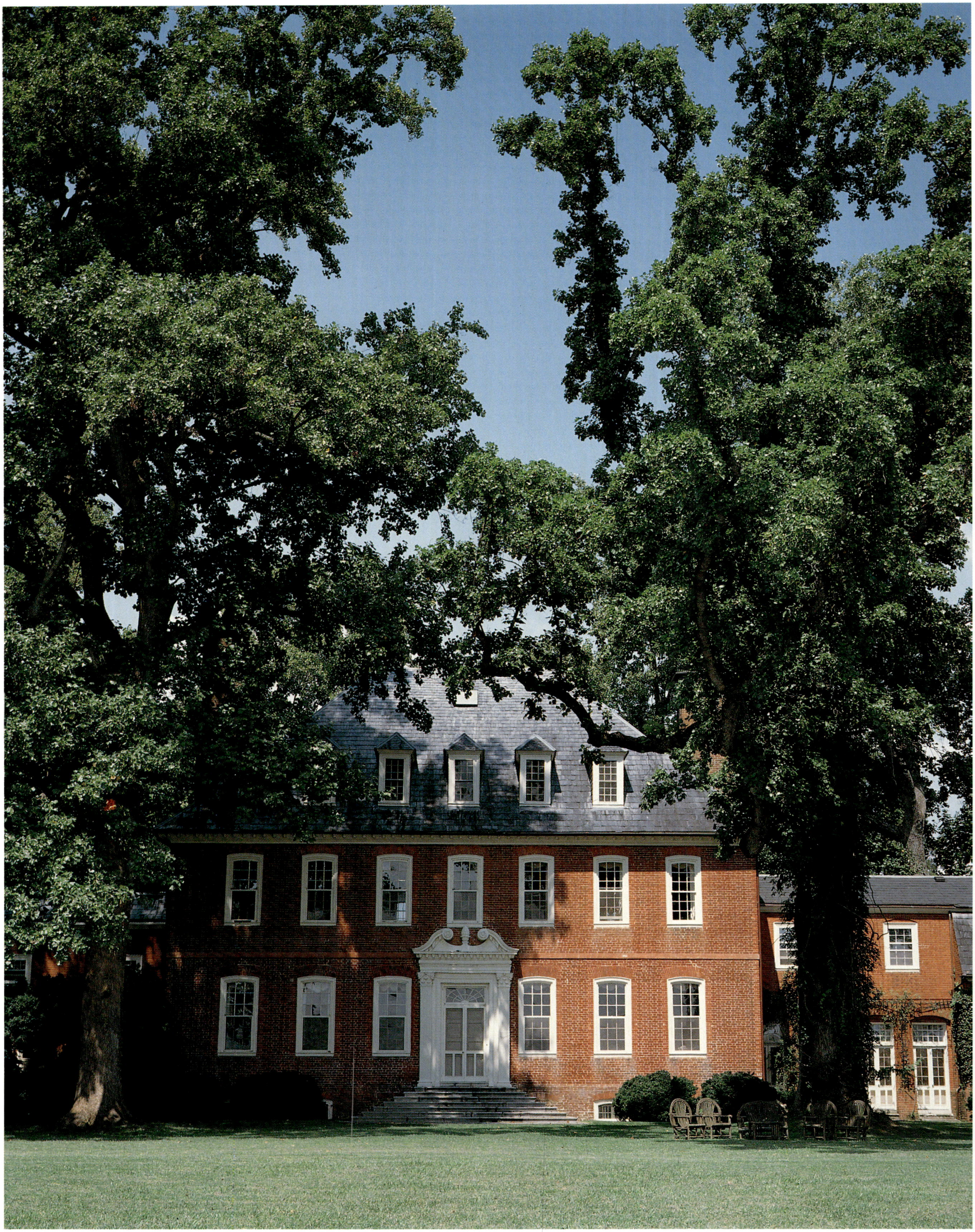

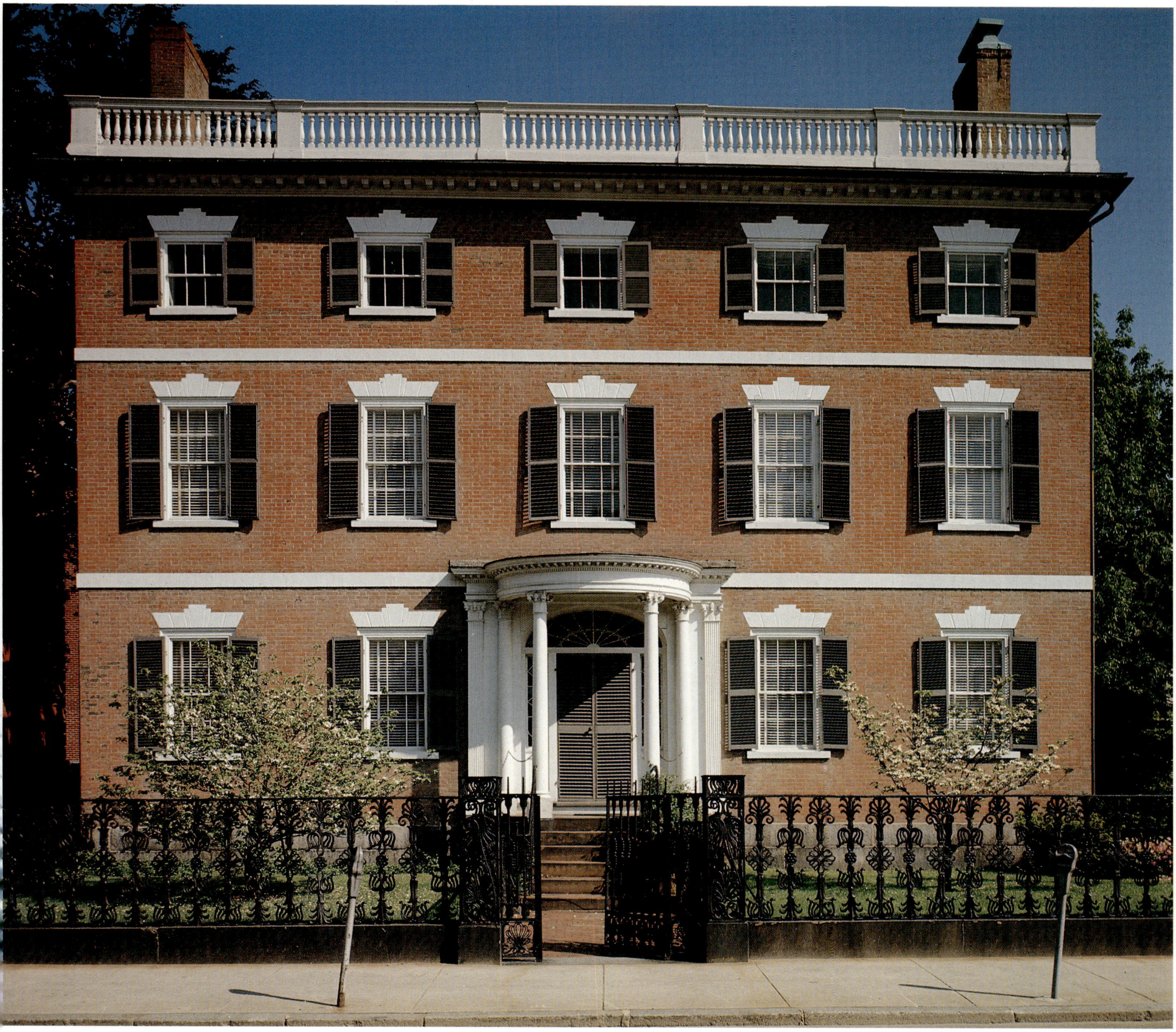

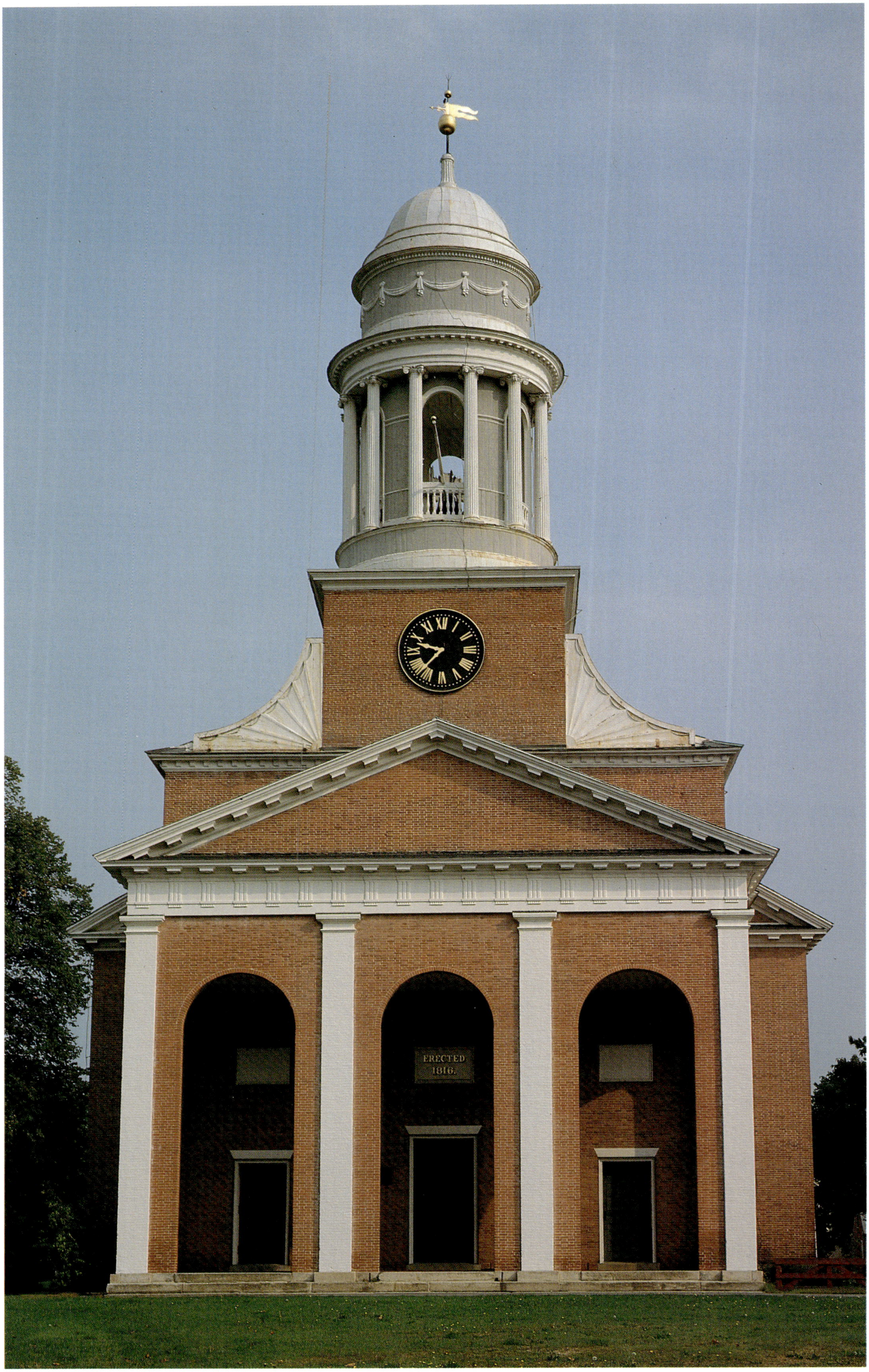
ERECTED
1816.

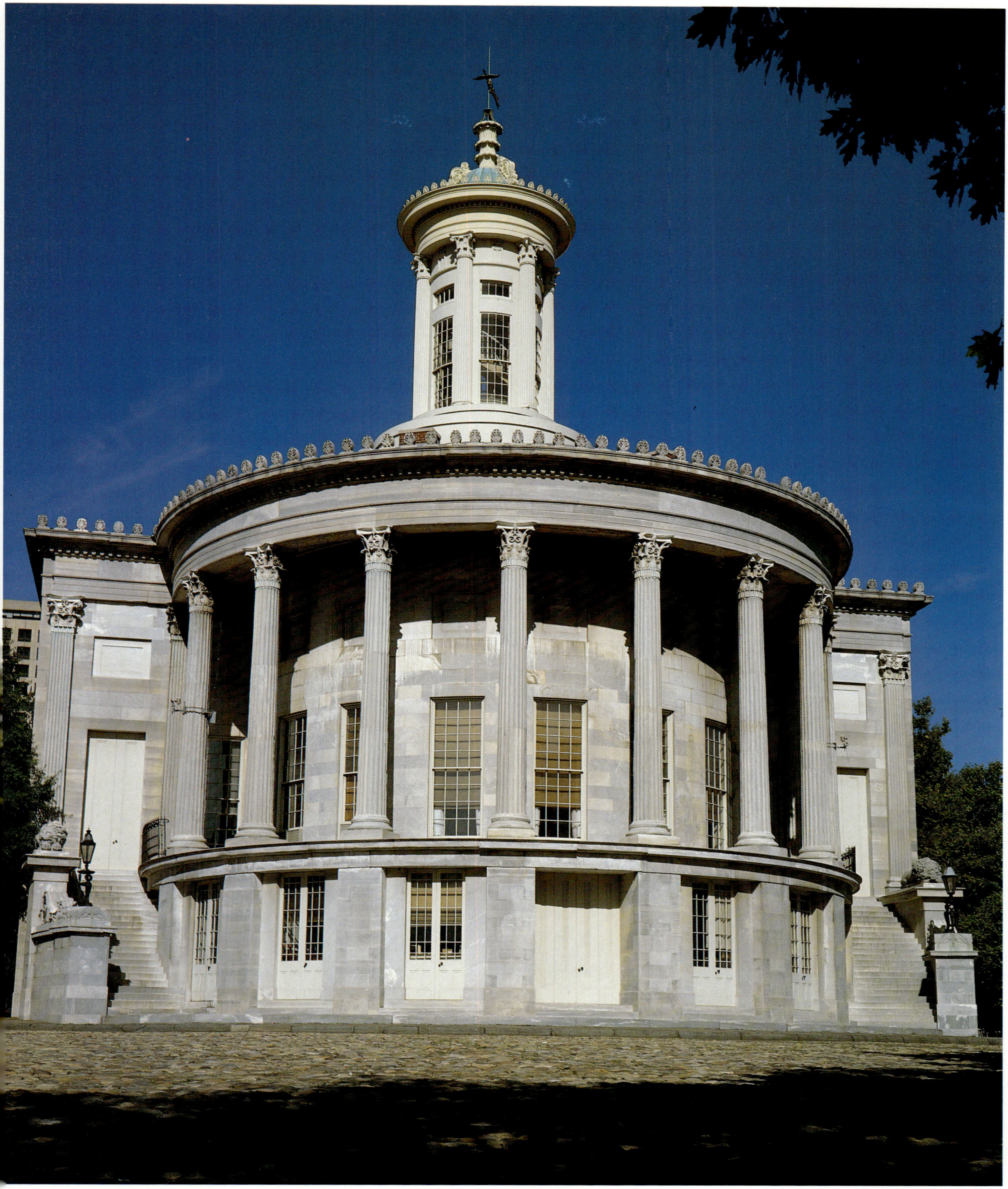

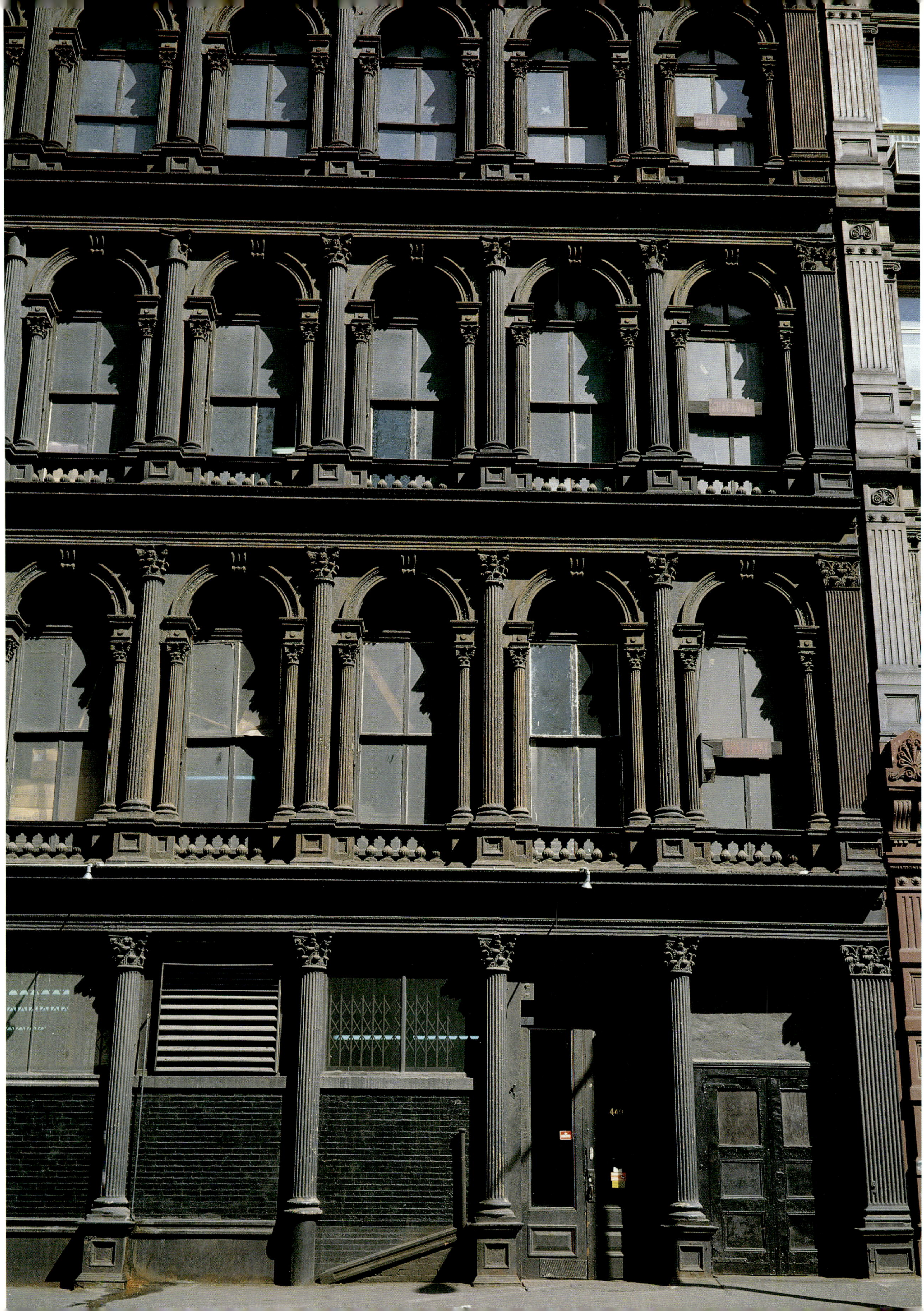

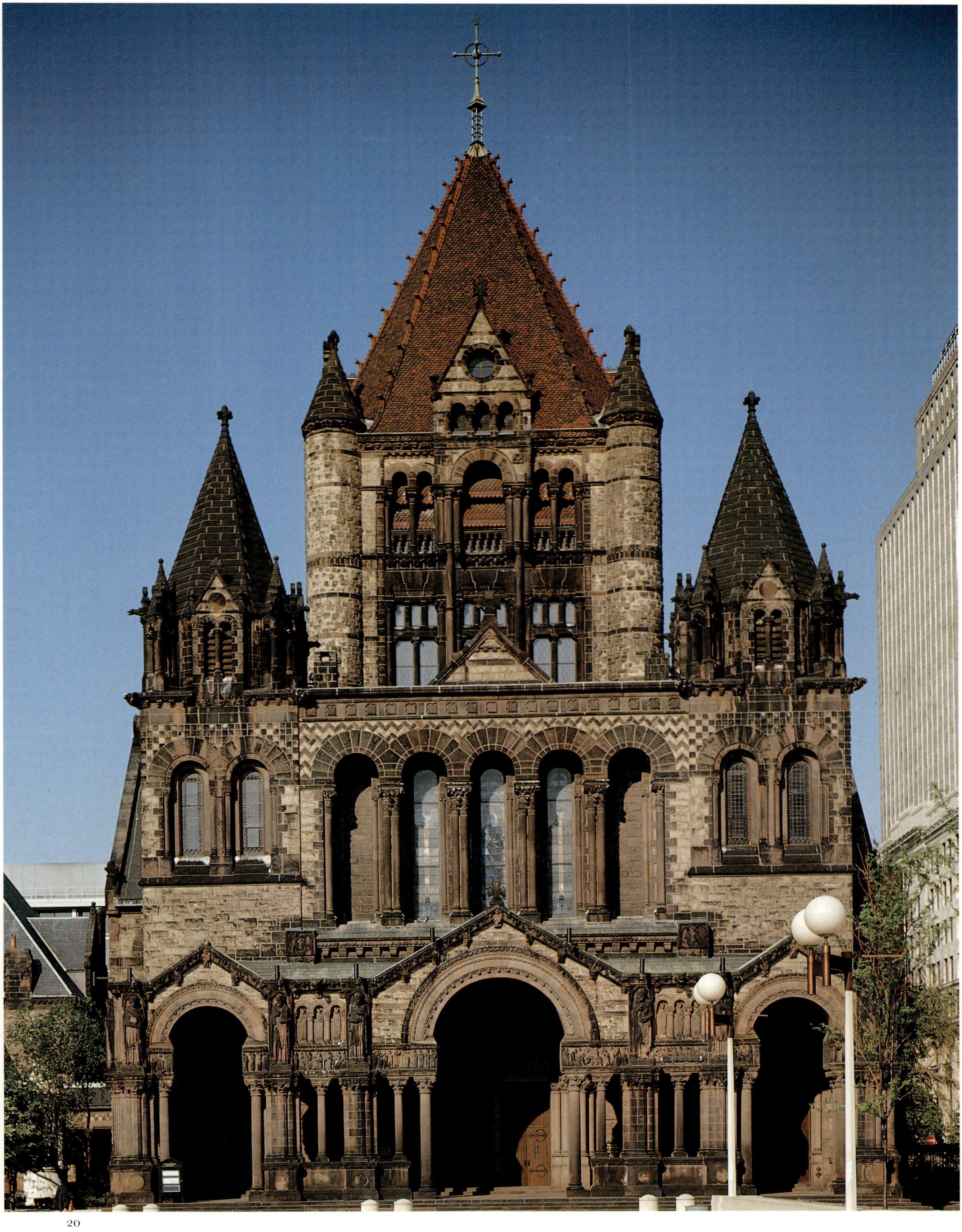

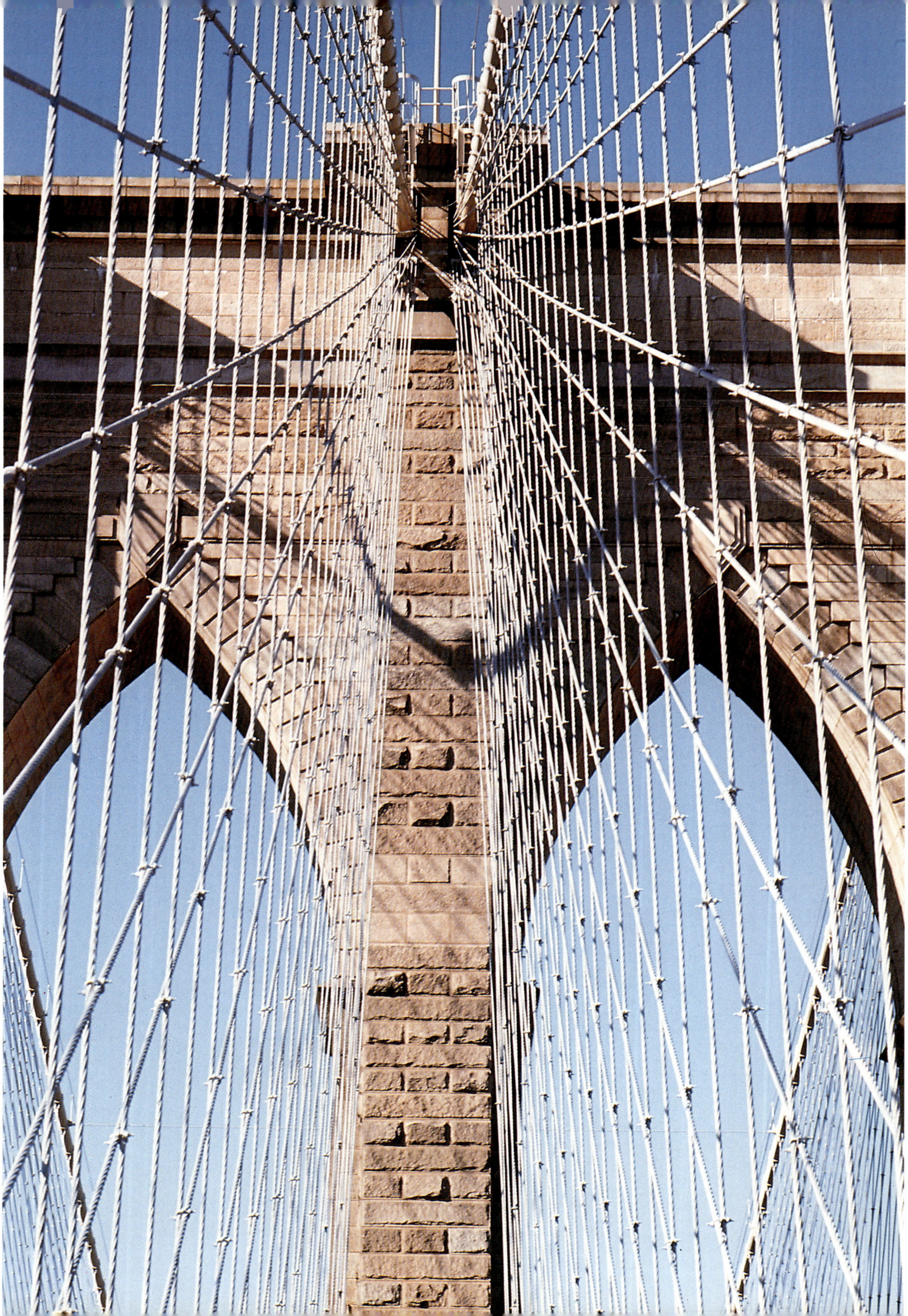

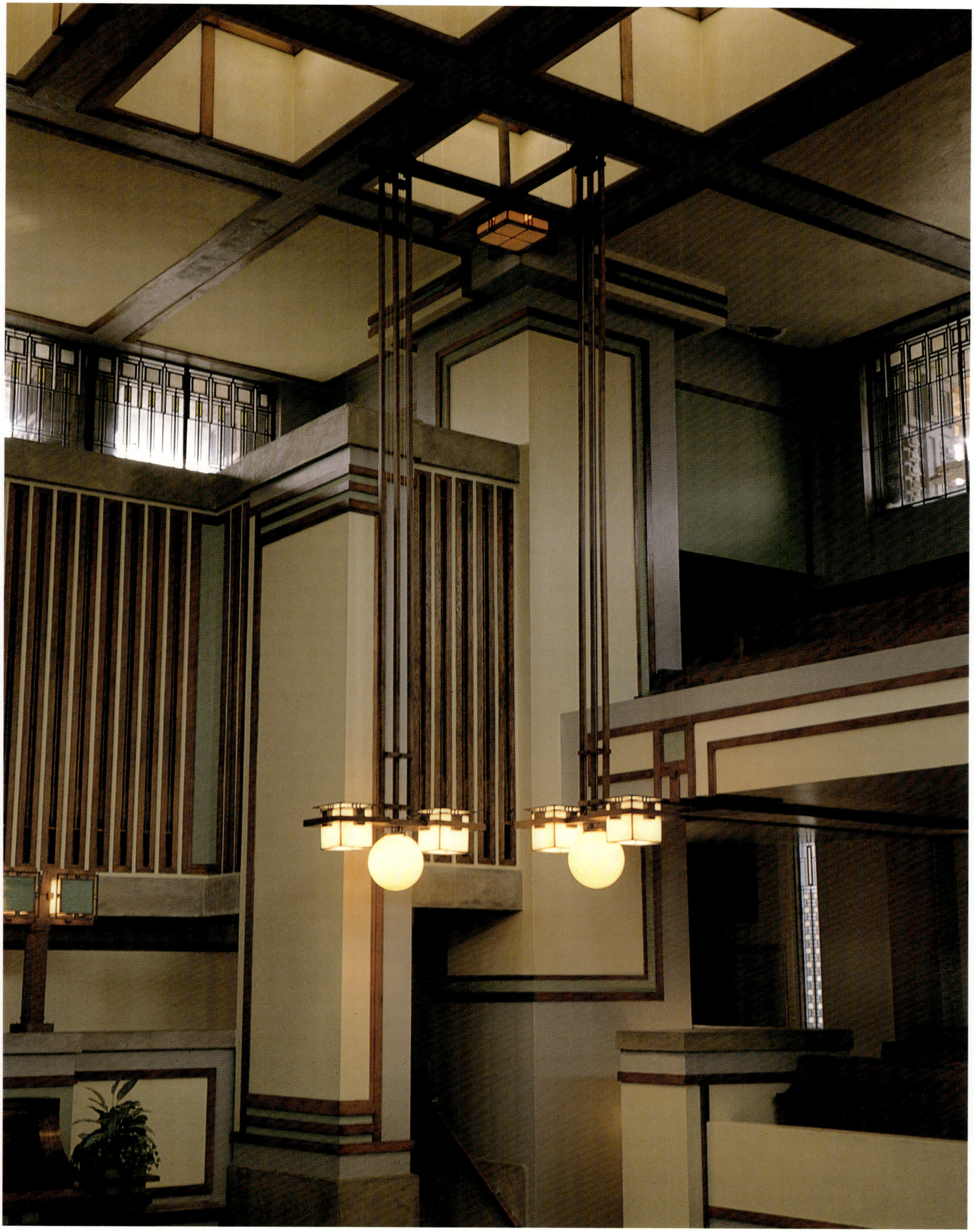

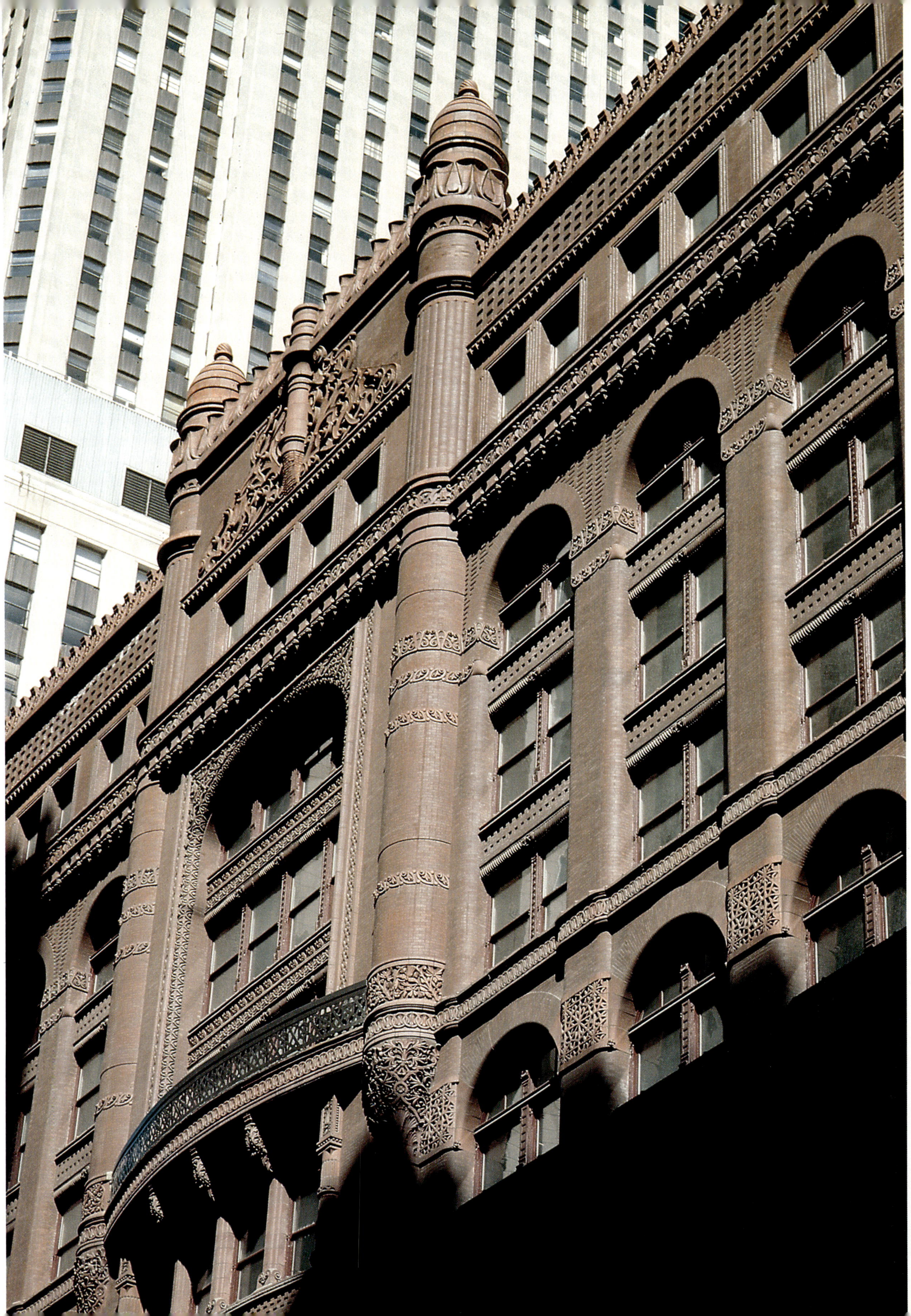

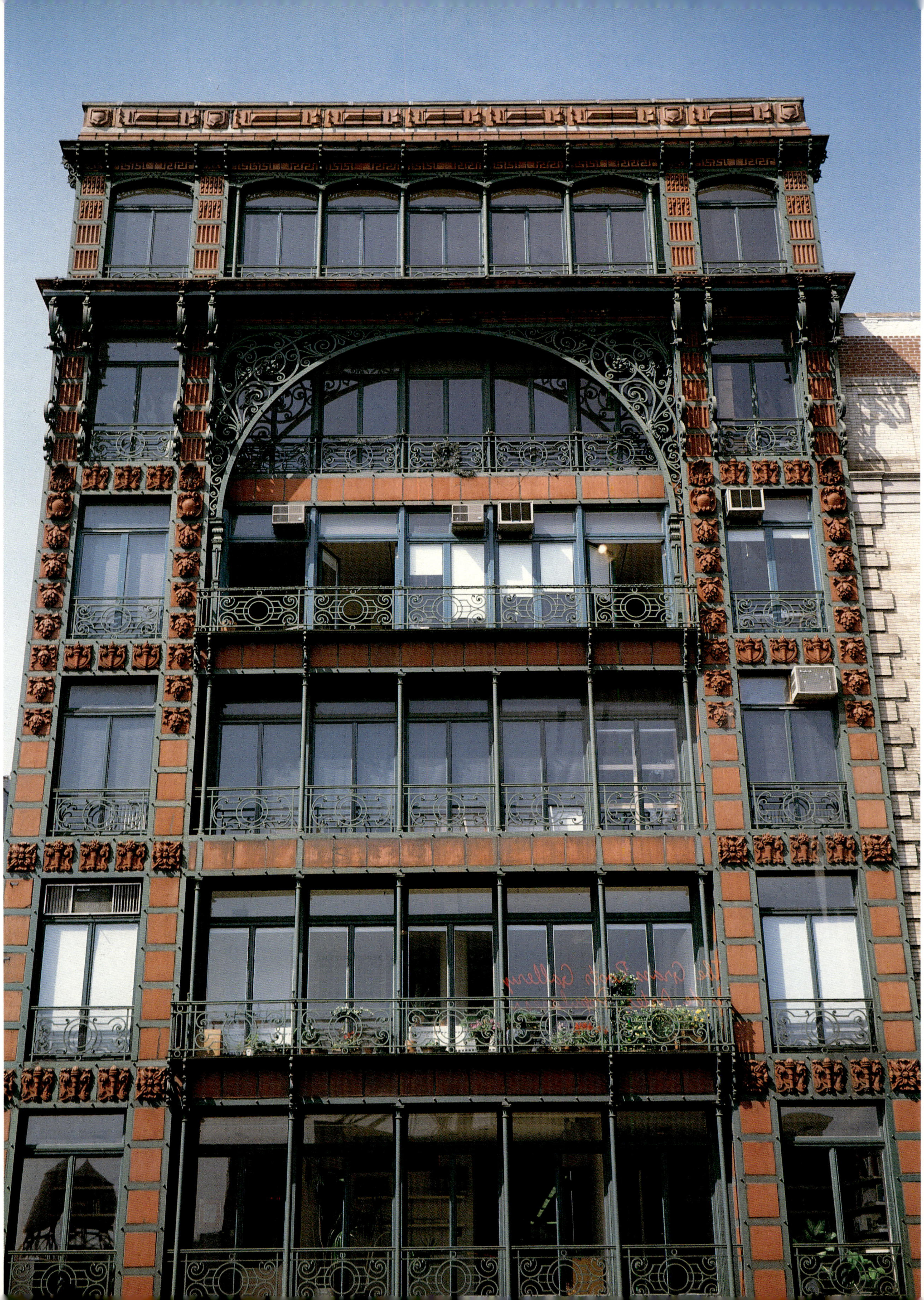

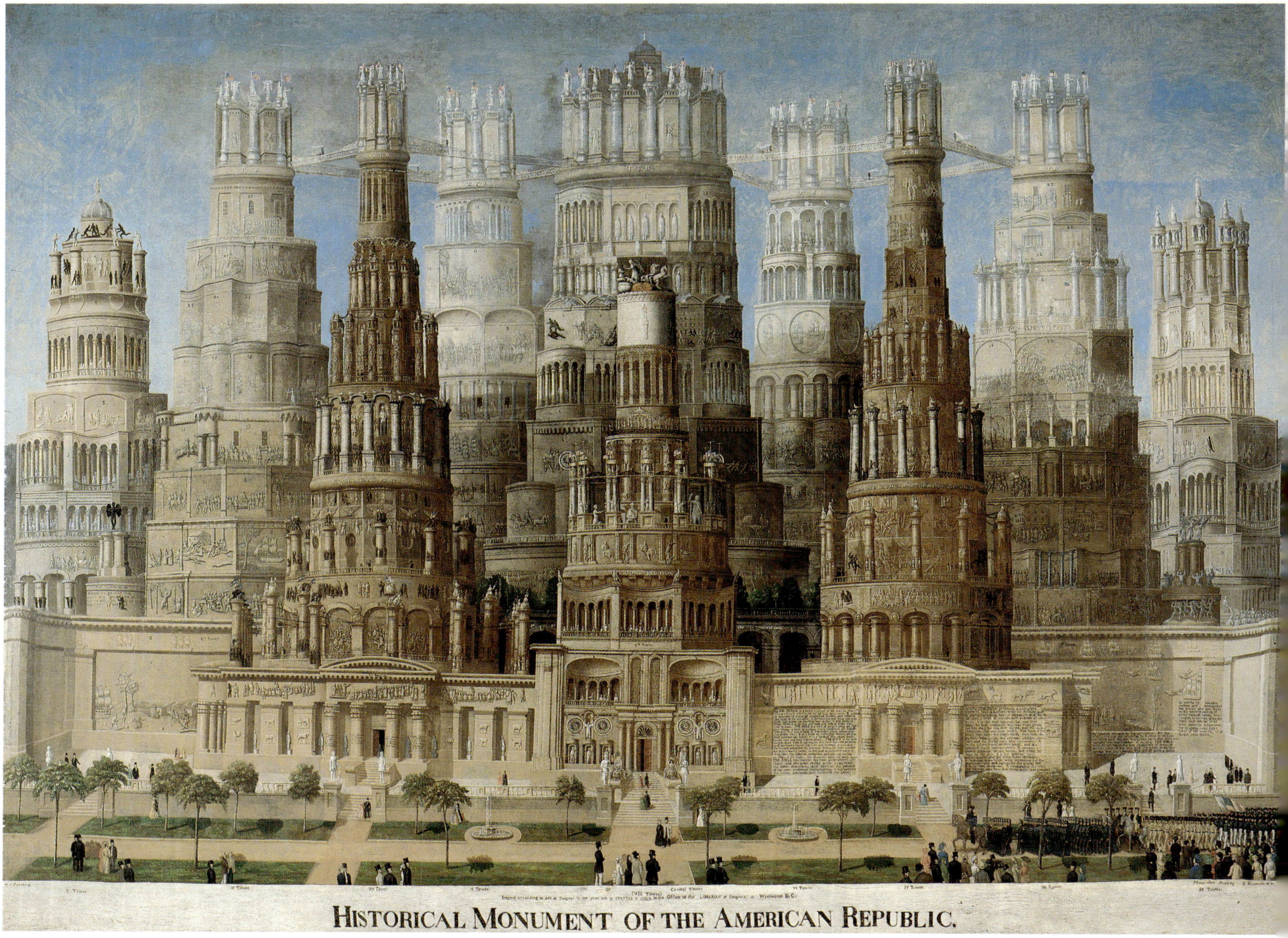
HISTORICAL MONUMENT OF THE AMERICAN REPUBLIC.

20 HENRY H. RICHARDSON,
TRINITY CHURCH
1872–1877
Boston, Massachusetts

21 JOHN AUGUSTUS ROEBLING,
BROOKLYN BRIDGE
Eingeweiht Mai 1883
New York

22 FRANK LLOYD WRIGHT,
UNITY TEMPLE
1904–1906
Illinois, Oak Park

23 DANIEL H. BURNHAM und JOHN W. ROOT,
ROOKERY-GEBÄUDE
1885–1886
Chicago, Illinois

24 ERNEST FLAGG,
SINGER BUILDING
1898–1904 und 1906–1908
New York

25 ERASTUS SALISBURY FIELD,
HISTORICAL MONUMENT OF THE AMERICAN REPUBLIC
Öl auf Leinwand
275 × 392 cm
Um 1876
Springfield, Massachusetts, Museum of Fine Arts,
The Morgan Wesson Memorial Collection

VOM SEZESSIONSKRIEG BIS ZUM ERSTEN WELTKRIEG. DIE ARCHITEKTUR IM „GILDED AGE"

Nach den verheerenden Auseinandersetzungen des Sezessionskrieges und nach der Periode der „Reconstruction" beginnt für die Vereinigten Staaten eine Zeit raschen Wirtschaftswachstums und des Triumphzuges des Kapitalismus, die bis zum Ende des 19. Jahrhunderts reicht. Auf das „Vergoldete Zeitalter", wie man diese Epoche nach dem Roman „The Gilded Age" von Mark Twain, einem scharfsichtigen Zeitzeugen, genannt hat, folgt die Reformära, die bis zum Kriegseintritt der Vereinigten Staaten im Jahre 1917 währt. Amerika ist nun grundsätzlich kein Agrarland mehr. Neue Kräfteverhältnisse zwischen Nord und Süd entstehen, wobei der vom Norden gewählte Entwicklungsweg, der auf Industrialisierung und Urbanisierung setzt, zum dominierenden wird. In dieser Zeit überaus schneller Veränderungen ist Amerika auf der Suche nach sich selbst. Die Architekten streben auf vielfältigen Wegen nach Ausdrucksformen, die in der Lage sind, die neu errungene Macht, eine kulturelle Identität und neue Lebensweisen auszudrücken. Die Baukunst des „Gilded Age" ist demzufolge recht verschiedenartig und angesichts der sozialen und politischen Spannungen, die das Land in jener Zeit durchziehen, auch widersprüchlich.

DIE ARCHITEKTUR DES MODERNEN LEBENS

DER ARCHITEKTONISCHE EKLEKTIZISMUS BEI FRANK FURNESS

Der aus Philadelphia stammende Frank Furness (1839–1912) ist ein Vertreter des übersteigerten Eklektizismus in der Architektur nach dem Bürgerkrieg. Ausgebildet im Atelier Richard Morris Hunts, der seinerseits ein Schüler der Pariser École des Beaux-Arts war, erhielt er auf diese Weise Einblick in die französische Kultur des Zweiten Kaiserreiches, die für die Interpretation seines Werkes ebenso bestimmend zu sein scheint wie die neugotischen Bauwerke von George Edmund Street, William Butterfield und William Burges in England. Der entscheidende Einfluß geht freilich von den Schriften Viollet-le-Ducs aus, vor allem von den „Entretiens sur l'architecture" (1858–1872), deren französischen Originaltext Frank Furness schon vor der amerikanischen Übersetzung des ersten Bandes durch Henry Van Brunt 1875 kannte. Stärker noch als die strukturellen Konzeptionen sind es die Illustrationen der „Entretiens", die die Aufmerksamkeit des Architekten aus Philadelphia auf sich ziehen: florale Dekors aus Gußeisen, steinerne Konsolen, Säulen aus Metall und Stahlträger usw. übertrug er auf seine Bauwerke. Die Pennsylvania
Abb. 324 Academy of Fine Arts in Philadelphia (1871–1876), glücklicherweise bis heute erhalten geblieben, ist für dieses Verfahren ebenso beispielhaft wie das Gebäude der Provident Life and Trust Company (1876–1879), das gleichfalls in Philadelphia stand, aber leider abgerissen wurde. In seinen gedrungenen originellen Werken offenbart Furness eine aus der viktorianischen Gotik übernommene Neigung für Polychromie und visuelle Effekte, die aus dem Kontrast der Materialien entstehen (an der Fassade der Pennsylvania Academy finden sich beispielsweise rote und schwarze Ziegelsteine mit Verblendungen aus Kalk- und Sandstein vereint). Die pittoreske Methode vermischt sich mit einem strukturellen Expressionismus, der Elemente des architektonischen Rationalismus aufgreift. Dieser wird wegen seiner Verwendung architektonischer Elemente der Griechen wie Säule und Gebälk auch als „neogriechisch" bezeichnet.

Aus diesen verschiedenen Einflüssen entstehen Werke, die in Komposition und ungleichartigem äußerem Erscheinungsbild eine geradezu verwirrende Vielfalt bieten. Doch bergen diese auch eine tiefgründige Originalität, die die Aufmerksamkeit Louis Sullivans erregte, als er, 1873 in Philadelphia angekommen, in einem ortsansässigen Architekturbüro eine Zeichnerlehre absolvieren wollte. Nach einer Stadtbesichtigung fiel seine Wahl auf das Büro Furness and Hewitt. Diese Erfahrung dauerte insgesamt nur wenige Monate, da ihr die wirtschaftliche Rezession 1873 ein vorzeitiges Ende bereitete. Und doch sollte sie Louis Sullivan dauerhaft prägen. In seiner bekannten „Autobiography of an Idea" (1924) gibt er eine lebhafte und heitere Schilderung seiner Begegnung mit Frank Furness, die dessen Urwüchsigkeit plastisch zum Ausdruck bringt.

Abb. 200 Das Werk Frank Furness' enthält kühne wie grobe Züge, ja formale Entstellungen und Regelverstöße, die durchaus störend wirken. Peter Collins spricht in diesem Zusammenhang in seinem 1965 erschienenen Werk „Changing Ideals in Modern Architecture 1750–1950" vom *pursuit of ugliness,* einem Streben nach Häßlichkeit, und spielt damit in der Umkehrung auf die berühmte Formulierung *pursuit of happiness,* Streben nach Glück, in der amerikanischen Unabhängigkeitserklärung an. Die Bauten von Frank Furness seien demnach untypisch und repräsentierten in der amerikanischen Baukultur eine übersteigerte Variante des Eklektizismus. Auch ein anderer bekannter

Architekturhistoriker, Lewis Mumford, teilt diese Auffassung, bezeichnet er doch in „The Brown Decades" die Baukunst Frank Furness' als häßlich. Er gesteht ihr jedoch eine starke, selbstbewußte Eigenständigkeit zu. Sein Schaffen beruht letztlich vor allem auf dem Streben nach visuellen und optischen Wirkungen, die er durch Verknüpfung formaler Motive aus verschiedensten Quellen erreicht.

Der konsequente Eklektizismus ist freilich selbst Verzerrungen und Regelübertretungen unterworfen, worin eine ungezügelte manieristische Praxis erkennbar ist. Frank Furness liebt es, instabile, spannungsreiche Werke zu schaffen, in denen die Elemente sich gegenseitig durchdringen und verdichten. Seine Bauten, die das pittoreske Wesen der eklektizistischen Architektur im Amerika der siebziger Jahre des 19. Jahrhunderts besonders zugespitzt verkörpern, speisen ein Jahrhundert später die Überlegungen Robert Venturis in „Complexity and Contradiction in Architecture" (1966, deutsch 1978). In dieser Verteidigung und Illustration der ambivalenten und manieristischen Architektur zitiert Robert Venturi Frank Furness, um seine Thesen und besonders das, was er das unvermittelte Nebeneinander der Gegensätze nennt, zu untermauern. Streben nach Diskordanz, Nebeneinander bzw. Überlagerung verschiedener Elemente, Kompositionen mit verschiedenen Proportionen – die Bauten Frank Furness' zeigen alle diese Merkmale in deutlicher Ausprägung. Über das (mittlerweile abgerissene) Clearing House in Philadelphia, die frühere National Bank of the Republic (1883–1884), notiert Venturi: „Das Clearing House enthielt innerhalb eines starren Rahmens eine Vielzahl genau organisierter Spannungsknoten. [...] das unvermittelte Nebeneinander von rechten Winkeln, Quadraten, halbkreisförmigen Bogenfeldern und Diagonalen verschiedenster Art, das alles ist zu einem Bauwerk zusammengezwungen, das augenscheinlich nur von seinen Nachbarhäusern optisch zusammengehalten wird: insgesamt die ziemlich verrückte Paraphrase einer Burg hinter dem Bürgersteig." Darin liegt der Kern dieses originellen Werkes: es enthüllt mit einer gewissen Zwiespältigkeit die Reize des Eklektizismus, der durch seine Inkohärenz und die verschiedenartigen Maßverhältnisse einen verwirrenden Eindruck erzielt. Gerade deshalb konnte das Werk, unabhängig von seiner scheinbaren Häßlichkeit, in der heutigen Baukultur der Vereinigten Staaten erneut ein anhaltendes Echo hervorrufen. Der nachgerade hoffnungslose Eklektizismus des Frank Furness entsprach freilich nicht den Bedürfnissen eines Landes, das ein schnelles Wirtschaftswachstum durchlebte und dem ausgebildete architektonische Werte fehlten. Henry H. Richardson sollte diesen Ansprüchen genügen, indem er den Gebäuden, die er entwarf, eine heroische Dimension verlieh.

Abb. 323

HENRY H. RICHARDSON UND DER HEROISMUS DES MODERNEN LEBENS

Die Laufbahn Henry Hobson Richardsons (1838–1886) wird häufig als der eigentliche Beginn der amerikanischen Architektur dargestellt. Er gilt als der Wegbereiter einer in der Landschaft der Neuen Welt verwurzelten Baukunst und soll deren Autonomie im Verhältnis zu Europa erreicht haben. Gewiß gibt es Brüche in seinem Werk, doch diese müssen differenzierter als bisher betrachtet werden. Henry Richardson erreicht seinen künstlerischen Höhepunkt in der Periode der „Reconstruction", in jener großen Umbruchzeit der amerikanischen Geschichte, da sich bereits die gewaltige ökonomische Entwicklung anbahnte, die dann das letzte Viertel des 19. Jahrhunderts kennzeichnete. Sein Gesamtwerk entspringt den neuen historischen Bedingungen nach dem Sezessionskrieg, und er ist besonders in dieser Hinsicht beispielhaft.

Henry H. Richardson wird im Bundesstaat Louisiana geboren, studiert bis 1859 an der Harvard Universität und geht anschließend nach Paris. Nach Richard Morris Hunt ist er der zweite Amerikaner, der dort die renommierte École des Beaux-Arts besucht. Der Bürgerkrieg, der während seines Aufenthaltes in Paris entbrannte, unterbricht die unverzichtbaren Geldsendungen seiner Familie. So arbeitet er im Entwurfsbüro von Théodore Labrouste, dem Bruder des berühmten Erbauers der Bibliothek Sainte-Geneviève, Henri Labrouste. Den Theorien Viollet-le-Ducs, dessen Eintritt in die Kunstakademie im Jahre 1863 von der bekannten Intrige begleitet war, bringt er wenig Aufgeschlossenheit entgegen, doch von Joseph Vaudremer, der 1864 mit dem Bau der neuromanischen Kirche Saint-Pierre in Montrouge beginnt, ist er beeindruckt. 1865, mitten in der „Reconstruction", kehrt Richardson in die Vereinigten Staaten zurück. Er verläßt den besiegten heimatlichen Süden, kehrt auch New York den Rücken und eröffnet sein Büro im neuenglischen Boston, wo ein bedeutender Teil seines Gesamtwerkes entsteht. Die Arbeit Henry H. Richardsons ordnet sich in die Verhältnisse eines Landes ein, das sich nach seiner Wiederherstellung ökonomisch rasch entwickelt und sich nun mit den Repräsentations- und Privatbauten ausstattet, die es braucht. Ganze Bauprogramme werden gefordert, und Richardson schlägt völlig neue Lösungen vor: schlichte Bahnhöfe für die Eisenbahn, öffentliche Bibliotheken in relativ kleinen Städten, Universitätsgebäude, Kirchen, Stadthäuser, Gerichtsgebäude und Gefängnis, Bürohäuser und nicht zu vergessen die Wohnbauten. Henry H. Richardson wußte sich zu behaupten und die Nachfrage nach diesen verschiedenartigen Gebäudetypen zu befriedigen. In diesem Sinne ist er der Architekt des beginnenden „*Gilded Age*"; in seinem Streben, den Zeitgeist zu repräsentieren, gelingt es ihm allerdings, die Falle der bloßen vulgären Ausbreitung von Reichtum geschickt zu umgehen.

Henry Hobson Richardson hat viel für die Familie Ames gebaut, eine mächtige Industriellen- und Finanzdynastie in Massachusetts, deren Vermögen über mehrere Generationen hinweg durch die Herstellung von Schaufeln und Investitionen in die Eisenbahngesellschaft Union Pacific anwuchs. In der Kleinstadt North Easton (Massachusetts), wo sich der Stammsitz der Familie befand, errichtet er die Bibliothek (Ames Memorial Library, 1877–1879), das *Abb. 328, 329, 330* Stadthaus (Ames Town Hall, 1879–1881), das monumentale Entree zur Villa von F. L. Ames (Ames Gate Lodge, 1880–1881) und schließlich für die Old Colony Railroad den kleinen, nichtsdestoweniger eindrucksvollen Bahnhof von North Easton (1881). In Boston selbst gibt die Familie bei ihrem Haus-Architekten zwei Geschäftshäuser in Auftrag, die 1882–1883 bzw. 1886–1887 baut. Die enge Verbindung zwischen dieser Familie und dem Architekten drückt sich besonders in der mächtigen, schmucklosen Gedenkpyramide aus Quadersteinen aus, die 1879 in Laramie (Wyoming) entstand. Auch in Chicago schuf Richardson zwei seiner Meisterwerke für Industrie- und Handelsmagnaten. *Abb. 347* Für den Immobilienbaron und Eigentümer von Großkaufhäusern Marshall Field errichtet er das berühmte Warenhaus Marshall Field (1885–1887), *Abb. 325* während ihn Henry Glessner, dessen Vermögen aus dem Landmaschinenbau stammte, mit dem Bau seines Hauses in der Prairie Avenue (1885–1887) beauftragte. (Einige der letztgenannten Gebäude werden erst nach seinem Tod, 1886, vollendet.) So zählt Henry H. Richardson Industrielle, Finanziers und Geschäftsleute, die wahren Helden des „vergoldeten Zeitalters“, zu seinen Kunden. Diesen ehrgeizigen Männern, deren Erfolg die soziale Mobilität im damaligen Amerika verdeutlicht, schlägt Richardson seine heroisch anmutende Architektur vor, deren massives Erscheinungsbild die Verwurzelung im Land und die Gültigkeit und den Wert von Individualismus und Privatinitiative unter Beweis stellt.

Die Baukunst Henry H. Richardsons zeichnet sich allgemein durch die Dominanz neuromanischer Stilelemente aus. Dieser Stil wurde wegen seiner flexiblen Verwendungsmöglichkeiten ausgewählt. Im Gegensatz zur Gotik, die trotz allem einen allzu starken religiösen Beigeschmack behält, kann er für verschiedene Gebäudetypen verwendet werden. Der romanische Stil strahlt Stärke und Massivität aus und ist damit geeignet, die Inbesitznahme eines Gebietes zu symbolisieren, ein Thema, das die Amerikaner dieser Zeit noch immer bewegt. Er vollzieht den Bruch mit der viktorianischen Gotik, deren Wirkungskraft sich in den Nachkriegsjahren allmählich zu erschöpfen beginnt. Indes darf man die Architektur Henry Richardsons keineswegs auf eine simple Wiederkehr der Romanik reduzieren, und zwar weil dieser Architekt weder archäologische Studien trieb noch bei der Nachahmung von Vorbildern (die Henry Richardson in jedem Fall eher durch gelehrte Veröffentlichungen aus zweiter Hand als aus direkter Anschauung der Bauwerke selbst kannte) nach übermäßiger Genauigkeit trachtete. *Abb. 20* So konnte er seine Trinity Church in Boston (1872) als „freie Interpretation der französischen Romanik“ charakterisieren, die Freiheit andeutend, die er sich gegenüber den verschiedenen Schulen der romanischen Kunst in Frankreich herausnahm. Ein weiterer Grund besteht darin, daß das ihm aufgeklebte Etikett des Neoromanischen der Komplexität seiner Architektur nicht gerecht wird, in der sich syrische (monumentaler Halbkreisbogen), gotische und Elemente des Tudorstils frei mit romanischen Motiven verknüpfen. Der Eklektizismus bleibt in dieser Baukunst mithin allgegenwärtig.

Die Trinity Church in Boston, mit der Henry H. Richardson aus dem Wettbewerb von 1872 als Preisträger hervorgeht, markiert den Beginn einer fruchtbaren Laufbahn, in die er nahezu alle Programmtypen einbezogen hat. Die romanischen Formen dieser Kirche trugen dazu bei, daß Henry H. Richardson unter das stilistische Etikett der Neoromanik eingeordnet wurde. In Wirklichkeit erscheint dieses Bauwerk aus Granit und Sandstein mit zentriertem Grundriß allerdings viel komplexer. Die westliche Fassade, die noch unvollendet war, als der Architekt starb, wurde in den neunziger Jahren des 19. Jahrhunderts in Anlehnung an die südfranzösische Romanik vollendet (der

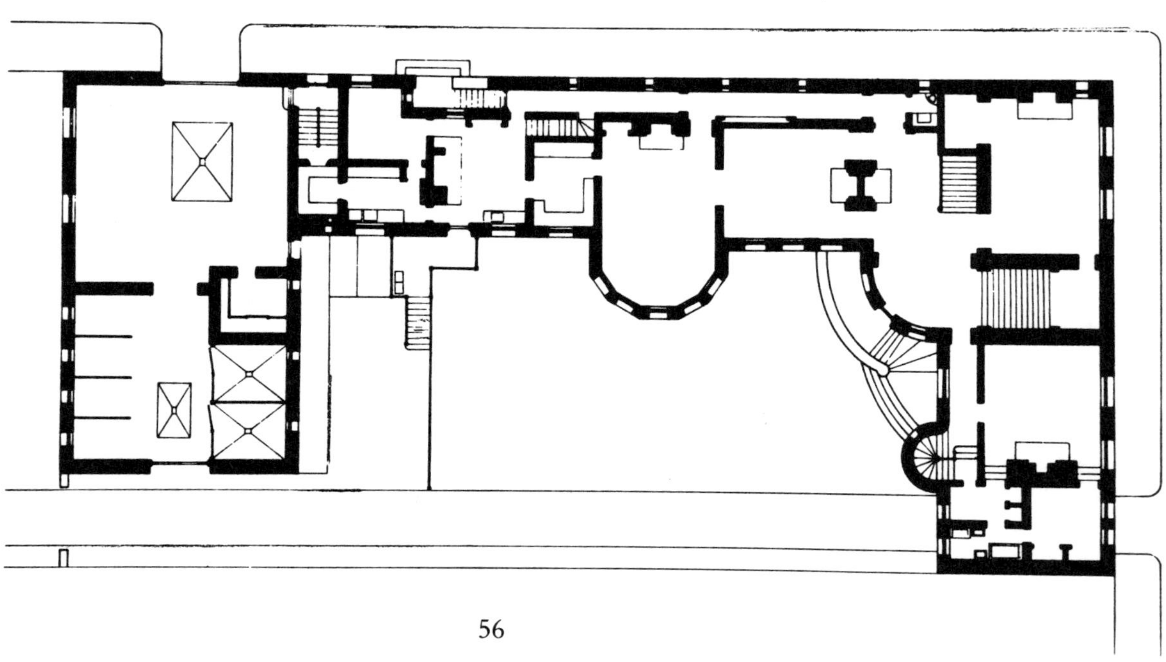

H. H. RICHARDSON, HAUS GLESSNER, CHICAGO. 1885–1887.
Grundriß des Erdgeschosses.

dreiteilige Rhythmus der Portalvorhallen im Rundbogenstil erinnert an die Fassade von Saint-Gilles-du-Gard). Die pyramidale Abstufung der Gebäudeteile von der Apsis aus, ebenso wie mehrfarbige Inkrustationen unterhalb der Gesimse, sind Anleihen bei der romanischen Kunst der Auvergne. Vorbild für den viereckigen Kirchturm, der sich über der Vierung erhebt, ist jedoch die turmartige Laterne der alten Kathedrale von Salamanca. Englischer Einfluß ist im Inneren an mehreren Kirchenfenstern und einigen hölzernen Deckenelementen erkennbar. Die Trinity Church, von der mehrere Entwürfe vorlagen, erscheint als Versuch, eine neue Formensprache zu entwickeln. Sie entsagte den klassischen und gotischen Regeln gleichermaßen und bevorzugte andere Quellen – im wesentlichen romanische. Die Baupraxis Richardsons bleibt sowohl in sakralen als auch in profanen Programmen dem Eklektizismus verhaftet.

Die fünf von Henry H. Richardson gebauten Bibliotheken weisen eine Tendenz zur Vereinfachung der Gebäudemassen auf, in der eine gemäßigte Monumentalität zum Ausdruck kommt. Dies kann man an Beispielen wie der Winn Memorial Library in Woburn, Massachusetts (1877 – 1878), der Ames Memorial Library in North Easton, *Abb. 328*
Massachusetts (1877 – 1879), oder der Billings-Bibliothek der Universität von Vermont in Burlington (1883 – 1886) ablesen. In dieser Reihe ist die Crane Memorial Library in Quincy, Massachusetts (1880 – 1883), der vollendetste Bau. Die Verschiedenartigkeit der einzelnen Bauteile deutet auf die Vielfalt der Funktionen des Gebäudes hin. Rechts vom Eingang, der durch einen Rundbogen frühchristlich-syrischer Inspiration monumentalisiert wird, liegt der Lesesaal. Er besitzt einen Kamin und bezieht sein Licht durch ein großes, rechteckiges, in gedrängtem Rhythmus durch steinerne Fensterkreuze geteiltes Fenster. Der zylindrische Raum des Treppenhauses liegt neben den Magazinräumen, die durch eine von kleinen neugotischen Säulen unterbrochene Fensterreihe gekennzeichnet sind. Der Giebel der ersten Etage wird von einer dreiteiligen Arkade durchbrochen. Die asymmetrische Kombination der Baukörper und Motive verschiedener Proportionen hätte zu ästhetischer Inkohärenz führen können, doch die Dominanz der Horizontalen in der Bedachung (es sei angemerkt, daß der Giebel den Dachfirst nicht überragt) wirkt als einigendes Prinzip. Henry H. Richardson sucht die Effekte architektonischer Vereinfachung mit Oberflächen aus Granit und Sandstein, die wie über den Raum gezogen scheinen. Der Architekt gibt damit ein Lehrstück kraftvoller Monumentalität: Ausdruck des Heroismus seiner Zeit.

In Gestalt der Sever Hall, eines 1878 – 1880 im Stadtgebiet Harvard Yard in Cambridge (Massachusetts) errichteten *Abb. 326*
Universitätsgebäudes, würdigt Henry H. Richardson feinsinnig die georgianische Architektur einiger Bauten der Umgebung. Sandstein und Granit beiseite lassend, greift er hier auf Ziegel zurück, was dem Gebäude sein schönes rot-ockerfarbenes Äußeres verleiht. In seiner rechteckigen Raumaufteilung gemahnt Sever Hall auch an einige Bauwerke der Kolonialzeit. Überdies hat Henry H. Richardson sowohl mit der floralen Dekoration aus gebranntem Ton und gewölbten Teilen an der Fassade wie mit der deutlichen Unterscheidung zwischen dem vorderen und hinteren Mauervorsprung Neuartiges geleistet. Die Wirkung der Architektur als Masse behauptet sich gegenüber jedweder besonderen historisierenden Nachahmung. Sever Hall erscheint äußerstenfalls als eine Kombination ebener Flächen. Daher ist verständlich, warum bestimmte Werke Henry H. Richardsons als Zeichen der Modernität, als Bruch mit den Methoden des strikten Eklektizismus angesehen werden konnten. Der widerspenstige und rauhe Charakter mehrerer Bauten Richardsons gewinnt in der Villa Ames Gate Lodge in North Easton (Massachusetts) *Abb. 330*
ganz besondere Kraft. Das Gebäude, dessen Außenwand aus hervorspringenden Findlingen besteht, gleicht einem großen Steinhaufen, der aussieht, als sei er durch Naturkräfte entstanden. Der Baumeister imitiert die Prozesse der Gesteinsbildung, von der Natur geschaffene, elementare Formen. Die Rückkehr zu den geologischen Anfangsgrün-

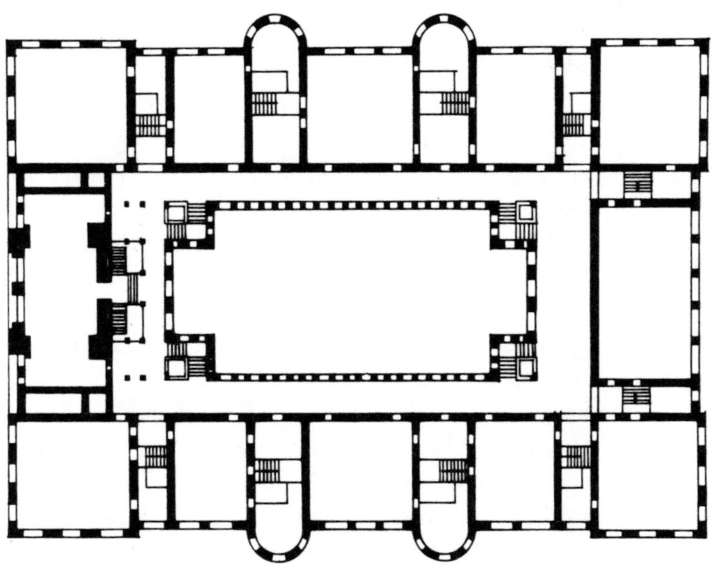

H. H. RICHARDSON,
JUSTIZPALAST DES ALLEGHENY COUNTY,
PITTSBURGH, PENNSYLVANIA.
1884 – 1888. Grundriß.

den der Architektur klingt mit der Großartigkeit der amerikanischen Natur zusammen, deren Eroberung auch zu Zeiten Henry H. Richardsons noch immer vordringliche Aufgabe ist. Diese Baukunst erscheint gleichsam als ein Hilfsmittel, um den wilden, ungezähmten Charakter der Grenzgebiete zu bändigen. Ein Werk wie die Villa Ames Gate Lodge zeigt, wie sehr der Architekt an dem amerikanischen Grunderlebnis des 19. Jahrhunderts teilhat. Dieser Konstruktionstyp, der die Tendenz zum Primitivismus in der Architektur Henry H. Richardsons zum äußersten treibt, ist jedoch nicht weiterverfolgt worden. In der Folgezeit stößt man auf einige Analogien zu Werken Antoni Gaudís in Barcelona, den ebenfalls die Frage nach dem Verhältnis von Natur und Bauwerk beschäftigte. Diese Ähnlichkeiten dürfen jedoch die große Originalität Henry H. Richardsons im Umfeld der achtziger Jahre des 19. Jahrhunderts in den Vereinigten Staaten nicht schmälern.

An seinem Lebensende nimmt der Architekt den Bau zweier bedeutender Monumente in Angriff: eines in Pittsburgh, das andere in Chicago. Sie stellen ein Vermächtnis dar, das seinen Schülern als Anregung dienen wird. In Chicago handelt es sich um das Großkaufhaus Marshall Field, von dem noch zu sprechen sein wird. Das Gericht und das Gefängnis der Allegheny County in Pittsburgh (1884–1888) sind zwei getrennte Gebäude, die durch eine Art Seufzerbrücke über die Straße hinweg miteinander verbunden werden. Das Tribunal ist ein massiver Granitbau mit rechteckigem Grundriß und einem offenen Innenhof. Die Fassadengestaltung im Innenhof, die auf unterschiedlich hohen, übereinandergesetzten Arkaden beruht, hebt sich durch meisterliche Konzeption und große Klarheit hervor. Im Kontrast dazu steht die äußere Gliederung des Gerichtsgebäudes mit seinen schweren, mächtigen Formen, den vier wuchtigen Ecktürmen, dem neoromanischen hohen Turm über dem Eingang, den halbrunden Seitenerkern usw. Die präzise Ornamentik in den Details (beispielsweise die Dachfenster) bleibt einer gedrungenen, massiven Gesamtwirkung untergeordnet. Das Gefängnis beeindruckt stärker durch seine strenge, abgeschlossene Erscheinung sowie das rustizierte Bossenwerk der Gewölbesteine und Granitblöcke und stellt damit ein Beispiel der *„architecture parlante“*, der „sprechenden Architektur“ dar. Der finstere Charakter, der sich aus der Funktion des Gebäudes ergibt, wird durch die winzigen Maueröffnungen und Anklänge an die Festungsbauweise noch verstärkt. Ein oktogonaler Mittelturm, der viereckige Turm mit Pechnasen und vor allem die zylindrischen, schmucklosen Schornsteine verleihen dem Ensemble einen gravitätischen Rhythmus. Das Besondere an diesem Werk Henry H. Richardsons in Pittsburgh liegt in der Gegenüberstellung der beiden zugleich ähnlichen wie grundverschiedenen Bauten. In den achtziger und neunziger Jahren des 19. Jahrhunderts dient vor allem das weniger strenge Gerichtsgebäude als Vorbild für öffentliche Bauten.

Abb. 347
Abb. 327

DIE BROOKLYN BRIDGE IN NEW YORK: EIN EPISCHES MONUMENT

Abb. 21

Die Brooklyn Bridge über den East River, 1867 begonnen und im Mai 1883 eingeweiht, spielt in den Vereinigten Staaten in gewisser Weise dieselbe Rolle wie der Eiffelturm in Frankreich: als Wahrzeichen einer Epoche und Quelle der Inspiration für zahlreiche Künstler. Sie ist das Werk eines deutschen, in Amerika lebenden Ingenieurs, John Augustus Roebling (1806–1869), der sich zuvor durch die Konstruktion zweier Hängebrücken, der Cincinnati-Brücke über den Ohio (1856–1867) und der Niagara Railway Bridge oberhalb der Wasserfälle (1851–1855; abgerissen), hervorgetan hatte. Nachdem er 1869 auf der Baustelle der Brooklyn Bridge verunglückt war, führte sein Sohn Washington A. Roebling (1837–1926) das Projekt zu Ende; doch auch er trägt körperliche Schäden davon. 1872 wird er infolge eines schweren Unfalls, der durch die „Caisson“-Technik bei den Fundierungsarbeiten für die Brückenpfeiler ausgelöst wurde, zum Invaliden. Zwei riesige Granitpfeiler, durch neugotische Spitzbögen ausgehöhlt, tragen Stahlkabel, an denen das Metallgitterwerk der Brücke hängt. Die Spannweite zwischen beiden Pfeilern beträgt 486 Meter. Der Kontrast zwischen der Massivität der Mauerpfeiler und der Immaterialität des Strukturnetzes der Stahlketten sticht sofort ins Auge. Die Verbindung von historisierender Konstruktion mit einem neuen Formgefühl macht aus dieser Brücke ein Kunstwerk, das gleichermaßen in die Vergangenheit wie in die Zukunft weist. Diese semantische Ambivalenz löst jene Faszination aus, die die Brücke seit ihrer Entstehung ausstrahlt. Die Brooklyn Bridge manifestiert den Sieg des Menschen über die Natur: eine Ingenieurleistung, die den Stand der Baukultur in der zweiten Hälfte des 19. Jahrhunderts widerspiegelt. Sie stellt eine neuartige Schönheit technischer Natur zur Schau und beruht gleichzeitig auf einem vollkommen neuen Maßstab (denn man muß bedenken, daß zum Zeitpunkt ihrer Vollendung nur die Turmspitze der Trinity Church von Richard Upjohn die Höhe der Brückenpfeiler übertraf). Dieser Bau markiert den Eintritt New Yorks in die städtische und bauliche Moderne.

Abb. 333

Die Brücke besitzt überdies eine beträchtliche Symbolkraft. Für ihren Schöpfer John A. Roebling, der in Berlin Hegels Vorlesungen zur Geschichtsphilosophie gehört hatte, symbolisiert die Brooklyn Bridge die Rolle Amerikas als jenes Landes, in dem die Zukunft der Menschheit sich vollenden wird. Die Brücke stellt eine Verbindung her (nämlich zwischen Manhattan und Brooklyn) und ist deshalb auch in der Lage, eine neue gesellschaftliche Ära herbeizuführen. Indem sie Menschen und Territorien verbindet, bedeutet sie zugleich auch Öffnung neuer Horizonte.

John A. Roebling wählt den neugotischen Stil für die beiden Brückenpfeiler, um deutlich zu zeigen, daß er in der Art mittelalterlicher Kathedralen gleichsam ein monumentales Portal in die Stadt und das Land der Zukunft öffnen will. Und so hat die Brooklyn Bridge epische Bedeutung. Sie ist Bild des Fortschritts und zugleich der Erwartungen der amerikanischen Gesellschaft, die zur Erbauungszeit voll und ganz mit der Eroberung ihres Lebensraumes befaßt war. Sie ist schlechthin das Monument Amerikas, wie der bedeutende Architekturkritiker Montgomery Schuyler kurze Zeit nach der Einweihung so treffend schreibt („The Bridge as a Monument", Harper's Weekly, Mai 1883). Obgleich er im Namen des Funktionalismus und des strukturellen Ausdrucks die Anordnung der Pfeiler kritisiert, hält er mit seinem Enthusiasmus für „eines der technischen Weltwunder" nicht zurück. Dieses großartige Bauwerk ist von vielen Künstlern gefeiert worden, die in ihm den Puls des modernen Stadtlebens in komprimierter Form zu verspüren meinten. Von den Malern seien hier nur die Aquarelle John Marins und mehrere Gemälde von Joseph *Abb. 577*
Stella erwähnt, für den die Brooklyn Bridge ein „Schrein" ist, der „alle zivilisatorischen Errungenschaften Amerikas" in sich birgt. Auch die Darstellung von Marcel Gromaire aus dem Jahre 1950 wäre zu nennen. Die amerikanischen Schriftsteller stehen dem in nichts nach: Man braucht nur an das berühmte epische Gedicht „Proem: to Brooklyn Bridge" von Hart Crane aus dem Sammelwerk „The Bridge" (1930) oder – unserer Gegenwart näher – an das Werk „A View from the Bridge" (1955) des Dramatikers Arthur Miller zu denken.

DER PRIVATE LEBENSRAUM

Vom amerikanischen Bürgerkrieg bis zum Vorabend des Ersten Weltkrieges durchläuft die Architektur der Privatbauten mit dem „Stick Style" und dem „Shingle Style", die den frühen Konstruktionen Frank L. Wrights den Weg bahnen, bemerkenswerte Entwicklungen. Mit den Präriehäusern, die dieser zwischen 1895 und 1910 baut, kulminiert die Suche nach einem weitgehend eigenständigen, originären amerikanischen Haustyp.

DIE ARCHITEKTUR DES STICK STYLE

Der Hausbau ist von der Bauholzindustrie abhängig, die seit der Erfindung des Holzskeletts in den dreißiger Jahren des 19. Jahrhunderts eine dominierende Rolle spielt. Es gibt verschiedene Spielarten dieser Technik, doch der grundlegende Vorgang besteht im Zusammenfügen leichter Holzbalken, die gegeneinander genagelt werden, also ohne Überblattung, Zapfen und Nuten zusammengezimmert sind. Der Holzrahmen wird anschließend mit Brettern verschalt. Diese Technik des „Ballonskeletts" impliziert, daß das Äußere des Gebäudes einer über die Tragstruktur ge- *Seite 33*
spannten Haut gleicht. Das unterscheidet sie von anderen Holzkonstruktionen wie beispielsweise der Fachwerkbauweise, bei der die Bauteile sichtbar bleiben und durch das dazwischenliegende Füllmaterial betont werden. Die verschiedenen Holzbaumethoden führen zu unterschiedlichen ästhetischen Stellungnahmen: Soll man auf der Echtheit der Strukturen bestehen und redlicherweise nicht nur die hölzernen Bestandteile, sondern auch die Art ihrer Verbindung aufzeigen? Oder soll hingegen das Holzskelett durch eine durchgehende äußere Oberfläche ganz oder teilweise verborgen werden? Von den Antworten auf diese architektonischen Fragen hängen Innovationen und Weiterentwicklungen im amerikanischen Wohnbau nach dem Sezessionskrieg ab.

Die überaus große Flexibilität im Einsatz des Ballonskeletts und der demokratische Charakter dieser Technik, die den verschiedensten Geschmacksrichtungen zu genügen vermochte, begünstigen den stilistischen Eklektizismus der Bauwerke. Popularisiert durch Musterbücher mit Konstruktionsmustern, die auf das 18. Jahrhundert zurückgehen, nimmt die amerikanische Holzbauweise seit der Mitte des 19. Jahrhunderts das Erbe des Schweizer Chalets wie der angelsächsischen Tradition des malerischen Cottage, des Landhauses, auf. Gegen 1860 wird im Holzhausbau der Versuch einer Synthese unternommen, den der Architekturhistoriker Vincent Scully als „Stick Style" bezeichnet hat. Ohne auf neugotische Elemente oder Anspielungen auf den sogenannten Queen-Anne-Stil zu verzichten, versuchen die Architekten die Struktur des Bauwerkes zu betonen, indem sie ihren Häusern durch die Anordnung der Bretter, Balken, Paneele oder gekreuzter Elemente das Aussehen eines Gitter- oder Flechtwerkes aus Holzstäben (*sticks*) geben. Der Stabstil entbehrt demnach nicht des konstruktiven Rationalismus; eine seiner Quellen sind im übrigen Viollet-le-Ducs Zeichnungen mittelalterlicher Bauten. Die dem Stick Style zugehörigen Häuser erkennt man an ihren mächtigen, hohen Dächern mit steil abfallenden Schrägen (ein Anklang an neugotische Formen), an der fehlenden Symmetrie in der Gesamtsilhouette, an den Veranden, die das Haus auf mehreren Seiten umgeben und dazu dienen, durch dekorative Einzelheiten Akzente zu setzen. All diese Merkmale verweisen auf Andrew Jackson Downing und Richard Upjohn. Die äußere Asymmetrie ist Ausdruck der Unregelmäßigkeit des Grundrisses, in

dem sich das Streben nach Bequemlichkeit in miteinander verbundenen Zimmern niederschlägt, die um ein großes Treppenhaus gruppiert sind. Der Wunsch nach Offenlegung der Strukturelemente ist häufig mit dem spielerischen Umgang mit ihrer Größe und ihrem Maßstab verbunden. Bestimmte Dinge, wie etwa Konsolgesimse, sind überdimensioniert und geben dieser Architektur einen mitunter recht verfeinerten, manieristischen Beigeschmack. Zwei
Abb. 335 Beispiele illustrieren die Besonderheiten der Architektur des Stick Style: das von Richard Morris Hunt (1862) in Newport (Rhode Island) errichtete Landhaus John N. Griswolds sowie das Dudley Newton zugeschriebene Landhaus Sturtevant (oder Haus Jacob Cram) in Middletown, Rhode Island (1872).

Die wirtschaftliche Rezession von 1873 sollte, da sie die Bautätigkeit quasi zum Erliegen brachte, zur Überwindung des Stick Style und dessen Ablösung durch die Architektur des sogenannten Schindelstils (Shingle Style) beitragen. Dieser wird wiederum andere Konstruktionsgesetze aufstellen.

DIE ARCHITEKTUR DES SHINGLE STYLE

In Newport (Rhode Island), dem Ort der Sommerfrische amerikanischer Millionäre, errichtet Henry Hobson
Abb. 336 Richardson das Landhaus William Watts Shermans (1874–1875), das als eine der ersten Schöpfungen des Schindelstils gilt. Das Untergeschoß ist aus Haustein aufgemauert (Granit und Sandstein), die oberen Stockwerke bestehen aus hölzernem Fachwerk, das teils mit Putzfüllung und teils mit Schindelverkleidung die Wandflächen bildet. Die wuchtigen Schornsteine aus Ziegelmauerwerk und die neomittelalterlichen Elemente lassen den Einfluß der Bauten des englischen Architekten Richard Norman Shaw spüren. Bei diesem hatte die Suche nach anderen Haustypen als denen der viktorianischen Neugotik zur Hinwendung zu den (Old English-) Fachwerkkonstruktionen des ausgehenden Mittelalters und den nach Königin Anne benannten bürgerlichen Bauten des frühen 18. Jahrhunderts geführt. Jenseits des Atlantik ist sein Werk seit Beginn der siebziger Jahre des 19. Jahrhunderts bekannt geworden. Henry H. Richardson gibt dem Haus William W. Shermans einerseits das Aussehen eines mittelalterlichen Herrschaftshauses, zugleich verleiht er ihm jedoch, vor allem durch die horizontalen Fensterbänder, auch eine gewisse Einheitlichkeit. Im Inneren dominiert eine die volle Breite des Hauses einnehmende Mittelhalle, in der sich Treppenhaus und Kamin befinden. Ihre Bedeutung in der Raumaufteilung, charakteristisch für die Häuser des Shingle Style, ist Reprise und Erweiterung von Motiven, die bereits im Wohnbau der Kolonialzeit vorhanden waren. Frank Lloyd Wright wird diese Tradition in seinen frühen Häusern fortsetzen. Eine weitere, ebenfalls bei Wright präsente Lösung, die bereits hier auftaucht, besteht in der halbkreisförmigen Außenwand der Bibliothek, die von Fenstern durchbrochen wird. Die Baukunst des Shingle Style hat ein Formenrepertoire hervorgebracht, auf dessen Grundlage Frank L. Wright Ende des 19. Jahrhunderts seine ersten Vorstadthäuser konzipiert.

In den siebziger Jahren des 19. Jahrhunderts wendet sich Amerika sich selbst und seiner Vergangenheit zu. Die Feiern zum 100. Jahrestag der Unabhängigkeitserklärung im Jahre 1876 lassen das Interesse an den verschiedenen Wohnbauten der Kolonialzeit wiederaufleben. Nach der Rezession von 1873 suchen die Architekten nun, getragen von dieser Welle des Interesses an der Geschichte, die Bedürfnisse einer begüterten Kundschaft zu befriedigen, deren Anforderungen in erster Linie im Wunsch nach Komfort und Einfachheit des äußeren Erscheinungsbildes bestehen. Henry Hobson Richardson und das Entwurfsbüro McKim, Mead and White entwickeln ihren Stil vor allem im Bereich des privaten Wohnbaus. Das Haus, das Richardson 1882/83 in Cambridge (Massachusetts) für Mrs. F. Stoughton errichtet, gehört zu den Meisterwerken des Shingle Style. Ursprünglich war der auf die Brattle Street führende Eingang ein zurückgesetzter Raum. Darüber befand sich eine zum ersten Geschoß offene Loggia, die heute mit Fenstern verglast ist. Der Eingang führt zu einer großen Halle, dem Dreh- und Angelpunkt der Innenaufteilung, am Schnittpunkt der beiden Flügel in Form eines großen L gelegen. Salon und Speisezimmer öffnen sich mit großen Flügeltüren zu dieser Diele, in der auch die Treppe beginnt, die einen viertelzylindrischen, von außen deutlich erkennbaren Raum ausfüllt. Henry H. Richardson hat die Silhouette des Hauses vereinfacht, indem er die horizontalen Linien betont. Die Verwendung von Schindeln, deren graue Farbe sich von den grünen Fensterumrahmungen abhebt, trägt zur Vereinheitlichung dieses bemerkenswerten architektonischen Ensembles bei. Der Eindruck von über den Baukörper gespannter Haut, das Vorherrschen der Horizontalen treten an die Stelle der Betonung von Struktur und kontrastreicher Silhouette der früheren Konstruktionen des Stick Style. Die Schindelverkleidung und die ineinander übergehenden Innenräume, die sich um eine zentralgelegene *hall* mit Treppenhaus gruppieren, keh-
Abb. 337 ren im Landhaus des Isaac Bell jr. in Newport, Rhode Island (1881–1882) wieder. Die Architekten McKim, Mead
Abb. 339 and White, bereits durch den Bau des Casinos in Newport (1879–1881) ausgewiesen, haben hier durch das Nebeneinander von Giebeln und konischen Baukörpern stärker das Pittoreske betont, ziehen über zwei Seiten des Hauses eine Veranda mit Säulen aus Bambusimitat und haben es verstanden, die beiden halbzylindrischen Baukörper der Bibliothek und einer Loggia über zwei Etagen miteinander auszugleichen. Die eklektizistische Bezugnahme auf Vorbilder (die Schindeln entstammen der amerikanischen Kolonialarchitektur, Schiebewände der japanischen Innen-

raumgestaltung) wird durch maßvolle Ornamentierung und die glatten Schindelflächen vereinheitlicht. Das erstaunlichste von McKim, Mead and White im Schindelstil geschaffene Landhaus ist leider zerstört worden. Das William Low House in Bristol, Rhode Island (1886–1887), besaß eine symmetrische Fassade unter einem breit ausladenden Dachgiebel. Ein Teil dieses Giebels umschloß sogar das Eingangsportal. An diesem Bau läßt sich die Suche nach Klärung der architektonischen Gestalt erkennen, ohne daß die Architekten auf kühne, phantasievolle Lösungen verzichten.

Durch sein schlichtes und relativ unscheinbares Äußeres ist der Shingle Style Ausdruck der puritanisch geprägten Lebensweise in den Vereinigten Staaten. Er ist als eine Baukunst angesehen worden, die vor allem für die gut betuchte Mittelklasse bestimmt war, für die Wohnen – wie es sich für ein demokratisches Land geziemt – Komfort und unprätentiöse Lebensart bedeutet. Verwurzelt in der technischen Kultur Amerikas, in der Holz als Baumaterial eine entscheidende Rolle spielt, und als Reminiszenz an die Kolonialzeit, gilt der Shingle Style als eine spezielle amerikanische Erfindung, als eine Formensprache, die den Anforderungen modernen Vorstadtlebens oder von Ferienhäusern entspricht. Angeregt durch Arbeiten von Vincent Scully (besonders „The Shingle Style Today or the Historian's Revenge", 1974), wurde der Shingle Style in den siebziger Jahren des 20. Jahrhunderts Gegenstand wachsenden Interesses von Architekten wie Robert Venturi und Charles Moore, die in ihm eine authentische Landestradition und die Verkörperung des spezifisch amerikanischen Einfamilienhauses sehen. Für sie stellt der Shingle Style jenseits des doppelten europäischen Einflusses im Historismus einerseits und dem „International Style" andererseits eine Quelle kultureller Kontinuität dar, an die man anknüpfen müsse. In jedem Falle ist der Shingle Style aber der Hintergrund, vor dem Frank Lloyd Wright seit den achtziger Jahren des 19. Jahrhunderts in Gestalt der „Präriehäuser" die Suche nach einer authentischen amerikanischen Architektur aufnahm.

DIE PRÄRIEHÄUSER FRANK LLOYD WRIGHTS

Im Jahre 1887 beendet Frank Lloyd Wright (1869–1959) sein Studium an der Universität Wisconsin in Madison und läßt sich in Chicago nieder, wo er einige Monate im Büro J. Lyman Silsbees arbeitet. Silsbee, ein Architekt der Ostküste, hat auch im Mittleren Westen gearbeitet und dort vor allem Landhäuser im Schindelstil geschaffen. Obgleich F. L. Wright die Projekte seines Meisters nicht sonderlich schätzt, erwirbt er in dieser Zeit durch seine Zeichenarbeit eine gute Kenntnis des Shingle Style. Davon zeugt sein eigenes 1889 in Oak Park (Illinois) gebautes *Abb. 338* Haus mit seinem typischen Giebel und vor allem der Schindelverkleidung. Ebenso entscheidend für die intellektuelle und künstlerische Bildung Frank Lloyd Wrights sind die Jahre 1888 bis 1893, die er im Architekturbüro Adler and Sullivan verbrachte. Louis Sullivan, ganz von Aufträgen für Bürogebäude in Anspruch genommen, überläßt seinem jungen Gehilfen die Verantwortung für Entwürfe von Privathäusern. So ist das Haus Charnley (1891) in der vorneh- *Abb. 340* men Astor Street in Chicago im wesentlichen auf F. L. Wright zurückzuführen. Dieses Stadthaus aus Ziegelsteinen mit symmetrischer Fassade trägt indessen noch nicht die Wrightsche Handschrift. In umfangreichen Anleihen bei der Ornamentik Sullivans – etwa an der Balkonbrüstung und am Fries erkennbar – bemerkt man die Bewunderung Wrights gegenüber jenem Menschen, den er stets nur „lieber Meister" nannte. Dankmar Adler, ein talentierter Ingenieur, vervollkommnet dann die technischen Fertigkeiten F. L. Wrights und flößt ihm die Neigung zu baulichen Innovationen ein. Von Louis Sullivan rezipiert er weniger formale Muster (mit Ausnahme eines gewissen Repertoires an dekorativen Elementen) als eine Architekturphilosophie, die auf dem Einfluß des Baumeisters auf die politische und soziale Organisation basiert. Die Ideale der organischen Architektur verdanken der Inspiration des Lehrmeisters viel, und Frank L. Wright erkennt diese Dankesschuld auch stets an. Indessen trennt sich Louis Sullivan 1893 von Frank L. Wright, als er erfährt, daß dieser nebenbei „schwarz" an Hausprojekten arbeitet. Dieser Vertragsbruch sollte freilich die gegenseitige Bewunderung der beiden Architekten nicht in Frage stellen.

Frank L. Wright eröffnet 1893 sein eigenes Büro in Oak Park. Das für William II. Winslow in River Forest, Illi- *Abb. 341* nois (1893), errichtete Landhaus markiert den Beginn seiner eigenständigen Karriere. Dieses Haus beruht auf dem Gegensatz zwischen vorderer und hinterer Fassade. Die Straßenfront mit ihrer axialen Symmetrie, der chromatischen Ausgewogenheit der Baumaterialien (Ziegel, Kalkstein, Ton), dem klaren Rhythmus der Öffnungen, dem regelmäßigen Profil trägt den Stempel des Klassizismus. Dagegen ist die Komposition der hinteren Fassade, die nur der privaten Nutzung dient, asymmetrisch und gründet auf dem Nebeneinander kontrastierender Baukörper (polygonale Formen, Treppenturm usw.). Dieser Teil des Winslow House zeigt, daß F. L. Wright der etwas gezwungenen und unnatürlichen Komposition der Hauptfassade keineswegs erlegen ist und daß er seine Erfindungsgabe unter Beweis zu stellen vermag. Einige Züge, die bald darauf die Präriehäuser kennzeichnen, sind hier bereits erkennbar: das zentrale Kaminmassiv (wie in der Kolonialarchitektur Neuenglands), die schützenden Überhänge des ausladenden Daches, die durch Komposition in Schichten betonte Horizontale, die noch von Louis Sullivan inspirierte Ornamentierung des Terrakottafrieses usw. Für den Geschäftsmann Ward W. Willitts errichtet Frank L. Wright in High- *Abb. 398* land Park (Illinois) das erste der großen Präriehäuser (1902 vollendet). Vom zentral gelegenen Kamin gehen die Flügel des Hauses ab, die sich durch Portale und Terrassen in die umgebende Natur hinein verlängern. Der Grundriß besteht aus dem Schnitt zweier Längsachsen und einer Transversalen. Durch diese kreuzförmige Anordnung führt Frank L. Wright eine asymmetrische Dynamik ein und bricht das geschlossene und kompakte Volumen des Hauses Winslow auf. Die Einbettung in die Natur, eine wesentliche Grundlage der Wrightschen organischen Architektur, wird durch das Ineinanderübergehen der Gebäudekörper erreicht, das die Grenzen zwischen Innen- und Außenraum verwischt, sowie durch die horizontalen Linien des Hauses, dessen weit vorkragendes Dach, Holzbalken und Terrassengeländer jeweils parallele Ebenen zum Erdboden bilden. Das Haus spiegelt gewissermaßen die flache Prärielandschaft des Mittleren Westens wider, besonders in den Wohnvororten am Ufer des Michigansees nördlich von Chicago. Zum japanischen Einfluß gesellen sich Anklänge an die englische Architektur der Tudorzeit (sichtbare Balkenstruktur, Ausfachung mit Gips und Stuck; Fenster mit kleinen Bleiglasscheiben); alles zusammen ergibt einen vollkommen neuen Haustyp.

Das Landhaus Ward W. Willitts' gehört zur originellsten Serie unter den Präriehäusern. Dieser Typ zeichnet sich durch ein Kern- oder Herzstück des Hauses aus, von dem der kreuz-, L- oder T- förmige Grundriß ausgeht. Das Landhaus Darwin D. Martins in Buffalo, New York (1904), jenes für Susan Lawrence Dana in Springfield, Illinois (1902) und das Coonley House in Riverside, Illinois (1908), zählen zu den Meisterwerken der Wrightschen Wohnbaukunst. In den bescheideneren Wohnhäusern, beispielsweise dem von Isabel Roberts in River Forest, Illinois (1908) oder dem von Mrs. Thomas Gale in Oak Park, Illinois (1909), sind die Effekte weniger spektakulär, doch man stößt hier noch stärker auf die feinen Wesensmerkmale, die die Schönheit der Baukunst Frank Lloyd Wrights und seiner Präriehäuser ausmachen. Der Architekt hat hier Kellerräume ebenso wie Dachböden weggelassen. Das Haus ist auf dem Erdboden durch ein gut beleuchtetes und belüftetes Erdgeschoß verankert. Das dem Wohnen dienende erste Geschoß ragt über den Unterbau hervor und ermöglicht einen Ausblick in die unmittelbare landschaftliche Umgebung oder in weitere Ferne. Im Inneren variieren die Deckenhöhen von einem Zimmer zum anderen, was intensive Raumerlebnisse schafft. Der vor dem Kamin liegende Aufenthaltsraum erstreckt sich häufig über zwei Ebenen (so etwa im Haus von Isabel Roberts in River Forest). Ein anderes Beispiel für weite Räume über zwei Etagen bieten Diele, Speisezimmer und Galerie des Hauses Dana in Springfield. Die Zimmer der Präriehäuser sind freilich oftmals von relativ niedriger Deckenhöhe. Über diese Frage der Proportionen seiner Wohnbauten hat sich Frank Lloyd Wright in seiner Autobiographie im Zusammenhang mit dem Bau eines neuen Hauses deutlich geäußert: „Da ich als Maßstab die Größe eines Menschen zugrunde lege, habe ich das ganze Haus niedriger gehalten, um es an eine normale Person von, sagen wir, 1,74 m anzupassen. Das ist meine Größe. Da ich jedes andere Maß als

Abb. 344

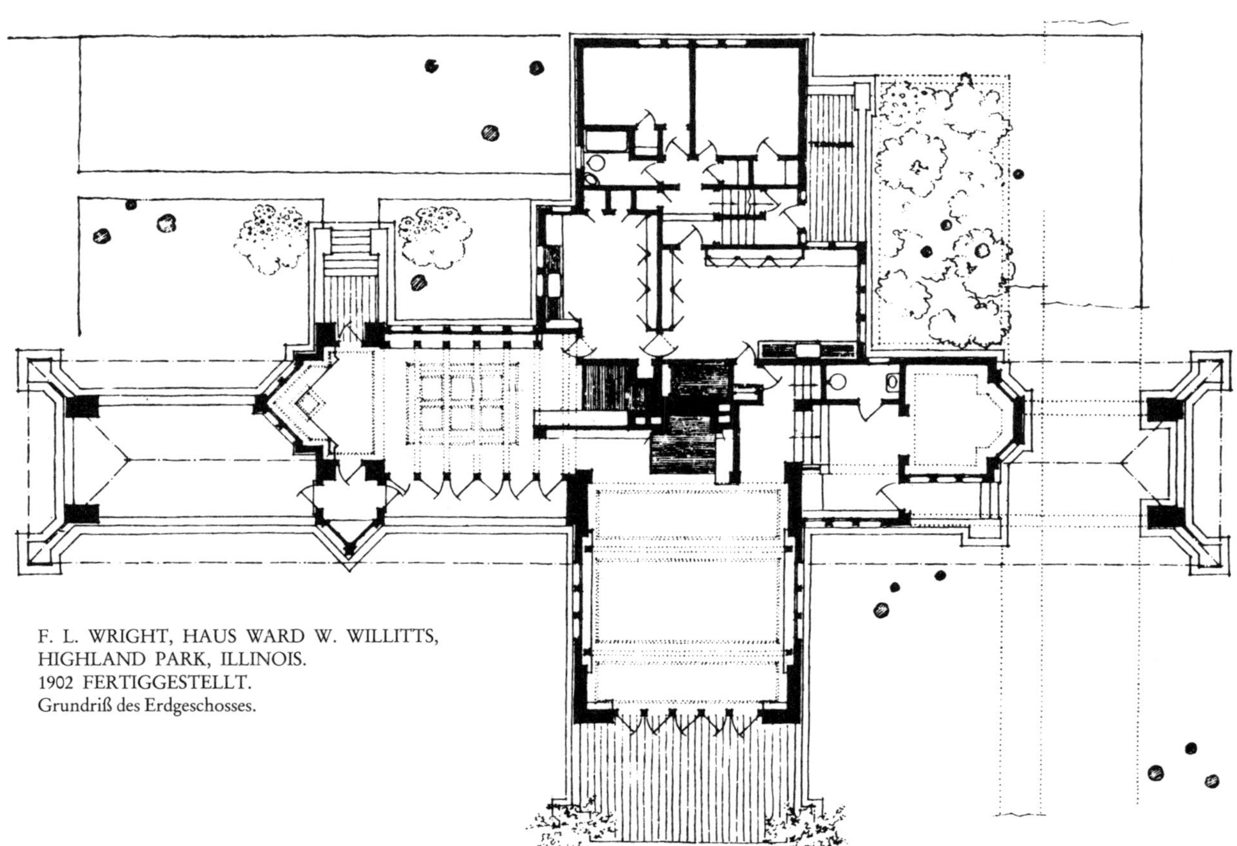

F. L. WRIGHT, HAUS WARD W. WILLITTS, HIGHLAND PARK, ILLINOIS. 1902 FERTIGGESTELLT.
Grundriß des Erdgeschosses.

das des Menschen ablehne, erweiterte ich die Baumassen, wo ich nur konnte, damit das niedrige Ensemble geräumig werde. Man hat gesagt, daß, wenn ich acht Zentimeter größer gewesen wäre als 1,74 m, alle meine Häuser gänzlich andere Proportionen hätten. Nun, das ist wahrscheinlich."

Das Bemühen um gediegene Atmosphäre und Komfort ist charakteristisch für die Arbeit Frank Lloyd Wrights. Heizung, Beleuchtung, Belüftung, Installationen, Leitungen: die technischen Räume, die gleichsam ein Zirkulationssystem des Hauses bilden, sind geschickt in die Innenraumgliederung integriert und bringen auch plastische Neuerungen hervor, zum Beispiel Lüftungsgitter oder vollendet gearbeitete Einbauschränke, die Heizkörper verdecken usw. Mit den Präriehäusern verfolgt Frank Lloyd Wright den Anspruch, Gesamtkunstwerke zu schaffen. Er selbst entwirft auch überwiegend das Mobiliar und die Innenausstattung seiner Architektur, da er in dieser Hinsicht *Abb. 207* Künstlern mißtraut, die die Aufmerksamkeit vom architektonischen Ganzen ablenken könnten. Das Haus Robie in *Abb. 345* Chicago (1906 – 1909) verdeutlicht nachgerade in höchster Vollkommenheit den Stil der „Prairie Houses", für die es im übrigen zu Recht als eines der berühmtesten Beispiele gilt. Frederick C. Robie, ein junger Industrieller von 27 Jahren, wendet sich 1906 an Frank Lloyd Wright wegen der Planung seines Familienhauses, das er mit den Bequemlichkeiten und Sicherheitsstandards des modernen Lebens ausgestattet wünscht. Die Parzelle, sie ist lang und schmal, liegt im Süden Chicagos in der Nähe der Universität. Doch dieses Hemmnis wird vom Architekten, der eine Struktur mit ausgeprägter horizontaler Linie schuf, auf bewundernswerte Weise gemeistert. Die horizontale Achse wird durch die Vertikale von Kamin und Herd geschnitten. Vorkragende Dächer, Terrassen, niedrige Mauern, kleine Gärten führen hier zu einer meisterlichen Dekonstruktion des Hauses als Kasten. Das Bild eines Ozeandampfers drängt sich auf: die Enden der Gemeinschaftsräume laufen wie ein Schiffsbug in dreieckige Formen aus, die Abstufung der Räume läßt an Schiffsbrücken denken und mündet in den als Belvedere gestalteten Überbau in der zweiten Etage. Das Haus aus Ziegelmauerwerk, verbunden mit Stahlträgern, besitzt einen bescheidenen, fast verborgenen Eingang, wie es bei den Präriehäusern häufig der Fall ist. Frank Lloyd Wright hat eine mit den modernsten Errungenschaften des damaligen Wohnkomforts ausgestattete Anlage geschaffen: indirekte Beleuchtung des Salons bzw. des Speisezimmers (mit Gittern an der Decke oder Kugelleuchten), Frischluftzufuhr durch Ventilatoren, die hinter Gittern an verschiedenen Stellen der Zimmerdecke in den Gemeinschaftsräumen und in den Dachvorsprüngen verborgen sind, Heizung, sinnvoll plazierte Schränke und Stauräume, Garage für drei Wagen neben dem Haus, im Gebäudeinneren getrennte Bewegungskreisläufe für Eigentümer und Bedienstete usw. Das Erdgeschoß ist für die Kinder bestimmt: Sicher und behütet konnten sie auf dem mit einer kleinen Mauer umgebenen Hof spielen, und Mrs. Robie konnte sie vom Balkon der ersten Etage beaufsichtigen. Auf diese Weise ist eine Bedingung des Programms vernünftig gelöst. Das erste Geschoß um den doppelten Kamin herum ist Gemeinschaftsraum mit Salon und Speisezimmer. Über dem piano nobile mit den fließend ineinander übergehenden Räumen erhebt sich die Etage mit den Wohnzimmern der Eigentümer. Diensträume, Anrichtezimmer, Küche, Dienstbotenkammern sind in einem zum Haupttrakt versetzten Flügel untergebracht, was die dynamische Wirkung der Komposition und der Anlage steigert. Dieses komplexe Haus besteht aus einer Reihe von räumlichen Ebenen; die geometrische Gestaltung der Linien und der Außenansicht wird jedoch durch die Einbeziehung der Natur – Pflanzen und Blumen bilden hier so etwas wie hängende Gärten – gemildert. Mit diesem Werk faßt Frank Lloyd Wright seine Ästhetik des amerikanischen Wohnbautyps der „Prairie Houses" bündig zusammen und nimmt dennoch die jüngsten Errungenschaften des Komforts, denen seine Kunden aus der oberen Mittelklasse anhängen, in seine Baukunst auf.

Zur gleichen Zeit führt der Unity Temple, das in Oak Park, Illinois (1904 – 1906) errichtete Gotteshaus der Unita- *Abb. 22* rier, entscheidende Innovationen auf dem Gebiet der Sakralarchitektur ein. Für diese kleine Kongregation freigeisti- *Abb. 343* ger Protestanten, die nur über beschränkte Finanzmittel verfügt, bricht Frank Lloyd Wright mit der Tradition der „kleinen weißen Kirche Neuenglands mit schlankem Glockenturm, der steil in den Himmel aufragt". „Warum in den Himmel hinaufragen?" fragt der Architekt im Hinblick auf dieses Projekt in seiner Autobiographie von 1932. Er trifft die Entscheidung zugunsten der Horizontalen bei jenem Gebäude, einem eher dem Menschen als Gott geweihten Tempel. Der kubische Tempel selbst ist durch einen tiefergelegenen Eingang mit dem rechteckigen Gebäudekörper des Pfarrzentrums verbunden. Die drei wichtigsten Funktionen sind durch unterschiedliche Räume deutlich separiert und artikuliert. Dieses Kompositionsprinzip, das einen großen Teil der Architektur des 20. Jahrhunderts kennzeichnet, wird hier rigoros durchgeführt, ohne jedoch ein heterogenes Bauwerk hervorzubringen. Die Konstruktion aus *in situ* gegossenem Stahlbeton, der an einigen Stellen gekörnt bleibt, verleiht dem Gebäude ein undurchsichtiges, verschlossenes Äußeres – wie eine vor der Außenwelt und dem Stadtlärm geschützte Festung. Das sanfte, goldene Licht im Inneren des Tempels entsteht durch Fensterreihen unterhalb des Daches, vor allem aber durch das zenitale Licht, das durch eine Reihe von Deckenfenstern mit bernsteinfarbenen Scheiben fällt, die durch die gekreuzten Betonträger des flachen Daches betont werden. Diese leuchtende Decke konstituiert ein bemerkenswertes, abstrakt-dekoratives Ensemble, das die geometrischen Züge der inneren Ornamentierung und der Leuchten vervollständigt. Der Zugang von der Straßenseite in die verschiedenen Räume erfolgt auf verschlungenen Wegen; die Bewegungsrichtung wird nicht mehr durch Längsachsen bestimmt. Frank L. Wright wollte hier Räume im Gegensatz zur Stadt schaffen, die zugleich intimer, enger und weniger feierlich sind. Der religiöse Mensch der Gegenwart wird im Unity Temple neuen räumlichen und gemeinschaftlichen Erfahrungen ausgesetzt. Die Tatsache, daß dieses Gebäude nach 1910 und in den zwanziger Jahren ein Lehrstück plastischer Ordnung für die holländischen Architekten des „Stijl" gewesen ist, vergrößert seine historische Bedeutung.

URSPRUNG UND ENTWICKLUNG DES WOLKENKRATZERS IN NEW YORK UND CHICAGO

Die Wolkenkratzer, jene „hohen eisernen Auswüchse" (*high growths of iron*), die Walt Whitman in seinem Gedicht „Mannahatta" in den „Grashalmen" besang, markieren von der „Reconstruction" an den unwiderruflichen Eintritt Amerikas in die bauliche Moderne, allerdings nicht ohne grundsätzliche Probleme aufzuwerfen. Zwei in New York zwischen 1873 und 1875 errichtete Bürogebäude zählen zu den allerersten Hochbauten überhaupt: das New York Tribune Building von Richard Morris Hunt und das Western Union Telegraph Building von George B. Post, einem Schüler Hunts. Beide Gebäude haben tragende Wände aus Mauerwerk, die mit einem Stahlskelett im Inneren verbunden sind, eine nahezu identische Höhe, die die konstruktiven Grenzen der Zeit verdeutlicht (das Tribune Building ist 78 Meter, der Bau von George B. Post 69 Meter hoch), und vor allem die gleiche Grundanordnung der Baumassen, nämlich eine annähernd kubische Basis, über der sich ein Uhrturm erhebt. Diese Verbindung der Baukörper erfreute sich bis ins erste Jahrzehnt des 20. Jahrhunderts der Gunst der New Yorker Architekten (das Singer
Abb. 24, 331, 349 Building von Ernest Flagg [1898–1904] und das Woolworth Building von Cass Gilbert [1913] stellen eindrucksvolle Variationen dieses Themas dar). Beide Gebäude besitzen mächtige Dächer; Richard M. Hunt bevorzugt den Lukarnen-Abschluß, während George B. Post entschiedener die französische Tradition der Mansardendächer mit ihren steil abfallenden Dachschrägen nachahmt. Die Türme, angeregt vom Campanile auf der Piazza di San Marco in Venedig oder vom Big Ben, beherrschten das New Yorker Stadtbild der damaligen Zeit. In einem 1899 in „The Architectural Record" veröffentlichten Artikel bezeichnete der namhafte Architekturkritiker Montgomery Schuyler diese Konstruktionen als „bescheidene Anfänge" und äußert Bedenken über die Art, in der die Architekten das künstlerische Problem des Wolkenkratzers gelöst haben: „Eigensinnig und exzentrisch haben sie die Fassade geteilt und die Stockwerke gruppiert." Dieses Urteil eines Zeitgenossen muß jedoch differenziert werden, denn das Werk Georg B. Posts erscheint deutlicher dem Historismus zugehörig als das Schaffen Richard M. Hunts, das eher von rationalistischen Absichten geprägt ist. Jedenfalls zeigen diese beiden historisch einflußreichen Beispiele, wie der bis dahin unbekannte Typ des Hochhauses nach 1870 machtvoll unter die Bauformen der architektonischen Tradition drängte.

Der Wolkenkratzer stellt eine vollkommen neue Gebäudekategorie dar, für die die Architekturgeschichte auf den ersten Blick scheinbar keine Lösungen zu bieten vermochte. John Wellborn Root (1850–1891), der gemeinsam mit Daniel H. Burnham in Chicago ein Architektenbüro betreibt, beschreibt in einem Vortrag am Art Institute in Chi-
Abb. 384 cago im Juni 1890 die neue Situation am Ende des 19. Jahrhunderts: „Nicht allein die vorgefundenen Gebäudetypen sind durch die modernen Bedürfnisse tiefgreifend verändert worden, sondern neue, ausschließlich dem Heute angemessene Typen sind geschaffen worden, von denen noch vor zwanzig Jahren niemand zu träumen gewagt hätte. Unter diesen will ich die gewaltigen Bauten erwähnen, die in New York, Boston, Chicago und anderen Städten entstanden sind, ihre neun, zehn, zwölf und sechzehn in den Himmel ragenden Stockwerke, in denen sich manchmal drei- oder viertausend Personen aufhalten, die den Lebensunterhalt von weiteren acht- bis zehntausend Seelen bestreiten. Diese Gebäude, Produkte nie dagewesener kommerzieller Verhältnisse, sind in allen wesentlichen Bestandteilen neu." Und der Architekt schlußfolgert: „Untersucht man die von diesen Bauten aufgeworfenen Probleme, [...] überkommt uns gewiß die Ahnung, daß keinerlei schon vorhandene architektonische Form geeignet ist, sie zu lösen." Der Hochbau stellt die amerikanischen Architekten im letzten Viertel des 19. Jahrhunderts nicht nur in technischer Hinsicht vor Fragen, sondern wirft auch formale, ästhetische und symbolische Probleme auf. Die Vielfalt der bekannten architektonischen Lösungen zeigt, daß die Geschichte des amerikanischen Wolkenkratzers sehr
Abb. 380, 381 komplex ist und sich als Phänomen der Moderne einer allzu schematischen Interpretation entzieht. Tastende Versuche, zögernde Bewegungen, Rückschritte oder Stagnation sind stets eng mit Neuerungen verbunden. New York, das ist am Beispiel der Gebäude des New York Tribune und des Western Union Telegraph bereits gezeigt worden, nimmt in dieser Geschichte einen festen Platz ein, davon wird auch noch zu sprechen sein. Doch in Chicago fand diese Entwicklung ihren prägnantesten Niederschlag. Im letzten Viertel des 19. Jahrhunderts durchläuft die Stadt mit ihrem überwältigenden Wachstum in wenigen Jahren in komprimierter Form das rasche Fortschreiten der Hochbauweise. Ebenso wie der Wolkenkratzer, nach Auffassung John Roots, einen Bruch der Größenordnung in

der Architekturgeschichte zu bedeuten scheint, ist Chicago quasi auf einer tabula rasa, auf der durch den Großbrand vom Oktober 1871 verwüsteten Fläche, errichtet worden. Die beinahe vollkommen neue Stadt, rasch zu einer Metropole geworden, sieht in den folgenden Jahrzehnten im Loop, dem zentralen Geschäftsviertel, Wolkenkratzer verschiedener Formen entstehen, die aus der sogenannten Schule von Chicago hervorgehen.

Der amerikanische Wolkenkratzer entsteht aus dem Zusammentreffen verschiedener Faktoren. Der von Elisha Otis in den fünfziger Jahren des 19. Jahrhunderts entwickelte Fahrstuhl erlaubt die Eroberung der Höhe und findet rasche Verbreitung. Während des gesamten 19. Jahrhunderts verbessern sich die Konstruktionstechniken und ermöglichen die vertikale Architektur. Nach und nach folgt auf die Konstruktion aus Mauerwerk mit tragenden Wänden zunächst ein hybrides System (Stützmauern, inneres Gerüst aus Guß- und Schmiedeeisen), dann besonders das Stahlskelett, daß sich seit Ende der achtziger Jahre allgemein verbreitet und entscheidende Weiterentwicklungen einleitet. Die auf dem Schachbrettplan beruhende amerikanische Stadtplanung und -bebauung erweist sich für den Wolkenkratzer als besonders empfänglich und hat dessen Herausbildung beschleunigt. Die vertikale Architektur fügt sich punktuell in das städtische Netzwerk ein, ohne die Rationalität und Funktionalität des gesamten Gefüges in Frage zu stellen. Ökonomisch ist der Wolkenkratzer den Gesetzen der Rentabilität und der Grundstücksspekulation unterworfen, die dazu zwingt, den Ertrag des investierten Kapitals durch vielfache Nutzung der Bodenparzelle maximal zu steigern. Die in voller Entfaltung stehende kapitalistische Wirtschaft, von der die Vereinigten Staaten in der Zeit zwischen Sezessionskrieg und Erstem Weltkrieg ein besonders deutliches Bild abgeben, dient als Hintergrund für die Architektur der Hochbauten. Unter diesem Blickwinkel ist der Wolkenkratzer schlicht und einfach als Instrument finanzieller Effektivität betrachtet worden, ein Spekulationsobjekt, dessen Schicksal darin besteht, alsbald durch ein neues, noch einträglicheres Gebäude ersetzt zu werden. So mußte sich das Streben nach Form und ästhetischer Qualität mitunter gegen allzu utilitaristische Forderungen behaupten. Der Wolkenkratzer, der anfangs Büroräume umfaßt, zeugt vom wachsenden Anteil des Dienstleistungssektors in der amerikanischen Wirtschaft nach dem Sezessionskrieg. Er setzt außerdem eine Wirtschaftsorganisation voraus, die auf der Konzentration und der Tendenz zu Großunternehmen beruht, die allein in der Lage sind, solch anspruchsvolle Immobiliengeschäfte zu finanzieren. Die Wirtschaftsmacht liegt in den Händen mächtiger Magnaten, die im Guten wie im Schlechten den Unternehmergeist und bisweilen die Raffgier des „Gilded Age" verkörpern. Aus dieser Klasse der mehr oder weniger reichen Magnaten kam im letzten Viertel des 19. Jahrhunderts ein Großteil der Kundschaft der Architekten. In Chicago beispielsweise denkt man sofort an die Namen Levi Leiter und Marshall Field. In einem auf Konkurrenz gegründeten Wirtschaftssystem ist der Wolkenkratzer, trotz der Tendenz zur Monopolbildung, Träger eines Unternehmensbildes und Bestandteil eines Spiels symbolischer Rivalitäten, die sich an formalen Unterschieden und dem Höhendrang erkennen lassen. Mithin demonstriert der Wolkenkratzer auf verschiedenen Ebenen die für die amerikanische Moderne so charakteristischen Brüche in den Maßverhältnissen: in der Konstruktion wie in den Dimensionen, ebenso aber in der Stadtgestaltung, auf wirtschaftlichem Gebiet, ästhetisch oder sozial (etwa mit den Risiken eines vielzelligen, anonymen und standardisierten Raumes).

Die Tatsache, daß es für den Wolkenkratzer keine Vorbilder gab, bedeutet indessen nicht, daß die Architekten aufgehört hätten, auf vorhandene Formen zurückzugreifen. In den siebziger und achtziger Jahren des 19. Jahrhunderts versuchten die Architekten Chicagos das Problem der Höhe zu lösen, indem sie die europäischen Gestaltungsprinzipien einfach übereinanderstellten oder in die Länge zogen. Doch auf diese Weise entkräfteten sie systematisch das auf den ästhetischen Kanon Europas gegründete Maßsystem. Bei dem fünfgeschossigen McCarthy Building, das *Abb. 350*
1872, also ein Jahr nach der Feuersbrunst, in Chicago gebaut wurde, hat sich John Mills Van Osdel von italienischen Vorbildern mit übereinandergestellten Säulenordnungen und Kranzgesims inspirieren lassen. Ebenso türmen die Architekten Wheelock und Thomas 1874 beim Delaware Building die Stockwerke übereinander (die letzten zwei Geschosse wurden 1889 ergänzt), indem sie durch die verschiedene Formgebung der Mauerdurchbrüche und Fensteröffnungen den Eindruck von Monotonie und mechanischer Wiederholung zu vermeiden suchen. Europäische Modelle sind durchaus gegenwärtig, die Ausmaße des achstöckigen Gebäudes machen jedoch traditionelle Gestaltungsprinzipien hinfällig. Die ersten Hochhäuser geben sich als Paläste, freilich mit anderen Dimensionen als ihre europäischen Vorläufer.

Die Bezugnahme auf den Palast ist an dem architekturgeschichtlich einflußreichen Warenhaus Marshall Field zu *Abb. 347*
erkennen, das 1885–1887 von Henry Hobson Richardson gebaut wurde. Dieser Handelsbau, der gemauerte Außenwände mit einem guß- und schmiedeeisernen Innenskelett kombiniert, ist eine Abwandlung der florentinischen Paläste des 15. Jahrhunderts. Die Verwendung groben Bossenwerks und gewölbter Fensternischen läßt an den Palazzo der Medici-Riccardi oder an den Palazzo Pitti denken. Indem er mehrere Stockwerke unter einem einzigen Rundbogen vereint, gestaltet Henry Richardson den Rhythmus der Maueröffnungen vielfältig und abwechslungsreich. Neuromanische Motive und Elemente der Neorenaissance vermengen sich in diesem eklektizistischen Bauwerk mit sieben Etagen, an dem sich die Wirkungsmacht europäischer Vorbilder und die Schwierigkeit ablesen lassen, diese an den städtischen Kontext der damaligen Zeit jenseits des Atlantiks anzupassen. Deswegen hat Louis Sullivan in seinen

„Kindergarten Chats" seine Bewunderung für dieses Gebäude ausgedrückt. Er erkannte in Richardson eine starke *Abb. 25, 360* künstlerische Persönlichkeit und ein Temperament, das ihn stark beeinflußt hat. Das Rookery Building, von D. N. Burnham und I. W. Root 1885–1886 in Chicago errichtet, suggeriert das Bild eines Palastes durch seine über das Dach hinausreichenden Erkertürmchen. Der monumentale Rundbogeneingang verrät den Einfluß Richardsons. In der Mitte dieses Bürogebäudes mit quadratischem Grundriß liegt ein Hof, dessen ihn umgebende Fassaden überaus nüchtern aussehen. Diese quasi privaten Fassaden, die nur von den Angestellten gesehen werden, die im Hause arbeiten, unterliegen keineswegs denselben Ansprüchen dekorativer Prachtentfaltung wie die öffentlichen Fassaden, die auf die Straße weisen. Die große Eingangshalle mit Glasdach und sichtbarer Stahlskelettstruktur, ursprünglich von John Root geplant, 1905 dann von Frank Lloyd Wright erneuert, erinnert an die prunkvollen Räume der großen Pariser Warenhäuser der Zeit.

Abb. 351, 353 Louis Sullivan steht mit seinem ersten bedeutenden Bauwerk in Chicago, dem 1889 vollendeten Auditorium Building, in der Traditionslinie Henry Richardsons. Der Bau beherbergt ein Hotel, ein Bürohaus und ein Theater zugleich: diese Polyfunktionalität war vom Auftraggeber Frederick W. Peck aus Gründen der finanziellen Rentabilität so gewünscht worden. In der Gestaltung der Außenmauern ließ sich Louis Sullivan von den plastischen Qualitäten des Warenhauses Marshall Field anregen. Die Vielfarbigkeit (Verblendungen aus Granit am Sockel, Kalkstein in den oberen Etagen), die Oberflächenkontraste der verschiedenen Baustoffe, der Rhythmus der Maueröffnungen, die Größe der Rundbögen: all das zeugt vom Einfluß Henry Richardsons. Die Höhe des zehnstöckigen Gebäudes hat die Zeitgenossen so verblüfft, daß man gar von einer „zyklopischen Konstruktion" gesprochen hat. Die Gliederung der Fassade beruht freilich noch immer auf klassischer europäischer Architektur. Der große Theatersaal, von dem Ingenieur und Geschäftspartner Louis Sullivans, Dankmar Adler, entworfen, weist bemerkenswerte akustische *Abb. 352* Qualitäten auf, die auf den neuesten technischen Errungenschaften beruhen. Das sechzehnstöckige Monadnock Building, dessen Nordflügel 1891 von dem Architektenbüro D. N. Burnham und J. W. Root vollendet wurde, steht auf sehr dicken Stützmauern aus Ziegelsteinen (ca. 1,80 Meter am Sockel und 0,45 Meter an der Spitze); daher rührt auch das wuchtige, massive Aussehen dieser Konstruktion, der John Root aus ästhetischen Erwägungen die Form der Pylone eines ägyptischen Tempels verlieh. Bar jeder äußeren Verzierung, wie es die Auftraggeber Peter Brooks und Owen Aldos verlangt hatten, markiert das Monadnock Building bautechnisch die äußerste Grenze der Konstruktion mit gemauerten Außenwänden für Wolkenkratzer. Es kündigt bereits die Ära der Stahlskelettbauweise an.

Das Metallgerüst wird empirisch und pragmatisch durch den Ingenieur William Le Baron Jenney (1832–1907), der seine Ausbildung an der Pariser École centrale des Arts et Manufactures genossen hatte, für die Konstruktion des Wolkenkratzers verwendet. Beim First Leiter Building (Chicago 1879) ist das Eisengerüst im Verhältnis zu den Mauerelementen der Fassade noch selbständig. Die Pfeiler, da sie keine tragende Funktion mehr zu erfüllen hatten, wurden verkleinert, so daß die verglasten Flächen größer wurden. Damit fiel mehr Tageslicht in den Raum, der *Abb. 346* einer Art Warenlager glich. Das Aussehen eines „Glaskastens" hat schon die Zeitgenossen erstaunt. Das Home Insurance Building von William Le Baron Jenney (Chicago 1885, 1931 abgerissen) vereinte vielfältige Konstruktionstechniken: mit Granit verkleidete Erdgeschoßstützen, guß- und schmiedeeiserne Pfosten, schmiedeeiserne Balken und vor allem ab der siebenten Etage Stahlträger. Die Einführung von Eisen- und Stahlelementen, eine technische Innovation, hat allerdings die Bezüge auf frühere Palastarchitektur – die überdies an diesem Beispiel besonders augenfällig sind – keineswegs in Frage gestellt. Für William Le Baron Jenney ist das Stahlskelett ein technisches Konstruktionsmittel, nicht jedoch die Grundlage für eine neue Architektur.

Seit den achtziger Jahren wird in Chicago die Schublast des Hochbaus durch eine Skelettstruktur aus genieteten Stahlpfosten und -trägern aufgefangen, die mit feuerbeständigem Material wie Ton verkleidet ist. (Die Erinnerung an geschmolzene Stahlskelette nach dem Großbrand von 1871 läßt die Architekten nicht mehr los). Diese Technik der Montage vorgefertigter und genormter Teile, die zuerst für die Herstellung und Verlegung von Eisenbahnschienen weiterentwickelt wurde, ist den Architekten damals von den Eisen- und Stahlfabrikanten angeboten und verkauft worden, die im Baugewerbe einen zusätzlichen Absatzmarkt für ihre Produkte entdeckten. Louis Sullivan hat diese Situation in seiner Autobiographie treffend beschrieben. Das Metallgerüst ist die pragmatische Antwort auf die Probleme der Hochbauweise. Im Gegensatz zu den europäischen Avantgardisten im zweiten und dritten Jahrzehnt des 20. Jahrhunderts, die dem Skelett einen symbolischen, ja mystischen Wert zuschrieben und es als Baustein für eine neue Welt ansahen, haben es die amerikanischen Architekten stets unter empirischen Gesichtspunkten betrachtet – dies trotz der Tatsache, daß der Übergang von einer Architektur des Mauerwerks zu einer Skelettarchitektur oder, wie der Historiker Carl Condit in „The Chicago School of Architecture" schreibt, vom „Krustentier mit steinernem Panzer" zum „nur mit einer dünnen Haut überzogenen Wirbeltier" entscheidende Brüche mit sich bringt. Man kann durchaus sagen, daß die Stahlskelettbauweise für die zeitgenössische Architektur dasselbe bedeutet wie die Säule in der klassischen Architektur: sie bedingt Grundrißraster und Maßverhältnisse, also Proportion, Rhythmus und Regelmäßigkeit. Sie kann unterschiedliche, ja grundverschiedene Kunstauffassungen begründen. Kurz gesagt, besteht nunmehr die Alternative zwischen einer Scheinarchitektur, bei der die Struktur hinter einer dekorativen Verkleidung aus Stein oder Ton verborgen wird, und dem Funktionalismus, der davon ausgeht, daß das Erscheinungsbild eines Gebäudes die Funktion seiner konstruktiven Realität, also des Skeletts, ist. In der Praxis gehen die Wolkenkratzer des ausgehenden 19. Jahrhunderts oft aus beiden Positionen gleichermaßen hervor; daher kann man sie ebenso als Ausdruck der Modernität wie des Eklektizismus interpretieren.

Das Problem der Behandlung der Höhe, das durch die Verwendung des Stahlskeletts noch drängender geworden war, veranlaßt die Architekten in den neunziger Jahren des 19. Jahrhunderts, den Kunstgriff der Analogie mit der Säule anzuwenden. Dieses Verfahren, das darin besteht, das vertikale Bauwerk wie eine riesige Säule mit Basis, Schaft und Kapitell zu entwerfen, ermöglicht es, den Bau als geschlossenes Ensemble zu gestalten, die Beziehungen der Teile zum Ganzen ausreichend theoretisch zu durchdringen und das zu vermeiden, was die Redakteure der Zeitschrift „The Architectural Record" damals als „architektonische Entgleisungen" bezeichneten. In jedem Fall wird das schlichte und einfache Übereinanderstellen identischer Stockwerke von den damaligen Kritikern als Ausdruck einer künstlerischen Niederlage verurteilt. Das von D. H. Burnham and Co. erbaute Reliance Building (Chicago, 1895), ein Geschäftshaus mit Stahlskelett, besitzt neugotische Terrakotta-Dekorationen, die die innere Struktur nach außen transparent werden lassen. In der Retrospektive vermochte dieses schlanke Gebäude mit seiner entmaterialisierten Wirkung als Vorwegnahme der Stahl-Glas-Wolkenkratzer etwa eines Mies van der Rohe erscheinen. Zur Zeit seiner Fertigstellung wurde es jedoch heftig kritisiert. Der einflußreiche Kritiker Montgomery Schuyler meinte 1895 in bezug auf das Reliance Building, „das Problem des Wolkenkratzers ist unlösbar", denn die Architekten begnügten sich mit der Problemstellung, sie ergriffen aber keine ästhetische Position. Die sich wiederholenden Maßverhältnisse bringen Konzepte durcheinander, aber eine Lösung des durch den Hochbau aufgeworfenen Formenproblems wird nicht angeboten. Die Analogie zur Säule ermöglicht jetzt einen Ausweg aus dieser Sackgasse. Die Architekten W. Holabird und M. Roche griffen für ihr Marquette Building (Chicago 1895) darauf zurück. Seine *Abb. 358* dreiteilige Gliederung ist trotz der klassizistischen Dekoration augenfällig. Die neugotische Ornamentierung des Fisher Building (D. H. Burnham and Co., 1896) in Chicago läßt ebenfalls eine dreiteilige Gesamtkomposition erken- *Abb. 357* nen. In beiden Fällen stellt der Eklektizismus der Schmuckelemente die Konzeption des Wolkenkratzers als einer unendlich großen Säule nicht in Frage.

Der Beitrag Louis Sullivans (1856–1924) zur Frage des Wolkenkratzers geht über den einfachen Funktionalismus hinaus. Nachdem er die Werke Richardsons gründlich studiert hatte, baut er in den neunziger Jahren Hochhäuser, die dem dreiteiligen Gliederungsprinzip entsprechen. In seinem berühmten Artikel von 1896 „The Tall Office Building Artistically Considered" rechtfertigt Louis Sullivan die dreiteilige Komposition der Wolkenkratzer durch ihren Funktionalismus und die Raumausnutzung: „Wo die Funktion sich nicht ändert, ändert sich auch die Form nicht." Dennoch legt er den Schwerpunkt zunächst nicht auf den Ausdruck der Struktur oder die Anpassung an die Form, weil er im Wolkenkratzer die Möglichkeit sieht, den großartigen Aufschwung des amerikanischen Wirtschaftslebens am Ende des 19. Jahrhunderts plastisch abzubilden. In demselben Artikel schreibt er: „Was ist das charakteristische Merkmal eines mehrstöckigen Gebäudes? Unsere Antwort lautet: seine Großartigkeit. Diese Großartigkeit läßt es in den Augen desjenigen, der von Natur aus Künstler ist, so aufregend erscheinen, sie ist das eigentliche und klarste Merkmal der verführerischen Wirkung des Hochhauses. Sie muß ihrerseits der beherrschende Zug in der Ausdrucksweise des Künstlers sein, die eigentliche Triebfeder seiner Phantasie. Das Gebäude muß hoch sein. Es muß die Kraft und die Macht der Höhe, die stolze Herrlichkeit des Über-sich-Hinauswachsens besit-

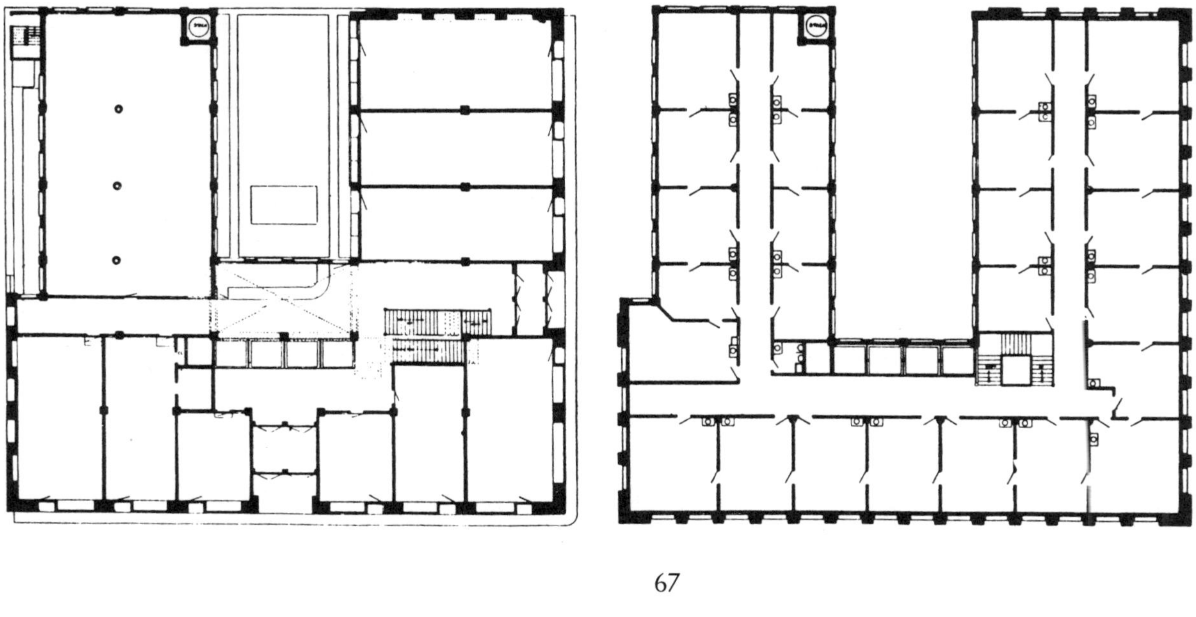

ADLER UND SULLIVAN, WAINWRIGHT BUILDING, SAINT LOUIS, MISSOURI. 1890–1891.
Grundriß des Erdgeschosses (links) und einer Büroetage (rechts).

zen. Es ist das neue, unerwartete und beredte Erscheinungsbild strenger, unheimlicher, ja erschreckender Umstände." Diese Zeilen entstanden, kurz nachdem Louis Sullivan drei für seine Methode typische Wolkenkratzer gebaut hatte: das Wainwright Building in Saint Louis, Missouri (1890–1891), das Stock Exchange Building in Chicago (1893–1894) und das Guaranty Building in Buffalo (1894–1895). Bei allen drei Bürohäusern mit Stahlskelett und Flachdach hat Louis Sullivan das Prinzip der sichtbaren Struktur ebenso wie die strikte funktionalistische Überzeugung, wonach die äußere Form von der Funktion der Innenräume abhängt, recht freizügig gehandhabt. (Sullivan ist Urheber der berühmten Formulierung „Die Form folgt der Funktion", form follows function.) Der Architekt hat hier die Betonung der Vertikalen noch zugespitzt, um den Stolz Amerikas zu verkünden, als dessen Ausdrucksmittel er den Wolkenkratzer versteht. Dank seinem Gespür für Proportionen ist es ihm gelungen, seinen Gebäuden trotz ihrer relativ bescheidenen Höhe Monumentalität zu verleihen; auch die Funktion des organischen Dekors, das dieser Architektur ein menschliches Maß bewahrt, trägt dazu bei. Der letzte bedeutende Auftrag, den Louis Sullivan in Chicago bekommt, ist kein Wolkenkratzer, sondern ein Warenhaus: der Carson, Pirie & Scott Store (ursprünglich Schlesinger and Mayer Building), in zwei Bauabschnitten errichtet (1899, 1903–1904), verbindet die Entscheidung für Horizontalität mit dem Ausdruck der regelmäßigen Rasterstruktur der oberen Etagen. Die geschwungene Ornamentierung aus Gußeisen an den beiden unteren Stockwerken, ein Werk von Sullivans Gehilfen George G. Elmslie, dient als Rahmen für die Schaufenster. Sie zeugt von Sullivans schon in seinen Hochhäusern verwirklichtem Bestreben, ein gewisses menschliches Maß zu wahren.

Abb. 354, 355
Abb. 361
Abb. 359

Obgleich Frank Lloyd Wright vor allem dem Wohnbau neue Impulse gibt, vernachlässigt er keineswegs den modernen Büroraum. Für ihn war es unverzichtbar, bestimmte Prototypen zu entwerfen und zu bauen, wenn er die Gültigkeit seiner Thesen von der organischen Architektur beweisen wollte. Die Konstruktion des Larkin Building in Buffalo im Staat New York gab ihm im Jahre 1904 die Gelegenheit, sich auf dem Gebiet der Stahlskelettbauten der Chicagoer Schule zu profilieren. Das Larkin Building, Sitz eines Versandhandelsunternehmens (1950 zerstört), stellte sich als nach außen abgeschlossener Körper aus Ziegeln und Stein dar. Seine Gestalt erinnert an amerikanische Getreidesilos, die später die europäischen Avantgarde-Architekten Walter Gropius und Le Corbusier als Wahrzeichen einer modernen, nicht historistischen Baukultur so faszinierten. Das Gebäude ist um einen freien Raum in der Mitte errichtet, um den herum die vier Geschosse eines jeden Traktes mit jeweils einem Großraumbüro angeordnet sind. Die Beleuchtung fällt zugleich vom Scheitelpunkt (durch das Glasdach über dem Innenhof) und (durch hohe Fenster auf jeder Etage) von den Seiten ein. Dieses Schema wird später in etwas veränderter Form beim Solomon-Guggenheim-Museum wieder aufgegriffen. Frank Lloyd Wright hat Türme mit quadratischem Grundriß für die Aufzüge und das Belüftungssystem an die vier Ecken des Hauses verbannt. Durch die klare Unterscheidung zwischen erschließenden und erschlossenen, „dienenden" und „bedienten" Räumen, wie sie auch Louis Kahn in den fünfziger und sechziger Jahren des 20. Jahrhunderts vornehmen wird, gelangt Frank Lloyd Wright zu einer einzigartigen Grundriß- und Raumlösung, zur Dekonstruktion des architektonischen Kastens. Das Larkin Building war mit einer Klimaanlage ausgestattet; daher das hermetische Äußere des Gebäudes, das sich gegen die verschmutzte Luft seiner Industrieumwelt schützen mußte.

Abb. 356
Abb. 453

Dieses Abschließen von der Außenwelt ist nicht nur konstruktiven und räumlichen Charakters. Es enthält auch eine symbolische Botschaft bezüglich der Arbeitsorganisation in Büros. F. L. Wright schreibt 1932 in seiner Autobiographie: „Der gediegene Innenraum mit senkrecht einfallendem Licht erzeugte den Eindruck einer großen tätigen Familie, die in sauberen und gut belüfteten Räumen arbeitet." Indem er einen von der Außenwelt abgeschlossenen Raum ohne optische Barrieren im Inneren schuf, wollte der Architekt bei den Angestellten des Unternehmens Larkin ein Zugehörigkeitsgefühl erzeugen. Jeder Angestellte arbeitete dabei vor den Augen sämtlicher Kollegen in dem Bewußtsein, Teil einer Gemeinschaft, gleichsam einer Familie zu sein, wie F. L. Wright schrieb. Dieser Voluntarismus ist jedoch nicht ganz frei von moralisierenden Tendenzen, von denen Bibelzitate und belehrende Inschriften im Bereich des Zentralhofes und neben dem Eingang des Gebäudes zeugen. Das Larkin Building reiht sich unter die bekannten Werke der Chicagoer Schule ein. Der Stahlskelettkonstruktion setzt Frank Lloyd Wright die Mauerwerktechnik entgegen, der gläsernen Transparenz der Wolkenkratzer undurchsichtige Wände, dem abgeschlossenen, vielzelligen, anonymen Raum einen einzigen zusammenhängenden Raum, der den Sinn der gemeinschaftlichen Arbeit zu vermitteln vermag. Diesem Modell ist F. L. Wright treu geblieben, wie das in den dreißiger Jahren in Racine (Wisconsin) errichtete Verwaltungsgebäude der Firma Johnson zeigt.

Abb. 403

DER HISTORISMUS IM STIL DER PARISER KUNSTAKADEMIE

Richard Morris Hunt (1827–1895) ist der erste amerikanische Architekt, der an der École des Beaux-Arts, der französischen Kunstakademie in Paris, ausgebildet wurde. Nach 1846 lebt er mit seinem Bruder, dem künftigen Maler William Morris Hunt, in Paris und besucht die Lehrveranstaltungen zur Architektur im Atelier von Hector Lefuel. Außerdem studiert er bei Thomas Couture Malerei, bei Antoine-Louis Barye Bildhauerei. Seine zahlreichen Reisen, die ihn besonders zu den Loire-Schlössern führen, verschaffen ihm eine solide architektonische Bildung, die sich vor allem auf die Kenntnis der französischen Renaissancebauten stützt. Im Jahre 1854 arbeitet er in der Werkstatt Hector Lefuels an der Erweiterung des Louvre mit, die Napoleon III. beschlossen hatte und die sein früherer Lehrer nun leitet. Kurz: R. M. Hunt ist ein erfahrener und gebildeter Architekt, als er 1855 in die Vereinigten Staaten zurückkehrt. Seine wirkliche Karriere beginnt allerdings erst Ende der sechziger Jahre, nach dem Sezessionskrieg. In der Zwischenzeit spielt er eine entscheidende Rolle bei der Einrichtung einer Lehr- und Bildungsanstalt für Architektur in den Vereinigten Staaten: Er eröffnet nach seiner Rückkehr in New York ein „Atelier", das sich an der Praxis der Pariser Schule orientierte, und bildet dort Studenten aus, die später selbst zur Verbreitung des pädagogischen Modells der Kunstakademie beitragen werden. Dank der Bemühungen William Wares, eines ehemaligen Studenten von Richard Morris Hunt, werden in den Vereinigten Staaten erstmals im Jahre 1866 am Massachusetts Institute of Technology Vorlesungen zur Architektur gehalten. Ein ähnlicher Ausbildungsgang wird 1881 an der Columbia University in New York eingerichtet. In den achtziger und neunziger Jahren steigt die Zahl der amerikanischen Architekten, die die Pariser Kunstakademie absolviert haben, aber auch das Ansehen der Schule wächst, wie die Gründung der Society of Beaux-Arts Architects 1894 belegt. Ende des 19. Jahrhunderts bieten etwa ein Dutzend amerikanische Universitäten eine Architektenausbildung nach Pariser Vorbild an, darunter Harvard, Pennsylvania, Illinois, Ohio, Minnesota, Michigan und andere. Erst nach 1930, mit dem Eintreffen emigrierter Architekten aus Europa, wird die Anziehungskraft des französischen Vorbilds der Kunstakademie in Frage gestellt. Unter den Studenten, die das New Yorker „Atelier" besucht haben, waren der später so bedeutende George B. Post, Henry Van Brunt und Frank Furness. Der Einfluß der École des Beaux-Arts auf die amerikanische Baukultur im letzten Viertel des 19. Jahrhunderts kulminiert in der Eröffnung der Amerikanischen Akademie in Rom 1905, die nach dem Vorbild der Académie de France konzipiert war. Als Wegbegleiter der Entstehung spezieller Bildungseinrichtungen für Architekten wirkte Richard Morris Hunt für die gesellschaftliche und berufliche Anerkennung der amerikanischen Architekten. Er trug zur Gründung des American Institute of Architects 1857 bei und war nach dem Bürgerkrieg eine Zeitlang dessen Präsident.

Richard Morris Hunt ist vor allem durch prunkvolle Wohnbauten für einige amerikanische Milliardärsfamilien bekannt geworden; besonders zu erwähnen sind die Namen Gerry, Goclet, Astor und Vanderbilt. In New York *Abb. 363* sticht am stärksten das Haus William Kissam Vanderbilts ins Auge, das 1881 in der Fifth Avenue im Stil der Neorenaissance errichtet wurde, bei dem sich Anklänge an das Haus Jacques Cœurs in Bourges und an das Schloß in Blois vermengen. Indem er den Wohnkomplex im Verhältnis zur Straßenführung zurücksetzte und ihn mit einer Art Graben umschloß, konnte der Architekt in seinem Streben nach Originalität die Fassadenvorsprünge vermehren (Fenster und Erker, Zinnen, Balkone, Terrassen). Dasselbe Streben ist an der kontrastreichen, unregelmäßigen Silhouette der Baumassen mit Steildächern, Giebelfenstern, Türmen und Schornsteinen erkennbar. Das Innere, besonders das Musikzimmer, geht auf Ausstattungen in Versailles aus dem 18. Jahrhundert zurück. Von seiner französischen Bildung her fesselt ihn weniger der Stil des Zweiten Kaiserreiches, der in den fünfziger Jahren dominiert, als vielmehr die Sprache der französischen Renaissanceschlösser. Die New Yorker Wohnsitze für Elleridge T. Gerry (1891), für Mrs. William B. Astor und Mr. und Mrs. John Jacob Astor IV. (1891) belegen es. Diese Schlösser, von denen heute kein einziges mehr existiert, sind in ihrer architektonischen Prachtentfaltung charakteristisch für die Lebensweise der Industrie- und Finanzmagnaten des „Gilded Age", die der amerikanische Soziologe Thorstein Veblen in seiner „Theorie der feinen Leute" analysiert hat. Auf der Suche nach einer symbolischen Legitimität wendet sich die Klasse der Neureichen den europäischen Vorbildern des Ancien Régime zu, und Richard Morris Hunt vermochte diesen Erwartungen kompetent zu begegnen. Aus der Vanderbilt-Dynastie stammte seine bevorzugte Kundschaft. Im Jahre 1885 errichtet er das Familienmausoleum in New Dorp (Staten Island) mit einer dreiteiligen Hauptfassade, die von der romanischen Fassade der Abteikirche Saint-Gilles-du-Gard inspiriert zu sein scheint. Die Stadt Newport (Rhode Island), beliebte Sommerfrische der amerikanischen Milliardäre, besitzt prächtige Zeugnisse des Talents von Richard Morris Hunt. Die für Cornelius II. Vanderbilt (1895) errichtete Villa The Breakers gleicht *Abb. 26* einem genuesischen Palazzo, während das für W. K. Vanderbilt bestimmte Marble House (1892) vom Schloß von *Abb. 364* Versailles und den Lustschlössern Grand Trianon und Petit Trianon inspiriert ist. Ochre Court für Ogden Goclet (1892) ist dagegen eher im Stil der französischen Spätgotik gehalten. Für einen weiteren Abkömmling der Vanderbilts, George Washington Vanderbilt, baut Richard Morris Hunt sein spektakulärstes, wenn nicht originellstes

Abb. 362 Schloß: das bei Asheville gelegene Biltmore in North Carolina (1891–1895). In scheinbarer Symmetrie liegen beiderseits der zentralen Anlage Treppenhäuser, die dem Flügel Franz' I. im Schloß von Blois gleichen, und ein Gewächshaus mit quadratischem Grundriß. Das Wetteifern unter den Mitgliedern einer Familie brachte diesen Bau hervor, der um so eindrucksvoller ist, als er keinerlei städtebaulichen Zwängen unterliegt.

Ein anderes großes Architektenbüro, das Aufträge von Industrie- und Finanzmagnaten erhielt, wurde 1879 von McKim, Mead and White gegründet. Nach der Zahl seiner Werke und Angestellten (zwischen 80 und 100 Personen) war es Ende des 19. Jahrhunderts das bedeutendste amerikanische Architektenbüro und zugleich das erste in einer langen Reihe amerikanischer Architektengemeinschaften, deren Tradition beispielsweise mit Skidmore, Owings and Merrill bis in die Gegenwart reicht. Für den Eisenbahnbaron Henry Villard bauen McKim, Mead and White in
Abb. 370 New York hinter der St.-Patrick-Kathedrale (1882–1885) sechs Stadthäuser aus Sandstein, die um einen zur Madison Avenue hin offenen Hof gruppiert sind. Das Ensemble in Form eines großen U wirkt äußerlich relativ unauffällig und zurückhaltend. Die Gestaltung geht auf Motive zurück, die dem Palazzo della Cancelleria in Rom entlehnt sind. Das Innere des eigentlichen Hauses von Henry Villard ist prachtvoll ausgestattet, worauf besonders die im Treppenaufgang angebrachte Uhr hindeutet, die der Bildhauer Augustus Saint-Gaudens entworfen hat. Dieser Häuserkomplex markiert eine Wende in der Tätigkeit von McKim, Mead and White. Sie kehren den Vorbildern Richardsons den Rücken und wenden sich entschiedener denen der italienischen Hochrenaissance zu, die sie vor allem aus den Bildtafeln des Sammelwerks „Edifices de Rome moderne" (1840–1857) von P. M. Letarouilly kennen. Das Ansehen, das sie mit dem Bau der Villard-Häuser erwarben, brachte ihnen den Auftrag für die Boston Public
Abb. 369 Library ein. Die Bostoner Öffentliche Bibliothek (1887–1892), die eine Seite des Copley Square einnimmt und der Trinity Church Henry Richardsons gegenübersteht, ist ein Meilenstein bei der Verbreitung der klassischen Architektur in den Vereinigten Staaten am Ende des 19. Jahrhunderts. Der Verwaltungsrat wünschte, daß „ein Palast für das Volk" gebaut werde, die Architekten willigten in dieses Programm ein, indem sie ein Palastgebäude im Stil der italienischen Renaissance des Cinquecento errichteten. Der quadratische Grundriß umschließt in der Mitte einen Arkadenhof, dessen Fassade wiederum vom Palazzo della Cancelleria in Rom inspiriert ist. Die Hauptfassade, die der Komposition römischer Paläste des 16. Jahrhunderts gleicht, ist symmetrisch und mit dreibogigem zentralem Eingang ausgestattet. Sie knüpft aber zugleich an die Fassade der Bibliothek Sainte-Geneviève von Henri Labrouste an (1843–1850), die für die Architekten damals das einzige und größte zeitgenössische Beispiel eines solchen Monumentalbaus war. Doch McKim, Mead and White entnehmen dem Pariser Vorbild nur die Vorderfront und setzen dahinter einen Neorenaissancepalast, während im Werk Labroustes die Aufteilung der Raumvolumina und Baukörper einer ganz anderen, weniger historisierenden und eher innovativen Konzeption entspringt. Die Resonanz dieses Gebäudes in der amerikanischen Baukultur geht auch auf seine Qualität als Gesamtkunstwerk zurück. Die Maler John Singer Sargent und Puvis de Chavannes haben mit Wandmalereien zur Innenausstattung beigetragen. Die drei Basreliefs über dem Eingang sind das Werk von Augustus Saint-Gaudens, die Bronzetüren stammen

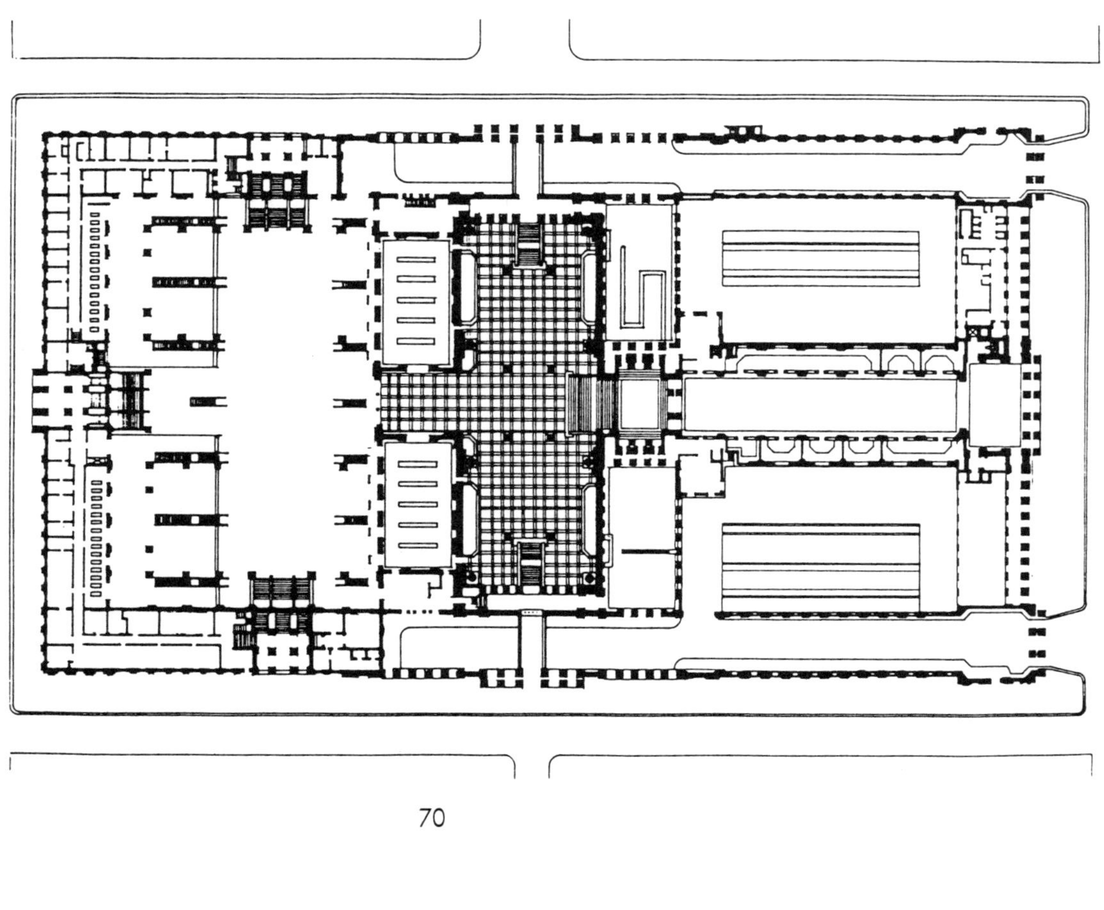

McKIM, MEAD UND WHITE, PENNSYLVANIA STATION, NEW YORK. 1902–1910. Grundriß.

von Daniel Chester French. Mit dem Bahnhof Pennsylvania Station (1902–1910) gaben McKim, Mead and White New York eines seiner monumentalen Eingangstore. Da die Schienen in unterirdischen Tunneln verliefen, konnte das Gebäude wie ein Palast gestaltet werden. Der über zwei „Blocks" des New Yorker Schachbrettplans ausgedehnte Bau war rundum von einer dorischen Säulenreihe umgeben. Das Innere umfaßte zwei öffentliche Räume: die große Wartehalle war eine (um ein Viertel vergrößerte) Replik des Tepidariums der römischen Caracallathermen. Sie war mit dem zweiten großen Raum verbunden, der mit großen, sich kreuzenden Gewölbebögen aus Stahl mit Glasverkleidung gedeckt war. Der Gesamtplan des Gebäudes, seine symmetrische Anlage, die Längs- und Querachsen, die Verbindungen zwischen den unterschiedlich großen Baukörpern zeugten von einer meisterhaften Beherrschung der Kompositionsprinzipien, die an der École des Beaux-Arts gelehrt wurden. Der Bahnhof war als Folge von Räumen gedacht, die dem Reisenden und Besucher die Richtung weisen. *Abb. 376, 377*

Die Pennsylvania Station, in den sechziger Jahren abgerissen, ist freilich nur das bekannteste Beispiel einer ganzen Reihe von Bahnhöfen, die um die Jahrhundertwende im Geist der École des Beaux-Arts gebaut wurden: die Union Station in Saint Louis (Missouri) von E. A. Cameron und T. C. Link (1891–1896), die Union Station in Washington D.C. von D. H. Burnham and Co. (1903–1907), die Chicago and Northwestern Station in Chicago von Frost und Granger (1906–1911) und sogar die spätere (1925 vollendete), doch nicht weniger imposante Union Station in Chicago von Graham, Anderson, Probst and White. Der von Reed, Stern, Warren und Wetmore errichtete Grand Central Terminal in New York (1903–1913) ahmt weniger direkt die römischen Formen nach als die zeitgleich entstandene Pennsylvania Station. Hier handelt es sich um ein komplexes Ensemble übereinandergelagerter Netze und Verkehrsebenen, das durch die Elektrifizierung möglich geworden war: sie ersetzte den Dampfantrieb und machte die entsprechend großen Räume überflüssig. Noch heute kann man die große Bahnhofshalle mit ihrem Tonnengewölbe bewundern – eine Art gigantisches Vorzimmer zur Stadt New York. *Abb. 373* *Abb. 375* *Abb. 378* *Abb. 372, 374*

Die Pierpont Morgan Library (1907) in New York war ursprünglich dazu bestimmt, die Sammlungen der Handschriften, seltenen Bücher und Kunstwerke des Finanziers John Pierpont Morgan unterzubringen. McKim, Mead und White entwerfen ein Gebäude im Stil der Neorenaissance, dessen Marmorblöcke ohne Mörtel verfugt sind. Die auf die 36. Straße zeigende Hauptfassade wird in der Mitte von einem Palladio-Motiv unterbrochen, einem breiten Haupteingangsbogen, flankiert von zwei schmalen Öffnungen. Das Ensemble scheint von der gartenseitigen Loggia des Teepavillons von Jules Romain in Mantua inspiriert zu sein. Die überreich dekorierten Innenräume auf der Ost- und Westseite bilden einen Kontrast zur relativen Schmucklosigkeit des Außenbaus. Der zu Ehren Washingtons von Stanford White 1892 auf dem New Yorker Washington Square errichtete Bogen, der eine Spannweite von ca. neun Metern aufweist, bezieht sich eher auf den Triumphbogen auf der Pariser Place de l'Étoile als auf die römischen Vorbilder. Ein Jahr später, 1893, kleiden McKim, Mead und White die Büroräume des New York Herald – ein weiteres Beispiel des Eklektizismus – in eine vereinfachte Version des Palazzo del Consiglio in Verona. Noch mehr überrascht der 1890 vollendete ehemalige Madison Square Garden in New York. Das Gebäude aus Klinker- und Terrakottasteinen, das zugleich Theater, Konzertsaal mit 8000 Plätzen, Ausstellungshalle und Austragungsort für Reiterturniere ist, wird von einer eindrucksvollen Replik des Giralda-Turms in Sevilla gekrönt. *Abb. 371* *Abb. 368*

Die Meisterschaft in der Auftragsausführung sowie die umfangreichen Erfahrungen von McKim, Mead and White erklären die dominierende Rolle, die sie bei der Weltausstellung von Chicago spielten. Die feierliche Würdigung des 400. Jahrestages der Landung des Christoph Kolumbus in Amerika bot den Anlaß zu dieser internationalen Ausstellung, die 1893 ihre Pforten öffnete. Der zum Bauleiter (*Director of Works*) ernannte Chicagoer Architekt Daniel H. Burnham verpflichtete für den Bau der Ausstellungshallen die berühmtesten Architekten der Zeit: McKim, Mead and White, Richard M. Hunt, Peabody and Stearns oder George B. Post. Diese Vertreter einer Baukultur im Stil der Pariser Kunstakademie besaßen ihre Büros in den Städten der Ostküste; ihnen fielen die Entwürfe der angesehensten Ausstellungsgebäude zu (Maschinen, Landwirtschaft, Elektrizität, Fabriken usw.). Um diesem Ereignis den angemessenen Rahmen und eine gewisse Monumentalität zu verleihen, beschloß man, wenigstens für die das Wasserbassin des Ehrenhofes säumenden Gebäude den klassischen Monumentalstil und einen einheitlichen Kolossalmaßstab anzuwenden. Die White City, „weiße Stadt" – so der Beiname der „Columbian Exposition" – war gleichsam der Entwurf einer idealen Stadt nach den Vorstellungen des Landschaftsarchitekten Frederick Law Olmsted. Am Ufer des Michigansees gelegen, im Süden Chicagos also und in genügender Entfernung vom Lärm des Geschäftsviertels Loop, umfaßte die Ausstellung mehrere Zonen: Im Süden erstreckte sich der eindrucksvollste Teil um ein großes Wasserbecken und zwei Kanäle; eine weniger regelmäßig gestaltete Zwischenzone lag an einer künstlichen Lagune und einer bewaldeten Insel. Im Norden befanden sich die Pavillons der amerikanischen Bundesstaaten und der anderen Länder sowie das Museum der Schönen Künste von Charles B. Atwood (aus dem Büro Daniel Burnhams). In östlicher Richtung schloß sich ein Vergnügungskomplex entlang einer langen Schneise an, der sogenannten Midway Plaisance. Im Gedächtnis der Besucher blieben aber vor allem die Bauwerke an der Cour d'honneur; sie zogen am stärksten Lob und Kritik auf sich. Die klassischen Fassaden standen vor weiträumigen Ausstellungshallen, sich mit ihrer Metallstruktur verbindend und sie teilweise verbergend. Louis Sullivan, dem nur der zweitrangige *Abb. 366*

Abb. 367 Pavillon für den Transportsektor – das Transportation Building – anvertraut worden war, empörte sich gegen diese Verkleidung, dieses Trugbild, im Namen der architektonischen Redlichkeit. Er verurteilte Burnham vehement und ließ vernehmen, daß dieser, unlängst noch der Erbauer funktionalistischer Wolkenkratzer, der Renegat sei, durch den dieser akademische Streit überhaupt erst vom Zaun gebrochen wurde. Dreißig Jahre später kleidet er sein rückblickendes Urteil in eine nachträgliche Prophezeiung: „Es wird ein halbes Jahrhundert dauern, wenn nicht länger, um den Schaden zu beheben, den die Weltausstellung verursacht hatte" („The damage wrought by the World's Fair will last for a half century from its date, if not longer." „The Autobiography of an Idea", 1924). Historiker und Architekten der Gegenwart waren nur allzu schnell bereit, sich Louis Sullivan anzuschließen und in der Weltausstellung von 1893 eine Entgleisung, ja einen historischen Skandal zu sehen. Statt dessen muß man sie, und zwar jenseits aller Werturteile, als deutliches Anzeichen der vorherrschenden Ästhetik des akademischen Eklektizismus interpretieren. Am Ende des 19. Jahrhunderts erlangen die Vereinigten Staaten ein Bewußtsein ihrer imperialistischen Macht, vollenden die Eroberung ihres Territoriums, entwickeln eine urbane Kultur und trachten danach, auch in der europäischen Vergangenheit Wurzeln zu fassen. Die Inszenierung der Ausstellung kam dieser Erwartungshaltung entgegen, wie ihr Erfolg und die Millionen Besucher beweisen.

Der Monumentalismus der Pariser Kunstakademie inspiriert in New York in den ersten Jahren des 20. Jahrhunderts den Bau verschiedener Wolkenkratzer. Mehrere verdienen ob ihres ästhetischen und historischen Wertes
Abb. 28 eine gründliche Analyse. Im Jahre 1902 baut das Architektenbüro D. H. Burnham and Co. in New York das Fuller Building, ein originelles Bürogebäude auf einem dreieckigen Grundstück am Schnittpunkt von Broadway und Fifth Avenue. Der 75 Meter hohe Bau gleicht einem Renaissancepalast, ist analog einer Säule in drei Partien gegliedert und besitzt zwei Fassaden mit leichten Auskragungen. Rustika-Mauerwerk verkleidet das Stahlskelett am Sockel, der eigentümlichste Wesenszug betrifft jedoch den dreieckigen Grundriß und folglich die ungewöhnliche Bauform. Heute ist das Gebäude nur noch unter dem Phantasienamen „Bügeleisen" (Flatiron Building) bekannt. Unabhängig von seinem historistischen Charakter hat dieser frei stehende Bau immer wieder Aufmerksamkeit erweckt, ist er doch ein gelungenes Beispiel dafür, daß eine architektonische Form in erster Linie durch den städtebaulichen Kon-
Abb. 24 text determiniert wird, in den sie sich einfügen soll. Das Singer Building in New York, 1898–1904 von dem früheren Absolventen der École des Beaux-Arts Ernest Flagg (1857–1947) konstruiert, war besonders wegen seines 1906–1908 angebauten Turms mit Mansardendach und einer flachen Kuppel nach französischem Vorbild bemerkenswert. Der schlanke, langgestreckte Turm, dessen 183 Meter Höhe auf einer kubischen Basis ruhen, ließ die Kritiker an einen Giraffenhals denken. Der Kontrast der Maßstäbe prägte den ungewöhnlichen und ungelenken Charakter dieses 1968 abgerissenen Bauwerks. Feinsinniger unter architektonischem Gesichtspunkt ist ein anderes, noch existierendes Werk Ernest Flaggs: das Scribner Building auf der Fifth Avenue (1913), das durch die feinen Metallverzierungen an der Fassade, die geschwungenen Linien flacher Bögen und die Klarheit der großen Glasfenster auffällt.
Abb. 379 Der Turm des Metropolitan Life, 1909 von Napoleon Le Brun and Sons errichtet, belegt wiederum den New Yorker Eklektizismus zu Beginn des 20. Jahrhunderts. Direkt vom Campanile auf der Piazza di San Marco in Venedig beeinflußt, stellt das Gebäude (210 Meter hoch) einen – freilich nur vorübergehenden – Höhenrekord auf, den
Abb. 349 das 1913 vollendete Woolworth Building schon wieder brechen wird. Ursprünglich war ein zehnstöckiges Haus durch ein Netz von Balustraden mit dem Hochhaus verbunden. So gehört es zu jener damals in New York verbreiteten Kategorie von Bürohochhäusern, bei denen ein Hochhaus mit einem niedrigeren Gebäude verbunden ist.

Der Einfluß des Klassizismus des französischen Kaiserreiches macht sich ebenso an der Westküste geltend, vor allem dank bestimmter Werke Bernard Maybecks (1862–1937). Nach seiner Ausbildung an der Pariser Kunstakademie in die Heimatstadt New York zurückgekehrt, arbeitet er eine Zeitlang im Architekturbüro Carrère and Hastings und läßt sich dann in Kalifornien nieder. Im Gefolge der Chicagoer Kolumbusausstellung von 1893 wird 1915 in San Francisco die Panama-Pazifik-Weltausstellung eröffnet, um die Einweihung des Panamakanals zu feiern.
Abb. 365 Der von Bernard Maybeck entworfene Palast der Schönen Künste (Palace of Fine Arts) besteht aus einem achteckigen Kuppelbau, umgeben von einem künstlichen Wasserbecken, das zum Teil von einer geschwungenen Kolonnade mit korinthischen Säulen flankiert wird. Die monumentalen Größenverhältnisse sind nach Aussage des Architekten von Stichen Piranesis inspiriert. Zur selben Zeit, zwischen 1912 und 1915, stattet sich San Francisco mit einem
Abb. 317 prunkvollen Rathaus aus. Die von den Entwürfen der Gabriels im 18. Jahrhundert beeinflußte Fassade wird von einer dem Invalidendom von Jules-Hardouin Mansart vergleichbaren Kuppel (Architekten: Bakewell and Browne) bekrönt. Kalifornien macht folglich in der architektonischen Prachtentfaltung zu Beginn des 20. Jahrhunderts keine Ausnahme.

Die klassizistische Baukunst wird in Washington bis zur Mitte des 20. Jahrhunderts fortgesetzt, als gelte es, die Gründerideale der amerikanischen Nation immer wieder ins Gedächtnis zu rufen. Das zwischen 1912 und 1922 von
Abb. 29 Henry Bacon (1866–1924) errichtete Lincoln Memorial ist ein dorischer Peripteros (seine 36 Säulen symbolisieren
Abb. 685 die 36 Bundesstaaten zur Zeit der Präsidentschaft Lincolns), der im Innenraum eine überlebensgroße Statue des Staatsmannes (sechs Meter hoch), geschaffen von Daniel Chester French, birgt. Der Umgang mit der antiken Kultur

ist keineswegs ein Hindernis für formale Übertretungen, so beispielsweise die Krönung eines griechischen Tempels mit einer römischen Attika (anstelle eines Giebels) und der auf der Längsseite des Gebäudes plazierte Eingang. Dieses Monument wirft die Frage auf, inwiefern es berechtigt ist, die Werte der amerikanischen Demokratie mit der Sprache der klassischen Tradition auszudrücken, selbst wenn diese einigermaßen frei gehandhabt wird. Mehrere Ereignisse im politischen Leben der Vereinigten Staaten, deren Schauplatz diese Gedenkstätte bildete, darunter auch der berühmte Marsch der Schwarzen unter Martin Luther King im August 1963, zeigen, daß sie durchaus als Symbol demokratischer Ideale aufgefaßt werden kann. Schließlich ist das Lincoln Memorial, das die großzügig angelegte Mall an einer Seite abschließt, das Gegenstück zum Kapitol, und die majestätischen Treppenstufen beider Monumente stehen einander als Plattformen der Demokratie gegenüber. (Die amerikanischen Präsidenten werden am Fuß des Kapitols eingesetzt.) Das Lincoln Memorial ist mithin zwiespältig: Durch seinen rückwärtsgewandten und anachronistischen Charakter bildet es zwar eine Einheit mit der konservativen Ausstattung der Bundeshauptstadt seit dem ausgehenden 18. Jahrhundert, doch es symbolisiert zugleich die Hoffnungen der Gegenwart auf eine bessere Demokratie.

ZWISCHEN DEN WELTKRIEGEN

FORTWIRKUNG UND NIEDERGANG DES EINFLUSSES DER ÉCOLE DES BEAUX-ARTS

Auch nach dem Ersten Weltkrieg bleibt der Einfluß der École des Beaux-Arts unter den amerikanischen Architekten maßgeblich, trotz der ideologischen und kulturellen Veränderungen, die der Krieg mit sich brachte. Der Isolationismus der zwanziger Jahre steht nicht im Widerspruch zur weiteren Verbundenheit mit der europäischen Tradition, die sich vor allem in kürzeren oder längeren Aufenthalten französischer Architekten zeigt, die als Absolventen der Kunstakademie an verschiedenen amerikanischen Institutionen lehren. Die Architekturhochschulen wurden damals durch eine auf Frankreich konzentrierte Organisation des Bildungswesens beherrscht. Alle großen Universitäten der Zeit hatten französische Lehrkräfte: Cornell, Harvard, MIT, Pennsylvania, Princeton, das Carnegie Institute of Technology und andere. Von den französischen Dozenten, die in den Vereinigten Staaten weilten, seien nur Jacques Gréber, Paul Cret, Jacques Carlu oder Jean Labatut genannt. Diese Architekten, die bruchlos eine auf das Pariser System der Ateliers gegründete Ausbildung fortführen, sehen in Amerika kaum das Land der industriellen Moderne und ihrer Produkte (im Gegensatz zu den Architekten der europäischen Avantgarde). Ihr Blick auf die Vereinigten Staaten sucht nach erweiterten Zeugnissen der großartigen Architekturtradition Europas. Für sie ist Amerika ein gigantischer Spiegel der europäischen klassischen Kultur, der auf diese Weise Legitimität und zeitgenössische Relevanz zuwächst. Der Titel eines Buches von Jacques Gréber ist in dieser Hinsicht enthüllend: „L'Architecture aux États-Unis. Preuve de la force d'expansion du génie français" („Die Architektur in den Vereinigten Staaten. Ein Beweis für die Expansionskraft des französischen Geistes"). Amerika würdigt die Vorbilder der französischen Baukunst in gebührendem Maße durch die Bauwerke im Stil der École des Beaux-Arts, die in den neunziger Jahren des 19. Jahrhunderts gebaut wurden. Doch im Kontext der zwanziger Jahre weicht die simple Imitation der klassischen europäischen Bauten allmählich einer zeitgemäßeren Interpretation dieser Kultur. Der Traditionalismus der Vertreter des Beaux-Arts-Stils hat einer Modernisierung der Formen Platz gemacht, die auch in der Ausprägung des Jugendstils zum Tragen kam. Die Laufbahn Paul Crets, eines bedeutenden Repräsentanten der École des Beaux-Arts dieser Zeit in den Vereinigten Staaten, stellt ein anschauliches Beispiel all dieser Veränderungen dar.

Paul Cret (1876–1945) trifft nach seiner Ausbildung an der Pariser Kunstakademie 1903 in den Vereinigten Staaten ein; zwischen 1903 und 1937, einen fünfjährigen Aufenthalt in Frankreich während des Ersten Weltkrieges ausgenommen, ist er Professor für Entwurf und Formgestaltung an der Universität von Pennsylvania in Philadelphia. (In dieser Funktion hat er an der Ausbildung des bedeutenden Architekten Louis Kahn mitgewirkt, dem er die Gestaltungsprinzipien der Kunstakademie vermittelt.) Neben seinen pädagogischen Aufgaben hat Paul Cret in Amerika auch viel gebaut, vor allem Gebäude für Institutionen. Sein erster bedeutender Auftrag ist die Errichtung der Zentrale des Internationalen Büros der amerikanischen Republiken (1907–1910) im Herzen Washingtons. Dieses Haus der Pan American Union, wie sie sich heute nennt, besitzt einen dreibogigen, monumentalen Eingang, der

Erinnerungen an die großen italienischen Paläste wachruft. Die architektonische Sprache ist die des orthodoxen Klassizismus. Seit den zwanziger Jahren wird Cret diese Sprache vereinfachen und schematisieren, zumindest in der Ordnung der Fassaden. Pilaster, Säulen, Zierleisten und Gesimse werden einer Reduktion und geometrischen Abstraktion unterzogen. Davon zeugen das Hartford County Building in Hartford, Connecticut (1926), die Museen
Abb. 390 der zwanziger Jahre (Detroit Institute of Arts, 1927; die Barnes Foundation in Merion, Pennsylvania, 1923), der Pavillon der Wissenschaften auf der Chicagoer Weltausstellung von 1933 oder das Gebäude des Federal Reserve
Abb. 391 Board in Washington (1935). Die Folger Shakespeare Library in Washington (1930–1932) weist eine ebensolche Vereinfachung des klassischen Formenrepertoires auf. Kannelierte Pilaster ohne Basis und Kapitell sowie Basreliefs unter den Fensteröffnungen rhythmisieren die strenge Fassade. Der Innenraum hingegen, der ein Theater aus Shakespeares Zeiten zu rekonstruieren versucht, ist im elisabethanischen und Tudorstil gehalten. Paul Cret hat immer die Überzeugung vertreten, daß die Sprache der Säulenordnungen und des Klassizismus auch für zeitgenössische Programme gültig und geeignet sei. Seine ausgewogenen Grundrisse mit Axialkreuz – das Detroit Institute of Arts ist dafür ein formvollendetes Beispiel – beweisen den Respekt für die an der École des Beaux-Arts gelehrten Regeln. Die etwas sterile Reinheit und Strenge einiger seiner Werke verweisen jedoch eher auf die Erschöpfung, das beginnende Verblassen einer Tradition als auf ihre Lebendigkeit.

Die Ästhetik der École des Beaux-Arts ist auch bei Bertram Grosvenor Goodhue (1869–1924) anzutreffen, der nach 1910 und in den zwanziger Jahren einem ausgeprägten Eklektizismus huldigt. Seine Teilnahme an der Panama-California-Ausstellung, die 1915 in San Diego stattfindet, trägt zur Wiedererweckung der spanischen Kolonialarchitektur in den Regionen des amerikanischen Südwestens bei. Im Jahre 1914 hat ihn die Bergwerksgesellschaft Phelps-Dodge engagiert, eine Modellstadt in Tyrone (New Mexico) zu entwerfen. Doch dieses städtebauliche Experiment, das sich den Plänen nach um einen neumexikanischen Platz herum entwickeln sollte, schlug alsbald fehl. Es bleibt ein Markstein in der langen Reihe unvollendeter Städte vom Reißbrett, die seit dem 19. Jahrhundert in regelmäßigen Abständen in den Vereinigten Staaten entworfen wurden. 1924 vollendet Bertram Goodhue die öffentliche Bibliothek von Los Angeles, in die er Ideen seines nicht berücksichtigten Entwurfs aus dem Wettbewerb um das Hochhaus des Chicago Tribune einfließen läßt. Die Rockefeller Memorial Chapel auf dem Campus der Universität Chicago (1928), finanziert von der Familie Rockefeller, weist ausgeprägte gotische Formen auf. Das bedeutungsvollste
Abb. 393 Werk Bertram Goodhues ist jedoch das Kapitol des Bundesstaates Nebraska in Lincoln (1919–1932). Obgleich er nicht an der Pariser École des Beaux-Arts ausgebildet wurde, übernimmt Bertram Goodhue die Vorliebe ehemaliger Absolventen dieser Einrichtung für symmetrische Grundrisse mit Axialkreuz. Dabei wird ein Quadrat durch ein griechisches Kreuz in vier Innenbereiche geteilt. Anstelle der traditionellen Rotunde, die solche öffentlichen Bauten ansonsten kennzeichnet, erhebt sich in der Mitte ein mächtiger, an die hundert Meter hoher Turm. Dieser wird von einer goldenen Kuppel gekrönt, den die Statue eines Säenden – eine Anspielung auf den landwirtschaftlichen Reichtum Nebraskas – abschließt. Goodhue trachtet nach Modernisierung einer bestimmten Tradition des akademischen Eklektizismus in den Vereinigten Staaten, indem er die Baumassen in Richtung einer glatten und strengen Geometrisierung vereinfacht. Die etwas ungeschickte Dekoration mit ihrem übertriebenen Symbolismus

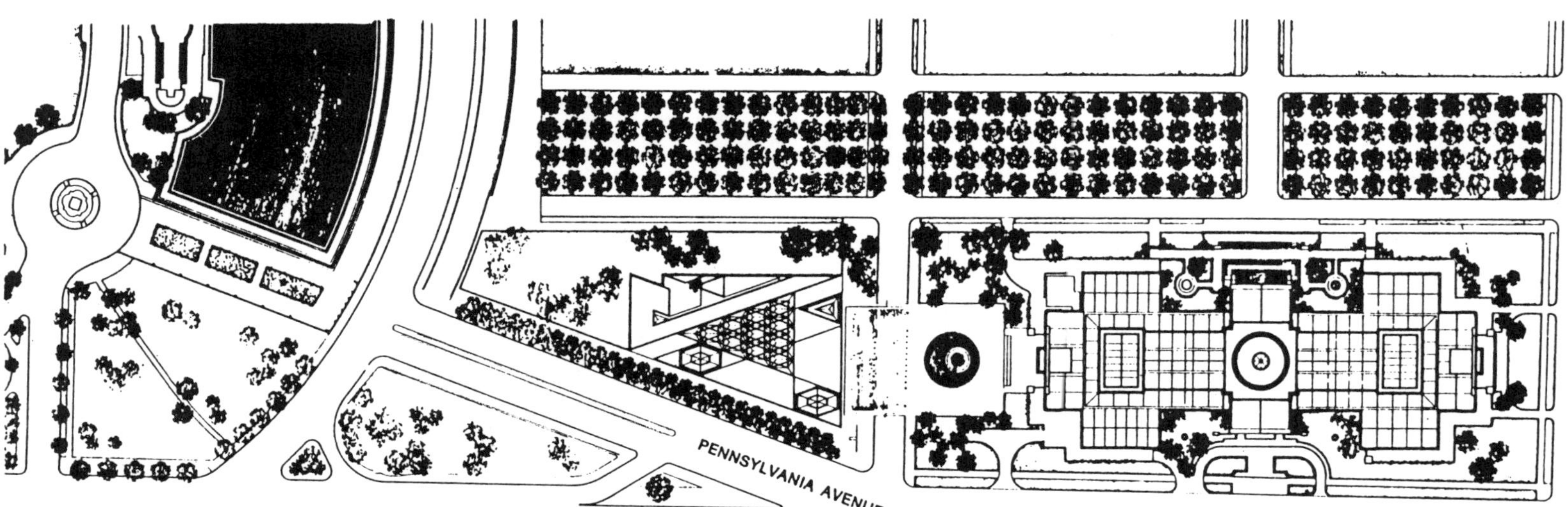

J. R. POPE, NATIONAL GALLERY OF ART, WASHINGTON, D.C. 1940. –
I. M. PEI, OSTFLÜGEL DER NATIONAL GALLERY OF ART, WASHINGTON, D.C. 1978.
Lageplan.

(Kapitelle in Form von Getreidepflanzen, Polychromie, in Büsten auslaufende Pilaster) verweist auf sein Bestreben nach Erneuerung des Repertoires.

Die Vermutung liegt nahe, daß dieses Gebäude in all seiner Starre vom nachlassenden Einfluß der École des Beaux-Arts auf die Monumentalarchitektur zur Zeit der Wirtschaftskrise Zeugnis ablegt. Nur die Bundeshauptstadt Washington kann es sich in Anbetracht ihrer besonderen symbolischen Funktion weiterhin, bis weit ins 20. Jahrhundert hinein leisten, Modelle des architektonischen Klassizismus aufzunehmen. Zwei Schöpfungen der damaligen Zeit stehen dafür als Beweis. Die National Gallery of Art in Washington, finanziert von dem Kunstsammler Andrew Mellon, wird 1940 nach den Plänen John Russell Popes vollendet. Der Architekt entwarf einen symmetrischen Grundriß mit zwei Flügeln, die sich um zwei Innenhöfe erstrecken, während der Schnittpunkt der Längs- und Querachse in der Mitte durch eine monumentale, vom römischen Pantheon beeinflußte Rotunde markiert wird. Dieses großartige Bauwerk erinnert an die Entwürfe und Bauten von J. N. L. Durand und Karl F. Schinkel im frühen 19. Jahrhundert. Zur selben Zeit, zwischen 1934 und 1943, baut J. R. Pope in Washington das Jefferson Memorial, *Abb. 392* eine weitere Replik des römischen Pantheons, abgesehen von dem Unterschied, daß das Memorial ein Peripteros ist, während das Pantheon von geschlossenen Mauern getragen wird. Der Säulenkreis findet sich im übrigen auch im Innenraum des Museumsrundbaus wieder. Der am Vorabend des Kriegseintritts der Vereinigten Staaten eingeweihte Museumstempel John Russell Popes bewahrt mitten im 20. Jahrhundert die Tradition neoklassizistischer Monumentalität, die für die öffentlichen Gebäude der amerikanischen Bundeshauptstadt so charakteristisch ist. Zugleich markiert er aber auch ihren letzten Höhepunkt, denn nach 1945 scheinen die Bande zur traditionalistischen und historistischen Architektur zertrennt, die Aura dieses Bautyps verblaßt. Als I. M. Pei in den siebziger Jahren den Ostflügel der National Gallery of Art anbaut, wendet er sich von den klassischen Vorbildern ab und findet zu einer modernen Raumgliederung.

DER WOLKENKRATZER DER ZWANZIGER JAHRE

NEUGOTIK IM WIDERSTREIT MIT DER AVANTGARDE

Frank W. Woolworth, Gründer einer Billigwarenhauskette, läßt 1913 im Süden Manhattans den Sitz seines Unternehmens bauen. Voller Bewunderung für die neugotischen Parlamentsgebäude in London bittet er den Architekten Cass Gilbert (1859–1934), einen Wolkenkratzer in einem ähnlichen Stil zu entwerfen. Diese „Kathedrale des Handels“, *Abb. 349* wie sie damals auch genannt wurde, ist ein sechzigstöckiges Bauwerk mit Stahlskelett. Es besteht aus einer rechteckigen Basis, auf der sich ein Turm von ca. 240 Metern Höhe erhebt. Dieses schlanke Hochhaus mit quasi ununterbrochenen vertikalen Linien ist in den ersten drei Geschossen mit Kalkstein verkleidet, darüber mit Terrakottasteinen. Die überreichen neugotischen Dekors wurden, da ihnen keinerlei konstruktive Funktion zufiel, eingesetzt, um visuelle Wirkung zu erzielen (so etwa vorgetäuschte Strebepfeiler oder Wasserspeier). Auf dem Dach des Gebäudes plazierte Gestaltungselemente sind überdimensioniert, damit sie auch von weitem erkennbar sind. Das Nebeneinander verschiedener Größenordnungen ist eine Methode, die trotz der historistischen Einkleidung die Modernität des Bauwerks verrät. Die Eingangshalle des Woolworth Building stellt in drei Etagen Mosaiken und Marmor zur Schau, ist jedoch seltsamerweise mit Tonnengewölben gedeckt, die in der neugotischen Anlage des Ensembles unpassend erscheinen. Die gut proportionierte Silhouette und der behutsame Einsatz dekorativer Details machen aus diesem Bauwerk eines der gelungensten in der Serie der Wolkenkratzer, deren Formensprache von gotischen Kathedralen inspiriert ist.

Mit dem 1922 ausgeschriebenen Wettbewerb für das Gebäude des Chicago Tribune wurde diese Serie erweitert. *Abb. 387* Amerikanische wie europäische Architekten – insgesamt 189 an der Zahl – nahmen an dieser wichtigen Ausschreibung teil, die einen Überblick über die in der Hochbauarchitektur der Zeit vorherrschenden Tendenzen vermittelt. Der Avantgardismus mehrerer europäischer Wettbewerbseinsendungen hob sich deutlich von der eklektizistischen Monumentalität zahlreicher amerikanischer Entwürfe ab. Das preisgekrönte Projekt der amerikanischen Architekten *Abb. 31* Raymond Hood und John Mead Howells ist ein neugotischer Turm, über dem sich eine polygonale, von Scheinstrebepfeilern umgebene Kapelle erhebt. Dieses späte Muster einer „Kathedrale des Handels“ war bereits bei seiner Einweihung 1925 überholt und veraltet. Das Bauwerk Hoods und Howells setzt eher eine Fermate in eine Tradition als daß es neue Wege eröffnet hätte, im Gegensatz zu anderen Entwürfen, die zwar nicht ausgewählt wurden, jedoch die architektonische Kultur kaum weniger geprägt haben. Der Beitrag des finnischen Architekten Eliel Saarinen, von der Jury einstimmig auf den zweiten Platz gewählt, zeugt von einem vollkommenen Sinn für Klarheit und Ausgewogenheit der Baumassen. Er zeigt eine pyramidale Komposition, wie sie von den Erbauern der Art-Déco-

Wolkenkratzer der zwanziger Jahre aufgegriffen wird. Der Entwurf erregte die Bewunderung Louis Sullivans, der 1923 in „The Architectural Record" schrieb: „Dieses Bauwerk des finnischen Meisters ist kein einsamer Schrei in der Wüste, sondern eine volltönende, reiche Stimme." Auch den visionären Gestalter Hugh Ferris, dessen bahnbrechendes Buch „The Metropolis of Tomorrow" ein utopisches Bild der Zukunftsstadt voller Türme und Wolkenkratzer zeichnete, faszinierte Saarinens Entwurf. Erst aufgrund des großen Widerhalls, auf den sein Projekt stieß, entschloß sich Eliel Saarinen, in die Vereinigten Staaten zu emigrieren, wo er dann in den dreißiger Jahren die Cranbrook Academy of Design gründete. Unter den zahlreichen anderen Einsendungen ist der Entwurf des damaligen Bauhaus-Direktors Walter Gropius von den Kunsthistorikern lange Zeit besonders hervorgehoben worden, da sie darin eine am ehesten der Moderne entsprechende Arbeit sahen. Walter Gropius unterbreitete mit einem Turm, dessen Form der sich wiederholenden Regelmäßigkeit des Stahlbetonskeletts entspricht, geradezu ein Manifest des architektonischen Funktionalismus. Die sogenannten Chicago-Fenster sind eine ausdrückliche Hommage an das, was ihrem Schöpfer als früher Ausdruck der neuen, modernen Architektur in Amerika erschien. Dabei verrät dieser Entwurf aber eine Fehlinterpretation der Erwartungen Amerikas zu dieser Zeit. Weit davon entfernt, den Weg des avantgardistischen Puritanismus einschlagen zu wollen, wünschten die Auftraggeber um Oberst McCormick in der Zeit der Prosperität eine monumentale und prunkvolle Bauweise, die sich durch historische Bezüge mit der europäischen Architekturtradition verbinden würde. Was den Entwurf von Adolf Loos – in Form einer übergroßen dorischen Säule – betrifft, geht noch heute der Streit, ob er einer satirischen Eingebung gefolgt ist oder eine Ehrenbezeigung für die ersten Wolkenkratzer darstellt, die als Analogien zur Säule betrachtet wurden.

Abb. 382, 383

Abb. 388 Raymond Hood vollendet 1924 in New York das American Radiator Building, das sein eigenes Hochhausprojekt für den Chicago Tribune, den zweitplazierten Entwurf Eliel Saarinens und das 1913 von Cass Gilbert gebaute neugotische Woolworth Building zugleich in Erinnerung ruft. Die aufsehenerregendste Innovation Raymond Hoods war jedoch die Vielfarbigkeit des Gebäudes. Durch eine Verkleidung der Fassade mit schwarzen Ziegelsteinen wurde, wie der Architekt meinte, der Kontrast zwischen Fenstern – dunklen Löchern in der Mauer – und der Mauer abgeschwächt. So gelang es ihm, dem unteren Teil seines Gebäudes eine größere Kompaktheit zu verleihen und eine „geschlossenere Komposition" zu schaffen. Eine vergoldete Dekoration aus Terrakotta auf dem Dach des Hauses setzte sich durch ihren strahlenden Glanz wirkungsvoll gegen die dunkle untere Partie ab, um so stärker, als die Spitze illuminiert war, so daß der Wolkenkratzer in der Nacht einer leuchtenden Fackel glich. Dieses Bild nun war überaus geeignet, die Auftraggeber – Hersteller von Heizkörpern und -geräten – zu beeindrucken. Durch Vergoldung und Beleuchtung des Daches machte man aus dem Haus einen riesenhaften Werbeträger, der dem kommerziellen Denken und dem Krämergeist der Epoche wie auf den Leib geschneidert war. Die Eigenwerbung ist ein Teil jener im wahrsten Sinne des Wortes gigantischen Inszenierung des New Yorker Stadtraumes zur Zeit des wirtschaftlichen Aufschwungs, die jedoch, so betörend sie auch sein mochte, nicht verbergen konnte, daß sie mit Illusionen verbunden war. Die Malerin Georgia O'Keeffe machte 1927 dieses Gebäude zum Gegenstand ihres Gemäldes „Radiator Building – Night, New York". Zwar zelebriert sie schwelgerisch dessen Wirkung, doch sie stellt es inmitten eines nächtlichen Scheinwerferspiels dar, als würde es sich um die Eröffnung einer Filmgala handeln. Mit diesem Übermaß an Licht parodiert sie den merkantilen Geist, der auch die Architektur beherrscht.

DIE NEUE STADTPLANUNG IN NEW YORK (1916)

Von verschiedensten Seiten wird in New York seit Beginn des 20. Jahrhunderts Kritik an den Wolkenkratzern geübt. Zumeist erschöpft sie sich in dem stereotypen Vergleich der Straßen – besonders denen im Umkreis der Wall Street – mit Canyons, womit ihr gleichermaßen düsteres wie eingezwängtes Aussehen beschrieben wird. Der Lichtmangel am Fuße dieser urbanen Schluchten ist eine Folge der Wolkenkratzer, die sich wie aus einem Guß vom Fußsteig bis in eine Höhe von 100 oder 150 Metern erheben. Beispielsweise das 1915 fertiggestellte Equitable Building des Architekturbüros Graham, Anderson, Probst and White: auf einem Grundriß in Form eines großen H erreicht die Fassadenhöhe 162 Meter, und dabei ist das Gebäude im Verhältnis zur Fluchtlinie der Broadway Avenue nicht zurückgesetzt. Dieser Bau, in der damaligen Zeit bei weitem kein Einzelfall, hat dazu beigetragen, daß eine Reform des New Yorker Stadtbebauungsplanes unausweichlich wurde. Ein Jahr darauf, 1916, wurde die neue Verordnung angenommen.

Neben der Berücksichtigung des Sonnenlichts wurden auch andere Faktoren in die Entscheidungsfindung der Stadtväter miteinbezogen. Die Hochhäuser führen zu Verkehrsstaus und zu Schwierigkeiten bei der Regulierung des Fußgängerflusses in der Umgebung der Gebäude. Die notwendigen Sanierungsarbeiten erhöhen die Ausgaben der verantwortlichen städtischen Stellen, und zugleich treten hinsichtlich des Brandschutzes verschärfte Sicherheitsprobleme auf. Im Land des nahezu unbeschränkten Wirtschaftsliberalismus sind jedoch die Auswirkungen auf die Grundstückspreise letztlich entscheidend: „Die allgemeine Ausbreitung des Wolkenkratzers führt zu einer Instabilität der Immobilienwerte. Sie provozieren einen künstlichen Verfall der Grundstückspreise und konzentrieren Immobiliengeschäfte auf wenige begrenzte Gebiete, wo die Preise dann hochgradig spekulativ sind. Das verhindert eine ausgewogenere und stabilere Stadtgestaltung." Diese klarsichtige Analyse hatte der britische Architekt und Stadtgestalter Raymond Unwin 1923 vorgenommen, doch sie trifft für die ersten zwei Jahrzehnte nach 1900 genauso zu. Die fundamentale Dichotomie zwischen Wolkenkratzern und städtischem Raum nimmt in Manhattan besondere Schärfe an, da hier die geographischen Zwänge der schmalen Insel wirksam werden, die eine noch stärkere Konzentration und Verdichtung als etwa in Chicago zur Folge haben. In seinen „Kindergarten Chats", die 1901 als Fortsetzungsbeiträge erschienen, prangert Louis Sullivan die damaligen Wolkenkratzer als Negation der architektonischen Kunst an. In ihrer Überspitzung verraten seine Bemerkungen die liberale Geisteshaltung der Epoche: „In dem Maße, wie ihre Zahl und die von ihnen ausgehende Unruhe zunehmen, führen diese Gebäude moralisch und geistig zur Verarmung und Entleerung der Stadt. Sie reißen sie in den schlammigen Abgrund des Materialismus. Das ist nicht die amerikanische Zivilisation, sondern Gomorrha. Das ist keine Demokratie, sondern Wahnsinn. Es ist das Heulen und Kläffen der gefräßigen Meute, die nach dem Dollar jagt, ohne Rücksicht auf andere Dinge unter der Sonne oder auf dieser Erde. Das ist Dekadenz in Reinform, so sehr widerspiegelt diese Architektur getreu die Ursachen, die sie hervorgebracht haben. Solche Strukturen sind *zutiefst antisozial;* und das muß man berücksichtigen." („These buildings, as they increase in number and uproar, make this city poorer and emptier, morally and spiritually; they drag it into the mire of materialism. This is not American civilization, it is Gomorrah. This is not Democracy, it is madness. It is the growl of a glutton hunt for the Dollar, a yelp with no thought for aught else under the sun or over the earth. It is decadence in its most convicting form: so truly does this architecture reflect the causes which have brought it into being. Such structures are *profoundly anti-social;* and, as such, they must bee reckoned with.") („An office building", Kapitel XXIII). Louis Sullivan selbst hat versucht, andere Lösungen zu finden, ohne indessen den Wolkenkratzer als Architekturtyp grundsätzlich in Frage zu stellen.

Trotzdem waren es keine ästhetischen oder moralischen, sondern pragmatische und wirtschaftliche Erwägungen, die 1916 zur Veränderung der New Yorker Bebauungsvorschriften führten. Das Gesetz von 1916 über die Stadtgebietsplanung (Zoning Law) regelte die Höhe der Gebäude in Abhängigkeit von der Straßenbreite. Genauer: ab einer bestimmten Höhe mußten die Bauten im Verhältnis zur Fluchtlinie gestaffelt werden. Die Abstände wurden durch eine von der Straßenmitte ausgehende Hypotenuse ermittelt. Die Folge dieser städtischen Verordnung bestand darin, daß Wolkenkratzer nun zu Zikkurats oder Pyramiden wurden. Um jedoch zu verhindern, daß nun alle Hochhäuser diese Gestalt annahmen, war vorgesehen, einem Bau, der maximal 25 Prozent eines Grundstücks besetzte, keinerlei Höhenbeschränkung aufzuerlegen. In diesem Fall war die einzige Grenze technischer Natur. Die Stadtverordnung von 1916 blieb in Kraft bis 1961, als sie mit der Absicht überarbeitet wurde, die Planung von Plätzen und öffentlichen Räumen zu fördern. Das wundervolle Seagram Building von Ludwig Mies van der Rohe und Philip *Abb. 421* Johnson (1958), das 28 Meter hinter die Fluchtlinie der Park Avenue zurücktritt, ist ein bemerkenswertes Beispiel für die Umsetzung der Vorschriften von 1916.

DER WOLKENKRATZER DES ART DÉCO

Die Art-Déco-Mode wird seit Ende der zwanziger Jahre besonders in der Hochhausarchitektur sichtbar. Der Einfluß der Pariser Exposition Internationale des Arts Décoratifs Modernes von 1925 ist unbestreitbar, doch fällt er mit spezifisch amerikanischen Faktoren, wie etwa den Urbanisierungsvorschriften, dem Einfluß bestimmter präkolumbischer Bauweisen und dem Abebben der neugotischen Welle, zusammen. Räumliche Vereinfachung vereinigt sich mit geometrischer Stilisierung der – oft aus prächtigen Materialien bestehenden – Dekors zu jenem bekannten charakteristischen Repertoire aus geraden Linien, Fischgrätenmuster, Zickzacklinien usw. Stromlinienförmige Kurven (*streamlining*), die als Kennzeichen der modernen Industriewelt gelten, gesellen sich hinzu. Gebäude im Art-Déco-Stil wurden in den zwanziger und dreißiger Jahren in amerikanischen Großstädten mehr oder minder zahlreich errichtet. In Chicago baute das Architektenbüro Holabird und Root die schönsten Gebäude (Chicago Board of Trade *Abb. 385* Buildung, 1930). Old Miami Beach in Florida besitzt ein architekturgeschichtlich interessantes Ensemble von Hotels, Gebäuden, Häusern, Filmtheatern in einem Art-Déco-Stil, den lebhafte Farben auszeichnen. Auch Kalifor- *Abb. 30* nien steht nicht nach, wenn man beispielsweise an das herrliche farbige Eastern Building von Claude Beelman (1929) in Los Angeles denkt.

Ganz besonders beliebt wurde der Stil des Art-Déco allerdings in New York, wo aufsehenerregende Schöpfungen *Abb. 33,* entstanden, so das weltberühmte Empire State Building (Shreve, Lamb und Harmon, 1929–1931) oder das erstaun- *386* liche Chanin Building (J. Sloan und M. T. Robertson, 1927–1930). Andere Wolkenkratzer in New York offenbaren *Abb. 2, 389* noch stärker die besonderen Eigenschaften der Architektur des Art Déco. Das Daily News Building in New York, *Abb. 397* 1930 von Raymond Hood fertiggestellt, belegt den Verzicht auf den neugotischen Stil, den der Architekt zuvor praktizierte, zugunsten vereinfachter geometrischer Umrisse. Das Gebäude erscheint als Konkretisierung des Entwurfs von Eliel Saarinen für den Sitz des Chicago Tribune aus dem Jahre 1922 oder der imaginären Projekte Hugh

Abb. 382, 383 Ferris' in „The Metropolis of Tomorrow". Der Rhythmus der aufgrund der New Yorker Vorschriften von 1916 zurückversetzten Baukörper, die Verteilung der Primärvolumen und das Flachdach verweisen ebenso auf einen bestimmten Einfluß der europäischen Moderne wie auf eine Vorliebe für die kompakten Formen der Mayatempel, die in damaligen Veröffentlichungen gerade vorgestellt wurden. Die durchgehenden Bandornamente aus weißen Ziegeln, die über den Fensterbrüstungen aus dunkelroten Ziegeln hervorspringen, machen aus diesem Hochbau eine stolze Erscheinung ganz im Sinne der Auffassungen Louis Sullivans. Ein weiteres Formengebirge, das Raymond

Abb. 394 Hood in New York schuf, ist das 1931 fertiggestellte McGraw Hill Building. Zwar behielt der Architekt die traditionelle Silhouette einer Pyramide oder einer Zikkurat bei, doch betonte er mittels blaugrüner Gurtgesimse aus Ton, die die verschiedenen Baukörper einzuschnüren scheinen, paradoxerweise die horizontalen Linien dieses Hochhauses. Auch die Polychromie ist hier hervorhebenswert. Die Ecken des Gebäudes sind transparent und stellen das Stahlskelett mutig zur Schau. Eine solche Anordnung gehört zu den markanten Zügen der modernen Architektur. Angesichts seiner hervorstechenden Merkmale wurde das McGraw Hill Building von Henry R. Hitchcock und Philip Johnson in New York als das einzige ermittelt, das den Regeln des „Internationalen Stils" entsprach. Trotz einiger Vorbehalte – besonders hinsichtlich der „schweren ornamentalen Bekrönung", die sie „unlogisch und unglücklich" fanden –, war ihr Urteil über dieses Bauwerk positiv. Diese puritanische Interpretation wird allerdings der dekorativen Arbeit Raymond Hoods nicht gerecht, vor allem nicht dem prächtigen abgerundeten Eingang, dessen Rhythmus wie bei einer gleißenden Automobilkarosserie verchromte Bänder bestimmen. Ursprünglich beherbergte das McGraw Hill Building – wie übrigens das Daily News Building auch – in den ersten Etagen eine Druckerei; daher rührte in beiden Fällen die besondere Aufmerksamkeit für die Ornamentierung der Vorhalle.

Abb. 34 Das Chrysler Building verdankt seine Berühmtheit und sein markantes Erscheinungsbild der Turmspitze, die aus sechs von dreieckigen Fenstern durchbrochenen Edelstahlbögen besteht. Dieser Wolkenkratzer mit seiner bei Sonnenschein oft leuchtenden Spitze stammt von dem Architekten William Van Alen, der 1931 auf einem Kostümball der École des Beaux-Arts eine Replik davon als Hut trug. Diese Spitze ist Bestandteil der modernistischen Ikonographie, die vom Auftraggeber, dem Automobilmagnaten William P. Chrysler, angeregt wurde. Nicht nur sollte die Bekrönung des Gebäudes dem Kühlerverschluß eines Autos der damaligen Zeit ähneln, auch die stählernen Ablaufrinnen an den Wänden waren von Maschinenelementen inspiriert, während ein Autofries mit Kotflügeln, Radkappen, Motorhauben und geflügelten Kühlerfiguren die Außenfassade der 25. Etage ziert. Stählerne Adler, Symbo-

Abb. 32 le der Firma Chrysler, hüten die vier Himmelsrichtungen am Unterbau des Turmes. Die Ausstattung der Eingangszone und der Aufzugsgruppe macht das Bauwerk in New York überdies zu einem Meisterwerk der Innenraumgestaltung im Art-Déco-Stil. In der ornamentalen Phantasie und der Vorstellungskraft bei der Behandlung der Details erkennt man nicht nur ein gelungenes Beispiel für die kommerzielle Architektur der Zeit, sondern auch den Beweis für die Wünsche und Erwartungen hinsichtlich einer sorglosen und unkomplizierten Zukunft. Das Chrysler Building verdeutlicht anschaulich die Atmosphäre der roaring twenties in New York, die der Architekt Rem Koolhas in seinem Buch „Delirious New York" beschreibt. Am 27. Mai 1930 wurde das Gebäude eingeweiht. Mit einer Höhe von ca. 320 Metern, übertraf es sogar den Pariser Eiffelturm und war bis zur Fertigstellung des Empire State Building im darauffolgenden Jahr das höchste Bauwerk der Welt.

Mit der Errichtung des Rockefeller Center in New York in den dreißiger Jahren erreichte die Gestaltung des städtischen Raums eine beispiellose Breite. Zwischen 1931 und 1940 setzten die Architekten Reinhard und Hofmeister mit H. W. Corbett und R. Hood dreizehn Gebäude unterschiedlicher Größe in den Mittelteil Manhattans, die Midtown, und schufen dort gleichsam eine Stadt in der Stadt. Dieser Komplex, der sich in west-östlicher Richtung von der Sixth Avenue (Avenue of the Americas) zur Fifth Avenue, in nord-südlicher Richtung von der 51. zur 48. Straße

Abb. 35 erstreckt, nimmt mehrere „Blöcke" des Schachbrettplanes ein. Das R.C.A. Building (Radio Corporation of America), ein schmales, von Ost nach West ausgerichtetes Scheibenhochhaus von ca. 260 Meter Höhe mit 70 Stockwerken, ist der architektonische Mittelpunkt der „Sky city". Längs seiner Achse liegen die Channel Gardens, die es

Abb. 396 mit der Fifth Avenue verbinden, während sich zu seinen Füßen ein tiefergelegener öffentlicher Platz, die Lower Plaza, erstreckt, die von der goldenen Prometheusstatue Paul Manships belebt wird. Das R.C.A. Building ist auch für andere Gebäude des Ensembles architektonisch tonangebend: mit grauen Kalksteinplatten aus Indiana und Aluminiumelementen verkleidet, wird es durch Mauerabsätze und Vorsprünge auf verschiedenen Ebenen aufgelockert. Die dreizehn ersten, in den dreißiger Jahren entstandenen Bauten stellen unbestreitbar eine stilistische Einheit dar. Aus diesem Blickwinkel und unter anderen formalen Aspekten ist ein Vorläufer des Rockefeller Center zweifellos in der architektonischen Harmonie der Weltausstellung von Chicago 1893, der berühmten Kolumbusaus-

Abb. 36 stellung, zu suchen. Die Symmetrie des Grundrisses und die besondere Aufmerksamkeit für öffentliche Räume verweisen auf den Fortbestand eines gewissen Einflusses der École des Beaux-Arts. Doch in den Komplex sind auch städtebauliche Neuerungen eingegangen. So verbindet ein unterirdisches Netz von Ladengalerien die Gebäude miteinander. In dieser modernen Version der Passagen des 19. Jahrhunderts sind die Fußgänger vor Wetterunbilden geschützt und können bequem die Subway-Stationen erreichen. Für Lieferfahrzeuge wurden noch unterhalb der Fußgängerzone Straßen angelegt. Auf diese Weise konnte der Verkehr an der Oberfläche des Rockefeller Center beruhigt werden. Anfangs war sogar vorgesehen, die Dachgärten auf mehreren Gebäuden mit schmalen Brücken zu verbinden und so mit den Hängenden Gärten Babylons zu wetteifern. Die Visionen eines Hugh Ferris oder Fritz Lang, der von der geschäftigen Aktivität einer modernen Metropole fasziniert war, hätten dann eine erste Anwendung erfahren. Leider konnte dieser Entwurf nicht verwirklicht werden. So ist das Rockefeller Center ein mehrstufiges vertikales städtebauliches Experiment, das zum Teil unvollendet blieb. Als John D. Rockefeller 1928 in der Midtown die Grundstücke des künftigen Zentrums erwarb, hatten er und seine Geschäftspartner von der Metropolitan Opera zunächst die Absicht, ein gigantisches Opernhaus zu bauen. Der Ausbruch der Weltwirtschaftskrise von 1929 stellte jedoch das Projekt endgültig in Frage. Um das erworbene Areal nicht unbebaut zu lassen, wandte sich der Geschäftsmann der Idee zu, ein Ensemble von Wolkenkratzern zu bauen und dabei aus einzelnen Klauseln des erwähnten Stadtgebietsplanungs-Gesetzes (bestimmte Höhen waren gestattet, wenn ausreichend große Plätze gestaltet würden) Nutzen zu ziehen. Was anfangs nichts weiter war als eine simple Immobilientransaktion, sollte sich durch die angewandten Problemlösungen und sogar durch die politischen Implikationen dieser Unternehmung als überaus folgenreich erweisen. Wie der Kunsthistoriker Manfredo Tafuri schrieb, „lanciert diese Privatinitiative, die in den Augen der Gemeinschaft stellvertretend über die gemeinschaftlichen Werte verfügt, zugunsten eines radikalen qualitativen Sprungs indirekt eine Polemik gegen Roosevelts New Deal". („Architecture d'aujourd'hui", Nr. 178, S. 8). Es war in der Tat nicht unwesentlich, daß zur Zeit der wirtschaftlichen Depression und einer interventionistischen Politik der Bundesregierung der Beweis angetreten worden war, daß es die Geschäftswelt vermochte, eine bestimmte Ordnung und gewisses Wohlbehagen in der vor kurzem noch verunglimpften kapitalistischen Stadt zu etablieren. Seiner Größenordnung nach ist das Experiment Rockefeller Center, durch das New York ein Zentrum erhalten sollte, in der amerikanischen Architekturgeschichte einzigartig, wenngleich es nach dem Zweiten Weltkrieg in anderen Städten Versuche gegeben hat, ähnliche Projekte zu verwirklichen (beispielsweise in Pittsburgh). Die Idee der Stadt in der Stadt, für die das Rockefeller Center ein meisterhaftes Beispiel ist, hört dagegen längst nicht auf, die amerikanischen Architekten der Gegenwart, freilich in anderen Formen, zu interessieren.

LE CORBUSIER UND NEW YORK

Im Jahre 1935 begibt sich Le Corbusier auf Einladung des New Yorker Museum of Modern Art erstmals in die Vereinigten Staaten. Die amerikanische Zivilisation, die er, bevor er sie an Ort und Stelle erkundete, für die Moderne schlechthin hielt, fasziniert und erschreckt ihn zugleich. New York gibt sich zu erkennen: „New York ist eine Weltstadt, die erste Stadt, die der modernen Zeit gemäß gebaut ist." Von dieser modernen Stadt und ihrer Architektur ist ausführlich in dem Bericht über seinen Aufenthalt die Rede, den Le Corbusier 1937 unter dem Titel „Als die Kathedralen weiß waren" („Quand les cathédrales étaient blanches"), veröffentlichte. Der noch vielsagendere Untertitel des Buches verweist auf die allgemeine Argumentationslinie des Verfassers: „Reise in das Land der Schüchternen" („Voyage au pays des timides"). Mit einer ins Schwarze treffenden Mischung aus Humor, Provokation und Geschmack am Paradoxon teilt er, kaum dem Passagierschiff „Normandie" entstiegen, den Journalisten auf deren Frage, wie ihm denn New York gefalle, mit: Die Wolkenkratzer sind zu klein! Man kann sich denken, daß diese Antwort den Fragestellern die Sprache verschlug. Le Corbusiers Gedankengang beruhte jedoch auf seiner Diagnose, nach der New York eine städtische Katastrophe sei. An die Stelle der New Yorker Wolkenkratzer, deren Standortwahl, Größenverhältnisse, Gestalt usw. unvernünftig seien, müsse der „Cartesianische Wolkenkratzer" treten, wie Le Corbusier ihn nannte. New York ist mithin eine indirekte Bestätigung seiner Auffassungen, die er in dem Buch „La Ville radieuse" von 1935 beschreibt. Der Architekt gießt seine zwiespältige Meinung in so berühmte Formeln wie: „New York ist eine aufrecht stehende Stadt, unter dem Vorzeichen der neuen Zeit. Es ist eine Katastrophe! Doch eine schöne und würdevolle Katastrophe." Le Corbusiers Lesart der New Yorker Architektur zeugt von einigen Fehlurteilen und der Unfähigkeit, die Triebkräfte des Privateigentums an Grund und Boden, des kapitalistischen Konkurrenzsystems zu durchschauen, die ganz besonders im Hochbau dominieren. Das Bestreben, New York in Ordnung zu bringen und seine räumliche Herausforderung zu meistern, rührt mehr von vorgefaßten stadtgestalterischen Visionen her als vom Willen, die amerikanischen Verhältnisse wirklich zu verstehen. Doch das ist letztlich unerheblich, denn der Text von 1937 ist ein außerordentlich lebendiges Zeugnis davon, wie ein europäischer Architekt der Avantgarde in der Zwischenkriegszeit sich sein eigenes, fiktives und illusorisches Bild Amerikas als Heimstatt der Moderne schaffen konnte.

ZEITGENÖSSISCHE WOHNFORMEN IN KALIFORNIEN

Irving John Gill (1870–1936), der überwiegend in Kalifornien tätig wurde, gehört zu den großen Gestalten der amerikanischen Architektur im frühen 20. Jahrhundert. Geboren in Syracuse im Bundesstaat New York, lernte er in den neunziger Jahren zwei Jahre lang im Architektenbüro Adler und Sullivan in Chicago und ließ sich schließlich aus gesundheitlichen Gründen in Kalifornien nieder. Nach 1907/1908 tritt in seinem Schaffen – mit den Worten Frank Lloyd Wrights, der ihm in Chicago begegnet war – „eine Art Eliminierung" zutage. Sein Hang zur Reduzierung und Vereinfachung der Formen bringt ihn dazu, Häuser aus nüchternen kubischen Blöcken mit weißen Stuckflächen an den Zementwänden, Flachdächern und Terrassen, rechteckigen und halbkreisförmigen Fenster- und Türöffnungen zu bauen. Im Haus von Walter Luther Dodge in Los Angeles (1914–1916) verteilt er entsprechend den verschiedenen Funktionen die Räume geschickt in einer asymmetrischen Gesamtkomposition. Laubengänge, Terrassen, Balkone und Garten integrieren die Architektur in die Natur und die kalifornische Vegetation. Der Wohnsitz der Miss Ellen Scrips (1917) in La Jolla (Kalifornien) stellt diese Praxis der Schmucklosigkeit und Verbannung aller überflüssigen Elemente erneut unter Beweis. Bei diesem Vorgehen ließ sich Irving John Gill zum Teil von der spanischen Kolonialarchitektur inspirieren, die in Kalifornien besonders in Gestalt einiger Missionsbauten zu sehen war. Aufgrund des „Kubismus" seiner Werke haben einige Kunsthistoriker Übereinstimmungen mit den Häusern seines Wiener Zeitgenossen Adolf Loos festgestellt. Tatsächlich weist die Vorderfront des Hauses Steiner in Wien (1910) große Ähnlichkeit mit dem Wilson-Acton-Gebäude in La Jolla auf (1908). Was nun Gill auch wirklich von Adolf Loos und seinen Schriften kannte, sein Werk beeindruckt jedenfalls durch eine für die Zeit erstaunliche Modernität und erscheint gewissermaßen als Veranschaulichung der Thesen über den „Internationalen Stil" von 1930, bevor es diesen überhaupt gab (obgleich Irving John Gill 1932 seltsamerweise nicht in die Ausstellung des Museum of Modern Art in New York aufgenommen wurde). Das Fehlen aufgesetzter Dekorationen, die glatten, unprofilierten Flächen kennzeichnen Gill als Pionier der modernen Architektur. Sein Werk zeugt von der Heraufkunft einer der eigenen Geschichte zugewandten modernen Baukunst in Amerika, die parallel zum Schaffen der europäischen Avantgarde entstand, diesem zum Teil sogar vorausging. Zwar stößt man bei Gill nicht auf den apodiktischen, keinen Widerspruch duldenden Ton mancher zeitgenössischer Schriften aus Europa, doch zeichnen sich einige seiner Texte durch avantgardistische Anklänge aus, die für das Kalifornien zu Beginn des Jahrhunderts ungewöhnlich sind, etwa die Behauptung, man müsse „zum Urquell aller architektonischen Kraft zurückkehren – der geraden Linie, dem Bogen, dem Kubus und dem Kreis". Die Bevorzugung der elementaren Geometrie als Matrix der Formen nimmt spätere Überlegungen etwa eines Le Corbusier vorweg. Doch die Leistung Irving John Gills beschränkt sich keineswegs auf ein erstaunliches Formenrepertoire. Gewiß hat der Architekt große bürgerliche Wohnbauten geschaffen. Er interessierte sich aber auch für die Herstellung von Fertigteilen, um die Baukosten für Einheitswohnungen zu senken, wie der Häuserkomplex Lewis Courts in der kalifornischen Sierra Madre (1910) beweist. An der amerikanischen Westküste wirkte Irving John Gill bahnbrechend für die architektonische Moderne. Wenn sein Werk auch isoliert blieb, so bereitete es doch den Boden für die Werke Rudolf Schindlers und Richard Neutras im Kalifornien der zwanziger Jahre.

Die beiden Wiener Architekten, Rudolf M. Schindler und Richard Josef Neutra, die von der Baukunst Frank Lloyd Wrights fasziniert waren, übersiedelten in den zwanziger Jahren nach Kalifornien. Sie machten dort Grundzüge der modernen europäischen Formensprache bekannt. Rudolf M. Schindler (1887–1953), der mit Otto Wagner an der Wiener Kunstakademie studierte, emigriert 1913 in die Vereinigten Staaten und arbeitet von 1917 bis 1923 für Frank Lloyd Wright. Er betreut einige kalifornische Projekte des Meisters, als dieser sich wegen der Errichtung des
Abb. 399 Tokioter Imperial Hotel in Japan aufhält. Für den Mediziner und Diätspezialisten Philip M. Lovell baut er zwischen 1922 und 1926 in Newport Beach (Los Angeles) ein erstaunliches, von den Kunsthistorikern lange unterschätztes

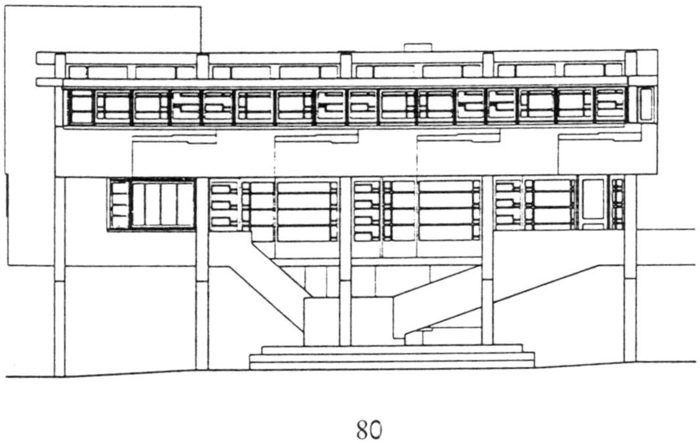

R. M. SCHINDLER,
LOVELL BEACH HOUSE,
NEWPORT BEACH, LOS ANGELES.
1922–1926.
Ansicht der Hauptfassade.

Haus, das in bezug auf den verehrten Lehrer Frank Lloyd Wright durchaus kreative Eigenständigkeit aufweist. Auf ein mit fünf sichtbaren Stützen plastisch gearbeitetes Betonskelett schiebt Schindler zwei horizontale Blöcke mit großen Glasflächen, die unter anderem einen sich über zwei Ebenen erstreckenden Aufenthaltsraum begrenzen. (An dieser Vertikalität der Innenräume wird der Einfluß des „Raumplans" von Adolf Loos sichtbar.) Der Arzt Lovell, Anhänger der Körperkultur und eines Lebens an der frischen Luft, wünschte ein Gebäude mit Beziehung zur Außenwelt: deshalb verfügt das am Strand errichtete Haus, das wie auf Stützen, sogenannten Piloten, erhöht steht, über ein offen gehaltenes Erdgeschoß, in dem sich ein Kamin und eine Dusche befinden. Ebenso ermöglicht der Balkon im zweiten Geschoß, unter freiem Himmel zu schlafen (heute ist er durch Glaswände zugebaut). Die gegenseitige Durchdringung von Innen- und Außenraum, ein allgemeines Kennzeichen der neuen, modernen Architektur, entsprach hier vollkommen den Bedingungen des Programms. Auch die gleichermaßen symmetrische wie feinsinnig asymmetrische Komposition (beispielsweise sind die beiden von der Fassadenmitte ausgehenden Treppenläufe unterschiedlich) kann virtuos genannt werden. Indem er sich auf der formalen Ebene von Frank Lloyd Wright löste, doch stets auf die Verbindung zur Umwelt bedacht war, entwickelte Schindler mit dem Lovell Beach House eine avantgardistische Bauweise für die naturverbundene kalifornische Lebensweise. Dieses Meisterwerk, ein subtiles Zusammenspiel von offenen Räumen und ästhetischer Einheit, muß mit den Villen Le Corbusiers, die dieser zur selben Zeit errichtete – besonders der Villa Carthago (1929) – in Beziehung gesetzt werden.

Für den Arzt Philip M. Lovell wurde in Los Angeles noch ein anderes Haus gebaut: das 1929 fertiggestellte sogenannte Health House. Es stammt von dem Wiener Architekten Richard Josef Neutra (1892–1970). Ausgebildet in Wien, wo er zwischen 1912 und 1914 im Büro von Adolf Loos tätig ist, arbeitet er nach dem Krieg mit Erich Mendelsohn in Berlin (1921–1923) und emigriert 1923 in die Vereinigten Staaten. In Chicago, wo ihn das Architektenbüro Holabird und Root aufnimmt, begegnet er Louis Sullivan noch kurz vor dessen Tod. Tief beeindruckt von der Baukunst Frank Lloyd Wrights, den er durch Veröffentlichungen Ernst Wasmuths entdeckt hatte, hält er sich kurze Zeit in Wrights Haus Taliesin in Spring Green (Wisconsin) auf. 1925 läßt er sich in Los Angeles nieder, das Health House ist eines seiner ersten kalifornischen Werke. Durch seine Ausbildung und seine Erfahrungen war Richard Josef Neutra mit den Kreisen der Avantgarde in Berührung gekommen. Nun wird er den europäischen Modernismus in der Architektur an die kalifornische Umgebung anpassen. Aus Amerika übernimmt er vor allem die Konstruktionsmethoden auf der Grundlage des Stahlskeletts. Sein 1927 veröffentlichtes Buch „Wie baut Amerika?" belegt die Begeisterung für den technischen Fortschritt, dem er in den Vereinigten Staaten begegnete. Das Haus Lovell besitzt eine leichte, rasch montierte Stahlskelettkonstruktion, die mit einer gläsernen Außenhaut überzogen ist. Die Balkone und auskragenden Bauteile sind durch Stahlpfosten mit der Metallstruktur des Daches verbunden. Das sichtbare Stahlgehäuse, das bisweilen an Piloten erinnert, befestigt das Haus auf dem abschüssigen Terrain der Parzelle. Die Klarheit der einfachen Körper und ihrer Aufteilung sowie die über das Skelett gezogene Außenhaut lassen auch dieses Haus nachgerade zu einer beispielhaften Vorführung des „Internationalen Stils" *avant la lettre* geraten. (Henry R. Hitchcock und Philip Johnson sollten es im übrigen 1932 für ihre Ausstellung im Museum of Modern Art auswählen.) Das Haus liegt auf einem Hügel, über den Hang ertrecken sich Terrassen auf mehreren Ebenen. Trotz der großen Bewunderung für Frank Lloyd Wright geht Richard Josef Neutra sowohl in der Konstruktionsweise (Stahlskelett) als auch in der Gesamtkomposition (Ablehnung der Pyramidenform) von den Vorschriften des Meisters ab. Der architektonische Individualismus Richard Josef Neutras wird im Bau prunkvoller Villen für amerikanische Milliardäre (zum Beispiel das Haus Kaufmann von 1946 im kalifornischen Palm Springs oder das Moore House von 1952 in Ojai, gleichfalls in Kalifornien) ein Betätigungsfeld finden und kommt zugleich in einem äußerst geringen Interesse an kollektiven Problemen im Städtebau zum Ausdruck. *Abb. 402*

Frank Lloyd Wright beginnt nach seiner Rückkehr aus Japan, wo er den Bau des Imperial Hotel in Tokio leitete, 1922 mit der Entwicklung des Konstruktionssystems der sogenannten *textile blocks,* das er in seinen kalifornischen Häusern der zwanziger Jahre anwenden wird. Zementblöcke mit Hohlfugen sind mit Hilfe von Stahlstiften, die waagerecht und senkrecht in die Fugen gesteckt und anschließend mit Beton ausgegossen werden, zu einer Mauer verarbeitet. Das ganze Verfahren ähnelt dem Weben eines Teppichs mit metallenem Schußfaden; daher rührt auch die textile Metaphorik Frank Lloyd Wrights, der sich tatsächlich mit einem Weber vergleicht. Die vorgeformten quadratischen Betonblöcke können massiv und glatt sein, Prägemuster haben oder auch durchbrochen sein. Die Mauerflächen erlangen eine Struktur und Plastizität, die sie von früheren Werken Wrights unterscheidet und durchaus an die Blendverkleidungen einiger präkolumbischer Bauten erinnert. Frank Lloyd Wright vereint bauliche Innovation mit architektonischer Form und beweist solchermaßen, daß er die Regeln Viollet-le-Ducs, dessen theoretische Schriften er gründlich studierte, verinnerlicht hat. Das Haus erwächst „aus der Natur des Materials", wie eine seiner Lieblingswendungen lautet, und in diesem Fall bringt auch das System der „textile blocks" spezifische Formen hervor. Es führt zu kompakteren, weniger lichtdurchfluteten und weniger hellen Räumen als bei den Präriehäusern. Die auf der Grundlage dieser Technik konstruierten Häuser scheinen sich vor einer feindlichen städtischen Umgebung schützen und von der Außenwelt abschließen zu wollen. Das 1923 in Pasadena (Kalifornien) gebaute Haus von

Abb. 400 Alice Millard, „La Miniatura" genannt, ist das auffallendste Beispiel in dieser Serie. In einer Talsohle gelegen, schmiegt es sich mit einer Seite an eine Steilwand, zu der hin die Wirtschaftsräume und Schlafzimmer ausgerichtet sind. Man betritt das Haus über eine kleine Brücke auf der Rückseite des Gebäudes, die auf der Ebene des ersten
Abb. 432 Stockwerks liegt. Von dieser Art Hangbebauung wird sich Richard Meier in den siebziger Jahren inspirieren lassen. Die Gemeinschaftsräume weisen auf das enge Tal, in dem ein Wasserbecken liegt. Das Speisezimmer im Erdgeschoß wird durch eine Terrasse verlängert. Das im ersten Geschoß gelegene Wohnzimmer mit Balkon erstreckt sich über zwei Ebenen. Im oberen Teil dieses Raumes wurden durchbrochene Zementblöcke verwendet, die die Funktion von Raumteilern erfüllen. Sie erzeugen ein besonderes Licht und eine Atmosphäre, die für das heiße und trockene Klima Kaliforniens besonders geeignet sind. Der Architekt betonte einige vertikale Linien, gab jedoch dem Haus insgesamt eine geschlossene, kubische Form. Das Haus Millard löst sich vom damals im kalifornischen Wohnbau beliebten spanischen Kolonial- oder Missionsstil. Frank Lloyd Wright will damit beweisen, daß es möglich ist, für kalifornische Lebensbedingungen eine organische Architektur zu entwickeln und sich zugleich auf die neuesten Methoden der Industrialisierung im Bauwesen zu stützen. Die Technik der „textile blocks", die für Frank Lloyd Wright auch ein Mittel war, so undankbares Material wie den Beton ästhetisch salonfähig zu machen, hat, abgesehen von den kalifornischen Wohnhäusern der zwanziger Jahre, letztlich nur wenig Anwendung gefunden. Unter diesen gibt es jedoch so großartige Beispiele wie das Haus von Charles Ennis in Los Angeles (1923), das sich weitläufig auf einem Hügel erstreckt und den Historiker Vincent Scully an die archäologische Grabungsstätte Tikal erinnerte; oder auch das Haus Samuel Freemans (1924), das deshalb so bemerkenswert ist, weil Frank Lloyd Wright hier aufsehenerregende Eckfenster einführte, ein Element der modernen Architektur.

DIE ARCHITEKTUR IN ZEITEN DER KRISE

DIE MONUMENTALEN INDUSTRIEBAUTEN ALBERT KAHNS

Die Entwicklung der amerikanischen Automobilindustrie seit Beginn des 20. Jahrhunderts bedingte neue Bauprogramme und besondere Strukturen. Der Name Albert Kahn (1869–1942) ist untrennbar mit dem Aufschwung des Industriebaus verbunden, doch läßt sich seine vielschichtige Persönlichkeit mitnichten auf diesen Bereich eingrenzen. Der aus Deutschland stammende Kahn emigriert 1881 und läßt sich in der Gegend von Detroit nieder. Seit 1905, dem Zeitpunkt, da er die Fabrik der Packard Motor Car Company baute, spezialisiert er sich auf Entwurf und Gestaltung von Industriekomplexen für die großen Autofirmen: Ford, Chrysler, General Motors. Um die langen Montagefließbänder unterzubringen, entwirft Albert Kahn riesenhafte, von allem Überflüssigen befreite Räume mit großen Glaswänden und mit Zahnschnitt abschließende Dächer, die teilweise auch verglast sind. Die von innen sichtbaren tragenden Strukturen aus Stahlbeton oder Stahl ermöglichen beträchtliche Spannweiten. Ebenerdige Werksanlagen ersetzen mehrgeschossige Fabriken. Unter den ca. 2000 Industrieanlagen, die Albert Kahn im Laufe seiner Berufstätigkeit schuf, sind die Glasfabrik der Ford Motor Company – die River Rouge Glass Plant in Dearborn, Michigan (1922–1924) – und die Dodge Half-Ton Truck Plant ebenfalls in Detroit (1937) besonders hervorzuheben.

Zwischen den standardisierten Erzeugnissen der amerikanischen Automobilindustrie (man denke etwa an den berühmten Ford „Model T") und dem anonymen, unpersönlichen Charakter der Industriebauten Albert Kahns besteht eindeutig ein Zusammenhang. Diese Übereinstimmung ist nicht nur in den äußeren Formen und in den Produktionsprozessen zu beobachten, sondern tritt auch in den Produktionsstrukturen selbst zutage. Albert Kahn steht an der Spitze einer großen Baufirma, die ungefähr 400 Arbeitskräfte beschäftigt und Bauprojekte gleichsam am Fließband liefert. Die Anfänge einer solchen Arbeitsorganisation in der Architektur liegen in Entwurfsbüros wie denen von McKim, Mead und White oder Daniel H. Burnham. Dieser Prozeß verläuft seit den vierziger Jahren in beschleunigter Form: der Aufstieg des berühmten Architektenbüros Skidmore, Owings und Merrill ist dafür der deutlichste Beweis. Die Größe des Unternehmens „Albert Kahn Incorporated" spiegelt mithin den Maßstab der modernen amerikanischen Industrie wider. Die Konstruktionen Kahns beruhen, anders als bei den zeitgleich entstandenen Bauten von Maillart, Freyssinet oder Pier Luigi Nervi, nicht auf einem plastischen Gebrauch des Stahlbetons. Doch in ihrem Funktionalismus und ihrer ausgeprägten Orientierung auf Zweckmäßigkeit zeugen sie von einer technischen Schönheit, für die man damals empfänglich war. Der zu der Künstlergruppe der Präzisionisten zählende Maler Charles Sheeler hat seine Hingezogenheit zur Maschinenkultur in seinem Bild „American Landscape" (1930) durch die Industrielandschaft der Fordwerke vor den Toren Detroits artikuliert. Der Pragmatiker Albert Kahn hat in den zwanziger und dreißiger Jahren auch in der Sowjetunion zahlreiche Fabriken gebaut. Sein Schaffen überschreitet freilich den Rahmen des Industriebaus. Bei Aufträgen anderer Art, vor allem Gebäude für Institutionen, greift er auf die Formensprache des Historismus zurück, die den ästhetischen Normen der École des Beaux-Arts verpflichtet ist. Die Bibliothek William L. Clements auf dem Campus der Universität von Michigan in Ann Arbor (1923) beispielsweise strahlt die Eleganz eines italienischen Renaissancepalastes aus. Diese Kluft in seinem Schaffen resultiert aus einer hierarchischen Auffassung der Bauprogramme. Am Fuße der Stufenleiter steht die Fabrik, ein Gebrauchsraum, der ein rein funktionalistisches Herangehen erfordert. Am oberen Ende der Leiter stehen die symbolträchtigen, die Prestigebauten (wie etwa die Geschäftszentralen der Automobilgesellschaften), die mit einer durch Tradition erprobten Formensprache aufgewertet werden müssen. Nichtsdestoweniger hat Albert Kahn seine Zeit in erster Linie durch seine Industriearchitektur geprägt. Ludwig Mies van der Rohe hat dies richtig erkannt: Als er seinen Entwurf eines Konzertsaales (1942) vorlegte, arbeitete er in die Fotomontage eine Innenansicht der Flugzeugbauhallen Glen Martin in Baltimore (1938) ein – eine Hommage an Albert Kahn und Ausdruck des Wunsches, ihm nachzustreben.

DAS WERK FRANK LLOYD WRIGHTS IN DEN DREISSIGER JAHREN

Der Beginn der großen Wirtschaftskrise unterbricht die berufliche Laufbahn Frank Lloyd Wrights. 1930 hält er in Princeton eine Reihe von Vorträgen, die im folgenden Jahr unter dem Titel „Modern Architecture" publiziert werden. Er hat Zeit zu schreiben: 1932 erscheint „An Autobiography" in der ersten Auflage. Im selben Jahr werden seine städtebaulichen Ansichten in einem Buch herausgebracht, das in der Folgezeit ständig überarbeitet und erweitert wird: „The Disappearing City". Das Modell seiner Idealstadt, der Broadacre City, wird 1935, mit finanzieller Unterstützung eines Warenhausdirektors aus Pittsburgh, Edgar J. Kaufmann, im New Yorker Rockefeller Center ausgestellt. Aufgrund des großen Echos, das die Ausstellung findet, vor allem aber dank der Großzügigkeit seines Förderers gehen nun auch wieder Aufträge ein. Von diesem Zeitpunkt an legt Frank Lloyd Wright eine künstlerische Vitalität an den Tag, die ihn bis zu seinem Tod nicht verlassen wird.

Der Bau des berühmten Falling Water House (Haus am Wasserfall) für Edgar J. Kaufmann bei Bear Run in Pennsylvania (1936) rückt ihn erneut in die erste Reihe des architektonischen Geschehens in jenen Jahren der Flaute im Bauwesen (untrügliches Zeichen: im Januar 1938 widmet ihm das Magazin „Time" sein Titelblatt). Die konstruktive Kühnheit des Werkes wird nur noch durch seine plastischen Qualitäten übertroffen. Dreistufige Terrassen aus glatten Stahlbetonplatten sind mit einem zentralen Baukern verbunden, der mit Bruchsteinmauerwerk verblendet ist. Die pyramidale Komposition aus vertikalen und horizontalen Ebenen, die geschickt und kenntnisreich in ein rechtwinkliges System eingefügt wurden, hält das Haus am Abhang des hügeligen Geländes und läßt es den Bach und dessen kleinen Wasserfall weiträumig überschauen. Das Haus erscheint dadurch organisch gewachsen (übrigens tritt der Felsen, in dem der Konstruktionskern verankert ist, andeutungsweise im Innenraum am Kamin zutage). Die großzügig verwendeten Eckfenster betonen das Ineinanderübergehen von Innenraum und Natur. Für diesen Zweitwohnsitz im Grünen hat Frank Lloyd Wright im Dienste einer dynamischen Durchbildung der Baumassen die allerneuesten industriellen Errungenschaften verwendet, indem er zum Beispiel das System der Auskragungen und Vorsprünge bis an seine Grenzen trieb. Gleichzeitig zelebriert dieses Haus aber auch die uranfänglichen Bindungen zwischen den Lebewesen und den vier Elementen Wasser, Erde, Luft und Feuer. Es ist gleichsam ein Tempel der Naturgewalten, von denen das Leben der Menschen bestimmt wird. *Abb. 37*

Frank Lloyd Wright erwies in den dreißiger Jahren ebenso wie Le Corbusier seine Fähigkeit, solch außerordentliche und einzigartige Werke wie Falling Water zu schaffen und zugleich Problemlösungen für das standardisierte „Reihenhaus" zu finden. Das Haus Herbert Jacobs in Westmoreland, Wisconsin (1937) ist eine Antwort auf ebendiese Frage, die durch die Wirtschaftskrise nur noch schärfer zutage trat. Frank Lloyd Wright nennt seine Prototypen „Usonian"-Häuser. Dieser den philosophischen Schriften Samuel Butlers entlehnte Neologismus verweist auf die im wesentlichen agrarische Bestimmung Amerikas, die durch die übermäßige Industrialisierung und Urbanisierung behindert werde. Im Verständnis Wrights bezeichnet er die authentischen Charakterzüge und spezifischen Merkmale Amerikas, besonders im Verhältnis zu Europa. Das „Usonian"-Haus sollte den Anforderungen einer Kundschaft genügen, die nach erschwinglichen Wohnungen strebte. Der L-förmige Grundriß besitzt seinen aus Ziegelsteinen gemauerten Kernbereich mit Kamin, Küche und Badezimmer im Schnittpunkt der zwei Achsen und verbindet damit den Flügel, der Aufenthaltsraum und Speisezimmer umfaßt, mit jenem, in dem die Wohnräume liegen. Das auf einem die Heizungsrohre einschließenden Betonfundament ruhende Haus besteht aus Holz (Außenblenden und Flachdach) und Glas (Fenster und Türen zum Garten, der von den beiden Schenkeln des L begrenzt wird). Die Vereinheitlichung der Bestandteile ermöglichte eine beträchtliche Reduzierung der Baukosten. So kostete das Haus Herbert Jacobs einschließlich des Architektenhonorars 5500 Dollar; zum Vergleich: das Haus Robie hatte im Jahre 1909 noch 49000 Dollar gekostet (35000 für das Haus, 14000 für das Grundstück). Die „amerikanischen" Häuser waren keineswegs Frank L. Wrights erster Versuch auf dem Gebiet des industrialisierten Wohnungsbaus, wie die in den zwanziger Jahren entwickelte Technik der „textile blocks“ beweist. Doch ebensowenig wie Le Corbusier, freilich in einem anderen Zusammenhang, gelang es ihm, das Interesse von Industriellen oder verantwortlichen Politikern für die Verwirklichung solcher großangelegter Projekte zu wecken.

Während der Weltwirtschaftskrise, zwischen 1936 und 1939, baut Frank Lloyd Wright in Amerika das Verwaltungsgebäude der S. C. Johnson in Racine (Wisconsin). Mehr als dreißig Jahre nach dem Larkin Building unterbreitet er nun eine ähnliche architektonische Variante, die allerdings im Hinblick auf die Baustrukturen viel komplexer ist. Die tragende Idee besteht noch immer darin, den Büroraum als einen fensterlosen, von der Außenwelt abgeschlossenen Ort zu konzipieren, als ob es darum ginge, bestimmte Eigenschaften kollektiver Arbeit zu bewahren. Frank Lloyd Wright will in der Tat durch die Baukunst eine Ethik, ja Mystik der Gemeinschaftsarbeit fördern, wie sein Vergleich der Innenräume des Johnson Wax Building mit einer Kathedrale belegt. Die Verwaltungszentrale verkörpert diese Grundsätze. Die blinden, mit rotbraunen Ziegeln verkleideten Betonmauern begrenzen einen rechteckigen Innenraum, der das berühmte Großraumbüro ohne interne Abgrenzungen birgt, um das eine Art Zwischengeschoß oder Außengalerie gelegt ist. Dieser große Gemeinschaftsraum wird durch Pfeiler bzw. Säulen akzentuiert, die an Blumen, Pilze oder Seerosen erinnern. Auch kretische oder ägyptische Anklänge vermeinte man darin schon zu erkennen. Diese Säulen, die am Sockel in Metallschuhen von 22,5 Zentimeter Durchmesser stehen, verbreitern sich nach oben in ein rundes „Kapitell“ von 85 Zentimeter Durchmesser und münden dann in Blumenkronen, die einen Durchmesser von 5,5 Meter besitzen. Durch diese wohl noch nie dagewesenen Formen kehrt Frank Lloyd Wright die traditionellen Gesetze der Statik, die besagen, daß ein vertikaler Träger an der Basis breiter sein muß als an der Spitze, in ihr Gegenteil um. Diese Umkehrung, die er zwar nicht als erster praktiziert, jedoch zu großem plastischem Wert führt, ist ein Kennzeichen der modernen Architektur. Die Pfeiler tragen die Last des Gebäudes, besonders die Deckenkonstruktion, und ermöglichen, da sie den Außenmauern die tragende Funktion abnehmen, das originelle und ausgeklügelte System der Beleuchtung: am Rand umkreisen horizontale Bänder aus Pyrexglas das ganze Gebäude und geben Seitenlicht. Im großen Büroraum fällt Tageslicht ebenfalls durch Pyrexglaszylinder ein, die zwischen Pfeiler und Blütenkronen angebracht sind. Es wird durch künstliche Beleuchtung verstärkt. Die horizontalen Bänder aus feuerfestem Glas lassen Licht eindringen, verstärken aber auch die Abgeschlossenheit des Ensembles. Sie schirmen den Blick von innen nach außen wie in umgekehrter Richtung ab. Das Johnson Building kann wegen der Qualität von Raum und Atmosphäre als beispielhaft gelten; es verfügt über eine Klimaanlage und funktionales Mobiliar, dessen geschwungene Formen sich den Rundungen der Gebäudekanten harmonisch anpassen. Es ist eine glatte, umfassende, rechteckige Bauweise, deren abgerundete Kanten die aerodynamische Ästhetik des streamlining veranschaulichen, die der industriellen Formgestaltung der dreißiger Jahre zugrunde lag (man denke zum Beispiel auch an die zeitgenössischen Entwürfe von Norman Bel Geddes). Frank Lloyd Wright trachtet danach, dem Arbeitsleben im Dienstleistungsbereich einen Reiz und eine Anziehungskraft zu geben, die zur damaligen Zeit ernsthaft in Zweifel gezogen wurden.

Abb. 403, 356

Für das Forschungslabor der Firma Johnson konzipiert Frank Lloyd Wright ein Hochhaus. Der 1950 fertiggestellte Bau beruht auf einer Analogie zum Baum. Die Betondecken der Stockwerke, die abwechselnd quadratisch und rund sind, bilden Vorsprünge in bezug auf einen zentralen Stamm oder Mast, der rund und teilweise hohl ist, da in ihm die Versorgungsschächte sowie Lüftungs- und Heizungsrohre verlaufen. Das ca. 46 Meter hohe Gebäude steht auf einem unsichtbaren, 16 Meter dicken Betonfundament. Wie bei einem Baum verdankt auch das Hochhaus seine Stabilität der Tiefe seiner Wurzeln. Dieses Struktursystem, das auf der Nutzung der Vorsprünge und Auskragungen beruht („das romantischste und freieste aller Konstruktionsprinzipien“, wie Frank Lloyd Wright schrieb), ist bereits – mit Abwandlungen – in seinen Hochhausprojekten der zwanziger Jahre vorhanden (so zum Beispiel im Entwurf für St. Mark's in the Bowerie in New York, 1929). Es hebt sich in jeder Hinsicht von einem anderen Konstruktionsmodell ab, dem Stahlgerüst oder -skelett, das Louis Sullivan nach 1890 ästhetisch aufwertete und das nach dem Zweiten Weltkrieg mit den Bauten des Internationalen Stils vorherrschen wird. Wenn auch die Bauweise des Johnson-Turms für seine Zeit originell ist, so kann man Gleiches freilich nicht von seiner Hülle behaupten. 1950 war die aerodynamische Ästhetik, die das Äußere des Gebäudes prägt, bereits überholt und veraltet. Durch die Wiederaufnahme der Rundungen der Gebäudekanten, der schmalen Ziegelmauern und der Außenblenden aus Pyrexglas wollte Frank Lloyd Wright allerdings bruchlos an den Geschäftssitz derselben Johnson Company anknüpfen, den er vor dem Krieg gebaut hatte. Im Gegensatz zu diesem Bau, bei dem glatte Flächen den Raum umschließen, haben die anderen von Wright projektierten oder gebauten freitragenden Türme mit ihren betonten Kanten ein eckiges, kristallähnliches Äußeres (etwa das H.-C.-Price-Hochhaus in Bartlesville, Oklahoma [1952–1956], eine Realisierung des Entwurfes von 1929). Die Architektur bezieht ihre Inspirationen mithin nicht nur aus Pflanzenformen, sondern auch aus einem anderen Bereich der Natur: der Welt der Mineralien.

Abb. 513

DIE CRANBROOK-AKADEMIE

Eliel Saarinen wird nach seinen Entwürfen für den Wettbewerb des Chicago Tribune (1922) und für die Gestaltung des Seeufers in Chicago (1923) George G. Booth als einer der augenblicklich bedeutendsten Architekten empfohlen. George G. Booth, ein Pressemagnat in Detroit, ist leidenschaftlicher Kunstliebhaber und seit der Jahrhundertwende in seinem Umfeld bereits verschiedentlich als Mäzen in Erscheinung getreten. Sein Streben geht dahin, in Cranbrook, Bloomfield Hills (in der großen Nordvorstadt Detroits), eine Gemeinschaft zu gründen, wo Künstler leben und arbeiten könnten; etwa in der Art der Amerikanischen Akademie in Rom. 1924 erhält Eliel Saarinen von George G. Booth den Auftrag für den Lageplan und verschiedene Gebäude der Cranbrook-Akademie. Die Bauten, die bis in die vierziger Jahre hinein entstanden, bilden ein heterogenes architektonisches Ensemble inmitten der bewaldeten Hügel Michigans. Das erste Gebäude, die Knabenschule (1926–1930), greift einige Elemente der damaligen skandinavischen Architektur auf (Verwendung von Ziegelsteinen, spitze Schieferdächer, Vielfalt der Maueröffnungen und der geometrischen Schmuckelemente). Dieser elegante, feinsinnig am Mittelalter orientierte Traditionalismus tritt beim zweiten Gebäude, der Mädchenschule Kingswood (1929–1931), zugunsten einer Frank Lloyd Wright entlehnten Ästhetik zurück. Mit dem Flachbau, der horizontalen Entfaltung der Räume, den Schutzdächern aus Kupfer und ausgeprägten Dachvorsprüngen, Fensterbändern, Ziegelkonstruktionen sucht Eliel Saarinen eine dem amerikanischen Milieu, das er erst seit kurzem kennt, entsprechende Ausdrucksweise, die er in den Präriehäusern zu finden glaubt. (Diese Entscheidung ist überdies durch geographische Ähnlichkeiten naheliegend.) Allerdings hütet er sich, den amerikanischen Meister platt nachzuahmen. Nach 1936 arbeitet Eliel Saarinen mit seinem Sohn Eero Saarinen zusammen, der einer der großen amerikanischen Architekten nach dem Zweiten Weltkrieg wird. Gemeinsam bauen sie in Cranbrook das Institute of Science (1936–1937) und den Komplex von Museum und Bibliothek der Akademie von Cranbrook (1938–1942). Für das letztgenannte Projekt scheint Eliel Saarinen verantwortlich gewesen zu sein. 1937 hat er die Pariser Weltausstellung besucht, und seine Konstruktion ist augenscheinlich vom Gebäude des Museums für moderne Kunst, dem sogenannten Palais de Tokyo, inspiriert. Propyläen aus geometrisch gestalteten Säulen verbinden zwei schlichte Backsteinkörper. Wenngleich eine solche Feierlichkeit den Modernisierungsbestrebungen der akademischen Formensprache entspricht, die man in der öffentlichen Baukunst der dreißiger Jahre häufig antrifft, so fällt sie doch im Kontrast zu den ersten Bauten in Cranbrook mächtig auf. Die disparaten Bauweisen werden durch eine sorgfältige Planung der Gesamtanlage ausgeglichen. Mit Hilfe von leicht verschobenen Achsen und einer Verkettung von Höfen, Türen, durch Straßen und Fußwege verbundenen Wasserbecken und Gärten werden die räumlichen Perspektiven vervielfacht. Die Bildhauerarbeiten, besonders jene von Carl Milles, tragen zur Integration der Architektur in die Landschaft bei.

Trotz des bestimmenden Einflusses der Bauhaus-Schüler auf die amerikanische Baukultur seit den vierziger Jahren darf man die Wirkung Eliel Saarinens bis 1950 nicht unterschätzen. Weniger glänzend als Harvard, Chicago oder die namhaften Universitäten der Ostküste, hat Cranbrook dennoch erstklassige Architekten hervorgebracht, die mit Beginn der sechziger Jahre in Erscheinung getreten sind: Kevin Roche, Cesar Pelli, Harry Weese, Gunnar Birkerts u. a. Das Lehrangebot der Akademie von Cranbrook umfaßte alle Künste: Mobiliar, Innenausstattung, Buchbinderei, Kunstschmiedearbeiten, Webarbeiten, Keramik, Bildhauerei, Malerei. Alle Kunstwerke wurden in einer räumlichen Umgebung konzipiert, deren Architektur sich als Synthese aller Künste verstand. Diese globale, auf künstlerische Totalität ausgerichtete Herangehensweise erinnert durchaus an das berühmte Bauhaus, mit dem die Cranbrook-Akademie bisweilen verglichen wird.

DER INTERNATIONALE STIL: THEORIE UND PRAXIS

Am 10. Februar 1932 wird im New Yorker Museum of Modern Art eine Ausstellung mit dem Thema „Modern Architecture: International Exhibition" eröffnet. Durch die Art und Weise, mit der sie dazu beigetragen hat, die Werke der europäischen Avantgarde in den Vereinigten Staaten bekanntzumachen, kann dieses Ereignis mit der berühmten Armory Show von 1913 verglichen werden. Die Ausstrahlung dieser Initiative wurde noch beträchtlich gesteigert durch das im gleichen Jahr veröffentlichte Buch „The International Style: Architecture since 1922". Es war von den Organisatoren der Ausstellung herausgegeben worden, dem Historiker Henry Russell Hitchcock und Philip Johnson, der damals Direktor der Architekturabteilung des noch jungen Museums war. Die Inhalte der Ausstellung, des Katalogs und dieses Buches unterscheiden sich gewiß voneinander (so ist Frank Lloyd Wright zwar in der Ausstellung und im Katalog vertreten, jedoch nicht ins Buch aufgenommen); vom historischen Einfluß her ist allerdings der Text von Hitchcock und Johnson am bedeutendsten. Der Begriff „Internationaler Stil" sollte sich nach Erscheinen dieses Buches erfolgreich durchsetzen. Die Autoren stellen die These auf, nach dem Ersten Weltkrieg habe sich durch die Annäherung bis dahin vereinzelt auftretender, verstreuter Bemühungen ein neuer, moderner

Architekturstil entwickelt, und sie versuchen, diesen Stil zu definieren, indem sie drei formale und ästhetische Prinzipien herausarbeiten. Erstens hat die Skelettkonstruktion in der Architektur die Wirkung der Baumasse verschwinden lassen und an ihre Stelle die Wirkung reiner Körper oder, genauer, glatter Flächen gesetzt, die einen Raum umschließen. Die glatten, durchgehenden Flächen der zeitgenössischen Baukunst gleichen einer über das tragende Skelett gezogenen Haut. Das zweite Prinzip besteht in der modularen Regelmäßigkeit, die an die Stelle der Axialsymmetrie tritt. Dabei gilt es, die Regelmäßigkeit der tieferliegenden Struktur mit der Unregelmäßigkeit der Funktionen eines Bauwerks in Einklang zu bringen. Asymmetrische Entwürfe steigern die allgemeine Attraktivität einer baulichen Komposition. Das dritte und letzte Prinzip besteht in der Vermeidung aufgesetzter Dekorationen zugunsten der makellosen Qualität des architektonischen Details. Henry C. Churchill bezeichnete in einer Rezension, die im Juni 1932 in der Zeitschrift „Creative Art" erschien, die Arbeit von Hitchcock und Johnson als Propagandawerk und Ausdruck eines irreführenden Dogmas. Der Band liest sich in der Tat eher wie ein Normtext, ein Katalog formaler Regeln und Vorschriften denn wie eine sachliche historische Analyse der avantgardistischen Kunstwerke Europas in den zwanziger Jahren. Er ist eine Art Handbuch für die amerikanischen Architekten, und als solches hatte er unbestreitbaren Einfluß. Die ästhetischen Prinzipien sind weit gefaßt und allgemein genug, um eine breite Palette architektonischer Werke abzudecken. Ebenso bezeichnend ist Hitchcocks und Johnsons Interpretationsweise der europäischen Avantgarde mit ästhetischen und formalen Kategorien, die einen Stil in erster Linie aufgrund konstanter Faktoren zu definieren suchen. Die soziale Funktion der Architektur, ihre potentielle Fähigkeit, auf die politische Organisation der Gesellschaft einzuwirken, die utopischen Ideale, die sie verkörpert: all diese von den europäischen Architekten der zwanziger Jahre, die auf der Ausstellung präsent waren, heftig diskutierten Probleme gerieten in der Sichtweise von Henry R. Hitchcock und Philip Johnson in den Hintergrund. Wir haben es hier mit einem neuerlichen Beweis für eine amerikanische Tradition zu tun, die die europäischen Architekturformen von ihrem ideologischen und historischen Entstehungszusammenhang loslöst. Diese isolierten Formen können dann Gegenstand der verschiedensten Interpretationen und Manipulationen sein. Auch die amerikanische Postmoderne hat sich auf diesem Boden entwickelt, der günstig für die Wiederaufnahme sehr verschiedener architektonischer Sprachen war.

Abb. 405 Das Bürohochhaus der Philadelphia Saving Fund Society (PSFS) in Philadelphia, während der Wirtschaftskrise zwischen 1929 und 1932 erbaut, gehört zu den frühesten Beispielen des Internationalen Stils in den Vereinigten Staaten. Die Architekten George Howe (1886–1955) und der gebürtige Schweizer William Lescaze (1896–1969) entschieden sich für die Kombination verschiedener Baukörper, die jeweils eine spezifische Funktion zu erfüllen haben. Im Unterbau, der eine abgerundete Kante hat und mit Granitplatten verkleidet ist, befindet sich die Bank, deren verschiedene Schalter und Büros für den Publikumsverkehr zugänglich sind. Dieser Raum wird an der Fassade durch große, langgezogene Fenster betont. Darüber erhebt sich, teilweise auskragend, das Bürohochhaus, das die Horizontalgliederung der Fassade, die auf die Market Street schaut, mit der Vertikalität der auf die North 12 Street weisenden Seite verbindet, die wiederum von mächtigen durchgehenden Lisenen rhythmisiert wird. Der oberste Teil des Gebäudes schließlich, der dem waagerechten Abschluß eines großen T entspricht, umfaßt das gesamte Leitungssystem und die Betriebsräume. So haben Howe und Lescaze die drei wichtigsten Funktionen des Gebäudes voneinander abgeschieden und sie von außen durch unterschiedliches Material kenntlich gemacht. Ihr Werk stellt eine Variation des von Louis Sullivan vertretenen Funktionalismus („Die Form folgt der Funktion") dar. Die Anordnung dieses Gebäudes, die klare Trennung von technischen Versorgungsräumen und Arbeitsräumen, wird nach dem
Abb. 406 Zweiten Weltkrieg Schule machen – man denke an das Inland Steel Building in Chicago, das 1957 von den Architekten Skidmore, Owings und Merrill geschaffen wurde. Die von Louis Kahn stammende Unterscheidung zwischen erschließenden und erschlossenen Räumen, die in seinen Werken der fünfziger und sechziger Jahre umgesetzt ist, deutet sich schon durch das PSFS-Gebäude in Philadelphia an. Dieser Bau wurde von Anfang an als innovativ erkannt, so daß er selbst in unvollendeter Form in das genannte Werk über den Internationalen Stil von Henry H. Hitchcock und Philip Johnson von 1932 aufgenommen wurde. Die über das Skelett gespannte Außenhaut, die klare Gliederung der asymmetrisch geschnittenen Räume und Funktionsbereiche, die Vermeidung aufgesetzter Dekorationselemente mußten die Aufmerksamkeit der Propagandisten des neuen Stils auf sich lenken. Das PSFS-Gebäude markiert in jeder Hinsicht einen Bruch in der Architektur der amerikanischen Wolkenkratzer, doch seine Botschaft sollte erst nach dem Ende der tiefen Wirtschaftskrise in den Vereinigten Staaten Gehör finden. Sogar die riesenhafte Tafel auf dem Dach des Hauses, auf der in gigantischen Lettern die Initialen PSFS prangen, deutet bereits Reflexionen über Architektur als Werbeträger an, wie sie ein Praktiker wie Robert Venturi seit den sechziger Jahren entwickeln wird.

Zehn Jahre nach der Gründung des Museum of Modern Art in New York im Jahre 1929 errichteten die Architekten Edward Durell Stone und Philip L. Goodwin das Museumsgebäude. Es sollte die Gültigkeit der Thesen über die Architektur des Internationalen Stils beweisen. Die charakteristischen Merkmale dieses Stils sind folglich alle erkennbar: Skelettkonstruktion, Horizontalität der Fassade zur 53. Straße, langgezogene Fenster, große Glaswände,

Flachdach mit Terrasse usw. Vor den Erweiterungsbauten, die Philip Johnson 1951 und 1964 konzipierte, hob sich das Museum gegenüber den umliegenden Gebäuden aus braunem Sandstein (brownstones) deutlich ab. Auf seiner Ostseite trug es die Inschrift „The Museum of Modern Art" in moderner, serifenloser Schrift. Ein geschwungenes Vordach schwächte anfangs die Eckigkeit der gesamten räumlichen Anlage ab. Zur Entstehungszeit war das Gebäude dazu bestimmt, den kulturellen Rückstand Amerikas gegenüber der europäischen Architektur der Avantgarde aufzuholen.

26 RICHARD MORRIS HUNT,
THE BREAKERS
1895
Newport, Rhode Island

27 McKIM, MEAD und WHITE,
BOSTON PUBLIC LIBRARY
1887–1892
Boston, Massachusetts

28 D. H. BURNHAM & C°,
FULLER BUILDING (THE FLATIRON BUILDING, „BÜGELEISEN“)
1902
New York

29 HENRY BACON,
LINCOLN MEMORIAL
1912–1922
Washington, D.C.

30 HENRY HOHAUSER,
HOTEL COLLINS PARK
1939
Miami Beach, Florida

31 RAYMOND HOOD und JOHN MEAD HOWELLS,
GEBÄUDE DES CHICAGO TRIBUNE
Eingeweiht 1925
Chicago, Illinois

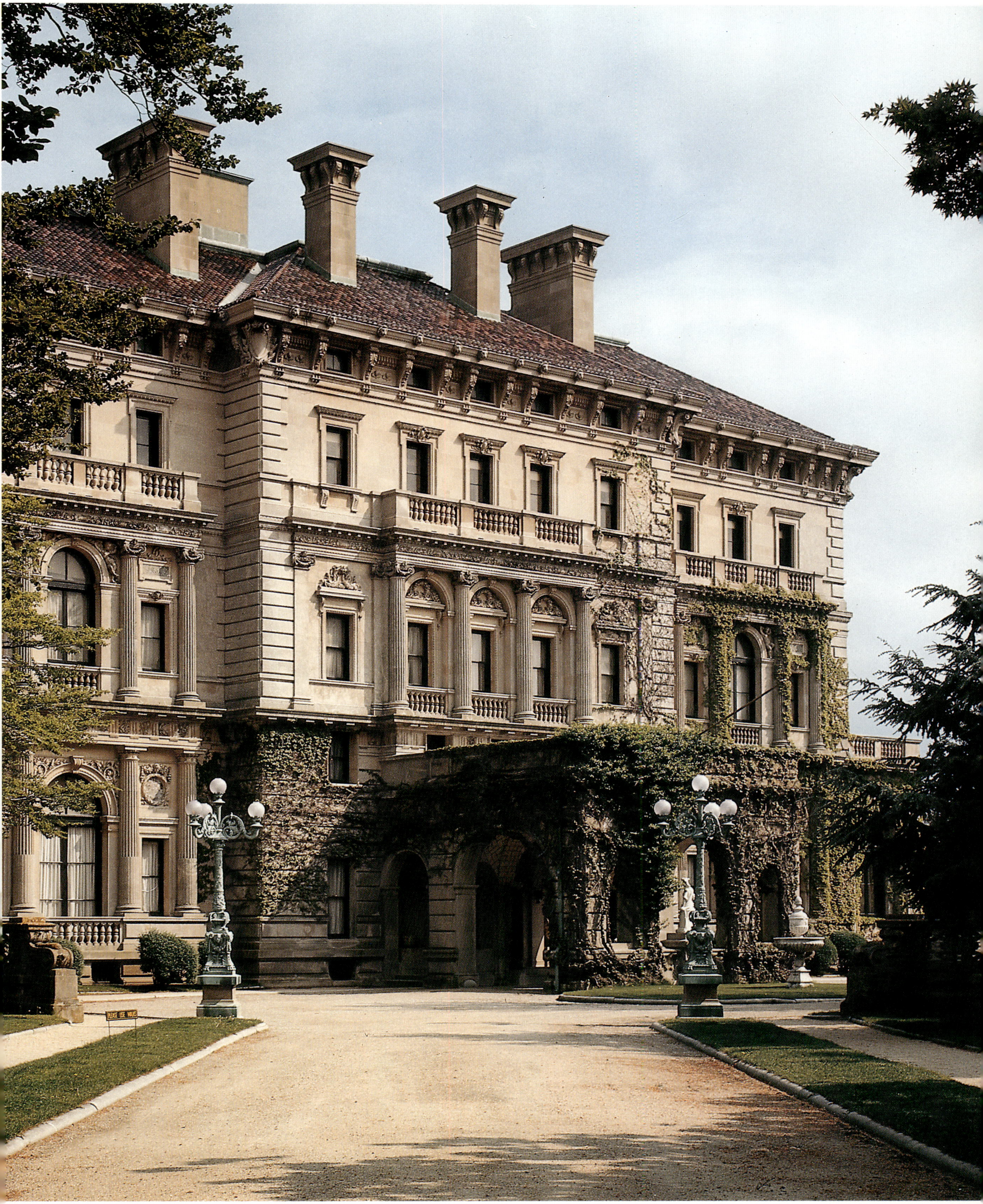

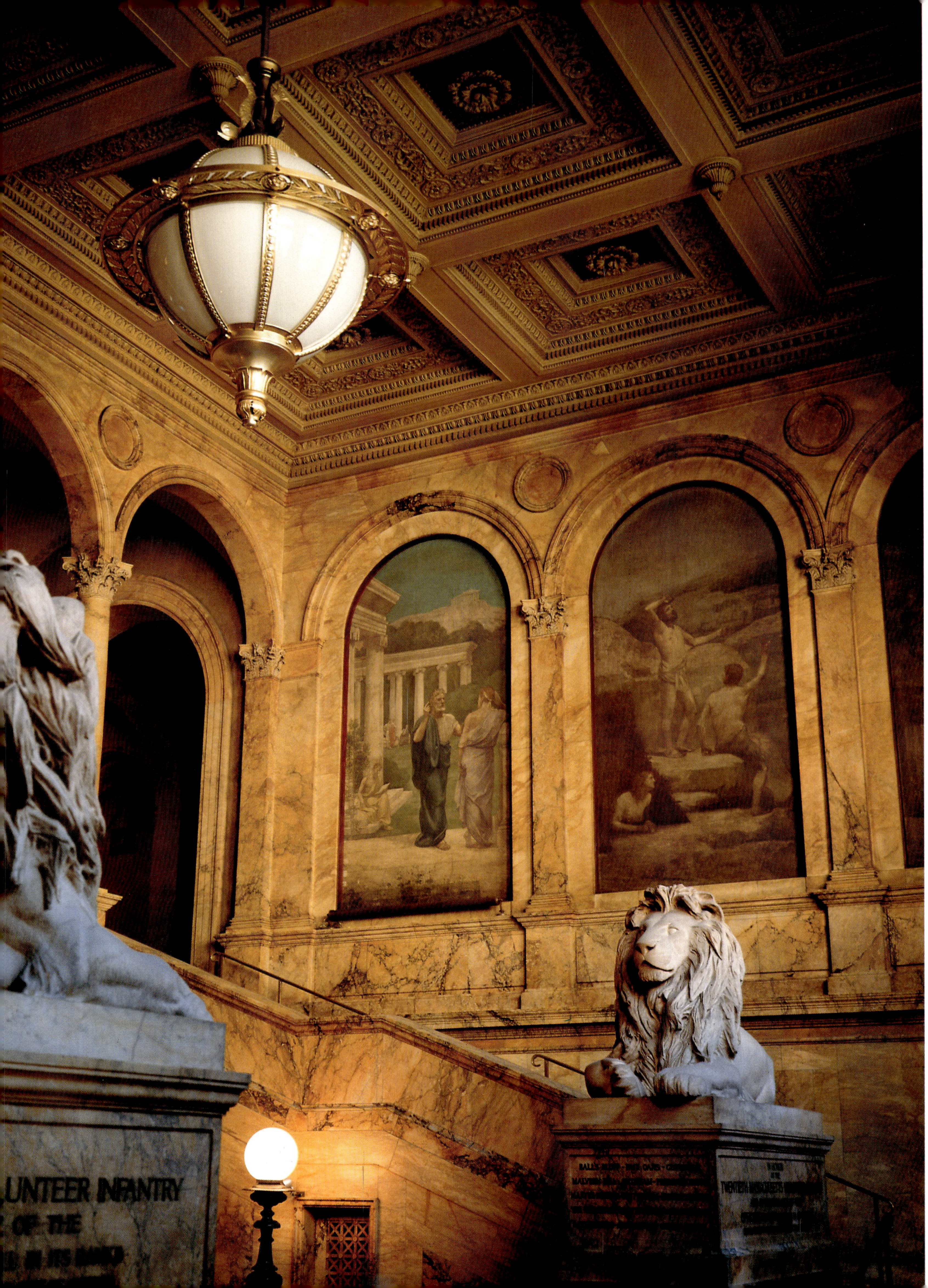
UNTEER INFANTRY
OF THE

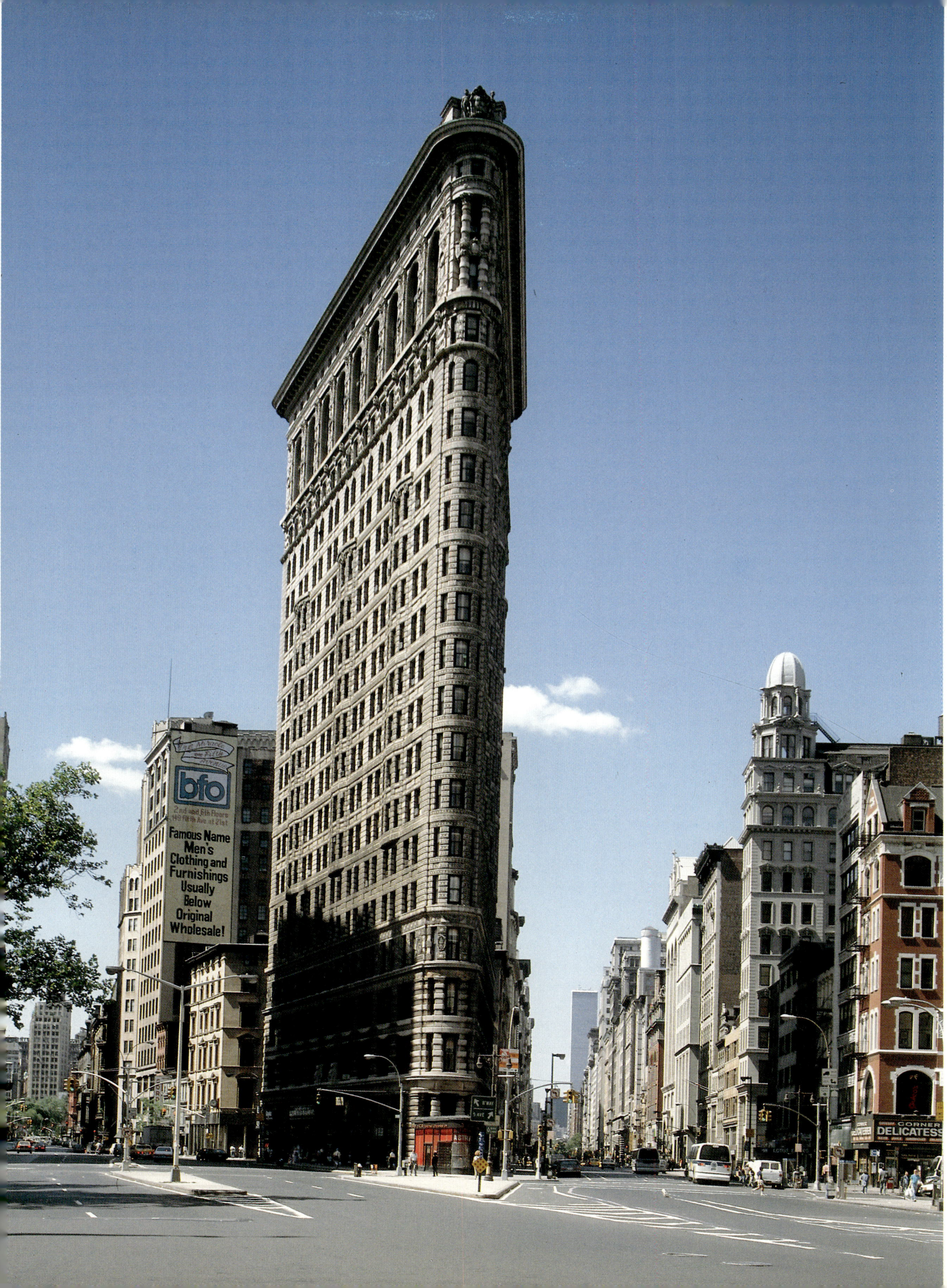
bfo
Famous Name Men's Clothing and Furnishings Usually Below Original Wholesale!
CORNER
DELICATESS

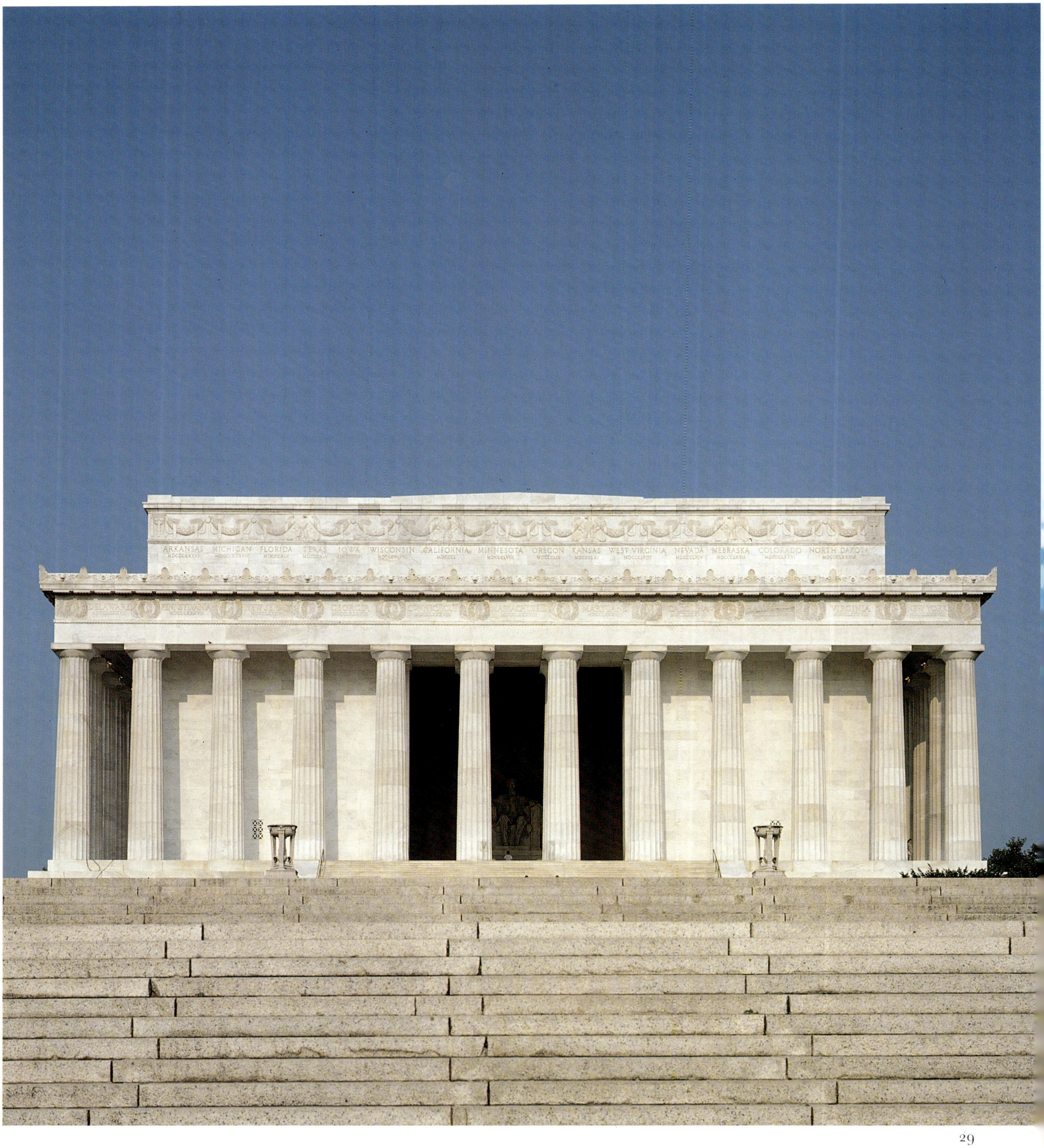
ARKANSAS MICHIGAN FLORIDA TEXAS IOWA WISCONSIN CALIFORNIA MINNESOTA OREGON KANSAS WEST VIRGINIA NEVADA NEBRASKA COLORADO NORTH DAKOTA

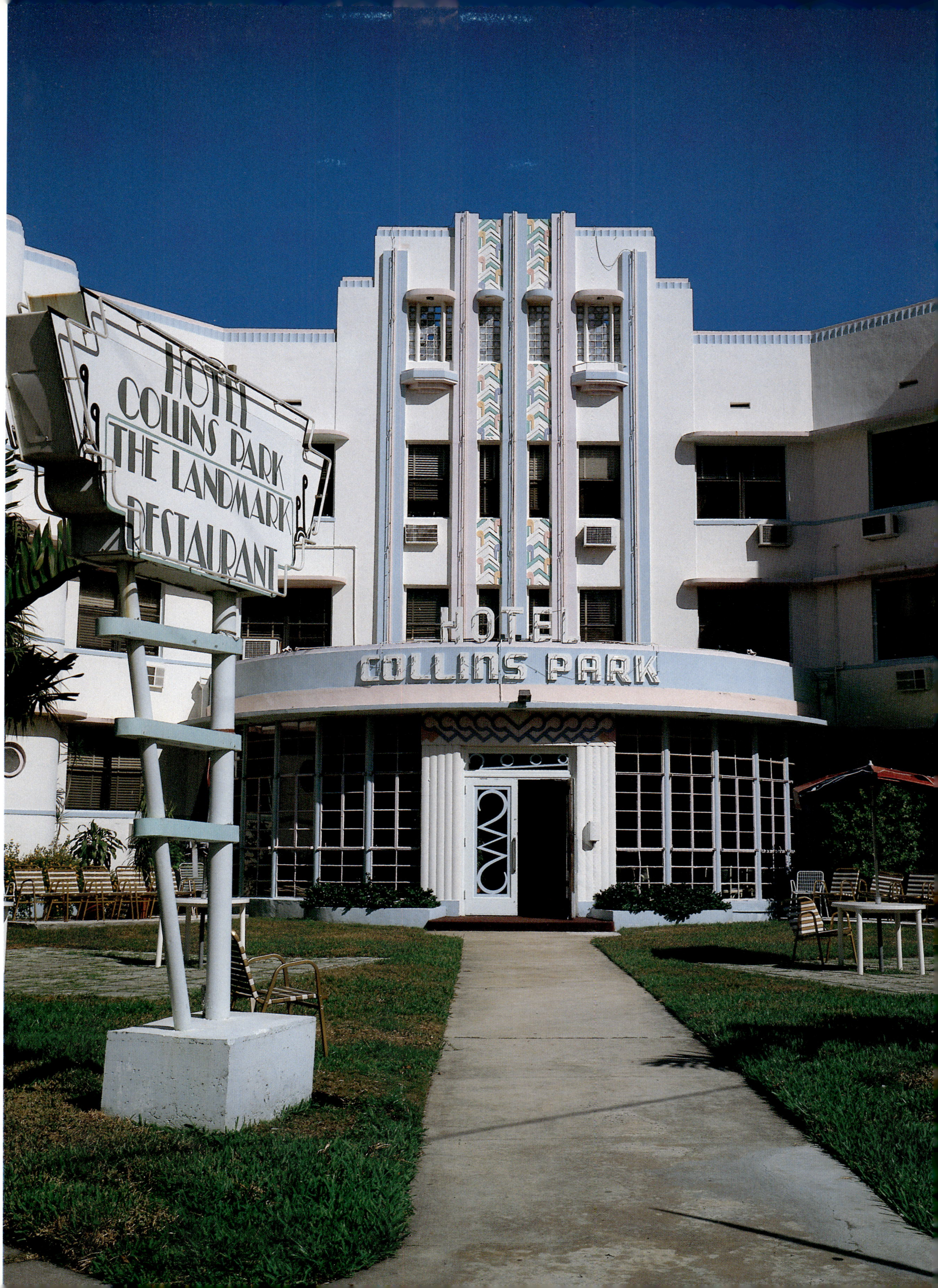
HOTEL
COLLINS PARK
THE LANDMARK
RESTAURANT
HOTEL
COLLINS PARK

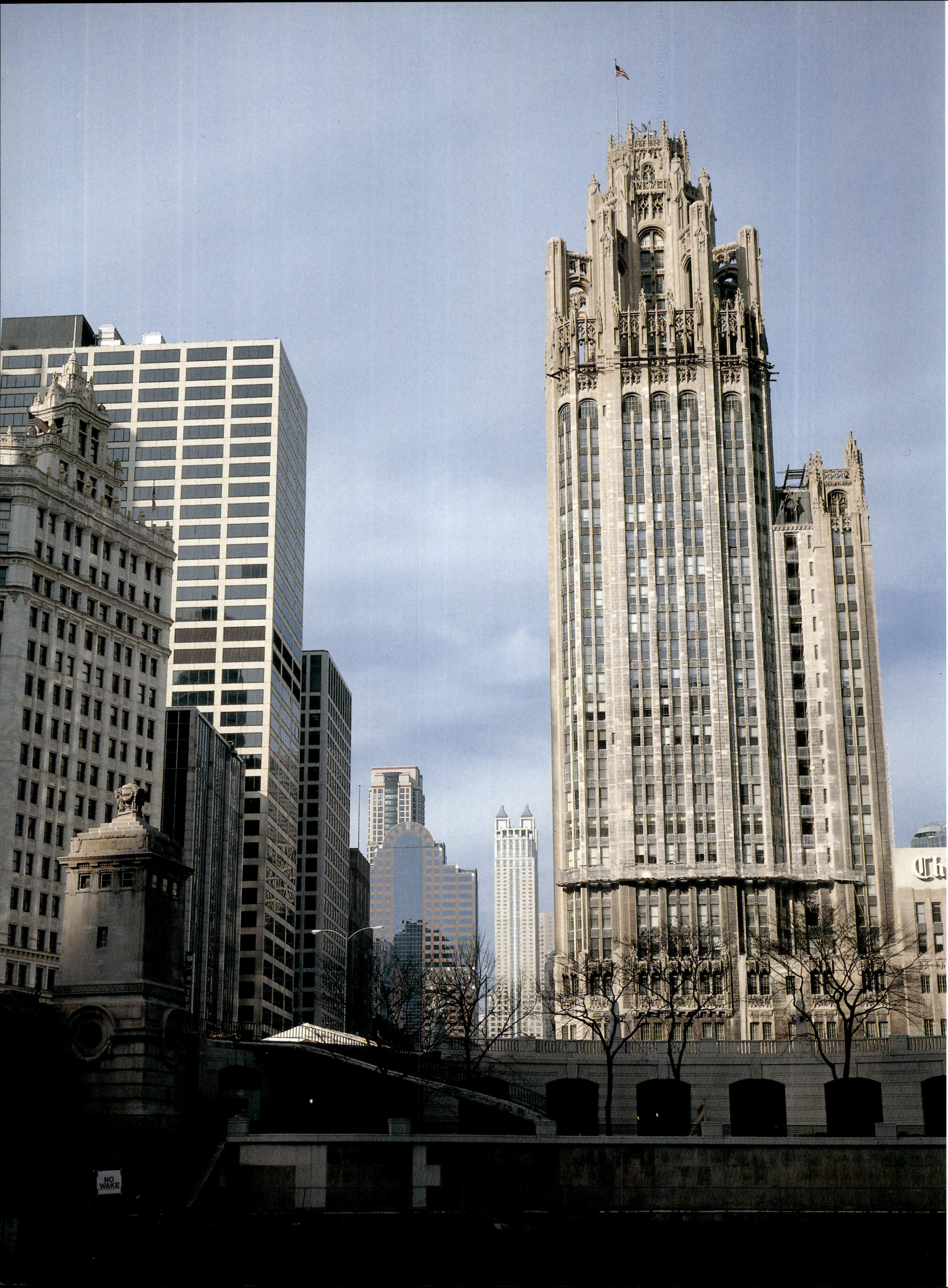
NO
WAKE

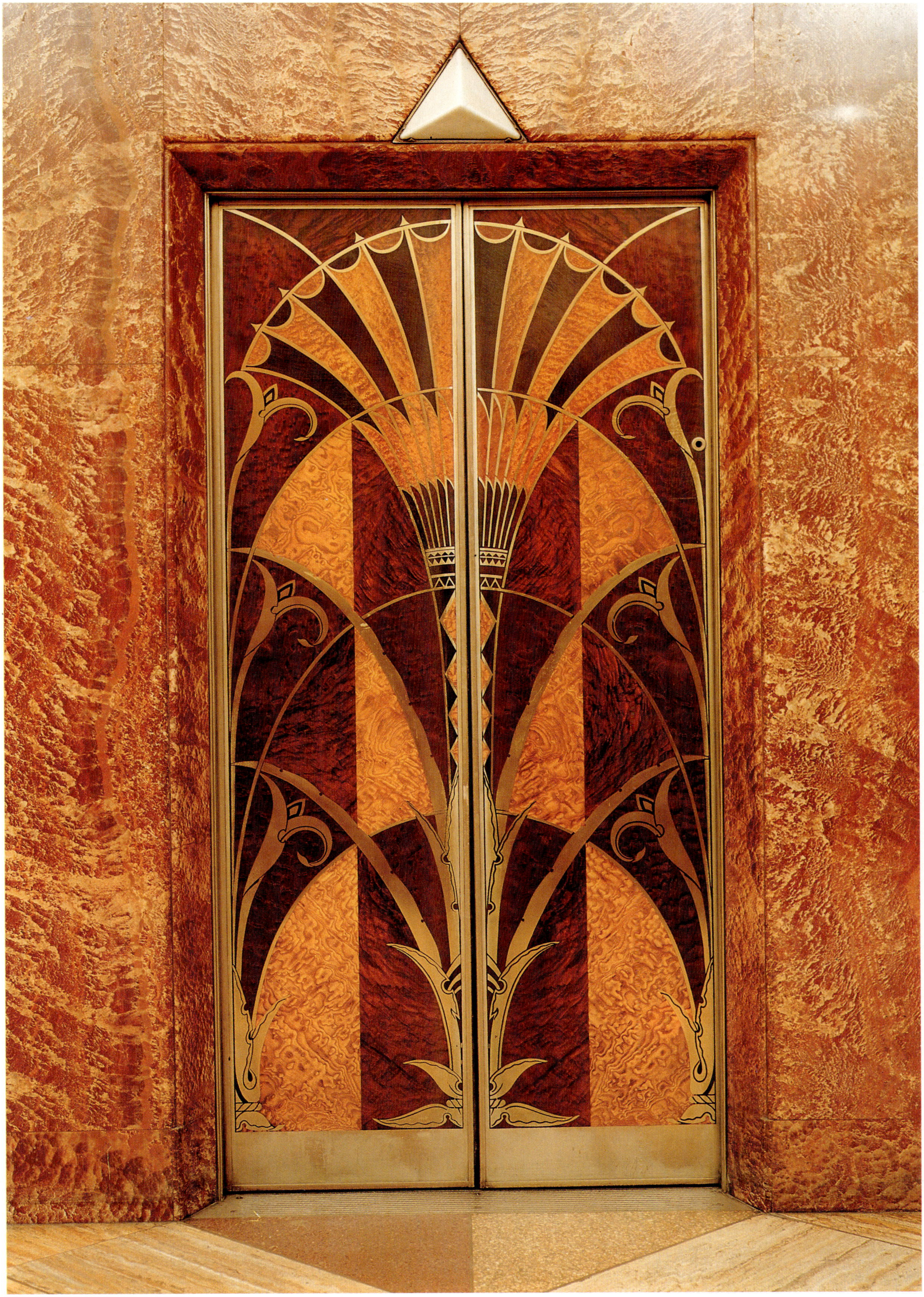

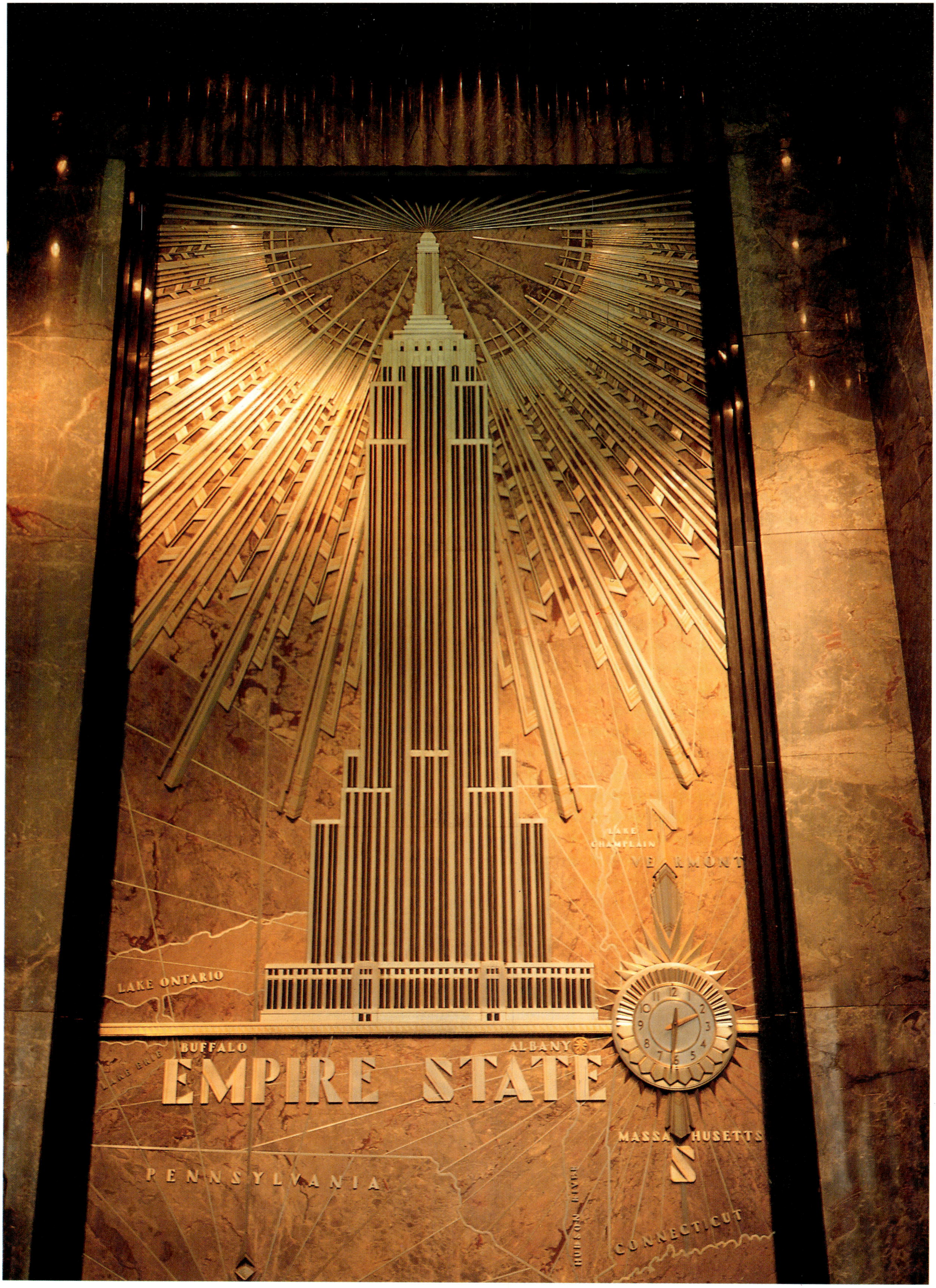
LAKE CHAMPLAIN
N
LAKE ONTARIO
BUFFALO
ALBANY
EMPIRE STATE
PENNSYLVANIA
HUDSON RIVER
S
CONNECTICUT

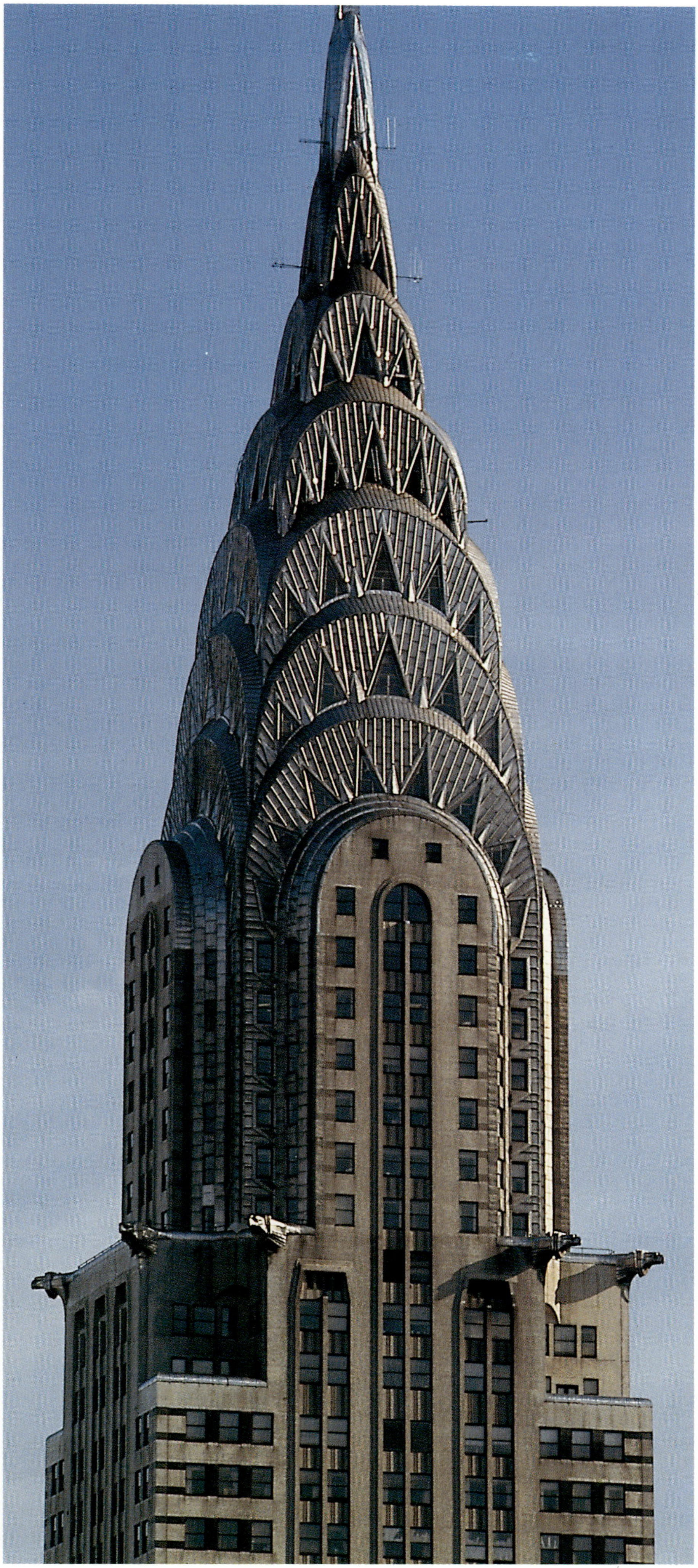

34

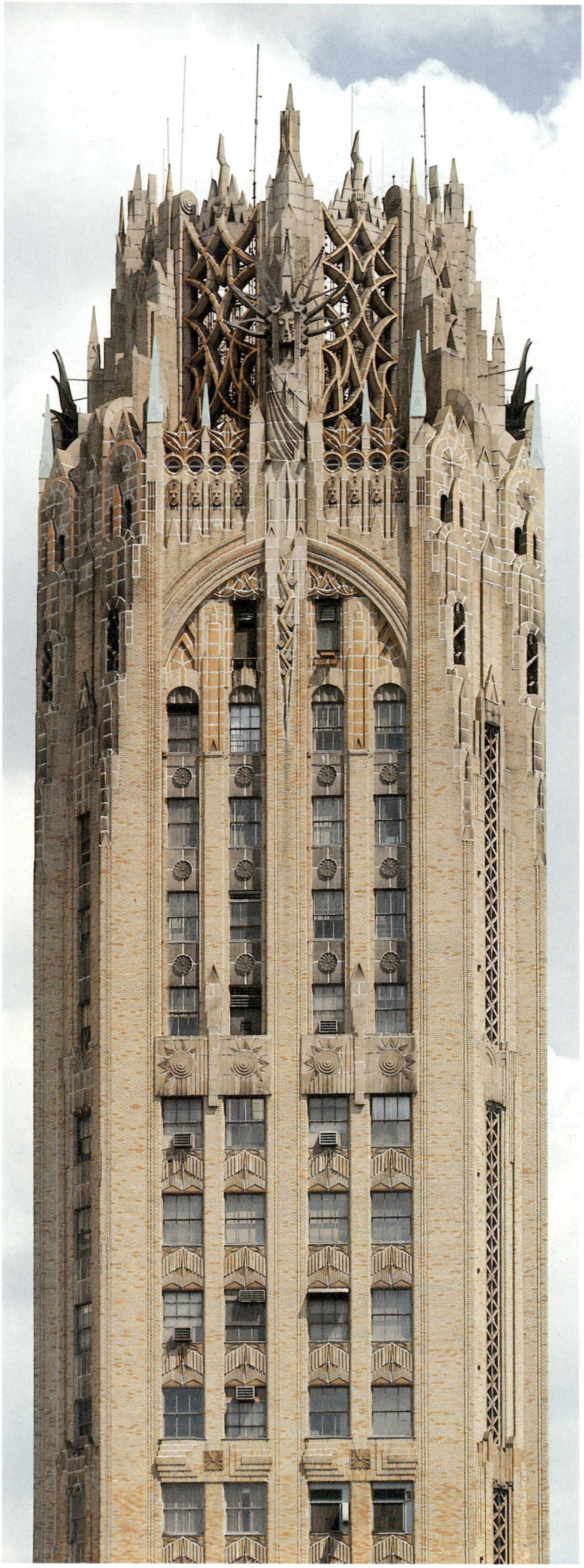

35

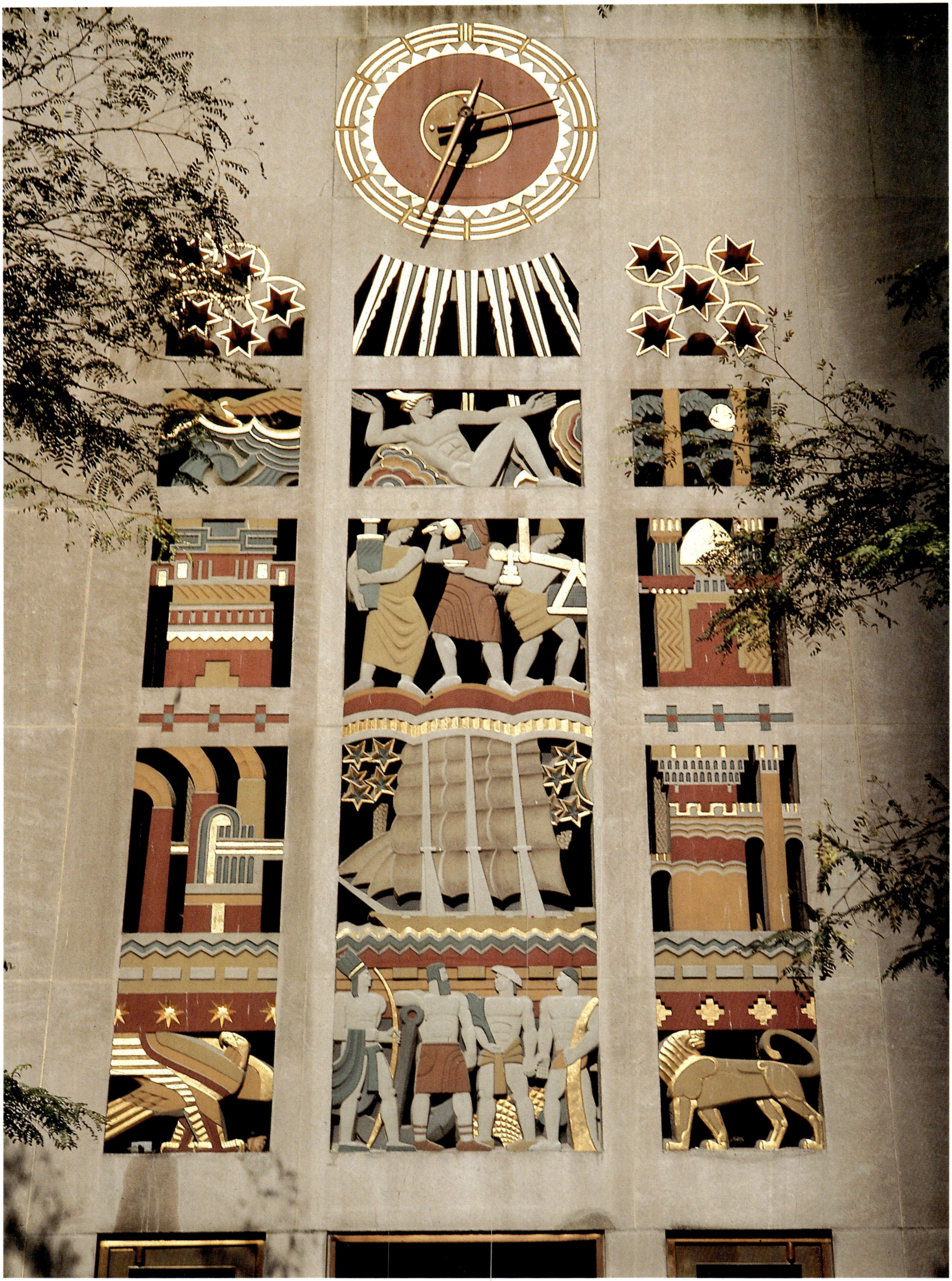

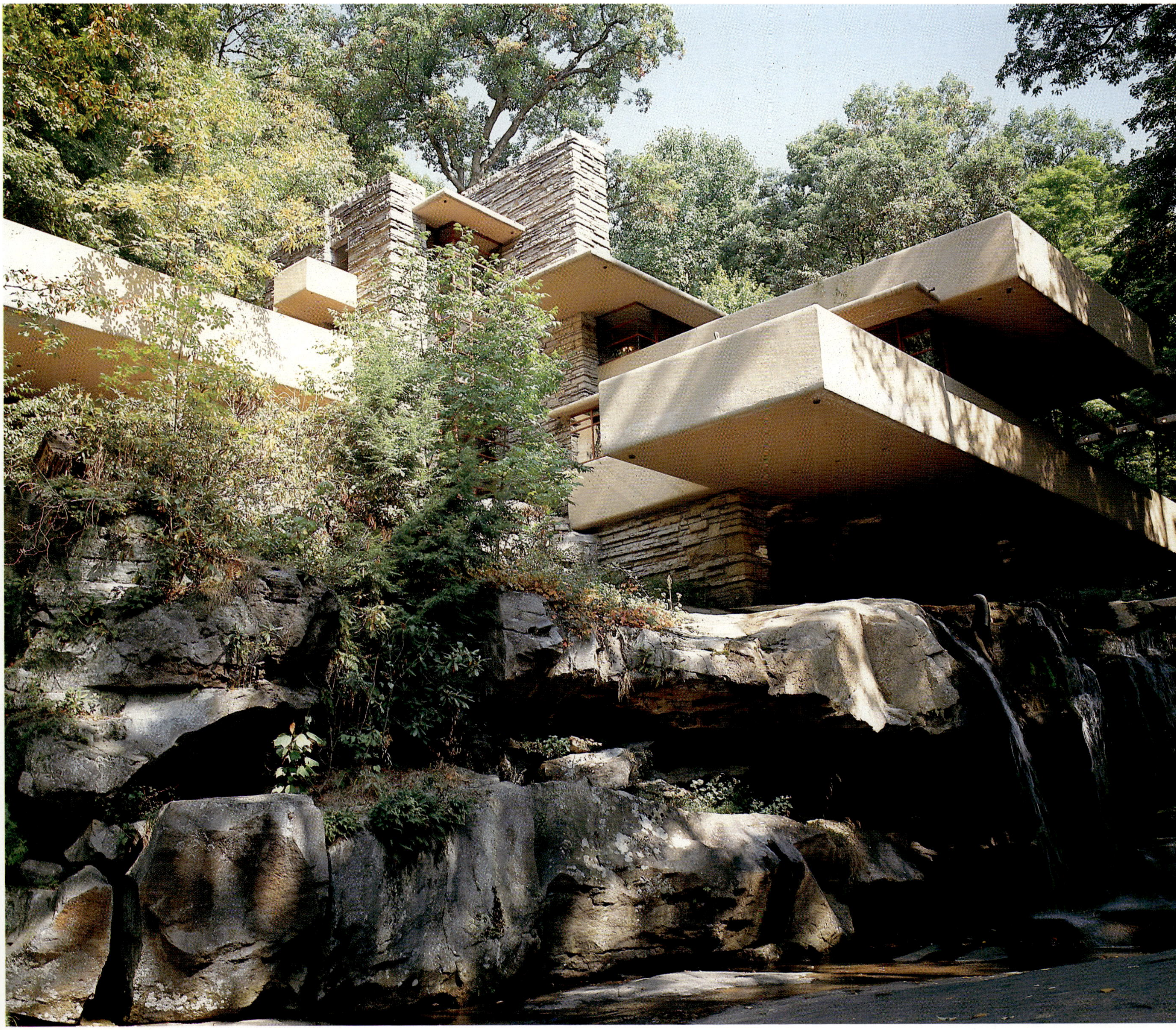

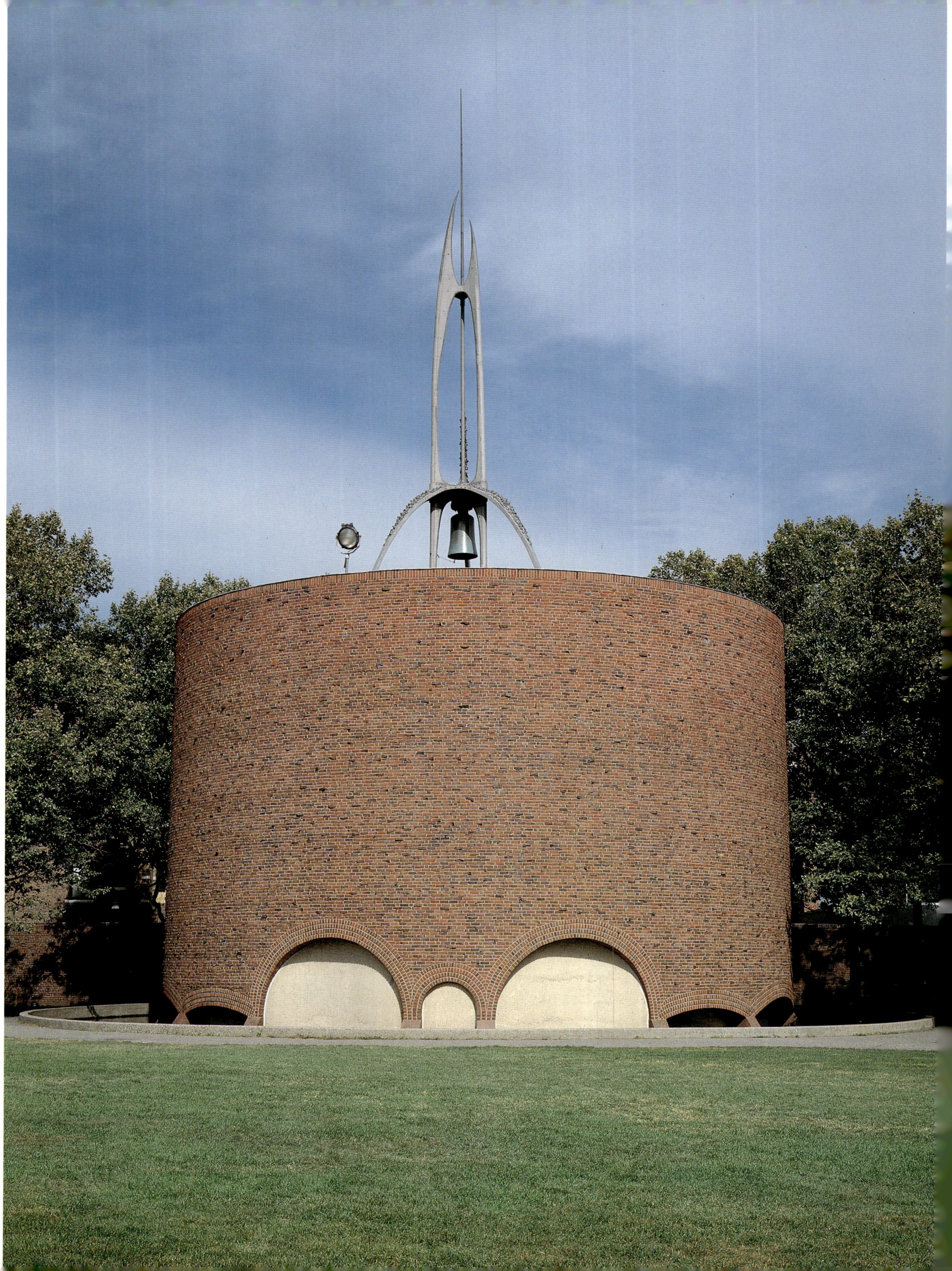

32 WILLIAM VAN ALEN,
AUFZUGSTÜR DES CHRYSLER BUILDING
Eingeweiht am 27. Mai 1930
New York

33 SHREVE, LAMB und HARMON,
DETAIL DER INNENDEKORATION DES
EMPIRE STATE BUILDING
1929–1931
New York

34 WILLIAM VAN ALEN,
CHRYSLER BUILDING
Eingeweiht am 27. Mai 1930
New York

35 CROSS & CROSS,
R.C.A. VICTOR BUILDING
1931
New York

36 HOOD & FOUILHOUX, REINHARD & HOFMEISTER,
CORBETT, HARRISON & MAC MURRAY,
ROCKEFELLER CENTER
Fassade des International Building
Eingeweiht 1935
New York

37 FRANK LLOYD WRIGHT,
HAUS AM FALLING WATER
1936
Bear Run, Pennsylvania

38 EERO SAARINEN,
KAPELLE DES MASSACHUSETTS INSTITUTE
OF TECHNOLOGY
1956
Cambridge, Massachusetts

VOM ZWEITEN WELTKRIEG BIS ZU DEN SIEBZIGER JAHREN

DIE VERBREITUNG DER MODERNEN ARCHITEKTUR UND DER BEITRAG DER EUROPÄISCHEN ARCHITEKTEN

Abb. 407 Die Gebäude der Vereinten Nationen in New York, am Ufer des East River auf einem von John D. Rockefeller zur Verfügung gestellten Gelände errichtet, führen die Prinzipien des Internationalen Stils in aufsehenerregender Weise in den Vereinigten Staaten ein. Überdies verdeutlicht die Wahl des Standorts New York die Weltmachtposition der Vereinigten Staaten nach Kriegsende. Die Architektur des Internationalen Stils sollte zum Instrument der Verbreitung ihrer hegemonialen Macht innerhalb wie außerhalb der amerikanischen Landesgrenzen werden. In einer internationalen Architektenkommission unterbreitet Le Corbusier 1947, ausgehend von seinen Ideen über die „Ville radieuse", seinen Entwurf, der die Trennung der Aufgabenbereiche und ihre Unterbringung in drei verschiedenen Gebäuden vorsieht: Sekretariatsgebäude, Haus der UNO-Generalversammlung und Konferenzflügel. Nachdem Le Corbusier auf seine Mitarbeit verzichtet hatte, wurde das Projekt unter der Leitung des amerikanischen *Abb. 410* Architekten Wallace K. Harrison zu Ende geführt. Das monumentale und etwas theatralisch wirkende Sitzungsgebäude der Generalversammlung zeichnet sich besonders durch ein bemerkenswertes Ensemble von Rampen in der Delegiertenhalle aus. Symbolisch steht jedoch das Hochhaus des Sekretariats im Vordergrund und gilt seither als Wahrzeichen der UNO. Dieses 164 Meter hohe und in nord-südlicher Richtung ausgerichtete Gebäude kombiniert vorgehängte Fassaden (Curtain Wall) aus Glas und Aluminium mit opaken Flächen aus Marmorplatten. 1952 vollendet, verband es sinnbildlich den „International Style" mit der Idee des Fortschritts, war doch das Gebäude konzipiert worden, die Hoffnungen, die in die neue Organisation gesetzt wurden, nach außen zu repräsentieren. Man kann es freilich ebenso als Zeugnis der Herrschaft der Bürokratie sehen; später, in den siebziger Jahren, galt der Bau schließlich auch als solches.

Der finnische Architekt Alvar Aalto (1898–1976) erbaute während seines Amerikaaufenthaltes zwischen 1946 *Abb. 418* und 1948 auf dem Campus des Massachusetts Institute of Technology in Cambridge das sogenannte Baker House (1946–1948), ein Studentenwohnheim. Auf einem kurvenreichen Grundriß erstreckt sich das Gebäude entlang des Charles River, der Cambridge von Boston trennt. Die nach Süden weisenden Studentenzimmer blicken schräg auf den Fluß, während die Nordfassade durch auskragende Treppenaufgänge in Zickzacklinien gegliedert wird. Alvar Aalto hat durch die funktionale Trennung von Wohn- und Betriebsräumen eine große plastische Wirkung erzielt. Das Gebäude besteht aus einem Stahlbetonskelett und roten Backsteinen, die unebene Textur der Südfassade trägt ihrerseits zur Originalität des Werkes bei. Alvar Aalto beweist eine Sensibilität für die konkreten Ortsverhältnisse und für Baustoffe wie den Ziegelstein; er verfügt über eine individuelle Formensprache, mit der er in der amerikanischen Nachkriegszeit gegen den Strom schwimmt. Bereits sein Finnischer Pavillon auf der Weltausstellung in New York 1939 zeigt Alvar Aaltos Vorliebe für gekurvte und geschwungene Mauern.

Die Originalität des Baker House erklärt auch seine Randexistenz und gleicht darin ein wenig Alvar Aalto selbst, der sich mit seinen bodenständigen und skandinavisch geprägten Wertvorstellungen in der amerikanischen Zivilisation nach dem Kriege nie so recht heimisch fühlen konnte. Das ist allerdings bei zwei anderen Architekten finnischer Herkunft nicht der Fall, bei Eliel Saarinen und seinem Sohn Eero.

DIE EKLEKTIZISTISCHE MONUMENTALITÄT EERO SAARINENS

Mit der Wiederkehr des Friedens und dem beispiellosen Wirtschaftswachstum der fünfziger und sechziger Jahre bricht in Amerika das Zeitalter der Überflußgesellschaft, „the affluent society" (John Kenneth Galbraith) an. In einem solchen Klima des Massenkonsums kann auch die Suche nach architektonischen Reizen, ganz nach dem Vorbild der Verkaufstechniken von Massenwaren, verlockend sein. Man kann aber auch danach trachten, der Architektur eine monumentale und heroische, ja spektakuläre Dimension zu bewahren und sich auf diese Weise von den unmittelbaren Verlockungen der Warengesellschaft zu distanzieren. Diesen Weg wählte Eero Saarinen (1910–1961), denn paradoxerweise stammen bestimmte räumliche und konstruktive Besonderheiten der amerikanischen Baukunst nach dem Zweiten Weltkrieg von einem Architekten europäischer Herkunft. Freilich ist er zu jener Zeit nicht der einzige Immigrant. Der Sohn Eliel Saarinens verläßt 1923 sein Heimatland, um sich mit dem Vater in den Vereinigten Staaten niederzulassen. Nach seiner Ausbildung an der Yale University zwischen 1931 und 1934, zu einer Zeit also, da der Einfluß der École des Beaux-Arts noch maßgeblich ist, arbeitet er bis Ende der vierziger Jahre mit seinem Vater zusammen. Während des Zweiten Weltkrieges beteiligt er sich im Rahmen der Kriegshandlungen der Vereinigten Staaten an Projekten für das Verteidigungsministerium. Einige seiner Entwürfe belegen sein Interesse an Problemen der Industrialisierung des Wohnbaus. In der künstlerischen Handschrift Eero Saarinens treffen der Einfluß der Traditionsverbundenheit seines Vaters, die akademische Auffassung aus seiner Studienzeit und eine ausgeprägte Neugierde für moderne Technologie zusammen. In den fünfziger Jahren beruht seine Bauweise auf einem oder mehreren dieser Elemente. Im Jahre 1948 gewinnt Eero Saarinen den Wettbewerb für das Jefferson National Expansion Memorial in Saint Louis (Missouri): Dieses Ereignis kündigt den Beginn seiner architektonischen Emanzipation an. Ein parabolischer, 192 Meter hoher Bogen aus Edelstahl – der „Gateway Arch" –, der erst 1967 fertiggestellt wurde, läßt an ein gewaltiges Tor zum amerikanischen Westen denken. Hier erschließt sich auf einen Blick die symbolische Dimension von Architektur.

Die von Eero Saarinen in den fünfziger Jahren und bis zu seinem vorzeitigen Tod 1961 errichteten Gebäude gehören zu verschiedenen Gesamtkonzepten von großer Ausstrahlungskraft und Monumentalität. Das Technische Zentrum von General Motors in Warren, Michigan (1948–1956) ist ein Komplex flacher, langgestreckter Gebäude aus Glas, Stahl und Ziegelstein an einem künstlich angelegten, rechteckigen See. Konzeptionell stand hier deutlich das Hochschulgelände des Illinois Institute of Technology von Ludwig Mies van der Rohe Pate. Im Vergleich zum Werk des Chicagoer Meisters führte Eero Saarinen jedoch räumliche Veränderungen und eine intensive Mehrfarbigkeit (deshalb die Backsteinverblendungen) ein und verzichtete auf die Regelmäßigkeit in den Proportionen der Gebäude und der Abstände zwischen ihnen. Die leuchtende Aluminiumkuppel, unter der sich der Ausstellungssaal für neue Modelle befindet, stellt eine gelungene Unterbrechung in der rechtwinkligen Gesamtanlage her. Durch Anleihen bei der Formensprache Mies van der Rohes schuf Eero Saarinen ein perfektes Bild der leistungsfähigen wie unpersönlichen Welt der Fabriken und des Glaubens an die Vervollkommnungsfähigkeit durch die Technik. Die Automobilproduktion wird durch diese avantgardistische Monumentalität gepriesen. Eero Saarinen setzte allerdings die Nachahmung des von Mies van der Rohe geprägten Stils nicht fort. 1956 vollendet er auf dem Universitätsgelände des Massachusetts Institute of Technology in Cambridge das Kresge Auditorium und die Kapelle. Der konstruktive Erfindungsreichtum in der Architektur des Hörsaals mit einem Schalendach, das den dreieckigen Raum überspannt und auf drei sichtbaren Stützen ruht, kontrastiert mit der Einfachheit der nahegelegenen Kapelle, eines Backsteinzylinders, der aus einem kreisförmigen Wasserbecken hervorwächst und von einem Rundfenster beleuchtet wird. Diese beiden schönen Bauwerke sind zwar zeitgleich fertiggestellt worden, doch in ihrer Wirkung sind sie sehr verschieden und voneinander unabhängig. Sie belegen eine eklektizistische und experimentelle Lösungsstrategie dieses Architekten, für den jeder Auftrag ein eigenständiges Problem darstellt und keineswegs auf die Anwendung eines fertigen und von vornherein feststehenden Stils hinausläuft.

Abb. 409

Abb. 419, 38

Das Streben nach einer suggestiven Baukunst läßt Saarinen fast spektakuläre Glanzleistungen vollbringen, so etwa bei der Ingalls-Eissporthalle der Yale University in New Haven, Connecticut (1956–1958), in der die Ausdrucksmöglichkeiten der Hängekonstruktion ausgeschöpft wurden. An einem zentralen Betonbogen, der an jedem Ende in einer Kurve ausläuft, hängen Stahlkabel, die in den dicken, das Dach tragenden Mauern fest verankert sind. Die konstruktive Leistung verbindet sich hier mit einem eigentümlichen Symbolismus, der diese Eissporthalle wie einen Drachen oder ein Wikingerschiff aussehen läßt. Die plastische Dimension der Architektur, die Eero Saarinen in seinen Bauwerken häufig einzubeziehen scheint, als würde er sich an seine Zweitausbildung als Bildhauer erinnern, erzeugt freilich nicht immer gelungene Wirkungen. Sie tendiert zur gewaltsamen Lösung der Widersprüche zwischen äußerer Form und innerer Funktion.

Abb. 39

Im Flughafenbau gelangte Eero Saarinen wohl zur vollkommensten Verbindung von konstruktiver Kühnheit und architektonischer Ausdruckskraft. Die geschwungenen Formen des TWA-Terminals auf dem John-F.-Kennedy-Flughafen in New York (1956–1962) assoziieren Mobilität und Reisen sowie den gewaltigen Aufschwung der Luftfahrt in der damaligen Zeit. Die schwungvollen Schalendächer, die auf vier Y-Profilträgern ruhen, ähneln einem gerade zum Flug ansetzenden Vogel. Die konzeptionelle Kühnheit erinnert in gewisser Weise auch an den lyrischen Charakter der Kapelle von Ronchamp, die Le Corbusier etwa zur gleichen Zeit schuf. Gewiß besitzt das Werk Saarinens einen weniger komplexen Sinngehalt als die Kapelle von Ronchamp, doch in beiden Fällen treffen Form und Struktur zusammen und ergeben eine Architektur von ungewöhnlich starker Präsenz. Die Empfangshalle des internationalen Flughafens Dulles in Chantilly (Virginia) in der Nähe von Washington D.C. (1958–1962) war als eine Art gigantisches Eingangsportal in die Bundeshauptstadt gedacht. Das Hängedach ruht auf schräg auswärts gerichteten Pylonen aus Beton, die in zwei parallelen Reihen stehen. Ursprünglich sollte diese Struktur Erweiterungen an jedem Ende ermöglichen. Auch in diesem Falle wurden die baulichen Möglichkeiten in den Dienst einer überzeugenden und identifizierbaren Architektur gestellt.

Abb. 416

Abb. 40

Das allzufrüh beendete Schaffen Eero Saarinens ist gerade durch das offensichtliche Fehlen stilistischer Kohärenz, ja durch seine Vielgestaltigkeit so bedeutsam. Noch bevor die postmodernen Architekten in den siebziger und achtziger Jahren Fragen nach der Architektur als Kommunikationsmedium in der entwickelten Industriegesellschaft aufwerfen, hat Eero Saarinen bereits danach gestrebt, seinen Bauwerken durch eine Verbindung von technisch meisterhafter Konstruktion und ausdrucksstarker Form eine massive Präsenz zu verleihen. Da es sein Anliegen war, die Probleme jedes baulichen Konzepts individuell zu lösen, strebte er nicht nach Festschreibung einer Universalsprache, die dem Zeitalter der Hochtechnologie entsprechen würde, sondern er orientierte sich an einem modernen Eklektizismus, der sowohl aus dem Purismus eines Mies van der Rohe als auch aus dem Strukturalismus eines Pier Luigi Nervi schöpfte. Diese subjektive, pragmatisch dem jeweiligen Auftrag angepaßte Methode, der jede vorgefaßte Ästhetik abgeht, charakterisiert eine bedeutende Strömung der architektonischen Gegenwartskunst in den Vereinigten Staaten; die Werke des Architektenbüros Roche und Dinkeloo, das die Nachfolge des Büros von Eero Saarinen antrat, zeugen ebenso davon wie das vielfältige Schaffen eines Harry Weese in Chicago.

WALTER GROPIUS IN DEN VEREINIGTEN STAATEN

Im Jahre 1937 emigriert der Gründer und frühere Direktor des Bauhauses, Walter Gropius, in die Vereinigten Staaten, um die Stelle als Direktor der Graduate School of Design an der Harvard-Universität anzutreten. Er war zuvor bereits in Amerika gewesen, und über Reisen, Lektüre und Begegnungen formte er sich auch indirekt ein Bild von diesem Land, seinen Erwartungen und Bedürfnissen. Sein Entwurf eines funktionalen und nüchternen Hochhauses, 1922 zum Wettbewerb für die Zentrale des Chicago Tribune eingereicht, spricht dafür. Um den Titel eines Vortrages aufzugreifen, den er 1956 gehalten hat, verfolgt der Architekt die Mission, „Apollo in der Demokratie" auferstehen zu lassen, mit anderen Worten, „das Schaffen von Schönheit und ihren Widerhall in der demokratischen Gesellschaft" einzufangen. Und sind nicht gerade die Vereinigten Staaten von Amerika einer der geeignetsten Orte, um dieses Programm mit den Mitteln der Industrie zu verwirklichen?

Seit seiner Ankunft in den Vereinigten Staaten konzentriert sich Walter Gropius auf Probleme der standardisierten Architektur, über die er bereits in Europa nachgedacht hatte. Von 1937 bis 1941 ist er mit Marcel Breuer, einem anderen ehemaligen Mitglied des Bauhauses, assoziiert, und beide arbeiten gemeinsam an diesen Fragen. In New Kensington bei Pittsburgh bauen sie finanziell erschwingliche Einheitswohnungen für die Arbeiter einer Aluminiumfabrik (1941), in der Produkte für die militärische Verteidigung hergestellt wurden. Von 1941 bis 1948 setzt Walter Gropius seine Experimente in der Präfabrikation und Fertigbauweise gemeinsam mit Konrad Wachsmann, einem Vorreiter auf diesem Gebiet, fort. Die von ihnen gegründete Firma, die General Panel Corporation, sollte vielfältig erweiterbare Häuser aus vorgefertigten Einzelteilen (Holzrahmen, Verschalung aus Kupferwellblech) herstellen. Prototypen auf der Grundlage eines Moduls von etwa einem Meter wurden entwickelt. Die vielfältigen Kombinationsmöglichkeiten der Einzelteile sollten mechanische Wiederholung und Eintönigkeit vermeiden. Unter den Bedingungen des amerikanischen Bauwesens der Nachkriegszeit blieben solche Experimente, vielleicht mit Ausnahme Kaliforniens, nur Randerscheinungen. Abgesehen von psychologischen und sozusagen symbolischen Widerständen gegen die Idee des Reihenhauses, mag dies daran gelegen haben, daß die in den Mangeljahren der Wirtschaftskrise erarbeiteten Pläne für die „Minimalwohnung" nach dem Krieg den Ansprüchen der amerikanischen Mittelklasse auf Wohnkomfort nicht mehr genügten. Walter Gropius hatte sich in den Bedürfnissen des amerikanischen Bürgers, der den Verlockungen der kommerziellen Massenkultur ausgesetzt war, getäuscht; seine Vision der Wohnformen der modernen demokratischen Gesellschaften war in gewisser Weise zu spartanisch. Haben wir ein vergleichbares Mißverständnis nicht schon 1922 beobachtet?

Mehrere Werke von Walter Gropius (darunter natürlich das Dessauer Bauhaus) waren 1932 auf der vielzitierten
Abb. 41 Ausstellung über den Internationalen Stil im New Yorker Museum of Modern Art vertreten. Durch seine ersten Schöpfungen auf amerikanischem Boden trägt der Architekt dazu bei, die Sprache der europäischen Moderne dort bekanntzumachen und zu verbreiten. Sein Wohnhaus, das er 1937 zusammen mit Marcel Breuer in Lincoln (Massachusetts) baut, steht in einer Reihe mit den Villen, die in Dessau für die Professoren des Bauhauses errichtet wurden.
Abb. 414 Das Graduate Center der Harvard-Universität (1949 – 1950) in Cambridge (Massachusetts) erscheint gleichfalls wie ein Manifest des Internationalen Stils. Sieben Wohnheime, asymmetrisch angeordnet und durch geschlossene Gänge miteinander verbunden, umgeben offene Höfe, die ebenso an englische Colleges wie an den Campus der Harvard-Universität selbst erinnern. Ein Gemeinschaftsbau mit einer inneren Zugangsrampe zur Mensa vervollständigt diesen Universitätskomplex. Moderne Baumaterialien (Beton und Stahl) treten zusammen mit Füllmauern aus Ziegeln auf, deren hellgelbe Farbe einen Kontrast zu den dunklen Rot- und Ockertönen der benachbarten Gebäude bildet. Verglichen mit dem Campus des Illinois Institute of Technology in Chicago, das zur selben Zeit von Ludwig Mies van der Rohe gestaltet wird, erscheint das Werk von Walter Gropius in Form und Gliederung der Gebäude jedoch weniger innovativ.

Getreu seinen Überzeugungen, auf die er sich bereits zur Bauhaus-Zeit berief, vertritt Walter Gropius das Prinzip der Teamarbeit und gründet zu diesem Zweck das Konstruktionsbüro „The Architects Collaborative" (TAC), in dem er nur ein Gestalter unter vielen sein will. Der Traum von einer *totalen* Architektur, die die gesamte sichtbare Umgebung einbezieht, von den alltäglichen Gebrauchsgegenständen bis zur komplexen Stadt – das Ideal des Bauhauses –, wurde fortan auf die TAC übertragen. Doch in Amerika entsprachen weder die Aufträge noch die Ausführung seiner Werke diesen Ambitionen. Das Pan Am Building in New York, in Zusammenarbeit mit Pietro Belluschi (1963) entworfen, wird oberhalb der Grand Central Station und quer zur Achse der Park Avenue errichtet. *Abb. 411* Die Idee bestand darin, aus diesem Wolkenkratzer mit 59 Stockwerken und sichtbarem Stahlbetonskelett (ähnlich den Projekten für cartesianische Wolkenkratzer, die Le Corbusier für Algier entwarf) einen Verbindungsknoten und Anziehungspunkt für die Midtown Manhattans zu machen. Doch schon während seiner Entstehungszeit wurde dieses Gebäude als unpassend, als Fremdkörper im städtischen Raum empfunden, als viel zu groß im Verhältnis zu den angrenzenden Gebäuden und als ein endgültiger Bruch in der räumlichen Perspektive der Park Avenue. Trotz seiner besonderen Gestalt (der Grundriß ist achteckig) ist das Pan Am Building immer wieder als unproportioniertes, nicht zum städtischen Kontext passendes Bauwerk kritisiert worden. Die ununterbrochenen Proteste, die seine Erbauung begleiteten, gehören zu jenen Ereignissen, die schließlich zur Überprüfung der Prinzipien funktionalistischer Stadtgestaltung in den Vereinigten Staaten führten.

Es scheint, als hätte sich Walter Gropius schließlich zurückgezogen und darauf verzichtet, die amerikanische Nachkriegsarchitektur mit seiner Handschrift zu prägen. Seine in den Vereinigten Staaten geschaffenen Bauwerke zeugen nicht von der Innovationskraft und dem Schöpfergeist, der seine europäischen Leistungen durchdrang. Dagegen hat Walter Gropius eine entscheidende Rolle an der Harvard-Universität gespielt, wo er bis 1952 als Professor lehrte. Mit anderen europäischen Emigranten wie Ludwig Mies van der Rohe trug er dazu bei, die von der École des Beaux-Arts inspirierte Architekturausbildung zugunsten der antihistoristischen Pädagogik der europäischen Avantgarde zurückzudrängen. Mehrere Generationen amerikanischer Architekten verdanken ihm ihre Ausbildung. Zu seinen Studenten, die später berühmt geworden sind, zählen Philip Johnson, Paul Rudolph, John Johansen und Edward L. Barnes.

DER MODERNE KLASSIZISMUS VON LUDWIG MIES VAN DER ROHE

Unter den europäischen Architekten, die vom Naziregime vertrieben wurden und sich in den dreißiger Jahren in den Vereinigten Staaten niederließen, übte Ludwig Mies van der Rohe (1886–1969) unumstritten den größten Einfluß aus. Der von 1930 bis 1933 letzte Bauhaus-Direktor trifft 1937 durch die Vermittlung Philip Johnsons in Amerika ein und wird ein Jahr darauf Direktor der Architekturabteilung des Armour Institute of Technology in Chicago, das seit 1940 Illinois Institute of Technology heißt. Sowohl als akademischer Lehrer (bis 1958) wie auch als Architekt spielte Mies van der Rohe eine entscheidende Rolle; er erscheint als umfassendster Repräsentant des Internationalen Stils. Als Mies van der Rohe in Chicago eintrifft, war ihm der Ruf als Avantgardist bereits vorausgeeilt, den er sich mit seinen Arbeiten in den zwanziger Jahren erworben hatte: sei es durch die Mitarbeit an der Werkbundsiedlung am Weißenhof in Stuttgart (1927), dem berühmten Deutschen Pavillon auf der Weltausstellung in Barcelona (1928–1929) oder mit dem Haus Tugendhat in Brünn (1930). Besonders die Entwürfe für Stahl-Glas-Hochhäuser oder für Bürohochhäuser aus Beton, die er Anfang der zwanziger Jahre für Berlin vorlegte, verweisen auf seine Hauptbeschäftigung mit diesem Programmtyp, der für die zeitgenössische Wirtschaftsstruktur und das amerikanische Leben so charakteristisch ist. Die Laufbahn Mies van der Rohes in den Vereinigten Staaten, die sich im Gegensatz zu der von Walter Gropius durch ihre Reichhaltigkeit und Fruchtbarkeit auszeichnet, weist im Vergleich zu seiner europäischen Entwicklung ebenso Brüche wie Kontinuitäten auf. Der Künstler fährt in seiner Suche nach einer sachlichen, auf einfache Formen reduzierten Architektur fort, die auf einer Kombination verschiedener Strukturelemente beruht. Er erhält in den USA Aufträge für ambitionierte Projekte, die ihn mit der spezifischen Organisation der Bauindustrie in den Vereinigten Staaten konfrontieren.

Kurze Zeit nach Mies van der Rohes Amtsantritt bittet ihn Henry T. Heald, der Präsident des Armour Institute, die Gesamtanlage und einige Gebäude des Campus im Süden Chicagos (South Side) zu konzipieren. Das endgültige Projekt, Ergebnis zahlreicher Vorstudien, ist eine asymmetrische Anordnung von Gebäuden, die parallel oder im rechten Winkel zueinander stehen und nach ihren Proportionen und den Abständen zwischen ihnen einem einheitlichen Grundrißraster von 7,2 Metern Länge folgen. Daraus ging eine gleichermaßen geordnete und offene Konstellation hervor (eine Absage an die geschlossenen Höfe der britischen Universitätsgelände und jener der Ostküste), die aber dennoch vor der Unruhe der städtischen Umgebung geschützt ist. Bei den Gebäuden arbeitet Mies van der Rohe mit geschlossenen Blöcken aus drei Materialien: Stahl (mit Rundeiseneinlagen in Stahlbeton), Glas und Ziegelstein. Die Qualität dieser Bauwerke und die Faszination, die sie eine Zeitlang auf die Architekten ausübten, liegen an der raffinierten und sorgsamen Verbindung dieser Materialien. Bei der kubisch angelegten Kapelle (1952) wie bei den anderen Gebäuden (Engineering Building, Cunningham Hall usw.) widmete sich Mies van der Rohe besonders der perfekten Ausführung der Details („Gott steckt im Detail“, sagte er) und harmonischen Proportionen. Jene Universitätsgebäude, die vom Konstruktionsbüro S.O.M. entworfen und ausgeführt wurden, nachdem Mies van der Rohe 1958 emeritiert worden war, weisen keine solche Eleganz auf, obgleich es Variationen seiner Architektur sind.

Abb. 413, 415 Für die Architekturhochschule des Illinois Institute of Technologie (IIT), die 1956 fertiggestellte sogenannte Crown Hall, wurde mit großer konstruktiver Erfindungsgabe ein stützenfreier Innenraum entwickelt. In der Art einer palladianischen Villa ist das Gebäude symmetrisch gehalten und erhebt sich über einem halb unter die Erde verlegten Untergeschoß, das Klassenräume und Werkstätten enthält. Das stahlgerahmte Betondach hängt außen an vier stählernen Plattenträgern mit Auslegern, während Glas als Füllmaterial verwendet wird und die stählernen Doppel-T-Träger der Fensterpfosten zur Stabilisierung der Struktur dienen. Indem er die Elemente des Tragwerks an die Außenflächen des Baukörpers versetzt, erzielt Mies van der Rohe einen zusammenhängenden Raum ohne tragende Trennwände, der 67 Meter lang, 36 Meter breit und 5,5 Meter hoch ist. Dies ist ein glänzendes Beispiel für das Streben nach dem Universalraum, der nicht in bezug auf eine bestimmte Funktion definiert wird, sondern für spätere, andere Nutzungsvarianten offenbleibt. Das 1950 für die Ärztin Edith Farnsworth in Plano (Illinois) am Ufer des Fox River gebaute Haus ruht nicht unmittelbar auf der Bodenfläche. Die beiden waagerechten, parallelen Platten von Dach und Fußboden sind mit acht I-Profilstützen aus Stahl verbunden, während eine dritte, tiefergelegene Platte die Terrasse bildet und den Raum des Hauses in die natürliche Umgebung hinein verlängert. Dieser rechteckige Glaskasten schwebt etwa 1,50 Meter über dem Erdboden und scheint mit seinen minimalen Auflagepunkten nur ganz leicht auf den Boden gestellt. Die beinahe vollständige Transparenz des Baukörpers, der ungeteilte Innenraum und eine mit der Struktur übereinstimmende Form – all diese Faktoren machen aus dem Haus Farnsworth, trotz des Prozesses, der gegen Mies van der Rohe wegen der Nichteinhaltung einiger funktionaler Forderungen angestrengt wurde, ein Meisterwerk jener Dekonstruktion des Kastens, die zahlreiche Architekten der Zeit vornahmen. So konstruiert Philip Johnson, ein Schüler Mies van der Rohes aus den vierziger Jahren, seine eigene Version des Hauses Farnsworth in Gestalt eines Glashauses (Glass House) in New Canaan, Connecticut (1945–1949). Er läßt es allerdings mit einem gemauerten Sockel fest auf dem Boden ruhen.

Ludwig Mies van der Rohe sollte in den Vereinigten Staaten nach dem Krieg besonders als Erbauer von Hochhäusern schulebildend wirken. Zwischen 1949 und 1951 konstruiert er in Chicago die zwei Appartmenthochhäuser
Abb. 420 860–880 Lake Shore Drive, die mit ihren Breit- und Schmalseiten im rechten Winkel zueinander stehen. Aus Sicherheitsgründen und in Übereinstimmung mit den Vorschriften des damaligen Stadtbebauungsplans von Chicago wurde das Stahlskelett mit Beton ummantelt. Vor die nun einbetonierten Stützen und Träger setzte Mies van der Rohe dann wieder Metallplatten und I-Profile. Von außen ist daher nicht das eigentliche Skelett, sondern eine „Pseudostruktur“ sichtbar, die allein zu dekorativen und plastischen Effekten gestaltet wurde. Der Architekt verstand es, die administrativen Zwänge zu berücksichtigen und dennoch die bestimmende Rolle der Rasterstruktur in der architektonischen Form zur Geltung zu bringen. Die Qualität der Bauwerke beruht auf der sorgfältigen Ausführung der Details und den Gesamtproportionen (das Verhältnis zwischen den drei Strukturfeldern auf der breiten Seite und den fünf Längsfeldern ist nahezu ideal). Die Einheitlichkeit in der äußeren Gestaltung und die gleichartige Innenorganisation dieser Gebäude veranschaulichen die Theorien des Künstlers über die Universalform und den Vielzweckraum. Die Form des Hochhauses wird unabhängig von Inhalt und Funktion gedacht, so daß es im Gesamtschaffen Mies van der Rohes formale Ähnlichkeiten zwischen Wohnhochhäusern, Bürotürmen und Gebäuden für politische Institutionen gibt (man denke zum Beispiel an den Komplex des Federal Center in Chicago, 1964–1975). Der Reihencharakter ergibt sich aus der inneren Logik der Gestaltungsarbeit selbst, die Mies van der Rohe am Hochhaus und dessen Struktur vollzieht.

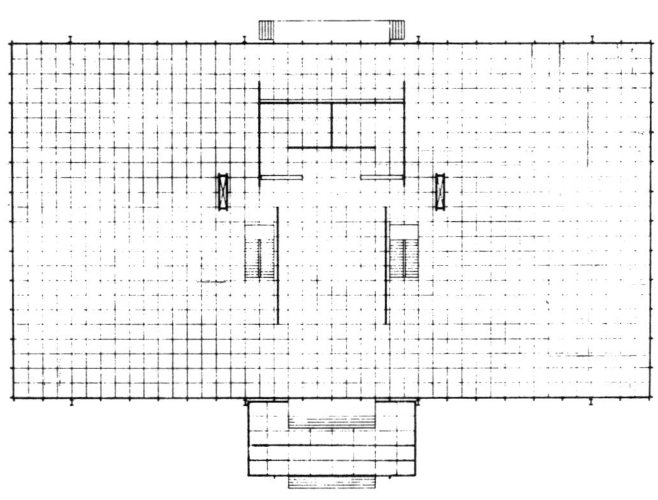

L. MIES VAN DER ROHE, CROWN HALL, INSTITUTE OF TECHNOLOGY, CHICAGO, ILLINOIS. 1956.
Grundriß des Hauptgeschosses.

In New York errichtet Ludwig Mies van der Rohe gemeinsam mit Philip Johnson das Seagram Building (1958), das zusammen mit dem ebenfalls in der Park Avenue liegenden Lever House von Gordon Bunshaft gleichsam als Prototyp für die Bürohäuser der Nachkriegszeit dient. Alle Kategorien der Architektur Mies van der Rohes sind in diesem Bau präsent, der durch Eleganz und Raffinesse auffällt. Das Gebäude ragt mit einer klaren und rationellen Komposition etwa 150 Meter in die Höhe. Das Skelett aus Stützen und Trägern ist hinter einer Vorhangfassade aus topasfarbenem Glas verborgen und wird von bronzenen Doppel-T-Profilen gehalten. Die zur Park Avenue zeigende Hauptfassade besteht aus fünf Feldern zu jeweils sechs Fenstern und bildet ein geordnetes, vollkommen geformtes Ganzes. Der frontale Zugang wird durch einen etwa 28 Meter langen Platz mit rosafarbener Granitpflasterung hervorgehoben, auf dem sich zwei symmetrische rechteckige Wasserbecken und grüne Marmorbänke befinden, die das Seagram Building wie eine Kathedrale mit Vorplatz erscheinen lassen. Die Schmucklosigkeit des durch ein einfaches Betonvordach betonten Eingangs kündet von der nüchternen Gestaltung der Eingangszone und Aufzugsgruppen, doch die Wände aus Travertin und die Böden aus Granitplatten führen im Innern die Eleganz der Fassaden fort. Samuel Bronfman, Präsident der Seagram Society, hatte sich auf Bitten seiner Tochter Phyllis Lambert, einer Architektin, für Mies van der Rohe entschieden und diesem damit die Möglichkeit gegeben, eines der herausragendsten Kunstwerke der Nachkriegszeit zu schaffen. Ludwig Mies van der Rohe entwarf und konstruierte freilich in den USA auch weniger prachtvolle Bauten als das Seagram Building. Zu erwähnen ist hier beispielsweise das IBM-Gebäude in Chicago, das erst 1971, nach dem Tod des Architekten, fertiggestellt wurde. Das einzeln stehende Hochhaus erhebt sich auf einer schwierig zu bebauenden Parzelle am Ufer des Chicago River. Ehrgeiziger hingegen ist das Illinois Center, ein Hochhauskomplex, der 1975 in Chicago von den Nachfolgern Mies van der Rohes – Fujikawa, Conterato und Lohan – gebaut wurde und aus Variationen des Seagram Building besteht. Ludwig Mies van der Rohe behauptete sich in den Vereinigten Staaten besonders als Architekt kommerzieller und institutioneller Bauten. Das Experiment Lafayette Park in Detroit (1955–1963), wo er auf einer Grünfläche Wohnungen verschiedener Größenordnung baute, blieb ein Einzelfall. Das zwischen 1962 und 1968 erbaute Museum von Houston besitzt weder die Ausmaße noch die Großartigkeit der Neuen Nationalgalerie in Berlin, dem letzten von Mies van der Rohe ausgeführten Bau.

Abb. 421
Abb. 412
Abb. 42, 448
Abb. 408
Abb. 424

Nun müssen noch kurz die Gründe für den Erfolg Mies van der Rohes in den Vereinigten Staaten erörtert werden. Mit seiner Suche nach einer Architektur, deren Schönheit, getreu seiner Devise „Weniger ist mehr“, in ihrer Schmucklosigkeit besteht, kam er den amerikanischen Bedürfnissen der Nachkriegszeit entgegen, die von raschem Wirtschaftsaufschwung geprägt war. Wenn die Tätigkeit des Architekten für Mies van der Rohe eine neuplatonische Sicht der Wirklichkeit voraussetzt, die in der architektonischen Struktur den bildlichen Ausdruck eines tieferliegenden sozialen Zustands sieht, gehen seine amerikanischen Nachahmer in erster Linie mit Pragmatismus – ohne metaphysische Hintergedanken – an Entwurf und Ausführung komplexer Strukturen. In den fünfziger und sechziger Jahren erscheint das Werk Mies van der Rohes mithin als Ausdruck eines unerschütterlichen Glaubens an die Macht der modernen Technologie, die ihrer selbst und ihrer Errungenschaften gewiß ist. Deshalb hat sein Schaffen einen so großen Einfluß ausüben können. Seine Auffassung der Architektur als Struktur fügte sich aber ebenso in die amerikanische Tradition der Skelettbauweise ein, die von solchen Marksteinen wie den Holzbauten der Kolonialzeit, der Erfindung des Ballonskeletts, den Häusern des Stick Style oder den Schöpfungen der Chicagoer Schule geprägt wurde. Des weiteren muß die Anpassungsfähigkeit der Baukunst Mies van der Rohes an vielfältige Programme genannt werden, die gerade aus ihrem nichtfunktionalistischen und universalisierbaren Wesen resultiert. Von der metaphysischen Aufladung befreit, die ihr Mies besonders in seinen Berliner Entwürfen der zwanziger Jahre verlieh, verkörpert seine Architektur das positive Bild eines Kapitalismus, der auf seine Fähigkeiten zur Mehrung des nationalen Reichtums und zur Meisterung der Zukunft vertraut. Diese ungebrochene Fortschrittsgläubigkeit und das Vertrauen in eine unbegrenzt vervollkommnungsfähige Gesellschaft begannen sich seit Ende der sechziger Jahre zu trüben; was zuvor als Ausdruck einer fortschrittlichen ökonomischen Gesellschaft galt, der Trägerin eines besseren Lebens, begreift man nun als zweifelhaftes äußeres Abbild bürokratischer Anonymität. Mies van der Rohe hat indessen schulebildend gewirkt und eine anregende Konkurrenz ausgelöst.

DAS KNOW-HOW DES ARCHITEKTENBÜROS SKIDMORE, OWINGS UND MERRILL

Nach dem Zweiten Weltkrieg wird die moderne Architektur aus Beton, Stahl und Glas, in den Vereinigten Staaten inzwischen die beherrschende Bauweise, durch große fähige Konstruktionsbüros verbreitet und gefördert, so etwa I. M. Pei and Partners (1955 gegründet), Harrison and Abramowitz oder C. F. Murphy in Chicago. Von all diesen Nachfahren der Ende des 19. Jahrhunderts gegründeten Architektenbüros, die sich bis zur Wirtschaftskrise entwickelt hatten, war ohne jeden Zweifel die Firma Skidmore, Owings and Merrill (S.O.M.) bis in die siebziger Jahre am einflußreichsten. 1933 begegnen sich die Architekten Louis Skidmore (1897–1962) und Nathaniel A. Owings

Abb. 417

(1903–1984) anläßlich der Chicagoer Weltausstellung „A Century of Progress" und arbeiten gemeinsam am Bau des Reise- und Transportpavillons (Travel and Transport Building), eines aus gespannten Kabeln bestehenden Gebildes. Skidmore und Owings gehen 1936 eine geschäftliche Verbindung ein, 1939 gesellt sich dann der Bauingenieur John O. Merrill (1896–1975) hinzu. Den ersten entscheidenden Auftrag erhalten sie während des Zweiten Weltkriegs: Ab 1942 bauen sie unter höchster Geheimhaltung die Stadt Oak Ridge (Tennessee), wo das amerikanische Atomzentrum angesiedelt werden soll und die 1945 bereits 75000 Einwohner zählt. Andere mit dem Kriegseintritt der Vereinigten Staaten verbundene Aufträge verschaffen S.O.M. den Ruf der Leistungsfähigkeit und Qualitätsarbeit in der Ausführung von Großprojekten.

Nach dem Zweiten Weltkrieg entwickelt sich das Büro rapide. Die drei Gründungspartner wenden ein arbeitsteiliges Bauverfahren an, das für jedes konkrete Projekt einen Gestalter, einen Geschäftsführer und einen Verantwortlichen für die Beziehungen zum Kunden vorsieht. Diese Gemeinschaftsarbeit hat sich für die verschiedensten Bauprojekte, besonders für Handelseinrichtungen und Institutionen, als sehr effektiv erwiesen. Zugleich zieht die Firma junge talentierte Architekten an und läßt ihnen innerhalb der kollektiven Arbeitsorganisation schöpferischen Freiraum. Diese Architekten gewährleisteten die ästhetische Qualität der von S.O.M. errichteten Gebäude. Gordon Bunshaft in New York, Charles Bassett in San Francisco, Walter Netsch und Bruce Graham in Chicago gehören zu ihnen. Das Konstruktionsbüro S.O.M. ist ein Produkt des Nachkriegsaufschwungs der Bauindustrie, die in den sechziger Jahren schon an zweiter Stelle nach der Lebensmittelindustrie rangierte. Die Einführung moderner Organisations- und Verwaltungsmethoden, die sich in anderen Industriebereichen bereits bewährt hatten (die S.O.M. wurde einmal die General Motors der Architektur genannt), ermöglichte die Bewältigung einer wachsenden Nachfrage nach Bürogebäuden und öffentlichen Einrichtungen. Die Firmensitze der meisten großen amerikanischen Unternehmen der fünfziger und sechziger Jahre sind durch den nüchternen und unpersönlichen Stil dieser Architekten geprägt worden. Ihnen ging es in erster Linie um pragmatische Lösungen, die Berücksichtigung der Errungenschaften der modernen Technik und Industrie, die Reflexion über die vorhandenen baulichen Strukturen. Historistische Elemente fehlen in ihren Bauten. Nach den Anfängen in Chicago 1936 zog der Erfolg der Firma die Eröffnung weiterer Büros in zahlreichen amerikanischen Großstädten nach sich. Im Jahre 1958 beschäftigten die vier Zweigstellen 1000 Angestellte unter der Oberaufsicht von 14 Geschäftspartnern. 1981 leiteten dann schon 34 Teilhaber neun Zweigstellen mit 2000 Angestellten. Die bedeutendsten Büros in New York, San Francisco und Chicago verfügten jeweils über einen spezifischen Aufgabenbereich innerhalb der Firma; das New Yorker Büro hat beispielsweise den Ruf der Firma als Schöpfer von modernen Wolkenkratzern begründet.

Abb. 412 Das von Gordon Bunshaft für Skidmore, Owings and Merrill in New York entworfene Lever House (1952) ist sogleich als neues Modell für Bürogebäude wahrgenommen worden. Bis zum Beginn der fünfziger Jahre war die Park Avenue, in der das Lever-Haus errichtet wurde, ein pulsierendes Wohnviertel, bestehend aus gemauerten Appartmenthäusern, die in eine städtische Struktur eingebunden waren. Das Projekt Gordon Bunshafts ist der Ausgangspunkt jener Entwicklung, die aus der Park Avenue eine von Bürogebäuden im Stil der fünfziger und sechziger Jahre gesäumte Prachtstraße machte. Die Lever Brothers Company als Auftraggeber hätte völlig legitim auch höher bauen lassen können, doch sie wollte eher ein gepflegtes Image kultivieren als den Raum nach den maximalen Möglichkeiten der damaligen Stadtbebauungsbestimmungen auszunutzen. Es entstand ein Gebäudekomplex, in dem die Lücken eine ebensolche Bedeutung haben wie die ausgefüllten Flächen. Ein schmaler horizontaler auf Pfosten stehender Flachbau deckt den gesamten Umkreis der Parzelle ab und läßt die Erdgeschoßzone für öffentliche Nutzung frei. Das aus dem Zentrum gerückte Hochhaus aus Glas und Stahl, das auf dieser Basis ruht, steht im rechten Winkel zur Park Avenue. Die edlen Baustoffe, die sorgfältige Ausgestaltung der Details, die Farbigkeit (der verschiedenen Nuancen des durchscheinenden blaugrünen Glases) und vor allem das Gespür für Proportion und Maßstab haben diesem Gebäude auf Anhieb Erfolg verschafft. Der damit vollzogene Bruch in der Fluchtlinie der Park Avenue wurde als erfindungsreiche Lösung für das Problem der Integration von Wolkenkratzern in den Stadtraum betrachtet. Das Lever House ist das erste Gebäude in einer Reihe von Hochhäusern des New Yorker Büros von Skidmore, Owings and Merrill, die als Modelle gelten können. Gordon Bunshaft, ein talentierter Gestalter, vermochte seine Handschrift im kollektiven Prozeß architektonischer Schöpfung zur Geltung zu bringen und hat bei Gebäuden mittleren Maßstabs Hervorragendes geleistet. Das Manufacturers Hanover Trust Building (New York, 1953–1954) ist das erste bedeutende Bankgebäude, das seit den zwanziger Jahren in New York gebaut wurde, und seine architektonische Konzeption unterscheidet sich radikal vom traditionellen Aussehen einer Bank. An die Stelle der bisherigen aus Sicherheitsgründen geschlossenen Tempel- oder Palastarchitektur tritt nun eine geometrische, offene und transparente Bauweise, die die Innenräume bloßlegt. Die auskragenden Geschoßdecken dieses niedrigen, fünfstöckigen Gebäudes werden von acht außen sichtbaren Pfeilern getragen. Die gläserne Haut hinter den Aluminiumprofilen macht den Bankraum im Erdgeschoß und in der ersten Etage einsehbar. Aussagen von Zeitgenossen belegen die Neuartigkeit und Qualität dieser Konstruktion, die allerdings heute viel von ihrer formalen Originalität eingebüßt hat, da sie mannigfach imitiert wurde. Das Pepsi Cola Building (New York, 1958–1959) in der Park Avenue zeichnet sich durch eine feine Verarbeitung der Außenmauern und die edlen Proportionen seiner neun Stockwerke aus. Zur selben Zeit wie das Seagram Building entstand das ebenfalls an der Park Avenue gelegene Union Carbide Building (1957–1960). Es wurde etwa zehn Meter hinter die Fluchtlinie der Park Avenue zurückgesetzt, um den damaligen Vorschriften der Stadtbebauung zu entsprechen. Auf diese Weise konnten die Architekten ein Gebäude mit 52 Etagen ohne Abstufungen errichten, was einer Höhe von ca. 215 Metern entspricht. Das Haus belegt die einheitliche Formensprache für Bürohochhäuser in den fünfziger Jahren. 1961 wird mit dem Gebäude der Chase Manhattan Bank im Süden Manhattans die Errichtung von Wolkenkratzern im Bankenviertel der Wall Street, das nach dem Krieg beinahe zugunsten der Midtown aufgegeben worden wäre, wiederaufgenommen. Der Präsident der Bank, David Rockefeller, beschließt, hier das bedeutendste Gebäude seit 1932 bauen zu lassen. Der Bau mit 60 Stockwerken, Glasverkleidungen und äußeren Aluminiumträgern ist eine elegante Variante des vorherrschenden architektonischen Purismus der Zeit. Wie es damals oft der Fall war, wurde vor dem Hochhaus ein Platz freigelassen, der später u. a. mit einer Skulptur von Jean Dubuffet gestaltet wurde.

Das Büro der S.O.M. in Chicago hat sich ganz besonders durch die Entwicklung neuer Strukturen und die gigantischen Ausmaße seiner Bauwerke hervorgetan. Damit setzte es die innovative Tradition fort, die mit der ersten „Schule von Chicago" Ende des 19. Jahrhunderts entstanden war. Die Erbauung des Inland Steel Building (1957) *Abb. 406*
unter der Leitung von Walter Netsch markiert den Beginn der modernen Nachkriegsbauten in Chicago. Indem sie die Versorgungsschächte in einem geschlossenen Nebengebäude unterbringen und die Stahlträger an den Rand verschieben, schaffen die Architekten einen Büroraum, der vollkommen stützenlos und folglich in der Innenaufteilung äußerst flexibel ist – einer der Rentabilitätsfaktoren dieses Gebäudetyps. Seit den sechziger Jahren werden von einem Arbeitsteam der S.O.M., in dem der Architekt Bruce Graham und der Bauingenieur Fazlur Khan die meiste Zeit mitarbeiten, spektakuläre Bauten ausgeführt. Das John Hancock Center (1969) verdankt seine Form eines *Abb. 422*
schlanken Pyramidenstumpfes einer Konstruktionsformel, nach der es als eine Art Hohlrohr konzipiert ist, das außen Träger, Stützen und diagonal verstrebte Bauelemente miteinander verbindet (die berühmten stählernen diagonalen Stützverstrebungen an der Fassade, die das besondere Merkmal dieses Gebäudes darstellen). Die Erfindung einer solchen Struktur ermöglichte den Bau von 100 Etagen mit einer Höhe von 343 Metern. Die Ästhetik des Gebäudes und seine plastische Wirkung rühren zunächst von den Eigenschaften der Konstruktionstechnik her. Sie ist eine glänzende Veranschaulichung der Auffassung von S.O.M., daß nämlich die Form durch die Struktur bestimmt wird. Diesem Bauprinzip verdankt das Gebäude jedoch zugleich seinen multifunktionalen Charakter, denn es schafft Räume mit unterschiedlichen Abmessungen. Das John Hancock Center ist eine autonome Megastruktur im städtischen Raum, eine Art Stadt in der Stadt, mit Geschäften, Parkplätzen, Büroräumen, Sporthallen und unterschiedlich großen Appartments im oberen Teil, ab der 45. Etage. Der Komplex ist im Rahmen einer Reihe von Einzelbemühungen zu sehen, in den amerikanischen Metropolen das entwertete Stadtzentrum durch den Bau in sich strukturierter, im Prinzip autarker Einheiten für eine begüterte Schicht wieder neu zu schaffen. Der unvollendete pyramidale Block ist ein werbewirksamer Kunstgriff, der dem Gebäude einen eindeutigen Wiedererkennungswert verschaffen und es aus der großen Masse der modernen Architektur herausheben sollte. Mit einer Höhe von 443 Metern und 109 Etagen ist der Sears-Tower (1974 vollendet) das Ergebnis einer konstruktiven Meisterleistung, die zur *Abb. 423*
Preisgabe der Skelettbauweise führte. Der Architekt Bruce Graham und der Ingenieur Fazlur Khan verwendeten hier die sogenannte Rohrkonstruktion, in diesem Fall ein Zusammenschluß aus neun Rohren, die mit tragenden Betonmauern verbunden sind und in verschiedenen Höhen enden. Kennzeichnend für den Sears Tower wie für die anderen seitdem gebauten „Rohrbündel" ist eine „Orgelpfeifen"-Struktur. Auf eigentümliche Weise erinnert dieser Turm an die konstruktivistischen Entwürfe der zwanziger Jahre (besonders an den Entwurf Lopatins für Verwaltungshochhäuser in Moskau), an Max Tauts Entwurf für den Wettbewerb des Chicago Tribune 1922 oder an die „Architektona" von Kasimir Malewitsch.

Die Tendenz zum Gigantismus spitzt sich in Chicago Ende der sechziger Jahre zu, als wollten die Architekten der S.O.M. die Grenze des Machbaren im Bereich der Hochbauten ausloten. Schon das Sears-Bürohochhaus, in dem an die 10 500 Angestellte arbeiten, hat erneut in aller Schärfe die Frage aufgeworfen, wie solche Megastrukturen harmonisch in das Stadtbild einzufügen sind. Seit der Wirtschaftskrise der siebziger Jahre stagniert der Bau immer höherer Wolkenkratzer aus ökonomischen und technischen Gründen. Die technikorientierte Auffassung der Architektur, wie sie das Büro S.O.M. vertrat, wurde zugunsten einer eher historisierenden und ästhetischen Bewertung der Baukunst zurückgedrängt. Unter diesem Blickwinkel erscheint der Sears Tower als Zeugnis des Glaubens in den unbegrenzten technischen Fortschritt vor der Wirtschaftskrise der siebziger Jahre.

Das Architektenbüro S.O.M. hat den Ruf erworben, die Vorstellungen der größten amerikanischen Firmen umzusetzen, die entweder Bürohäuser in Stadtzentren oder Geschäftszentralen in Industrieparks am Rande der Wohnviertel in Auftrag geben. Zu dieser letztgenannten Art zählen beispielsweise die Zentralen der Connecticut General Life Insurance Company in Bloomfield (1957) oder der American Can Company in Greenwich, Connecticut (1970). Doch so bestimmend der Bereich der Bürobauten auch ist, die Kompetenz der Firma beschränkt sich nicht darauf,

wie einige in den sechziger und siebziger Jahren errichtete öffentliche Bauten von Bedeutung beweisen. Die U.S. Air Force Academy in Colorado Springs (Colorado), ein Auftrag für das Verteidigungsministerium, entfesselte heftige Kontroversen, in denen sich Anhänger einer modernen Baukunst und Verteidiger eines eher traditionellen Stils, der etwa für amerikanische Universitätsgelände praktiziert wurde, gegenüberstanden. Die Architekten der S.O.M. setzten für die verschiedenen Funktionen (Wohnungen der Militärschüler, Verwaltungsgebäude, Lehrgebäude, Turn-
Abb. 425 hallen usw.) eine moderne Lösung durch. Die Polemik spitzte sich auf die Kapelle mitten auf dem Paradeplatz zu (1963 fertiggestellt). Walter Netsch vom Chicagoer Büro entwirft eine Struktur aus 17 Pfeilspitzen, die aus Aluminium-Tetraedern bestehen und sich 45 Meter hoch erheben. Rudimentäre Strebepfeiler und die Größe der Fenster zwischen den sichtbaren Elementen der Konstruktion verleihen diesem multikonfessionellen Sakralbau eine neugotische und historistische Gestalt. Die Suche nach einem Kompromiß führte so zu einer spektakulären, jedoch etwas strengen Lösung. In New Haven (Connecticut) gestaltet Gordon Bunshaft für S.O.M. auf dem Universitätsgelände
Abb. 43, der Yale University den geschlossenen Bau der Beinecke-Bibliothek (1964), in der Handschriften und wertvolle
428 Bücher aufbewahrt werden. Das Halbdunkel im Innenraum, das aus konservatorischen Gründen notwendig ist, wird durch Platten aus durchscheinendem Marmor in Granitrahmen erzielt. Das Gebäude ruht an den Eckpunkten des Hauses auf vier Betonpylonen. Mit dieser Reduzierung der Stützpunkte wollte der Architekt ein Zeichen moderner Architektur in einer ansonsten im neogotischen und neoklassizistischen Stil bebauten Umgebung setzen. Gordon Bunshaft ist auch der Architekt des 1974 eingeweihten Hirshhorn-Museums in Washington D.C. Für die von Joseph Hirshhorn zusammengetragene und gestiftete Sammlung moderner Kunst entwarf er einen nach außen geschlossenen Stahlbetonzylinder, nur ein Balkon zeigt auf den angrenzenden, an der Mall gelegenen Skulpturengarten. An der auf den Innenhof gerichteten Fassade befinden sich Fenster. Die Verwendung einer unhistorischen, geometrischen Formensprache will verdeutlichen, daß die moderne Kunst in erster Linie eine Kunst der Brüche ist.

DIE BETONARCHITEKTUR

Der Einfluß Le Corbusiers auf seine amerikanischen Berufskollegen ist unverkennbar, obgleich er in den Vereinig-
Abb. 426 ten Staaten nur ein einziges Bauwerk errichtete: das Carpenter Center for the Visual Arts auf dem Campus der Harvard-Universität (1963). Sie stießen in seinen Werken auf nachahmenswerte Formen und auf ein Material, das es gerade in seiner Nacktheit und Roheit zur Geltung zu bringen galt: den Beton. So greift I. M. Pei in seinem Church
Abb. 458 Colonnade Building des Christian Science Church Center in Boston oder auch im Stadthaus von Dallas (1972 bis 1977) die Bauten der indischen Stadt Chandigarh auf, die nach Entwürfen von Le Corbusier 1951 errichtet wurden. Ebenso ehrt José Luis Sert seinen Lehrer Le Corbusier in Gestalt des Holyoke-Zentrums der Harvard-Universität.
Abb. 430 Die Architekten Kallman, McKinnell und Knowles hingegen lassen sich für das neue, monumentale Bostoner Rathaus (1963–1969) vom Dominikanerkonvent von La Tourette anregen (1957–1960).

Besonders der in Harvard bei Walter Gropius ausgebildete Paul Rudolph (1918 geboren) repräsentiert den Betonbrutalismus. Seine Werke verhindern, daß in den Nachkriegsjahren die Stahl- und Glasarchitektur die vorherrschen-
Abb. 427 de Bauweise wird. Seine berühmteste Schöpfung ist die Kunst- und Architekturabteilung der Yale-Universität
Abb. 356 (1958–1964), bei der er zu ausdrucksstarken plastischen Formen gelangt. Er hatte dabei das Larkin Building von Frank Lloyd Wright, La Tourette von Le Corbusier und das zur selben Zeit von Louis Kahn in Philadelphia errich-
Abb. 431 tete A. N. Richards Building (Medical Towers) vor Augen. Die Innenaufteilung beruht auf einer Vielfalt sich durchdringender Ebenen und demzufolge auf schroffen Unterschieden in der Deckenhöhe. Das Streben nach außergewöhnlichen Räumen in einem offenen Grundriß ging bisweilen auf Kosten eines harmonischen und effektiven Funktionalismus des Gebäudes. Auf einem Eckgrundstück gelegen, orientiert sich das Haus in Maßstab und Fluchtlinie an der Chapel Street. Die rohe, durch Streifen akzentuierte Betonverkleidung steigert die Massigkeit und Größe dieses Bauwerks.

Marcel Lajos Breuer (1902–1981) hat sich nach einer wichtigen Zeit als Meister und Leiter der Möbelabteilung am Bauhaus zwischen 1937 und 1941 in Cambridge (Massachusetts) mit Walter Gropius zusammengetan. Beide verbinden die traditionelle Holzbauweise Neuenglands mit avantgardistischen Bauhaus-Formen. Anfang der fünfziger Jahre beginnt Marcel Breuer eine internationale Karriere und baut ebenso in den Vereinigten Staaten wie in Europa (er gehört zu den Architekten des UNESCO-Gebäudes in Paris). In den Vereinigten Staaten fördert er eine streng funktionalistische Architektur, die eine Trennung der verschiedenen Aufgaben und ihre räumliche Ausdifferenzierung vertritt, manchmal zum Schaden der Einheit des Ganzen, wie etwa bei den Hörsaalgebäuden auf dem Campus der New York University in University Heights (1956–1961), die an die Auskragungen des Moskauer Russakowklubs von Konstantin Melnikow (1928–1929) erinnern. Breuer strebt nach expressiver und plastischer Formgebung durch

Stahlbeton, vor allem in seinen Sakralbauten wie St. John's Abbey in Collegeville, Minnesota (1953–1961) mit ihrem einfach wirkenden Glockenturm oder der Church of St. Franciscus of Sales in Muskegon, Michigan (1961 bis 1967) mit ihrer spektakulären Struktur. Doch das beste Beispiel seiner Baukunst bietet das 1966 vollendete Whitney Museum of American Art in New York. Es stellt sich wie eine Festung dar: das aus Stahlbeton bestehende Gebäude ist mit Granit verkleidet und von ganz wenigen, vor der Mauerflucht liegenden trapezförmigen Fenstern durchbrochen. Der Rhythmus von Vorkragungen bestimmt eine Gesamtansicht, die an eine umgekehrte Zikkurat denken läßt. Das Innere, mit Kassettendecken aus Beton versehen, ist von künstlichen Lichtquellen abhängig. Man gelangt in das Museum über eine Brücke, die einen von der Madison Avenue aus sichtbaren Skulpturengarten überquert. (Der öffentliche Charakter dieses Gartens war eine Bedingung des Projekts und hat hier zu einer glänzenden Lösung geführt, obgleich sie den festungsartigen Charakter des Museums verstärkt.) Elementare Baumassen, Abgeschlossenheit, Veränderung, ja Umkehrung der traditionellen Formen kennzeichnen das abstrakte Einzelwerk, das in deutlichem Kontrast zu den städtischen Bauten der Umgebung steht. Die Verzerrungen, mit denen Marcel Breuer hier nach charakteristischen Merkmalen für sein Bauwerk sucht, sind nicht ganz frei von expressiven Kunstgriffen.

Abb. 441

Abb. 429

In Chicago unterbreitet Bertrand Goldberg (1913 geboren), ein ehemaliger Schüler des Berliner Bauhauses, in den Jahren, da der Einfluß von Mies van der Rohe auf dem Höhepunkt stand, Ersatzlösungen für den Internationalen Stil. Um die wohlhabenden Schichten vom Stadtrand wieder in das Stadtzentrum zurückzuholen, denkt er über das Konzept der Stadt in der Stadt nach, über multifunktionelle Komplexe also, die alle Dienstleistungen anbieten und theoretisch ein autarkes Leben ermöglichen. Marina City am Ufer des Chicago River, zwischen 1959 und 1964 erbaut, ist das Ergebnis seiner originellen städtebaulichen und konstruktiven Überlegungen. Der Komplex umfaßt einen Bootshafen, ein Bürogebäude, ein Theater, Einkaufs- und Freizeitstätten und vor allem zwei runde, 175 Meter hohe Türme aus Stahlbeton, die zum Markenzeichen des Projekts geworden sind. Die 18 unteren Ebenen laufen zu einer Rampe aus, die den Bewohnern der Appartments in den darüberliegenden 40 Stockwerken als Garage dient. Mit diesen Bauten, die Maiskolben ähneln, gelingt es Bertrand Goldberg, die Möglichkeiten der Kreisform in der Architektur aufzuzeigen und mit den herrschenden Konventionen – kubischen oder quaderförmigen Körpern – zu brechen. Der Grundriß weist die Form einer Blume auf: in der Mitte verlaufen die Versorgungsschächte, während die Wohnungen mit halbrunden Balkonen die Blumenblätter darstellen. Im Gegensatz zur Glas- und Stahlarchitektur, doch im Einklang mit amerikanischen Überlegungen zu eigenständigen Einheiten innerhalb der Stadt, bewies Marina City sowohl in baulicher wie in finanzieller und stadtgestalterischer Hinsicht inzwischen seine Gültigkeit. Nach zahlreichen Studien hat Bertrand Goldberg dieses Konzept dann mit der River City – ebenfalls am Ufer des Chicago River gelegen, doch diesmal südwestlich des Loop – wieder aufgegriffen. Mit der Errichtung dieses verschlungenen und kurvenreichen Komplexes, der sich links und rechts einer überdachten Straße entlang erstreckt, ist 1984 begonnen worden.

Abb. 442

Abb. 444

B. GOLDBERG,
WOHNTÜRME VON MARINA CITY,
CHICAGO, ILLINOIS. 1959–1964.
Grundriß einer Etage mit Wohnungen.

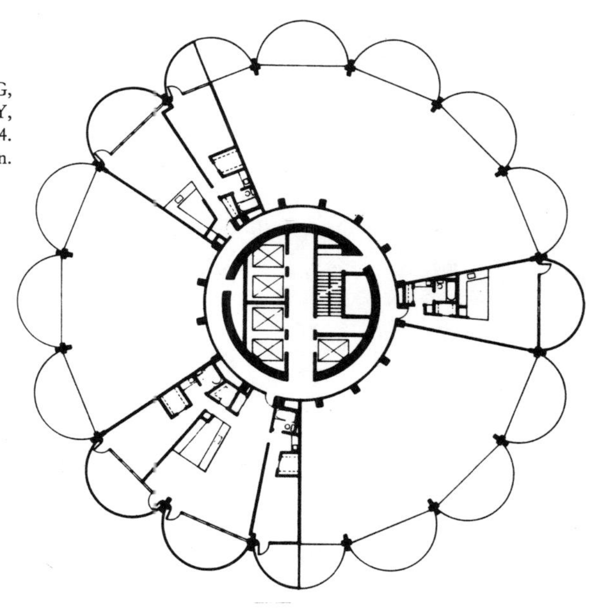

LOUIS KAHN: ARCHITEKTUR ALS OPFERGABE

Das Gesamtschaffen Louis Israel Kahns (1901–1974) ist Ergebnis eines allmählichen Reifeprozesses, doch nachdem er mit Beginn der sechziger Jahre einen Ruf erworben hatte, wuchs sein Ansehen unaufhörlich weiter. Der aus Estland stammende Louis Kahn erhielt seine Architekturausbildung in den zwanziger Jahren an der Universität von Pennsylvania in Philadelphia. Damals herrschten an den Architekturlehrstätten der Vereinigten Staaten die Kompositionsprinzipien der Pariser École des Beaux-Arts. Diese Tradition wurde ihm dort durch den französischen Architekten und akademischen Lehrer Paul Cret eingepflanzt. Nachdem er 1924 sein Diplom erhalten hatte, arbeitete er in verschiedenen Architektenbüros bei George Howe und Oscar Stonorov. Im Jahre 1947 begann er schließlich eine Laufbahn als Professor, die ihn auch als Theoretiker zu Ansehen führte. Von 1947 bis 1957 lehrte er an der Yale University, seit 1957 bis zu seinem Tod 1974 in Philadelphia an der Universität von Pennsylvania.

Abb. 438 Mit der Art Gallery der Yale University in New Haven, Connecticut (1951–1953) greift Louis Kahn auf die damals sehr verbreiteten einfachen Baukörper zurück, doch zeigt er bereits sein Interesse für das Material, indem er Ziegelmauern mit Glasplatten kombinierte. Die hohlen Tetraeder, die im Innenraum als Geschoßdecken dienen, bleiben sichtbar und geben dem Bauwerk einen rohen Schliff. Die auf dem Campus der Universität in Philadelphia *Abb. 431* errichteten Richards Laboratories (1957–1960) setzen eine neue Monumentalität durch. Die Laborräume werden durch Türme „bedient", in denen technische Versorgungsschächte, Leitungen und Ventilationskanäle verlaufen (dienende Räume). Diese Trennung von dienenden und bedienten Räumen, die Louis Kahn architektonisch so wunder- *Abb. 356* bar genutzt hat, verdankt ihre Inspiration unter anderem dem Larkin Building von Frank Lloyd Wright in Buffalo (1904). Die äußere Erscheinungsform dieser Bauten besitzt eine Ausstrahlung, die schon einmal mit dem Rhythmus der mittelalterlichen Wohntürme von San Gimignano in der Toskana verglichen wurde.

Abb. 440 Zur gleichen Zeit baut Louis Kahn nach denselben Prinzipien im kalifornischen La Jolla das Jonas Salk Institute für biologische Forschung (1959–1965). Die um einen Innenhof gruppierten Betonbauten weisen auf den Pazifischen Ozean. Seit 1962 führt Louis Kahn Studien für die Parlamentsbauten von Dhaka in Ostpakistan, dem heutigen Bangladesh. Dieses zu seinen Lebzeiten unvollendete Projekt ist sein Hauptwerk. Kahns Aufträge in den Vereinigten Staaten sind nicht von solcher Tragweite wie diese Anfgabe in der Dritten Welt, belegen aber sein Interesse *Abb. 44* für öffentliche Bauten. Die erste Unitarierkirche in Rochester, New York (1959–1967), die mit einem erfindungsreichen Beleuchtungssystem versehen ist, ebenso wie die Bibliothek der Phillips Exeter Academy in Exeter, New Hampshire (1967–1972) mit ihren großen runden, in die Betonmauern geschnittenen Formen zeigen nachdrücklich die von Louis Kahn gefundenen Lösungen im Bereich der natürlichen Beleuchtung. Die Forderung nach natür- *Abb. 439* lichem Licht hat seine Entwürfe immer schon inspiriert, sei es beim Zentrum britischer Kunst in New Haven, Con- *Abb. 443* necticut (1969–1974), sei es beim Kimbell Kunstmuseum in Fort Worth, Texas (1966–1972). Die architektonischen Formen sind vom Tageslicht, das ihnen Leben einhaucht und unterschiedliche Wirkungen verleiht, nicht zu trennen. In seinen Bauwerken ebenso wie in seinen zahlreichen nicht verwirklichten Entwürfen, die hier nicht alle erwähnt werden können, schreibt Louis Kahn dem Akt des Bauens eine mythische, wenn nicht sogar mystische Dimension zu. Hier liegt zum großen Teil sein Einfluß auf die zeitgenössische Architektur begründet, der sich bei weitem nicht auf die Vereinigten Staaten beschränkt.

Louis Kahn hat zunächst für Institutionen gebaut (Kirchen und Synagogen, Bibliotheken, Universitätsgebäude, Parlament, Museen, Labors), denen er damit zu einem würdevollen Rahmen verhalf. Die architektonische Formgebung wird zelebriert; sie verweist auf den Rang und die soziale Größe der betreffenden Institution. Das Verständnis von Architektur als „Opfergabe", als Verleihung einer äußeren Erscheinungsform, nachdem die Funktionen verstanden und erfüllt waren, impliziert Fragen nach dem Spezifischen der architektonischen Sprache. Louis Kahn erklärt sein methodisches Vorgehen mit poetischen Bildern: „Denken Sie an jenes große Ereignis der Geschichte, da die Wände sich öffneten und die Säulen entstanden: ein Ereignis, aus dem unsere Architektur hervorgegangen ist." Louis Kahn richtet seine Gedanken auf die Wand als architektonische Realität, die von den Vertretern des Internationalen Stils, den Anhängern der entmaterialisierten und transparenten Vorhangfassade, lange Zeit vernachlässigt wurde. Die Wand kann auseinandergefaltet werden, und so lassen sich die vielen Spalten und Zwischenräume in den

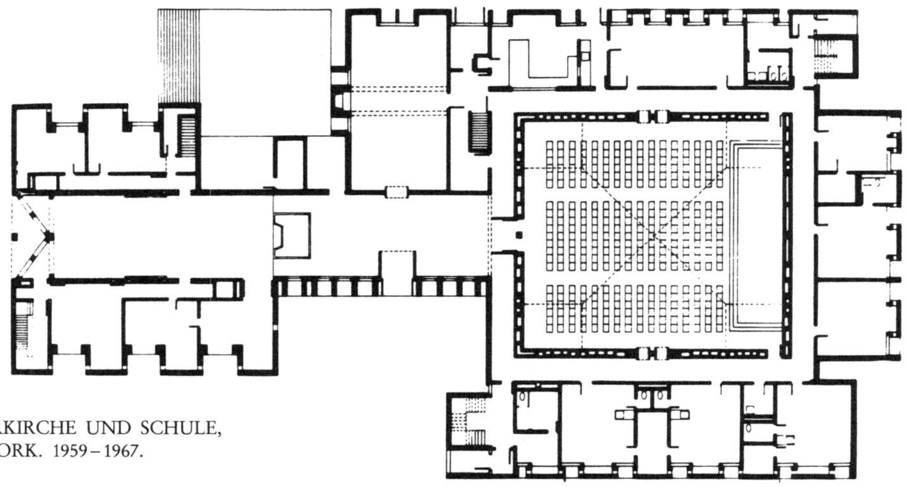

L. KAHN, UNITARIERKIRCHE UND SCHULE, ROCHESTER, NEW YORK. 1959–1967.
Grundriß.

Bauten Kahns erklären. Die Wand kann auch ausgehöhlt und ausgeschnitten werden, und übrig bleibt nunmehr die Säule als Mauerfragment. Louis Kahn entdeckt die Mauerwerkarchitektur und deren bauliche Tradition wieder, doch wenn er solchermaßen an die Geschichte anknüpft, dann weder durch Nachahmung antiker Formen noch in einer beschränkten historistischen Sichtweise, sondern aufgrund von Überlegungen über das Wesentliche und die Grenzen der baulichen Elemente. Die Suche nach der architektonischen Form bedingt, daß man aufzeigt, wie diese Form entstanden ist. Für Louis Kahn, der darin der künstlerischen Moderne angehört, bedeutet Architektur Genese und Entwicklung: „Die Struktur muß so gezeichnet werden, daß die Konstruktionsmethode und die einzelnen Bauetappen an der fertigen Arbeit deutlich abgelesen werden können." Die Verknüpfung der einzelnen Betonbauteile beim Gebäude der Richards Laboratories in Philadelphia ist ein Beispiel für diese Methode. Doch dies trifft ebenso für die Kombination aus Betonstürzen und Ziegelbögen zu, die er in Dacca verwendete, um „die Ziegelordnung zu erweitern", oder auch für die sichtbar belassenen Spuren auf den Betonplatten bei den Museen von Yale oder Fort Worth.

Die Arbeit Louis Kahns erschließt Architektur als Prozeß und als Montage. Das Kernproblem ist nicht mehr der Stil, sondern die Entzifferung des Stils im Werden einer determinierten Struktur. Die Gebäude von Louis Kahn haben demnach eine Massivität, eine von der Verwendung dicker Backsteinmauern herrührende Kompaktheit, die ihnen eine neuartige Monumentalität verleihen. Die Baukunst wird in ihrer formalen Selbständigkeit und den ihr eigenen Fragestellungen und Problemlösungen verherrlicht: sei es nun in bezug auf Mauer, Säule, Balken, Bogen, Bedachung, Bodenplatte usw. Louis Kahn vollzieht gleichsam eine Rückkehr der Architektur zu ihren eigenen Bausteinen. Er empfiehlt, Vorbilder nicht länger aus Bereichen zu entlehnen, die außerhalb der Architektur liegen (beispielsweise dem Maschinenbetrieb oder der sozialen Organisation). Der Sinn einer hohlen Säule hat den Architekten in hohem Maße angeregt. Wenn sie massiv ist, tritt die Säule als Stütze auf. Wenn man sie aber aushöhlt, verändert sich ihre Funktion: sie kann zu einem Erschließungsschacht (Treppenhaus im Museum von Yale) oder selbst zu einem Generator des Grundrisses werden, wie man am Entwurf für das Parlamentsgebäude in Dhaka erkennen kann. Seit den späten fünfziger Jahren, zu einem Zeitpunkt, als die Werke des Internationalen Stils eine beherrschende Stellung in den Vereinigten Staaten einnehmen, bieten das Denken und die pädagogische Praxis Louis Kahns eine Alternative an. Man soll freilich seinen Einfluß auch nicht überschätzen. Louis Kahn blieb aus den maßgeblichen Kreisläufen der Bauaufträge ausgeschlossen, erhielt seine bedeutendsten Aufgaben außerhalb der Vereinigten Staaten, in diesem Fall in Dhaka in Bangladesh. Diese wirtschaftliche Außenseiterposition war andererseits in den sechziger Jahren begleitet von einer hohen Anerkennung, ja Verehrung seitens der amerikanischen und ausländischen Studenten. Durch seine akademische Lehre wie durch sein Schaffen verkörpert Louis Kahn den Übergangsprozeß von der Moderne der Nachkriegszeit zu den Fragestellungen und Zweifeln der siebziger Jahre. Sein Werk bleibt ein großartiger Versuch, an bestimmte Urformen des Klassizismus anzuknüpfen, die Monumentalität von Institutionen wieder mit einem Sinn zu behaften und dafür zu wirken, daß die Architektur der Banalität der seriellen Massenproduktion entrinnt.

DIE ARCHITEKTUR SEIT DEN SIEBZIGER JAHREN

DIE KRITIK AM INTERNATIONALEN STIL UND DIE POSTMODERNE

In den siebziger Jahren vollzog sich ein Umschwung in der kollektiven Wahrnehmung architektonischer Probleme. Die Inflation, hervorgerufen durch das amerikanische Engagement in Südostasien, war eine der Ursachen für die wirtschaftliche Rezession, die Anfang der siebziger Jahre auch zahlreiche Architekturbüros traf und deren Auswirkungen seit 1973 durch die Erdölkrise noch verschlimmert wurden. Der sprunghafte Preisanstieg für Erdöl beendete die Ära der billigen Energie. Das Problem der Energiekonservierung und die Suche nach anderen Energiequellen haben naturgemäß sowohl in technischer wie in formaler Hinsicht auf die Architektur eingewirkt. Die steigenden Baukosten (Arbeitskräfte, Material) machte die Erhaltung bestehender Gebäude wirtschaftlicher als die Errichtung von Neubauten. Dies ist einer der Gründe, die dazu beitrugen, das Bewußtsein gegenüber dem Kulturerbe zu schärfen. Auf die Erneuerung folgte mithin die Erinnerung. Die Feierlichkeiten anläßlich des 200. Jahrestages der Unabhängigkeit im Jahre 1976 spitzten dieses Problem zu, weil die Bundesregierung es – anstelle einer einzigen großen Ausstellung wie noch 1876 – vorzog, in jedem Bundesstaat, in jeder größeren Stadt Aktionen zur Aufwertung des örtlichen architektonischen und städtebaulichen Erbes anzuregen und zu finanzieren.

Im Gegensatz zu den Manifestationen des Jahres 1876, die der Baukunst der Kolonialzeit zu neuen Ehren verhelfen wollten, bringt 1976 eine kritische Betrachtung des Internationalen Stils und der Moderne hervor und vollzieht die Hinwendung Amerikas zu seiner Vergangenheit der letzten hundert Jahre. Die im Herbst 1975 im Museum of Modern Art in New York eröffnete Ausstellung „Die Architektur der École des Beaux-Arts" ist in dieser Hinsicht aufschlußreich, wenngleich uns noch der nötige Abstand fehlt, um ihre langfristigen Tiefenwirkungen auf die amerikanische Baukultur einzuschätzen. Die Rehabilitierung des Historismus, dessen Symbolfigur gerade die Pariser Kunstakademie ist, geschieht zur selben Zeit, als Amerika durch den Vietnamkrieg zutiefst traumatisiert und in seiner Selbstgewißheit erschüttert ist. Zweifel ziehen auf: in der Moral wie im Glauben an den unbegrenzten Fortschritt, an die wirtschaftliche und soziale Vervollkommnungsfähigkeit, die – zu Recht oder zu Unrecht – bildlich mit der modernen Architektur assoziiert wird. Verschiedene Bücher, von denen einige eine große Wirkung hatten, sprechen diese Desillusionierung aus. Schon ihre Titel lassen an Deutlichkeit nichts vermissen: „The Failure of Modern Architecture" von Brent Brolin (New York 1976), „Form Follows Fiasco: Why Modern Architecture hasn't worked" von Peter Blake (Boston 1977) oder das glänzende, aber polemische Buch des Journalisten und Schriftstellers Tom Wolfe „From Bauhaus to our House". Während Brent Brolin die universalistischen Ambitionen der modernen Architektur angreift, läßt Peter Blake mit der Heftigkeit des Abtrünnigen (er war einst Anhänger der modernistischen Bewegung und hat scharfsinnig über Mies van der Rohe, Le Corbusier und F. L. Wright geschrieben) die „Illusionen der modernen Architektur" Revue passieren, um sie anzuprangern und schließlich ein Moratorium im Bauen vorzuschlagen. Tom Wolfe entwickelt seinerseits geistvoll die amüsante, doch ziemlich fragwürdige These, nach der Amerika einer Verschwörung europäischer Architekten mit sozialistischen Neigungen zum Opfer gefallen sei, die das Land mit einer puritanischen Architektur – völlig im Gegensatz zum Ausdruck der Erhabenheit und des ornamentalen Vergnügens der amerikanischen Großmacht – angesteckt hätten. Der Architekt und Historiker Charles Jencks verkündet in seinem Bestseller „The Language of Post-Modern Architecture" (1977; Die Sprache der postmodernen Architektur, ³1988) ganz entschieden den Tod der modernen Architektur. Er ist es auch, der den Begriff der Postmoderne lanciert, um damit eine Baukunst zu bezeichnen, deren Merkmale die Ablehnung der unterstellten Nüchternheit der Moderne, ein unbeschwerter Historismus, die Verteidigung einheimischer, regionaler Werte und Ironie als Methode sind (man denke etwa an die teilweise beabsichtigt zerstört wirkende Architektur
Abb. 435 des von der Gruppe SITE [Sculpture in the Environment] geschaffenen Best-Supermarktes). Von der „Doppelkodierung", einer Mischung aus elitären Anspielungen und herkömmlichen, banalen Referenzen in ein und demselben Gebäude, wird erwartet, daß sie der durch die Reduktionen der Moderne verarmten Baukunst wieder zu semantischer Dichte verhelfe.

Einige Bauten verdeutlichen das postmoderne Vorgehen, beispielsweise die verspielte Piazza d'Italia in New
Abb. 46 Orleans (1975–1980) von Charles Moore, der im übrigen in Kalifornien überzeugend die Tradition der Holzbauweise wiederbelebt hat. Die von ihm geschaffenen Universitätsgebäude zeugen von inszenatorischen Fähigkeiten (so
Abb. 437 der Faculty Club der kalifornischen Universität in Santa Barbara von 1966–1968 und das Kresge College der Universität in Santa Cruz, Kalifornien, von 1973–1974). In Chicago verbindet Stanley Tigerman in seiner Regionalbibliothek von Illinois für Blinde und Körperbehinderte (1975–1978) spektakuläre Gestaltung mit dem Projekt angemessener Ausführung. Der von den Anhängern der Postmoderne gepriesene Eklektizismus steht im Gefolge eines historisierenden Formalismus, der in den sechziger Jahren neben dem dominierenden Internationalen Stil bestand und in einigen Werken Minoru Yamasakis und Edward D. Stones gepflegt wurde. Eine herausragende Leistung die-
Abb. 447 ser traditionsverbundenen Architektur der sechziger Jahre ist das Lincoln Center for the Performing Arts in New York (1962–1966). Die Philharmonic Hall, später Avery Fisher Hall (Max Abramovitz, 1962), das New York State Theater (Philip Johnson, 1964) und das Metropolitan Opera House (Wallace K. Harrison, 1966) sind zwar Bauwerke mit Betonskelett und Glaswänden, doch die Travertinverkleidung und vor allem die mehr oder minder stilisierten Kolonnaden an allen Fassaden machen aus diesen Gebäuden moderne Beispiele des architektonischen Klassizismus. Die drei Bauten führen auf einen zur Hauptstraße hin offenen rechtwinkligen Platz, der dem von Michelangelo geschaffenen Kapitolsplatz in Rom nachempfunden ist. (Diese Referenz wird auch durch die geometrische Zeichnung des Pflasters unterstrichen.) Der Konservatismus der Auftraggeber erklärt weitgehend die klassizistische Gestaltung dieses Komplexes, der indessen Teil einer umfassenderen Strömung des Historismus der Gegenwart ist, dessen letzte Wandlung die Postmoderne der siebziger und achtziger Jahre verkörpert.

Indem er seine Überlegungen auf die Sprache bzw. Sprachen der Architektur konzentrierte, warf Charles Jencks die Frage nach dem Status der Baukunst im Verhältnis zur amerikanischen Umwelt auf, die seither von den verschiedenen Massenkommunikationsmitteln geprägt wurde. Damit schlug er den von Robert Venturi eröffneten Weg ein.

ROBERT VENTURI: ARCHITEKTUR IM MEDIENZEITALTER

Schon in den sechziger Jahren begannen sich die Architekten von den Dogmen der Moderne abzuwenden, die im Bau von Geschäfts- und Institutionsgebäuden verbreitet waren. Das 1966 erschienene Werk „Complexity and Contradiction in Architecture" (Komplexität und Widerspruch in der Architektur, Braunschweig 1978), des Architekten Robert Venturi aus Philadelphia ist der erste Versuch, eine andere Architekturtheorie als die des Internationalen Stils zu begründen, so daß Vincent Scully im Vorwort ein wenig verfrüht urteilt, daß dies wahrscheinlich die bedeutendste Schrift über das Bauen seit Le Corbusiers „Vers une architecture" von 1923 (Ausblick auf eine Architektur, Braunschweig-Wiesbaden [4]1963) sei. Robert Venturi legt der minimalistischen Architektur, die vor allem von Mies van der Rohe und seinen Schülern vertreten wird, eine Verkümmerung des semantischen Inhalts der Bauwerke und eine Praxis zur Last, die eher durch Ausschluß und Vereinfachung vorgeht als durch Einschluß und Komplexität. Tatsächlich beruht dieser Text in seiner Argumentationslogik auf formalen Vorwürfen und Beispielen, die vor allem dem Manierismus, dem Barock und dem Rokoko entnommen wurden. (Robert Venturi, der von 1954 bis 1956 als Stipendiat der Amerikanischen Akademie in Rom lebte, kennt dieses Kulturerbe aus erster Hand.) Venturi verfaßte demnach vor allem eine Schrift zur Verteidigung und Veranschaulichung des Manierismus und dessen Berechtigung im Kontext der sechziger Jahre: Er preist das Trachten nach mehr oder minder starken Widersprüchen zwischen Elementen oder Teilen eines Bauwerks, das Nebeneinander verschiedener Maßstäbe in ein und demselben Gebäude, das Auseinanderklaffen von Innen und Außen, die Hervorhebung von Diskordanzen innerhalb eines ästhetischen Ganzen, das trotzdem eine Einheit verkörpern sollte. Parallel zu diesen Vorschlägen, die sich auf eine elitäre, raffinierte Gelehrtenkultur stützen, stößt man in diesem Buch auch auf eine Rehabilitierung der häßlichen und gewöhnlichen Architektur der amerikanischen Einkaufsstraßen, die als Ausdruck fröhlicher semantischer Lebenskraft gedeutet wird: „Main Street is almost all right", schreibt Venturi. Angesichts der langweiligen, nüchternen modernen Architektur (dem Aphorismus Mies van der Rohes „Less is more – Weniger ist mehr" setzt er entgegen: „Less is a bore – Weniger ist langweilig") gilt es, die Regellosigkeit bodenständiger Formen und das Chaos der zufallsbedingten, ungeplanten Stadterweiterung zu verlangen. „Die hochfliegenden Träume von der reinen Ordnung" müssen dem „scheinbar chaotischen Nebeneinander greller und schreiender Elemente" Platz machen. Aufgrund dieses von der Pop Art angeregten Vorgehens ist Robert Venturis Sichtweise als populistisch qualifiziert worden. Obgleich der Architekt sich in der Tat zum Vorkämpfer gewöhnlicher und volkstümelnder Bauten erhob, so trat er doch zugleich für einen subtilen Eklektizismus ein, der der großen Masse unzugänglich ist und schon daher frei von demagogischen Absichten sein muß. Das verhindert freilich keineswegs, daß Robert Venturi sich von der Auffassung der Architektur als einem Instrument sozialer und städtebaulicher Reformen abkehrt, daß er seine Grundhaltung aus der Realität bezog und aus einer gewissen Ohnmacht des Architekten, jene zu verändern. Diese Akzeptanz der Unvollkommenheit der menschlichen Gesellschaft wird in seinem zweiten, 1971 erschienenen Werk „Learning from Las Vegas" (Lernen von Las Vegas, Braunschweig 1979) bestätigt. Die Untersuchung von Las Vegas und dessen wichtigster Straße *The Strip* enthülle, so Venturi, eine effektive architektonische Struktur, die des *decorated shed*, des „dekorierten Schuppens", d.h. einer mit Zeichen und Symbolen versehenen Fassade, die vor einem nüchternen, funktionalen Raum angebracht ist. Dieses von Bauten wie Hotels, Kasinos, Tankstellen usw. abgeleitete Modell beweist den Vorrang des Bildes in der architektonischen Schöpfung. Das andere, dem von Las Vegas entgegengesetzte Modell, von den Architekten der modernen Bewegung vertreten, ist das der „Ente", in dem das Bauwerk selbst zum Ornament wird, eine symbolische Gestalt annimmt, die Raum, Konstruktion und Nutzung zudeckt. Zu Ehren des entenförmigen Auto-Restaurants „The Long Island Duckling" wählt Venturi diesen Begriff der „Ente". Das Haus wird zur Skulptur. In einer von Zeichen übersättigten Stadtwelt sei die heroische und individualistische Architektur der „Ente" nicht mehr an der Tagesordnung: „Unsere Umwelt ist nicht so beschaffen, daß sie zur heroischen Kommunikation vermittels der reinen Architektur aufruft." Die Gründe, die für den *decorated shed* vorgebracht werden, entbehren nicht einer gewissen Ironie nach Art der oft verspielten Entwürfe und Bauwerke selbst.

Das Haus Vanna Venturi in Chestnut Hill bei Philadelphia (1962) veranschaulicht diesen zweifachen Aspekt von Banalität und Raffinesse, der für die Methode Venturis charakteristisch ist. Auf den ersten Blick erscheint das Werk durch die Form seines Satteldaches, die scheinbare Symmetrie, den zentralen Baukörper des Kamins, der an die *Abb. 433*

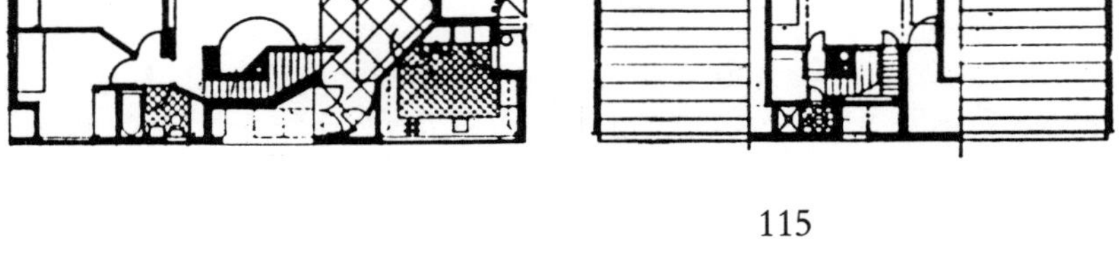

R. VENTURI, HAUS VANNA VENTURI, CHESTNUT HILL, PENNSYLVANIA. 1962.
Grundriß des Erdgeschosses (links) und der ersten Etage (rechts).

Kolonialbauten erinnert usw., durchaus konventionell. Doch diese vordergründigen Merkmale werden im Detail durch Motive, die ihnen zuwiderlaufen oder aber sie im Zustand der Unfertigkeit belassen, ständig verleugnet. Durch überdimensionierte Details, falsche Symmetrien, den indirekten Eingang, einen tiefen Schlitz im Giebel, ein unterbrochenes Profil usw. erscheint das Haus als ein Komplex subtiler Verzerrungen und Verschleifungen der herkömmlichen Vorstellung vom Wohnhaus. Jede Seite ist anders, und aus dem Bestreben heraus, diesem Haus visuelle Vielschichtigkeit zu verleihen, unterscheiden sich auch Front- und Rückseite. Was die Innenraumgestaltung angeht, die sich durch mehrfunktionale Räume (Treppenhaus und Kamin) und Durchdringung von Zimmern auszeichnet, so deutet nichts von außen darauf hin. Hier gibt es keine Übereinstimmung von Innen und Außen. Später vereinen Robert Venturis Häuser die regional verwurzelte Architektur mit einfallsreichen stilistischen Deformationen. Genannt seien etwa die beiden Häuser Trubek-Wislocki in Nantucket, Massachusetts (1970) – jüngere manieristische Adaptationen des in Neuengland verbreiteten traditionellen Holzwohnbaus.

Robert Venturi hat „dekorierte Schuppen" gebaut, bevor er daraus die Theorie entwickelte. Das sogenannte Guild
Abb. 436 House, ein Altersheim in Philadelphia (1960–1963), zeichnet sich durch weiße Keramikplatten an der Hauptfassade, eine Granitsäule am Eingang und vielfältige Öffnungen aus, während der rote Backsteinbau sich ansonsten in den städtischen Kontext einfügt. Ein einfacher weißer Ziegelstreifen und die unterschiedlichen Abmessungen der Fenster heben ihn hingegen von den angrenzenden Häusern ab. Dieselben formalen Ambivalenzen finden sich in der
Abb. 434 Vierten Feuerwehrstation in Columbus, Indiana (1965–1967) wie in jener in der Goffe Street in New Haven, Connecticut (1975). Anspielungen an den Shingle Style fließen in die Formgebung des Faculty Club des State College der Pennsylvania State University (1974), ein. Auf dem Campus der Princeton University greift Robert Venturi für die Gordon Wu Hall des Butler College (1980) wiederum gotische Elemente auf, die an die englischen Universitätsgelände von Oxford und Cambridge erinnern. Für die Erweiterung des Allen Memorial Kunstmuseums des Oberlin College in Oberlin, Ohio (1973) geht der Architekt gleichermaßen mittels Kontinuität (ähnliche Maßverhältnisse der Gebäude) und Bruch (in Farbe und Textur verschiedener Baustoffe) vor. So sucht Robert Venturi, dessen Doktrin eine Desillusionierung und Ernüchterung über die Macht des Architekten in der Kommunikationsgesellschaft auszudrücken scheint, in Wirklichkeit die Spezifik des Architekten und die Unabhängigkeit seiner schöpferischen Rolle hinter einem scheinbaren Verzicht zu bewahren. Die von ihm geschaffenen Bauwerke, so bescheiden sie sein mögen, drängen sich der Wahrnehmung auf und fordern Aufmerksamkeit.

AUF DER SUCHE NACH NEUEN MARKENZEICHEN FÜR DIE WOLKENKRATZER

Die Veränderungen der siebziger Jahre haben sich besonders auf die Architektur der Wolkenkratzer, des Wahrzeichens des amerikanischen Wirtschaftslebens schlechthin, ausgewirkt. Der Verzicht auf eine unter den Anhängern des Internationalen Stils verbreitete elementare Raumgestaltung eröffnete formalen Erneuerungen den Weg, die durch die Gefahr architektonischer Uniformisierung notwendig geworden waren. In einem auf Konkurrenz gegründeten Wirtschaftssystem ist es nur folgerichtig, daß die Unternehmen als Auftraggeber danach streben, sich durch ein architektonisches Markenzeichen aus der Masse herauszuheben und auszuzeichnen. Die Gewöhnlichkeit, die zu phantasieloser Wiederholung und Unterschiedslosigkeit führt, steht dem freien Spiel der Wirtschaftskräfte entgegen und negiert zugleich die Logik der Mode, die dem System der Produktion zugrunde liegt und der sich Architektur ebensowenig wie jede andere schöpferische Tätigkeit zu entziehen vermag.

Schon in den sechziger Jahren werden die Probleme aufgeworfen, als die Architekten aus der Orthodoxie der Moderne herauszukommen versuchen. So erreicht Philip Johnson mit seinem Turm der biologischen Forschungslabors
Abb. 446 Kline, 1966 auf dem Campus der Yale University vollendet, eine kritische Distanz zur Sprache Mies van der Rohes und unterwirft diese einer manieristischen Bearbeitung. Der Kline Tower ist in der Tat eine Replik des berühmten
Abb. 421 Seagram Building (New York 1958), doch in Ziegel und Sandstein umgesetzt und von viel gedrungeneren Proportionen. Die Architekten Kevin Roche und John Dinkeloo, die 1966 die Nachfolge des von Eero Saarinen gegründeten Architektenbüros antraten, heben sich durch ihre Experimentierfreude hervor. Das aufsehenerregende Gebäude der
Abb. 447 Ford Foundation (New York 1967) ist ein transparenter, hohler Kubus, der innen einen weiträumigen Garten umschließt. Die auf zwei Seiten dieses „Gewächshauses" liegenden Büroräume stehen auf Trägern aus Cor-ten-Stahl und Eckpfeilern aus Granit, die Treppenaufgänge und technische Leitungen umschließen. Die beeindruckende Wirkung, die die Architekten hier erreicht haben, kehrt auch im Knights of Columbus genannten Gebäude in New Haven, Connecticut (1967–1970) wieder. Auf quadratischem Grundriß ruhen Stahlplatten von über 24 Meter Ausmaß auf vier zylinderförmigen Hohltürmen an den Ecken, während sich im Mittelteil des Gebäudes die Säule der Aufzüge

erhebt. Die monumentale Wirkung ist hauptsächlich auf einige von Louis Kahn verwendete runde Formen zurückzuführen. In Indianapolis bauen Kevin Roche und John Dinkeloo 1972 die Pyramidenstümpfe aus Beton und Glas für die College Life Insurance Company of America und setzen ihr Streben nach andersartigen Baukörpern mit der One United Nations Plaza (1976) in New York gegenüber dem Sitz der UNO fort. Der kristallene Körper mit Mauervorsprüngen im Winkel von 45 Grad und abgeschrägten Ecken ist von einer Vorhangfassade aus Aluminium und reflektierendem Glas wie mit einer gespannten Haut umschlossen. Die zweifache Funktion des Bauwerkes als Hotel und Bürogebäude wird dadurch verhüllt.

Das 1972 von Philip Johnson und John Burgee vollendete Investors Diversified Services Center in Minneapolis (Minnesota) verkörpert eine andere Lösung als die mit dem Lever House in New York vorgeschlagene Variante. Ein *Abb. 412* auf achteckigem Grundriß 164 Meter aufragender Turm mit Reflexglasverkleidung ist durch drei wesentlich tiefer gelegene Strukturen mit einem überdachten Einkaufszentrum, dem sogenannten Crystal Court, verbunden. Der mit Glasdach bedeckte Hof ersetzt den offenen Platz, der für die fünfziger und sechziger Jahre charakteristisch war. Eine ähnliche Lösung findet sich in dem minimalistischen Komplex Penzoil Palace in Houston, Texas (1976), der von denselben Architekten stammt. Die abgeschrägten Dächer der beiden trapezförmigen Zwillingstürme sind das herausragende Element, das die Identität des Ensembles begründet. Sie verweisen gleichermaßen auf den traditionellen Giebel und die Turmspitze wie auf die Ablehnung des Flachdaches als Zeichen der ästhetischen Moderne. Ein ebensolches um 45 Grad abgeschrägtes Pultdach beherrscht den Turm des Citicorps Center in New York (Hugh *Abb. 449* Stubbins, 1976). Dieses Geschäftshaus steht spektakuläre 36 Meter über dem Boden erhöht und ruht auf vier gewaltigen, quadratisch geschnittenen Pfeilern, die mit Aluminiumplatten verkleidet sind. Im derart freigelegten Erdgeschoßraum befindet sich die lutherische St.-Peters-Kirche, ein abgeschrägter Granitkubus. So ist der Sakralbau hier unter dem Turm plaziert, während er früher schon auf einem Gebäude stand (im Chicago Temple Building von Holabird und Roche [1923], einem Bürogebäude, das von einer „Himmelskapelle", chapel in the sky, bekrönt wird). In Gestalt des Citicorps Center vollzieht sich eine bedeutsame symbolische Umkehrung der Beziehungen zwischen Religion und Geschäftswelt. In jedem Fall zeugt das Bauwerk Ende der siebziger Jahre von einem wiedererwachenden Interesse für die malerische Gestaltung von Dächern, für die Betonung der Basis und der Verbindung zur Straße.

Der umstrittene Sitz der American Telephone and Telegraph Company in New York, den P. Johnson und J. Bur- *Abb. 452* gee (1978–1983) schufen, vollzieht explizit die Rückkehr zur dreiteiligen Gliederung (Basis, Schaft, Kapitell), die Ende des 19. Jahrhunderts praktiziert wurde, und markiert durch seine Anspielungen auf den Historismus eine Wende. Das Gebäude ist monumental in seinen Proportionen (ein gewaltiger Rundbogeneingang beherrscht die kompliziert gestaltete Basis), prächtig durch die glänzend ausgestattete Wandelhalle mit Arkaden und Gewölbe sowie seine äußere Verkleidung mit grau-rosafarbenem Granit. Man erkennt es jedoch vor allem an der Form seines unvollständigen Giebels, denn die Spitze des Dreiecks wurde durch eine nach innen gewölbte Vertiefung ersetzt. Diese visuelle Technik vermengt Bezüge aus der Massenkultur wie aus der Architekturgeschichte. Durch dieses Gebäude haben die beiden Architekten der sogenannten postmodernen, also einer auf geschickte und ironische Weise eklektischen Architektur gewissermaßen Achtbarkeit verschafft, sie hoffähig gemacht. Nach diesem Anfangserfolg und trotz Vorbehalten gegenüber dem pomphaften und prätentiösen Charakter dieses Projektes stürzten sich Johnson und Burgee in einen radikalen Eklektizismus für Wolkenkratzer. Während der gläserne Komplex der Pittsburgh Plate Glass in Pittsburgh (1984) oder das Republic Bank Building in Houston (1984) von der Neogotik inspiriert wird, dient auch der Art-Déco-Stil häufig als Vorbild, wie der Transco Tower in Houston (1983) zeigt. Das Bürogebäude 190 South LaSalle Street (1986 fertiggestellt) in Chicago ist eine Hommage an John Root, einen Architekten *Abb. 450* der frühen Chicagoer Schule. Der Unterbau aus rotem Granit knüpft an den Eingangsbogen am nahegelegenen Rookery Building (1886) an. Der First wiederum ist nach den Ziergiebeln gestaltet, die einst den Freimaurertempel *Abb. 360* krönten, den ebenjener John Root 1891 entwarf. Die eingeebnete, von ihren Schwerfälligkeiten befreite und aus ihrem jeweiligen Kontext gelöste Architekturgeschichte wird so auf ein allzeit abrufbares Formenrepertoire reduziert. Unter diesem Blickwinkel dürfte sich kein Stil dieser allgemein verbreiteten Kombinatorik, die in den achtziger Jahren in der Architektur der Wolkenkratzer erstmals in Erscheinung tritt, entziehen können.

Obgleich dieses Vorgehen keinerlei apriorische Ausschließung zuläßt, geschieht es dabei bisweilen doch, daß bestimmte Zeitepochen oder Formen bevorzugt werden. So ist es mit der erneuerten Art-Déco-Mode, die Ende der siebziger Jahre aufkommt und die achtziger Jahre durchzieht. Der Chicagoer Architekt Helmut Jahn ist ein Vertre- *Abb. 448* ter dieser Tendenz: das Haus One South Wacker Drive (1983) und der kaskadenförmige Bau des North Western Atrium Center (1987) zeigen es. Die Art-Déco-Architektur erweckt ein Bild sorgloser Pracht und Verschwendung, wie es für die Zeit der sogenannten Prosperität in den zwanziger Jahren typisch war. Gleichzeitig erliegen die Architekten, die den Internationalen Stil – zu Recht oder zu Unrecht – als der amerikanischen Kultur vom Ausland übergestülpt empfanden, einem ästhetischen Isolationismus, einer Abschottung Amerikas nach außen. Das architektonische Symbol dafür vermeinen sie in den Werken der Art-Déco-Zeit zu entdecken. Auch dies ist ein Versuch, die Wechselfälle der wirtschaftlichen Situation in den krisengeschüttelten siebziger und achtziger Jahren zu bannen.

DIE MUSEEN, ZEUGEN DES HEUTIGEN PLURALISMUS

Das berühmte Solomon R. Guggenheim Museum von Frank Lloyd Wright, 1959 eingeweiht, zählt mit seiner gelungenen Einpassung in die Reihe der Bauwerke entlang der New Yorker Fifth Avenue zu den Meisterwerken der *Abb. 453* Nachkriegszeit und zu den großartigsten Werken Frank Lloyd Wrights überhaupt, trotz der von Museumsplanern vorgebrachten Bedenken, die die berühmte spiralförmige Rampe und die Gestaltung der Ausstellungsräume betreffen. Unmittelbar nach dem Krieg wurden in den Vereinigten Staaten nur wenige Museen gebaut, und auch heute stellt jenes Werk nach wie vor einen Bezugspunkt dar. Rückblickend steht es am Beginn einer ganzen Reihe von Museen, die in dem Maße zunahmen, wie die Sorge um Schutz und Bewahrung des vielgestaltigen kulturellen Erbes wuchs. Der Aufschwung im Museumsbau seit Ende der sechziger Jahre hat Unterstützung durch die meisten namhaften Architekten erfahren. Aus diesem Grunde bietet es sich an, anhand der Museumsarchitektur, gleichsam als Zusammenfassung, ein Bild der jüngsten Situation zu skizzieren, die sich durch Pluralismus auszeichnet.

Louis Kahn, der viel für Institutionen gebaut hat, dachte auch über die Museumsarchitektur nach, die überdies am *Abb. 438* Beginn seiner Berufslaufbahn gestanden hatte (Kunstgalerie der Yale University in New Haven, Connecticut, 1951 bis 1953). Auch am Ende seines Lebens beschäftigten ihn zwei Museen und verwiesen damit gleichsam als Vorzeichen auf die Bedeutung dieser Projekte für die kommenden Jahre. In Gestalt des Zentrums der britischen Kunst von Yale in New Haven, Connecticut (geplant 1969–1972, gebaut 1972–1977), wollte Louis Kahn zur Gediegenheit des englischen Landhauses finden, besonders mittels schöner Paneele aus Eichenholz, die von den glatten, grauen Trägern des Betonskeletts umrahmt werden. Das durch Mittelfenster an der Kassettendecke von oben einfallende Licht, die Aufeinanderfolge der Höfe, die aus den Ausstellungsräumen durch rechtwinklige Fenster zu erblicken sind, der intime Maßstab der Ausstellungsflächen, die ausgehöhlte, undurchsichtige Treppensäule aus Beton: alle diese Einzelteile machen das Interieur zu einem Raum, in dem die von Paul Mellon gestifteten britischen Kunstwerke angemessen zur Geltung kommen. Von außen mag der Baukörper vielleicht etwas gewöhnlich erscheinen, doch andererseits paßt er sich in die Fluchtlinie der Chapel Street ein und erlaubt zudem auch die Nutzung eines Teils des Erdgeschosses als Gewerberaum, worin eine Anforderung des Programms bestanden hatte. Das Streben *Abb. 443* nach natürlicher Beleuchtung ist auch im Kimbell Art Museum in Fort Worth, Texas (1966–1972), dem letzten Werk, das unter persönlicher Aufsicht des Architekten fertiggestellt wurde, zum Tragen gekommen. Aluminiumreflektoren an den Scheitelpunkten der Gewölbe spiegeln und verteilen das Tageslicht, das durch künstliche Beleuchtung ergänzt wird. Das Museum lebt demnach im Rhythmus des texanischen Sonnenscheins. Das Gebäude hebt sich durch seine originelle Form heraus: Mehrere Tonnengewölbe mit einer Spannweite von sieben Metern und einer Länge von 31 Metern, aus glattem Beton gebaut, verlaufen parallel zueinander, wobei eines dieser Gewölbe den Eingangsportikus des Museums bildet. Durch seine Verbindung zum Wasser, in der sich der Einfluß des mexikanischen Künstlers Luis Barragán zeigt, durch das edle Material (Travertin, Eichenholz, Glas, Beton, Edelstahl, Aluminium, Blei) sowie den intimen Charakter der Räume stellt das Kimbell Museum die wohl schönste „Opfergabe“ im Kahnschen Sinne des Wortes an die Institution Museum dar. Die in gewissem Sinne ausgeglichene und zurückhaltende Architektur steht hier im Dienst einer nicht sehr umfangreichen, doch ihrer Qualität nach einzigarten Kunstsammlung. Allerdings wirkten diese Werke Louis Kahns nicht schulebildend, sind sie doch allzu individuell. Die Architekten von Museen der siebziger und achtziger Jahre engagierten sich in anderen Richtungen.

Viele Museen waren gezwungen, ihre Räume zu erweitern; an bereits bestehende Gebäude wurden neue Flügel angefügt. Kevin Roche und John Dinkeloo traten durch den Bau des Oakland Museum in Kalifornien hervor (1968 bis 1969), wo sie geschickt den halb in die Erde eingelassenen Komplex mit einem Ensemble von Gärten und Terrassen verbanden. Sie schufen in den siebziger und frühen achtziger Jahren die verschiedenen Gebäudetrakte des Metropolitan Museum of Art in New York, für die sie auf die Gewächshausbauweise zurückgriffen, d. h. auf ausgedehnte verglaste Räume. Der Sackler-Flügel (1979) beherbergt den ägyptischen Dendur-Tempel; der Robert-Lehman-Flügel ist ein polygonaler Baukörper, über dem sich eine gläserne Pyramide erhebt (1975). Daneben stammen der amerikanische Flügel (1980) mit seinem Innenhof und der Michael-C.-Rockefeller-Flügel (1982) gleichfalls von Kevin Roche *Abb. 447* und John Dinkeloo. Auch das originelle Gebäude der Ford Foundation (1967) in New York ist ein Werk dieser beiden Architekten.

Der Erweiterungsbau des New Yorker Museum of Modern Art von Cesar Pelli (1977–1984), der bis dahin durch *Abb. 457* die Konstruktion des Pacific Design Center in Los Angeles (1976) hervorgetreten war, veranschaulicht noch überzeugender die Glaskastenarchitektur. Ein Wohnturm von 44 Etagen mit einer Vorhangfassade sollte dem Museum sichere Einkünfte garantieren. Er grenzt an das Gebäude von Philip Goodwin und Edward Durrell Stone und birgt in den unteren sechs Stockwerken zusätzliche Ausstellungsräume. Die neutrale Glasfassade, hinter der – ähnlich dem Centre Georges Pompidou – Rolltreppen verlaufen, zeugt von einer recht zurückhaltenden Lösung, die eine vertrauliche, keinesfalls förmlich-offizielle Begegnung mit den Kunstwerken ermöglichen will.

Der monumentale Status eines Kunstmuseums veranlaßt Architekten, das Bauwerk als eine Art verkleinerter Skulptur zu behandeln. So erdachte Edward Larrabee Barnes (1922 geboren) für das Walker Art Center in Minneapolis, Minnesota (1968–1971) einen Grundriß in Form eines Propellers, bei dem die sieben Baukörper der Ausstellungsgalerien von der Mitte her strahlenförmig auslaufen. Das Gebäudeinnere erscheint als eine Verknüpfung von kubischen Massen und Flachdächern, die als Terrassen zur Ausstellung der Plastiken dienen. Die gleichförmige Backsteinverkleidung verstärkt die räumliche Klarheit des Ensembles, von dem man überdies wohl sagen kann, daß es eine der aufgeschlossensten Stätten für zeitgenössische Kunst darstellt. Unter den von Edward Larrabee Barnes konstruierten Museen – beispielsweise dem Dallas Museum of Fine Arts (1984) oder dem Smart Museum of Art *Abb. 464* (dem Kunstmuseum der Universität Chicago, 1974) – ist das Walker Art Center das beeindruckendste Bauwerk mit der stärksten Ausstrahlung.

Doch ganz besonders hat sich I. M. Pei (1917 geboren) durch Museumsbauten mit plastischen und expressiven Formen ausgezeichnet. Vor der Konstruktion des Ostflügels der National Gallery of Art in Washington D.C. *Abb. 460,* (1978), die ihm internationale Berühmheit verschaffte (so wurde er als Architekt der Pyramide des Louvre ausgewählt), *465* schuf er u.a. das Everson Museum of Art in Syracuse, New York (1968), die Erweiterung des Kunst- *Abb. 47* zentrums in Des Moines, Iowa (1966–1968), und das Kunstmuseum Herbert F. Johnson in Ithaca, New York (1968 bis 1973). Sicherer Umgang mit elementaren Baukörpern sowie eine nüchterne und moderne Formensprache kennzeichnen diese Werke. In Washington bebaut I. M. Pei das Grundstück am Rande der Mall mit einer Anlage, die auf dem Nebeneinander zweier Dreiecke beruht: Das gleichschenklige Dreieck enthält die Ausstellungsräume, das rechtwinklige ein Studienzentrum. Eine große Eingangshalle, in der Treppen, Balkone, Übergänge verlaufen und die durch ein aus Tetraedern geformtes Glasdach beleuchtet wird, verweist bereits auf die große Aufmerksamkeit, die dem Empfang der Besucher und der Zirkulation als Inszenierung und Schauspiel zuteil wird. Die Ausstellungsräume sind in die drei Ecken an der Peripherie des Zentralbaus verlegt. In diesem von Paul Mellon finanzierten Museum verbindet I. M. Pei zwei heterogene, ja gegensätzliche Maßstäbe: die Größe der Eingangshalle und die Intimität der Ausstellungsräume. Von außen fällt das Gebäude auf durch die abstrakte und minimalistische Gestaltung der Baukörper, die Herausstellung scharfer Kanten, die Qualität der Marmorverkleidung, die Wahl eines Größenrasters entsprechend dem ursprünglichen Bauwerk von John Russell Pope. Der Westflügel, den I. M. Pei 1981 für das Museum der Schönen Künste in Boston baut – er erstreckt sich zu beiden Seiten eines weitläufigen Korridors, der von einem Glasbogendach bedeckt wird – besitzt nicht dieselben ästhetischen Vorzüge. Die stufenförmig ansteigende Raumgestaltung des Kunstmuseums von Portland, Maine (1982) ist überzeugender. In gewisser Hinsicht weist das Museum für zeitgenössische Kunst in Los Angeles (Arata Isozaki, 1987) Analogien zur Arbeit I. M. Peis auf. Die besondere Anordnung und Verbindung verschiedener Baukörper – Pyramiden, Kuben und Halbkreisgewölbe – verleiht der Komposition einen plastischen Aspekt. Das Ganze, durchdrungen vom Rationalismus eines Boullée und Ledoux, ist hier jedoch recht disparat.

Richard Meier (1934 geboren), der in den siebziger Jahren als führender Kopf der „Whites" galt, die den um Robert Venturi gruppierten „Grays" gegenüberstanden, verlängert die ästhetischen Dimensionen der modernen Bewegung, die freilich ihrer sozialen oder moralischen Bezüge entkleidet wird. Neben Privathäusern (etwa Haus Smith, heute Littlefield, in Darien, Connecticut) stellen Museumsbauten einen bedeutenden Teil seines Schaffens *Abb. 45* dar. Das High Museum of Art in Atlanta, Georgia (1980–1983) ist eine sachkundige und manieristische Reprise der *Abb. 463* Formensprache von Le Corbusiers Villen aus den zwanziger Jahren. Dieser elegant und hochvirtuos präsentierte Neo-Corbusianismus tritt in der makellosen Weißheit des Innenraumes wie des Äußeren, das mit weiß emaillierten Stahlplatten verkleidet ist, in Motiven wie Balustraden in Form von Ozeandampfern oder den Stützen auf. Die Anregung durch Le Corbusier hat jedoch vor allem die Entscheidung zugunsten von Rampen für den Besucherstrom beeinflußt. Der architektonische Rundgang beginnt mit der äußeren Zugangsrampe und setzt sich auf der inneren Rampe fort, die sich in einem viertelkreisförmigen, durch ein Glasdach beleuchteten Atrium über vier Ebenen erstreckt. Diese Anordnung erinnert zugleich an das Guggenheim-Museum von Frank Lloyd Wright in New York, mit dem Unterschied, daß die Rampe in Atlanta als Umgang für die Besucher und nicht zur Ausstellung der Kunstwerke dient. Die Präsentationsräume für die Sammlungen werden mithin durch die spektakuläre Natur des Zentralbaus etwas in den Schatten gedrängt. Der stilistische Neomodernismus Richard Meiers ist auch am sogenannten Atheneum in New Harmony, Indiana (1975–1979) zu erkennen, einem Gebäude, das den Besuchern dieser utopischen Stadt, die Anfang des 19. Jahrhunderts am Ufer des Wabash von Robert Owen gegründet wurde, als Empfangs- und Informationsstätte dient. Die Vielschichtigkeit mehrerer räumlich versetzter Raster, die Entfaltung der Rampe in die Landschaft und ins Innere gleichsam wie das Rückgrat der Anlage, die Terrassendächer, die als Aussichtspunkte auf New Harmony dienen – all diese Merkmale machen das Gebäude zu einem prächtigen plastischen Werk, der von der Fähigkeit der Amerikaner zeugt, die verschlüsselten Codes der Architekturgeschichte, und seien sie aus der jüngsten Vergangenheit, eingehend zu prüfen und feinsinnig und geschickt aufzunehmen. Mit dem Frankfurter Museum für Kunsthandwerk (1979–1984) und einem Gebäudetrakt des Kunstzentrums von Des

Moines, Iowa (1985) erwies sich Richard Meier in den achtziger Jahren als einer der weltbesten Architekten von Museumsbauten. Es ist deshalb kaum verwunderlich, daß er 1984 vom Verwaltungsrat der Paul Getty Foundation auserkoren wurde, den Riesenkomplex des Getty Center in Brentwood, Los Angeles, zu entwerfen.

Wenn die Baukunst Richard Meiers ihre Anregungen aus einer relativ begrenzten Periode der Architekturgeschichte bezieht, so ist für andere Architekten die Errichtung von Museen Vorwand für einen radikalen Eklektizismus. Darin folgen sie einem Gebot der postmodernen Doktrin. Bei der Neugestaltung des Museums für Kunst und Archäologie der Emory-Universität in Atlanta (Michael C. Carlos Hall, 1982-1985) entwickelt Michael Graves (1934 geboren) eine Zeichencollage, die auf die Ausstellungsobjekte hindeutet und dabei Elemente aneinanderreiht, die von archaischen neoägyptischen Motiven über modernisierte Versionen wuchtiger halber Wandsäulen und Reminiszenzen an den Art-Déco-Stil bis zu Anklängen an die Rotunde von Karl Friedrich Schinkels Altem Museum in Berlin reichen. Der Historismus dieses Projekts, verstärkt durch eine ausgeklügelte Nutzung der Polychromie, will die Ästhetik der École des Beaux-Arts widerspiegeln, die das ursprüngliche Gebäude von Henry Hornbostel (1916) prägte. Der Innenraum, von relativ bescheidener Größe, entspricht der Vorstellung, daß jedes Zimmer einen eigenen Maßstab besitzt und seine Identität aus den darin präsentierten Gegenständen bezieht. Diese Szenographie bedeutet die Preisgabe der räumlichen Flexibilität, die für den Museumsraum der modernen Architektur typisch war.

Abb. 453 Eine analoge eklektizistische Methode lag dem Arthur Sackler Museum zugrunde, das der britische Architekt James Stirling (1926 geboren) auf dem Campus der Harvard-Universität errichtete (1979–1985). Der Eingang – von zwei Luftschächten flankiert, die an die Heizkörper der Postsparkasse in Wien von Otto Wagner (1904–1906) erinnern – führt in eine große Halle, Vorraum eines monumentalen Treppenaufgangs, der die Ausstellungsräume von den Arbeitszimmern der Konservatoren trennt. Eine Abfolge von Räumen, die entsprechend den Exponaten klar definiert sind, ersetzt auch hier die multifunktionalen Räume. Der stilistische Eklektizismus, metaphorisch durch die Steinfragmente in den Wänden des Treppenaufgangs angedeutet, und die Einbeziehung des Kontexts – durch eine ähnliche Gebäudehöhe und durch die Backsteinverkleidung – schaffen eine Verbindung zum nahegelegenen, glanzvollen Fogg-Kunstmuseum.

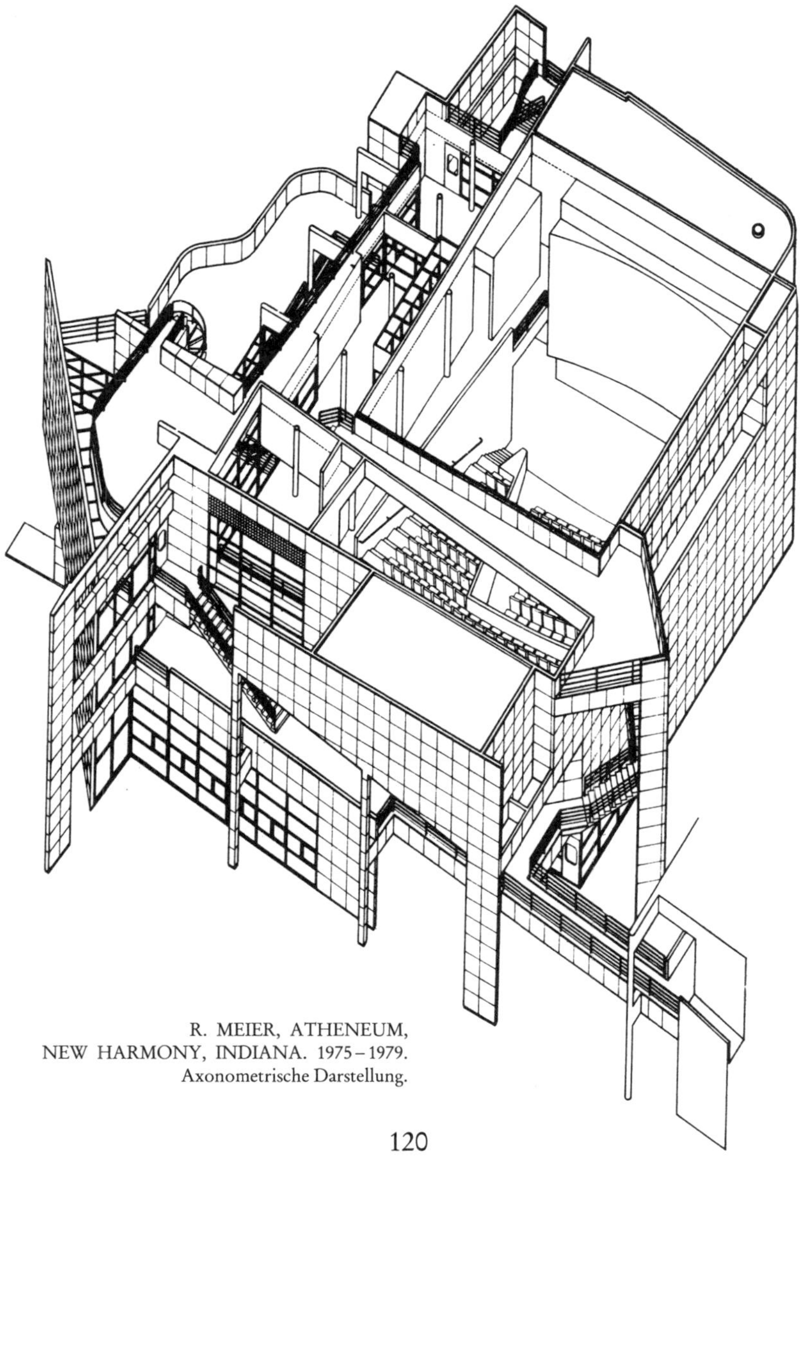

R. MEIER, ATHENEUM,
NEW HARMONY, INDIANA. 1975–1979.
Axonometrische Darstellung.

Bisweilen überwiegt die Absicht, den Kontext zu berücksichtigen, d. h. die Formen in Relation zu denen der Umgebung zu bestimmen, vor anderen Überlegungen. Bei den angesehenen, symbolträchtigen und hochgradig abgesicherten Gebäuden der Smithsonian Institution in Washington D.C. ließ sich Jean-Paul Carlhian vom Bostoner Architektenbüro Shepley Bulfinch Richardson und Abbott von den roten Ziegelbauten des James Renwick (1849) und dem Arts and Industries Building (Cluss und Schulze, 1881) inspirieren. Carlhian errichtete zwei symmetrische Gebäude (1987): die dreieckige Galerie Arthur M. Sackler für die asiatische Kunstsammlung und das National Mu- *Abb. 461* seum of African Art, das an seinen kreisrunden Öffnungen erkennbar ist. In beiden Fällen führten perspektivische Regeln, Sachzwänge sowie der Wunsch der Auftraggeber nach Bewahrung von Gärten zu nur mittelgroßen, ebenerdigen Baukörpern, die Pavillons gleichen, und erforderten dann auch, die Ausstellungsräume über mehrere Ebenen unter die Erde zu verlegen. Zu diesen gelangt man über prunkvolle, von Beleuchtungskörpern gesäumte Treppen, die den gewöhnlichen Rundgang – man steigt auf, um Kunstwerke zu bewundern – umkehren. Die Verbindung zur Freer-Kunstgalerie (Charles A. Platt, 1923) wird durch einen Eingangspavillon hergestellt, der Bramantes Tempietto im Hof des Klosters San Pietro in Montorio in Rom nachempfunden ist.

Einem vergleichbaren und ebenso schwierigen Unterfangen, einen Neubau in den reichen architektonischen und städtebaulichen Kontext einzufügen, setzte sich Charles Gwathmey mit dem neuen Busch-Reisinger-Museum auf dem Campus der Harvard-Universität (1991) aus. Mit dem Fogg-Museum verbunden und an das Carpenter Center for the Visual Arts von Le Corbusier angrenzend, überdies ganz in der Nähe des unlängst erbauten Arthur-Sackler- *Abb. 426* Museums von James Stirling, ist das Gebäude mit Hilfe räumlicher und farblicher Kunstgriffe gleichsam als Verbindungsstück zwischen diesen verschiedenartigen Bauwerken konzipiert worden. Besonders bemerkenswert ist die Anbindung durch einen kleinen Platz an der Mündung der Rampe, die Le Corbusiers Bauwerk von einem zum anderen Ende durchläuft. Der Architekt hat hier plastische Originalität erreicht und dennoch die Kontinuität der Straße gewahrt. Nach zahlreichen Auseinandersetzungen und Kontroversen wurde Charles Gwathmey, der sich in den siebziger Jahren als Mitglied der „New York Five“ und Imitator von Le Corbusier hervorgetan hatte, nun zum Architekten für die Erweiterung des Guggenheim-Museums bestimmt – eines kaum lösbaren architektonischen Problems, das in jedem Falle voller Tücken steckt.

Die High-Tech-Strömung tritt unter den amerikanischen Museumsbauten kaum in Erscheinung und ist auch nur durch den Beitrag ausländischer Architekten präsent. Hier wäre etwa das kleine Museum für die Menil-Sammlung in *Abb. 455* Houston (1981–1986) zu nennen, für das Renzo Piano ein innovatives Bedachungssystem konzipierte, das aus dünnen Deflektoren aus Eisenzement in Form von Blättern besteht. Wie schon Louis Kahn in Fort Worth suchte Renzo Piano das starke texanische Sonnenlicht zu nutzen.

Unsere Darstellung kann mitnichten vollständig sein, doch das spektakuläre Museum für Luft- und Raumfahrt in *Abb. 462* Los Angeles (Frank O. Gehry, 1984) und das Terra Museum of American Art in Chicago mit einer weißen Rampe, die jener des Guggenheim-Museums nachempfunden ist, müssen noch erwähnt werden; ebenso die aufschlußreiche Tatsache, daß sich Kalifornien seit Beginn der achtziger Jahre schrittweise zu einem privilegierten Gebiet ausbildet, auf dem immer mehr Museen entworfen und gebaut werden. Architekten wie Robert Venturi (La Jolla Museum of Contemporary Art), Mario Botta (San Francisco Museum of Modern Art), Bruce Goff (Japanischer Kunstpavillon des Los Angeles County Museum of Art), Renzo Piano (Newport Harbor Art Museum), natürlich Richard Meier und Arata Isozaki und viele andere stehen für diese Entwicklung.

Philip Johnson, einer der wichtigsten Protagonisten der postmodernen Bewegung, nachdem er zuvor Propagandist der an Mies van der Rohe orientierten Architektur war, hat seit Beginn der sechziger Jahre Museen gebaut, die ihn auf diesem Gebiet als Vorläufer, wenn nicht Inspirator des gegenwärtigen Eklektizismus ausweisen. Ist das Munson-Williams-Proctor-Institut in Utica, New York (1960) mit seinen blinden Zwischenwänden eine manieristische *Abb. 454* Studie über die Transparenz der Crown Hall in Chicago (Mies van der Rohe, 1956), so stellt der Seitenflügel des *Abb. 415* Museum of Modern Art in New York (1964) ein Skelett zur Schau, das von Mies van der Rohe inspiriert ist. Der historisierende Monumentalismus drückt sich in dem fünfbogigen Portikus des Amon Carter Museum of Western *Abb. 456* Art (Fort Worth, Texas; 1958–1961) und den Travertinbögen der Sheldon Memorial Art Gallery in Lincoln, Nebraska (1963) aus. Der Trakt der präkolumbischen Sammlungen im Museum von Dumbarton Oaks (Washington D.C., 1963) besteht aus weitaus bescheideneren Räumen, die mit kleinen byzantinischen Kuppeln überdacht sind. Das spielerische Element ist am Maßstab der runden Pfosten erkennbar, die für die leichte Bedachung, die sie zu tragen haben, viel zu gewaltig sind.

So war denn der gegenwärtige Historismus, ob er in Gestalt einer etwas manirierten Handhabung des modernen Formenrepertoires oder durch offene Bezugnahme auf Elemente früherer Tradition auftritt, in Philip Johnsons Museumsbauten der sechziger Jahre bereits vorweggenommen. Jenseits aller Modeströmungen bildet der Eklektizismus quasi den Sockel der amerikanischen Architektur; die Kategorie Museum zeigt es exemplarisch. Die Vereinigten Staaten von Amerika, von außerordentlicher ethnischer Vielfalt geprägt, sind auch in ihren konstruktiven Wurzeln und architektonischen Ausdrucksformen vom Pluralismus bestimmt.

39 EERO SAARINEN,
EISSPORTHALLE INGALLS DER YALE UNIVERSITY
1956–1958
New Haven, Connecticut

40 EERO SAARINEN,
FLUGHAFENGEBÄUDE DES INTERNATIONALEN
FLUGHAFENS DULLES
1958–1962
Chantilly, Virginia

41 WALTER GROPIUS und MARCEL BREUER,
GROPIUS-HAUS
1937
Lincoln, Massachusetts

42 MURPHY / JAHN,
INNENANSICHT DES STATE OF ILLINOIS CENTER
1985
Chicago, Illinois

43 GORDON BUNSHAFT (für S.O.M.),
INNENANSICHT DER BEINECKE-BIBLIOTHEK
DER YALE UNIVERSITY
1964
New Haven, Connecticut

44 LOUIS KAHN,
FIRST UNITARIAN CHURCH
1959–1967
New York, Rochester

45 RICHARD MEIER,
HAUS SMITH (heute HAUS LITTLEFIELD)
1965
Darien, Connecticut

46 CHARLES MOORE,
DIE PIAZZA D'ITALIA
1975–1980
New Orleans

47 I. M. PEI,
EVERSON MUSEUM OF ART
Rückseite mit einer Skulptur von Robert Shawanaga
1968
New York, Syracuse

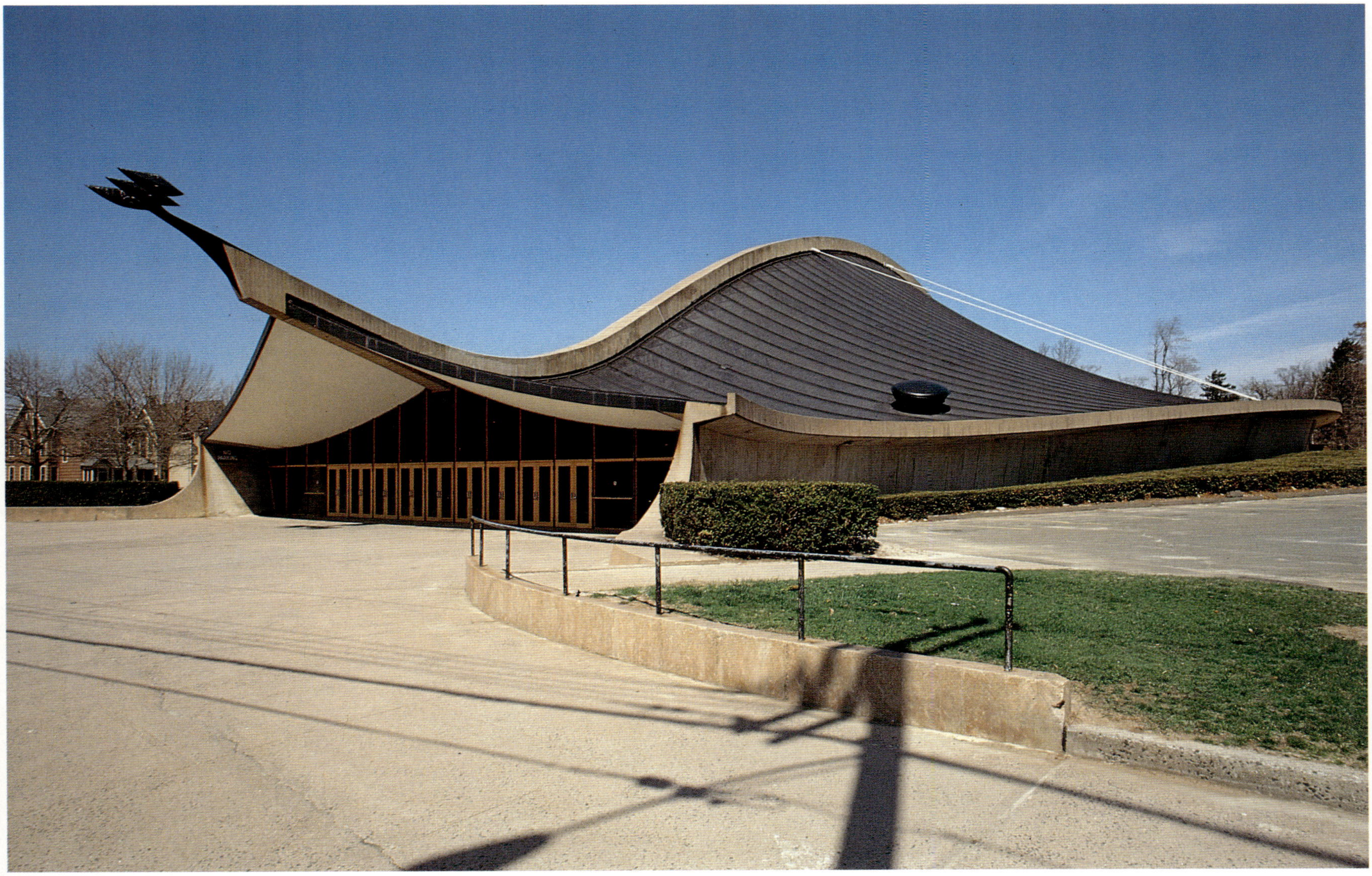

39

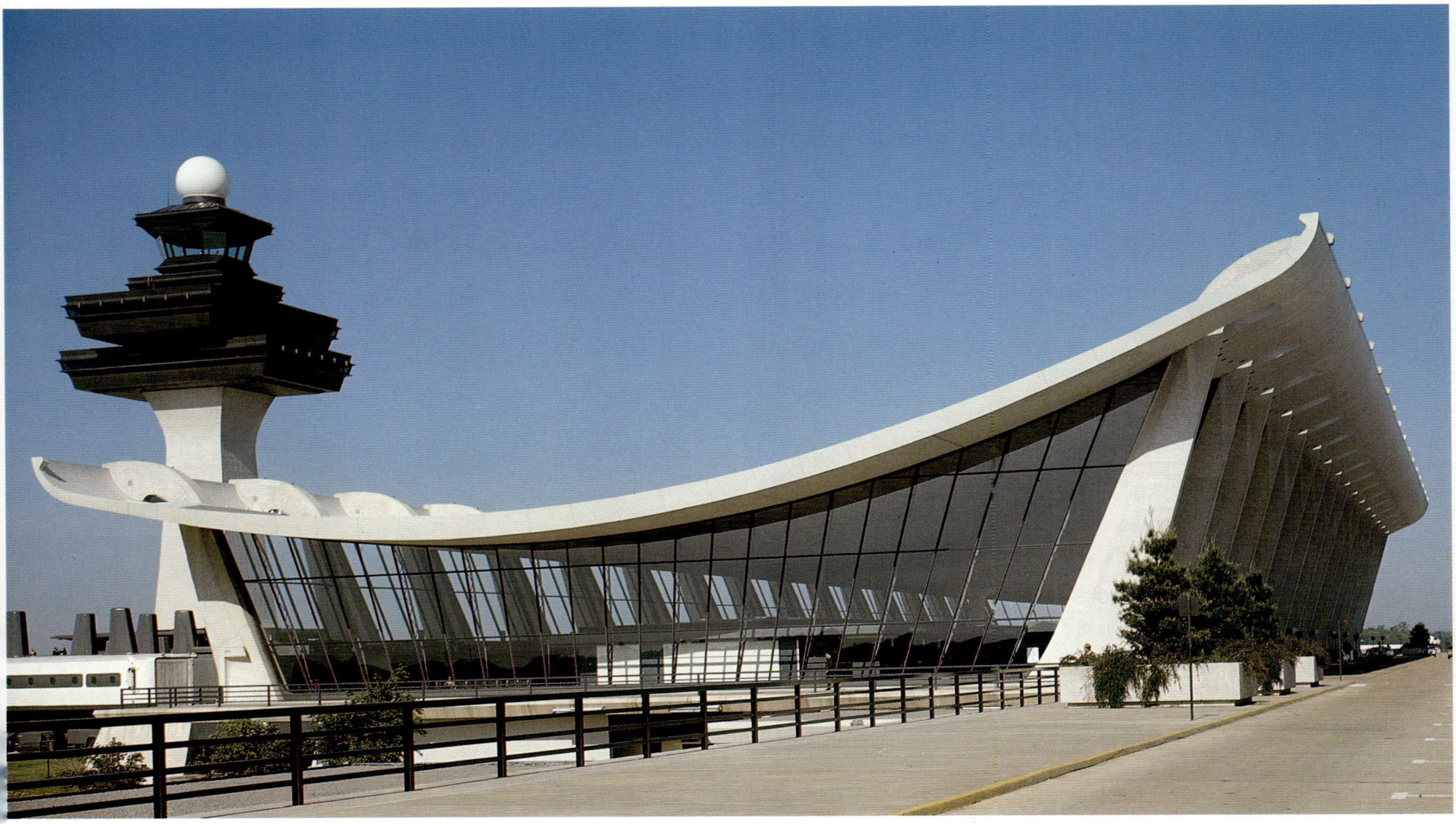

40

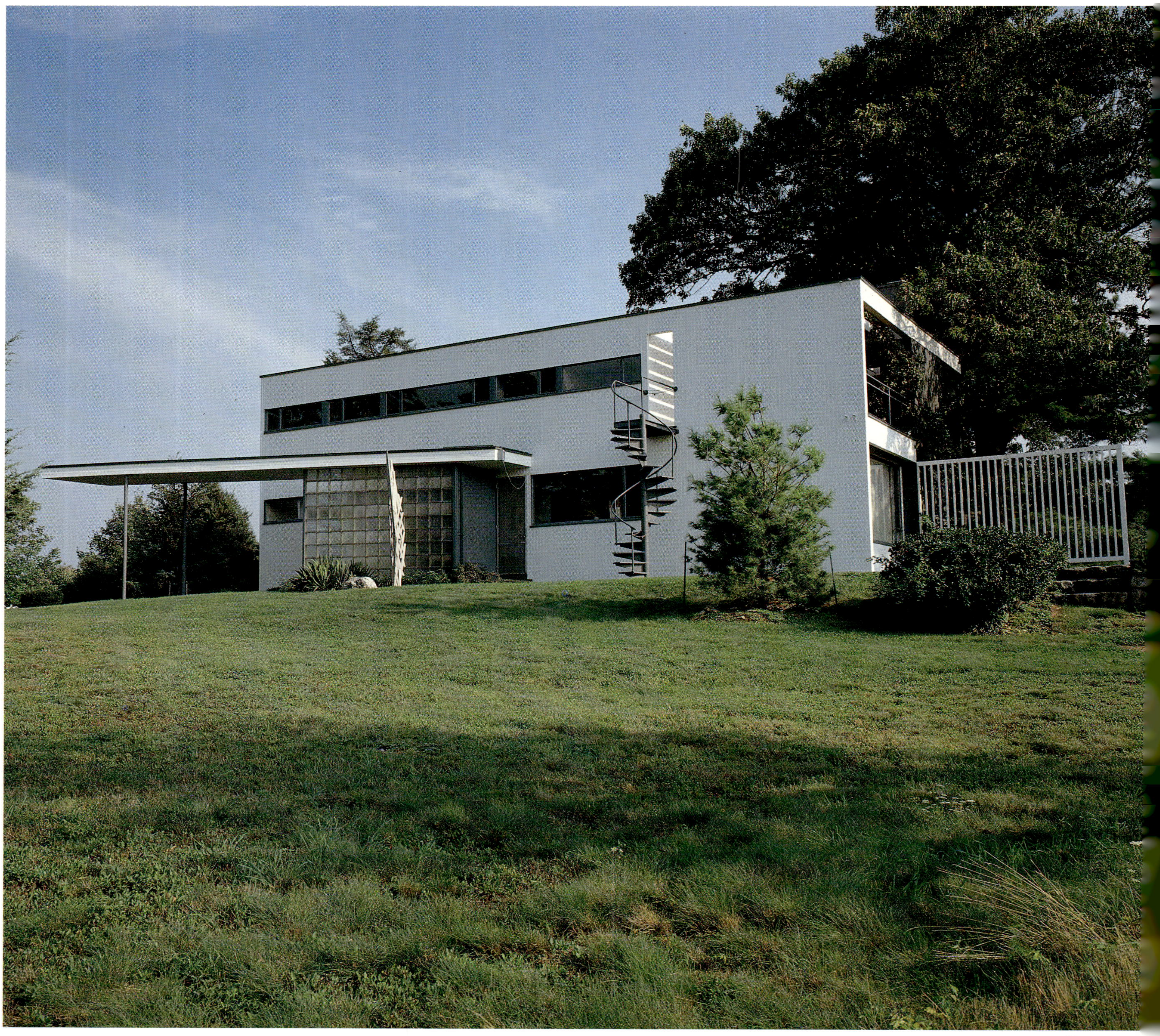

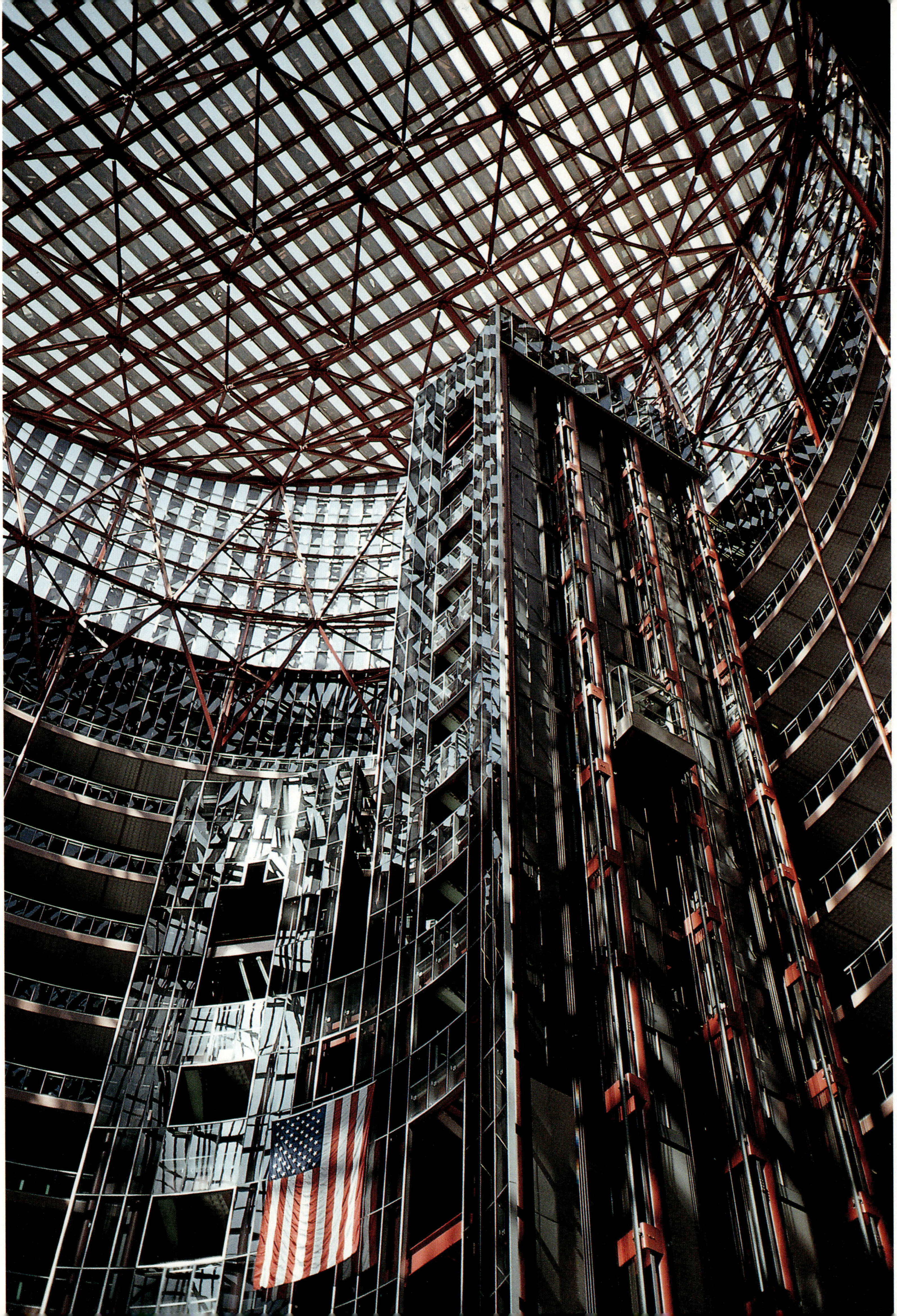

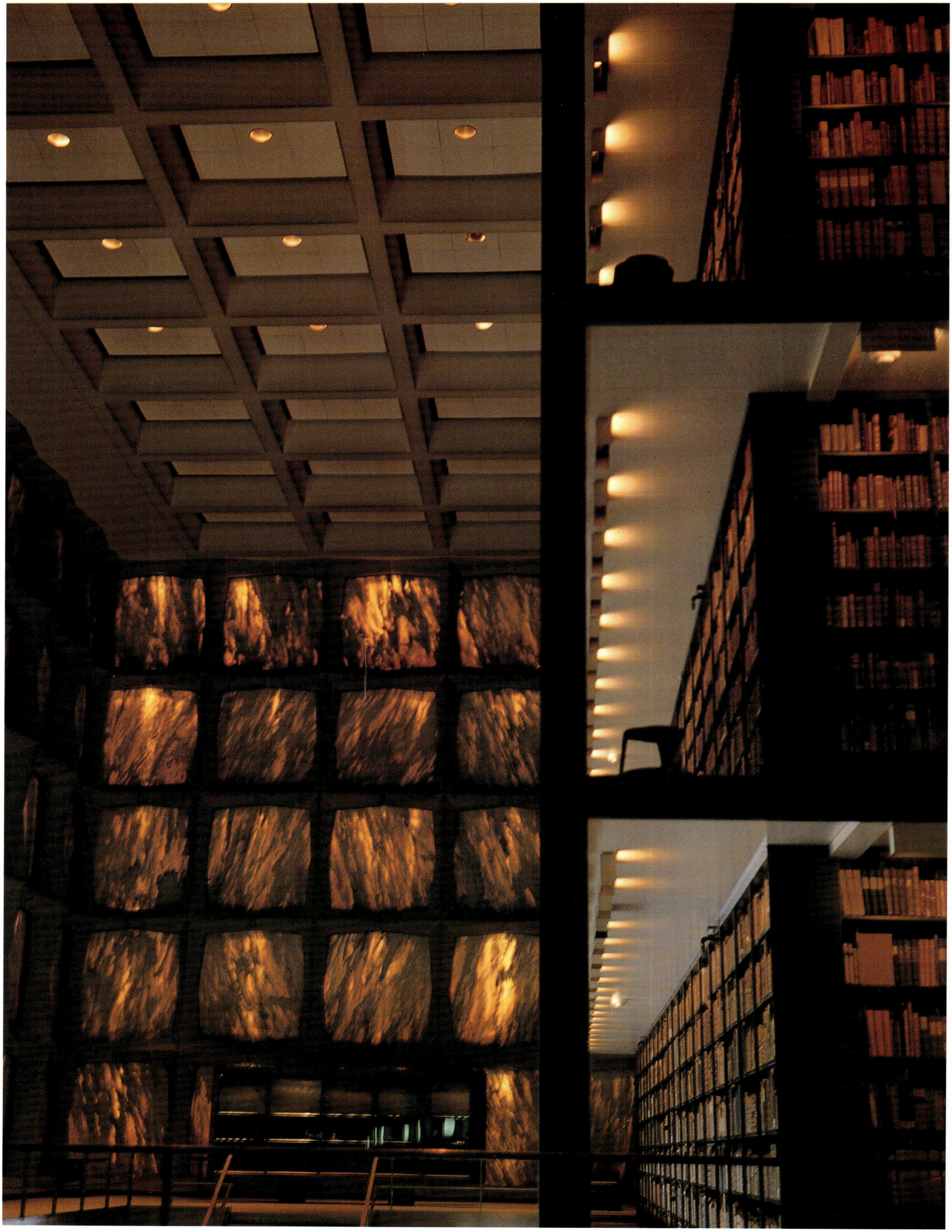

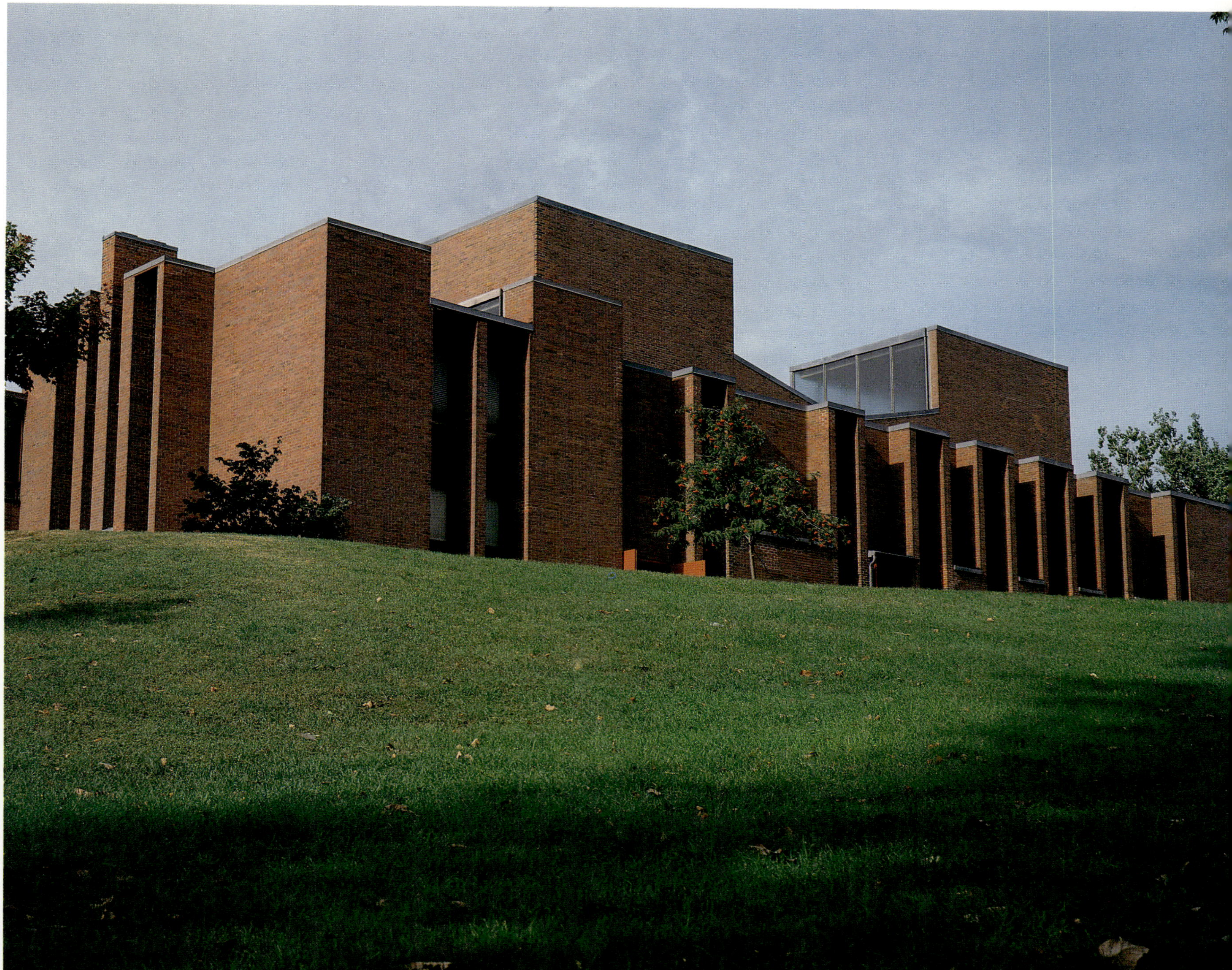

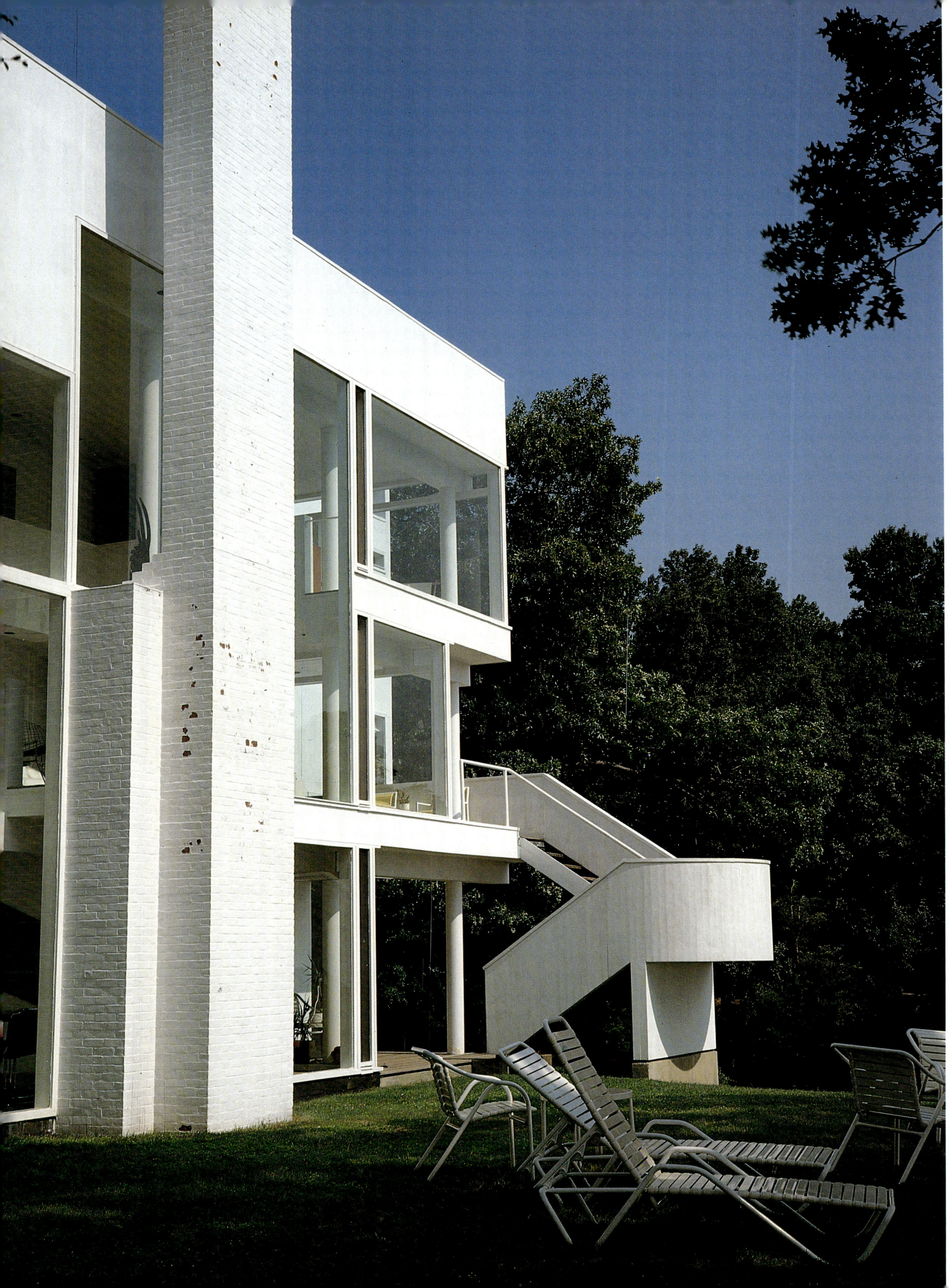

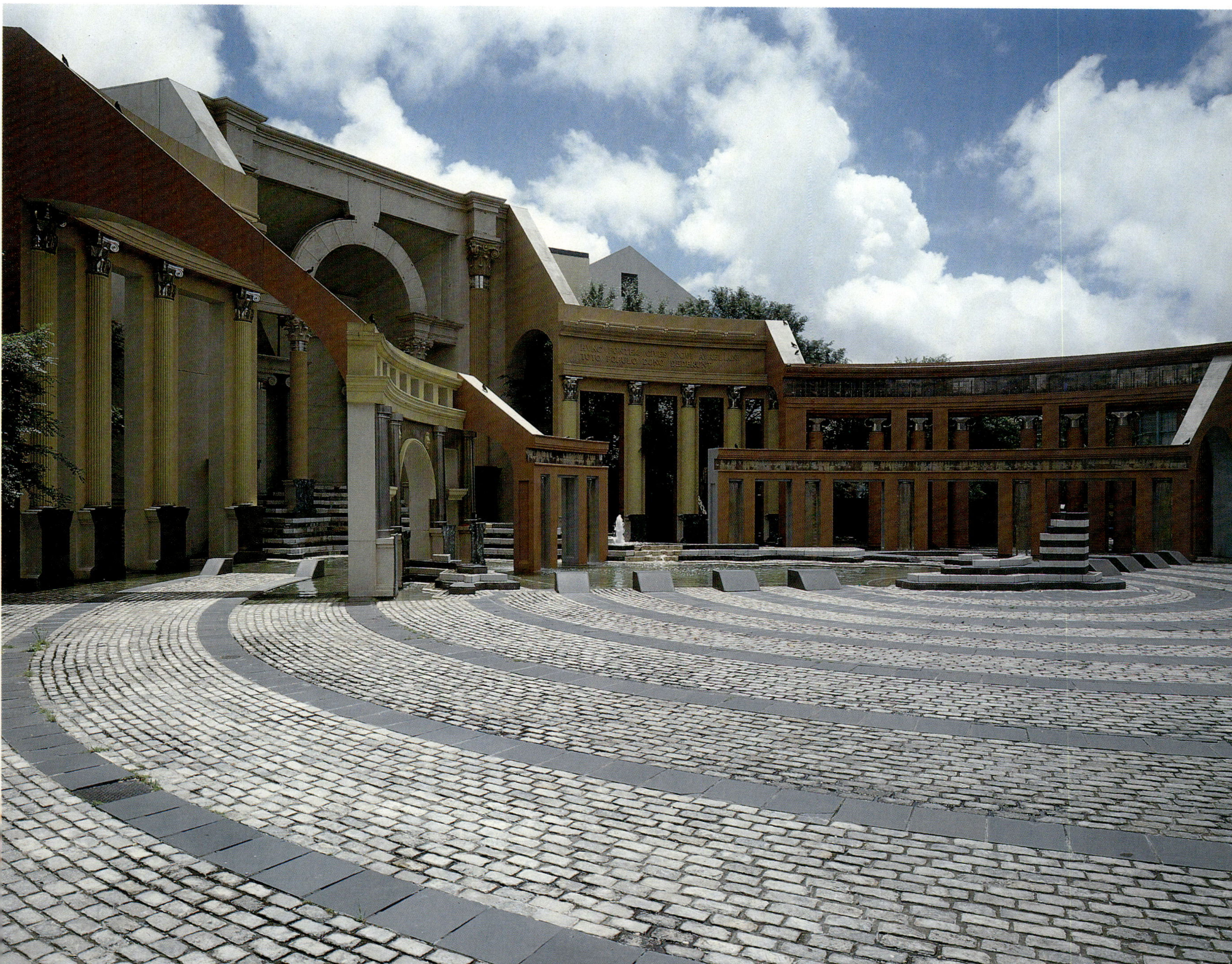

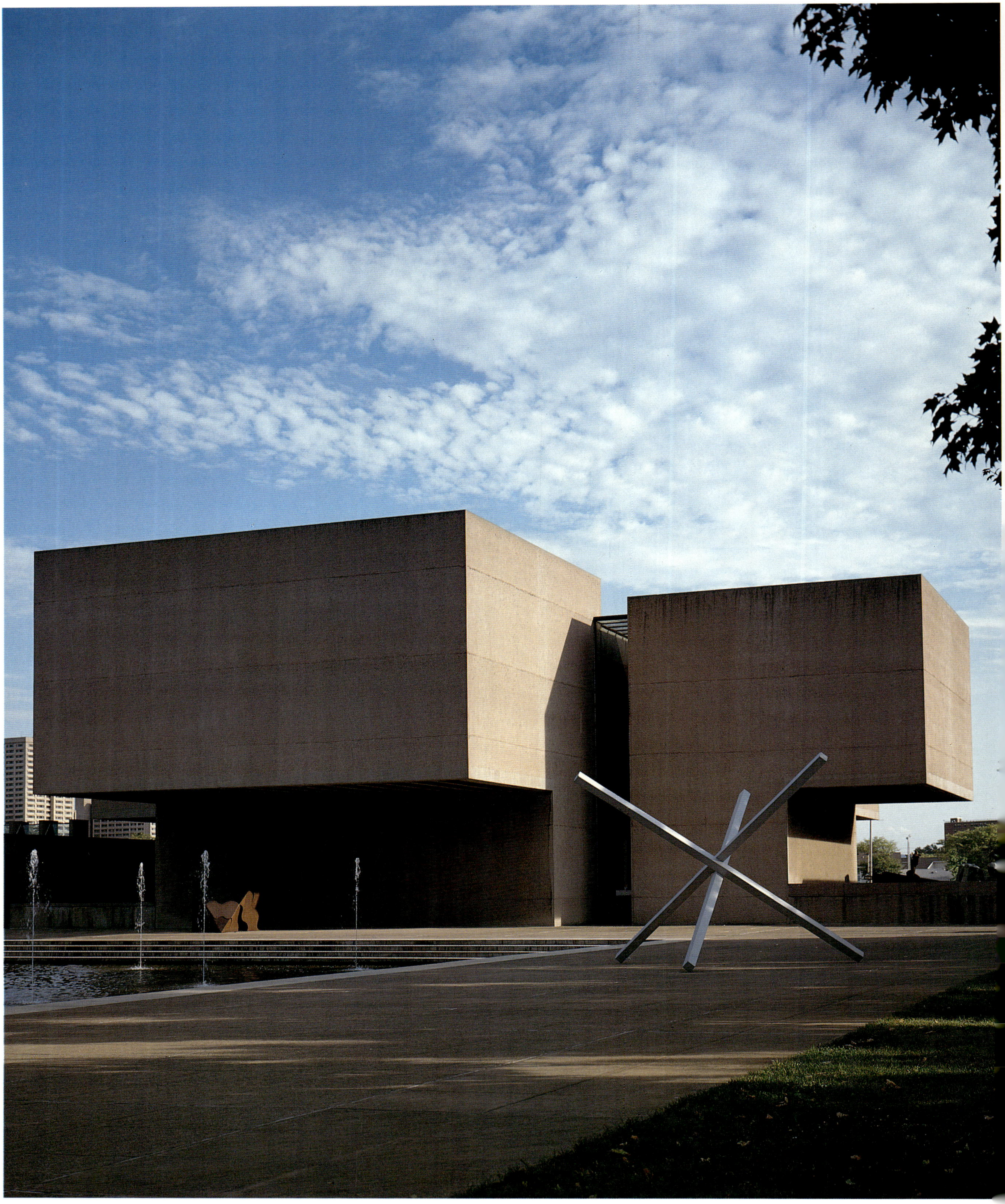

DIE MALEREI

AUF DER SUCHE NACH EINER EIGENEN IDENTITÄT

Die amerikanische Maltradition, die gegen 1665 in Neuengland entsteht, ist unauflöslich mit dem Protestantismus verbunden. Während im Begriff des „Barock“, mit dem Kunsthistoriker allgemein den zwischen 1600 und 1750 in Europa vorherrschenden Stil bezeichnen, unüberhörbar der Geist der Gegenreformation und die neugewonnene Stärke der römisch-katholischen Kirche anklingen, spiegelt die amerikanische Malerei der Kolonialzeit das soziokulturelle Erbe der ersten Einwanderer – mehrheitlich englischer Puritaner und niederländischer Calvinisten –, das sich ganz im Sinne der protestantischen Lehre bewegt. Wohlstand, diesseitige Frömmigkeit, protestantische Heilserwartung sind die Grundpfeiler dieser Hinterlassenschaft. In ihrer tiefen Bindung an das religiöse Credo von Calvins „Christianae religionis institutio“ betrachten die Kolonisten Bescheidenheit, Rechtschaffenheit, Mäßigung und Strebsamkeit als die entscheidenden Tugenden, um den Willen Gottes auf Erden zu erfüllen. Die Autorität des Papstes lehnen sie ab, Abbildung oder Zurschaustellung biblischer Gestalten ist für sie sträflich. Zwar gelten in der calvinistischen Lehre Malerei und Skulptur als „Gottesgaben“, freilich nur dann, wenn die Dinge, die in Stein gehauen oder gemalt werden, auch wirklich für das menschliche Auge sichtbar sind. Obgleich diese Bestimmung recht dehnbar ist, wird in der Malerei der Kolonialzeit die Porträtmalerei – wie in England – zur dominierenden künstlerischen Ausdrucksform.

DIE PORTRÄTMALEREI DER KOLONIALZEIT

Das Porträt kommt etwa 1660 in der Massachusetts Bay Colony auf, in der damals ca. 30000 Menschen leben. Angesichts einer unberührten, wilden Umwelt bildet die protestantische Mittelklasse ihre wirtschaftlichen Bedürfnisse und weltlichen Heilserwartungen aus. Die *limners* – eine vom französischen *enlumineur* (Illuminator) abgeleitete Bezeichnung –, unbekannte Amateurmaler ohne künstlerische Ausbildung, fertigen gelegentlich Porträts für Kaufleute und Pflanzer, die ersten Mäzene der Kolonialgesellschaft. Diese *limners*, obgleich sie „ungeschulte Naive“ genannt werden, folgen durchaus einer künstlerischen Tradition. Überdies wissen sie sehr gut, daß die Kunden in der getreulichen Abbildung ihres Wohlstands einen Widerschein jenes göttlichen Segens suchen, der ihnen für weltliche Tüchtigkeit erwachsen sollte. Unter den etwa vierzig Bildnissen, von denen bekannt ist, daß sie vor 1700 in

Abb. 49, 50 oder um Boston entstanden, charakterisieren die Porträts von „John Freake" und „Elizabeth Freake und ihr Baby Mary" (1671–1674) diese Gattung.

Das Dreiviertelporträt John Freakes stellt einen reichen Kaufmann dar, erfolgsgewohnt und selbstbewußt. Sein Rock, eine silberne Brosche, ein Ring und die Spitzenhalskrause zeugen eher von gedeihlichem Leben als von puritanischer Strenge. Er trägt keine Perücke, die seinerzeit gleichbedeutend ist mit Eitelkeit, ja übermäßiger Genußsucht und Müßiggang. Der zurückhaltende Ton des Porträts wird durch den neutralen Hintergrund und einfache Formen noch verstärkt; die lineare Zeichnung und die pedantische Detailtreue offenbaren eine Lebensfreude, die aus materieller Zufriedenheit herrührt, auf der Gottes Segen ruht. Das Porträt von Elizabeth Freake und der kleinen Mary preist familiäre Geborgenheit und häusliche Tugenden gleichermaßen. Armreif und Halskette, Taftkleid und ein wahrscheinlich aus England mitgebrachter Cromwell-Sessel verweisen auf ihre gesellschaftliche Position. Die kostbare Spitzenhaube erscheint ebenso wie die anrührende Beziehung zwischen Mutter und Tochter als wohlverdiente Frucht eines strebsamen Lebens.

Diese beiden Porträts, deren Schöpfer man als „the Freake Limner", den Freake-Maler, bezeichnet, lassen in einigen Details die Kenntnis des Barockstils vermuten, der zu jener Zeit die Kunst Europas prägte; doch beide Bilder vermeiden die typisch barocke Überladenheit (Säulen, imaginäre Landschaften usw.) und konzentrieren sich auf die greifbaren Dinge der von Gott erschaffenen Welt. Der Maler scheint sich bewußt für Vorbilder aus der englischen und niederländischen Kunst des 16. Jahrhunderts entschieden zu haben. Die Linearität der Figuren, ihre strenge Frontalansicht und der neutrale Hintergrund erinnern an Porträts von Hans Holbein d.J., während die Detailgenauigkeit und die aufwendige dekorative Ausstattung an typische Bilder aus der Elisabethanischen Periode oder der Zeit Jakobs I. wie etwa das Bildnis „Königin Elisabeth I." oder „Jüngling unter Rosen" von Nicholas Hilliard gemahnen.

Diese charakteristischen Merkmale trifft man in Erwachsenen- ebenso wie in Kinderporträts an, etwa dem Bildnis *Abb. 470* von „Robert Gibbs", das ebenfalls vom „Freake-Maler" stammt. Die hohe Kindersterblichkeit veranlaßte die Angehörigen, sich zeitig an einen Künstler zu wenden, um eine Erinnerung an das geliebte Gesicht zu haben, sollte das Kind verfrüht sterben. Von den vor 1680 in Neuengland entstandenen Porträts sind etwa ein Drittel Kinderbildnisse. Robert Gibbs beispielsweise ist, der Inschrift rechts seines Kopfes nach zu urteilen, viereinhalb Jahre alt, als er porträtiert wird. Das Kind, Sohn eines Bostoner Kaufmanns, der zugleich als Pastor tätig ist, trägt einen eleganten Rock mit Manschetten. Die kühne Ausarbeitung und die Liebe zum dekorativen Detail erinnern kunstgeschichtlich an das englische 16. Jahrhundert, die Fußbodenfliesen und der dunkle Hintergrund lassen hingegen an die Malerei der Holländer denken.

Andere Porträts, etwa von Geistlichen oder Greisen, sind in ihrem Ausdruck etwas anspruchsvoller und weisen mitunter einen melancholischen Zug auf. Sie bringen eine andere Nuance des puritanischen Lebens im 17. Jahrhun- *Abb. 48* dert zum Vorschein. Das „Selbstporträt" des Kapitäns Thomas Smith (um 1690) stellt einen gealterten Seemann dar, der dem Augenblick entgegensieht, da ihn der Tod von seiner irdischen Mühsal befreit und ihn mit dem Schöpfer vereint. Es ist ein *memento mori:* der Greis umfaßt einen Totenkopf, und ein Gedichtblatt mit religiösen Todesgedanken – wohl das Epitaph, das Smith für sich selbst verfaßte – äußert durch und durch puritanische Gefühlsstrenge. Das energisch geschnittene Gesicht erscheint charakterlich differenziert. Das Selbstbildnis gehört stilistisch eher zum Barock als die meisten anderen Porträts, die im 17. Jahrhundert in Neuengland entstehen. Die Betonung des Dekorativen und die fehlende Perspektive, typisch für den amerikanischen Kolonialstil, finden sich im Bildnis *Abb. 469* des „Doktor John Clark" wieder, einer weiteren Gestalt, die puritanische Einfachheit verkörpert. Der Totenkopf symbolisiert hier allerdings nicht den Tod, sondern die weltliche Bestimmung John Clarks als Mediziner und Chirurg.

Wie in Neuengland bildet die Porträtkunst auch in Neu-Holland, dessen Hauptstadt Neu-Amsterdam 1625 gegründet wird (nach 1664 heißt es New York), die wichtigste Ausdrucksform in der Malerei. Anders als die englischen Kolonisten flohen die holländischen Siedler nicht vor religiöser Verfolgung; sie reizt in erster Linie der Gewinn. Sie führen umfangreiche Gemäldesammlungen in die neue Kolonie ein; doch die ersten an Ort und Stelle gemalten Porträts tauchen zur selben Zeit auf wie in Neuengland, in den sechziger Jahren des 17. Jahrhunderts. Man nimmt an, daß das Bildnis von „Gouverneur Peter Stuyvesant" um 1663 in Neu-Amsterdam von Henri Couturier gemalt wurde, einem holländischen Künstler, der etwa 1660 emigrierte und mit diesem Porträt das Bürgerrecht in der Hauptstadt erwarb. Im Gegensatz zum elisabethanisch-jakobitischen Stil des „Freake-Malers" folgt das Werk Couturiers in den stämmigen Körperformen, der typischen Malweise und der Herausarbeitung der Perspektive dem holländischen Geschmack.

In den Jahren nach der Entstehung dieses Porträts ist Gouverneur Peter Stuyvesant gezwungen, Neu-Holland an die Engländer abzutreten. Zwar erobern die Holländer 1673 die Provinz zurück, übertragen sie jedoch 1674 erneut und endgültig an die Engländer. Die niederländische Maltradition mit Stilleben, Landschafts- und Genrebildern verschwindet schließlich, und an ihre Stelle tritt die anglo-amerikanische Kultur. Die Porträtkunst ist nun nahezu die einzige Kategorie der Malerei, die in den Kolonien praktiziert wird. Das anonyme und provinzielle Wesen der amerikanischen Porträtmalerei der Kolonialzeit verändert sich zu Beginn des 18. Jahrhunderts, als Berufsmaler aus Europa ins Land kommen. Angezogen vom wachsenden Reichtum eines Käuferkreises von Kaufleuten, Schiffsbauern und Pflanzern, führen sie ihre maltechnischen Fähigkeiten und die Kenntnis der europäischen Stile ein. Im 18. Jahrhundert strebt die merkantilistische Kolonialgesellschaft zunehmend nach materiellem Wohlstand, wenn nicht gar nach Überfluß und Luxus. Die vom Calvinismus vorgeschriebenen Grenzen für gottgefälligen Lebenswandel verschieben sich nach oben, und oftmals verdanken die zeitgenössischen Maler ihren Erfolg gerade dieser Tatsache.

Der beste Maler dieser ersten Einwanderungswelle ist John Smibert (1688 – 1751). Im schottischen Edinburgh als Sohn eines Färbers geboren, absolviert Smibert eine Lehre als Anstreicher, bevor er 1709 nach London zieht. Dort besucht er eine Akademie, an der vermutlich James Thornhill, ein englischer Maler des Spätbarocks, sein Lehrer ist. Um seine künstlerischen Fertigkeiten zu vervollkommnen, unternimmt Smibert eine Bildungsreise auf den Kontinent; von 1717 bis 1720 bereist er Italien und fertigt Kopien von Werken von van Dyck, Tizian, Poussin und Raphael an. Diese Bilder stellte er dann später neben zahlreichen Stichen und Gipsabgüssen antiker Statuen in seinem Atelier in Boston aus, wo sie eine für die Ausbildung mehrerer Künstlergenerationen kaum zu unterschätzende Kunstsammlung bilden; allein die Sammlung von William Byrd II. in Virginia kann ihr das Wasser reichen. Smibert fühlt sich durch die Aussicht auf ein gesünderes Klima von den Kolonien angezogen, doch ebenso durch die Verheißung eines Absatzmarktes, der nach den neuesten modischen Regeln angefertigte Bildnisse aufnimmt. Deshalb akzeptiert er das Angebot Dekan George Berkeleys, Professor für Kunst und Architektur an der neuen Universität von Rhode Island zu werden. Als die vom Parlament in Aussicht gestellte Finanzierung jedoch nicht eintrifft, läßt sich Smibert im Mai 1729 in Boston nieder.

Sein erstes bedeutendes Werk ist ein großformatiges Gemälde: „Die Bermuda-Gruppe“, auch „Dekan George Ber- *Abb. 51*
keley und seine Begleitung“ (1729) genannt, ein herausragendes Werk der amerikanischen Malerei der Kolonialzeit. In dieser großangelegten mehrfigurigen Darstellung schaut der links im Bild stehende Smibert den Betrachter an; Dekan Berkeley steht rechts neben seiner Gattin, die den Sohn Henry im Arm hält. Die anderen Mitglieder des Berkeleyschen Kreises sitzen um einen Tisch herum. Dieses Meisterwerk Smiberts ordnet sich durch seine vielschichtige Komposition, durch Reichtum und Vielfalt der Farben und Strukturen eindeutig dem Barock zu; dennoch ist es eher ein Zwischending zwischen dem konventionellen Adelsporträt, wie es Meister des englischen Barocks wie Sir Peter Lely und Sir Godfrey Kneller schufen, und dem bürgerlichen Gruppenbild, das im 17. Jahrhundert in Holland verbreitet war. Einerseits hebt der Maler den üppigen Reichtum seiner Auftraggeber hervor, indem er den türkischen Teppich, kostbar gebundene Bücher, die Satin- und Samtstoffe der Kleider so recht ins Bild rückt. Andererseits bemüht er sich aber, einem verfeinerten Stilempfinden Rechnung zu tragen, indem er barocke Elemente, etwa Säulen oder Phantasielandschaften, in den Hintergrund setzt. Dieses Schema erscheint ihm offenbar gelungen, denn Smibert verändert es im Laufe seiner beruflichen Entwicklung kaum. Die etwas förmliche Eleganz seines Porträts
von „Richard Bill“ (1733) wiederholt das ähnlich angelegte Porträt von „William Congreve“ von Kneller. In beiden *Abb. 471*
Fällen überwiegt die Veranschaulichung der sozialen Position vor der Charakterisierung der individuellen Besonderheiten. Die Gesichtszüge und der rote Samtumhang werden mit großer Sorgfalt ausgeführt, während der Rest des Bildes wenig ausgeprägt erscheint.

Justus Engelhardt Kühn (tätig um 1708 – 1717) stammt aus Deutschland. Bis 1708, als er in Annapolis die Einbürgerung beantragt, ist über sein Leben nichts bekannt. Seine besten Porträts sind jenes von „Henry Darnall III.“ *Abb. 476*
(um 1710) und das von dessen Schwester „Eleanor Darnall“. Ihr Vater, der bei Kühn beide Bildnisse in Auftrag gibt, *Abb. 475*
gehört zu den großen Familien aus der Gründungszeit Marylands. Eleanor Darnall, die ein rotes, spitzenbesetztes Kleid, eine Schleppe aus schwarzem Samt und ein Perlenhalsband trägt, steht mit ihrem Hund vor einer imposanten Balustrade und einem ebenso prächtigen wie traditionellen Garten. Der drapierte Barockvorhang und das schwere Blumenarrangement in schillernder Farbenpracht verweisen auf den Geschmackswandel der amerikanischen Siedler, die nunmehr akzeptieren, daß das Porträt stärker die romantischen Neigungen der Porträtierten als deren wirkliche Umgebung abbildet.

Gustavus Hesselius (1682 – 1755) läßt sich 1719 in Maryland nieder, möglicherweise um den Platz des zwei Jahre zuvor verstorbenen Kühn einzunehmen. Der gebürtige Schwede, der in Schweden und in den Vereinigten Provinzen der Niederlande seine Ausbildung erhält, verbringt mit seinem Bruder, einem Pastor, einige Zeit in der schwedischen Kolonie Christina (heute Wilmington, Delaware), bevor er auf Auftragssuche nach Maryland und Pennsylvania zieht. Obgleich ihm kein einziges wichtiges Werk mit absoluter Sicherheit zugeschrieben werden kann, gilt es *Abb. 467,*
faktisch als erwiesen, daß die Bildnisse zweier Indianerhäuptlinge – Lapowinsa und Tishcohan – (beide 1735) von *468*
ihm stammen, die ersten authentischen Indianerporträts überhaupt, die in Amerika gemalt wurden. Von John Penn, dem Eigentümer der Kolonie Pennsylvania in Auftrag gegeben, entstanden sie aus Anlaß einer Zusammenkunft am 9. Mai 1735 in Pennsbury, wo Siedler (darunter Penn und sein Bruder Thomas) und Delaware-Indianer einen Kon-

flikt um Grund und Boden schlichten wollten. Die Bildnisse entsprechen der europäischen Tradition, nach der man „einem Fremden, mit dem man Verhandlungen führt, einen Tribut entrichtet. In dieser Hinsicht sind sie Ausdruck von Bewunderung und Vertrauen“ (Roland E. Fleischer). Das Porträt Tishcohans zeigt Stärken wie Schwächen des schwedischen Malers: das Brustbild entspricht nicht den anatomischen Proportionen, ihm fehlt die körperliche Ausstrahlung; nur das Gesicht ist sehr sorgfältig gemalt.

Charles Bridges (1670–1747) und Jeremiah Theüs (um 1719–1774) malen Porträts für die reichen Pflanzer Virginias und South Carolinas. Obgleich sie den calvinistischen Werten von Seelenstärke und Maßhaltung verhaftet bleiben, pflegen diese Mäzene einen liberaleren und großzügigeren Lebensstil als andere Siedler. Der in England geborene
Abb. 473 Charles Bridges arbeitet in Virginia zwischen 1735 und 1745 als Maler. Sein Porträt des „John Bolling Jr.“ stammt etwa aus dem Jahre 1740. Das Gesicht ist lebhaft und ausdrucksstark, die Kleidung verweist auf seine gehobene soziale Stellung und materiellen Wohlstand. Bei den Bildern von Jeremiah Theüs, einem aus der Schweiz stammenden Maler, tritt die aristokratisch verfeinerte Atmosphäre auf Kosten der Individualität des Abgebildeten hervor.
Abb. 54 Typisch für sein Gesamtwerk ist das Bildnis der „Elizabeth Rothmaller“ (1757): eine etwas hölzerne Haltung, warmes Kolorit, metallische Glanzlichter, Charme und lebendige Komposition zeichnen es aus. Das besondere Talent, mit dem er Realität und Idealwelt vereint, ist gewiß der Grund für den herausragenden Platz, den Theüs über Jahre hinweg im künstlerischen Leben Charlestons einnimmt.

Die in Amerika geborenen Künstler der nachfolgenden Generation ziehen großen Nutzen aus den Leistungen dieser ersten europäisch geprägten Maler; besonders Joseph Badger (1708–1765) und Robert Feke (um 1707–1752). In Boston geboren, arbeitet Badger zunächst als Anstreicher und Glaser, bevor er sich als Autodidakt etwa 1740 der Porträtkunst zuwendet. Wie John Smibert lehnt er sich in Bildkomposition und figürlicher Darstellung dicht an den
Abb. 477 englischen Spätbarock an. Das Bildnis seines Enkels James (1760) besticht durch eine Raffinesse, die von europäischem Einfluß zeugt, sowie durch einen spezifisch amerikanischen, etwas provinziellen Charme.

Robert Feke stammt aus Oyster Bay, Long Island; über seine künstlerische Ausbildung und die Anfänge seiner
Abb. 52 Laufbahn ist jedoch nur wenig bekannt. Seinen ersten großen Auftrag, „Isaac Royall und seine Familie“ (1741), ver-
Abb. 51 dankt er der Tatsache, daß John Smibert damals schwer krank war. Wie in der „Bermuda-Gruppe“ sitzen die Personen – alle in der gleichen Bildebene – an einem Tisch, der mit einem orientalischen Teppich bedeckt ist. Im Hintergrund nimmt man andeutungsweise eine Landschaft wahr. Dem aufmerksamen Beobachter enthüllen sich allerdings sowohl im Stil wie in der Komposition Unterschiede zwischen beiden Bildern. Fekes Figuren sind steifer, ihre Gestaltung ist weniger dynamisch, sein Pinselstrich weniger fließend. Dennoch gelingt es dem jungen Künstler, die Selbstzufriedenheit seines Auftraggebers und Modells getreulich wiederzugeben.

Nachdem sich Smibert 1745 zur Ruhe setzte, widmet Feke all seine Zeit der Malerei. Kurz darauf – wahrschein-
Abb. 53 lich 1748, zur Hochzeit der jungen Frau – malt er eines seiner schönsten Bildnisse: jenes von „Elizabeth Erving Bowdoin“. Die volle Farbenpracht von „Isaac Royall und seiner Familie“ weicht hier vom Rokoko inspirierten Pastelltönen. Die zartrosa Rosen, die die Komposition schmücken, deuten außerdem auf Fekes Kenntnis der zeitgenössischen französischen Malkunst hin. Im gleichen Jahr erhält Feke den Auftrag, ein Porträt zu einer Bildfolge beizusteuern, die den Helden der ersten Schlacht von Louisburg (in der drei Jahre zuvor die Franzosen geschlagen und damit aus Kanada vertrieben wurden) gewidmet war. Es ist das einzige ganzfigürliche Bildnis, das von Feke bekannt ist: Brigadegeneral Samuel Waldo beobachtet hier durch ein Fernrohr das Kampfgetümmel, das sich vor den Befestigungsanlagen in der zweiten Bildebene abspielt. Im Hintergrund erblickt man ganz entfernt die Stadt Louisburg. Der Maler weist dem Feldzug interessanterweise nur zweitrangige Bedeutung zu und hebt überdies Waldo eher als wohlhabenden Bürger des Bostoner Kaufmannsmilieus denn als Heerführer hervor. Die Horizontlinie, ein Baum, das Fernrohr lassen seine Statur hervortreten. Zwar ist seine orangerote Weste etwas hart gezeichnet, doch die Stofflichkeit des Materials kommt gut zum Ausdruck.

Um 1750, zu der Zeit, als Feke auf mysteriöse Weise verschwand (man nimmt an, er sei 1752 auf Barbados gestorben), trifft eine zweite Welle ausländischer Künstler in den Kolonien ein. Die einflußreichsten Maler dieser Gruppe,
Abb. 472 William Williams (1727–1791), Joseph Blackburn (tätig um 1750–1780) und John Wollaston (tätig um 1734–1767), arbeiten in einem georgianischen Rokokostil, der sich durch weiche Anmut und Lebendigkeit auszeichnet; als Vertreter dieses Stils sind in England besonders Künstler wie Thomas Hudson und Allan Ramsay bekannt. Anfangs findet ihr Malstil das Wohlgefallen der gesellschaftlichen Oberschicht, doch später wird er von den großen Vertretern der letzten Etappe der amerikanischen Kolonialmalerei, John Singleton Copley und Benjamin West, kritisiert und abgelehnt. Diese beiden in Amerika geborenen Künstler halten ihn für ungeeignet, die spezifischen Ideale und Wesenszüge der Kolonie auszudrücken.

Joseph Blackburn kommt 1753 nach Neuengland. Zuvor hat er wahrscheinlich im Atelier eines Porträtisten in London oder in der Provinz gearbeitet. Zunächst läßt er sich in Boston nieder, dann von 1760 bis 1763 in Ports-
Abb. 474 mouth (New Hampshire). 1755 malt er eines seiner vielschichtigsten und anspruchsvollsten Werke: „Isaac Winslow und seine Familie“. Winslow, der mit Samuel Waldos Tochter Lucy verheiratet ist, gehört zu den reichsten Kauf-

leuten Neuenglands. Ein Vergleich dieses Gruppenbildes mit denen von Smibert und Feke ist überaus aufschlußreich. Im Unterschied zu seinen Vorgängern plaziert Blackburn die Personen, ganz nach dem Vorbild englischer Maler wie Thomas Hudson und Arthur Devis in ihren *conversation pieces* (Konversationsstücken), in einem Garten. Die Dekoration mit drapiertem Vorhang, Schwänen und einem kunstvollen Portal geht auf englische Vorbilder, mitnichten aber auf die Realität zurück; selbst ein so wohlhabender Kaufmann wie Isaac Winslow hätte nie einen solchen Garten besitzen können. Die vom Calvinismus verordneten Schranken für die Entfaltung von Pracht und Reichtum werden hier eindeutig überschritten, selbstgefälliger Ehrgeiz bricht durch. Die Mitglieder der Familie Winslow erscheinen unnatürlicher als die der „Bermuda-Gruppe" und die der „Familie Royall". Doch wie weit er von der tatsächlichen Mentalität in den Kolonien nun auch entfernt sein mag – ganz offensichtlich entspricht Blackburn dem Zeitgeschmack der damaligen Gesellschaft, die nach mehr Raffinesse strebt. Ab 1760 beginnt das überragende Talent John Singleton Copleys die Malerei Blackburns in den Schatten zu stellen; dieser kehrt 1763 nach England zurück und beschließt sein Leben in den ländlichen Gegenden des Südwestens.

Auch John Wollastons Laufbahn in den Kolonien ist nur von kurzer Dauer. Dieser Sohn eines mittelmäßigen englischen Malers besitzt ein Atelier, bevor er 1749 nach New York auswandert. Drei Jahre lang ist er in dieser Stadt erfolgreich, doch dann hat er keine sichere Lebensgrundlage mehr und entschließt sich 1767, nach England zurückzukehren. Das Bildnis der „Mrs. William Walton", kurz nach seiner Ankunft in New York entstanden, charakterisiert seinen Stil, der manieristischer ist als der Blackburns. Ein festgefügtes Formenrepertoire – mandelförmige Augen, aufrechte und schmale Figuren, zickzackförmige Glanzlichter – findet auf alle seine Modelle Anwendung, von New York bis South Carolina. Die Harmonie seiner schillernden Farbkompositionen offeriert jedoch ein unleugbares ästhetisches Vergnügen.

Während einer kurzen Zeitspanne teilt sich Wollaston die Gunst der Kaufleute Philadelphias mit William Williams. Dieser, wahrscheinlich in Bristol geboren, fährt einige Zeit zur See und kommt 1747 schließlich nach Philadelphia. Nur wenige Werke von ihm sind bekannt, obwohl er nahezu zweihundert Bilder gemalt hat. Das am meisten bewunderte und häufig reproduzierte Bild von ihm ist das Porträt der „Deborah Hall" (1766), das erst 1941 *Abb. 55*
durch den Kunsthistoriker William Sawitzky entdeckt wurde. Deborah Hall, die ein altrosafarbenes Kleid trägt, ist die Verkörperung europäischer Weiblichkeit und Eleganz schlechthin. Sie steht in einem traumhaften Garten mit sorgsam beschnittenen Buchsbäumen. Zum Dekor gehört außerdem ein Basrelief und ein mächtiges, mit klassischen Skulpturen verziertes Tor. Hier sollte, so Roland Fleischer, die junge Frau in das Symbolsystem der alten Welt gestellt werden: in der Hand hält sie eine Rose, das Symbol der Liebe; der Garten gemahnt an den Paradiesgarten; auf dem Basrelief sind Apollo und Daphne, gleichsam Sinnbilder der Keuschheit, dargestellt. Das zahme Eichhörnchen gehört dagegen zur amerikanischen Symboltradition und verkörpert Beflissenheit und Geduld. Die Botschaft des Bildes lautet mithin: „Eine zarte Rose wird man nicht ohne Mühe" – eine sehr ratsame Lehre für ein junges Mädchen, sogar im kolonialen Amerika.

Zur Bevölkerung der 1682 gegründeten Stadt Philadelphia gehört eine große Quäkergemeinde. Die „Gesellschaft der Freunde", in England von George Fox, der 1647 zu predigen begann, ins Leben gerufen, verkündet, daß allein die Bibel und ein von Gott ausstrahlendes „inneres Licht" den Menschen in seinem irdischen Leben lenken. Obgleich sie für ihre einfache Lebensweise bekannt sind, finden viele Quäker Gefallen an der kosmopolitischen Atmosphäre Philadelphias und dem gedeihlichen Lebenswandel in dieser Stadt. Darin liegt vielleicht eine Erklärung für die Tatsache, daß Benjamin West (1738–1820), Sohn eines Quäkers und Gastwirtes, seit dem Alter von zehn Jahren bei William Williams künstlerische Studien treiben darf. West leiht sich bei seinem Lehrer Kunstdrucke und Bücher aus, und seine frühen Porträts zeugen von dem Einfluß der Farbharmonie und dem Landschaftshintergrund Williams', doch ebenso von Anregungen aus dem manieristischen Formenschatz John Wollastons.

Das Porträt „Der junge Thomas Mifflin", etwa 1758–1759 von West gemalt, greift die Kopfhaltung, die großen *Abb. 56*
Mandelaugen, die vollen Wangen, das gezierte Lächeln und die langen, feingliedrigen Finger der Gestalten Wollastons auf. Wie dieser führt auch West Stillebenzüge in die Dekoration ein. Das vielfältige Farbenspektrum und die Ausführung der Landschaft als ein Geflecht zarter Äste und Zweige erinnern an William Williams. Auch die dramatischen, barocken Lichteffekte und die durchgängige Verwendung natürlicher Elemente zur Steigerung des Bedeutungsgehaltes seiner Komposition stammen von seinem Lehrmeister.

West setzt seine Karriere schließlich in London fort, so daß die Porträtmalerei in der letzten Etappe der Kolonialzeit vor allem durch den hochbegabten John Singleton Copley (1738–1815), den bedeutendsten Porträtisten der vorrevolutionären Oberschicht, repräsentiert wird. In Boston geboren, der Stadt also, in der „Geld machen" die Hauptbeschäftigung ist, macht Copleys Entwicklung rasche Fortschritte. Alle Gelegenheiten zur Ausbildung nimmt er wahr: Er studiert Anatomie, indem er aus einer Enzyklopädie einen Muskelkörper kopiert; in den Ateliers von Pelham und Smibert (beide sterben, als er gerade erst 13 Jahre alt ist) studiert er englische Schabkunst und Gemälde, und auch aus den Bildern von Joseph Badger, Robert Feke und Joseph Blackburn bezieht er Anregungen. Gegen 1758 gelingt es ihm, sich von der artifiziellen Idealisierung der englischen Stiche und seiner Vorläufer in Neuengland zu lösen und einen eigenen Porträtstil zu entwickeln, der mit dem Temperament der zeitgenössischen Händler und Kaufleute stärker in Einklang steht, die der Gleichheitsidee, dem Vernunftdenken, Pragmatismus und einem ausgeprägten Individualismus verpflichtet sind.

Auf dem Höhepunkt seiner künstlerischen Laufbahn in den Kolonien und in vollkommener Beherrschung seines *Abb. 58* Stils malt er 1769 das Porträt von „Isaac Smith" als Auftragswerk für diesen wohlhabenden Kaufmann und Selfmademan. Auf einem Chippendale-Sessel sitzend, strahlt Isaac Smith Sicherheit und Selbstbeherrschung aus – Charaktereigenschaften, die man in einem von Gott gelenkten Leben erwirbt. Papier, Tintenfaß, der pflaumenblaue Anzug mit goldenen Knöpfen, die gepflegte Perücke, der blaue Damastvorhang sind die Früchte eines segensreichen Arbeitslebens. In der getreulichen Abbildung der Wirklichkeit drückt sich in vollem Maße göttliches Wohlwollen aus. Tiefe Blautöne, die durch das Weiß noch stärker hervortreten, schaffen eine Atmosphäre der Strenge und Würde. Das kontrastreiche Licht betont die Charakterstärke der Person. Diese Merkmale finden sich auch im Porträt der *Abb. 57* „Elizabeth Lewis Goldthwait" (1770–1771). Der vorherrschende Zug dieses Bildes ebenso wie seines Pendants „Ezekiel Goldthwait" ist jedoch die Lobpreisung des Gleichheitsgedankens. Ezekiel, der aus einer reichen Kaufmannsfamilie Bostons stammt, ist als Verwaltungsbeamter tätig; seine Gattin, die in der gesamten Massachusetts Bay Colony für ihren schönen Garten gerühmt wird, hat ihm dreizehn Kinder geschenkt. Elizabeth Lewis Goldthwait schaut den Betrachter des Bildes an. Um ihm ihre Aufmerksamkeit zu bezeigen, hält sie in ihrer Handbewegung inne, mit der sie gerade einen Pfirsich oder einen Apfel ergreifen will. Von der Seite einfallendes Licht verankert die Figur im Raum. Der wiederholte Rückgriff auf runde Formen – die Rundungen der Person, die polierte Tischplatte, Sockel von Säulen, die Schale mit Früchten – betont die Stellung der Mrs. Goldthwait an der Spitze der sozialen Hierarchie; die Sorgfalt, die der Künstler auf den Ausdruck materiellen Wohlstands verwendet, weist in dieselbe Richtung. Besonders die feine Zeichnung der Spitze muß erwähnt werden, denn sie offenbart die außerordentliche Meisterschaft Copleys. Die Lebendigkeit dieses Porträts rührt aber auch von der Kunst her, mit der Copley die Unverwechselbarkeit der Person darzustellen weiß. Mrs. Goldthwait ist nicht mehr jung, auch besonders schön ist sie nicht, doch sie besitzt tiefe innere Werte: Selbstvertrauen, Würde, Edelmut und Güte. Die beiden letztgenannten Eigenschaften, die eine *mater familias* auszeichnen, werden durch dreizehn Früchte verdeutlicht, die gleichermaßen Anspielung auf ihren üppigen Garten wie auf die reiche Nachkommenschaft sind (der Wechsel von Pfirsichen und Äpfeln könnte sich auf die Zahl der Knaben und Mädchen beziehen).

Abb. 58 Wie in allen seinen reifen Werken wählt Copley die Farben mit größter Sorgfalt aus. Im Bildnis des „Isaac Smith" harmonieren Pflaumenblau und Blau, durch Weiß akzentuiert und punktuell durch Rot aufgelockert. Hier wird dagegen die subtile Verwendung neutraler Töne – Weiß, Schwarz, Creme, Braun – diskret durch gedämpftes Blau, Grün und Rot zur Geltung gebracht. Die Farbgebung ist dazu bestimmt, die Aufmerksamkeit ganz auf die dargestellte Person zu lenken, doch ebenso, um die Atmosphäre seelischer Harmonie und innerer Güte zu erfassen.

Abb. 480 Das Porträt von „Paul Revere", das Copley zwischen 1768 und 1770 malt, zeichnet sich durch seine originelle Konzeption aus. Als Silberschmied kommt Paul Revere ebenso wie Copley dem Verlangen der reichen Händler und Kaufleute Neuenglands nach Raffinement entgegen. Beide, Revere wie Copley, verdanken ihren Erfolg einem gottgefälligen strebsamen Schöpfertum. Diese philosophische Sicht veranlaßt Copley, sein Modell in Arbeitskleidung abzubilden: Revere trägt die Haare im Nacken zusammengebunden und hält kurz in der Arbeit inne, um den Betrachter anzusehen, bevor er sich wieder der Verzierung einer Teekanne zuwendet, deren bauchige Form dem Zeitgeschmack entspricht. Dieses Porträt ist nachgerade eine zum Bild geronnene Predigt. Nicht das geringste scheint hier vernachlässigt: weder die äußere Erscheinung noch der Ausdruck innerer Gefühlsregungen, weder die Werte der Gemeinschaft noch die Persönlichkeit in ihrer Unverwechselbarkeit, weder das Wirkliche und Vernünftige noch die Vermittlung einer abstrakteren und spezifischeren Eigenheit wie der inneren Triebkraft einer individuellen Seele. Überdies arbeitet Copley virtuos mit Licht und Schatten, mit Linien und Kurven, mit Regelmäßigkeiten und Unregelmäßigkeiten, glänzenden und matten Elementen. Diese Ausgewogenheit und Meisterschaft kennzeichnen die Bildnisse seiner reifen Phase und sind in gewisser Weise seine künstlerische Umsetzung der Idealvorstellungen der Gesellschaft, der er angehört.

DIE ERSTE WELLE AMERIKANISCHER MALER IN EUROPA

Es ist freilich nur ein Ideal, und Copley ist enttäuscht. „Ich fühle mich", sagt er, „ganz besonders unglücklich, an einem Ort zu leben, wo ich mich nicht entsinnen kann, jemals ein Porträt gesehen zu haben, das den Namen Gemälde verdient." Ihn bedrückt die Feststellung, daß die Malerei, „wenn es nicht darum ginge, eine bildliche Erinnerung an diesen oder jenen zu bewahren, ... hier keinen Platz hätte. Die Leute betrachten sie als ein Geschäft, genauso nützlich wie jedes andere – so drücken sie sich aus –, nicht aber als eine der edelsten Künste der Welt." Gegen Ende der fünfziger Jahre des 18. Jahrhunderts befällt ihn ein Gefühl „göttlicher Unzufriedenheit", der tiefe innere Drang, seine Kunst zu höchster Vollkommenheit zu führen. Er weiß um den Erfolg Benjamin Wests in England und erwägt, ebenfalls dorthin zu gehen, doch er kann sich lange nicht entschließen. 1774 schließlich bricht er auf und kehrt nie wieder zurück.

Als Copley die Kolonien verläßt (er verbringt zunächst ein Jahr in Italien und läßt sich dann in London nieder), genießt Benjamin West bereits die Früchte seiner glänzenden Karriere in England. Mit Unterstützung einiger Kunstfreunde aus Philadelphia ist er 1760, im Alter von 22 Jahren, nach Europa gereist. Nach drei Jahren in Italien, wo er die antiken Skulpturen, die Malerei der italienischen Renaissance und die klassizistischen Werke der Zeitgenossen Pompeo Batoni und Anton Raphael Mengs studiert, gelangt er nach England. Er findet dort herzliche Aufnahme und erlangt rasch Anerkennung.

Gegen 1765 wird West dem Erzbischof von York, Dr. Richard Hay Drummond, vorgestellt, einem Verehrer der Antike. Nach einer Mahlzeit liest ihm der Prälat einen Abschnitt aus Tacitus' „Annalen" vor und bittet ihn um ein Gemälde zu diesem Thema; es entsteht „Agrippina landet in Brundisium mit der Asche des Germanicus". West stellt *Abb. 59* jenen Augenblick dar, da Agrippina das Schiff verläßt und mit der Urne, die die Asche ihres ermordeten Gatten Germanicus enthält, ihr Heimatland betritt. In Begleitung ihrer beiden kleinen Kinder und nächster Angehöriger wird sie als würdevolle trauernde Witwe gezeigt, in stiller Größe und Eleganz. Dieses historische Sujet markiert die Hinwendung Wests zum europäischen Kunstideal. In Neuengland hatte er sich den Werten der Gesellschaft verschrieben, der er angehörte, und – nach den Worten Copleys – nichts als ein „nützliches Geschäft" betrieben. Nun aber ist es gleichermaßen sein Vorrecht wie seine Pflicht, die Seele des Publikums zu erheben, indem er edle und heldenhafte Tugenden zur Bewunderung darstellt. Die wesentliche Botschaft von West, die sich in der in Rom erlernten klassizistischen Sprache ausdrückt, besagt, daß der Mensch des 18. Jahrhunderts, dem Menschen des klassischen Altertums gleich, im Angesicht eines Schicksalsschlages nach Bewahrung seiner Würde und Selbstbeherrschung trachten soll. Der Schwerpunkt liegt auf den Hauptakteuren des Dramas in der Bildmitte; trauernde Zuschauer links und Ruderer und Bootsmänner rechts verleihen der Szene ihr Gleichgewicht. West kommt dem wachsenden Interesse für die Spuren der klassischen Antike entgegen, das durch zeitgenössische Ausgrabungen in Herculaneum und Pompeji angefacht worden war, indem er für Agrippina und ihre Begleiter eine von antiken Friesgestaltungen – besonders der Prozession der Senatoren und ihrer Gattinnen an der Ara Pacis Augustae in Rom – hergeleitete Anordnung wählt. Die architektonischen Elemente im Hintergrund erinnern an den Diokletianspalast in Spalato (dem heutigen Split). Das Gemälde zeichnet sich durch eine ruhende Komposition, eine deutliche Unterscheidung der Ebenen, eine allgemein dunkle Farbpalette und ein ausgeprägtes Hell-Dunkel aus. Die theatralisch wirkenden Figuren sind scharf umrissen. Ungeachtet der diagonalen Anordnung einiger Personen im rechten Hintergrund entspricht das Gemälde ganz dem klassischen Stil: in vollkommener Harmonie mit den bildlich gepriesenen Tugenden herrschen auch in der Bildgestaltung Ordnung und Klarheit vor.

Glücklich über den Erfolg von Wests Werk, stellt der Erzbischof von York den Maler König Georg III. vor, der bei ihm einen „Abschied des Regulus" (1769) in Auftrag gibt. Doch dann verweigert der König den Erwerb seines berühmtesten und zugleich radikal neuartigsten Bildes: „Der Tod des Generals Wolfe". Später überdenkt er seine *Abb. 61* Entscheidung und bestellt bei West eine Kopie des Gemäldes. General James Wolfe war 1759 in der Ebene von Abraham gefallen, während der siegreichen Schlacht gegen die Franzosen bei Quebec, die letztlich Großbritanniens Kolonialbesitzungen in der Neuen Welt sicherte. Das Gemälde Benjamin Wests (1770) ist dazu angetan, die patriotische Glut und die antifranzösischen Stimmungen der Briten zu schüren. Es stellt die Ereignisse quasi im Zeitraffer dar, denn während man noch dem Tod des Generals beiwohnt, erblickt man rechts in der Ferne englische Kriegsschiffe mit Truppenverstärkung und einen Boten, der mit dem Banner in der Hand bereits die Niederlage der Franzosen ankündigt.

Allerdings vertritt der Maler keineswegs ein nationalistisches oder ein dokumentarisches Anliegen, denn es ist der edle Indianer, ein freier und unparteiischer Beobachter, der über den Opfertod Wolfes nachsinnt und ihn versteht:

Dulce et decorum est pro patria mori. West entnimmt seine Vorbilder nicht mehr dem Altertum, sondern der Gegenwart. Er malt moderne Helden, die er – und darin besteht seine große Innovation – in zeitgenössische Mode kleidet, nicht in antike Gewänder. Dennoch hält es West für zwingend, sich auf christliche Themen zu beziehen, um die gesamte geistige Dimension seines Helden zu erschließen. So denkt man beim Anblick des dahingesunkenen Generals unwillkürlich an eine Kreuzabnahme, an eine Beweinung Christi. West erweckt die im Untergang begriffene christliche Ikonographie zu neuem Leben und stellt sie in den Dienst der neuzeitlichen Geschichte. Er erweist sich mithin als Vorreiter eines künstlerischen Herangehens, das später von Jacques-Louis Davids „Der ermordete Marat" (1793) und Théodore Géricaults „Das Floß der Medusa" (1818–1819) praktiziert wird.

West trägt entscheidend zur Entwicklung des Klassizismus bei, doch zugleich kündigt sein Werk auch schon die *Abb. 478* Romantik an. „Saul und die Hexe von Endor" (1777) markiert den Beginn einer protoromantischen Periode, in der übernatürliche oder wundersame Themen im Mittelpunkt stehen. Die Geschichte stammt aus dem ersten Buch Samuel (1 Sam 28): König Saul, der sich von Gott verlassen wähnt und befürchtet, daß die Philister ihm sein Reich Israel entreißen, sucht die Wahrsagerin von Endor auf, damit diese den Geist des Propheten Samuel, seines Beschützers, beschwöre. Samuel weissagt ihm, daß weder er noch seine Söhne den nächsten Tag erleben werden. Wie schon *Abb. 59* bei „Agrippina" paßt sich die Darstellungsform dem Thema an, doch der Stil ist malerischer, die Zeichnung feiner, die Farbgebung reicher. Das unruhige Licht, die Gestalten der Hexe und des Geistes führen dazu, daß man an die Schriften Edmund Burkes über das Erhabene und an die Werke Johann Heinrich Füsslis denkt. Durch das düstere Sujet und den scharfen, schneidenden Pinselstrich illustriert der „Tod auf dem fahlen Roß" (1817) nahezu vollkommen den romantischen Stil des späten Benjamin West.

Abb. 479 Nach der Entstehung des Bildes „Tod auf dem fahlen Roß" wird Benjamin West Nachfolger Sir Joshua Reynolds' als Präsident der Royal Academy. Drei Generationen amerikanischer Künstler werden bei ihm lernen, wie Kunst – insbesondere Historienmalerei – sein soll. Doch darin ist er nicht der einzige Vertreter dieses Genres. Auch John Singleton Copley widmet sein Talent der Historienmalerei und bereichert sie mit neuen Elementen.

Brooke Watson, ein reicher Händler, der später Lord-Mayor von London wird, gibt bei Copley die erste histori-
Abb. 60 sche Darstellung in Auftrag. „Watson und der Hai", 1778 in der Royal Academy ausgestellt, löst beim Publikum Er-
Abb. 61 schütterung aus. Tatsächlich ist das Gemälde in gewisser Hinsicht noch neuartiger als „Der Tod des Generals Wolfe". Es schildert ein Jugenderlebnis Watsons, der im Jahre 1749, als er im Hafen von Havanna schwamm, von einem Hai angefallen wurde. Copley setzt diesen dramatischen Vorfall als Tragödie in Szene und entwirft eine Komposition großen Stils. Wie die Porträts, die er in den Kolonien malte, weist das Bild realistische Einzelheiten in großer Fülle auf: die Figuren sind sehr differenziert gezeichnet, das Hafenpanorama von Havanna im Hintergrund ist wirklichkeitsgetreu. Dieser Realismus ist zugleich Träger einer spirituellen Botschaft: jenseits der perfekt wiedergegebenen Schreckensszene verweist das Bild auf den Weg zur Erlangung des Seelenheils. Das Boot ist das klassische Symbol der Kirche, der Hafen symbolisiert das ewige Leben; die in der Ferne sichtbaren Masten erheben sich wie Kreuze; der rötliche Morgenhimmel deutet auf das geistige Erwachen Watsons hin. Im Angesicht der Gefahr kommt ihm zum Bewußtsein, daß ihm das Heil nicht von den Menschen im Boot, sondern vom himmlischen Vater widerfährt. Er reckt die Arme nicht zum rettenden Seil, sondern zur Quelle der wahren Erlösung. Sein nackter Körper bedeutet, daß er völlig hilflos ist und sich nur noch göttlicher Fügung hingeben kann; damit symbolisiert er zugleich die Not und Verzweiflung der gesamten Menschheit.

Möglicherweise wäre Copleys „Watson und der Hai" nicht entstanden, wenn nicht bereits Benjamin West mit seinem Bild „Der Tod des Generals Wolfe" diesen Weg eingeschlagen hätte. Doch auch die philosophische und religiöse Grundhaltung Copleys, die von seiner Erziehung in den Kolonien herrührt, spielt eine große Rolle. Wenn dieses Gemälde revolutionär ist, dann weniger wegen der Tatsache, daß es den großen Stil der Historienmalerei für die Darstellung eines an sich nebensächlichen Vorfalls verwendet, sondern weil es eine neue Botschaft vermittelt: *Alles* im Leben ist gottgewollt. In diesem Sinne kommt dem Unglück des jungen Brooke Watson dieselbe Bedeutung zu wie dem heldenhaften Opfertod des Generals James Wolfe. Dieser spezifisch amerikanische Egalitarismus ist gewiß der Auslöser für die leidenschaftlichen Reaktionen, die das Bild bei einem Londoner Publikum hervorruft, das sich der gesellschaftlichen Elite zugehörig fühlt. Im folgenden Jahr wird Copley ungeachtet der Schockwirkung seines Bildes zum Vollmitglied der Royal Academy gewählt. Nachdem seine neue Methode auf diese Weise faktisch gutgeheißen ist, wirkt er wie West weiterhin für die Modernisierung der Historienmalerei, doch er geht stets einen Schritt
Abb. 487 weiter. Zwischen 1779 und 1781 malt er den „Tod des Earl of Chatham", ein Ereignis, das am 7. April 1778 im Oberhaus geschah. William Pitt, Earl of Chatham, erlag während einer Debatte über die Revolution in den amerikanischen Kolonien einem Herzanfall. Dieses Ereignis ist zeitlich und räumlich näher als der Tod des Generals Wolfe, und auch Copleys Bild erscheint authentischer. Die wahrheitsgetreuen, lebensechten Gesichtszüge der ehrwürdigen Mitglieder des Oberhauses haben für das Publikum vor der Erfindung der Fotografie einen völlig überraschenden Wiedererkennungseffekt. In nur sechs Wochen zahlen 20000 Personen jeweils einen Schilling, um dieses Gemälde zu betrachten.

Copley prägt in seiner englischen Zeit die Kunstwelt auf nachhaltige Weise, doch es ist West, der mit seiner Anziehungskraft, seiner Einfachheit, seiner Offenheit für andere den idealen Lehrmeister für mehrere Generationen amerikanischer Künstler verkörpert. Matthew Pratt (1734–1805), der als sein erster amerikanischer Schüler gilt, verläßt 1764 Frau und zwei kleine Kinder, um West von Philadelphia nach London zu folgen. Er verewigt die Beziehung zwischen Lehrer und Schüler in „Die amerikanische Malerschule", die er ein Jahr später malt. West ist stehend *Abb. 483* dargestellt, und obgleich die Identität mehrerer Figuren ungeklärt ist, kann man annehmen, daß der neben ihm sitzende Schüler Pratt ist. Das Bild entspricht der Tradition der *conversation pieces:* eine Personengruppe gibt sich ganz natürlich ihren alltäglichen Beschäftigungen hin. Im Stil lehnt sich Pratt dicht an West an, der Mitte der siebziger Jahre des 18. Jahrhunderts ein leidenschaftlicher Anhänger des klassizistischen Ideals ist. Ein deutlich abgegrenzter, geschlossener Raum, gedämpfte Farben, skulpturenhafte Figuren und strenger Parallelismus der Formen kennzeichnen das Bild.

Das Thema – eine Malstunde – taucht wieder auf in „Die Familie Peale" von Charles Willson Peale (1741–1827), ebenfalls ein Schüler Wests, der jedoch nicht die Entschlossenheit Pratts besitzt. In Maryland als Sohn eines Schulmeisters geboren, erregt Peale die Aufmerksamkeit einiger Wohltäter seines Heimatortes, die ihm die nötigen Geldmittel für einen Studienaufenthalt in England geben. 1767 schifft er sich in Richtung London ein und verbringt den größten Teil der zwei folgenden Jahre im Atelier Wests. Betrübt über die Haltung der englischen Regierung zu den amerikanischen Kolonien und voll banger Sehnsucht nach seiner Frau, die in Maryland geblieben war, kehrt er 1769 nach Hause zurück. Zwar haben ihn die ästhetischen Theorien Wests beeinflußt, doch letztlich bleibt er dem Geschmack und den künstlerischen Idealen der Kolonialgesellschaft treu. „Die Familie Peale", zwischen 1772 und 1773 entstanden, rühmt – wie schon hundert Jahre zuvor „Elizabeth Freake und ihr Baby Mary" – eine der calvinisti- *Abb. 50* schen Tugenden: die hingebungsvolle Nächstenliebe. Neben dem Maler selbst gehören dessen zwei Brüder, seine Frau Rachel und die Mutter Margaret Triggs Peale zur Familiengruppe. Alle sitzen an einem Tisch, auf dem ein Stillleben steht: Früchte und ein Messer. Rechts oben in einem Regal stehen Büsten, unter ihnen der Abguß einer von Peale in England modellierten Büste Benjamin Wests. Wie Pratts Gemälde ist auch dieses ein *conversation piece:* James Peale schaut seinem Bruder George zu, der an einem Porträt der Mutter malt; Charles Willson gibt Anweisungen dazu. Wenn das Bild in Raumbegrenzung und deutlicher Unterscheidung der Ebenen klassizistisch inspiriert ist, so bindet es sich in seiner Linearität und Schlichtheit doch unzweifelhaft in den Kolonialstil ein. Übrigens sind *Abb. 69,* Charles Willson Peales Bruder James (1749–1831) und auch sein Sohn Raphaelle (1774–1825), beide Maler, die *70* durch seine Schule gingen, besonders für ihre Stilleben bekannt geworden.

Mit der „Exhumierung des Mastodon" (1806–1808) nähert sich Peale der Historienmalerei im großen euro- *Abb. 482* päischen Stil, wie sie auch Copley und West praktiziert haben. Hier führt die Ausgrabung eines Mammutknochens auf einer Farm im Bundesstaat New York zu einem besseren Verständnis des göttlichen Schöpfungsplanes. Der Künstler, der gleichzeitig Forscher und Erfinder ist, bildet die Hauptfigur des Gemäldes. Umgeben von seiner Familie und einer Reihe von Wissenschaftlern, hält er die Zeichnung eines riesigen Oberschenkelknochens in der Hand und zeigt dabei auf den gerade ausgegrabenen Knochen. „Themen, die keine sittlich-moralische Bedeutung haben, sollten in der Kunst vermieden werden, so verdienstvoll ihre Ausführung auch sein möge", schreibt Peale an Thomas Jefferson. Als Held seines eigenen Gemäldes stellt sich Peale hier nicht nur als Künstler und Gelehrter dar, sondern ebenso als Vermittler zwischen Vergangenheit und Gegenwart.

Eine solche Auffassung vom Künstler, der als Lehrmeister in einem von Gott planmäßig gelenkten Universum dient, spiegelt sich auch in einem anderen Bild Peales wider: „Der Künstler in seinem Museum" (1822). Vierzig Jahre *Abb. 66* früher hatte Peale zur Gründung des ersten Museums in Amerika beigetragen, in dem Stücke aus der Natur und Porträts bedeutender Amerikaner in sinnreicher Verknüpfung ausgestellt sind. Peale steht im spärlich beleuchteten Vordergrund, zu seinen Füßen liegen jüngst entdeckte Knochenfunde. Während der Maler seine Palette einen Augenblick beiseite legt, lüftet er gleichsam den Vorhang der Unwissenheit und enthüllt die lichtdurchflutete Welt der Erkenntnis. Im Unterschied zu West und Copley, die moderne Themen durch Bezugnahme auf die Antike oder die traditionelle christliche Symbolik erhöhen, verzichtet Peale auf solche Anspielungen, um mit Hilfe diesseitig-weltlicher Sujets ein weniger subtiles und wohl auch weniger beengendes protestantisches Ideal darzustellen.

Ein etwas schroffer Individualismus, Aufrichtigkeit und moralische Festigkeit sind die typischen Charakterzüge des Porträts von „Roger Sherman", dem einzigen großen Werk aus der frühen amerikanischen Schaffenszeit Ralph *Abb. 481* Earls (1751–1801), das überliefert ist. Earl gehört als Sympathisant der Loyalisten zum Kreis um West, wird jedoch nicht offiziell zu seinem Schüler; gegen 1778 flieht er aus Furcht um seine Sicherheit nach England. Das um 1775 entstandene Bildnis stellt Roger Sherman dar, ein Mitglied des amerikanischen Kongresses, ehrlicher Patriot und willensstarker Mann aus Neuengland. Der unbeugsame Charakter Shermans wird durch die überaus einfache Dekoration, den strengen Windsor-Sessel, die aufrechte Haltung und den direkten Blick hervorgehoben. Obwohl das Bild maltechnisch unausgewogen ist (so ist die Wandbespannung steif und leblos, die Perspektive von Wand und Fußboden unstimmig), liegt in der Komposition eine gewisse Feinheit, die sich im wirksamen Kontrast von Leerraum

und Masse, im Spiel von Licht und Schatten und durch die sorgsame Abstimmung von Shermans Beinstellung und den Sesselbeinen auf der rechten Seite ausdrückt. Diese Beherrschung des Raumes prägt sich weiter aus, als Earl in England ist, und wird durch gesteigertes Raffinement erweitert. Diese beiden Eigenschaften werden im Porträt sei-
Abb. 484 ner zweiten Frau, „Ann Whiteside" (1784), besonders deutlich. Hellere Farben, freiere Malweise, elegantere Dekoration belegen den Einfluß zeitgenössischer englischer Künstler wie Reynolds, Gainsborough und Romney. Man muß zugleich aber auch feststellen, daß sich Earl seither stärker auf Eingebung und malerische Konventionen stützt als auf eine tiefgehende Analyse der Persönlichkeit seiner Modelle.

Eine vergleichbare Entwicklung läßt sich bei John Trumbull (1756–1843) ablesen, dem Sohn des Gouverneurs von Connecticut, der sich im Frühjahr 1784 im Londoner Atelier von Benjamin West niederläßt. Nach der positiven Aufnahme seines Gemäldes „Heimkehr des Priamus mit dem Leichnam Hektors" (1785, The Virginia Museum of Fine Arts, Richmond) auf der Ausstellung der Royal Academy von 1786 und ermutigt durch West, nimmt Trumbull eine Folge von Historienbildern über den amerikanischen Unabhängigkeitskrieg in Angriff. Weder Copley noch West hatten dieses Thema bearbeitet – sei es aus politischen Gründen, sei es, weil sich kein Förderer gefunden hatte. Trumbull, der Adjutant Washingtons gewesen war, ist jedenfalls für eine solche Aufgabe bestens geeignet. In
Abb. 62 London malt er 1786 sein erstes Bild: „Der Tod General Warrens in Bunker's Hill" (das Bild ist auch bekannt als „Die Schlacht von Bunker's Hill"). Der Künstler schaut jener Schlacht am 17. Juni 1775 von weitem zu. Anders als
Abb. 61 der „Tod des Generals Wolfe" von West oder „Der Tod Major Piersons" von Copley stellt Trumbulls Gemälde einen Offizier dar, der während einer Niederlage stirbt, als wolle er sagen, daß ein Held sich eher für bestimmte Prinzipien opfert als mit der festen Aussicht auf den Sieg. Der zusammengesunkene Körper des Generals Warren und der Gewitterhimmel beziehen sich direkt auf das Meisterwerk von West, doch die Gesamtaussage Trumbulls steht der Konzeption Copleys in dessen Bild „Der Tod Major Piersons", das im gleichen Jahr mit großem Erfolg ausgestellt wurde, näher. Warren fällt wie Pierson im Kampfgetümmel, worauf sowohl die Bewegung fliehender Soldaten auf der rechten Seite wie stürmische Diagonalen der Standarten und Rauchschwaden hindeuten. Überdies suchen beide Künstler durch energische Malweise und kraftvolle Farben einen Effekt intensiver Gefühlsregungen zu erzeugen. Damit steht ihre Methode im Gegensatz zu jener von West, der den ruhmhaften Opfertod durch Erhabenheit und innere Sammlung abseits der Kämpfe darstellt.

Abb. 485 Ein eher dokumentarisches Herangehen an die Zeitgeschichte kennzeichnet auch „Die Unabhängigkeitserklärung vom 4. Juli 1776", die 1786 von John Trumbull gemalt wird. Wegen der ausgewogenen zweiteiligen Komposition, der historischen Genauigkeit und des eindrucksvollen Kontrastes von Licht und Schatten kann das Gemälde durchaus mit dem „Tod des Earl of Chatham" von Copley verglichen werden. Doch an die Stelle des Dramatischen, das dem fatalen Unglücksfall des britischen Helden innewohnt, treten hier Gelassenheit und Vernunft, die der Lobpreisung des „staatsbürgerlichen Heldenmutes" und der Ausübung des freien Willens angemessen sind. Trumbull
Abb. 63 findet den mitreißenden Schwung und die Dynamik seiner revolutionären Kampfszenen im Porträt „General Washington vor der Schlacht bei Trenton" (gegen 1793) wieder. Dieses gesellt sich zu anderen romantischen Porträts von Heerführern am Ende des 18. Jahrhunderts – etwa „Bonaparte auf der Brücke von Arcole" (1796) von Antoine-Jean Gros –, denn es zeigt einen Washington mit stark idealisierten Zügen und in theatralischer Pose vor einem sturmgepeitschten Himmel, neben einem entlaubten Baum. Der übertrieben tief angesetzte Horizont, das zertrümmerte Geschütz und das sich aufbäumende Pferd, die eine Diagonale bilden, verstärken die starke Wirkung dieses Bildes, eines der frühen Zeugnisse romantischer Heldenverehrung.

Abb. 64 Die romantische Porträtkunst wird auch durch das Werk „Der Schlittschuhläufer" von Gilbert Stuart (1755 bis 1828) verdeutlicht, einem der beliebtesten amerikanischen Porträtisten in London. Es entstand 1782. Die Preise, die Stuart für seine Bilder verlangt, kommen gleich nach denen Sir Joshua Reynolds' und Thomas Gainsboroughs. Stuart wird in Rhode Island geboren, doch als der Konflikt zwischen den amerikanischen Kolonien und England ausbricht, flieht seine Familie, die zu den Loyalisten gehört, nach Neu-Schottland. 1775 geht Stuart nach London, wo er seinen Lebensunterhalt zunächst als Kirchenorganist verdient, bevor er 1777 in das Atelier von Benjamin West findet. Unter der Leitung dieses großen Meisters macht er rasche Fortschritte bis zu jener Ausstellung der Royal Academy von 1782, durch die er nach eigenen Worten „auf einen Schlag dank einem einzigen Bild berühmt" wird: dem Ganzfigurbildnis von William Grant aus Congalton, heute „Der Schlittschuhläufer" genannt.

In lässiger Eleganz und in sich versunken zeichnet sich Stuarts schottischer Freund scharf gegen einen trüben Winterhimmel und den Hyde Park im Hintergrund ab. Ein kahler Baum am rechten Bildrand dient als Fixpunkt und hebt die fließende Bewegung des schwarzen Mantels des Eisläufers hervor. Links eröffnet sich ein weiter Blick auf andere Schlittschuhläufer und die entfernte städtische Silhouette. Die Einsamkeit und die schwermütige, nachdenkliche Miene der Person entsprechen, so der Kunsthistoriker William Pressly, einer machtvollen Neubelebung des melancholischen Porträts in England, für das auch das Bildnis „William Brooke Boothby" (1781, The Tate Gallery, London) von Joseph Wright of Derby beispielhaft ist. Der leichte Pinselstrich, die fast ausschließlich aus neutralen Tönen (Schwarz, Grau, Silber) bestehende Farbpalette und die kaum differenzierte Natur tragen zum blassen, verschwimmenden Charakter des Porträts Stuarts bei. Das Bild gewinnt jedoch ungeachtet seines subtilen und flüchtigen Eindrucks Stabilität gerade in der Bewegung Grants, die in zwei großen, geschwungenen Bögen in das Eis eingeschnitten ist. Stuart bricht wirkungsvoll mit den Konventionen des großen Stils, indem er die Hauptfigur auf Schlittschuhe stellt. Diese kühne Komposition, die den Methoden Copleys und Wests insofern entspricht, als diese in ihren neuartigsten Bildern Wirkliches und Ideales miteinander verbinden, findet den Beifall der englischen Zeitgenossen.

Der Erfolg bringt Stuart eine Vielzahl von Porträtaufträgen ein, doch seine Extravaganzen und der daraus erwachsende Schuldenberg zwingen ihn, sich nach Dublin abzusetzen. Auch dort folgt auf die Anerkennung ein verschwenderischer Lebenswandel, der ihn schließlich 1793 in die Vereinigten Staaten zurücktreibt. Im Jahr seiner Rückkehr verewigt er „Mrs. Richard Yates" in einem höchst originellen Bildnis, in dem er die Eleganz der georgianischen Porträtschule trefflich dem amerikanischen Geschmack anpaßt. Dieses Bildnis vermittelt die Urteilskraft und Entschlußfreudigkeit der Mrs. Yates, ohne daß dabei allzu deutlich auf ihren Berufsstand oder ihre gesellschaftliche Stellung hingewiesen wird. Obgleich das Kleid vollendet wiedergegeben ist und die würdevolle Haltung auf ihren Wohlstand hindeutet, stehen die Ernsthaftigkeit und Strenge der Porträtierten im Vordergrund. Sie schaut den Betrachter an, läßt jedoch ihre Handarbeit nicht ruhen. Die langen, feingliedrigen Finger und der gespannte Faden harmonieren mit der aufrechten Sitzhaltung und dem direkten Blick. Der elegante Eindruck des Porträts wird durch den pastosen Farbauftrag, Perlmuttöne und eine dreieckige Bildkomposition vermittelt, die der Gestalt, die sich einer recht nüchternen Alltagsbeschäftigung hingibt, einen Anflug von Monumentalität verleiht. *Abb. 65*

1795 beginnt Stuart mit einer Serie von Porträts George Washingtons. Das erste Bildnis, das nach mehreren Modellsitzungen im März des Jahres entsteht, wird – in Anlehnung an Samuel Vaughan, einen in London lebenden amerikanischen Kaufmann, der die ersten Stiche ermöglichte – der „Vaughan"-Washington genannt. Anders als John Trumbull, der George Washington als siegreichen General abbildet, stellt Stuart den ersten Präsidenten der Vereinigten Staaten als Staatsoberhaupt und Bewahrer jener Grundsätze vor, in deren Namen die Unabhängigkeitskämpfe geführt wurden. Ohne weiteres bricht Stuart mit dem traditionellen Galaporträt nach europäischem Vorbild, indem er ein auf Gleichheit bedachtes Bild des Präsidenten wiedergibt, das durch die schlichte Umgebung noch verstärkt wird. In Washington hat der Maler, dem es gewöhnlich durch angeregte Gespräche gelingt, das Gesicht der zu Porträtierenden zu beleben, ein besonders schwieriges Modell vor sich. „Eine tiefe Teilnahmslosigkeit schien ihn zu befallen; sein Gesicht, bar jeden Ausdrucks, war fürchterlich zu malen", klagt er. Zwar läßt Stuarts Bildnis die Entschlossenheit und gelassene Würde des Präsidenten erkennen, doch es gelingt ihm nicht, die individuelle Vielschichtigkeit der Persönlichkeit im Bild zu erfassen. Er selbst ist sich dieses Mangels wohl bewußt. Seine Äußerungen über das Porträt zeigen auch, daß er Washingtons Charakter durchschaut hat: „Manche seiner Gesichtszüge waren völlig anders als alle, die ich jemals zuvor wahrgenommen hatte. Ich hatte beispielsweise noch nie so tiefe Augenhöhlen, noch nie eine so breite Nasenwurzel gesehen. Die stärksten Leidenschaften spiegelten sich in seinem Gesicht. Und doch ließen ihn seine Urteilskraft und seine Selbstbeherrschung, wie Sokrates, in den Augen der anderen als ein höheres Wesen erscheinen." *Abb. 489*

Mit „Jane McCreas Tod" von John Vanderlyn, einem 1804 in Paris entstandenen Gemälde, taucht man in eine völlig andere Welt ein. Es ist das erste Bild mit einem Thema der amerikanischen Geschichte, das im Pariser Salon gezeigt wurde. Der in Kingston (New York) geborene Vanderlyn (1775–1882) ist ein Nachfahre des „limner" Pieter Vanderlyn. 1796 tritt er in die Pariser École des Beaux-Arts ein. Sein Lehrer François-André Vincent ist ein glühender Anhänger des Klassizismus und genießt fast die Berühmtheit Jacques-Louis Davids. Die zahlreichen Studien nach Abgüssen antiker Werke, die Vanderlyn unter der Leitung des Lehrers anfertigt, geben gewiß den Anstoß für seine Entscheidung, sich in der großen Historienmalerei zu versuchen. Die dargestellte Szene gibt ein schreckliches Ereignis wieder, das während der Unabhängigkeitskriege geschah: Jane McCrea aus New Jersey begab sich 1777 nach Fort Edward im Staat New York, um ihren Verlobten zu treffen, der als Offizier in der Armee des Generals Burgoyne diente. Da wurde sie von Indianern getötet, die eine Belohnung erhofften und ihren Skalp den Engländern anboten. Wie Copleys „Watson und der Hai" behandelt Vanderlyns Gemälde ein historisches Ereignis, das einen starken Gefühlseindruck hervorruft, dabei aber von minderer Bedeutung ist. Während bei Copley der moralische und religiöse Gesichtspunkt dominiert, tritt hier das tragische Moment der Episode in den Vordergrund. Es sei auch angemerkt, daß die Themenwahl Vanderlyns wahrscheinlich vom Publikumsgeschmack für emotional anrührende, sentimentale Szenen beeinflußt ist, der sich in Frankreich an der Wende zum 19. Jahrhundert etwa mit dem großen Erfolg von Davids „Raub der Sabinerinnen" (1799) manifestiert. Gleichwohl kleidet Vanderlyn Schmerz und Trauer im Unterschied zu David nicht in antike Gewänder. Während er sich auf eine leicht zu entschlüsselnde klassische Ikonographie stützt, bewahrt er doch seinen spezifisch amerikanischen Ausdruck. Jane McCrea, die wie die Figur eines Basreliefs dargestellt ist, erinnert an die antiken Skulpturen der Niobiden, der Töchter der Niobe. Haltung und Ausdruck der beiden Indianer sind dagegen von der griechischen Statue des „Borghesischen Fechters" inspiriert. *Abb. 488* *Abb. 60*

Für die „Schlafende Ariadne auf Naxos", 1814 in Paris gemalt, wendet sich Vanderlyn der Mythologie und einem klassischen Thema großen Stils, dem weiblichen Akt, zu. Wenn dieses Gemälde im Pariser Salon großen Anklang *Abb. 68* fand, dann zum einen wegen der hervorragenden Ausführung, zum anderen aber auch, weil Vanderlyn auf die traditionelle europäische Symbolsprache zurückgreift, die sich u. a. von der antiken Bildhauerkunst herleitet und von Poussin, Giorgione, Tizian und van Dyck so wunderbar umgesetzt wurde. Im Jahre 1815 kehrt Vanderlyn in die Vereinigten Staaten zurück, wo er längst nicht solche Erfolge feiert wie im Ausland. Die nackte „Ariadne", zwei Jahre nach der Heimkehr des Malers in einem von ihm gepachteten Winkel des City Hall Park in New York ausgestellt, ruft bei den Amerikanern Entrüstung hervor und zieht die Kritik der Stadtverwaltung auf sich. Der Pachtvertrag wird aufgehoben, und Vanderlyn zieht sich voll Bitternis nach Kingston zurück.

Das mangelnde Interesse und das Unverständnis des amerikanischen Publikums für die Malerei großen Stils bereitet auch Samuel F. B. Morse (1791 – 1872) – einer bedeutenden Persönlichkeit in der amerikanischen Kunstgeschichte, die freilich mehr als Erfinder des Telegraphen bekannt ist – große Enttäuschung. Morse wird in Charleston (Massachusetts) als Sohn des calvinistischen Diakons Jedidiah Morse geboren. Eine entsprechende Erziehung erklärt seine hochherzige Absicht, Historienbilder mit lehrreichen und erbaulichen Themen zu malen. Nach Abschluß seines Studiums an der Yale University 1810 genießt Morse eine Ausbildung bei dem amerikanischen Maler der Romantik Washington Allston (1779 – 1843) und schreibt sich dann an der Londoner Royal Academy of Art ein, wo Allston wie auch Benjamin West über seine Fortschritte wachen. Er zeichnet nach antiken Modellen, studiert die griechisch-römischen Skulpturen im British Museum und glaubt, in Übereinstimmung mit dem akademischen Ideal in Europa, an die Rolle des Malers als eines geistigen und moralischen Wegbereiters. Aus London schreibt er an seine Eltern: „Ich kann nicht glücklich sein, wenn ich die geistige Dimension der Kunst vernachlässige. Im Porträt gibt es diese überhaupt nicht, in der Landschaftsmalerei ein wenig, doch in der Historienmalerei existiert sie in voller Größe."

Als Morse 1815 in sein Heimatland zurückkehrt, trifft er dort auf ein von der Porträtmalerei dominiertes Kunstschaffen und eine Kunstauffassung, die noch bornierter ist, als er befürchtet hat. Indes beginnt er, angeregt von
Abb. 485, 487, 490 Trumbulls „Unabhängigkeitserklärung" und dem „Tod des Earl of Chatham" von Copley, 1822 sein erstes großformatiges Bild über die amerikanische Geschichte: „Tagung des Repräsentantenhauses bei Kerzenbeleuchtung". Mit Unterstützung des Präsidenten Monroe und eines Kongreßabgeordneten namens Poinsett richtet er neben dem großen Versammlungssaal ein Atelier ein. Dies ermöglicht ihm genaue Skizzen der Architektur und Porträtstudien der Kongreßmitglieder, der Richter am Obersten Gerichtshof, der Amtsdiener und Wächter. Alle diese Vorstudien vereint er schließlich in einer sorgfältigen und überzeugenden Komposition über das demokratische System der Vereinigten Staaten. Anders als seine Vorläufer Copley oder Trumbull vermeidet Morse hier jegliches Pathos, um sich auf die alltägliche, wenig geschichtsträchtige Aktivität eines demokratisch gewählten Parlaments zu konzentrieren: Abgeordnete unterhalten sich oder lesen, während sich ein Wächter an einem Kronleuchter zu schaffen macht. Auf den Zuschauerrängen rechts oben sieht man Morses Vater und einen Pawnee-Indianer, der auf Einladung des Präsidenten Monroe in der Hauptstadt weilt. Die Anwesenheit beider Männer kann eine Anspielung auf eine kurz zuvor gehaltene Rede Jedidiah Morses sein, in der dieser über die angeborene Güte der Indianer und ihre Fähigkeit, Christen zu werden, gesprochen hatte. Nach Auffassung des Kunsthistorikers Paul Staiti „verkörpern der Geistliche und der Indianer die Humanität Morses; der Oberste Gerichtshof an der gegenüberliegenden Wand repräsentiert die Gerechtigkeit und die Mitglieder des Kongresses den Willen des Volkes".

Im Jahre 1825 erhält Morse den bedeutendsten Auftrag seiner gesamten Laufbahn: ein Ganzfigurbildnis des „Generals de Lafayette" für die Stadt New York. *Abb. 491* Er malt einen von Selbstsicherheit und Tatendrang sprühenden Lafayette, der am oberen Ende eines gewaltigen Treppenflügels steht. Seine Hand ruht auf einem Sockel, der vergoldete Büsten von George Washington und Benjamin Franklin trägt, ebenfalls bedeutenden Helden in der Zeit der Unabhängigkeitskriege. Das sorgfältig komponierte Bild, das an große Porträts von Reynolds und Lawrence gemahnt, zeichnet sich durch intensives Hell-Dunkel, durch vielfältige Farben, die extrem niedrige Horizontlinie und die Wiederholung von Kurven und Wellenlinien aus.

Kurze Zeit später unternimmt Morse eine große Europareise, deren wichtigste und letzte Etappe Paris ist. 1831
Abb. 493 trifft er dort ein und beginnt mit seinem letzten Monumentalbild: „Die Große Galerie im Musée du Louvre". Morse ist überzeugt, daß der Louvre „die reichsten und kostbarsten Kunstsammlungen der Welt" beherbergt. Da er in seinem Werk ein Bildungsinstrument zum Gebrauch des amerikanischen Publikums sieht, *Abb. 66* wie es schon „Der Künstler in seinem Museum" von Charles Willson Peale war, stellt Morse im „Salon Carré" des Louvre eine stattliche Anzahl berühmter Meisterwerke der europäischen Malerei dar: „Lot verläßt mit seiner Familie Sodom" von Peter Paul Rubens, „Christus und die Ehebrecherin" von van Dyck, die „Mona Lisa" von Leonardo da Vinci. Wiewohl die „Große Galerie im Musée du Louvre" in der europäischen Tradition der Darstellung von Bildergalerien steht, wie beispielsweise Giovanni Panninis oder Franz Franckens „Kunstkammer", verfolgt dieses Gemälde ein anderes Anliegen: Es preist weder die Kunstsammler noch die Sammlungen oder die Ausstellungen, und anstelle der obligatorischen Aristokraten, die bewundernde Kommentare von sich geben, werden Studenten dargestellt, die mit der Analyse oder dem Kopieren der Werke beschäftigt sind.

Morse hofft, das Niveau des amerikanischen Kulturlebens heben zu können, indem er junge Bürger darstellt, die durch das Studium der alten Meister an ihrer intellektuellen und spirituellen Vervollkommnung arbeiten. Ein weiteres Mal versteht sich ein amerikanischer Künstler als Verfechter hochherziger Tugenden, als Vermittler zwischen Vergangenheit und Gegenwart. Leider erschließt sich diese etwas zu feinsinnig belehrende Botschaft dem amerikanischen Publikum nicht. Der enttäuschte Morse beschließt, „von den Wolken herabzusteigen und genauer auf die Erde zu schauen". Nach 1835 verdrängen seine politischen und wissenschaftlichen Beschäftigungen die künstlerische Arbeit.

Washington Allston, der Morses künstlerische Anfänge begleitet hatte, bevorzugt wie dieser die Einbildungskraft, Originalität und die edlen Absichten der Malerei großen Stils. Über seine in South Carolina verbrachte Kindheit schreibt er: „Ich liebte das Unbändige und Wundersame. Ich ließ mich schrecklich gern von den furchterregenden Geschichten über Hexen und Zauberinnen überwältigen, die mir die Neger erzählten." An der Harvard-Universität, die er 1800 absolviert, drückt er seine anhaltende Faszination für phantastische und düstere Erzählungen durch Bilder aus, die auf Schillers „Räuber" und „Die Geheimnisse von Udolpho" von Ann Radcliffe zurückgehen. Von 1801 bis 1803 arbeitet er unter Leitung von Füssli und West an der Royal Academy und begeistert sich für den „Tod auf dem fahlen Roß". „Kein anderer Maler", schreibt er, „hat West in der Darstellung der Raserei, des Schreckens und der Verzweiflung der Personen ringsum übertroffen." *Abb. 479*

In seinem ersten großen Gemälde, dem 1804 in Paris gemalten „Gewitter auf dem Meer", läßt Allston seiner Neigung zu ungestümen, grandiosen Naturszenarien freien Lauf. Dieses erste Landschaftsbild in der amerikanischen Kunstgeschichte, das eine innere Stimmung ausdrückt, stellt ein sturmgepeitschtes Meer und einen bedrohlich aussehenden Himmel als zwei aufeinander zustrebende Massen dar, die einen vom Unwetter hin und her geschüttelten Kahn und dessen hilflose Besatzung zu verschlingen drohen. Sich brechende Wellen, umgestürzte Maste, geblähte Segel und vorbeiziehende schwere Wolkenberge bilden Diagonalen, die das Auge in die undurchdringliche endlose Ferne lenken, während die dunklen Farben das Gefühl von Angst und Schrecken noch verstärken. Allston sieht in der Kunst eine Synthese zwischen äußerer und innerer Wirklichkeit. In diesem Sinne kann die Konfrontation des Menschen mit drohenden Naturgewalten in einer ungewissen Welt gleichermaßen ein Symbol jener Beklommenheit sein, die ihn bei seiner Ankunft angesichts der pulsierenden französischen Hauptstadt befällt, oder auch die Umsetzung seiner Vorliebe für die Landschaften eines Salvator Rosa oder die Schiffskatastrophen eines Joseph Vernet, die er im Louvre bewundert haben mag. *Abb. 494*

„Elia in der Wüste", eines seiner eindrucksvollsten Bilder, das 1817 in London entsteht, ist Teil einer Bilderserie mit biblischen Themen, die menschliche Gefühle wie Schrecken, Ehrfurcht, Glauben gegenüber dem göttlichen Mysterium und der Schöpfung zum Ausdruck bringen. Das Sujet geht auf das erste Buch der Könige zurück (1 Kön 17, 1–6): Während einer langen Dürre erging an Elia das Wort des Herrn, der ihn heißt, zum Bach Kerit zu gehen und sich von den Raben speisen zu lassen, die ihm „Brot und Fleisch am Morgen und am Abend" bringen. Der hebräische Prophet steht als gebrechliche Gestalt inmitten einer öden, unwirtlichen Landschaft, in der allein ein krummer Baum wächst, dessen kahle Äste sich gleich einer knorrigen Hand in den Himmel recken. Über ihm zieht ein wechselhafter Himmel dahin: dunkle Wolkenmassen teilen sich entlang der zentralen Bildachse und geben einen kühlen blauen Himmel frei, auf dem weiße Schäfchenwolken treiben. Um das jenseitige Mysterium darzustellen, nutzt Allston die Möglichkeiten der Farbgebung wie die venezianischen Meister des 16. Jahrhunderts (er wird deshalb auch der „amerikanische Tizian" genannt). Die braune und blaue Pigmentfarbe, mit Lasur gemischt, gibt gleichsam ihre Stofflichkeit auf und verwandelt sich zu Licht und Luft. Der Bedeutungsgehalt dieses Gemäldes gleicht jenem von Copleys „Watson und der Hai": das Seelenheil des Menschen ruht in seiner Schwäche und in seinem Glauben. Das blaugraue Gewand des Elia sticht von der trostlosen Umwelt ab und bindet ihn visuell und metaphysisch an die von oben kommende Hoffnung. Anders als Copley, der das Übernatürliche in einer konkreten Realität verankert, stellt Allston alle äußeren und greifbaren Formen der Wirklichkeit als der immateriellen Macht göttlichen Willens unterworfene Dinge dar. *Abb. 495* *Abb. 60*

Landschaftsmalerei als Ausdrucksmittel persönlicher und universaler Gefühle beherrscht auch noch Allstons „Landschaft im Mondschein", die er Anfang 1819 nach sieben in Europa verbrachten Jahren in Boston malt. Dieses Bild gemahnt an die klassischen Landschaften Claude Lorrains, denen Allston einige Motive und Verfahren entlehnt: die Brücke im Mittelgrund, ein sich im Wasser spiegelnder Vollmond, Figuren im Vordergrund. Die Behandlung des Lichts, das Figuren und Szenerie ins Mysteriöse und Traumhafte taucht, geht wiederum direkt auf Arbeiten Turners zurück. Doch unterscheidet sich Allston sowohl von Lorrain wie auch von Turner insofern, als diese topographische Genauigkeit zu ihrem Ausgangspunkt erklären, während man bei jenem eher eine idealisierte Landschaft anstelle veredelter Wirklichkeit findet. Erinnerung an die Nebelschwaden der Alban Hills mischt sich wie im Traum mit verschwommenen Figuren und Kähnen, die entschwinden; die wenig ausgeprägte Perspektive des Bildes verleiht der Brücke im Mondlicht – gleichsam Symbol einer von göttlichem Licht geführten Reise – ikonenhafte Ursprünglichkeit. *Abb. 67*

GENRE- UND LANDSCHAFTSMALEREI

Während Morse, Allston oder Vanderlyn sich bemühen, den Regelkanon der großen Kunst nach europäischem Muster zu befolgen, trachten andere amerikanische Künstler derselben Zeit nach Durchsetzung einer weniger restriktiven Kunstauffassung in den Vereinigten Staaten, indem sie bescheidenere Ausdrucksformen, Sittenbilder und Landschaftsgemälde einführen.

Die Genremalerei genießt zu jenem Zeitpunkt in der akademischen Hierarchie kaum Anerkennung. Da sie einfache, gewöhnliche Menschen in alltäglichen Beschäftigungen zeigt, gilt sie als vulgär, sofern sie nicht durch eine moralische Botschaft aufgewertet wird. Im Amerika des 18. Jahrhunderts werden Alltagsszenen auf Aushängeschildern, Kaminwänden oder Banknoten dargestellt, doch erst im zweiten Jahrzehnt des 19. Jahrhunderts kann man von Genremalerei im eigentlichen Sinne reden. Der erste bedeutendere Genremaler ist John Lewis Krimmel (1787 bis 1821). Im württembergischen Ebingen geboren, lernt er bei Johann Baptist Seele, einem Porträt- und Genremaler, bevor er sich 1810 in Philadelphia niederläßt. Bald nach seiner Ankunft widmet er sich der Genremalerei, *Abb. 492* doch seinen Lebensunterhalt verdient er weiterhin mit Porträts. „Die Dorfhochzeit", die Krimmel 1814 im klassizistischen Stil malt, zeichnet sich durch ihre aufgefächerte Komposition, die deutlich abgegrenzten Ebenen und klar umrissene Figuren aus. Das Sujet – die Vermählung zweier Brautleute durch einen Dorfpfarrer – erinnert an „Die Dorfbraut" von Jean-Baptiste Greuze, die 1761 im Pariser Salon ausgestellt worden war. Wie bei Greuze stehen die feierlichen Momente der Zeremonie und prosaische Nebensächlichkeiten dicht beieinander. Turteltauben in einem Käfig über dem Brautpaar gurren, Kinder balgen sich, die Verwandtschaft weint, die Gäste kommen und gehen. Das Anliegen beider Maler ist jedoch verschieden. Greuze illustriert ganz im Geiste Rousseaus die Auffassung, daß das einfache Volk von Natur aus tugendhaft ist, und er verklärt die Institution der Ehe, der die kleinen Leute, anders als der unmoralische und frivole Adel, ihr Leben lang treu bleiben. Krimmel dagegen zeigt Amerikaner aus der Mittelschicht, die nichts und niemandem etwas zu beweisen haben, sondern sich, wie es in der Zeit üblich ist, im religiösen Sinne binden, um die anerkannten calvinistischen Tugenden des Familienlebens zu erfüllen.

Genrebilder wie dieses bleiben allerdings während der ersten Jahrzehnte des 19. Jahrhunderts selten. Erst in den dreißiger und vierziger Jahren gelangt die Darstellung alltäglicher Szenen im kulturellen Leben der Vereinigten Staaten zu größerer Anerkennung. In der Jackson-Ära – nach Andrew Jackson benannt, der 1829–1837 Präsident war – wird die künstlerische Beachtung des einfachen Menschen in gewöhnlicher Umgebung als Ausdruck eines volkstümlichen Geschmacks gefördert. Nun bekommt die Genremalerei, die typische Amerikaner bei spezifisch amerikanischen Tätigkeiten zeigt, zum ersten Mal eine echte Bedeutung. Etwa zur selben Zeit bereichert die Entstehung einer amerikanischen Schule der Landschaftsmalerei die eigenständige Nationalkultur; ihre Vertreter, die den Stolz eines jungen Landes und dessen fundamentale Religiosität durch die Darstellung prächtiger und unschwer erkennbarer Gegenden ausdrücken, werden unter der Bezeichnung „Hudson River School" zusammengefaßt. Dieser Name findet erstmals 1879 Erwähnung.

Einer der ersten amerikanischen Landschaftsmaler ist Thomas Doughty (1793–1856). In Philadelphia geboren, arbeitet er zunächst mit seinem Bruder als Lederhändler und wendet sich in den zwanziger Jahren der Malerei zu. Zwar bezieht er seine Anregungen hauptsächlich aus dem Hudsontal, doch sein lyrischer Stil unterscheidet sich von dem der Hudson River School. Die Zeitgenossen sehen ihn nichtsdestoweniger als Begründer dieser neuen Schule an, und die Kunsthistoriker nennen seinen Namen im Zusammenhang mit der Entstehung der amerikanischen *Abb. 496* Landschaftsmalerei. Die bekanntesten Bilder Doughtys stammen aus den dreißiger Jahren. „Im Wunderland der Natur" (1835) gibt Aufschluß über den Willen des Künstlers, die Besonderheiten der amerikanischen Landschaft einzufangen. Ein einsamer Mensch steht inmitten einer endlosen Wildnis, umgeben von zerklüfteten Bergen, majestätischen Bäumen und einem stillen, in goldenes Licht getauchten See. Dieser Amerikaner, in einem Augenblick des Nachdenkens vor einer paradiesischen Landschaft der Neuen Welt festgehalten, soll ein Beispiel sein: mit ihm will der Maler zeigen, welch patriotischen Stolz, welche sittlich-moralische Genugtuung man empfindet, wenn man die von Gott geschaffene Natur in ihrer ursprünglichen Unberührtheit bewundert. „Für einen naturversessenen Amerikaner ist die Kontemplation eines Landschaftsgemäldes gleichbedeutend mit der Betrachtung einer denkwürdigen Heldentat", schreibt die Kunsthistorikerin Barbara Novak. So beginnen die hohen Ideale der europäischen Histo- *Abb. 68* rienmalerei allmählich in die amerikanische Landschaftsmalerei einzudringen. Vanderlyns „Schlafende Ariadne auf *Abb. 493* Naxos", Morses „Galerie des Louvre" mußten, da sie nicht aus der Volkskultur schöpften, fest in der Literatur und den Kunstwerken des klassischen Altertums verankert sein; die Landschaftsmalerei hingegen „erfordert lediglich Naturerfahrung, die von Rechts wegen jedem Menschen gegeben ist" (Novak). Doughty gelingt es freilich nur in wenigen Fällen, etwa in Bildern wie „Im Wunderland der Natur", das philosophische Credo der Hudson River School zu formulieren. Es obliegt Thomas Cole, jenen Weg vorzuzeichnen, den später die amerikanischen Landschaftsmaler einschlagen werden, um die Grundsätze und Ideale der Historienmalerei auf ihren Bereich zu übertragen.

Thomas Cole (1801–1848), der als der Vorreiter der amerikanischen Landschaftsmalerei und als eigentlicher Begründer der Hudson River School gilt, wird in Bolton-le-Moor im englischen Lancashire geboren. Er wird als Schnitzer von Holzplatten für den Textildruck ausgebildet, bevor er 1818 mit seiner Familie in die Vereinigten Staaten übersiedelt. 1825 läßt er sich in New York nieder, und seine Spaziergänge durch das Hudson Valley in seiner ganzen Herbstschönheit inspirieren ihn zu Bildern, die die amerikanische Landschaftsmalerei revolutionieren. „Schroon Mountain, Adirondacks“, eines der gelungensten Beispiele, erhebt dieses Genre ins Grandiose. Der Künst- *Abb. 497*
ler beschreibt seinen Aufstieg auf den Gipfel der Appalachen in poetischen Worten: „Wir drangen in den Wald ein und merkten, daß es nur ein schmaler Streifen war. Wir durchquerten diesen, und die Augen gingen uns über. [...] Der Berg mit seiner Schneehaube erhob sich majestätisch in der Stille, gleich einer in die Sterne ragenden Pyramide. [...] Wir spürten das Erhabene der wilden und ungebändigten Natur und die Größe der ewigen Berge.“ Cole beabsichtigt offenkundig, beim Betrachter durch die imposanten Ausmaße und das Panoramaformat des Gemäldes ein Gefühl von Bewunderung und Ehrfurcht zu erwecken. Die einzigartige Schönheit des herbstlichen Laubs in Neuengland wird in ihrer Vergänglichkeit gezeigt: vertrocknete Bäume und Spuren eines heftigen Sturmes verweisen auf Naturkatastrophen. Doch zugleich preist das Bild die Vollkommenheit und die Ewigkeit der Werke Gottes, wie sie in den Bergen zum Ausdruck kommen. „Sie sind die unerschöpfliche Quelle“, schreibt der Künstler, „an der sich alle laben können und durch die sie zu einer schärferen Wahrnehmung der Schönheit des Lebens gelangen.“

Die von Cole bevorzugte Gegenüberstellung des Unveränderlichen und des Flüchtigen erreicht ihren erstaunlich- *Abb. 498*
sten Niederschlag in einer thematischen Bilderfolge in fünf Szenen, die er „The course of the Empire“ („Der Weg des *bis 502*
Reiches“) nennt. Er malt sie für einen New Yorker Kunstfreund, Luman Reed, unmittelbar nach seiner Rückkehr von einem längeren Auslandsaufenthalt zwischen 1829 und 1832. In Europa besucht Cole England und Frankreich, doch erst in Italien, wo er in Claude Lorrains Atelier arbeitet, findet er die nötige Inspiration, um seine höchsten Absichten zu verwirklichen: die Überhöhung der Landschaft durch Erkenntnis ihrer spirituellen Dimension. Die Panoramabilder Lorrains, seine atmosphärischen Landschaften faszinieren ihn. Den dauerhaftesten Eindruck von seinem Aufenthalt in Italien gewinnt er aber aus den Ruinen des klassischen Altertums, die die Landschaft prägen und ihm eine ganz neue Welt eröffnen. Nach seiner Rückkehr in die Vereinigten Staaten Ende 1832 wendet er sich dem „Weg des Reiches“ zu, der die Entwicklung der Menschheitsgeschichte vom Urzustand über die Anfänge der Zivilisation und die Zeit der Stadtgründungen bis zum Untergang, zur Verzweiflung und zum ewigen Schweigen nachzeichnet. Das erste Gemälde der Reihe, „Der Urzustand“, zeigt eine zerklüftete, bedrohliche Berglandschaft in *Abb. 498*
einer nach dem Vorbild Claude Lorrains strukturierten Komposition. Das Bild wird durch wogende Bäume, in der Ferne liegende Tipis und einen Jäger belebt, der mit Pfeil und Bogen einen Hirsch jagt. Die ursprüngliche, einsame und unberührte Natur ist für Cole das Charakteristikum Amerikas schlechthin und zugleich Abbild einer noch vor jedem Eingriff bewahrten Schöpfung, ein Schauspiel, das „den Geist in die andächtige Betrachtung der ewigen Werte“ versenkt. Das zweite Gemälde, „Pastorale“, zeigt die Natur als einen vom Menschen bestellten Garten. Beide Zu- *Abb. 499*
stände entsprechen nach Barbara Novak zwei in Amerika bedeutsamen Mythen: Wenn die *wilderness* als das ursprüngliche Paradies gelten muß, dann kann der Garten als die von Menschenhand geformte Natur nicht mehr das Paradies verkörpern. Dafür bietet er die Aussicht auf das wiedergefundene Paradies. Für den Maler können unberührtes und kultiviertes Land so harmonisch nebeneinander existieren wie in den Anfängen der Schöpfungsgeschichte. „Wir sind noch im Paradies“, schreibt er, „und die Mauer, die uns vom Garten Eden fernhält, ist unsere Unwissenheit und Torheit.“ Cole grämt sich augenscheinlich über die Zerstörung der *wilderness* durch die „Verheerungen mit der Axt“. Zugleich beschwört er jedoch den Menschen, seine innere Harmonie zu bewahren, die auf Erkenntnis und fortwährender Erneuerung seines inneren geistigen Wesens durch Meditation über die Schönheit der Welt beruht. Die drei letzten Gemälde legen von dieser Haltung ein bewundernswertes Zeugnis ab.

In seinem „Essay on American Scenery“ (1835) warnt er die Amerikaner vor „niedrigen Begierden und modischen Frivolitäten“, die die Naturschönheit verschleiern und den Menschen hindern, die vollkommene Harmonie der göttlichen Schöpfung zu erfahren. Auf dem dritten Gemälde Coles, „Der Triumph des Reiches“, läßt eine nach *Abb. 500*
Luxus und Genüssen gierende Gesellschaft jegliche Zurückhaltung hinter sich; wachsender Reichtum gebiert Habsucht und vernichtet die Moral. Natur existiert nur noch in einem kleinen Hafen mit vielen Schiffen, den abgestufte Tempelbauten im Stil des Klassizismus umgeben. Habsucht und Dummheit des Menschen führen zur „Zerstörung *Abb. 501*
des Reiches“ – dem vierten Gemälde – und zum „Verfall des Reiches“ im fünften. Nach einer blutigen Schlacht ge- *Abb. 502*
gen Eindringlinge geht das Reich hier zugrunde. Moos überwuchert die Ruinen der vormals majestätischen Tempel, der Hafen ist nur mehr eine morastige Bucht, und inmitten der Katastrophe erhebt sich einsam eine prächtige korinthische Säule. Sie trägt nichts weiter als ein Vogelnest. Die Botschaft ist deutlich: Allein die vollkommene Übereinstimmung zwischen Gott und Mensch, zwischen Natur und Zivilisation, zwischen spirituellem und materiellem Gewinn kann Amerika eine angemessene und würdige Zukunft garantieren.

Abb. 503 „Der Blick vom Mount Holyoke nach einem Gewitter" („The Oxbow") von 1836 wird von vielen als gelungenster Beitrag Coles zur amerikanischen Landschaftsmalerei angesehen, obgleich das Bild als Konzession an den Volksgeschmack, „ausschließlich für Ausstellung und Verkauf", gedacht war. Die Aussage des Werkes gleicht jener im „Weg des Reiches". Auf einem Vorgebirge im Vordergrund stellt Cole einen Maler mit seinen Utensilien dar, der über ein Landschaftspanorama blickt. Der Künstler, auf diese Weise dem Werk des Schöpfers beigesellt, ist wie bei Peale oder *Abb. 80* Morse ein Lehrmeister, ein Vermittler zwischen dem Betrachter und der göttlichen Natur. Im „Traum des Architekten" (1840) zeigt Cole eine phantastische Stadtlandschaft, in der Komposition Claude Lorrain verpflichtet, in der sich die architektonischen Höhepunkte verschiedener Epochen der Menschheitsgeschichte verbinden.

Abb. 505 Den Menschen auf der Suche nach seinem spirituellen Wesen thematisiert auch Asher B. Durand in „Verwandte Seelen", einem Werk, das zum Gedenken an den Tod Thomas Coles im Februar 1848 entsteht. Durand (1796–1886) wird in Jefferson Village (heute Maplewood) in New Jersey als Sohn eines Uhrmachers und Goldschmieds geboren. Er besitzt bereits einen guten Ruf als Kupferstecher, als er sich gegen 1837 – nach einem Ausflug, den er mit seinem engen Freund Thomas Cole zum Schroon Lake unternimmt, um dort Naturstudien zu betreiben – der Landschaftsmalerei zuwendet. Das Bild „Verwandte Seelen", das unlängst als Höhepunkt der Malerei der Hudson River School bezeichnet wurde, zeigt Cole und den Naturdichter William Cullen Bryant in den Catskill Mountains, einer Bergkette im Süden des Bundesstaates New York. Man sieht eine Schlucht in den Catskills und die Wasserfälle von Kaaterskill, was zwar nicht der geographischen Realität entspricht, jedoch einen Zusammenhang zu den Gemälden Coles herstellt. Die Freunde, die beide an die Wirksamkeit der Naturbetrachtung als Gottesdienst glauben, sind in ein Gespräch vertieft. Cole beschreibt das vor ihnen liegende Panorama, und Bryant hört zu, den Hut in der Hand – wohl ein Hinweis auf seine Trauer über den Tod des Malers. Die Berge, Äste und Zweige, Gestein und Baum- *Abb. 506* stümpfe sind locker kreisförmig angeordnet. Zwar erinnert das Bild in seiner Komposition an den „Wasserfall von Munda" von Cole (1847), und auch der verdorrte Baum im Vordergrund ist ein von Cole wiederholt verwendetes Motiv. Doch andererseits hat Durand durch sein Streben nach botanischer Genauigkeit und die Betonung atmosphärischer Effekte einen eher empirischen, detailgetreuen Zugang zur Natur. Durands Gemälde „Im Walde", mit- *Abb. 74* unter auch „Unter Buchen" genannt, gleicht im Längsformat den „Verwandten Seelen", doch die romantische Stimmung dieses Bildes ist einer minutiösen Wiedergabe der Bäume und Pflanzen gewichen. Als „Im Walde" im Entstehungsjahr 1845 ausgestellt wird, vermerken die Zeitgenossen den „modernen, aus der Wirklichkeit gewonnenen Geist, der keine einzige Regung zuläßt, die nicht vollständig aus der Natur herrühren würde". Möglicherweise muß dieses Trachten nach empirischer, detailgenauer Darstellung in erster Linie der Hinwendung Durands zur Ästhetik des englischen Kunstkritikers John Ruskin zugeschrieben werden, der sich für eine unvoreingenommene, nicht selektive Sehweise ausspricht. Der ausgeprägte Naturalismus des Bildes mindert freilich nicht im geringsten seine religiöse Aussage; die ein schützendes Dach bildenden Bäume erinnern entfernt an gotische Kathedralen, und die Schönheit der Landschaft ist ein unzweideutiges Zeichen göttlicher Gerechtigkeit und Güte.

Nachdem Durand und Cole solcherart ihre philosophischen und kunsttheoretischen Auffassungen bestimmt und bedeutende Werke hervorgebracht haben, entwickelt sich die Landschaftsmalerei auf stabilen Grundlagen. Nun kann eine neue Künstlergeneration sie auf neue, originellere Wege führen. Ende der fünfziger Jahre des 19. Jahrhunderts treten zwei große Tendenzen in Erscheinung, die einerseits von Frederic E. Churchs und Albert Bierstadts gigantischen Gemälden im Stil der Salonmalerei, andererseits durch kleinformatige, beschauliche Bilder von Fitz Hugh Lane, John F. Kensett und Martin Johnson Heade verkörpert werden. Die zweite Strömung, die das ganz besondere, eigenartige Licht in Amerika schwärmerisch preist, wird „Luminismus" genannt. Der Kunsthistoriker John I. H. Baur hat diesen Begriff etwa 1950 geprägt, um eine Gruppe von Künstlern zu charakterisieren, die sich für die poetischen, ja magischen Lichteffekte begeistern. Einige rechnen diese Gruppe zur Hudson River School, da deren Mitgliedern eine besondere Empfindsamkeit eigen war. Andere sehen sie dagegen als vollkommen eigenständig an. Auf jeden Fall ist sicher, daß Fitz Hugh Lane (1804–1865), der die meiste Zeit seiner künstlerischen Laufbahn in Gloucester (Massachusetts) malt, nicht zur Hauptströmung dieser Schule gehört, obgleich er nach Meinung vieler Wissenschaftler der früheste „Luminist" und auch einer der repräsentativsten ist.

Als Lane nach Wegen sucht, um Mount Desert, eine isolierte und schwer zugängliche Insel vor der Küste von Maine, zu bezwingen, die ihm besonders anziehend erscheint, fällt seine Aufmerksamkeit auf eine andere Gegend, *Abb. 504* der er ein Bild widmet: „Owl's Head, Penobscot Bay, Maine". Dieses Gemälde – obzwar nicht der Urtyp des Luminismus – ist eines der erhabensten Werke Lanes. Die unbewegliche, einsame Gestalt auf dem Bild, genauso scharf konturiert wie die Felsen der Umgebung, ist auch nicht mehr und nicht weniger bedeutungstragend wie diese. Vor ihr erstreckt sich ein spiegelnder See, der kleine, ebenmäßige Wellen ans Ufer wirft. Von den wenigen Farbtönen stechen nur die roten Ärmel der Figur hervor, deren Vertikale ein Schiff in der Ferne wiederaufnimmt. Alle anderen Kennzeichen dieses kleinen Bildes sind abstrakter, ja immaterieller Natur; eben daraus geht seine Faszination hervor. Bei der Betrachtung dieser stillen, schweigenden Landschaft jubiliert die Seele, als wäre ihr eine spirituelle Wahrheit geoffenbart worden. Diese metaphysische Stimmung wird noch verstärkt durch die Bedeutung des Lichtes bei Lane, der darin Emerson gleicht; dieser nimmt Licht als „Auferstehung der reinen Seele" wahr. Lanes Anliegen mit „Owl's Head" besteht zweifellos darin, zu zeigen, wie sehr sich das helle und klare Licht in Amerika von dem verschleierten, nebelhaften Licht der Alten Welt unterscheidet. Überdies betrachtet er Licht auch als Beweis göttlicher Allgegenwart. Der Mensch, der anscheinend nur die Landschaft anschaut, kommuniziert nicht nur mit dem Schöpfer, sondern mit seinem inneren, geistigen Wesen. In dieser philosophischen Grundhaltung ordnet sich Lane durchaus der Hudson River School zu.

Die Beziehungen John F. Kensetts (1816–1872) zu dieser Schule sind dagegen eindeutiger. Bis Mitte der fünfziger Jahre konzentriert er sich auf die traditionellen Landschaften der Hudson River School, sein Herangehen ist dem von Cole und Durand sehr ähnlich. Der Stil seiner reifen Zeit entwickelt sich aber zu einer luministischen Sicht. Sein Interesse richtet sich nun auf offenere Landstriche, auf Küstengebiete und das Lichterspiel auf dem Wasser. Etwa 1855 beginnt er eine Bildfolge, die die Landschaft Beacon Rock bei Newport Harbor (Rhode Island) zum Gegenstand hat. „Beacon Rock, Newport Harbor" (1857) bildet den Auftakt dieser Serie, zu der mindestens vier *Abb. 75* Gemälde gehören. In mehrfacher Hinsicht stimmt dieses Bild bereits mit der Ästhetik des Luminismus überein: in der offenen Landschaft, den präzise konturierten Küstenstreifen, dem spärlichen Vorkommen menschlichen Lebens, der sinnlichen Wiedergabe von Licht und Luft. Andere malerische Elemente verbinden ihn dagegen mit den topographischen Landschaftsbildern von Cole und Durand: die Wellenbewegung, die kühne Farbpalette, die das intensive Licht des Hochsommers trefflich wiedergibt, und schließlich die Darstellung der Felsmassive, die zwar die Formen strafft, jedoch noch nicht zu jener an Abstraktion grenzenden Vereinfachung gelangt, die für die luministischen Gemälde des späten Kensett typisch sind. Zwei Jahre später entsteht ein Bild – möglicherweise das letzte einer Serie von fünf Gemälden über den Shrewsbury River – in jenem genauen und strengen Stil, der die reifen luministischen Werke Kensetts auszeichnet: „Shrewsbury River", auf oder nahe Barley Point Island (New Jersey) gemalt. Die durchdringende Stille, die aus dieser geläuterten, nahezu abstrakten Landschaft aufsteigt, macht die außerordentliche Kraft des Bildes aus. Der Eindruck, daß der Raum über den Bildrand hinausreicht, wird durch die abgeflachten Konturen des Sumpflandes und des Vorgebirges erzielt. Sich bewegende Gräser und die Lage der Schiffe lenken den Blick auf den Horizont. Das vollkommene Gleichgewicht der Bildkomposition strahlt Harmonie und maßvolle Ordnung aus, die durch silbrige Farben, leuchtenden Himmel und sanfte Flächen verstärkt wird. Jede Vorstellung von Zeit, Geräusch oder Bewegung geht verloren.

Die eindrucksvolle Größe der Natur inspiriert auch Martin Johnson Heade (1819–1904) zu einem seiner besten und am meisten bewunderten Gemälde, „Lake George" (1862). Heade, geboren und aufgewachsen in Lumberville *Abb. 77* (Pennsylvania), arbeitet zunächst als professioneller Porträtmaler, bevor er sich in den vierziger Jahren der Landschaftsmalerei widmet. Während mehrerer Kurzaufenthalte in oder bei New York zwischen 1843 und 1857 lernt er die Maltechnik der Hudson River School kennen. Meeresküsten, Fluß- oder Seeufer werden erst ab 1861, als er sich in Boston niederläßt, zu seinen bevorzugten Themen. 1862 reist er an den Lake George, einen kleinen Bergsee im Nordosten des Bundesstaates New York, der von den Malern der Hudson River School für seine überwältigende Schönheit gepriesen wird. Seit dem Ende des 19. Jahrhunderts wird der Lake George ständig von Touristen besucht, doch Heade zeigt ihn hier beinahe ohne jegliche Menschengegenwart; nur ein Mann schiebt ein Boot ins Wasser, und zwei winzige Gestalten rudern in der Ferne. Wenn auch das Panorama weniger offen ist als bei Lane oder Kensett, so ist doch die Komposition nach deren Art ausbalanciert: einerseits wird der Blick auf die weiten Seitenräume gelenkt, andererseits durch die subtilen vertikalen Akzente der Büsche und Sträucher auf den Horizont. Das helle und durchdringende Licht läßt alle Elemente der Natur mit halluzinatorischer Genauigkeit erkennen; die vollendete Ausführung des Gemäldes verstärkt den verwirrenden Eindruck von Stille und Unbeweglichkeit. Man spürt aber, daß atmosphärische Veränderungen bevorstehen, und darin unterscheidet sich dieses Werk von den luministischen Bildern Kensetts oder Lanes. Drohende Wolken sind die Vorboten eines Unwetters, das sich in „Salzmarschen" – *Abb. 508* einem 1865–1870 in Newport (Rhode Island) von Head geschaffenen Gemälde – zusammenbraut. Die Marschlandschaften an der amerikanischen Ostküste werden zum typischen Sujet, sozusagen zum Markenzeichen des Malers, das ihm überdies das meiste Geld einbringt. In ihnen findet er eine Gegend, in der eine harmonische Beziehung zwischen Mensch und Natur erwachsen kann, wie sie schon Thomas Cole in „Pastorale" („Der Weg des Reiches", II) be- *Abb. 499* schworen hat. Die Marschlandschaft ist, so der Kunsthistoriker Theodore Stebbins, Heades *wilderness.* Die Farmer ernten die Wildgräser der Marschen, ohne sie kultivieren zu müssen. Wegen der hochgewachsenen Gräser und des morastigen Bodens entstellt kein Weg die Landschaft. Die offene Komposition und der niedrige Fluchtpunkt erzeugen eine starke Raumwirkung. Die Schatten der schweren Wolken vermögen die Unbeweglichkeit und ätherische Stille kaum zu mindern.

Albert Bierstadt (1830–1902) und Frederic E. Church (1826–1900) vertreten die zweite große Strömung in der amerikanischen Landschaftsmalerei. Diese entfaltet sich Ende der fünfziger Jahre des 19. Jahrhunderts und ist besonders empfänglich für großartige Naturschauspiele. Die Werke dieser Maler müssen, da sie in der Periode eines raumgreifenden Nationalismus entstanden sind, im Lichte der expansionistischen Politik der damaligen Zeit gesehen werden, die vor allem durch die Annexion von Texas 1845 und die Eroberung Kaliforniens 1848 geprägt ist. Die gigantische Größe dieser Bilder, ihre panoramahaften Themen, die an Heldenepen oder Dramen gemahnen, die ausgewählten Gegenden – der amerikanische Westen oder Südamerika – spiegeln die hochfliegenden Hoffnungen für die Zukunft der Nation wider.

Abb. 76 Tosende Unruhe findet Eingang in die Landschaftsmalerei mit dem Bild der „Niagarafälle" von Church, einer Ansicht der Fälle auf einer etwa 2,30 m breiten Leinwand, die zur selben Zeit entsteht wie das friedliche, kleinformatige *Abb. 75* „Beacon Rock, Newport Harbor" von Kensett. Seit ihrer Ausstellung in einer Kunstgalerie Manhattans 1857 faszinieren die „Niagarafälle" das Publikum und werden überschwenglich gelobt. Auch in England und Frankreich, wo es ebenfalls gezeigt wird, schlagen die Wellen der Begeisterung hoch. Das Interesse Churchs für die Niagarafälle geht auf seine Zeit als Schüler Thomas Coles Mitte der vierziger Jahre zurück. Wie dieser faßt er die Landschaftsmalerei als Historienmalerei auf, in der dem Menschen durch stille Naturbetrachtung gleichsam universale Wahrheiten erfahrbar werden. Das Gemälde treibt den Zuschauer direkt in die gewaltigen Wassermassen der Niagarafälle hinein, deren schreckliche Schönheit gesteigert wird durch die unerbittliche Horizontalität des Bildes, die sorgfältige Wiedergabe atmosphärischer Effekte und der Veränderungen des Wassers, das zunächst durchsichtig ist, dann schäumend dahinschießt und schließlich als gewaltiger Katarakt in die Tiefe stürzt. Im freien, ungehinderten Fluß der tobenden Wassermassen erblicken die Vereinigten Staaten quasi das Symbol ihrer Stärke und ihres Selbstvertrauens, den Ausdruck der Hochherzigkeit und edlen Bestrebungen ihrer Bürger. Da ihnen die reiche Natur des Landes als Gottes Segen für ein auserwähltes Volk gilt, führt das Bild „Niagarafälle" dem Publikum das göttliche Wohlwollen und die fundamentalen Werte vor Augen, auf denen die Nation fußt.

Abb. 507 Eine gleichermaßen unvergeßliche Ansicht vermittelt Church mit „Regenzeit in den Tropen", das als Ergebnis zweier Reisen nach Südamerika in den Jahren 1853 und 1857 entsteht. Ganz im Geist des ausgehenden 18. Jahrhunderts, das das Erhabene mit Macht, Herrlichkeit und schrecklichen Naturkatastrophen assoziierte, geht er an die Erkundung dieser Gebiete. Doch auch die naturwissenschaftlichen Werke Alexander von Humboldts wecken in ihm den Wunsch, die unermeßliche Fülle der Tropenwelt kennenzulernen und in ein Kunstwerk umzusetzen. „Regenzeit in den Tropen" lebt von der Gegenüberstellung der steilen Andengipfel und der üppigen Vegetation im Hochland Ecuadors. In diesem detailliert gezeichneten verschwenderischen Naturreichtum offenbart sich die Gegenwart Gottes, die Quelle geistiger Wiedergeburt. Der Platz des Menschen inmitten der gepriesenen Natur ist ebenso klar umrissen: winzige Figuren laufen mit schwerbepackten Maultieren enge, gewundene Pfade entlang, ohne Bewußtsein für das überwältigende kosmische Schauspiel, das sie umgibt. Durch ihre aktive, nicht kontemplative Rolle heben sie sich, wie Barbara Novak treffend festgestellt hat, stärker ab von der Welt, in der sie leben, als die Figuren des Luminismus, die der beherrschenden Natur oft erliegen und beinahe ihr Menschsein aufgeben, um mit der Landschaft zu verschmelzen.

Abb. 509 Albert Bierstadt malt in seinem Gemälde im Salon-Format „Die Rocky Mountains, Lander's Peak" (1863) ähnlich kleine Figuren wie Church. Bierstadt, der bei den Zeitgenossen im In- und Ausland nachgerade als der Maler des amerikanischen Westens gilt, ist – anders als Church, der nie in Europa war – zutiefst kosmopolitisch. Sein Herangehen an die Landschaft ist geprägt von seiner deutschen Herkunft. Der aus Solingen gebürtige Bierstadt wandert 1832 in die Vereinigten Staaten aus. Die Familie siedelt sich in New Bedford (Massachusetts) an, wo der Vater als Böttcher arbeitet. Im Jahre 1853 kehrt Albert Bierstadt nach Deutschland zurück, um an der Kunstakademie in Düsseldorf zu studieren. Gewiß förderten familiäre Beziehungen diese Entscheidung, da sein Cousin, der Genremaler Johann Peter Hasenclever, an dieser Einrichtung lehrte. Doch Hasenclever stirbt kurz vor der Ankunft Bierstadts. So sind es schließlich die ebenso dramatischen wie realistischen Gemälde – die häufig norwegische Landschaften darstellen – von Andreas Achenbach, einem seiner Lehrmeister, die weitreichenden Einfluß auf sein Schaffen ausüben. Die „Rocky Mountains", einige Jahre nach seiner Rückkehr in die Vereinigten Staaten im Herbst 1857 gemalt, sind dafür das beste Beispiel.

Im Jahre 1858 schließt sich Bierstadt einer Studien- und Inspektionsreise an, die Oberst Frederick W. Lander im Auftrag der amerikanischen Regierung in die Gegend entlang des Wolf River zu den Schoschone-Indianern führt. Er will dort, wie auf seinen späteren Reisen 1863 und 1871–1873, Ölskizzen und Zeichenstudien für eine Serie von Landschaftsbildern des amerikanischen Westens anfertigen. Nach der Rückkehr an die Ostküste 1859 geht Bierstadt anhand der Skizzen zur Arbeit im Atelier über; er behilft sich überdies mit stereoskopischen Fotografien und indianischen Kultgegenständen, die er von der Reise mitbrachte. Die „Rocky Mountains" sind ein monumentales Werk von 306 Zentimetern Breite. Der Eisenbahnunternehmer James McHenry erwirbt es für 25 000 Dollar; so viel ist bis dahin wohl noch nie für ein Werk eines lebenden amerikanischen Künstlers ausgegeben worden. Verwurzelt im Selbstverständnis Amerikas als moderner, grenzenloser Garten Eden, zeugt das Gemälde von einer leidenschaftlichen Liebe zu Naturschönheiten, in diesem Falle ein grandioser Wasserfall in der Bildmitte, ein stiller, urzeitlich kristallklarer See, gewaltige, schneebedeckte Bergmassive und ein fruchtbares grünes Tal. Besondere Sorgfalt verwendet Bierstadt auf die Flora und Fauna, auf geologische und ethnologische Besonderheiten (rechts im Vordergrund wird gerade einem Grizzlibären das Fell abgezogen). Alle diese minutiös geschilderten Einzelheiten reflektieren die Überzeugung des 19. Jahrhunderts, daß Wissenschaft und Kunst zu Gott führen; die damaligen Betrachter sind rundheraus begeistert, und einige benutzen sogar ihre Operngläser, um kein einziges Detail auf dem Bild zu übersehen. Bierstadt verdankt diese exakte Zeichenkunst, die Fähigkeit zur ausgeglichenen Komposition einer vielfältigen, aus verschiedenen Elementen bestehenden Landschaft zweifellos seiner Ausbildung in Düsseldorf. Seine von derjenigen Churchs grundverschiedene Farbpalette und die atemberaubenden Lichteffekte erinnern an die realistischen Berglandschaften Andreas Achenbachs, besonders an dessen „Norwegische Landschaft“ von 1840. *Abb. 78*

Die beeindruckenden Gipfel und mächtigen Mammutbäume der Sierra Nevada sind Gegenstand des 1875 von Bierstadt gemalten Bildes „Mount Whitney“. Anfang der siebziger Jahre unternimmt der Maler seine dritte Reise in den amerikanischen Westen, diesmal nach San Francisco, wo er mehrere Jahre verbringt. Die Wahl des Sujets – die Mammutbäume, eines der Naturwunder Kaliforniens, und der Mount Whitney, der zweithöchste Berg der Vereinigten Staaten – entspricht der Bestimmung des Bildes, das für die Hundertjahrfeier der amerikanischen Unabhängigkeitserklärung 1876 gemalt wird. Wie Heade in seinem „Lake George“ vermeidet Bierstadt jegliche Anspielung *Abb. 77*
auf die touristische Anziehungskraft der Landschaft; eine ätherische Stille liegt über der Gegend, die in der Darstellung Bierstadts noch keine Menschenseele betreten hat. Beim ersten Anblick wirkt die herrliche Schönheit der Landschaft atemberaubend; auf den zweiten Blick dagegen erscheint sie weniger evident, wenn das Auge von den scharf konturierten Gesteinsbrocken und Baumstämmen im Vordergrund zu den etwas mechanisch gerundeten Wolken und Berggipfeln im Hintergrund schweift und dabei wahrnimmt, daß es dem Maler weniger darauf ankam, vor dem Betrachter die unendliche Vielfalt der Natur auszubreiten als eine Landschaft zu gestalten, die den geläufigen Konventionen der Malerei entspricht. Die Lage der entwurzelten Bäume korrespondiert mit der Diagonalen des Bergmassivs in der Ferne, und der einsame Hirsch, der innehält, als wolle er den Betrachter grüßen, steigert das theatralische Pathos des Bildes.

Wie Bierstadt und andere Vertreter der Hudson River School schwanken auch die Genremaler zwischen „Werken, die einen Gefühlsüberschwang nähren, der den kleinsten gemeinsamen Nenner des Publikumsgeschmacks zu befriedigen vermag“ (Barbara Novak), und Gemälden, die echte philosophische und künstlerische Ansprüche verfolgen. William Sidney Mount (1807–1868), der als Begründer der amerikanischen Genremalerei gilt, huldigt dem egalitären Geist, der sich in der Landschaftsmalerei ausdrückt: „Für die Masse malen, nicht für eine Elite.“ Er will dem Publikum in den Vereinigten Staaten ein gleichsam mystisches Bild des Landes und der Gesellschaft bieten, ein Bild, das diesem gehört und dem amerikanischen Kultur- und Gesellschaftsideal entspricht. In Long Island im Bundesstaat New York geboren, verbringt Mount den größten Teil seines Lebens in den Dörfern Setauket, Stony Brook und Port Jefferson. 1826 gehört er zu den ersten Studenten der neugegründeten National Academy of Design in New York. Nach einem kurzen Abstecher in die Historienmalerei und einer Krankheit, die ihn nach Long Island zurückführt, wendet er sich der Genremalerei zu und zeigt Amerikaner, die vor Lebensfreude und Gesundheit strotzen, in einer Atmosphäre scheinbar ungestörten Friedens und unbegrenzten Wohlstands. 1831 malt er „Tanz *Abb. 71*
auf dem Lande“ das ein Jahr darauf in der National Academy of Design ausgestellt wird und begeistertes Lob erntet. Dieses Bild beinhaltet zwei typische Merkmale der frühen Kompositionen Mounts: den Kontrast zwischen innen und außen und die bühnenartige Anordnung der Personen inmitten einer stark strukturierten Umgebung. Der den gleichermaßen lebendig wie stilisiert wirkenden Figuren zugewiesene Platz erzeugt räumliche Bildtiefe. Doch stärker noch als um eine lebendige Darstellung der ländlichen Gesellschaft geht es hier um die Verherrlichung geistiger und kultureller Werte. Der große Heuschober verweist auf Gottes freigiebigen Segen; die geselligen Spiele der Gruppe sprechen für den starken Gemeinschaftsgeist, und die nostalgische Schilderung des Landlebens mag dazu bestimmt sein, städtischen Kunstfreunden die einfachen Freuden und sorglose Fröhlichkeit vorzuführen, die ein naturnahes Leben mit sich bringt.

Obgleich Mount das bäuerliche Leben der Heimat mit seinen spezifischen Sitten und Gebräuchen wie seinen Erwartungen und Hoffnungen malen will, liegt die Quelle seiner künstlerischen Inspiration doch hauptsächlich in der britischen Genremalerei. Wahrscheinlich kennt er durch Drucke und Stiche das Werk Sir David Wilkies, das einen so starken Einfluß auf ihn ausübt, daß er von Anhängern und Verehrern später „der amerikanische Wilkie“ genannt wird. Ebenso wie dieser schottische Zeitgenosse gliedert Mount den Bildraum geometrisch und setzt in den Hintergrund eine geöffnete Tür, damit der Blick über die Mittelebene hinaus dringen kann. Beide Maler verwenden überdies in ihren Gemälden gern kleine Stilleben; im „Tanz auf dem Lande“ sind es ein hölzerner Eimer und ein Pferde- *Abb. 71*
geschirr. Auch Mount setzt, wie Wilkie, Szenen im Freien in einen klar begrenzten Rahmen, wie es für gewöhnlich mit Innenraumszenen geschieht. Als Beispiel dafür kann „Der Pferdehandel“ (1835) gelten, der sich in seiner Komposition mit dem „Botenjungen“ messen kann, der zehn Jahre zuvor von Raimbach nach einem Bild Wilkies gestochen wurde. Die Hauptfiguren stellt Mount zwischen eine Scheune auf der rechten Seite und eine dahinterstehende Bretterwand. Dieses Gemälde, das zu seinen bekanntesten Werken gehört, zeigt die Geschäftstüchtigkeit des amerikanischen Bauern. Der ältere der beiden Farmer, der an einem Stück Holz schnitzt, versucht offenkundig, den Kauf-

preis für das Pferd zu drücken; die Handbewegung des jüngeren bedeutet ihm aber, daß er einen guten Preis festgesetzt hat und davon nicht abrücken wird. Das im linken Bildhintergrund erkennbare Haus und die Frau des jungen Mannes mögen ein Hinweis auf die familiäre Situation sein, die seine Haltung erklärt. Verglichen mit dem vier Jahre zuvor entstandenen „Tanz auf dem Lande", läßt sich hier eine Stilentwicklung zu einer stärker naturalistischen Darstellung der Menschen und ihrer Umgebung feststellen.

Um die Jahrhundertmitte strebt Mount wie auch die Maler der „Hudson-Schule" danach, atmosphärische Effekte so realistisch wie nur möglich einzufangen. Der klare Himmel und das durchsichtige Wasser sind die hervorstechen-
Abb. 510 den Züge in „Aalfischen in Setauket" (1845). In seinen Aufzeichnungen geht der Maler deutlicher auf dieses Gemälde ein: „Jugenderinnerungen. Fischfang am Flußufer während der Trockenzeit in Setauket auf Long Island mit Blick auf das Wohnhaus von Hon. Selah B. Strong in der Ferne." Stärker als alle seine damaligen Berufskollegen ist Mount von Schwarzen fasziniert und stellt sie in seinen Bildern als Persönlichkeiten dar, die seine Sympathie besitzen. In „Aalfischen in Setauket" sieht man eine stattliche Matrone, die einer olympischen Statue zwischen Ruhe und Bewegung gleicht. Gravitätisch im Boot stehend, schickt sie sich zu einer praktischen und ernsten Aufgabe an: mit ihrer Gabel Aale für das Abendessen der Familie zu stechen. Die in der Schwebe festgehaltene Bewegung, die spiegelnde Wasseroberfläche, die nahezu greifbare Atmosphäre und das gleißende Sommerlicht machen aus diesem Gemälde nach Auffassung verschiedener Kunsthistoriker ein Werk, das bereits die Ästhetik des Luminismus ankündigt.

Abb. 72 Aus „Pelzhändler auf dem Missouri", 1845 von George Caleb Bingham (1811–1879) gemalt, spricht derselbe kontemplative Geist gegenüber der Naturschönheit – durchsichtiges Wasser, atmosphärische Effekte. In Virginia geboren, verbringt Bingham Kindheit und Jugend in Franklin (Missouri). Da sein Vater bereits 1823 stirbt, muß er als Gehilfe auf einer Farm, dann als Tischlerlehrling arbeiten, bevor er schließlich Jura und Theologie studiert. 1838 verbringt er drei Monate in Philadelphia und betrachtet dort Gemälde in der Pennsylvania Academy of Fine Arts, vielleicht auch Genrebilder von William Sidney Mount oder John Gadsby Chapman (1806–1889). Zwischen 1839 und 1843 arbeitet er als Porträtist in Washington. 1844 kehrt er jedoch nach Missouri zurück und führt hier die meisten seiner bedeutenden Genrebilder über den Mittleren Westen aus, ehe er 1856 nach Düsseldorf geht. „Pelzhändler auf dem Missouri", eines seiner ersten Genrebilder, erntet sofort Erfolg. Es bietet einen reizvollen Anblick: zwei Trapper – für das damalige Publikum eher Exoten – mit stark ausgeprägten Gesichtszügen treiben in ihrer aus einem ausgehöhlten Baumstamm gefertigten Piroge im Morgennebel gemächlich den Strom hinab. Eine Katze sitzt neben ihnen. Die Herausarbeitung der Perspektive wird durch das harmonische, geradezu klassische Gleichgewicht zwischen den vertikalen (Piroge, sanfte Wellenlinien, Landschaft im Hintergrund) und diagonalen Elementen (der junge Trapper, Treibholz, Wolken, entlaubte Äste) verstärkt. Das Gefühl von Ruhe, das man beim Anblick dieses Bildes verspürt, rührt in hohem Maße von dieser sparsamen und sorgfältig durchdachten Komposition her. Wie „Aalfischen in Setauket" von Mount ist bisweilen auch dieses Gemälde dem Luminismus zugeordnet worden. Es ist indessen zweifelhaft, ob beide Bilder dieser Schule entstammen, obgleich man in beiden Fällen eine luministische Behandlung von Licht und Luft vorfindet. Für Mount und Bingham ist die Natur nicht imposant und mächtig, sondern lyrisch, die Menschengestalten gehen nicht in die Landschaft ein, sondern sind von ihrer Umgebung deutlich abgehoben. Nicht das Ferne und Endlose, sondern das Naheliegende und Augenblickliche werden betont. Die Gestalten Binghams treten vor uns, doch bald verlieren wir sie auch wieder aus den Augen. Die gewandte Farbige auf Mounts Bild wird ihre Beute fangen, wir sehen nur eine Momentaufnahme. Für diese beiden Genremaler finden Patriotismus und Religiosität ihren Ausdruck im einfachen Bürger und in den Reichtümern der Natur.

Abb. 511 Bingham gestaltet seine „Flößer beim Kartenspiel" (1847) zum Symbol des Lebens im amerikanischen Westen, das auf Werten wie Unabhängigkeit und Gemeinschaftsgeist beruht. In den vierziger Jahren sind Schiffe, die Rohstoffe und Produkte aus den Nordterritorien in die Großstädte transportieren, ein vertrauter Anblick. Hier bevorzugt es Bingham freilich, seine Flößer bei einem Zeitvertreib, dem Kartenspiel, zu zeigen und nicht beim Be- oder Entladen ihrer Fracht. Das Sujet, so sehr es auch amerikanisiert ist, steht in einer langen Tradition; Bingham hat sich vermutlich von Werken Wilkies und besonders den „Kartenspielern" von Louis Léopold Boilly, einer Lithographie von 1825, anregen lassen. Auch die Komposition des Bildes geht auf eine europäische Tradition zurück: die pyramidale Anordnung verleiht den Gestalten etwas Monumentales. Einzelne Stillebenelemente – ein Krug und ein achtlos weggeworfenes Paar Schuhe – schmücken das Bild. Die symmetrischen Diagonalen und die horizontale Linie der Bank, an der diese sich brechen, bilden ein klassisches Schema.

Die Anwendung traditioneller europäischer Ausdrucksweisen auf spezifisch amerikanische Themen stellt die Kunst der jungen Nation in einen historischen Kontext. Die bärbeißigen Flößer in den weiten freien Räumen des Mittleren Westens bekräftigen die Hinwendung zu gewöhnlichen Menschen, zu Freiheit, Gleichheit und Brüderlichkeit. In der Wirklichkeit unterscheiden sich die Vereinigten Staaten in den vierziger Jahren kaum von Europa: die Polarisierung der Klassen, die Industrialisierung des Maschinenzeitalters lasten hier wie dort schwer auf der Gesellschaft. Eine realistischere Sicht auf die westlichsten Siedlungsgebiete Amerikas mit ihrem unvermeidlichen
Abb. 514 Anteil von Säufern, Intriganten und Gewinnlern gibt Bingham mit „Die Kreiswahl", einem seiner ehrgeizigsten Ge-

mälde (1851–1852). Der Maler ist selbst politisch aktiv: als Mitglied der Whigs wird er 1848 in das Parlament des Staates Missouri gewählt. Nach neueren Forschungen spiegelt das Werk Binghams Zweifel und Ablehnung hinsichtlich eines Wahlrechts für Nichteigentümer und ausländische Arbeiter. Dies würde die Präsenz der wenig vertrauenerweckenden Personen auf dem Bild erklären. Es ist allgemein anerkannt, daß die Inschrift auf dem blauen Banner neben dem Pfeiler – „The Will of the People the Supreme Law" („Der Wille des Volkes ist das oberste Gesetz") – ein bissiger, ironischer Kommentar auf die dargestellten Figuren ist. „Betrunkene, die man bewußtlos zur Wahlurne schleift, servile Schmeichler, die gutgläubige Farmer mit Zeichen der Aufmerksamkeit überhäufen, und rechts ein politischer Schlachtenbummler, der gerade erst in einer Schlägerei übel zugerichtet wurde." Der Kunsthistoriker Gail E. Husch meint hingegen, daß es sich bei jenem Gemälde keineswegs um eine Persiflage des politischen Credos der Jackson-Ära handelt, sondern daß Bingham hier darstellt, was Ausübung des Wahlrechts bedeuten könnte, doch nicht zwangsläufig bedeuten muß, nämlich „die harmonische Partizipation aller Klassen der Gesellschaft an dem großen Experiment Demokratie". Wie dem auch sei, das Bild zeigt jedenfalls die Teilnahme verschiedener Klassen und Interessengruppen am Wahlprozeß. Eine aufmerksame Untersuchung der Figuren auf den Treppenstufen des Gebäudes zeigt einen vierschrötigen Farmer in Hemdsärmeln, zwei elegante Herren mit Zylinder, einen rothaarigen Iren und einen bärtigen Veteranen des amerikanischen Unabhängigkeitskrieges (der auf einer vorbereitenden Zeichnung als solcher identifiziert werden konnte). Die klassische Anordnung der zentralen Gruppe bildet mit den seitlichen Nebengruppen eine ausgewogene und kohärente Komposition. Die Fixpunkte des Ensembles – rechts der Eingangsbereich eines Gebäudes mit einer perspektivischen Häuserzeile, links ein Tisch – erinnern stark an einen Kupferstich nach dem „Stimmenfang" von William Hogarth. Die Personen mit ihren typischen Zügen und gesteigerter Gestik verraten wiederum die eingehende Kenntnis der Düsseldorfer Schule und ganz besonders des Gemäldes „Arbeiter vor dem Magistrat" von Johann Peter Hasenclever, das etwa zu jenem Zeitpunkt entsteht, da Bingham an der „Kreiswahl" arbeitet. Möglicherweise hat Bingham sich anhand von Reproduktionen mit der deutschen Kunst vertraut gemacht, vielleicht aber auch durch Besuche der „Düsseldorf Gallery", die 1849 in New York von dem Deutschamerikaner John Godfrey Boker eröffnet wird. Dieser hat, sowohl für seinen persönlichen Gewinn wie aus Sorge um die Erhaltung der Bilder, eine stattliche Zahl deutscher Gemälde vor der europäischen Revolution von 1848 in die Vereinigten Staaten hinübergerettet.

DER EINFLUSS DER DÜSSELDORFER MALERSCHULE

Düsseldorf wird Mitte des 19. Jahrhunderts für mehrere Jahrzehnte zum Hauptziel junger Amerikaner, die in Europa eine künstlerische Ausbildung absolvieren wollen. Zwischen 1840 und 1865 studieren rund fünfzig amerikanische Künstler, unter ihnen George Caleb Bingham und Albert Bierstadt, in Düsseldorf – entweder an der Akademie oder bei freischaffenden Künstlern der Stadt. Die Düsseldorfer Schule bevorzugt die Genremalerei. „The American Art Union", die wichtigste Künstlervereinigung der Vereinigten Staaten, ermuntert junge Maler, dort zu lernen. Ziel dieser 1844 gegründeten Vereinigung ist die Entwicklung einer eigenen, nationalen Schule durch solche Künstler, die ihre in Europa erworbenen Fähigkeiten auf spezifisch amerikanische Themen anwenden würden. Sie gibt zu diesem Zweck ein Bulletin heraus und kauft, gestützt auf ein Lotteriesystem, bestimmte Bilder, die dann als Stiche reproduziert werden. Neben vielen anderen unterstützt diese Vereinigung auch Bingham, indem sie seine Werke kauft, Ausstellungen organisiert und Reproduktionen anfertigen läßt und verteilt.

Auch Emanuel Gottlieb Leutze (1816–1868), der als einer der ersten amerikanischen Künstler nach Düsseldorf geht und nachgerade ein Paradebeispiel für die Kunstbeziehungen zwischen dieser Stadt und den Vereinigten Staaten darstellt, wird von der Art Union und ihrem Bulletin unterstützt. In Schwäbisch Gmünd bei Stuttgart geboren, verbringt Leutze seine Jugend in Philadelphia. Gegen 1834 schreibt er sich in die Kunstklasse bei John Rubens Smith ein und fertigt Kopien von Abgüssen und Kupferstichen. Nachdem er vier Jahre lang als Porträtmaler gearbeitet hat, bricht er nach Europa auf. In Amsterdam studiert er die Gemälde der alten Meister und geht dann nach Düsseldorf. 1841 tritt er in die dortige Akademie ein und befreundet sich mit dem Historienmaler Carl Friedrich Lessing, einem der liberalsten Geister der Stadt. Mit einer Bilderserie über das Leben des Christoph Kolumbus wird Leutze bekannt. Dann malt er erzählende Bilder, die Episoden aus der Geschichte Amerikas und Englands behandeln, besonders politische oder religiöse Verfolgungen. Im Jahre 1849 beginnt er mit dem Gemälde „Washington überquert den Delaware", seinem Hauptwerk zum Thema des Befreiungskrieges und dem bekanntesten aller amerikanischen Hi- *Abb. 79* storienbilder. Das Bild stellt die Vorbereitungen Washingtons auf die heimliche Attacke dar, die er Weihnachten 1776 gegen die hessischen Söldner der britischen Armee in Trenton (New Jersey) führte. Zahlenmäßig unterlegen und schlecht ausgerüstet, nur mit ihrem Mut gewappnet, trotzen Washington und seine Truppen Frost und kaltem Nordwind und überqueren in der Nacht den Delaware. Die dramatische Inszenierung dieser Episode und die differenzierten Gesichter der Protagonisten verschärfen das Pathos. Die dynamische Kraft des Bildes entspringt freilich eher den vielfältigen Diagonalen, die von den Menschen, den Ruderblättern, dem Banner, den Eisschollen und Wellen gebildet werden. Stimmig wird die Komposition durch die Balance zwischen der beherrschenden diagonalen Standarte, die den perspektivischen Blick auf die fernen Boote lenkt, und dem Dreieck, das Washington in der Bildmitte hervorhebt. Dieses Dreieck wirkt als stabilisierender Faktor in einem Gesamtwerk, in dem vielfältige unterschiedlich wirkende Kräfte auftreten. Diese technische Meisterschaft, gepaart mit der Größe des Gemäldes und seinem heroischen Sujet, ordnet Leutzes Werk dem großen Stil der Historienmalerei zu. Durch das Gleichgewicht zwischen Ideal und Wirklichkeit steht es überdies in einer Reihe mit „Watson und der Hai" von Copley. *Abb. 60* Die historische Spannung von „Washington überquert den Delaware" liegt darin, wie Barbara Groseclose überzeugend darlegt, daß das Gemälde, das als Ausdruck des amerikanischen Patriotismus schlechthin erscheint, eigentlich für ein deutsches Publikum nach der gescheiterten Revolution von 1848 gemalt worden sei. Eher „politisches Manifest" denn „patriotisches Monument", wendet sich das Bild an die enttäuschten Revolutionäre von 1848. „Gefangen im engmaschigen Netz der Reaktion, können sie trotzdem ihre Kräfte sammeln und die Niederlage überwinden, nach dem Vorbild Washingtons, der die amerikanischen Soldaten aus der Verzweiflung zum Sieg führte." Dieser enge Zusammenhang zwischen Leutzes Gemälde und der politischen Lage im damaligen Deutschland stellt deutlich den Anspruch der Düsseldorfer Malerschule unter Beweis, der Historienmalerei aktuellen Aussagewert zu verleihen.

Abb. 513 Dieses Anliegen findet man auch bei der Genremalerei, wie das Bild „Politik im Austernrestaurant" (1848), eines der komplexesten und beliebtesten Werke Richard Caton Woodvilles, zeigt. Woodville (1825–1855) wird in Baltimore (Maryland) in einer wohlsituierten Familie geboren. In den dreißiger Jahren erwirbt er bei Zeichenlehrern des St. Mary's College erste künstlerische Fähigkeiten. Möglicherweise lernt er dann bei Alfred Jacob Miller (1810 bis 1874), der für Bilder über das Leben der Indianer im amerikanischen Westen bekannt ist. Nach einer kurzen Zeit an der medizinischen Fakultät der Universität von Maryland geht Woodville 1845 nach Deutschland. Ein Jahr verbringt er an der Düsseldorfer Akademie, während der restlichen Zeit seines sechsjährigen Aufenthaltes in Deutschland genießt er die Ausbildung bei Carl Ferdinand Sohn, einem Maler von Porträts und idyllischen Szenen. Mit „Politik im Austernrestaurant" verarbeitet Woodville die politischen Spannungen in seinem Heimatland am Ausgang des amerikanisch-mexikanischen Krieges von 1846–1848. Die Wahl des Ortes – ein Austernrestaurant wie in seiner Geburtsstadt Baltimore – resultiert vermutlich aus verschiedenen Besuchen in seiner Heimat zwischen 1845 und 1851. Dieses intime und vertraute Bild in Verbindung mit einem wichtigen Ereignis der amerikanischen Geschichte macht aus diesem Werk ein Gemälde des historischen Genres und verweist auf das geradezu inflationäre Anschwellen der „Historienmalerei" Mitte des 19. Jahrhunderts. „Politik im Austernrestaurant" zeigt einen Mann mit Zylinder, den ein Artikel über den Mexikanischen Krieg in seiner Zeitung offenbar stark erregt hat; sein Begleiter, der sich sichtlich belästigt fühlt, läßt dessen aggressive Bemerkungen über sich ergehen und schaut dabei den Betrachter an. Diese sehr lebhafte Szene ist in Stil und Komposition ein vollkommenes Beispiel der Düsseldorfer Schule, die wiederum in der Tradition der holländischen Malerei des 17. Jahrhunderts steht. Alle Bildelemente sind sehr sorgfältig ausgeführt, der Charakter ist insgesamt stark anekdotisch. Die Figuren sind kräftig gezeichnet und durch Alter, Gesichtsausdruck und Kleidung eingehend charakterisiert. Der flache, kastenähnliche Raum birgt horizontale wie vertikale Elemente (Tische und Bänke, Stützen mit Gardinenstange und Vorhang), die ein streng geometrisches Gebilde formen. Die stumpfen Farben und die trockene Malweise sind der deutschen Prägung Woodvilles zuzuschreiben. Den Spucknapf links im Vordergrund findet man in vielen seiner Bilder; er verweist auf die für die Düsseldorfer Malerei typische Einbeziehung von Stillebenelementen.

Abb. 73 Im Jahre 1851 verläßt Woodville Düsseldorf und geht nach Paris. Dort malt er kurz nach seiner Ankunft „Warten auf die Postkutsche", wo zwei Details von „Politik im Austernrestaurant" wieder auftreten: Spucknapf und Zeitung. Während dieses Gemälde einer strengen Geometrie unterliegt, ist „Warten auf die Postkutsche" asymmetrisch aufgebaut. Auch dieses Bild gehört in Komposition und Stil zur Düsseldorfer Malerschule und erinnert besonders an die „Pfändung" von Peter Schwingen (1846). Wie der deutsche Maler setzt Woodville die individualisierten und eingehend charakterisierten Figuren in einem gegliederten Raum an einen Tisch. Am äußersten linken Bildrand erblickt man in beiden Gemälden ein angrenzendes Zimmer mit Fenster; vollendet gemalte Stillebengegenstände bereichern den Mittelgrund. Beiden Werken sind weiterhin eine fotografisch genaue Ausführung und gedämpfte Farbtöne eigen. Woodville erfüllt, indem er amerikanische Themen mit der gesamten Erfahrung seiner europäischen akademischen Bildung behandelt, die Wünsche und Erwartungen der Art Union, die ihm eine stattliche Anzahl Bilder abkauft. Seine Laufbahn endet mit einem plötzlichen Tod: im Alter von dreißig Jahren stirbt er in London an einer Überdosis Morphium.

48 THOMAS SMITH,
SELBSTPORTRÄT
Öl auf Leinwand
62 × 60 cm
Um 1690
Worcester, Worcester Art Museum

49 JOHN FREAKE,
„THE FREAKE LIMNER"
Öl auf Leinwand
107,9 × 93,4 cm
1671–1674
Worcester, Worcester Art Museum

50 ELIZABETH FREAKE UND IHR BABY MARY,
„THE FREAKE LIMNER"
Öl auf Leinwand
108 × 93,4 cm
1671–1674
Worcester, Worcester Art Museum

51 JOHN SMIBERT,
DIE BERMUDA-GRUPPE (DEKAN GEORGE BERKELEY
UND SEINE BEGLEITUNG)
Öl auf Leinwand
234 × 176 cm
1729
New Haven, Yale University, Art Gallery

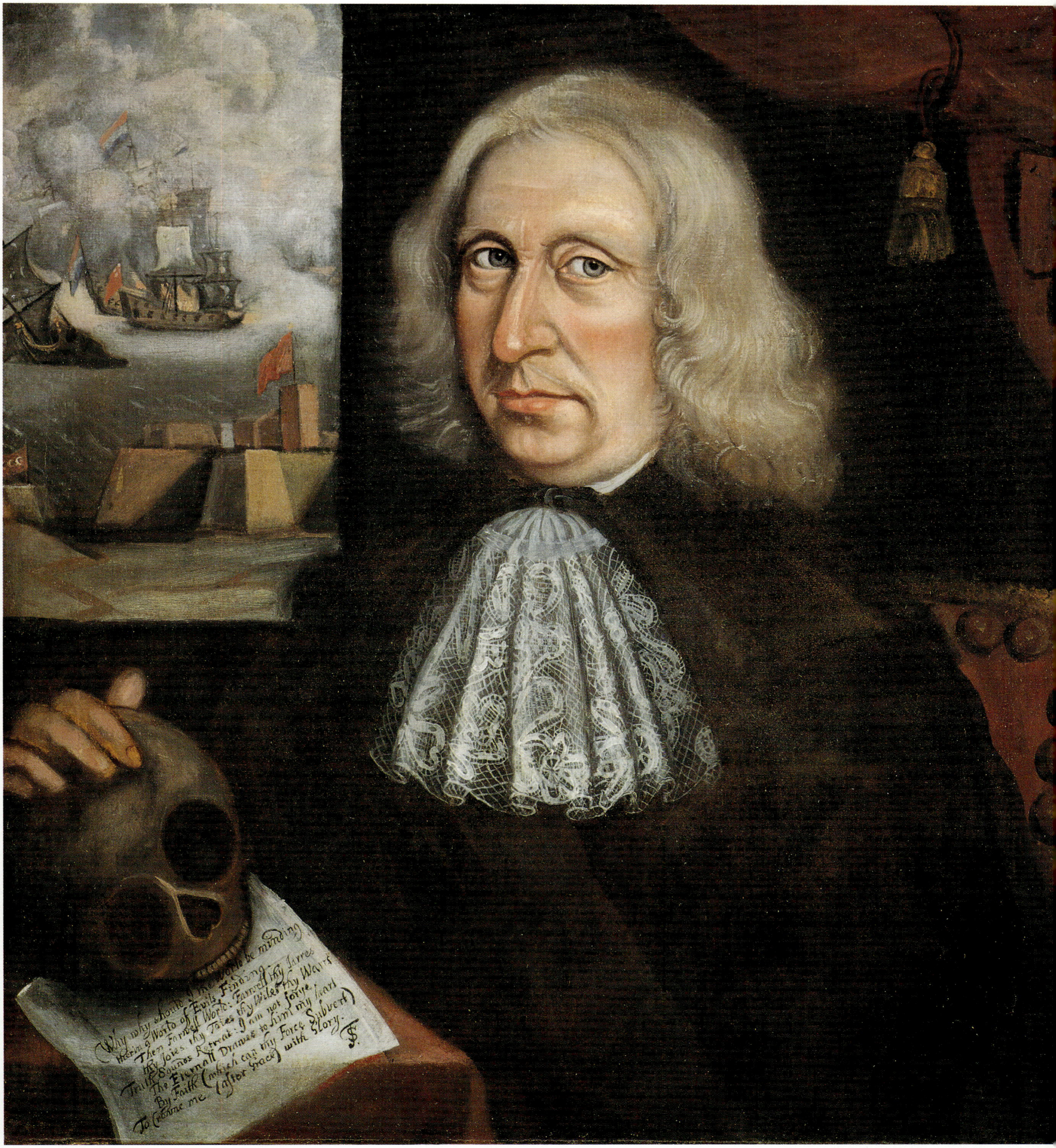
Why why should the World be minding
therin a World of Evils Finding.
Then Farwell World: Farwell thy Jarres
thy Joies thy Toies thy Wiles thy Warrs
Truth Sounds Retreat: I am not sorye.
The Eternall Drawes to him my heart
By Faith (which can thy Force Subvert)
To Crowne me (after Grace) with Glory.
TS

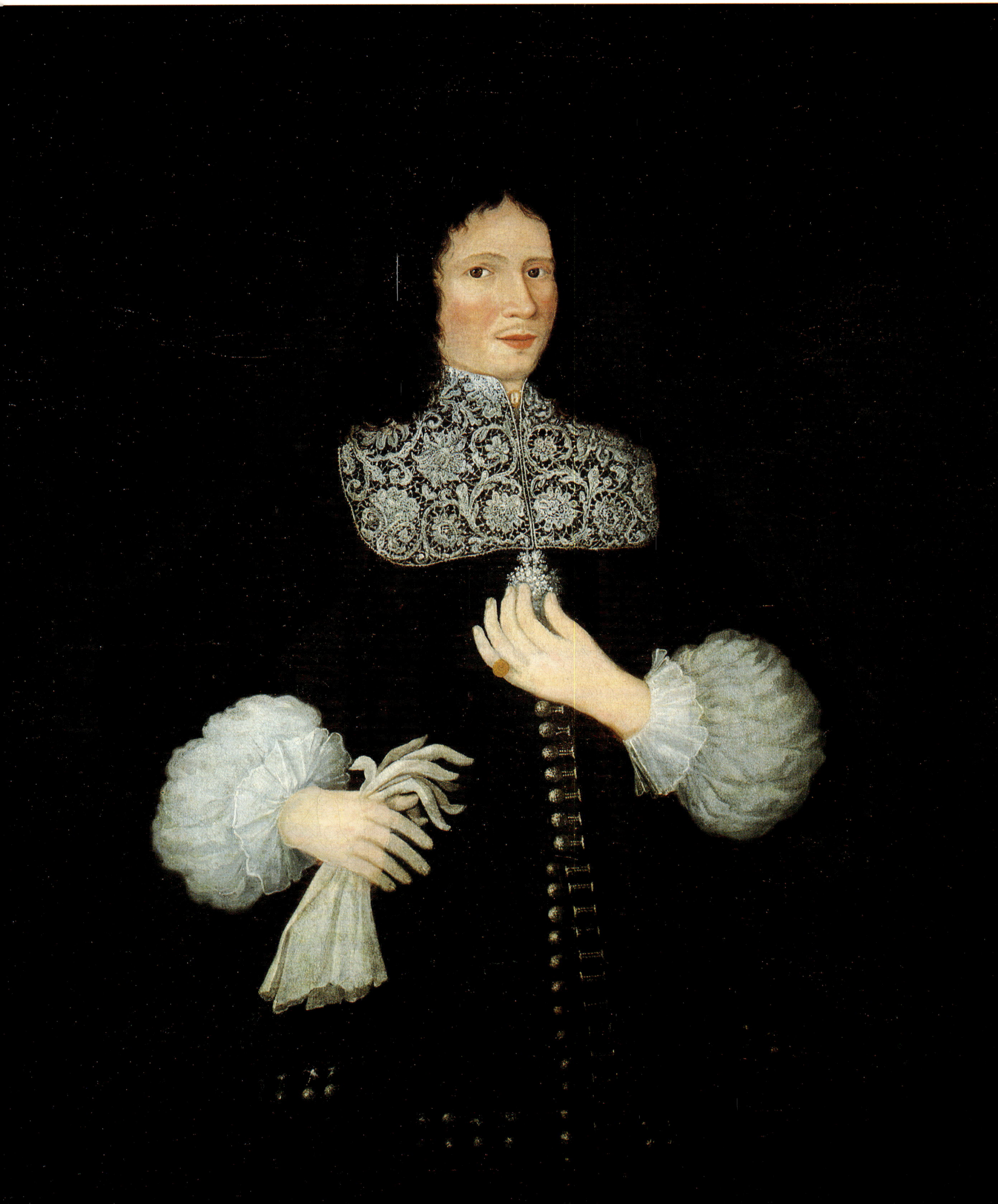

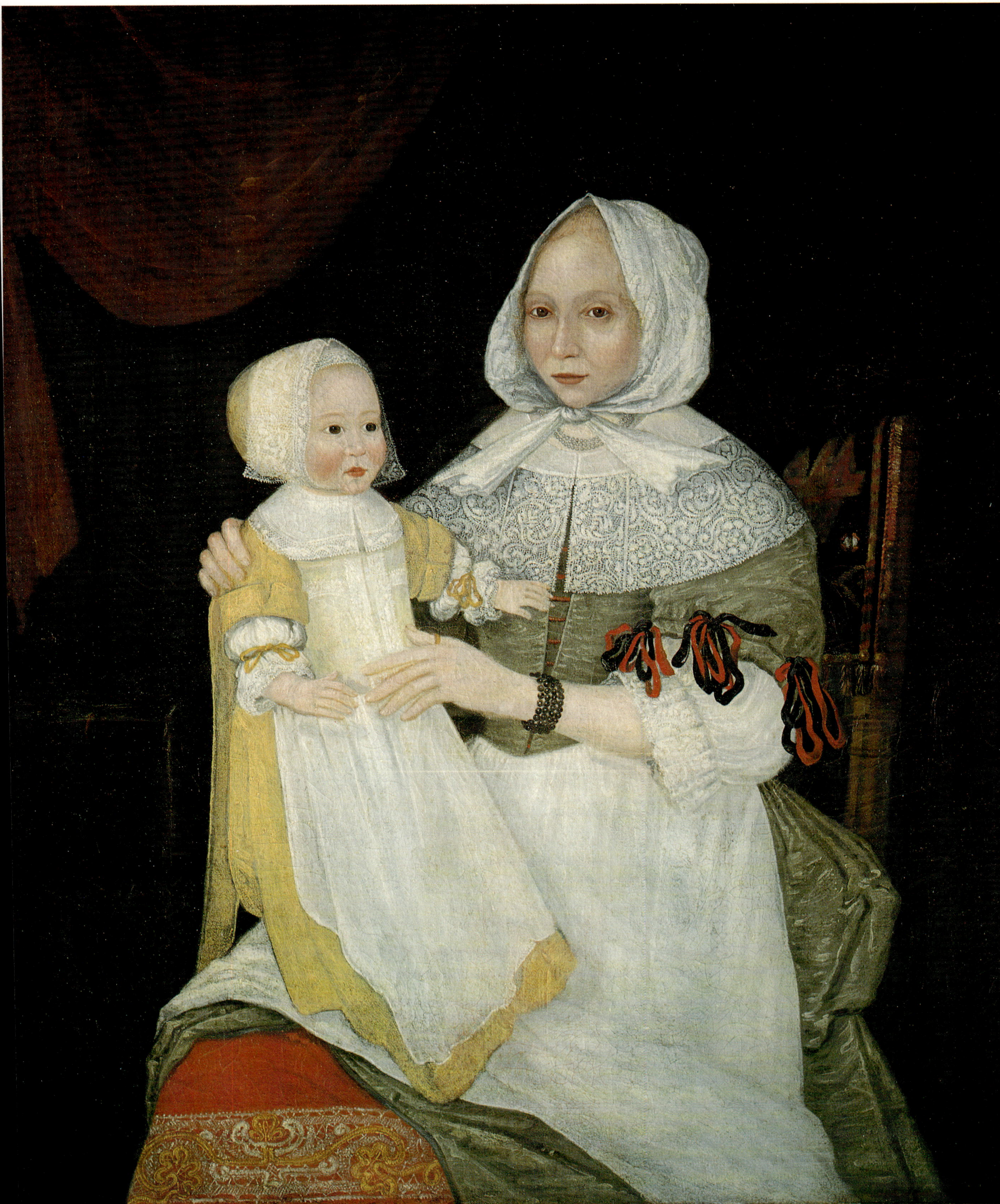

49 50

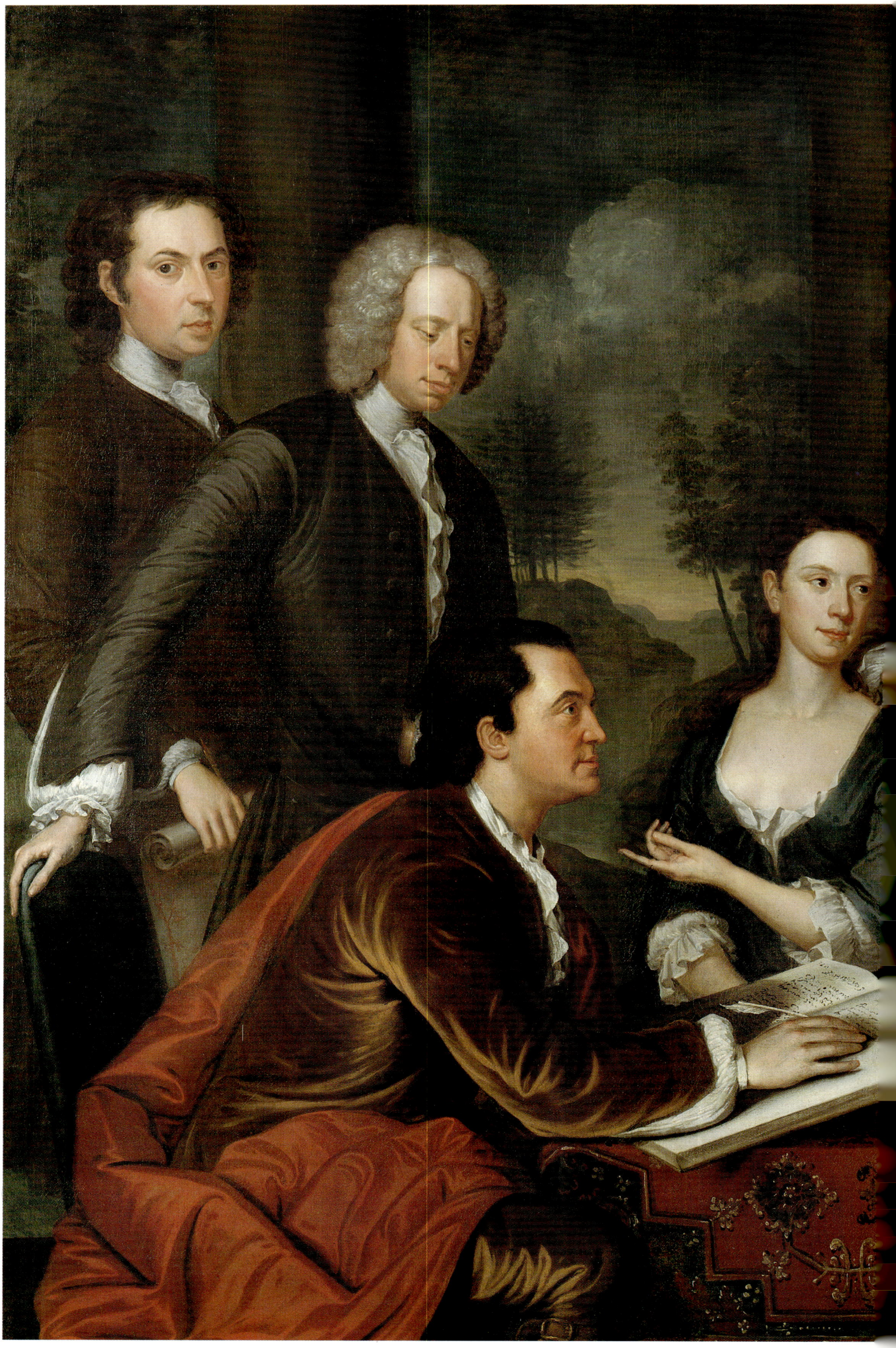

51

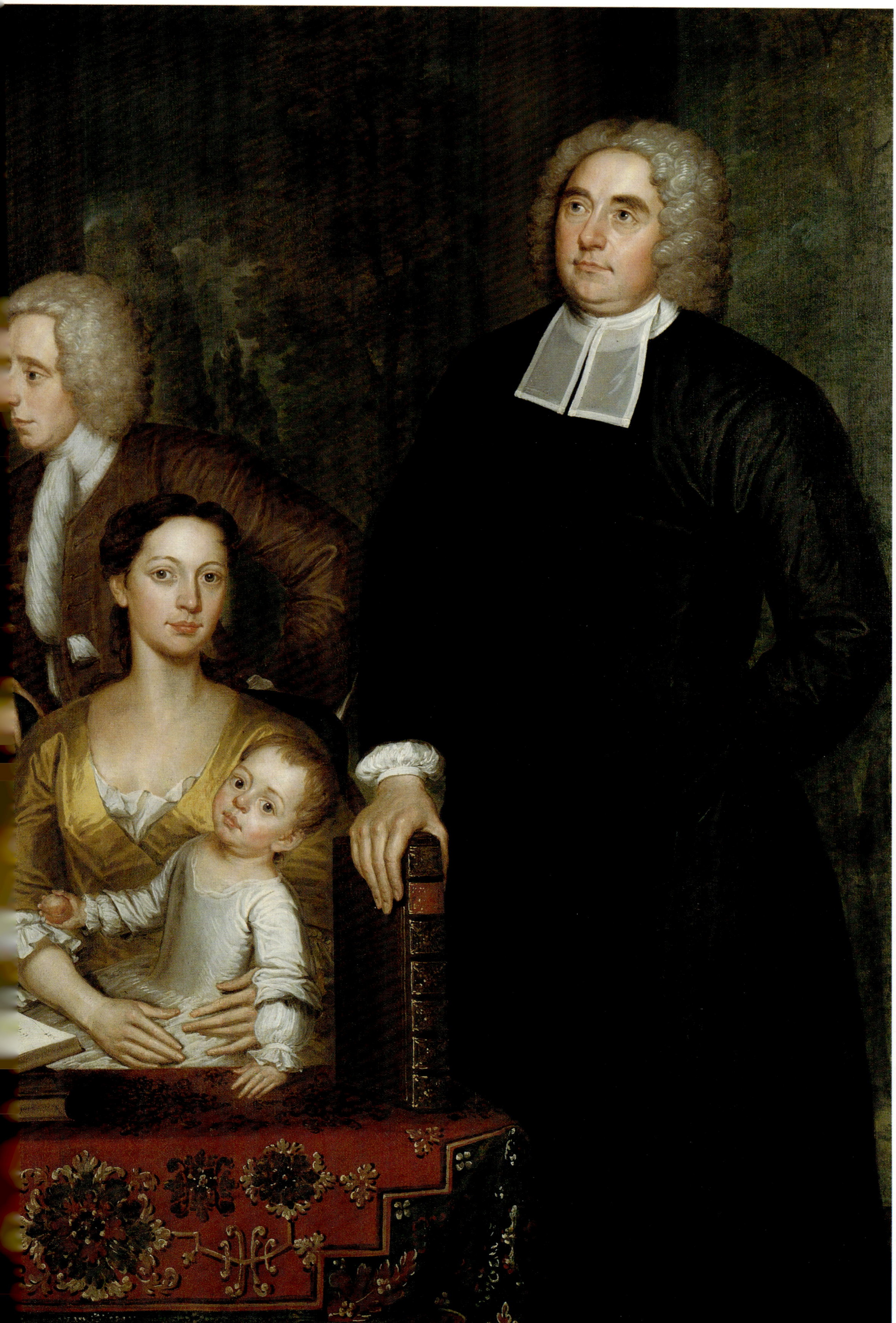

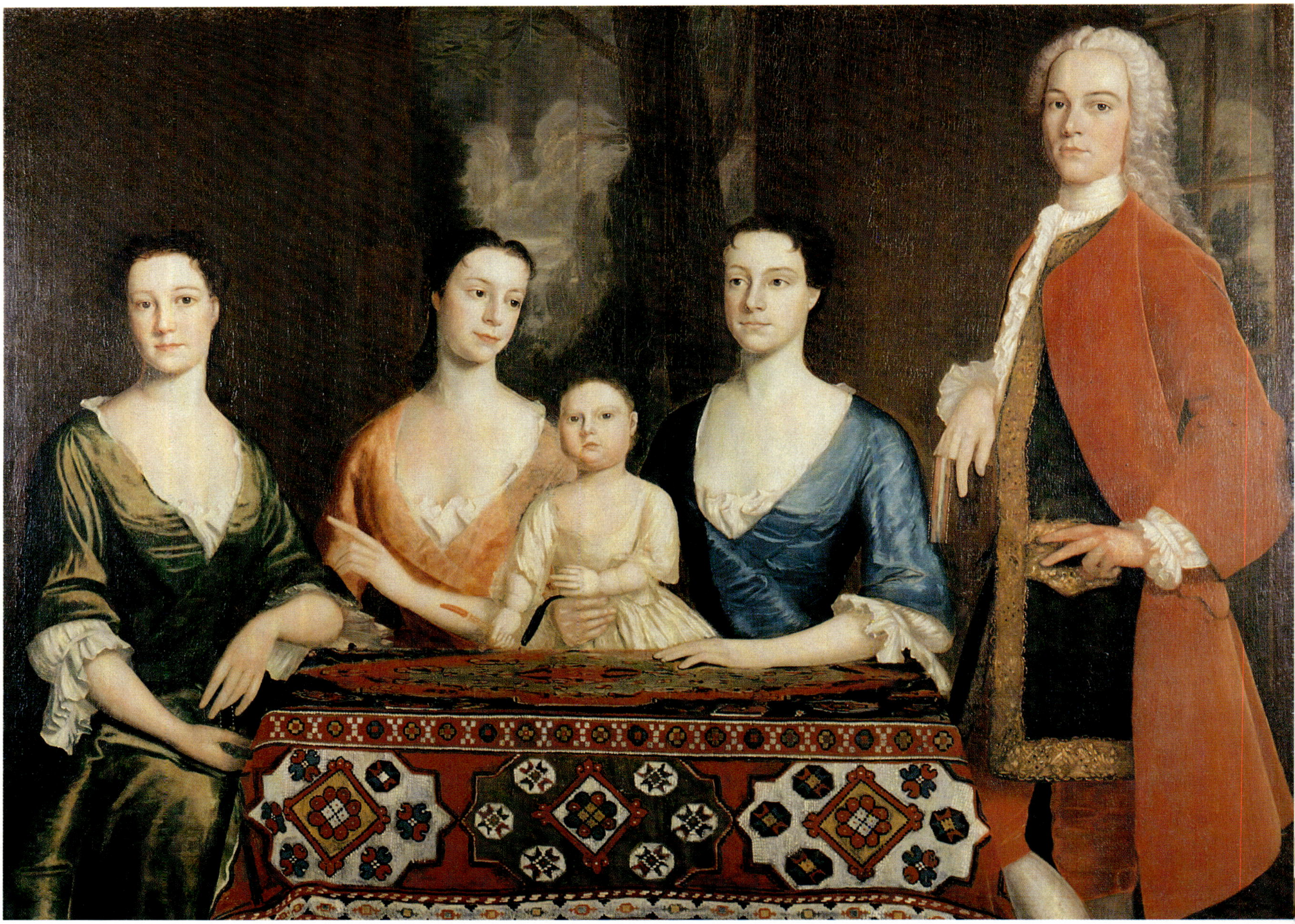

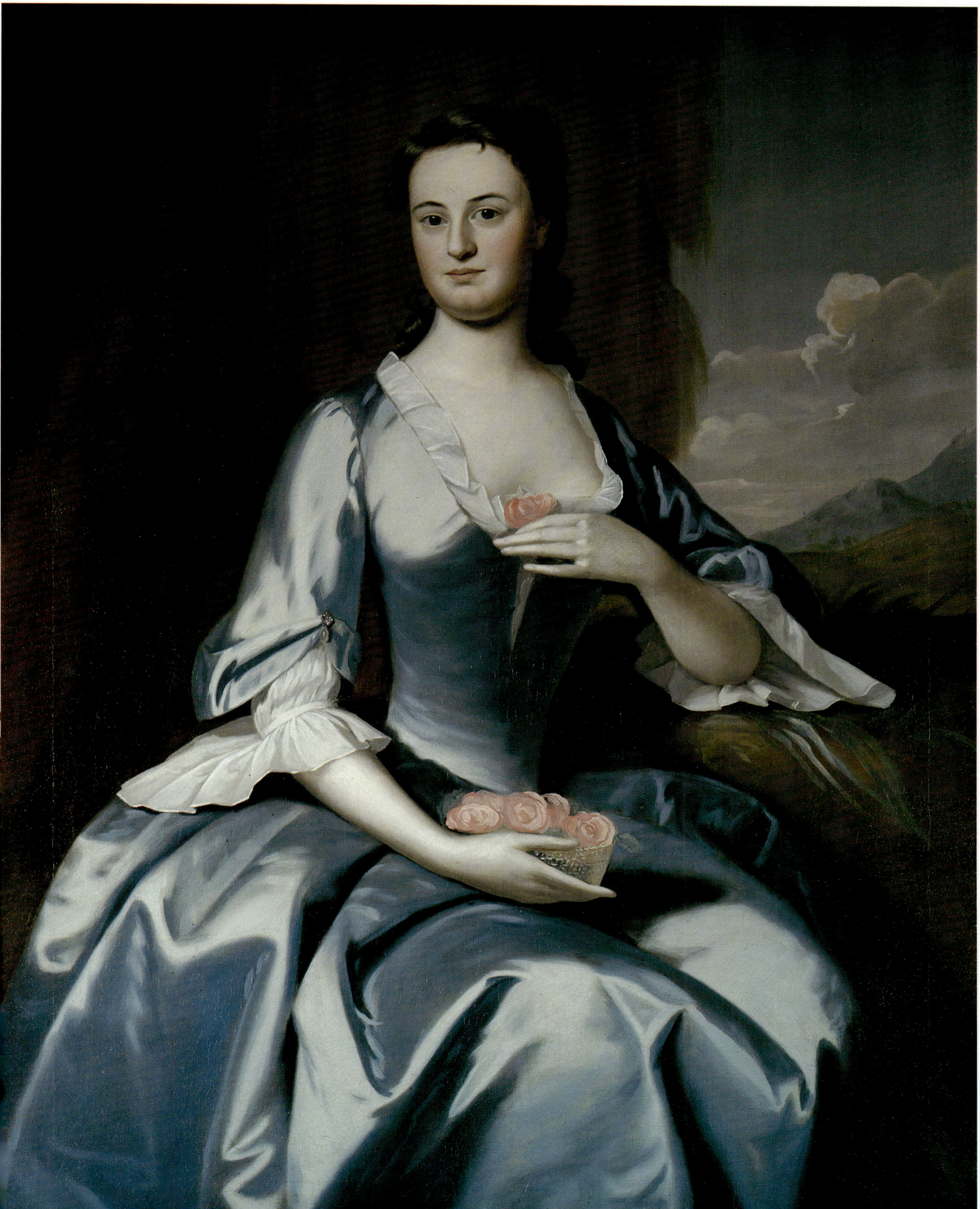

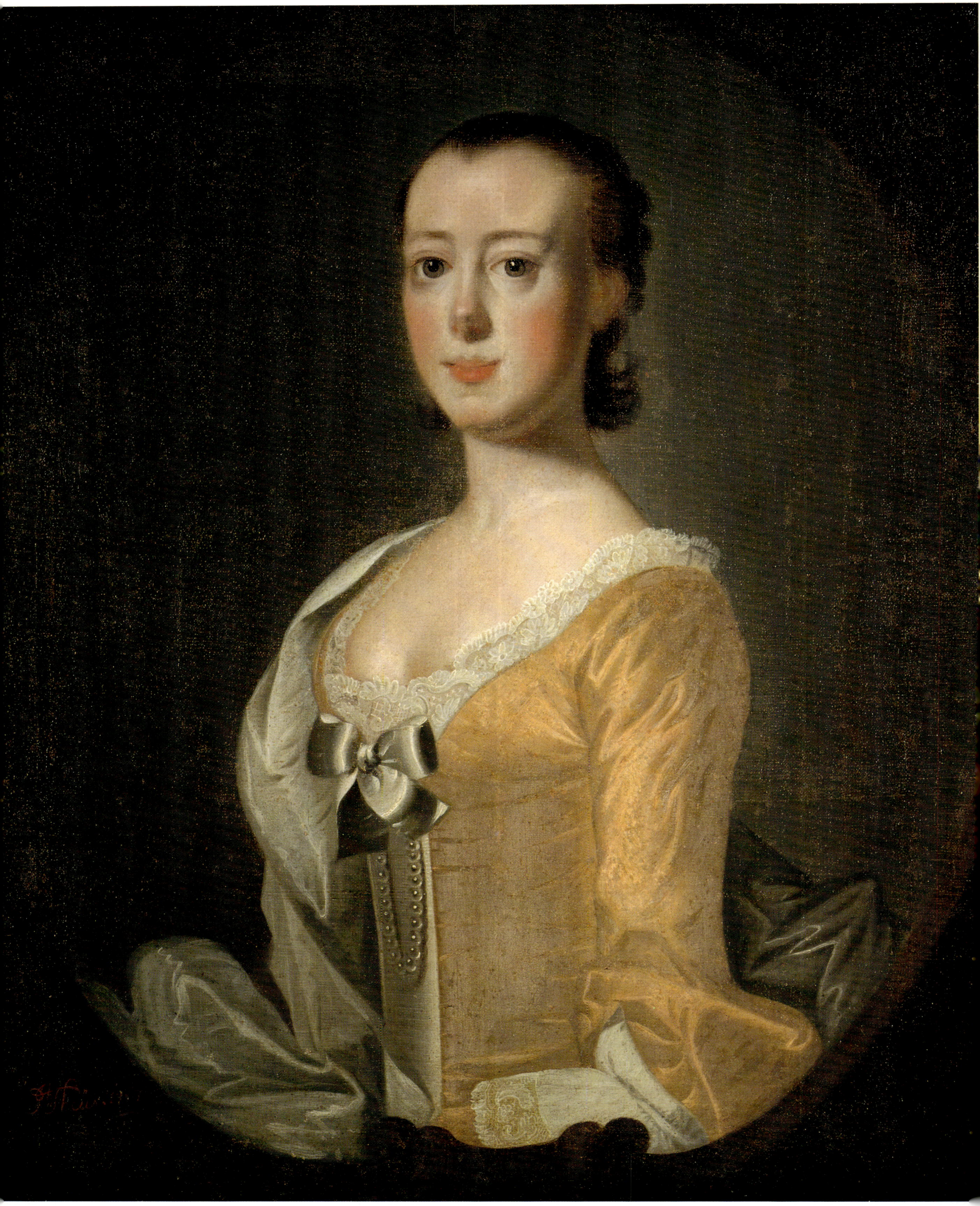

52 ROBERT FEKE,
ISAAC ROYALL UND SEINE FAMILIE
Öl auf Leinwand
138,7 × 197,4 cm
1741
Massachusetts, Harvard Law School, Art College, Cambridge

53 ROBERT FEKE,
ELIZABETH ERVING BOWDOIN
Öl auf Leinwand
127,2 × 101,7 cm
Um 1748
Brunswick, Bowdoin College Museum of Art

54 JEREMIAH THEÜS,
ELIZABETH ROTHMALLER
Öl auf Leinwand
76 × 63,5 cm
1757
Brooklyn, The Brooklyn Museum

55 WILLIAM WILLIAMS,
DEBORAH HALL
Öl auf Leinwand
181,3 × 117,8 cm
1766
Brooklyn, The Brooklyn Museum

56 BENJAMIN WEST,
DER JUNGE THOMAS MIFFLIN
Öl auf Leinwand
122,2 x 92 cm
Um 1758–1759
Philadelphia, The Historical Society of Pennsylvania

57 JOHN SINGLETON COPLEY,
ELIZABETH GOLDTHWAIT
Öl auf Leinwand
128 × 102,2 cm
1770–1771
Boston, The Museum of Fine Arts (Vermächtnis von John T. Bowen zum Gedenken an Eliza M. Bowen)

58 JOHN SINGLETON COPLEY,
ISAAC SMITH
Öl auf Leinwand
127 × 101 cm
1769
New Haven, Yale University Art Gallery (Schenkung von Maitland Fuller Griggs)

59 BENJAMIN WEST,
AGRIPPINA LANDET IN BRUNDISIUM MIT DER ASCHE DES GERMANICUS
Öl auf Leinwand
162,8 × 239,9 cm
1768
New Haven, Yale University Art Gallery (Schenkung von Louis M. Rabinowitz)

60 JOHN SINGLETON COPLEY,
WATSON UND DER HAI
Öl auf Leinwand
181,4 × 229,2 cm
1778
Boston, The Museum of Fine Arts (Schenkung von Mrs. George von Lengenke Meyer)

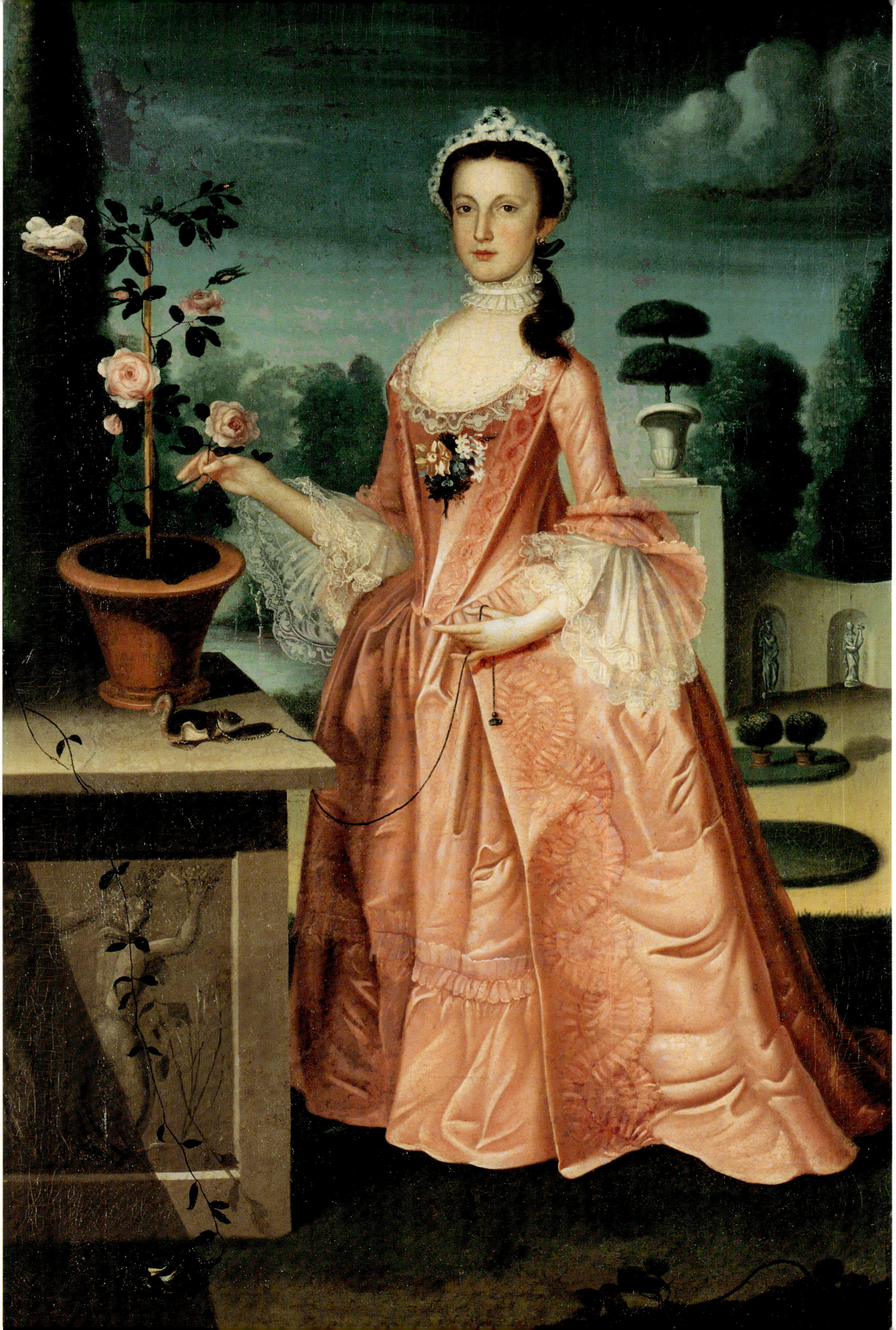

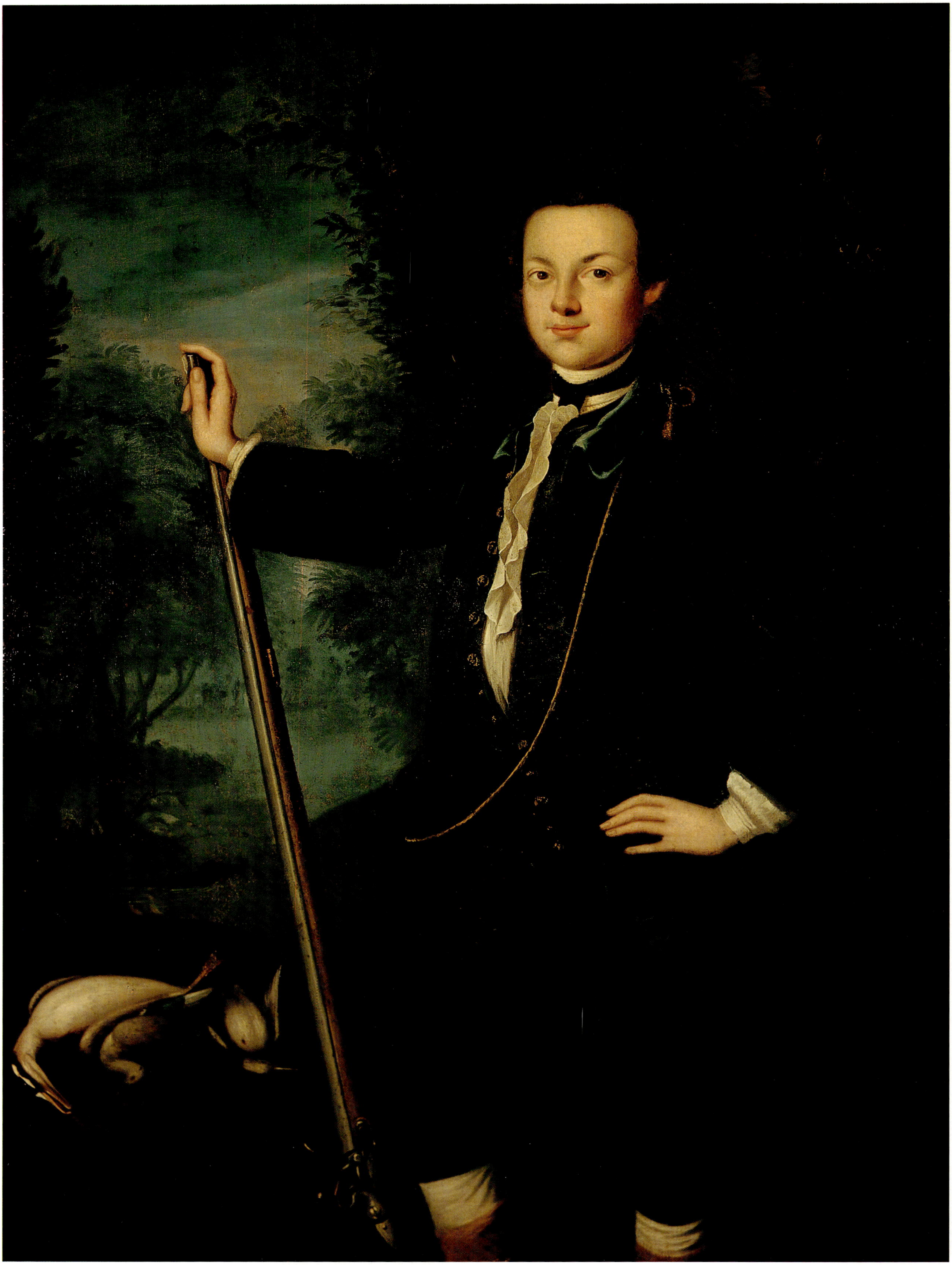

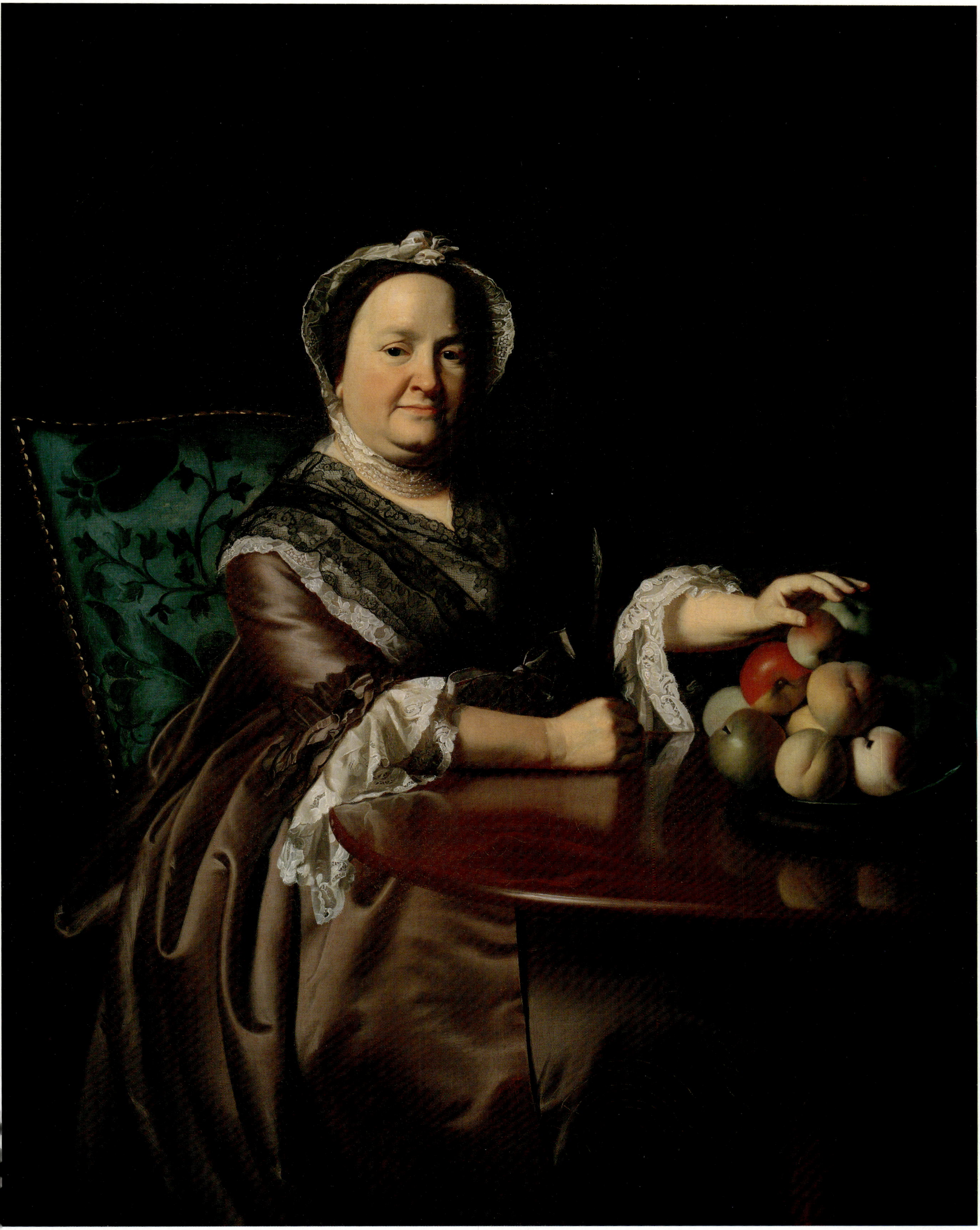

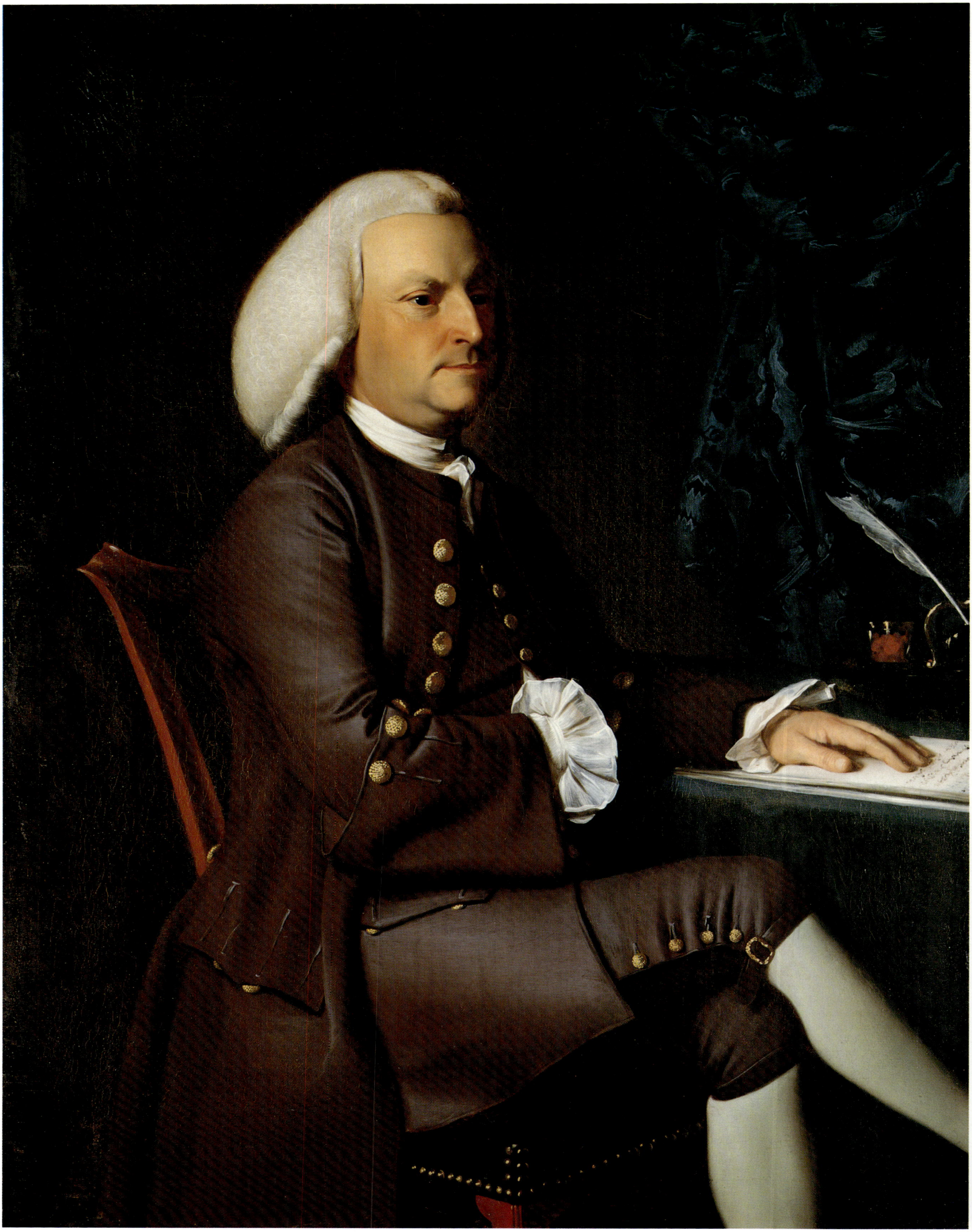

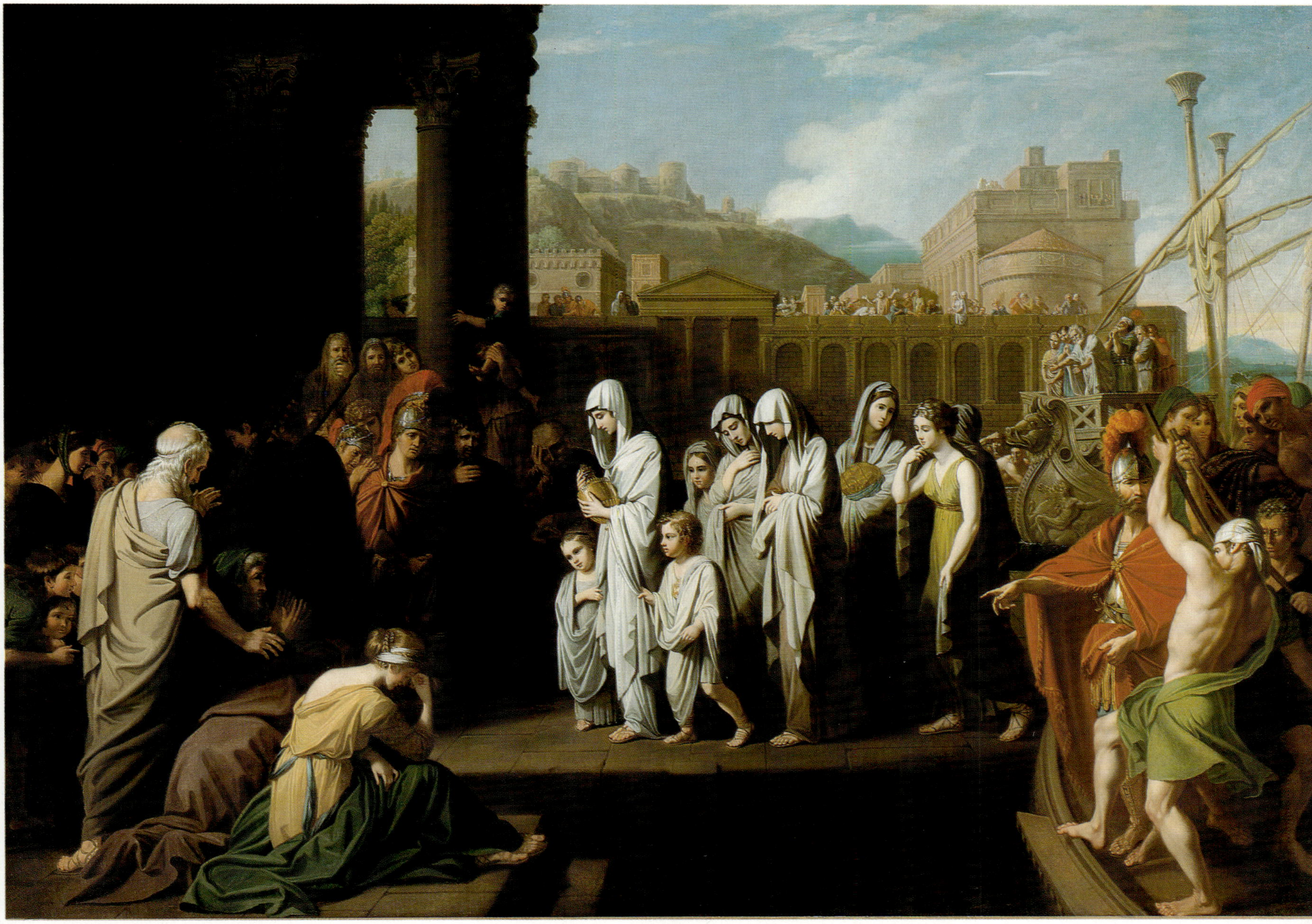

59

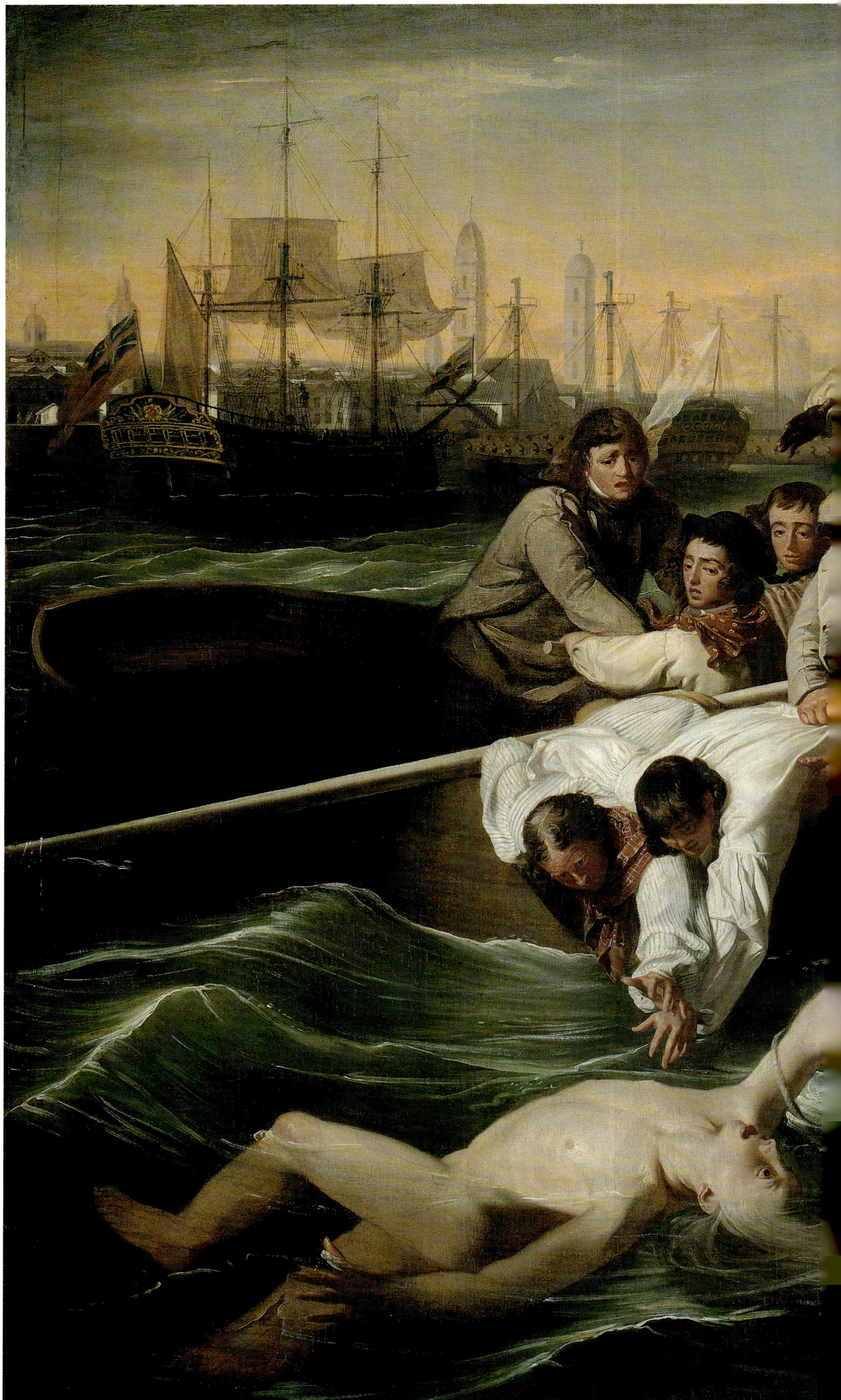

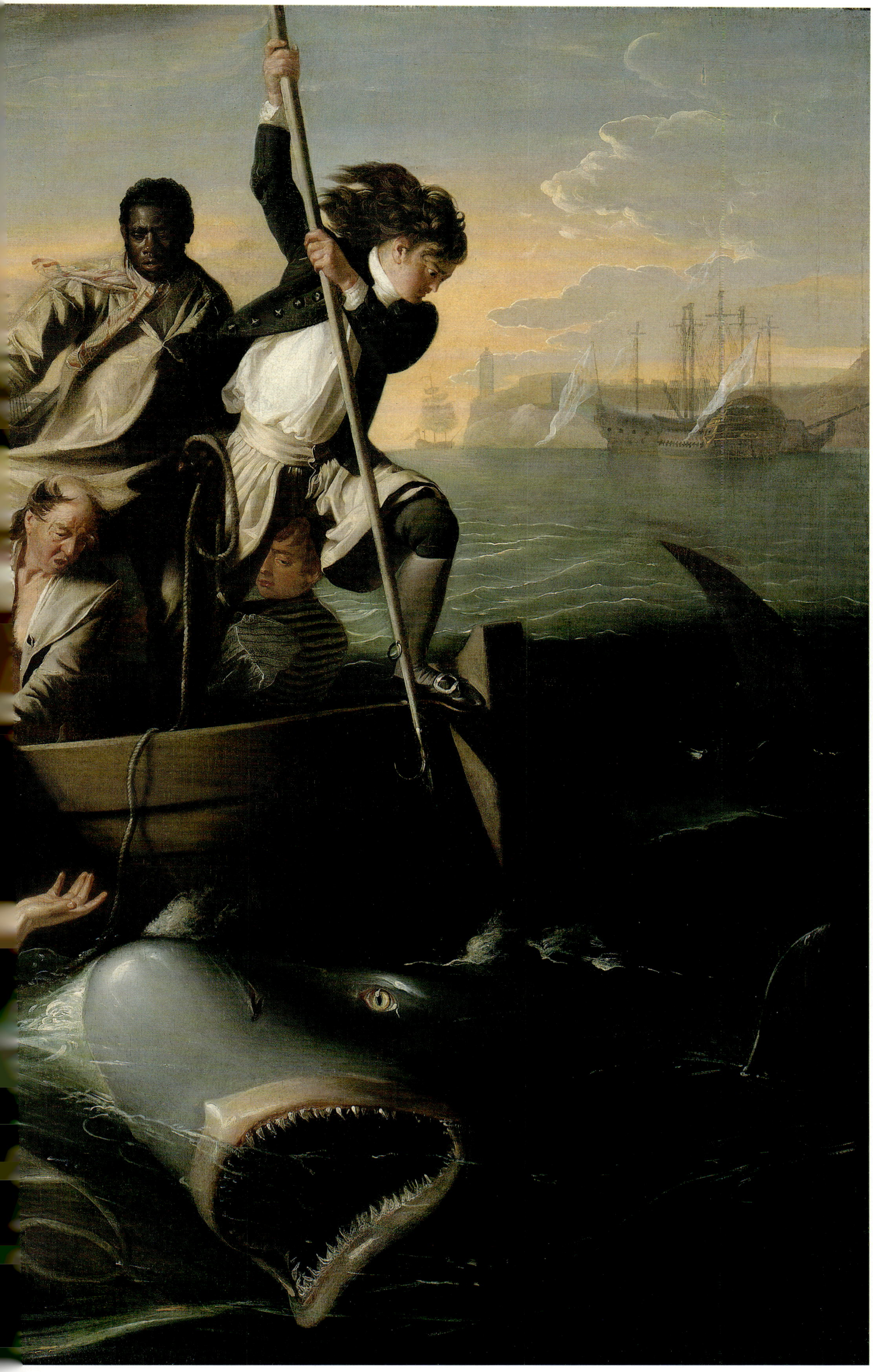

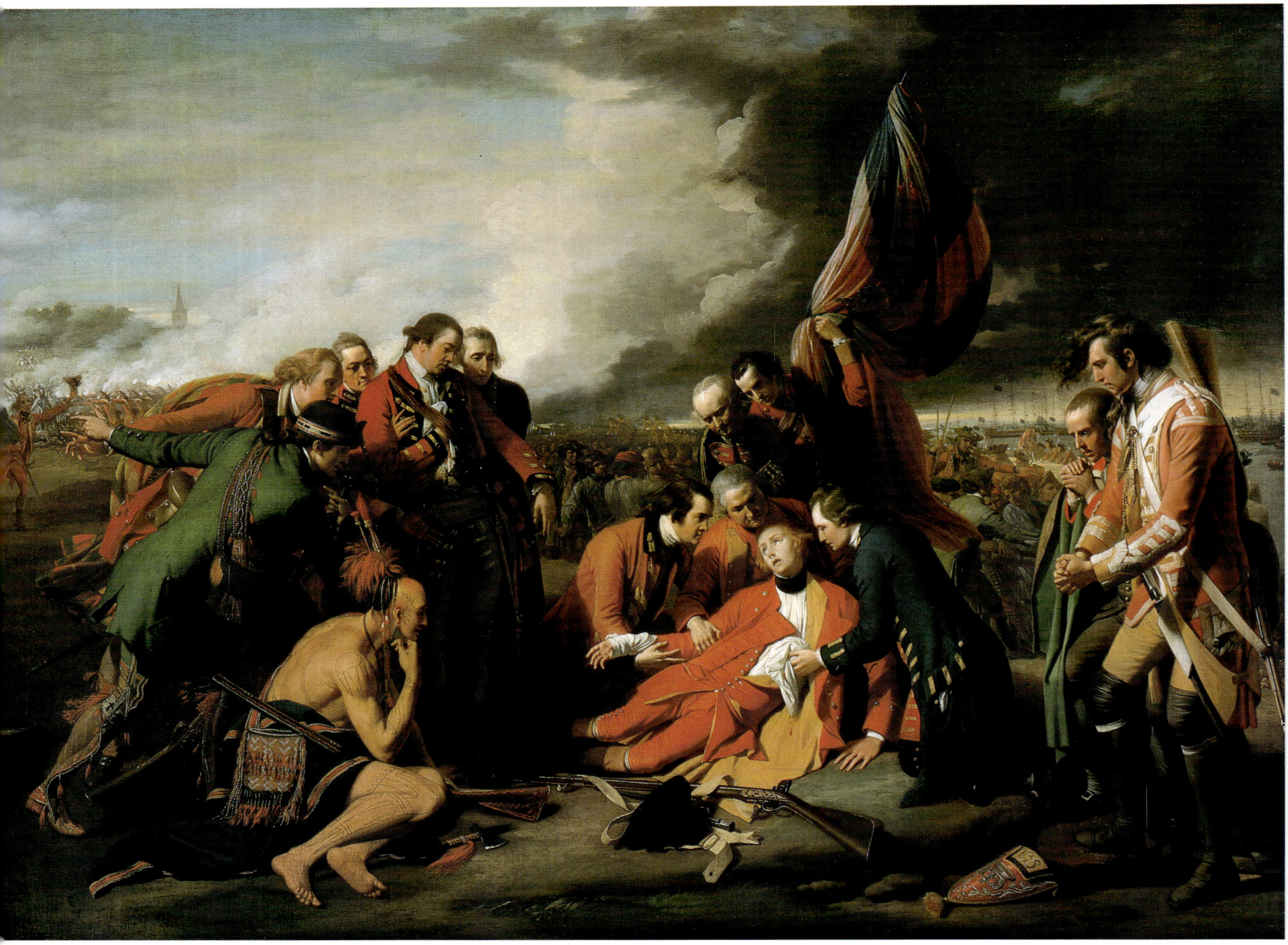

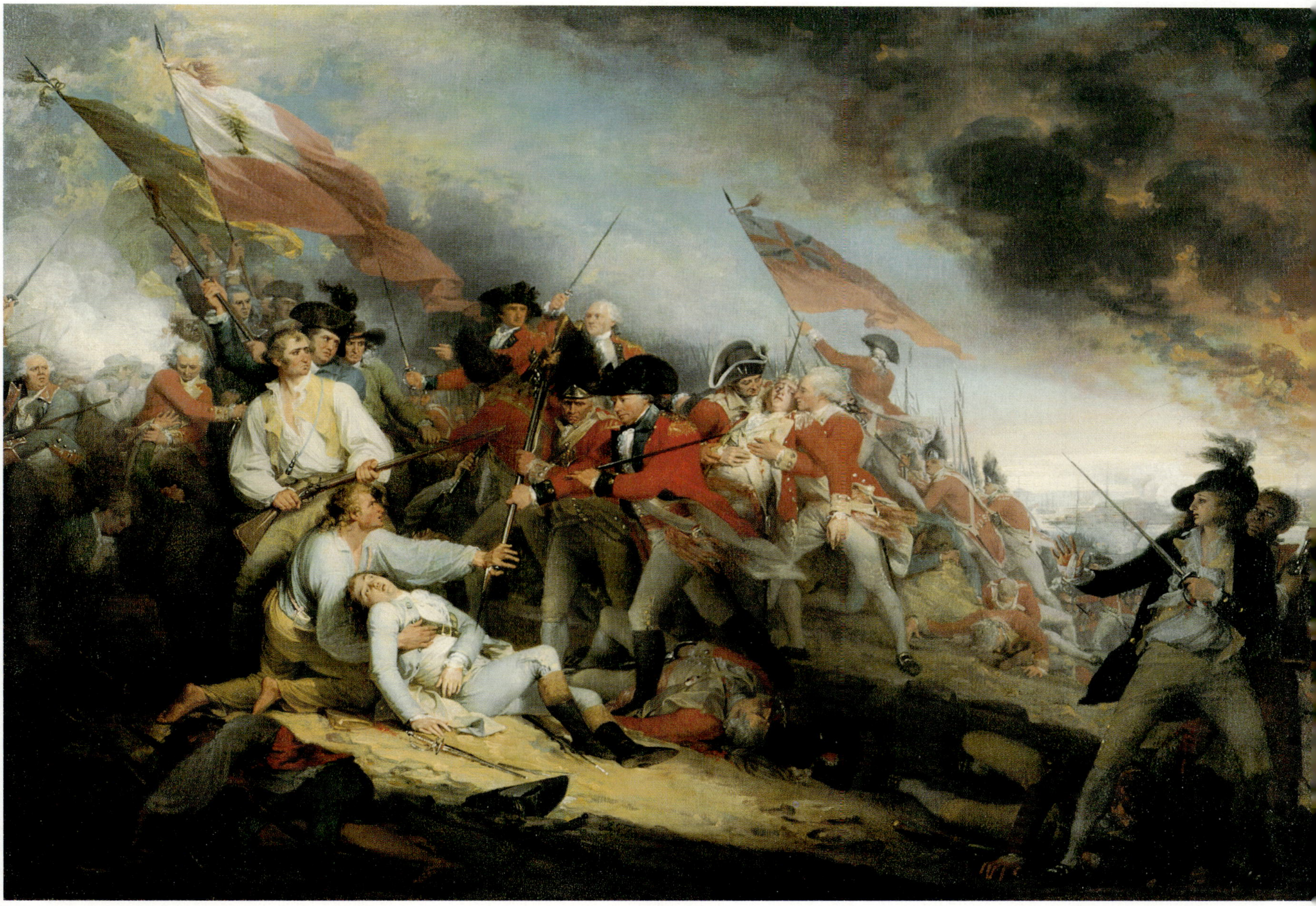

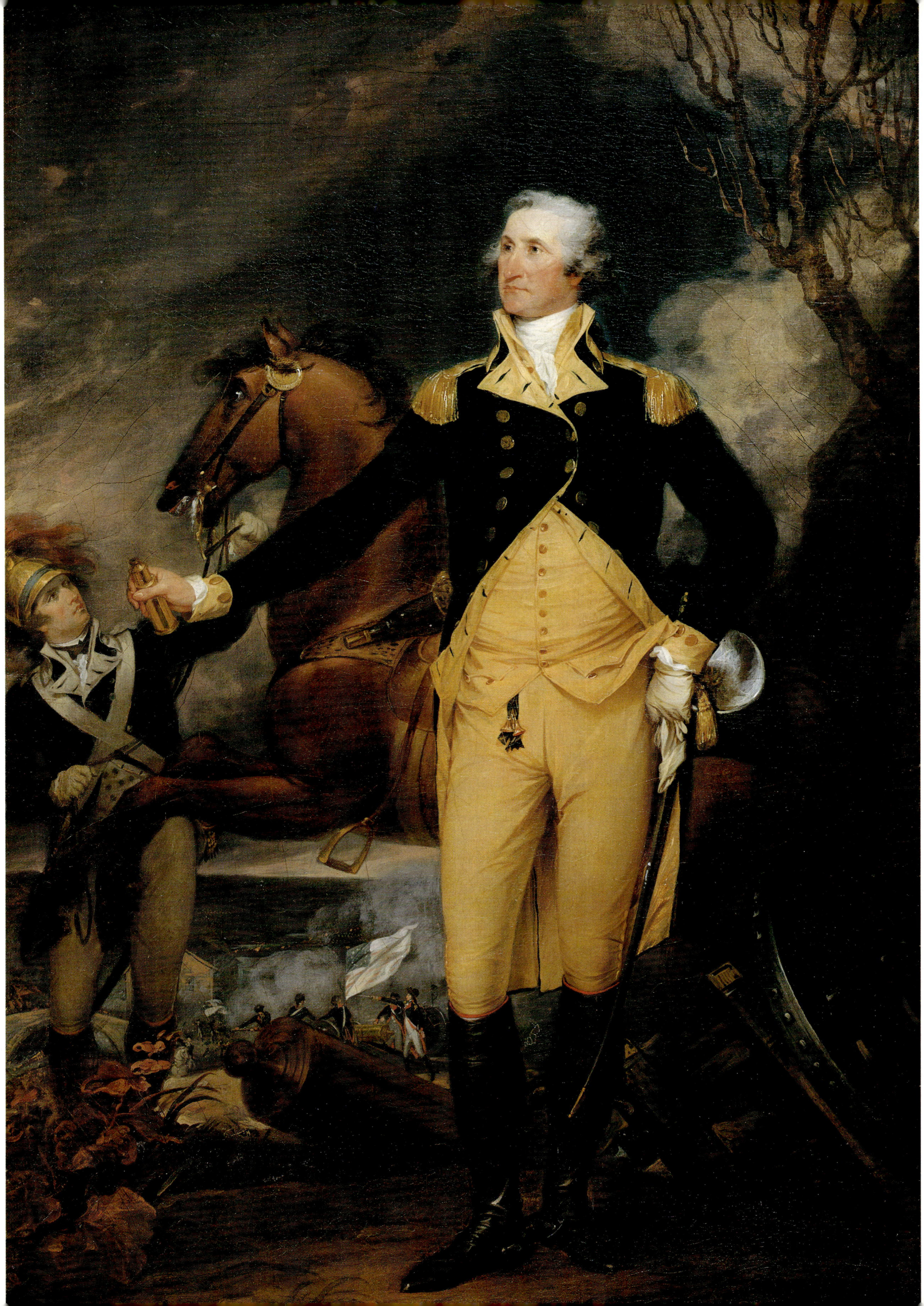

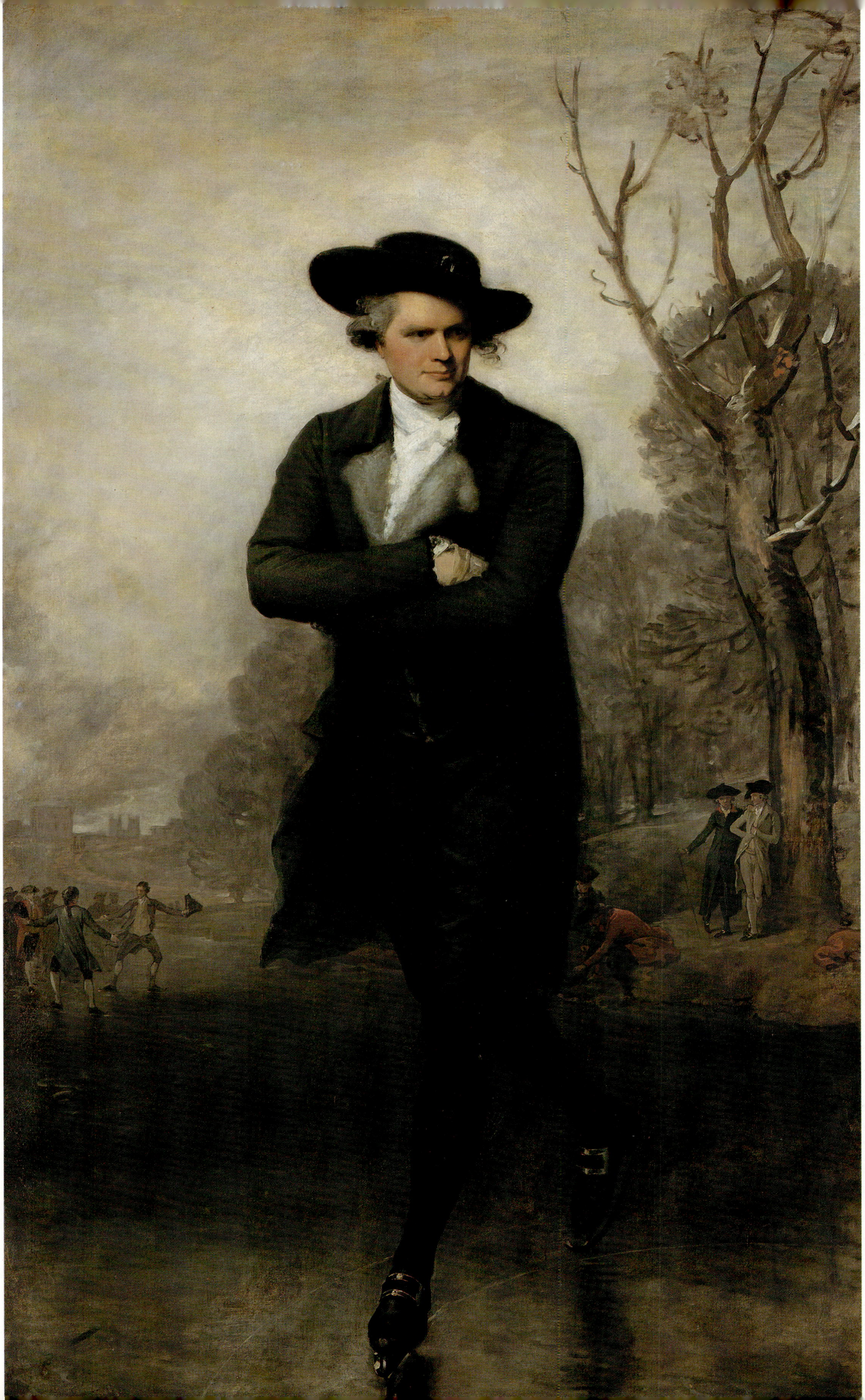

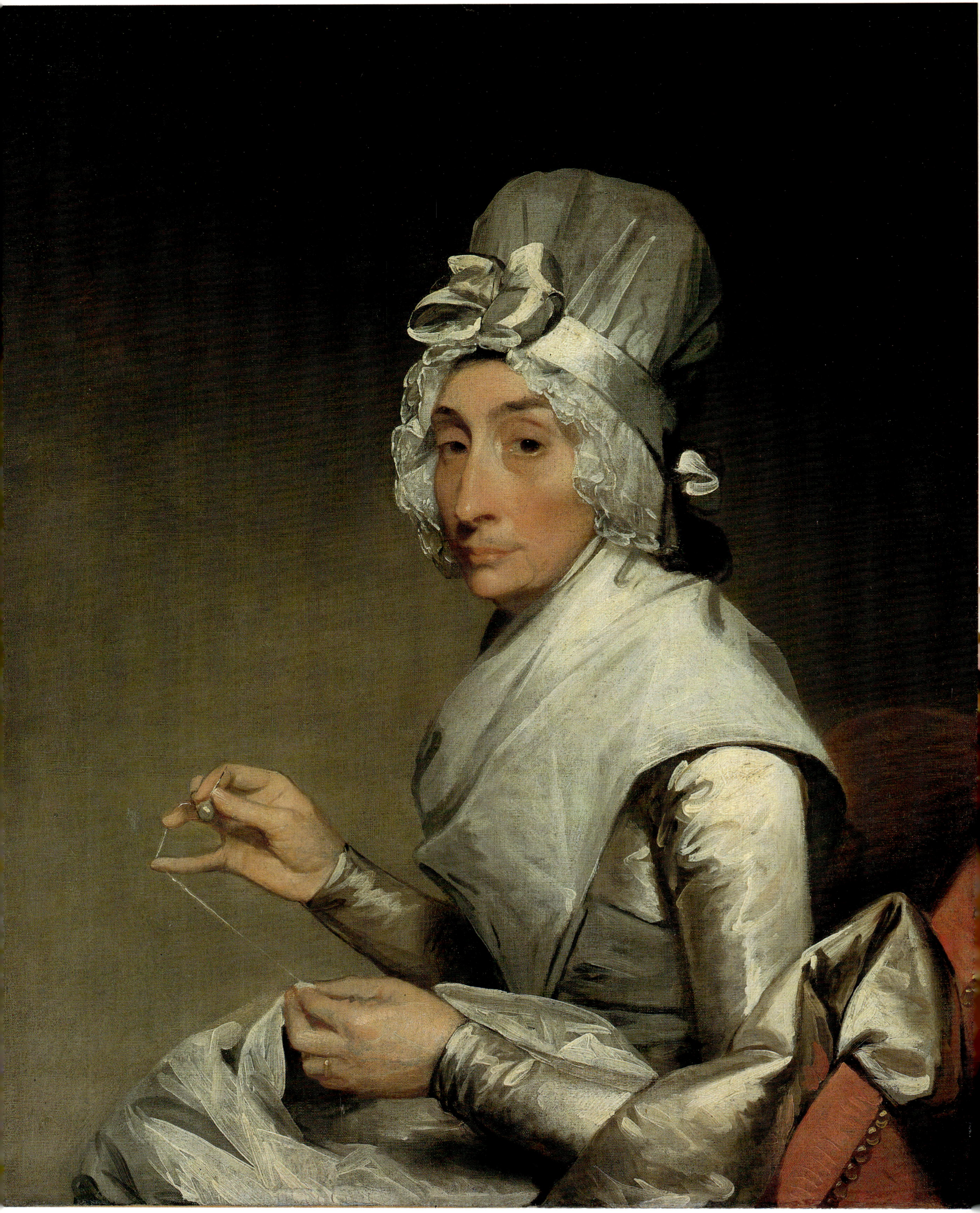

61 BENJAMIN WEST,
DER TOD DES GENERALS WOLFE
Öl auf Leinwand
153,7 × 213,4 cm
1770
Ottawa, National Gallery of Canada (Schenkung des Duke of Westminster)

62 JOHN TRUMBULL,
DER TOD GENERAL WARRENS IN BUNKER'S HILL
(DIE SCHLACHT VON BUNKER'S HILL)
Öl auf Leinwand
262,8 × 203,2 cm
1786
Philadelphia, The Pennsylvania Academy of Fine Arts (Joseph and Sarah Harrison Collection)

63 JOHN TRUMBULL,
GENERAL GEORGE WASHINGTON VOR
DER SCHLACHT BEI TRENTON
Öl auf Leinwand
67,3 × 45 cm
Um 1793
New York, The Metropolitan Museum of Art (Nachlaß von Grace Wilkes)

64 GILBERT STUART,
DER SCHLITTSCHUHLÄUFER
Öl auf Leinwand
245 × 147 cm
1782
Washington, National Gallery of Art (Andrew W. Mellon Collection)

65 GILBERT STUART,
MRS. RICHARD YATES
Öl auf Leinwand
77 × 33 cm
1793–1794
Washington, National Gallery of Art (Andrew W. Mellon Collection)

66 CHARLES WILLSON PEALE,
DER KÜNSTLER IN SEINEM MUSEUM
Öl auf Leinwand
262,8 × 203,2 cm
1822
Philadelphia, The Pennsylvania Academy of Fine Arts
(Joseph and Sarah Harrison Collection)

67 WASHINGTON ALLSTON,
LANDSCHAFT IM MONDSCHEIN
Öl auf Leinwand
61 × 88,9 cm
1819
Boston, The Museum of Fine Arts

68 JOHN VANDERLYN,
SCHLAFENDE ARIADNE AUF NAXOS
Öl auf Leinwand
172,7 × 220,9 cm
1814
Philadelphia, The Pennsylvania Academy of Fine Arts
(Joseph and Sarah Harrison Collection)

69 RAPHAELLE PEALE,
STILLEBEN MIT KUCHEN
Öl auf Holz
27,3 × 38,7 cm
1818
New York, The Metropolitan Museum of Art
(Maria DeWitt Jesup Fund)

70 JAMES PEALE,
STILLEBEN
Öl auf Holz
47 × 68,5 cm
Um 1822–1825
Utica, Munson Williams Proctor Institute

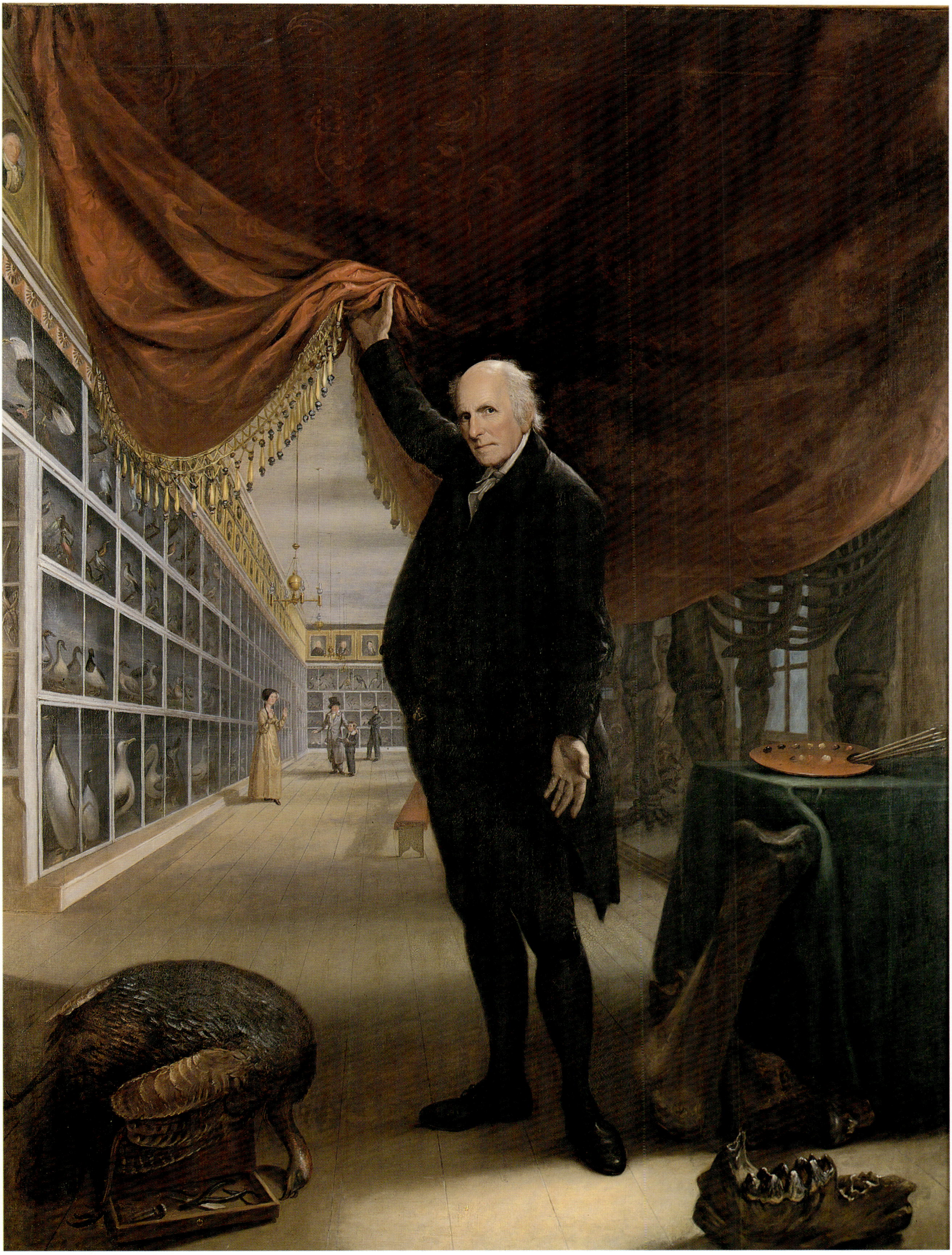

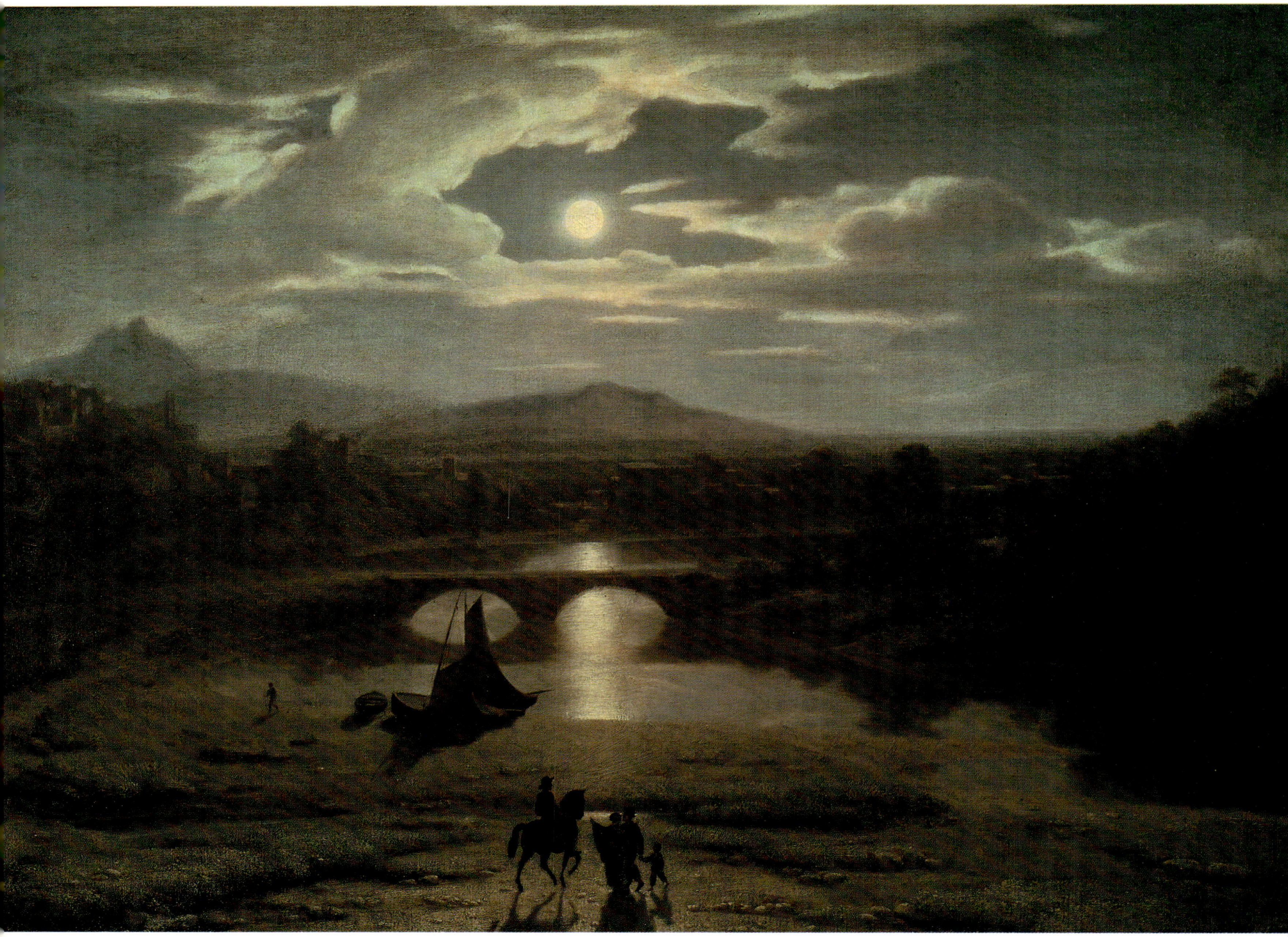

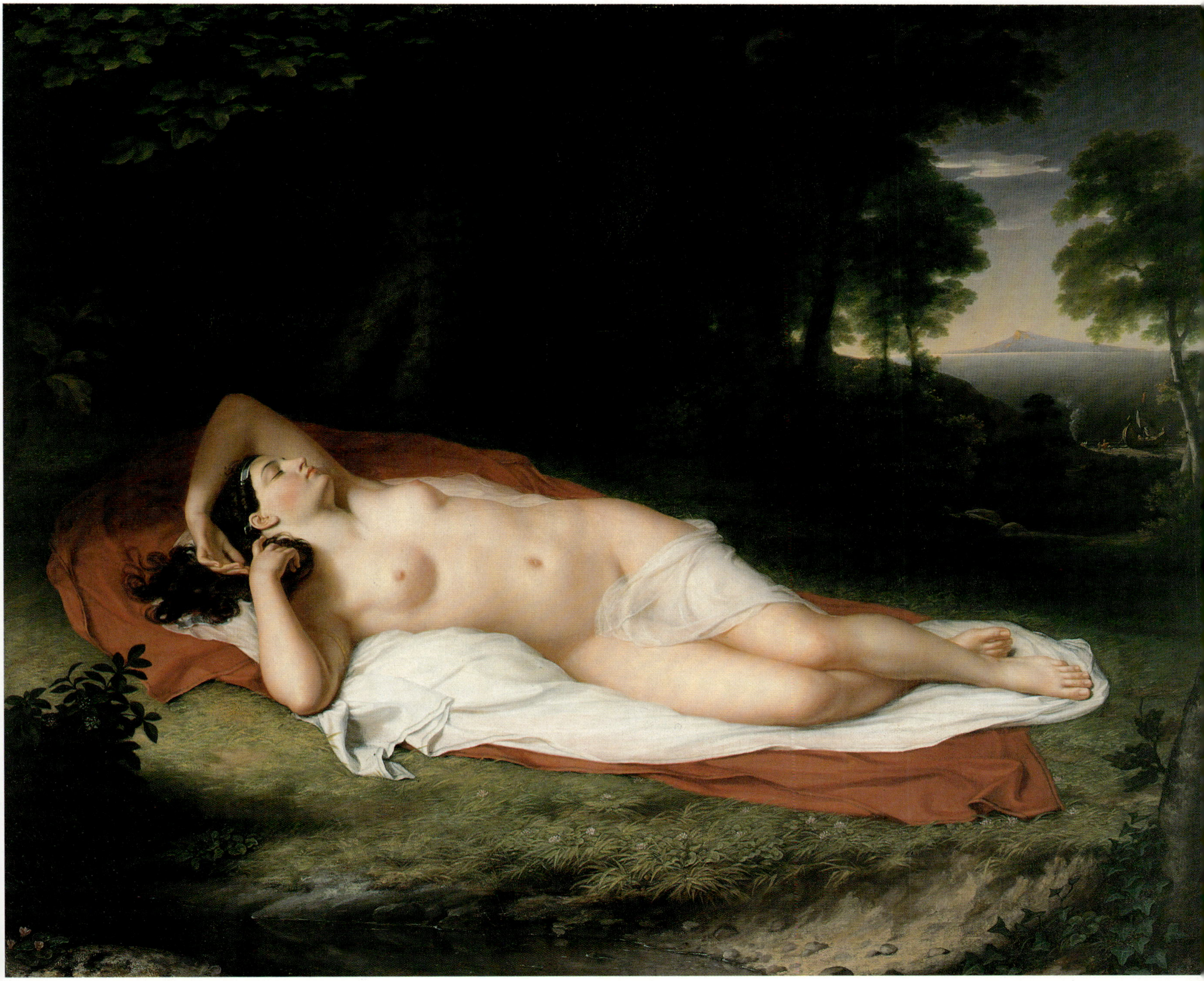

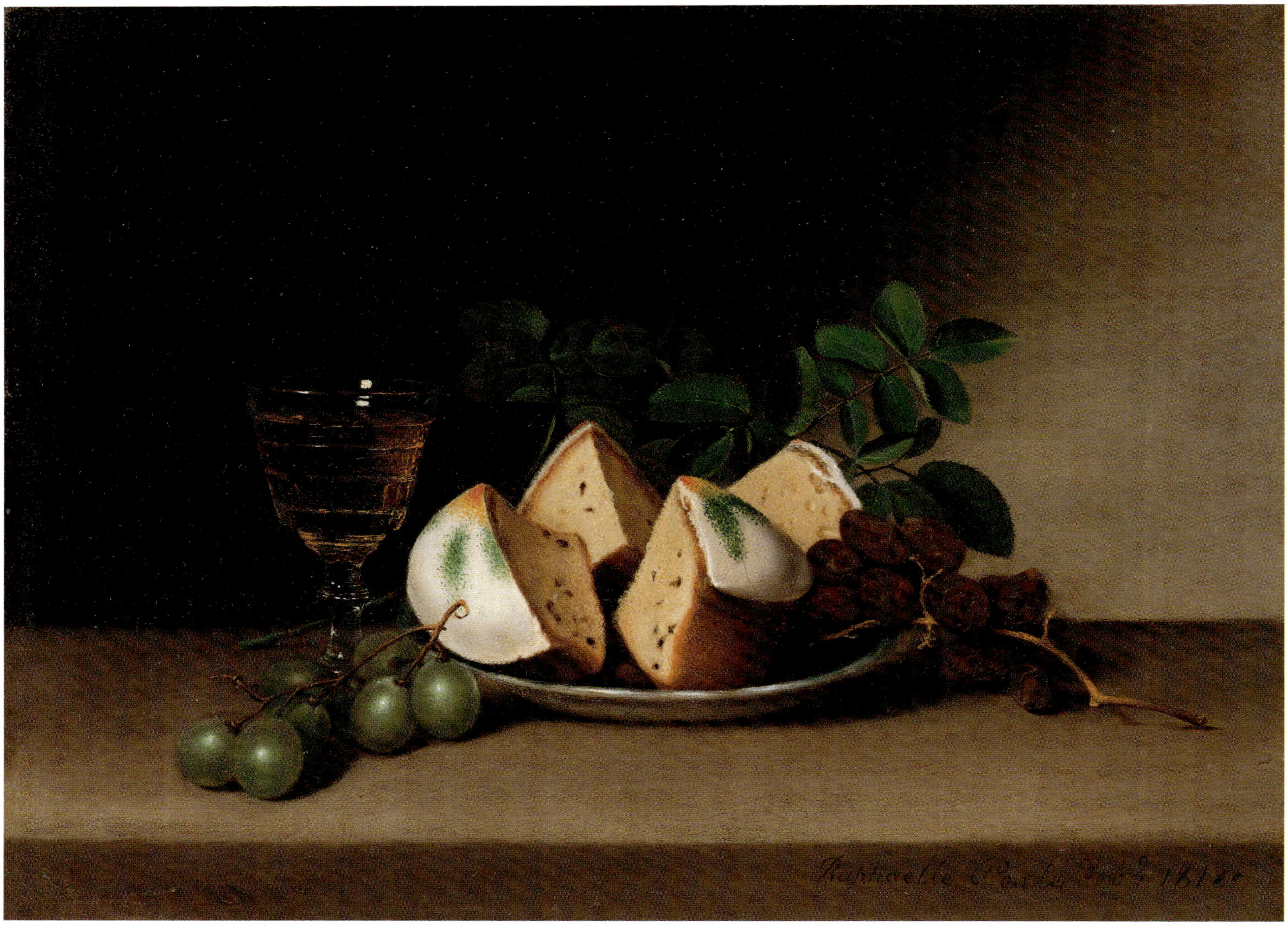

69

70

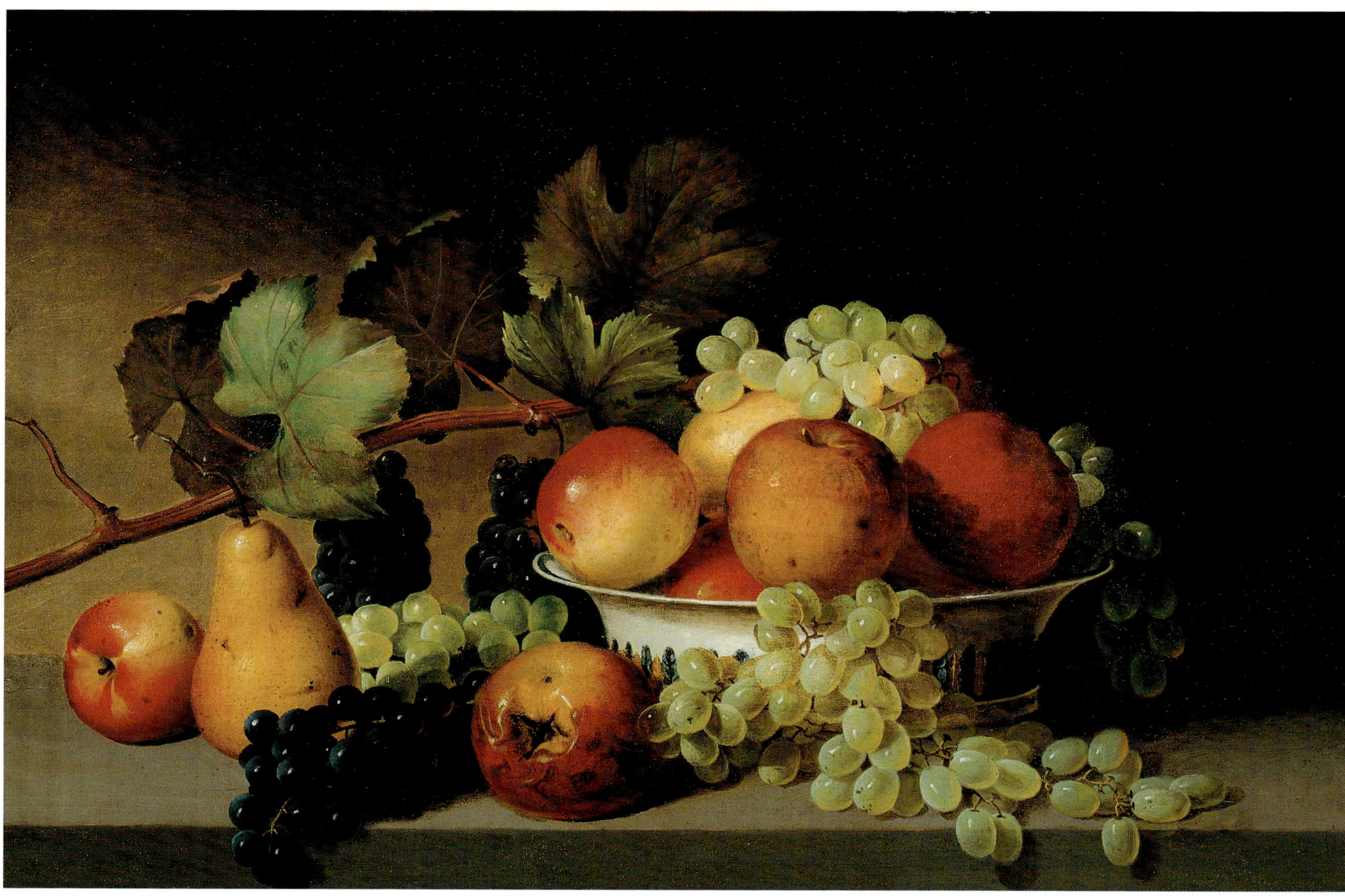

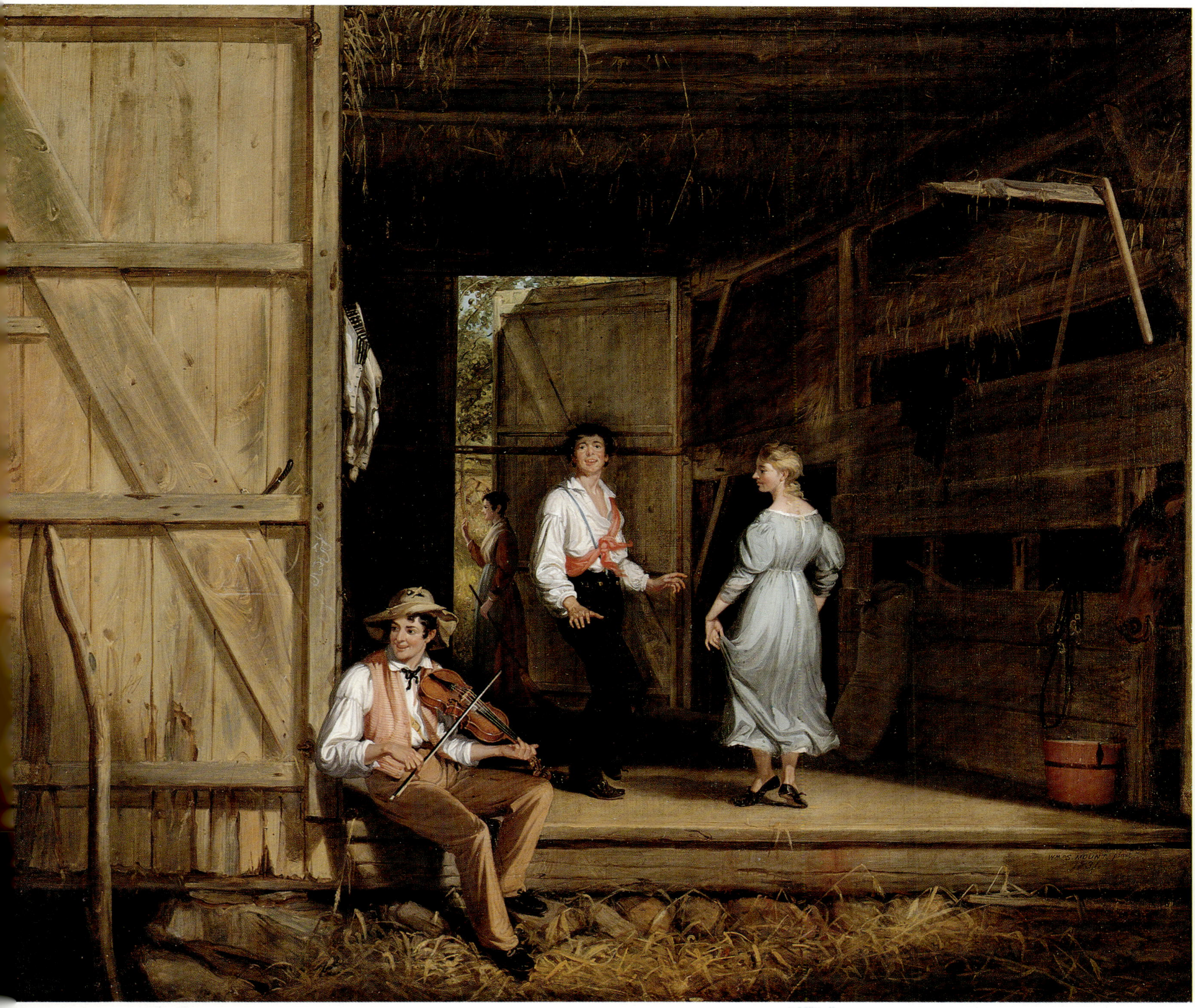

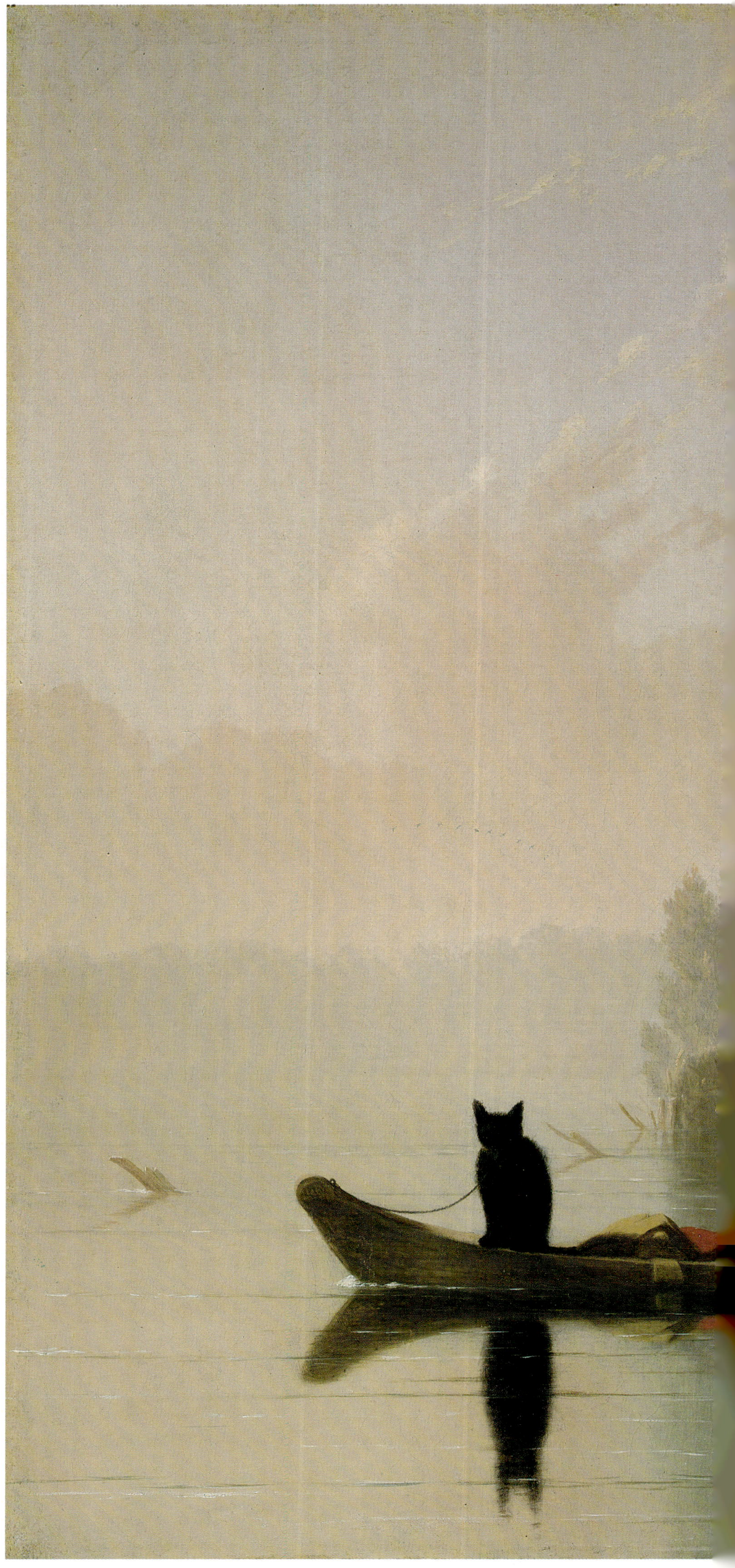

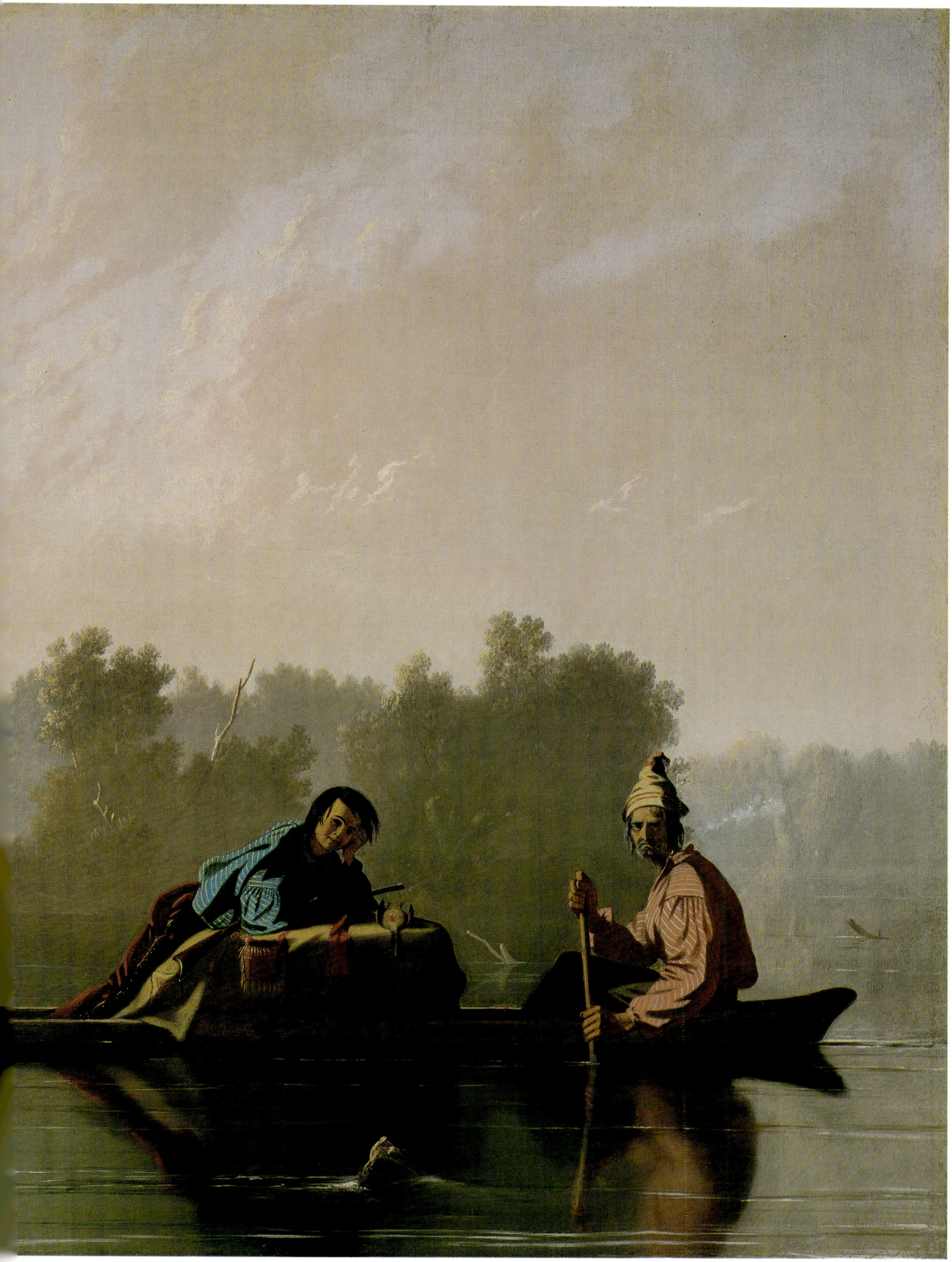

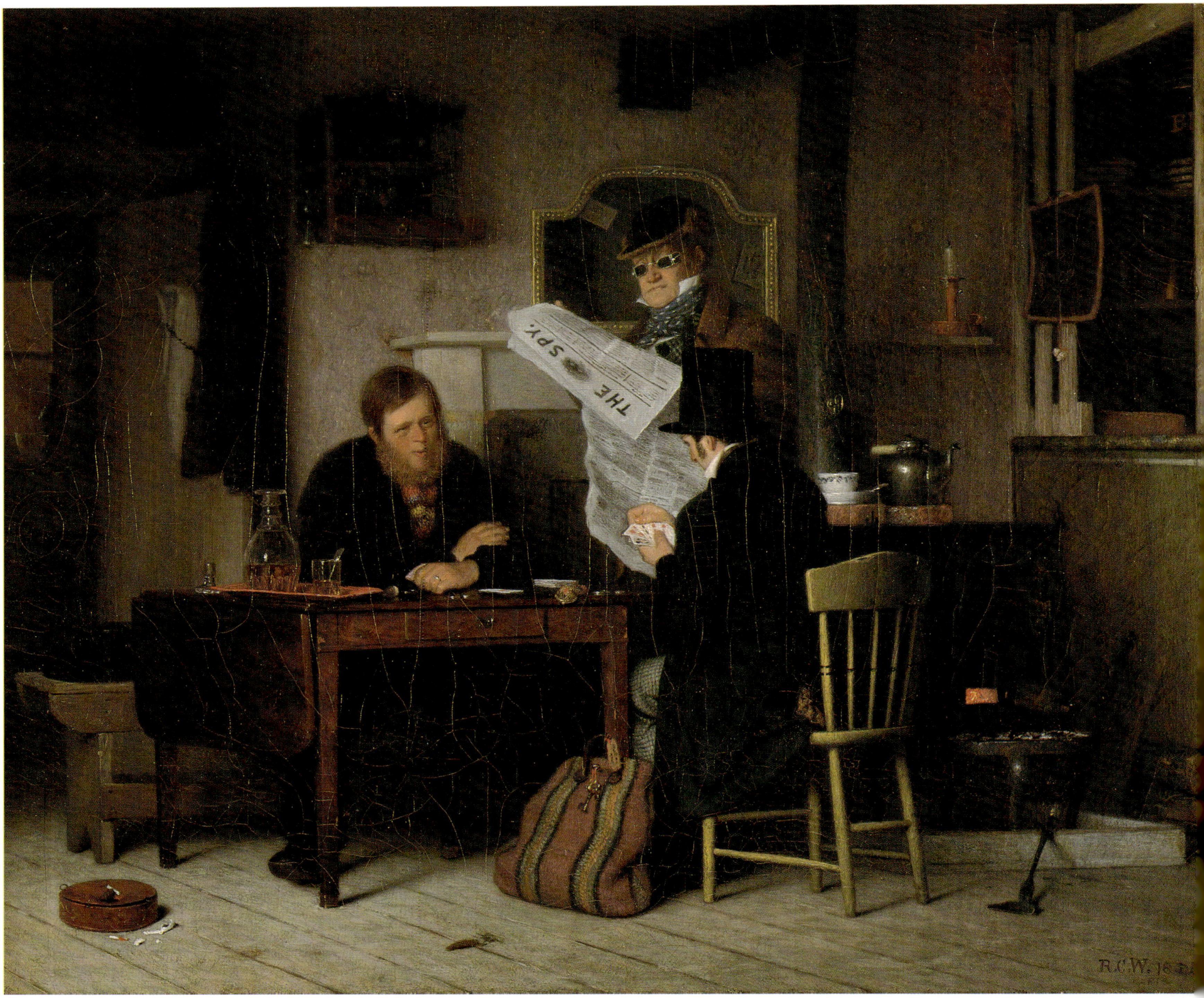
THE SPY.

71 WILLIAM SIDNEY MOUNT,
TANZ AUF DEM LANDE
Öl auf Leinwand
62,3 × 75,2 cm
1831
Stony Brook, The Museum at Stony Brook (Schenkung von Mr. & Mrs. Ward Melville)

72 GEORGE CALEB BINGHAM,
PELZHÄNDLER AUF DEM MISSOURI
Öl auf Leinwand
73,7 × 92,7 cm
1845
New York, The Metropolitan Museum of Art (Morris K. Jesup Fund)

73 RICHARD CATON WOODVILLE,
WARTEN AUF DIE POSTKUTSCHE
Öl auf Leinwand
38 × 46 cm
1851
Washington, Corcoran Gallery of Art

74 ASHER BROWN DURAND, IM WALDE (UNTER BUCHEN)
Öl auf Leinwand
153 × 122 cm
1845
New York, The Metropolitan Museum of Art

75 JOHN FREDERICK KENSETT, BEACON ROCK, NEWPORT HARBOR
Öl auf Leinwand
57,2 × 91,4 cm
1857
Washington, National Gallery of Art (Schenkung von Frederick Sturges, Jr.)

76 FREDERICK E. CHURCH, NIAGARAFÄLLE
Öl auf Leinwand
230 × 100 cm
1857
Washington, Corcoran Gallery of Art

77 MARTIN JOHNSON HEADE, LAKE GEORGE
Öl auf Leinwand
66 × 126 cm
1862
Boston, The Museum of Fine Arts (Nachlaß von Maxim Karolik)

78 ALBERT BIERSTADT, MOUNT WHITNEY
Öl auf Leinwand
174,9 × 296,2 cm
1875
Corning, The Rockwell Museum

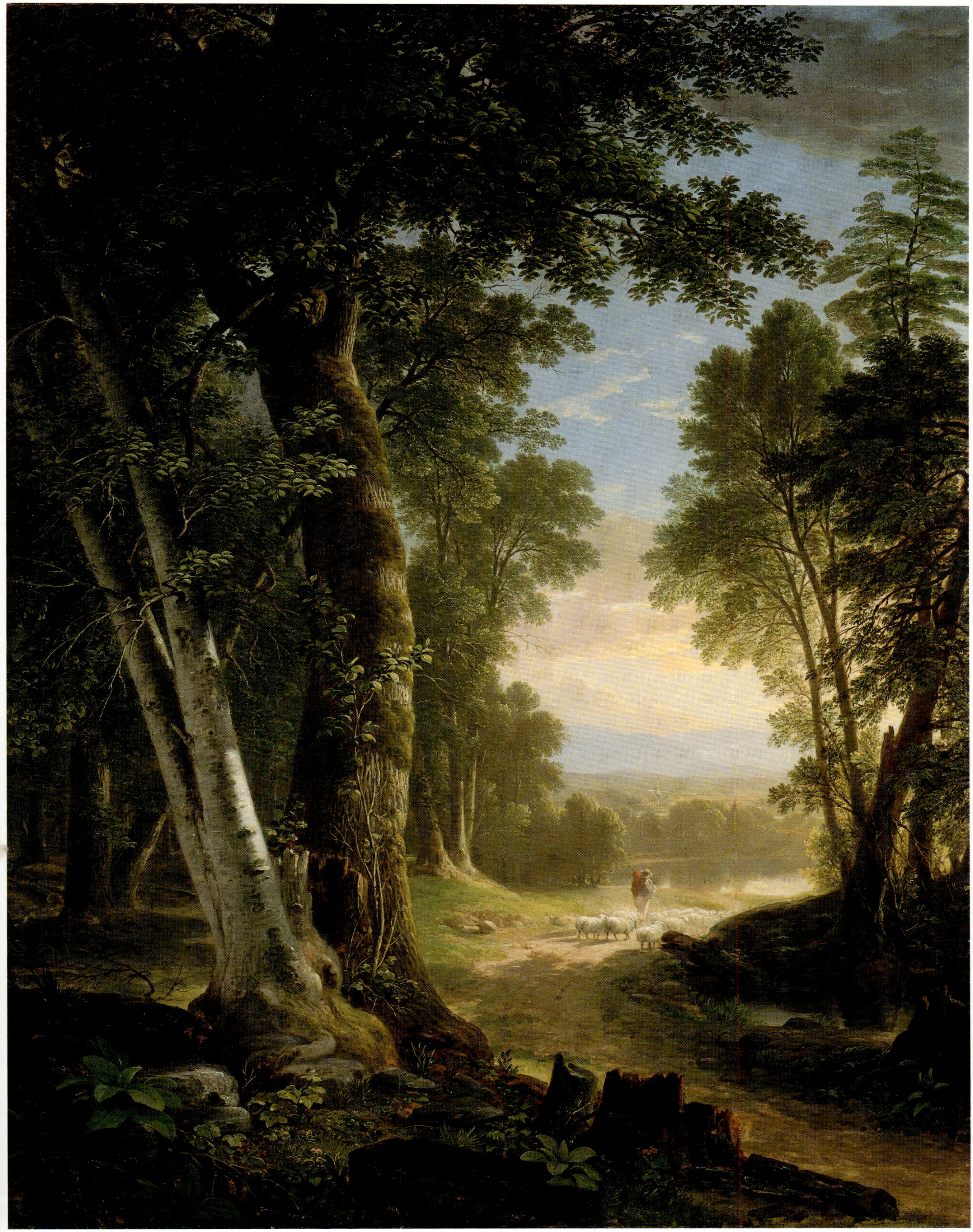

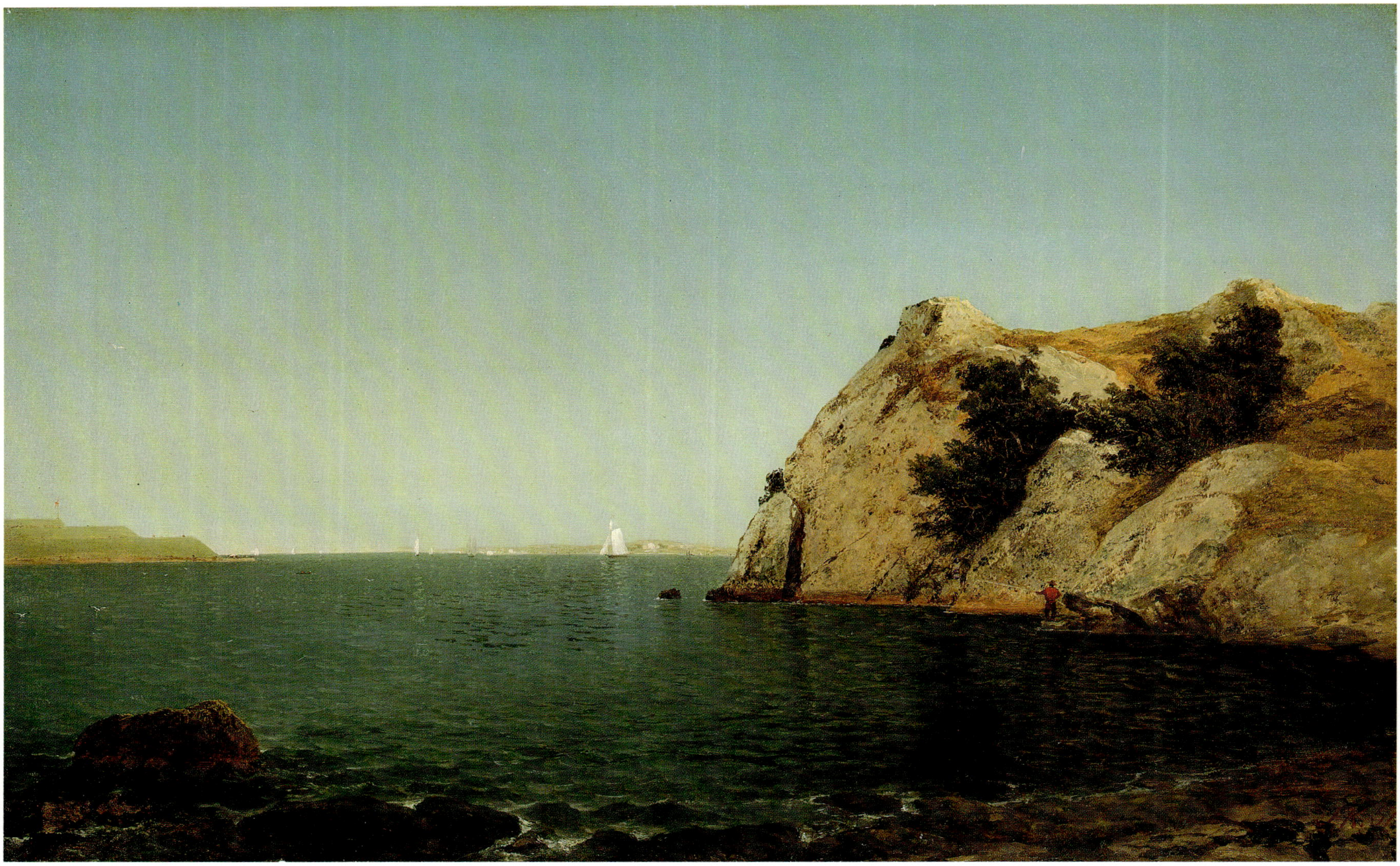

75

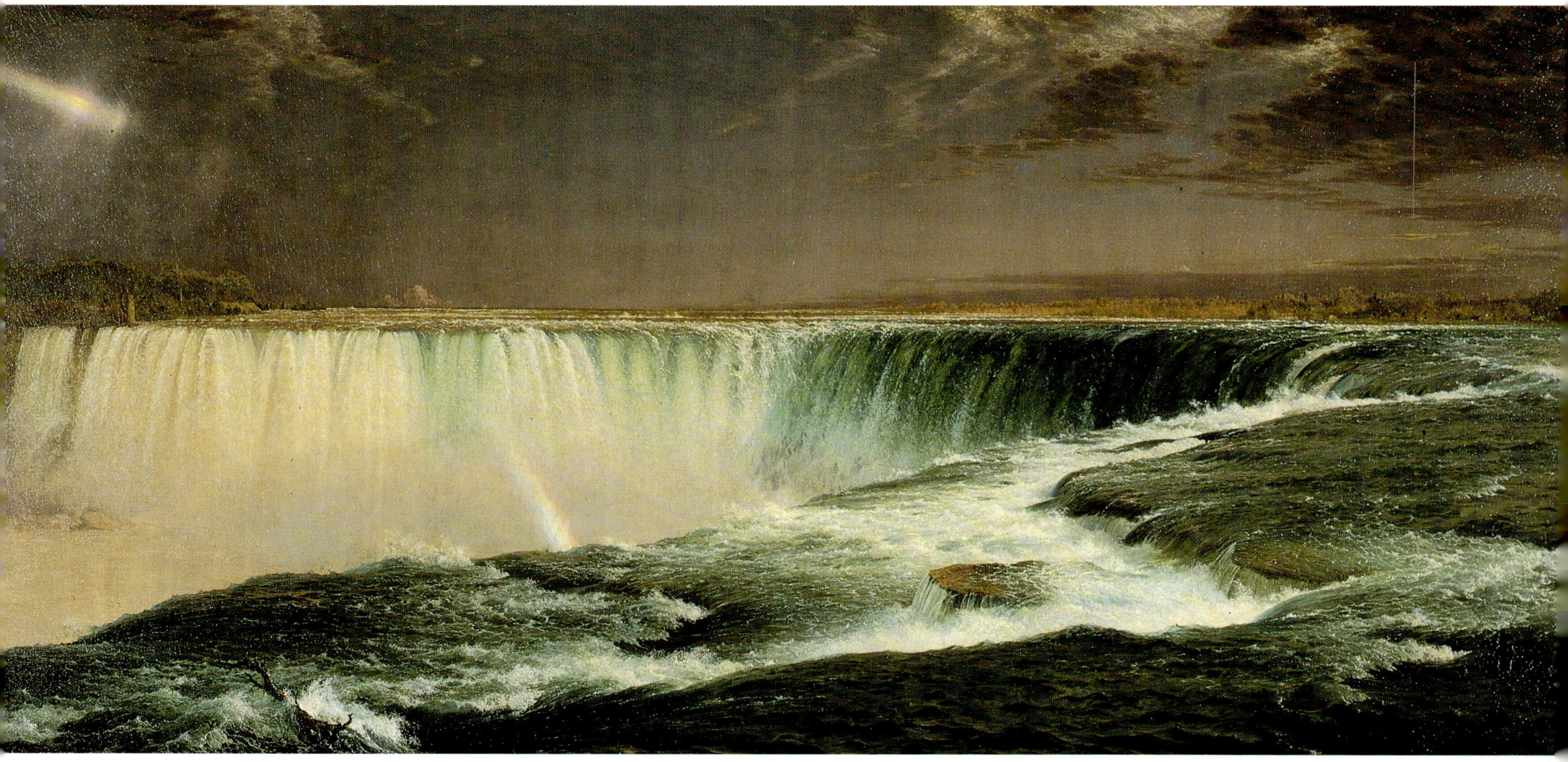

76

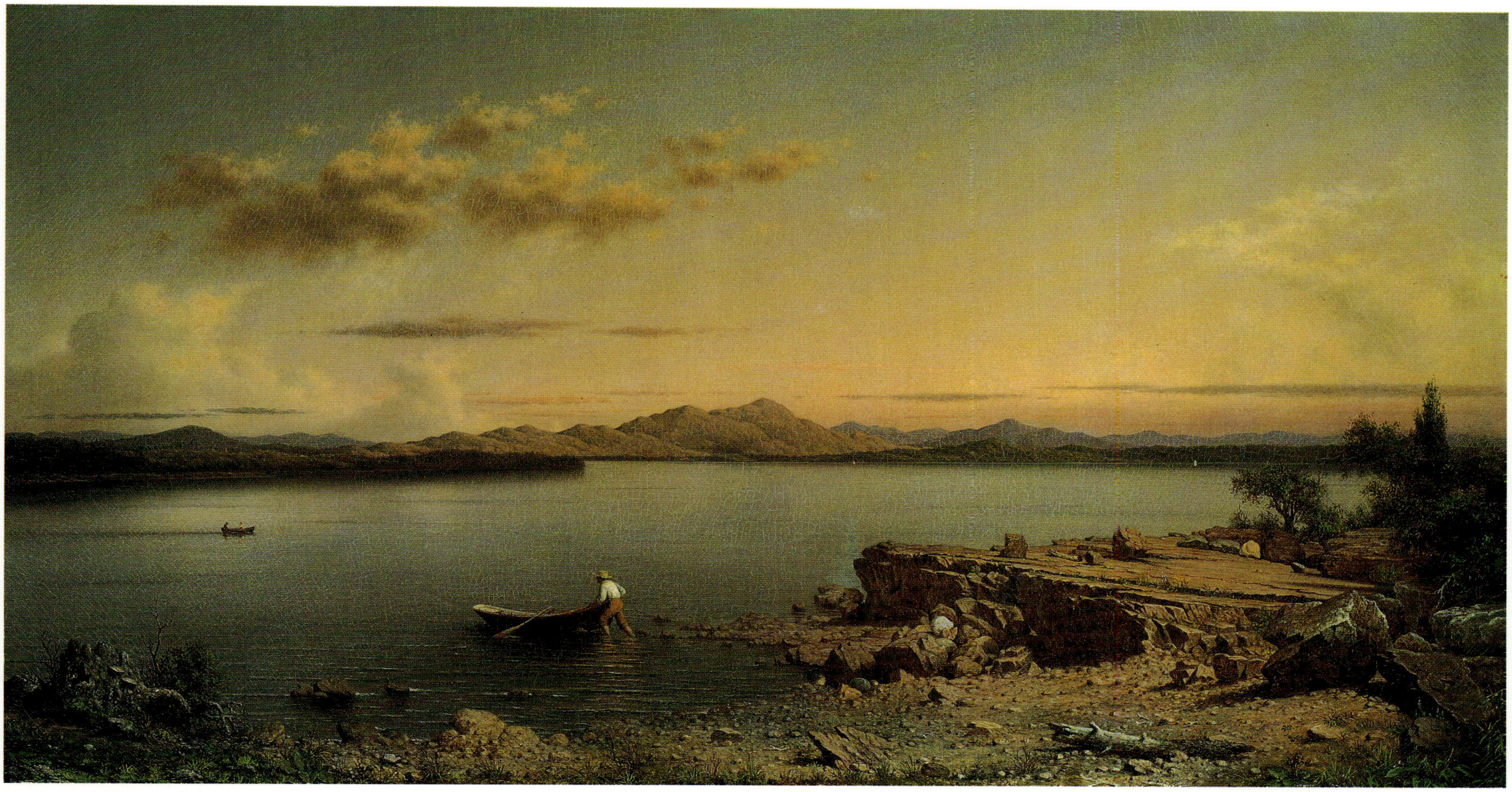

77

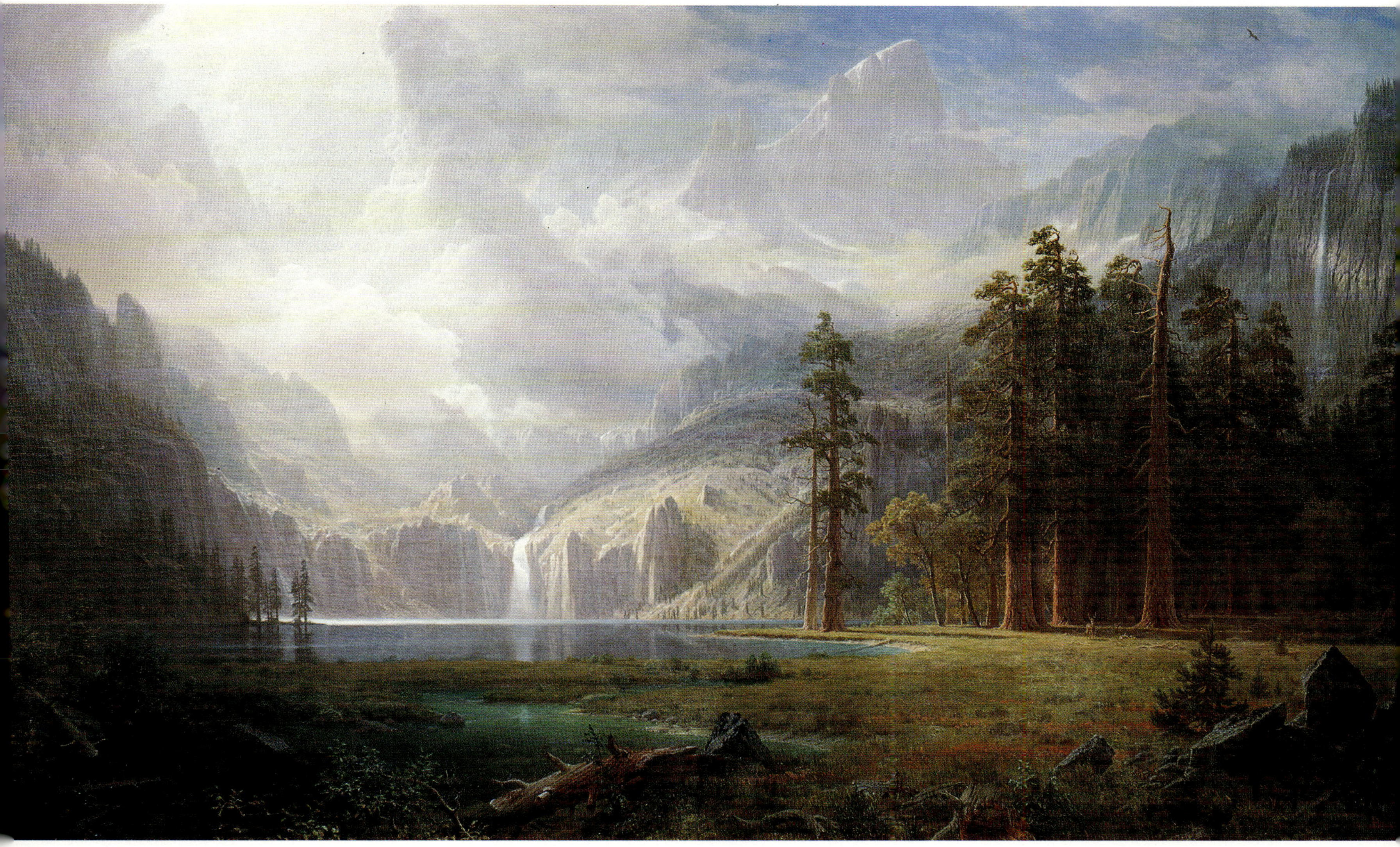

78

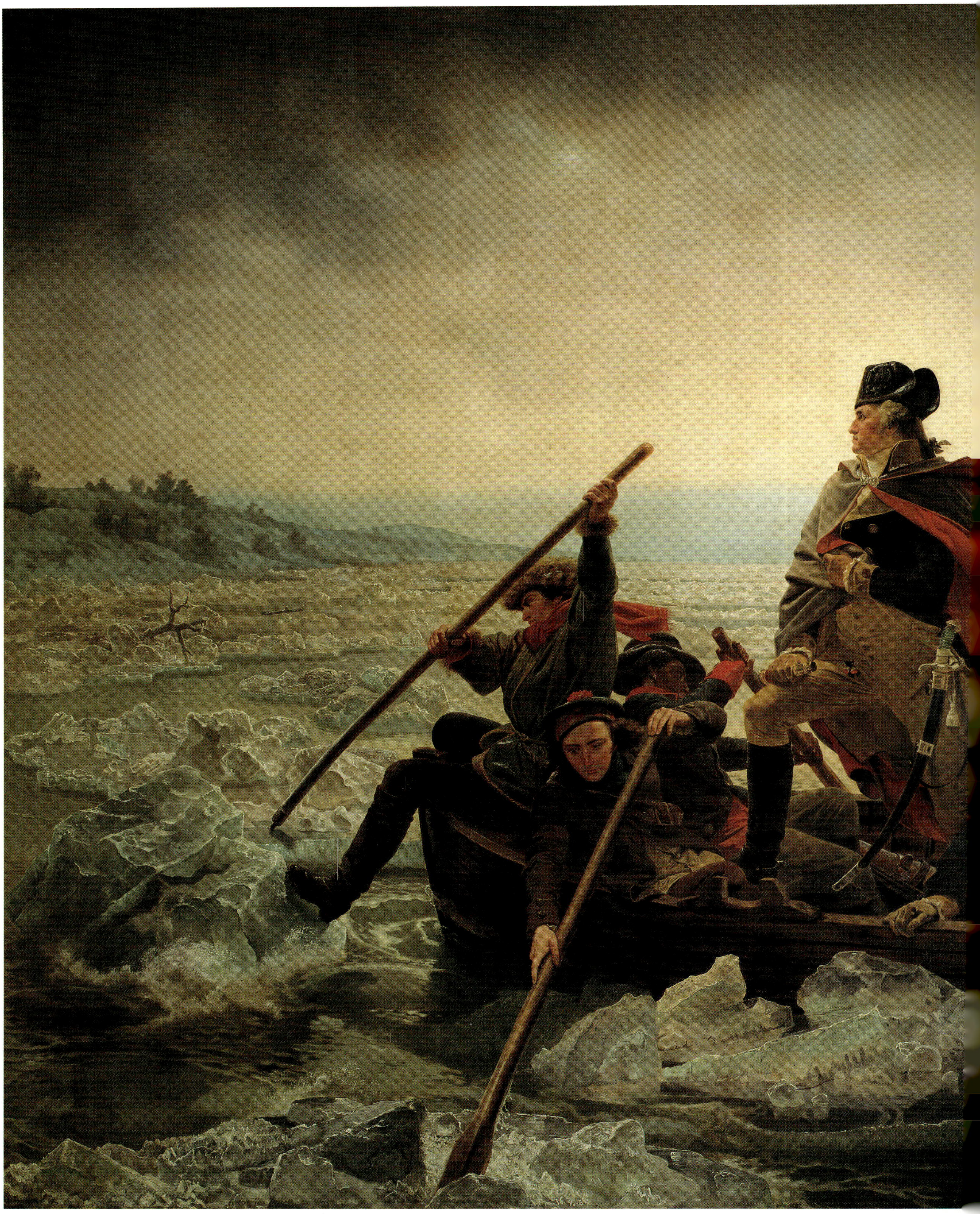

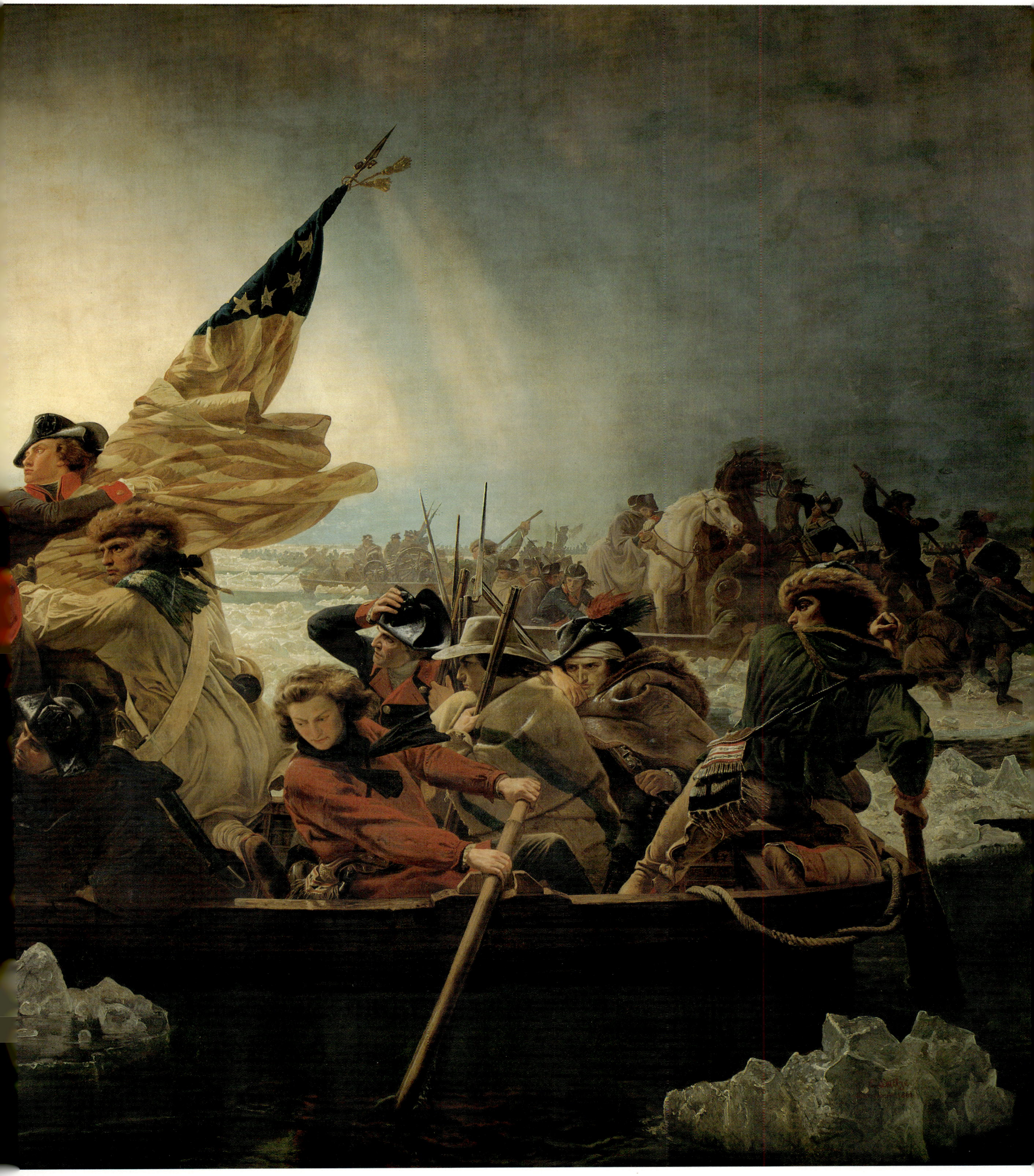

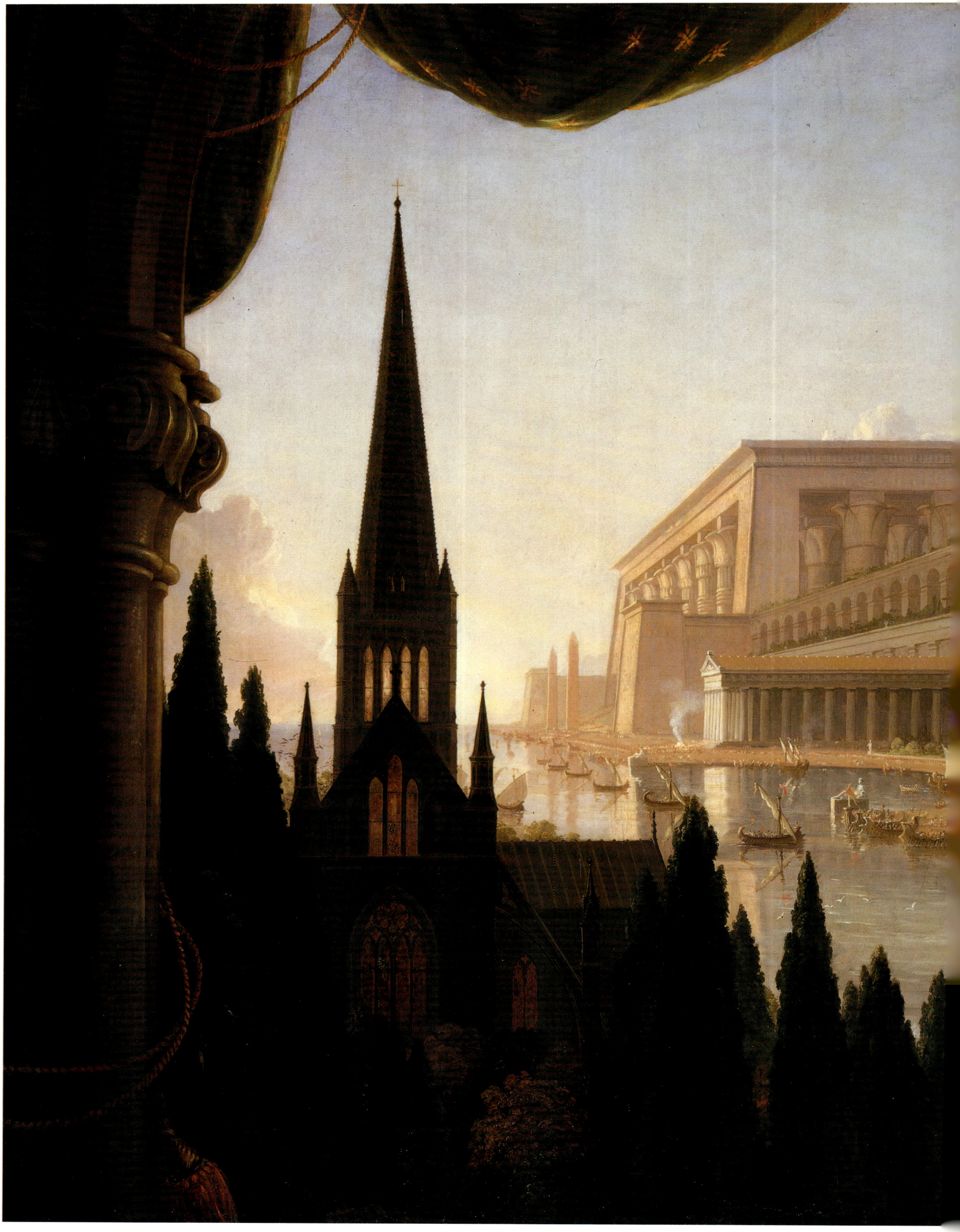

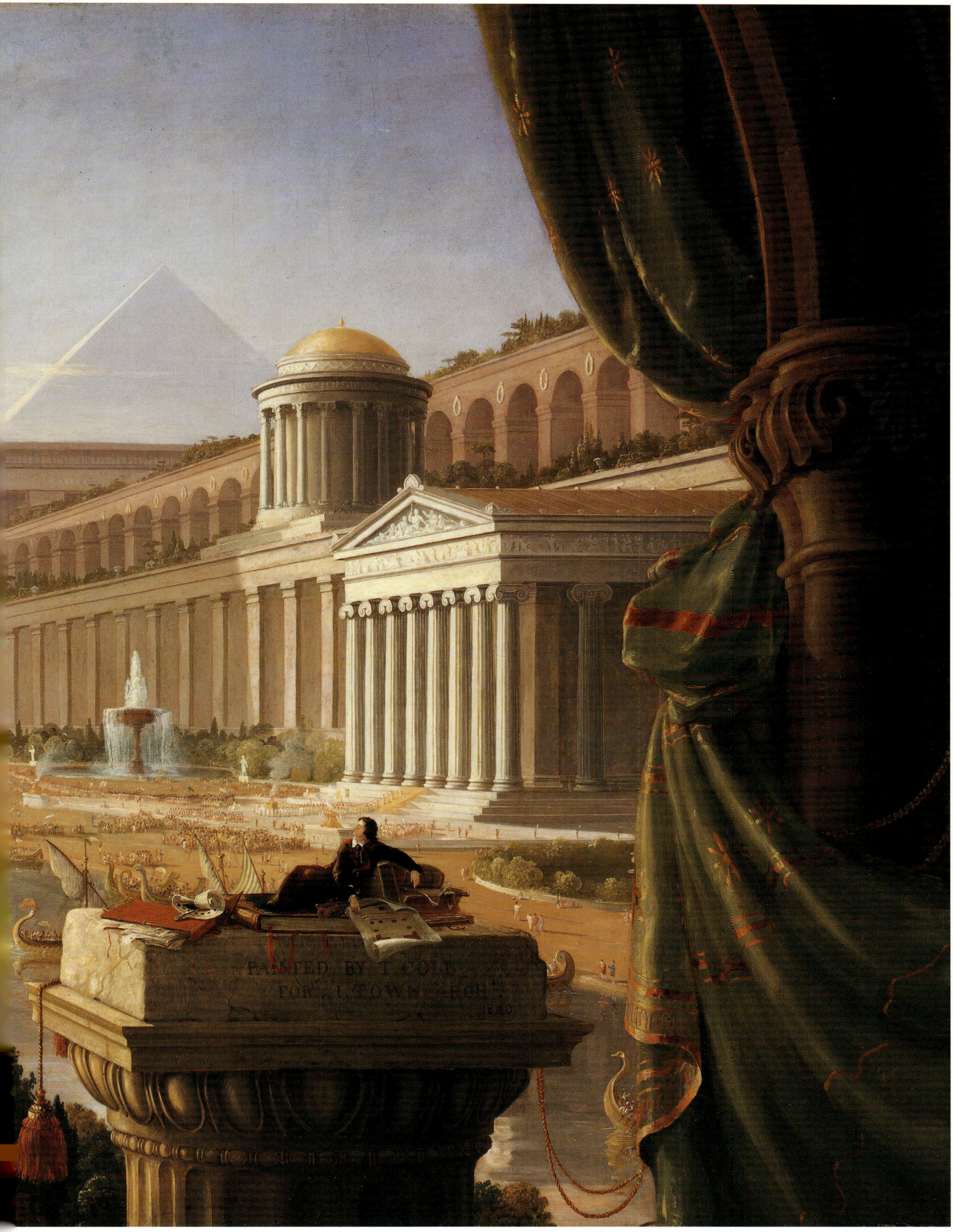
BY T.
TOWN

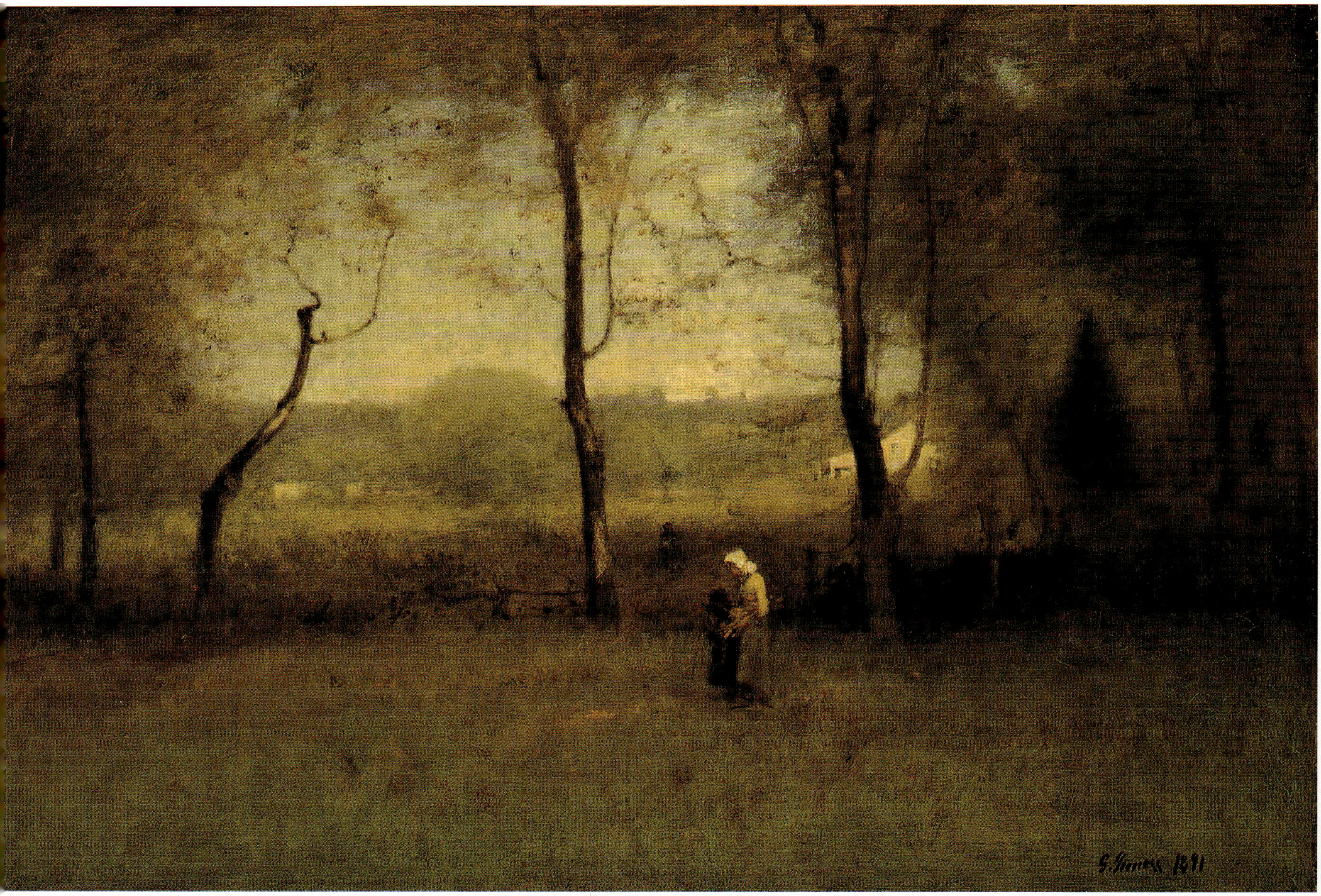
G. Inness 1891

79 EMANUEL GOTTLIEB LEUTZE,
WASHINGTON ÜBERQUERT DEN DELAWARE
Öl auf Leinwand
378,4 × 647,7 cm
1851
New York, The Metropolitan Museum of Art (Schenkung von John Stewart Kennedy)

80 THOMAS COLE,
DER TRAUM DES ARCHITEKTEN
Öl auf Leinwand
134,7 × 213,5 cm
1840
Toledo, The Toledo Museum of Art

81 GEORGE INNESS,
HERBSTSTIMMUNG
Öl auf Leinwand
76,2 × 114,6 cm
1891
Williamstown, The Sterling and Francine Clark Art Institute

DIE MALER DER JAHRHUNDERTWENDE

Optimismus und Selbstvertrauen, die Kennzeichen der Vereinigten Staaten Mitte des 19. Jahrhunderts, sollten sich als anfällig und kurzlebig erweisen. Das Leben, die kulturellen Ambitionen und die Ideale aller Bürger – aus dem Norden oder aus den Südstaaten, Abolitionisten oder Antiabolitionisten, Schwarze oder Weiße – werden durch den Bürgerkrieg, der von 1861 bis 1865 währt, plötzlich in Frage gestellt. In den Jahren 1860 und 1861 bricht das Land, das bis dahin als neues Eden galt, mit der Abspaltung von elf Südstaaten – Florida, Louisiana, Texas, Georgia, Mississippi, Virginia, Alabama, Arkansas, Tennessee, North Carolina und South Carolina – auseinander. Diese wollen lieber einen konföderierten Staatenbund ohne die Nordstaaten bilden als die Gleichberechtigung der Schwarzen zu akzeptieren und das auf der Sklaverei beruhende Wirtschaftssystem aufzugeben. Daraus entwickelt sich ein vierjähriger, unerbittlicher Krieg, der die Nation unumkehrbar verändert. Mitte des 19. Jahrhunderts waren die Vereinigten Staaten von Amerika noch ein sich selbst versorgendes Agrarland mit starken regionalen Unterschieden. Aus dem Krieg geht eine pluralistische, städtisch geprägte Industriegesellschaft hervor, die sich zunehmend in die internationalen Beziehungen eingliedert. Auf dem Gebiet der Kunst weicht der Kult des amerikanischen Bodens als Inkarnation nationaler Werte und Garant der Unabhängigkeit gegenüber Europa nun dem Wunsch, die künstlerischen Absichten Amerikas mit einer international anerkannten Ästhetik zu verbinden. In den Jahrzehnten nach dem Bürgerkrieg eignen sich die amerikanischen Künstler europäische Methoden und Techniken an, um einen eigenen Platz im Universum der Kunst zu erlangen und ihre Identität und ihre Mission im weltweiten Vergleich neu zu bestimmen.

Immer mehr Maler gehen nach Europa, suchen dort Ausbildung und Anerkennung. Ende der achtziger Jahre des 19. Jahrhunderts findet man kaum einen talentierten amerikanischen Künstler, der nicht im Ausland studiert hätte. Im alljährlich stattfindenden Pariser Salon bilden die Amerikaner unter den ausländischen Ausstellern stets die größte Gruppe. Nach New York zurückgekehrt, gründen sie die „Society of American Artists", in der sich das Bestreben nach künstlerischem Austausch mit Europa ausdrückt. Die Gründung dieser Gesellschaft 1877 hat sich durch die diskriminierende Haltung der „National Academy of Design" beschleunigt, denn deren borniert nationale Kunstauffassung steht deutlich im Widerspruch zu den seit 1870 immer stärker werdenden kosmopolitischen Tendenzen. Jene Künstler, die der neuen Gesellschaft beitreten, werden als Verräter an der Sache der wahren amerikanischen Kunst beschimpft: „Uns wurde grob vorgeworfen, daß wir an Eigenart, die aus unserer amerikanischen Herkunft erwachse, eingebüßt hätten, weil wir in ausländischen Schulen nach technischer Meisterschaft strebten", schreibt eines der Mitglieder. Paris zieht die meisten amerikanischen Kunststudenten an, doch auch die Kunstakademien in London, München, Düsseldorf, Florenz, Brüssel und Antwerpen werden häufig besucht. Auch in das Dorf Barbizon strömen viele amerikanische Maler, besonders während der Sommermonate, wenn die École des Beaux-Arts und die Pariser Ateliers schließen. Alle diese Künstler werden von der National Academy of Design geächtet; William Morris Hunt, George Inness und Homer Dodge Martin werden nicht in die Gremien der Akademie gewählt und erst lange nach anderen Zeitgenossen wie Frederic Edwin Church als Mitglieder aufgenommen. Auf der Ausstellung zur Hundertjahrfeier 1876 in Philadelphia, für die die Auswahl im wesentlichen von der Akademie getroffen wird, dominieren die Landschaftsbilder der Hudson River School, während – so der Kunsthistoriker Peter Bermingham – „die Malerei der Schule von Barbizon durch Abwesenheit glänzt. In den amerikanischen Kunstgalerien werden die Bostoner Schüler von William Morris Hunt reihenweise ignoriert, und George Inness taucht überhaupt nicht auf."

HUNT, INNESS, MARTIN UND JOHNSON

In Boston herrscht eine völlig andere Situation als in New York. Die Barbizon-Malerei wird hier hoch geschätzt; Kunstsammler wie Martin Brimmer und Thomas Appleton sind die ersten, die Werke französischer Künstler aus dieser Schule kaufen. Oftmals folgen sie dabei dem Rat William Morris Hunts (1824–1879), dessen Meinung in der Kunst etwas gilt. In Brattleboro (Vermont) als Sohn eines Kongreßabgeordneten geboren, studiert Hunt zunächst an der Harvard-Universität, bevor er sich 1845 an der Düsseldorfer Akademie einschreibt. Doch er findet die Ausbildung dort streng und erdrückend, und so verläßt er die Akademie schon ein Jahr später und begibt sich in das Pariser Atelier Thomas Coutures, bei dem er von 1846 bis 1852 Unterricht nimmt. Sein Lehrmeister ermuntert ihn, direkt auf die Leinwand zu malen, um das Spontane der Skizze im vollendeten Werk zu bewahren. Im Salon von 1851 stößt er auf die Bilder von Jean-François Millet, ein Freund aus Boston stellt ihn dem Künstler vor. 1853 geht Hunt nach Barbizon. Von diesem Aufenthalt bei Millet, dem von ihm geradezu abgöttisch verehrten Meister, behält Hunt den starken Wunsch, einfache Menschen mit derselben Würde zu malen wie dieser. Anfang Herbst 1855 verläßt er Barbizon und zieht nach Boston, später nach Newport (Rhode Island). Dort arbeitet er als Genremaler, ohne aufzuhören, bei seinen Schülern und Bekannten das Schaffen der Schule von Barbizon zu rühmen. 1860 malt er das Bild „Girl with Cows" („Die junge Hirtin"), das in Thema und Bildaufbau an „Die Hirtin mit der Herde" von Millet denken läßt. *Abb. 516* In beiden Fällen strickt die Frau beim Viehhüten. Doch während die Darstellung Millets sich auf das schwere Los des bäuerlichen Alltags und die darin liegende Einsamkeit konzentriert, ist Hunt eher für die lyrische Nostalgie einer solchen Szene empfänglich. Millets Bäuerin ist eine reife Frau, die Verantwortung trägt und familiäre Pflichten zu erfüllen hat. Die Stellung der Figur vor einer sich perspektivisch verjüngenden Baumreihe, die sie von der weiter hinten grasenden Herde abhebt, verstärkt den Eindruck von Traurigkeit und Vereinsamung. Ganz anders bei Hunt: Die junge, hübsche Kuhhirtin steht, von hellem Sonnenlicht überflutet, inmitten grüner Bäume und bunter Wiesenblumen und strickt; sie lebt mit den Tieren, die friedlich neben ihr weiden, wie mit der Natur in vertrauter Gemeinsamkeit. Die massigen Körper der Kühe zu beiden Seiten und die klar umrissenen Linien der Landschaft verankern das junge Mädchen im Bildaufbau. Das Werk strahlt ein Gefühl von Harmonie und Stabilität aus, das zwar der traditionellen Auffassung von ländlicher Existenz in den Vereinigten Staaten entspricht, jedoch völlig im Gegensatz zu jenem Eindruck der Abgeschiedenheit und Isolierung steht, den Millet erzeugen will. Hunts Verfahrensweise, der von einem Thema Millets ausgeht, um daraus eine poetische und sehnsuchtsvolle Vision des verlorenen Paradieses zu entwickeln, wird von anderen Amerikanern, die sich auf die Schule von Barbizon beziehen, ebenfalls praktiziert. Der historische Kontext ebenso wie das jeweilige Anliegen unterscheiden sich jedoch grundlegend von dem der französischen Künstler: „Barbizon bietet den Amerikanern die Möglichkeit, der Darstellung einer spezifisch amerikanischen Natur zu entrinnen. [...] Ihre Einbildungskraft entdeckt in den inspirierenden Sujets von Barbizon [...] eine dämmerige Ruhe, fern von der gewaltigen Größe des Yellowstone-Parks und dem Lärm von McCormicks Mähmaschinen" (Joshua Taylor). Unter stilistischem Aspekt dagegen wird das Herangehen von Couture und Millet, das nach Bewahrung von Frische und Ursprünglichkeit des ersten Eindrucks trachtet, von Hunt getreulich übernommen. In seiner „Jungen Hirtin" ordnet er die Details einer Gesamtbehandlung der Massen unter, die er auf wenige Farbtöne aus demselben Spektrum gründet; der zügige Pinselschwung sowie die bisweilen pastose Malweise verleihen dem Bild Leben und Spontaneität.

Flächigkeit und malerische Darstellungsweise kennzeichnen auch das 1861 von George Inness (1825–1894) gemalte Bild „Delaware Water Gap", dessen panoramaartige Vision allerdings auch auf die Bindung des Malers an andere *Abb. 517* Traditionen verweist. Auf dieses Zögern, den Stil der Schule von Barbizon uneingeschränkt anzunehmen, stößt man in beinahe allen Werken, die Inness um 1860 ausführt. Seine Jugend verbringt der in Newburgh (New York) geborene Inness in New Jersey, wo seine Familie 1830 eine Farm erwirbt. Er ist im wesentlichen Autodidakt, sieht man von einigen Malstunden ab, die er von einem umherziehenden Künstler namens John Jesse Barker (tätig zwischen 1815 und 1856) und von dem französischen Genre- und Landschaftsmaler Régis François Gignoux (1816–1882) im Jahre 1843 erhielt. 1851 führt ihn seine erste Europareise unmittelbar nach Rom, wo er die alten Meister studiert. Der Italienaufenthalt sollte sein Schaffen jedoch kaum beeinflussen. Erst seine zweite Europareise im Laufe des Jahres 1853, während der er sich zumeist in Frankreich aufhält, bringt ihm die entscheidende künstlerische Erfahrung. Von der Barbizon-Malerei übernimmt er die Maltechnik, die hellen Farbtöne und die Auflösung der Formen. Seine ersten Versuche auf diesem Weg bleiben freilich experimentell, wie „Delaware Water Gap" zeigt. Die oben erwähnten maltechnischen Stilmittel fließen in eine Komposition ein, die auf die alten Meister oder die Ästhetik der Hudson River School zurückgeht. Die Beziehungen zwischen Inness und dieser Schule offenbaren sich auch in seinem vergeistigten Naturempfinden, obgleich die Botschaft, die er aus der Natur abliest, eine entschieden moderne ist. Im linken Hintergrund fährt ein Zug durch die Landschaft, über ihm wölbt sich ein Regenbogen. Der Maler scheint ausdrücken zu wollen, daß trotz des technischen Fortschritts die Harmonie der wahren Natur unangetastet bleibt.

„The Lackawanna Valley" (um 1855, National Gallery of Art, Washington, D.C.) zeigt erneut die aufgeschlossene, positive Haltung des Künstlers gegenüber Fortschritt und Zivilisation. „Später gab er offen zu, daß er ‚die Kulturlandschaft', die von menschlichem Eingreifen zeugende Landschaft, der unberührten Natur vorzog", schreibt Cikovsky. Diese Haltung steht beispielsweise in vollkommenem Gegensatz zu jener von Martin Johnson Heade, die sich in dem ungefähr vier Jahre später entstandenen Bild „Salzmarschen" ausdrückt. Inness, auf seine Weise ein *Abb. 508* Neuerer, ist ein Anhänger der Moderne, seine Grundstimmung ist anders als die seiner Zeitgenossen.

Mitte der achtziger Jahre entwickelt Inness einen Stil, in dem die Verarbeitung subjektiver Impressionen und die realistische Beobachtung eng miteinander verwoben sind. In dem nicht datierten Gemälde „Over the River" („Am *Abb. 515* Fluß"), einem der etwa siebzig Gemälde amerikanischer Maler des 19. Jahrhunderts, die im Musée d'Orsay zu sehen sind, wird die Begegnung mit der Natur zu einem persönlichen Erlebnis, die Landschaft wird in überaus subtiler und

poetischer Art gepriesen. Der Stil gleicht dem Camille Corots; die Szene ist in Dämmerlicht getaucht, das zum Träu-
Abb. 81 men oder zu nostalgischer Erinnerung einlädt. In den Spätwerken von Inness – etwa „Herbststimmung" (1891) – erreicht dieses effektvolle Halbdunkel, das die Details mit einem Schleier überzieht und die Formen in der Atmosphäre zerfließen läßt, seinen vollendetsten Ausdruck. Dies ist allerdings nicht so sehr eine maltechnische Methode als vielmehr die bildliche Umsetzung der Swedenborgschen Weltsicht, der Inness aus tiefstem Herzen anhängt. Der Maler versucht hingebungsvoll, die schöpferische Energie der Natur, die gewöhnlich hinter den leichter wahrnehmbaren Formen der materiellen Welt verborgen ist, spürbar, geradezu greifbar zu machen. Zwar gehen Inness und die Maler der Hudson River School künstlerisch verschiedene Wege, aber der philosophische Endpunkt ist bei beiden der gleiche.

Unter den ersten amerikanischen Landschaftsmalern, die ihr künstlerisches Herangehen sehr früh im Sinne der Schule von Barbizon modifiziert haben, ist Homer Dodge Martin (1836–1897) eine herausragende Persönlichkeit. In Albany im Bundesstaat New York geboren, besucht er einige Wochen den Unterricht James McDougal Harts (1828–1901), eines Malers der zweiten Generation der Hudson River School, und eröffnet alsbald sein eigenes Atelier in New York. Bei der Entfaltung seines sehr poetischen, individuellen Stils nützen ihm seine Beziehungen zu innovativen Künstlern wie John La Farge (1835–1910), einem Schüler von William Morris Hunt und Thomas Couture, oder James McNeill Whistler, einem der modernsten und einflußreichsten amerikanischen Künstler im aus-
Abb. 94 gehenden 19. Jahrhundert. Martin malt in der Normandie, wo er sich mit seiner Frau 1881 niederläßt, „Die wilde Küste, Newport" aus der Erinnerung. Dem Stil nach erinnert das kleinformatige Bild an die zahlreichen Ansichten Newports, die zu Beginn der achtziger Jahre von La Farge nach dem Vorbild William Morris Hunts gemalt wurden. Die warmen Farben, bei denen Braun- und Ockertöne überwiegen, der kräftige, zugleich verschwommene Pinselstrich, die abstrakten Formen gemahnen eher an den ungebändigten, naturgewaltigen Charakter der Küstenstriche von Rhode Island als an topographisch korrekte Einzelheiten. Die rauhe Behandlung des Sujets läßt an Bilder von Narcisse Díaz de la Peña und sogar an das undatierte Werk von Rosa Bonheur „Das Schlammloch" (The Snite Museum of Art, University of Notre-Dame, Indiana) denken, obgleich das Thema der französischen Malerin ungleich kühner ist als jenes von Martin.

Unter den ältesten Mitgliedern der Society of American Artists ist es durchaus geläufig, im französischen Stil zu malen, allerdings unter Verwendung spezifisch amerikanischer Themen: So erklärt beispielsweise Alexander Wyant (1836–1892), er stehe „vollkommen unter dem Zwang, das Leben seines eigenen Landes zu malen". Auch Martin und Inness wenden häufig die französische Manier auf amerikanische Themen an, ob sie nun Wyants Sichtweise teilen oder auch nur den Wünschen ihrer Mäzene folgen. Die jüngsten Mitglieder der S.A.A. widersetzen sich dagegen energisch solchem Herangehen. „Nie wäre es einem jungen Maler in den Sinn gekommen, daß ein Kunstwerk einer geographischen Grenze unterliegen könnte", schreibt Will H. Low (1853–1932), als er sich erinnert, daß ein Kunde ein Bild mit „absolut amerikanischem Sujet" von ihm verlangte.

Jonathan Eastman Johnson (1824–1906) findet wiederum diese internationalistische Haltung ein wenig zu progressiv. Etwa dreißig Jahren jünger als Low, studiert er zunächst in Düsseldorf, wo er mit Leutze in Kontakt steht,
Abb. 512 und lernt 1855 für kurze Zeit bei Thomas Couture. Nach seiner Rückkehr 1862 entsteht das Bild „Ritt in die Freiheit – Fliehende Sklaven". Mitte der siebziger Jahre des 19. Jahrhunderts malt Johnson eine Bilderfolge, in der er den Stil von Barbizon auf amerikanische Sujets anwendet. Er hatte freilich mit „Das Leben im Süden (My Old Kentucky Home)" auch schon fünfzehn Jahre früher zur Zufriedenheit der American Art Union gewirkt und den Beifall des Publikums gefunden; in diesem Werk verbindet er eine typisch amerikanische Ansicht mit der in Düsseldorf erworbenen Technik. Dieses Bild, bald nach seiner Rückkehr aus Europa 1859 entstanden, zeigt das Leben der Schwarzen im amerikanischen Süden, ist jedoch in Wirklichkeit in einem Garten neben Johnsons Vaterhaus in Washington (D. C.) entstanden. Die Düsseldorfer Prägung des Künstlers wird in der ausgewogenen Komposition klar erkennbar, die um ein zentrales Motiv herum zahlreiche anekdotische Elemente gruppiert. Dieses Kompositionsschema, die Brennpunkte zu vervielfachen und dabei durch die Wahl eines beherrschenden Themas – hier die Musik – die Einheit des Ganzen zu bewahren, ist ebenso aus Europa übernommen wie das Zentralmotiv: eine hochherzige Dame kümmert sich um die Armen, die sich um sie scharen. In der europäischen Maltradition nimmt das Sujet der Dame aus guter Gesellschaft, die arme, alte und kranke Menschen besucht, großen Platz ein. Die Aufmerksamkeit des Künstlers für kleine Einzelheiten, seine Vorliebe für kleine Gestalten, seine spröde, stoffliche Malweise verraten gleichfalls die ausländische Ausbildung. In der Behandlung des Bildvordergrunds mit lebhaftem Pinselstrich und schwerem Pinsel erkennt man besonders die Technik Thomas Coutures wieder. Danach beginnt Johnson, immer derselben Methode folgend, in einem sehr malerischen Stil mit kraftvollem Hell-Dunkel eine Serie von Genrebildern über die vor der Küste von Massachusetts liegende Insel Nantucket. Seit den siebziger Jahren hat er dort an
Abb. 518 der Küste sein Atelier. Die „Frau auf einem Hügel", ein Gemälde, das Johnson wahrscheinlich nur als Skizze ansieht, verrät durch sein anspruchsloses, natürliches Sujet, den breiten Pinselstrich und die starke Beachtung von Wettererscheinungen eindeutig den Einfluß der Schule von Barbizon. Die träumerische Atmosphäre des Bildes sugge-

riert eine gewisse Sehnsucht nach dem Landleben, wie sie auch schon bei der „Jungen Hirtin" von William Morris Hunt zu beobachten war. In den siebziger Jahren werden die amerikanischen Genremaler durch die Konfrontation mit dem hektischen Stadtleben von dieser Nostalgie nachhaltig ergriffen. *Abb. 516*

WHISTLER, SARGENT UND CASSATT

Viele der im Ausland lebenden Maler geben Freilichtszenen in einer Atmosphäre wieder, die auch Johnsons „Frau auf einem Hügel" eigen ist. So ist in dem Bild „Küste der Bretagne" (1861) von James Abbott McNeill Whistler (1834 bis 1903), auch „Allein mit den Gezeiten" genannt, eine gewisse Nostalgie spürbar. Whistler, der in Lowell im Staate Massachusetts geboren wird, verbringt einen Teil seiner Kindheit und Jugend in Neuengland und lebt auch einige Zeit in St. Petersburg, wo sein Vater beim Eisenbahnbau beschäftigt ist. Nach dem Tod des Vaters 1849 kehrt die Familie in die Vereinigten Staaten zurück. Whistler verbringt zuvor noch einige Monate in London, wo er Zeichenunterricht nimmt und bei seinem Schwager, dem Chirurgen und Amateurkünstler Seymour Haden, lebt. 1851 tritt der junge Mann in die amerikanische Militärakademie in West Point ein, wo er bei Robert Weir (1803–1889), einem Genremaler und frühen Vertreter der Hudson River School, seine Studien fortsetzt. Ein unglückliches Versagen in einer Chemieprüfung vernichtet jedoch auf einen Schlag alle Hoffnungen auf die militärische Laufbahn, und so verläßt Whistler den amerikanischen Kontinent und begibt sich 1855 nach Paris. Wie die meisten Auswanderer schifft er sich nach Europa wohl in dem Glauben ein, irgendwann in sein Heimatland zurückzukehren. Er bleibt jedoch ein Jahr ums andere. Gegen Ende der siebziger Jahre veranlassen die Vitalität der europäischen Kunst und die Erfolgsaussichten, die ein zur Unterstützung ausländischer Künstler bereiter Käuferkreis verheißt, viele dieser Ausländer, sich in Europa länger einzurichten. Die Amerikaner unter ihnen sind zahlreich. Die Mitglieder dieser „Kolonien" unterhalten jedoch immer Verbindungen zum Mutterland. Viele stehen in engem Kontakt mit Künstlervereinigungen ihres Landes, besonders mit solchen, die wie sie selbst für eine intensive Wechselbeziehung mit der europäischen Kunst eintreten, also der Society of American Artists und der Philadelphia Society of Artists. Whistler nimmt regelmäßig an den ersten Ausstellungen der S.A.A. teil und wird 1880 offiziell Mitglied. Die aus Europa eingesandte „Küste der Bretagne" ist bei der ersten Ausstellung der S.A.A. im Jahre 1878 zu sehen. *Abb. 520*

Dieses Bild, im September/Oktober 1861 an einem bretonischen Strand gemalt, zeugt einerseits von einer Beherzigung der Ratschläge, die er im Pariser Atelier des Akademiemitgliedes Charles Gleyre erhalten hat, andererseits von seinen Beziehungen zu den französischen Realisten, in deren Kreis Whistler Ende der fünfziger Jahre aufgenommen wird. Der nostalgische Eindruck des Bildes, der durch die neutrale Farbgebung noch verstärkt wird, verrät den Einfluß Gleyres. Die kühne Komposition, die ungeschminkte Sicht auf das bäuerliche Leben, der dicke, pastose Farbauftrag können direkt mit Konzeptionen und Techniken französischer Realisten wie Gustave Courbet, Alphonse Legros und François Bonvin verglichen werden. Die bretonische Bäuerin Whistlers hat nichts Vornehmes an sich; in prosaischer Pose schläft sie mit ausgestreckten Beinen an einem leeren, mit Steinen übersäten Strand. Auch Courbet liebt es, schlafende Menschen zu malen; ihre entspannten Körper, die lockere, natürliche Haltung kommen seinem Wunsch entgegen, die alltäglichen Momente des menschlichen Lebens realistisch zu malen. Wenn die „Küste der Bretagne" eine ungewöhnlich starke Suggestivkraft besitzt, so verdankt sie diese der Malweise Whistlers: dem rauhen, skizzenhaften Pinselstrich, der strengen Komposition mit schroffen Schnitten, der lebensnah wiedergegebenen Haltung der Person.

Whistlers Gemälde verraten oft seine intimen Gefühle. Die „Küste der Bretagne" wird zum ersten Mal in Paris unter dem französischen Originaltitel „Seule" („Allein"), danach in London unter dem Titel „Allein mit den Gezeiten" ausgestellt; und in der Tat spricht aus diesem Bild Einsamkeit, der Eindruck des Ausgeschlossenseins eines Künstlers, den seine in Rußland verbrachten Jugendjahre schon etwas an den Rand gedrängt haben. In der Darstellung seiner irischen Geliebten Jo Hiffernan, „Das weiße Mädchen: Symphonie in Weiß, Nr. 2", erwächst das Gefühl der Gleichgültigkeit, der Distanz aus dem Kontrast zwischen der starken körperlichen Präsenz des Mädchens und ihrem abwesenden, geradezu entrückten Gesichtsausdruck. Dieses betont dekorative Werk läßt mehr erahnen, als es beschreibt: zarte rosafarbene Blumen, der nachdenkliche Ausdruck, die lässig auf dem Kamin liegende Hand deuten auf ein seltenes Wesen, das in hohen und mysteriösen Gefilden schwebt, ein Eindruck, den Gegenstände von exotischer Schönheit – ein japanischer Fächer, eine chinesische Vase –, mit denen Jo Hiffernan umgeben ist, noch verstärken. *Abb. 82*

Als glühender Japanverehrer beginnt Whistler seit 1864 Holzschnittblätter, Lackmalereien, Porzellan und Kimonos zu sammeln. Er knüpft enge Beziehungen zu anderen Japanliebhabern, zu Alfred Stevens, James Tissot, Édouard Manet, Dante Gabriel Rossetti an. Mitte der sechziger Jahre beginnt er eine sogenannte „japanische" Bilder-

folge. Ein kennzeichnendes Merkmal der frühen Versuche Whistlers ist die Einführung fernöstlicher Motive in
Abb. 83 erster Linie aus dekorativer Absicht; sie greifen nicht in die Komposition ein. In „Caprice in Purpur und Gold, Nr. 2: Der goldene Wandschirm“ (1864) stellt er Jo Hiffernan im Kimono dar, umgeben von zahlreichen chinesischen und japanischen Kunstgegenständen: einem Wandschirm aus der Tosa-Schule, einem Kästchen mit Lackmalerei, einer Vase, einem Orientteppich und einer Reihe von Holzschnitten aus der Kunstströmung des Ukiyo-e.

Whistler besitzt einige Holzschnitte von Ando Hiroshige, und es gilt als erwiesen, daß die im „Goldenen Wandschirm“ sichtbaren Farbholzschnitte auf Hiroshiges Serie „69 Stationen der Kisokaido“ zurückgehen. Es sind keineswegs nur einfache Kopien; die japanischen Farbholzschnitte mit ihren lebhaften Farben und der dekorativen, durchgehend gleichmäßig akzentuierten Farbschicht spiegeln die Befreiung des Künstlers von seinen Bindungen an die wirkliche Welt. Indem er diese Bilder in sein Werk aufnimmt, erschließt Whistler sowohl im Malerischen wie hinsichtlich der Bildraumgliederung, der Farbharmonie und der Ausgewogenheit der Formen neue Wege. Nach 1864 weichen das lichte Farbspektrum und der stark dekorative Charakter des „Goldenen Wandschirms“ subtilen Tonmischungen und ans Abstrakte grenzenden Kompositionen. Schon die Titel der ersten Bilder Whistlers enthielten
Abb. 519 musikalische Referenzen: „Capriccio“, „Symphonie“, „Arrangement“ oder „Nocturne“. Das „Arrangement in Grau und Schwarz, Nr. 1: Die Mutter des Künstlers“ ist ein Schlüsselbild, das den Übergang des Künstlers zu einer neuen ästhetischen Grundauffassung markiert. Auf Empfehlung von Georges Clemenceau erwirbt die französische Regierung das Bild im Jahre 1891 für das Musée du Luxembourg zu einem sehr hohen Preis; kein Bild eines lebenden amerikanischen Künstlers ist zwischen 1879 und 1900 vom französischen Staat so teuer bezahlt worden.

Im „Arrangement in Grau und Schwarz, Nr. 1: Die Mutter des Künstlers“ ist die Umwelt von ihrer deskriptiven Funktion befreit und wird als kodiertes Ensemble gleichmäßig behandelter, unschattierter Farbtöne aufgefaßt. Die Ankunft der Mutter, die den Winter 1863/1864 bei ihm verbringt, spielt bei der ästhetischen Neuorientierung gewiß eine Rolle; das asketische Wesen dieser streng puritanischen alten Dame wird in einen in Stil und Bildaufbau rigorosen Formalismus umgesetzt, der dem anerkannten Malstil der Zeit vollkommen zuwiderläuft. Whistler spricht seine Auffassung über die in erster Linie malerische Bedeutung des Sujets deutlich aus: „Ich wollte auf ein rein künstlerisches Anliegen meines Werkes hinweisen und alles von außen kommende Interesse, das sich sonst möglicherweise an das Bild geknüpft hätte, davon abhalten. Es ist vor allem eine Anordnung von Linie, Form und Farbe, und ich verwende jede ihrer Zufälligkeiten, die zu einem symmetrischen Ergebnis führen können.“ Wie der Bildtitel schon andeutet, ist die Komposition sehr schlicht und nüchtern. Die Bildfläche wird stark betont, das Gleichgewicht zwischen horizontalen und vertikalen Elementen bleibt sorgfältig gewahrt. Die systematische Wiederholung rechteckiger und länglicher Formen verstärkt den strengen Rhythmus. Der dünne Farbauftrag mindert die Expressivität. Anna Whistler sitzt in aufrechter Haltung und zeigt dem Betrachter ihr klar gezeichnetes Profil.
Abb. 83 Ein Vorhang und ein gerahmter Stich bilden die einzige Dekoration. Wenn sich schon im „Goldenen Wandschirm“ Whistlers Faszination für japanische Kunstgegenstände und die zaghafte Interpretation einer der europäischen Tradition fremden Ästhetik offenbart, so erkennt man im Bildnis der Mutter nun eine ebenso kühne wie sichere Anwendung der aus der japanischen Kunst gewonnenen Prinzipien.

„Nocturne in Schwarz und Gold: Die fallende Rakete“ (1874, Detroit Institute, Michigan), ebenfalls eine fast abstrakte Bildkomposition, bringt Whistler die wütende Kritik John Ruskins ein, der ihm vorwirft, „zweihundert Guineen dafür zu verlangen, daß er dem Publikum einen Farbtopf ins Gesicht wirft“. Wie einst Paolo Veronese und Francisco de Goya ist Whistler gezwungen, seine ästhetischen Kriterien vor einem Gericht zu verteidigen; er verklagt Ruskin wegen Beleidigung, und 1878 wird der Streitfall vor Gericht ausgetragen. Als sich der Verteidiger des Kunstkritikers wundert, daß der Maler eine derart horrende Summe für das Werk weniger Stunden verlangt, antwortet ihm Whistler, er verlange diese Summe „für das Werk eines ganzen Lebens“. Der Prozeß endet für beide Seiten tragisch: mit Ruin und Verbitterung für Whistler, der nur den symbolischen Viertelpenny als Wiedergutmachung erhält, und einem Nervenzusammenbruch Ruskins.

Die Laufbahn John Singer Sargents (1856–1925) ist wie die Entwicklung Whistlers von Kosmopolitismus, Ruhm und Suche nach neuen Ausdrucksformen geprägt. Als Kind einer amerikanischen Familie in Florenz geboren, verbringt er mit seinen Eltern, die von einer europäischen Hauptstadt in die andere ziehen und sich auch in eleganten Kurorten aufhalten, eine unruhige Jugend. Wie viele ausgewanderte Amerikaner ist Sargent überall und nirgends zu Hause. Er behält die amerikanische Staatsbürgerschaft, doch als er 1876 das erste Mal die Vereinigten Staaten besucht, betrachten ihn seine Verwandten wegen seiner Aussprache und seiner fremden Sitten als Ausländer. Auf ähnliche Weise verunsichert er seine Landsleute, als er 1874 in das Atelier von Carolus-Duran (Charles-Émile-Auguste Durand) eintritt. Der strenge und zurückhaltende junge Künstler steht überall außerhalb und bereitet den anderen mit seinem beobachtenden, kühlen Blick Unbehagen. An seinem Lebensabend nähert er sich dem Vaterland an und verbringt zwischen 1919 und 1924 längere Zeit in den Vereinigten Staaten. Es bleibt jedoch unbestritten, daß Sargent seine Vorrangstellung und seinen Ruf vor allem der brillanten Technik, seinen kosmopolitischen Themen und einer distanzierten künstlerischen Sensibilität verdankt. All diese Besonderheiten entspringen seiner Lebens- und

Sichtweise als Emigrant. Den leichten Pinselstrich, den viele als seine größte Leistung ansehen, erwirbt er in Paris bei Carolus-Duran, einem Maler, den seine prunkvollen Damenporträts berühmt gemacht haben und der seit 1873 Kunststudenten ausbildet. Der bei seinen englischen und amerikanischen Schülern äußerst beliebte Meister fördert den individuellen Ausdruck, Virtuosität und schnelle Ausführung sozusagen „im ersten Anlauf". Hinsichtlich der Farben ist er ein großer Anhänger von Diego Velázquez. Sargent gilt sehr bald als Star des Ateliers, und so wird er im Winter 1877–1878 als Assistent von Carolus-Duran zur Bemalung einer riesigen Saaldecke im Palais du Luxembourg herangezogen. Die dabei entstandene Komposition enthält ein Porträt Carolus-Durans von Sargent und ein Bildnis Sargents von Carolus-Duran. Dieses wechselseitige Porträtieren steht möglicherweise am Ausgangspunkt des Porträts von „Carolus-Duran", das Sargent für den Salon von 1879 malt. Das bestechende Bildnis erregt den Beifall *Abb. 86* der Kritik, von der Jury erhält es eine „ehrenvolle Erwähnung". Der Erfolg markiert das Ende seiner Lehrzeit und den Beginn des beruflichen Aufstiegs. Die Modellsitzungen finden im Sommer 1878 im Atelier Carolus-Durans in der Passage Stanislas statt, zu jener Zeit, da der Meister am Porträt der polnischen Schauspielerin Helena Modieska arbeitet. Sargent entscheidet sich allerdings dafür, weder das Atelier noch den Maler bei seiner Beschäftigung mit dem Bild zu zeigen. Die traditionelle Pose vermeidend, geht er nach den Grundsätzen des Realismus über die bloße Beschreibung hinaus und hält die charakteristischen Züge der Persönlichkeit fest, in diesem Falle das Selbstvertrauen eines Ästheten, der in der Gesellschaft eine geachtete Stellung einnimmt. Neutraler Hintergrund und spärliche Dekoration unterstreichen das Natürliche und Unverwechselbare an der Haltung des Porträtierten. Carolus-Duran sitzt mit vorgeneigtem Körper und weit auseinandergespreizten Beinen und fixiert den Betrachter mit dem durchdringenden Blick des Porträtmalers. Der Betrachter erblickt einen ebenso nonchalanten wie selbstsicheren Mann, der einen Orden der Ehrenlegion, Zeugnis seiner anerkannten Position als Künstler, zur Schau stellt. Das Statische in Blick und Sitzhaltung wird durch die Bewegung der Diagonalen und die lebhafte Pinselführung ausgeglichen. Der recht sorgfältigen Behandlung der Gesichtszüge stehen andere, weniger detailliert ausgeführte Elemente gegenüber – die Spitzenmanschetten, das Taschentuch, die linke Hand –, die dem Gemälde die Unmittelbarkeit einer Skizze verleihen. Doch auch das Spiel der Farbkontraste vernachlässigt Sargent keineswegs; seine dunkle Palette, die an Velázquez erinnert, wird durch Beigabe gedämpfter Blau- und Rottöne gemildert.

Gegen Ende des darauffolgenden Jahrzehnts gibt Sargent die dunklen Farbtöne des spanischen Meisters und die Maltechnik der französischen Realisten zeitweilig auf und beginnt eine Reihe impressionistischer Studien, die nach seinem Umzug nach England im Jahre 1885 zumeist auf seinem Gut Broadway in Cotswolds (Worcestershire) entstehen. Der Wohnungswechsel des Malers erklärt sich vielleicht durch den Skandal, den das Porträt von „Madame *Abb. 521* X" („Madame Pierre Gautreau") beim Salon von 1884 verursacht hat, sowie durch die anschließende Auftragsflaute. Diese Entscheidung dürfte aber ebenso dem Gefühl so vieler „Expatriates", besonders Henry James', entspringen, die meinen, daß sie die Eigenart ihrer Herkunft am besten in England bewahren und integrieren können. William H. Gerdts unterscheidet in der impressionistischen Periode Sargents deutlich zwei Etappen: Die erste, 1885 bis 1886, wird am besten durch den nachempfundenen Impressionismus von „Nelke, Lilie, Lilie, Rose" (1886) illustriert, die *Abb. 523* zweite, von 1887 bis 1889 währende Etappe entspricht jener Zeit, da Sargent eng mit Claude Monet verbunden ist und sich sowohl in der Kunstauffassung wie in der Technik aufrichtig als Teilnehmer am impressionistischen Experiment versteht. Sargent hat möglicherweise die Bilder Monets auf der ersten Impressionistenausstellung von 1874 gesehen; jedenfalls kennen sich beide Künstler 1876, und 1887 sind sie enge Freunde, die gemeinsame Tage in Paris und Giverny verbringen. Das Bild „Claude Monet malt am Waldrand", im Sommer 1887 bei Giverny entstanden, ist *Abb. 522* nach Auffassung von Gerdts ein Schlüsselwerk, „nicht nur weil es den französischen Impressionisten zeigt, der Sargent von allen impressionistischen Künstlern am nächsten stand, sondern auch weil diese Momentaufnahme unter freiem Himmel den persönlichen Einsatz des Künstlers illustriert". Für Sargent geht es mithin darum, ein Dokument über die impressionistische Technik der Pleinairmalerei zu erarbeiten, die er dabei auch selbst praktiziert. Monet wird in Begleitung einer Dame dargestellt – vermutlich seine künftige Frau Alice Hoschedé –, wie er gerade eine kleinformatige Leinwand lebhaft mit einer vielfarbigen Lichtfläche bedeckt. In derselben Art sind auch Sargents Farben rauh aufgetragen und schöpfen aus einem breiten Spektrum. Durch tonigen Auftrag von Pigmentfarbe deutet Sargent das Blätterwerk an und setzt zugleich die für Monet typischen „Farbkommata" ein. Die leuchtenden Lichteffekte, die skizzenhafte Behandlung der Gestalten, der Rhythmus der Pinselschläge, die die hochgewachsenen Gräser andeuten, all dies ist ein überzeugender Beweis dafür, daß der amerikanische Maler der Ästhetik des Impressionismus zeitweise erhebliches Interesse entgegenbringt.

Solche Abstecher in den Impressionismus stehen zwar außerhalb des Hauptstromes von Sargents Werk, doch kann ihre Rolle bei der Entwicklung eines Porträtstils, der ihn im letzten Jahrzehnt des 19. Jahrhunderts für international gesinnte Gesellschaftskreise zum beliebtesten Porträtmaler macht, kaum hoch genug veranschlagt werden. In der Tat übernimmt er für seine späten Porträts von der impressionistischen Ästhetik die originelle Konzeption, das reiche Kolorit und die strahlende Lichtfülle. Beim Anblick der „Carmencita" (1890) denkt man freilich eher an *Abb. 524* Manet als an Monet. Das Bild, vom französischen Staat anläßlich der Ausstellung der Société nationale des Beaux-

Arts 1892 erworben – einer Ausstellung, die sich den neuen Tendenzen öffnete –, stellt die spanische Tänzerin Carmen Dausset, die „Carmencita", dar. Sargent hat bei einem Schauspiel im kleinen Kreis das, wie er sagt, „herrliche und beängstigende Geschöpf", „das wildeste und primitivste Weib, und das künstlerisch perfekteste, das ich jemals sah", so die Worte eines anderen Zuschauers, betrachten können und gibt sie, wie sie aus dem Dunkel ins Bühnenlicht hervortritt. Die theatralische Pose – in die Hüften gestemmte Hände, zurückgeworfener Kopf – läßt herrisches und stürmisches Temperament erahnen. (Später gibt Sargent zu, daß er nahezu ein Vermögen für „Armreifen und verschiedene Kleinigkeiten" ausgeben mußte, um dieses „Geschöpf" günstig zu stimmen.) Kleid und Schal schimmern im Scheinwerferlicht, durch den zügigen Pinselstrich hervorgehoben. Der Betrachter sieht die Tänzerin mit den Augen des verzauberten Publikums, das auf den Beginn des Spektakels wartet. Obgleich die englische Presse die „Carmencita" 1891 begeistert feiert, verbreitet die Kühnheit des Künstlers doch Furcht; man zögert, Sargent sein Gesicht anzuvertrauen, und den Mutigsten wird der Vortritt gelassen. Der überwältigende Erfolg des Bildnisses der *Abb. 87* „Lady Agnew" (1892) festigt endgültig seinen Ruhm als bester Porträtist seiner Zeit. Lady Agnew, die Gattin von Sir Andrew Agnew de Lochnaw, verblüfft und bezaubert den Betrachter auf den ersten Blick durch ihre Schönheit und starke Ausstrahlung. Die charmante und sanfte Mattigkeit ihres Gesichtsausdrucks und ihrer Haltung enthält etwas *Abb. 86* überraschend Spontanes, das durchaus an das Porträt von Carolus-Duran erinnert. Auch der direkte Blick und das überaus sorgfältig wiedergegebene Antlitz sind mit diesem Porträt vergleichbar. Der Schwung der Augen und dichten Augenbrauen wie die weiche Linie des vollen Mundes werden durch die Körperdrehung, den schwungvollen Kleiderwurf, die Rundungen des Lehnsessels und der japanischen Motive auf der Tapete wiederaufgenommen. Diese Motive, die einen großen Anteil an der Lebendigkeit des Bildes haben, und die zarten Pastelltöne im Spektrum der Creme-, Malven- und Blautöne erinnern an das Porträt des Dichters Mallarmé, das Édouard Manet 1876 während seiner impressionistischen Periode malte.

Mary Cassatt (1844–1926) nimmt sich ebenfalls das französische Porträt des Impressionismus zum Vorbild. Ersten Anschluß an das Pariser Künstlermilieu gewinnt sie durch Edgar Degas in den siebziger Jahren. Danach wird sie als einzige amerikanische Malerin in der Gruppe der französischen Impressionisten zugelassen und nimmt von 1879 bis 1886 an deren Ausstellungen teil. In Allegheny City (Pennsylvania) geboren, verlebt sie mit ihren Eltern die entscheidenden Jahre – zwischen 1851 und 1855 – in Europa, genauer in Frankreich und Deutschland. Sie lernt perfekt Französisch und Deutsch und erschließt sich das reiche europäische Kulturerbe. Nach ihrer Einschreibung in die Pennsylvania Academy of Fine Arts erlebt sie dort allerdings nur Enttäuschungen; deshalb verläßt sie die Vereinigten Staaten und zieht 1866 nach Frankreich, wahrscheinlich zusammen mit ihrer Familie. Bis zu ihrem Tode 1926 lebt sie im Schloß von Beaufresne im Oise-Tal. Gleich vielen anderen amerikanischen Künstlern erklärt sie die Entscheidung, die Vereinigten Staaten zu verlassen, mit der Schwierigkeit, dort eine gute künstlerische Ausbildung zu erhalten. Freilich mag auch das Umherreisen während ihrer Kindheit zur Loslösung vom Herkunftsland, zur Mentalität der „Expatriates" beigetragen haben. Mary Cassatt, ein unabhängiger Geist wie Sargent, hält sich freiwillig abseits. Überdies hat sie, wie ihre Biographin Nancy Hale vermutet, in Philadelphia wohl unter der Überheblichkeit bestimmter gesellschaftlicher Schichten gelitten, so daß es ihr „nicht unangenehm ist, in Paris in der Situation zu sein, selbst andere auszuschließen anstatt ausgeschlossen zu werden". Ebenfalls wie Sargent verkündet Mary Cassatt: „Ich bin Amerikanerin, frank und frei Amerikanerin." Doch die amerikanischen Kunstkritiker können es nicht unterlassen, Mitte der achtziger Jahre gegen diese „Auslandsamerikaner" zu schreiben, „die da denken, es gibt nichts außer ihrem Land, vorausgesetzt, sie müssen nicht dort leben".

Mary Cassatt bricht jedoch den Kontakt nach Amerika keineswegs ab; sie nimmt dort weiterhin an Ausstellungen teil, und ihr Einfluß auf den amerikanischen Kunstgeschmack ist, vermittelt durch Empfehlungen an Sammler, durchaus von Gewicht. Zu Edgar Degas fühlt sie sich anfänglich am stärksten hingezogen. Sie wird ihm 1877 vorgestellt. Zwei Jahre später debütiert sie mit einer Reihe ihrer Bilder, die sie gewiß gemeinsam mit Degas auswählte, auf der Impressionistenausstellung von 1879. Die Aufmerksamkeit der Kritik fällt besonders auf ein grün gerahmtes *Abb. 88* Porträt ihrer Schwester: „Lydia in einer Theaterloge, eine Perlenkette tragend". Mary Cassatt arbeitet nach der Methode der Realisten und Impressionisten, die die Menschen in ihrer natürlichen Umgebung abbilden wollen. Das Porträt ordnet sich in Konzeption und Ausführung außerdem in eine spezifische thematische Kategorie des französischen Impressionismus ein: in die Theaterszene. Ende der sechziger Jahre malt Degas seine ersten Tänzerinnen vom Pariser Ballett; in seinem Bild „Die Musiker im Orchester der Oper" überrascht die innovative Komposition durch die Verbindung zwischen Orchestergraben und Tänzerinnen, die nur teilweise zu sehen sind. Um 1874 stellt er in „Ballettprobe auf der Bühne" ein gewagtes, kontrastreiches Nebeneinander zwischen den Tänzerinnen auf der Bühne und dem Teil einer Loge her. Auf dem Bild der Mary Cassatt verfolgt die rothaarige Lydia, elegant gekleidet und mit Edelsteinen geschmückt, die Aufführung im hell erleuchteten Palais Garnier. Ein Spiegel im Bild erhöht die Überlagerung von Illusion und Wirklichkeit. Die Verzerrung des Raumes und die schroff geschnittenen Formen erinnern direkt an Manet und Degas, ebenso der Rhythmus der Kurven und Diagonalen und die fehlende Breite und Tiefe des Bildraums. Der Eindruck von Unmittelbarkeit und Belebtheit, den das Bild erweckt, wird gesteigert durch die flüchtige und zugleich kraftvolle Zeichnung der Figuren im Hintergrund, durch die ausdrucksstarke Pinselführung und eine Farbpalette, die sich der von Renoir annähert und besonders von einem harmonischen, lebhaften Miteinander von Rot-, Rosa- und Goldtönen lebt. „Lydia in einer Theaterloge“ ruft geteilte Reaktionen hervor: Während sich die einen, irritiert durch die Malweise, fragen, ob sie tatsächlich vor einem Gemälde stünden, bewundern die anderen eine solche Kühnheit der Interpretation eines modernen Sujets. Gegen 1880, noch intensiver nach dem Tod Lydias im Jahre 1882, wendet sich Mary Cassatt dem Thema „Mutter und Kind“ zu – einem Thema, das etwa *Abb. 528* ein Drittel ihres Werkes ausmacht und zum großen Teil ihren künstlerischen Ruf begründet hat.

DIE AMERIKANISCHEN NATURALISTEN

Nur wenige amerikanische Maler sind so innovativ wie Whistler, Sargent und Mary Cassatt. Die meisten bewegen sich eher im gemäßigten Mittelfeld; sie übernehmen einige Elemente des Realismus, des Impressionismus und Symbolismus und unterwerfen sich zugleich den akademischen Normen: exakte Zeichnung, geschlossene Komposition, solide Formen. Einige dieser Maler des ausgehenden 19. Jahrhunderts erringen auch internationale Anerkennung – so etwa Julius Gari Melchers, Walter Gay und Frederick Arthur Bridgman. Doch während „diese Gruppe junger Amerikaner, die in den letzten Jahren so viel für die Kunst und das Ansehen ihres Landes getan haben“ („The Art Amateur“), in einigen amerikanischen Künstlerkreisen in hohen Tönen gelobt wird, rümpfen andere die Nase trotz ihrer sogar in Europa anerkannten Qualitäten, in denen man, nach den Worten eines amerikanischen Kunstkritikers von 1881, „die kleinen Heucheleien von Renegaten“ sieht.

Einer der besten Maler dieser Gruppe ist Julius Gari Melchers (1860–1932). Es heißt, er hätte schon 1890 alle Auszeichnungen erhalten, die man in Europa bekommen kann. Er wird in Detroit (Michigan) als Sohn eines renommierten Holzschnitzers und Steinmetzen geboren, der 1852 aus Deutschland in die Vereinigten Staaten ausgewandert war. An der Düsseldorfer Akademie besucht er 1877 die Klassen von Eduard von Gebhardt und Peter Janssen. 1881 zieht er von Düsseldorf nach Paris und hält sich dort kurzzeitig an der Académie Julian auf, an der Gustave Boulanger und Jules-Joseph Lefebvre seine Lehrer sind. Ende 1884 richtet er sich zwei Ateliers ein, eines am Rande von Paris, das andere in dem holländischen Fischerdorf Egmond-aan-Zee, wo er „Die Predigt“ malt. Dieses bekann- *Abb. 85* teste Bild von Melchers bringt ihm im Salon von 1886 eine „ehrenvolle Erwähnung“ ein, das erste Zeichen seiner offiziellen Anerkennung. „Die Predigt“ will das religiöse Leben der Dorfbewohner von Egmond zeigen. Seine Darstellung der kleinen Leute aus einem ländlichen Flecken stellt Melchers in die Traditionslinie der naturalistischen Philosophie eines Jules Breton oder Bastien-Lepage. Sie kann mit naturalistischen Werken wie Alphonse Legros' „Predigt“ (1871) oder dem „Gottesdienst der Invaliden des Chelsea-Hospitals“ (1875) von Hubert von Herkomer verglichen werden. Wie viele Naturalisten des „Juste Milieu“ in den achtziger Jahren kann Melchers einen Einfluß des Impressionismus nicht verleugnen. Zwar befolgt „Die Predigt“ die Regeln der genauen Zeichnung und des soliden Formaufbaus, doch sie zeigt auch verschiedene charakteristische Merkmale der impressionistischen Malweise: Pastelltöne, eigenwillige Pinselschläge, starkes, von außen einfallendes Licht.

Die amerikanischen oder europäischen Käufer von Gemälden bevorzugen Ende des 19. Jahrhunderts die Darstellung von Bauern oder Handwerkern, die sinnbildlich für die sittlich-moralischen Werte der vorindustriellen Gesellschaft stehen und ein Ideal von Stabilität und Kontinuität verkörpern, von dem die moderne Welt sich immer weiter entfernt.

Walter Gay (1856–1937) malt in den achtziger Jahren eine Bilderfolge über Arbeiterinnen einer spanischen Zigarrenfabrik. Eines dieser Gemälde, „Las Cigarreras“, das im Salon von 1894 ausgestellt wird, ist das zweite große *Abb. 526* Werk, das der französische Staat von Gay für das Musée du Luxembourg erwirbt. Der im Bundesstaat Massachusetts geborene Gay tritt 1876 in das Pariser Atelier von Léon Bonnat ein. Nach einer Spanienreise 1879 beteiligt er sich 1880 erstmals am Pariser Salon mit der „Fechtstunde“ (Parke Bernet, New York City), einem für seinen Stil bis etwa 1884 typischen Genrebild. Danach wendet sich Gay der Darstellung französischer Bauern zu, und diese Neuorientierung macht ihn nahezu in ganz Europa bekannt. Seine naturalistischen Bilder, wohl von Werken deutscher Künstler wie Fritz von Uhde oder Max Liebermann angeregt, zeigen oft kleine dörfliche Gemeinschaften bei leichter Handarbeit – eine nostalgische Erinnerung an das einstmals autarke Leben der Bauernschaft. Auf den religiösen Genrebildern Gays, z.B. „Tischgebet“ (1888) oder „Wohltätigkeit“ (1889), erscheinen Bauern gleichsam als Inkarna- *Abb. 525* tion christlicher Tugenden. Diese mit der Mode gehenden Sujets sind für Gay jedoch oft nur ein Vorwand für eine naturalistische Bearbeitung der Erscheinungsformen des Lichts. Die sonnendurchflutete Werkstatt in „Las Cigarreras“, die jungen Spanierinnen, die Zigarren in Handarbeit herstellen, sind letztlich in Auffassung wie Ausarbeitung seinen naturalistischen Bildern über das bäuerliche Milieu sehr nahe.

Andere amerikanische Maler, die im Ausland leben, arbeiten viel strenger im Rahmen der akademischen Regeln. Frederick Arthur Bridgman (1847–1928) nimmt so perfekt den Stil und die Themen seines französischen Lehrmeisters Jean-Léon Gérôme, eines Malers orientalischer Sujets, an, daß die Kritiker begeistert vermerken, sein Werk könnte ebensogut von Gérôme stammen. In Tuskeegee (Alabama) geboren, kommt Bridgman 1866 im Alter von 19 Jahren nach Frankreich. Von 1867 an verbringt er vier Jahre im Atelier von Jean-Léon Gérôme und 1869 eine kurze Zeit bei Léon Bonnat. In den Fußstapfen Gérômes behandelt er mit Erfolg exotische oder regionale Sujets und wird durch sie berühmt. Im Jahre 1877 setzt die offizielle Anerkennung ein. Sein in diesem Jahr entstandenes Werk „The Burial of a Mummy on the Nile" („Transport einer Mumie auf dem Nil", heutiger Standort unbekannt) bringt es im Salon zu einer Medaille dritter Klasse. Als dieses Gemälde ein Jahr darauf, nebst einem weiteren über ein afrikanisches Thema, auf der Weltausstellung gezeigt wird, erhält Bridgman erneut eine Medaille, diesmal zweiter Klasse, und wird zum Ritter der Ehrenlegion ernannt. Solcher Erfolg und die Wahl seiner Themen veranlassen ihn, im Ausland zu bleiben. Wie seine Landsmännin Mary Cassatt scheint er sich freilich in Europa nie so recht wohl gefühlt zu haben. Nach Auffassung der Bridgman-Spezialistin Ilene Fort ist seine amerikanische Herkunft an seinem Äußeren,
Abb. 527 seiner Lebensart und, „obgleich er sich dessen nicht bewußt ist", auch an seiner Kunst ablesbar. In „Ein interessantes Spiel" zeigt Bridgman zwei Araber, die in einem Kairoer Café Dame spielen. Eine orientalische Tänzerin schaut ihnen dabei zu. Dieses Ägyptenbild greift ein Thema auf, das Gérôme oft in gleicher Manier behandelt hat: Dame- oder Schachspieler in einer Umgebung, die ausgiebig mit ethnographischen Einzelheiten charakterisiert wird. Besonders verwandt ist es mit Gérômes „Die Schachspieler" (1859, Wallace Collection, London). Komposition und Stil des Gemäldes von Bridgman – seitliche Ansicht, breiter Pinselstrich, lebhaftes Licht, das sich durch das Fenster ins Innere des Raumes ergießt – deuten auf seine Kenntnis der jüngsten Entwicklungen der Freilichtmalerei in Europa hin. Es hat freilich den Anschein, als würde er dem Temperament nach eher der gemäßigten Variante der Pleinairmalerei (dem „Juste Milieu") und nicht dem radikalen Bruch mit der Tradition im Stil der französischen Impressionisten zuneigen. Der malerische Charakter dieses Werkes kann auf seine kurze Lehrzeit bei Léon Bonnat zurückgehen, einem großen Verehrer der spanischen Malerei des 17. Jahrhunderts. Die Art der Wiedergabe der beiden Araber in „Ein interessantes Spiel" erklärt sich wahrscheinlich aus den Erlebnissen seiner Jugend im Süden der Vereinigten Staaten. Das Entsetzen vor dem Verkauf von Sklaven schlägt sich, so Ilene Fort, in seiner malerischen Behandlung der Schwarzen in den Afrikaszenen nieder: nie zeigt er sie in der Position von Sklaven, sondern stets als würdevolle Persönlichkeiten.

Die bevorzugten Sujets des in England lebenden Francis Davis Millet (1846–1912) sind ganz anderer Natur. Er spezialisiert sich in der Genremalerei, indem er Royalisten und Puritaner des 17. Jahrhunderts auf die Leinwand bringt. Im Jahre 1884 läßt er sich in dem malerischen Dorf Broadway im Worcestershire wieder, das schon Sargent in seinen Bann gezogen hatte. Dort widmet er sich Szenen aus der Elisabethanischen Periode oder der Regency-Zeit, die ihm seit 1886 internationale Anerkennung verschaffen. „Im Wirtshaus" (Union League Club, New York), 1884 entstanden und zwei Jahre später in einer Ausstellung der American Art Association gezeigt, wo das Bild eine Medaille erringt, spiegelt das in Europa verbreitete Interesse für historisierende Genrebilder wider; man kann es mit „Exkommunikation Roberts des Frommen" von Jean-Paul Laurens oder „Verliebt" (1888, Castle Museum, Nottingham, England) von Marcus Stone vergleichen. „Im Wirtshaus", mitunter auch unter dem Titel „Der willkommene Gast" gezeigt, verblüfft durch die Genauigkeit der historischen Details, die sorgsame Wiedergabe der Lichteffekte und das Streben nach Plastizität. Millet weist dem Anekdotischen nur eine untergeordnete Rolle zu und widmet sich in der Hauptsache dem Aufbau der Szene nach Art der holländischen Meister des 17. Jahrhunderts.

DER EINFLUSS DES SYMBOLISMUS

Gegen Ende der achtziger Jahre läßt das Interesse an der minutiösen Wiedergabe der historischen oder gegenwärtigen Realität nach; Europäer und in Europa lebende Amerikaner wenden sich einer symbolistischen Herangehensweise an die „unter der Oberfläche der gewöhnlichen Welt verborgenen Kräfte" zu (Robert Goldwater). Die Anziehungskraft des avantgardistischen Symbolismus auf die Maler amerikanischer Herkunft hält sich freilich, wie auch im Falle des Impressionismus, in Grenzen. Die gemäßigte Übernahme der symbolistischen Ästhetik wird in dem
Abb. 89 Bild „Die Abwesende am Allerseelentage" von Walter MacEwen (1860–1943) besonders deutlich. Das Gemälde wurde 1896 von der belgischen Regierung und dem Museum für moderne Kunst in Lüttich erworben.

1889 in Volendam entstanden, zeigt es eine niederländische Familie die nach katholischem Brauch am 2. November, dem Allerseelentag, für die Seelen im Fegefeuer betet. Auch andere Maler des 19. Jahrhunderts, so die Franzosen William-Adolphe Bouguereau und Émile Friant oder die in Frankreich ausgebildeten Amerikaner Will H. Low

(1853–1932) und Edwin Howland Blashfield (1848–1936), haben dieses Sujet bearbeitet, doch auf viel weniger verinnerlichte Weise. „Allerseelen“ von Low stellt beispielsweise französische Bauern dar, die über die Ebene von Barbizon nach Chailly wandern, um an einer Messe für ihre Toten teilzunehmen. Als überzeugter Anhänger des Realismus bringt Low den Gemeinschaftsgeist der bäuerlichen Frömmigkeit besonders gut zum Ausdruck, ebenso wie Gustave Courbet in „Das Begräbnis in Ornans“ (Salon von 1850/1851), dem überragenden Leitwerk des Realismus. MacEwen hingegen wendet sich dem Symbolismus zu, indem er einen persönlichen Mystizismus nachdrücklich ins Bild setzt. In „Die Abwesende am Allerseelentage“ wird durch das inbrünstige Gebet von Vater und Tochter für die Dahingeschiedene die katholische Auffassung vom fundamentalen Dualismus des Menschen veranschaulicht, der zugleich Körper und Geist, Materie und Seele ist. Der Titel des Gemäldes, der eher das Jenseitige als das Irdische betont, bestärkt diese Interpretation. Die große Sorgfalt, mit der Einzelheiten der Szenerie und der Kleidung wiedergegeben sind, erscheint gleichsam wie eine List, um den Betrachter in eine kunstvoll erfundene Welt zu entführen, die, so vertraut sie uns auch dünkt, doch nur außerhalb der wirklichen Welt existiert. Zu dem alten Bauern aus Volendam und seiner Tochter, die die landesübliche Kopfbedeckung trägt und in der Bibel liest, gesellt sich der Schatten der verstorbenen Frau und Mutter. Die gottesfürchtige junge Frau, deren Gestalt die unkörperliche Natur der Mutter teilweise überdeckt, ist quasi die – nur entsprechend jüngere – Doppelgängerin der „Abwesenden“. Ein zeitgenössischer Kritiker beschreibt das Gemälde als „einen bezaubernden künstlerischen Ausdruck der Nähe zwischen Lebenden und Toten“. Dieses Gefühl der Nähe wird noch gesteigert durch die Körperhaltung des alten Mannes, der genauso dasitzt wie die unstoffliche Erscheinung seiner Frau und damit wohl auf die unmittelbar bevorstehende Vereinigung beider Eheleute hindeutet. Die drei Figuren, wie auf einer Bühne im Kreis sitzend, sind steif und unbeweglich, in besinnliches Schweigen versunken. Kein Gesang, kein Ausdruck menschlicher Trauer berühren diesen himmlischen Frieden, der aus religiöser Inbrunst erwächst, nichts unterbricht den zyklischen und ewig währenden Rhythmus von Leben und Tod. Die strenge Anordnung deutet auf die Gleichheit aller Menschen vor Gott und dem Tod hin; die dunkle Farbpalette transzendiert das Gefühl und erfüllt die Seele. Das Mystische der Szene wird durch ein kleines Fenster verstärkt, das ebenso an eine gotische Kathedrale wie an das traditionelle Holländerhaus erinnert. Auch andere, durchaus realistische Bildelemente, können, wie die Fensterscheiben, zweifache Bedeutung tragen: so verweisen die drei Figuren auf die Dreifaltigkeit, die Haube des Mädchens gemahnt an einen Heiligenschein, die waagerechte und senkrechte Linie zwischen Fensterrahmen und der schwarzen Vorhangstange spielen auf das Kreuz Jesu Christi an, die lichte Klarheit, die die Komposition umhüllt und verbindet, symbolisiert schließlich das göttliche Licht auf dieser Welt.

Eine mystische Prägung durchdringt auch das Werk von Thomas Alexander Harrison (1853–1930). Dieser äußert seine Weltsicht jedoch in Übereinstimmung mit der Ästhetik des Symbolismus Ende des 19. Jahrhunderts mehr in Naturansichten als in Menschenbildern. Nach seinen Studien in San Francisco und an der Pennsylvania Academy of Fine Arts in Philadelphia geht er im Frühjahr 1879 nach Paris und schreibt sich in die Klasse von Jean-Léon Gérôme ein. Ab 1885 spezialisiert er sich auf nächtliche Seestücke. „Dieser Mann ist ein Träumer“, sagt Charles Borgmeyer, ein amerikanischer Kunstkritiker des 19. Jahrhunderts, über Harrison, „er träumt von Seelandschaften im Mondschein, in der Dämmerung oder im hellen Licht gleißender Sonnenstrahlen auf den Wellen. In vielen seiner Bilder ist
er auch Pantheist.“ Im Jahre 1893 kauft die französische Regierung Harrisons Bild „Marine“ („Seestück“), das in der *Abb. 91*
Bretagne entstanden ist, denn der Künstler, der hier seit 1882 die Sommerzeit verbringt, findet nirgendwo sonst solche Licht- und Farbeffekte. „Es gibt keinen schöneren Sport, als mit dem Pinsel Wellen zu jagen“, schwärmt er. In seinem „Seestück“ wirft der Mond silbrigen Glanz auf die Wellenkämme, die immer mehr anschwellen, bis sie sich brechen und am Strand in langgezogene Ringe auslaufen. Licht bricht aus der Dunkelheit hervor; angesichts der unaufhörlichen Bewegungen von Meer und Himmel wird göttliche Ewigkeit erfahrbar.

Wie Harrison trachtet Winslow Homer (1836–1910) in seinen späten Bildern danach, die spirituellen Kräfte der
Natur fühlbar zu machen. Doch im Unterschied zu den meisten amerikanischen Künstlern seiner Zeit, ob sie im *Abb. 99*
Ausland leben oder nicht, baut er sich auch ohne europäische Bildung eine glänzende Laufbahn auf. Nur zwei Jahre jünger als Whistler, stellt Homer für viele amerikanische Kunsthistoriker vor 1970 die vollendetste Verkörperung einer eigenständigen amerikanischen Kunst im ausgehenden 19. Jahrhundert dar. In den Vereinigten Staaten geboren und aufgewachsen, unternimmt der fast völlig autodidaktisch gebildete Homer zeit seines Lebens nur kurze Reisen ins Ausland. Der größte Teil seines Gesamtwerkes beschäftigt sich mit seinem Land. Nur kurze Zeit nachdem er mit
Öl zu arbeiten begonnen hat, malt er 1866 „Gefangene von der Front“. Dieses Bild zeugt von seinen bemerkenswer- *Abb. 529*
ten künstlerischen Gaben und begründet seinen Ruf, als es im selben Jahr in der National Academy of Design ausgestellt wird. Der Konzeption nach gehört das Werk zum Genre der Historienbilder, die Mitte des 19. Jahrhunderts
große Popularität genießen und durch Gemälde wie „Politik in einem Austernrestaurant“ von Woodville vertreten *Abb. 513*
werden. Wie Woodville gibt Homer ein bedeutendes Ereignis der amerikanischen Geschichte – die Konfrontation der Nord- und Südstaaten – vermittels einer vertrauten, ebenso zweitrangigen wie aufschlußreichen Szene wieder: zwei Soldaten der Konföderationsarmee der Südstaaten drängen sich erschöpft und verängstigt um ihren jungen

Vorgesetzten, der auf dem Schlachtfeld, auf dem sie eben eine Niederlage erlitten, stolz und trotzig einem Offizier der Unionsarmee der Nordstaaten ins Gesicht blickt. Homer gelingt es, in den Körperhaltungen die inneren Gefühle zu erfassen: einer der Konföderierten, der die Hand in der Hosentasche hält, scheint völlig verwirrt zu sein, während Stellung und Handbewegung des älteren Soldaten unruhiges Abwarten ausdrücken. Monumentalität bezieht das Bild aus zwei weiteren Elementen: zum einen aus der bühnenartigen Aufstellung der Personen, zum anderen aus ihrer Größe im Verhältnis zur Landschaft.

Nach dem großartigen Erfolg, den „Gefangene von der Front" auf der Ausstellung der National Academy of Design bei der Kunstkritik wie beim Publikum erntet, wird das Werk für die Abteilung „Amerikanische Kunst" der Weltausstellung von 1867 ausgewählt. Homer nutzt diese Gelegenheit für seine erste Auslandsreise. Zehn Monate verbringt er in Frankreich, doch ein Einfluß dieses Aufenthaltes auf seine Kunst ist nicht schlüssig zu ermitteln. Dagegen markiert sein zweiter Aufenthalt in Europa eine wichtige Etappe. Er trifft im Frühjahr 1881 in England ein und verbringt zwei Jahre in dem kleinen Dorf Cullercoats an der Nordsee. Dort beginnt er, die See und Fischer im Ringen mit den Naturgewalten zu malen. Nach der Rückkehr in die Staaten 1883 sucht er sich eine einsame Stelle an der zerklüfteten Küste von Maine, Prout's Neck, und errichtet dort, nur etwa 100 Meter vom Atlantik entfernt, sein Atelier. Dort lebt er bis zu seinem Tode. „Von diesem Augenblick an veränderte sich seine Kunst grundlegend",
Abb. 530 schreibt Lloyd Goodrich über ihn. „Er hatte der Gesellschaft den Rücken gekehrt." In „Nebelwarnung" (1885) zeigt Homer einen Fischer im kleinen Boot, den in weiter Ferne von seinem Schiff das Herannahen eines dichten Nebelschleiers überrascht; der Mann rudert mit kräftigen Schlägen, die Augen auf den Schoner gerichtet. „Wenn er die Wetterzeichen richtig gedeutet hat und rechtzeitig seinem Urteil folgt, wird er ihn erreichen. Hat er aber sein *weather eye* nicht offengehalten oder auch nur etwas zu lange gezögert, zum Schiff zurückzukehren, dann ..." (Philip C. Beam, „Winslow Homer at Prout's Neck"). Wie schon in „Gefangene von der Front" geht die Aussage des Bildes über das tragische, doch insgesamt gewöhnliche menschliche Abenteuer hinaus. Die Konfrontation von Kraft und Auffassungsgabe des Fischers mit der unberechenbaren und mysteriösen Naturgewalt führt zu ergreifenden malerischen Effekten. Zwischen dem Profil des Mannes und dem Schoner zieht sich eine unsichtbare Spannungslinie, die die zu überwindende Entfernung noch deutlicher werden läßt. Der Schwanz eines Heilbutts, der Kamm einer Woge rufen das unruhevolle Leben zur See vor Augen. Die Diagonale des Fischerbootes entspricht der Diagonalen des Nebelstreifens. Gedämpfte Töne – Grau, Schieferblau, Mattbraun – erzeugen die düstere Atmosphäre auf dem Bild. Breite und Rhythmus des Pinselstrichs steigern die dramatische Intensität des Geschehens. Im Jahre 1893 malt
Abb. 90 Homer eines seiner bedeutendsten Werke: „Die Fuchsjagd". Zwar ist hier der Mensch verschwunden, doch die Herangehensweise ist dieselbe: eine gewöhnliche Geschichte nimmt eine höhere Bedeutung an, das Thema ist wiederum Konfrontation, diesmal zwischen Leben und Tod, Einzelgänger und Gruppe, zwischen einem, der sich unterscheidet, und den anderen, die sich gleichen. Ein einsamer Fuchs, der in einer verschneiten Ebene weit vom schützenden Wald entfernt ist, flieht vor einer Schar Raben, die über ihn herfällt. Wie in dem Bild „Nebelwarnung" sind die widerstreitenden Elemente zugleich durch wiederholte Diagonalen miteinander in Beziehung gesetzt und durch eine weite Fläche voneinander getrennt. Die Weiträumigkeit schafft Spannung und Ungewißheit über den Ausgang des Dramas. Die straffe Vereinfachung der Formen, scharfe Umrißlinien, starke Tonwertkontraste, die schroffen Striche und die asymmetrische Anordnung belegen überdies Homers Nähe zu den Prinzipien der japanischen Kunst. Gemälde wie „Die Fuchsjagd" festigen Homers Ruf, doch dieser ist ihm, der in seinen letzten Lebensjahren fast völlig zurückgezogen lebt, gleichgültig.

Thomas Eakins (1844–1916) dagegen sehnt sich danach, von seinen Zeitgenossen anerkannt zu werden, fühlt sich aber nach eigenen Worten „unverstanden, verfolgt und mißachtet". In Philadelphia geboren, studiert Eakins an der Pennsylvania Academy of Fine Arts und schifft sich 1866 nach Paris ein. Er geht ins Atelier Gérômes, besucht auch die Klassen von Augustin Alexandre Dumont und Léon Bonnat, der ihm vermutlich die Verehrung für die spanische Kunst des 17. Jahrhunderts weitergibt. 1869 erfüllt Eakins sich den Wunsch, nach Spanien zu reisen. Nach seiner Rückkehr in die Vereinigten Staaten im Frühjahr 1870 kommt er nie wieder nach Europa. Dennoch bleibt er in engem Kontakt zu Gérôme, korrespondiert mit ihm und erlangt dessen Anerkennung, besonders für eine Bilderfolge über Ruderer, die er zu Beginn der siebziger Jahre in Angriff nimmt. Oftmals hat Gérôme seinen Schülern eine dauerhafte Vorliebe für bestimmte Themen eingepflanzt, und speziell das Sujet der Ruderer wird von vielen bearbeitet: so von Bridgman in „Transport einer Mumie auf dem Nil", Albert Edelfelt in „Bootsfahrt zum Friedhof" (1879, Konstmusee i Ateneum, Helsinki, Finnland), Van Strydonck in „Ruderer" (1889, Musée des Beaux-Arts, Tournai, Belgien) und anderen.

Abb. 532 In „The Pair-Oared Shell" („Der Zweier") legt Eakins bei den Ruderern und ihrem Boot dieselben Maße und Proportionen zugrunde wie Gérôme in seinem „Ausflug des Harems", das im letzten Jahr von Eakins' Parisaufenthalt im Salon ausgestellt wird. Außerdem verbindet beide Maler das Bestreben, das Vergängliche mit dem Dauerhaften zu konfrontieren, in diesem Falle durch das Vorbeigleiten der Ruderer an einem feststehenden Bauwerk: bei Gérôme in „Der Gefangene" an den Säulen einer Tempelruine, bei Eakins in „Der Zweier" an einer Mole. Beide Maler widmen anatomischen Details und Feinheiten der Kleidung große Aufmerksamkeit und setzen ihre Lichteffekte mit besonderer Sorgfalt. Die Schatten im Vordergrund heben die Lichtstrahlung am Horizont hervor; die Linearität der Boote und Wellen kontrastiert mit der flüchtigen, skizzenhaften Ausarbeitung anderer Motive. Aus dem kunstvollen Spiel des Lichts beziehen die Bilder von Eakins, ebenso wie jene Gérômes, ihre mitreißende Lebendigkeit. Bei Eakins kommen die Modernität des Themas und die natürlichen Körperhaltungen hinzu. Der amerikanische Maler gibt das ernste Historiensujet und die theatralischen Posen des französischen Meisters auf und malt eine gefällige Szene aus dem Gegenwartsleben, indem er auf die ungezwungene Anmut und die genauen Bewegungen der Ruderer schaut.

Eakins' Vorliebe für zeitgenössische Themen in Verbindung mit einer Inspiration ähnlich jener der französischen Realisten, insbesondere Courbets, schlägt sich in vollkommener Weise in „Die Klinik des Dr. Gross" (1875), seinem frühen Meisterwerk, nieder. Der Mediziner Samuel David Gross wird hier als heroische Gestalt gegeben; durch ein Rembrandtsches Licht beleuchtet, läßt er den schlafenden Patienten aus den Augen und wendet sich seinen Schülern zu, die sich im Operationssaal aufhalten. Der Kranke leidet an einer Knochenmarkentzündung, und der Meister, Anhänger der konservierenden Chirurgie, erläutert, wie durch sorgfältige, langandauernde Pflege eine Amputation vermieden werden kann. In seinem Bild rühmt Eakins dieses stille Heldentum, das aus Wissen, Geduld und Achtung vor der Menschenwürde erwächst. In Themenwahl wie Ausarbeitung stößt das Gemälde auf heftige Kritik. Überdies werden Eakins als Professor an der Pennsylvania Academy of Fine Arts auch seine unorthodoxen Lehrmethoden vorgeworfen, was ihn 1886 zum Rücktritt veranlaßt. In seinen späteren Werken sind Nachwirkungen all dieser Rückschläge spürbar; seither malt er „ein stärker verinnerlichtes Heldentum, ein Heldentum, das sich durch seine Standhaftigkeit in Leiden und Enttäuschung auszeichnet" (Elizabeth Johns).

In „Zwischen den Runden" bewahrt die Hauptfigur ihre Entschlossenheit und sammelt körperliche und geistige *Abb. 93* Kräfte für die nächste Runde. Gerald Ackermann unterstreicht in einer scharfsinnigen Analyse die Ähnlichkeiten, die dieses Bild in eine Reihe mit den Gladiatorenkämpfen von Gérôme stellen, denn Eakins hat von seinem Lehrer „die meisterliche Beherrschung der Perspektive eines Amphitheaters" gelernt. „Indem sich die Ringe, die den Kampfplatz eingrenzen, hinter dem Beobachter schließen, findet dieser sich als Zuschauer auf den Rängen oder als Teilnehmer in der Arena wieder. [...] Hier geschieht mithin eine Umsetzung der Bildsprache Gérômes in moderne Ausdrucksformen ..." Typisch für Eakins' Komposition ist die Tatsache, daß der Gegner des Boxers nicht im Bild erscheint, besteht doch das Anliegen des Malers darin, uns an einem inneren Kampf teilhaben zu lassen, am Kampf des Menschen mit seinem gefährlichsten Gegner: dem schwindenden Mut.

In dem Gemälde „Musik" (1904) thematisiert Eakins das Künstlerleben und die regenerierende Wirkung der *Abb. 92* Kunst. Der Geiger, im Dreiviertelbildnis dargestellt, versenkt sich mit abgewandtem Blick völlig in die Musik, ebenso wie der hinter ihm zu sehende Pianist. An der Wand über dessen Kopf hängt Whistlers „Arrangement in Schwarz" (1884, Carnegie Institute, Pittsburgh, Pennsylvania), ein Porträt des berühmten spanischen Geigers Pablo de Sarasate aus der Perspektive eines unterhalb des Bühnenrandes sitzenden Publikums. Whistler will damit die herausgehobene Position des Künstlers verdeutlichen. Die wenig ausgearbeitete Figur Sarasates, des glühenden Virtuosen, der vom Publikum vergöttert wird, erscheint wie ein verschwommenes Traumbild neben dem Geiger von Eakins, der nicht nach Bewunderung trachtet, sondern seine innere Ruhe aus dem reinen Genuß schöpft, den ihm die Musik bereitet. Sarasate und Eakins' Geiger können durchaus für die zwei Seiten der Persönlichkeit Eakins' und seiner geistigen Entwicklung stehen: Der Künstler, der nach Anerkennung des Publikums strebt, jenes Publikums, das in „Der Zweier", in „Die Klinik des Dr. Gross" und „Zwischen den Runden" so gegenwärtig ist, verblaßt, während zugleich der andere Eakins hervortritt, von einem ganz in die Musik vertieften Geiger verkörpert, der hingebungsvoll gemeinsam mit einem Musiker, der seine Gefühle teilt, auf seinem Instrument spielt.

In enger Geistesverwandtschaft mit Eakins' Figuren stehen jene von Ryder, „unschuldig in ihrer Welt, im Abseits lebend, die ihren Anklägern nicht die Stirn bieten, sich nicht gegen ihr Schicksal auflehnen, sondern sich unterwerfen – arm an Argumenten, doch reich an Geduld und Tugendhaftigkeit" (Elizabeth Broun). Der visionäre Maler Albert Pinkham Ryder (1847–1917), geboren in New Bedford (Massachusetts), dem damals größten Walfanghafen der Welt, geht zwischen 1868 und 1870 nach New York zum Studium an der National Academy of Design. Zwar bereist er oft Europa, doch nie zu Studienzwecken. Mitte der siebziger Jahre schließt er sich einer Künstlergruppe an, die der Schule von Barbizon sehr nahesteht und viele Schüler von William Morris Hunt in ihren Reihen hat. Im Februar 1878 wird Ryder in die neugegründete Society of American Artists aufgenommen. Ryders Gemälde „Schwerarbeiter des Meeres", das als eines seiner herausragenden Bilder gilt, ist wahrscheinlich identisch mit dem *Abb. 531* Seestück ohne Titel, das er 1884 zu einer Ausstellung der S.A.A. beisteuert. Seine Seestücke sind im übrigen zumeist Variationen ein und desselben Themas: ein kleines Segelboot schwimmt in tiefschwarzem Wasser dem Mond entgegen. Obgleich sie nur einen kleinen Ausschnitt aus seinem Gesamtwerk bilden, besitzen diese Seeansichten im Mondschein eine ganz besondere Bedeutung; das Gedicht, das das Gemälde begleitet, vermutlich vom Maler selbst verfaßt, hilft uns, sie zu verstehen: „Neath the shifting skies / O'er the billowy foam, / The hardy fisher flies / To his island home." In einer ungewissen und in steter Veränderung begriffenen Welt hat der Mensch seine Wohnstatt, seine Insel: es ist der Mond, der über seinem Weg leuchtet und von Gottes Gegenwart zeugt. Er fliegt über die Wellen hinweg, denn seine Seele fiebert der Vereinigung mit dem Schöpfer entgegen. Wie die Worte des Gedichts sind auch die Bildelemente auf das Wesentliche reduziert. Mond, Boot, Wolken und Himmel werden als die Urformen behandelt, die Licht- und Schattenflächen scheinen Aspekte der amerikanischen abstrakten Malerei vorwegzunehmen. Das Boot liegt seitlich der Bildmitte einer fast quadratischen Leinwand – ein unter den amerikanischen Malern der achtziger und neunziger Jahre des 19. Jahrhunderts sehr beliebtes Format, das möglicherweise auf den Einfluß von Jules Bastien-Lepage zurückgeht. Ryder, der Gemälde dieses Formates wahrscheinlich 1882 auf seiner Europareise gesehen hat, verwendet es hier, um die Bildfläche zu akzentuieren. Indem er den Betrachter zwingt, die äußere Welt als Fläche wahrzunehmen, ermuntert er ihn bildhaft zu einer idealistischen Selbsterfahrung. Das diagonale Boot weist direkt auf den Mond. Auch die Farbgebung steht eher im Dienst der Idee als einer naturalistischen Wiedergabe der Wirklichkeit; die wiederholte Verwendung von Grün-Gelb-Tönen wahrt die Harmonie, während die ausgeprägten Tonwertkontraste dem Bild seine ontologische Dimension verleihen.

DIE MÜNCHENER SCHULE

Ryder war sowohl in seinem persönlichen Leben als auch in seiner künstlerischen Laufbahn ein Einzelgänger und Individualist. Die Studienjahre Frank Duvenecks (1848–1919) an der Königlichen Kunstakademie zu München wecken in diesem hingegen eine Neigung zur Bohème und den Wunsch, auf die alten Meister zurückzugehen. Duveneck wird bei Cincinnati in einer deutschen Einwandererfamilie geboren, die eng mit der großen deutschen Kolonie der Stadt verbunden ist. So ist es nur selbstverständlich, daß er in jungen Jahren beschließt, an der Münchener Akademie ein Kunststudium zu absolvieren. Die bayerische Hauptstadt ist damals die künstlerische Metropole Deutschlands und eines der wichtigsten Kunstzentren Europas. Maler wie Eduard Grützner, Wilhelm Leibl, Wilhelm Trübner und Hans Thoma sind international berühmt. In den siebziger Jahren wetteifert München mit der Ausstrahlungskraft von Paris und zieht eine stattliche Anzahl amerikanischer Kunststudenten an, unter ihnen William Merritt Chase (1849–1916), Joseph Frank Currier (1843–1909), John Henry Twachtmann (1853–1902), Jean Paul Selinger (1850–1909) und Joseph Rodefer Decamp (1858–1923). Im Januar 1870 stößt Duveneck zu ihnen. Die amerikanischen Künstler pflegen intensiven Kontakt mit den einheimischen Studenten, doch sie bilden auch ihre eigenen Kreise. Einige sammeln sich um Currier, andere gehören zum etwa 1874 gegründeten American Artist's Club, der sich im Max-Emanuel-Café trifft, und wieder andere bilden um Frank Duveneck eine buntgemischte Gruppe, „The Duveneck Boys". Einige von ihnen, so Decamp und Twachtmann, sind bald bekannte und geschätzte Maler.

Duveneck und Currier wenden sich, in der Tradition der holländischen Malerei des 17. Jahrhunderts und im Geiste der damaligen Münchener Schule, der Genremalerei zu und suchen ihre Sujets in den unteren Gesellschaftsschichten: beide malen einen Straßenjungen unter demselben Titel: „Pfeifender Junge". Das Bild Curriers entsteht etwa 1873 (Indianapolis Museum of Art, John Herron Fund), Duveneck malt das seinige 1872 in München (der Titel ist hier freilich unpassend, denn der Knabe raucht eine Zigarette). Ein damaliger Student beschreibt die glänzende Technik Duvenecks folgendermaßen: „Er wählt eine sehr glatte Leinwand, benutzt eine stark ölhaltige Malfarbe und zeichnet fast alles mit dem Pinsel, in Schwarz mit etwas Zinnober vermischt. [...] Mit einem breiten Flachpinsel trägt er das Inkarnat auf und modelliert es wie Ton. [...] Alles ist naß, er malt wie in einer Pfütze. [...] Wenn die Skizze so weit gediehen ist, wie es ihn nötig dünkt, und er auf seinem Bild alles gleichsam in sprühende, ineinanderfließende Farben verwandelt hat, läßt er es trocknen und kratzt dann mit einem Hornspachtel hinein. So stellt er Stück für Stück fertig, wobei er stets die unvollendeten Partien im Auge behält, die noch in ihrer ursprünglichen Frische erhalten sind, um nicht die Gesamtidee aus dem Blick zu verlieren. Er sagt, daß er für das Auge des ‚Pfeifenden Jungen' eine Woche gebraucht hat." Diese Malerei alla prima, in Anlehnung an den bewunderten Frans Hals, wird zu Beginn der siebziger Jahre auch von Leibl und seinem Kreis vertreten.

Abb. 534, 535

Ende der siebziger und Anfang der achtziger Jahre führt Duveneck seinen Malerkreis in das oberbayerische Polling. Ein leerstehendes Kloster dient ihnen als Herberge. Die Bücher des Dorfgasthofes belegen, daß er sich erstmals 1872 an diesem Ort aufhielt, zu einer Zeit also, da er noch in der Klasse von Wilhelm von Diez studierte, dessen schwermütige Landschaftsbilder ihn scheinbar stark beeindruckt haben. Im Winter 1881 malt Duveneck in Florenz die „Landschaft bei Polling", und in diesem Bild treten jene Kraft und Unmittelbarkeit hervor, die ihn berühmt machen sollten. Dieses kleinformatige Werk hat Duveneck sicher sehr rasch und unter freiem Himmel gefertigt. Man erkennt in seinem Stil sowohl den Einfluß Curriers wie den von Diez. Und doch ist das Bild durch die zarte

Abb. 533

Pinselführung von dem ausgeprägten Expressionismus einiger Werke Curriers, wie z.B. „Abendlandschaft in Schleißheim" (undatiert), weit entfernt. Subtil und empfindsam stellt Duveneck in der „Landschaft bei Polling" hochgewachsene zarte Grashalme dar, die sich zum Ufer eines Teiches hinneigen, in dem sich eine kompakte Masse von Bäumen und Sträuchern spiegelt. Das begrenzte Farbspektrum und der Bildaufbau verleihen dem Gemälde seinen geschlossenen und fließenden Charakter.

Für einen der engsten Mitstreiter Duvenecks in München, William Merritt Chase (1849–1916), stellt die Landschaft ebenfalls eine der reichsten Quellen der Inspiration dar. In Williamsburg (Indiana) geboren, nimmt Chase in Indianapolis, wo seine Familie seit 1861 wohnt, bei dem Porträt- und Stillebenmaler Barton S. Hays (1826–1914) Unterricht. Nach einem Studium an der National Academy of Design in New York geht er nach Europa und schreibt sich 1872 in die Königliche Kunstakademie in München ein, wo er bis 1878 bleibt. Er besucht die Klassen von Alexander von Wagner und Karl von Piloty und teilt sich mit Walter Shirlaw (1838–1909) ein Atelier. Duveneck besucht Chase und Shirlaw oft, und die drei Künstler werden bald „Vater, Sohn und Heiliger Geist" genannt. Im Jahre 1877 erntet Chase mit „Ready for the Ride" („Bereit zum Ausritt") die Bewunderung Pilotys und einen Ehrenplatz in der Ausstellung der Society of American Artists von 1878. Dieses Bild behandelt, wie „Pfeifender Junge", ein eher modernes Sujet im Stil der Münchener Malerei des ausgehenden 19. Jahrhunderts und steht dabei dennoch in der Tradition der holländischen Malerei des 17. Jahrhunderts. Kopf und Hände der eleganten Reiterin zeichnen sich gut beleuchtet vor dunklem Untergrund ab; das begrenzte Farbspektrum läßt die Qualität der Ausarbeitung deutlich hervortreten. In den achtziger Jahren gibt Chase allmählich seine dunkle Farbpalette zugunsten eines lebendigeren Kolorits auf, sein Stil wird zu einem vollkommen modernen. Dieser Wandel, der nach seiner zweiten Europareise 1881 eintritt, wird im Bildnis der „Dora Wheeler" (1883) am deutlichsten. Die junge Frau gehört zu Chases Schülerinnen. Sie sitzt in einem Sessel vor einer mit Blumen, Vögeln und Schmetterlingen bestickten seidenen Wandbespannung. In seiner Komposition und in der Haltung des Modells erinnert dieses Bild an „Arrangement in Grau und Schwarz, Nr. 1: Die Mutter des Künstlers" von Whistler. Zugleich zeugt es von der Öffnung Chases gegenüber den damals in Europa praktizierten Stilen; so verrät die Herausarbeitung des dekorativen Aspekts einen Einfluß der Bilder Manets, besonders von „Herbst" (1881), auf dem ebenfalls eine Frau vor einem gemusterten Seidenvorhang sitzt. Als es 1884 in der S.A.A. ausgestellt wird, stößt Chases Werk auf lautstarke Kritik; ihm wird vorgeworfen, seelenlos und gefühlsarm zu malen und sich „dem Dekorativen und einer vorgefaßten Farbauswahl unterzuordnen". Von diesem negativen Urteil abgesehen, ist die Feststellung durchaus richtig: mit dem Bildnis der „Dora Wheeler" will Chase keineswegs eine Charakterstudie vorlegen, sondern, indem er ein Porträt zum Vorwand nimmt, ein im wesentlichen auf Braun, Blau und Gelb basierendes Farbenspiel, einen auf Kurven und Diagonalen gestützten Rhythmus der Dekoration entwickeln.

Abb. 541

Abb. 519

Die leuchtenden hellen Farbtöne und der zügige Pinselstrich von Chase gehen freilich erst in den in Shinnecock (Long Island) während der neunziger Jahre entstandenen Landschaftsbildern ihre eigentliche Synthese ein. Nachdem er 1891 in Shinnecock Hills eine Sommerschule eröffnet hat, läßt Chase sich ein Jahr darauf ein Haus und ein Atelier bauen und verbringt mit seiner Familie bis zu seinem Tode im Jahre 1916 beinahe jeden Sommer an diesem Ort. „Landschaft: Shinnecock Hills, Long Island" ist eine der zahlreichen sonnigen Szenen, in denen er mit breitem Pinselstrich Augenblicke der Erholung und Entspannung seiner Familie bei Peconic Bay festhält. Die Auswahl einer alltäglichen Episode ohne erzählerischen Gehalt und auch die Ausarbeitung der Blätter verraten den Einfluß des französischen Impressionismus. Chases Absicht, ein idealisiertes Abbild einer amerikanischen Landschaft darzustellen, verdient einige Reflexionen. Nach Auffassung eines zeitgenössischen Kunstkritikers prägt diese komplexe Verbindung einen neuen Nationalstil. Die Anwendung des französischen Stils auf eine amerikanische Landschaftsszene vermag den Zugang zum amerikanischen Markt zu erleichtern, der stark auf Sujets aus der Alten Welt ausgerichtet ist. Die europäischen Kritiker wiederum, so Ronald G. Pisano, schätzen in Chases Werk „die Lebendigkeit, die Intensität des amerikanischen Lebens". Anläßlich der Ausstellung von „Dora Wheeler" in München beschreibt ein deutscher Kritiker das junge Mädchen folgendermaßen: „Eine Amerikanerin, wie sie typischer gar nicht sein kann [...] Sie richtet ihren durchdringenden Blick auf uns, ohne auch nur das geringste von sich preiszugeben."

Abb. 95

Auch in „The Japanese Print" („Der japanische Holzschnitt") stellt Chase seine Einzigartigkeit unter Beweis, obgleich dieses Gemälde nach Sujet und Stil dem internationalen Japonismus zuzuordnen ist, der häufig europäische Frauen in Kimonos darstellt. Whistler und Monet behandeln in den sechziger Jahren dieses Thema, und bis zur Jahrhundertwende ist das Kimonomotiv noch mehrfach aufgegriffen worden, so von Alfred Stevens („Der Kimono"), Georg Hendrik Breitner („Die junge Japanerin") oder George Henry („Geisha", 1894).

Abb. 542

DIE AMERIKANISCHEN IMPRESSIONISTEN

Der aus Cincinnati stammende John Henry Twachtmann gehört zu den „Duveneck Boys". Von 1878 bis 1883 führt er ein unstetes Leben zwischen Europa und den Vereinigten Staaten. Seine frühen Werke reihen sich durch die freie und virtuose Pinselführung und die kontrastreiche Farbbehandlung in die neue Richtung der Münchener Schule ein. Angesichts der verhaltenen Reaktion des Publikums in Cincinnati, möglicherweise auch wegen seiner Bewunderung für Jules Bastien-Lepage beschließt Twachtmann, seine Ausbildung in Frankreich zu vervollkommnen. In *Abb. 538, 539* Paris studiert er bei Boulanger und Lefebvre und malt in Honfleur und Arques-la-Bataille nach der Natur. Wie das Bild „Frühling" (1883–1885) gilt auch Twachtmanns „Arques-la-Bataille" (1885) als ein Meisterwerk seiner französischen Periode. In gewisser Hinsicht erinnert dieses Gemälde an die Landschaftsmalerei der Münchener Schule, vor allem durch seine melancholische Stimmung. Andere Züge stellen es dagegen neben Werke von Whistler und Bastien-Lepage. Die Betonung der Grashalme im Vordergrund, die gedämpften Grau-Grün-Töne und das diffuse Licht zeugen davon, daß Twachtmann Bilder wie „Arme Fauvette" von Bastien-Lepage sorgfältig studiert hat. Die nahezu abstrakten Formen, die dekorative Ausarbeitung und die Flächigkeit, die von der weichen Pinselführung und der Ausgewogenheit horizontaler und vertikaler Elemente herrührt, verraten überdies die Bewunderung des Malers für die Nocturnes von Whistler. „Arques-la-Bataille" verdeutlicht die Fähigkeit Twachtmanns, durch die Synthese verschiedener ästhetischer Strömungen der Zeit ein originelles und stimmiges Werk zu schaffen.

Drei Jahre nach seiner endgültigen Rückkehr in die Vereinigten Staaten im Jahre 1886 kauft Twachtmann ein 35 ha großes Landgut in Cos Cob bei Greenwich (Connecticut). Bis zu seinem Tode 1902 malt er Haus und Grundstück im Stil eines sehr persönlichen Impressionismus, der seinen Ruf begründet hat. „Zwar entspricht die Methode Twachtmanns nicht dem orthodoxen Impressionismus, doch sie beruft sich auf dessen Ästhetik", schreibt Gerdts. *Abb. 540* Diese neue Malweise kann man auf den Winter 1888–1889 datieren, als Twachtmann das Bild „Eingeschneit" malt – eines der schönsten Beispiele für seinen individuellen impressionistischen Stil. Dieses Bild, im Art Institute in Chicago im Sommer 1889 ausgestellt, zeigt den kleinen Wasserfall und den Teich von Hemlock in Greenwich. Die ausdrucksstarke Atmosphäre und die Wahl der Bildelemente – Wasser, große Landschaftsmassive, zarte Baumstämme – erinnern noch an „Arques-la-Bataille", doch der tonige, unebene Farbauftrag ist typisch für seinen reifen Stil der neunziger Jahre. Auch der zweidimensionale Bildraum und die Motive nahe am Abstrakten existieren bereits in vorangegangenen Werken, aber „die verschlungenen Trennlinien zwischen Wasser und verschneitem Ufer nehmen den Rhythmus des Jugendstils der Jahrhundertwende vorweg" (Gerdts). Anders als Monet in seinen Winterbildern strebt Twachtmann nicht so sehr nach der Wiedergabe eines Naturphänomens, sondern vielmehr nach Erfassung des Wesens einer Szene. Darin steht er Whistler nahe, mit dem er auch oft verglichen wird. Die verschiedenen Aggregatzustände des Wassers – flüssig und transparent, fest und undurchsichtig, schließlich gasförmig –, die der eisbedeckte, in Winternebel gehüllte Teich verkörpert, verweisen auf die zyklische Entwicklung der Natur und die Wechselbeziehung zwischen ihren unterschiedlichen Erscheinungsformen. In seinem Bestreben, der Natur so nahe zu sein wie nur irgend möglich, geht Twachtmann immer mehr dazu über, alles Überflüssige von der Leinwand zu *Abb. 536* verbannen; die Komposition wird einfacher, die Landschaft begrenzter. Als er gegen 1895 „Emerald Pool" („Der grüne Teich"), eines der tiefen, smaragdgrün schillernden Gewässer des Yellowstone Parks, malt, konzentriert er sich ganz auf das Wasser selbst, ohne dessen Tiefe oder ein Panorama zeigen zu wollen. Die Wasserstrudel bilden die Grundform, die in den Arabesken wiederholt wird, die die gesamte Komposition überziehen – Symbol für die Kontinuität der Natur in ihrer unaufhörlichen Veränderung.

Unter den amerikanischen Impressionisten ist wohl Childe Hassam (1859–1935) derjenige, der in Stil und Ästhetik, besonders in seinen Spätwerken, Monet am nächsten kommt. „Die Mehrzahl der Kunstkritiker und -historiker dürfte übereinstimmend der Meinung sein, daß Hassam der vollkommenste Impressionist unter den amerikanischen Malern ist", schreibt Gerdts. Und doch kümmert sich Hassam am Beginn seiner Laufbahn ebensowenig wie *Abb. 544* Twachtmann um den neuen Stil. Erst etwa 1887 in Paris öffnet er sich dem Impressionismus. „Der Tag des Grand Prix" (1887) ist eines der ersten Werke, in dem sein wachsendes Interesse für den französischen Impressionismus zutage tritt. Eine impressionistische Empfindsamkeit ist darin wahrnehmbar, auch wenn die Richtung nicht deutlich und entschieden eingeschlagen wird. Die solide gemalten Pferde und Kutschen wie auch der erweiterte Vordergrund, der von der Straße aus zu sehen ist, erinnern an die europäischen Naturalisten; die Wahl der Perspektive läßt an Degas denken. Die diagonale Teilung des Bildes und der Blickwinkel bieten dem Betrachter weniger ein Panorama als einen Ausschnitt bewegten städtischen Lebens. Das Gefühl des Augenblicks, das in der Ästhetik der Impressionisten eine so herausragende Rolle spielt, wird noch dadurch verstärkt, daß Hassam jegliche geometrische Regelmäßigkeit vermeidet. Das anarchisch anmutende Treiben der französischen Hauptstadt erscheint durch schroffe Pinselführung, durch Vermeidung anekdotischer Details und die nur angeschnittenen Häuser gleichsam wie im Fluge festgehalten. Die besonders in der Ausführung der Bäume und des Himmels auffallende getupfte Farbgebung,

von Monet und Sisley in ihren Frühwerken praktiziert, verstärkt den Eindruck, daß hier ein Moment des pulsierenden Stadtlebens in seiner frischen Unmittelbarkeit und Flüchtigkeit eingefangen ist, aufgehellt durch leuchtende Farbtöne und strahlenden Sonnenschein. Obgleich Hassam nicht die Kühnheit Monets besitzt, auf dessen „Boulevard des Capucines" die von erhöhtem Standpunkt aus gesehene Stadt nur noch eine wogende Masse ohne konkrete Gesichter ist, ist er, verglichen mit einem Béraud oder Nittis, in der Komposition wesentlich origineller. Nach drei im Ausland verbrachten Jahren richtet sich Hassam nach seiner Rückkehr in New York ein Winteratelier ein. Im *Abb. 548*
Sommer reist er mit seiner Frau nach Neuengland, wo er in Old Lyme, Cos Cob und auf den Shoals-Inseln in Appledore malt. Besonders die letztgenannte Gegend, der er sich seit etwa 1890 zuwendet, inspiriert ihn zu einigen seiner stärksten impressionistischen Gemälde. „South Ledges, Appledore", das zu seinen typischen Werken gehört, zeich- *Abb. 97*
net sich durch einen Blickwinkel von oben, eine getupfte und gestrichelte Pinselführung, eine lichte, lebendige Farbpalette und strahlendes Sonnenlicht aus. Vergleicht man aber dieses Werk mit der Ausführung desselben Themas durch Monet etwa in „La Pointe du Cap Martin" von 1884, stellt man fest, daß die Behandlung bei Hassam solider, naturalistischer ist. Während aus Monets Werk jede Form verbannt ist, bewahrt Hassams Bild die Umrisse der Gestalt und der Landschaft.

Anders als Hassam nimmt Theodore Robinson (1852–1896) in Giverny, sozusagen im Schatten Claude Monets, mit dem er enge freundschaftliche Beziehungen pflegt, die impressionistische Ästhetik an. Der in Vermont geborene Robinson leidet an chronischem Asthma; vielleicht gibt ihm diese Krankheit eine besondere Empfindungsgabe, die seine frühe Hinwendung zur Kunst fördert. Nach kurzem Studium in Chicago und Denver schreibt er sich in der National Academy of Design in New York ein. Außerdem gehört er zu den ersten Mitgliedern der neugegründeten Art Students' League. Zwei Jahre später geht er nach Paris zu Carolus-Duran und Jean-Léon Gérôme. Wie Twachtmann und Hassam wendet sich auch Robinson erst Mitte der achtziger Jahre dem Impressionismus zu. Diese Neuorientierung dürfte mit der entstehenden Freundschaft mit Monet zusammenhängen. Zum ersten Mal ist Robinson 1887 in Giverny. Ein Jahr darauf läßt er sich im Nachbarhaus Monets nieder, der ihm Ratschläge gibt und ihn ermuntert, ohne freilich direkt sein Lehrer zu sein. Der Weg Robinsons zum Impressionismus ist nach Gerdts „schwankend und zögernd", da er „die akademischen Regeln nicht ablegen kann oder will". Beide Tendenzen sind in „Der Hochzeitszug" von 1892 angelegt, einem seiner interessantesten Bilder, das seine Freundschaft zu Monet ver- *Abb. 543*
deutlicht. Es zeigt die Hochzeit von Theodore Butler (1876–1937), einem amerikanischen Impressionisten, und Suzanne Hoschedé-Monet, einer Stieftochter Monets. Während die Landschaft impressionistisch gehalten ist, sind die Gestalten kompakt gemalt, und dafür setzt Robinson zwei verschiedene Maltechniken ein: lange Pinselstriche für die Menschengestalten, kleine Farbflecken für das Blätterwerk. Die rauschende, zitternde Landschaft läßt die geschlossene Haltung des Paares stärker hervortreten. Die Perspektive und eine möglicherweise Robinsons Neigung zur Fotografie andeutende Unschärfe akzentuieren die unmittelbare Frische des Bildes.

Willard Metcalf (1858–1925), Freund und Landsmann Robinsons, bezieht ebenfalls aus dem Leben in Giverny Anregungen für seine Kunst. Er stammt aus Massachusetts und absolviert zunächst eine Ausbildung bei dem Landschaftsmaler George Loring Brown (1814–1889), bevor er 1883 nach Paris aufbricht und an die Académie Julian geht. Wohl als erster amerikanischer Maler begibt er sich nach Giverny, wo er anscheinend im Mai 1885 mit Monet zusammentrifft. Während dieser Zeit malt er auch in Grez-sur-Loing, wo – nach der Schilderung von Michael Jacobs in einer neueren Arbeit über Künstlerkolonien in Europa und Amerika – „etwa Anfang der achtziger Jahre alle Künstler sich befleißigten, in demselben Stil zu malen [...], der direkt von Bastien-Lepage inspiriert war". Das erste Bild Metcalfs mit Menschengestalten, „Sonnenuntergang in Grez" (1885), besitzt drei charakteristische Merk- *Abb. 537*
male, die auch die „Arme Fauvette" von Bastien-Lepage kennzeichnen: die lyrische Behandlung des bäuerlichen Sujets, die überaus sorgfältige Ausführung der Grashalme im Vordergrund und die gedämpfte grau-grüne Palette. Daneben trifft man sowohl bei Metcalf als auch bei Bastien-Lepage eine hohe Horizontlinie und einen sehr sorgfältig ausgearbeiteten Vordergrund an, der einem großzügiger gestalteten Mittel- und Hintergrund gegenübersteht. Andererseits befreit Metcalf sein Bild, ähnlich anderen amerikanischen Schülern Bastien-Lepages wie Charles Sprague Pearce oder Gari Melchers, von jener tiefen Melancholie, die das Werk des französischen Meisters durchdringt. Die poetisch-träumerische Atmosphäre des „Sonnenuntergangs in Grez" spiegelt stärker den Seelenzustand des Malers – geprägt von der Verehrung Bastien-Lepages und dem Entzücken des Ausländers angesichts einer einheimischen Bäuerin – als die Realität des bäuerlichen Lebens.

Im Jahre 1887 wendet sich Metcalf einem anderen Lieblingsthema vieler europäischer Naturalisten und Impressionisten zu: der Künstlerversammlung. Zwar veranlaßten die dunklen Farben und die recht genaue Zeichnung des „Ten Cent Breakfast" („Zehn-Cent-Frühstück") viele Kunsthistoriker zu der Meinung, das Gemälde sei nicht dem *Abb. 546*
Impressionismus zuzuordnen. Dieses Verdikt resultiert aber auch aus einer restriktiven Lesart des Bildes: da es in Giverny entstanden ist, verfällt man leicht der Versuchung, es vordergründig im Verhältnis zum Werk Claude Monets zu analysieren. Eine nähere Betrachtung bringt freilich etliche Momente zutage, die ein solches Urteil entkräften. Zunächst greift „Ten Cent Breakfast" ein beliebtes Thema der Naturalisten und Impressionisten auf. Über-

dies hat das Bild Metcalfs – ebenso wie „Das Restaurant der Mutter Antony“ von Renoir oder auch „Das Mittagsmahl“ (1873) von Monet – eigentlich kein richtiges Sujet. Das Frühstück, so es eins ist, scheint nicht das Thema zu sein, ebensowenig die Lektüre des „Petit Journal“ durch R. A. M. Stevenson. Es findet kein Gespräch statt, kein geselliges Leben, keine Geschichte. Wie in vielen impressionistischen Gemälden liegt das eigentliche Thema in der Atmosphäre der Brüderlichkeit und ungetrübten Vertraulichkeit. Dieses Gefühl tiefen Gleichklangs erschließt sich ohne äußere Anzeichen. Dafür ist jene „innere Belebtheit“ feststellbar, die Gerald Needham in den Szenen des häuslichen Lebens und in den Interieurs der französischen Impressionisten konstatiert. In „Ten Cent Breakfast“ werden die Lichtreflexe der Lampe und des Kaminfeuers auf Gläsern, Tassen, Gesichtern und dem Tafelsilber im Spiegel über dem Kamin zurückgeworfen. Der verschwimmende Pinselstrich, der einige Bildflächen gleichsam zum Vibrieren bringt, verdichtet den Eindruck innerer Bewegung. Neben den dunklen Farbtönen legt auch dieser fließende Pinselstrich den Gedanken nahe, daß Metcalf aus dem Studium der Werke Manets oder Sargents seinen Teil gelernt hat. Hinsichtlich der Komposition und des Stils hat das „Ten Cent Breakfast“ mit den Innenraumszenen, die Sargent Anfang der achtziger Jahre malt, vieles gemeinsam: etwa eine von Velázquez inspirierte Farbgebung, durchsetzt mit kühnen roten Akzenten, einen ungewöhnlich hohen Blickwinkel, starke Farbkontraste, schroffe Schnitte, absichtlich unkonventionelle Haltungen, Glanzlichter auf Glas und Metall.

Während das in Giverny entstandene „Ten Cent Breakfast“ eher an Sargent als an Monet erinnert, malt Metcalf später eine Reihe von Bildern, die 1905 in den Vereinigten Staaten ausgestellt werden und den Kritiker des „New York Herald“ schreiben lassen: „... Das ist ein Freilichtmaler, der in einer Reihe mit den französischen Malern aus Giverny steht, aber eine Eigenständigkeit besitzt, die man bei von Monet und seinen Schülern beeinflußten amerikanischen Malern nur selten findet.“ Nach dem Vorbild vieler Stadtszenen Hassams stülpt Metcalf, als er 1911 in
Abb. 547 „Frühlingsnachmittag, Central Park“ seinen Blick aus der Höhe des Ateliers auf den Central Park festhält, eine impressionistische Malweise über die deskriptive Annäherung an das Sujet. Das gestreute Licht und die sprühenden Pinselstriche verschleiern weder die Formen noch beeinträchtigen sie die malerische Leistung, die den Eindruck der Entfernung schafft. Die vom Vordergrund bis zum Hintergrund abnehmende Intensität des Farbauftrags täuscht räumliche Tiefe vor. Die impressionistische Methode zeigt sich auch in dem erhöhten Standpunkt, der lichten Farbgebung und den nur vage angedeuteten Formen. Diese gelungene Synthese verleiht dem Werk Metcalfs einen herausgehobenen Platz. Für Gerdts ist er von allen amerikanischen Impressionisten derjenige, der es nach allseitiger Übereinstimmung „vermocht hat, die amerikanische Natur zu verherrlichen“. Und Gerdts fährt fort: „Eine so offenkundig ausländische Ästhetik zu beherrschen und daraus eine ausschließlich amerikanische Sache zu machen, das war in den Augen der amerikanischen Kritik um die Jahrhundertwende der springende Punkt. Die Kenner der amerikanischen Impressionisten gaben zu, daß die meisten nur stets danach getrachtet haben, den Stil zu adaptieren; Metcalf dagegen wird als authentisch *amerikanischer* Impressionist angesehen.“

Obgleich Julian Alden Weir (1852–1919) zu den Hauptvertretern des amerikanischen Impressionismus gehört, geht er erst viel später als andere Berufskollegen zum Impressionismus über. Der Grund dürfte in seiner besonders soliden traditionellen akademischen Bildung liegen. Er ist zunächst Schüler seines Vaters, eines Zeichenlehrers in West Point, und geht dann an die New Yorker National Academy of Design. Ab 1873 studiert er bei Jean-Léon Gérôme an der École des Beaux-Arts in Paris. Trotz seiner freundschaftlichen Verehrung für Bastien-Lepage schreibt er am 15. April 1877 nach Beendigung der dritten Ausstellung der Impressionisten: „Tags darauf ging ich ans andere Seine-Ufer, um mir die Werke einer neuen Schule anzusehen, deren Vertreter sich ‚Impressionalisten‘ nennen. Mein Lebtag habe ich nicht so entsetzliche Dinge gesehen.“ Durch seine Bindung an die orthodoxe akademische Kunstauffassung gebremst, zeichnet sich Weirs Entwicklung zum Impressionismus erst zu Beginn der neun-
Abb. 96 ziger Jahre ab. Etwa 1895 malt er „Die rote Brücke“, seine berühmteste Landschaftsdarstellung, ganz augenscheinlich das Ergebnis der japanischen Kunstauffassung und Technik, die bei den französischen Impressionisten so hoch im Ansehen steht. Der „Japan-Narr“ Weir – so sein Freund, der Maler Robinson – liest regelmäßig „Le Japon artistique“, besucht japanische Kunstausstellungen und sammelt japanische Holzschnitte, darunter auch einen Farbholzschnitt von Ando Hiroshige „Ahornbäume an der Tsuten-Brücke“ aus der Holzschnittfolge „Berühmte Stätten von Kyoto“ (1834). Wie Hiroshige baut Weir auf die Spannung zwischen der geometrischen Form einer menschlichen Konstruktion – hier dem regelmäßigen, linearen Rhythmus einer Brücke, die sich im Bach spiegelt – und den einzigartigen Naturwundern, harmonisch geschwungenen Blättern und Zweigen. Das kühne Rotorange der Brücke, das direkt der Farbkomposition der japanischen Holzschnitte entstammt, sticht von den ruhigen und gedämpften Farben des Wassers und der Vegetation ab. Auch den niedrigen seitlichen Blickpunkt, die hohe Horizontlinie, schroffe Umrisse, die Verwendung von Diagonalen zur Gliederung und Abgrenzung der Bildräume und schließlich die schmale Perspektive, die die Landschaft ganz auf eine ebene Oberfläche reduziert, entnimmt Weir der japanischen Kunst. Die Betonung der Formen und Konturen, die dekorative Behandlung der Äste und Zweige resultieren gewiß ebenso aus einem vertieften Studium der japanischen Ästhetik. Der belebte und schwingende Pinselstrich will die Formen nicht verdecken, sondern stärker hervorheben.

DIE GRUPPE DER ZEHN

Im Jahre 1908 stellt Weir „Die rote Brücke“ mit den „Ten American Painters“ aus, einer 1898 gebildeten Gruppe, *Abb. 96* zu der Thomas Wilmer Dewing (1851–1938), Frank Weston Benson (1862–1951), Joseph Rodefer Decamp, Childe Hassam, Willard Metcalf, Robert Reid (1862–1929), Edward Simmons (1852–1931), John Twachtmann (nach dessen Tod 1902 William Merritt Chase), Edmund C. Tarbell (1862–1938) und eben Julian Alden Weir gehören. Obwohl sich die Gruppe der Zehn von der Society of American Artists abgespalten hat, vertritt sie keineswegs radikale ästhetische Positionen. Sie ist in erster Linie ein Kreis von Malern, die ihre Werke in guter Gesellschaft ausstellen möchten. Vereint im gemeinsamen Glauben an die impressionistische Herangehensweise – nur Simmons und Dewing stehen eher am Rande der Bewegung –, führen die Zehn im Jahre 1898 in der New Yorker Kunstgalerie Durand-Ruel ihre erste Ausstellung durch. Weir schätzt besonders, daß seine Bilder neben stilistisch und inhaltlich ähnlichen Werken Gleichgesinnter hängen. In den folgenden zwei Jahrzehnten bleibt Weir den „Ten American Painters“ bis zu deren letzter Ausstellung 1919 treu verbunden.

Um 1900 wird Weirs impressionistischer Malstil in seinen Landschaftsbildern sichtbar. Die Werke dieser Zeit gehen weniger direkt auf japanische Holzschnitte zurück und sind lyrischer und spontaner. „Upland Pasture“ *Abb. 550* („Hochlandweide“), ein Bild, das möglicherweise unter dem Titel „Pasture Land“ („Weide“) 1906 in der Ausstellung der Zehn in der Rhode Island School of Design gezeigt wird, zeichnet sich durch sein Kolorit im Spektrum heller Ockertöne und die technische Vielfalt aus. Die für Gräser und Laubwerk verwendeten kurzen, getupften Pinselschläge vermitteln das flimmernde Vibrieren der Natur in Licht und Luft, während die langen Pinselstriche der Gesteinsbrocken flache und vereinfachte kompositionelle Formen hervorbringen. Die Umrisse der Steine, die von ihrer Körperlichkeit befreit und gleichsam schwerelos erscheinen, spielen für den Bildaufbau eine ebensolche Rolle wie die Schatten und schwebenden Wolken. Die hohe Horizontlinie akzentuiert den dekorativen Charakter der Landschaft stärker. Weirs Methode, die stabilen Gestaltungselemente – Felsen, Brücken oder Geäst – durch ein Netzwerk ineinander verschlungener und verflochtener Linien wiederzugeben, das die dekorative Wirkung erhöht und Formen wie Strukturen genauer umreißt, kann durchaus mit den Techniken seiner Freunde Twachtmann und Robinson verglichen werden, die sich nach Auffassung von Burke wiederum „an französische Impressionisten wie Gustave Caillebotte und Claude Monet“ anlehnen. 1908 malt Weir „Bau eines Staudamms, Shetucket“, das sich *Abb. 551* durch seine Silbertöne und die kraftvolle Komposition auszeichnet. Dieses monumentale Gemälde wird 1910 in der Ausstellung der „Ten American Painters“ in der Montross Gallery in New York gezeigt. Es zählt zu den bekanntesten Bildern dieser Ausstellung. Weir zeigt hier den Bau einer Talsperre, die zwischen 1907 und 1909 in der Nähe seines Hauses in Windam entstand. Wie schon in „Die rote Brücke“ existieren ein Menschenwerk und ländliche Natur harmonisch nebeneinander.

Ebenso wie Claude Monet in seiner „Brücke von Argenteuil“ (1872) bringt Weir das Zeitgeschehen auf die Leinwand, indem er sperrige, häßliche Geräte und Anlagen malt, die aber als positive und vom modernen Leben untrennbare Elemente gezeigt werden. Die Linearität dieser bautechnischen Anlagen verbindet sich mit dem Rhythmus der Baumstämme im Vordergrund. Die uniforme Flächenbehandlung vermittels dichter und sprühender kleiner Striche steigert das Gefühl der Vereinbarkeit von Natur und Maschine und verrät unzweifelhaft den Einfluß der Werke Camille Pissarros der ausgehenden siebziger Jahre. Auch die Anordnung der Bäume zu einer Schutzwand und die durch das Laubwerk hindurchschimmernden Lichtflecken zeigen die tiefe Verbundenheit mit den Impressionisten. Wie Pissarro oder Monet verleiht Weir seinem Gemälde Kraft und Ausstrahlung durch einen inneren Rhythmus, der in seiner Komplexität von den klar gezeichneten Räumen in der „Roten Brücke“ bereits weit entfernt ist. Die untereinander beziehungslosen Flächen des Bildes von 1895 weichen in „Bau eines Staudamms“ einer einzigen Fläche, die durch die senkrechten Bildelemente und waagerechte Streifen in Blau, Grün und Gelb wie durch ein Raster strukturiert wird. Sein Gemälde suggeriert Integration und Wechselwirkung, wie „Eingeschneit“ *Abb. 540* von Twachtmann oder „Delaware Water Gap“ von Inness. *Abb. 517*

Aus dem Werk von Thomas Wilmer Dewing spricht dagegen ein starkes Gefühl von Abgeschiedenheit und Einsamkeit. Während Weir die Folgen von Modernisierung und technischem Fortschritt beobachtet, wendet sich Dewing von der äußeren Realität ab und zieht sich ganz in seine eigene Welt zurück, in der raffinierte Eleganz und Schönheitskult herrschen. Dewing, 1851 in Boston geboren, verliert mit zwölf Jahren den Vater. Er fühlt sich frühzeitig zu Malerei und Musik hingezogen. Nach einem allgemeinen Studium verläßt er Amerika im Juli 1876 und geht nach Paris, wo er in der Académie Julian die Klassen von Boulanger und Lefebvre besucht. Nach seiner Rückkehr nach Boston 1878 macht er durch ein im selben Jahr im Boston Art Club ausgestelltes Bild von sich reden. 1880 geht er nach New York, 1881 heiratet er die Malerin Maria Oakey Dewing (1845–1927) und wird Mitglied der Society of American Artists.

„Gegen Ende der achtziger Jahre hatte Dewing den Stil und das Sujet gefunden, mit denen er heute identifiziert wird", schreibt Susan Hobbs, nämlich „elegante, rassige Frauen in vornehm ausgestatteten Innenräumen, die auf die gesellschaftliche Stellung hindeuten; oder Frauen, die ziellos in Landschaften umherwandeln. Die Malweise ist rauh und flüchtig. [...] Einige entdecken in diesen Porträts das Bild der einsamen und geheimnisvollen Heldin der Romane von Henry James, andere das der ‚neuen Frau', die gesund, schön und unabhängig, eben der Stolz der Nation ist." Die Räume, in denen sich die schönen Geschöpfe Dewings bewegen, sind seltsam künstlich, ohne Türen und Fenster. Von den banalen Dingen des Alltags losgelöst, sind diese Frauen ganz in ihre Welt versunken, betrachten Blumen, lauschen der Musik oder schreiben Briefe. Sie befinden sich außerhalb jeder menschlichen Beziehung und ver-
Abb. 552 körpern die Welt reiner Ästhetik. „Das Piano", ein 1891 entstandenes Gemälde, zeigt nachdrücklich diese bis zur Auflösung reichende Isolierung. Der Titel, der die Aufmerksamkeit stärker auf das Instrument als auf das Modell lenkt, trägt zur Verwirrung des Betrachters bei, der sich vergebens bemüht, sich nicht nur auf das Sujet zu konzentrieren, sondern darüber hinaus eine Verbindung zwischen der Person und dem Musikinstrument herzustellen. Der Blick schweift zwischen der eleganten Gestalt und dem Klavier hin und her. Die junge Frau sitzt hinter dem angeschnittenen Flügel; eine Partitur ist nicht zu sehen, und sie spielt auch nicht. Um sie herum gähnt große Leere, man fürchtet fast, diese würde das Mädchen verschlingen. Die Streuung der Brennpunkte wird durch die skizzenhafte Ausführung und sich wiederholende Linien – des Klaviers, der Zimmerform – verstärkt, die das Auge von der Person ablenken. Das unverhältnismäßig große, leere Zimmer, das eher trennt als verbindet, und die disharmonische Beziehung zwischen der erdrückenden Masse des Flügels und der zarten Gestalt der jungen Frau erzeugen einen Eindruck von Unausgewogenheit und fehlendem Gleichgewicht.

Dewing stellt 1908 anläßlich der Ausstellung der „Ten American Painters" in der Montross Gallery sein 1907 ent-
Abb. 554 standenes Bild „Die Halskette" vor. Dem Thema, der Komposition und dem Stil nach enthält dieses kleinformatige Bild eine raffinierte Synthese verschiedener malerischer Herangehensweisen und verrät Dewings Bewunderung nicht nur für Whistler, sondern auch für Jan Vermeer van Delft und japanische Holzschnitte, besonders von Kitagawa Utamaro. Während Dewing an diesem Gemälde arbeitet, schickt ihm Charles Lang Freer das dreibändige Werk von Hofstede de Groot über Vermeer, in dem auch eine Reproduktion von „Das Mädchen mit dem Perlenhalsband" abgebildet ist; beide Werke, die dasselbe Thema behandeln, stehen einander in verschiedener Hinsicht recht nahe. Wie Vermeer präsentiert Dewing eine bezaubernde junge Frau im Profil vor neutralem Hintergrund, die vor dem Spiegel eine Perlenkette betrachtet. In beiden Gemälden ist die Gestalt vom Betrachter deutlich entfernt; bei Vermeer durch Möbel, bei Dewing durch einen weiten leeren Raum. Sowohl im Werk Vermeers als auch in jenem Dewings ist die junge Dame von schönen Gegenständen umgeben, darunter asiatischem Porzellan. Doch während Vermeer die Umgebung üppig ausschmückt, mithin den Eindruck von Wohlstand erweckt, beschränkt sich Dewing auf eine Vase und einen Holzschnitt. Diese beiden Tendenzen werden durch die jeweilige Farbgebung unterstützt: Vermeer verwendet satte Blau- und Gelbtöne, Dewing hingegen wenige sanfte, gedämpfte Farben. Bei aufmerksamer Betrachtung enthüllen sich weitere aufschlußreiche Unterschiede. Bei Vermeer stehen alle Elemente miteinander in Beziehung, Austausch, Wechselwirkung. Gegenstände und Möbelstücke überdecken die Person. Das Zimmer ist durch das Fenster und die eindringende Lichtfülle mit der Außenwelt verbunden. Die vielfältigen Strömungen, die man zwischen den Dingen, den Menschen und der Natur verspürt, legen den Gedanken nahe, daß das Perlenhalsband das neue Geschenk eines Liebhabers ist. Zwei Stühle im Bild vertiefen diesen Eindruck. Ein weiteres wichtiges Detail besteht darin, daß die junge Frau bei Vermeer die Kette auch trägt, nahezu eins ist mit dem Gegenstand ihrer Bewunderung. Im Gegensatz dazu suggeriert das Bild Dewings Zersplitterung und Trennung. Die wenigen Gegenstände sind klar umrissen und von der Figur völlig unabhängig. Der Innenraum sieht überhaupt nicht wie ein Innenraum aus: nackt und kahl, ohne Fenster und Türen; außer dem Stuhl, auf dem die zierliche junge Frau sitzt, steht kein weiterer Stuhl darin. Nichts deutet auf eine Liebesbeziehung hin. Noch aufschlußreicher ist die eigenartige Beziehung zwischen Frau und Halskette: sie trägt sie nicht um den Hals, sondern hält sie von sich weg, als wäre sie unsicher. Die junge Frau Vermeers, die mit dem Objekt ihrer Bewunderung geradezu eins ist, erkennt ihre eigene Schönheit, jene Dewings hingegen hat nicht nur keine Beziehung zur Außenwelt (mithin zum Betrachter), sondern auch zu sich selbst.

Dieses Gefühl der Entfremdung und „zwar zurückhaltenden, aber überwältigenden Melancholie" verbindet, wie Judith Lyczko in einem Aufsatz über die Quellen der künstlerischen Inspiration Dewings zeigt, „Die Halskette"
Abb. 82 Dewings mit den Werken Whistlers. Ebenso wie dieser, z. B. in „Das weiße Mädchen: Symphonie in Weiß, Nr. 2", eine schöne, doch künstliche Außenwelt und eine innere, authentisch wirkende Stimmung von Schwermut und Ungewißheit, gegenüberstellt, zeigt Dewing in der „Halskette" den Menschen gefangen in einem ausdruckslosen, künstlich wirkenden Raum. „Die Halskette" erinnert, so Lyczko, in Aufbau und Farbgebung stark an Whistlers „Arran-
Abb. 519 gement in Grau und Schwarz, Nr. 1: Die Mutter des Künstlers". Während das Porträt von Whistler aber einer strengen geometrischen Aufteilung unterliegt, erweckt Dewings Bild durch seine vielfältigen Sichtlinien, gewissermaßen seine „Dekonstruktion", den Eindruck von Unordnung und Instabilität. Die mangelnde kompositionelle Einheit

mag Dewing aus dem Studium von Werken Utamaros übernommen haben. Ebenso könnte die Idee eines tragbaren Spiegels aus Utamaros „Der Künstler Kitao Masanobu, an einem Fest teilnehmend" (um 1788) stammen, wo ein Paravent von ähnlicher Größe und Gestaltung zu sehen ist.

Obwohl im Geiste völlig verschieden, stellen auch die Bilder Robert Reids liebenswürdige junge Frauen in schöner Umgebung, zumeist inmitten von Blumen, dar. Robert Lewis Reid, 1862 im Staat Massachusetts geboren, erhält in Boston, dann in New York in der Art Students' League seine künstlerische Ausbildung. Im Herbst 1885 geht er nach Paris an die Académie Julian, wo er hart arbeitet. Im Jahre 1889 kehrt er nach New York zurück und betreibt dort bis zu seinem Tod ein Atelier. Anfang der achtziger Jahre findet Reid das Lieblingsthema seiner Staffeleibilder – junge Frauen und Blumen – und malt gleichzeitig Wandfresken. Über eine dieser Fresken, „Die Enthauptung des heiligen Paulus", hat ein Kritiker geschrieben: „Es ist das erste Gemälde dieser Art, d.h. dessen, was mangels einer besseren Bezeichnung impressionistische Malerei genannt wird, das in einem öffentlichen Gebäude, in einer Kirche angebracht wurde. Ohne auch nur den geringsten Anflug eines religiösen Gefühls gibt es mit großer Kunst das Sonnenlicht und Pleinaireffekte wieder."

„Der violette Kimono", 1910 entstanden und 1911 in der Ausstellung der „Ten American Painters" in der Montross Gallery vertreten, gibt wunderbar den morgendlichen Sonnenschein und die sanfte Wärme der Sommerluft wieder. Eine hübsche junge Frau im violetten Kimono steckt frisch geschnittene Schwertlilien in eine ebenfalls violette Glasvase vor dem Spiegel ihres Zimmers. „Reid kann kein junges Mädchen sehen, ohne an Blumen zu denken, wie er keine Blume sehen kann, ohne an junge Mädchen zu denken", spottet ein damaliger Kritiker, und die Kunsthistoriker der Zeit sind sich im allgemeinen einig, daß Gemälde wie „The Violet Kimono" hübsch, reizend und dekorativ sind, aber mehr nicht. Eine etwas tiefergehende Analyse des „Violetten Kimono" ergibt allerdings, daß das Bild aussagekräftiger ist als bisher angenommen. Zum ersten aufgrund seines Themas, denn die junge Frau ist in einem Augenblick schöpferischen Gestaltens festgehalten, und Reid betont gerade diese Kreativität, indem er alle ihre Zwischenstufen zeigt: auf einem runden Tischchen liegen die frischen Blumen noch völlig durcheinander; die junge Frau hält ein paar ausgesuchte Iris in der linken Hand, während sie mit der rechten eine Blume, die sie gerade in die Vase gesteckt hat, zurechtbiegt. Der Prozeß sorgfältiger Auswahl und Anordnung harmoniert trefflich mit dem gekonnten Einsatz des Spiegels, der ein offenes, vorhanggeschmücktes Fenster, einen Tisch und die junge Floristin zeigt, deren Gesicht und Kimono man teilweise sieht. Bei einem Blumenarrangement sind der künstlerischen Gestaltungsfreiheit einige Zwänge vorgegeben, die man beachten muß, um ein harmonisches, gut gestaltetes Ganzes zu erreichen. Genau das drückt das Werk Reids aus. *Abb. 553*

Die sich wiederholenden runden Formen wie die betonten Horizontalen und Vertikalen – Vorhang, Tisch, Bildrahmen – bilden ein vollendetes Gleichgewicht. Auch die nichtgeradlinigen Teile fügen sich in eine strenge Symmetrie ein, die ganz deutlich wird, wenn man das Bild durch eine waagerechte und senkrechte Mittellinie in vier Abschnitte teilt. Der allmähliche Übergang von Licht und Schatten sowie die harmonische, sich im violetten Bereich bewegende Palette bringen ebenfalls eine ausgeglichene und stabile Atmosphäre zum Ausdruck. Das dominierende Violett wird mit der Komplementärfarbe Gelb konfrontiert und zugleich mit der Schwesterfarbe Blau kombiniert. Der schmale, volle Raum ohne Bildtiefe und die wiederkehrenden Diagonalen, die Spannung und konzentrierte Energie ausdrücken, beeinträchtigen freilich den allgemeinen Eindruck von Harmonie und Ausgewogenheit. Diese Belebtheit wird durch die breite und expressive Malweise verstärkt. Das Auge kann sich allerdings in der Tiefenperspektive des Spiegels erholen. Dessen Anziehungskraft und die perspektivisch verkürzt gespiegelten Formen verdeutlichen den inneren Gefühlsreichtum und jenes Eintauchen in sich selbst, das jeder schöpferischen Tätigkeit zugrunde liegt.

Das künstlerische Schaffen Robert Reids ist, wie das der meisten der „Ten American Painters", mit New York verbunden. Edmund Tarbell und Frank Benson gehören dagegen einer regionalen impressionistischen Gruppe an, der sogenannten Boston School, die vor allem Porträts eleganter, mondäner Frauen in spärlich möblierten Interieurs malt. Um die Jahrhundertwende war der Impressionismus, wie Gerdts schreibt, „nahezu in ganz Amerika die vorherrschende Ästhetik geworden; erstmals entstanden ‚regionale' Kunstschulen, die oft von dieser Bewegung dominiert wurden". Neben der Boston School gehören die Hoosier School (Indiana), die School of Old Lyme (Connecticut) und jene von Pennsylvania und Kalifornien zu den bedeutenden regionalen impressionistischen Schulen. Die Mormonen im Bundesstaat Utah gehen sogar so weit, die Ausbildung von Malern in Paris zu finanzieren, die sich verpflichten, nach ihrer Rückkehr der Mormonenkirche zu dienen. Die Bostoner Maler, die zumeist die School of Drawing and Painting des Museum of Fine Arts absolvieren, pflegen einen impressionistischen Stil, der durch ihre akademische Ausbildung in Frankreich und ihre Verehrung für die alten Meister, besonders für Vermeer, gemäßigt ist. Zwischen 1890 und 1918 steht diese Schule auf dem Höhepunkt ihres Ansehens. Ihre bekanntesten Vertreter sind Edmund Charles Tarbell, Frank Weston Benson, Joseph Rodefer Decamp, William McGregor Paxton (1869 bis 1941) und Philip Leslie Hale (1865–1931). Die Porträtmaler unter ihnen werden auch „Tarbelliten" genannt, da Edmund Tarbell einen starken Einfluß auf sie ausübt.

Anmut und Einfachheit sind die hervorstechenden Eigenschaften des Werkes von Edmund Tarbell, dem führenden Vertreter der Bostoner Schule. Der 1862 in Massachusetts geborene Tarbell erhält seine künstlerische Ausbildung in Boston, bevor er 1883 mit seinem Schulfreund Frank Benson nach Paris geht. Beide studieren an der Académie Julian bei Boulanger und Lefebvre. Nachdem er Europa durchstreift hat, läßt sich Tarbell 1886 in der Umgebung Bostons, in Dorchester, nieder. Gegen 1891 ist er mit der Malweise und den Themen des Impressionismus vertraut, und so ist es nur folgerichtig, daß man ihn 1898 unter den Gründungsmitgliedern der „Gruppe der Zehn" findet. Mit einem einzigen Bild – „Am anderen Ende des Zimmers", zuerst „Das weiße Kleid" genannt – beteiligt sich Tarbell an der zweiten Ausstellung der Gruppe, die in der New Yorker Galerie Durand-Ruel stattfindet. Das Sujet ist typisch: eine elegante, müßige Bostonerin in ausgewählter Umgebung; wenige Möbel, aber edle Stoffe und eine ostasiatische Vase. „Die junge Frau gehört zur dekorativen Ausstattung", meint Gerdts. Der glänzende Parkettfußboden, der die Hälfte des Bildes einnimmt und alle Nuancen des durch eine Jalousie einfallenden Lichts reflektiert, ist ein weiteres Kennzeichen des Bildes. Die Quellen Tarbells scheinen zahlreich und verschiedenartig zu sein. Die träge Schönheit der Dame verrät den Einfluß Lefebvres. Die sparsame, asymmetrische und geometrisch begrenzte Komposition erinnert an Whistler. Die Einführung einer großen Fußbodenfläche mag von Degas übernommen sein, obgleich die unterschiedliche Behandlung spürbar ist: in einem Bild wie der „Ballettschule" (1879) von Degas sind die Diagonalen der Dielenbretter ausgeprägter und zügiger gezeichnet. Auch interessiert sich Degas nur nebenbei für die Lichtreflexe auf dem Fußboden. Eine ähnlich kühne Formensprache findet sich in „Die Parkettabzieher" von Caillebotte, wo die perspektivische Verkürzung einiger Bildelemente die herausragende Rolle der glänzenden Parkettfläche zum Ausdruck bringt. Die locker verteilten Elemente werden bei Tarbell wie bei Caillebotte durch die ausgeprägt geometrische Umrahmung zusammengehalten. Dennoch steht Tarbell durch das Skizzenhafte und die zarten Farbtöne Whistler näher als Caillebotte, der genauer zeichnet und dunklere Farbtöne bevorzugt.

Abb. 556

Abb. 555

Als Tarbells hervorragende Innenraumszene „Das Frühstückszimmer" 1903 in der Ausstellung der „Ten American Painters" gezeigt wird, stellt ein Kritiker den Einfluß Manets fest. Tatsächlich gemahnen das junge Paar am Tisch und das Zimmermädchen im Hintergrund direkt an das Gemälde „Bei Vater Lathuille" (1879) des französischen Meisters. Wie Manet hält Tarbett eine Szene fest, deren lebendige Unmittelbarkeit durch einen breiten Vordergrund und einen schroffen Schnitt gesteigert wird. Es ist buchstäblich ein „Ausschnitt" aus dem Leben. Über die bloße thematische Verwandtschaft hinaus sind beide Künstler fasziniert von den subtilen Beziehungen eines Paares, das in einem ganz privaten Augenblick ausschnitthaft festgehalten wird. Das Intime der Szene im Vordergrund wird bei Tarbell durch die nackte Schulter der Frau gesteigert, die einen Kontrast zu Jackett und Fliege des neben ihr sitzenden Mannes bildet. Wie in „Bei Vater Lathuille" ist es weniger das Personal als der Beobachter, der sich in ein romantisches Tête-à-tête einmischt. Höfliches Zurückziehen wird unmöglich, da Tisch und Stuhl auf der linken Seite, über den Bildrand hinausreichend, praktisch im Wege stehen. In beiden Bildern wird ein dritter Gast durch Tisch und Stühle ausgeschlossen. Der amerikanische Maler modifiziert gleichwohl die szenische Wirkung, indem er einen erhöhten Standpunkt und einen weiten Bildraum hinter dem Vordergrund einführt. Der erhöhte Standpunkt mildert die Konfrontation zwischen den Figuren und dem Betrachter, die Bildtiefe bietet letzterem einen schmalen Durchblick. Auch die anderen Personen spielen eine unterschiedliche Rolle. In „Bei Vater Lathuille" ist wohl beabsichtigt, daß das Publikum sich mit dem Gastwirt identifiziert, der zwar zuschaut, aber in höflicher Entfernung bleibt. Die Anwesenheit des Zimmermädchens im „Frühstückszimmer" hat eine andere Funktion. „Seit dem unvergleichlichen Pieter de Hooghe [sic] im fernen goldenen Zeitalter der holländischen Malerei ist uns auf einer Leinwand kein solches Interieur präsentiert worden. Gibt es einen Maler, der in eigenem Stil mit so etwas wetteifern kann? Keinen, mit Ausnahme von Degas", schreibt der Kritiker des „Boston Transcript" 1904. Die malerische Verwendung des Fußbodens, die angeschnittenen Möbel und die ebenfalls angeschnittene Männerfigur, schließlich auch die strenge Komposition verraten in der Tat einen mehr als wahrscheinlichen Einfluß von Degas. Es sei jedoch wiederholt, daß ein Vergleich mit Degas, Caillebotte oder Manet bei Tarbell einen Rest von Akademismus enthüllt, der die konzeptionelle und stilistische Kühnheit seiner Bilder dämpft.

Etwa 1904 wendet sich Tarbell von den impressionistischen Vorbildern ab und nähert sich dem Werk Jan Vermeers. Sein Gemälde „Häkelndes Mädchen" (1904, Canajoharie Library and Art Gallery, Canajoharie, Bundesstaat New York), 1905 in der Ausstellung der „Ten American Painters" gezeigt, gilt anerkanntermaßen „heute wie schon zu seiner Zeit als Meisterwerk der Vermeer-Renaissance in Amerika". Subtiles Licht, atmosphärische Nuancen und vom holländischen Meister angeregte Innenraumszenen kennzeichnen seine späten Werke, die Tarbells Stellung als Hauptvertreter der Bildnismalerei der Bostoner Schule begründen.

Im Leben wie in seiner Kunst ist Frank Weston Benson eng mit Tarbell verbunden. 1862 in Salem (Massachusetts) geboren, erhält Benson 1880 von seinen Eltern die Erlaubnis, sich in der Schule des Museum of Fine Arts in Boston immatrikulieren zu lassen. Tarbell und Reid sind seine Studienfreunde. Als er 1883 in dieser Schule nichts Neues mehr lernen kann, erhält Benson „den elterlichen Segen, tausend Dollar und ein Ticket nach Paris. Der Zeitpunkt der Rückkehr sollte davon abhängen, wie lange das Geld reicht." Nachdem er in verschiedenen Richtungen experimentiert hat, entwickelt Benson um die Jahrhundertwende einen eigenen Stil. Verschiedene Faktoren erklären dieses künstlerische Erstarken: zum ersten sein Eintritt in die Gruppe der „Ten American Painters", die ihn, wie Chambers meint, „zum ersten Mal mit der innovativsten und am meisten kosmopolitischen Gruppierung der amerikanischen Kunst" verbindet; zum zweiten der Tod seiner Eltern, der sein Unabhängigkeitsstreben verstärkt zu haben scheint, und zum dritten schließlich sein „Ausscheiden aus dem Einflußbereich Tarbells", indem er den Sommersitz Wooster Farm auf der Insel North Haven in Maine kauft. Während seiner Aufenthalte in Wooster Farm malt Benson impressionistische Bilder mit Menschen in sonnenüberfluteten Landschaften, im Winter widmet er sich in einem seiner Bostoner Ateliers von Vermeer angeregten Innenraumszenen.

Im Jahre 1909 entstehen „Sonnenlicht" – Bensons Tochter Eleanor auf einem Hügel, der nach Wooster Cove abfällt – und „Junge Frau beim Patiencelegen", das ihm den Norman W. Harris Prize einbringt, die höchste Auszeichnung des Art Institute von Chicago. Jener zeitgenössische Kritiker, der geschrieben hat, Benson „... hätte sein Bild ‚Der Sessel im Kolonialstil', ‚Lichtreflexe', ‚Zwei Kerzenleuchter' oder so ähnlich nennen müssen, denn alle nebensächlichen Dinge des Bildes sind besser gemalt als die Dame selbst", versteht die wesentliche Bedeutung dieser Nebensächlichkeiten für die Gesamtkomposition nicht. Der Maler erklärt später dazu: „Erst nachdem ich die Dreißig überschritten und über zehn Jahre hart gearbeitet hatte, kam mir zu Bewußtsein, daß die Komposition das Entscheidende ist. Es war beinahe eine Eingebung des Himmels [...] die Komposition ist das einzig Wichtige!" Eben diese Entdeckung, zu der Vermeer Benson verholfen hat, stellt ein Bild wie „Junge Frau beim Patiencelegen" neben die von tiefer Stille erfüllten Werke des holländischen Meisters. Der Aufbau dieses Bildes wird scheinbar von den Regeln des Kartenspiels bestimmt: die Spielerin ist allein im Raum und muß vertikale Kartenreihen legen. Die elegante Bostonerin ist folglich im Mittelgrund einer differenzierten Komposition plaziert, in der senkrechte Linien dominieren. Ein Stück Fußboden trennt sie vom Betrachter. Sie legt ihre Patiencekarten auf den polierten Tisch, dessen geschwungene Form sich in der Rückenlehne des Sessels und der kleinen blau-weißen Schale aus chinesischem Porzellan wiederholt. Eine vertiefte Analyse des Bildes ergibt zahlreiche Gruppen von Elementen, die miteinander Serien bilden: die Vertikale der zwei silbernen Leuchter nimmt die Vertikalen von Paravent und Tischbeinen auf; mit der Linie der Tischbeine korrespondiert die der Stuhlsprossen; zwei goldene Ringe schmücken die Hand der Spielerin, die Karten bilden zwei konzentrische Bögen; die Silhouette der jungen Frau spiegelt sich auf dem glänzenden Parkett wie die Karten auf der polierten Tischplatte. Auch in Stil und Farbgebung setzt der Maler auf Paare: Licht – Schatten; geschlossener Hintergrund – offener Vordergrund; Schwarz – Weiß; Braun – Beige; Gold – Silber. *Abb. 98* *Abb. 558*

Auch „Sonnenlicht" bezieht, wie „Junge Frau beim Patiencelegen", seine Ausdruckskraft aus einer stark strukturierten Komposition. Beiderseits der monumentalen Figur Eleanors, die die vertikale und zentrale Achse der Komposition bildet, formen steile Diagonalen stumpfe Winkel; die Armhaltung Eleanors, ihr wehendes Kleid und die Schattenreflexe darauf nehmen diese vielfältigen Winkel wieder auf. Wirbelnde Wolken im oberen Bildteil gleichen die kompakte Schwere der unteren Partie aus. Die straffe Vereinfachung der vielfältigen Formen, der niedrige Horizont, die fehlende Perspektive, die den Hintergrund gleichsam an die Oberfläche treten läßt, heben die Strenge und Flächigkeit der Komposition hervor. Mit dieser stark durchgearbeiteten Komposition ist eine freie, skizzenhafte Maltechnik verbunden, die das Gemälde so belebt und so dynamisch macht. Es gelingt Benson, die Stofflichkeit von Luft und Licht in einem bestimmten, flüchtigen Augenblick durch den Wechsel von schroffen Pinselstrichen und leichten Tupfen, die Wiedergabe der strahlenden Sommersonne und die erstaunliche Intensität der blauen, weißen und gelben Farben festzuhalten. Die verschiedenen Elemente des Ganzen ergänzen einander nahezu perfekt, und die strahlende Herrlichkeit dieses Sommertages auf einem Hügel am Ufer des Maine geht in die majestätische, selbstsichere Haltung von Eleanor über. *Abb. 98, 558*

DIE IMPRESSIONISTEN DER DEKORATIVEN FIGUR

Personendarstellungen im impressionistischen Stil sind auch im Schaffen einer zweiten Generation amerikanischer Maler vorherrschend, die in Giverny leben und Anfang des 20. Jahrhunderts internationale Anerkennung finden. Zu jener Gruppe, die von William H. Gerdts „Impressionists of the Decorative Figure", Impressionisten der dekorativen Figur, genannt wurde, zählen Lawton Parker (1868–1954), Guy Rose (1867–1925), Edmund Graecen

(1877–1949) und Louis Ritman (1889–1963). Ihre führenden Vertreter sind Frederick C. Frieseke (1874–1939) und Richard E. Miller (1875–1943). Diese Künstler, deren Lieblingsthemen Frauen im Garten und weibliche Akte sind, genießen in Frankreich viel größere Freiheit, denn in den Vereinigten Staaten muß die Aktdarstellung, wenn sie nicht gänzlich suspekt ist, sehr strengen Vorschriften genügen, wie Gerdts bemerkt. Frederick Frieseke begründet z. B. seine Entscheidung, im Ausland zu leben, so: „Ich bin hier freier, es gibt keine puritanischen Zwänge, wie sie in Amerika herrschen. Hier kann ich nicht nur einen Akt unter freiem Himmel malen, sondern ich habe überdies eine größere Themenwahl."

Schon im Kindesalter ist der in Michigan geborene Frieseke ständig mit Zeichnen beschäftigt. 1893 geht er an das Art Institute in Chicago, 1896–1897 studiert er in der Art Students' League in New York, und seine Lehrer – in Paris ausgebildete Amerikaner – dürften in ihm den Wunsch geweckt haben, Frankreich zu besuchen. 1897 ist er in Paris, wo Benjamin-Constant und Jean-Paul Laurens an der Académie Julian seine Lehrer sind. Auch von James M. Whistler erhält er Rat und Hilfe. Seit 1900 hält sich Frieseke sommers in Giverny auf, wo er 1906 das Haus neben Monet mietet, das vordem Theodore Robinson bewohnte. Doch scheint sein Werk nicht sonderlich an das Schaffen Monets anzuknüpfen; Frieseke fühlt sich mit Renoir am stärksten verbunden. Diese Selbsteinschätzung hat etliche Kunsthistoriker wohl davon abgehalten, nach anderen wichtigen Quellen zu suchen. So können die dekorativen Bilder von Benjamin-Constant, die ab 1880 in dessen Werk vorherrschen, die künstlerische Entwicklung Friesekes beeinflußt haben. Die orientalischen Sujets des französischen Meisters – „Eine Terrasse in Marokko am Abend" (1879) – zeigen häufig reizende junge Frauen in der Natur; einige seiner Interieurs – darunter die „Odaliske" (undatiert) – zeichnen sich durch ihre außerordentlich kräftige Farbgebung, durch die malerische Ausführung und subtile dekorative Effekte aus.

Abb. 559, 100

Dieselben Charakteristika finden sich in zwei Bildern Friesekes, „Guten Morgen" (undatiert) und „Sommer" (1914), die zwei thematische Richtungen seines Kunstschaffens verdeutlichen. „Sommer", ein Akt im Freien, steht für das ästhetische Empfinden des Künstlers, das er 1912 beschreibt: „Sonnenschein, Blumen in der Sonne, Akte in der Sonne haben mich acht Jahre lang hauptsächlich beschäftigt. [...] Meine einzige Idee ist, Blumen im Sonnenschein wiederzugeben, [...] die Schwingungen, die in der Luft liegen, umzusetzen. [...] Wenn Sie ein Blumenmeer im Sonnenschein betrachten, sehen Sie ein vieltausendfarbiges Flimmern und Glitzern, und genauso malen Sie es dann." Friesekes „Sommer" erinnert thematisch an Renoirs Frauenakte, die „Badende" von 1881 oder von 1903. Doch während die sinnenfreudigen Akte Renoirs stets als Badende dargestellt sind, lieg Friesekes Akt ausgestreckt unter einem Baum. Außerdem sind die Farbtöne Renoirs allgemein gedämpfter, seine Malweise ist zarter und luftiger. Aus Friesekes Bildern spricht Bewunderung für Benjamin-Constant und Werke wie die „Odaliske"; sie zeigt sich in seiner reichen Farbpalette, seiner Betonung dekorativer Elemente und der heiteren, ausgeprägten Empfindsamkeit seiner Gemälde. Das Laubwerk in „Sommer", ausgeführt wie eine lebende Wand aus blauen, grünen und gelben Farbtupfern, erinnert an „Motive, die sich für eine Tapete eignen würden", wie ein Kritiker bei Benjamin-Constant ausmachte. Bei Renoir bringen Wasser und der weiße Stoff, der als Handtuch dient, Realität ins Bild. Frieseke dagegen strebt wie Benjamin-Constant nicht nach realistischer Umsetzung, sondern nach ästhetischer Innovation. Die aus seitlicher Perspektive von oben zu sehende Schräghaltung des Aktes in „Sommer" kehrt in der Position des Sonnenschirmes wieder, der eher ästhetisch-schön als funktional ist. Arme und Beine der Frau bilden mit der Diagonalen des Schirmes einen stumpfen Winkel, eine geometrische Form, die von der unbequemen Haltung der Gouvernante aufgenommen wird. In dem Bild „Guten Morgen" stellt Frieseke eine elegante junge Frau mit Sonnenschirm dar, die den Betrachter in jenem Moment anblickt, da sie aus dem sonnigen Garten ins Haus tritt. Dieses Gemälde läßt unwillkürlich an „Der alte Gärtner" des belgischen Impressionisten Émile Claus denken. Doch trotz frappierender Ähnlichkeiten hebt sich das Bild Friesekes durch eine stärker impressionistische und intime Ausführung wie durch das kleine Format hervor, das von anderen Absichten spricht, als Claus sie verfolgte.

Seine Bilder bringen Frieseke internationalen Ruhm und die Unterstützung der Paris Society of American Painters ein, zu der auch Richard E. Miller gehört. Der 1875 in Missouri geborene Miller tritt nach vierjährigem Studium in Saint-Louis in die Académie Julian ein, wo er bei Jean-Paul Laurens und Benjamin-Constant weiterstudiert. Als Lehrer an der Académie Colarossi gibt er von 1901 bis 1906 Sommerkurse in Giverny und Saint-Jean-du-Doigt in der Bretagne. Von seiner Rückkehr in die Vereinigten Staaten 1918 bis zu seinem Tod 1943 lebt er in Provincetown (Massachusetts). Wie für Frieseke und die meisten anderen Maler der zweiten Generation der Gruppe von Giverny ist auch für Miller die Frau das bevorzugte Thema. Gerdts schreibt: „Miller und Frieseke wurden von den damaligen Kritikern oft in einem Atemzug genannt; beide arbeiteten in Giverny, malten ähnliche Szenen und stellten häufig gemeinsam." In der dekorativen Ausführung ihrer Kompositionen scheinen beide Maler von Benjamin-Constant und Whistler inspiriert zu sein. Miller unterscheidet sich allerdings von Frieseke darin, daß er nur selten Akte im Freien malt und daß seine Frauenbilder weniger dynamisch und stärker in sich gekehrt sind. Die Innenraumszenen Millers sind in Atmosphäre und Komposition abgeschlossener; seine Gestalten schauen den Betrachter selten an, zumeist hängen sie ihren Träumen nach oder sind in die Betrachtung von schönen Dingen, Schmuckgegenständen oder Porzellan vertieft. Sie befinden sich im allgemeinen auch in einer Umgebung, die nicht nur eingeengt und abgeschlossen, sondern auch stark geometrisch strukturiert ist.

In „Träumerei“, einem kurz vor Millers Rückkehr in die Vereinigten Staaten entstandenen Bild, ist eine sehnsuchtsvolle, nachdenkliche junge Frau geradezu eingeschnürt in ein Netz von Linien, das aus der Platte und den Beinen der Frisierkommode, den Rücken- und Armlehnen des Sessels und den Lamellen der Jalousie besteht – im übrigen ein von Miller häufig verwendetes Bildelement. Das belebte und vollgestellte Zimmer bildet einen ausgeprägten Kontrast zur passiven Seelenruhe der Frau, die dem Betrachter zwar räumlich nahe, doch im Geiste unendlich entfernt ist. „Das Paradoxe einer meditativen Atmosphäre, die sich in der Pracht einer stark gegenwärtigen Ausstattung manifestiert, bildet die Spannung der ‚Träumerei‘“, schreibt Marie-Louise Kane. Die Gegensätze setzen sich im Nebeneinander komplementärer Farben – Grün und Violett – und den ausgeprägten Kontrasten von Licht und Schatten fort. Von der Außenwelt isoliert, die quasi nur gedanklich wahrnehmbar ist, erscheint die junge Frau – vielleicht ist es Elsbeth, die Tochter des Malers – künstlich, gleichsam unbeteiligt. Sie ist nicht nur emotional vom Betrachter entfernt, sondern durch die Vertikalen und Horizontalen von Tür und Jalousie, die gleichsam eine Barrikade bilden, durch die man die lichtdurchflutete Außenwelt nur heimlich beobachten kann, zugleich vom sonnigen Garten abgeschnitten. Luft und Licht können in ihre raffinierte und exklusive Welt durchaus eindringen: es kümmert sie nicht, da sie in eine andere Welt versunken ist, die jeden Ausdruck von Gegenwärtigkeit aus ihrem Blick vertreibt. Wie mit dem Sessel verwurzelt, nimmt sie letztlich die Ruhe und Unbeweglichkeit der sie umgebenden Gegenstände an. Dieses Gefühl körperlicher und emotioneller Abwesenheit, das in vielen Bildern Millers überwiegt, verleiht der „Träumerei“ die Geschlossenheit und unterscheidet seine Frauenbildnisse in Innenraumszenen von denen Friesekes oder Reids. *Abb. 557*

So ergibt eine eingehende Analyse, daß Frieseke und Miller, ebenso wie Tarbell, Dewing oder Benson, sich zwar in erster Linie der Darstellung eleganter Frauen in ausgesuchter Umgebung widmen, diesem Thema freilich sehr unterschiedliche Bedeutung zumessen. Um diese zu entschlüsseln, muß den Elementen der Dekoration größte Aufmerksamkeit gelten – ob es sich um ein Kartenspiel, eine Jalousie, ein Perlenhalsband oder eine Blumenvase handelt. Die Motivation der Auswahl mag vom Malstil des Künstlers abhängen oder auch seinem Temperament entspringen. Sie kann mehr oder minder bewußt, sie kann aber auch schlicht und einfach eine spontane Reaktion auf die Umwelt sein. Ausgehend von den Regeln eines Kartenspiels, wird Frank Bensons „Junge Frau beim Patiencelegen“ aufgebaut, für den die Komposition das A und O ist. Die besondere Persönlichkeit von Richard Miller erklärt wiederum seine Neigung für umfassende, umschließende Gegenstände: Schmuckkästchen oder Puderdosen in „Träumerei“ oder „Dame mit Halskette“, ein Vogelkäfig in „Die Elegante mit dem Vogel“, halbgeöffnete Schubladen, aus denen luxuriöser weiblicher Zierat hervorquillt, in „Interieur“ (um 1910, Privatbesitz), usw. Die Vielfalt der Implikationen ist nahezu unbegrenzt; paradoxerweise enthüllt sich die Eigenart eines Künstlers gerade in der Einzigartigkeit des Themas. *Abb. 558*

82 JAMES McNEILL WHISTLER,
DAS WEISSE MÄDCHEN: SYMPHONIE IN WEISS, Nr. 2
Öl auf Leinwand
50 × 80 cm
1864
London, The Tate Gallery

83 JAMES McNEILL WHISTLER,
CAPRICE IN PURPUR UND GOLD, Nr. 2:
DER GOLDENE WANDSCHIRM
Öl auf Leinwand
50,2 × 68,7 cm
1864
Washington, The Freer Gallery of Art

84 WILLIAM MASON BROWN,
HIMBEEREN
Öl auf Leinwand
55,8 × 39,3 cm
Louisville, The J. B. Speed Museum

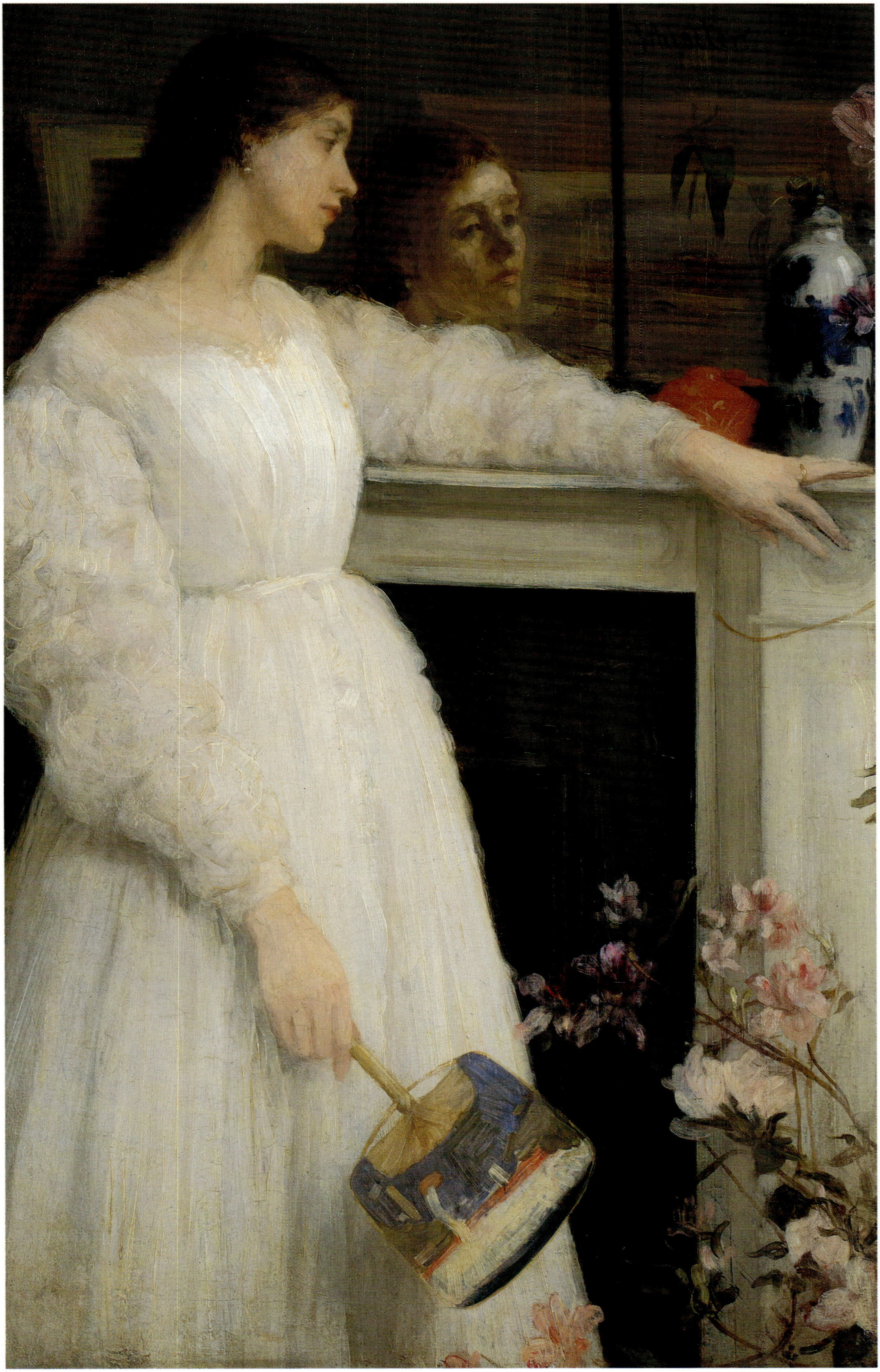

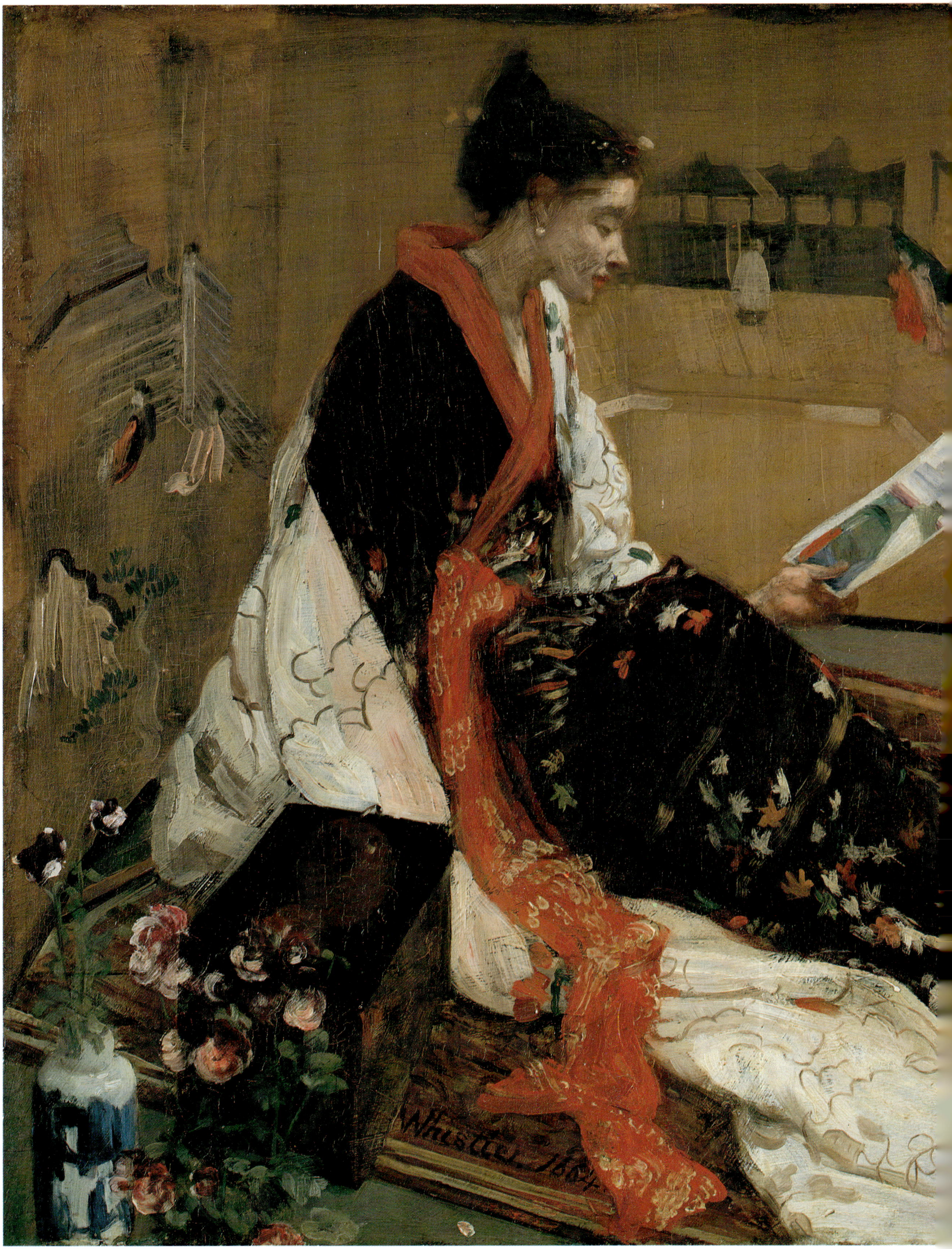

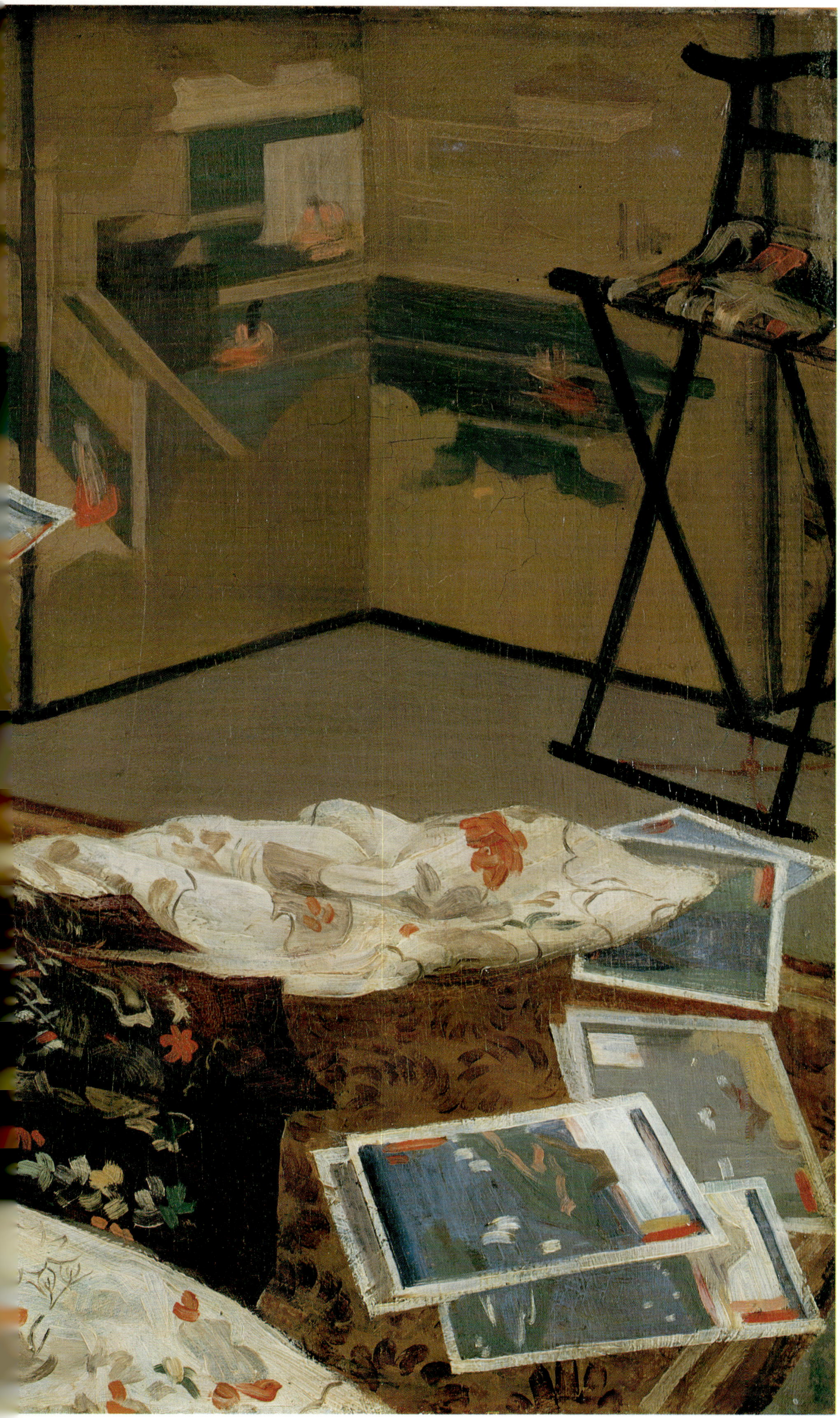

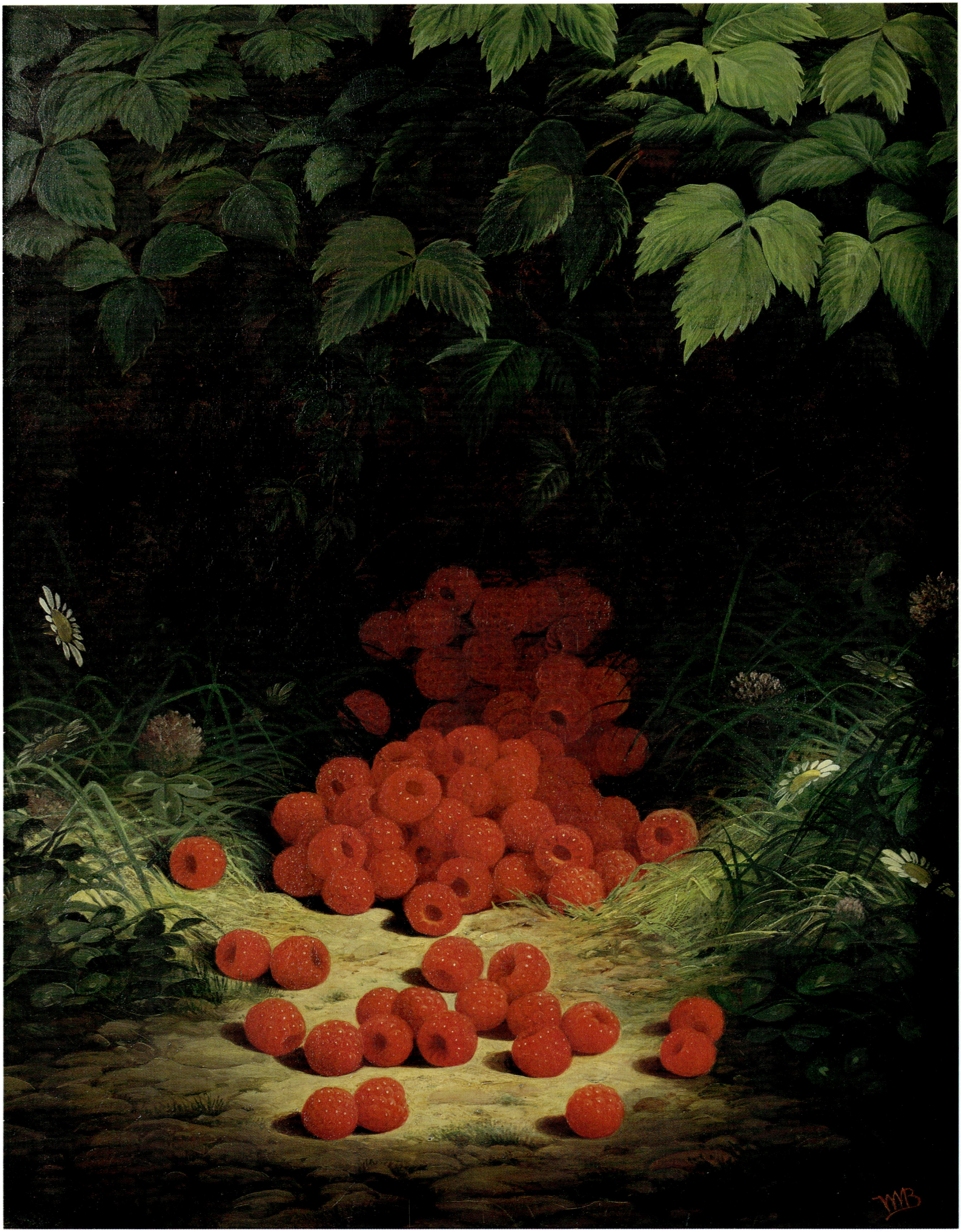

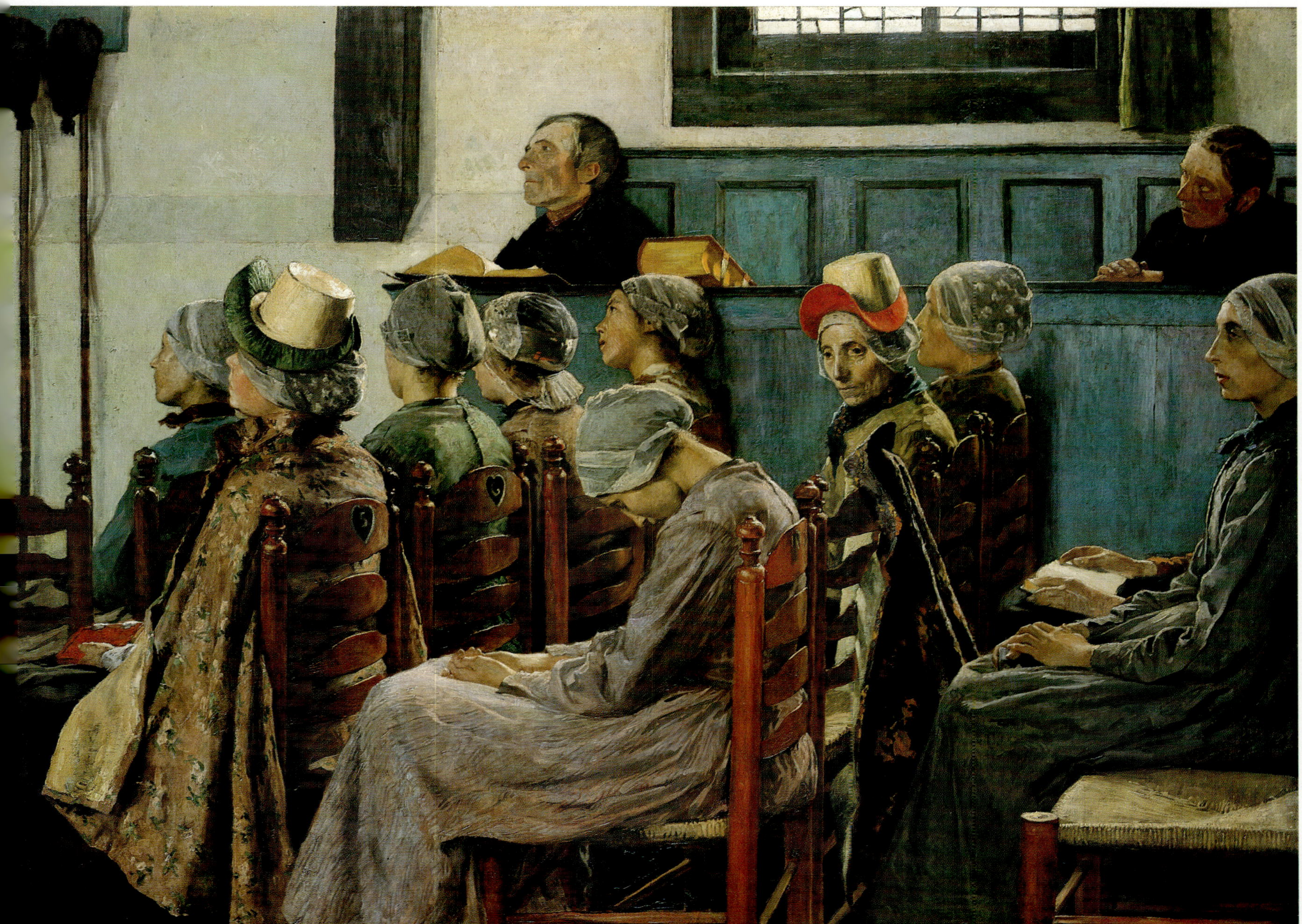

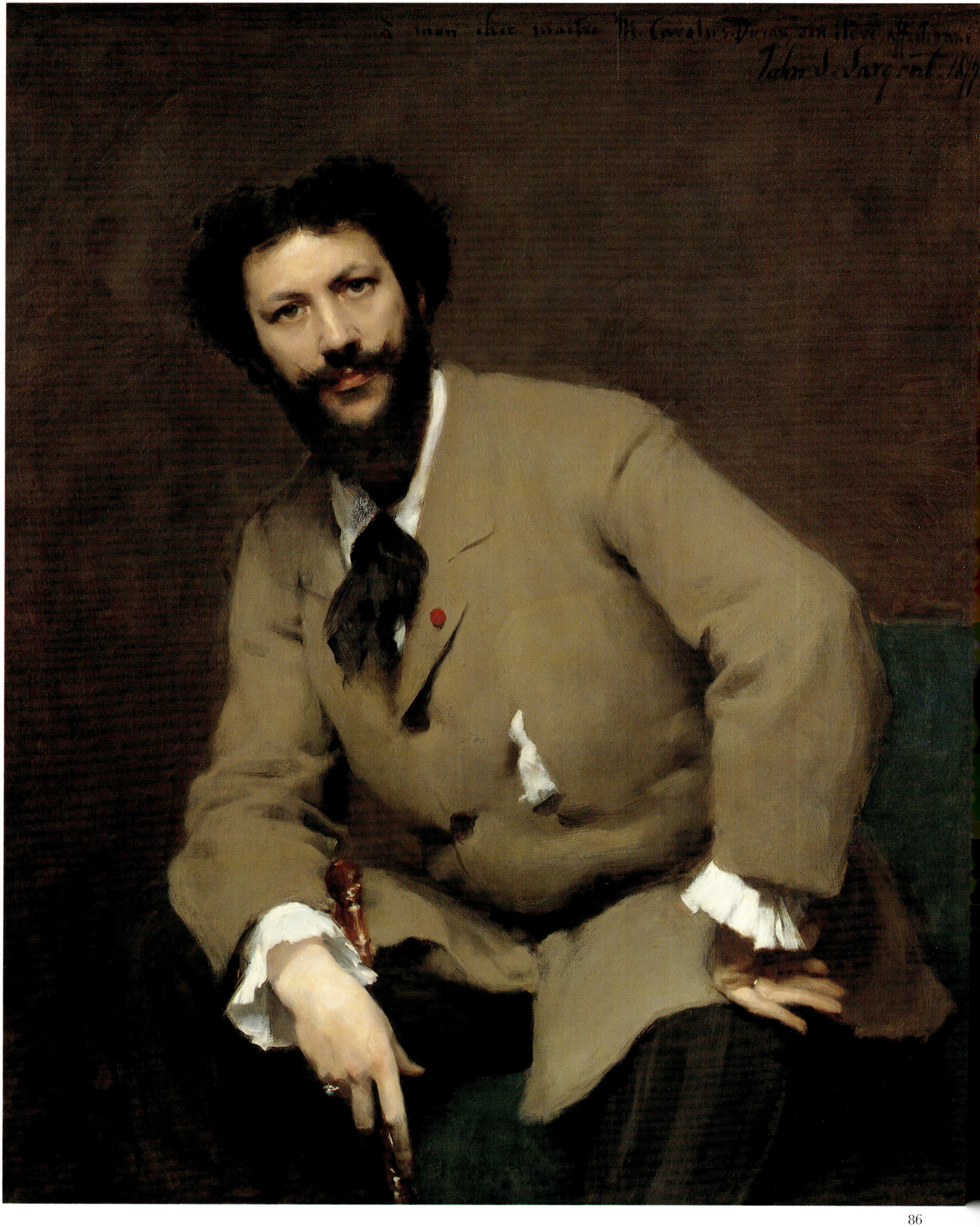

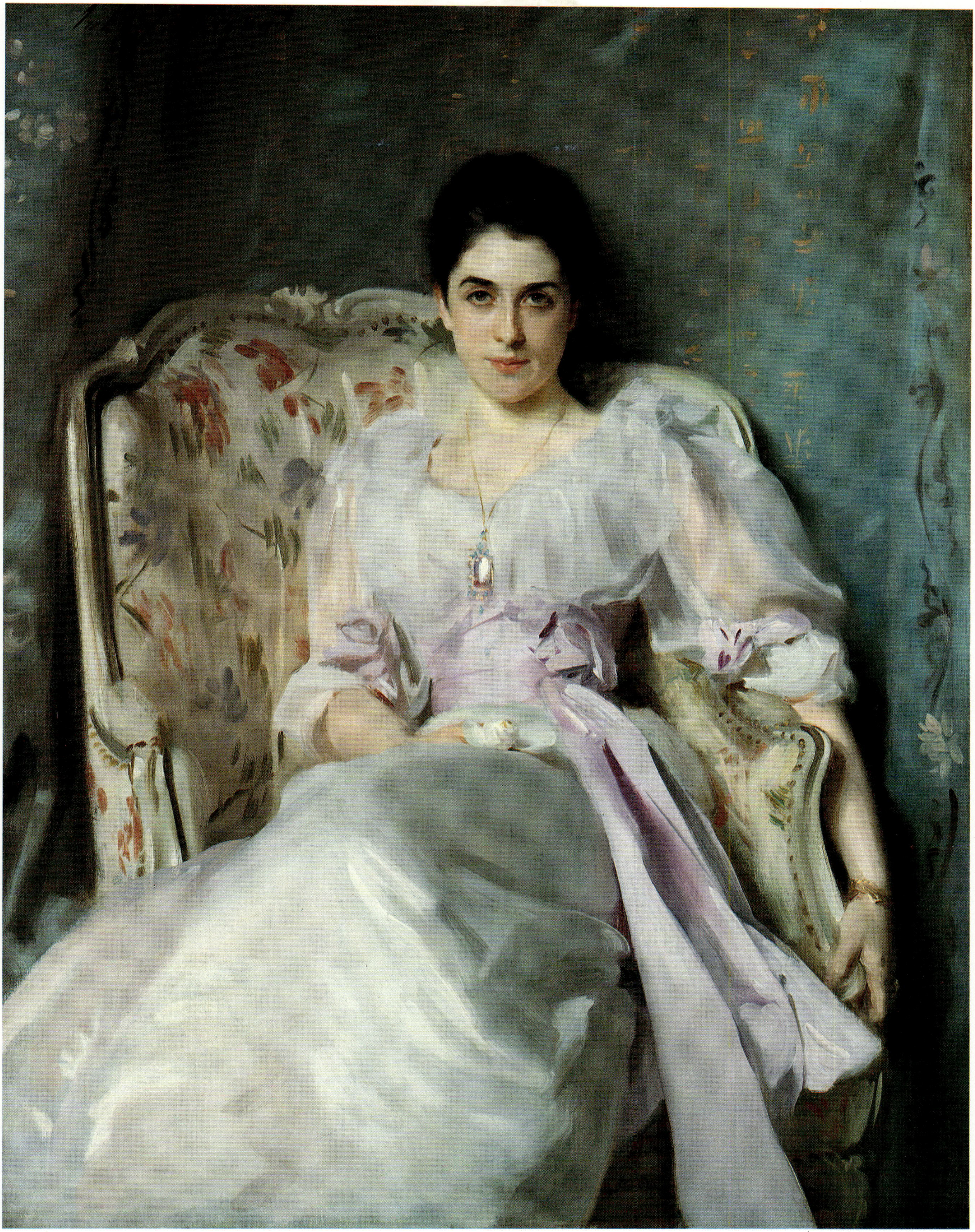

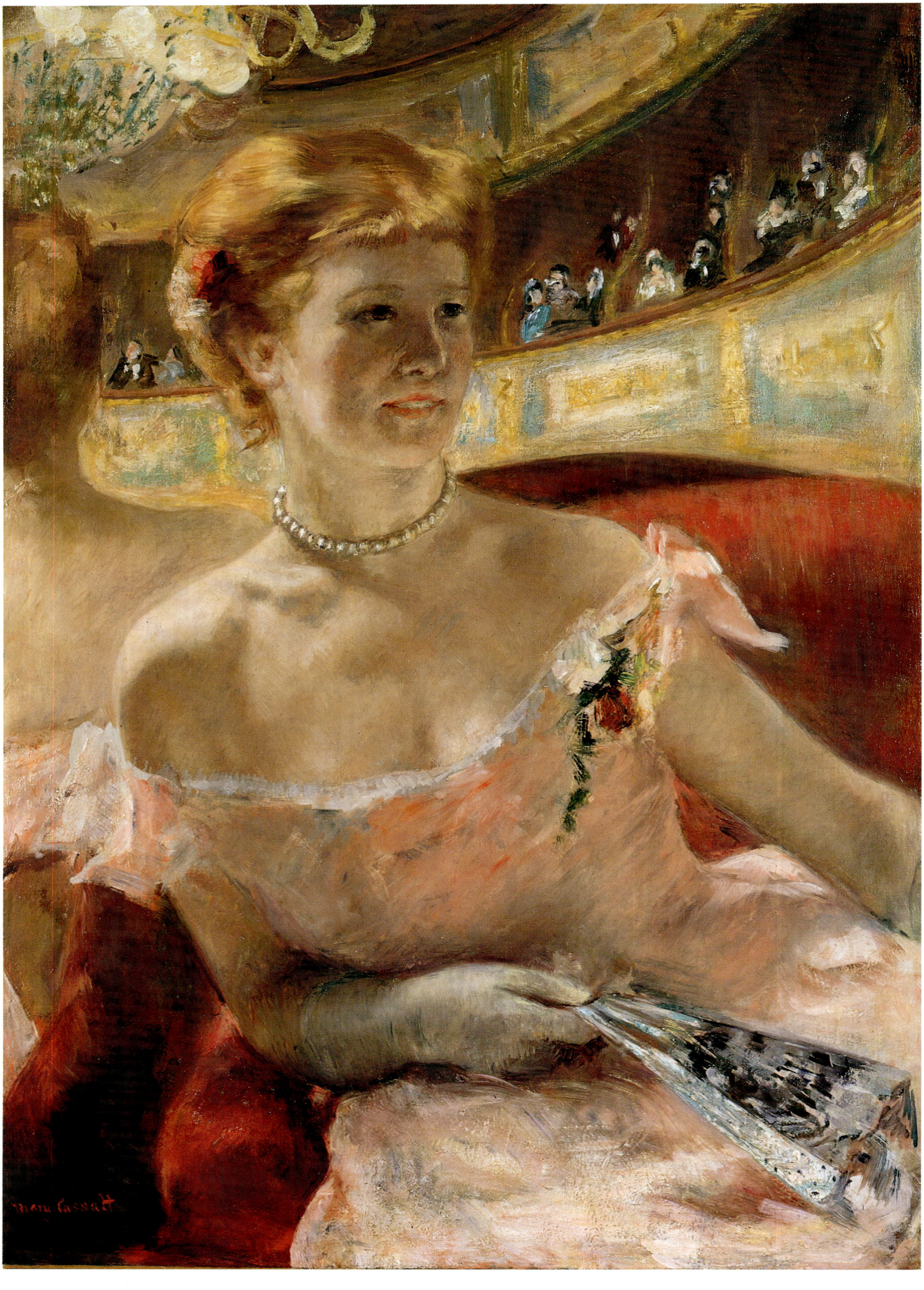

88

85 JULIUS GARI MELCHERS,
DIE PREDIGT
Öl auf Leinwand
159 × 219,7 cm
1886
Washington, The National Museum of American Art, Smithsonian Institution

86 JOHN SINGER SARGENT,
CAROLUS-DURAN
Öl auf Leinwand
116 × 96 cm
1879
Williamstown, The Sterling and Francine Clark Art Institute

87 JOHN SINGER SARGENT,
LADY AGNEW
Öl auf Leinwand
100 × 125 cm
Um 1892–1893
Edinburgh, The National Gallery

88 MARY CASSATT,
LYDIA IN EINER THEATERLOGE,
EINE PERLENKETTE TRAGEND
Öl auf Leinwand
80 × 57,5 cm
1879
Philadelphia, Philadelphia Museum of Art (Nachlaß von Charlotte D. Wright)

89 WALTER MAC EWEN,
DIE ABWESENDE AM ALLERSEELENTAGE
Öl auf Leinwand
160 × 123 cm
1889
Lüttich, Musée d'Art moderne

90 WINSLOW HOMER,
DIE FUCHSJAGD
Öl auf Leinwand
96,5 × 173,9 cm
1893
Philadelphia, The Pennsylvania Academy of Fine Arts (Temple Fund)

91 THOMAS ALEXANDER HARRISON,
SEESTÜCK
Öl auf Leinwand
96,5 × 130 cm
Um 1892–1893
Quimper, Musée des Beaux-Arts

92 THOMAS EAKINS,
MUSIK
Öl auf Leinwand
100,9 × 126,3 cm
1904
Buffalo, The Albright-Knox Gallery (G. Gary, E. Hayes & J. G. Forsyth Fund)

93 THOMAS EAKINS,
ZWISCHEN DEN RUNDEN
Öl auf Leinwand
127,6 × 101,6 cm
1899
Philadelphia, Philadelphia Museum of Art (Schenkung von Mrs. Thomas Eakins und Mary Williams)

94 HOMER DODGE MARTIN,
DIE WILDE KÜSTE, NEWPORT
Öl auf Leinwand
38,1 × 61,1 cm
1885–1895
Washington, The National Museum of Art, Smithsonian Institution

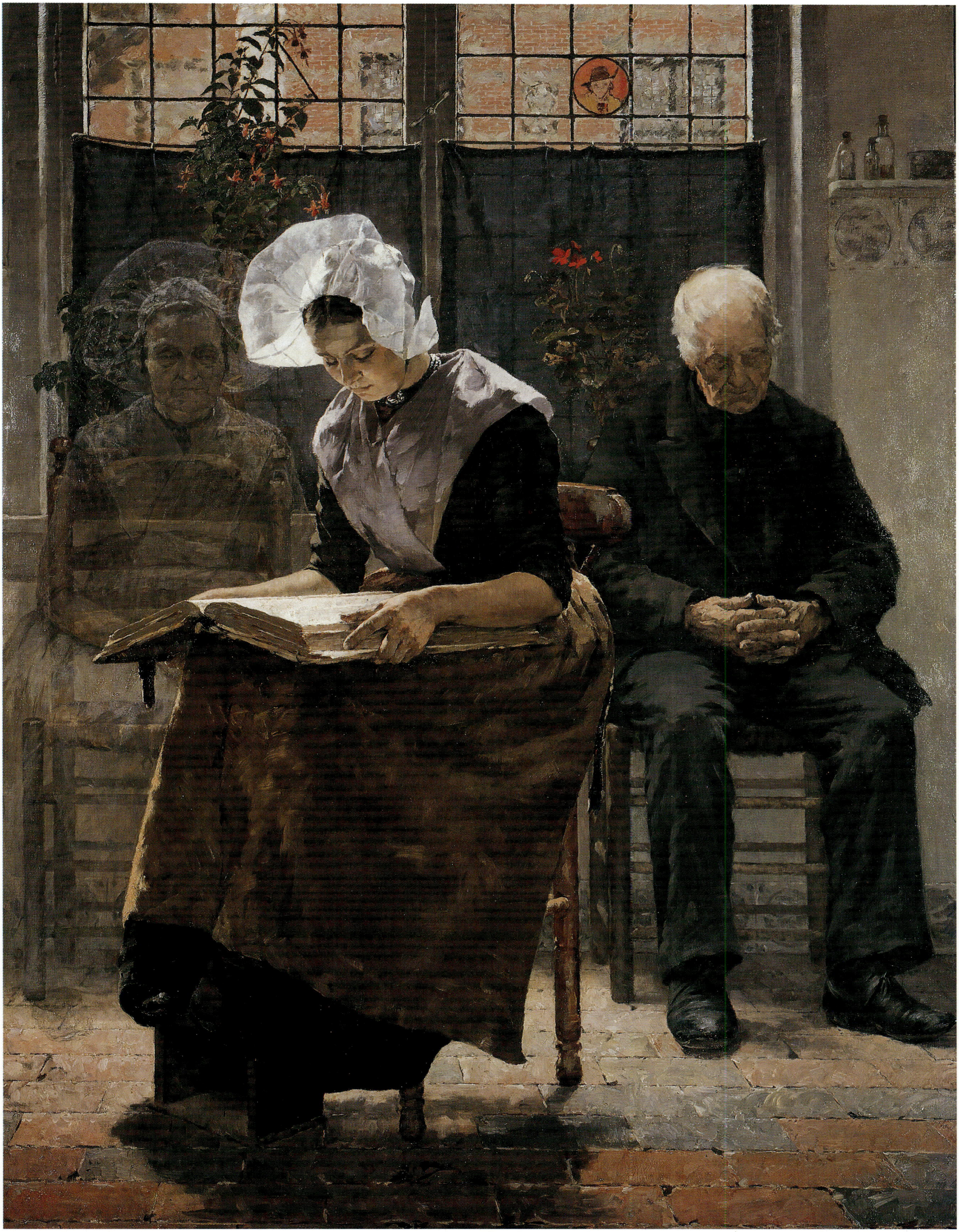

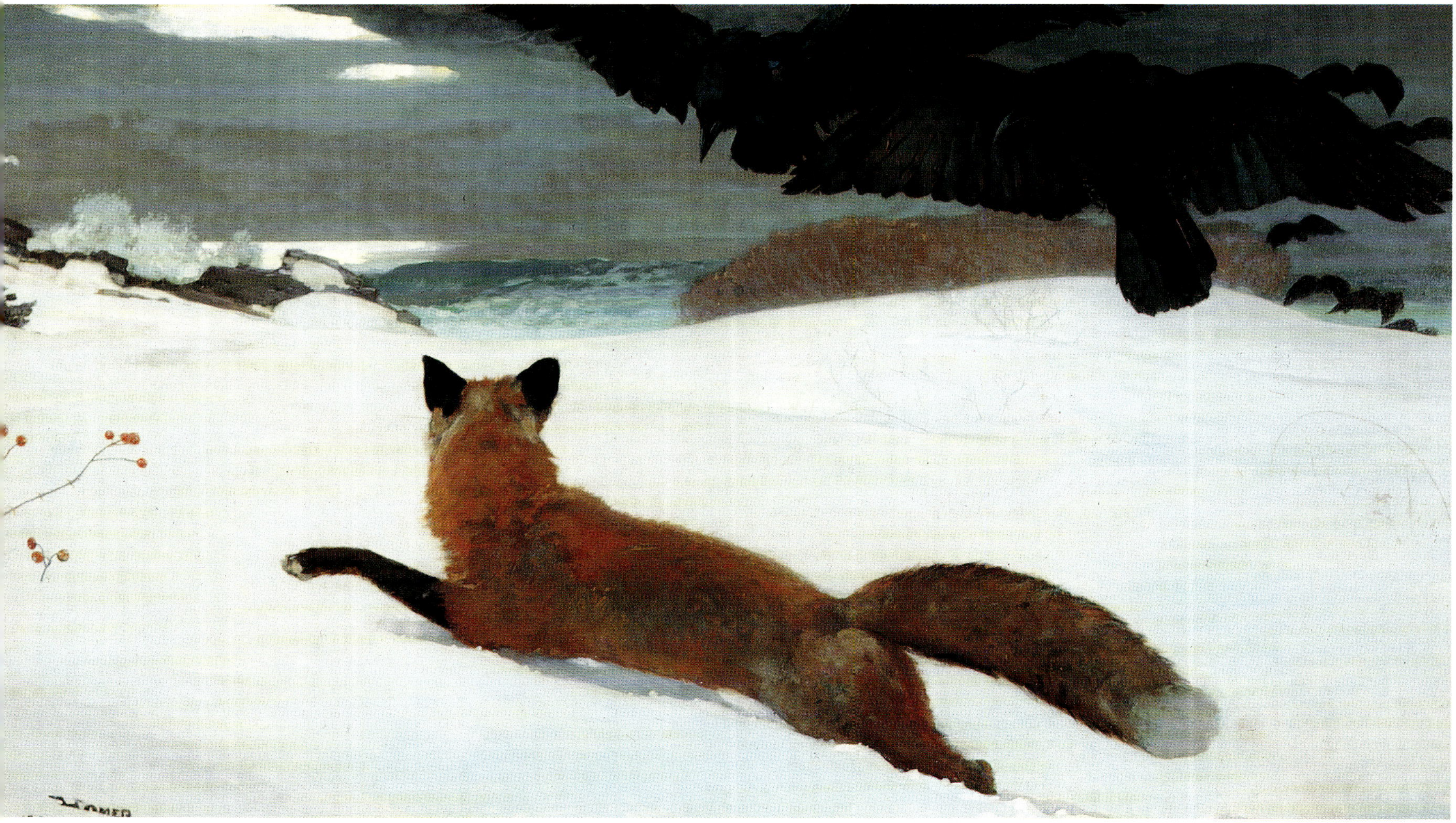

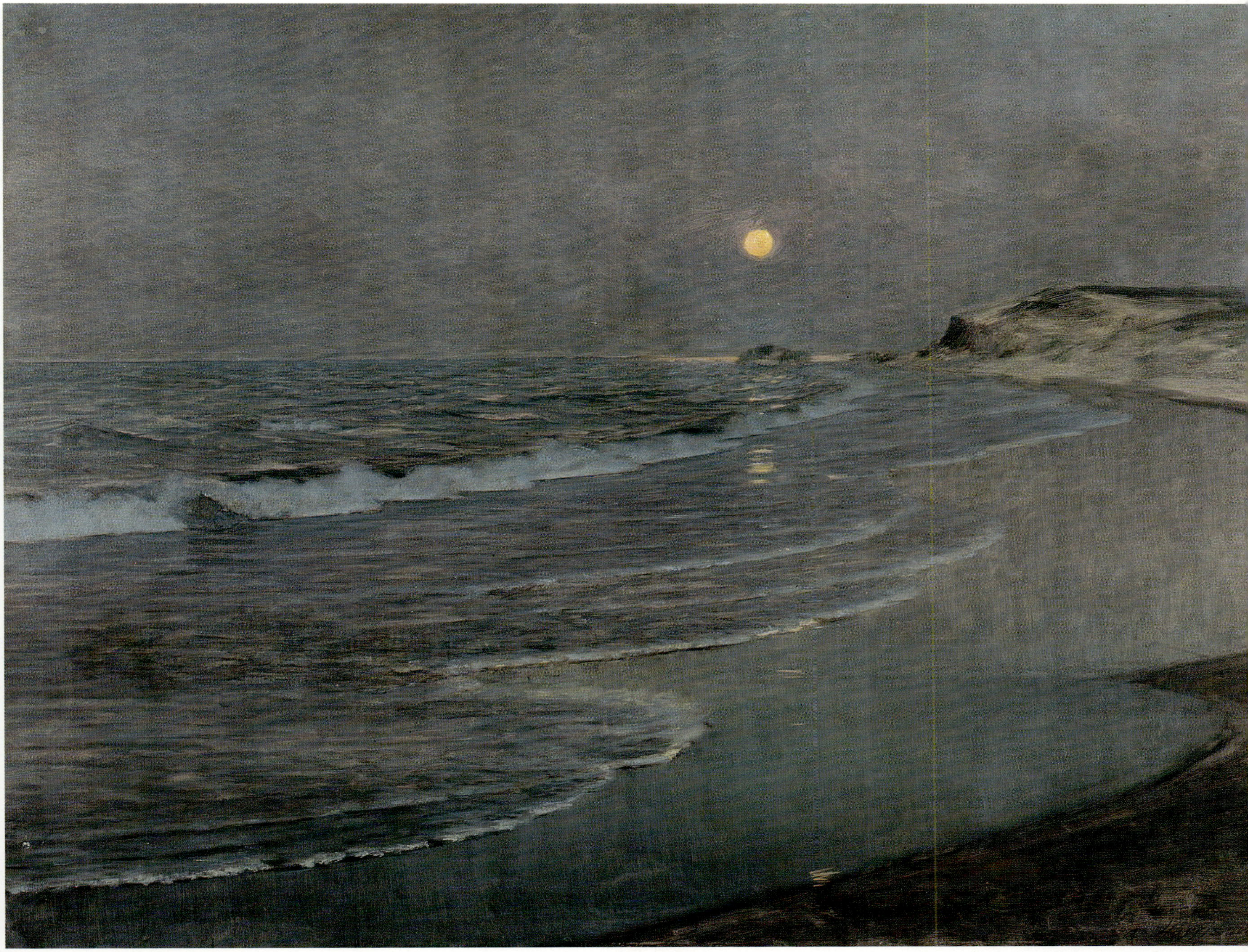

91

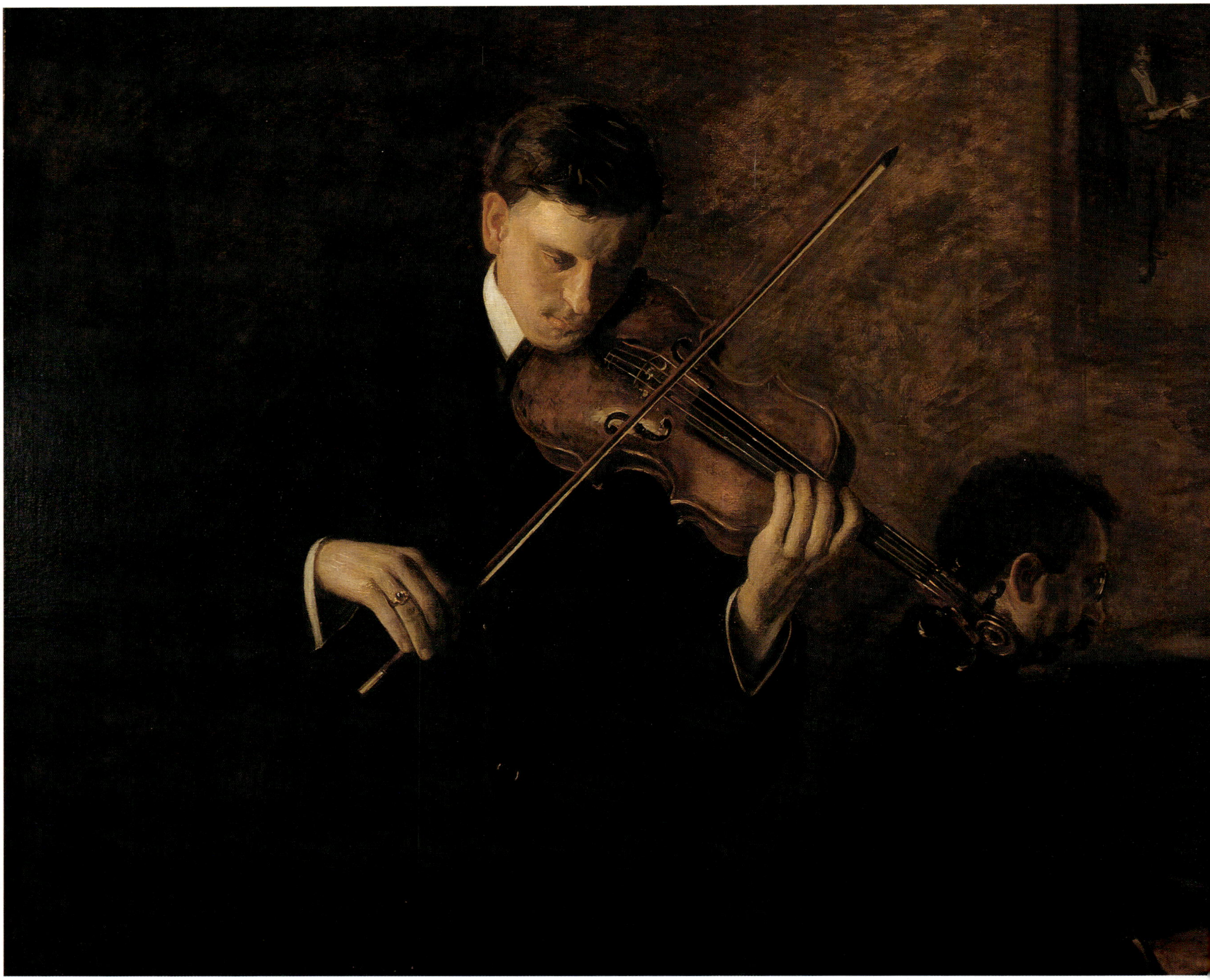

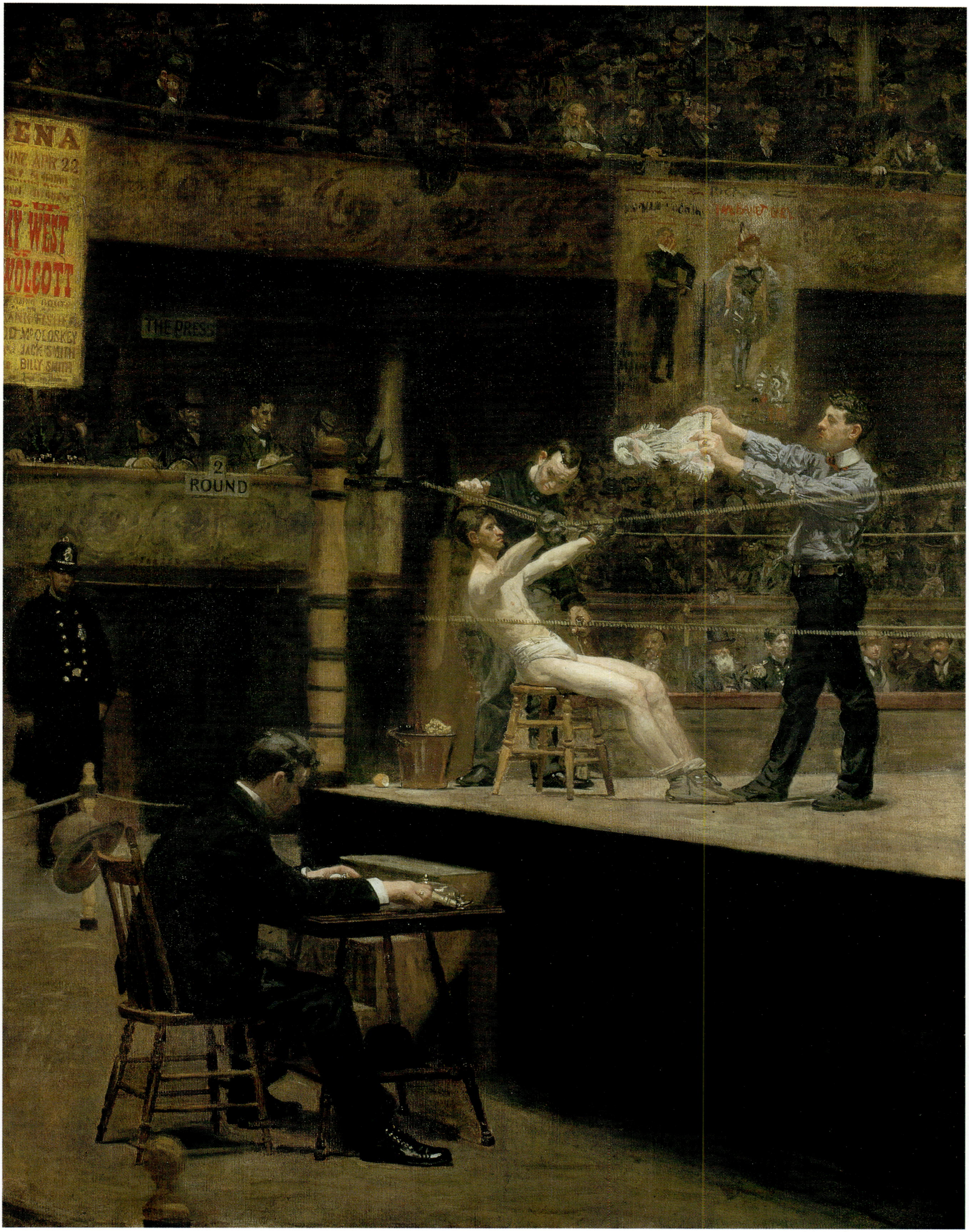
THE PRESS
2
ROUND
JACK SMITH
BILLY SMITH

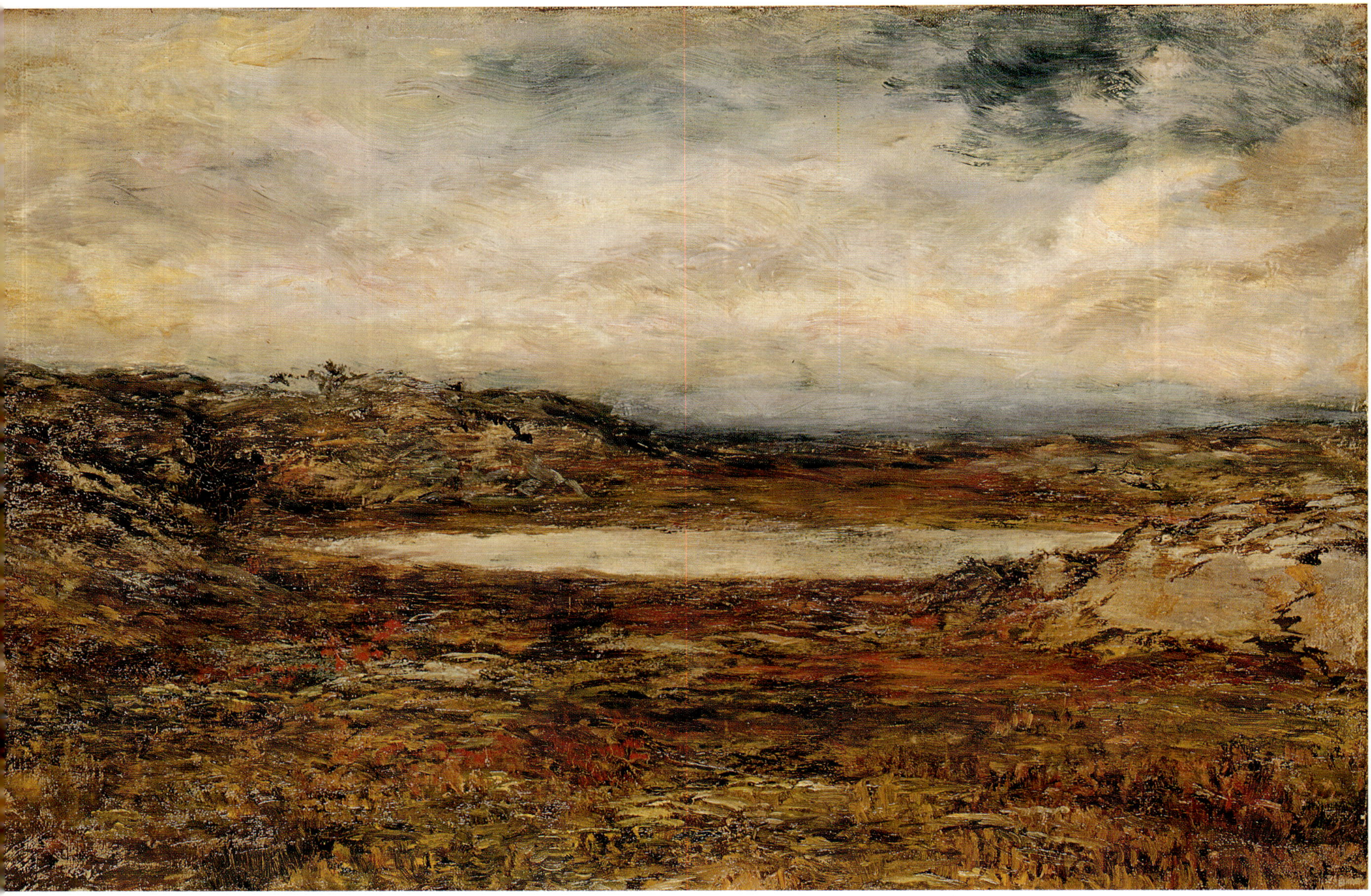

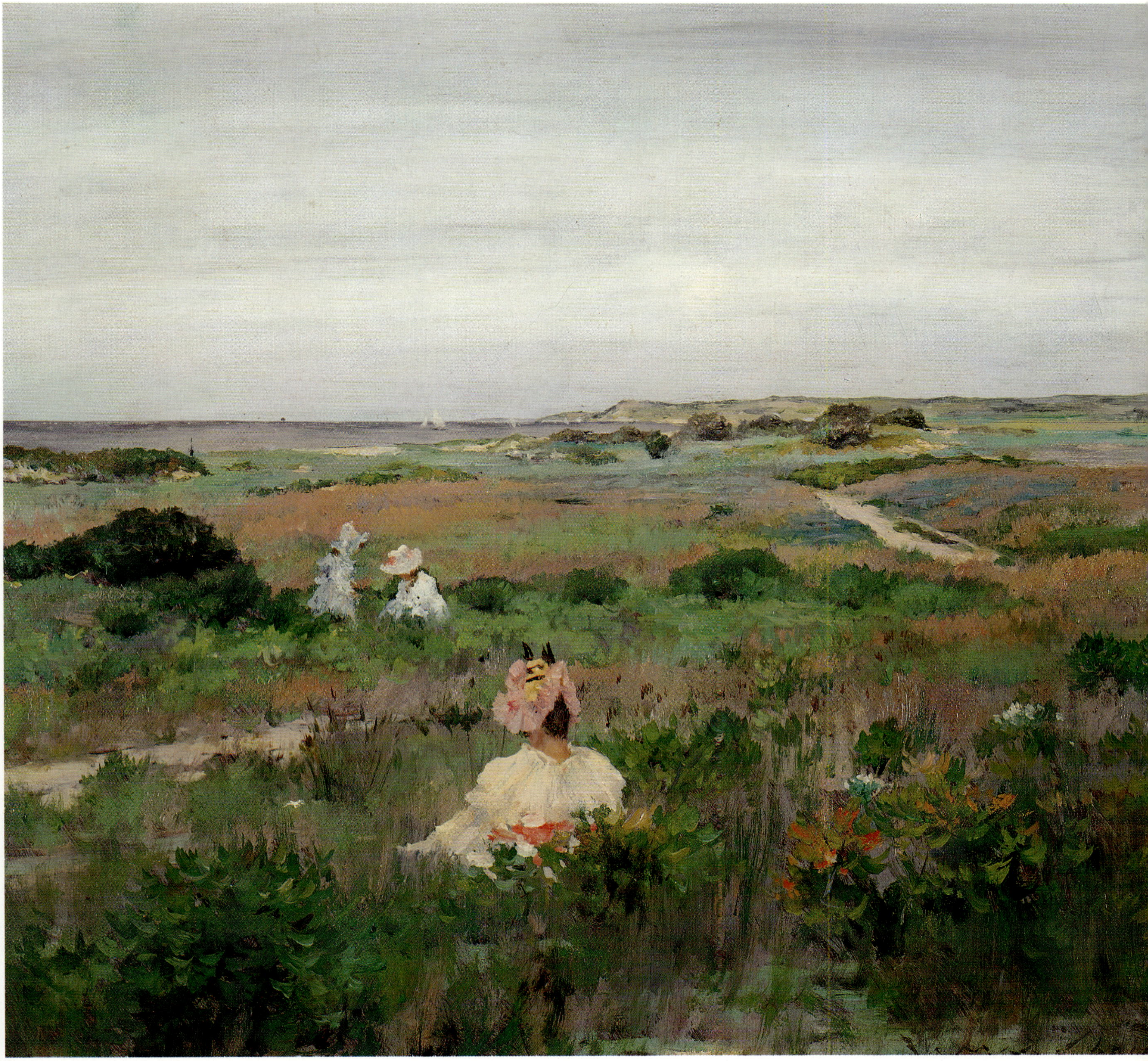

95

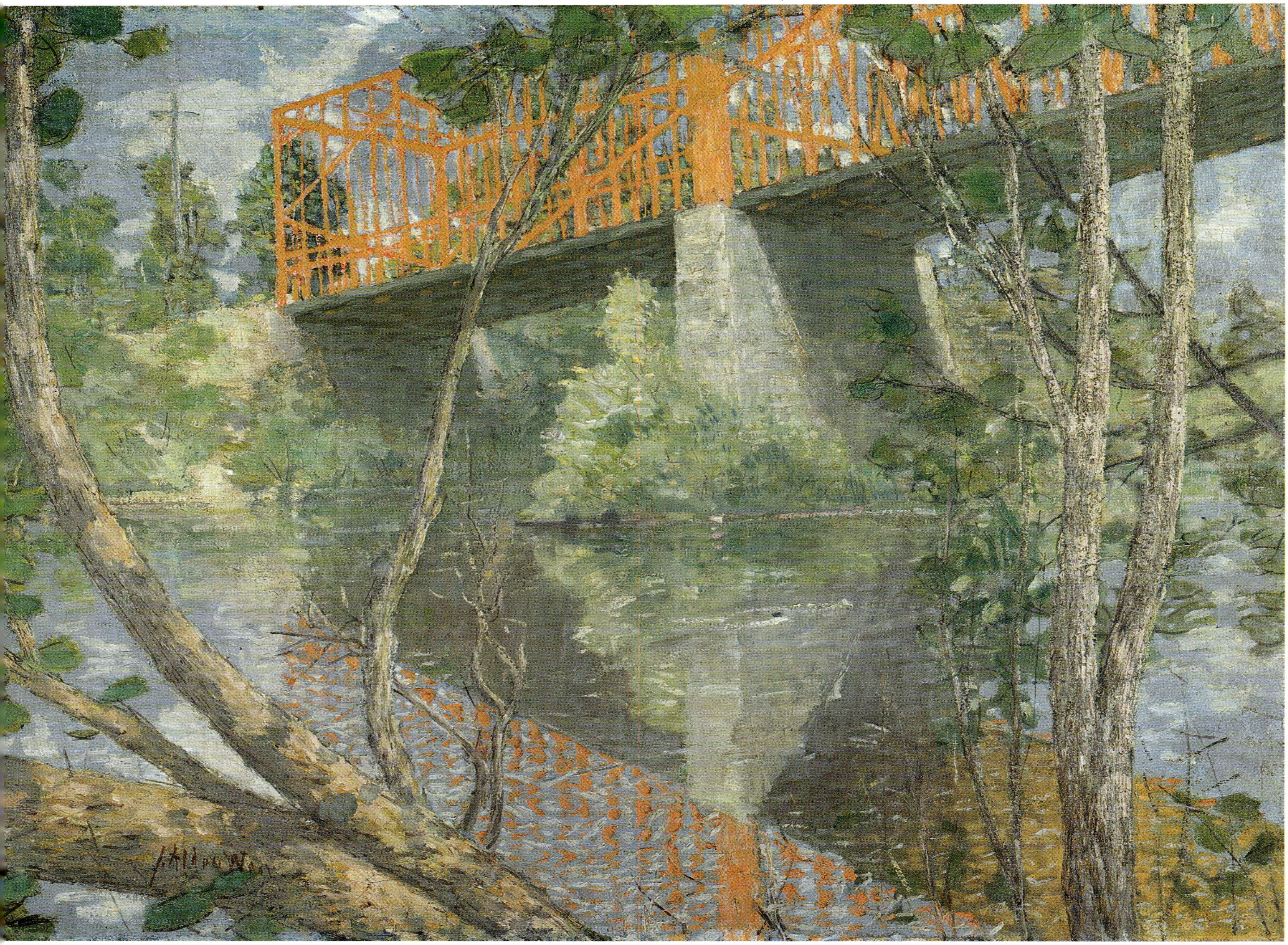

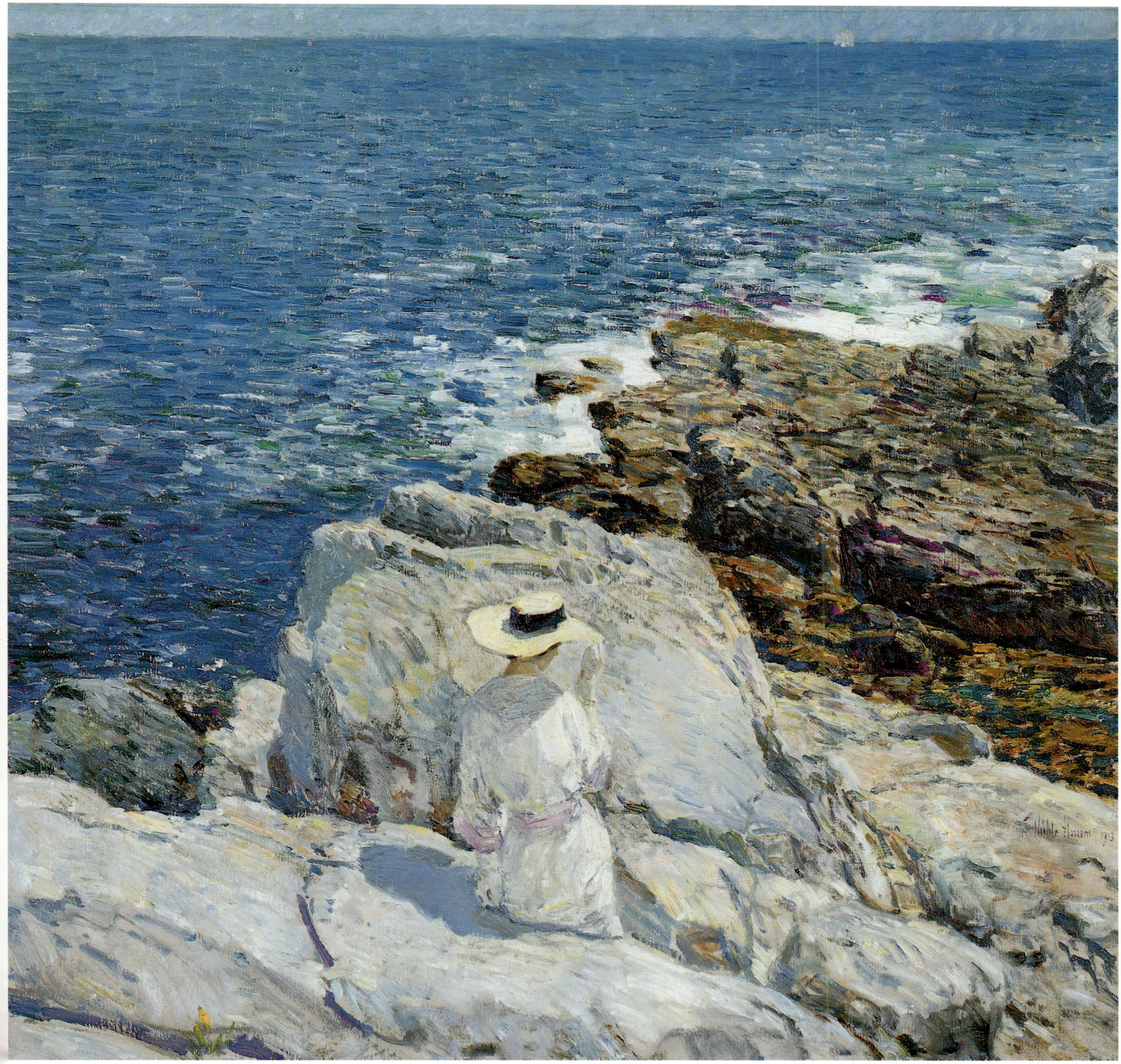

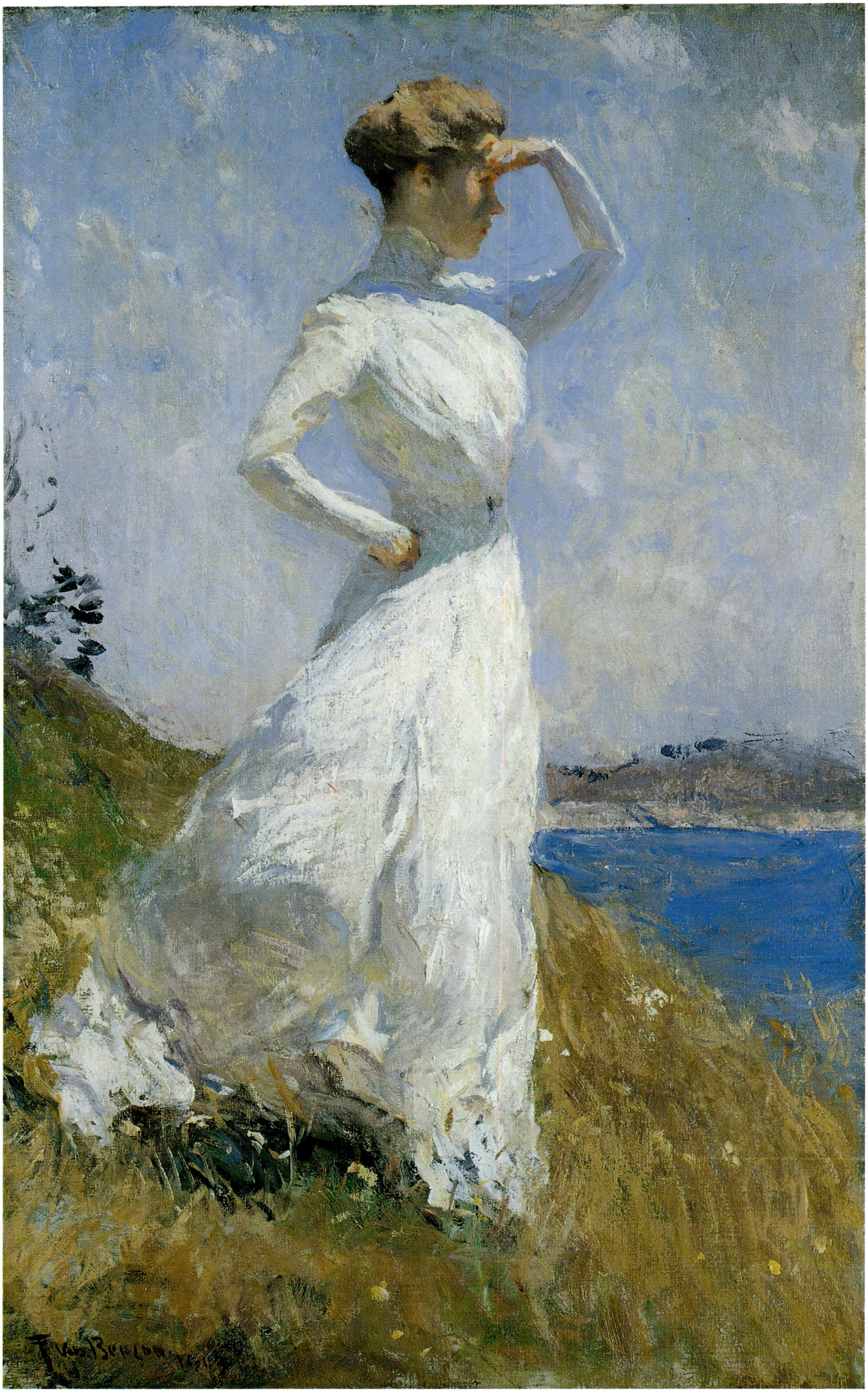

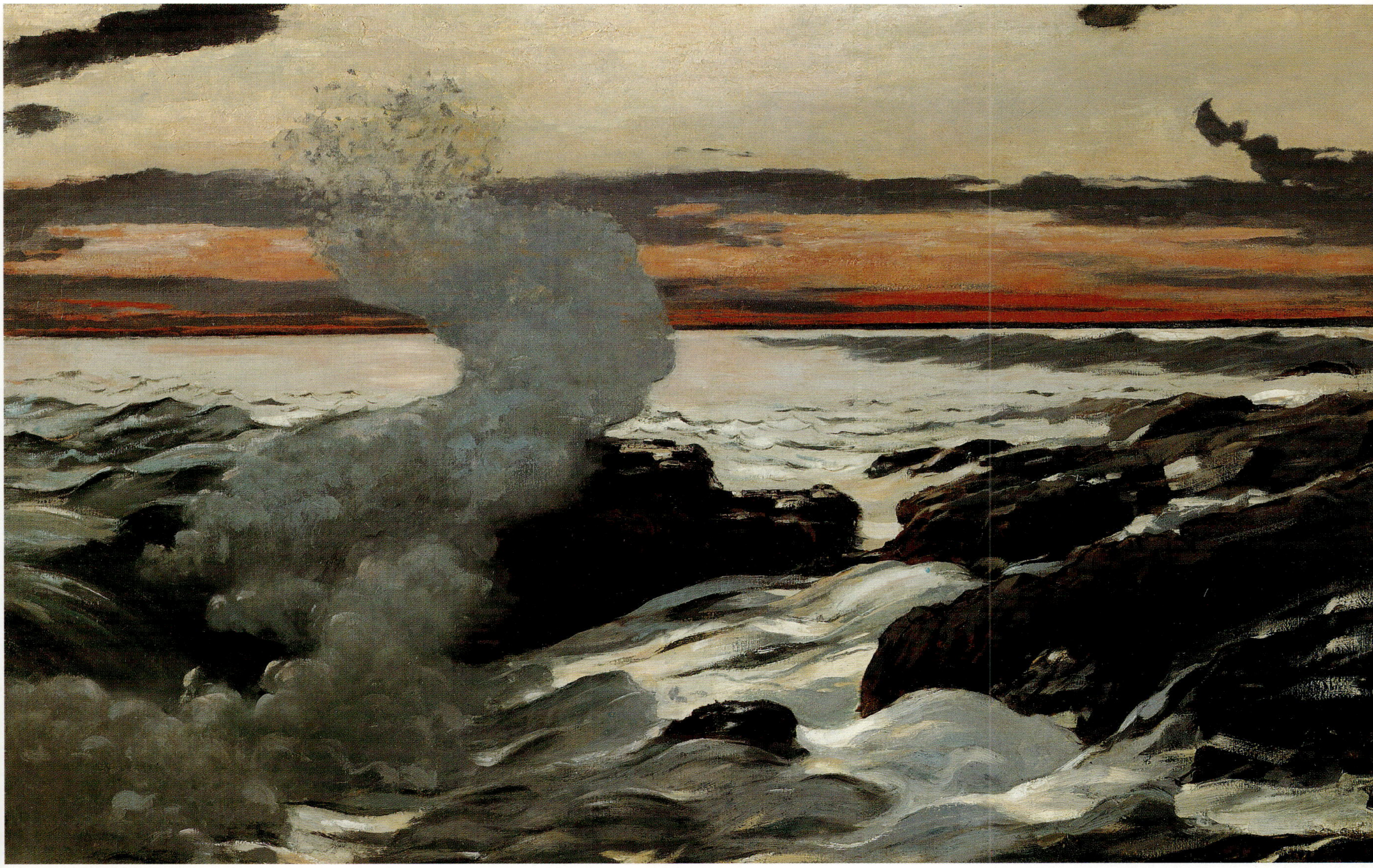

99

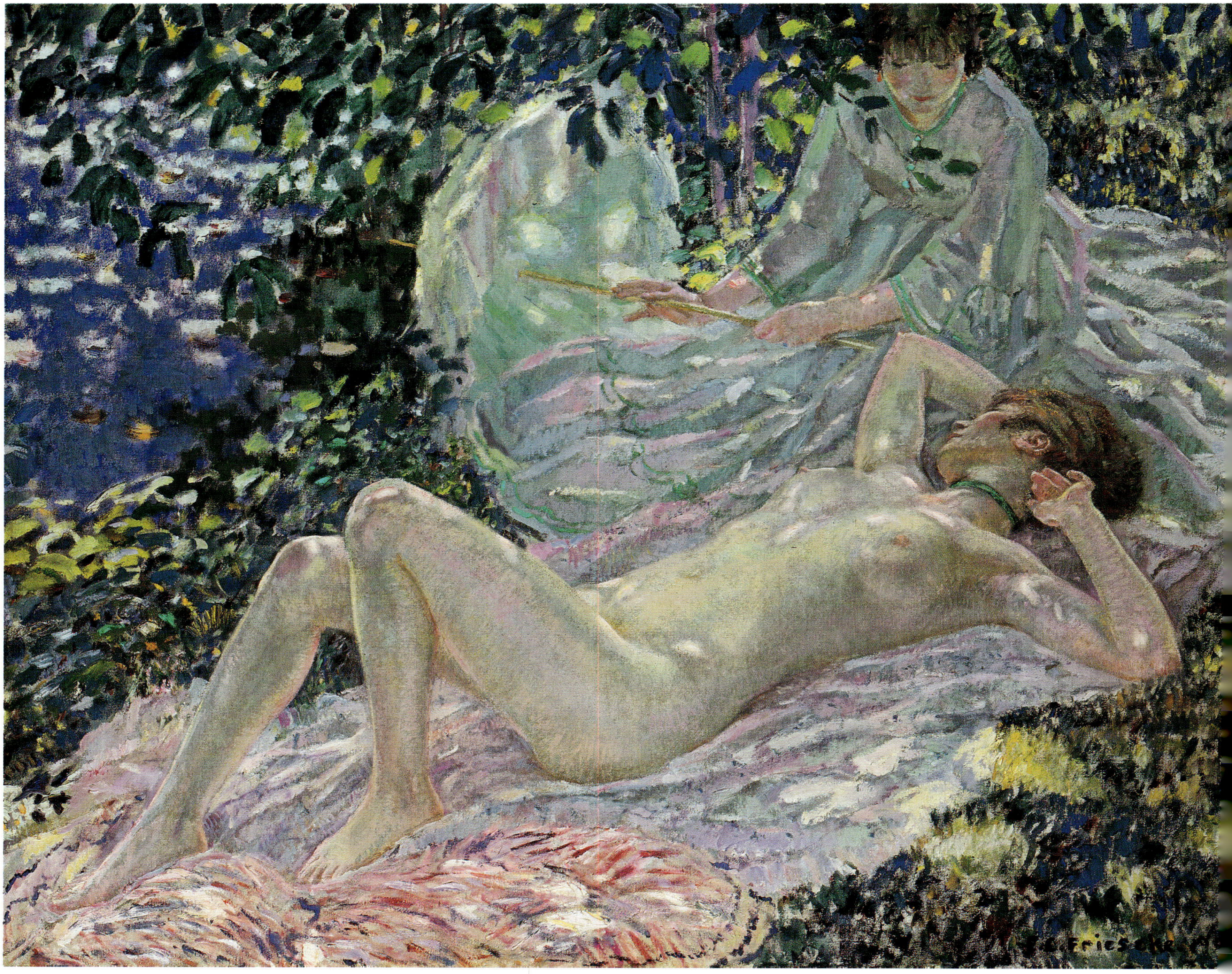

95 WILLIAM MERRITT CHASE,
LANDSCHAFT: SHINNECOCK, LONG ISLAND
Öl auf Holz
36,3 × 40,9 cm
Um 1895
Princeton, The Art Museum (Schenkung von Francis A. Constock)

96 JULIAN ALDEN WEIR,
DIE ROTE BRÜCKE
Öl auf Leinwand
61,6 × 85,3 cm
Um 1895
New York, The Metropolitan Museum of Art (Schenkung von Mrs. John A. Rutherford)

97 CHILDE HASSAM,
SOUTH LEDGES, APPLEDORE
Öl auf Leinwand
87 × 91,6 cm
1913
Washington, The National Museum of American Art, Smithsonian Institution (Schenkung von John Gellatly)

98 FRANK W. BENSON,
SONNENLICHT
Öl auf Leinwand
81,2 × 50,8 cm
1909
Indianapolis, Indianapolis Museum of Art (John Herron Fund)

99 WINSLOW HOMER,
WEST POINT, PROUT'S NECK
Öl auf Leinwand
76,3 × 122,2 cm
1900
Williamstown, The Sterling and Francine Clark Art Institute

100 FREDERICK CARL FRIESEKE,
SOMMER
Öl auf Leinwand
114,3 × 146,5 cm
1914
New York, The Metropolitan Museum of Art (George A. Hearn Fund)

DER AMERIKANISCHE WEG

Das Werk Jackson Pollocks ist gleichsam zum Sinnbild für die moderne amerikanische Malerei geworden, die auf die gesamte westliche Welt einen beherrschenden Einfluß ausübt. Dabei erklärte der Verkünder dieser neuen Tradition, noch bevor er seine riesigen Leinwände schuf: „Die Vorstellung von einer selbständigen amerikanischen Malerei, die in den dreißiger Jahren hierzulande so beliebt war, erscheint mir absurd, genauso wie die Vorstellung von einer rein amerikanischen Mathematik oder Physik für mich undenkbar wäre." (Arts and Architecture, 1944). Er manifestierte mithin einen universellen Anspruch und widersetzte sich den regionalistischen Vorstellungen seines Lehrers Thomas Hart Benton. Zugleich warf er freilich ein allgemeineres Problem auf, nämlich die Frage, ob Kunst als Nationalkunst tatsächlich existieren kann. Der Entschluß, ein Werk über die „Kunst der USA" zu schreiben, setzt eine positive Antwort auf diese Frage voraus. Die Ansichten zu diesem Problem gehen freilich weit auseinander. Für manche entspringt die Gliederung der Kunstgeschichte in verschiedene „Schulen", die mit geographischen oder politischen Grenzen korrelieren, allein methodologischen, forschungspraktischen Gründen und hält eine Auffassung am Leben, die der Wirklichkeit nicht gerecht wird. Die anderen dagegen, die den operationellen Nutzen solcher Teilungsschemata anerkennen, zerfallen wiederum in zwei Gruppen. Für die einen spiegeln gerade die weniger bekannten und die unbedeutenden Maler den Charakter eines Landes besser wider als Ausnahmekünstler, die per definitionem untypisch sind. Die Vorbehalte Pollocks hinsichtlich einer „amerikanischen Kunst" sind daher um so einsichtiger. Die anderen vertreten die entgegengesetzte Auffassung und meinen, Einzigartigkeit und Einmaligkeit drücken um so mehr den Genius loci aus, als sie ihre Stärke gerade aus der konkreten regionalen Verankerung beziehen.

Das ist jedoch keine rein akademische Debatte. Man kann beispielsweise die Frage aufwerfen, ob Pablo Picasso der Pariser Schule zugehört oder eher der spanischen Kunst. Ein unserem Thema näheres Beispiel: Marcel Duchamp, der als amerikanischer Staatsbürger starb, dessen Hauptwerke in den Vereinigten Staaten entstanden und ausgestellt wurden, jenem Land, in dem er die Hälfte seines Lebens zubrachte und beträchtlichen Einfluß genoß – muß er in einer Geschichte der amerikanischen Kunst behandelt oder der französischen Kunstgeschichte zugerechnet werden? Umgekehrt wurde das Manifest der Synchromisten von Stanton MacDonald-Wright und Morgan Russell in Paris veröffentlicht. Cy Twombly lebt seit vielen Jahren in Rom. Die Tätigkeit der Gruppe Fluxus atmet von Anfang an Internationalität.

So erweist sich die Existenz einer künstlerischen Identität in den Vereinigten Staaten um so problematischer, als die nationale Identität, die sich aus dem *melting pot* herauskristallisierte, nach wie vor aus sehr verschiedenartigen Zuflüssen gespeist ist. Die Loslösung von Europa und der Durchbruch zur Modernität werden durch das Fehlen einer eigenen Tradition gleichermaßen erleichtert wie erschwert: Denn wie soll man aus dem „Nichts" hervorgehen? Wie dem auch sei, die amerikanische Malerei *als solche* hat sich längst durchgesetzt. Eines ihrer Wesensmerkmale hängt gerade mit jenem Ringen um einen unverwechselbaren, spezifischen künstlerischen Ausdruck zusammen. Dieses Ringen um eine eigene künstlerische Identität wurde bis zum Beginn der sechziger Jahre, also bis zum Zeitpunkt ihres Triumphzuges in der internationalen Kunstszene, immer wieder thematisiert. Es vollzog sich in zwei aufeinander bezogenen Strängen: in der Malerei und Bildschöpfung auf der einen Seite, in der kunstkritischen Tätigkeit, die sie begleitete, erläuterte, unterstützte und verbreitete, auf der anderen Seite. Hier sei nun die Geschichte dieser Selbstbehauptung und Durchsetzung bis in die jüngsten Entwicklungen nachgezeichnet.

AMERIKANISMUS UND MODERNISMUS

Die Periode zwischen Jahrhundertwende und Ausbruch des Zweiten Weltkrieges wird allgemein für die amerikanische Malerei als eine Zeit der Suche, des allmählichen Herantastens an ihr genuin amerikanisches Wesen betrachtet. Zwar besitzen die Vereinigten Staaten damals keine so überragenden Maler wie Picasso, Matisse oder Mondrian, doch der Eindruck der Unvollkommenheit der amerikanischen Kunst wird in Europa auch dadurch verstärkt, daß aussagekräftige Werke für diese Zeitspanne in den Museen fehlen. Georgia O'Keeffe und Edward Hopper z. B. sind in Deutschland fast nur durch Reproduktionen bekannt, Arthur G. Dove oder Charles Demuth sind sogar weitgehend unbekannt.

In der ersten Hälfte des 20. Jahrhunderts dominieren zwei künstlerische Strömungen, die die Aufmerksamkeit der Kunsthistoriker auf sich ziehen. Die eine, von der Gruppe „Die Acht" vertretene Richtung strebt nach realistischer Verbindung von Kunst und Leben, um in der Malerei die amerikanische Wirklichkeit auszudrücken. Der Maler und Pädagoge Robert Henri (1865–1929), den die Akademie zurückgewiesen hatte und der nun seinerseits gegen sie opponiert, versammelt sieben Künstler um sich und gestaltet mit ihnen 1908 in der New Yorker Galerie von William Macbeth eine gemeinsame Ausstellung. Ihre Werke stellen vor allem moderne Landschaften und Stadtszenen dar. Diese „Apostel der Häßlichkeit", wie sie damals genannt werden, beteiligen sich dann auch an der Organisation der Ausstellung unabhängiger Künstler (1910), bei der es weder eine Jury noch Preise oder Medaillen gibt. Unter dem Spottnamen „The Ashcan-School" („Mülltonnen-Schule") sind sie in die Kunstgeschichte eingegangen – eine Anspielung auf ihre Themen, die sie, so heißt es, unter den trostlosesten Dingen des modernen Lebens auswählen. Mehrere Maler dieser Gruppe sind berufsmäßige Pressezeichner und malen Läden mit Aushängeschildern, Landschaften mit rauchenden Fabrikschloten, die streckenweise über der Erde fahrende Metro oder auch Straßenszenen, Szenen aus Cafés und Restaurants, aus dem Zirkusalltag, dem Theater- und Sportleben. Dem von Robert Henri verehrten Walt Whitman war früher aus ähnlichen Gründen Obszönität vorgeworfen worden: „Das Leben, unermeßlich in Leidenschaft, Pulsschlag und Kraft,/ heiter, zu freiester Tat geformt nach göttlichem Gesetz,/ ich singe den heutigen Menschen" („Ich singe das Selbst", Grashalme, deutsch von Erich Arendt). Unabhängig vom heutigen Stellenwert ihrer Werke bilden die Künstler der Mülltonnen-Schule, einen Meilenstein in der Geschichte der Malerei auf der Suche nach einer amerikanischen Identität.

Die zweite Strömung konzentriert sich um Alfred Stieglitz (1864–1946), der sich selbst folgendermaßen charakterisiert: „Ich wurde in Hoboken geboren. Ich bin Amerikaner. Fotografie ist meine Leidenschaft. Die Suche nach Wahrheit meine Obsession." (Katalog seiner Ausstellung, Anderson Galleries, 1921) Der bekannte Fotograf eröffnet 1905 eine kleine Galerie, die nach den Worten von Marsden Hartley in diesem Genre zum „größten kleinen Raum der Welt" wird: die „Photo-Secession". Sie ist, wie bereits der Name sagt, der Fotografie gewidmet und steht ganz unter dem Vorzeichen des Neuartigen, des Bruches mit konventionellen Kunstvorstellungen. Zwei Jahre später organisiert Stieglitz dort die erste Gemäldeausstellung, und bis 1917 zeigt er fortan Werke einheimischer Künstler, die den Weg des Modernismus eingeschlagen haben, und solche der besten Vertreter der europäischen Avantgarde. Auf diese Weise werden die Werke von Henri Rousseau, Henri Matisse, Pablo Picasso, Constantin Brâncuşi, Gino Severini oder Francis Picabia dem New Yorker Publikum vorgestellt. Vermittelt durch seine in Europa weilenden Malerfreunde und durch den Fotografen Edward Steichen (1879–1973), der zwischen 1908 und 1917 in Paris lebt, unterhält Stieglitz auch Beziehungen zu Gertrude Stein. In seiner Zeitschrift „Camera Work", die die anregende und vermittelnde Tätigkeit seiner Galerie fortsetzt und verewigt, veröffentlicht er mehrere Texte von ihr. Elitär und internationalistisch sucht er künstlerische Qualität und schätzt formale Innovation. So bricht er mit dem herrschenden isolationistischen und puritanischen Konformismus, der sich über neue Formen empört und jeglicher Liberalisierung der Sitten und Gebräuche feindselig gegenübersteht. Die Galerie „291" – so genannt nach ihrer Hausnummer in der Fifth Avenue –, ein Zentrum kultureller Aktivität, das sich an den kleinen Kreis progressiver Kunstliebhaber richtet, stellt vor allem Marsden Hartley, Max Weber, Arthur Dove, Abraham Walkowitz, Oscar Bluemner, Stanton MacDonald-Wright und Georgia O'Keeffe aus. Durch den Kriegseintritt der Vereinigten Staaten von Europa abgeschnitten, muß „291" im Jahre 1917 schließen. Stieglitz eröffnet noch zwei weitere Galerien, in denen er seine Freunde unterstützt: „The Intimate Gallery", dann „An American Place", deren Name allein schon eine bedeutende Veränderung signalisiert: die amerikanische Kunst nimmt hier den ersten Rang ein.

Abb. 566, 568

„291" ist ein unverzichtbares Begegnungszentrum, dies um so mehr, als der soziale und kulturelle Kontext der Suche nach neuen plastischen Gestaltungsmöglichkeiten entgegensteht. In einer Nummer der Zeitschrift „Camera Work", in der die Galerie vorgestellt wird, beschreibt ein Zeitgenosse deren Rolle wie folgt: „Für mich ist ‚291' ein Salon, eine Werkstatt und ein Refugium – ein Ort, an dem die Leute ihre Ideen und Meinungen austauschen und Künstler ihre Experimente zu Ende führen und vorstellen können, ein Ort schließlich, an dem jene, die das sogenannte ‚praktische Leben' langweilt, eine neue geistige Atmosphäre finden können." (Hutchins Hapgood, Juli 1914).

Unter den amerikanischen Malern, die Alfred Stieglitz in seiner Galerie ausstellt, hat zweifellos Georgia O'Keeffe (1887–1986) das ausgefallenste, einzigartigste Werk geschaffen. Sie hat zu jener Zeit eine „Abstraktion" entwickelt, deren Stil in nichts dem europäischen gleicht. Überdies zählt sie zu den wenigen bedeutenden Künstlern ihrer Generation, die sich nicht auf die traditionelle Europareise begaben. Als Stieglitz Ende 1915 durch Vermittlung von Anita Pollitzer ihre Zeichnungen entdeckt, ist er hellauf begeistert. „Endlich eine Frau auf dem Papier!" soll er ausgerufen haben. Die Bilder von Georgia O'Keeffe bewahren immer, auch wenn sie abstrakt erscheinen, eine Beziehung zur Natur, und es gibt keinerlei grundlegenden Unterschied zwischen ihren nichtidentifizierbaren kolorierten Formen und ihren Darstellungen von Blumen, Landschaften, Architektur: „Es ist für mich immer wieder eine Überraschung, wie sehr die Leute Figuration von Abstraktion trennen. Eine Darstellung kann nur dann ein gutes Bild sein, wenn sie es auch im abstrakten Sinne ist.“ (Zitiert in: Lisa M. Mesinger, Georgia O'Keeffe, 1988, S. 42). Unabhängig vom Format erscheinen ihre Bilder monumental. Ihre eindrucksvolle Größe entspringt einer Auffassung von Rolle und Würde der Kunst, die sie zur Eliminierung anekdotischer Elemente, zur Wahrheitssuche jenseits *Abb. 563, 561* der oberflächlichen Erscheinungen veranlaßt. So zeigen „Blue and Green Music“ (1919) oder „Flower Abstraction“ (1924) einen ähnlichen Rhythmus, der auf dem Gegensatz von großen spannungsvollen Schrägen und schwung- *Abb. 103* vollen Kurven beruht und in vielen ihrer Werke wieder auftaucht. „Grey Line with Lavender and Yellow“ (1923) mit einem Himmel, der am oberen Rand der Komposition aufscheint, lebt von einer melodischen Abstraktion der Landschaft und der floralen Gestalt zugleich. Die offenkundige, wenngleich nicht systematische Symmetrie verweist überdies auf das Streben nach Beherrschung und auf die Annahme des organischen Lebens.

Eine unbestimmte Sinnlichkeit, auf die Ebene pantheistischer Spiritualität erhoben, durchzieht ihr feinnerviges Werk. Zu einer Zeit absoluter Vorherrschaft des rigiden Puritanismus hält man sie bisweilen für unverfroren, ja schamlos. Georgia O'Keeffe hat sich indessen stets geweigert, eine solche Sinnlichkeit in ihrem Werk anzuerkennen. Aber wie könnte man sie nicht wahrnehmen angesichts der Zartheit und feinsinnigen Erotik, die aus den sanften Kurven von „Grey Line with Lavender and Yellow“ sprechen oder aus den üppigen, zwischen 1918 und 1932 ent- *Abb. 562* standenen großformatigen Blumenbildern? Selbst „Ranchos Church“ (1930) bietet dem Blick die anmutigen Rundungen reiner Linien dar, die man in ihren späteren Darstellungen von gleichsam in Monumente verwandelten Beckenknochen wiederfindet.

Ein humorvoller Unterton belebt manche ihrer Bilder, unabhängig von der stets ernsten Thematik. Georgia O'Keeffe entdeckt die Schönheit von Knochen und empfindet sie „seltsamerweise als lebendiger als die umherlaufen- *Abb. 102* den Tiere – mit ihrem Fell, ihren Augen und den peitschenden Schwänzen“ (1939). Doch in „Cow's Skull: Red, White and Blue“ (1931) spielt sie in unübersehbarer Ironie auf die miserabilistische Strömung der Malerei der „*American Scene*“ an. Über den Fingerzeig hinaus, der sie einen Rinderschädel auf die Nationalfarben malen läßt, sind die Anspielung der Komposition auf Christus am Kreuz und die Vielschichtigkeit dieses „Symbols für die Wüste“ offenkundig. Auch eine einfache Tür erhält unter ihrem Pinsel eine affektive Kraft, die zu der Alltäglichkeit *Abb. 564* des Motivs in keinem Verhältnis steht. „Lake George Window“ (1929) bietet eine aufs äußerste vereinfachte, zweidimensionale Ansicht in strenger Symmetrie und Frontalität, die alles Anekdotischen entbehrt. Der brutale Kontrast zwischen den schwarzen Seitenflügeln und der weißen Tür bewirkt eine diskrete, doch überaus wirkungsvolle Dramatisierung des Sujets: der Schwelle.

Die Ausstellungen von Stieglitz bleiben weitgehend auf einen kleinen Kreis beschränkt. Das breite Publikum entdeckt die moderne Malerei 1913 mit der „Armory Show“. Diese internationale Ausstellung moderner Kunst in New York wird vom Amerikanischen Verband der Maler und Bildhauer organisiert, um Kunstwerke vorzustellen, die die National Academy of Design bewußt und entschieden ignoriert. Der Verband will dagegen die Lebenskraft der modernen Tendenzen in der amerikanischen Kunst unter Beweis stellen, Öffentlichkeit und Anerkennung verschaffen, um einen Markt für die „neue Malerei“ zu entwickeln. Bei der Vernissage erklärt der Rechtsanwalt John Quinn, Ehrenmitglied des Organisationskomitees: „Die Mitglieder dieses Verbandes haben Ihnen gezeigt, daß die amerikanischen Künstler, die jungen amerikanischen Künstler, die europäischen Ideen und die europäische Kultur nicht fürchten und auch keinerlei Grund dazu haben.“ (Zitiert in: Milton W. Brown, The Story of the Armory Show, S. 26). Die Ausstellung, deren Konzeption Arthur B. Davies und Walt Kuhn anvertraut war, führt jedoch zu einem völlig gegenteiligen Ergebnis. Die ca. 1600 Werke präsentieren ein Panorama der modernen Kunst von Delacroix bis zu jüngsten Schöpfungen. Im ehemaligen Zeughaus des 69. New Yorker Infanterieregiments wird dieses gigantische Ensemble ausgestellt – daher der Name „Armory Show“ – und anschließend auch in Chicago und Boston gezeigt. Das Publikum empfindet die „extremistischen“ Werke der europäischen Künstler als gewaltigen Skandal. Monatelang veröffentlichen die Zeitungen Karikaturen, Artikel, Umfragen und Interviews. „Akt, eine Treppe herabsteigend, Nr. 2“ (1912) von Marcel Duchamp zieht die Angriffe gleichsam gebündelt auf sich und erlangt auf diese Weise Berühmtheit. In Chicago wird Henri Matisse symbolisch gehängt, Kopien seiner Werke werden dem Feuer überantwortet.

Der fortwährende Wirbel um die europäischen Gemälde führt dem amerikanischen Publikum die revolutionäre Kühnheit der formalen Veränderungen vor Augen. Die Initiativen im eigenen Land erscheinen dagegen vergleichsweise bescheiden und provinziell. Eine solche Gegenüberstellung hat zu widersprüchlichen Einschätzungen geführt. Einerseits festigt sie in der Tat die Vorstellung einer Hegemonie der europäischen Kunst, die damals besonders neuartige Wege einschlug, welche auf eine Neubestimmung von Grundlagen und Funktion der Kunst abzielten. Andererseits ruft sie aber auch ein Interesse für die moderne Kunst hervor, das in den Vereinigten Staaten bis dahin ohnegleichen ist. Abgesehen von den nicht unbeträchtlichen Verkäufen einzelner Werke entstehen nach der Ausstellung auch die ersten bedeutenden Privatsammlungen moderner Kunst. Walter Arensberg, Catherine Dreier, Dr. Barnes legen Kunstsammlungen an, die die ersten Museen moderner Kunst vorwegnehmen und somit zur Ausprägung und Kultivierung des breiten Publikumsgeschmacks beitragen – ein ganz wesentlicher Prozeß in einer Gesellschaft, in der es keine staatliche Strukturen zur Förderung des Kunstschaffens gibt. Obgleich diese Initiativen für die Herausbildung einer „amerikanischen Schule" der Malerei eine bedeutende Rolle spielen, gestaltet sich das Leben moderner Künstler besonders nach dem Ersten Weltkrieg sehr schwierig, und zwar zum Teil auch deshalb, weil die europäische Kunst eine stärkere Vitalität bewiesen hatte.

Kurze Zeit nach der „Armory Show" schreiben Morgan Russell (1886–1953) und Stanton MacDonald-Wright (1890–1973) in Paris das Vorwort zu ihrem Ausstellungskatalog (Galerie Berheim-Jeune, 27. Oktober bis 8. November 1913), das seitdem als Manifest der Synchromisten gilt. Dieser Text, der ihre Methode vom Orphismus unterscheiden sollte, dem sie sich tatsächlich verbunden fühlen, ist symptomatisch: das Verlangen nach Identität erscheint hier um so gebieterischer, als die Vorherrschaft und die „Einflüsse" der europäischen Kunst eine schwere Last bilden. Zwar sind Werke wie „Athletic Contest" (1915) von Max Weber stark vom Kubismus geprägt, doch verhindert dies weder eine eigene Formensprache noch Abweichungen vom Vorbild, also künstlerische Originalität. So stützt sich Man Ray auf Matisse, Picabia und Severini und schafft 1916 eine „Seiltänzerin" („The Rope Dancer Accompanies Herself With Her Shadows"), deren kühne zweidimensionale Farbigkeit sich vom Vergangenen löst und zukunftsweisend ist. Ebenso grenzen sich Patrick-Henry Bruce oder Arthur G. Dove in ihren abstrakten Bildern, pantheistisch überhöhten Naturschilderungen, oder noch deutlicher in einer Collage wie „Grandmother" (1925), die von einer typisch lokalen Bildwelt ausgeht, von europäischen Schöpfungen ab. Arthur G. Dove, Man Ray, Charles Sheeler und andere Maler arbeiten gleichzeitig in der Fotografie, der sie bisweilen abstrakte Wirkungen abringen. Dieses Zusammenwirken von Malerei und Fotografie hat die Welt der amerikanischen Malerei nachhaltig und dauerhaft geprägt.

Abb. 566
Abb. 565
Abb. 105, 568, 567

Nach der „Armory Show" spaltet sich die Malerei in den Vereinigten Staaten jenseits der entstehenden vielfältigen „Schulen" in zwei große Tendenzen, die sich durch die verwendete Formensprache unterscheiden, denen jedoch das Streben nach Ausdruck einer Identität gemeinsam ist. Die eine Strömung verwendet neuartige gestalterische Ausdrucksmittel, die andere die althergebrachten Formen der gegenständlichen Darstellung. Wenn etwa Charles Demuth (1883–1935) „My Egypt" (1927) malt, so preist er, und sei es ironisch, ein lokales Sujet – die Getreidesilos einer intensiven Landwirtschaft –, das anstelle historischer Monumente den Blick auf sich lenkt. Das Motiv ist deutlich identifizierbar, wird aber einer plastischen Bearbeitung unterzogen, die von den formalen Möglichkeiten des Kubismus herrührt. Keinerlei Raumillusion will hier die Fläche des Bildträgers verbergen, die durch die Frontalansicht gewahrt bleibt und durch die integrative Wirkung der Diagonalen verstärkt wird. In zahlreichen Werken verschmelzen formale Experimente des Kubismus und des Futurismus mit einer Verherrlichung städtischer oder dörflicher Landschaften. Der Wolkenkratzer oder die Brooklyn Bridge, nach Joseph Stella die „Apotheose" einer neuen Zivilisation, bieten ein Repertoire an Formen, die die Macht der Industriegesellschaft symbolisieren und alle nur denkbaren Variationen erlauben.

Abb. 101
Abb. 577

Joseph Stella (1877–1946) hat seine erste Begegnung mit der Hängebrücke zwischen Manhattan und Brooklyn, die ihn seit seiner Ankunft in Amerika beschäftigt, lyrisch beschrieben: „Das erste Mal erblickte ich darin eine unheimliche metallische Erscheinung unter einem metallischen Himmel, der in keinem Verhältnis stand zu der erhabenen Leichtigkeit ihres Bogens, der zur Verbindung von *Welten* bestimmt war, gestützt von mächtigen, dunklen Türmen, die das umgebende Gewirr aufstrebender Wolkenkratzer durch ihre gotische Majestät beherrschen, welche durch die Reinheit der Bögen besiegelt wird; die Stahlkabel übertragen ihre Schwingungen wie eine göttliche Botschaft an die Auflagepunkte, sie zerschneiden und fragmentieren die bloße Weite des Himmels in unzählige klingende Räume. Mich erfaßte der Eindruck eines Schreins, der alle zivilisatorischen Errungenschaften Amerikas enthält: der beredte Sammelplatz aller Kräfte, die in einer großartigen Behauptung ihrer Macht, einer Apotheose, auftreten." (Zitiert in: Joseph Stella, „The Brooklyn Bridge". A Page of My Life, in: transition, Nr. 16–17, Juni 1929, S. 87).

Abraham Walkowitz (1878–1965) gestaltet eine Reihe von Ansichten der Stadt New York. „Wenn ich von meiner Kunst spreche, beziehe ich mich auf etwas, das sich unter der Oberfläche der Dinge, unter dem Objektiven, der Abstraktion, der Organisation verbirgt. Ich spüre eine bewußte persönliche Beziehung zu den Gegenständen und beziehe sie in meine Kunst ein. Diese persönliche Beziehung erzeugt den Eindruck, den ich grafisch umzusetzen versuche. Ich will ebensowenig Objektivität vermeiden, wie ich Subjektivität anstrebe. Ich will das Äquivalent des wie auch immer gearteten Eindrucks finden, der aus meiner Beziehung zu einem Gegenstand, zu einem Teil dieses Gegenstands oder dazu, was dieser mir im nachhinein eingibt, erwächst", sagt er 1916 im „Forum Exhibition of Modern American Painters" über seine künstlerische Auseinandersetzung mit diesem Sujet. Besonders Charles Demuth, Charles Sheeler, Georgia O'Keeffe schaffen ganz persönliche Ansichten der modernen Stadt.

Abb. 576

Auch andere Themen entgehen den Methoden der Hybridisierung nicht. In der Porträtkunst gehen private und öffentliche Anspielungen mit einer Interpretationsfreiheit zusammen, die dem rein formalen Experiment freien Lauf läßt. Marsden Hartley setzt beispielsweise in einer Komposition aus Abzeichen und Fahnen ein persönliches Erlebnis um, den Verlust seines guten Freundes Karl von Freyberg, eines deutschen Offiziers, der im Krieg gefallen

Abb. 104

ist. Dessen Initialen, das Alter, in dem er starb (24 Jahre), die Nummer seines Regiments (4), sein Eisernes Kreuz und andere zeichenhafte Elemente verwandeln die Komposition in ein kryptisches Herzensbekenntnis, das uns zu einer zweifachen Lektüre einlädt, einer formalistischen und einer ikonografischen. Als Arthur Dove – freilich in weniger affektgeladener Weise – das Porträt von „Ralph Dusenberry" (1924) montiert, geht er in ähnlicher Weise vor. Abgesehen von dem häufig festgestellten „dadaistischen" Äußeren erscheint jeder einzelne Baustein dieser spirituellen Aussage motiviert. Der Zollstock deutet auf Dusenberrys Beruf hin, der Architekt war; die Fahne stammt von dem Schiff, auf dem er lebte; die Pfeife charakterisiert ihn selbst, während das Stück eines Notenblatts humorvoll an sein Lieblingslied erinnert, das er in angetrunkenem Zustand oft und gern schmetterte. Charles Demuth arbeitet gleichfalls in dieser Richtung in „I Saw the Figure 5 in Gold" (1928), einem allegorischen Porträt des Dichters William Carlos Williams – dessen Initialen am unteren Bildrand stehen –, das sich direkt auf sein Gedicht „The Great Figure" bezieht: Er beschreibt hier ein Feuerwehrauto mit der Nummer Fünf, wie es im Regen in einer hell erleuchteten Stadt dahinschießt, während Verkehrslärm, Sirenen und Hupen ertönen. Diese visuelle Umsetzung einer verbalen Aussage ist Teil einer allegorischen Porträtfolge. In der Hommage an Gertrude Stein („Love, Love, Love, Hommage to Gertrude Stein", 1928) verweist die Wortwiederholung auf eines der typischen Merkmale im Stil der berühmten Autorin von „Eine Rose ist eine Rose ist eine Rose".

Abb. 106

Abb. 571

Abb. 570

Das typisch Amerikanische ist an diesen verschiedenen Porträts weitaus schwieriger zu entdecken als an der Brooklyn Brücke. Doch nichtsdestoweniger vereinigen sie formale Experimente und persönliche Implikationen nach einem spezifischem Schema, in dem aus Einfachheit ein Effizienzbeweis und Erfolgskriterium wird. Die mit kühner Farbgebung gekoppelte Offenheit findet man auch in dem Landschaftsbild Oscar Bluemners „Red Towards Blue" (1933), das nicht hinreichend individualisiert ist, um einen typischen Aspekt einer bestimmten Landschaft der Neuen Welt darzustellen. Zu seiner plastischen, ausgesprochen *abstrakten* Organisation der Natur gibt es in der europäischen Malerei keine Entsprechung. „Red Towards Blue" weist ein Charakteristikum zahlreicher modernistischer Werke amerikanischer Maler der damaligen Zeit auf: es verzichtet auf die Darstellung von Menschen. Auch die im übrigen konventionelleren Stadtlandschaften Charles Sheelers kommen ganz ohne Menschen aus. Und doch qualmen Fabrikschlote, Eisenbahnen fahren durch die Landschaft, Kanäle und Rohrleitungen bändigen die Naturkraft. Die überall sichtbare Anwesenheit des Menschen ist allein durch die Anzeichen seiner Aktivität wahrnehmbar. Auch der Künstler selbst verblaßt, er drängt seine persönliche Handschrift in seiner Malerei weitgehend zurück, indem er jedes Detail ausmerzt. Auf diese Weise erhält das Abbild eine generative Kraft, die ihre Wirkung zum Teil aus der geballten Ablehnung des Gefühlsbetonten bezieht. Noch stärker als Sheeler überspitzt Ralston Crawford die Perspektiven, akzentuiert die Geometrie der Linien, eliminiert jegliches Anekdotische. So produziert er Landschaften, die gleichsam die unendliche Weite Amerikas versinnbildlichen, in der die Naturerfahrung aus einem schnellen Auto heraus stattfindet. Die Komposition steht ganz im Dienst der Modernität des Themas. Eine ähnliche Unmittelbarkeit findet man in den Stilleben von Gerald Murphy oder Stuart Davis, die ganz gewöhnliche Gebrauchsgegenstände malen, sich von Werbewänden anregen lassen und bisweilen auch einen Comic Strip in das Bild aufnehmen (etwa in „Lucky Strike").

Abb. 573

Abb. 578, 567, 587

Abb. 572

Abb. 107

Abb. 581

Andere Maler entscheiden sich für den entgegengesetzten Weg. Während die Verfechter der modernen Malerei europäische Stile aufgreifen, die mit der traditionellen bildlichen Darstellung gebrochen haben, um mit ihrer Hilfe Themen aus dem amerikanischen Leben zu interpretieren, kehren die Anhänger des „Regionalismus" den gestalterischen Neuerungen aus dem Ausland den Rücken, um ein möglichst breites Publikum ansprechen zu können. Aus einer isolationistischen Geisteshaltung heraus wollen sie eine einheimische Kunst zum Nutzen der moralischen und politischen Werte ihres Landes schaffen – Werte, die in einem arbeitsreichen, erdverbundenen Leben auf dem Lande ihre Verkörperung finden. Thomas Hart Benton (1889–1975) glorifiziert die landwirtschaftliche Arbeit, wie sein Bild „July Hay" (1943) anschaulich demonstriert. Die beiden von hinten zu sehenden Bauern sind nicht individualisiert, sie gehen nahezu perfekt in die Landschaft ein; die Krümmung ihrer Rücken korrespondiert mit der Neigung des Baumes. Aus der von großen wogenden Linien beherrschten Komposition spricht die Lebenskraft der Natur und zugleich ihr friedlicher Geist. Waldblumen und ein Insekt im Vordergrund harmonieren mit dem Getreide. Alles steht also zum besten in der besten aller möglichen vergangenen Welten, das bescheidene Glück des geteilten Brotes wird die Arbeit belohnen. Der Vergleich mit einem Landschaftsbild von Marsden Hartley („Landscape", New Mexico, 1919–1920) erschließt dem Betrachter die ideologische Aufladung einer solchen Hymne auf das Band zwischen Mensch und Mutter Natur im Schutze der Arbeit, wie sie Benton malt.

Abb. 584

Abb. 579

Die Wirksamkeit des Realismus in gesellschaftlichen Konflikten bringt auch Gemälde mit explizit entgegengesetzten Absichten hervor, die die Ausdrucksformen entsprechend modifizieren. Bentons Überzeugungen führen ihn oft zur Idealisierung seiner Sujets. Im Gegensatz zu diesem apologetischen Bestreben richten andere Künstler ihre Aufmerksamkeit auf Freud und Leid des städtischen Lebens, das sie in der Tradition der „Mülltonnen-Schule" beschreiben. Oft getrieben vom Streben nach sozialer Dokumentation, das sie von den Wandmalereien der mexikanischen Revolution übernehmen, überspitzen sie ihre Darstellungen, um ihre Kritik an der Wirklichkeit deutlich zum Ausdruck zu bringen; Ben Shahn („Willis Avenue Bridge“, 1940) oder Reginald Marsh sind Vertreter dieser sozialkritischen Richtung. Mitunter wird die Thematik auch allgemeiner, besonders wenn es um die Tristesse bestimmter Gegenden (Ben Shahn, „Handball“, 1939) oder die menschliche Einsamkeit (Andrew Wyeth, „Christina's World“, 1948) geht. Wieder andere, so etwa Grant Wood, bleiben zwiespältiger. Seine ländlichen Ansichten zeigen schematisierte Räume und Körper, die einen eigenen Charme ausstrahlen. Seit der Entstehung der Land Art könnte man sogar in „Spring Turning“ (1936) – freilich nicht ohne einen gewissen Anachronismus – die Vorwegnahme eines gigantischen geometrischen Entwurfs sehen, wie ihn ein Künstler der siebziger Jahre auf den Erdboden überträgt. Sein berühmtes Porträt eines amerikanischen Ehepaares („American Gothic“, 1930) mag man als Verherrlichung der Werte des Middle West interpretieren; es ist jedoch auch ein – womöglich unbeabsichtigter – Spott auszumachen. *Abb. 582* *Abb. 108, 583* *Abb. 586* *Abb. 585*

Welche eventuellen Verdienste die Werke der „American Scene“ haben mögen, sie benutzen die Malerei als Medium, um außerhalb der Kunst liegende Absichten zu vertreten, und trachten kaum nach formalen Neuerungen. In diesem Sinne sind sie die Antipoden des Modernismus, der zwar nicht immer auf die Vermittlung von Ideen oder Überzeugungen verzichtet, aber der ständigen Befragung und Prüfung der Ausdrucksmittel absoluten Vorrang einräumt. Die nationalistischen Konzeptionen werden von jüngeren Künstlern wie Jackson Pollock heftig kritisiert. Diese negieren weder die Notwendigkeit eines Themas noch die Gebote der Malkunst und bringen beides zu einer Synthese, die die „amerikanische Malerei“ begründet. Dennoch schätzt das breite Publikum weiterhin Bilder von Thomas Hart Benton, Grant Wood, Ben Shahn oder Andrew Wyeth, Verherrlichungen des *American Way of Life,* die auf dem nationalen Erbe aufbauen und in der Bildwelt des Durchschnittsbürgers stets präsent sind. Sie spielen eine um so größere Rolle, als auch die elitäre Kunst häufig auf sie Bezug nimmt, und sei es indirekt vermittels der Ironie.

In den zwanziger und dreißiger Jahren gelingt es Edward Hopper (1882–1967), seine wirkungsvolle Umsetzung unleugbar amerikanischer Motive mit einer außergewöhnlichen Plastizität zu verschmelzen. Lloyd Goodrich erinnert sich: „Als ich 1926 das erste Mal ‚House by the Railroad‘ sah, spürte ich, daß in der amerikanischen Kunst eine neue Vision und eine neue Sicht auf die Gegenwart entstanden war.“ Hopper selbst gibt vor, eigentlich nur das Spiel der Sonne auf einem Mauerstück malen zu wollen, aber jenes Haus aus dem 19. Jahrhundert in „House by the Railroad“ (1925), von dem uns eine fast unmerklich nach rechts abfallende Eisenbahnschiene auf ewig trennt, erzeugt ein Gefühl beunruhigender Fremdheit. Hopper wird zumeist zu den Künstlern der „American Scene“ gerechnet, doch er hat diese Zuordnung nachdrücklich zurückgewiesen. Der archetypische Charakter seiner Werke entspringt der zugrundegelegten Arbeitsmethode. Der Maler geht weit über den Naturalismus hinaus. Er gibt sich nicht damit zufrieden, ein Eckchen Natur getreu seiner Wahrnehmung und seines Temperaments abzubilden, wie es Zola geraten hatte. Seine Beobachtungen dienen ihm zur Komposition eines vollkommen neu konstruierten Bildes – einer Summe von Einzelheiten, die aus der Wirklichkeit geschöpft, dann durch Gedächtnis und Imagination transformiert und schließlich zu einem Ganzen zusammengefügt werden, das den Geboten der plastischen Gestaltung unterliegt. Da er die Sujets mit äußerster Sorgfalt auswählt, erzielt er einen Realitätseffekt, der um so überzeugender ist, als er von einer Bedeutung durchdrungen wird. Ein solches Bild gibt nicht einfach eine amerikanische Landschaftsansicht wieder, sondern präsentiert gleichsam deren Quintessenz: der Effekt des Wirklichen weicht dem Effekt der Wahrheit. *Abb. 588*

Edward Hopper war ein großer Freund des Theaters und des Kinos. Eine der Besonderheiten seines Werkes resultiert gerade aus seiner Fähigkeit, der Malerei den umwälzend neuen Blick der Kamera zu verleihen. Das Theatralische zwingt dem Betrachter eine Distanz, eine radikale Trennung von der „Repräsentation“ auf, die vor seinen Augen stattfindet, ohne daß er jemals, was immer man ihm zeigt, in den Gang der Ereignisse eingreifen kann. Die Figuren Hoppers ignorieren unsere Anwesenheit, oder – genauer – sie bewegen sich in einer bestimmten Art, sie geben sich einer bestimmten Tätigkeit hin, in der sie uns die Mittel zeigen, die sie anwenden, um unsere Anwesenheit zu leugnen. Daher ist die Einsamkeit, die diese Werke ausstrahlen, kein Attribut der Figuren, sondern des Betrachters. Und deshalb kann man hier auch nicht von Voyeurismus sprechen. Durch irgendeinen geschickten Kunstgriff verletzen wir niemals den oder die Protagonisten der Szene in ihrer Intimsphäre. Als Akteure sind sie zugleich nah und unzugänglich.

Seit seiner Hochzeit 1924 nimmt Hopper seine Frau als Modell. Nach den Anweisungen ihres Mannes studiert sie die Rollen, für die sie Modell steht, wählt Kleider und Accessoires dafür aus und spielt die Person, mit der Hopper sich dann auseinandersetzt, um aus ihr sein Bild zu formen. Die doppelte Distanz, die in seiner Malerei fortbesteht, während die traditionelle Mimesis dazu tendiert, sie zu mindern, verleiht seinen Werken eine überwältigend kinematographische Natur. Auch im Filmtheater sehen wir ja nicht die Schauspieler aus Fleisch und Blut, sondern ihre Abbilder. Da im Theater das Spiel mit verschiedenen Bildeinstellungen nicht möglich ist, wird stets die Zweiteilung der Zeichenebenen aufrechterhalten. Die monotone Abfolge kleiner, bescheidener Läden in „Early Sunday Morning“ (1930), die den Eindruck eines frontalen Kameraschwenks entlang der Straße erweckt, oder die Naheinstellung in „Hotel Room“ (1931) läßt den Zeitbegriff in die Bildwahrnehmung einfließen. Das fixierte Bild wird *Abb. 590* *Abb. 109*

Abb. 589 zum Träger der paradox unterbrochenen Flüchtigkeit. „Nighthawks“ (1942) verbindet wohl eine Erinnerung an die Hemingway-Kurzgeschichte „Die Killer“ mit den Methoden und Techniken der siebenten Kunst: Dramatisierung der Szene durch Beleuchtungseffekte, Streckung des visuellen Feldes, die das Cinemascope vorwegnimmt, und schließlich eine Szenenausstattung, die „wirklicher“ ist als die Wirklichkeit. Eine solche Mischung aus Realismus und Künstlichkeit stellt Amerika nicht dar, sondern zeigt dessen Abbild.

Als mit dem Börsenkrach 1929 eine lange Zeit der wirtschaftlichen Rezession beginnt, gibt es bereits mehrere Galerien, die sich der modernen Kunst, besonders der europäischen, widmen. Im Jahre 1929 wird außerdem in New York das Museum of Modern Art, eine mächtige Institution der Vermittlung und Anregung, eröffnet. Entgegen allen Erwartungen wirkt sich diese schwierige Periode wohltuend auf die Entwicklung der amerikanischen Malerei aus. Ende 1933 ruft die Regierung Roosevelt das „Public Work of Art Project“ ins Leben, das Künstler zur Schaffung von Werken für öffentliche Gebäude anregen soll. Während der fünfmonatigen Laufzeit dieses Projekts erhalten mehrere Tausend Künstler Arbeit. Diese Förderinstitution wird 1935 als „Federal Art Project“ der Schirmherrschaft der Works Progress Administration (WPA) unterstellt. Das „Project“, wie man es damals nennt, erlaubt vielen Malern, sich ihrer Kunst zu widmen. Für ein festes Gehalt müssen sie entweder mit der Hälfte ihrer Arbeitszeit für öffentliche Werke zur Verfügung stehen oder in regelmäßigen Abständen ihre Bilder ausstellen. Keinerlei ästhetische Kriterien liegen der Verteilung dieser Subventionen zugrunde. Arshile Gorky, William Baziotes, Adolph Gottlieb, Willem De Kooning oder Jackson Pollock können auf diese Weise unter akzeptablen Bedingungen arbeiten.

Abgesehen von der damit geschaffenen Anerkennung des Künstlers in der Gesellschaft, unabhängig von seinen ideologischen und ästhetischen Auffassungen, trägt das „Project“ auch zur Herausbildung eines Gemeinschaftsgefühls bei. Rasch zeigen sich dabei mehrere Tendenzen. Die Konservativen preisen die nationalen Werte und halten eine Malerei des Regionalismus für das einzig Wahre. Einige progressive Maler kämpfen nach mexikanischem Vorbild für eine operative, politisch wirksame Kunst im Dienste der revolutionären Kräfte. Die Vertreter der abstrakten Malerei schließen sich 1936 zu den „American Abstract Artists“ (A.A.A.) zusammen, die zu einer „reinen“, geometrischen Malerei neigen; Burgoyne Diller ist einer ihrer Vertreter. Und wieder andere bilden eher informelle Gruppen. In diesem Klima der Unruhe und Gärung entsteht die neue Malerei.
Abb. 574

NEUE FORMEN DER AMERIKANISCHEN MALEREI

Im Verlauf der dreißiger Jahre wird die Erschöpfung der gestalterischen Ausdrucksmittel, die die europäischen Avantgardekünstler entwickelt hatten, unübersehbar. Die neuartigen formalen Möglichkeiten des Kubismus waren in der Tat alsbald trockenem Akademismus gewichen, während sich die Ausbeutung der poetischen Bilderwelt durch die Surrealisten oder die spirituellen Absichten der geometrischen Abstraktion zu inhaltsleeren Techniken wandelten. In dieser Situation fragen die ehrgeizigsten amerikanischen Künstler – jene, die dann die New Yorker Schule bilden – nach Sinn und Inhalt von Malerei. Das Wesen des Themas, des Sujets wird zum entscheidenden Punkt, denn, wie die Unterzeichner eines berühmt gewordenen Offenen Briefes betonen, „gute Malerei über Nichts gibt es nicht“ (Adolph Gottlieb, Mark Rothko, Barnett Newman [nur von den beiden erstgenannten unterzeichnet], „Letter to the Editor“, The New York Times, 13. Juni 1943). Diese zunächst banal erscheinende Äußerung verdient allein deshalb größte Aufmerksamkeit, weil jene Künstler, die dem Thema ihrer Bilder eine solche Bedeutung beimessen, bald selbst abstrakte Werke hervorbringen. Diese bieten sehr überzeugende formale Lösungen an und stoßen auf ein starkes Echo. Und doch war die Suche nach neuen Formen nur die logische Konsequenz eines viel substantielleren Problems: der Suche nach dem Sinn und den Aufgaben der Kunst.

In dieser bewegten Zeit werden Ziel und Zweck von Malerei einer intensiven Neubefragung unterzogen und stehen im Zentrum vieler Auseinandersetzungen. Clement Greenberg, einer der einflußreichsten Kritiker der vierziger und fünfziger Jahre, veröffentlicht 1939 einen Artikel, in dem er die der Avantgarde übertragene Rolle umreißt: Bewahrung der Kunst vor ihrem Abgleiten in den Kitsch. Die Funktion der Avantgarde bestünde nicht darin, zu experimentieren, sondern an der Weiterentwicklung der Kulturtradition zu arbeiten, damit diese lebendig bleibe und ihre wichtigsten Werte behalte. Überdies sei Formalismus keineswegs Selbstzweck, sondern gewährleiste das Fortbestehen von eigenständigen Anforderungen an Kunst und Kultur angesichts von Surrogaten, die stets leichter zugänglich sind, weil sie althergebrachte, seit langem bekannte Schemata benutzen.

Eine andere bedeutende Persönlichkeit, der aus Rußland eingewanderte Maler John Graham (1881–1961), bringt

1937 ein Buch heraus, das die Künstler der jungen Generation stark prägt: „System and Dialectics of Art". Darin vertritt er vor allem die Ansicht, daß „Kunst mit Darstellung, Personifizierung, Interpretation, Dekoration, Kompromiß, Charakter, Karikatur oder Psychologie überhaupt nichts zu tun hat". Der ausgezeichnete Kenner des Kubismus und der Theorien der Surrealisten trennt das Kunstwerk von technischer Perfektion und setzt anstelle der traditionellen Beurteilungskriterien die authentische geistige und emotionale Reaktion des Künstlers, der drei Elemente – „Denken, Gefühl und automatische ‚Malschrift'" miteinander in Einklang bringen muß. „Diese authentische Reaktion ist das Kunstwerk; sie geschieht unmittelbar und automatisch und ist in Pinseldruck, Schnelligkeit, Sättigung, Zuneigung oder Abneigung, Wut oder Begehren meßbar, die sich mit den momentanen Gefühlen verändern." Der in diesem Werk begründete große Freiraum für Spontaneität, die Auffassung von stets mit der Natur verbundener Abstraktion, das Interesse für formale Probleme fesseln alsbald Maler wie Jackson Pollock, Willem De Kooning, Adolph Gottlieb oder Mark Rothko.

WAS SOLL MAN MALEN?

Der ökonomische und politische Kontext – Wirtschaftskrise und Krieg – beeinflussen natürlich die Erwartungen der Künstler. Um oberflächlichen Geschmacksstreitereien ein Ende zu setzen, wenden sie sich primitivistischen Ausdrucksformen zu, die als authentisch, expressiv und als für die Integration des Menschen in seine Umwelt notwendig gelten. Außerdem trachten diese Künstler nach Neubelebung der großen Mythen der Welt oder, genauer, des Geistes, aus dem diese Mythen leben. Doch anstatt die Kunstwerke vergangener Zivilisationen zu kopieren oder deren Stil nachzuahmen, lassen sie sich von deren Absichten und Mitteln anregen, um ihr fundamentales Anliegen mit einer plastischen Kraft auszudrücken, die Allgemeingültigkeit beanspruchen kann. Die archaische Kunst begünstigt formale Innovation, denn eine simple Darstellung prosaischer Gegenstände verträgt sich schlecht mit dem Ausdruck des Sakralen und Transzendenten. Barnett Newman bekennt sich uneingeschränkt zu diesem ursprünglichen Abstraktionsmodell, und das aber für eine Kunst, die dem Sujet den ersten Platz einräumt! Das Sujet, mithin der Inhalt des Gemäldes, hat mit dem „Motiv", d. h. dem „Sujet" der Darstellung, nichts zu tun. Darin besteht das Paradoxon, das eine neuartige amerikanische Malerei begründet, die schon bald als „Abstrakter Expressionismus" bezeichnet wird: sie lehnt die Mimesis ab, um dem Ausdruck des Inhalts besser gerecht zu werden.

Die biomorphen Formen Arshile Gorkys (1904–1948) spielen eine Vorreiterrolle. Auch die Vereinfachung der *Abb. 116*
Darstellungen von William Baziotes (1912–1963), die vielsagenden Zeichen Adolph Gottliebs (1903–1974) sind an *Abb. 114*
dieser Suche nach Allgemeingültigkeit beteiligt. Die Titel einiger Werke – „Totem, a Pictograph" von Adolph *Abb. 115*
Gottlieb (1946), Mark Rothkos (1903–1970) „Baptismal Scene" (1945), „Guardians of the Secret" von Jackson Pollock (1943) – belegen die angestrebte Rückkehr zu den Gründungsmythen. Ihre Themen können allerdings nicht in einem Text beschrieben werden oder in einer expliziten figurativen Darstellung Gestalt annehmen. Eben weil sie unaussprechlich bleiben, nehmen sie in der Malerei Form an. Das Sujet (subject matter) des Werkes erweist sich als der Sprache radikal fremd. Das Bild illustriert nichts. Es setzt nicht das, was ein lesbarer Text sagt oder sagen könnte, ins Sichtbare um. Das Werk selbst „macht sichtbar", wie Paul Klee einmal sagte. Das Sujet geht nicht seinem Ausdruck voraus, sondern es enthüllt sich allmählich und in dem Maße, wie dieser zurücktritt. Das Werk der „Mythenmacher" entsteht während des kreativen Aktes, der auf diese Weise einen unersetzbaren ästhetischen Stellenwert bekommt.

Die überragende Bedeutung des Sujets und die Tatsache, daß es auf anderen Wegen nicht offenbar werden kann, verleihen der Malerei eine beträchtliche Verantwortung. „Wir möchten die Bildfläche wieder in den Vordergrund stellen. Wir befürworten flächige Formen, weil sie die Illusion zerstören und die Wahrheit aufdecken", schreiben Gottlieb und Rothko in ihrem Brief an die „New York Times". Illusion entspringe moralischem Betrug und müsse verurteilt werden, weil sie von der Wahrheit wegführe. Authentizität des Künstlers und der formalistische Imperativ seien eine ethische Anforderung. Der „Formalismus", eine unausweichliche Notwendigkeit, sei das glatte Gegenteil der europäischen Theorien des L'art pour l'art, denn seine Rechtfertigung liege in der Unterordnung unter das Wahre. Die Ethik wird nun zum Prüfstein des ästhetischen Urteils. Über die Vielfalt der Formen hinweg verleiht diese Überzeugung, die sowohl von Jackson Pollock und Willem De Kooning als auch von Clyfford Still, Mark Rothko und Barnett Newman geteilt wird, der New Yorker Schule ihren Zusammenhalt. Als William Baziotes, David Hare, Robert Motherwell und Mark Rothko 1948 eine Schule gründen, regt Barnett Newman bezeichnenderweise den Namen „The Subject of the Artist" an. Diese Schule, auch als „Studio 35" bekannt, organisiert öffentliche Vorträge, die große Resonanz finden.

Jackson Pollock (1912–1956) hegt erklärte Bewunderung für die Kunst der Indianer. Die zwischen 1942 und 1943 gemalten Bilder verraten seine unverwechselbare Handschrift und den Willen, zu größter Allgemeingültigkeit zu gelangen. „Male and Female" (1942) z. B. assoziiert private und geheimnisvolle Graffiti mit einer Beschwörung zweier Urbilder. Die ungestüme, heftige Pinselführung, gezügelt durch eine stark architektonische Strukturierung des Bildraumes, stattet die beiden Totemfiguren unter einem von leuchtenden Farbstreifen durchzuckten Himmel mit einer barbarischen Gewalt aus. Weit davon entfernt, dem Ausdruck des Sujets entgegenzuwirken, bekennen die Graffiti oder „gestischen" Pinselzüge die ganz persönliche Bewältigung des „Mythischen" durch einen Menschen, der seine beste Schaffenskraft daransetzt, dieses Mythische aufscheinen zu lassen.

Abb. 112

Das kleinformatige Staffeleibild eignet sich kaum für den Ausdruck solcher Sujets, die die Urkräfte des gesamten Universums umspannen. „Ich glaube, daß das Staffeleibild am Verschwinden ist und die moderne Kunst zum Wandbild tendiert", schreibt Pollock 1947 (Kat. Jackson Pollock, Paris 1982, S. 257). Mit „Mural" (1943), von Peggy Guggenheim für die Eingangshalle ihres Hauses in Auftrag gegeben, hat er selbst einen „Präzedenzfall" geschaffen. Riesige Formate, deren mächtige Wirkung der Größe ihrer Absichten entspricht, charakterisieren fortan das Werk Jackson Pollocks wie auch der meisten anderen Maler seiner Generation.

Abb. 593

Zwei Neuerungen – eine strukturelle, die All-Over-Malerei, und eine technische, das Dripping – kennzeichnen die Kunst Jackson Pollocks. Das schwer übersetzbare All Over bezieht sich auf Bilder ohne Hierarchisierung in isolierbare Partien. „Sounds in the Grass: Shimmering Substance" (1946) zeigt anschaulich, was dieser verschwommene Begriff meint. Robert Goodnough hat folgenden Gedanken des Künstlers festgehalten: „Meine Bilder haben keine Mitte, ihre Aussage ist an allen Punkten gleich." („Pollock Paints a Picture", New York, Art News, Mai 1951). Die nichthierarchische Bearbeitung der Bildfläche, auf der alle Punkte eine gleiche Bedeutung haben, bricht mit der westlichen Maltradition und ihrem Primat der Bildmitte – oder kann man sich ein Königsporträt oder Christus am Kreuz an den Bildrand gedrängt und so im wahrsten Sinne marginalisiert vorstellen? „Shimmering Substance" läßt in den gelben Farbakzenten, die einen Kreis beschreiben, zwar noch eine gewisse Bündelung erkennen; der Maler hat aber die kompositionellen Elemente wahllos über die gesamte Oberfläche verstreut, so daß das plastische Gestaltungsfeld eine Einheit erlangt, die bis dahin noch stets für einen „Mittelpunkt des Interesses" aufgebrochen wurde. Diese Einheit findet ihre stärkste Konkretisierung in Bildern wie „Number 4" (1949). Die hier praktizierte Art der Bildorganisation eröffnet gleichsam eine neue Ära, ermöglicht sie doch die vollständige Ausnutzung der Fläche bei Wahrung ihrer anfänglichen Kohärenz. Das über das Bild gleitende Auge nimmt alle Partien mit gleicher Intensität wahr. Jackson Pollock ist freilich weder der erste noch der einzige, der so arbeitet. Mark Tobey („New York", 1944) knüpft ein Liniennetz – die berühmte „Weiße Schrift" –, das einen ähnlichen Effekt hervorruft. Lee Krasner weist diesem eine andere Bedeutung zu als ihr Mann Jackson Pollock. Ihr Werk „Untitled" (1949) ist eine rundherum offene Komposition, die sich ins Unendliche verlängern würde, wäre sie nicht durch die Ränder begrenzt, die für ein Gemälde als Objekt der endlichen Welt notwendig und zugleich auch Teil seiner Bildfläche sind. Oben und unten, rechts und links erscheinen austauschbar.

Abb. 591

Abb. 118

Abb. 119

Die Entwürfe Pollocks enden dagegen häufig vor den Rändern des Bildes und bleiben auch fast immer richtungsorientiert. Wie die meisten seiner Bilder ist „Number 4" nicht umkehrbar. Der visuelle Schwerpunkt von oben und unten ist ein anderer: der untere Teil, in dem Schwarz überwiegt, erscheint schwerer als der obere, luftigere Teil. Dieser unauffällige Effekt wird deutlich, wenn man das Bild auf den Kopf stellt. Daraus kann man schließen, daß die Organisationsprinzipien Pollocks nicht einer systematisch durchgeführten Theorie entspringen, sondern der Intuition während des Arbeitsvorgangs, die es ihm ermöglicht, das gesamte Gestaltungsfeld mit derselben Energie zu modellieren. Diese Energie potenziert sich in seinen größten Bildern; sie machen die Grenzen zwischen Kunstwerk und Raum vergessen.

Abb. 110

Die den Surrealisten und besonders Max Ernst entlehnte Tröpfeltechnik, das sogenannte Dripping, taucht in Pollocks Werk erstmals 1947 auf. Fünf Jahre lang widmet er sich dieser Technik mit einer Leidenschaft und Hingabe, die alle anderen Aspekte seiner Tätigkeit beinahe in den Hintergrund rückt. 1947 legt Pollock den Pinsel aus der Hand und verwendet eine Industriefarbe, den Ducolack, der flüssig genug ist, um mit Hilfe eines Stabes aufgetragen oder direkt aus der Dose auf die auf dem Boden ausgebreitete Leinwand getropft zu werden. „Am Boden fühle ich mich wohler", sagt er. „Ich bin dem Bild näher und bin stärker ein Teil davon; ich kann um das Bild herumgehen, von allen vier Seiten arbeiten und buchstäblich im Bild stehen. Diese Methode gleicht jener der indianischen Maler im Westen, die im Sand malten." Mittels dieser Technik kann er die riesigen Leinwände bewältigen und ihnen eine Gestik aufprägen, die nicht mehr vom Handgelenk oder vom Arm ausgeht, sondern vom ganzen Körper, der in einem befreienden „Tanz" auf ungekannte Weise Energie freisetzt. Hans Namuth hat eine Fotoserie angefertigt, dank derer wir in den Malvorgang Einblick nehmen können. Keinerlei vorbereitende Skizze lenkt den Maler. Und doch erwächst dem Wechsel der improvisierten Kurven und gegenläufigen Bewegungen in „Autumn Rhythm, Number 30" (1950) eine kontrapunktische Struktur. Dem unaufmerksamen Betrachter mag ein solches Werk als Zufallsprodukt erscheinen. Dennoch kann es Gegenstand einer Formanalyse sein, denn es ist Ergebnis eines kontrollierten Prozesses: „Wenn ich in der Malerei drinstecke, bin ich mir nicht bewußt, was ich tue. Erst nach einer

Abb. 111

Art Eingewöhnungszeit, erkenne ich, was mir dabei eigentlich vorschwebte. Ich habe keine Angst, Änderungen zu machen, die Darstellung zu zerstören usw., weil das Bild ein Eigenleben hat. Ich versuche, ihm zum Durchbruch zu verhelfen. Nur wenn ich den Kontakt mit dem Bild verliere, wird es Pfusch, Ansonsten gibt es völlige Übereinstimmung, ein leichtes Geben und Nehmen, und das Bild wird gut."

Pollock verabscheut das Zufällige und bringt statt dessen den Begriff der Spontaneität ein. Häufig unterbricht er die Arbeit am Gemälde, um es in der Längsrichtung anzuschauen und über die Möglichkeiten seiner Vollendung nachzudenken. Trotz der gleichen Entstehungszeit, Ähnlichkeiten in der Farbgebung wie in der Größe gibt es zwischen „Autumn Rhythm, Number 30" und „One, Number 31" (1950) charakteristische Unterschiede. Die Vielzahl der Schichten, die Überfülle der Linien, Punkte und Tropfspuren des einen stehen der Klarheit des anderen Bildes gegenüber. Der ätherische Charakter des Dripping kann kaum deutlicher werden als in „Number 32" (1950), einem Bild, das ausschließlich aus vielen schwarzen Netzstrukturen besteht. In einem Gespräch mit Barbara Rose meint Lee Krasner, die wesentliche Motivation für Pollocks Dripping bestehe darin, „daß er in der Luft malt und neugierig ist, wo der Tropfen niedergehen würde". Die gemalte Linie, die im Raum umherwirbelt, bevor sie die Leinwand berührt, beschreibt keinerlei Form. Sie begrenzt nichts, ist reiner Energiefluß. Damit wird der traditionelle Gegensatz in der westlichen Kunst, der seit Gründung der Akademie zwischen den Verfechtern von Linie und Zeichnung und den Anhängern von Farbe und Malerei bestand, überwunden. *Abb. 594*

Nach 1951 nimmt Pollock wieder figurative Elemente in seine Bilder auf, die zuvor in den Drippings sozusagen im „verborgenen" überlebt hatten. Für ihn ist Abstraktion nie Zweckbestimmtheit, ebensowenig wie die Tröpfeltechnik oder die All-Over-Malerei, von der er sich mit einem besonders beeindruckenden Bild, „The Deep" (1953), lossagt. Der Inhalt (das Sujet) ist nach wie vor die Hauptsache. Er bleibt unübertragbar, und keinerlei Erklärung wird jemandem, der ihn nicht spürt, sein Vorhandensein beweisen können. Pollock geht 1951 wieder auf diesen fundamentalen Aspekt ein: „Ich denke, daß heute die Möglichkeiten, zu einer Aussage zu gelangen, um so größer sind, je unmittelbarer und direkter das Werk ist [...] Wie die Farbe aufgebracht wurde, ist ganz egal, wenn eine Aussage da ist." (Kat. Jackson Pollock, Paris 1982, S. 284–285). *Abb. 595*

Wie das Schaffen Jackson Pollocks fügt sich auch die Kunst Willem De Koonings (1904 geboren) nicht in den Regelkanon der Anhänger der abstrakten oder der gegenständlichen Kunst, für die die Trennlinie zwischen beiden Ausdrucksformen der Malerei unüberwindbar war. Die Freiheit des Künstlers, der ganz nach seiner ureigenen Auffassung malen muß, reizt De Kooning, jedwedes Tabu zu brechen und die Zuordnung zu einem bestimmten Stil abzulehnen: „Stil ist nichts als eine Vorspiegelung falscher Tatsachen. Ich war schon immer der Meinung, daß die Griechen sich hinter ihren Säulen versteckten." (Kat. Willem De Kooning, Paris 1984, S. 193). Dennoch liegt jedem Gemälde eine Geschichte zugrunde. Die Tendenz zur Fläche und die rigorose Strukturierung des Bildraumes, beides vom Kubismus übernommen, vereinen sich in seinen Bildern der vierziger Jahre mit dem ständigen Streben nach Beweglichkeit und Erneuerung. So graben sich Körperformen („Painting", 1948), Spuren von Inschriften und Graffiti („Zürich", 1947) in die „flache Tiefe" der Bilder ein. *Abb. 596* *Abb. 597*

Während einer Zusammenkunft über die abstrakte Kunst diskutierten die Teilnehmer auch über den passenden Namen für ihre Bewegung. „Uns einen Namen zu geben, wäre katastrophal", entschied De Kooning, der Bewegungsfreiheit über alles stellte. „Einige Maler, zu denen auch ich gehöre, legen überhaupt keinen Wert auf den Stuhl, auf dem sie sitzen. Dieser Stuhl muß noch nicht einmal bequem sein. Sie sind viel zu nervös, um zu überlegen, wo sie sich am besten hinsetzen sollten. Sie wollen sich nicht feierlich niederlassen. Oder anders, sie meinen, daß ein Gemälde – irgendein Gemälde, irgendein Stil – heute eigentlich sozusagen eine Lebensweise, ein Lebensstil ist. Das ist der Kern des Problems. Die Kunst ist gerade wegen ihrer Nutzlosigkeit frei. Diese Künstler wollen sich nicht den Normen beugen. Sie wollen nur inspiriert sein." („Was bedeutet für mich abstrakte Kunst?" Kat. Willem De Kooning, Paris 1984, S. 202). Während er also absolute Freiheit verlangt, malt De Kooning „Woman 1" (1950–1952) und weitere Variationen zum Thema Frau, die für ihn zugleich „Idol" – er verwendet das Wort selbst –, Mutter, drohende Verführerin, freudespendendes Monstrum ist. Unter seinem Pinsel entstehen bald durch kraftvolle Gestik und raffinierte Farben verwandelte Landschaften („Door to the River", 1960). „Running Figure" (1966) könnte das atemlose Rennen des Malers symbolisieren, der, gehetzt vom steten Bedürfnis nach mentalem Ortswechsel, in verschiedenen Techniken, verwischten Flächen, durch Zeitungspapier abgedeckten und verschobenen Teilen, verschwommenen Zeichnungen, mit geschlossenen Augen gezogenen Umrissen ein Ebenbild findet. Häufig umschließt die Linie, die versetzt zur Farbe verläuft, keinerlei Form. Abbild und Untergrund sind vertauscht; die gesamte Bildoberfläche scheint in alle Richtungen zu zerfließen und bietet dem Auge keinen Halt. *Abb. 598* *Abb. 113*

De Kooning nimmt das Risiko auf sich, zu scheitern und das entstehende Werk zu verderben. Sidney Janis erinnert sich, ein Bild aus der Serie „Woman" gesehen zu haben, das vollkommen gelungen war. Doch der Maler wollte noch an einem Detail feilen, bevor er das fertige Werk signierte. Einige Zeit später war das Bild verschwunden. „Es war hinüber, ich habe es zerstört." Auf die Frage, woran man denn erkenne, wann ein Bild fertig sei, antwortet De Kooning 1950: „Ich halte mich mit dem ‚Vollenden' zurück. Ich male nicht nur das Bild, sondern immer auch mich selbst. Und wenn das geschehen ist, kann ich es aufheben oder wegwerfen. [...] Wenn es nicht paßt, werfe ich es weg." Die doppelte Ausformung des Gemäldes durch den Maler und des Künstlers durch das Gemälde gehört zu den wesentlichen Aspekten des Abstrakten Expressionismus. Malen und Leben sind eine existentielle Einheit: das Bild entsteht, während der Künstler sich selbst erkennt. Es ist übrigens nicht sicher, ob der Inhalt, der erst am Ende des Schöpfungsprozesses entdeckt wird, von tatsächlich sichtbarer Klarheit ist. De Kooning hat diesen Inhalt definiert als einen „Blitz, eine Blitzbegegnung, eine Erleuchtung" („Content is a Glimpse"). Yves Michaud übersetzt Glimpse (flüchtiger Blick) mit einem noch besseren Ausdruck: „un regard en passant" („ein Blick im Vorbeigehen"). Dieser flüchtige, nicht zu fixierende, nicht geplante, nicht zu beweisende Inhalt erschließt sich nur bei einer – stets ungewissen – Begegnung mit dem Werk. Er unterliegt nicht der Demonstration, sondern der Emotion.

Der Kritiker Harold Rosenberg hat die neue amerikanische Malerei in „American Action Painters" (Art News, Dezember 1952) analysiert, einem Text, der hohe Wellen schlug. Im Gegensatz zum mehr formalistischen Verständnis Clement Greenbergs stützt sich seine Ästhetik auf den Schaffensprozeß, der die Formen überhaupt erst hervorbringt. Er neigt mithin zu einer existentialistischen Interpretation, betont die direkte körperliche Auseinandersetzung des Künstlers mit seinem Werk: „In einem bestimmten Augenblick begann die Leinwand sich einem amerikanischen Maler nach dem anderen als eine Arena zu zeigen, in der man handeln mußte – eher als ein Raum, in dem ein wirklicher oder gedachter Gegenstand darzustellen, neu zu konstruieren, zu untersuchen oder ‚auszudrücken' war. Was auf der Leinwand stattfand, war nicht ein Bild, sondern ein Ereignis. Der Maler ging nun nicht mehr mit einer Bildvorstellung im Kopf auf seine Staffelei zu; er stand da, mit einem Werkzeug in der Hand, bereit, mit dem Werkstoff vor ihm etwas zu tun. Was dann sichtbar wurde, war das Ergebnis dieser Begegnung." Der ansonsten so ungreifbare „Inhalt" des Gemäldes wurde wenn schon nicht erklärt, so doch wenigstens angezeigt. Da es jede Unterscheidung zwischen Kunst und Leben aufhebt, „partizipiert das Action Painting an derselben metaphysischen Substanz wie die Existenz des Künstlers". Diese verschwommene, oft tragische Beziehung legt den Grundstein zu einer neuen und autochthonen Kunst: „Der Maler der amerikanischen Avantgarde hat die blanke Leinwand gebändigt wie Herman Melvilles Ishmael das Meer. Es gab einerseits verzweifelte Anerkennung einer moralischen und geistigen Erschöpfung, andererseits Verherrlichung eines abenteuerlichen Vorstoßes in die Tiefe, wo die Hoffnung winkte, ein Abbild seiner Identität zu finden."

Diese in den Ateliers konstruierte Identität wird durch neue Galerien verbreitet, die während der Isolation in der Kriegszeit entstehen. Peggy Guggenheim eröffnet 1942 „The Art of this Century", wo ein Jahr später Jackson Pollock ausstellt. Zahlreiche aus Europa emigrierte Künstler tragen zur Belebung des Kunstschaffens bei. Die im „Artists' Club", einem von den Malern selbst gegründeten Ort der Begegnung und zwanglosen Diskussion, versammelten Künstler müssen jedoch hart kämpfen, um der New Yorker Szene die Bedeutung ihrer Werke klarzumachen. 1950 richtet eine Gruppe, die sich „die zornigen 18" nennt – darunter Baziotes, Gottlieb, De Kooning, Motherwell, Newman, Pollock, Reinhardt, Rothko, Stamos, Still, Tomlin –, an den Präsidenten des Metropolitan Museum einen Protestbrief gegen die Jury, die über die Zulassung zur Ausstellung „American Painting Today 1950" zu befinden hatte und als Gegnerin der modernen Kunst verdächtigt wurde. 1951 organisieren sie eine Art Salon der Ausgeschlossenen: die „Ninth Street Show". Leo Castelli, der noch keine eigene Galerie führt, nimmt an den Vorbereitungen teil. Das Interesse von seiten Alfred Barrs, des Direktors des Museum of Modern Art, zeugt vom Erfolg dieser Veranstaltung.

Obgleich die neue Malerei keineswegs die Entwicklung eines Stils anstrebt, verbindet die Maler des Abstrakten Expressionismus eine gleichartige Behandlung des Bildmaterials. Clement Greenberg hat vorgeschlagen, sie *painterly*, malerisch, zu nennen. Sie zeichnet sich aus „durch einen ‚flinken', zügigen Pinselstrich oder dessen Anschein; durch sich ausbreitende und verschmelzende Massen anstelle von isoliert bleibenden Formen; durch große, gut sichtbare Rhythmen; gebrochene Farbtöne; unterschiedlich dichte oder gesättigte Farben; sichtbare Zeichen von Pinsel, Spachtel, Finger oder Stoff, kurz, durch ein Zusammentreffen von physischen Kennzeichen, die den von Wölfflin definierten entspricht, als dieser aus der Barockkunst den Begriff des *Malerischen* gewann." Der malerische, spontane und freie Pinselstrich kann seine dynamische Verve ebenso in der figürlichen wie in der nichtfigürlichen Darstellung gleichermaßen trefflich entfalten. So verschiebt sich die Trennlinie, die bis dahin zwischen Abstraktion und Figuration verlief, und stellt nun Improvisation, gleichsam das Unterpfand des Authentischen, der bewußten Vorausplanung gegenüber, deren Effekte man in so verschiedenen Werken wie denen Fritz Glarners, der dem Neo-Plastizismus Piet Mondrians anhängt, oder Joseph Cornells im Fahrwasser des Surrealismus ausmachen kann.

Abb. 121, 169

Unter den Begründern der „New York School" nimmt Hans Hofmann (1880–1966) sowohl durch sein Wirken als Pädagoge wie durch seine eigenen Schöpfungen einen bedeutenden Platz ein. Er vertritt die Auffassung, daß plastische Schöpfung von der Spannung zwischen Bildtiefe und flacher Oberfläche lebt. Der Gegensatz zwischen widerstreitenden Kräften – dem berühmten *push and pull* – ermöglicht ein komplexes Spiel, in dem die Wahrheit der Bildebene und die räumliche Illusion der dritten Dimension ein dynamisches, instabiles und stets von neuem herzustellendes Gleichgewicht eingehen. „Memoria in Aeternum" (1962), eine Konfrontation geometrischer Flächen mit

Abb. 601

leuchtenden Farben und impulsiver Gestik, ist eine Hommage an fünf verstorbene Künstler, die er sehr schätzte: Arthur B. Carles, Arshile Gorky, Jackson Pollock, Franz Kline und Bradley Walker Tomlin.

Franz Kline (1910–1962) soll ab 1949 zur abstrakten Malerei gefunden haben, indem er winzige Zeichnungen mit Hilfe eines Projektors in übermäßiger Vergrößerung anschaute. Dabei verschwamm das Bild und förderte kräftige Linien zutage, die aus ihrer eigenen Intensität affektive Stärke bezogen. Diese Anekdote ist aufschlußreich für das beständige Schwanken zwischen Abstraktion und Figuration. Es ist auch denkbar, daß die Idee, mit breitem Bürstenpinsel schwarze Streifen auf Zeitungspapier zu malen, von Werken Pierre Soulages' angeregt war. Jedenfalls erreichen die „malerischen Experimente" Klines, gespeist aus improvisierten Erinnerungen, in den folgenden Jahren *Abb. 120, 600* eine Suggestivkraft, die um so wirksamer ist, als sie allein auf sparsames Schwarz und Weiß setzt. Solche Reduktion findet sich bei vielen Malern dieser Zeit. Sie gab ihnen „das erhebende Gefühl der *tabula rasa* in einem Beruf, der traditionsgemäß von höchster Kompliziertheit ist" (Thomas B. Hess).

Die dominierende Rolle der Gestik in der neuen amerikanischen Malerei trägt zur Entwicklung einer malerischen Kalligraphie bei. Mark Tobey (1890–1976) setzt seine komplexen und raffinierten, aus fernöstlicher Kulturtradition gespeisten „White Writings" fort, während Bradley Walker Tomlin seine geschwungenen, üppigen Bänder in eine *Abb. 117* ausgeprägt architektonische Struktur einbindet oder auch ihre potentielle Energie in noch vehementeren Kompositionen freisetzt. Philip Guston (1913–1980) hingegen gelangt alsbald zur Auflösung der Zeichen in einem Konti- *Abb. 128* nuum übereinandergesetzter Pinselstriche – ein Hohelied auf die zarte Harmonie der Farben. In bezug auf seine Bilder hat man von abstraktem Impressionismus gesprochen, eine Bezeichnung, die die zweite wesentliche Bezugsquelle der Maler dieser Generation aufzeigt. Hatte sie der Kubismus mit den Zwängen der Fläche vertraut gemacht, so bereitete der Impressionismus, ganz besonders die Spätwerke Monets, der All-Over-Malerei und einer freien Ausführung den Weg.

Die europäische Kunst hat die Abstrakten Expressionisten weniger „beeinflußt", sondern ihnen vielmehr als Fundament und Anregung zur Erlangung ihrer Selbständigkeit gedient. Robert Motherwell (1915 geboren) liefert dafür das beste Beispiel. Einige Titel seiner Werke beziehen sich auf Baudelaire oder Mallarmé. Seine berühmteste Bildfolge, die er 1949 beginnt, thematisiert die spanische Republik, die durch die Franco-Diktatur zerschlagen wurde. Wie das Werk Picassos transzendiert jede seiner „Elegies to the Spanish Republic" das augenblickliche Ereignis und *Abb. 124* schafft eine verallgemeinerte Symbolik, in der die uranfänglichen Mächte miteinander ringen: „Die ‚Spanischen Elegien' sind nicht ‚politisch', doch sie zeigen meine persönliche Sicht dieses Todes, den man nicht vergessen darf. Sie sind so aussagestark, wie es überhaupt nur möglich ist. Diese Bilder sind aber zugleich allgemeine Metaphern auf den Gegensatz von Leben und Tod und ihre enge wechselseitige Bedingtheit." (Kat. Robert Motherwell, 1963). Mit der Serie „Je t'aime" erzählt Motherwell nicht nur von Leben und Liebe, sondern berührt auch den Zusammenhang von *Abb. 603* Text und Gemälde, von Graffiti und Kunst. Seine monumentalsten Werke, denen eine feine Balance von Sinnlichkeit und Formalismus eigen ist, bewahren insgeheim immer einen intimen Charakter.

DAS SUBLIME

Barnett Newman (1905–1970), Clyfford Still (1904–1980) und Mark Rothko (1903–1970) gelten als Begründer des „Color Field", der Farbfeldmalerei, bei der ein Gemälde oder das Bild in mehrere weite farbige Räume gegliedert wird und in der extremen Vereinfachung der Formen seine Einheit findet. Auf den ersten Blick erscheinen ihre Werke radikal anders als die der gestischen Maler, und es fällt nicht ganz leicht, zu verstehen, warum die einen wie die anderen sich in derselben Kategorie, nämlich im Abstrakten Expressionismus, bewegen. Die drei genannten Künstler haben am Erfolg der Konzeptionen der „Mythenmacher", zu denen sie gehören, mitgewirkt. Die Rolle des Sujets und eine direkte, nicht geplante bildkünstlerische Schöpfung treten in ihrer Verwendung der Farben auf. Wenn Pollock und Motherwell sich auf die splitternden Formen des Kubismus stützten, so folgen sie eher dem Vorbild Milton Averys, der in Henri Matisse seinen Ausgangspunkt sah. Ausweitung der Farbe und Vereinfachung der *Abb. 127* Zeichnung bringt sie bis an die Grenzen der Monochromie, die auch andere Künstler stark anzieht: Theodoros Sta- *Abb. 609* mos etwa schränkt sein Farbenspektrum ein, und Rollin Crampton malt fast völlig schwarze Bilder.

Barnett Newman organisiert 1947 in der Galerie Betty Parsons in New York die Ausstellung „The Ideographic Picture". Im Katalog schreibt er: „Die Frage, die sich heutzutage stellt, lautet: Wenn wir in einer Zeit ohne Legenden und Mythen leben, die sublim genannt werden könnten, wenn wir auch das geringste Quentchen Verherrlichung in den reinen Beziehungen ablehnen, wenn wir ablehnen, in der Abstraktion zu leben – wie können wir da eine sublime Kunst schaffen? Wir bekräftigen wieder das natürliche Verlangen des Menschen nach dem Sublimen, nach Beziehungen zu den Gefühlen des Absoluten." Und er präzisiert diese Idee in „The Sublime is Now": „Das Bild, das wir erzeugen, ist das klare Bild der realen und konkreten Offenbarung, das jeder verstehen kann, der es anschaut, ohne erst die nostalgische Brille der Geschichte aufzusetzen." (Tiger's Eye, Dezember 1948).

In den kommenden Jahren formt Barnett Newman sein Verlangen, an elementare, uranfängliche Ausdrucksweisen des Menschen anzuknüpfen, an den poetischen Schrei, den Schrei „des Entsetzens und der Wut über seine tragischen Lebensbedingungen", den Schrei, der des Menschen „Bewußtwerdung und die Erkenntnis seiner Ohnmacht gegenüber der irdischen Leere" manifestiert („The First Man Was An Artist", Tiger's Eye, Oktober 1947).
Abb. 122 In seinem Bild „The Voice" (1950) drängt die Malerei an die äußersten Grenzen des Sichtbaren. „The Voice" beweist, daß der Maler die Lesbarkeit zugunsten der Bewahrung der ursprünglichen, schneidenden und teilenden Gestik zu opfern vermag. Nur ein vertikaler, weißer Strich, ein *zip*, durchschneidet den weißen Bildraum über die gesamte Höhe. Der *zip*, ein stechender, scharfer Riß, ist sein wesentliches Gestaltungselement – er erzeugte ihn, indem er einige Stellen mit Klebestreifen abdeckte und diese dann entfernte. Er unterteilt, als Metapher des Schöpfungsaktes par excellence – Trennung von Tag und Nacht, von Wasser und Erde –, das Bild in mehrere Flächen. Die immer andersartigen linearen Bänder, unterschiedlich in Anordnung, Stärke und Anzahl, in Farbe oder Tonwert zum Farbfeld kontrastierend, mit klaren Rändern oder Überwiegen des Gestischen, führen in das farbliche *All Over* das Sublime ein. Sie erzeugen sprachlose Verblüffung, ein wesentliches Attribut dieser Ästhetik des Sublimen.

Barnett Newman bezieht sich ausdrücklich auf Edmund Burke. Das Sublime verlangt Gefühlsgröße und Einfachheit des Ausdrucks, Erhebung des Geistes und die emotional hochgradig gesteigerte Situation einer vom Entsetzen gepackten Imagination. Der Blitz, sichtbares und bedrohliches Zeichen des *Fiat lux*, gehört zu seinen emblematischen Erscheinungsweisen, ebenso wie die weite Ödnis von Wüsten, die unmenschliche Größe froststarrender Berge oder das Meer im Zugriff blindwütiger Stürme und Naturgewalten. Solche Schauspiele besitzen jene Übermacht, jenes Schreckliche, das ein Merkmal des Sublimen ist, dessen Gewalt unsere Wahrnehmung aussetzen läßt. Wie der Kwakiutl-Indianer, dessen künstlerische Arbeiten er analysierte, entwickelt auch Newman abstrakte Formen, die auf „metaphysisches Verstehen" gerichtet sind. Die von beiden geschaffenen künstlerischen Formen bleiben immer verbunden mit dem Schrecken, der einen „im Angesicht des Unergründlichen" befällt. Doch das Unergründliche ist seinem Wesen nach undarstellbar, und so bekunden seine Bilder das Recht auf Undarstellbarkeit im Rahmen des Sichtbaren.

Die dramatische Spannung zwischen Leere und Fülle der Farbfelder, zwischen einer teilenden und einer verbindenden Linie, zwischen der schreienden Gegenwart und der schweigenden Abwesenheit, zwischen der Funktion der Malerei und ihrem Überleben gerinnt zu höchstem ethischem und religiösem Wert in der Folge „The Stations of the Cross", deren einzelne Werke alle um eine Frage kreisen: „Gott, warum hast du mich verlassen?" Newman erklärt dazu weiter: „Dieser Aufschrei, der ohne Antwort bleibt, ist die endlose Welt. Aber ein Gemälde muß sie in seinen Grenzen umfassen, diese endlose Welt." Demnach steht ein Gemälde einzig und allein vor der Alternative, die niemals auflösbare Spannung zwischen den beiden Begriffen „begrenzt" – „grenzenlos" in sich aufzunehmen oder aber in Bedeutungslosigkeit zu versinken.

Der von der Schönheit reiner Farbfelder ausgehende Reiz, der insgesamt für den Erfolg der Color-Field-Malerei
Abb. 606 sorgte, hat die Absichten Newmans in solchen Kolossalwerken wie „Vir Heroicus Sublimis" ein wenig mit dem Beigeschmack des Unverständlichen versehen. Obgleich Newman eindeutig Kolorist ist, meint er paradoxerweise, daß sein eigentliches Problem das Zeichnen sei. Zum Beweis realisiert er sechs Gemälde, auf denen die Reize der Ober-
Abb. 123 fläche verschwunden sind. „The Wild", 1950 entstanden, ist eines jener Bilder, die so schmal sind, daß sie selbst nur noch ein *zip* sind; ein *zip*, der das Feld bedeckt, anstatt dieses zu teilen, ein Blitz ohne Himmel, gleichsam das visuelle
Abb. 607 Äquivalent unserer „Beziehung zum Geheimnis des Absoluten". Mit „Shining Forth (To George)", seinem toten Bruder gewidmet, läßt er die Leinwand ganz nackt und schreibt ihr drei tiefschwarze Striche ein. Das Werk strahlt die Kraft der Evidenz und die Komplexität eines tief bewegten Gedankens aus: der Mittelstreifen ist leicht nach links versetzt, während die Seitenstreifen, einer positiv, der andere negativ, etwas ungleiche Ränder freilassen. Keiner ist vollkommen regelmäßig.

In anderen Werken verhilft Newman auch der Farbe wieder zu ihrem Recht, doch er unterhält eine polemische Beziehung zu den abstrakten Malern, die die Primärfarben (Blau, Rot, Gelb) verwenden, besonders zu Piet
Abb. 608 Mondrian und den drei „letzten Bildern" von Alexander Rodtschenko. „Wer hat Angst vor Rot, Gelb und Blau?" fragt Newman. Er will uns die Weite seiner enormen Farbfelder ganz aus der Nähe zeigen. In seiner Ausstellung in der New Yorker Betty Parsons Gallery (1951) läßt er auf ein Plakat schreiben: „Es besteht die Tendenz, große Bilder von weitem zu betrachten. Die großen Bilder dieser Ausstellung sind geschaffen, um aus der Nähe betrachtet zu werden." Bestimmt für Ausstellungen in engen Räumen von Galerien oder Privatwohnungen, sind diese Bilder eigens so konzipiert, daß sie *zu* groß erscheinen müssen. Auf einer berühmt gewordenen Fotografie illustriert der Künstler diese Intimität zwischen Betrachter und Farbe: er tritt nicht etwa zurück, um das Ganze besser zu erfassen, sondern geht im Gegenteil ganz dicht an die Bildfläche heran, so daß er fast in die Farbe einzudringen scheint. Aus dieser Perspektive weist sie in das Unendliche.

Auch das Werk von Clyfford Still sucht nach dem Sublimem. Der Maler umreißt seine Ambitionen, wenn er seine Werke „all jenen" widmet, „die die Bedeutung und die Verantwortung der wahren und absoluten Freiheit erfahren wollen". Die physische Präsenz seiner Werke drängt sich sozusagen mit Gewalt auf und wird noch verschärft durch das grobe Farbmaterial, das mit dem Spachtel aufgetragen und in großen, rissigen oder an den Rändern ausgefaserten Streifen ausgebreitet ist, die andere Farben hindurchscheinen lassen. Diese Verknappung bringt Stills Farbfelder bisweilen an den Rand der Monochromie, der höchstens noch die ausgezackte Zeichenlinie im Wege steht. Die dichte Intensität und Spannung, die aus seinen Bildern sprechen, bewirken „einen Effekt des Unendlichen" (E. Burke). Sie postulieren ihr Anderssein. „Wenn ich ein Bild zeige", schreibt Still, „dann möchte ich, daß es sagt: ‚Hier bin ich, hier ist mein Wesen, mein Fühlen, mein Ich. Hier bin ich unerbittlich, stolz, lebendig, nackt, furchtlos. Wenn jemand das nicht mag, soll er sich abwenden, weil mein Blick auf ihn fällt. Ich erwarte nichts. Ich will nur, daß mein ganzes Wesen, in all seiner Unantastbarkeit, die kulturelle Tarnkappe ablegen kann, daß ich die anschauen kann, die vor mich hintreten, um sie ohne Groll, Sehnsucht oder Furcht anzublicken.'" (Kat. Clyfford Still, 1976, S. 119). *Abb. 129*

Wenn die Materie von Clyfford Still erdverbunden ist, so ist jene von Mark Rothko, zunächst ozeanisch, bald leicht wie Dunstschleier. Etwa 1950 findet er die für ihn typische Art der Organisation des Bildraumes: einige große, streng frontale und subtil modulierte Farbflächen mit unscharfen Rändern, scheinbar in einem ausschließlich visuellen Universum hin und her gleitend. Seine Werke sind keine Studien- oder Demonstrationsobjekte, sondern Türen, die in eine andere Welt, in ein Jenseits weisen. Werner Haftmann meint, daß sie gar nicht als „Gemälde" im traditionellen Sinne gelten können: „Es sind Schleier der Meditation, Ikonen, kontemplative Bilder, dekorierte Zeltbahnen, die das Göttliche verhüllen [...]" (Kat. Mark Rothko, Paris 1972, S. IX). Obgleich er riesige Formate verwendet, die aber immer noch kleiner sind als die Pollocks oder Newmans, besteht kein Zusammenhang zu den grenzenlos weiten Landschaften des amerikanischen Westens; Rothko strebt im Gegenteil nach Intimität und Menschlichkeit. Die Schmucklosigkeit und Strenge der Zeichnung drängt seine Malerei bis an die Grenzen des Sichtbaren. In seinen dunkelsten Werken lösen sich die Formen auf; seine letzten Bilder, grau und aus zwei durch eine horizontale Linie getrennten Feldern bestehend, erinnern weniger an die Welt Turners als an die des „Mönchs am Meer" (1810) von Caspar David Friedrich, dem kanonischen Ausdruck des Erhabenen. *Abb. 125* *Abb. 126* *Abb. 610, 611*

DAS AMERIKANISCHE BEHERRSCHT DIE KUNST

In einem Artikel von 1955 versuchte Clement Greenberg das „Amerikanische in der amerikanischen Malerei" zu definieren. Seine Argumentation, als umfassende Darstellung angelegt, beschränkt sich dabei keineswegs auf die Malerei, sondern umfaßt alle Kunstrichtungen. Nach einem Kant entlehnten Schema besitzt jede Disziplin spezifische Methoden der Selbstanalyse und offenbart so die ihr innewohnenden Eigenschaften. In diesem Sinne sei die moderne Malerei seit Manet in einem „Prozeß der Selbstreinigung" begriffen, der nach und nach alle Aspekte ausscheidet, die die Malerei mit anderen Künsten verbindet, insbesondere die (literarische) Narration, die räumliche Illusion und das Ertastbare (der Plastik). Im Verlauf der letzten Jahre, so Greenberg in diesem Beitrag, „hat niemand die überflüssigen Konventionen der Kunst direkter und hartnäckiger angegriffen als jene Gruppe von Künstlern, die in New York während des Krieges und in der unmittelbaren Nachkriegszeit hervorzutreten begann".

Dieser Versuch der Selbstfindung hat die Malerei dazu geführt, sich mit der Fläche auseinanderzusetzen, der einzigen Existenzbedingung, die sie nicht mit anderen Künsten teilt. Die Farbnetz-Strukturen Pollocks besitzen in dieser Hinsicht bemerkenswerte Qualitäten. Zwar respektieren sie die Ganzheit der Bildebene, schaffen indessen die Illusion eines Raumes, in den man sich nicht mehr – wie in der klassischen illusionistischen Malerei – vorstellen kann hineinzugehen: nur noch der Blick kann sich in ihm bewegen. Den Color-Field-Künstlern fällt es zu, diese Reinigung zu einem – vorläufigen – Ende zu führen. Greenberg versuchte 1962, als er deren Werke kommentierte, zu einer gültigen Definition dieser Malerei zu gelangen, und ermittelte „zwei anerkannte Konventionen oder Normen", die sie kennzeichnen: „die Fläche und die Begrenzung dieser Fläche". Diese Meinung sollte rasch zu einer Art Kanon der formalistischen Kritik werden und hatte beträchtlichen Einfluß auf die westliche Kunst.

In der Umbruchzeit zwischen den vierziger und fünfziger Jahren läuft New York, mit den Worten von Serge Guilbaut, Paris als Inbegriff der modernen Kunst den Rang ab. Unmittelbar nach ihrem Sieg im Zweiten Weltkrieg treten die Vereinigten Staaten in den Kalten Krieg ein, der nicht nur ihre Wirtschafts- und Militärmacht beansprucht, sondern auch die Fähigkeit verlangt, die Köpfe zu gewinnen. Um an dieser Front zu siegen, müssen die Amerikaner ihre industrielle Überlegenheit zwangsläufig auf den Bereich der Ideologie übertragen. Der Kampf gegen den Kommunismus im eigenen Land und vor allem gegen die Ausbreitung des Kommunismus in Europa erfordert die nachdrückliche Behauptung einer attraktiven und überlegenen kulturellen Identität.

Getragen vom Gefühl der Verantwortung für die gesamte freie Welt, deren Führungsmacht zu werden sie sich nun anschicken, treten die Vereinigten Staaten die Nachfolge der geschwächten Staaten des alten Europa an. Der ihm innewohnende Freiheitsbegriff macht den Abstrakten Expressionismus für die Zwecke der liberalen Ideologie besonders geeignet, zumal zu einem Zeitpunkt, als die UdSSR und die westeuropäischen Kommunisten für eine „engagierte" Kunst im Dienste der progressiven Kräfte eintreten, die jedoch in formalistischer Hinsicht konservativ ist. Gegenüber den totalitären Staaten setzen die USA kulturelle Aktivitäten um so lieber ein, als sie scheinbar unpolitisch sind, und gewinnen dadurch eine zusätzliche Einflußsphäre zur Außenpolitik. Seit 1947 werden unter direkter Aufsicht der amerikanischen Regierung große amerikanische Kunstausstellungen nach Europa geschickt. Einige Jahre später treten die kämpferischen Potenzen der bildenden Künste noch deutlicher zutage. So erklärt ein Abgeordneter, ohne ein Blatt vor den Mund zu nehmen: „Eine gesteigerte Aktivität in dieser Richtung ist von allerhöchster Bedeutung, um der enormen Kulturoffensive, die unsere Feinde gegen uns entfalten, entgegenzutreten und sie zu meistern."

An der künstlerischen Front siegen die Vereinigten Staaten schon 1949. Amerika feiert seinen Helden: Jackson Pollock – gewissermaßen die Galionsfigur eines unaufhaltsamen Aufstiegs, der geschwind über Paris hereinbricht und der französischen Metropole den Rang als Kunstzentrum der westlichen Welt abläuft. Robert Rauschenberg, der 1950 erst 25 Jahre alt ist, gehört nicht zu dieser Pioniergeneration. Er betritt die künstlerische Arena zu einer Zeit, da die Legitimität der amerikanischen Avantgarde bereits anerkannt und etabliert ist. Im Jahre 1964 erhält Rauschenberg den Grand Prix der Biennale von Venedig, und Frankreich bemerkt, daß es nun endgültig nicht mehr der Mittelpunkt der modernen Kunst ist.

101 CHARLES DEMUTH,
MY EGYPT
Öl auf Karton
90,8 × 76,2 cm
1927
New York, The Whitney Museum of American Art (Kauf mit Unterstützung von Gertrude Vanderbilt)

102 GEORGIA O'KEEFFE,
COW'S SKULL: RED, WHITE AND BLUE
Öl auf Leinwand
101,3 × 91,1 cm
1931
New York, The Metropolitan Museum of Art (The Alfred Stieglitz Collection, 1952) (A.D.A.G.P. 1992)

103 GEORGIA O'KEEFFE,
GREY LINE WITH LAVENDER AND YELLOW
Öl auf Leinwand
121,9 × 76,2 cm
1923
New York, The Metropolitan Museum of Art (The Alfred Stieglitz Collection, Nachlaß von Georgia O'Keeffe) (A.D.A.G.P. 1992)

104 MARSDEN HARTLEY,
PORTRAIT OF A GERMAN OFFICER
Öl auf Leinwand
173,4 × 106 cm
1914
New York, The Metropolitan Museum of Art (The Alfred Stieglitz Collection, 1949)

105 PATRICK-HENRY BRUCE,
COMPOSITION
Öl auf Leinwand
64,5 × 81 cm
1925
Paris, Musée national d'Art moderne

106 ARTHUR G. DOVE,
RALPH DUSENBERRY
Öl und Collage auf Leinwand
55,9 × 45,7 cm
1924
New York, The Metropolitan Museum of Art (The Alfred Stieglitz Collection)

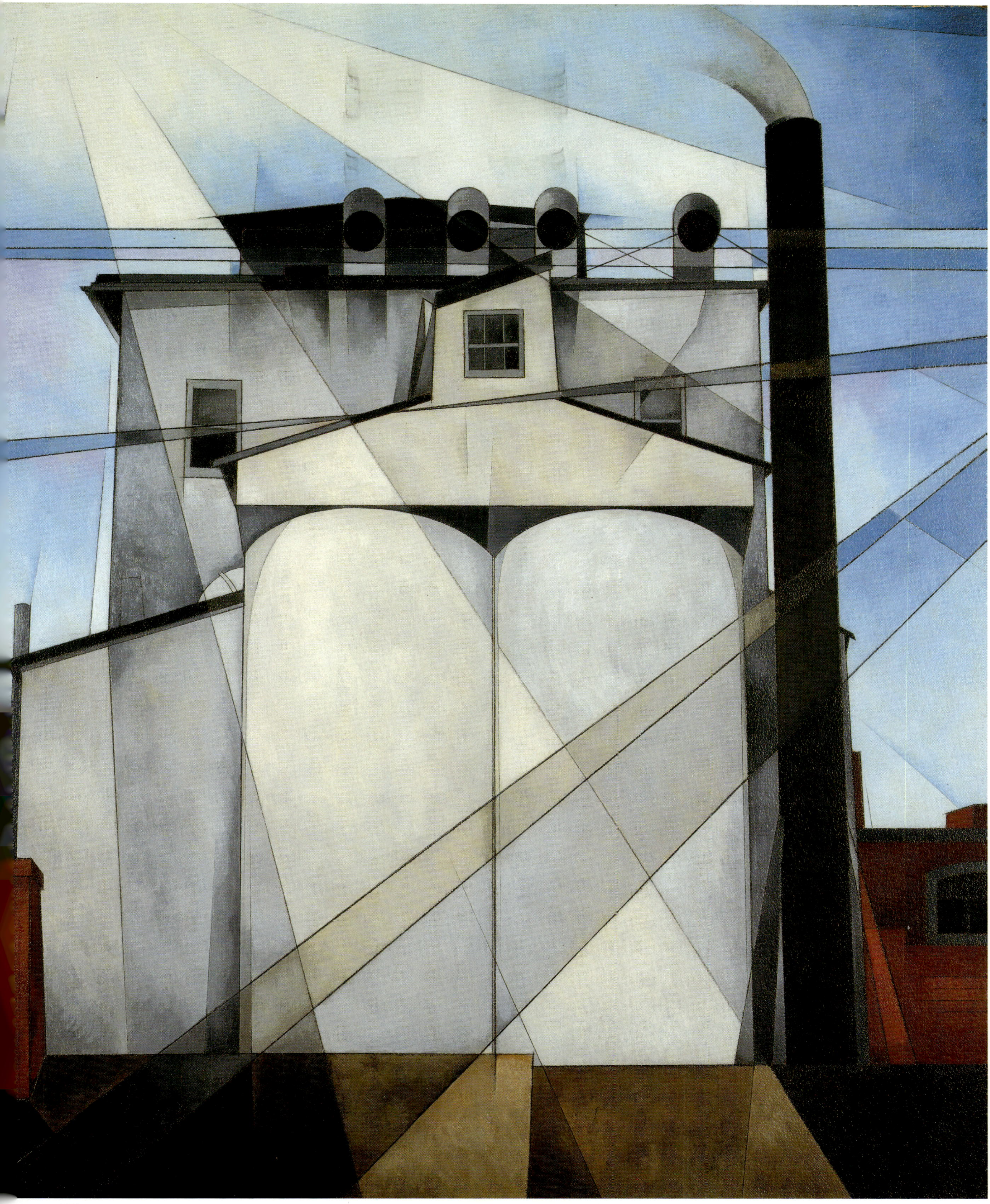

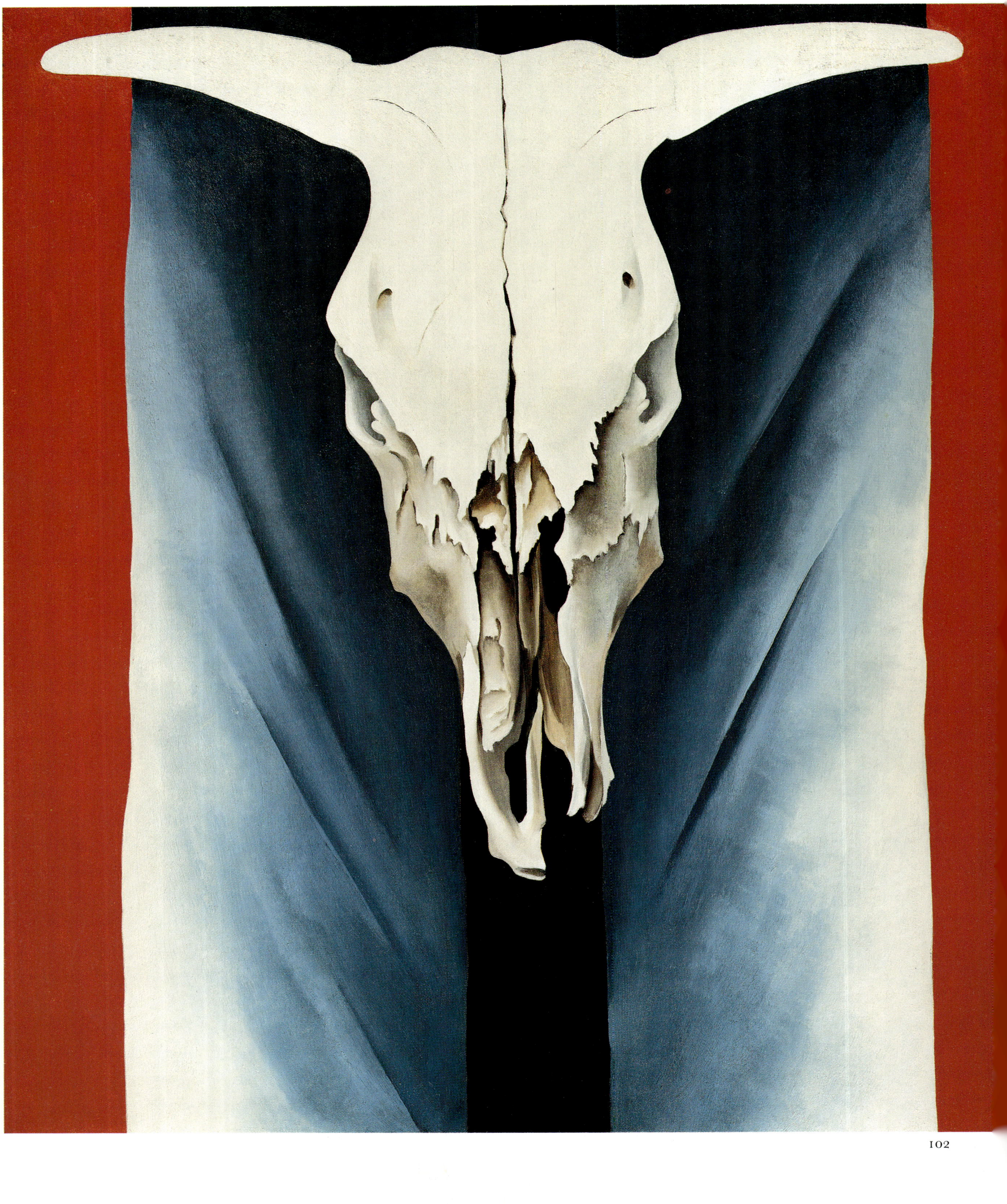

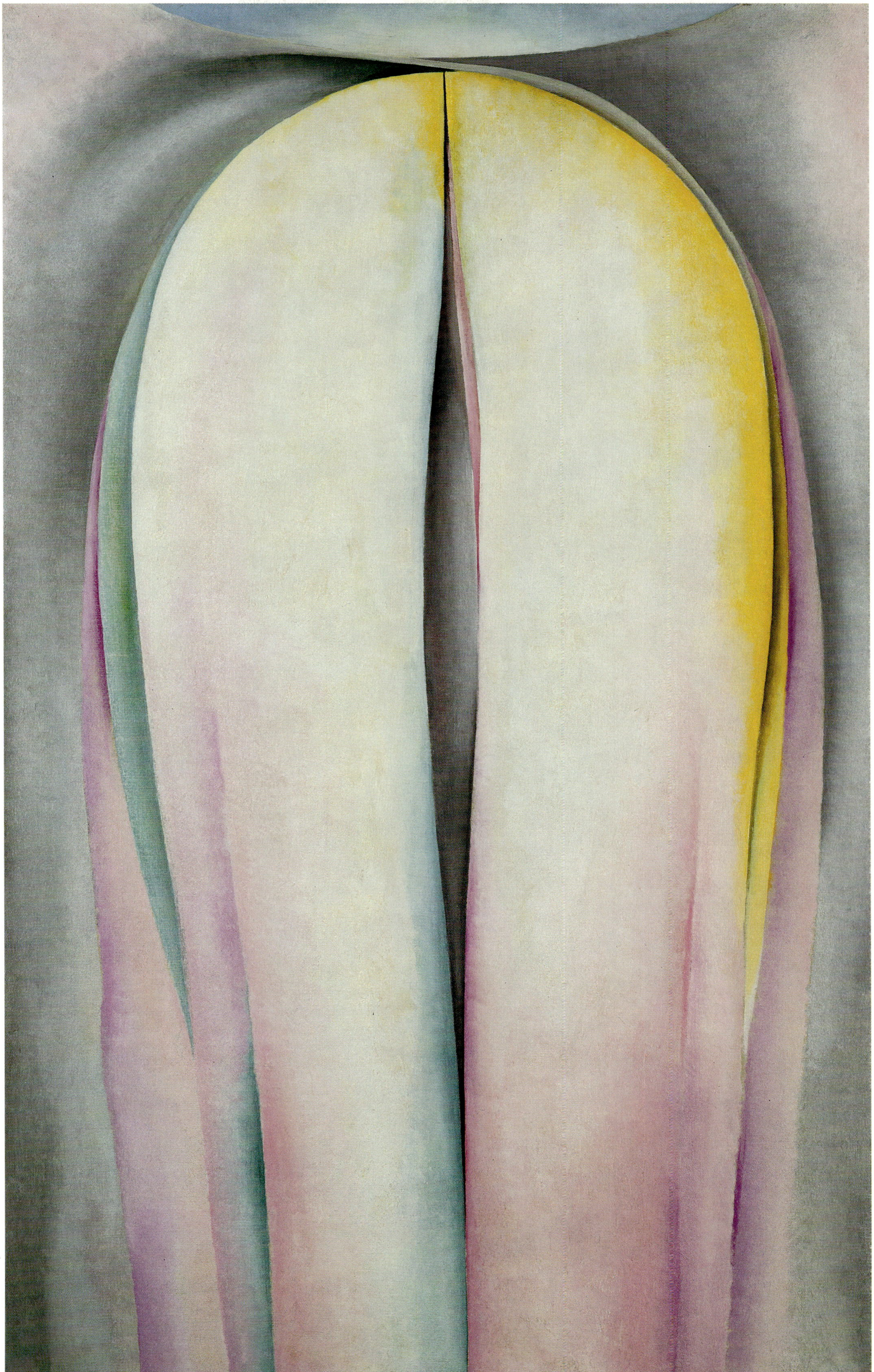

103

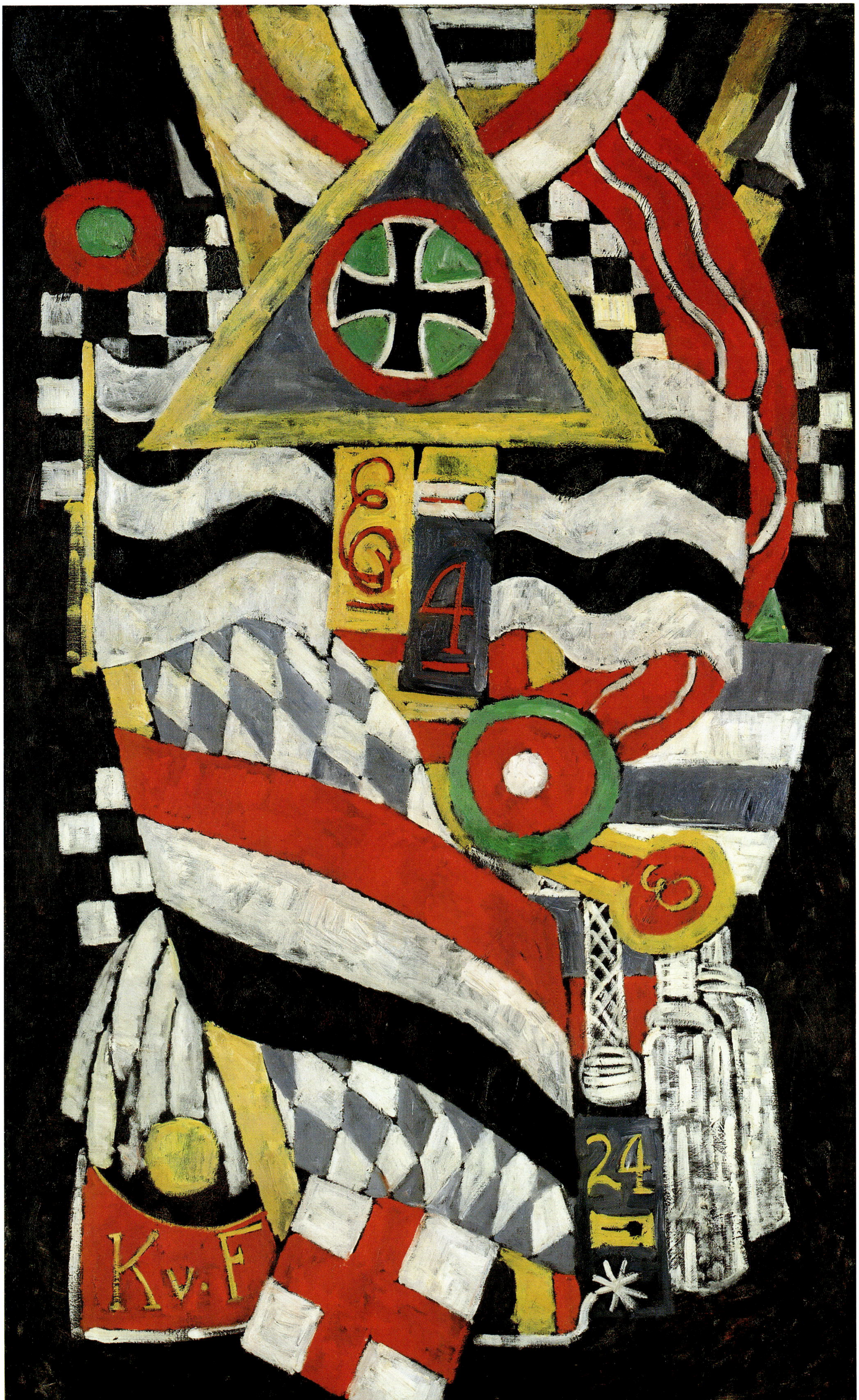
4
24
Kv.F

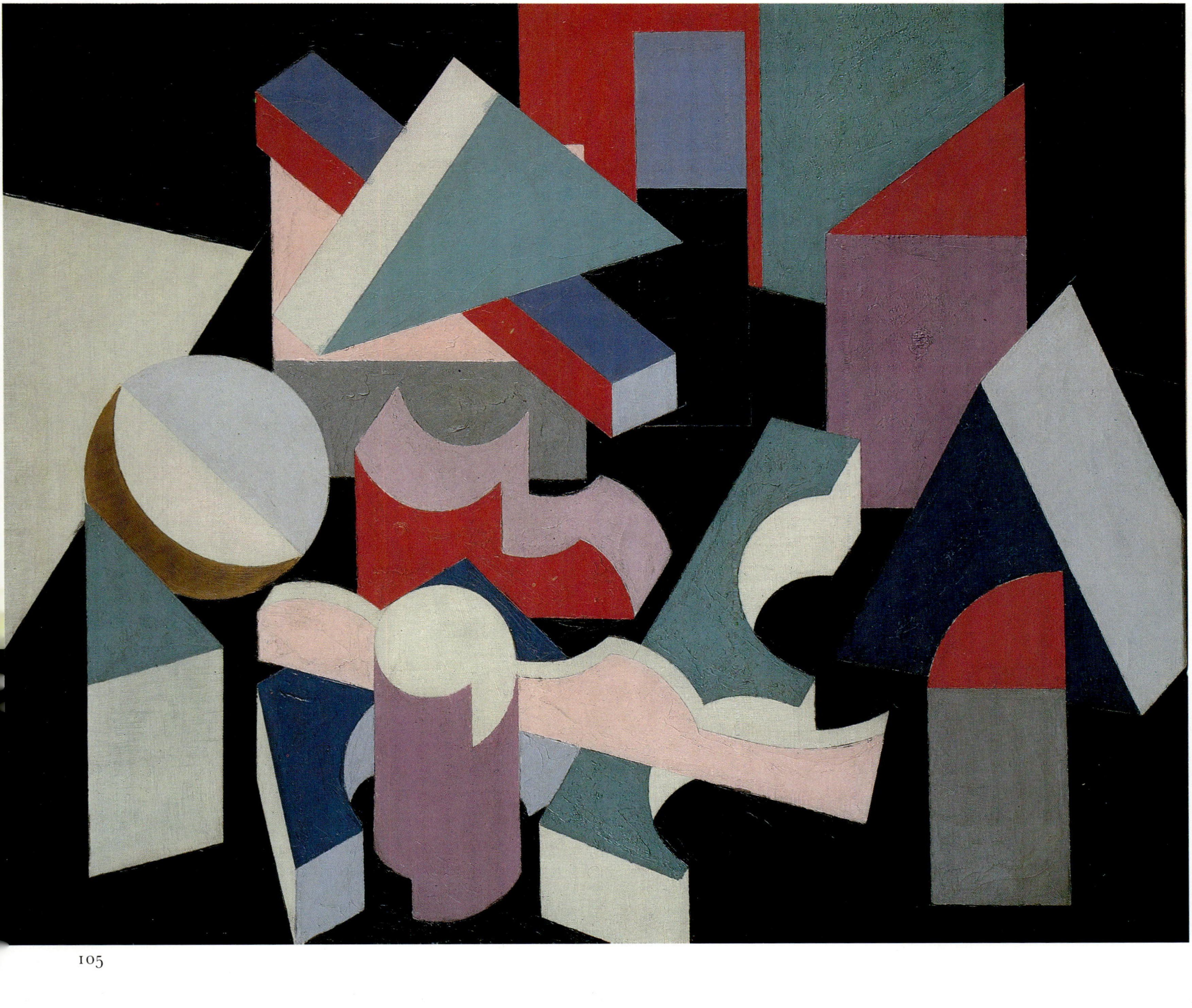

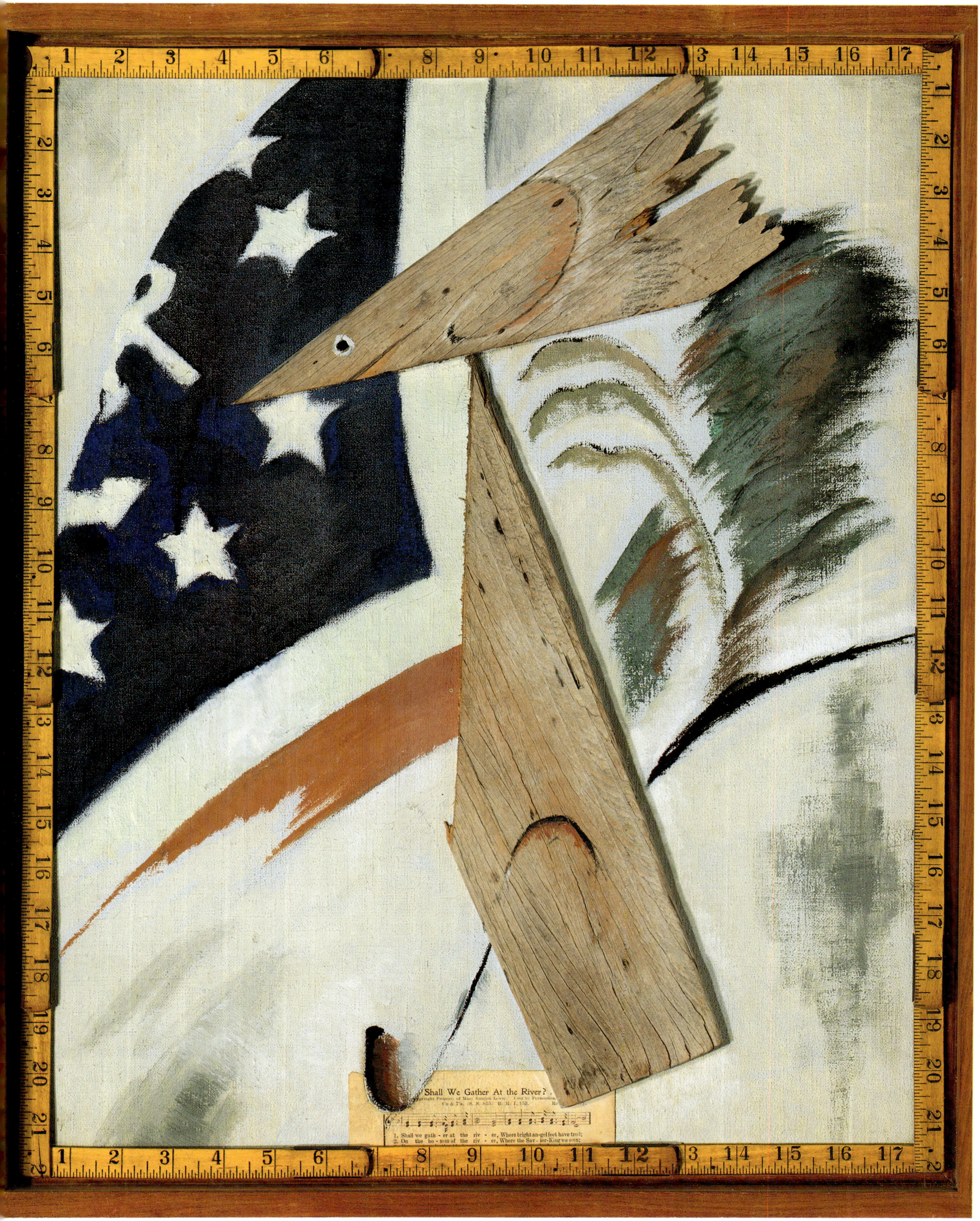
Shall We Gather At the River?
8's & 7's. S. S. 855. B. M. I. 155.
1. Shall we gath - er at the riv - er, Where bright an-gel feet have trod;
2. On the bo - som of the riv - er, Where the Sav - ior-King we own;

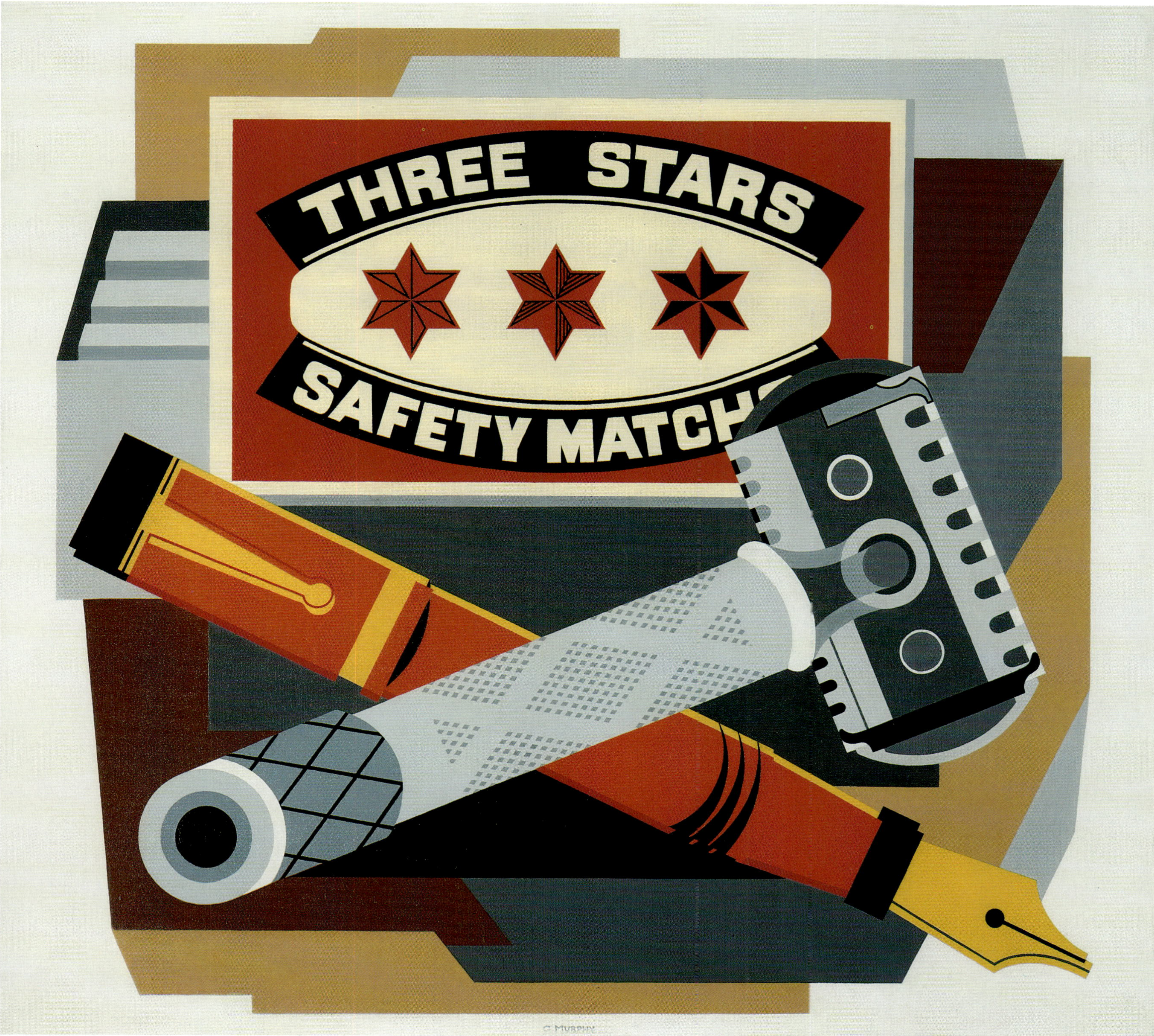
THREE STARS
SAFETY MATCH
G MURPHY

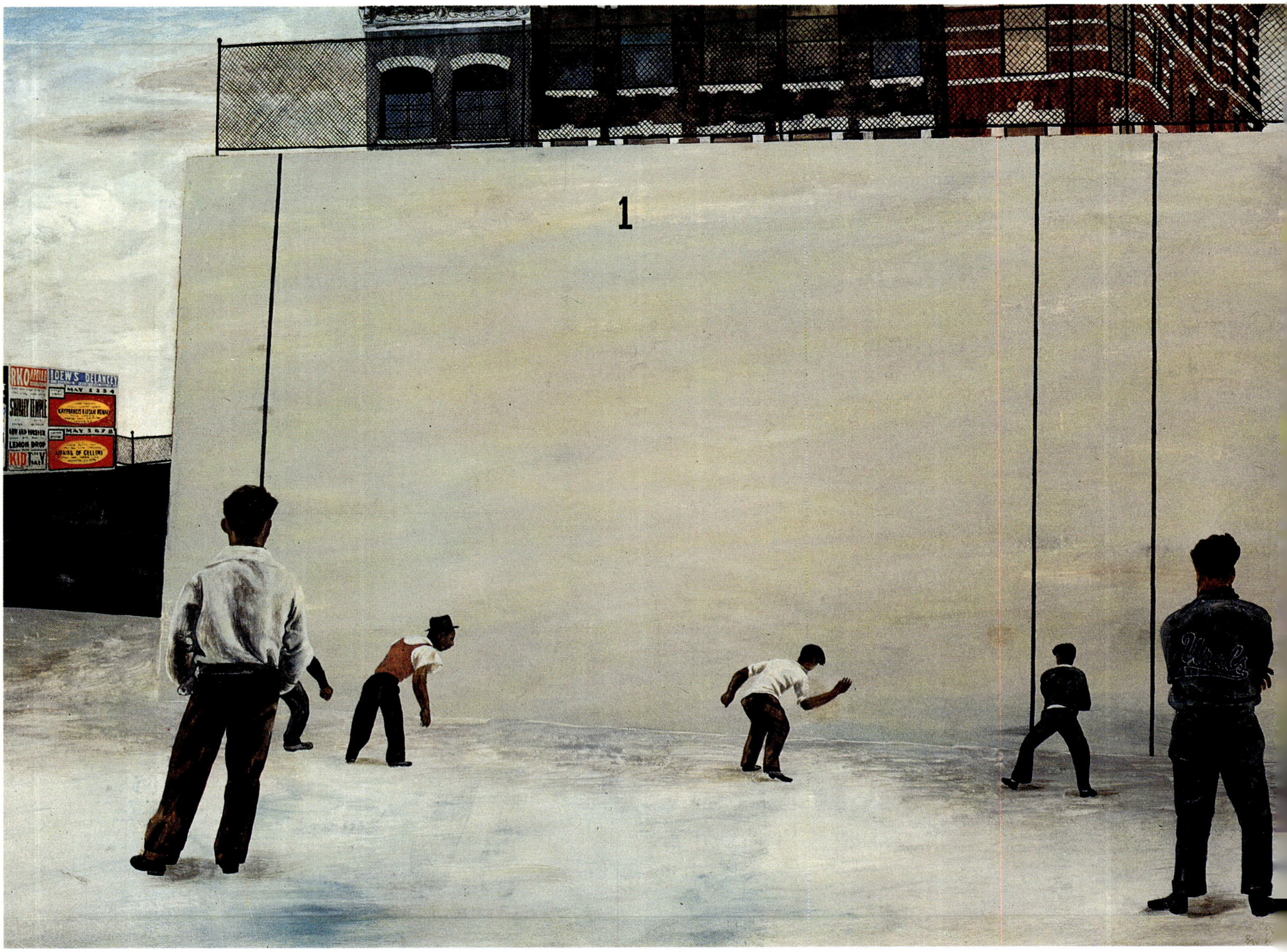
1
RKO
SHIRLEY TEMPLE
NOW AND FOREVER
LEMON DROP
KID
LOEW'S DELANCEY
MAY 1 2 3 4
MAY 5 6 7 8
AFFAIRS OF CELLINI

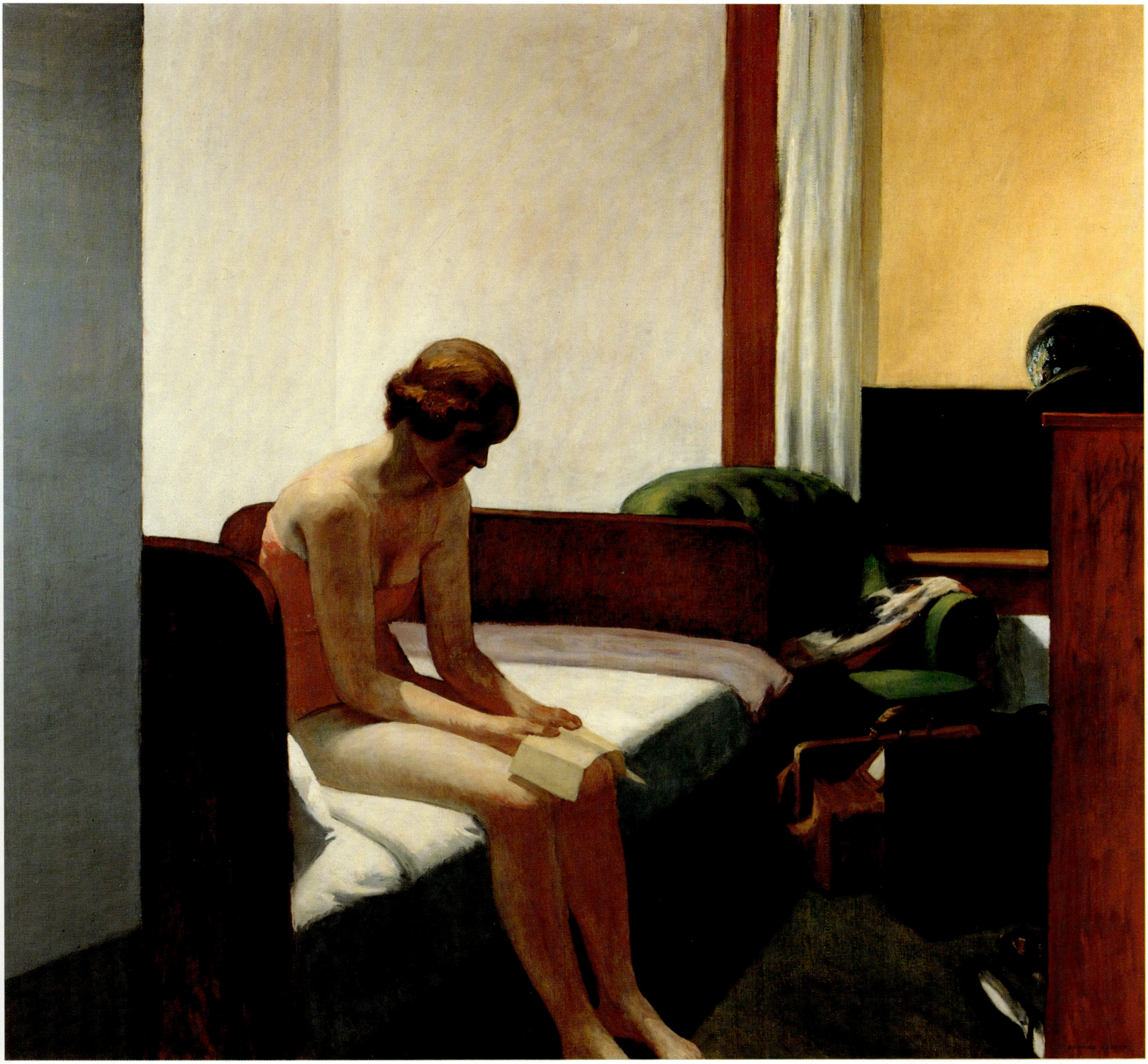

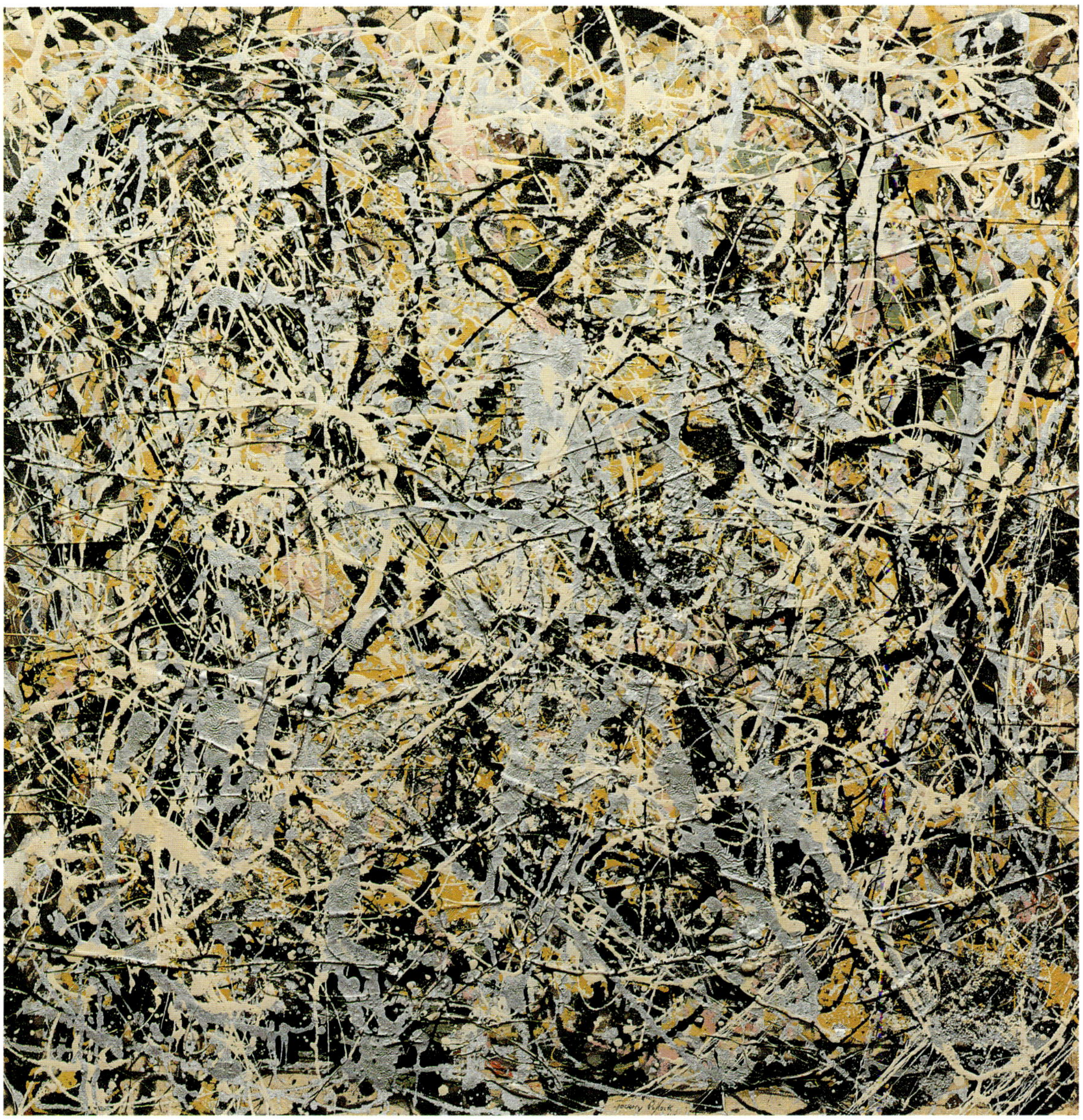

110

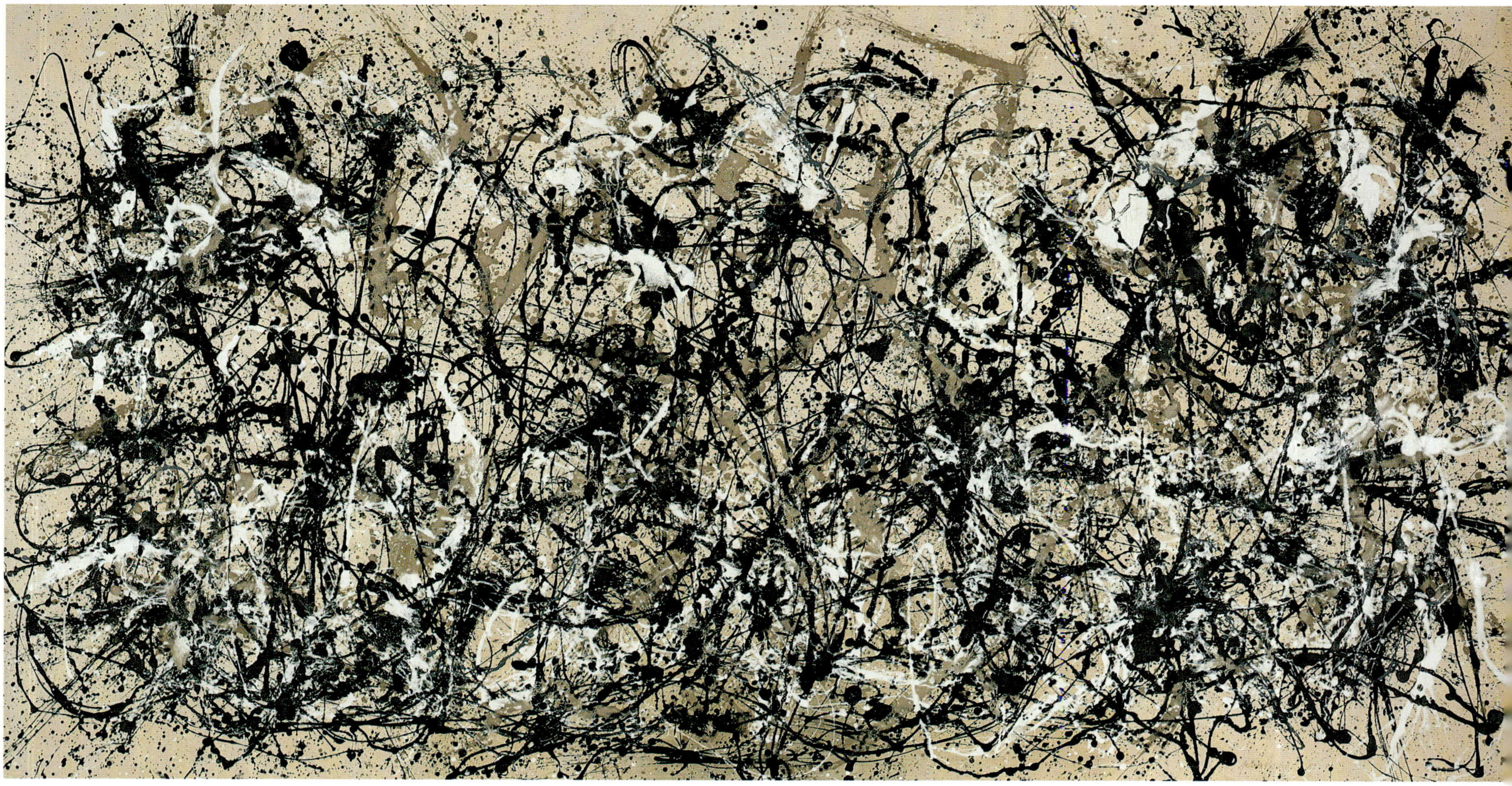

111

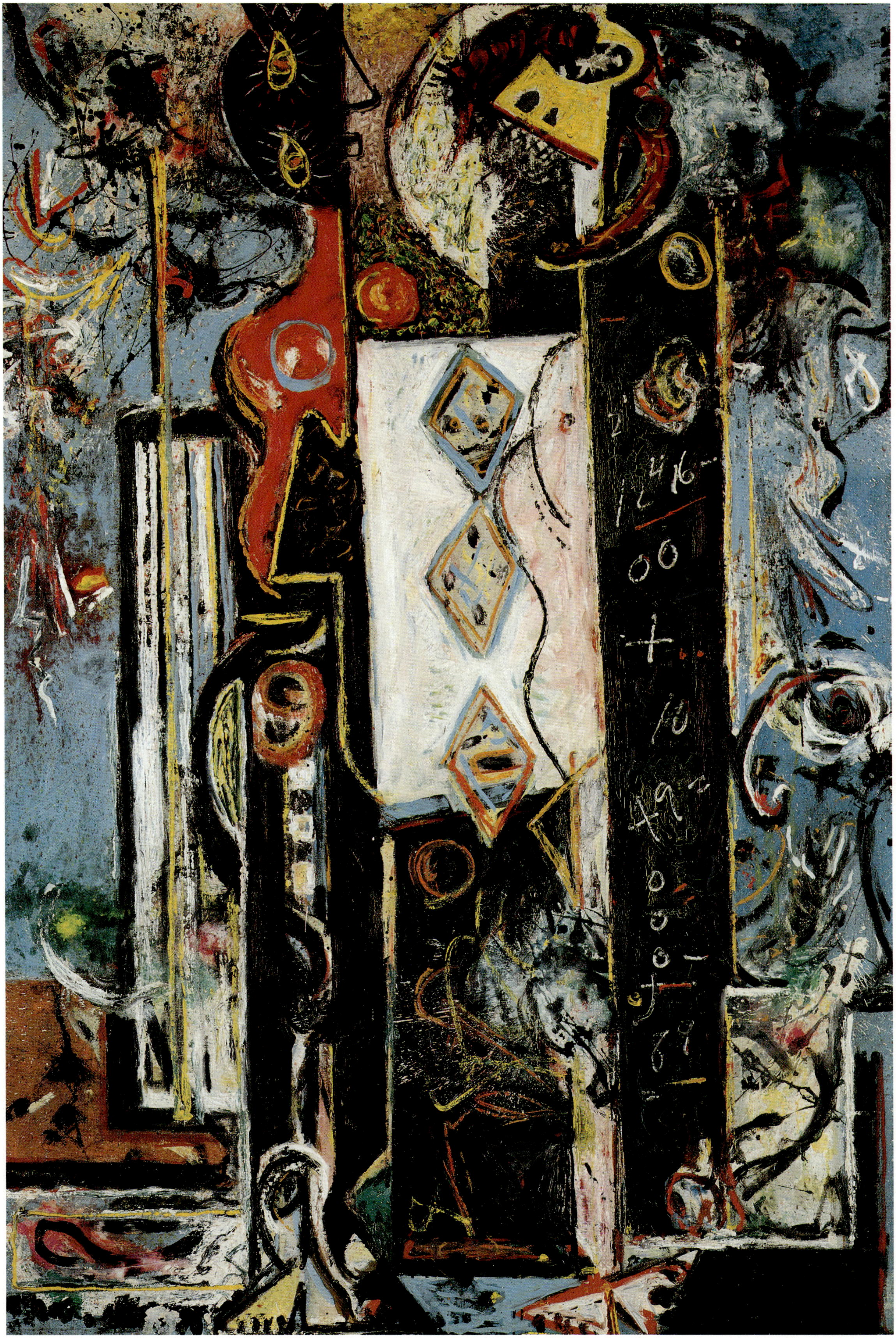

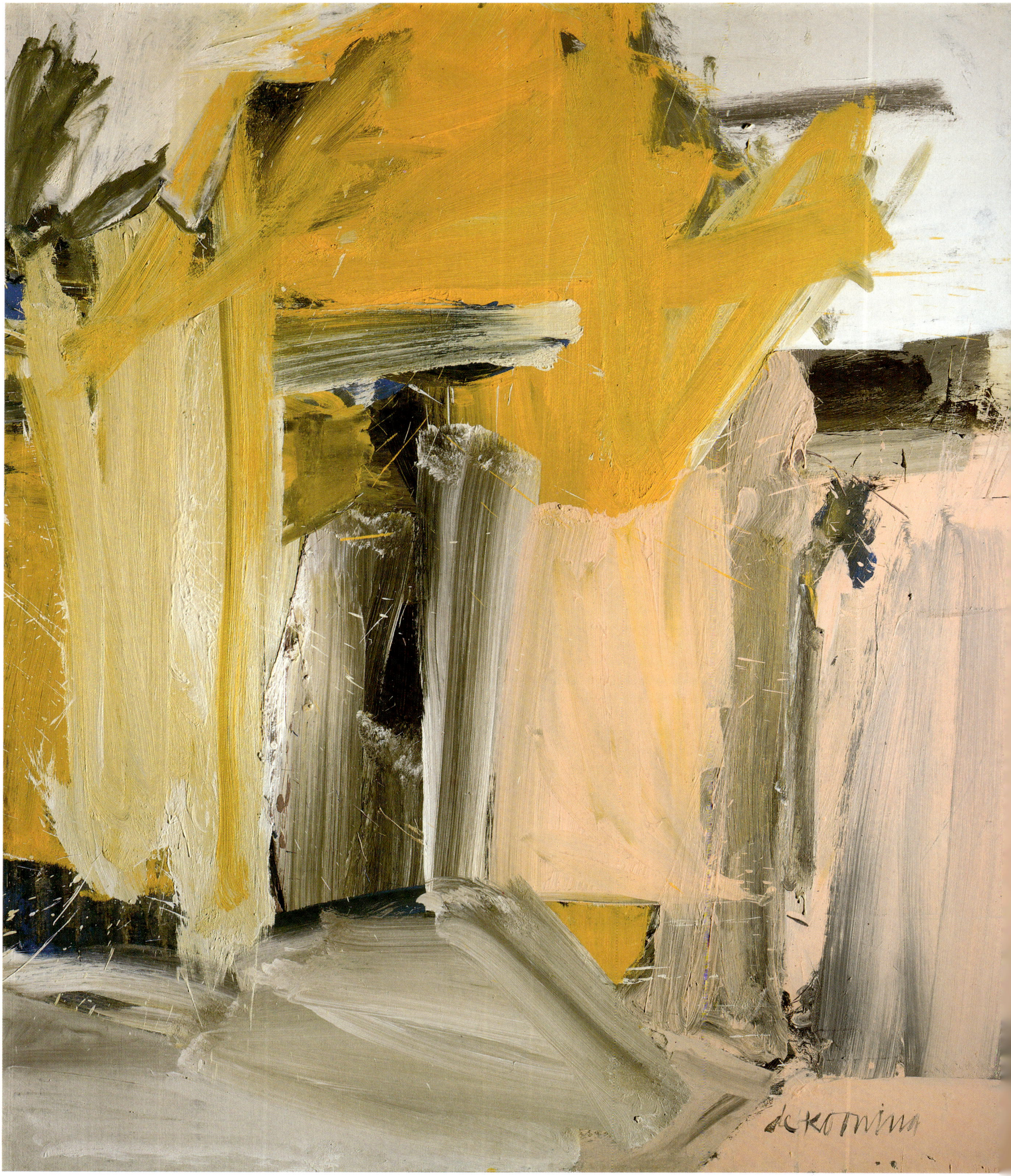

107 GERALD MURPHY,
RAZOR
Öl auf Leinwand
82,9 × 92,7 cm
1924
Dallas, Dallas Museum of Art

108 BEN SHAHN,
HANDBALL
Tempera auf Papier über Composition Board
57,8 × 79,4 cm
1939
New York, The Museum of Modern Art (A.D.A.G.P. 1992)

109 EDWARD HOPPER,
HOTEL ROOM
Öl auf Leinwand
152,4 × 165,7 cm
1931
Lugano, Sammlung Thyssen-Bornemisza

110 JACKSON POLLOCK,
NUMBER 4
Öl, Emailfarbe, Aluminiumfarbe und Kies auf Leinwand über Composition Board
90,5 × 87,3 cm
1949
New Haven, Yale University Art Gallery (Katherine Ordway Collection) (A.D.A.G.P. 1992)

111 JACKSON POLLOCK,
AUTUMN RHYTHM, NUMBER 30
Öl auf Leinwand
266,6 × 525,6 cm
1950
New York, The Metropolitan Museum of Art (SPADEM 1992)

112 JACKSON POLLOCK,
MALE AND FEMALE
Öl auf Leinwand
186 × 124,4 cm
1942
Philadelphia, Philadelphia Museum of Art (Schenkung von Mrs. Gates Lloyd) (SPADEM 1992)

113 WILLEM DE KOONING,
DOOR TO THE RIVER
Öl auf Leinwand
203,2 × 177,8 cm
1960
New York, The Whitney Museum of American Art (A.D.A.G.P. 1992)

114 WILLIAM BAZIOTES,
DWARF
Öl auf Leinwand
106,7 × 91,8 cm
1947
New York, The Museum of Modern Art (A. Conger Goodyear Fund)

115 ADOLPH GOTTLIEB,
TOTEM, A PICTOGRAPH
Öl auf Leinwand
86,4 × 66 cm
1946
Toronto, Sammlung Victor Shields

116 ARSHILE GORKY,
DIARY OF A SEDUCER
Öl auf Leinwand
126,7 × 157,5 cm
1945
New York, The Museum of Modern Art (Schenkung von Mr. und Mrs. William A. M. Burden) (A.D.A.G.P. 1992)

117 BRADLEY WALKER TOMLIN,
NUMBER 20
Öl auf Leinwand
218,5 × 203,9 cm
1949
New York, The Museum of Modern Art (Schenkung von Philip Johnson)

118 MARK TOBEY,
NEW YORK
Tempera auf Karton
83,3 × 53,3 cm
1944
Washington, National Gallery of Art (Schenkung der Avelon Foundation)

119 LEE KRASNER,
UNTITLED (THE MOUSE TRAP)
Öl auf Leinwand
72,2 × 63,5 cm
1949
New York, Robert Miller Gallery (SPADEM 1992)

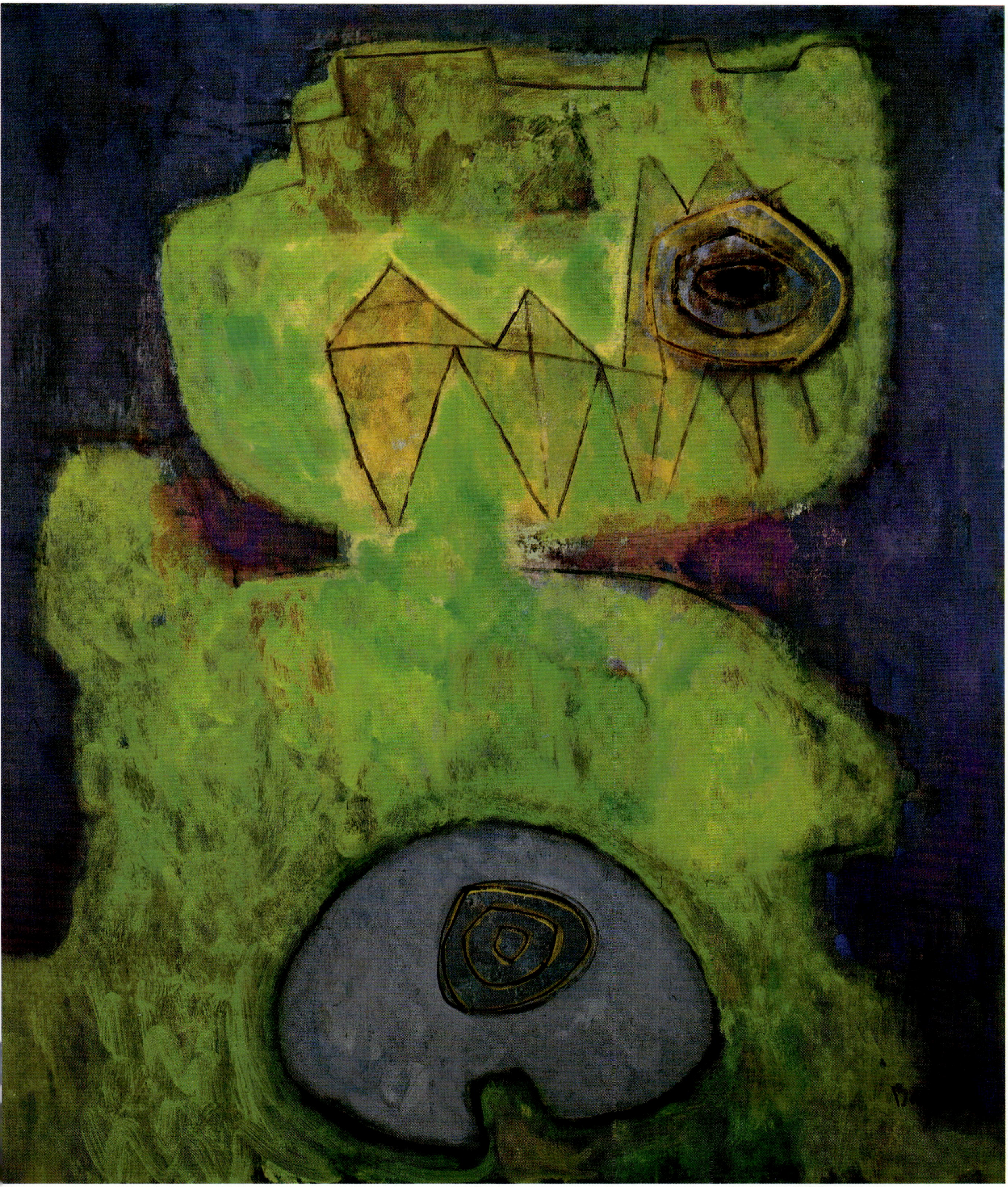

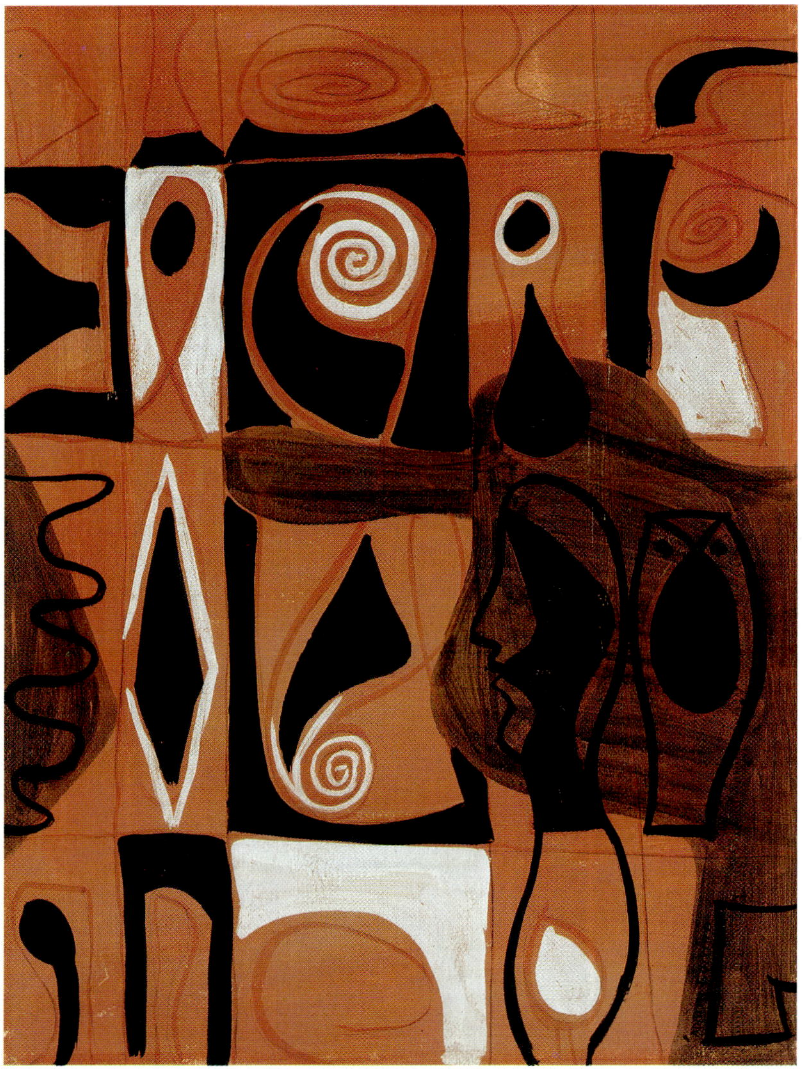

115

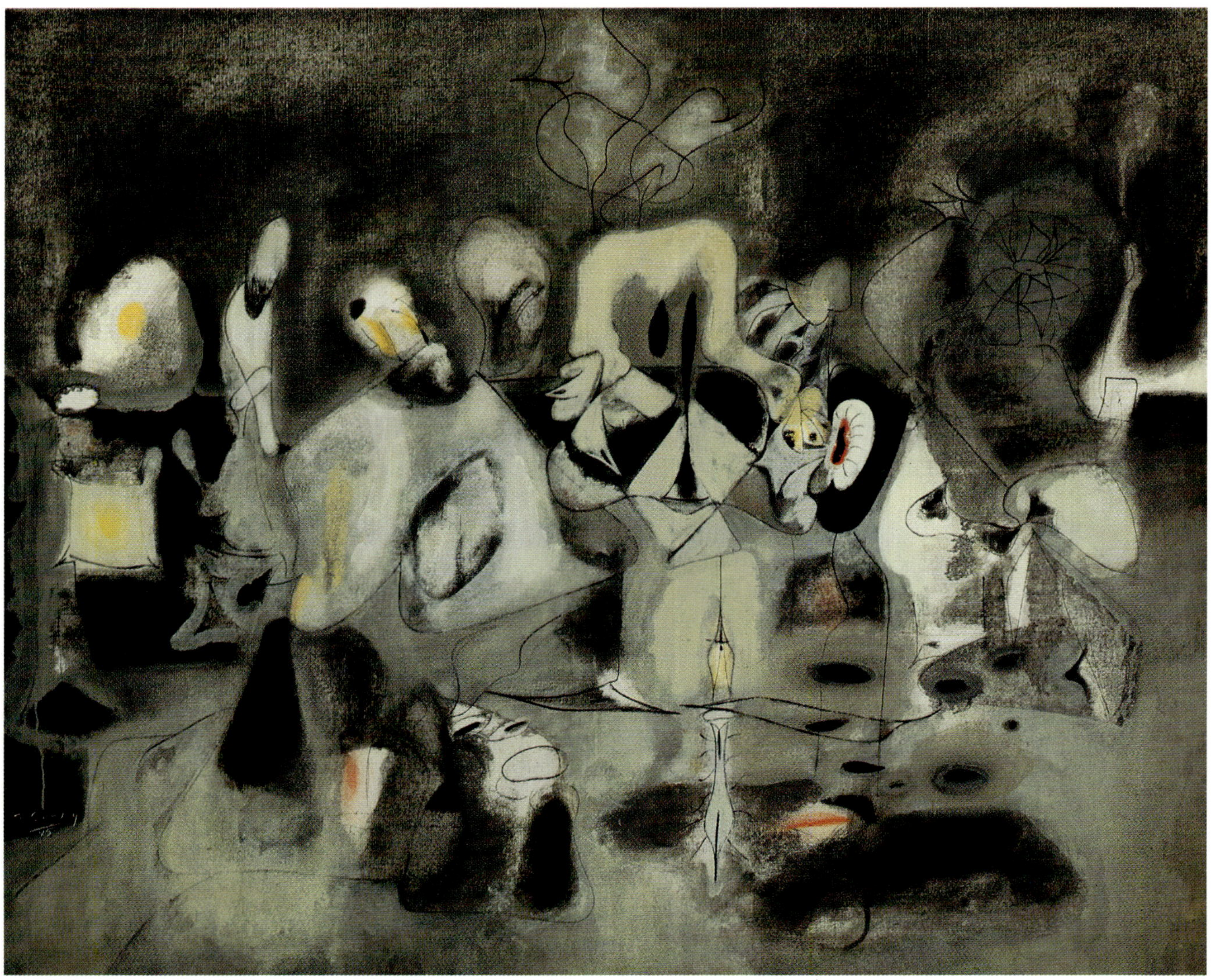

116

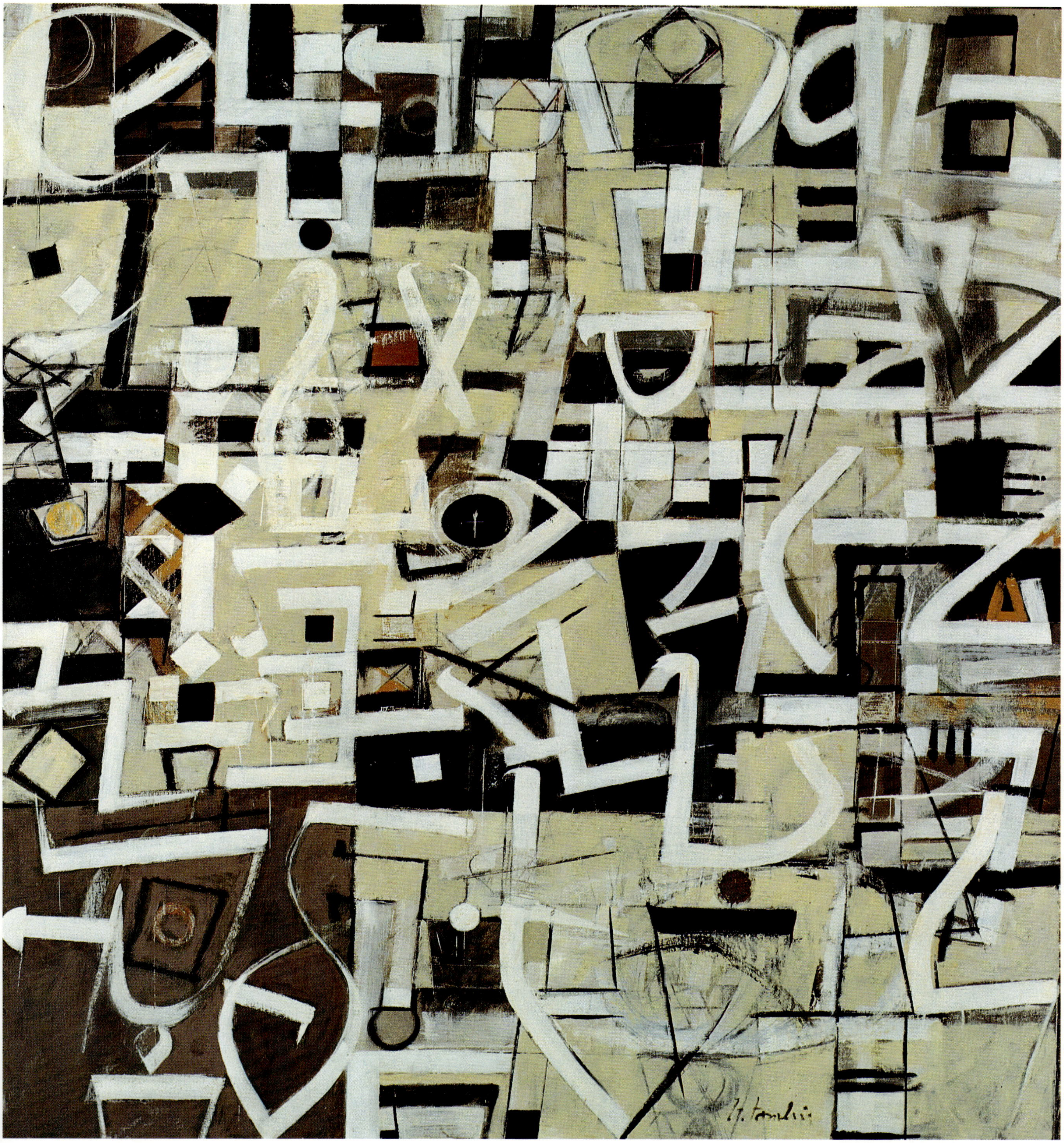

118

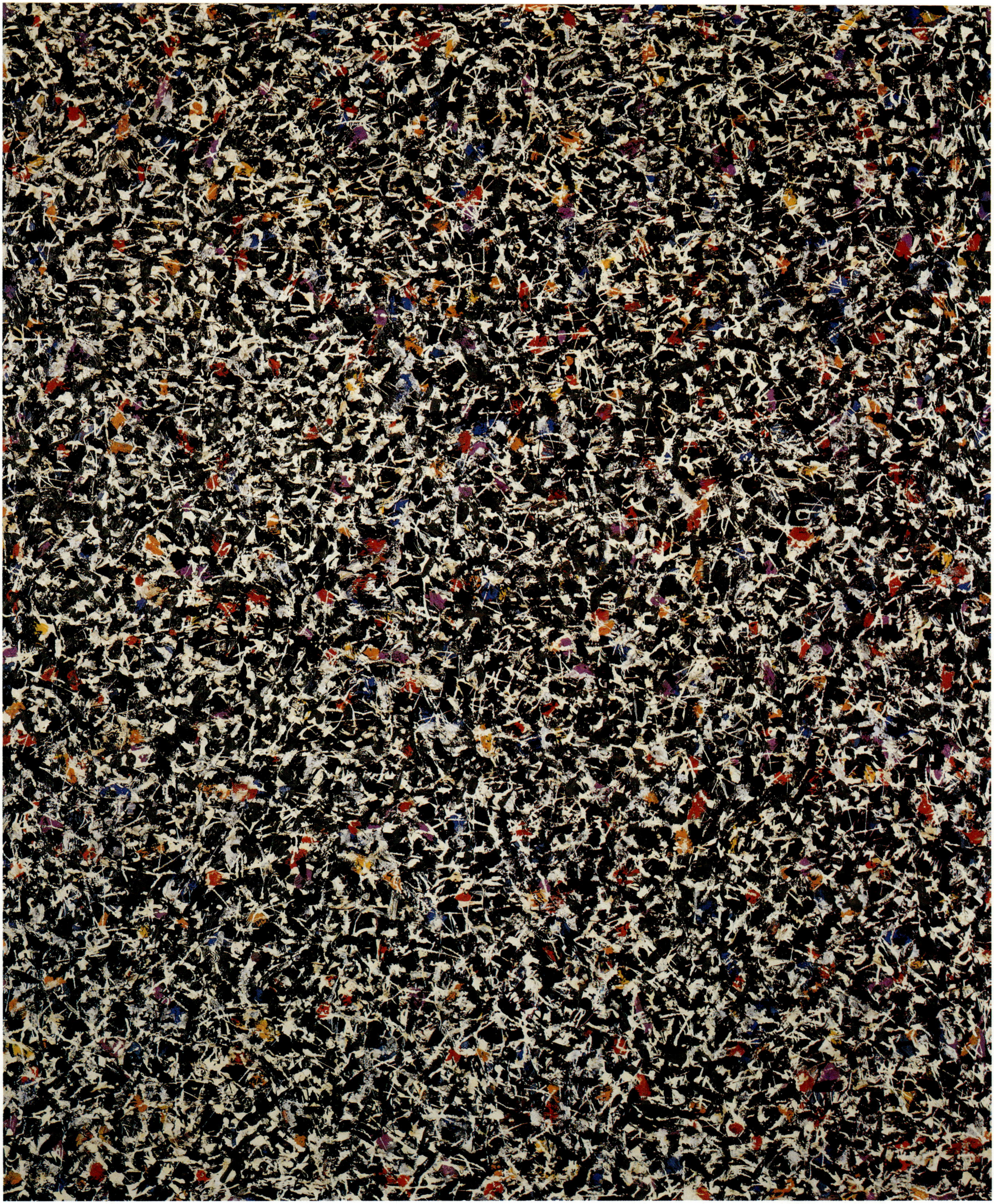

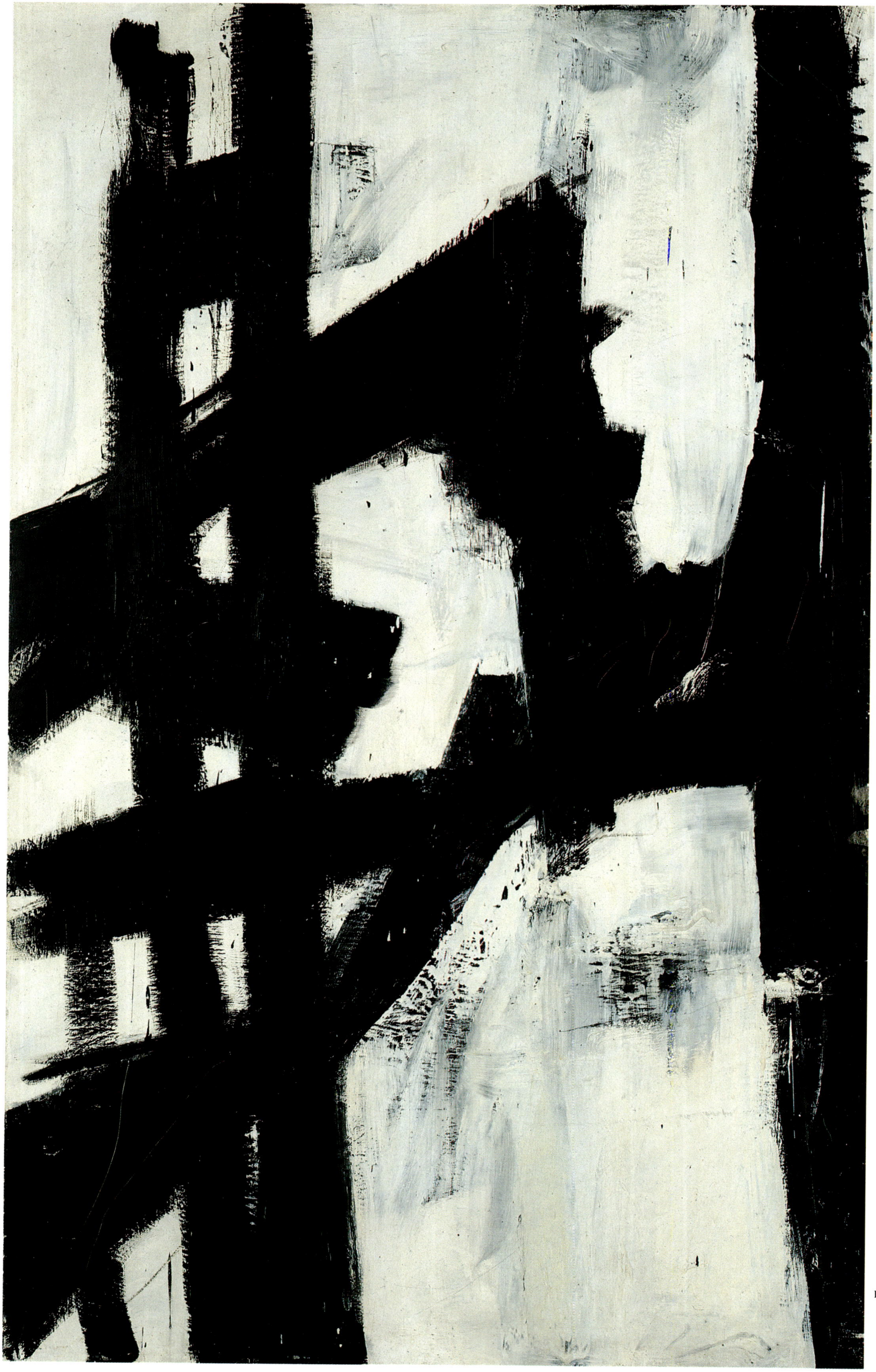

120

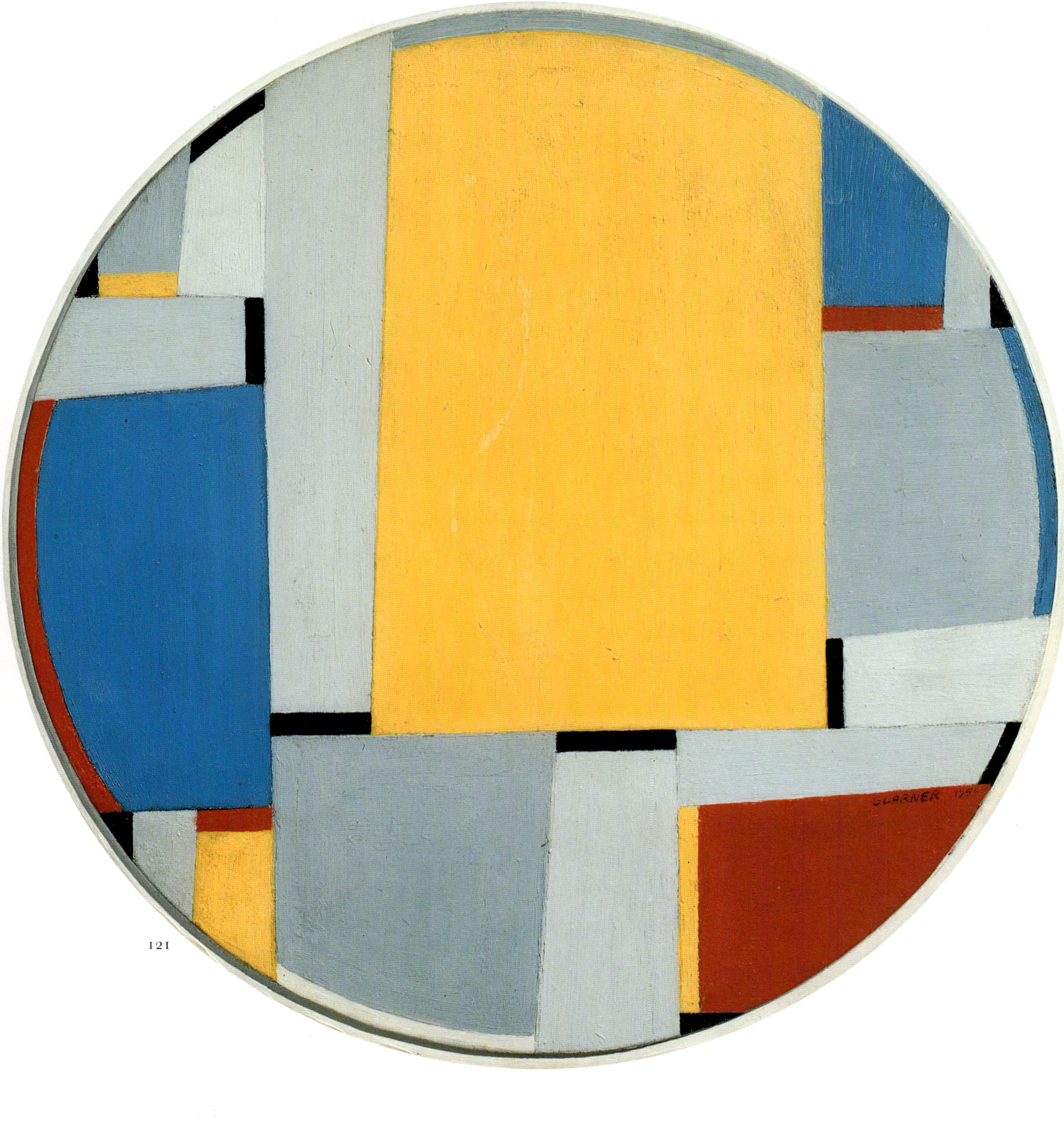

121

122

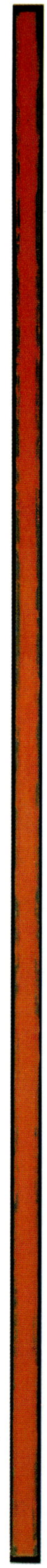

123

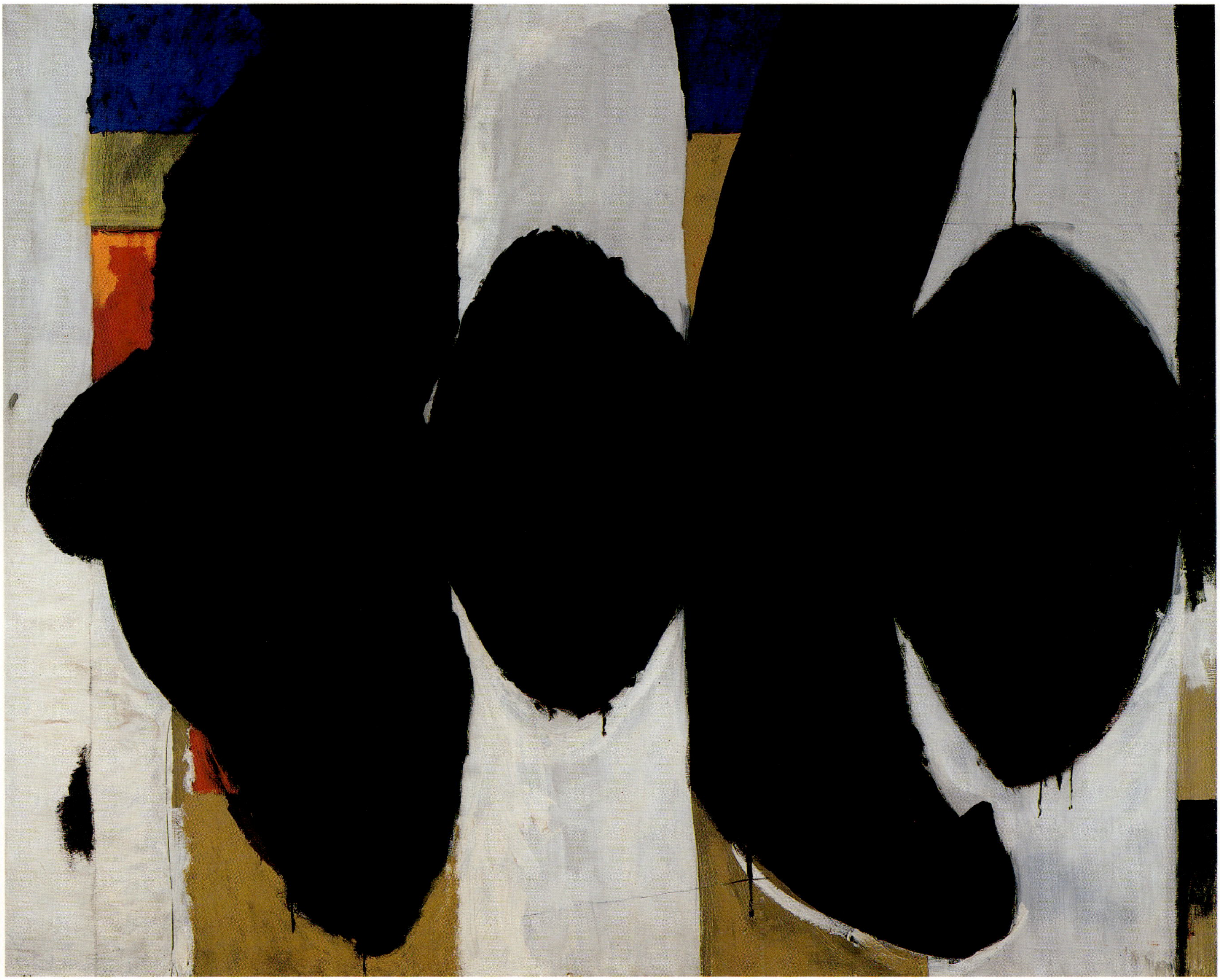

125
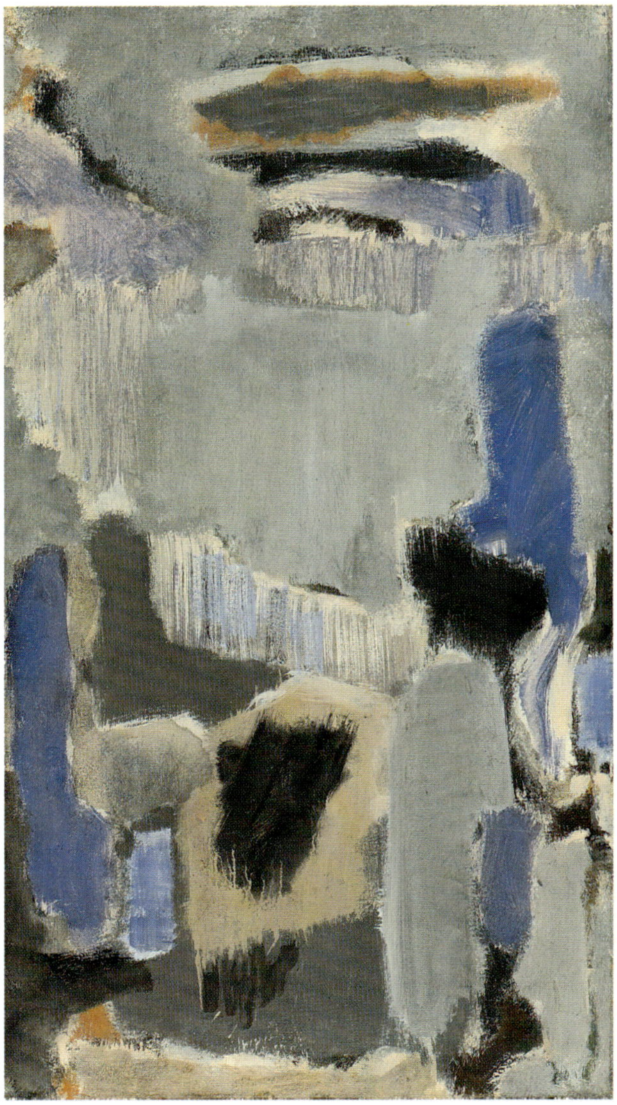

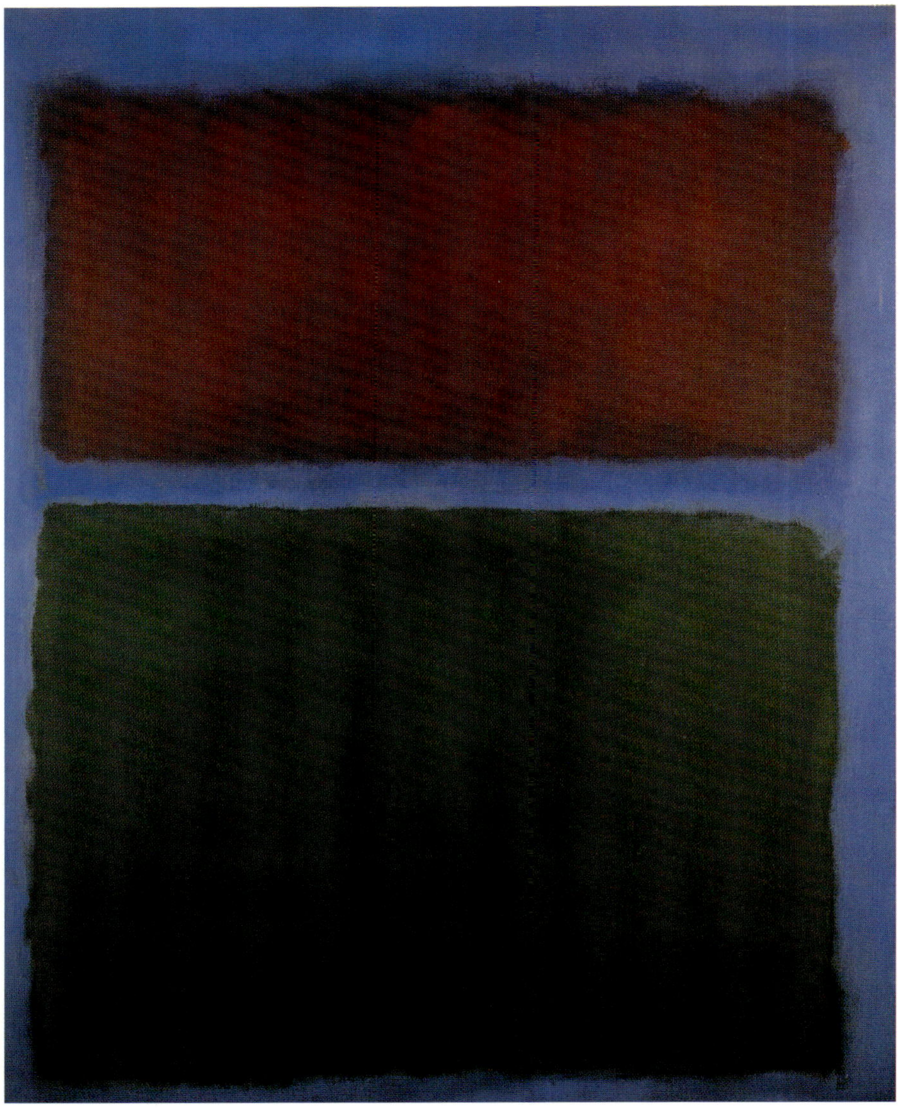
126

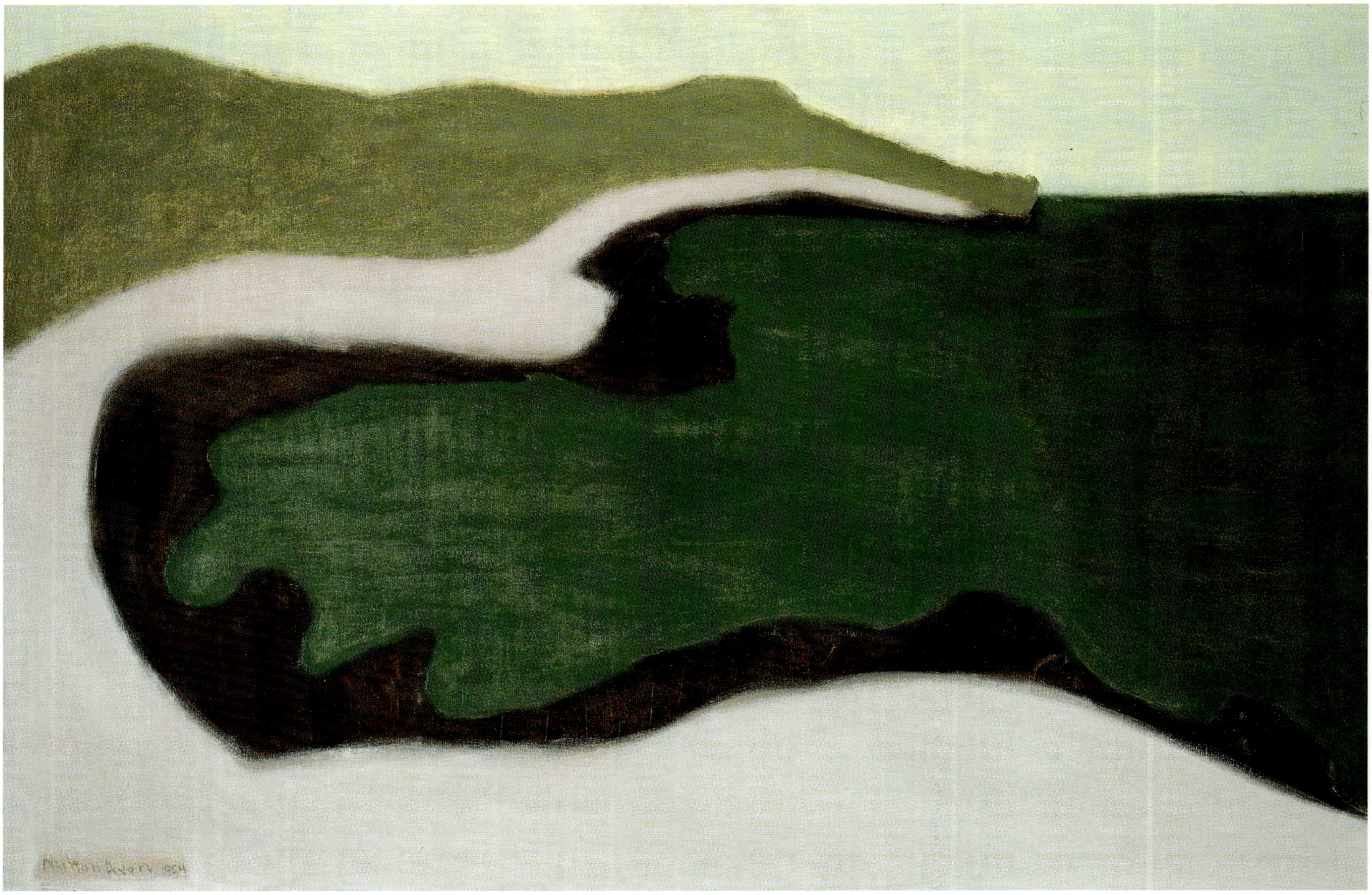
127

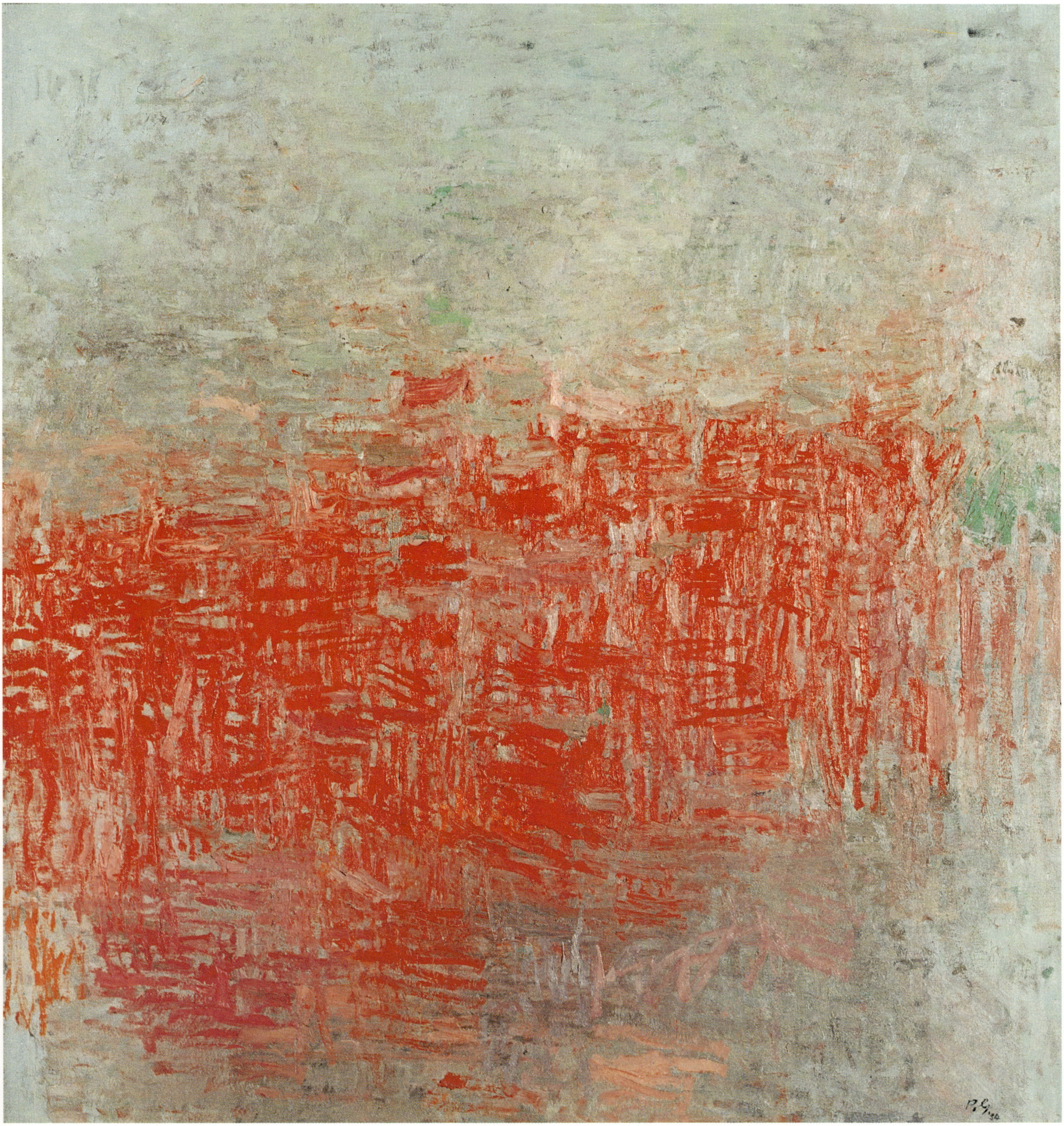

120 FRANZ KLINE,
NEW YORK
Öl auf Leinwand
200,6 × 129,5 cm
1953
Buffalo, The Albright-Knox Gallery (Schenkung von Seymour H. Knox)

121 FRITZ GLARNER,
RELATIONAL PAINTING, TONDO No. 38
Öl auf Masonit
Durchmesser 43,5 cm
1954
Paris, Musée national d'Art moderne

122 BARNETT NEWMAN,
THE VOICE
Tempera und Lack auf Leinwand
244,1 × 268 cm
1950
New York, The Museum of Modern Art (The Sidney and Harriet Janis Collection)

123 BARNETT NEWMAN,
THE WILD
Öl auf Leinwand
243 × 4,1 cm
1950
New York, The Museum of Modern Art (Schenkung der Familie Kulick)

124 ROBERT MOTHERWELL,
ELEGY TO THE SPANISH REPUBLIC No. 34
Öl auf Leinwand
203,2 × 254 cm
1953–1954
Buffalo, The Albright-Knox Gallery (Schenkung von Seymour H. Knox)

125 MARK ROTHKO,
UNTITLED
Öl auf Leinwand
99,2 × 55,8 cm
1947
New Haven, Yale University Art Gallery (Schenkung der Mark Rothko Foundation) (A.D.A.G.P. 1992)

126 MARK ROTHKO,
EARTH AND GREEN
Öl auf Leinwand
231,5 × 187 cm
1955
Köln, Museum Ludwig (A.D.A.G.P. 1992)

127 MILTON AVERY,
GREEN SEASCAPE
Öl auf Leinwand
86,4 × 132,1 cm
1954
Privatbesitz (Donald Morris Gallery) (A.D.A.G.P. 1992)

128 PHILIP GUSTON,
PAINTING
Öl auf Leinwand
160,6 × 152,7 cm
1954
New York, The Museum of Modern Art (Philip Johnson Fund)

129 CLYFFORD STILL,
PAINTING
Öl auf Leinwand
238,8 × 208,3 cm
1951
New York, The Museum of Modern Art (Blanchette Rockefeller Fund)

KUNST UND LEBEN

Mitte der fünfziger Jahre drängt sich jungen Künstlern der Abstrakte Expressionismus als wichtigstes Bezugssystem auf. Seine Pionierzeit ist bereits Geschichte, als die von Malern derselben Generation entwickelte Color-Field-Malerei entsteht. Die erste Einzelausstellung Barnett Newmans (1951) stößt noch auf Gleichgültigkeit oder Ablehnung. Nur vehemente Expressionisten erwecken Aufmerksamkeit. Zahlreiche Künstler dämmern im Manierismus dahin, einer Negation des Authentischen, die die Existenzängste einer bestimmten Generation mit den Mitteln der bildenden Kunst ausdrückte. Auch die Gesellschaft selbst hat sich verändert. Der Wirtschaftsaufschwung erzeugt einen Konsumrausch und die Gier nach sofortiger Bedürfnisbefriedigung. Rauschenberg sagt später einmal, daß die Malerei nicht seine Ängste, sondern seine Hoffnung ausdrücke. Außerdem wenden sich andere junge Künstler, unabhängig von ihrer Bewunderung für Pollock und mehr noch für De Kooning, anderen Vorbildern zu: Marcel Duchamp und John Cage geben ein Beispiel ironischer Distanz, das die Trennung zwischen künstlerischer Praxis und psychischer Entäußerung und die Herstellung neuer Beziehungen zwischen Kunst und Leben erlaubt.

Häufig parodistisch kehren sie zur gegenständlichen Malerei zurück, ohne indessen die Illusionen des Realismus zu verwenden, die die von der formalistischen Kritik verurteilte Verschleierung des Mediums möglich macht. Eine mit gewissem Humor praktizierte Distanzierung führt sie paradoxerweise zur Fortsetzung des programmatischen Anliegens der Moderne, zur Verwendung künstlerischer Mittel, um Aufmerksamkeit für Kunst zu erwecken. Besonders Robert Rauschenberg und Jasper Johns haben zur Herausbildung einer neuen Sensibilität beigetragen, auf deren Grundlage die überlieferten Konzeptionen zum Teil hinfällig werden. Andere haben zur selben Zeit die Malerei im engeren Sinne aufgegeben, um ihr mit dem „Happening" größere räumliche und zeitliche Wirkung zu verschaffen. Die Pop Art zieht sehr bald heftige Angriffe seitens der Kritik auf sich und erreicht zugleich in der Öffentlichkeit einen ungeahnten Erfolg, der dafür sorgt, daß Kunst „made in USA" eine beispiellose Ausstrahlung erlangt.

DIE KUNST DER ASSEMBLAGE

Während einer Arbeitssitzung wendet sich Robert Rauschenberg (1925 geboren), damals noch Student, vom Modell ab und malt „White Painting With Numbers" (1949), eines seiner ersten großen Werke. Die Linien, die die Bildfläche teilen, umreißen keine festen Formen auf einem ein für allemal festgelegten Untergrund; jede der Vertikalen kann entweder als eine Form oder als Untergrund gesehen werden. Das Resultat ist eine flimmernde Fläche, die an die optischen Spiele seines Lehrers Joseph Albers erinnert. Die Interpretation ist nicht auflösbar: gerade oder auf dem Kopf stehende Zahlen auf weißer Farbe. Zwei Graffiti vervollständigen die Anordnung: „The Lily White" gleicht einer Widmung, während „Free" eher wie eine Proklamation klingt. Die Oberfläche dieses nicht an der Wand, sondern auf dem Fußboden geschaffenen Werkes ist wie ein Sammelbecken und gibt keine bestimmte Orientierung vor. Leo Steinberg hat diese Art der Oberfläche *flatbed* genannt. Dieser aus dem typographischen Bereich entlehnte Begriff bezeichnet das Flachbett waagerechter Druckerpressen: „Seit der Renaissance ist die vertikale Bildebene nachgerade eine Existenzbedingung. [...] Die ‚*Flatbed*'-Ebene spielt symbolisch auf harte Oberflächen wie Tischplatten, Atelierdielen, Wandkarten, Anschlagbretter an – alles Flächen, auf denen man Objekte anordnen oder befestigen kann, die Informationen aufnehmen, bedruckt werden oder selbst zum Druckstock werden können – harmonisch oder durcheinander." (Other Criteria. Confrontations with Twentieth-Century Art, S. 84). Auch Jackson Pollock hatte auf der flach auf dem Boden ausgebreiteten Leinwand gemalt, beliebige Gegenstände wie Glassplitter oder Steinchen im Bild befestigt. Doch wo Pollock sie in der kubistischen Tradition noch in die gemalte Oberfläche integriert, führt Rauschenberg solche Objekte bald zu räumlicher Koexistenz, ohne ihre spezifischen Eigenheiten anzutasten. In Rauschenbergs Kompositionen gehen verschiedene Bildfragmente, Abfallmaterialien und breite Farbstreifen ein fragiles Gleichgewicht ein. Als Mittelding zwischen Gemälde und Skulptur verwischen sie die Grenzen herkömmlicher Kategorien.

Bevor Rauschenberg zur Objektkunst kommt, bearbeitet er die vollkommen leere Leinwand. Von Albers hat er gelernt, daß alle Farben gleichwertig sind, und sieht daher keine Veranlassung, eine bestimmte Farbe bevorzugt zu behandeln. Dies ist ein Grund für ihn, rein weiße oder schwarze Bilder zu malen. 1951 und 1952 malt er eine Serie weißer Gemälde, die 1953 in der Betty Parsons Gallery gezeigt werden. Jedes dieser Polyptychen stellt makellos weiße Tafeln nebeneinander, auf die Wandfarbe mit der Rolle aufgetragen wurde. Sie gelten gemeinhin als neodadaistische Werke, doch Rauschenberg hat stets gegen eine solche Interpretation polemisiert. John Cage beschreibt sie als

„Flughäfen für Licht, Schatten und Teilchen" (Silence, S. 48), und besser kann man die totale Offenheit dieser weißen Leinwände kaum erfassen. Mit Schwarz unternimmt Rauschenberg dann einen neuen Anlauf. 1952 überzieht er eine Collage aus zerrissenem und zerknittertem Zeitungspapier mit dicker, tiefschwarzer Farbe. Die rein schwarzen monochromen Werke unterliegen einer anderen Logik als die weißen: der Verdunkelung. Die unsichtbaren und doch gegenwärtigen Lebenszeichen pulsieren unter der undurchsichtigen Oberfläche.

Genährt vom nüchternen Alltagsgeschehen, kann das Experiment Malerei von neuem starten. Disparates Material erobert nunmehr die Bildfläche. Das Werk „Rebus" (1955) präsentiert in buntem Durcheinander Fetzen aus dem „Kulturerbe" und Spuren des Alltagslebens, so eine Reproduktion von Botticellis „Frühling" und einer Dürer-Zeichnung neben einer Comic-Seite und Kinderkritzeleien. Ein paar breite, auslaufende Farbstriche unterbrechen die Abfolge der gleichmäßig behandelten Felder einer Farbskala. Die Verwendung von Zeitungsfotos oder mechanisch produzierter, massenhaft vervielfältigter Plakate ist keineswegs ein Hindernis für eingestreute individuelle Graffiti. Eines dieser Graffiti stammt von Cy Twombly. „Rebus" ist bisweilen als autobiographisches Bekenntnis interpretiert worden. *Abb. 560* Das widerspricht freilich nicht im geringsten der Tatsache, daß dieses Werk eine Meditation über die Beziehungen zwischen Bild und Malerei, zwischen Kunst und Leben darstellt. Der vom Expressionismus übernommene Bildaufbau trotzt hier der Bildwelt der Massenkultur, die die Aufmerksamkeit des Betrachters ablenkt, indem sie ihn – unabhängig von der strengen Komposition entlang einer horizontalen Linie – unablässig zwingt, von einem Thema zum anderen zu springen. Die großzügigen Abmessungen des Werkes, die Vielfalt der Sujets und Bezüge, die Heterogenität der verwendeten Materialien entsprechen der urbanen Struktur New Yorks, das eine städtische Collage, ein mit einer Fülle widerstreitender Informationen überladenes Patchwork, gleichsam ein Kaleidoskop der Moderne, ist.

In den „Combine Paintings", Verbindungen von gemalten Bildern und realen Gegenständen, arbeitet Robert Rauschenberg mit allen möglichen Materialien. Der lumpensammelnde Künstler vereint das Know-how der Malerei mit einer Fähigkeit zum Zusammentragen und Arrangieren verschiedenster Fundgegenstände, dank derer die Wirklichkeit ganz unvermittelt in die Kunst hereinbricht. In „Monogram" (1959) befestigt er solche Objekte auf dem *flatbed.* *Abb. 173* Diese dreidimensionale Collage setzt auf Diskontinuitäten; sie provoziert unvorhergesehene Begegnungen durch die Wiederverwendung ausgedienter Gebrauchsgegenstände. So treten Kunst und Leben in direkte Beziehung zueinander, wobei die Suggestivkraft des nackten Dokuments mit der vom Maler erdachten Werkstruktur eine Synthese eingeht. „Bed" (1955) führt dies bis zum logischen Extrem. Es würde genügen, dieses Werk auf den Boden zu legen, *Abb. 130* um darin schlafen zu können: das Kopfkissen ist wirklich ein Kopfkissen, die Decke ist ebenfalls echt, und die Abmessungen des Ganzen entsprechen denen eines wirklichen Bettes. Platon hatte einst das von einem geschickten Handwerker geschaffene Bett als Beispiel genommen, um die reine Nachahmung anzuprangern, deren Erzeugnisse „auf dritter Stufe abwärts von der reinen Wirklichkeit" stünden. Rauschenberg zeigt hingegen, daß Malerei in seinem Verständnis keine Nachahmung, sondern geistige Besitzergreifung, Kennzeichnung und situatives Arrangement ist. Aufgerichtet und an die Wand einer Galerie oder eines Museums gehängt, wäre das Bett ein für Ideen- und Gedankenassoziationen durchaus geeignetes Readymade, wäre es nicht mit Farbflecken beschmiert und zerschlissen. Die Wirklichkeit des Objektes läßt das Kunstwerk am banalen Alltagsleben partizipieren, während das malerische Zitat dieses wiederum in die Kunstwelt erhebt; so zelebriert dieses Bett die Vereinigung des Readymade mit dem Abstrakten Expressionismus.

Die Combine Paintings sind weder Symbole oder Metaphern noch Sensationshascherei und ebensowenig Gesellschaftskritik, doch sie drücken die Auflehnung gegen die „Mythenmacher" aus. Indessen bleibt der freie, „malerische" (*painterly*) Pinselstrich weiterhin dem Abstrakten Expressionismus verhaftet. Die Bedeutung des „Sujets" verblaßt, an seine Stelle tritt eine immer intimere Verflechtung zwischen Kunst und Leben, Bild und Objekt, für die Rauschenberg folgende Erklärung gibt: „Nur wenige Ereignisse in meinem Alltag stehen in Zusammenhang mit Terpentin, Öl und Pigmenten."

VON DER ASSEMBLAGE ZUM HAPPENING

Der besondere Charakter der Combine Paintings erschließt sich besser, wenn man den historischen Entstehungskontext betrachtet. Eine Begegnung Robert Rauschenbergs mit John Cage im Black Mountain College (1949 oder 1950) erweist sich für beide Künstler als sehr anregend. Cage weiht den Studenten in die Ästhetik Marcel Duchamps ein, 4'33" (1952) entsteht dafür nach Meinung Cages unter Bezugnahme auf die „White Paintings". „Eine Leinwand ist niemals leer", sagt er. Und so ist auch 4'33", eine „Komposition", die ohne eine einzige Note auskommt, keineswegs ein lautloses Stück. Dieses merkwürdige Werk bringt in vier Minuten und 33 Sekunden die „Stille" zu Gehör, also die Geräusche der Umwelt, die man gewöhnlich kaum beachtet. Es entspricht auf dem Gebiet der musikalischen Komposition der „Ästhetik des Wenigen", die Duchamp so schätzt.

Der seit der Armory Show berühmte Erfinder des „Readymade", Marcel Duchamp, wird 1955 amerikanischer Staatsbürger. Seine dandyhafte Beziehungs- und Gefühllosigkeit, eine stets höfliche Ironie, die Ablehnung einer virtuosen malerischen Hand sind wirksame Waffen gegen die Prinzipien des Abstrakten Expressionismus. Der „Netzhautkunst" stellt er visuelle Indifferenz gegenüber, die eine ungehinderte Entfaltung der Gedanken ermöglicht. So gesehen, besteht die Aufgabe der Kunst nicht mehr darin, einzigartige Dinge zu präsentieren, die der Künstler je nach seinem Geschmack und seinen Präferenzen durch Auswahl und Aussonderung gewinnt. Cage, der Duchamp verehrt und zugleich dem Zen-Buddhismus anhängt, will die Bindungen zwischen dem Werk und den idiosynkratischen Empfindungen des Urhebers aufbrechen. Auch er will die Grenze zwischen Kunst und Leben einreißen, damit die Wahrnehmungsfähigkeit gegenüber der wirklichen Welt durch die Kunst geschärft und damit offener werden könne.

1952 organisieren John Cage und der Choreograph Merce Cunningham im Black Mountain College ein „Event". Als einziger Student nimmt Rauschenberg daran teil. Musik, Film, Poesie, Malerei, Tanz, Lichtbildervorführung und Vortrag laufen simultan nach zufallsbedingter Regie ab, alle Komponenten des „Ereignisses" bewahren dabei ihre Identität. Das Ganze bildet eine offene Struktur, aus der jeder ganz nach Belieben schöpfen kann. Dieses „Event" ist gewissermaßen ein Vorläufer der Happenings, die Ende der fünfziger Jahre aufkommen. Der amerikanische Hochschulabsolvent Allan Kaprow, Erfinder der Sache und des Begriffs, hat ebenfalls die Kurse John Cages besucht. In einem Artikel, der 1958 im quasi halboffiziellen Organ des Abstrakten Expressionismus „Art News" erscheint, definiert er das Happening als Konsequenz aus der Malerei Pollocks; sein Beitrag erscheint denn auch unter dem Titel „The Legacy of Jackson Pollock". Die Argumentation Kaprows beruht auf weitverbreiteten Annahmen. So meint er, das Dripping habe mit der Tradition der Staffeleibilder nahezu völlig gebrochen und Pollock habe an eine Zeit angeknüpft, da die Kunst viel stärker mit Riten, mit Zauberei und dem Leben verbunden war. Seiner Ansicht nach bieten sich zwei Möglichkeiten an, wenn man die Grenzen zwischen Kunst und Leben überschreiten und aufheben will: entweder den Weg Jackson Pollocks weiter zu verfolgen, dessen großformatige Bilder den „Beobachter" verwandeln, indem sie ihn überwältigen, buchstäblich absorbieren, oder aber auf die Spezifik des Malerischen zu verzichten. Kaprow entscheidet sich für die Aufgabe der Malerei, um ihre Wirkungen länger anhalten zu lassen: im „Action Painting" behält er nur die Action bei, seine „Arena" ist nicht mehr die Leinwand, sondern der Raum, in dem der Künstler sich entfaltet. Er lädt den Betrachter ein, nicht das formale Ergebnis für wichtig zu halten, sondern das anzunehmen, was direkt vor ihm abläuft, ja sogar sich daran zu beteiligen. Anstatt die Spuren einer früheren Aktivität zu präsentieren, die in die endgültige Form des Kunstwerks eingeflossen ist, entwickelt das Happening in der Echtzeit eine Abfolge gestischer Handlungen und Eingriffe vor den Augen der Zuschauer, die gleichsam in das Ensemble integriert sind.

Vor der Entwicklung der Happenings hat Kaprow bereits die Combine Paintings beträchtlich erweitert. Seine ersten „Environments" nehmen den gesamten Galerieraum ein. Wie die Assemblage eine Übertragung der Collagetechnik ins Dreidimensionale ist, geht das „Environment" aus einer starken Erweiterung des Combine Painting bis zum Einschluß des Betrachters hervor. In diesem Kontext kommen die ersten Happenings auf. Diese höchsten Aufgipfelungen der partizipatorischen Ästhetik gehören der Entstehung und ihrem Hauptanliegen nach eher zur Malerei als zum Theater, dem sie gleichwohl stark ähneln. Sie finden in Galerien oder Lofts von Künstlern statt und setzen – ohne Rollenspiel, Handlungsknoten und Narration – den herkömmlichen Darstellungen das Flüchtige einer einmaligen Vorführung entgegen, die nur in der Erinnerung überlebt. Kaprow lehnt die Malerei aus der Sicht einer „totalen" Kunst ab, die jenseits aller spezifischen Techniken angesiedelt ist: „Die jungen Künstler von heute brauchen nicht mehr zu sagen ‚Ich bin Maler' oder ‚Dichter' oder ‚Tänzer'. Sie sind ganz einfach ‚Künstler'. Das ganze Leben liegt offen vor ihnen. In den gewöhnlichen Objekten werden sie den Sinn des gewöhnlichen Lebens entdecken. Sie werden nicht danach trachten, diese Objekte zu außergewöhnlichen zu stilisieren, sondern lediglich ihre tatsächliche Bedeutung ausdrücken, das ist alles." Bei seinem ersten Happening („18 Happenings in 6 Parts", Reuben Gallery, 1959) spielt er zu den eigentlichen Aktionen Töne und Klänge vom Tonband ab. Die kurze Dauer, der Überraschungseffekt und bisweilen auch die rohe Heftigkeit verdichten den Augenblick. Alsbald machen sich auch andere Künstler, besonders Jim Dine und Claes Oldenburg, die expressiven Möglichkeiten des Happenings zunutze. Ob seiner kurzlebigen und bewußt provokanten Natur wird das Happening zu einer Auflehnung, einer rebellischen Ausdrucksform, die Marcel Duchamp stark beeindruckt, „weil es sich rundheraus dem Staffeleibild entgegenstellt". Und der Erfinder des Readymade fügt hinzu, daß das Happening ein bis dahin noch von niemandem verwendetes Element in die Kunst eingeführt habe: die Langeweile. Diese „glänzende Idee" taucht später in einigen Filmen Andy Warhols wieder auf, dessen erster Film „Sleep" (1963) endlos lange einen schlafenden Mann zeigt. Ganz allgemein wird Langeweile zu einem Instrument des Underground der sechziger Jahre bei der Destabilisierung festgefügter Normen und Werte.

FIGÜRLICHE DARSTELLUNG UND FLÄCHE

Wie sein Freund und Ateliernachbar Rauschenberg verleibt auch Jasper Johns (1930 geboren) seinen Kompositionen mitunter diverse Objekte ein. Sein wesentlicher Beitrag besteht allerdings darin, daß es ihm gelingt, die Fläche, nachgerade Prüfstein der Moderne, mit der Figuration, einem immanenten Prinzip der illusionistischen Malerei, zusammenzuführen. In seiner ersten Ausstellung (Galerie Leo Castelli, Januar 1958) zeigt Johns etliche Werke, in denen die Reize einer impulsiven, malerischen Pinselführung auf scheinbar banale Sujets Anwendung finden. Seine Variationen auf die amerikanische Flagge, auf Zielscheiben, Zahlen oder Schriftzeichen stoßen auf Begeisterung und Bestürzung zugleich. Das Motiv von „Flag" (1955, Museum of Modern Art) ist ein flacher, sogleich identifizierbarer Gegenstand, der die gesamte Bildfläche bedeckt. Nachdem auf diese Weise Probleme von Komposition und Zeichnung beseitigt sind, kann sich der Künstler anderen Fragen zuwenden. Die Malweise betont die Differenz zwischen Werk und Modell: die Wachsmalerei konserviert die spontane, freie und ungezwungene Pinselführung auf einem Grund von geklebtem Papier, der nicht vollständig überdeckt wird. Dieses Verfahren lenkt die Aufmerksamkeit auf den Malgrund selbst, der wie das Sujet flach und eben ist. Die Anspielung auf formale Regeln, die Greenberg der „typisch amerikanischen Malerei" zugeschrieben hatte, verstärkt unterschwellig das „Amerikanische" dieses ikonenhaften Sujets. *Abb. 614 bis 617*

Die von der jüngeren abstrakten Malerei erzeugten plastischen Schablonen finden in der Modifizierung neue Vitalität: in „White Flag" (1955, im Besitz des Künstlers) bemächtigt sich die weiße Monochromie des Flaggenmotivs mit einer Kombination dreier Bilder: eines für die Sterne, ein weiteres für die oberen und ein drittes für die unteren Streifen. Vor der Metamorphose zu einem Bild bleibt das Werk ein Objekt. Diese Errungenschaft der Moderne setzt Jasper Johns häufig in Szene. „Three Flags" etwa stellt drei Fahnen übereinander, drei auf einen Rahmen gespannte Leinwände, die die Ebenheit jeder der drei in den realen Raum projizieren. Will er ein dreidimensionales Objekt verwenden, dann inkorporiert es der Maler in sein Werk. So setzt er über einige Zielscheiben verschiedene plastische Abgüsse, die mit Hilfe selbständiger Vorhangklappen verdeckt oder gezeigt werden können. „Target with Plaster Casts" (1955) stellt mehrere schockierend realistische Elemente einem Kreismotiv gegenüber, das der geometrischen Abstraktion entstammt. Gipsabgüsse von Körperteilen machen diese insofern vulgär, als ein grün bemalter Penis darunter ist. (Aus Furcht vor einem möglichen Skandal verzichtete Alfred Barr schließlich darauf, das Werk für das Museum of Modern Art zu kaufen.) *Abb. 616* *Abb. 615*

Auch das Readymade wird von Jasper Johns vereinnahmt. Ein Ensemble grundverschiedener Objekte, selbst auf ein Farbfeld gestellt, ist mitunter Bestandteil der Bildökonomie. So lagert auf „Field Painting" (1963–1964) unter anderem eine Kaffeedose der Marke „Savarin". Die Abstrakten Expressionisten haben solche Gefäße benutzt, um ihre Pinsel nach Gebrauch darin zu reinigen. 1960 tut Jasper Johns so, als würde er es unvermittelt präsentieren. Doch wie schon der Titel – „Painted Bronze" (1960) – ausdrückt, ist das nach großer Kunsttradition in Bronze gegossene Artefakt eine Skulptur, nur daß das Metall nicht sorgsam patiniert, sondern nachlässig angemalt wurde. Die Duplikation ahmt jedoch das Objekt recht gut nach und lenkt uns in ein abgründiges beziehungsreiches Spiel, in dem sich mehrere widerstreitende Welten auftun: die Bindungs- und Gefühllosigkeit einer von Marcel Duchamp vertretenen Ästhetik der Indifferenz, der moralische Imperativ der Expressionisten nach authentischer Einbringung, industrielle Bemalung von Objekten, im Malprozeß unvermeidlich entstehende Farbflecken, dreidimensionale Skulptur und schließlich illusionistische Malerei. Keine der genannten Kategorien wird aufgewertet oder negativ behandelt. „Painted Bronze" ist mithin Ergebnis einer fröhlichen Blütenlese: sobald man bereit ist, sich dem Vergnügen einer Wahrnehmung hinzugeben, die Information, Einverständnis und Mitwisserschaft erheischt, erheitert sie und bereitet Freude.

Das 1960 entstandene „Target (Do it yourself)" lädt wiederum zu aktivem Herangehen ein. Die unfertige Schießscheibe zum Selbstausmalen, die auf die Signatur des Vollenders wartet, ist ein Seitenhieb auf die partizipatorische Ästhetik, die sich seit kurzer Zeit verbreitet. Sie nimmt den Leitsatz Marcel Duchamps, wonach es die Betrachter sind, die durch ihre Assoziationen die Gemälde machen, ganz wörtlich. Bald zitiert Jasper Johns auch seine eigenen Werke: „Flag on Orange Field" (1957) lebt vom Miteinander einer gemalten Flagge und des monochromen Untergrunds. Leo Steinberg meint, daß die von Johns' Werk ausgehende Faszination zum Teil der Tatsache entspringt, daß man viele seiner Erfindungen als Überlegungen über das Wesen der Malerei interpretieren kann, die im Dialog mit einem völlig unbeleckten und von Geburt an blinden Gesprächspartner gewonnen werden. Auf die Frage „Was ist ein Bild?" antwortet der Künstler: „Ein Stück Stoff, das man auf einen Rahmen spannt." In die Mitte des Bildträgers klebt er eine auf dem Kopf stehende Leinwand, malt alles grau an und nennt es „Canvas" (1956). Jasper Johns hat unermüdlich gearbeitet, um besagten Blinden, „der an nichts glaubt, das er nicht berühren kann", zu schulen. „Green Target", eine einfarbig bemalte Zielscheibe, auf der nur die Anordnung der Pinselstriche und die Behandlung des Bildmaterials das Sujet erkennen lassen, soll daher „ein spezielles Geschenk, sozusagen eine Zielscheibe in *Abb. 614* *Abb. 617*

Blindenschrift“ sein. Sein konstanter Appell an die Berührung stärkt einen weniger optischen als vielmehr haptischen, tastenden Blick, einen tatsächlichen „Tastsinn aus der Entfernung“, der die Bildfläche erschließt. Dem entspricht der Argwohn des Malers gegenüber der Sprache, denn in zahlreichen Bildern stimmen die Farbennamen nicht mit den tatsächlich verwendeten Farben überein: in „False Start“ (1959) ist Gray Rot, Yellow Blau, Orange Weiß, nur Red kann ebensogut auch Rot sein.

DIE IRONIE

Ironie durchzieht das Werk von Jasper Johns. Ihre Spuren findet man zwar auch bei De Kooning, etwa wenn dieser einem seiner Frauenbilder einen ausgeschnittenen Lippenstiftmund aufklebt. Doch im allgemeinen hat Humor in der „typisch amerikanischen Malerei“ keinen Platz. John Graham hat ihn rundheraus abgelehnt. Auf die Frage, welchen Platz der Humor denn in der Kunst einnehme, antwortete er: „Überhaupt keinen. Humor oder Sinn für Humor ist nichts weiter als eine Verfallserscheinung des Lustempfindens. Humor ist ein Ersatz für Impotente und Kastraten, die kein ursprüngliches Lustgefühl empfinden können.“ (System and Dialectics of Art, S. 191). Graham relegiert den Humor in die Sparte „Kunstgewerbe“; und dabei kann Malerei durchaus spaßig, leichtfüßig, ironisch sein. Robert Rauschenberg nimmt sich in aufsehenerregender Weise gerade dieser herzerfrischenden Seite der Kunst an. 1953 besucht er Willem De Kooning und bittet ihn um eine Zeichnung, die er ausradieren wolle. Von den Erläuterungen überzeugt, wählt De Kooning eine nicht zu leicht ausradierbare Zeichnung, die er sehr mochte. Er traut mithin dem Akt der Selbstaufopferung seines Geschenks den moralischen Wert einer Tätigkeit zu. Das Ausradieren kostet einige Wochen Arbeit. Später erklärt Rauschenberg dazu: „Ich glaube, das ist ungeheuer mißverstanden worden; man hat es für eine Schmähung des Abstrakten Expressionismus gehalten, und dabei war es ganz im Gegenteil ein Akt der Huldigung an dessen Erfolg, ein Ausdruck meiner Bewunderung! Ich war wohl der erste Mensch, jedenfalls der erste Künstler, der ein solches Opfer gebracht hat.“ „Erased De Kooning Drawing“ ist kein Gemeinschaftswerk, sondern ganz allein Rauschenbergs Produkt, und wenn dieses auch von seiner Achtung für den „Vater“ zeugt, so ist es doch zuallererst ein Glaubensbekenntnis zum Leben. De Kooning mußte ausradiert werden – und mit ihm alle Spielarten des Abstrakten Expressionismus –, damit die schöpferische Energie seiner Nachfolger sich auf einem weißen Blatt, nicht so sehr einem jungfräulich leeren als einem leerradierten Blatt, entfalten könne.

Abb. 613 Der Schöpfer der Combine Paintings wird mit „Factum I“ und „Factum II“ (1957) auch bald wieder rückfällig. Beide Bilder, nahezu identisch, verkörpern eine Reflexion über die Malkunst. Die Collagen enthalten Anspielungen auf Naturschilderungen, Stadtbilder, Porträts. Kalenderblätter und zwei Fotografien eines brennenden Hauses verweisen auf das Narrative. Elemente der Wiederholung finden sich in beiden Werken: die Porträts von Präsident Eisenhower erscheinen doppelt, zwei gleichartige Bäume tauchen in den Landschaftsfotos auf. Doch vom ersten Bild zum zweiten erscheint die Struktur der Wiederholung besonders evident: „Factum II“ reproduziert „Factum I“ so ähnlich wie nur möglich. Die Nachbildung von Zufallsfunden und Gebrauchsgegenständen demonstriert den artifiziellen Charakter der freien Malweise, die einst zur Glanzzeit des Abstrakten Expressionismus geführt hatte. Wenn man sogar die Tröpfelspuren beherrschen konnte, dann deshalb, weil die gestische Malerei mittlerweile hinreichend voraussehbar geworden war, so daß man mittels einer guten Maltechnik die Auswirkungen kontrollieren konnte. Seinerzeit war eine derartige Kritik keineswegs selbstverständlich. Giuseppe Panza, der zahlreiche Werke Franz Klines besitzt, hat sie nicht verstanden: er kaufte „Factum I“, weil ihm dieses „schöner als das andere“ erschien. Nur die bestinformierten und klügsten Kritiker und Kunstfreunde vermochten die polemische Absicht dieser beiden interdependenten Bilder aufzudecken.

In den Jahren nach der Entstehung von „Factum I“ und „Factum II“ muß jeder zugeben, daß die gestische Malerei einen imitierbaren Stil hervorgebracht hatte. Die ursprüngliche Herausforderung des Abstrakten Expressionismus war zu bloßem Akademismus erstarrt und stagnierte. In der Zeitschrift „Art News“ wird diese Tatsache 1959 festgestellt, als Irvin Sandler eine bei 17 Künstlern geführte Untersuchung unter dem Titel „Gibt es einen neuen Akademismus?“ veröffentlicht. Friedel Dzubar ärgert sich beispielsweise über „all die Tricks der Zunft, die langgezogenen Pinselspuren, die kleinen Zufälle (natürlich in erträglichem Maße), die vorgetäuschte Lässigkeit und die sorgsam vorbedachte spontane Heftigkeit“. Es versteht sich von selbst, daß eine solche Kritik nur die Epigonen des Abstrakten Expressionismus im Visier hat und die Gültigkeit der bei der Erfindung dieser Malweise entstandenen Werke keineswegs in Zweifel zieht.

Auch die einige Jahre später entstandene Serie „Brushstrokes“ von Roy Lichtenstein (1923 geboren) bezieht sich noch auf diese Malweise. 1965 hat polemische Satire jedoch keine Daseinsberechtigung mehr, denn die Nachfolger von Willem De Kooning sind längst disqualifiziert. Dennoch ist Lichtensteins Ironie nicht zu übersehen, obgleich sie sich weniger auf unmittelbare Vorgänger als auf eine ganze Tradition bezieht. „Little Big Painting" (1965) nimmt im Titel das Paradox der großformatigen Werke, von denen man vergrößerte Ausschnitte zeigt, aufs Korn. Dieser durch Kunstbücher verbreitete Trick lenkt die Aufmerksamkeit auf die Pinselführung und suggeriert, daß diese die Hauptsache sei. Ganz aus der Nähe betrachtet, weist dann ein Bildfragment von Franz Hals bestürzende Ähnlichkeit mit einem Detail aus einem Werk von Jean-Honoré Fragonard, Claude Monet oder Franz Kline auf. Zweifellos hat der Expressionismus zur Legitimierung solchen Umgangs beigetragen. Lichtenstein nimmt das aus dem Zusammenhang gerissene Detail und macht dieses zum Sujet seines großformatigen Bildes, verschiebt aber die optischen Reize. Während der für sich allein betrachtete Pinselstrich die ikonenhafte Bezugnahme und die Mimesis ausschließt, bringt Lichtenstein die Darstellung ein. Überdies löscht er jede Spur der virtuosen Hand aus. Jeder Pinselstrich ist auf der Leinwand ohne stoffliche Äußerung wiedergegeben. Tropfspuren und Spritzer sind sorgfältig als gleichmäßig kolorierte Flächen gemalt, deren Umrisse mit dicken schwarzen Strichen und Konturen abgegrenzt werden, die man aus Comic Strips und Malbüchern kennt. Diese Spuren verlaufen auf einem punktierten Grund, der das Punktraster des Reproduktionsverfahrens imitiert. Die Suggestivkraft ihrer klaren Lesbarkeit und eindrucksvollen Größe bringt erstaunliche Ergebnisse hervor. Doch unabhängig von den visuellen Reizen weckt die Spannung zwischen dem der neueren Kunstgeschichte entnommenen Sujet und dessen Darstellung in der Malerei das geheime Einverständnis mit dem Betrachter, das die Parodie ausmacht. *Abb. 620*

Lichtenstein wählt seine Sujets aus der Kunstgeschichte, doch er wendet sich keineswegs nur dem Abstrakten Expressionismus zu. Stark geometrisierte Pyramiden, eine griechische Tempelruine, auch Monets Kathedrale von Rouen dienen ihm als Motive. Indes bildet die moderne Kunst des 20. Jahrhunderts seine bevorzugte Quelle. Lichtenstein eignet sich Werke von Matisse, Léger, Picasso oder Mondrian an, um sie innerhalb seiner eigenen Kompositionen neu zu schaffen. Wie sollte man bei „Step-on Can with Leg" (1961) nicht an die Mülltonnen-Schule, bei „Sponge" nicht an die Monochromie denken? Auf den „Schwamm" genannten Gemälden sieht man jeweils eine weibliche Hand mit einem Schwamm die Spur wegwischen, die die Farbe aufsaugt. Der bildliche Sketch wird offenkundig mit dem völligen Auslöschen der Fläche enden, der dadurch zu ursprünglicher, reiner Monochromie zurückverholfen wird. Diese Geschichte kann auch für „I Can See The Whole Room [...] And There's Nobody In It" gelten. Der Mann hinter dem kreisrunden Spion – eine Metapher für Lichtensteins typischen Rasterpunkt – beobachtet vor dem einfarbig schwarzen Grund den Ausstellungssaal. Die Tatsache, daß er niemanden sieht, während wir ihn doch anschauen, mag daran liegen, daß die Leere des Bildes auf den Raum übergreift und die Gegenwart der Besucher verdrängt. Die Bildfolge „Mirrors" erzeugt einen ähnlichen Effekt und thematisiert außerdem die Gleichartigkeit von Spiegel- und Bildform, die Spannung zwischen Reflex und Darstellung. Die Aufzählung all der verborgenen Anspielungen und Bezüge auch der harmlosesten Bilder Lichtensteins ließe sich noch lange fortsetzen. *Abb. 621* *Abb. 619* *Abb. 618*

Andy Warhol (1928–1987) macht Anfang der sechziger Jahre Diptychen, die ein monochromes Bild mit einem zweiten verbinden, dessen Fläche mit vielen Reproduktionen ein und desselben Motivs bedeckt ist. „Sehen Sie", sagt er, „ich bemale für jedes meiner großen Bilder eine leere Leinwand mit derselben Grundfarbe. Beide zusammen sind dazu da, daß sie ganz nach dem Wunsch des Eigentümers aufgehängt werden können. Er kann sie direkt neben das Gemälde oder an die gegenüberliegende Wand hängen, oder darüber oder auch darunter. [...] Dadurch sind sie größer und vor allem teurer. ‚Liz Taylor' etwa, 101,6 × 101,6 in der Farbe Ihrer Wahl kostet 1600 Dollar. Signiert natürlich." (Zitiert in: Andy Warhol, Paris 1989, S. 48). Zumeist haben die Käufer die einfarbige Leinwand abgelehnt und nur die Bilder mitgenommen. *Abb. 132*

Warhol hat sich auch anderen Bereichen zugewendet. Das Bild von Jackson Pollock bei der Arbeit, in einer Art Tanz um die auf dem Boden ausgebreitete Leinwand, zirkulierte in zahlreichen Abzügen. Die „Tanzbilder" (1962) nehmen darauf Bezug und visieren zugleich die partizipatorische Ästhetik an. Die Betrachter sind praktisch aufgefordert, mit den Füßen in die dafür vorgesehenen Spuren zu treten und der Pfeilrichtung zu folgen, um Tango oder Foxtrott zu lernen. Die Landschaften, Blumen, Seestücke und andere Gemälde „zum Selbermachen" (1962) fußen auf einem Kinderspiel, das darin besteht, ein Bild nach einer bestimmten Zahlenfolge auszumalen. Während allerdings „Target (Do it yourself)" von Jasper Johns (1960) eines von dessen charakteristischen Werken zugrunde legt, geht „(Do it yourself) Seascape" – wie die anderen Bilder dieser Serie – aus Bilderbögen hervor, die Warhol zufällig gefunden hat und von denen er nur einige Partien bemalt. *Abb. 614*

Andere Künstler verwenden Gemälde aus der Kunstgeschichte. Larry Rivers (1923 geboren) etwa macht das Bildzitat zu seiner Spezialität. Er schöpft aus Werken von Rubens, Ingres, Rembrandt und auch noch aus Varianten ihrer Bilder, die auf Banknoten oder Verpackungen auftauchen. „I Like Olympia in Black Face" (1970) unterbreitet eine komplexe Gestaltung; die zweifache Version des Paares Dienerin-Herrin bezieht sich polemisch auf die amerikanische Gesellschaft. Die Gesamtkomposition erinnert an Reklamebilder, während die Konstruktion der zwei flachen Ebenen auf Kritiken an Édouard Manet anspielt, dem die „Flachheit" seiner Darstellung, für die Théophile Gautier den Vergleich mit einer Spielkarte fand, vorgeworfen wurde. Das Neben- und Übereinander der Ebenen und die Dreidimensionalität des Werkes haben natürlich heftige Auseinandersetzungen um den Komplex Gemälde *Abb. 625*

Abb. 624 – Objekt – Reales – Fläche hervorgerufen. Die von Richard Lindner (1901–1978) gemalten Bilder von Menschen schaffen eine Synthese zwischen raffinierter Illustration und der Brutalität der neuen Objektivität. Tom Wessel-
Abb. 131 mann (1931 geboren) arbeitet in seine Stilleben Reproduktionen früherer Meister ein, wie sie in modernen Wohnstuben zu finden sind. So hängt eine Komposition von Piet Mondrian über einem kleinen Tisch, auf dem diverse in Zellophan verpackte Lebensmittel, Bierflaschen und ein Coca-Cola-Glas herumliegen. In einem anderen Bild unterwirft er eine Matisse-Zeichnung einer expliziten Erotisierung, die die Sinnlichkeit und Reinheit des Originals in das schlüpfrige Reich einschlägiger Hochglanzmagazine projiziert.

HOHE KUNST UND NIEDERE KUNST

Obwohl sich die Maler der Pop Art auch auf Werke der Kunstgeschichte beziehen, scheinen sie der bunten Welt der Werbung, Zeitungen und Comic Strips, der sie ihre Sujets entnehmen, viel näher zu stehen. Zumindest hat diese Eigenschaft stärker die Aufmerksamkeit des Publikums auf sich gezogen, das begeistert war über die neuartige Aufhebung der Grenzen zwischen elitärer und Massenkultur. Die banalsten Dinge finden Eingang in Kunstgalerien und Museen, wo sich schon 1962 mehrere Ausstellungen diesem Phänomen widmen. Die Reaktionen sind geteilt und entsprechend stürmisch. Vielfältiger Widerspruch erhebt sich, den Barbara Rose bündig zusammenfaßt: „Ich gehe ins Museum, um dem Supermarkt zu entrinnen und nicht um dort dasselbe zu finden." („Pop Art at the Guggenheim", Art International, 25. Mai 1963). Die hier präsentierte Bilderwelt, die in den Städten zur Überfülle verbreitet wird, gehöre zum Kitsch und sei das Gegenteil von Kunst.

Abb. 133 Das Eindringen wertloser, bis dahin geächteter Dinge wäre möglicherweise akzeptiert worden, wenn sie einen Protest gegen die Häßlichkeit ausdrücken würden. Die Interpretationen sind jedoch sehr widersprüchlich: während die einen darin Gesellschaftskritik entdecken, machen andere unentschuldbare Selbstgefälligkeit aus. Vertreter der
Abb. 626 erstgenannten Auffassung finden sich bestärkt durch den „Laden" von Claes Oldenburg (1929 geboren) („The
Abb. 623 Store"), eine Karikatur beschränkter Konsumgier, oder durch das Panoramabild „F-111" (1964–1965) von James Rosenquist (1933 geboren), ein düsteres Spiegelbild des American Dream, wo das glückliche Lächeln eines gehätschelten Kindes im Schatten eines Atompilzes erstarrt. John Russell findet dafür folgende Worte: „Ein paar kleine Mädchen können sich den Bauch vollschlagen, weil andere lebendigen Leibes verbrannt werden: Das ist die Wahrheit, die man Mitte der sechziger Jahre sehen mußte, und Rosenquist gehört zu den Amerikanern, die davor nicht die Augen verschlossen haben." („Persistent Pop", New York Times Magazine, 21. Juli 1974). Die semantische Eindeutigkeit solcher Bilder bleibt indessen die Ausnahme, wie andererseits auch die Position Robert Indianas (1928 geboren), der die Hinwendung zu optimistischen Werten und bewußt naiven Botschaften vertrat.

Der mögliche ideologische Inhalt der meisten anderen Darstellungen ist zwiespältig. Was bedeuten die „Katastrophen" Andy Warhols, die im Siebdruckverfahren vervielfältigten, mit ausdrücklicher Gefühllosigkeit ausgewählten Bilder – „es hat meinen Blick gefesselt, das ist alles" –, die durch eine elegante plastische Bearbeitung verfremdet werden? Die Wiederholung des Motivs verdeutlicht die Spanne zwischen einbrechender Realität und Banalität des Dokuments, eines schnell erblickten und ebenso schnell vergessenen Zeitungsfotos. Die Selbstporträts mit einem Finger auf dem Mund (1967), als wolle er Schweigen gebieten, oder mit Tarnflecken (1986) untermauern diese Rückzugshaltung: der Künstler will die Oberfläche der Dinge einfangen, ohne irgendein Werturteil über sie zu fällen. „Wenn Sie alles über Andy Warhol wissen wollen", meint dieser, „schauen sie nur die Oberfläche an. [...] Dahinter ist nichts." („Rien à perdre", Gespräch mit Gretchen Berg. Cahiers du cinéma, Oktober 1968, S. 42). Auch
Abb. 630 Jim Dine (1935 geboren) präsentiert anstelle seines Porträts metonymisch einen Bademantel: ein einfaches und leeres Behältnis.

Seien sie nun subversiv oder nicht, die Bilder drängen sich jedenfalls mit einer visuellen Stärke auf, die die Maler aus der Werbung übernommen haben. Tom Wesselmann will seine Werke auf diese Weise genauso aggressiv machen wie die des Abstrakten Expressionismus. James Rosenquist benutzt die Technik der Werbegrafik, um eine „direkte Fühlungnahme mit der Zeit" zu erreichen. Er zeigt brandneue, protzig überladene Gegenstände, die nicht den nostalgischen Geruch des Gebrauchs tragen. Verschiedene Künstler nutzen die Vereinfachungen gleichmäßiger Farbflächen und die Übersichtlichkeit der Großformate. Die unpersönliche Malweise von Alex Katz (1927 geboren)
Abb. 134, läßt seine Porträts zu gemalten Plakaten werden. Edward Ruscha (1937 geboren) betont das Mechanische der per-
136, 137, spektivischen Zeichnung und behandelt Teile städtischer Landschaften wie eine kolorierte technische Zeichnung.
138 Roy Lichtenstein scheint sich mit der Vergrößerung bereits vorhandener Bilder zu begnügen. Er verdrängt alle Spu-
Abb. 628, ren des Pinselstrichs, tendiert zu so unpersönlicher Ausführung wie nur möglich, intensiviert die Farben, die immer
629 satt und von einer schwarzen Linie umrissen sind. Andy Warhol setzt auf Siebdruck und Wiederholung. Alle diese

Verfahren gelten als antikünstlerisch. Die Maler, die sie verwenden, verletzen folglich nicht nur den herrschenden „guten Geschmack“, sondern kehren auch allen Mitteln den Rücken, die bis dahin zulässig sind für die Schaffung eines Gemäldes, das anerkanntermaßen den Status eines Kunstwerks beanspruchen darf.

Leo Steinberg ist wegen der im wahrsten Sinne blendenden, grellen Präsenz des Sujets nicht imstande, diese Gemälde zu beurteilen. „Ich kann unmöglich sagen, ob das Kunst ist oder nicht, weil ich das Sujet mit einer solchen Intensität spüre, daß ich dahinter das Gemälde nicht mehr sehe.“ („A Symposium on Pop Art“, Arts Magazine, April 1963). Amerikanische Maler wie Stuart Davis oder Gerald Murphy hatten in den zwanziger Jahren auch schon Gebrauchsgegenstände dargestellt. Sie werden deshalb oft zusammen mit den Künstlern der sechziger Jahre genannt. Werke wie „Lucky Strike“ oder „Razor“ stehen allerdings eher in der Tradition der Stilleben. Und hat uns nicht der Realismus seit Courbet dazu gebracht, die gewöhnlichsten Gegenstände als würdig für künstlerische Umsetzung anzusehen? Cy Twombly kann Graffiti benutzen und provoziert keine heftigen Reaktionen, indem er durch die Mischung trivialer Bezüge und zahlreicher Kulturzitate eine verfeinerte und professionelle Kunst hervorbringt. *Abb. 581, 107* *Abb. 151*

Die Erschütterung, die Roy Lichtensteins Bilder hervorrufen, liegt nicht an den Themen. Robert Rosenblum hat einmal geschrieben, daß „ein Hot-Dog, von Larry Rivers in seinem Stil ‚à l'ancienne‘ gemalt, niemanden groß bewegt hätte“ (Artstudio, Nr. 20, Frühjahr 1991). Wenn also Lichtenstein einen herrlichen Hot-Dog malt, schockiert weniger das Sujet als die Art der Umsetzung in Malerei. Er zeigt nicht bloß ein Würstchen zwischen zwei Brotscheiben, sondern das Bild eines Hot-Dog, wie es auf Reklameplakaten zu kommerziellen Zwecken eingesetzt wird. Überdies ahmt er nicht nur Farbe und Formen nach, sondern auch das grafische Verfahren, das eine wirtschaftliche Vervielfältigung in großen Stückzahlen ermöglicht. Ein Punktraster erlaubt je nach Dichte der Punkte die Reproduktion mehr oder weniger tiefer Halbtöne. Von Benjamin Day 1878 entwickelt, ist es ein Grundmerkmal mechanischer Vervielfältigung. Eigentlich soll es unsichtbar bleiben, ist indes in billigen Editionen deutlich erkennbar. Damit der Betrachter das in einem Bild Dargestellte genießen kann, darf das Punktraster nicht mehr wahrnehmbar sein; die Tatsache, daß es sich um eine Reproduktion handelt, muß in den Hintergrund treten. Wenn er die Rasterstruktur in Vergrößerung bloßlegt, unterstreicht Lichtenstein daher eine Bildkonstituente „im Zeitalter der technischen Vervielfältigung“. Er zeigt mithin weniger das Sujet als die Mittel seiner Darstellung, die er in einer handgefertigten, gewissermaßen „künstlerischen“ Kopie unterbreitet.

Ein Vergleich der Bilder Lichtensteins mit den Comic-Zeichnungen, auf die sie sich stützen, enthüllt gleichwohl zahlreiche Veränderungen. Das „Original“ wird vom Künstler interpretiert, oft verkleinert er die Bildeinstellung auf das Hauptmotiv, vereinfacht die Zeichnung, wechselt die Farben, verschiebt oder streicht Text, kombiniert mitunter mehrere Bilder in einem einzigen und vergrößert das Ganze stets übermäßig. So ist „Whaam!“ (1963) keine Kopie der Zeichnung von Irv Novick („Star Jockey“, All-American Men of War, Januar–Februar 1962). Die wichtigste Veränderung, die Lichtenstein vornimmt, betrifft den Blickpunkt. Während die Comic-Szene aus der Froschperspektive gezeichnet ist, der Betrachter sich auf dem Boden unter den Flugzeugen befindet, führt ihn das Bild Lichtensteins mitten in das Kampfgeschehen im Himmel hinein (man sieht die Tragfläche des Jagdflugzeugs). Das imaginäre Museum verrät besser als jedes andere diese aus bereits vervielfältigten Blättern entstandenen Werke: an die Stelle des Gemälde-Werdens des Abbildes setzt es das Abbild-Werden des Gemäldes, das den Zwischenraum überbrückt, in dem sich die Besonderheiten der künstlerischen Arbeit Lichtensteins ansiedeln. *Abb. 622*

EINE NEUE KUNSTTHEORIE

Der Begriff „Kunstwerk“ erfährt in dieser Zeit eine so grundlegende Veränderung, daß wir so lange unfähig bleiben, ein solches zu erkennen, bis wir unsere ästhetischen Urteilskriterien angepaßt haben. Nichts anderes sagt Lichtensteins „Masterpiece“ (1962): das traditionelle Meisterwerk ist durchaus vorhanden, aber man sieht nur seine Rückseite. Mehr als ein zeitgenössischer Kritiker hat von seiner Bestürzung erzählt, die ihn bei der ersten Begegnung mit Werken Lichtensteins oder Warhols befiel. Sogar in solchen Fällen, da dieses Zusammentreffen eine positive Reaktion erzeugte, waren sie nicht in der Lage, diese zu begründen. Ablehnung findet dagegen immer eine Begründung, eine erstaunlich beständige sogar, die sich seit Beginn des Jahrhunderts stets wiederholt: „Das ist keine Kunst.“ Sagte nicht Kahnweiler über Bilder von Mondrian, sie seien keine Bilder? Doch das Argument ist interessanter, als es zunächst scheinen mag. Die Annahme von Werken, die nicht den etablierten Maßstäben entsprechen, erfordert, so Arthur Danto, weniger eine Umwälzung des Geschmacks als eine theoretische Revision. Danto führt in einem Artikel, den er nach dem Besuch der Warhol-Ausstellung in der Stable Gallery 1964 schreibt, besonders das „Bett“ von Robert Rauschenberg und Warhols „Brillo-Kartons“ als Beispiele an („The Artworld“, Journal of Philosophy, 1964). Die Argumentation des Philosophen basiert auf einer Feststellung, die im Bereich der Kunst problematisch ist, denn *Abb. 139* *Abb. 130* *Abb. 628* ihre Anerkennung impliziert die Aufgabe der verbreiteten Idee, wonach der „ästhetische Blick" *direkten* Zugang zu den Qualitäten des Kunstwerks haben könne: Wahrnehmung sei immer mit „Theorie" behaftet, gelenkt von einer Intentionalität, in der Auswahl- und Beurteilungskriterien zusammenfließen. „Etwas als Kunst zu erkennen, verlangt etwas, was das Auge nicht wahrnehmen kann – eine kunsttheoretische Atmosphäre, Kenntnis der Kunstgeschichte: eine Kunstwelt." (Ebenda).

Während die echten Verpackungskisten aus billigem Karton die Kunstliebhaber ebensowenig interessieren wie ihre Benutzer – wenn sie ihre Funktion erfüllt haben, werden sie weggeworfen –, stehen die sehr teuren Kisten Warhols, Siebdruck auf Sperrholz, im Mittelpunkt tiefschürfender Analysen. Doch selbst wenn sie aus Karton wären, würden diese von Warhol ausgestellten Artefakte zu vollgültigen Werken werden, denn sie präsentieren sich als „Kandidaten zur Beurteilung" (George Dickie, „Defining Art", American Philosophical Quarterly, 1969). Um sie
Abb. 628 als solche aufzufassen, gilt es an die Readymades zu erinnern. In dieser Perspektive werden die „Boxes" zu wirksamen Lockvögeln. Sie sind von einem Künstler oder unter seiner Leitung hergestellt, stellen gewöhnliche Industrieprodukte dar, die jeder kennt, und unterscheiden sich doch zugleich ganz radikal von diesen: es sind Nachahmungen, und als solche existieren sie im Verhältnis zu anderen Objekten nur sekundär. In seinem Beitrag „The Transfiguration of the Commonplace" führt Arthur Danto unter anderem solche Werke an, um zu belegen, daß es kein reines Wesen der Kunst gibt, von dem ausgehend man bestimmte Dinge ausschließen könne: jede Schöpfung bereichert die Kunstwelt um neue Prädikate, die sogleich für die Gesamtheit der Kunstwerke in Vergangenheit und Gegenwart gelten.

Die Bilder von Lichtenstein und Warhol, Rosenquist oder Wesselmann bringen in der Tat neue Prädikate hervor. Wie wir gesehen haben, betreffen sie sowohl die Wahl des Sujets als auch die Techniken der Nachahmung. Die Mißdeutung ihrer Werke als einfache Abbilder der in den Vereinigten Staaten besonders übersteigerten Konsumkultur hat sich für die Verbreitung der amerikanischen Kunst in aller Welt als außerordentlich wirksam erwiesen. Die Mythen des Alltags gestatten dem breiten Publikum einen viel direkteren Zugang als das Sublime. Warhol wird ein Star. Sein durch Poster und Plakate überreich verbreitetes Werk stellt den wirtschaftlichen Erfolg der Neuen Welt auf eine Weise dar, die um so mehr aufwertet, als sie, freilich aus anderen Gründen, auch von den *happy few* geschätzt wird. Dabei ist die Pop Art zu Beginn der fünfziger Jahre in Großbritannien entstanden, und ihr Name stammt von Lawrence Alloway, einem britischen Kunstkritiker. Sie ist dennoch zu einem Symbol für die Vereinigten Staaten geworden, weil die New Yorker Maler im Wettstreit mit dem Abstrakten Expressionismus ihre Kraft um ein Vielfaches steigern konnten, doch ebenso, weil chromglänzende Wagen, Technicolor-Filme, eine Unmenge elektrischer Haushaltsgeräte oder Fernsehapparate aus der amerikanischen Lebensart und ihren Werten eine maßgebliche Bezugsgröße gemacht haben.

130 ROBERT RAUSCHENBERG,
BED
Öl auf Objekt
191,1 × 80 × 20,3 cm
1955
New York, The Museum of Modern Art (Schenkung von Leo Castelli zu Ehren von Alfred H. Barr)

131 TOM WESSELMANN,
BATHTUB 3
Öl auf Leinwand, Kunststoff und Objekte
213 × 270 × 45 cm
1963
Köln, Museum Ludwig

132 ANDY WARHOL,
BLUE ELECTRIC CHAIR
Acryl und Siebdruck auf Leinwand
Jede Tafel 266,7 × 205,5 cm
1963
London, Sammlung Saatchi (A.D.A.G.P. 1992)

133 CLAES OLDENBURG,
PEPSI COLA
Lack auf Gips
148 × 118,1 × 19,1 cm
1961
Los Angeles, The Museum of Contemporary Art (The Panza Collection)

134 ALEX KATZ,
SELF-PORTRAIT WITH SUNGLASSES
Öl auf Leinwand
244 × 183 cm
1969
Richmond, Virginia Museum of Fine Arts (Schenkung von Sidney und Francis Lewis)

135 CHUCK CLOSE,
PHIL [GLASS]
Acryl auf Leinwand
274,3 × 213,4 cm
1969
New York, The Whitney Museum of American Art (Schenkung von Mrs. Robert M. Benjamin)

136 ALEX KATZ,
THE RED SMILE
Öl auf Leinwand
200 × 291,5 cm
1963
New York, The Whitney Museum of American Art

137 EDWARD RUSCHA,
HOLLYWOOD
Siebdruck
44,4 × 111,7 cm
1968
Im Besitz des Künstlers

138 EDWARD RUSCHA,
LARGE TRADEMARK WITH EIGHT SPOTLIGHTS
Öl auf Leinwand
169,6 × 338,5 cm
1962
New York, The Whitney Museum of American Art

139 ROY LICHTENSTEIN,
MASTERPIECE
Öl auf Leinwand
137,2 × 137,2 cm
1962
Beverly Hills, Sammlung Mr. und Mrs. Melvin Hirsch (A.D.A.G.P. 1992)

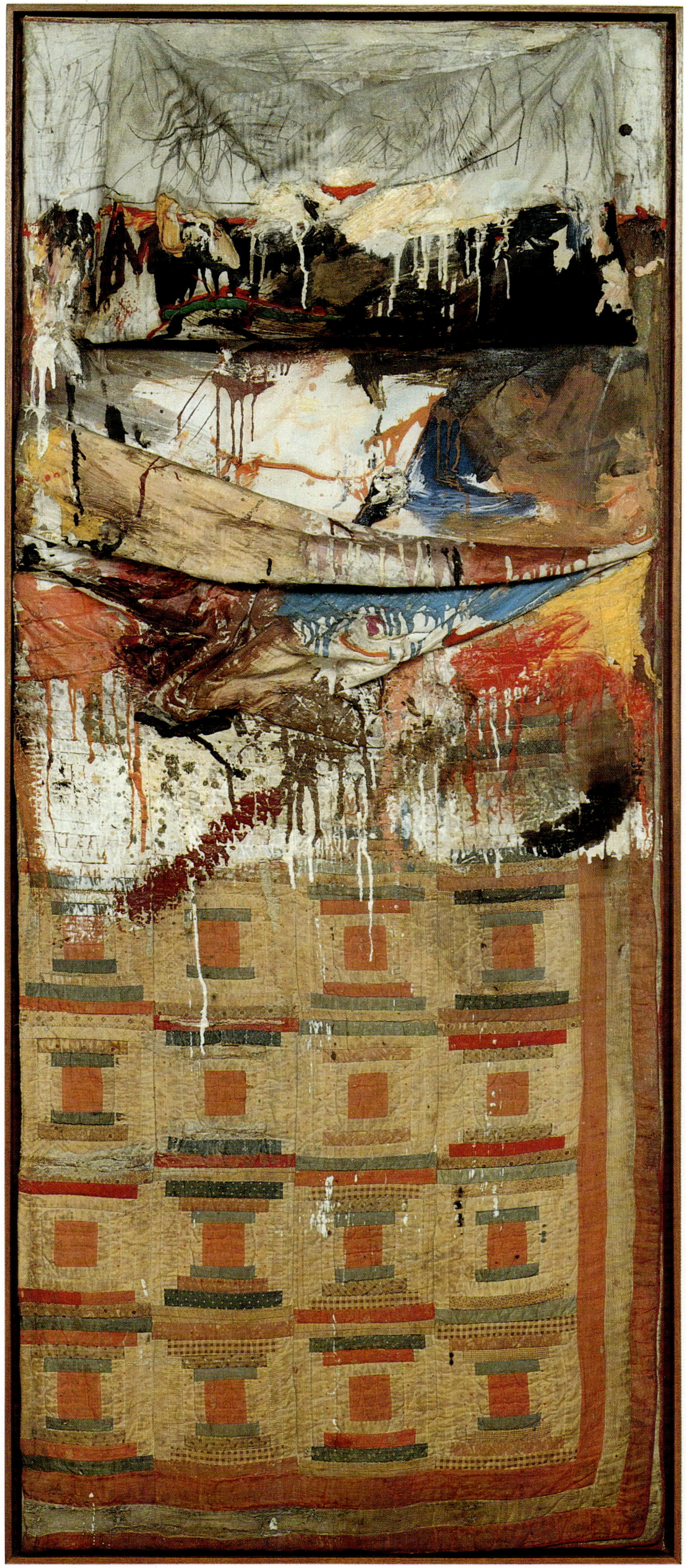

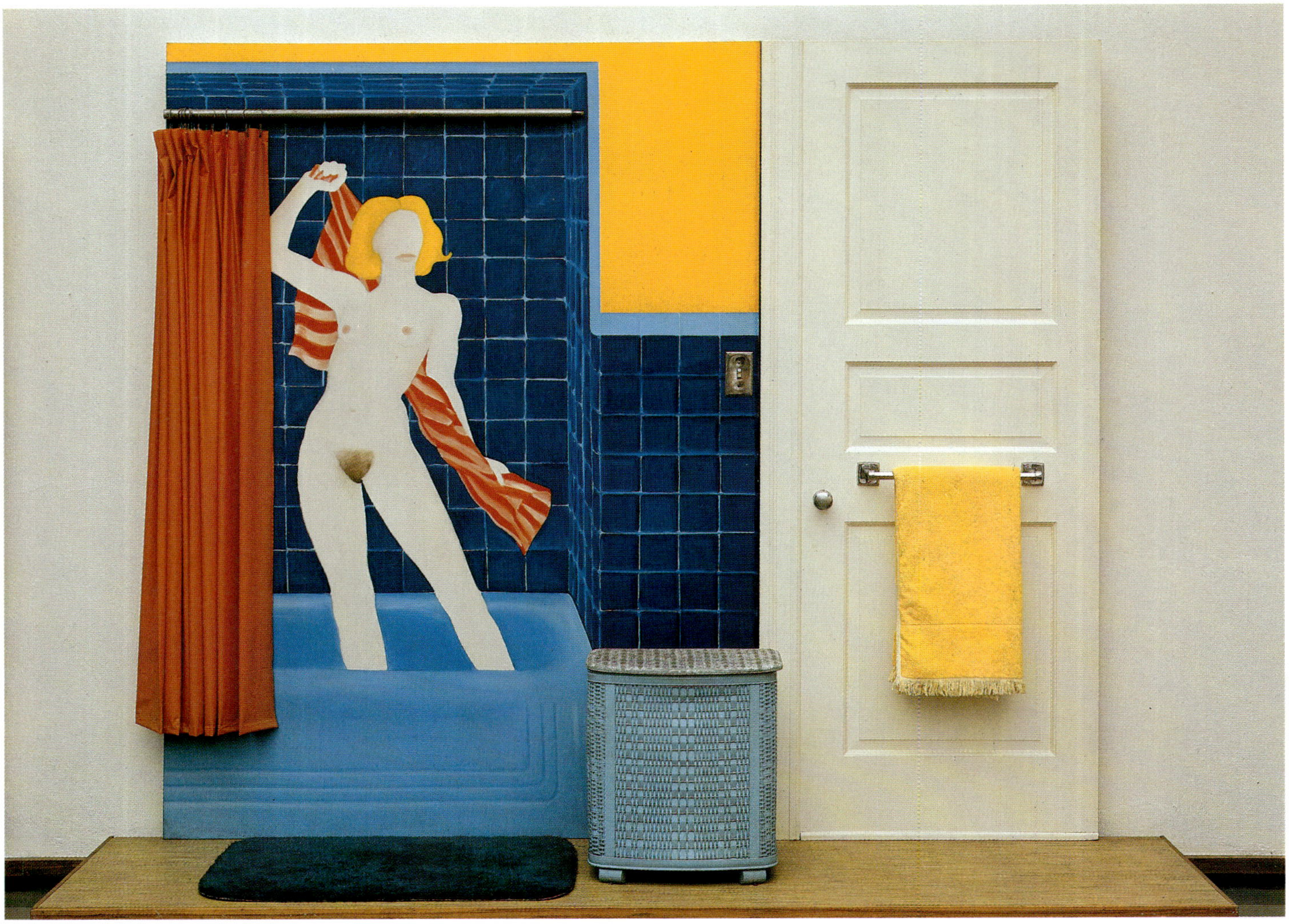

131

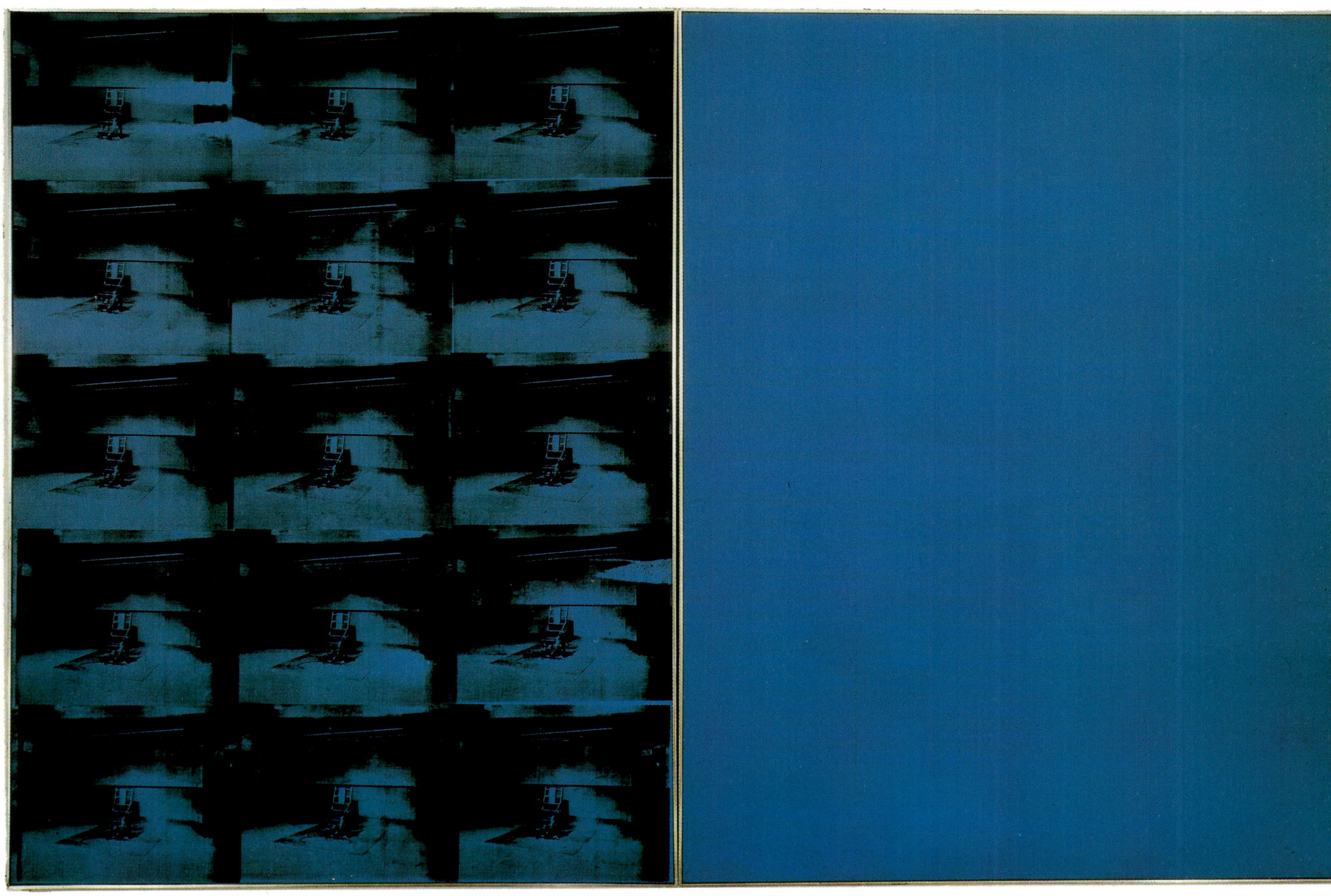

132

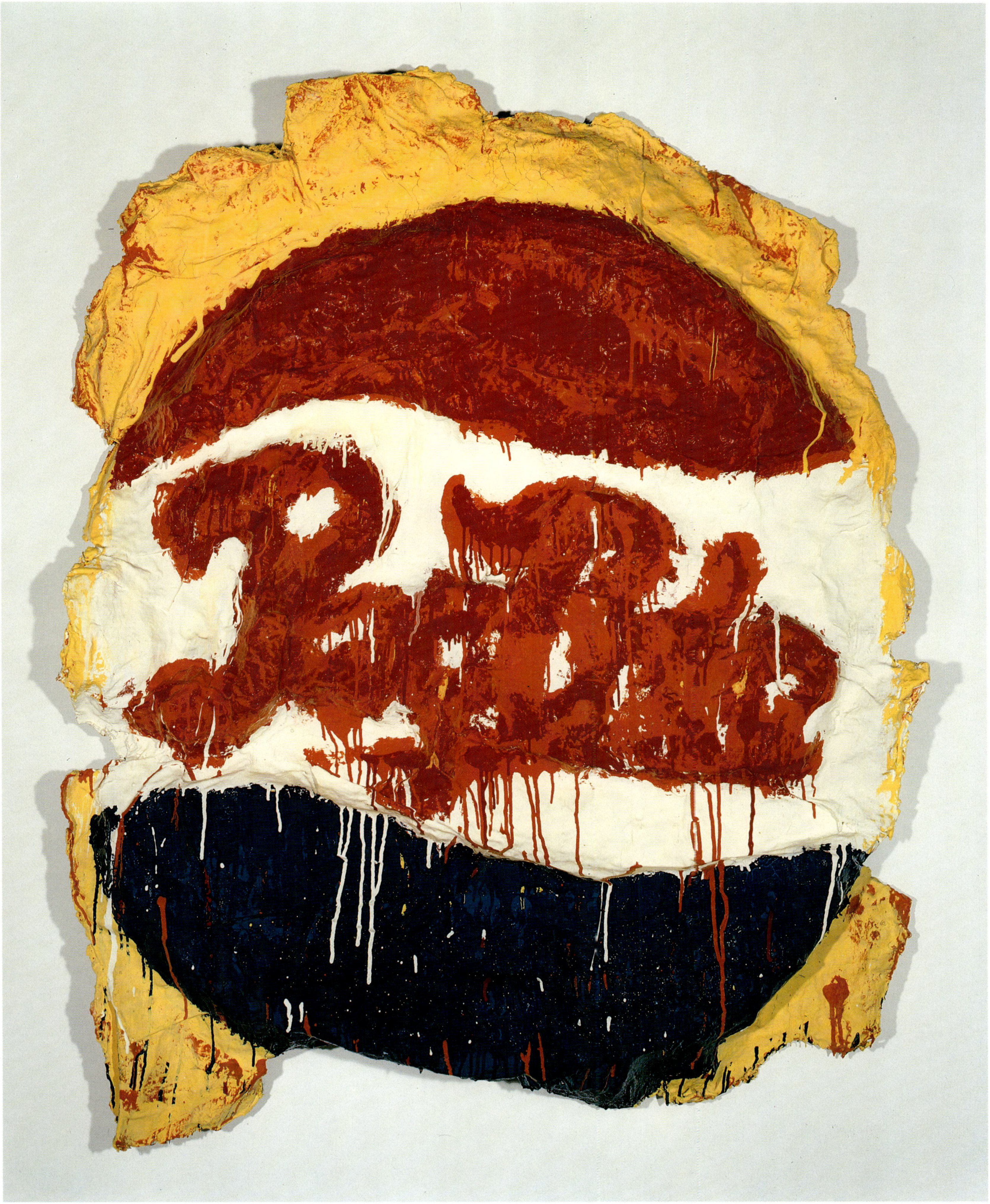

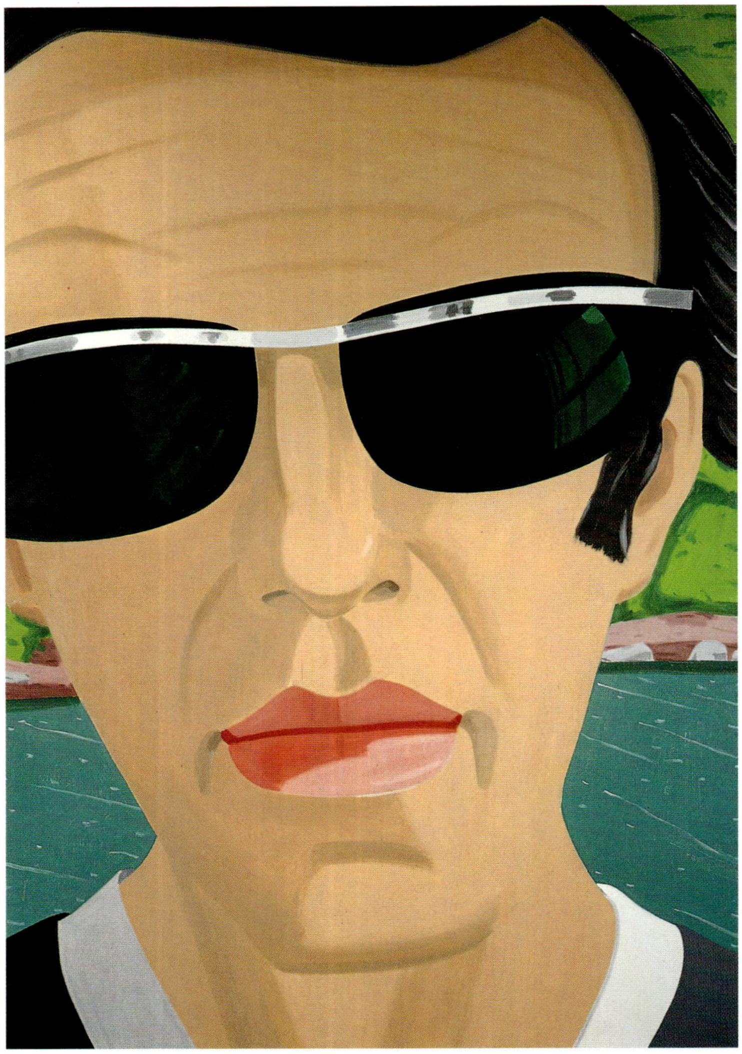

134

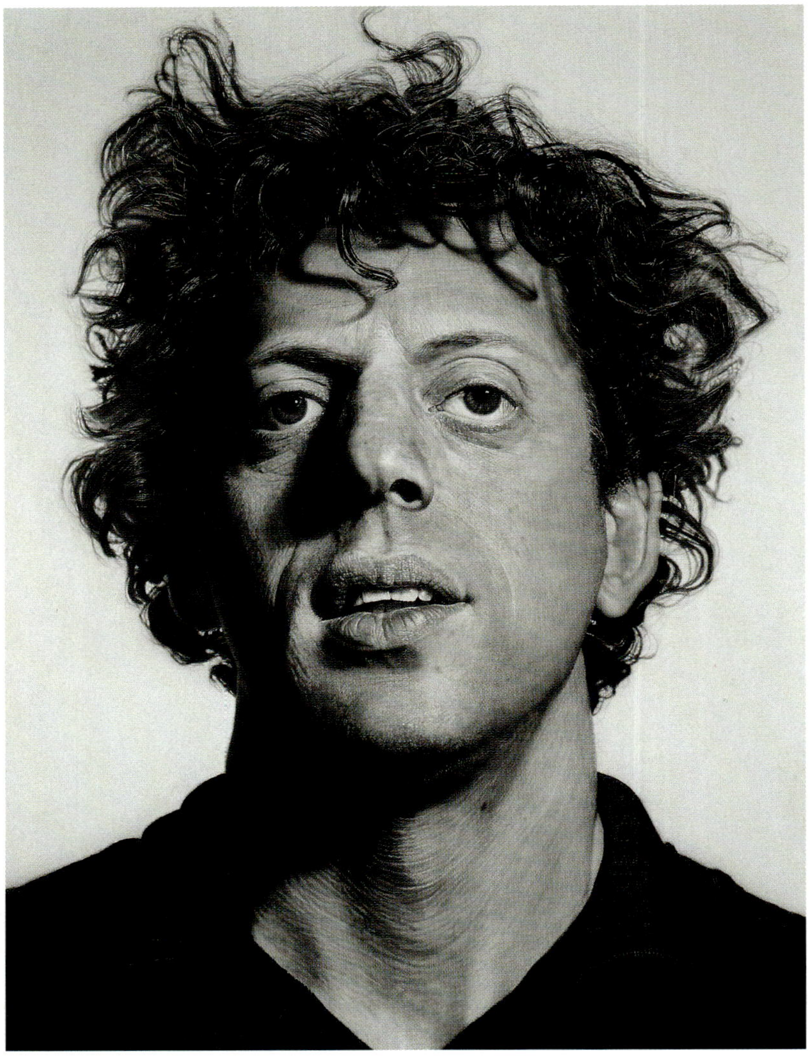

135

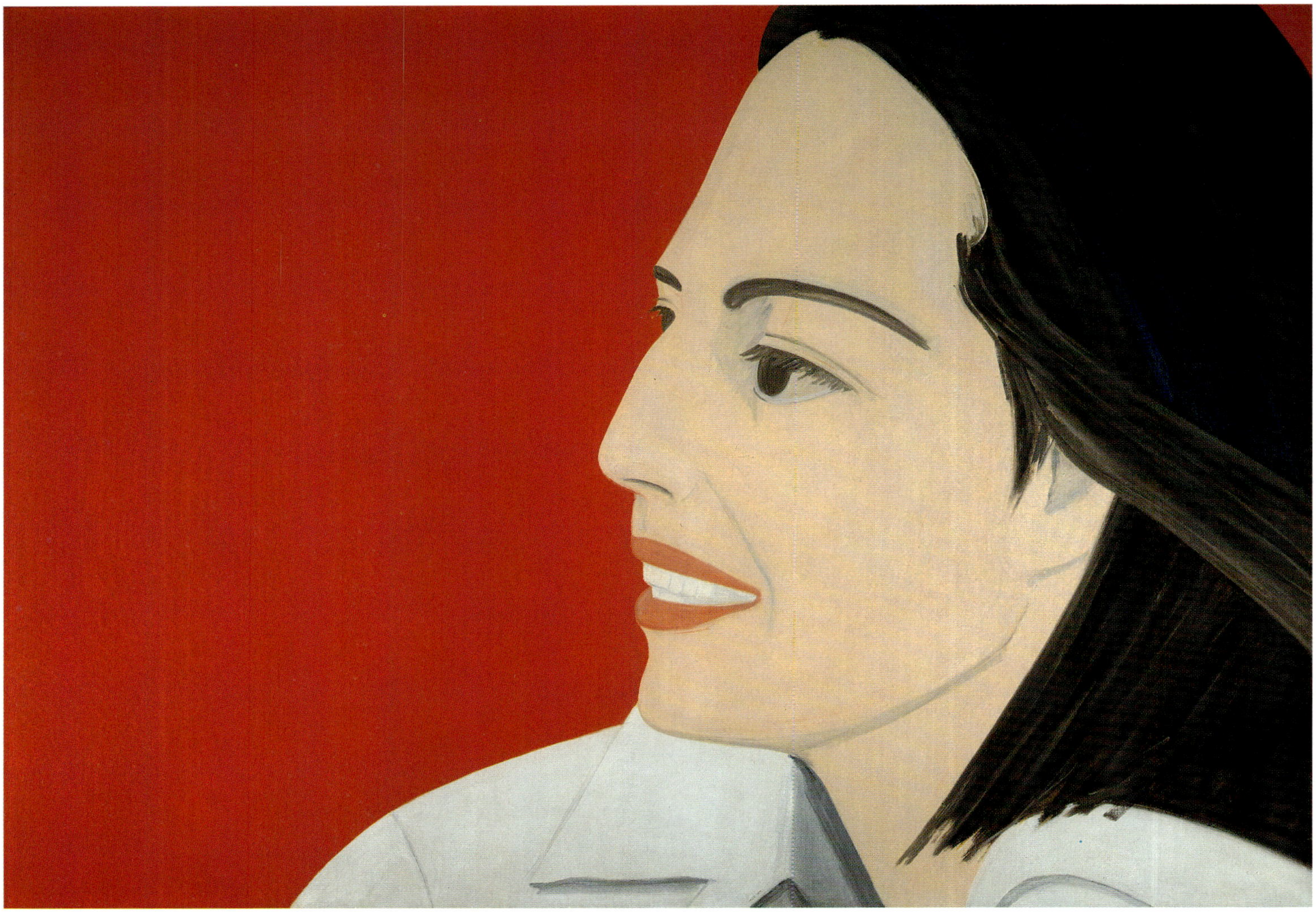

136

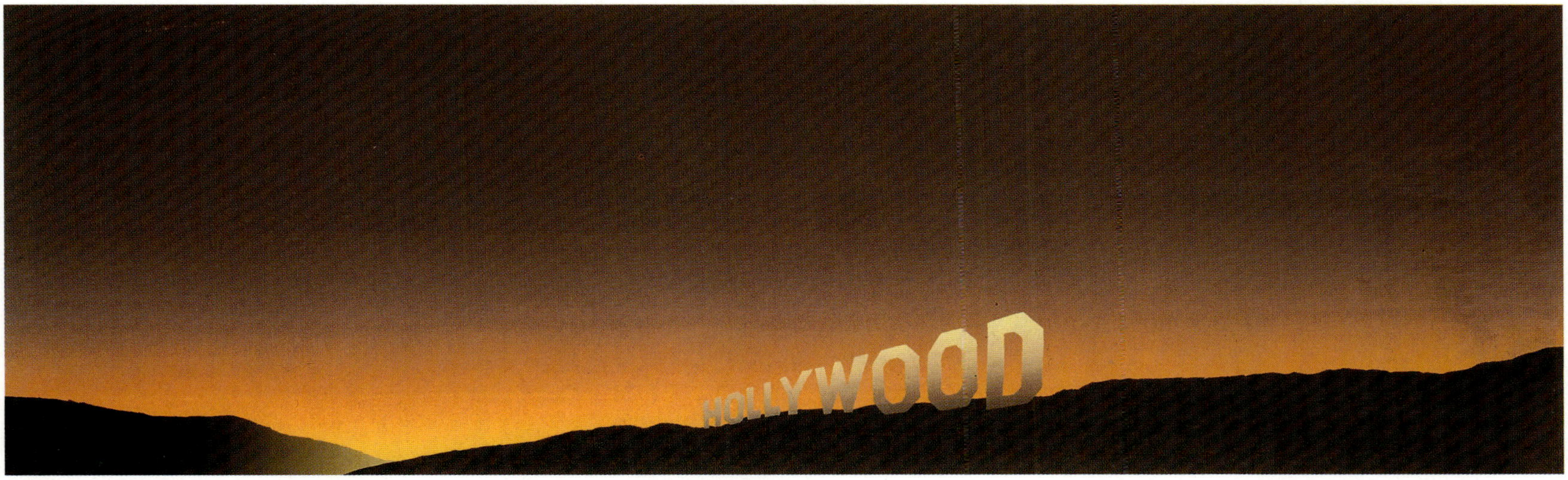

137

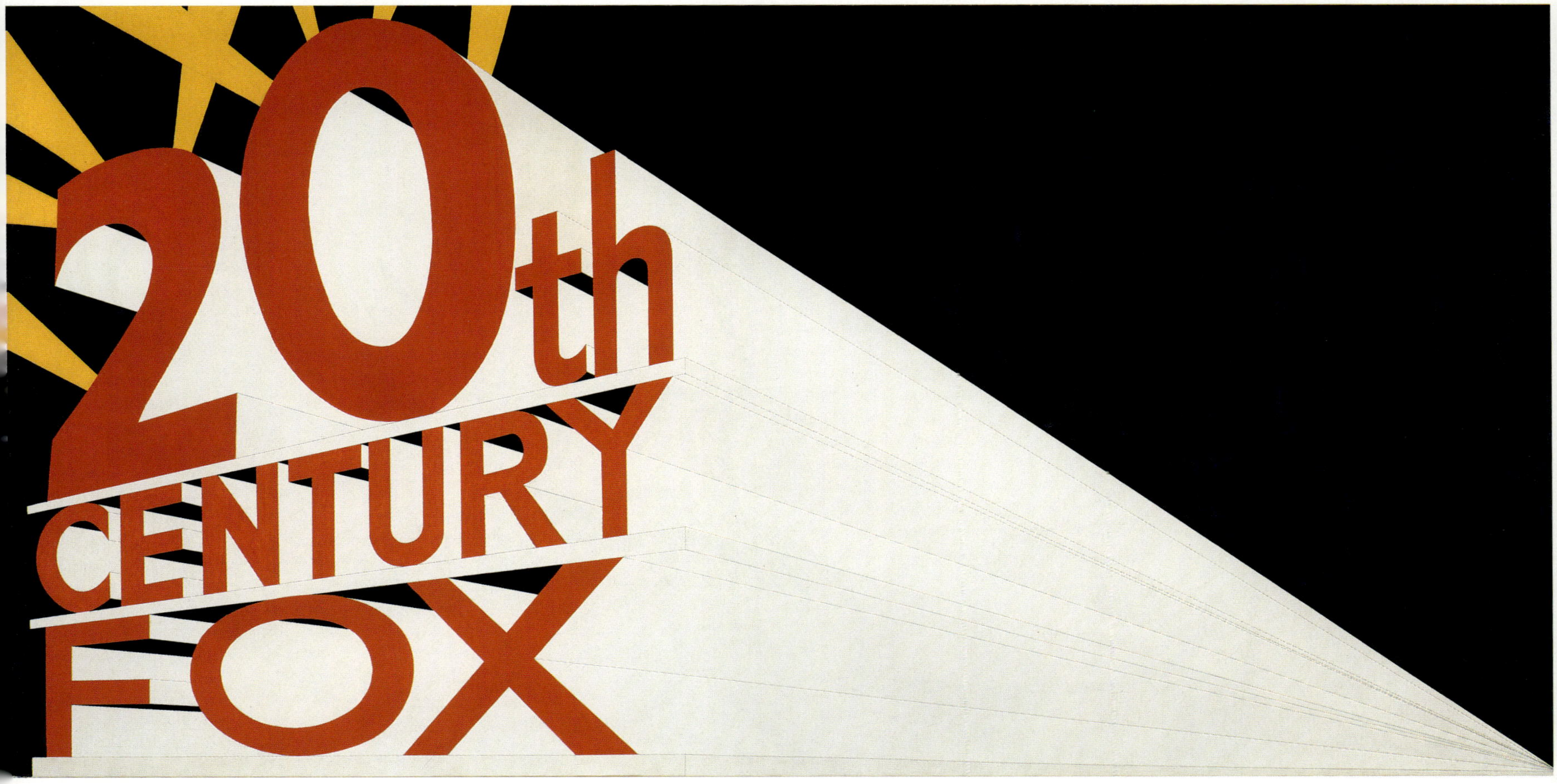

138

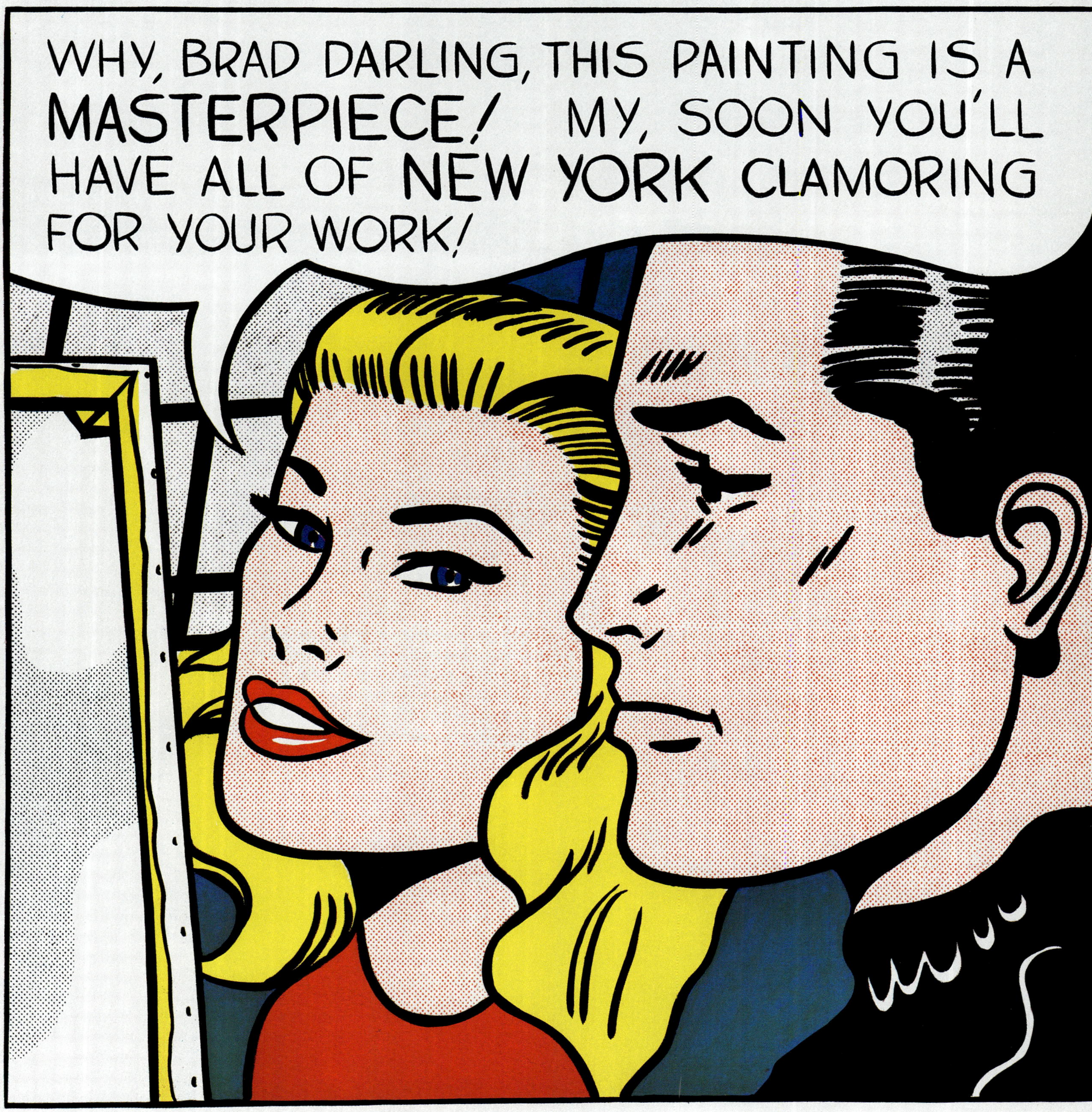
WHY, BRAD DARLING, THIS PAINTING IS A MASTERPIECE! MY, SOON YOU'LL HAVE ALL OF NEW YORK CLAMORING FOR YOUR WORK!

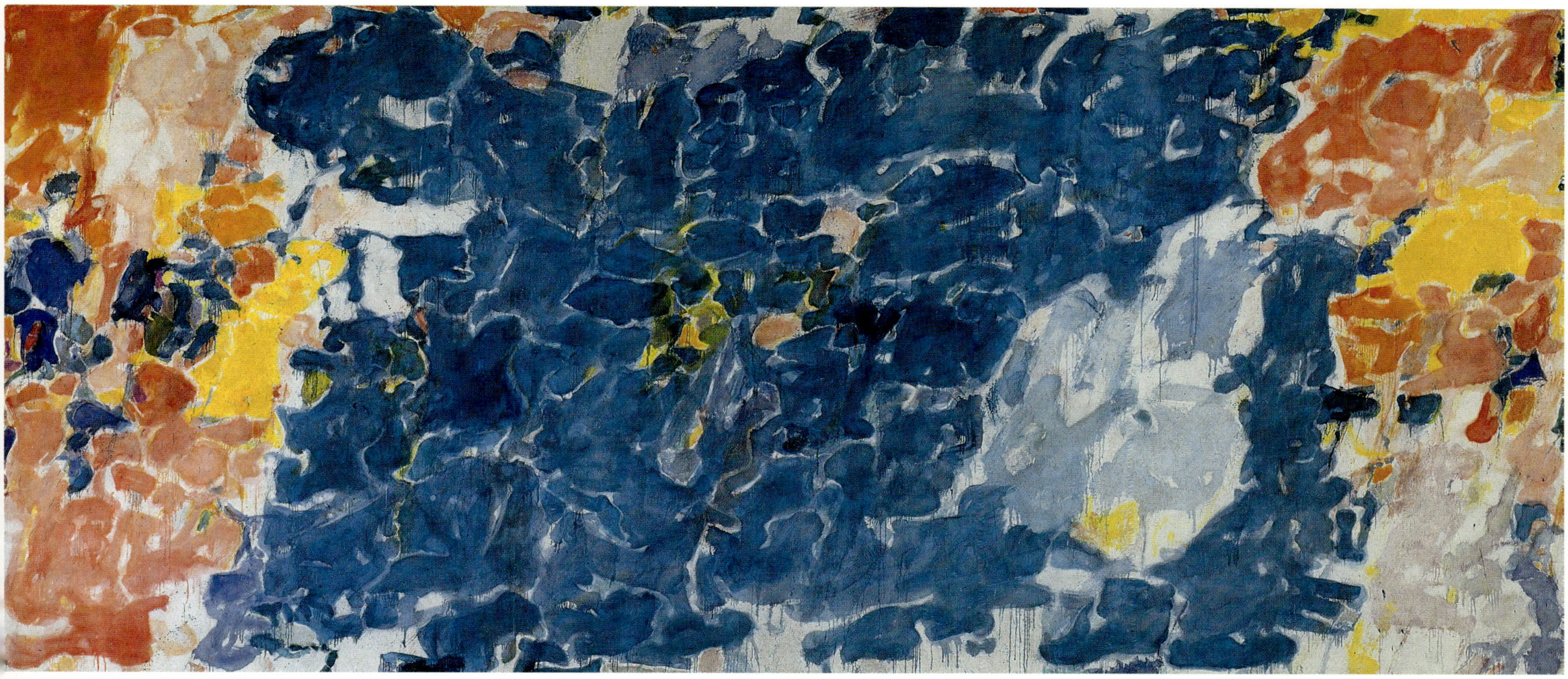

140

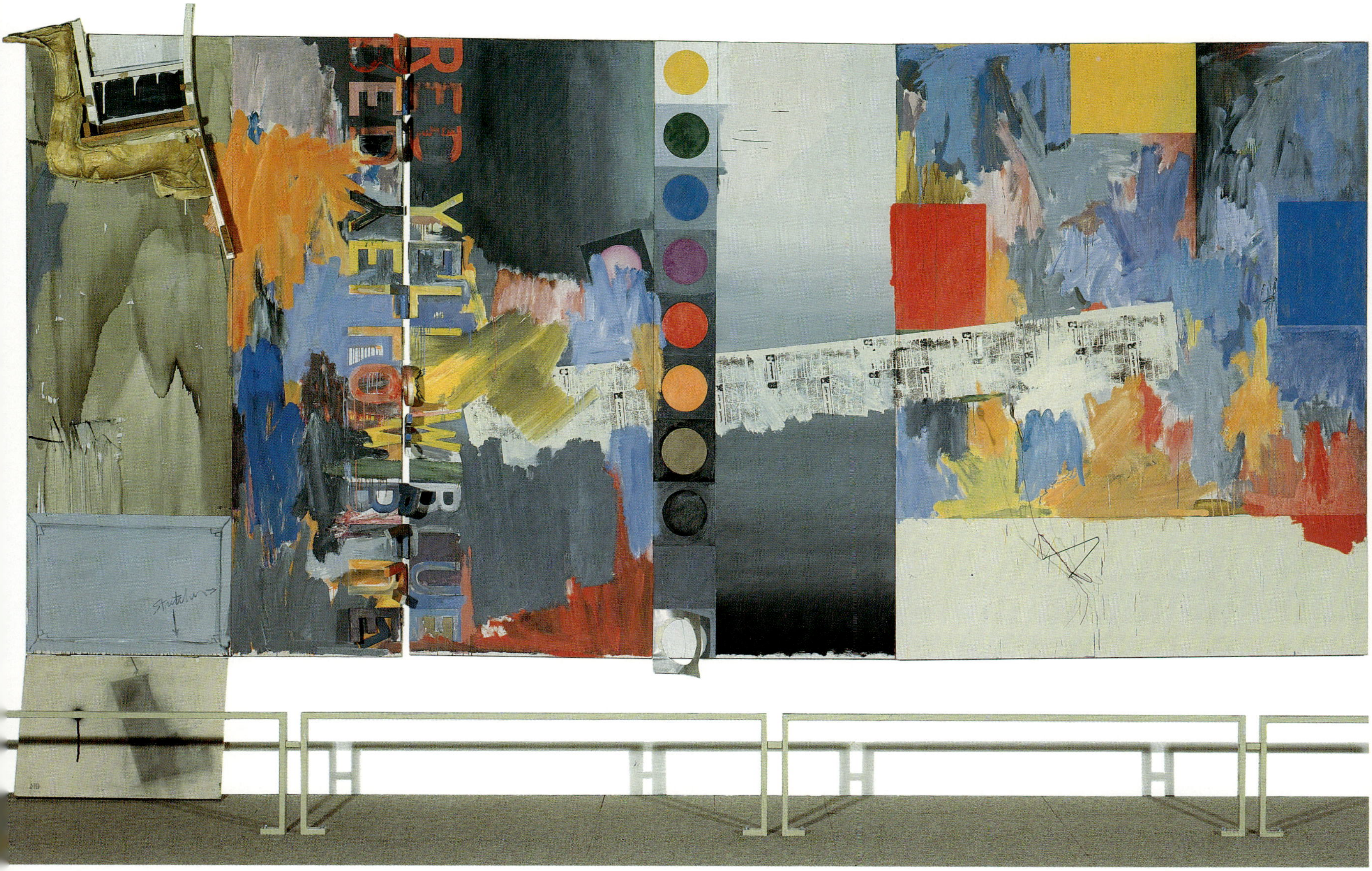

141

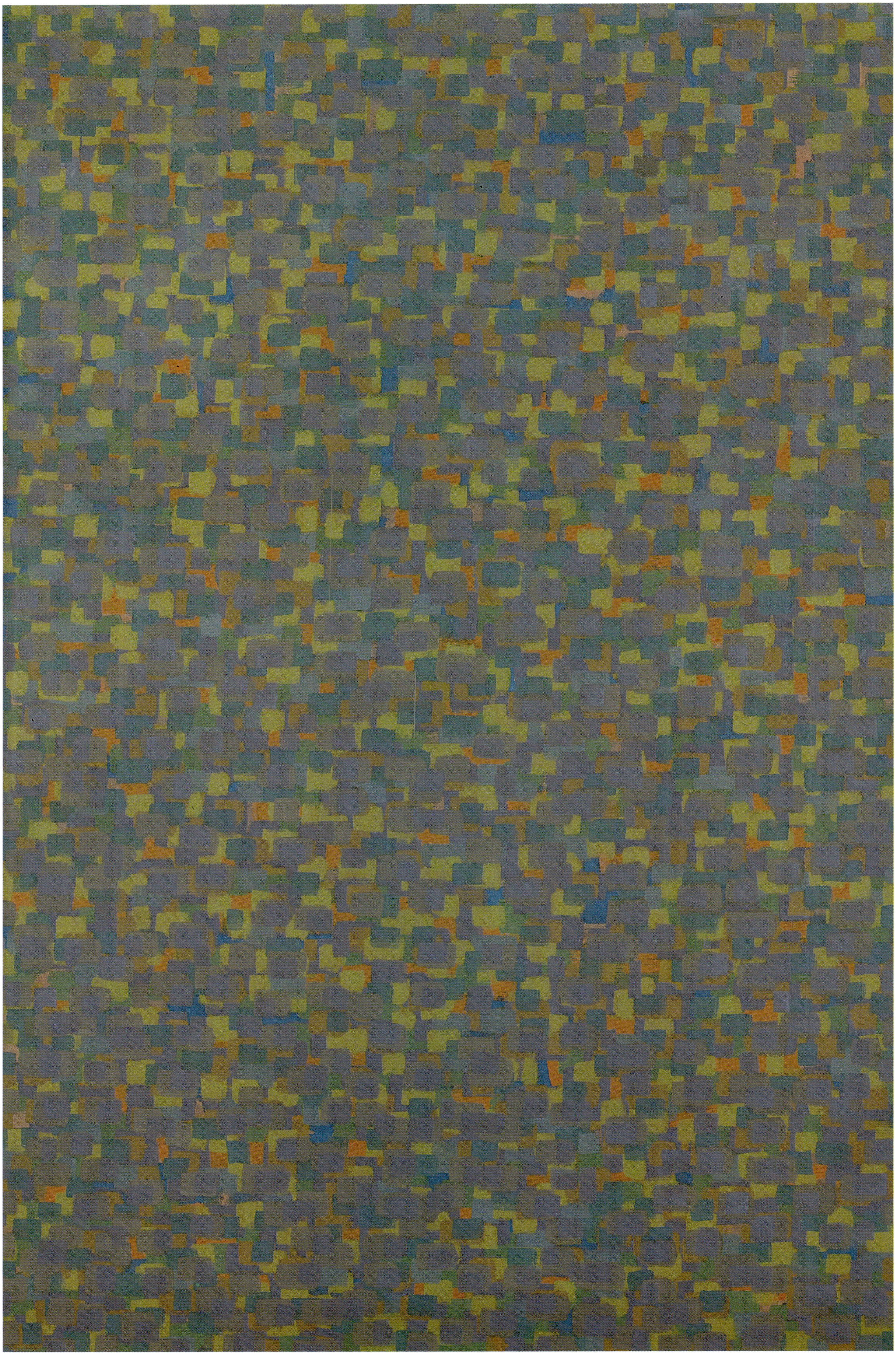

143

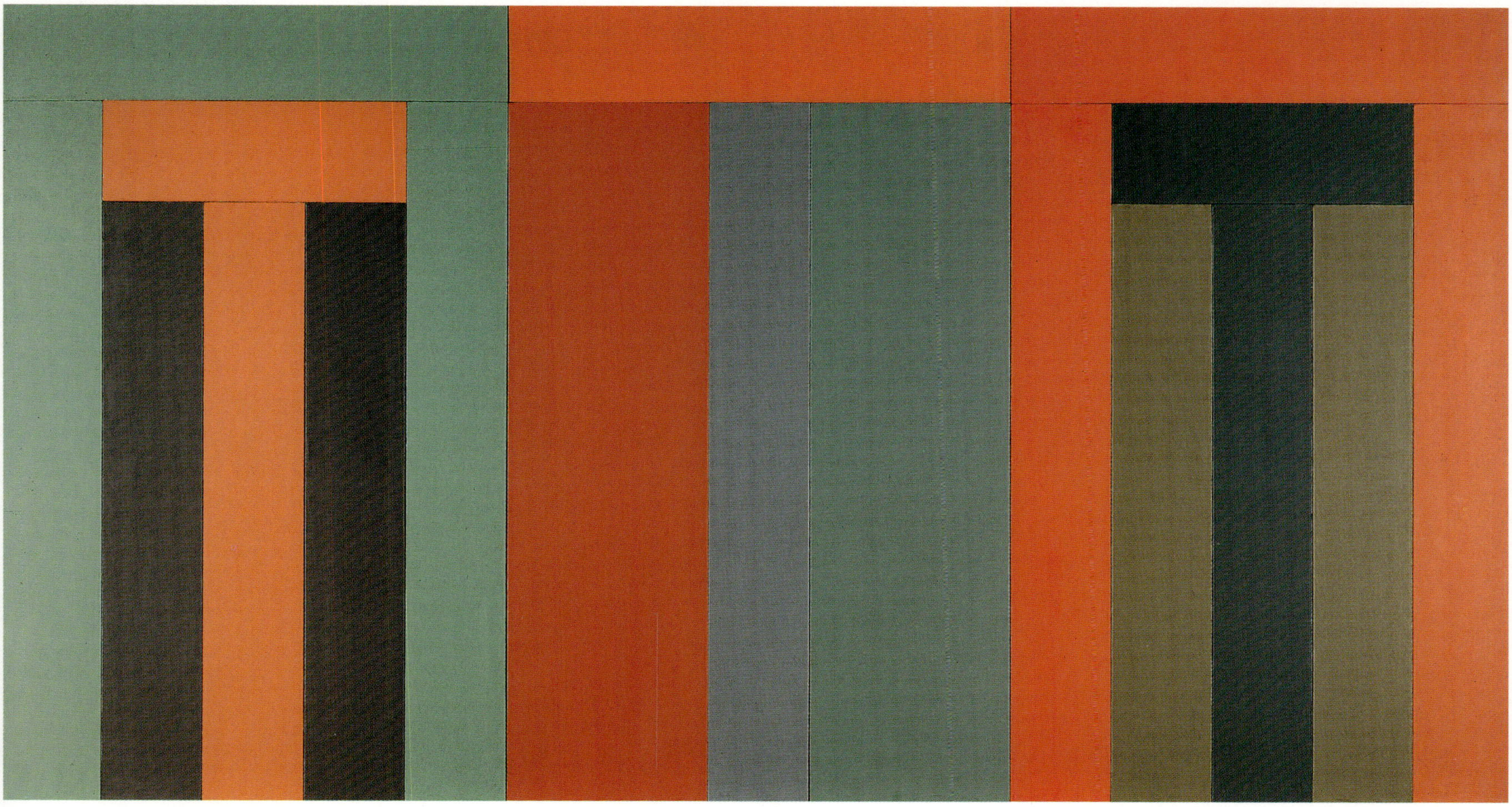

144

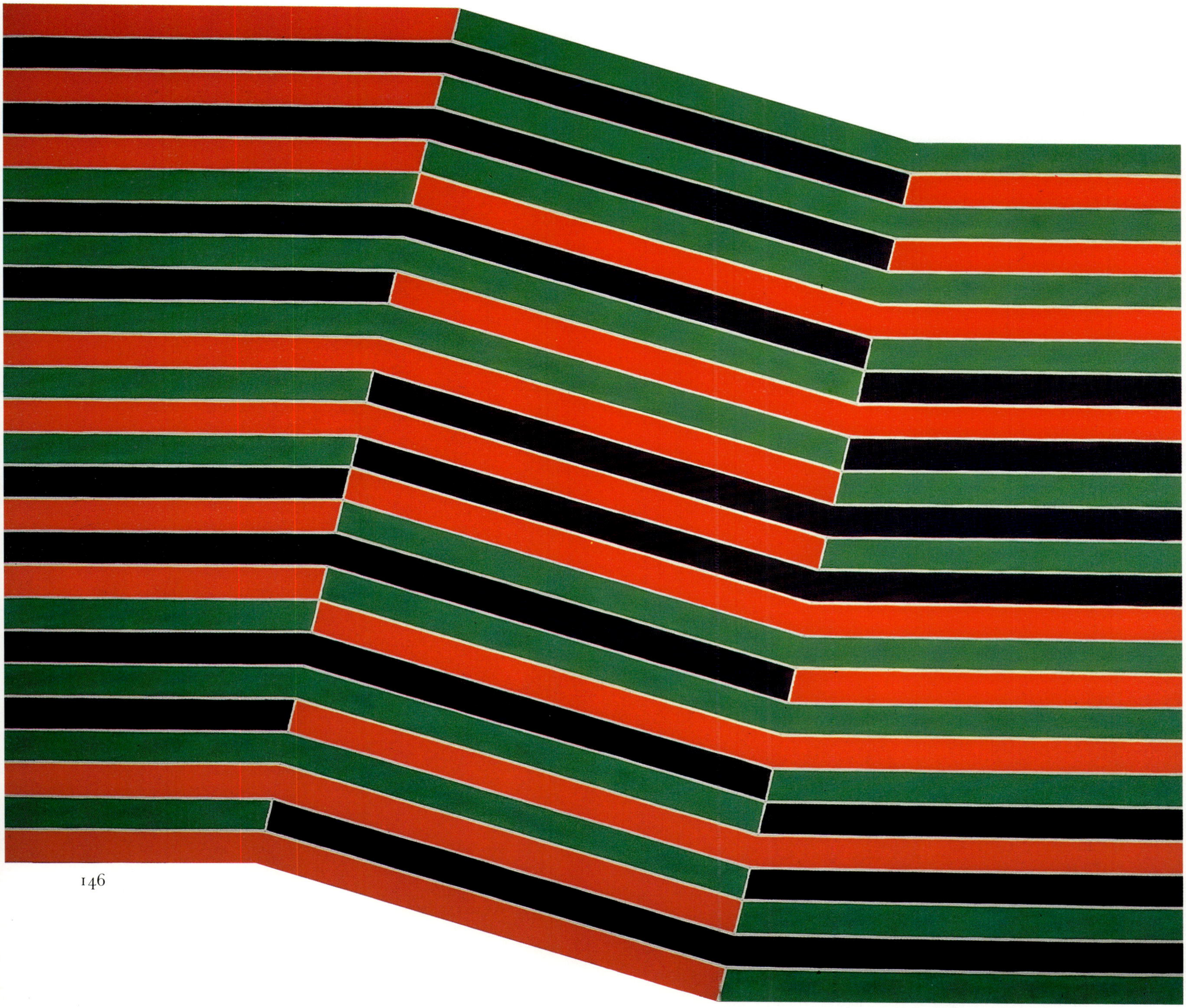

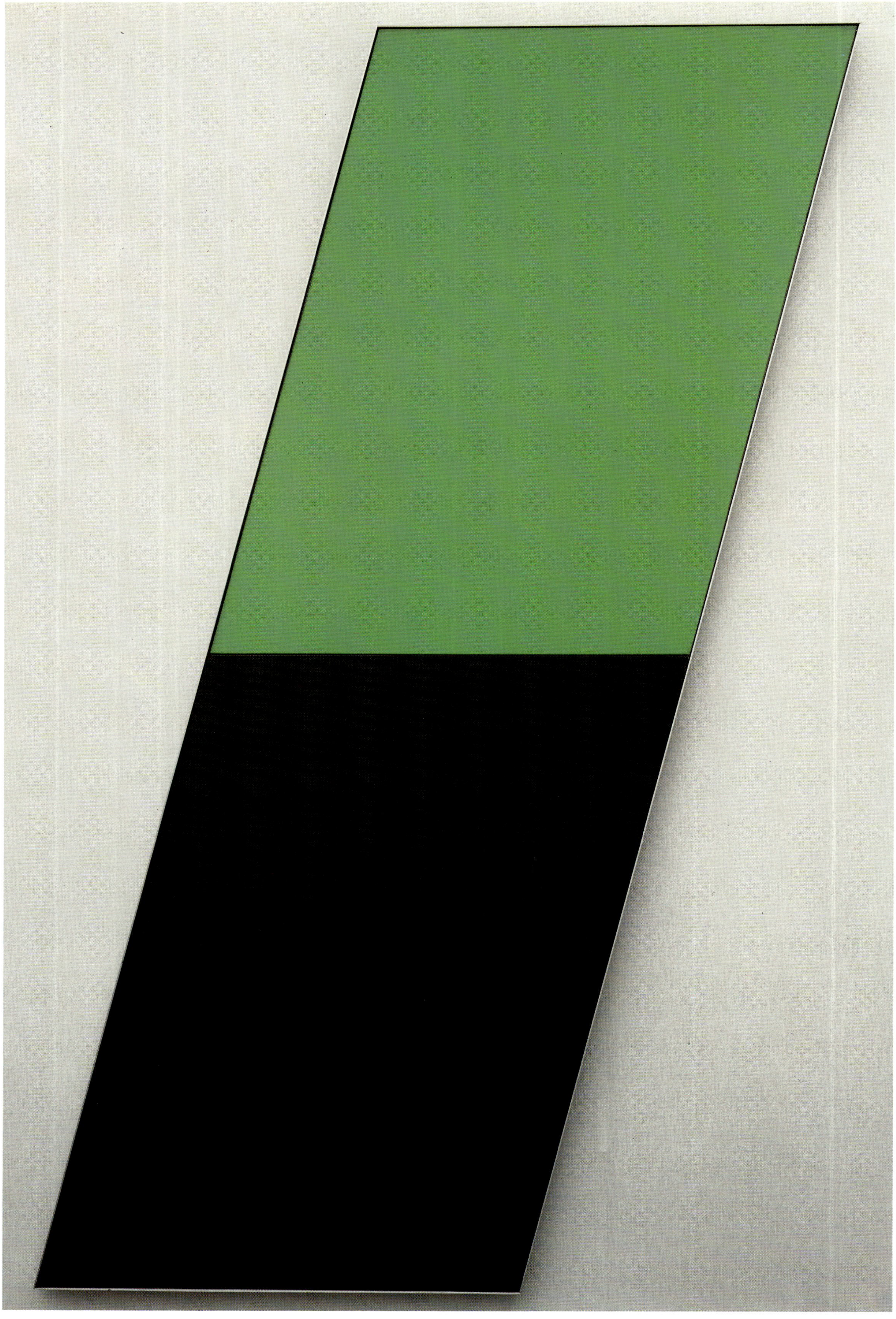

140 SAM FRANCIS,
IN LOVELY BLUENESS
Öl auf Leinwand
300 × 700 cm
1955–1957
Paris, Musée national d'Art moderne (A.D.A.G.P. 1992)

141 JASPER JOHNS,
ACCORDING TO WHAT
Öl auf Leinwand mit Objekten
223,5 × 487,5 cm
1964
Thousand Oaks, Sammlung Edwin Janss
(A.D.A.G.P. 1992)

142 AD REINHARDT,
ABSTRACT PAINTING NUMBER 111
Öl auf Leinwand
152,2 × 101,8 cm
1949
New York, The Museum of Modern Art

143 AD REINHARDT,
ULTIMATE PAINTING No. 6
Öl auf Leinwand
152,5 × 152,5 cm
1960
Paris, Musée national d'Art moderne

144 BRICE MARDEN,
THIRA
Öl und Wachs auf Leinwand
Achtzehn Tafeln, je 244 × 460 cm
1979–1980
Paris, Musée national d'art moderne

145 FRANK STELLA,
THE MARRIAGE OF REASON AND SQUALOR, II
Emailfarbe auf Leinwand
230,5 × 337,2 cm
1959
New York, The Museum of Modern Art (Larry Aldrich Foundation Fund) (SPADEM 1992)

146 FRANK STELLA,
BAFT
Fluoreszierende Alkydfarbe auf Leinwand
228,6 × 375,9 cm
1965
Privatbesitz (SPADEM 1992)

147 ELLSWORTH KELLY,
TWO PANELS: GREEN AND BLACK
Öl auf Leinwand
245 × 90 cm
1968
Paris, Galerie Templon

VON DER MALEREI ZUR PLASTIK

Während Robert Rauschenberg und Jasper Johns zur Mimesis zurückkehren, entwickelt sich auch die abstrakte Malerei weiter. Jackson Pollock bringt seine Drippings manchmal direkt auf die rohe, unvorbereitete Leinwand auf. Als Helen Frankenthaler (1928 geboren) diese Technik für sich entdeckt, entnimmt sie ihr nicht das Dripping, sondern die nichtgrundierte Leinwand; sie gestattet ihr, den Pinselstrich zu eliminieren und den „malerischen" Stil aufzugeben. Die Entwicklung synthetischer Bindemittel auf der Basis von Kunstharz erleichtert in den fünfziger Jahren die Verbreitung dieses Verfahrens. Der Stoff erscheint eher getönt als bemalt, das fertige Werk vermittelt keinerlei taktile Reize mehr. Kurz nach seiner Begegnung mit Helen Frankenthaler läßt Morris Louis (1912–1962) dünnflüssige Farbe durch ihr Eigengewicht in großen Schichten auf die ungrundierte Leinwand fließen, auf der die Transparenz des Aquarells eine monumentale Dimension erhält. Auf den „Unfurleds" („Strömungen") beschreiben die Farbrinnsale Linien bzw. Flächen, die die zentrale Bildfläche aussparen und sie als raumdehnende Leerzone erscheinen lassen. *Abb. 140, 633, 635, 636* Seine letzten Werke „Stripes" zeigen senkrechte Streifen, ein von Kenneth Noland übernommenes Motiv: die Vereinfachung der Form bringt die Farbe zur Geltung. Sam Francis, Jules Olitsky, Larry Poons erarbeiten ebenfalls Werke, in denen die Intensität der Farben die Hauptrolle spielt.

Etwa 1960 entsteht neben dem „Color Field" und dem „Stained Color Field" eine auf grundsätzlich anderen Prämissen aufbauende Richtung der abstrakten Malerei. Sie wird die Gesamtheit der künstlerischen Praktiken erheblich beeinflussen. 1963 wird im New Yorker Jewish Museum eine Ausstellung unter dem bezeichnenden Titel „Toward A New Abstraction" eröffnet. Die dort auftretenden Konzeptionen brechen sowohl mit der „typisch amerikanischen Malerei" und ihren Folgen als auch mit dem Geist der europäischen Avantgarde des frühen 20. Jahrhunderts. Parallel zu den Künstlern, die die Kluft zwischen Kunst und Leben aufheben wollen, schlägt die „Neue Abstraktion" den entgegengesetzten Weg ein: sie konstruiert das Bild nur mit den für unverzichtbar gehaltenen Elementen. Bald darauf führt die Krise der Malerei, die sich mit der planen, glatten und chromatischen Fläche konfrontiert sieht, zur Erschließung und Aneignung neuer Ausdrucksmittel; an die Stelle der herkömmlichen Kategorien der Schönen Künste muß man seither den umfassenderen Begriff der plastischen Künste setzen.

In den sechziger und siebziger Jahren trachtet die amerikanische Kunst, unterstützt von einem aktiven Kunstmarkt und einem starken Dollar, nicht mehr nach einem spezifischen Charakter. Sie greift auf Europa über und verbreitet sich in den Museen, besonders in Deutschland und den Niederlanden; Frankreich verhält sich eher defensiv. Die hegemoniale Stellung der aus den USA stammenden Kunst erleichtert eine bestimmte Internationalisierung. So *Abb. 638, 639* liegen die Grundlagen der „Concept Art" ebenso in den Vereinigten Staaten wie in England, und Robert Ryman findet auf dem alten Kontinent höhere Anerkennung als in seinem Heimatland.

DIE „ULTIMATE PAINTINGS"

Der Imperativ der Fläche, von der formalistischen Kritik, jenem Eiferer für die „modernistische Reduktion", vorgebracht, führte die Malerei unausweichlich zur Monochromie. Die dunklen Bilder Mark Rothkos, mehrere Werke von Barnett Newman oder Jasper Johns haben sich ihr genähert, Robert Rauschenberg hingegen, der kurzzeitig ihrer Versuchung erlag, beschritt schließlich andere Wege. Das monochrome Bild stellt für die amerikanischen Maler die logische Konsequenz der fortwährenden Vereinfachungen und zugleich einen fatalen Ausgang dar: das Ende der Malerei. Ad Reinhardt (1913–1967), der zur Generation der Abstrakten Expressionisten gehört, zieht aus dieser *Abb. 143* Situation die nötige Schlußfolgerung. Seit 1960 widmet er sich ausschließlich seinen „Ultimate Paintings", den „Ultimativen Gemälden". Jedes von ihnen entspricht der folgenden Definition: „Abstraktes Gemälde, 1960, 152 x 152 cm. Öl auf Leinwand. Eine quadratische Leinwand (neutral, formlos), 1,52 Meter breit, 1,52 Meter hoch, von der Größe eines Menschen, von der Spannweite geöffneter Arme eines Menschen (weder groß noch klein, ohne Größe), in dreifacher Unterteilung (keine Komposition), in horizontaler Form, die die Vertikale verleugnet (formlos, weder hoch noch tief, ohne Richtung), mit drei (mehr oder weniger) dunklen (ohne Licht) und nicht kontrastierenden (farblosen) Farben, mit retuschiertem Pinselstrich, der den Pinselstrich auslöscht, mit matter, flacher Oberfläche, freihändig bemalt (ohne Firnis und Textur, nicht linear, ohne harte Ränder, ohne verschwommene Umrisse), die Umgebung nicht reflektierend – ein reines, abstraktes, nicht objektives, zeitloses, unräumliches, unverändertes Gemälde ohne Bezug auf andere Dinge, gleichgültig – ein selbstbewußtes Objekt (nichts Unbewußtes), ideal, transzendent, alles, was nicht Kunst ist, vergessend (absolut keine Anti-Kunst)."

Dieses „ultimative" Bild, stets wiederholt, da es immer unüberschreitbar bleibt, ist keineswegs plötzlich unter dem Pinsel des Malers entstanden. Es resultiert aus einer langen Entwicklung, die in den dreißiger Jahren mit aus kolorierten Flächen bestehenden Abstract Paintings einsetzt, gefolgt von freieren All-Over-Kompositionen Ende der vierziger Jahre und schließlich einfarbigen, manchmal weißen Bildern mit sehr einfacher Struktur, die durch die nahe beieinanderliegenden Farbtöne und Schattierungen beinahe unsichtbar ist. Die Entscheidung, Weiß und die Polychromie aufzugeben und sich ausschließlich *Black Paintings* zuzuwenden, findet ihre Erklärung in den „Zwölf Regeln für eine neue Akademie" (Ad Reinhardt, „Twelve Rules for a New Academy", Art News, Mai 1957). Diese technischen Regeln sind Negationen in der Absicht, die Malerei ungebunden und frei zu lassen; sie sagen nie, was man tun müsse, sondern was man nicht tun darf: keine Textur, keinen Pinselstrich oder Schriftzug, keine Skizze oder Zeichnung, keine Form, keinen Entwurf, keine Farbe, kein Licht, keinen Raum, keine Zeit, keinen Maßstab, keine Bewegung, kein Objekt, Sujet oder Thema. *Abb. 142*

Die „Ultimate Paintings" haben zahlreiche Sarkasmen provoziert. Reinhardt hat darüber Buch geführt: „albern, monoton, leer, inhuman, kalt, leblos, unmotiviert, ermüdend, steril ..." (Zitiert in: Kat. Ad Reinhardt, Paris 1973, S. 37). Vor einem dieser „ultimativen Gemälde" sieht der eilige Betrachter nur ein schwarzes Bild; er muß sich schon sehr anstrengen, um die dunklen Farben zu unterscheiden und die neun gleich großen Quadrate wahrzunehmen, die ein kreuzförmiges Motiv bilden. Diese Werke stimulieren das Wahrnehmungsvermögen in dem Maße, wie ihre Fähigkeit, dieses zu entmutigen, überwältigend ist. Nicht die kleinste Spur des Malprozesses, der Ausführung bleibt mehr zu sehen. Kunst hat gleichsam die Kunst ausgelöscht, ohne diese Lücke durch die Reize eines Bildes zu füllen. Die Gemälde, letzte Bollwerke vor dem Verschwinden im Objekt, in der reinen Ware, der dekorativen Tafel oder der monochromen Leere, könnten von der negativen Theologie herrühren, wenn Reinhardt (dem seine Zeitgenossen den Beinamen „der schwarze Mönch" geben) nicht Kennzeichnungen wie „Zen-Buddhist", „Neuchrist", „Calvinist", „Hindu", „Moslem" zurückgewiesen hätte, welche von Leuten vorgebracht wurden, die in seinen Bildern entsprechende Hinweise auf diese Religionen zu erkennen meinten. Die einzige Gemeinsamkeit, die er der religiösen und malerischen Praxis zubilligt, besteht darin, „ehrenwerter als viele andere Tätigkeiten zu sein" (Bruce Glaser, „An Interview with Ad Reinhardt", Art International, Dezember 1966).

Elaine De Kooning veröffentlicht in der Zeitschrift, die Reinhardts „Zwölf Regeln" gedruckt hatte, unter dem Titel „Pure Paints a Picture" eine Satire auf den Künstler (Art News, Sommer 1957). „Mister Pure" sehnt sich nach einem Mißerfolg und gibt sich deshalb damit zufrieden, eine Nicht-Farbe in farblosen Schaum zu injizieren. Die „ultimativen Gemälde" nähern sich der Undifferenziertheit, die zum Ende der Malerei als Kunst führt, doch sie verweigern sich dem Fatalismus der Niederlage: „Ein wiederkehrendes letztes Wort muß insgeheim immer das erste sein." Es wird der nächsten Generation junger Künstler überlassen bleiben, Antworten auf die Herausforderung der Monochromie zu finden.

STRENGE UND EMOTION

Symmetrie, Wiederholung, Vorausdenken, serielles Arbeiten, ausschließliche Verwendung quadratischer Formate, Teilung der Oberfläche durch ein regelmäßiges Muster – das sind Kennzeichen der „Ultimate Paintings". Jedes dieser Merkmale wird von den jungen abstrakten Malern bei ihrer Suche nach neuen Normen aufgegriffen. Auch Andy Warhol räumt ein, seine Neigung zur Wiederholung von Reinhardt übernommen zu haben. Die berühmte Formulierung Mies van der Rohes „Less is more" wird gleichsam zum Wahlspruch einer Kunst, die zugleich Einfachheit der Formen oder Strukturen und Komplexität der ästhetischen Erfahrung für sich beansprucht. In den sechziger und siebziger Jahren werden diese Werke von positivistischen Kommentaren begleitet, die vor allem die streng formalen Aspekte hervorheben. Erst später findet ihr Vermögen, auch emotionale Reaktionen hervorzurufen, allgemeine Anerkennung. *Abb. 143*

Die Schöpfungen von Frank Stella, Donald Judd, Dan Flavin und einigen anderen – Sol LeWitt, Carl Andre und Robert Morris, dann Robert Mangold, Brice Marden, Robert Ryman – sehen sich unter verschiedenen Bezeichnungen zusammengefaßt. Mehrere Ausstellungen und Studien haben sich in Formulierungen niedergeschlagen, die die enge Bindung an das Faktische unterstreichen: „Shape and Structure", „Serial Art Systems", „Primary Structure", „Systemic Painting", ja sogar „Cool Art" oder „Literalist Art", letztere besonders treffend, da das Element der Buchstäblichkeit von allen einmütig anerkannt wird. Unter der Bezeichnung „Minimal Art" gehen sie schließlich in die Nachwelt ein. Der Begriff bringt die Einfachheit der verwendeten Mittel, die Klarheit der Formen und die Evidenz der Prozesse gut zum Ausdruck – Eigenschaften, die nicht nur in den Werken von Richard Serra oder Richard Tuttle, sondern auch in den musikalischen Kompositionen von Steve Reich und Philip Glass sichtbar werden. *Abb. 640*

Im Dezember 1959 beginnt im Museum of Modern Art die Ausstellung „Sixteen Americans". Frank Stella (1936
Abb. 145 geboren) zeigt vier „Black Paintings", darunter „The Mariage of Reason and Squalor" („Die Heirat der Vernunft und des Schmutzes"). Carl Andre schreibt im Katalog: „Kunst schließt alles Unnütze aus. Frank Stella hat die Notwendigkeit verspürt, Streifen zu malen. In seiner Malerei gibt es nichts anderes. Frank Stella interessiert sich nicht für Ausdruck oder Sensibilität. Er interessiert sich einzig und allein für die Erfordernisse der Malerei. Symbole sind wie Spielsteine, die von Hand zu Hand gehen. Die Malerei Frank Stellas ist nicht symbolisch. Seine Streifen sind die Bewegung des Pinsels auf der Leinwand. Diese Bewegung führt zu nichts anderem als zu Malerei." Dieser Text Carl Andres transponiert die provokante Trockenheit der Werke auf die Diskursebene.

Stella bricht mit der europäischen Malerei der geometrischen Abstraktion, die „relationale", das heißt auf die Idee einer kompositionellen Balance gestützte Malerei ist: „Man setzt etwas in die eine Ecke und balanciert es mit etwas in der anderen Ecke aus." (Questions to Stella and Judd. Minimal Art. A Critical Anthology, New York 1968). Um sich davon abzusetzen, nutzt er Symmetrie und Wiederholung. Seine schwarzen Streifen – ein von Jasper Johns entlehntes Motiv – scheinen ohne übermäßige Sorgfalt und auch ohne persönlichen Ausdruck gemalt und nichts weiter als eine grobe Vorarbeit zu sein. Die nicht bemalten Zwischenräume zwischen den Streifen bewahren das Werk vor der Monochromie. Der ungewöhnlich dicke Rahmen verstärkt den Objektcharakter seines Bildes. Das Gemälde hebt sich um so deutlicher von der Wand ab, als es nicht eingerahmt werden muß und die Bildkante nicht bemalt ist. Die flache Oberfläche ergibt zusammen mit der dreidimensionalen Gestalt eine echte „Platte", wie Donald Judd sagte.

Bis dahin mußten der Ausdruck von Gedanken und Gefühlen des Künstlers bzw. die sichtbare Äußerung einer Transzendenz das abstrakte Gemälde vor Nichtigkeit bewahren. Seine Rechtfertigung bezog es aus einer nichtmimetischen Organisation der Formen, die ein unsichtbares Wesen freilegen, das substantieller als seine äußere Erscheinung ist. Die 23 „Black Paintings", die Stella zwischen 1958 und 1960 schuf, zeigen seine Abneigung gegen das Zusammenfallen von Sichtbarem und Unsichtbarem. „Ich gerate ständig in Auseinandersetzungen mit Leuten, die an den alten Werten der Malerei festhalten – an den humanistischen Werten, die sie auf der Leinwand entdecken. Meine Malerei gründet auf der Tatsache, daß man nur sehen kann, was da ist. Jedes Gemälde ist ein Objekt. [...] Alles, was jemand aus meinen Bildern herausholen soll, und alles, was ich aus ihnen heraushole, ist die Tatsache, daß man die ganze Idee unmißverständlich sehen kann. [...] Was man sieht, ist, was man sieht." (Questions to Stella and Judd, ebenda). Deutlicher kann man die Symbolhaftigkeit der Malerei gar nicht verabschieden. Pragmatisch, mithin typisch amerikanisch, beansprucht Stella für seine Werke gewissermaßen strikte Buchstabentreue und strebt nach einer Arbeitsweise, „über die man nichts schreiben könnte". Werkkommentare wären dann zu reiner Beschreibung der Formen und Verfahren, zur Erinnerung an die Intentionen des Malers, zur Schilderung der eigenen Reaktionen oder dazu verdammt, reine Geschwätzigkeit zu sein.

1960 schneidet Frank Stella eines seiner Bilder aus, um den „Grund" zu entfernen, auf dem die Streifen verlaufen.
Abb. 146 Die Streifen erscheinen von den begrenzenden Bildkanten erzeugt. Die Erfindung des „Shaped Canvas", der „geformten Leinwand", bei der die Außenform des Bildes den ungegenständlichen Formen auf der Leinwand entspricht, insistiert auf dem buchstäblichen Charakter des Bildes als einem realen Ding, nicht als einem Fenster in eine andere Welt. Michael Fried hat von der „deduktiven Struktur" der Gemälde Stellas gesprochen. Der Entschluß, Inneres und Umriß, Bild und Bildfläche miteinander zur Deckung zu bringen, spielt eine entscheidende Rolle für die Bildträger: die verschiedenen Formen der Rahmenkante bestimmen die Komposition, die sie begrenzen. Die vorbereitende Arbeit ist nicht so wichtig wie das Resultat, die vollkommene Übereinstimmung zwischen Gesamtform
Abb. 642 und Entfaltung der Motive. Diese geformten, gestalteten Leinwände, gleichsam Bildobjekte an den Wänden einer Galerie, die sich dem Blick und der Beurteilung darbieten, brechen auf eklatante Weise mit der Tradition, auf der Bildfläche eine optische Illusion zu erzeugen. Später geht Stella zu komplexen Motiven über, die er in leuchtenden Farben ausdrückt und schließlich in den dreidimensionalen Raum projiziert.

Vor Frank Stella hat bereits Ellsworth Kelly (1923 geboren) eine ähnliche Kunstauffassung propagiert. Der in Paris lebende Künstler konstruiert ein „Window" (1949), das von den Fensteröffnungen des Palais de Chaillot inspiriert ist, in dem damals das Musée national d'Art moderne seinen Sitz hatte. Dieses Werk, ein Relief aus Holz und Leinwand, macht ihm bewußt, daß Malerei, wie er sie bisher gekannt hat, für ihn keinen Sinn mehr hat. Von da an präsentiert er „unsignierte, anonyme Objekte". Seine abstrakten Werke führen ein Wesensmerkmal der Skulptur in
Abb. 147 die Malerei ein: die des Untergrunds beraubte, pure Form tritt in unmittelbaren Kontakt zum sie umgebenden Raum. Kelly fügt einfarbige Tafeln aneinander. Ihre scharfen Konturen stechen von der Wand oder vom Boden ab. Seine Montagen atmen die Unmittelbarkeit der Monumentalkunst. Die Monochromie verbindet sie indessen mit der malerischen Tradition. Bisweilen unterteilt Kelly die Form: „Yellow Red Curve" (1972) stellt zwei Flächen ein-
Abb. 641, ander gegenüber, die durch eine weite Kurve getrennt werden, welche dennoch die unteilbare Totalität des Ensem-
643 bles nicht beeinträchtigt. Dieser *Hard-Edge*-Stil betont die Flachheit der Werke, ohne sie ihrer Komplexität zu be-
Abb. 637 rauben. Auch andere Künstler suchen die Vereinfachung. Al Held (1928 geboren) zügelt seinen expressionistischen

Schwung und malt reine oder komplexe geometrische Formen. Alexander Liberman, Jack Youngerman oder Leon Polk Smith verbinden zeichnerische Freiheit mit klaren Formen. Ihre Werke sind eindeutig für die schnelle Wahrnehmung konzipiert: „Ich mache keine kontemplativen Bilder. Ich will, daß Sie hinschauen und danach zu anderen Dingen übergehen. Aber dieser Blick soll Ihnen im Gedächtnis bleiben." (Ellsworth Kelly, zitiert von Robert Storr, Art Press, September 1988).

Robert Ryman (1930 geboren) erkundet die im engen Rahmen einer asketischen Malerei verbleibenden Möglichkeiten. Seit er Mitte der fünfziger Jahre zu malen beginnt, verwendet er beinahe ausschließlich Weiß. Fragt man ihn jedoch, ob er weiße Bilder male, antwortet er unzweideutig: „Nein, das mag zwar oberflächlich so erscheinen, aber es gibt zahlreiche Nuancen, und es ist auch Farbe dabei." Und er fährt fort: „Es ist keineswegs eine monochrome Malerei." (Macula, Nr. 3/4, 1978, S. 132). In einem anderen Interview präzisiert er: „Es ist nie meine Absicht gewesen, weiße Bilder zu machen, und das hat sich nicht geändert. Ich meine noch nicht einmal, daß ich weiße Bilder male. Weiß ist nur ein Mittel, andere Elemente der Malerei aufzuzeigen. [...] Weiß macht andere Dinge sichtbar." (Zitiert von Nancy Grimes in „White Magic", Art News, Sommer 1986).

Die Auswahl des richtigen Pinsels in Abhängigkeit von Format und Bildmaterial ist so wichtig, daß sie zu einem entscheidenden Faktor im Schöpfungsprozeß wird. Die Vielfalt der Farbpigmente, Binde- und Lösungsmittel unterstützt die Vielfalt der Bildträger. Sind sie klein, regen sie zum forschenden Blick aus der Nähe an. Mittelgroß oder groß sind sie von einer physischen Präsenz, die dennoch die Erkundung auf der Mikroebene nicht untergräbt. Sind sie aber riesig oder monumental, treten sie in direkten Wettstreit mit den berühmten Vorgängern der „amerikanischen Szene". Die Formate der Einzelwerke, der Bildfolgen, Diptychen oder Triptychen stehen in enger, harmonischer oder kontrastierender Beziehung zu den Materialien – Leinwand, Plexiglas, Pappe, Glasfiber, Holz oder Metall. Seit Ende der sechziger Jahre experimentiert Ryman intensiver mit dem Zusammenhang von Werk und Wand. In „Classico" (1968) hinterlassen die Klebestreifen, die die Pappe befestigten, bevor sie bemalt wurde, negative Spuren. Später verwandeln immer wieder erneuerte sichtbare Aufhänger die Art und Weise der Bildanbringung selbst in eine ästhetische Komponente. Die Darstellung verleibt sich die Wand in einem Maße ein, daß sie ohne diese keine eigene Existenz mehr führt: „Wenn Sie irgendeines meiner Bilder von der Wand abnehmen, hat es nicht den mindesten Sinn mehr. Wenn es auf dem Boden liegt oder auch nur einfach gegen eine Wand gelehnt wird, verschwindet die Komposition. Es gibt dann keine Linie oder Farbe mehr, weil die Wandfläche fehlt." (Kat. Robert Ryman, New York 1988, S. 13). *Abb. 638, 639*

Begriffe wie „Schöpfung", „Inspiration" oder „Kunstwerk" genießen in den sechziger und siebziger Jahren, als Auffassungen vom Untergang des Sujets dominieren, einen schlechten Ruf. Der weniger romantische Oberbegriff der „Arbeit" wird ihnen vorgezogen. Aus dieser Sicht wird der Prozeß des Auftragens der Farbe zum entscheidenden Punkt. Die Gemälde Rymans eignen sich zur Identifizierung des „Machens" besonders gut. Jedes geht aus einer eigenen Erfindung hervor, die der Betrachter erst verstehen muß, um sie beurteilen zu können. Diese nahezu ausschließliche Konzentration auf den Arbeitsprozeß wird lange vom Maler selbst begünstigt, der, um den radikalen Bruch mit der Kernfrage der vierziger Jahre – „Was soll der amerikanische Maler malen?" – zu dokumentieren, bewußt auf der Betonung des Herstellungsprozesses, der Art und Weise des Malens, besteht.

Die Malerei erschien so stark bedroht, daß Robert Mangold (1937 geboren) sich herausgefordert fühlte, in einem Interview mit Robert Storr gegen die Unkenrufe, sie sei „tot und ohne Zukunft", anzugehen (Abstract Painting of America and Europe, Galerie R. Stephan, Wien 1987). Seine „Walls", große Shaped Canvases, lenken das Augenmerk auf perzeptive Unmittelbarkeit und Dynamik. Auf den nahezu einfarbigen „Area"-Bildern aus beschichtetem Sperrholz sieht man zerstäubte Farben und eine das Bild teilende Linie. Mangold greift wieder auf die Zeichnung zurück und gestaltet einfache, klare Formenkontraste. Brice Marden (1938 geboren) setzt ebenfalls Vertrauen in die Malerei. Immer wieder wird die Bedeutung seiner Tätigkeit als Museumswächter von 1963 bis 1964 im Jewish Museum ins Feld geführt, zu einem Zeitpunkt also, als dort eine Retrospektive der Werke von Jasper Johns läuft. Kurz nach dieser Ausstellung malt er Bilder, die als monochrom gelten. Dabei erreichen die übereinanderliegenden Farbschichten nie den unteren Bildrand. Kreidespuren, Tropfen und Farbspritzer erinnern an den Malprozeß, rekonstruieren mithin den vergegenständlichten Zeitablauf. Der freigelassene Streifen ist Marden so wichtig, daß er später einmal erklärt: „Ich konnte mich nicht entschließen, den unteren Rand der Bilder zu schließen. Ich erinnere mich, daß ich einmal eine Ausstellung von Ralph Humphrey besucht habe und bei mir dachte, ‚Mein Gott, er schließt das Untere des Rechtecks!'" (Art in America, Oktober 1983). *Abb. 645*

Brice Marden bewahrt auch die räumliche Gliederung des Bildes. Die Beziehungen von Zeichnung und Farbe, Figur und Grund, Farbfleck und gleichmäßigem Farbauftrag strukturieren das Werk. Als er von den Einzelbildern zu Diptychen und dann zu Polyptychen übergeht, bemalt er die Tafeln vollständig; nun erfüllt der Spalt zwischen den einzelnen Teilen die Funktion, die in seinen früheren Bildern dem unbemalten Randstreifen oblag. 1965 genügt ihm die bis dahin verwendete Ölfarbe nicht mehr, und er mischt Bienenwachs bei. Die mit dem Pinsel aufgetragene und mit dem Spachtel glattgestrichene Farbmasse, die matte, dichte und stumpfe Oberfläche, die er auf seiner hart- *Abb. 144* näckigen Suche nach dem „richtigen" Ton erzielt, verleihen der Oberfläche eine physische Präsenz, in der Fühlbarkeit des Materials und Sichtbarkeit der Farbe wirkungsvoll zusammenfließen.

Objektivierende Aussagen über den Malvorgang und seinen konsequenten Ausdruck im Ergebnis haben dazu beigetragen, allzu subjektiven Erklärungen das Wasser abzugraben. Die Feststellung, daß eine Leinwand eine Leinwand ist, konnte freilich auch nicht übermäßig lange Begeisterung hervorrufen. Michael Fried hat bereits einen wesentlichen Aspekt der Werke Frank Stellas herausgestellt: sie zielen nicht auf Reinheit ab, sondern auf Qualität und Beredsamkeit. Als die kühle Distanz, die der Empfindungswelt der sechziger Jahre eigen war, nachließ, wurden weniger „theoretische" Argumente zugunsten der in jenen Jahren entwickelten abstrakten Malerei vorgebracht. Selbst *Abb. 644* die strengen Gitter- und Streifenkompositionen auf quadratischen Bildern von Agnes Martin (1912 geboren) haben etwas mit Schönheit zu tun. Sie vermitteln „eine Botschaft über verschiedene Arten von Glück und Freude" (Kat. Agnes Martin, Paris 1991, S. 13 und 137).

Durch die kontinuierlichen Metamorphosen von Weiß führen die Monochromien Rymans zu einem Genuß, für den Reflexivität lediglich eine Vorstufe ist. Der Künstler hat niemals die entscheidende Rolle des Gefühls verleugnet. Wenn es auch immer noch interessant sei, den Arbeitsprozeß kennenzulernen, sagte er 1971, so sei doch das wichtigste, einfach die „Arbeit" zu sehen und zu betrachten. In der Folgezeit pries er mehrfach die poetische Erfahrung des Kunstwerks: „Ich würde sagen, daß die Poesie der Malerei sich auf der Gefühlsebene bewegt. Es muß eine Art Offenbarung sein, sozusagen eine heilige Erfahrung. Man geht mit einem Gefühl der Freude, des Entzückens davon. [...] Man wird gestärkt, und diese Stärkung hält einige Tage an, manchmal sogar länger; es ist ein Wohlgefühl." (Robert Ryman, „Statements", Art in America, 1983). Materialistische Ästhetik weicht an dieser Stelle einem Hedonismus, wie ihn Henri Matisse vertrat, der von einer „Kunst des Gleichgewichts, der Reinheit, der Ruhe, ohne beunruhigende und sich aufdrängende Gegenstände" geträumt hatte, „von einer Kunst, die für jeden Geistesarbeiter, für den Geschäftsmann so gut wie für den Literaten ein Beruhigungsmittel ist, eine Erholung für das Gehirn, so etwas wie ein guter Lehnstuhl, in dem man sich von physischen Anstrengungen erholen kann." („Notizen eines Malers" [1908]. Henri Matisse. Über Kunst, Zürich 1982, S. 75). Schon in der Kunst von Henri Matisse waren Vereinfachung und Genuß nicht voneinander zu trennen, und Gustave Moreau hatte ihm lapidar entgegnet: „Sie werden die Malerei vereinfachen."

AN DEN GRENZEN DER MALEREI

Im Verlauf der sechziger Jahre können die mit der Logik einer reduktionistischen Kunstauffassung konfrontierten Künstler einer Positionsbestimmung nicht mehr ausweichen. Donald Judd (1928 geboren) zieht für sich die Schlußfolgerung, daß einzig und allein die blauen Gemälde von Yves Klein die Raumillusion tatsächlich vermeiden, doch er ringt sich nicht dazu durch, ebenfalls monochrome Bilder zu malen. In einem Aufsatz aus dem Jahre 1965 beschreibt er die allgemeinen Charakteristika der jüngst entstandenen Werke. Unabhängig von ihrer Verschiedenartigkeit wiesen nämlich die Combine Paintings von Robert Rauschenberg und die Shaped Canvases von Frank Stella eine Gemeinsamkeit auf: sie gehören „weder zur Malerei noch zur Plastik" („Specific Objects", in: Donald Judd, Complete Writings 1959–1975). Dafür erobern die neueren Arbeiten den dreidimensionalen Raum. Wenngleich sie sich noch stärker der Plastik annähern, bleiben sie doch der Malerei verhaftet, und zwar in dem Maße, wie sie auf Probleme eingehen, die allein die Malerei aufwirft. In seinen „spezifischen Objekten" verwendet Judd selbst industrielle Materialien, die zuvor dem Bereich der Kunst fern standen. Konzeption des Werkes und seine Herstellung sind zwei auseinanderfallende Prozesse. Weil mithin das Werk nicht unter seinen Händen entsteht, erwächst dessen Wert nicht mehr aus dem intimen Kontakt mit dem Künstler. Seither genügt es, daß ein Werk „interessant" ist.

Abb. 646 Die Objekte Judds sind trotz ihrer einfachen Formen komplexe Gegenstände. „Untitled" (1964) verbindet zwei unterschiedlich farbige Metalle, doch der Gegensatz zwischen den fünf senkrechten und einem waagerechten Barren zerstört keineswegs die zugrunde liegende Einheit des Werkes. „Es ist auch anzumerken, daß die Vertikalen unterhalb des horizontalen Kupferbalkens diesen stützen und zugleich an ihm hängen. Ihre Länge ist genau berechnet, so daß sie ebenso zu hängen wie zu stützen scheinen. Ich wollte nicht, daß sie schwanken wie unabhängige Teile. Ich wollte sie auch nicht länger haben, denn dann müßte man den Eindruck gewinnen, daß der Kupferbalken sich auf sie stützt." (Questions to Stella and Judd, ebenda).

In „Specific Objects" erwähnt Donald Judd einen Künstler, der ebenfalls eine neuartige Technik verwendet: Dan Flavin (1933 geboren). Seit 1963 arbeitet Flavin mit Neonröhren. Obwohl diese für jedermann im Handel zu kaufen sind, haben diese Leuchtstoffröhren nichts mit den Readymades gemein. Die Auswahl verschiedener fluoreszierender Lichter, ihre Anordnung und Gestaltung im Raum erfolgen nach einer ästhetischen Intention. Häufig beziehen sich Flavins Werke auf die Kunstwelt; so ist seine erste Komposition mit einer 2,4 Meter langen Neonröhre mit gelbem Licht dem Bildhauer Constantin Brâncuşi gewidmet, andere Arbeiten heißen „Monuments to Vladimir Tatline“, und mit „Pink Out of a Corner“ ehrt er Jasper Johns. „A Primary Picture“ (1964) bezieht sich direkt auf die Malerei – nicht nur durch seinen Titel, sondern auch durch die Struktur. Die als Rahmen installierten Röhren strahlen die Wand an: hier wird nicht mehr Farbpaste, sondern Licht zum Bildmaterial. Der Gesichtssinn gilt als der am unmittelbarsten spirituelle der fünf Sinne. Das Licht spaltet sich auf: als physikalisches Phänomen erzeugt es Sichtbarkeit und bedingt deren Modalitäten; im metaphorischen und geistigen Sinn bedeutet es Gnade, Offenbarung und Wissen. Später dient elektrisches Licht zur Entmaterialisierung des Gemäldes. Mit seiner Hilfe erneuert James Turrell (1943 geboren) die chromatische Kunst; durch in die Wand geschnittene Öffnungen dringt einfarbiges, unwahrscheinlich dichtes Licht, das eine geradezu hypnotisierende Wirkung ausstrahlt. Diese unwirklichen Flächen, installiert in fensterlosen, spärlich beleuchteten Räumen, verwirren den Betrachter und ziehen ihn gleichzeitig magisch an. Wenn er sich nähert, um zu ertasten, was er sieht, stößt seine Hand ins Leere.

Abb. 647

Abb. 150

Die Zeitschrift „Artforum“ veröffentlicht 1967 die „Paragraphs on Conceptual Art“ von Sol LeWitt (1928 geboren), der unter anderem schreibt: „In der Konzeptkunst ist die Idee oder das Konzept das wichtigste. Wenn ein Künstler eine konzeptuelle Form verwendet, bedeutet das, das alles bereits zuvor bedacht, geplant und entschieden ist und die Ausführung zur blanken Routinearbeit wird. Die Idee wird zu einer Maschine, die Kunst produziert.“ Außer modularen Raumstrukturen konzipiert LeWitt auch Wandzeichnungen, die „Wall Drawings“, die oft von seinen Assistenten ausgeführt werden. Beispielsweise übermittelt er dem Städtischen Museum Leverkusen 1969 folgende Angaben: „Vier Quadrate im Format 1 × 1 m werden an die Wand gezeichnet, eins neben das andere. Im ersten Quadrat wird eine Linie gezogen. Zehn Linien im zweiten Quadrat. Hundert Linien im dritten Quadrat. Tausend Linien im vierten Quadrat. Keine Linie darf kürzer als 70 cm sein.“ Dieses „Programm“ muß im Museum an die Wand gehängt werden, damit die Verbindung zwischen der Idee und ihrer Umsetzung sichtbar bleibt. LeWitt bringt viele solcher Experimente hervor, die jeweils ganz verschiedenartige visuelle Aktualisierungen ermöglichen. Das Werk ist „von emotioneller Trockenheit“, soll allerdings „in mentaler Hinsicht interessant sein“. Es wurzelt jedoch nicht in einer logischen Gedankentätigkeit: Intuition und Phantasie bewahren ihre angestammten Rechte.

Abb. 648

Während der sechziger Jahre sammelt sich zunehmend ideologisches Protestpotential. Weit verbreitet ist die Auffassung, die Gesellschaftsordnung ersticke die schöpferischen Fähigkeiten, die jeder besäße; die auf Profitstreben basierende Marktwirtschaft steht im Kreuzfeuer der Sozialkritik. Man sagt, die Gesellschaft würde den Mythos von schicksalsergebenen einerseits und außergewöhnlichen Menschen andererseits in die Welt setzen, um die soziale Arbeitsteilung und die daraus folgende Ungleichheit besser aufrechterhalten zu können. Noch 1972 formuliert Lawrence Weiner (1940 geboren) eine regelrechte Kritik des „einzigartigen Objekts“, das aus den Händen des Künstlers hervorgeht. Das Gemälde sei, so Weiner, in einer Zeit entstanden, die nicht nur längst verstrichen, sondern auch in höchstem Maße zu verurteilen sei, denn sie impliziere die Gewaltsamkeit der einzigartigen Geste: „Jemand, der [dem Werk] eine bestimmte Existenzweise aufdrängt, stellt sich in den Kontext der Kunst des 19. Jahrhunderts, zu einer Zeit, als es das besondere, einmalige, erfühlte Kunstwerk eines Propheten (also der einzigen Person, die dieses Werk schaffen konnte) gab. Für mich grenzt diese Ausdrucksform nahezu an Faschismus.“ (Lawrence Weiner, An Interview by Willoughby Sharp, „At Amsterdam“, Avalanche, Nr. 3, Frühjahr 1972). Um diesem faschistoiden Zug zu entrinnen, gesteht Weiner dem Kunstwerk drei äquivalente Existenzweisen zu:
„1. Der Künstler kann das Werk selber ausführen.
2. Das Werk kann von einer anderen Person angefertigt werden.
3. Das Werk muß nicht ausgeführt werden.“ Diese oft wiederholte Absichtserklärung wurde im Januar 1969 erstmals veröffentlicht.

Weiner hat immer schon den unwesentlichen, unwichtigen Charakter der Verwirklichung betont. Die sprachliche Form der „Statements“ bricht endgültig mit der Logik der Kommerzgesellschaft und ihrer impliziten Ökonomie der Begierde. Fortan kann jeder in vollem Umfang alle Kunstwerke genießen, denn um sie zu besitzen, genügt die Erinnerung. Wenn sich dennoch die Möglichkeit einer materiellen Gestalt bietet, so nur deshalb, weil „einige Leute es brauchen, daß das Werk eine körperliche Gestalt hat“.

Nachdem er beinahe monochrome Bilder gemalt hat, gibt Lawrence Weiner die Malerei, die in seinen Augen bar jeder Emotion sei, auf. Die Herrschaft des Scheins hat sich als unendlich enttäuschend erwiesen, seit Form und Transzendenz voneinander getrennt wurden. Dennoch finden sich in einigen seiner Werke Spuren des Gemäldes. So ist der Inhalt von „A 36" × 36" Removal to the Lathing or Support Wall of Plaster or Wall-Board from Wall“ (1968) gerade das fehlende Gemälde. Das kanonische Format der Moderne (quadratisch) hinterläßt eine versenkte Spur, die aus der Wand herausgerissen scheint. „A Translation from One Language to Another“ (1968) verweist erneut auf die Verwurzelung der künstlerischen Arbeit im Streben nach Übersetzung. Weiner treibt die Malerei über die Grenzen des Bildrahmens hinaus. Und doch geht es immer nur um sie: gleich einem Phantom wohnt sie hier der verbalen Sprache inne, deren Präsentationsform sich verändern kann, ohne daß der „Inhalt“ ein anderer wird.

Auch Joseph Kosuth (1945 geboren) meint, daß diese letzten Bilder „achromatisch“ seien (Jeanne Siegel, Artwords: Discourse on the 60s and the 70s, 1985, S. 224). Mit den „Proto-Investigations“, die ein Objekt, seine fotografische Darstellung und seine Definition in einem Wörterbuch nebeneinanderplazieren, stellt er die traditionelle *Abb. 652* Mimesis in Frage. In der Folgezeit arbeitet er immer mehr mit Worten. In „Art after Philosophy“ (Studio International, Oktober/November 1969) vertritt er die Auffassung, daß „die gesamte Kunst (nach Duchamp) konzeptuell“ sei; *Abb. 149* sie führe zur Tautologie. Auch einige seiner Werke greifen auf eine tautologische Struktur zurück: „Five Words in Orange Neon“ (1965) sagen exakt das, was man sieht, nämlich fünf Worte in orangefarbenem Neon. Einen Vorschlag von Reinhardt – „Kunst als Kunst“ – abwandelnd, vertritt Kosuth gegen den Formalismus die Vorstellung der „Kunst als Idee“.

In der von Seth Siegelaub 1968 im Bradford Junior College organisierten Ausstellung installiert Robert Barry – neben „Four Yellow Squares“, vier monochromen Bildern von 10 × 10 cm – beinahe unsichtbare Nylonfäden und erklärt dazu: „In der Leere und im Vakuum liegt etwas, das mich intensiv beschäftigt. Ich kann dieses Gefühl nicht abschütteln. Nichts als Leere! Das Nichts ist für mich die mächtigste Kraft der Welt.“ (Zitiert von Lucy R. Lippard in: Six Years. The Dematerialization of the Art Object, 1973, S. 40). Zu diesem Zeitpunkt hat er die Idee aufgegeben, daß Kunst zwangsläufig etwas sein muß, was man anschauen soll. Die Konsequenz seiner Auffassung ist eine „Entmaterialisierung“ des Kunstwerkes. Zunächst verwendet er konkrete Erscheinungen, die mittels der Sinnesorgane nicht unmittelbar wahrzunehmen sind. Die elektromagnetischen Wellen der Folge „Carrier Wave Pieces“ (1968) oder die Mikrostrahlungen eines winzigen Partikels Barium füllen den Raum, den man allerdings erst mit entsprechenden Apparaten ausstatten müßte, um sich ihrer Präsenz zu vergewissern. Diese Unsichtbarkeit ist freilich nicht allein ein Kennzeichen der Concept Art. Am 1. Oktober 1967 hatte Claes Oldenburg im New Yorker Central Park „Placid Civic Monument“ aufgeführt: er grub ein Loch in den Rasen, das er nach kurzer Zeit wieder zuschüttete, später erneut besäte und der Stadt anbot. Diese letzte Form realer Präsenz verdrängt Barry (1936 geboren) auch noch, um seine Absichten direkt in unser Gedächtnis einzuschreiben. Die Texte, die er verwendet, stellen das Werk nicht dar, sondern bezeichnen es. Dieses Verfahren mündet exemplarisch in „Telepathic Piece“ (1969): „Während der Ausstellung versuchte ich, telepathisch ein Kunstwerk zu vermitteln, das dem Wesen nach aus einer Reihe von Gedanken besteht, die weder durch Sprache noch durch Abbildung übersetzt werden können.“

Die Fotografien „Inert Gas Series“ (1969) schildern ein Ereignis, das sie nicht darstellen. Die Landschaft bildet den Rahmen einer unsichtbaren Handlung, die vom Text beschrieben wird: „Am 5. März wurden irgendwo in der Mojave-Wüste zwei Kubikfuß Helium in die Atmosphäre geschickt.“ Die unüberbrückbare Kluft zwischen Ereignis und Fotografie regt unsere Phantasie an. Sie erweckt das erregende Gefühl einer archaischen Kunst, die ihre Wirkungsmacht aus der Verbindung mit dem Sakralen, dem Übernatürlichen schöpfte. Die materialistische Perspektive, die in den sechziger Jahren die Kunstszene beherrschte, vermochte den religiösen Urgrund der Kultur nicht zu tilgen; auch hier ist er präsent, und sei es in ironischer Anspielung.

Die Folge „It is …“ (1970) verwendet vierzig Diapositive. Nur auf zwanzig stehen Worte, während die anderen zwanzig schwarz bleiben. Die „Monochromie“, das Erlöschen der lebensnotwendigen Lichtquelle, skandiert hier den kontinuierlichen Ablauf der ewigen Zeit, aus der über schweigendem Grund Wort und Rede hervorwachsen. *Abb. 148* Nach Lessing, nach Greenberg und nachdem sie die Monochromie hinter sich gelassen hat, erneuert die „Malerei“ *Abb. 651, 653* nun ihre Bande mit den Künsten der Zeit. Seit 1977 schreibt Barry Worte direkt an die Wand, die nach Beendigung jeder Ausstellung wieder gelöscht werden. Die Langlebigkeit des Kunstwerks liegt in dem Nachweis, daß seine Verwirklichung gerechtfertigt ist. Schließlich verwendet Barry wieder die auf Rahmen gezogene Leinwand. Die monochrome Farbschicht auf dieser dient als Träger für zumeist unauffällige Wörter, die oft an desillusionierte Selbstverhöhnung grenzen: in „Untitled“ (1990) auf dem roten Farbfeld einer kleinformatigen Leinwand etwa „not necessary“, „trying“, „too late“ („unnötig“, „anstrengend“, „zu spät“). Ob sie wohl den Zustand der Malerei nach dem Ende der Avantgarde meinen?

Auch John Baldessari (1931 geboren) spielt mit dem Zusammenwirken von Text und einfarbiger Leinwand. Zwischen 1966 und 1968 läßt er einen Schriftmaler verschiedenartige Sprüche auf weiße Leinwände aufbringen. Einer von ihnen besagt: „Everything is purged from this painting but art, no ideas have entered this work“ („Alles ist aus *Abb. 649* diesem Bild entfernt worden außer der Kunst, keinerlei Idee ist in diese Arbeit eingegangen“). Ein anderer verkündet: „Reine Schönheit“, und eine Lithographie verspricht: „Ich werde nie wieder langweilige Kunst machen.“ Doch für diese *petitio principii* hat er eine Form gewählt, die zu ihrer Aussage im Widerspruch steht und wie eine Straf- *Abb. 283* arbeit klingt, die man widerwillig hinter sich bringt. Ironie verhüllt partiell die Sehnsucht nach einer Zeit, da malen noch möglich schien.

Während einige im sprachlichen Ausdruck einen Ausweg aus der Kraftlosigkeit suchen, die die Malerei scheinbar befallen hat, wenden sich andere Künstler schrittweise neuen Bildträgern zu. Natur und menschliche Körper werden zur Bearbeitungsmaterie. Die „Earth Works“, Erdarbeiten, kommen etwa 1968 auf. Robert Morris vermerkt, daß sie die Großartigkeit des Abstrakten Expressionismus wiederaufnehmen und die einfachen Formen der Minimal

Art verwenden. „Spiral Jetty“ (Robert Smithson, 1970), eine Geröllspirale im Great Salt Lake in Utah, oder „Lightning Field“ (Walter De Maria, 1977), ein Feld, eine Meile lang und einen Kilometer breit, auf dem in regelmäßigen Abständen vierhundert Blitzableiter stehen, erinnern durchaus an das Erhabene von Stonehenge. Die Konstruktion solcher Werke erfordert beträchtlichen Aufwand. „Spiral Jetty“ ist mittlerweile vom Seewasser vernichtet, an „Lightning Field“ kommt man nur sehr schwer heran. Daher kennen die meisten Kunstfreunde diese Werke nur vermittelt durch Pläne, Geländeaufnahmen, Fotos oder Dokumentarfilme. Sie sind – weder Malerei noch Plastik, noch Architektur – ebenso unklassifizierbar wie unverkäuflich. Einige nähern sich der Zeichnung (Walter De Marias „Mile Long Drawing in the Desert“ von 1968, zwei parallele Linien im Abstand von 365 cm in der Mojave-Wüste in Kalifornien) oder, nicht ohne Humor, der eigentlichen Malerei. „Asphalt Run-Down“ (1969) oder Dennis *Abb. 655* Oppenheims „Devil's Hole“ (1978) verwenden die technischen Hilfsmittel von Bauarbeitern, um in Landschafts- *Abb. 152* dimensionen zu malen. Bisweilen werden die „Earth Works“ auch unsichtbar. Walter De Maria treibt den Kontrast zwischen Energieaufwand und sichtbarem Ergebnis auf die Spitze: Für die „documenta 6“ in Kassel (1977) läßt er einen kilometertiefen Brunnen bohren, in den er eine ebenso lange Messingstange einführt und die Öffnung anschließend mit einer Platte aus rotem Sandstein verschließt. Diese ist heute der einzige sichtbare Zeuge des Werkes, das zwar gegenwärtig ist, doch der Wahrnehmung entzogen bleibt.

Abgesehen von diesen Herkulesarbeiten, wird auch der Körper des Künstlers, ein stets verfügbarer Bildträger, zum Gegenstand künstlerischer Inskription. So streckt sich Dennis Oppenheim auf dem Boden aus, legt ein Buch auf seine Brust und wartet, daß die Sonne seinen Körper bräunt und die Stelle, auf der das Buch liegt, ausspart. Bruce Nauman spielt auf öffentliche Bildhauerkunst und auf Marcel Duchamp an, als er sich vor dem Kameraobjektiv in eine „Fontäne“ verwandelt. Häufig spielen sich diese Actions bzw. Performances vor Publikum ab. Während einer *Abb. 654* solchen Performance beißt der nackte Vito Acconci seinen Körper an allen erreichbaren Stellen und streicht Druckerschwärze auf die Bißspuren, um sie auf diese Weise zu konservieren. 1971 bittet Chris Burden einen Schützen, auf seinen Arm zu zielen. Blut fließt – entfernte Erinnerung an eine todkranke Malerei.

DAS ENDE DES MODERNISMUS

Das Attentat auf Präsident Kennedy 1963, die Ermordung von Martin Luther King 1968, die Grausamkeiten des Vietnam-Krieges, die verdeckte Wirtschaftskrise, Arbeitslosigkeit und Probleme der Minderheiten erzeugen ein gefährliches soziales und politisches Klima, das das Selbstvertrauen der amerikanischen Gesellschaft nachhaltig erschüttert. Der Zusammenbruch der kollektiven Werte des American Way of Life geht einher mit einer Unzufriedenheit, die die Zunahme kritischer Vorstellungen und sozialen Protestpotentials allseitig begünstigt.

Das Paradigma der Moderne ist zu dieser Zeit Zielscheibe heftiger Angriffe. Bald wird offenbar, daß der Rückgriff auf den Eklektizismus, die Verherrlichung der Frivolität, die Rückkehr zur Malerei in Gestalt enttäuschter oder sorglos ironischer Revivals von neuen Herangehensweisen abgelöst werden muß; die Debatte um die Postmoderne thematisiert genau dieses Problem. Die neue Geisteshaltung wird von den einen als Einzug der neugewonnenen Freiheit nach einer langen Zeit des Dogmatismus gefeiert, für andere gilt sie dagegen als das nostalgische Verlangen nach einer beruhigenden, sich in Sicherheit wiegenden Vergangenheit. Das Wiederaufleben nationaler Schulen in Europa und die Aufsplitterung der Kunstzentren in den Vereinigten Staaten, wo New York nun längst nicht mehr der einzige Ort ist, an dem alle Kräfte zusammenlaufen, gestalten eine neue künstlerische Geographie. Die Malerei, die just in jenem Augenblick wieder aufersteht, da man sie endgültig begraben wähnte, nimmt darin einen zentralen Platz ein.

DIE RÜCKKEHR DER BILDER

Die Fotografie fasziniert die Maler seit ihrer Entstehung. Dieses Verbreitungs- und Studieninstrument im Dienste der Kunst, das Modelle liefert, aber ebenso ein bestechlicher Rivale ist, wurde in den Vereinigten Staaten weniger verunglimpft als in Europa. Indessen sind Fotografie und Malerei so lange unabhängige Disziplinen gewesen, wie die Spezifik des jeweiligen Mediums in den Vordergrund gestellt wurde und Abgrenzungen rechtfertigte, die auf einer

Definition der verschiedenen künstlerischen Techniken beruhen. Im Jahre 1962 bricht Edward Ruscha (1937 geboren) mit diesen Konventionen. Er veröffentlicht Bildbände mit Fotografien, die er wegen ihrer Banalität und Unverbindlichkeit aussuchte, und präsentiert sie als plastische Kunstwerke. „Twenty-six Gasoline Stations" („Sechsundzwanzig Tankstellen", 1962) oder „Some Los Angeles Apartments" („Einige Wohnungen in Los Angeles", 1964) vereinen eine Art Sammlung von Readymades. Der Künstler entscheidet sich explizit für die Kommerz- und Konsumwelt, für seriell gefertigte Objekte, um die etablierten Werte wirkungsvoller zu unterlaufen. Den Seriencharakter von Wohnhäusern demonstriert 1966 sein Leporello „Every Building on the Sunset Strip". Kurze Zeit später veröffentlicht Dan Graham im „Arts Magazine" (Dezember 1966 / Januar 1967) Ansichten von standardisierter, mechanisch sich wiederholender Massenarchitektur. Diese direkt für mediale Verbreitung konzipierten „Homes for America" heben die Differenz zwischen Abbildung und Wirklichkeit auf. Solche Veröffentlichungen sind polemisch, sie wenden sich gegen die „Kunst"-Fotografie und fördern die Ikonographie der in den Staaten recht verbreiteten „Durchschnittskunst". Seither hat die Fotografie auch die Galerien erobert. William Wegman beispielsweise zeigt spaßige Szenen, in denen sein Hund Man Ray die Hauptrolle spielt; der Wahrheitsgehalt dieser Aufzeichnungsart gibt ihnen besondere Komik.

Abb. 259

Abb. 137 Während Ruscha seine Destabilisierungsversuche mit Gemälden fortsetzt, auf denen aufgeblendete Worte die latente Ironie des Bildes bestätigen, vollziehen Maler den Zusammenfall von Gemälde und Foto, indem sie nach der Vorlage von Fotos oder Diapositiven malen. Diese mit äußerster Sorgfalt ausgeführten Werke heben die Unterschiede zwischen dem natürlichen Sehen des Auges und der fotografischen Aufnahme hervor. Die opto-chemischen Geräte bemächtigen sich der äußeren Erscheinungen, ohne nach affektiven oder hierarchischen Unterscheidungsprinzipien, sondern entsprechend ihren eigenen Merkmalen auszuwählen: monokulares Sehen, Momentaufnahme, Tiefenschärfe, Gegensatz von Schärfe und Unschärfe. Die Begriffe „Hyperrealismus" und „Fotorealismus" bezeichnen die Gesamtheit dieser Darstellungen, die eine fotografische in eine malerische Information übersetzen. „Hyperrealismus" bezeichnet treffend das Überspitzte an diesen Fallstricken für den Blick, die allzu präzise, allzu brillant, allzu glatt und ätherisch sind, um nicht Unruhe hervorzurufen.

Abb. 154 Richard Estes (1936 geboren) spezialisiert sich auf Spiegelungen. Er akzentuiert die Intensität der Farben, verstärkt die inhärente Ähnlichkeit der Fotografie und vollbringt faktisch Trugbilder, die wahrhaftiger sind als die Modelle.

Abb. 658, 660 Ralph Goings (1928 geboren) und Don Eddy bevorzugen chromblitzende Autos oder Motorräder, gleichsam Instrumente und Symbole von Kraft und technischer Meisterschaft. Anfang der siebziger Jahre stoßen solche Darstellungen auf wirkliche Begeisterung. Der Objektfetischismus, die Annäherung von Industriewelt und künstlerischer Tätigkeit rufen freudo-marxistische Kommentare hervor: „Athletisch und geschmeidig glänzend in unserer modernen Industrieproduktion und in der hyperrealistischen Produktion ist das *Objekt,* die Karawane, das Foto von der Karawane und das Gemälde von der Karawane auf dem Foto. Zerrüttet, blockiert, von stockendem Energiefluß, zerschnitten in voneinander unabhängige Bruchstücke ist dagegen der Körper des Industriearbeiters, der Sekretärin, der Kassiererin im Supermarkt und des hyperrealistischen Malers. Mit seiner ganzen foto-optischen Apparatur wirft er sich hysterisch in Positur, er will, daß diese Maschine seine Gebieterin sei, seine Gebärden beherrsche, seine Impulse korrigiere und viel mehr als er von Perspektive und Bildaufbau, Übergängen und ‚Wirklichkeit' verstünde." (Jean-François Lyotard, Esquisse d'une économie de l'hyperréalisme. Des dispositifs pulsionnels, Paris 1973).

Abb. 135, 157 Oft werden die Gemälde von Malcolm Morley und Chuck Close mit dieser Bewegung in Verbindung gebracht. Aus heutiger Sicht erscheint ihrer beider Entwicklung indessen in anderem Licht. Chuck Close (1940 geboren) erkundet den Realismus des Malprozesses und seine Herausforderung durch die Konfrontation mit der Fotoaufnahme. Sein Fotorealismus beschränkt sich zunächst auf überdimensionale schwarzweiße Porträts, mit denen er 1967 beginnt. Sie sind Ergebnis einer Reihe von selbstauferlegten Einschränkungen: Projektion einer stark vergrößerten Fotografie, die als Frontalaufnahme vor neutralem Hintergrund entstand; Beachtung der Unschärfe; Ausschluß der Farbe; Retuschierarbeit mit der Airbrush, somit Verzicht auf die Strukturierung des Pinselstrichs. Chuck Close malt lieber Porträts von Freunden als Bäume, um die Schwierigkeiten zu steigern. („Wenn die Rinde eines Baumes nicht exakt wäre, wer würde es merken? Wer interessiert sich hinreichend für Bäume, um das festzustellen?") Als er ab 1971 wieder mit Farben arbeitet, gestaltet er das gesamte Spektrum auf der Grundlage der Primärfarben neu, indem er drei monochrome Schichten übereinanderlegt. Das Artifizielle dieses Verfahrens wird durch das Raster,
Abb. 659 das er im fertigen Werk sichtbar beläßt, eklatant vor Augen geführt. Die unterschiedliche Intensität innerhalb jedes Rasterausschnittes rekonstituiert das kodierte Bild. Close verwendet elektronische Technologie, um die „Ben-Day"-Punkte von Lichtenstein zu aktualisieren. Ansonsten steht er in durchaus polemischem Dialog mit seinen Zeitgenossen: „Manchmal muß ich darüber lachen, denn ein Bild zu malen ist ein so langwieriger und anspruchsvoller Prozeß. Ich kann zehn Wochen damit zubringen, eine Leinwand – zehn Schichten! – zu grundieren, zu glätten und tadellos vorzubereiten [...], und wenn ich Ryman wäre, wäre ich dann schon fertig. Danach brauche ich noch einmal zwei Wochen, um mit Kreide ein feines Raster zu zeichnen – und wäre ich Agnes Martin, wäre es das auch schon –, schließlich stehen dann noch zehn Wochen Arbeit vor mir." (Zitiert von Kim Levin, Arts Magazine, Juni 1978).

Malcolm Morley (1931 geboren) verwendet in den sechziger Jahren ebenfalls ein Raster, um mit dessen Hilfe Bilder aus Reiseprospekten auf die Leinwand zu übertragen. Ein weißer Rand begrenzt seine Werke und verleiht ihnen bisweilen eine illusionistische Raumwirkung. Oft formulieren sie soziale oder politische Kritik. Bittere Satire schleicht sich in die Darstellung der Gäste der „Ship's Dinner Party" (1966) ein: auf den Wandfries, mit dem der Saal dekoriert ist, malt er ein paar Schweine, die in durchsichtiger Metaphorik für die Personen stehen. Die beiden roten Streifen, die die südafrikanische Rennbahn durchstreichen, bekräftigen unzweideutig die Position des Künstlers. In der Folgezeit gibt Morley die Präzisionsarbeit auf und übersetzt mit voller Farbpaste die Schändlichkeiten einer Welt, in der nichts unmöglich ist. So spielt „Age of Catastrophe" (1976) mit Bedeutungen auf mehreren Ebenen. Das Flugzeug, das auf ein Schiff niedergeht, erinnert an einen Scherz von Jasper Johns, den man gefragt hat, was er machen würde, wenn er nicht Maler wäre, und der antwortete: „Ich würde eine Wanderausstellung organisieren, die das Land in den Lüften bereisen würde. Der Luftfrachter würde ‚The Picture Plane' heißen." (Leo Steinberg, Other Criteria, S. 52). Das Wortspiel – Picture Plane bedeutet zugleich Bilderflugzeug und flache Malerei – findet damit seinen Epilog. Nach der formalistischen Episode knüpft die figürliche Malerei wieder an die Tradition der bedeutungstragenden Bilder an. *Abb. 657*

MALEREI, GRAFFITI UND PROTEST

Die Bilder des Hyperrealismus besitzen keinerlei subversiven Inhalt. Sie sind kühle Feststellungen, die die Empfindungen ihrer Schöpfer nicht preisgeben – obgleich sie beim Betrachter durchaus Affekte auslösen –, und stehen in begrenztem Dialog mit dem Bereich der Kunst: sie aktualisieren die Pop Art, indem sie sie mit den Neuerungen der minimalistischen Kunst verbinden. Proteste bahnen sich dagegen einen anderen Weg. Im Jahre 1966 schließen sich so bekannte Künstler wie Mark Rothko, Roy Lichtenstein oder Frank Stella dem Projekt eines „Turmes für den Frieden" („Tower for Peace") an, den Mark di Suvero in Los Angeles errichtet, um seinen Widerstand gegen den Vietnam-Krieg zu bekunden. Im folgenden Jahr entfalten sich die Demonstrationen der *Angry Artists*, und die Protestbewegung erreicht 1968 ihren Höhepunkt mit der Studentenrevolte. Die meisten anerkannten Künstler, die gegen den Krieg auftreten, setzen jedoch künstlerische Experimente unabhängig von ihren politischen Überzeugungen fort.

Die wirkungsvollsten Verbindungen zwischen Kunst und Gesellschaft berühren nicht die Arbeit im Atelier, sondern kommen in den Institutionen der Verbreitung und Vermittlung von Kunst zustande. Die „Art Workers Coalition" verlangt ein Mitspracherecht bei der Verwaltung der Museen und Ausstellungen. Die radikalsten Mitglieder organisieren Boykotts und spektakuläre Aktionen. Parallel dazu fordern schwarze Künstler eine gerechtere Vertretung; die 1963 gegründete Gruppe „Spiral" kämpft gegen die Rassendiskriminierung. Gegenkultur, ein bedeutsames soziales Phänomen, kennzeichnet diese Epoche. Indessen hat sie keine dauerhaften Spuren in der Kunst hinterlassen; heute interessiert sie eher die mentalitätshistorische Forschung als den Kunsthistoriker. Die Idee der „Murals", großflächiger Wand- und Fassadenbilder, die Anfang der siebziger Jahre die Stadtlandschaften auflockern, ist letztlich gescheitert. Ihre Urheber hegten die Hoffnung, die Kunst aus den Museen zu holen und dem spekulativen Kunstmarkt zu entrinnen. Die aktivsten Vertreter dieser Wandmalerei entwerfen und realisieren die Bilder gemeinsam mit den Bewohnern der ärmlichen Stadtviertel. *Abb. 155*

Einzig die Graffiti überleben. In der Entstehungszeit ist diese Bewegung der Kunst vollkommen fremd. Jugendliche aus städtischen Ghettos durchstreifen die Stadt und schreiben, wo sie nur können, mit Filzstift ihren Decknamen, oft in Verbindung mit ihrer Straßennummer, an die Wände: TAKI 183, KAY 161, SUPER KOOL, SNAKER, ZOOM, LOLLIPOP oder SUNSET 106, SUPERSEX 147. Mit dem neuen Werkzeug können schnell sichtbare und dauerhafte Spuren erzeugt werden. Die Anhänger des „Tag", wie man diese Art pseudonymischer Unterschrift nennt, werden immer zahlreicher. Sie fallen über den New Yorker Subway her und bringen damit ein Abenteuer in Gang, das sich wie ein Lauffeuer ausbreitet. Die U-Bahn-Wagen fahren in der ganzen Stadt umher und verbreiten ihre Botschaften. Nach dem Filzstift bietet der technische Fortschritt die Sprühdose an. Mit gesprühter Farbe lassen sich zügig immer größere Flächen bedecken. Die rundum mit waggonhohen Lettern („top to bottom") bemalten Zugwagen werden zum Alptraum der Behörden; die bald einsetzende Repression verstärkt die Aura dieser Randgruppen und Ausgeschlossenen noch, die damit auf sich aufmerksam machen und sich Gehör verschaffen wollen. Einer von ihnen faßt seine Motivation und seine Befriedigung in dem lapidaren Satz zusammen: „Ich will meinen Namen vorbeifahren sehen."

Die ersten „Tags" tauchen Ende der sechziger Jahre auf. In zwei Etappen dringen sie dann in die Kunstwelt ein. Anfang der siebziger Jahre entstehen Gruppen wie die WAR – eine Abkürzung, die für die provokante Bezeichnung „Writers Already Respected“ steht. Die Schreibweisen werden immer vielfältiger, immer komplexere Buchstabengebilde verwandeln die Signaturen in oft unleserliche Bilder. Norman Mailer schreibt 1973 ein enthusiastisches Plädoyer für die Graffiti, meint indessen, diese Bewegung sei mittlerweile im Niedergang begriffen: „Es braucht heute weniger Zeit, einen Wagen zu säubern, als ihn zu bemalen. [...] Eine Zeitlang hätte man meinen können, die Graffiti würden sich in der ganzen Welt verbreiten, als diese Bewegung – ursprünglich eine Ausdrucksform jener Exilanten aus den Tropen, die in eine Welt brauner und eintöniger Ziegelbauten verbannt sind, einer Monotonie aus Grau-in-Grau und Eisen, zugeschüttet von Asphalt, Beton und Metall – auf einmal so kraftvoll hervorbrach. Sie schoß mit einer eruptiven elementaren Stärke hervor, als wolle sie die Sinnlichkeit ihres Erbes vor der Gefahr eines Zubetonierens der Psyche retten, ihre Gehirne vor den nackten Mauern der Stadt schützen, indem sie diese Mauern mit den riesigen Bäumen und vielfältigen Pflanzen des Tropenwaldes überzogen, so, daß in einem solchen Dschungel alle Pflanzen, kleine oder große, miteinander reden und in der Harmonie *und* verschwenderischen Fülle des Waldes zusammenleben.“ (Norman Mailer/ Jon Naar/ Mervyn Kurlansky, The faith of Graffiti, New York 1973).

Die ersten Versuche auf dem Weg zur Kunst waren gescheitert, doch die Graffiti-Sprayer selbst entwickelten sich und näherten sich der Malerei an. 1980 zitieren Lee und Fred auf einem Subway-Waggon die Campbell-Suppendosen Andy Warhols. Zur selben Zeit entstehen mehrere auf Leinwand-Graffiti spezialisierte Galerien, die „High Graffiti“ präsentieren. Der Kunststudent Keith Haring (1958–1990) beginnt auf leeren Reklametafeln zu malen und erlangt rasch Bekanntheit. Seine dünnen Umrißlinien und Striche erinnern an orientalische Schriftzeichen, an Gemälde von Pierre Alechinsky oder an Zeichnungen von Henri Matisse. Dem Graffiti entlehnt er das Spontane, er arbeitet hastig und in einem Zug; weder Fehler noch Änderungen sind möglich. Haring besteht auf diesem Prozeß nahe am „Automatismus“ der Abstrakten Expressionisten. Seine nachgerade heißhungrige Tätigkeit zieht keinen speziellen Bildträger besonders vor; er malt auf Leinwand, dekoriert Gegenstände, macht Anstecker und T-Shirts, um die Grenze zwischen volkstümlicher und elitärer Kunst aufzuheben. Diese Absicht ist ein wesentlicher Grund für den Erfolg der *Graffiti Artists.* Der Surrealismus hatte sich aus ähnlichen Gründen den Inschriften der Primitiven zugewandt. Fortan fesseln sie die Aufmerksamkeit vieler Künstler. Picasso hat Brassaï, der darüber ein Buch schrieb, von seiner Bewunderung für die Graffiti-Kunst erzählt; Asger Jorn lobt sie in höchsten Tönen; Jean Dubuffet setzt sie in seinen frühen Bildern ein, und Cy Twombly (1928 geboren) inspiriert Roland Barthes zu dem Gedanken: „[...] das Unglück des Schriftstellers, seine Unterschiedenheit (gegenüber dem Maler und speziell gegenüber dem Schriftmaler wie TW) liegt darin, daß ihm die Graffiti untersagt sind. TW ist ein Schriftsteller, der sich mit Fug und Recht und vor aller Augen den Graffiti nähern kann.“ (Cy Twombly, deutsch von Walter Seitter, Berlin 1983, S. 22).

Die häufig festgestellten Übereinstimmungen von Graffiti und Kunst haben den gewaltigen Erfolg von Jean-Michel Basquiat (1960–1986) erleichtert. Dieses Kind eines New Yorker Ghettos signierte als „Samo“ mit einem mit einer Krone geschmückten „Tag“, das durch ein Copyright-Zeichen geschützt war. Seine bitteren Bilder vereinen Graffiti-Elemente mit solchen des Neo-Expressionismus, der in den achtziger Jahren in Deutschland entsteht. Basquiat wird 1982 zur „documenta“ nach Kassel eingeladen, was ein deutliches Zeichen internationaler Anerkennung
Abb. 156 ist, die überdies durch seine „Collaboration“ mit Andy Warhol zwei Jahre darauf erneut Bestätigung findet. Inzwischen leben Haring und Basquiat nicht mehr; A One, Crash, Futura 2000, Rammellzee und die anderen sind aus der Mode. Das Graffito hat freilich weiterhin viele Anhänger. Die Hoffnung auf Bekanntwerden und Aufstieg in der sozialen Hierarchie („Getting Up“) durch Kunst bewegt noch immer zahlreiche „Taggers“, in den Vereinigten Staaten ebenso wie in Europa, wo dieses Phänomen die allseits bekannte Verbreitung gefunden hat. Eine neue, umfassendere Subkultur schlägt abseits der eleganten Stadtviertel Wurzeln; sie vereint Breakdance und Rap als musikalische Ausdrucksform mit Graffiti und bringt eigene Verhaltensnormen, einen Kleidungsstil und eine eigene Sprache hervor; kurz, sie verselbständigt sich.

Auf der Straße kann die Kunst besser als anderswo ihrer inhärenten Utopie, das Leben zu verändern, freien Lauf lassen. Die Werke von Jenny Holzer (1950 geboren) verfolgen diese Absicht. Sie arbeitet zusammen mit Lady Pink, einer der wenigen weiblichen Graffiti-Sprayer, die bekannt geworden sind. Während sich die „Tags“ ausbreiten, heftet Jenny Holzer Plakate oder Aufkleber an Mauern, Türen, öffentliche Telefonzellen und Parkuhren. Diese Blätter, gewöhnlich ohne Zeichnungen, vermitteln ihre Botschaft in kurzen Textpassagen oder trocken, ja brutal formulierten Sätzen, die jeden ansprechen sollen. Sie schreibt etwa kurz und deutlich: „Eines Tages wirst du die halbtoten Bettler auf der Straße nicht mehr sehen.“ Wenn sie die Genehmigung bekommt, verwendet Jenny Holzer auch die elektronischen Anzeigetafeln. So flimmern ihre Botschaften am Time Square, am Picadilly Circus oder an einem Casino in Las Vegas. Später vollzieht sie den Übergang von der Straße zum Innenraum der Galerie, paßt ihre Ausdrucksweise an museale Darstellung an – so wenn sie gravierte Metallplatten oder Marmorfliesen einsetzt und in theatralische Installationen kleidet, die mit der Würde der Ausstellungsstätte konkurrieren. Der von ihr praktizierte und abgewandelte „Memorial“-Stil dekodiert den provokativen Inhalt der zu lesenden Sätze. Die Erfahrung der Straße rückt in die Ferne und taucht in nostalgische Erinnerung ein.

NARRATION UND SIMULACRUM

Die Texte Jenny Holzers sind Bestandteil der feministischen Bewegung, des letzten Refugiums einer Kunstpraxis mit politisch-sozialem Widerhall. Denn die Ausprägung eines anderen Blicks auf die Zusammenhänge von Kultur, Macht und Dominanz einer männlich-chauvinistischen Denkweise ist zweifellos ein wesentlicher Grundzug der Kunst der letzten fünfzehn Jahre. Barbara Kruger (1945 geboren) kehrt die Wirksamkeit der Bilder der Massenmedien gegen männliche Gewalt. Sie integriert verheerende Stereotypen – „What big muscles you have!" – in ihre Fotografien und legt auf diese Weise die alltäglichen Mechanismen der Ausgrenzung bloß. Die „Arrangements" von Louise Lawler zeigen die Kunstwerke in ihrer Umgebung, in Museen oder Privatsammlungen. Ohne einen Laut, gewissermaßen stumm, klagen diese Dokumente die Folgen eines verdinglichenden, entfremdenden Umgangs mit Kunst an, mittels dessen das Gemälde zum Zeichen degradiert wird. Sherrie Levine bringt die traditionelle Rollenverteilung der Geschlechter in einer männlich dominierten Gesellschaft zur äußersten Konsequenz. Weil Kreativität als Eigenschaft von Männern gilt, nimmt sie Reproduktionen von deren Arbeiten und kopiert sie getreulich – eine demütige Arbeit, die versteckte Subversion atmet.

Zur selben Zeit schlägt sich eine männliche Phantasiewelt in aggressiven narrativen Gemälden nieder. Häufig verraten diese auch ein Unbehagen, das durchaus mit dem vom Feminismus verursachten schlechten Gewissen zusammenhängt. Eine Atmosphäre psychischer Gewalt spricht aus den Bildern von David Salle (1952 geboren). Die *Abb. 662* auf einem Untergrund von erotischen Abbildungen aus Werbespots oder Fernseh-Sex-Shows gemalten Bilder entschleiern weniger die Abgründe eines individuellen Unbewußten als die einer von der allgegenwärtigen Vergnügungsindustrie manipulierten Bilderwelt. Salle verwendet vielfältige Quellen und arbeitet in verschiedenen Stilen, etwa in Grisaille, Strichzeichnung, mit Zitaten historischer Werke oder volkstümlicher Bilder. Eric Fischl (1948 geboren) zeigt wiederum die Entfremdung des Individuums, das trotz der Liberalisierung der Sitten noch immer in *Abb. 158* rassischen Vorurteilen und sexuellen Hemmungen befangen ist. Seine verletzbaren und dennoch gemeinen Figuren erwecken Schuldgefühle. Die negativen Empfindungen werden verstärkt durch die ebenso präzise wie rohe Malweise seiner Darstellung intimen Leidens oder befriedigter Triebe.

Der Erfolg des „Bad Painting", das erstmals 1978 in einer Ausstellung von Neil Jenney (1945 geboren) im New Yorker New Museum auftaucht, hat in hohem Maße zur Verbreitung eines direkten und provozierenden Stils beigetragen. Es bricht mit den Verfeinerungen des guten Geschmacks und setzt an die Stelle der komplexen Gebilde der avantgardistischen Kunst auf Anhieb entschlüsselbare, leicht lesbare Darstellungen. „Them and Us" (1969) mißt *Abb. 661* dem Sujet dieselbe Bedeutung bei wie dem Medium; die äußerst aggressive Kraft des Bildes und das Vergnügen an einer vitalen Pinselführung gehen eine freie Verbindung ein. Diese üppige Malweise stammt von Philip Guston, *Abb. 159* einem früheren Abstrakten Expressionisten, dessen Werke der siebziger Jahre ein komisches Pathos ausstrahlen, das in gewisser Weise mit der Phantasie der Zeichnungen von Robert Crumb zusammenhängt. Auch die Comic Strips begünstigen spielerischen Umgang mit Bildern. Mickey Mouse und Donald Duck nehmen den vakanten Platz der Heiligen, Heerführer und Monarchen ein. Dagegen zeichnen sich die Werke Robert Longos und Julian Schnabels durch Pathos und Emphase aus. Longo (1953 geboren) gestaltet Personen in dramatischen und theatralischen Posen. Er vermengt verschiedene Darstellungsweisen – Schwarzweißzeichnung, Malerei, Fotografie, Abguß – und baut *Abb. 664* Materialkontraste auf, um mit professioneller Kompetenz die Rohheit einer vom Untergang bedrohten und vom Tod beherrschten Welt zu zeigen. Julian Schnabel (1951 geboren) nutzt andere Mittel. Die physische Dichte seiner mit zerbrochenen Tellern und Tonscherben übersäten Flächen geht mit der Farbe ein widersprüchliches Verhältnis ein, das die Wesenszüge des Bildes in den Hintergrund rückt. Wenn er keinen unebenen Untergrund präpariert, scheint seine Malerei auch noch den Kampf mit dem Bildträger zu führen.

Jonathan Borofsky (1942 geboren) bringt eine unbeschwerte, frische Note in die Atmosphäre herber, morbider *Abb. 663* Brutalität, die den kritischen Realismus und den Neoexpressionismus kennzeichnet. Den Kräften des Bösen stellt er Traumphantasien gegenüber. Seine Zeichnungen, Notizen und Kritzeleien entspringen nächtlichen Träumen oder Erinnerungen, die er in Eile aufs Blatt wirft; gleichsam ein privates Material, das er zu archetypischen Abbildern stilisiert. Der in seine Moleküle aufgelöste, durchlöcherte Mensch, der rennende Mensch, eine Gestalt mit großen Ohren, ein Arbeiter mit Hammer und viele andere erscheinen oft in seinen Werken. Sie springen über Mauern, nehmen im Raum linkische Stellungen ein, werden zu bewegten Skulpturen. Ende der sechziger Jahre hört Borofsky auf zu malen und wendet sich konzeptueller Tätigkeit zu; als Nacheiferer Roman Opalkas strichelt er die Zahlenfolge von „Eins" bis ins Unendliche auf Schreibmaschinenpapier, das rasch zu einem imponierenden Stapel anwächst. Diese Numerierung, ein *Work in Progress,* ist fortan sein eigenes Datierungssystem: auf seine von kommunikativer Energie sprühenden Schöpfungen schreibt er jeweils die Zahlen, bei denen er gerade angelangt ist.

Während Jonathan Borofsky mit dem gesamten Raum arbeitet, lenkt Neil Jenney großes Augenmerk auf den Rah- *Abb. 153* men, der das Bild von der Wand abhebt. Der Maler strebt nach einer „universellen und transkulturellen Bildersprache“ und will diese „unemphatisch und ohne psychologische Implikationen“ präsentieren. Die illusionistische Malerei verlangt aber Rahmen. „Anfangs begriff ich nicht die entscheidende Bedeutung des Rahmens in der Illusionsmalerei. Der Rahmen steht im Vordergrund und erhöht die räumliche Illusion, macht sie funktional. Ich entwarf und realisierte die Rahmen dann in Abhängigkeit von den Gemälden. Ich verstand, daß sie eben die Illusion zur Geltung bringen, und merkte, daß sie der ideale Ort für den Titel sind.“ (Neil Jenney, „Statements“, Kat. seiner Ausstellung im Stedelijk Museum in Amsterdam, 1982, S. 49). Die von Jenney konzipierten Rahmungen haben freilich einen paradoxen Status. Sie stellen weniger eine „Zugabe“ dar, die das Gemälde hervorheben soll, sondern sind ein untrennbarer Bestandteil des Werkes selbst. Man könnte darin eine abgewandelte Fortsetzung der Shaped Canvases sehen. Indessen scheint die Einschätzung angemessener, daß Jenney an die figürliche Darstellung anknüpft. Auch die Renaissancemaler entwarfen die Rahmen für ihre Bilder selbst. Nicolas Poussin hat sich intensiv den Rahmen seiner Bilder gewidmet. Edgar Degas hat eines seiner Werke zurückgekauft, das an einen Sammler gegangen war, der die vorgesehenen Zierleisten gegen einen Goldrahmen ausgetauscht hatte. Die großen Künstler der Vergangenheit, die die Kunst des Trompe-l'œil verachteten, verstanden es hervorragend, den „Illusionismus“ mit dem Objektcharakter des Gemäldes in Übereinstimmung zu bringen.

Die Malerei, von der man so oft gemeint hatte, sie würde tatsächlich zu einem „Vorurteil der Vergangenheit“ (K. S. Malewitsch) werden, gewinnt in den achtziger Jahren neue Lebenskraft. Einfacher zu kommerzialisieren als die „Earth Works“ oder die „Body Art“, taucht sie in jenem Moment wieder aus der Versenkung auf, als der Kunstmarkt ein differenzierteres Publikum anspricht. Die Überfülle der Bilder ist in der Tat einer der frappierendsten Züge der letzten zehn Jahre. Bisweilen läuft sie Hand in Hand mit einer „konzeptuellen“ Ironie. Mike Bidlo macht die großen Klassiker der Moderne zu seinem Thema und unterbreitet unter seinem eigenen Namen Nachbildungen berühmter Werke, die sozusagen das letzte Tabu der Moderne brechen: den Imperativ des Originalen. Peter Halley
Abb. 160 (1953 geboren) verspottet die Grenzen zwischen Abstraktion und Figuration. Er transformiert den geometrischen Purismus in schematisierte Darstellungen von Zellen, die von längs- oder querverlaufenden geometrischen Streifen
Abb. 161 durchkreuzt werden. „KO-OK“ von Steven Parrino (1958 geboren) bezieht sich auf Andy Warhols „Red Disaster“, dessen Format er übernimmt. Doch er hebt das Bild auf, demontiert eine Leinwand des Diptychons und zieht sie etwas versetzt und zerknittert über einen Rahmen. Die gespiegelte Formulierung des Titels deutet auf den heutigen Zustand der abstrakten Malerei hin, die zwischen resigniertem Eingeständnis ihrer Kraftlosigkeit und dem Wunsch, der Herausforderung der großen Vorbilder der Vergangenheit zu begegnen, schwankt. Frühere Schöpfungen werden zu einem stets verfügbaren Zeichenrepertoire, aus dem sich jeder (nicht ohne Zynismus) ganz nach Belieben bedienen darf. Die Identität nationaler „Schulen“ löst sich allmählich in einer Identität der Industriewelt auf. Schnelle Kommunikationswege, Häufigkeit des Austauschs, Internationalisierung des Kunstmarktes erleichtern die Verbreitung von Ideen und die Verschmelzung von Konzeptionen. Allein die wirtschaftliche und monetäre Dominanz der Vereinigten Staaten bleibt bestehen.

Abb. 162 Die Persiflage, die zum Einreißen der Moderne führt, findet in den „Surrogates“ von Allan McCollum (1944 geboren) einen pikanten Schlußpunkt. Seine kleinen monochromen Bilder sind keineswegs die letzte Wandlung der Reduktion im Namen der Fläche. Sie stellen kleine, fast auf ein Nichts reduzierte Bilder dar, die in Fernsehserien im Hintergrund sichtbar sind. McCollum reproduziert sie räumlich und farblich und führt sie in Inszenierungen zusammen, die zwar zur Betrachtung von Gemälden einladen, jedoch nur Bilder von Bildern von Gemälden zeigen: sie sind leer.

Heute scheint der Formalismus endgültig und unwiderruflich im Abseits zu stehen, und er ruft leidenschaftliche Plädoyers hervor, die um so heftiger ausfallen, als sie sich bewußt sind, im Widerspruch zur Zeitströmung zu sein. Das Jahr 2000 rückt näher. Vor dem Hintergrund einer bedrückenden Fin-de-siècle-Stimmung richtet sich der Blick auf das Ende des Jahrtausends. Man beschäftigt sich mit dem Schicksal der Kultur, erörtert die Zukunft einer offensichtlich vom Kitsch besessenen Malerei. Doch keine einzige Theorie bietet sich an, die mehrheitliche Zustimmung findet. Nur eine Gewißheit wird unanfechtbar in einer Zeit, da die alten Definitionen der Kunst hinfällig erscheinen: die Suche nach einer Spezifik der amerikanischen Malerei, einstmals so glühend verteidigt, gehört endgültig der Vergangenheit an.

148 ROBERT BARRY,
WALL PIECE
Installation
Februar 1991
Rom, Galerie Ugo Ferranti

149 JOSEPH KOSUTH,
FIVE WORDS IN ORANGE NEON
Neon
15,5 × 156,6 × 8 cm
1965
Paris, Sammlung Liliane und Michel Durand-Dessert
(A.D.A.G.P. 1992)

150 JAMES TURRELL,
BLOOD LUST
Installation
November 1989
Paris, Galerie Froment und Putman

151 CY TWOMBLY,
UNTITLED
Dispersion und Kreide auf Leinwand
200,7 × 264,3 cm
1967
Alte Andy Warhol-Sammlung
Köln, Galerie Karsten Greve

152 DENNIS OPPENHEIM,
DEVIL'S HOLE
Teer
Durchmesser 61 m
1978
El Mirage, Dry Lake Road, Kalifornien

153 NEIL JENNEY,
MELT DOWN MORNING
Öl auf Holz
64,4 × 285,7 cm
1975
Philadelphia, Philadelphia Museum of Art (The Samuel S. White III and Vera White Collection)

154 RICHARD ESTES,
ANSONIA
Öl auf Leinwand
121,9 × 152,4 cm
1977
New York, The Whitney Museum of American Art

155 „BLACK POWER"-WAND
Chicago, New Orleans W. & Locust Street
(Links im Hintergrund das Sears Building)

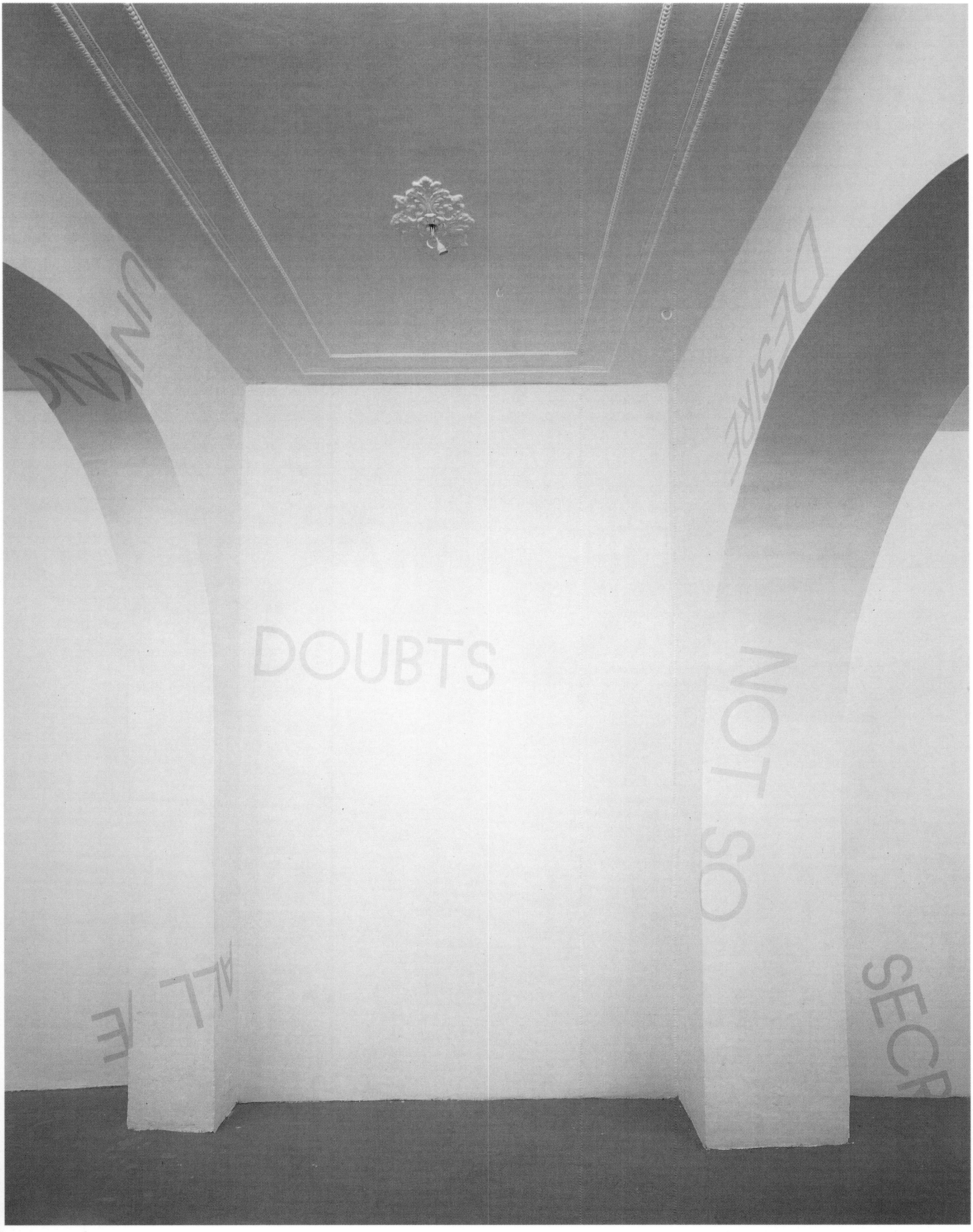
DESIRE
DOUBTS
NOT SO

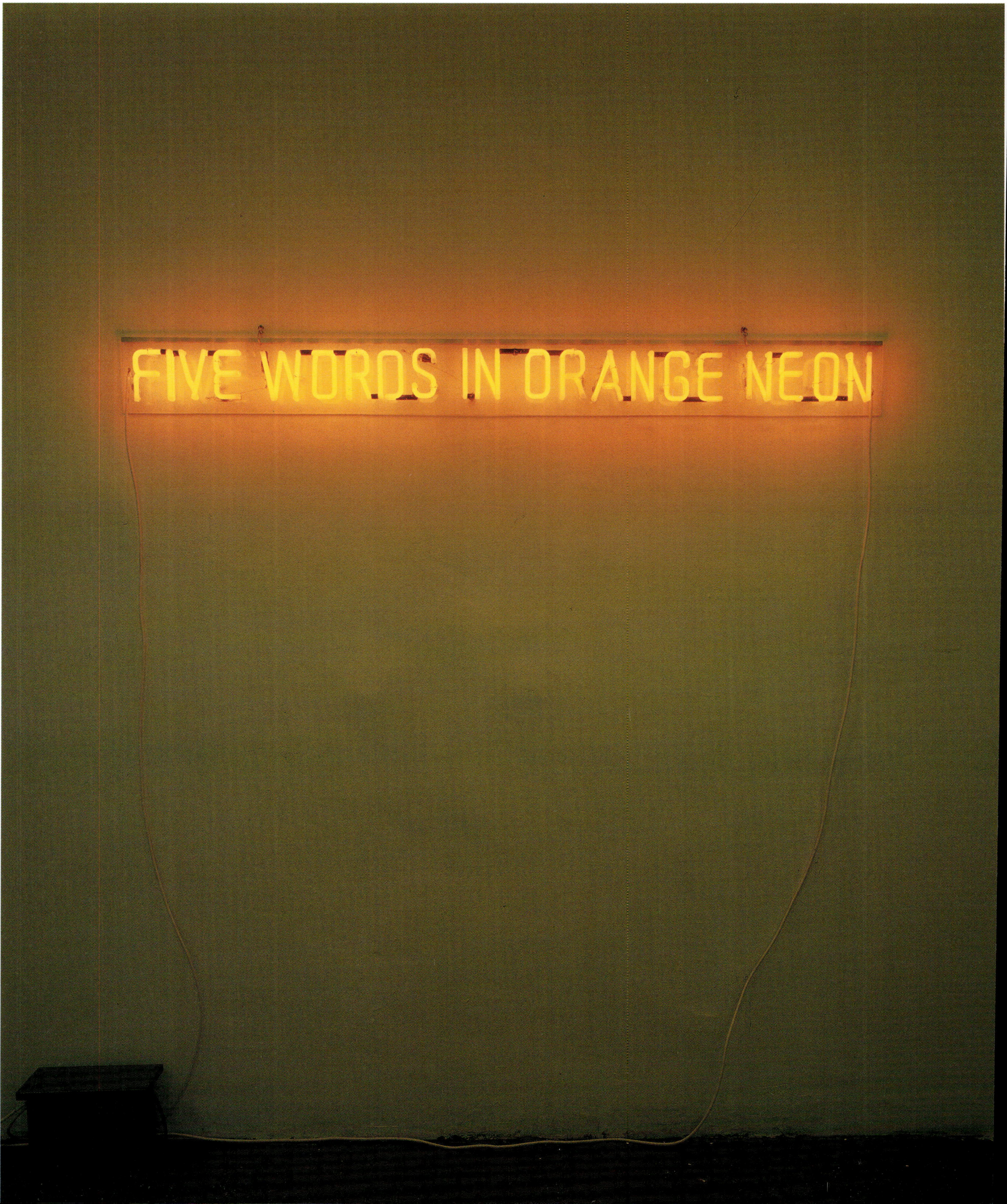
FIVE WORDS IN ORANGE NEON

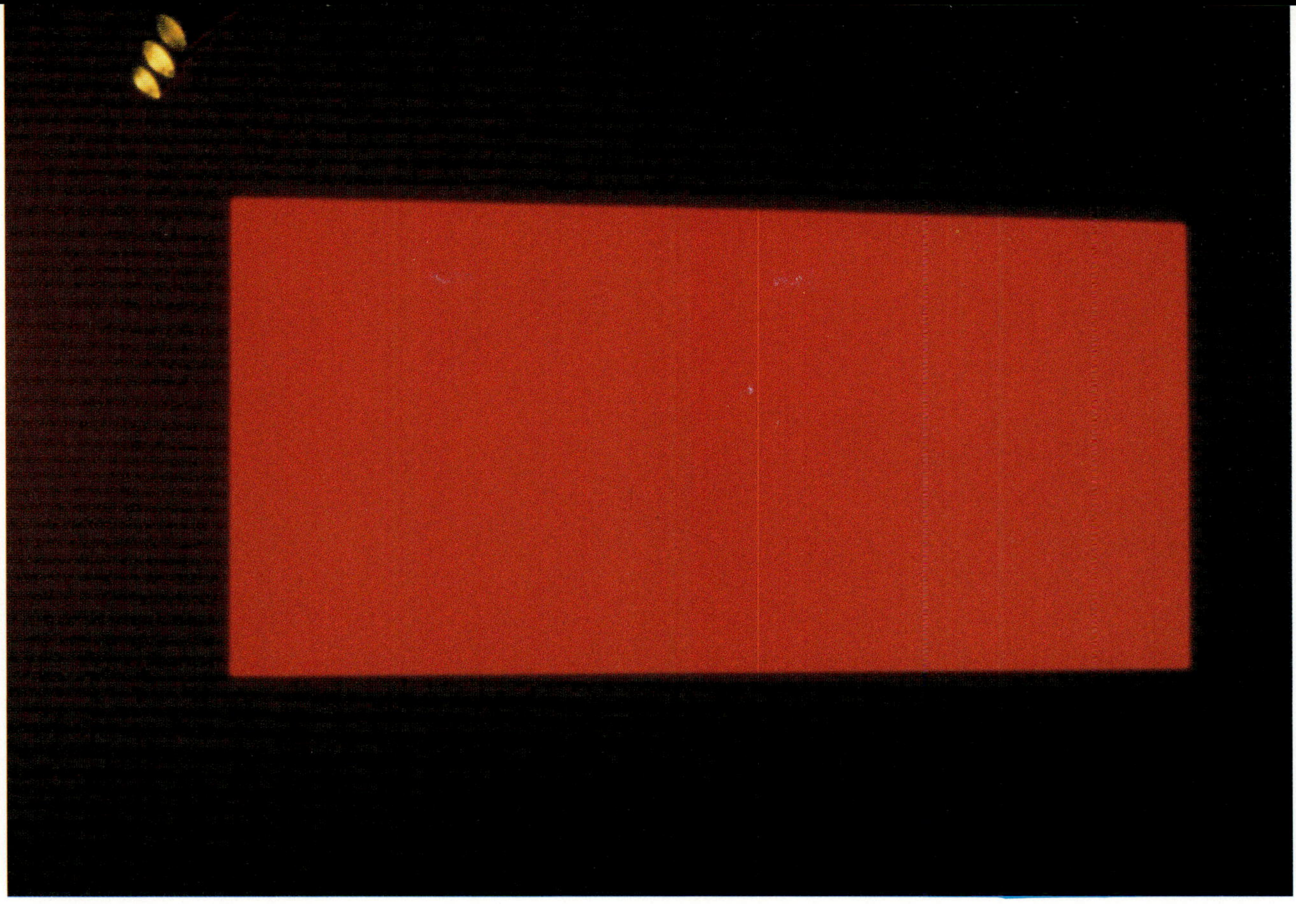

150

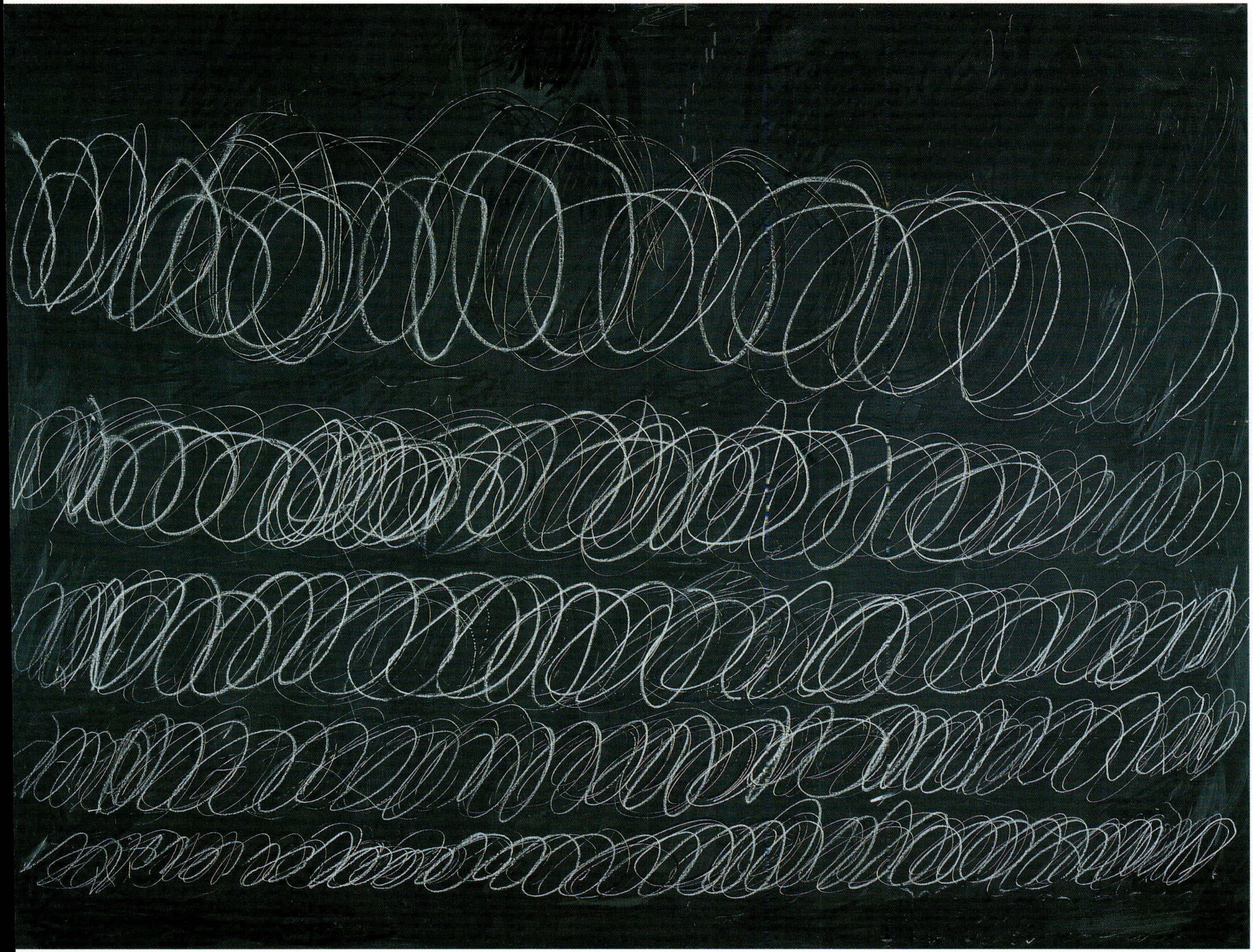

151

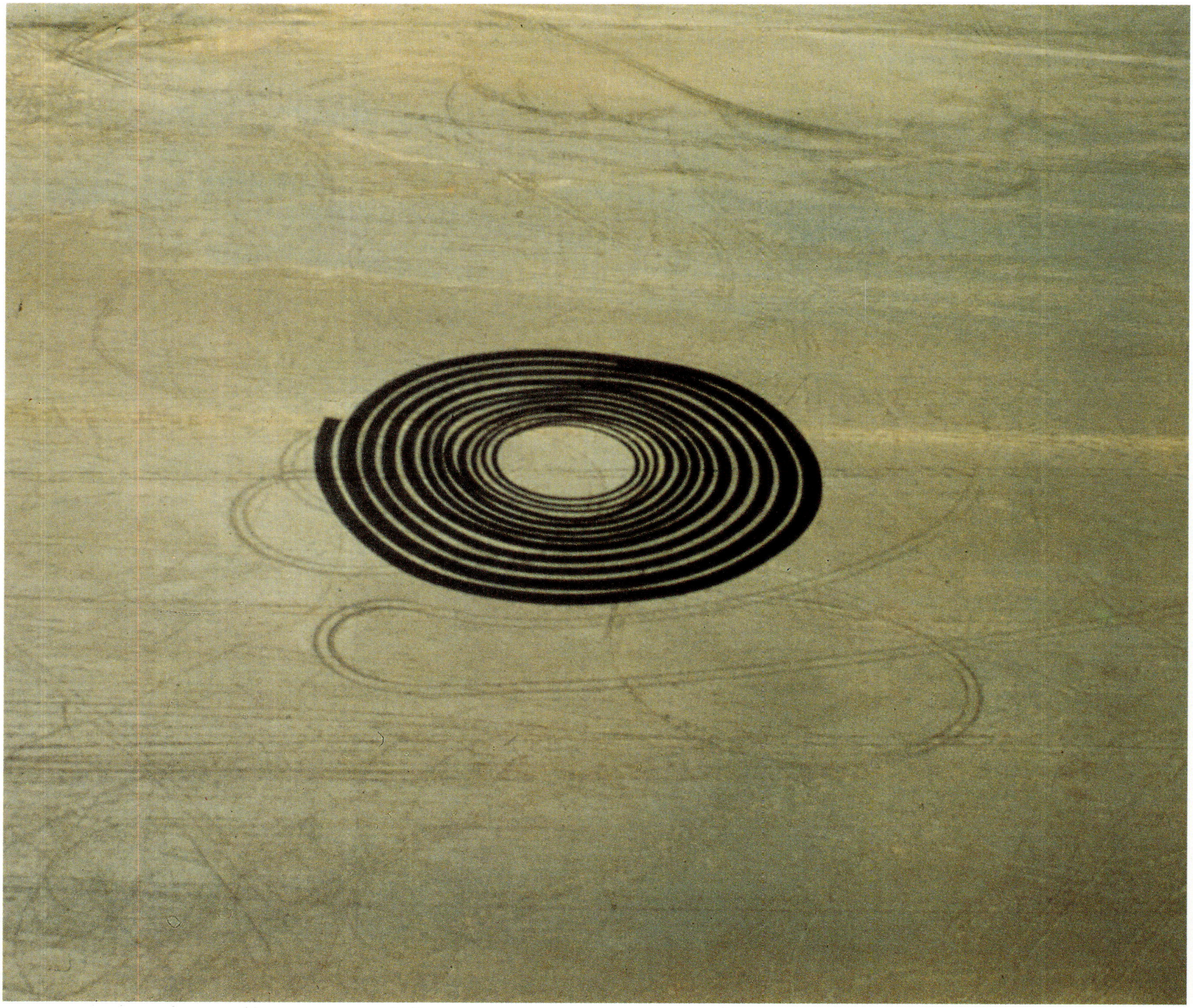

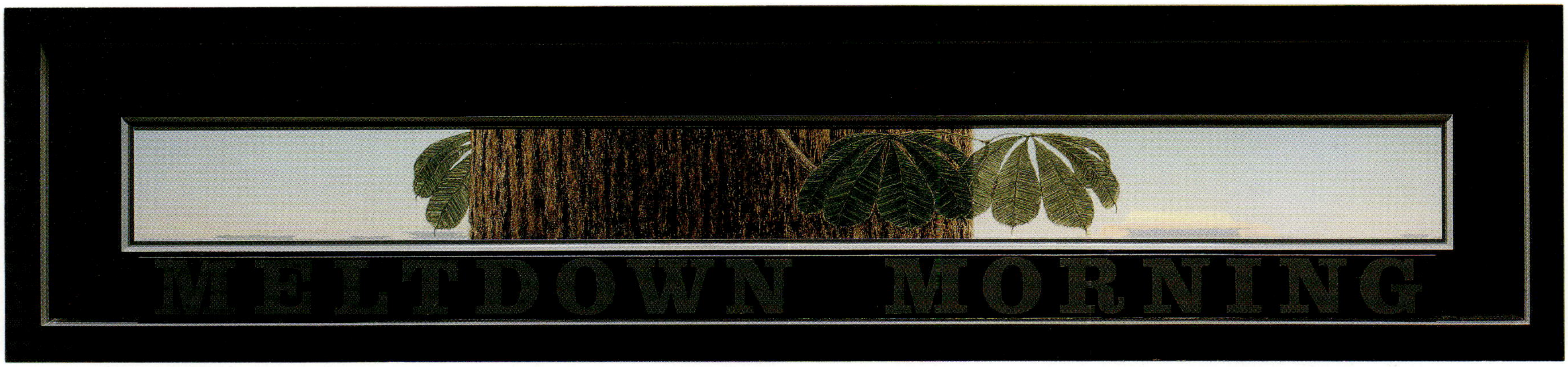

153

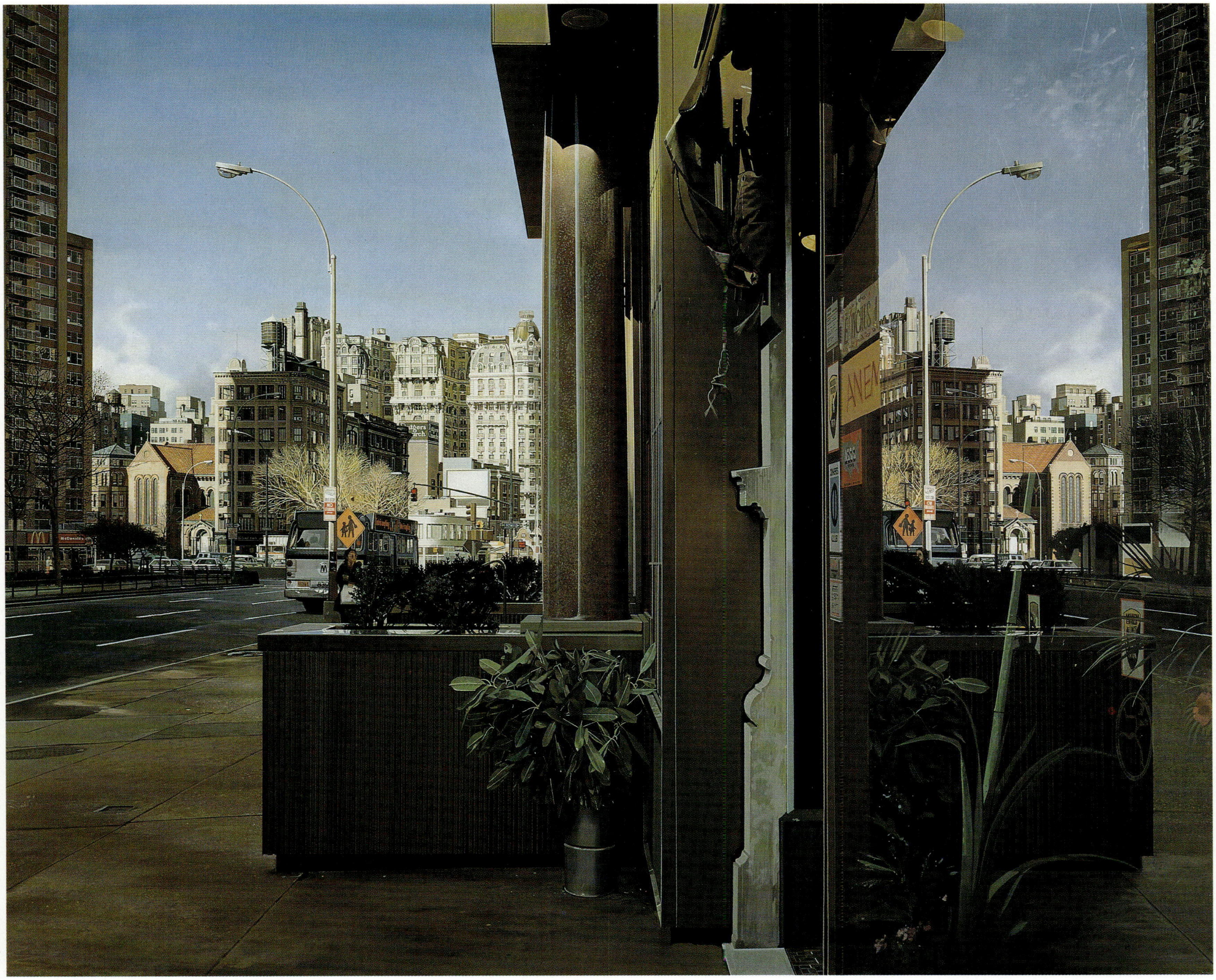

154

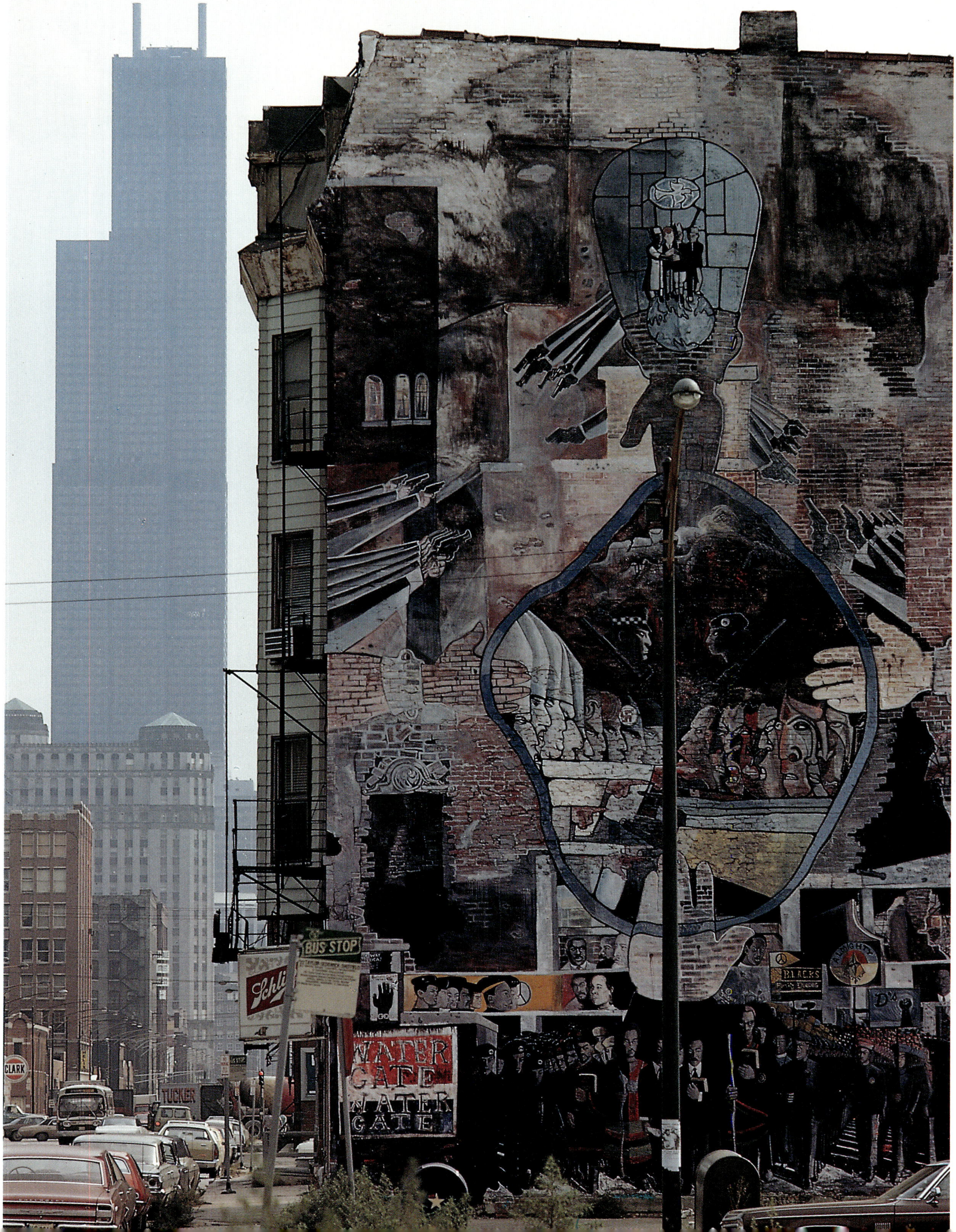
BUS STOP
WATER
GATE
WATER
GATE
CLARK
TUCKER

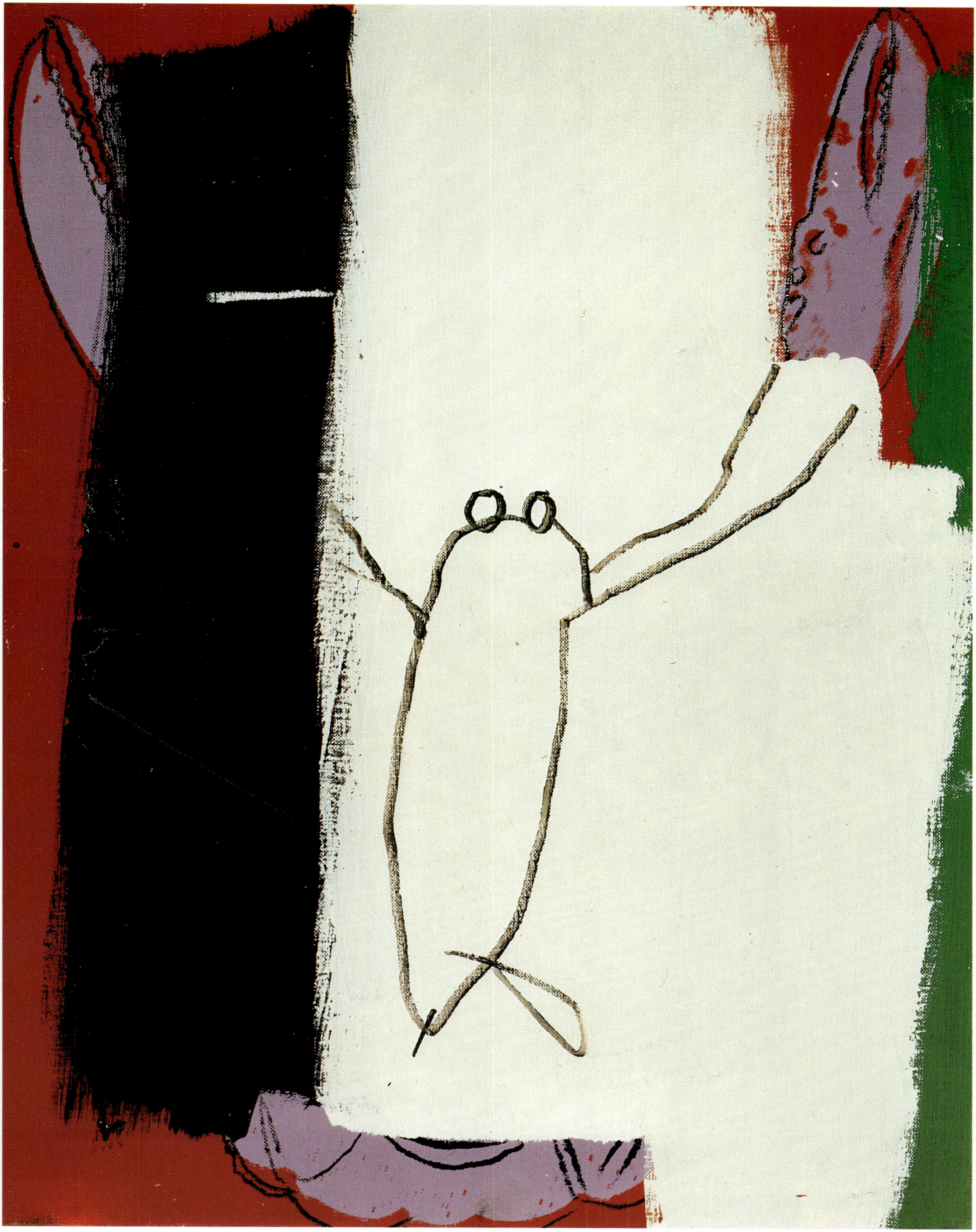

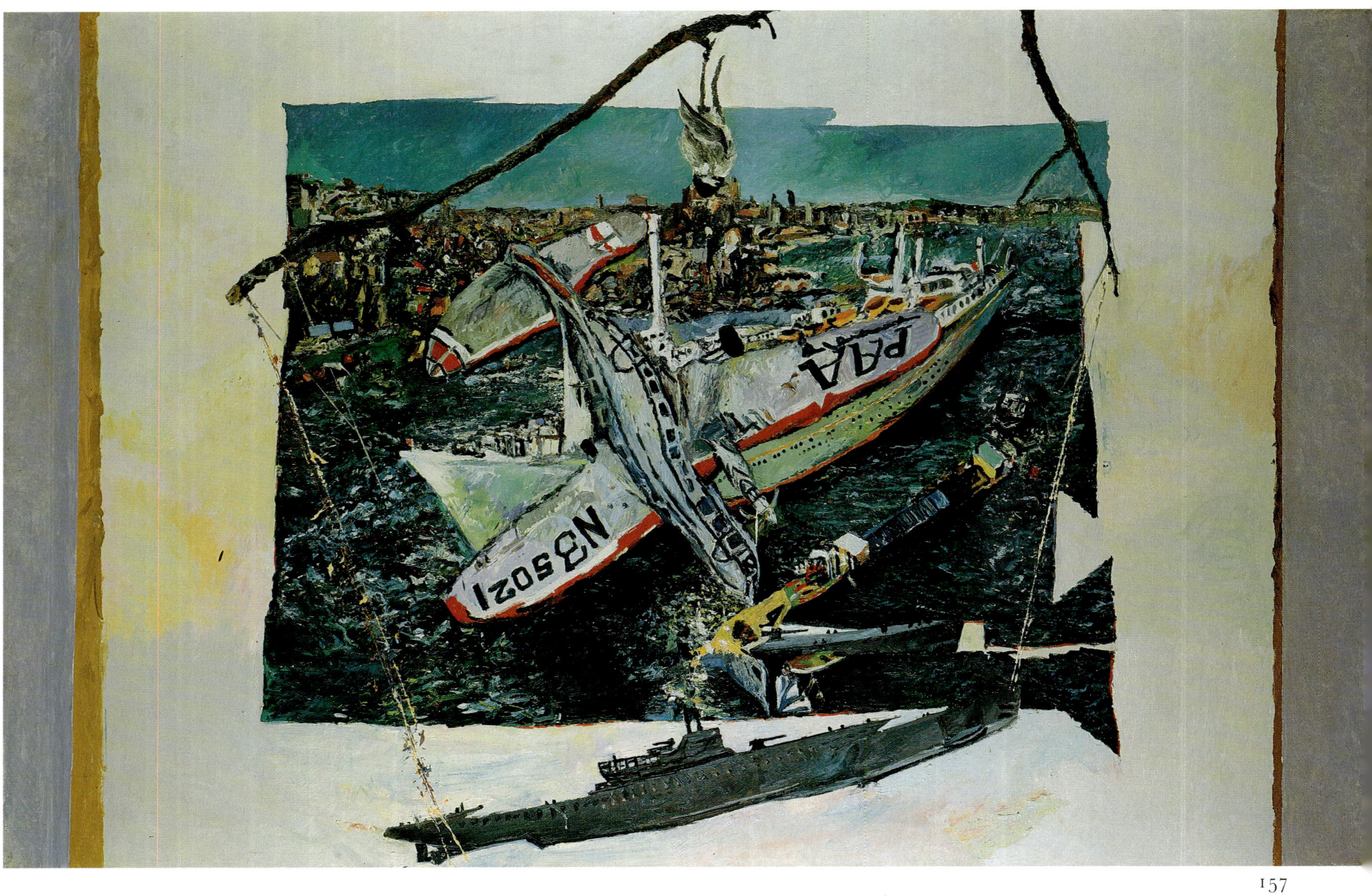

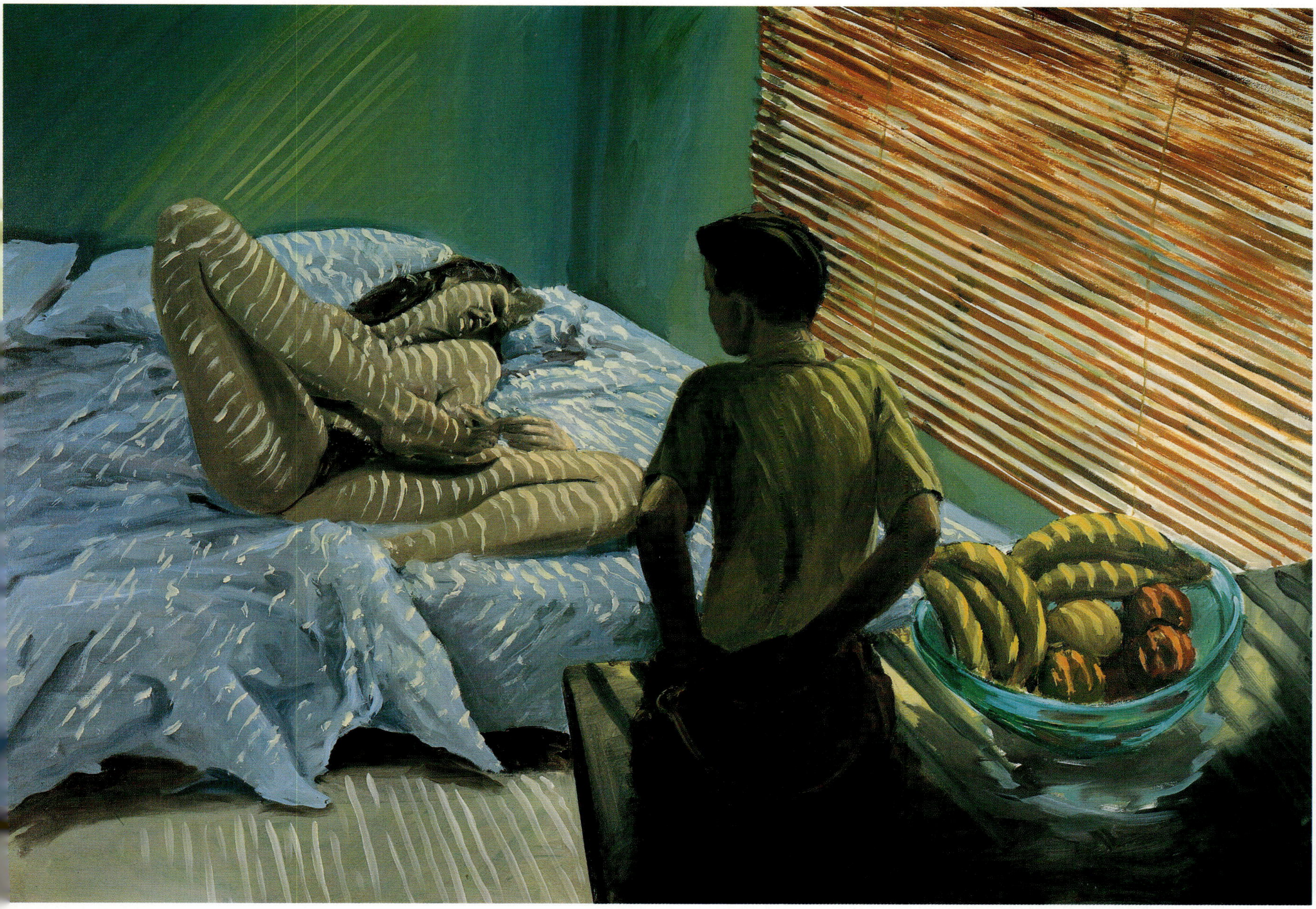

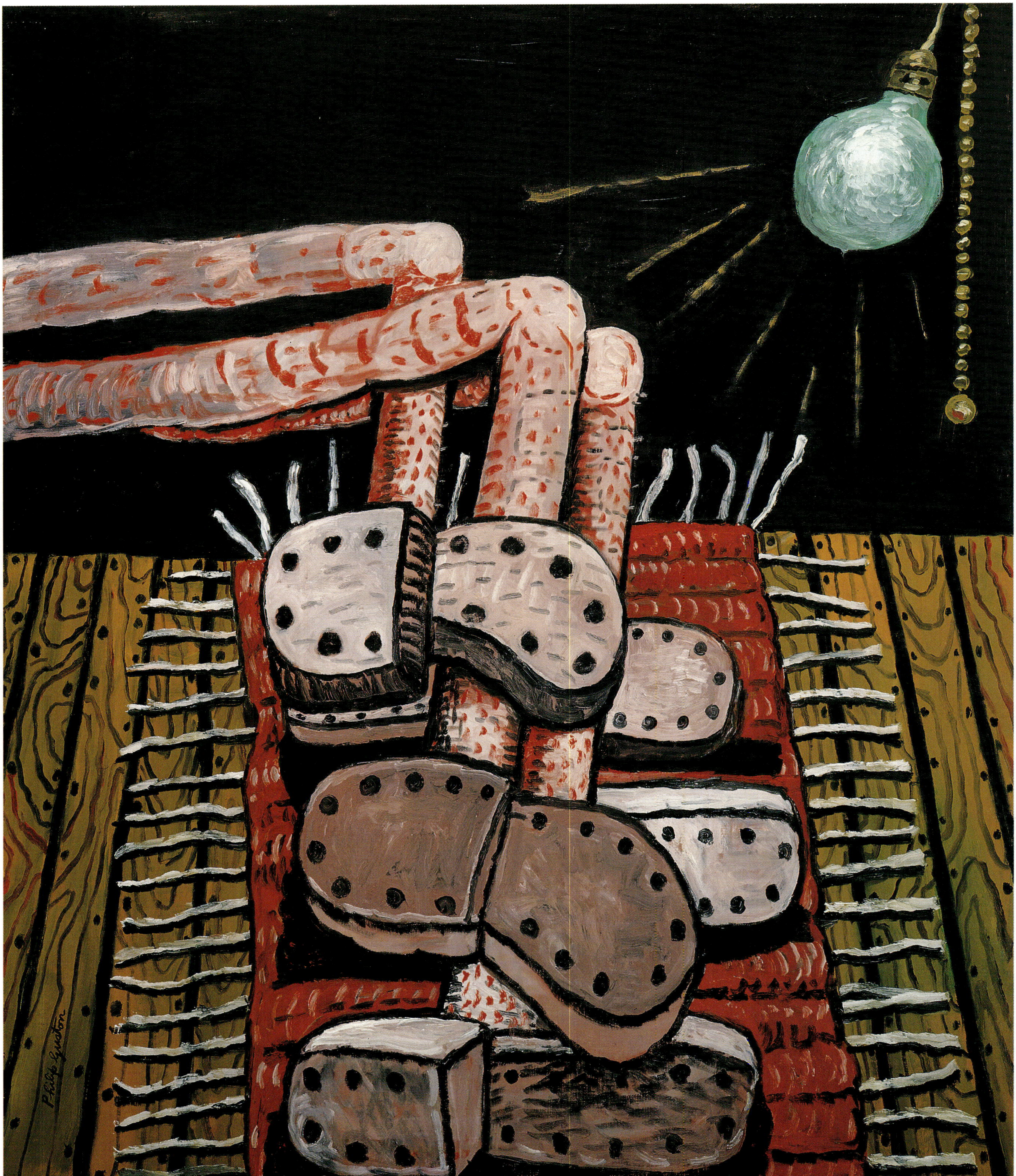
Philip Guston

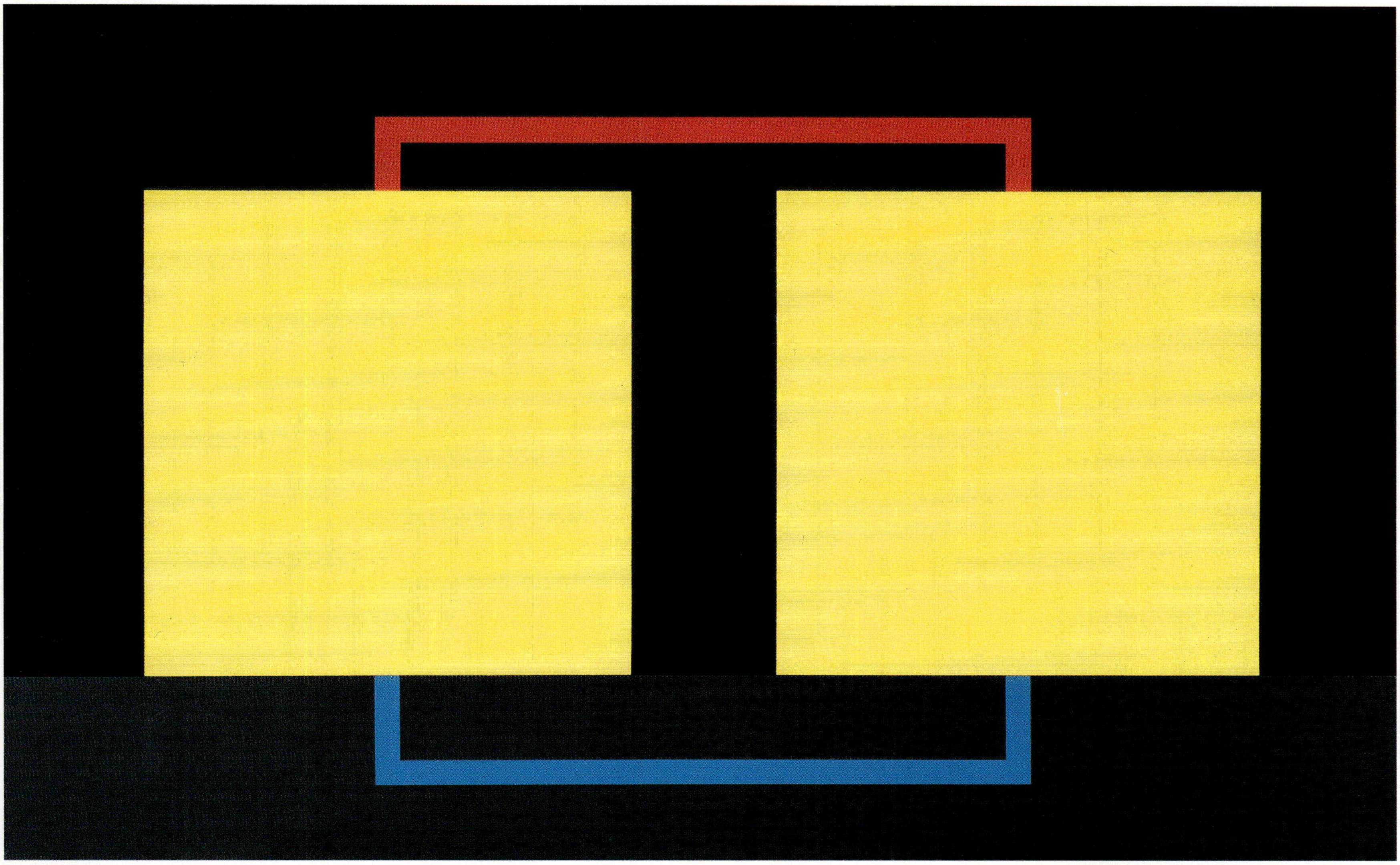

160

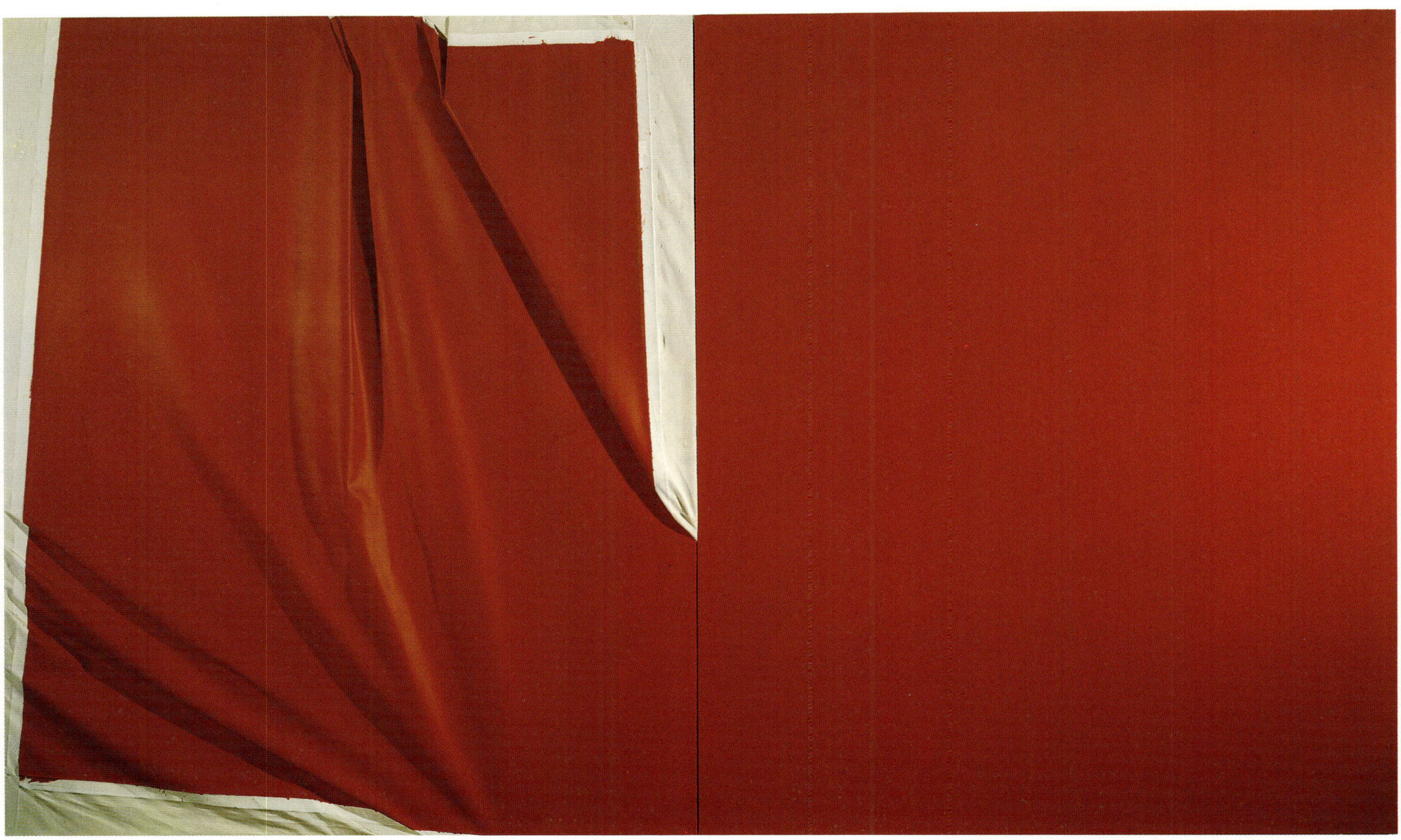

161

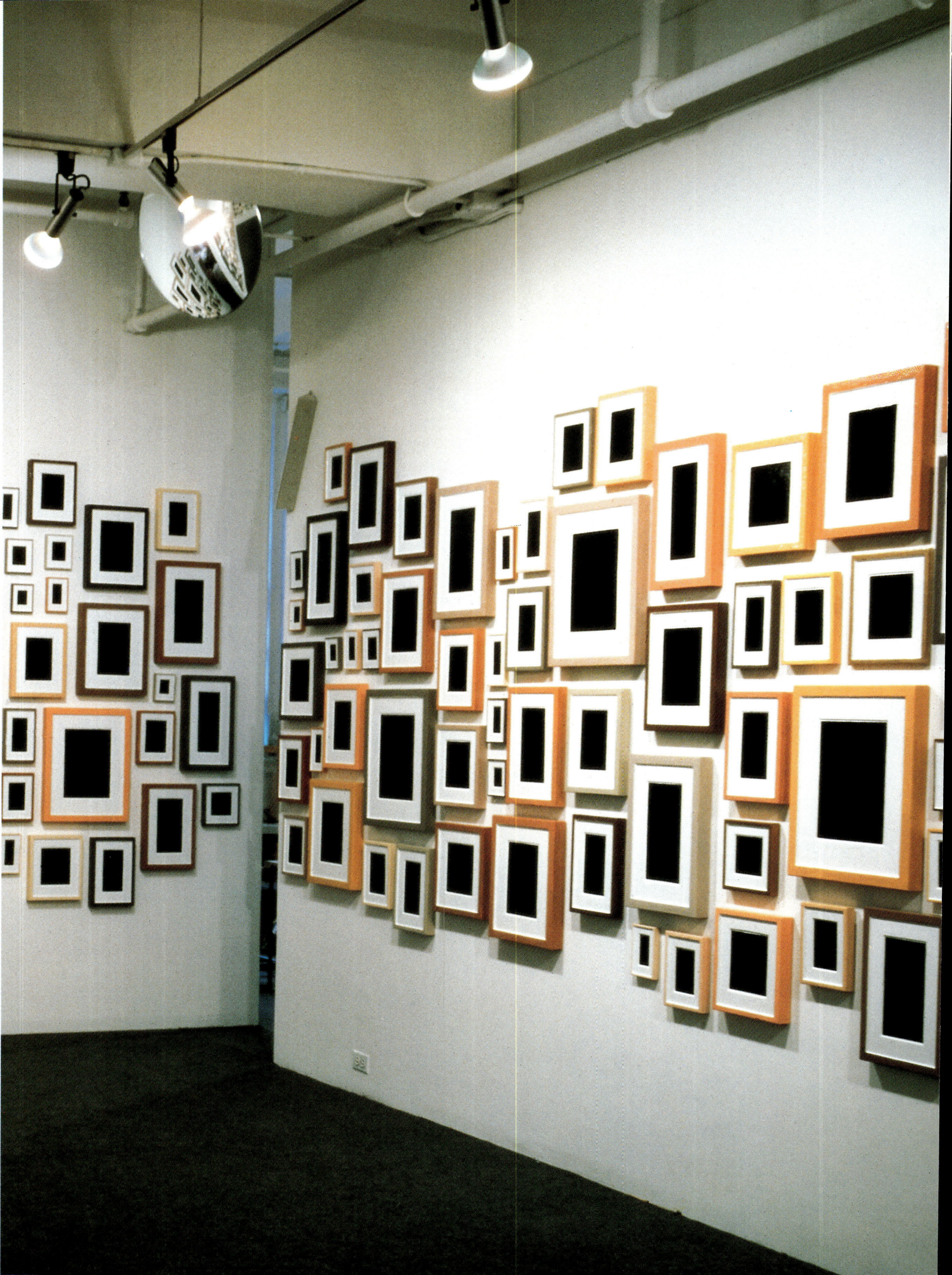

156 JEAN-MICHEL BASQUIAT und ANDY WARHOL,
COLLABORATION No. 62
Acryl auf Leinwand
50,5 × 40,5 cm
1984
Zürich, Galerie Bischofberger (A.D.A.G.P. 1992)

157 MALCOLM MORLEY,
AGE OF CATASTROPHE
Öl auf Leinwand
152,5 × 244 cm
1976
London, Sammlung Saatchi

158 ERIC FISCHL,
BAD BOY
Öl auf Leinwand
168 × 244 cm
1981
London, Sammlung Saatchi

159 PHILIP GUSTON,
STRONG LIGHT
Öl auf Leinwand
204,5 × 175,3 cm
1976
New York, Sammlung Linda & Harry Macklowe

160 PETER HALLEY,
TWO CELLS WITH CIRCULATING CONDUIT
Synthetic Polymer auf Leinwand
160 × 274 cm
1985
New York, Sammlung Michael H. Schwartz

161 STEVEN PARRINO,
KO-OK
Acryl auf Leinwand
Jede Tafel 236 × 204 cm
1990
Brüssel-Paris, Galerie Isy Brachot

162 ALLAN McCOLLUM,
PLASTER SURROGATES
Emailfarbe auf Gips
Installation
1983
New York, Galerie Marian Goodman

DIE PLASTIK

Jede Untersuchung zur Plastik sollte davon ausgehen, daß diese, wesentlich stärker als die Malerei selbst zu Zeiten strengsten Mäzenatentums, *öffentlichen* Charakter trägt. Als dreidimensionales Kunstwerk beansprucht eine Skulptur Raum, so daß man nicht umhin kann, sie zur Kenntnis zu nehmen. Sie ergreift durch ihre Ausstrahlungskraft gewissermaßen Besitz von dem Raum, in dem sie steht. Sie reicht in soziale Räume hinein und unterliegt damit Werten und Schemata, die einerseits von dem materiellen Objekt unabhängig sind, andererseits in Beziehung zu ihm stehen, da es selbst diesen Zusammenhang artikuliert. Frühe Denkmäler in den neugegründeten Vereinigten Staaten von Amerika zeigen uns, daß man sich dieser Situation und ihrer möglichen Auswirkungen auf die Sprache der Bildhauerkunst durchaus bewußt war. Mit Blick auf den öffentlichen Charakter der Bildwerke erkennen wir also nicht nur den potentiellen Betrachter, für den sie bestimmt waren, sondern auch die Botschaft und die Werte, die sie vermitteln sollten. In der frühen Bildhauerkunst der Vereinigten Staaten verkörperte die Skulptur, wie wir sehen werden, bestimmte *öffentliche Werte,* und zwar die *republikanische Gesinnung, ihre protestantische Moral und ihre bürgerlichen Verhaltensnormen.* Die Figur, in der man diese Tugenden am besten verkörpert sah, war George Washington. Obwohl die Staaten sich erst kurz vorher von der englischen Hegemonie befreit hatten, schätzte man in dieser neugegründeten Republik, wenn es galt, Bildwerke in Auftrag zu geben, dennoch die Künstler Europas (und nicht selten die Englands) am höchsten. Aus diesem Grunde hatten amerikanische Handwerker, wenn sie, wie wir sehen werden, in die Rolle von Bildhauern aufgestiegen waren, beträchtliche Probleme, die Ikonographie europäischer öffentlicher Tugenden (d.h., wie sie in Monarchien galten) mit ihrer entstehenden republikanischen Grundhaltung in Einklang zu bringen. Denn in einer für junge Nationen geradezu typischen Weise erhellt das Studium ihrer Bildwerke gleichzeitig die Herausbildung ihres Selbstverständnisses. Ein solches Selbstverständnis und eine solche Selbstdarstellung sind von besonderer Bedeutung, wenn keine Gegen-Ideologie vorhanden ist: die Bildhauerkunst übernimmt in diesem Falle die Funktion, einen sozialen Raum für das Bemühen um Identitätsfindung in einer vom Schicksal vorherbestimmten geschichtlichen Entwicklung (der amerikanischen Revolution) festzulegen.

Mit dieser Betrachtungsweise können wir erkennen, wie stark die amerikanische Plastik in Beziehung zu sozialen und politischen Entwicklungen steht – und das stets in einer Sprache der Moral, selbst wenn diese Sprache, wie bei einigen Werken der „Ideal-Sculpture", der klassizistischen Plastik, teilweise geschaffen wurde, um von der öffentlichen Angst oder Prüderie abzulenken (vgl. Henry James' Roman „Roderick Hudson"). So werden wir Zeuge einer Entwicklung der amerikanischen Plastik im Lichte herausragender politischer Ereignisse wie der Revolution bzw. des Unabhängigkeitskampfs, des Bürgerkrieges oder des Ringens um die Abschaffung der Sklaverei. Bei der Expansion nach Westen fixiert sich das Bedürfnis nach Selbst-Findung auf das Image des Cowboys, das geradezu symbolischen Charakter erhält – ähnlich wie später die Tierplastik dazu benutzt wurde, um eine künstlerische Aussage über Amerikas äußeres Erscheinungsbild zu treffen: über Landschaft und Weite. Beide Ausdrucksformen vereinnahmen allmählich das, was eigentlich dem „Ureinwohner" Amerikas und seinen Bräuchen zugehört. Selbst der europäische „starre Blick" der klassizistischen Plastik kann zu Bildwerken in Beziehung gebracht werden, die in Amerika entstanden, wie Rogers' Genre-Figürchen; denn beide sind für eine in diesem Land spezifische Rezeption („Ideal"-Plastik) oder für einen moralischen Zusammenhang (sagen wir des Bürgerkrieges bzw. der Abschaffung der Sklaverei) adaptiert. Beide festigen und sichern somit die republikanischen Überzeugungen und ihre Tugenden – die Tatkraft und Rechtschaffenheit.

Mit diesem Abriß soll versucht werden, die Hauptlinien der Skulptur in den USA darzustellen und über den Leitgedanken, daß Plastik öffentlichen Charakter trägt, das typisch Amerikanische dieser Bildhauerkunst herauszuarbeiten – von den Meistern der „Ideal"-Plastik bis hin zu den Vertretern der Concept Art, von den frühen Denkmälern für eine neue Art von Ruhm bis hin zu den „alternativen" (öffentlichen) Denkmälern von Richard Serra und Maya Lin.

DAS 18. UND DAS 19. JAHRHUNDERT

DIE FRÜHEN DENKMÄLER

Die ersten amerikanischen Denkmäler sind Statuen George Washingtons. Dieser charismatische erste Präsident führte ein Leben, das eine besondere Art amerikanischen Heldentums verkörperte: ein Mann, der alles, was er war – ein begeisternder Truppenbefehlshaber und ein weitblickender Staatsmann – sich selbst verdankte. Die frühen Statuen reflektieren den Wunsch, dieser großartigen Persönlichkeit Ehrerbietung zu erweisen, und gleichzeitig die Schwierigkeit, eine geeignete Sprache dafür zu finden.

Abb. 666 Die erste Washington-Statue wurde bei dem französischen Bildhauer Jean-Antoine Houdon (1741–1828) in Auftrag gegeben. Sie wurde 1788 fertiggestellt und befindet sich im Kapitol von Richmond. Die frühen Föderalisten zögerten nicht, ein bedeutsames Werk bei einem Europäer in Auftrag zu geben. Die Wahl Houdons rührte zum Teil von den Bündnissen der Revolutionäre mit Frankreich Ende der siebziger Jahre her. Als Benjamin Franklin nach Paris fuhr, um über die Bündnisse zu verhandeln, wurde er gebeten, einen Bildhauer von Rang zu gewinnen. Wie die meisten Sammler aus dem 18. Jahrhundert wußte Franklin, wo er zu suchen hatte: der Pariser Salon de Mai, die jährlich stattfindende Ausstellung der bildenden Künste, war damals der Ort, wo die größten Talente Frankreichs zu finden waren. Houdon und mehrere Gehilfen reisten mit Franklin zurück in die USA, um Porträtstudien und Gipsmasken von Washington anzufertigen. Ursprünglich wollte Houdon, der klassizistischen Manier folgend, Washington in einer römischen Toga darstellen. Das aber galt für einen Amerikaner als unschicklich. Von Anfang an schien Einigkeit über die richtige Form der Darstellung für Staatsführer in der Frühzeit der Republik zu herrschen, und diese war weitaus komplexer, als man annehmen könnte. Das Vorbild war offenbar die römische Republik, was für die humanistische Gelehrsamkeit der Puritaner spricht. Aber diese Bildsprache mußte selektiv behandelt werden, damit sie nicht die der soeben politisch geschlagenen englischen Monarchie nachahmte. Wie man sich in der Frage der Anrede des Präsidenten für eine einfachere, bürgerliche Form entschied – z.B. wurde „His Highness the President of the US" („Seine Hoheit der Präsident der USA") zugunsten der Anrede „Mr. President" aufgegeben –, so bedeutete dieser Bezug auf republikanische Umgangsformen auch, daß die Darstellung des Staatsoberhaupts keinerlei monarchistische Referenzen aufweisen durfte. Auch eine Darstellung des Präsidenten zu Pferde schied damit aus, weil sie zu sehr an das Reiterstandbild Georgs III. erinnerte, das während der Revolution zerstört worden war. Eine stehende Figur sollte es sein, für die Gegenwart und – wahrscheinlich auf Washingtons Drängen – in Zivil. Washington steht mit dem Spazierstock in der Hand vor einem Pflug. Sein Uniformjacket wirkt zu klein für seine imposante Figur, als sollte es illustrieren, daß er über diese Stufe seiner Karriere nun hinausgewachsen war. Dies wird auch durch das aufgehängte Schwert und die zertrümmerte Kanone unterstrichen. Die militärische Persönlichkeit tritt hinter dem Zivilisten zurück und soll so Washingtons Verständnis seiner Rolle als des ersten Präsidenten der neugebildeten Föderation zum Ausdruck bringen.

Abb. 670 William Rushs (1756–1833) „George Washington" (1814) aus bemaltem Kiefernholz zeigt, welche Kunstfertigkeit ein einheimischer Handwerker in den Kolonien erreichen konnte. Die äußere Form läßt viel zu wünschen übrig und scheint zeitgenössischen Modetafeln entliehen. Die lebensgroße Figur steht in elegantem Kontrapost auf einigen Stufen, lässig an eine Säule gelehnt, ein leger von der Schulter fallender Umhang unterstreicht diese Ungezwungenheit; dem Bildwerk gelingt es jedoch nicht, Washington in seiner Funktion als erster Präsident zu charakterisieren.

Die Vorliebe, nach Europa zu blicken, und die Schwierigkeiten, die das für die Schaffung einer eigenen Sprache der amerikanischen Bildhauerkunst mit sich brachte, werden an Antonio Canovas posthumem „Washington" (ca. 1817–1822) deutlich. Das Werk existiert heute nur noch als Kupferstich, aber seine römisch-imperiale Ikonographie ist auch daran abzulesen.

Sir Francis Chantreys (1781–1841) „George-Washington"-Statue (1826) für Boston läßt die frühen Rivalitäten zwischen den einzelnen Staaten sehr deutlich werden, denn jedes Kapitol hatte ein Bildnis der bedeutenden Männer zu besitzen. Chantrey wurde wegen der Toga kritisiert, die er um den in Zivil gekleideten Washington drapierte, und auch weil Washington insgesamt völlig leblos wirkt. Letzteres wird dem Umstand zugeschrieben, daß das Werk nach Washingtons Tod entstanden ist. Als Bildwerk ist es nüchterner und strenger als das von Houdon, das bei der Gestaltung der Kleidung und der Attribute so viele Möglichkeiten für exquisite Rokoko-Details bot. *Abb. 668*

Das amerikanische Publikum entwickelte allmählich einen besonderen Geschmack, der allerdings der europäischen akademischen Diktion fern stand. John Frazee (1790–1852) ist ein einheimischer, zum Künstler aufgestiegener Handwerker. 1824 wurde er zum Mitglied der Amerikanischen Akademie gewählt und gehörte zu denjenigen, die 1826 die National Academy of Design (Nationale Akademie der Künste) der USA gründeten. Er schuf hauptsächlich Porträtbüsten, die bei privaten Bürgern bzw. bei Interessentengruppen wie dem Athenäum sehr gefragt waren, die Büsten von Richtern in Auftrag gaben. Die Plastik „Joseph Story" ist ein gutes Beispiel für Frazees naturalistische Modellierweise.

AMERIKANISCHE KÜNSTLER IN ITALIEN

Italien – und insbesondere Rom – war das Land der Klassik, des nicht so kostspieligen Carrara-Marmors und hervorragend ausgebildeter Steinschneider, deren Aufgabe es war, den groben Block auszuhauen, so daß der „Künstler" nur noch die endgültige Form auszuarbeiten hatte. Die Methode, die Skulptur unmittelbar aus dem Stein zu hauen, war damals noch unbekannt. Der Bildhauer des 19. Jahrhunderts modellierte zunächst in Ton, führte dann seine Komposition in Gips aus, und danach wurde die endgültige Marmorfassung hergestellt. Dafür standen ein Team von Gehilfen und eine Punktiermaschine zur Verfügung. Was sind nun die Kriterien, nach denen man die Werke beurteilen soll? Die Hand des Künstlers, wenngleich sie nach der Übertragung von Ton auf Gips an Unmittelbarkeit verlor, ist immer noch ein wesentliches Element des Diskurses, und es gilt, die Bildsprache zu lesen; denn diese wurde nicht so sehr auf ihre künstlerische Perfektion hin betrachtet und beurteilt als vielmehr aufgrund ihres Gefühlsinhalts und der sie begleitenden, moralisch erhebenden Erzählung.

Horatio Greenough (1800–1852) gilt als der erste amerikanische Bildhauer im akademischen Sinne des Begriffs. Anders als seine amerikanischen Vorgänger, die ihre Laufbahn als gelernte Holzschnitzer, Steinschneider oder Kunsthandwerker begonnen hatten, kam Greenough aus einer wohlhabenden und angesehenen Kaufmannsfamilie. Er hatte in Harvard eine fundierte humanistische Ausbildung genossen. Als er sich entschloß, Bildhauer zu werden, reiste er 1825 nach Rom, denn Italien war unbestritten das Zentrum der Bildhauerkunst, seit der Klassizismus die Bedeutung der Antike bestätigt hatte. Beispiele antiker Bildhauerkunst waren Greenough vor seiner Reise nicht unbekannt gewesen, wenn auch nur in Form von Kopien. Das Athenäum in Boston hatte eine ansehnliche Sammlung von Gipsabgüssen, aber in Italien konnte er sowohl die Originale sehen als auch die bedeutendsten Bildhauer seiner Zeit persönlich kennenlernen. In Rom begegnete er dem dänischen Bildhauer Thorvaldsen, der dort der Mentor zahlreicher amerikanischer Künstler wurde. Greenough gehörte bald zu dem aufgeschlossenen Kreis von Intellektuellen, die sich im Café Greco trafen. Auf seiner zweiten Reise ging er nach Florenz, um bei Bartolini zu studieren. Greenoughs Kunst wurde in Italien stark von europäischen Strömungen des Klassizismus beeinflußt. In Amerika prägte man den Begriff *Ideal sculpture* („Ideal"-Plastik – in Europa als klassizistische Plastik bezeichnet) für Werke von amerikanischen Künstlern, die an dieser Bewegung teilhatten und Werke vergleichbar hoher Qualität und hohen intellektuellen Gehalts hervorbrachten wie ihre europäischen Künstlerkollegen.

Senator Charles Sumner hatte erklärt, daß die Schaffung „einer Statue Washingtons die vornehmste Aufgabe für einen amerikanischen Künstler ist". Wahrscheinlich riskierte Greenough aus diesem Grunde seinen Ruf und schickte aus Italien einen monumentalen „George Washington" (1832–1841) nach Amerika: den ersten Präsidenten im vollen Ornat eines römischen Kaisers, mit entblößter Brust, auf einem antiken Thron sitzend, mit der Rechten zum Himmel weisend und dem Betrachter ein Schwert in der Scheide entgegenhaltend. Diese Zeus ähnliche, offensichtlich in ihrer Auffassung von Canova inspirierte Figur wurde nicht sehr freundlich aufgenommen: erstens weil es für einen Amerikaner unschicklich war, entblößt dargestellt zu sein, und außerdem sicherlich, weil die nicht der Wirklichkeit entsprechenden Proportionen wenig zu einem Menschen paßten, der „der Erste unter Gleichen gewesen ist". Die Symbolik der Figur konnte ebenfalls nur schwer Anerkennung finden, da sie auf halbem Wege zwischen einem Gott und einem gottähnlichen Herrscher angesiedelt war. Sumner hatte seinen Freund Greenough in einem Brief vom Februar 1841 gewarnt, daß ihm ein schwieriger Empfang bevorstünde, und ihm geraten, einen Begleittext zu seiner Skulptur zu verfassen, der dem Betrachter die Interpretation erleichtern würde. *Abb. 669*

Trotz des Fiaskos mit seinem „Washington“ hatte Greenough beachtlichen Erfolg mit seinen Marmorbüsten und seinem Exkurs in dieses Genre der klassizistischen Skulptur. Mit der Ideal-Plastik konnten die riskantesten Aktdarstellungen die prüde Zensur passieren, denn die Nacktheit war in das Gewand des Gefühls gekleidet. Das gilt auch für Greenoughs Medora, die auf Lord Byrons vielgepriesenes Werk „Der Korsar“ zurückgeht. Die Tragödie ging um so mehr zu Herzen, als sie die Jungen und Schönen traf. Greenough nahm sich die Freiheit, Medora auf einem Stein liegend wie in ruhigem Schlaf (eine Metapher für Gefühl) und unter einem Tuch darzustellen, das ihre Blöße zur Hälfte bedeckt. Zusammen mit dem weißen Marmor symbolisiert auch dieses Reinheit. Abgesehen von seinen Plastiken, ist Greenough auch für seine Schriften bekannt: „The Stonecutters Creed“ („Das Bekenntnis des Steinschneiders“) liefert die Theorie, die den Schöpfer der Ideal-Figur inspiriert hatte. „Mit Schönheit meine ich das Versprechen von Funktion. Mit Handlung meine ich das Vorhandensein von Funktion. Mit Charakter meine ich das Zeugnis von Funktion.“

Hiram Powers (1805–1873) kam im Jahre 1837 nach Florenz. Von anfänglichen Arbeiten in Wachs für ein Gruselkabinett in seiner Geburtsstadt Cincinnati stieg er sehr schnell zum Porträtbildhauer auf, nachdem er sich (in *Abb. 667* Washington) den Auftrag für ein Porträt des Präsidenten der USA, „Andrew Jackson“ (1835), gesichert hatte. Die Büste ist eine ausdrucksvolle, außerordentlich lebensnahe Darstellung mit einem Sinn für Charakter voller Würde und Kraft.

In Italien fühlte sich Powers sicher genug, zur „Ideal“-Plastik überzugehen. An seinem ersten Werk, „Eve Tempted“ („Die Versuchung Evas“) (1838), beeindruckt die tiefgründige ikonographische Umsetzung des Themas. *Abb. 165* Stilistisch gesehen, ist Powers den Arbeiten Thorvaldsens verpflichtet. Daraus erklärt sich die sonderbare Spannung zwischen Gestaltung und Ausdruck: Eva ist als sehr junges Mädchen im Moment der Verführung durch die Schlange dargestellt. Ihr Blick und der des Betrachters sind auf den Apfel gelenkt, den sie in ihrer abgewinkelten Rechten hält, so als wollte sie deutlich machen, wie fern die Sünde ihrem reinen keuschen Körper ist. Diese Plastik ist in ihrer ausdrucksstarken Pose außergewöhnlich: der wohlgerundete Körper ist glatt, als wäre jegliche Torsion oder Falte unkeusch. Thorvaldsen selbst bewunderte das Werk. Es ist ein meisterhaftes Beispiel für den Ausdruck, den Powers seinen Akten einhauchte.

In Florenz schloß sich Powers dem Kreis englischer und amerikanischer Intellektueller an, dem Elizabeth Barrett-Browning und ihr Mann sowie der Amerikaner Nathaniel Hawthorne angehörten. Powers bereitete es keine Schwierigkeiten, seine Auffassungen mit ihren spiritualistischen Ideen in Einklang zu bringen, denn er war in Amerika Anhänger Swedenborgs gewesen. Von Swedenborg hatte er den Gedanken der Untrennbarkeit von Körper und Seele übernommen, den er für sich in die Vorstellung übertrug, daß die Aktstatue die „enthüllte Seele“ darstelle und niemals reiner Erotik beschuldigt werden könne. So schrieb er: „Das legitime Ziel der Kunst sollte geistig und nicht triebhaft sein. Die Aktstatue sollte die enthüllte Seele darstellen.“ Powers glaubte, daß das, was er der Vortrefflichkeit der alten Griechen, ihrer inneren Ruhe und Beständigkeit hinzuzufügen habe, das geistige Element sei – die menschliche Seele. „Die Kunst ist das Ausdrucksmittel der Natur, die Form das der Schönheit, und der Marmor ist der Mittler des Geistes.“ Er wählte seine Steine dementsprechend sorgfältig aus. In Serravezza, unweit von Carrara, entdeckte er einen sehr fein gekörnten Marmor, an dem er eine völlig neue Arbeitsweise entwickelte. Anstatt – wie üblich – in Ton zu modellieren und das Modell anschließend in die Gipsform zu übertragen, ging er dazu über, sofort in Gips zu modellieren, wodurch mehr von der ursprünglichen Lebhaftigkeit erhalten blieb. In dieser neuen *Abb. 164* Technik arbeitete er bei seinem ehrgeizigsten Projekt: „Die griechische Sklavin“ (1841). Für diese Skulptur benutzte er die Mediceische Venus als Vorbild für die Beine, modellierte Körper und Arme nach einem lebenden Modell, und den Kopf mitsamt der Haartracht übernahm er von einer griechischen Statue. Aber ihren Erfolg verdankte diese kuriose Mischung in erster Linie einer gewaltigen Werbekampagne, die Powers für diese Skulptur startete. Nach Greenoughs Fiasko mit der „Washington“-Statue wußte Powers, daß eine Aktstatue von einer glaubwürdigen und nach Möglichkeit moralisch erbaulichen Geschichte begleitet sein mußte. Wie Craven gezeigt hat, war der Text Powers' eigene Erfindung, und sein Thema beschwor – mit aktuellem Bezug – einen Vorfall aus dem griechischen Unabhängigkeitskrieg: „Die Sklavin ist zur Zeit der griechischen Revolution, deren Geschichte allen vertraut ist, durch die Türken von einer der griechischen Inseln geraubt worden. [...] Ihr Vater, ihre Mutter und vielleicht auch alle Verwandten wurden von ihren Feinden getötet. Sie allein – ein zu wertvoller Schatz – ist am Leben gelassen worden. Nun sieht sie sich inmitten barbarischer Fremder, unter dem Schock der Erinnerung an furchtbare Ereignisse, die sie in ihre derzeitige Lage gebracht haben. Sie fühlt sich Menschen ausgesetzt, die sie verabscheut, und erwartet Gnade von Gott. Nimmt man all diese Unbill zusammen und ergänzt sie durch die Standhaftigkeit und Ergebung eines Christenmenschen, so wird kein Platz bleiben für Schmach und Schande. Unter diesem Aspekt ist die ‚Griechische Sklavin‘ zu sehen.“ Die Botschaft war eindeutig. Diese Statue ist keine nackte Frau, sondern eine heldenhafte Christin, „in Gefühl gekleidet und so vor jedem profanen Auge geschützt“. Sie nimmt ihre Marter – die Versklavung und letztendlich den Verkauf in den Harem – mit Mut und Tapferkeit an. Natürlich hätten das winzige Medaillon und Kreuz, die verloren in ihren abgelegten Kleidern hängen, ohne diesen dem Werk vorangestellten

Text nie genügt, das rechte Verständnis für die Figur auf ihrer Ausstellungstour durch die USA zu bewirken. Ein Mensch in Ketten verleiht der grausigen Situation noch stärkere Eindringlichkeit (dies ist nicht ohne Ironie, denn die Gesellschaft der USA hatte damals selbst noch schwarze Sklaven). Der Appell an die christliche Ergebenheit sicherte die gewünschte Rezeption des Werkes, und der orientalische Rahmen schuf die notwendige Distanz, damit der amerikanische Betrachter den Schauder beim Gedanken an das grausige Geschehen genießen konnte! Wanderausstellungen solcher „Ideal"-Plastiken in größeren Städten der USA waren zu jener Zeit etwas durchaus Übliches. Die Besucher zahlten, um die Werke zu sehen, und kauften, wenn sie keine Kopien bestellten, zumindest die begleitende Werbeschrift. Die „Griechische Sklavin" hatte erstaunlichen Erfolg und erbrachte auf ihrer Amerikatour 23 000 Dollar. Powers stellte danach nicht weniger als sechs Versionen in voller Größe her sowie mehrere in Dreiviertel-Größe des Originals und zahlreiche Büsten. Nach dem Erfolg auf ihrer Tour durch Amerika erhielt die Skulptur 1851 auf der Ausstellung im Londoner Crystal Palace einen Ehrenplatz, und die Karriere Powers' war auf bewährte amerikanische Art gesichert.

Ähnlich trat Thomas Crawford (1813[?]–1857) auf den Plan. Er traf 1835 in Rom ein, als Greenough bereits nach Florenz gegangen war. Ein Jahr lang arbeitete Crawford in Thorvaldsens Atelier und legte sich auf Porträtbüsten fest. Bei diesen war es gestattet, den klassizistischen Stil abzuschwächen. Die Büste des späteren Senators Charles *Abb. 665*
Sumner, der sich für die Abschaffung der Sklaverei einsetzte, zeugt von Crawfords schöpferischem Umgang mit der klassizistischen Formensprache. Die amerikanischen Bildhauer, die im Ausland lebten, erhielten ihre Aufträge in der Regel aus dem Kreis ihrer ebenfalls dort lebenden Landsleute oder von Amerikanern, die ihnen auf ihrer Grand Tour einen Besuch abstatteten. In Rom hatte Crawford Gelegenheit, mit dem amerikanischen Konsul George Washington Greene Freundschaft zu schließen. Beide Männer wußten: wollte ein Bildhauer in der amerikanischen Gesellschaft bekannt werden, so hatte er eine „Ideal"-Statue zu schaffen, die sich im eigenen Lande mit großem Erfolg ausstellen ließ und lukrative Aufträge für Kopien bzw. Büsten oder Denkmäler bringen würde. Nach vielen abgebrochenen Versuchen ging Crawford 1839 an die Arbeit, um seine „Ideal"-Statue zu schaffen. Er wählte ein Sujet aus Ovids Metamorphosen: Orpheus' dramatische Reise in die Unterwelt, nachdem er den dreiköpfigen Zerberus *Abb. 671*
eingeschläfert hatte. Crawford schrieb an sein Modell und erklärte ihm die ungewöhnliche Pose, die er für den „Orpheus" einzunehmen hatte; er sollte sich weit nach vorn neigen und seine Augen bedecken: „Die eine Hand hält er vor die Augen, wie ich es oft beobachtet habe, wenn jemand einen dunklen Raum betritt."

Diese Beachtung einer natürlichen Reaktion mäßigt die Kälte des klassizistischen Stils, dem der Amerikaner im übrigen treu folgte. Das Werk ist schlicht, aber wirkungsvoll, bestimmt durch die Dynamik der Geste. Crawford hatte den Ehrgeiz, einen Akt zu schaffen, der an Würde dem Apollo Belvedere gleichkam (der damals als Inbegriff klassischer Skulptur galt). Doch im Unterschied zu seinen europäischen Zeitgenossen mußte Crawford auf das besondere Feingefühl seiner Landsleute Rücksicht nehmen. Das amerikanische Publikum hatte sehr starke Vorbehalte gegen Aktdarstellungen, insbesondere gegen männliche Aktfiguren. Obwohl nach Crawfords Auffassung die Nacktheit ein Spiegelbild der „Schönheit und Reinheit der Natur" darstellte, war er gezwungen, seinen „Orpheus" mit einem Feigenblatt auszustatten. Nicht genug, daß Crawford mit Prüderie und Sittenstrenge konfrontiert war, er mußte auch sein Publikum davon überzeugen, daß „Orpheus" ein würdiges Beispiel einer Kunst war, die erzieherische und moralische Ziele verfolgte. Dieser Forderung kam er nach, indem er das Pathos der Geschichte hervorhob: Orpheus, der untröstliche Liebende, trotzt der Unterwelt in dem vergeblichen Versuch, seine geliebte Frau zu retten. Die Geschichte brachte die antike Überlieferung mit den christlichen Tugenden der Treue und Keuschheit in Einklang. Crawfords ausführliche Korrespondenz mit Charles Sumner zeigt, wie anspruchsvoll und schwierig dieses Projekt war. Sumner half bei der Sicherung des Auftrags für die Statue durch eine Subskription. Er brauchte aber ziemlich lange Zeit, um die Gelder zu beschaffen, was Crawford in beträchtliche finanzielle Schwierigkeiten brachte. Aus den Briefen erfahren wir, daß der Bildhauer für eine Statue, die 2500 Dollar einbrachte, 700 Dollar für den Serravezza-Marmor und dazu 300 Dollar für das grobe Behauen des Blockes ausgeben mußte. Sumner hielt jedoch Wort und machte all seinen Einfluß geltend, um in Amerika den Boden für eine erfolgreiche Rezeption dieser Figur vorzubereiten, indem er einen beredten Artikel über das Werk verfaßte, worin er es tunlichst vermied, die Nacktheit zu erwähnen, und sich statt dessen auf die Geschichte bei Ovid konzentrierte, der er noch eine Dosis Pathos hinzufügte. Crawford wußte genau, daß die fertige Skulptur für das amerikanische Publikum perfekt sein mußte, „ohne den geringsten Makel". Crawford schrieb auch detaillierte Anweisungen zur richtigen Aufstellung und Beleuchtung seiner Statue im Bostoner Athenäum. Vor allem wollte er vermeiden, daß sein Werk in der Abgußsammlung ausgestellt würde. Als Crawford es dann schließlich an seinem endgültigen Ort sah, gefiel ihm besonders die Wirkung bei Kerzenlicht am Abend, wie man antike Marmorplastiken in Rom betrachtete. „Licht und Schatten sind das Leben und die Seele unserer Kunst."

Die entstehenden amerikanischen Kunstakademien – wie z. B. die in New York, Philadelphia oder Boston – sollten anders sein als ihre staatlich institutionalisierten und ideologisch verankerten Gegenstücke in Europa. Die Vereinigungen in Amerika waren größtenteils private, quasi philanthropische Gesellschaften. Die Künstler, die nach Italien reisten, finanzierten das entweder aus eigenen Mitteln wie Greenough oder mit Unterstützung privater Mäzene. Ihren Lebensunterhalt bestritten sie anfänglich in der Regel aus zahlreichen Porträtaufträgen.

Der Erfolg für diese Bildhauer war stets mit der Akzeptanz durch den heimischen Markt verbunden. Was für die Plastik im 19. Jahrhundert in Amerika außergewöhnlich ist, sind die zahlreichen Versionen einer Marmorskulptur, *Abb. 164* wenn sich das Werk, wie die „Griechische Sklavin“, großer Beliebtheit erfreute. Obwohl wir an Mehrfachversionen von Figurengruppen in Bronze von Rodin oder Henry Moore gewöhnt sind, vergessen wir leicht, daß Plastiken des 19. Jahrhunderts – in Stein oder in Bronze – im wesentlichen reproduzierbare Kunstwerke und leicht zu kopieren waren, sobald die Aufträge eingingen. Den kunsthandwerklichen Beruf des Steinmetzen, in dem so viele Italiener in Ateliers von Bildhauern beschäftigt waren, gibt es praktisch nicht mehr. Das Atelierverzeichnis von Chauncey Bradley Ives ist in dieser Hinsicht ein typisches Beispiel: Wir stellen fest, daß beliebte Werke in erstaunlich großer *Abb. 674, 675* Anzahl ausgeführt wurden – 25 Kopien von „Rebecca am Brunnen“, 22 von seinem „Sans Souci“ und 10 von seiner „Undine“.

William Wetmore Story (1819–1895), der zweite Sohn des Richters des Obersten Gerichtshofs der USA, Joseph Story, hatte es nicht nötig, seinen Lebensunterhalt mit Porträtbüsten zu verdienen, und widmete sich geistigen Dingen. In Italien umgab er sich mit einem Kreis amerikanischer Schriftsteller und Künstler. Henry James schrieb später über „William Wetmore Story and his Friends“ (1903). Für James war Storys Erfolg auf dessen genaue Kenntnis der Bedürfnisse seines Publikums gegründet, „ein Bild hatte, vor allem anderen, eine Geschichte zu erzählen“. Seine Sujets, in der Hauptsache pathetische Frauenfiguren, erzählten in allererster Linie eine Geschichte, die Gefühle hervorrief, wodurch sie mehr waren als nur handwerklich gekonnte Darstellungen. „Deshalb fanden auch die ‚Sibylle‘ *Abb. 673* und ‚Kleopatra‘ eine so begeisterte Aufnahme.“ Storys erster internationaler Erfolg war seine „Kleopatra“ (1858). An dieser Figur hatte ihn die Verbindung von Macht, Gewalt und Tragödie gereizt. Seine „Kleopatra“ sehen wir in kontrapostischer Haltung, auf einen Ellenbogen gestützt, auf ihrem Thron sitzen. Sie trägt ihre ägyptische Krone und Amtskette (ein Meisterwerk archäologischer Exaktheit); aber es ist unklar, ob die Schlange um ihr Handgelenk ein Schmuckstück ist oder die Giftschlange, die sie an ihrem wohlgerundeten Busen nährt. Dem Betrachter bietet sich das Bild einer entschlossenen, überaus sinnlichen Gestalt. Wie Powers schrieb Story einen Begleittext zu seinem Werk – diesmal in Versform – voller unterdrückter, aber lebhafter Erotik. Story benutzte auch weiterhin Figuren aus der Antike wie Medea, Dalilah und die Libysche Sibylle. Story mag zwar von der prophetischen Kraft dieser Figuren fasziniert gewesen sein, seine Darstellung jedoch bleibt ziemlich banal. Seine Sibylle beispielsweise entstammt dem viktorianischen Orient-Verständnis, in dem Exotik die gleiche Rolle spielte wie das Bemühen um Authentizität oder intellektuelles Interesse.

Der in Connecticut geborene Chauncey Bradley Ives (1810–1894) begann seine Laufbahn als Handwerker und eignete sich Fertigkeiten im Holzschnitzen an. Er kam 1844 nach Florenz, wo er wie viele andere in die Einflußsphäre Bartolinis geriet. 1851 ging er nach Rom und begann Werke mit starken literarischen Bezügen zu schaffen, die beachtlichen Erfolg hatten. Wie viele seiner Zeitgenossen erlag auch er der Versuchung, die große Nachfrage nach schönen Dingen – Zierstücken für den Salon – und den üblichen realistischen Porträts zu befriedigen. Seine *Abb. 674, 675* einzige Ideal-Figur, „Undine empfängt ihre Seele“ (1855), wird ein großer Erfolg. Die literarische Quelle war das Zaubermärchen „Undine“ von Friedrich de la Motte-Fouqué (1814). Undine ist ein Wassergeist, der nur durch die Vermählung mit einem Sterblichen eine Seele bekommen kann. Ihre Ehe erweist sich als Fehlschlag, und Undine wird davongejagt. In dem Moment, als ihr Mann wieder heiraten will, entsteigt sie noch einmal den Wassern und zieht ihn mit sich in die Tiefe. Zum Schluß erscheint sie als eine weiß verschleierte Frau zu seinem Begräbnis und löst sich am Fuß seines Grabes in ein kleines Rinnsal auf.

Dieser Stoff war bei den Romantikern beliebt, denn er durchforschte die Gefühle und setzte sich mit dem Thema Seele auseinander. Daß Undine eine Seele erhält, ist Ausdruck ihres Strebens nach einer höheren Existenzform. Aber mit der Seele kommt das Leiden. Ives stellt ihre letzte Erscheinung dar, voller Ehrfurcht und Pathos. Der Erfolg seines Werkes beruht auf der Virtuosität, mit der er den die Figur eng umhüllenden Schleier gestaltet hat. Er läßt Undines himmelwärts schauendes Gesicht wie in einem Rahmen erscheinen, den ihre erhobenen Arme zusammen mit dem Schleier bilden. Das außerordentlich beliebte Undine-Thema ist bei vielen Bildhauern der damaligen *Abb. 680* Zeit in irgendeiner Form anzutreffen, z. B. auch bei Joseph Mozier und bei Larkin Mead (1835–1910).

Randolph Rogers (1825–1892) ging ebenfalls nach Italien, zuerst mit Unterstützung eines privaten Mäzens nach Florenz, wo er Bartolinis Klassen an der St.-Markus-Akademie besuchte, und dann 1851 nach Rom. Er wurde mit *Abb. 672* seiner Skulptur „Nydia“ (1859) berühmt, die auf Bulwer-Lyttons „The Last Days of Pompeji“ (1834) beruht. Von Rogers’ „Nydia“ wurden so viele Kopien angefertigt (100 sollen verkauft worden sein), daß sie selbst die „Griechische Sklavin“ weit übertraf. Sie wurde 1876 auf der Ausstellung zur Hundertjahrfeier in Philadelphia mit großem

Jubel aufgenommen. „Nydia“ war das ideale Sujet für die Vorstellung der amerikanischen Gesellschaft vom edlen Opfer. Sie übertrug die hehren Vorstellungen von Wahrheit und Reinheit in eine äußerst verständliche Form. Sie ersetzte die erhabenen Begriffe durch sentimentales Pathos und eine gute Geschichte: „Schwach, ausgeliefert und doch furchtlos, nur von einem Wunsch getragen, war sie geradezu das Symbol der Psyche auf ihrer Wanderschaft [...], ein Symbol für die Seele schlechthin.“ Auch spielte der Roman in Pompeji, das erst kurz zuvor ausgegraben worden war. Das brachte die Antike als ein Thema von ungeheuerem Interesse in das 19. Jahrhundert hinein. „Nydia, das blinde Mädchen von Pompeji“ war die Zierde einer jeden größeren Sammlung in Amerika. Der christliche Begleittext und die Schicklichkeit der Figur garantierten, daß Kunst sauber und moralisch sein konnte, selbst wenn sie von der Antike inspiriert war.

Harriet Hosmer (1830–1908) stammte aus wohlhabender Familie. Sie wurde von ihrem Vater aufgezogen, nachdem ihre Mutter und zwei ihrer Brüder verstorben waren. Als sie sich entschloß, Bildhauerei zu studieren, wurde ihr jegliche Unterstützung zuteil, nur das Studium des nackten Körpers war für sie mit Schwierigkeiten verbunden. Sie wollte Anatomie studieren, aber es war unmöglich, daß sie als Frau an Lehrveranstaltungen teilnahm, die ausschließlich für Männer bestimmt waren. So mußte sie sich mit Privatstunden begnügen, nach denen sie jedoch die erforderlichen Prüfungen erfolgreich bestand. Sie war zwar nicht die einzige Bildhauerin dieser Zeit, aber ganz sicher diejenige, deren Werke die stärkste Ausstrahlungskraft hatten. Das Leben der Frauen war nicht unbedingt eingeschränkter, sondern einfach anders als das der Männer. Diese Andersartigkeit betraf in erster Linie das gesamte öffentliche Leben. Als zum Beispiel Abgußsammlungen als frühe Formen von Museen eingerichtet wurden, gab es sogar besondere, ausschließlich weiblichem Publikum vorbehaltene Besichtigungstage. Harriet Hosmer gehörte nicht zu den Frauen, die sich von all diesen Mauern der Sittlichkeit hätte abschrecken lassen. Ihre künstlerischen Fähigkeiten und ihre Ernsthaftigkeit überzeugten ihren Vater, und er ließ sich dazu überreden, sie auf einer Reise nach Italien zu begleiten. Sie traf zusammen mit ihm und einem Freund der Familie 1852 in Rom ein und wurde dem englischen klassizistischen Bildhauer John Gibson vorgestellt, dem sie mit ihrer Begeisterung und Entschlossenheit sofort sympathisch war. Sie erhielt ein Atelier und profitierte von seinem Unterricht. In Rom konnte sie auch mit großem Gewinn in den Kreis englischer und amerikanischer Intellektueller eintreten und freundete sich eng mit den Brownings an, was in ihren „Verschlungenen Händen“ von Elizabeth und Robert Browning seinen Niederschlag fand, die in mehreren Bronzeversionen existieren. Übrigens wissen wir aus persönlichen Zeugnissen, daß Elizabeth Barrett-Browning ihre Hände von niemand anderem als von Harriet Hosmer in Bronze gießen lassen wollte.

Dem Zeitgeist folgend beschloß Harriet Hosmer, ihr Talent an einer Ideal-Plastik zu beweisen. Ihre Wahl fiel auf die beliebte Geschichte der Beatrice Cenci, der Römerin des 16. Jahrhunderts, die von der Engelsbrücke in den Tiber gestürzt wurde, weil sie ihren Vater getötet hatte, nachdem sie von ihm tätlich bedroht worden war. Die Phantasie des 19. Jahrhunderts berauschte sich an solchen tragischen Gestalten, deren einziger Schutz ihre Reinheit und Unschuld war. Harriet Hosmer stellt „Beatrice Cenci“ (1857) dar, wie sie auf ihrer Kerkerbank liegt (was mit dem Kettenring verdeutlicht wird) und ihren Rosenkranz festhält. Der Betrachter muß tatsächlich die Perlen des Rosenkranzes als mächtiger als die Kette empfinden, die sie an den Kerker fesselt. Die Pose drückt Ergebenheit aus, und das Weiß des Marmors unterstreicht die Symbolik der Reinheit. Harriet Hosmer fand selbst Gefallen an dieser Figur und besonders an all dem anekdotischen Beiwerk, mit dem sie sie ausstattete. Sie beschreibt dies in einem Brief: „Ich modellierte den oberen Stein zu einem Kissen (was eine große Verbesserung bedeutete) und zog ihr (Ihr werdet sicher sagen: ‚Oh, Graus!‘) einen Hausschuh an!!! Vielleicht seid Ihr schockiert, vielleicht erfreut, wenn Ihr diesen Hausschuh seht; mir gefiel er, weil er mehr unserer Kleidung entspricht, denn die Draperie hätte ziemlich unnatürlich ausgesehen, wenn ich nicht etwas Moderneres hinzugefügt hätte.“ Aber genau diese „Modernisierung“ wurde 50 Jahre später von dem konservativen Lorado Taft schwer kritisiert, als er die Figur in der Kaufmännischen Bibliothek in Saint Louis sah, wo sie an einem eigens für sie bestimmten Platz steht.

Der Ruhm Harriet Hosmers vermehrte sich in dem Maße, wie bedeutende Persönlichkeiten ihr Atelier besuchten. Der Prince of Wales (der künftige Eduard VII.) kaufte sich eine ihrer gefälligeren Arbeiten („Puck“). Das verschaffte ihr Erfolg unter den unsicheren amerikanischen Sammlern, die, „wenn sie ins Ausland reisten, Statuen von den amerikanischen Bildhauern in Rom bestellten, deren Ruf bereits etabliert war“, bzw. wenn „bekannt wurde, daß ein Bildhauer mehrere Aufträge für die britische Aristokratie ausgeführt hatte“. Auf diese Weise wollten sie dem Risiko einer Fehlinvestition entgehen (Edith Wharton, „Old New York“).

Wenigstens kurz zu erwähnen ist Edmonia Lewis (1845–?), die als Tochter einer indianischen Mutter (aus dem Chippewa-Stamm) und eines schwarzen Vaters im nördlichen Teil des Staates New York geboren wurde. Nach ihrer Ausbildung in Oberlin und Boston ging auch sie nach Rom. Ihre Arbeit hatte stets eine gewisse Brisanz, was sicherlich darauf zurückzuführen ist, daß sie eine Frau war und noch dazu eine Schwarze. Ihr berühmtestes Werk, „Der Tod der Kleopatra“ (ca. 1876), verursachte mit der unkonventionellen Darstellung Kleopatras ziemlichen Aufruhr bei der Ausstellung zur Hundertjahrfeier in Philadelphia und ging dann durch ganz Amerika.

TALENTE IM EIGENEN LAND

Nicht alle amerikanischen Künstler mußten ihren Ruf im Ausland begründen. Mitte des 19. Jahrhunderts konnten Bildhauer große Aufträge erhalten, ohne Amerika zu verlassen. Ein solcher Künstler war Erastus Dow Palmer (1817 bis 1904). Er war als Zimmermann ausgebildet und hatte beachtliche handwerkliche Fertigkeiten. So eröffnete er ein Atelier in Albany, in dem er in der Hauptsache Medaillons (Kameen) mit stark religiösen Sujets anfertigte. Sehr bald wurden die Geistlichen seiner Gegend auf ihn aufmerksam. Das half ihm, seine Werke 1856 im Kirchensaal der Church of the Divine Unity auszustellen. Sie wurden unter dem Namen „Palmer's marbles" („Palmers Marmorarbeiten") bekannt. Ihre Nacktheit war stets in eine geeignete christliche Moral gekleidet, sei es der Glaube, der der
Abb. 678 weißen Gefangenen hilft, oder die Bekehrung zum Glauben bei dem Werk „Das Indianermädchen oder die Morgenröte des Christentums", das 1856 ausgestellt wurde. Diese Werke waren von langatmigen erklärenden Texten und Gedichten begleitet. Das oben genannte stellt den Moment dar, in dem ein Indianermädchen während einer Wanderung durch den Wald auf der Suche nach bunten Federn plötzlich ein Kruzifix findet, das offenbar ein französischer katholischer Missionar verloren hatte. Da „steht das unberührte Mädchen, bisher nur mit den Lehren der einfachen Natur vertraut, an der Schwelle zum Frausein und – zum Christentum". Ein solches Sujet war eine geschickte Metapher für die christliche Taufe auf amerikanischem Boden und drückte zugleich amerikanische Definitionen von Unschuld, Sünde und Wiedergeburt aus.

Der Bildhauer William Rimmer (1816–1879) hatte zu Lebzeiten relativ wenig Erfolg. Er wuchs in einer kulturvollen Umgebung auf, obwohl seine Familie nicht ausgesprochen wohlhabend war. Ohne jegliche Ausbildung versuchte er sich in der Bildhauerei. Doch der Erfolg blieb aus, und so entschloß er sich, Arzt zu werden. Sein einziger
Abb. 679 großer Versuch an der menschlichen Figur, „Stürzender Gladiator" (1861), war in Ton ausgeführt, jedoch ohne innere Halterung. In Amerika war dieser Arbeit wenig Erfolg beschieden. Als es ihm schließlich gelang, sie auf eine Ausstellung nach Europa zu schicken, erntete sie in Paris heftige Kritik, weil sie nach dem menschlichen Körper modelliert war (wie einige Jahre später Rodins „Ehernes Zeitalter"). Das Standbild ist ein virtuoses Meisterstück. Es zeigt den menschlichen Körper in äußerster Muskelanspannung. Bei den Bronzeabgüssen, die nach Rimmers Tod entstanden sind, wirkt das geradezu spektakulär. 1861 begann Rimmer eine Lehrtätigkeit als Professor für Anatomie am Lowell Institute in Boston, womit er einigermaßen seinen Lebensunterhalt verdienen konnte. Er schrieb daneben mehrere Handbücher mit Arbeitsanweisungen für Künstler, deren bekanntestes „Elements of Design" („Grundlagen der Gestaltungskunst") (1864) ist. Eines seiner letzten Werke, „Der sterbende Zentaur" (1871), ist wiederum für seine originelle Pose bemerkenswert. Rimmer ist einer der ersten „mißverstandenen" amerikanischen Künstler, die erst nach ihrem Tod berühmt wurden.

Der populärste amerikanische Bildhauer dieser Epoche – populär in dem Sinne, daß er die Phantasiewelt des Durchschnittsamerikaners anzusprechen vermochte – war wohl John Rogers (1829–1904). Er stammte aus der Gegend von Boston und genoß eine fundierte Ausbildung. Er zog ein Studium der Mechanik einem Kunststudium vor. Seine frühen Versuche, sich seinen Lebensunterhalt selbst zu verdienen, sind in den ausführlichen Briefen an seine Familie beschrieben, die faszinierende sozialgeschichtliche Dokumente darstellen. Nach seiner Romreise (über Paris) meldete er sehr bald seine Vorbehalte gegenüber der Kunst der Antike an und fragte sich, ob ihre Bildwelt klassischer Formen für ein amerikanisches Publikum geeignet seien. Als er 1859 in die USA zurückkehrte, arbeitete er zunächst als Mechaniker weiter und modellierte gleichzeitig kleine Figurengruppen anekdotischen Charakters in Ton, wie z. B. seine „Schachspieler", bevor er sich einem Thema zuwandte, das ihn lange Zeit beschäftigte: der Sklaverei. „Die Sklavenauktion" (1859) rechnete darauf, den Betrachter an der empfindlichsten Stelle zu treffen: ein Auktionator ist im Begriff, eine schwarze Familie zu versteigern. Diese Gruppe fand bei den Abolitionisten große Bewunderung und erhielt den Beinamen „Onkel Toms Hütte in Gips" nach Harriet Beecher-Stowes populär gewordenem Roman (1851), der dem Anliegen der Abolitionisten ungeheueren Auftrieb gegeben hatte. Nach dem Ausbruch des Bürgerkrieges wandte sich Rogers Gruppen zu, mit denen er die Sache der Nordstaaten unterstützte. Seine Werke wurden in einem Katalog präsentiert, den man als Postwurfsendung verschickte. Es war eines der ersten erfolgreichen kommerziellen Unternehmen dieses Genres, das erst durch die verbesserten Verkehrsverbindungen innerhalb des Landes möglich geworden war. Selbst noch nach dem Krieg stellte das Gruppenporträt „Die Geschichte des Flüchtlings" (1869) Abolitionisten dar: John Greenleaf Whittier (den Quäkerdichter), den Geistlichen Henry Ward Beecher und William Lloyd Garrison, wie sie einer geflüchteten Sklavin mit ihrem Kind gegenüberstehen. Die Gruppe dokumentiert einerseits die Rolle, die diese prominenten Abolitionisten spielten, andererseits zeigt sie uns aber auch die Grenzen ihrer karitativen Gefühle gegenüber den Schwarzen. Durch die Darstellungsweise wird die Rolle des weißen Mannes gegenüber der Sklavin deutlich gemacht. Sie sind klar voneinander getrennt durch ihre Größe, ihre Haltung, ihre Kleidung und das Pult mit Dokumenten, die die Rechtslage symbolisieren. Rogers mag durchaus fortschrittliche Ideen gehabt haben, aber er drückt zugleich auch die Konventionen seiner Epoche aus.

Wenn wir dann seine populärste Genre-Gruppe, „Coming to the Parson“ („Das Aufgebot“) (1870), betrachten, von der innerhalb weniger Monate 8000 Kopien verkauft wurden, so ist hier wiederum die zukünftige Ehefrau viel kleiner als ihr Mann, und alle beide würden wie Zwerge wirken, sobald der Pfarrer von seinem Sitz aufstünde!

BÜRGERKRIEGSDENKMÄLER

Lincolns Rolle bei der Abschaffung der Sklaverei ist nicht so einfach und edel, wie Ehrendenkmäler für ihn uns glauben machen möchten. Der eigentliche Kriegsgrund waren Abspaltungsabsichten der Südstaaten, und während des gesamten Krieges war Lincoln bereit, ihnen die Sklaverei zu erlauben, wenn sie im Staatenbund verbleiben würden. Das ist jedoch nicht das Bild, das Thomas Balls (1819–1911) „Emanzipationsgruppe“ (1874) in Washington D.C. zu vermitteln sucht. *Abb. 684* Wir sehen Lincoln stehend mit einem knienden Sklaven zu seinen Füßen, dessen Ketten soeben gelöst wurden. Der Präsident lehnt an einem Lesepult, das die Insignien der Nation trägt: ein Medaillon George Washingtons und die Sterne der ersten Staaten, während seine Linke eine Geste ausführt, als wolle er den soeben befreiten Sklaven segnen. Larkin G. Mead führt dieses Bild weiter in seinem „Lincoln Mausoleum“ (1869 begonnen und 1874 von Russel Sturgis vollendet), das den Präsidenten als Oberbefehlshaber der siegreichen Armeen darstellt. Lincoln steht auf einem Podest, umgeben von Figuren der Kavallerie, der Infanterie, der Artillerie und der Flotte.

Der Bürgerkrieg war für Amerika das erste große politische Ereignis nach der Revolution. In jeder, auch der kleinsten Gemeinde wurde ein Denkmal errichtet. Das „Bürgerkriegsdenkmal“ (1874) von Martin Milmore (1844–1881) *Abb. 590* im Stadtpark Boston Common wurde zum Vorbild für spätere Denkmäler: Reliefs rund um den Sockel zeigen lebensgroße Figuren in Szenen des Abschieds und der Rückkehr vom Kampf. Auf einem hohen zylindrischen Säulenschaft hält eine weibliche Figur die Flagge als Symbol der geretteten Einheit hoch. Zuvor hatte Milmore ein Bildwerk geschaffen, das in die amerikanische Ikonographie eingehen sollte: die „Amerikanische Sphinx“ (1872) auf dem *Abb. 682* Auburn-Friedhof in Cambridge (Massachusetts). Kommentatoren fanden, daß diese Figur, deren ägyptischer Kopfschmuck nicht die klassische Uräusschlange, sondern den amerikanischen Adler trägt, der Mythologisierung des Bürgerkrieges durchaus gerecht wird, der „durch den Aufstand eines großen Volkes und durch das Blut seiner gefallenen Helden die amerikanische Einheit erhalten und die afrikanische Sklaverei beendet hat“.

DAS BILD DES COWBOYS

John Quincy Adams Wards erster Erfolg war sein „Indianischer Jäger“ (um 1860). *Abb. 687* Diesen hatte er nach genauem Studium der Indianer und ihrer Lebensweise im Nordwesten des Landes geschaffen. Das archäologische Herangehen an die Ureinwohner Amerikas zeigt sehr deutlich, daß man in den USA erst dann Interesse für die Indianer aufbringen konnte, als alle Stämme besiegt und zerschlagen und nur noch wenige übrigwaren, für die man Mitleid zeigen konnte. Wards Skulptur hatte großen Erfolg. Die für den Bronzeabguß erforderlichen Mittel hatte eine öffentliche Subskription erbracht. Nach seiner erfolgreichen Rezeption auf der Pariser Weltausstellung 1867 wurde der „Indianische Jäger“ im Central Park in New York aufgestellt.

Gegen Ende des 19. Jahrhunderts wurde der Indianer zum Lieblingsthema der Bildhauerkunst, denn er lieferte der amerikanischen Öffentlichkeit ihre eigene und jetzt völlig ungefährliche Folklore, da die Indianer fast gänzlich ausgerottet waren. Damit hatten die Bildhauer auch das Sujet für ein weiteres reiches und unverwechselbar eigenes Genre: das Pferd und den Büffel. Die „Animalier Art“ mit ihren Tier-Sujets kam dem amerikanischen Geschmack sehr entgegen. Künstler wie Frederic Remington (1861–1909), Solon Borglum (1868–1922) und James Earle Fraser (1876–1953) waren gern bereit, eine für den Großstadtbewohner nostalgische Bildwelt zu schaffen, indem sie Abenteurergeschichten wie Francis Parkmans „Der Oregonpfad“ (1892) oder – so Remington – Owen Wisters „Der Virginier, ein Reiter der Ebenen“ (1902), illustrierten. Frederic Remington war im wesentlichen Autodidakt, studierte *Abb. 686* aber ein Jahr Kunst in Yale. Er war Maler und Bildhauer und spezialisierte sich auf Sujets aus dem Fernen Westen. Auf seine Kleinplastiken wie den „Bändiger eines Wildpferdes“ (1895) war er besonders stolz. Sie wurden in hohen Auflagen gegossen. Er betont in seinen Werken stets das Männliche und Heroische des Cowboy-Daseins.

Ein Bildhauer dieses Genres war auch Solon Borglum. In Utah geboren und auf Farmen aufgewachsen, lernte er, wie die Indianer lebten und wie man mit Pferden umgeht. Er besuchte dann die Kunstakademie in Cincinnati, von

wo aus er 1897 nach Paris ging. Dort schrieb er sich an der Académie Julian ein und studierte bei Frémiet und Puech.
Abb. 689 1898 und 1899 stellte er im Salon aus. Werke wie „Einfangen wilder Pferde mit dem Lasso“ (1898) repräsentierten den amerikanischen Westen. Man muß dabei bedenken, daß solche Bildwerke die Stärke des konservativen Amerika darstellten. Während des Ersten Weltkrieges arbeitete Borglum für den YMCA, den Verein Christlicher Junger Männer, in Frankreich und leitete die Bildhauerabteilung des Bildungstrupps der Expeditionsstreitkräfte der USA. Nach dem Krieg gründete er in New York die American School of Sculpture.

PARIS

Um 1870 war für die Amerikaner Paris als Zentrum der Bildhauerkunst in Europa an die Stelle Roms getreten, und die Bronze hatte den Marmor als wertvollstes Material abgelöst. Die Künstler zogen in Scharen in die französische Hauptstadt, um an der École des Beaux-Arts oder an privaten Akademien zu studieren und Eingang in den offiziellen Salon zu finden.

Augustus Saint-Gaudens (1848–1907) begann seine Karriere als Kameenschneider. Davon lebte er, als er 1867 nach Paris ging. Er konnte gerade noch die Weltausstellung sehen und Zeuge des Glanzes des ausgehenden Zweiten Empire werden. Durch die Fürsprache des amerikanischen Botschafters trat er an der École des Beaux-Arts ins Atelier François Jouffroys ein. Beim Ausbruch des Deutsch-Französischen Krieges ging er nach Italien und ließ sich in Rom nieder, wo er seine erste Statue vollendete, mit der er seiner Heimat ein Denkmal setzte: mit dem Indianer „Hiawatha“, der inmitten des amerikanischen Urwalds dargestellt ist. Unmittelbar nach seiner Rückkehr im Jahre
Abb. 166 1875 erhielt Saint-Gaudens in Amerika zahlreiche Aufträge, darunter den, ein „Denkmal für Robert Gould Shaw“ in Boston (1884–1896) zu schaffen. Der junge Oberst war im Bürgerkrieg an der Spitze des Schwarzen Regiments gefallen, das er selbst aufgestellt hatte. Seine Familie hatte ein Reiterstandbild abgelehnt. Deshalb schuf Saint-Gaudens eine Statue Shaws inmitten seiner Leute. Es ist eines der originellsten Denkmäler in den USA. Die endgültige Arbeit ist wie ein Gemälde: Shaw zu Pferde, an der Seite seiner Truppen reitend, die ganze Gruppe in Hochrelief gegen eine fliegende Viktoria im Hintergrund gesetzt. Saint-Gaudens brachte das Ideal mit der Realität in Verbindung: er modellierte etwa 40 Schwarze nach dem Leben und wählte dann 16 von ihnen für die Komposition aus. Indem er die Gruppe aus dem Hintergrund heraustreten läßt, schafft der Künstler den Eindruck einer großen Menschenmenge. Die Bajonette und die punktuelle Wirkung der Feldflaschen der Soldaten bewirken den notwendigen Wiederholungsrhythmus und tragen Shaw mit seinem Pferd an der Gruppe entlang.

Das wahrscheinlich ungewöhnlichste Denkmal Saint-Gaudens' ist das Grabmal für Henry Adams' Frau, die freiwillig aus dem Leben geschieden war. Das „Adams Memorial“ auf dem Friedhof von Rock Creek ist einzigartig in seiner engen Beziehung zwischen Auftraggeber und Bildhauer. Adams überwachte den Fortgang der Arbeiten zwar nicht durchgängig, gab aber klare Anweisungen zur Bildgestaltung: orientalisch sollte es sein, da er sich zu den Grundhaltungen des Orients stark hingezogen fühlte; es sollte eine nicht präzise gestaltete Figur sein und eine Architektur, die „keine Botschaft verkündete und schon gar nicht an die Klassik erinnerte“. Das endgültige Denkmal war eine Figur mit Kapuze und geschlossenen Augen vor einem Block in Form einer griechischen Stele. Die Züge lassen nicht erkennen, ob ein Mann oder eine Frau dargestellt ist, und völlig leidenschaftslos ist der Ausdruck. So glaubte der Künstler das friedliche Hinnehmen des Todes am angemessensten darstellen zu können. Henry Adams schrieb 1896 in einem Brief: „Die ganze Bedeutung und das Gefühl der Figur liegt in ihrer Universalität und Anonymität. Mein eigener Titel für sie ist ‚Göttlicher Friede‘. La Farge würde sie ‚Kwannon‘ nennen. Petrarca würde sagen: ‚Siccome eterna vita é veder Dio‘, und ein wirklicher Künstler würde ihr überhaupt keinen Namen geben, mit dem die Öffentlichkeit ihrem Wesen Grenzen setzen könnte.“

Abb. 163 1892 erhielt Saint-Gaudens den Auftrag für ein Reiterstandbild von General William Tecumseh Sherman (eine schreitende Viktoria, die den General auf seinem Pferd führt). Während der Ausarbeitung der Pläne ging er nach Paris und richtete sich dort 1897 ein Atelier ein. Auf der Pariser Ausstellung von 1900 fand die Sherman-Gruppe große Bewunderung, und danach goß er sie 1903 in Bronze. Als sie schließlich in New York enthüllt wurde, machten sich Sympathisanten der Südstaaten darüber lustig, daß eine Frau vor dem General hergeht. Saint-Gaudens war besonders stolz auf die gelungene Gestaltung der Drapierung. In einem Brief von 1906 schrieb er: „Mir geht es bei der Skulptur um die genaue und sorgfältige Ausführung der Form, wie wir das etwa von den Gruppen im Sockel des Parthenon und aus den Zeichnungen von Holbein und Ingres kennen. Wenn wir ihrem Beispiel folgen, machen wir keinen Fehler.“

Daniel Chester French (1850–1931) war der letzte große amerikanische Bildhauer in der Tradition des 19. Jahrhunderts, wenngleich seine bedeutendsten Werke erst im 20. Jahrhundert entstanden sind. Er arbeitete 1870 im Atelier John Quincy Adams Wards, und 1871/72 studierte er bei William Rimmer Anatomie. 1875 reiste er nach Italien und war dort Gast von Thomas Ball. Frenchs Karriere ist geprägt von der Gestaltung öffentlicher Denkmäler in den Vereinigten Staaten nach dem Bürgerkrieg. In den siebziger und achtziger Jahren des 19. Jahrhunderts hatte sich ein neues Selbstvertrauen entwickelt, das sich in einer Flut von Aufträgen für Denkmäler manifestierte. Ein bedeutender Faktor dafür war die Entscheidung von 1864, das kurz zuvor geräumte Repräsentantenhaus zu einem amerikanischen Pantheon umzugestalten, in dem jeder Staat zwei Statuen aufstellen durfte. Hinzu kam ein wachsendes Nationalbewußtsein in den Vereinigten Staaten von Amerika. Das versetzte Bildhauer wie John Quincy Adams Ward in die Lage, „amerikanische" Themen zu fordern und damit alle imitative Abhängigkeit von klassischen Quellen abzulehnen. Die Denkmäler für die Opfer des Bürgerkriegs sowie für verdiente Persönlichkeiten des öffentlichen Lebens entstanden in einem Klima des allgemeinen Interesses an solchen Werken und hatten ihrerseits die richtige Botschaft zu übermitteln. Sie sollten erzieherisch auf die Öffentlichkeit wirken und nachfolgenden Generationen die nötigen Vorstellungen von Zivilisation und die Bedeutung der Werte bürgerlichen Lebens vermitteln.

„The Minute-Man" („Der Freiwillige aus dem Unabhängigkeitskrieg") (1871–1875) war Frenchs erster größerer Auftrag für die Stadt Concord in Massachusetts, die aus Anlaß der Hundertjahrfeier 1876 „der Freiwilligen aus dem Unabhängigkeitskrieg" gedenken wollte, „die zum Kampf um Concord angetreten waren". Das waren die Bauern aus der Gegend gewesen, die den Pflug gegen die Waffe eingetauscht hatten und in Emersons „Concord Hymn" unsterblich gemacht worden waren. Interessanterweise hatte die Statue eigentlich aus Zink sein sollen, und nur auf Wards Drängen ließ French sie in die edlere und dauerhaftere Bronze gießen. Sie war das ideale Material, um Lebenskraft auszudrücken, sowohl in der Form als auch bei der Modellierung der Oberfläche – und darin war French Meister. *Abb. 688*

Der Auftrag, Bildwerke für das soeben von Cass Gilbert erbaute Zollamt der Vereinigten Staaten zu schaffen, war vermutlich sein erstes großes öffentliches Unternehmen. Vier sitzende Figuren symbolisieren die Kontinente. Sie sind zwischen 290 und 304 cm hoch und entstanden unter Mitwirkung der Gebrüder Pinccirilli. Damit wiederholte sich auf amerikanischem Boden eine Praxis der amerikanischen Künstler, die in Italien arbeiteten. Sie profitierten nämlich von der hohen Handwerkskunst ihrer einheimischen Helfer; aber es wäre falsch, die Gebrüder Pinccirilli nur als Handwerker zu betrachten, denn sie waren selbst Künstler und hinterließen viele eigene Denkmäler. *Abb. 690, 692*

Frenchs „Kontinente" repräsentieren den Übergang von öffentlichen Bildwerken mit rein erzieherischer Funktion zu einer anspielungsreicheren Form des künstlerischen Ausdrucks, wobei die menschliche Figur für eine allegorische Aussage benutzt wird. Daher ist jede Figur von verschiedenen Symbolen begleitet, die bei French stärker aus persönlichen Gefühlen als aus literarischen Beispielen stammen. „Asien" sitzt reglos da mit einem Tiger zur Linken und drei Figuren, die die „Menschenmassen Indiens und die Hoffnungslosigkeit angesichts der Überbevölkerung" symbolisieren. „Afrika" schlummert, halb nackt und von einem Löwen und einer Sphinx flankiert, was das Geheimnisvolle und die noch ungezähmte Urkraft ausdrücken soll. „Europa" sitzt auf einem Thron, den linken Arm auf eine Weltkugel gestützt. Hinter ihr liest eine Figur, „Die Geschichte des Altertums", aus einer Schriftrolle und hält einen Totenschädel mit einem Lorbeerkranz empor; zu ihren Füßen liegen die Kronen ihrer toten Könige. Erwartungsgemäß ist die kraftvollste Figur „Amerika": zum Sprung bereit, sitzt sie da und neben ihr eine kniende Figur, die „Arbeit", das Rad des Fortschritts in der Hand. Ein Indianer blickt ihr über die Schulter und mildert so dieses Bild von industrieller Macht. Auf ihrem Schoß liegt ein Maiskolben, das amerikanische Sinnbild für Reichtum.

French zeigte ebenfalls großes Einfühlungsvermögen, wenn es um die Schaffung von „Ideal"-Figuren ging, ein Genre, das für Grabdenkmäler noch hoch in der Gunst des Publikums stand, z.B. „The Melvin Memorial" (1906–1908) zum Gedächtnis an drei im Bürgerkrieg gefallene Brüder (Asa, John und Samuel Melvin). Die aus dem unbehauenen Stein hervortretende überlebensgroße Figur, in eine US-Flagge gehüllt und einen Lorbeerzweig in der Hand haltend, war zum Teil die Neubearbeitung einer Idee, an der er sich mit geringerem Erfolg bei dem „Francis Parkman Memorial" (1897–1906) versucht hatte. Es schien, daß das Problem der erfolgreichen Gestaltung einer Figur aus dem unbehauenen Block und der gleichzeitigen Ausbalancierung von Bewegung und Ruhe eine Frage der Perspektive war. Die Figur durfte nicht zusammengedrückt wirken, und gleichzeitig sollten die Schatten um den Kopf so geführt werden, daß kein dunkles Loch entstand. Beim Melvin-Denkmal hatte der Künstler das Problem mit einer Fahne gelöst, die den leeren Raum füllte und gleichzeitig die Vertiefung andeutete. *Abb. 691*

French gestaltete auch eine der symbolträchtigsten und berühmtesten Gedenkstätten der USA, als er nämlich den Auftrag erhielt, die Statue für das „Lincoln Memorial" in Washington D.C. zu schaffen. French hatte eine Figur von gewaltigen Ausmaßen zu gestalten und entschied sich für die sitzende Figur, die es ihm ermöglichte, gleichzeitig die menschliche und mitfühlende Seite der Persönlichkeit des Staatsmannes zu betonen. Wieder machte French in genialer Weise von der US-Flagge als Statussymbol Gebrauch und fand damit die künstlerische Lösung des Problems, den Raum in Lincolns gigantischem Sitz zu füllen. Er porträtierte Lincoln in der Kleidung seiner Zeit und ließ die Hände des Präsidenten sprechen (die der Künstler nach seinen eigenen modellierte). Das Hauptproblem bei diesem Denkmal war die Beleuchtung. Am Tage reichte das Licht nicht aus, um den Gesichtsausdruck zu zeigen, da zu viel *Abb. 685*

Sonnenlicht frontal in das Gebäude einfällt. Bei der Enthüllung der Statue im Jahre 1922 nutzte French aber dann die Möglichkeit raffinierter Beleuchtungseffekte mit elektrischem Licht, so daß die Statue abends und nachts am wirkungsvollsten zur Geltung kommt.

DAS AMERIKANISCHE DENKMAL

Thomas Casey begann 1833 mit seinem Entwurf für das „Washington Monument". Es sollte ein Obelisk in einer Ruhmeshalle werden, mit einer von einer Skulptur in Gestalt einer Siegesgöttin und einem sechsspännigen Kampf- *Abb. 315* wagen bekrönten Kuppel. Das 1884 vollendete Denkmal, das nach einem Entwurf von Robert Mills ausgeführt wurde, ist weitaus schlichter. Man ließ die symbolkräftige Form des Obelisken ohne alle Verzierungen für sich allein sprechen, denn er besaß die Vertikalität und Vornehmheit einer Säule und hatte zugleich den Vorteil einer Struktur mit eigener Aussage. Diese nahezu abstrakte Kunstform war 1833 von Casey so nicht geplant worden, denn er folgte der Tradition, ein Denkmal figural auszustatten. Die Bezüge waren leicht erkennbar, wie z.B. in Charles Carey *Abb. 693* Rumseys „Buffalo Hunt Freeze" („Büffeljagd-Fries") (1916) an der Zufahrt zur Manhattan-Brücke in New York, dessen künstlerische Quellen in der ägyptischen Kunst hinter einem Thema verborgen sind, zu dem jeder Amerikaner leicht Zugang findet: dem Westen.

Gutzon Borglum (1867–1941) bemerkte 1914, daß man die meisten öffentlichen Denkmäler und Statuen in den Vereinigten Staaten eigentlich in die Luft sprengen sollte. Bedenkt man, wann er zu dieser Feststellung gelangte, so könnte man annehmen, daß Borglum ein radikaler Vertreter der Moderne sei; weit gefehlt! Das Denkmal, das „Den Kriegen Amerikas" gewidmet ist, bietet eine ziemlich banale Figurenkomposition, die ganz stark an die „Gold- *Abb. 167* sucher-Bildwelt" des Westens angelehnt ist. Absolut außergewöhnlich sind dagegen seine „Präsidentenporträts" im Felsen von Mount Rushmore in South Dakota. Der Einfall für dieses Projekt stammt aus dem Jahre 1924, als dieser Staat beschloß, ein ganz eigenes Denkmal zu haben, das ihm einen Platz auf der Karte der USA sichern würde. Das Monument sollte das Andenken an „den Beginn, die Erhaltung und das Wachstum der großen amerikanischen Republik" bewahren, und diese Vorstellungen sollten in den Porträts der vier Präsidenten zum Ausdruck kommen, die am stärksten zur Schaffung dieser Werte beigetragen hatten. In allererster Linie war das natürlich Washington, der Vater der Nation, dann Jefferson, der die Menschenrechte formuliert hatte (und 1803 South Dakota gekauft hatte, um den Mississippi unter die Kontrolle der USA zu bringen). Lincoln gehörte dazu als der Retter der Republik während des Bürgerkrieges. In seiner Amtsperiode wurde Alaska erworben. Unter Theodore Roosevelt schließlich war der ganze Westen zu den Vereinigten Staaten hinzugekommen. Er hatte außerdem den Panamakanal anlegen lassen und vor allem die großen Monopolisten in ihre Schranken gewiesen. Ursprünglich war vorgesehen, die Präsidenten als Ganzfiguren darzustellen, denn die riesigen Ausmaße und die Lage an einem Berghang waren ja geeignet, dem Denkmal ewigen Bestand zu sichern. Mount Rushmore bot den besten Stein. Dennoch bedingte eine Verwerfungslinie im Felsen die Umstellung der Porträts von Roosevelt und Lincoln.

Nach Borglum sollten „die Dimensionen eines Denkmals davon bestimmt werden, welche Bedeutung die Ereignisse, deren man damit gedenkt, für die Geschichte der Menschheit hatten". Es ist heute kaum vorstellbar, daß dieses Projekt ausschließlich mit privaten Mitteln in Angriff genommen wurde (wenn auch mit dem großen Geld der Eisenbahngesellschaften). Als die finanziellen Probleme dann allerdings akut wurden, ging es in die Hände des Staates über, und 1938 schließlich sicherte die Übernahme durch die Bundesregierung die Vollendung des Monuments in seiner heutigen Form. Fast 15 Jahre waren vergangen: Die USA hatten die guten Jahre der Coolidge-Zeit erlebt, 1927 wurde im Kongreß ein Gesetz zur Gründung einer Mount Rushmore National Memorial Commission verabschiedet, dann kam die Weltwirtschaftskrise von 1929 und schließlich das New Deal Franklin D. Roosevelts, das sicherstellte, daß das Monument zu einem erfolgreichen Abschluß kam. Die Ideale hatten sich nicht geändert, nur die Vereinigten Staaten konnten nach Roosevelts Eingreifen endlich wieder aufblicken.

163 AUGUSTUS SAINT-GAUDENS,
DENKMAL FÜR WILLIAM TECUMSEH SHERMAN
Bronze
1903
New York, Grand Army Plaza

164 HIRAM POWERS, DIE GRIECHISCHE SKLAVIN
Marmor
166,3 cm
1841
New Haven, Yale University Art Gallery

165 HIRAM POWERS, DIE VERSUCHUNG EVAS
Marmor
174,9 cm
1838
Washington, D.C., National Museum of Art, Smithsonian Institution

166 AUGUSTUS SAINT-GAUDENS,
DENKMAL FÜR ROBERT GOULD SHAW
1884–1896
Bronze
Boston, Beacon Hill

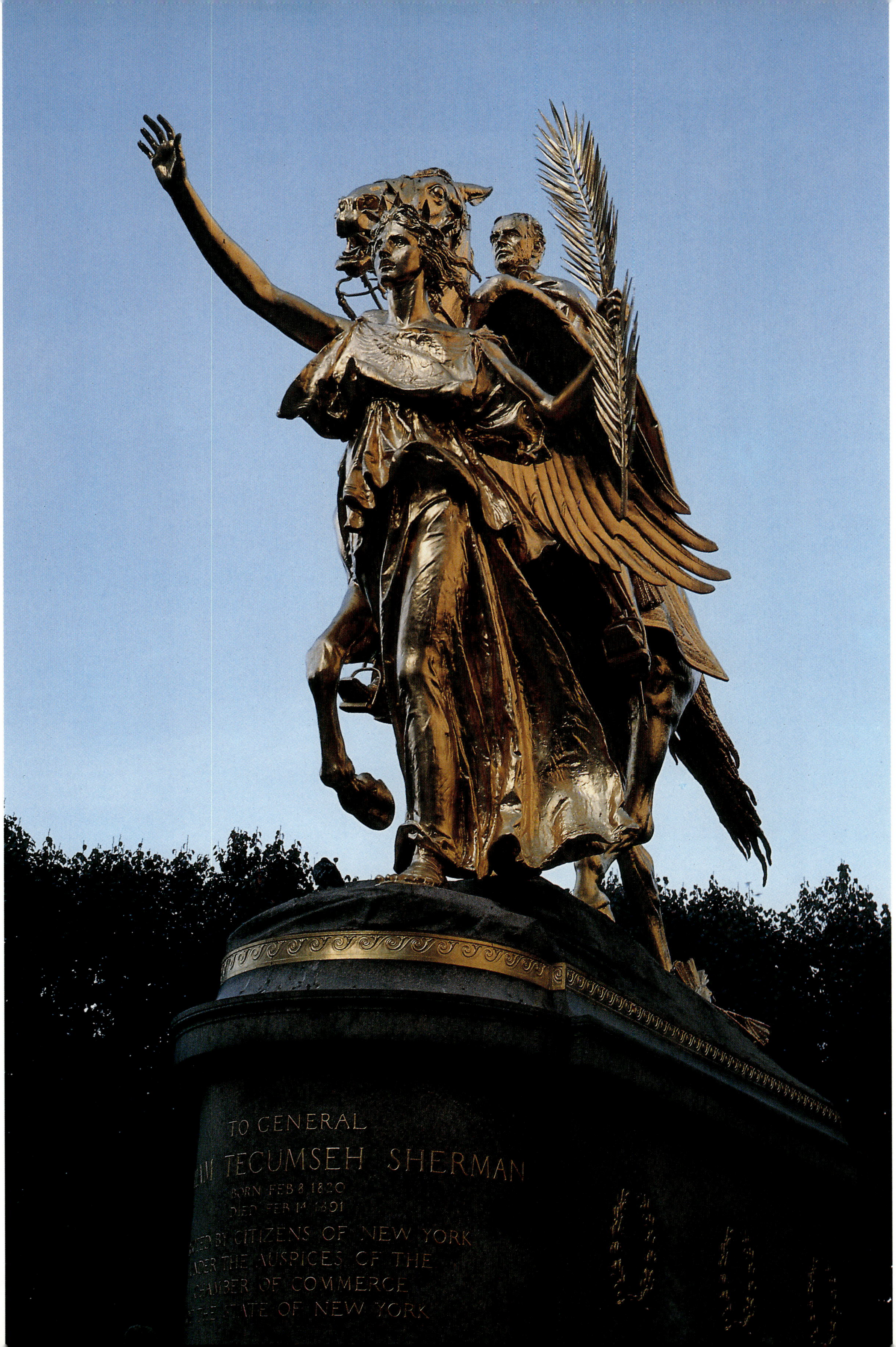
TO GENERAL
TECUMSEH SHERMAN
BORN FEB 8 1820
CITIZENS OF NEW YORK
THE AUSPICES OF THE
OF COMMERCE
STATE OF NEW YORK

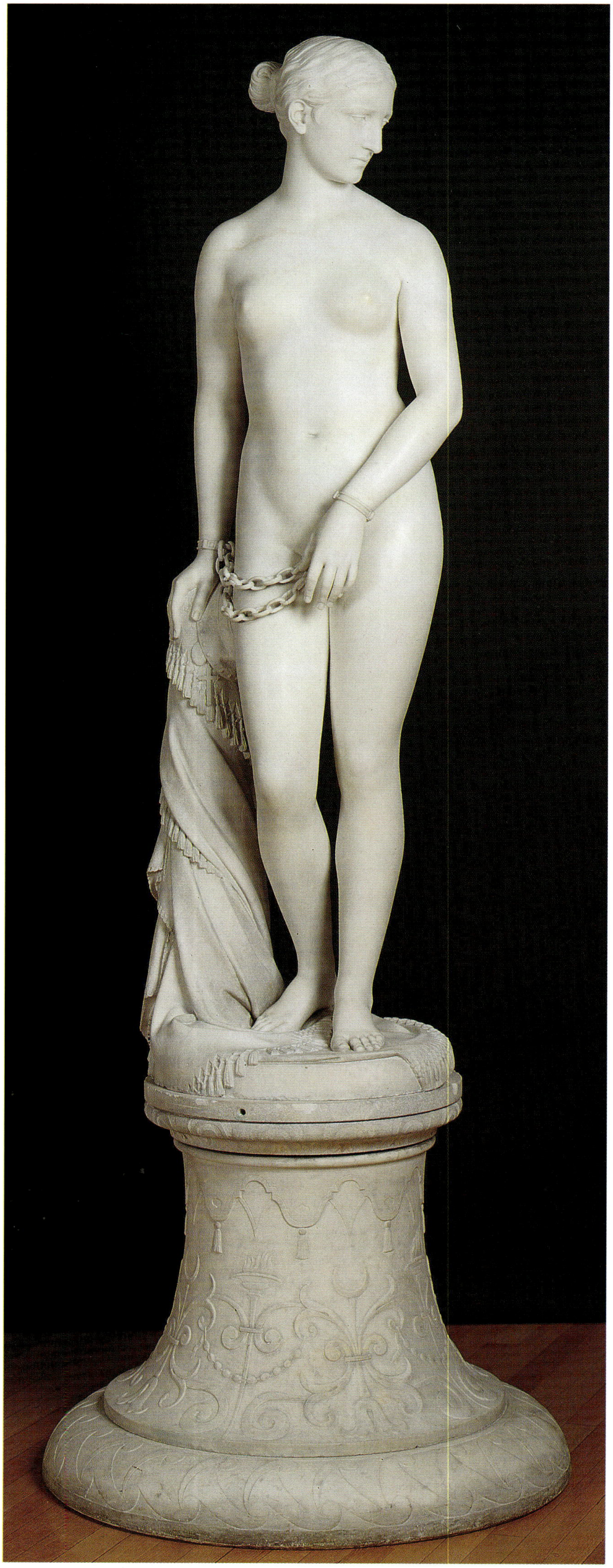

164

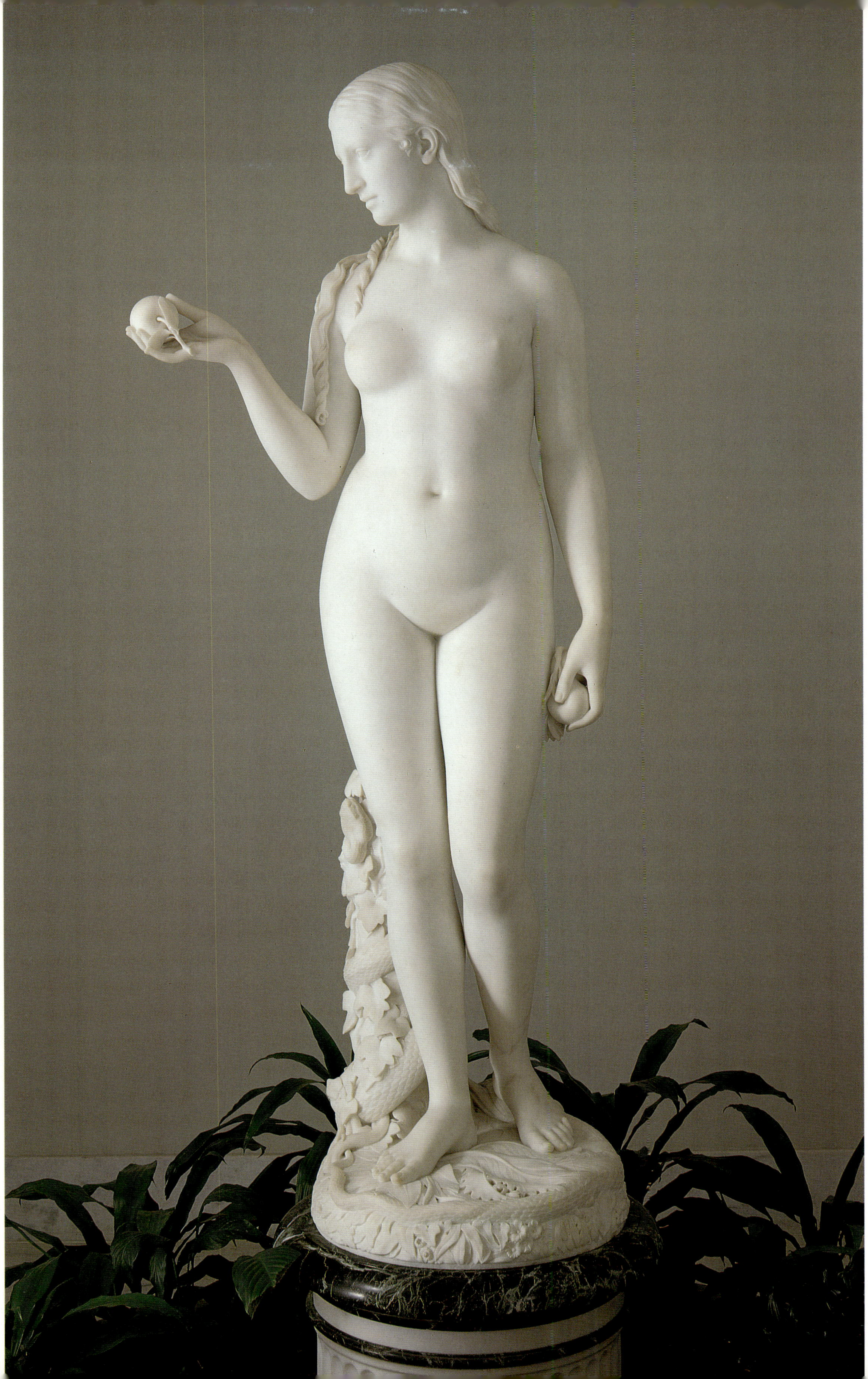

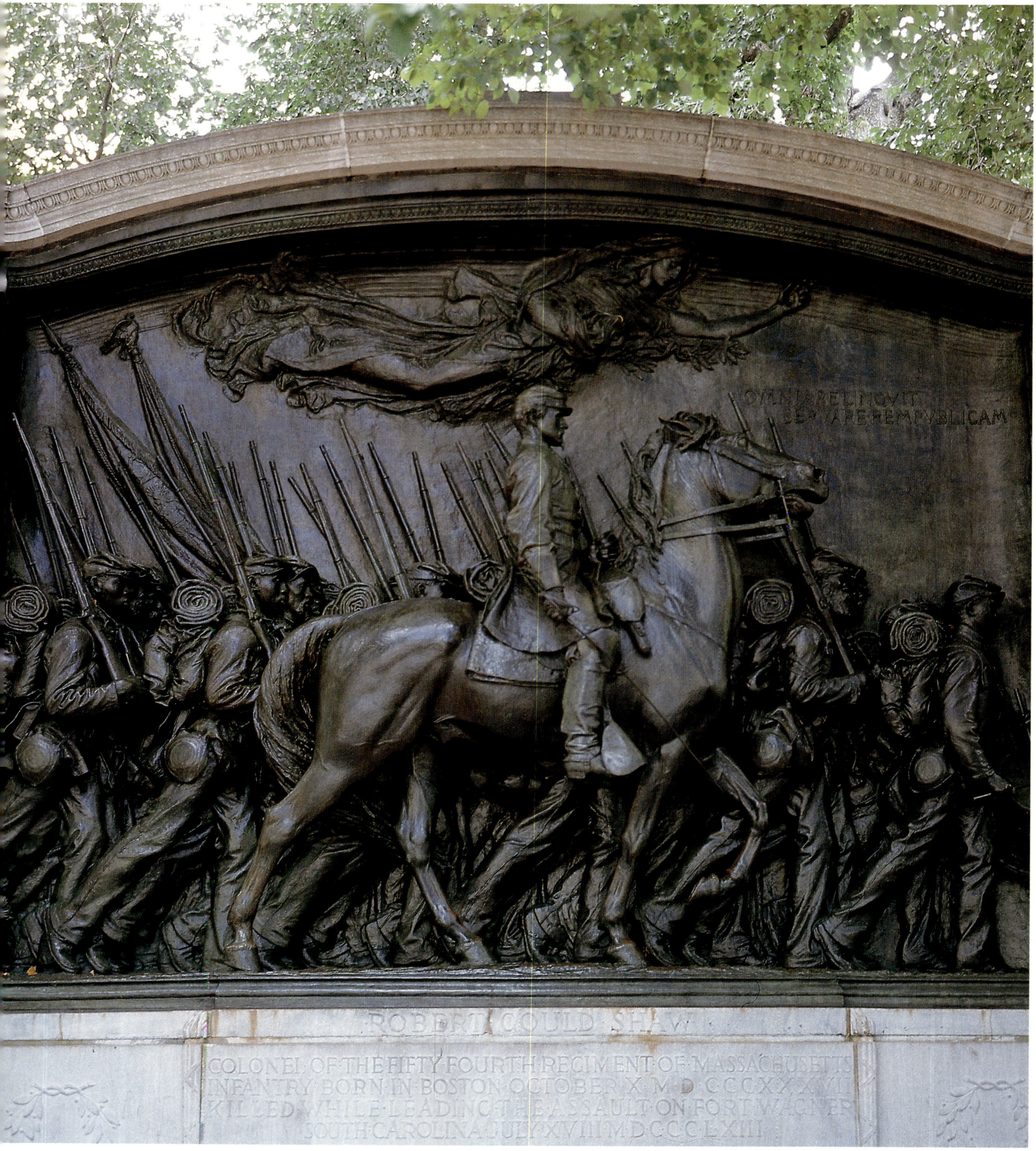
ROBERT·GOULD·SHAW
COLONEL·OF·THE·FIFTY·FOURTH·REGIMENT·OF·MASSACHUSETTS
INFANTRY·BORN·IN·BOSTON·OCTOBER·X·M·D·CCCXXXVII
KILLED·WHILE·LEADING·THE·ASSAULT·ON·FORT·WAGNER
SOUTH·CAROLINA·JULY·XVIII·M·DCCCLXIII

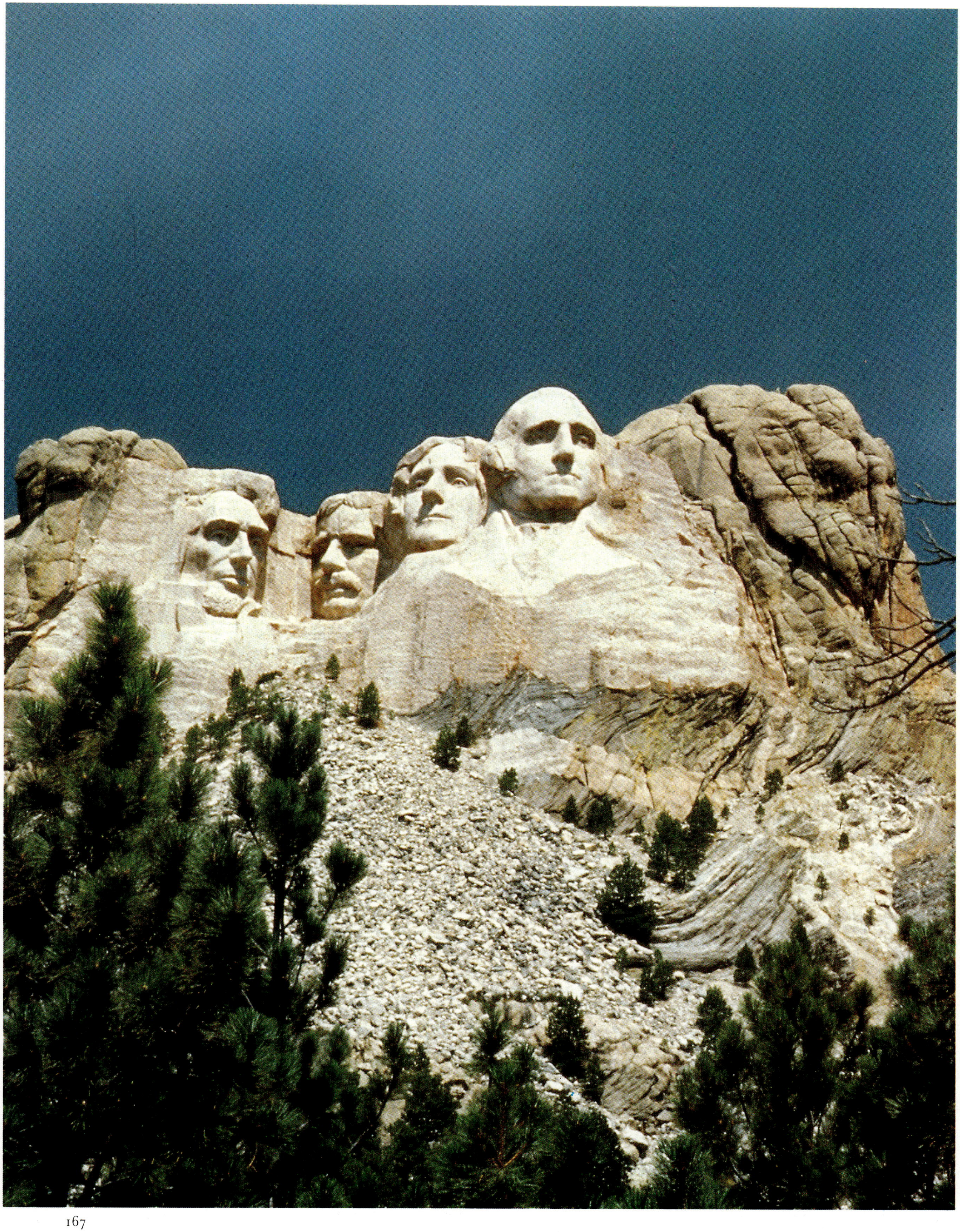

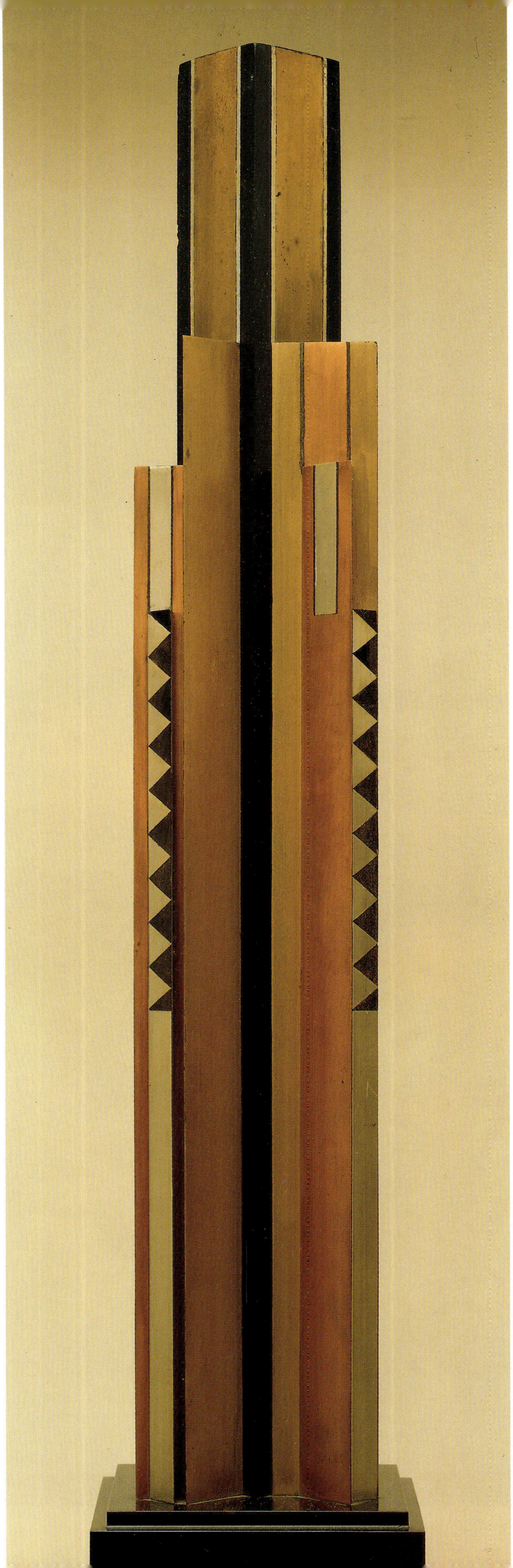

168

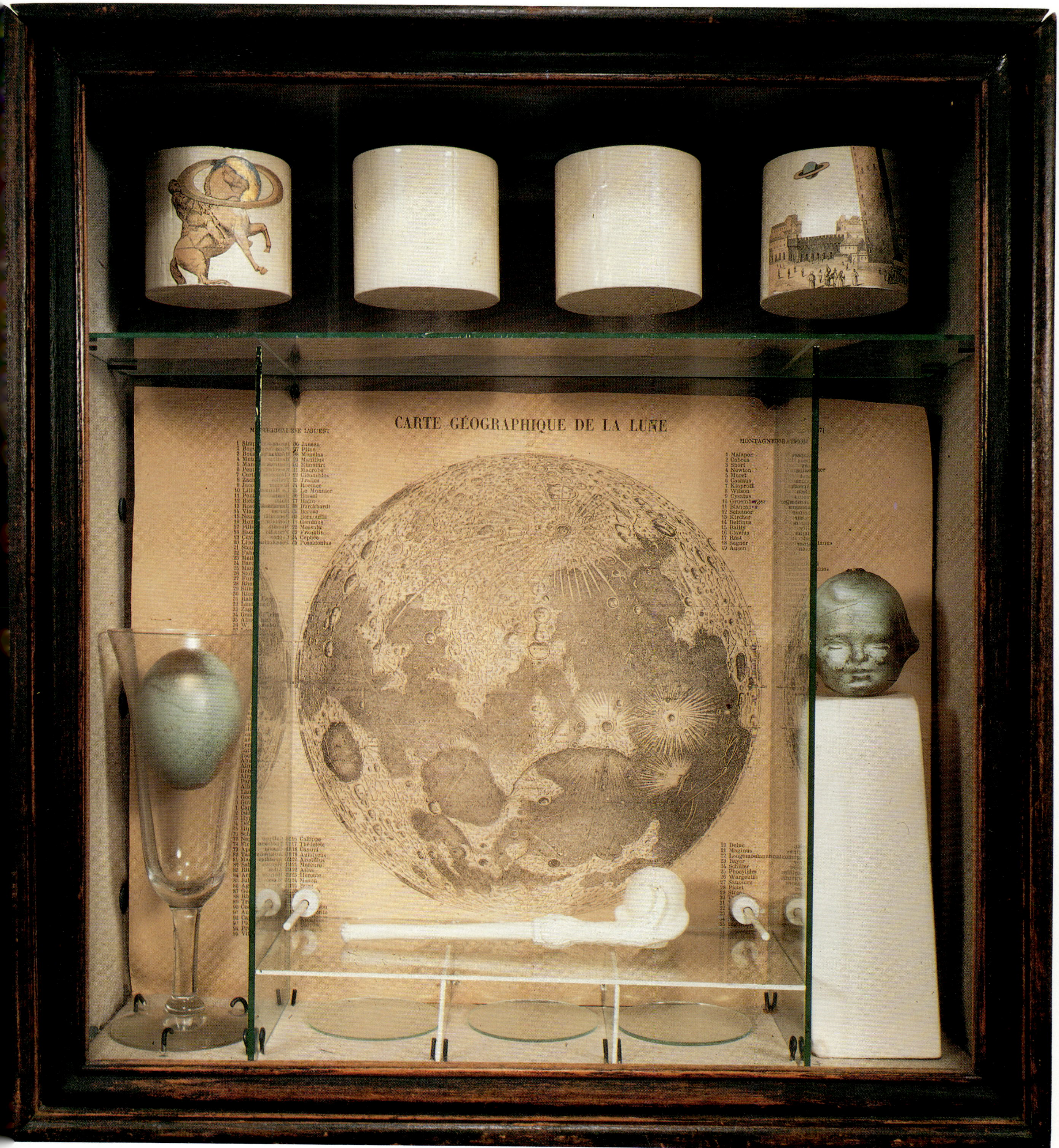
CARTE GÉOGRAPHIQUE DE LA LUNE

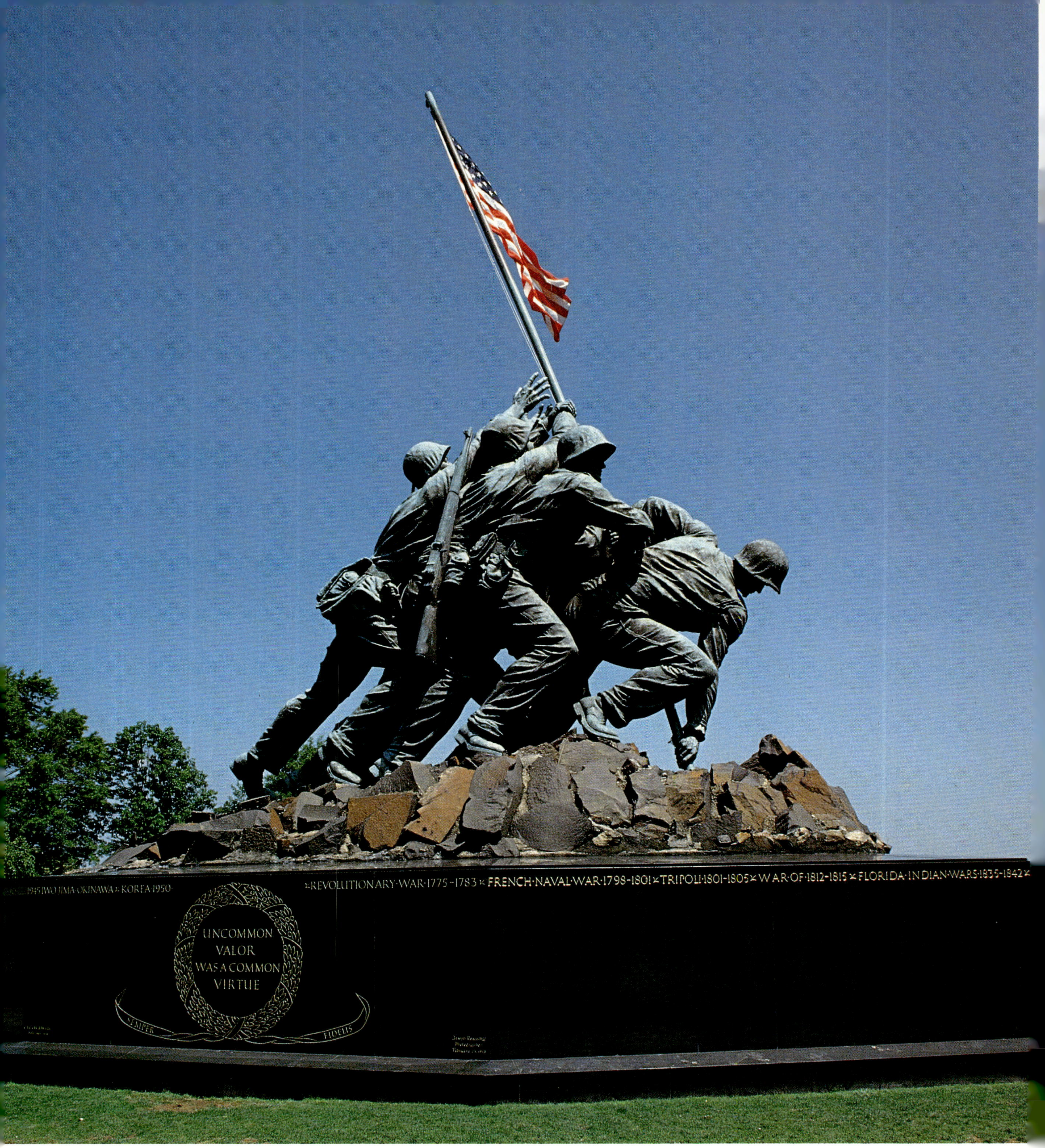
1945 IWO JIMA · OKINAWA · KOREA 1950
REVOLUTIONARY · WAR · 1775 – 1783 · FRENCH · NAVAL · WAR · 1798 – 1801 · TRIPOLI · 1801 – 1805 · WAR · OF · 1812 – 1815 · FLORIDA · INDIAN · WARS · 1835 – 1842
UNCOMMON VALOR WAS A COMMON VIRTUE
SEMPER FIDELIS

167 GUTZON BORGLUM, PRÄSIDENTENPORTRÄTS
1924–1938
South Dakota, Gipfel vom Mount Rushmore

168 JOHN STORRS, FORMEN IM RAUM
Aluminium, Kupfer und Holz, auf schwarzem Marmorsockel
72,4 cm
Um 1924
New York, The Whitney Museum of American Art (Schenkung von Charles Simon)

169 JOSEPH CORNELL, OHNE TITEL (SEIFENBLASENAPPARAT)
Montage aus verschiedenen Objekten
40 × 36,2 × 14,6 cm
1936
Hartford, Wadsworth Atheneum (Schenkung von Henry und Walter Keney)

170 EDWARD F. FIELD, DENKMAL FÜR DIE GEFALLENEN MARINESOLDATEN
1954
Friedhof von Arlington

DAS 20. JAHRHUNDERT

Sowohl in Europa als auch in Amerika konnte sich die Plastik nur sehr langsam und mit Schwierigkeiten als eine moderne Gattung durchsetzen. Künstler wie French hatten weiterhin Erfolg und erhielten bis weit in unser Jahrhundert hinein bedeutende Aufträge. Abgesehen von diesen im wesentlichen konservativen Bildhauern, war das, was man eine amerikanische Avantgarde nennen könnte, meist Privatangelegenheit und blieb zunächst auf einige Exzentriker in New York und Chicago beschränkt. Die amerikanischen Modernisten lebten fast alle in Europa und hatten kaum die Absicht, jemals wieder in ihr Land zurückzukehren. Kleine Galerien entstanden und waren eine Art Schaufenster für europäische Künstler. Aber sie handelten meist mit Gemälden (bzw. anderen Arbeiten auf Papier). Die Plastik erfordert dagegen als Genre ganz andere Bedingungen: Raum für die Herstellung der Werke und für ihre Ausstellung sowie die Deckung der damit verbundenen Kosten. Nicht zu unterschätzende finanzielle und materielle Probleme waren in hohem Maße für den Fortbestand des konservativen status quo verantwortlich. Noch 1893 beherrschten Weltausstellungen das Denken der Künstler, Kunsthändler und Auftraggeber. Von der Kolumbus-Weltausstellung 1893 in Chicago kam die Idee zur Gründung einer „National Sculpture Society" „zur Verbreitung von Kenntnissen über gute Bildhauerkunst; zur Förderung des Geschmacks und zur Unterstützung der Schaffung von Ideal-Skulpturen für Wohnräume und Museen". Diese Passage aus den Satzungen der National Sculpture Society zeigt, wie diese Kunstform, die bis dahin die Domäne einiger weniger gewesen war, jetzt versuchte, sich gleichmäßiger und demokratischer zu verbreiten, dabei jedoch sich selbst ein enges Korsett von Vorschriften verordnete, das Stagnation bedeuten mußte. Der Wunsch, „die amerikanische Öffentlichkeit zu erziehen", war nur eine Art Eingeständnis dafür, daß man eine Rechtfertigung suchte für das, was viele als eine nach eitlem Ruhm strebende, nutzlose Tätigkeit (und damit verbundene Geldausgabe) angesehen hatten.

Die Ausstellung unabhängiger Künstler 1913 in New York, bekannt geworden unter dem Namen „Armory Show", provozierte einen Skandal. Steine des Anstoßes für konservative Sensibilität waren Brâncuşi und Matisse, deren Deformationen als beleidigende und degenerierte Karikaturen angesehen wurden. Marcel Duchamps explosives kubistisches Werk „Akt, eine Treppe herabsteigend" hatte zwar eine große Wirkung, aber die volle Bedeutung seiner Aussage sollte doch nur auf den privaten Kreis um den Sammler Walter Arensberg in New York beschränkt bleiben. Der Dadaismus gelangte nie in die öffentliche internationale Sphäre. Duchamps „Die Braut, von ihren Junggesellen entblößt, sogar", auch „Das große Glas" genannt, wurde vom Publikum nicht angenommen; erst in den fünfziger Jahren wurde Duchamp wiederentdeckt. Selbst Werke des amerikanischen Künstlers Man Ray, der sich zum Credo des Dadaismus bekannte, können nicht für sich in Anspruch nehmen, eine große Wirkung auf die amerikanische Szene ausgeübt zu haben.

NEUE PERSPEKTIVEN IN DER PLASTIK

Georges Guy Barnard (1863 – 1938) hatte die Idee, durch den Verzicht auf Gehilfen eine direktere Methode zu finden (ein Beispiel dafür ist seine Marmorskulptur „Der Widerstreit der beiden Seelen des Menschen", 1902), doch seine Bildinhalte blieben davon noch unberührt. Nur durch ein radikales Umdenken bei den Materialien begannen Bildhauer wie Robert Laurent und William Zorach ihre Werke direkt aus dem Material herauszuarbeiten und damit ein Gefühl für dessen Eigenschaften zu entwickeln. So glaubten sie, daß das entstehende Bildwerk in gewisser Weise alle diese Probleme reflektieren würde. Unter diesem Aspekt muß man William Zorachs (1887 – 1966) „Kind mit Katze" (1926) sehen: diese kleine kompakte Marmorfigur macht es dem Betrachter nicht leicht, die Bildidee vom Block zu trennen. Der Bildgedanke selbst spricht von Ehrlichkeit und einer gewissen Naivität: das Kind und das „dumme Tier" werden als unschuldige, weniger künstliche und von der Gesellschaft verbildete Wesen dargestellt.

Abb. 676

Abb. 695

In diesem Zusammenhang gab es in den zwanziger Jahren eine Wiederbelebung der Tiersujets in der Kunst. Sie hatten jedoch nichts von dem Prärie- bzw. „Das-ist-Amerika"-Nationalismus eines Remingtonschen Büffels, der bis ins 20. Jahrhundert hinein gewaltigen Erfolg hatte. Die Tierplastik erhielt jetzt eine intimere Bedeutung. Ihre Werte drückten Gefühle aus, die nach Meinung der Künstler von der Industrienation, die die USA inzwischen geworden waren, lange unterdrückt wurden. Die Figur direkt aus dem Block herauszuarbeiten, bedeutete eine größere Nähe zum Material, zur Erde: so waren Tiere dem ursprünglichen Ich des Menschen näher, nicht vom Leben und Tempo der Großstadt verunstaltet. William Zorachs „Junger Pegasus" (1928) aus Nußbaumholz vermittelt solche Vorstellungen: das ruhende geflügelte Pferd, Symbol der Reinheit, ist in Unschuld und Jugend dargestellt und vermittelt

Abb. 697

dem Betrachter den Eindruck inneren Friedens. Die Sujets dieser „Animalier Art" waren leicht zugänglich, hatten in vielen Fällen aber auch symbolische Bedeutung.

John B. Flannagan (1895–1942) war einer der intellektuelleren Vertreter dieses Genres. Seine Bildsprache fasziniert durch ihre Verdichtung des Ausdrucks und eine gewisse Zartheit in der Oberflächenbehandlung. Man spürt, daß der Künstler bei der Schaffung seines Werkes kaum in das Material eingegriffen hat, um seine Bildidee zu verwirklichen. 1929 schrieb er an Carl Zigrosser: „Es ist mein Ziel, eine Skulptur zu schaffen, die so direkt und schnell eingeht wie eine Zeichnung, eine Skulptur von solcher Leichtigkeit, Offenheit und Einfachheit, daß man ihr die Arbeit des Bildhauers kaum anmerkt bzw. daß sie wirkt, als wäre sie schon immer so gewesen." Flannagan ließ sich bei der Wahl des Materials von seiner Bildidee leiten, da er den Stein am liebsten „ganz unberührt und natürlich" beließ. Im Laufe seiner Entwicklung kristallisierte sich bei Flannagan eine immer atavistischer werdende Beziehung zu seiner Kunst heraus, in die er auch Gedächtnisbilder einbezog und „ein tief-inneres pantheistisches Verlangen nach einer engen Bindung zu allem Lebenden". Flannagans Beziehung zum Material und zur Bildidee sollte noch eine starke Nachwirkung auf amerikanische Künstler in der zweiten Hälfte des 20. Jahrhunderts haben. *Abb. 694*

Gaston Lachaise (1882–1935) kam nach einer Ausbildung an der École des Beaux-Arts in Paris 1906 nach New York. Zunächst verbrachte er den größten Teil seiner Zeit als Assistent von Bildhauern, die Aufträge für Kriegsdenkmäler hatten. 1913 besaß er bereits ein eigenes Atelier. Trotzdem arbeitete er als Assistent bei Paul Manship, der für seine stromlinienförmigen Werke bekannt ist. Er half dem Meister bei Arbeiten, die für die Armory Show bestimmt waren. Trotz dieses zögerlichen Beginns büßte Lachaise seine Begeisterung für Amerika nie ein und äußerte sich 1928 enthusiastisch über die Möglichkeiten, die ihm dieses Land bot: „Amerikas Möglichkeiten sind es, die perfekte und dauerhafte Ausdrucksformen begründen, mit denen man die Welt beherrschen kann." Sein Meisterwerk „Stehende" (1912–1927) hatte eine lange Entstehungszeit, während der Lachaise seinen Ausdruck an der weiblichen Figur unter Einbeziehung indischer Elemente des Hinduismus vervollkommnete. Er erhielt die Vorstellung von der Frau als Göttin aufrecht und verfolgte Tendenzen zur Vereinfachung der Form bei gleichzeitiger Vertiefung der weiblichen Wesenszüge. Diese weiblichen Riesenfiguren aus polierter Bronze haben aufgeblähte Hüften und Brüste, straffe Haut, eine betont schmale Taille und stolzieren auf winzigen aristokratischen Füßchen einher. Diese aufgeblasenen Leiber haben eine geradezu furchteinflößende Kraft, die sie aus ihrer physischen Präsenz und ihrer feinen Politur vom Art-Déco-Stil herleiten, wo das Groteske und das Lautere nahe beieinander wohnen. Die „Schwebende" (1927) verbindet diese ungewöhnlichen Formen mit einer ungewöhnlichen Haltung, in unglaubwürdigem Gleichgewicht sitzend und scheinbar der Schwerkraft trotzend. Lachaise kommentierte seine Version des Wirkens innerhalb einer figürlichen Tradition so: „Man ist versucht, Formen zu wiederholen, die aus der Betrachtung großer Kunstwerke der Vergangenheit erwachsen, wie etwa die Venus von Milo. Das kann zu einer Unterdrückung kreativer Freiheit führen. Wir sind verpflichtet, eine neue Venus zu schaffen, die dennoch genügend Lebenskraft ausstrahlt. *Abb. 704* *Abb. 705*

Ein weiterer Emigrant, Elie Nadelman (1882–1946), traf 1914 bei Ausbruch des Ersten Weltkriegs in Amerika ein. Ihm ging der Ruf voraus, ein bedeutender Bildhauer zu sein. In Warschau geboren und erzogen, dann in München weiter ausgebildet, ließ er sich wie die meisten osteuropäischen Künstler schließlich 1903 in Paris nieder. Seine Arbeiten verrieten schon sehr bald, wie stark er sich mit den künstlerischen Anliegen seiner Zeit auseinandersetzte, und er schuf äußerst vereinfachte Köpfe, die an die archaische Kykladenkunst erinnerten. Als er in die Vereinigten Staaten ging, wurden seine Arbeiten in der Auseinandersetzung mit dem Neoklassizismus zunehmend manieriert. Die Sujets entstammten den Kreisen der vornehmen Gesellschaft. Seine „Frau am Klavier" (1917) in bemaltem Holz ist ein geistreiches Beispiel des Genres, in dem Karikatur und reizvolle, spielzeugartige Gestaltung miteinander vermischt sind. Ziemlich ungerecht urteilte Lachaise über dieses Werk, es sei „wie eine Porzellanfigur ... ohne Festigkeit und rein dekorativ". *Abb. 703* *Abb. 702*

John Storrs (1885–1956) war der Sohn eines Architekten und Maklers. Er genoß eine gediegene Ausbildung in den USA und in Europa. Bei Ausbruch des Ersten Weltkriegs heiratete er eine Französin, Marguerite de Ville-Chabrol von Orléans, und verbrachte sein Leben zwischen New York und dem Schloß seiner Frau in Frankreich. Storrs war ein Spätentwickler, aber seine günstigen materiellen Verhältnisse gestatteten es ihm, mit der Entwicklung in der Kunstwelt Schritt zu halten. Seine frühe Plastik ist ziemlich eklektisch und reflektiert zeitgenössische europäische Modeströmungen: von archaisch-griechischen Reliefs und ihren zeitgenössischen Ausdrucksformen im Werk Bourdelles wie dem „Geflügelten Pferd" (1919) bis hin zur Ästhetik des Kubismus und der Mechanik wie in seiner Figur „Der Abt" („Sitzender Gendarm") (1920). Storrs experimentierte seit früher Jugend mit der Abstraktion und begeisterte sich für die Ideen und Formensprache des englischen Vortizismus. Er erforschte die Möglichkeiten der Steinbearbeitung, aber eigentlich waren es der Gebrauch und neue Kombinationen von Materialien, die ihn wirklich faszinierten: Aluminium, Messing, Kupfer und Stahl. Unter dem Eindruck von Joseph Stellas abstrakten Großstadtbildern begannen ihn die Möglichkeiten architektonischer Formen in der Plastik zu interessieren, um damit das zu schaffen, was Stella „einen Ausdruck des Heute" nannte. Storrs wollte „nur Formen und Formkombina- *Abb. 701* *Abb. 698* tionen mit modernen Materialien" hervorbringen. Der amerikanische Wolkenkratzer war natürlich das architektonische Modell für Modernität, und Storrs „Form im Raum" kombiniert die Vorstellung von „Turm" und „Säule" in äußerst abstrakten Formen, die sowohl Architektur als auch Plastik suggerieren. Anders als manche seiner europäischen avantgardistischen Zeitgenossen hatte Storrs das Glück, ein erfolgreicher Künstler zu sein und sich zahlreiche große Aufträge sichern zu können. Seine fast 10 Meter hohe „Ceres" aus Aluminium (1931) fand ihren Platz oben auf dem Gebäude des Board of Trade in Chicago. Ihre schmalen vertikalen Linien sind ein bewußtes Echo auf die Vertikalität des Bauwerks und seine kannelierten Pilaster. Storrs „Ceres" wird als „der Inbegriff der Art-Déco-Göttin" beschrieben.

Abb. 699, 168

Abb. 700

Die amerikanische Plastik zwischen den beiden Weltkriegen bildete keine ausgesprochenen Schulen aus. Einzelne Künstler entwickelten ihre eigene Sprache und reagierten damit mehr oder weniger auf ihre europäischen Vorbilder. Die Auftraggeber für große Denkmäler brachten keine neuen Ideen ein, sondern verharrten in der Tradition des 19. Jahrhunderts. Eine Künstlerin wie Malvina Hoffman (1887–1966) konnte ohne weiteres an die Stelle einer Harriet Hosmer treten. Ihre Aufträge sahen zwar etwas anders aus, aber ihre Karriere verlief ganz ähnlich. Auch sie konnte als erfolgreiche Bildhauerin in einer gesicherten akademischen Tradition arbeiten. 1924 schuf sie zwei monumentale Apollo-Figuren für Bush House, das BBC-Hauptgebäude in London, die der „Freundschaft unter den englisch-sprechenden Völkern" gewidmet sind.

Abb. 696

Ihr anspruchvollster Auftrag kam 1929, als das Chicago Field Museum of Natural History 100 lebensgroße, die Menschenrassen darstellende Gipsstatuen (mit Glasaugen und echtem Haar) für seine ständige Ausstellung zum Zwecke vergleichender Studien haben wollte. Dieser Auftrag führte die Künstlerin in den folgenden Jahren rund um den Erdball; sie studierte und modellierte die verschiedenen Menschen in ihrer natürlichen Umgebung: So ist „Der Schwarzfußindianer" in charakteristischer Pose gezeigt – seine Gestik bringt zum Ausdruck: „Ich habe meinen Feind gesehen und umgebracht!" Diese „Hall of Man" wurde als Reaktion auf die üblichen Ausstellungen von Eingeborenenkunst in ethnographischen Museen konzipiert und gestaltet. Das Museum wollte „die Menschenrassen lebensnah dargestellt und wirkliche Figuren und Köpfe" haben, „die jedermann erkennen und als authentisch ansehen konnte, ohne daß sie abstoßend wirkten". Damit wollte das Museum für die Nachwelt bewahren, wie die wichtigsten Rassen aussahen, denn nach Voraussagen würden manche bald aussterben.

DIE AVANTGARDE

Alexander Calder (1898–1976) kam aus einer amerikanischen Bildhauerfamilie mit einer langen Tradition. Sowohl sein Vater als auch sein Großvater hatten als Künstler einen guten Ruf. Er selbst genoß zunächst eine Ausbildung als Ingenieur, bevor er sich bei der Arts Students League einschrieb (1923–1926). 1926 ging er nach Paris, wo er Klassen an der Académie de la Grande Chaumière belegte. Dort begann er mit seinen Drahtskulpturen. Aber er behandelte sie mehr als Karikaturen denn als ernsthafte Werke. Sein wenig schmeichelhaftes Porträt von „Josephine Baker" (1927–1929) ist bezeichnend für dieses Genre. Es ist zugleich Zeugnis für alle peinlichen Rassenvorurteile seiner Zeit. Die schwarze Sängerin und Tänzerin sorgte im Paris der zwanziger Jahre für Aufsehen, denn sie spielte mit den Erwartungen ungezügelter sexueller Energie und Lebensfreude ihrer Zuschauer, wie man sie mit dem schwarzen Jazz assoziierte.

Abb. 706

1930/31 schloß sich Calder der Gruppe Abstraction-Création an. Besonders beeindruckt hatten ihn die Arbeiten von Mondrian. Aber bereits damals verspürte er den Drang, seine Rechtecke „schwingen zu lassen". Nach Calder war „das System des Universums" der seiner Arbeit „zugrunde liegende Sinn für Form". So verdient sein Werk „Ein Universum" (1934) unsere Aufmerksamkeit als Form bzw. Design wie auch als dreidimensionales Objekt. „Konstellation" (1943) ist ein gutes Beispiel dafür, wie er Draht in Verbindung mit festen Körpern zu künstlerischen Aussagen über Schwerelosigkeit nutzte. Als er begann, diese Gebilde aufzuhängen, taufte sie Duchamp „Mobile". Diese „Mobiles" geraten bei der leisesten Luftbewegung in Schwingung und faszinieren durch die Hängung ihrer kleinen Elemente, so daß ein Eindruck von Lebendigkeit entsteht, welche die Bewegung den Formen verleiht. Calder experimentierte weiter mit Schwere und Leichtigkeit, als er in den sechziger Jahren sein „Stabile" entwarf. Diese großen, flachen Formen aus geschnittenem und bemaltem Stahl stehen auf dem Boden. So ergreifen sie Besitz von ihrem Untergrund und benötigen keinen Sockel. Sie sind monumental in ihren Abmessungen, und wie sein „Flamingo" auf der Federal Center Plaza in Chicago (1974) wirken sie am besten auf großen freien Flächen, umgeben von Betonbauten, wie sie nach den fünfziger Jahren entstanden, und beleben dann die Eintönigkeit mit amüsanten Gestalten von gewaltigen Ausmaßen und in frechen Farben, um die Klarheit der Formen zur Geltung zu bringen: Hellrot, Gelb oder, wie hier, Shocking Pink.

Abb. 708

Abb. 707

Abb. 179

Joseph Cornell (1902–1972) begann seine künstlerische Aktivität, als ihn Max Ernsts „La Femme 100 têtes" (1929) tief ergriffen hatte und einfach nicht mehr losließ. Er erhielt keine besondere künstlerische Ausbildung, aber Collagen und Montagen schienen seinen Neigungen direkt entgegenzukommen. Nachdem er 1931 Julien Lévy in dessen New Yorker Galerie begegnet war, begann er sich aktiv für die Surrealisten zu interessieren. Eine seiner Collagen wurde 1936 in die Ausstellung „Fantastic Art, Dada, Surrealism" des Museum of Modern Art in New York aufgenommen. Er selbst wollte den Surrealisten nicht zugerechnet werden und protestierte in einem Schreiben an den Organisator der Ausstellung, Alfred Barr, daß er zwar den Surrealismus sehr schätze, doch selbst offiziell kein Surrealist sei. Allerdings verwies er auf Marcel Duchamps Vorbildwirkung. In der Tat wären Cornells Schachteln kaum zu begreifen ohne Duchamps *objet trouvé* bzw. das surrealistische Objekt. Doch muß man ihm innerhalb dieser Kunstform eine ganz eigene, originelle Ikonographie zugestehen.

1943 überreichte Duchamp Cornell ein „Readymade": einen Leimkarton mit der Aufschrift „gimme strength" („gib mir Kraft"). Dies läßt eine gewisse Verpflichtung gegenüber der surrealistischen Faszination für die klassifizierende Anordnung kleiner Objekte erkennen – sei es nun die Sortierwut des Wahnsinnigen oder die mit peinlicher Akribie geordneten Waren in einem bürgerlichen Laden: die zahlreichen Versionen seiner „Apotheke" bezeugen Faszination für solche sorgfältig geordneten Kleinigkeiten. Cornells Welt schöpft aus unversiegbaren Quellen: der Massenproduktion von Gütern des 20. Jahrhunderts und eilig abgepackten Kulturerzeugnissen. So werden wir in eine Zeit zurückgeführt, für die wir unsere Kindheitserinnerungen wachrufen müssen, um die Quellen für seine Schachteln, wie z.B. „Ohne Titel (Seifenblasenapparat)" von 1936, zu erkennen. Hier wird eine Weltsicht aus der *Abb. 169* Perspektive des Kindes vorgeführt, das allein in seiner Phantasie aus ganz unterschiedlichen Dingen – Steinen, bunten Stoffresten, Landkarten o.ä. – eine Vorstellung von der Welt entwickeln kann, die verborgene Schätze verspricht. Cornell beschrieb solche Arbeiten als „das Herz eines Labyrinths".

1925 begann er sich intensiv mit „Christian Science" zu befassen und las die Schriften von Mary Baker Eddy mit großem Interesse, in denen Spontaneität und Natürlichkeit bei der Wahrnehmung und Inspiration betont werden. Er blieb stets in engem Kontakt mit der modernen Kunstszene in New York und zog das Interesse von Kritikern wie Susan Sontag und Künstlern wie Robert Indiana, James Rosenquist und Andy Warhol auf sich.

DIE AMERIKANISCHE PLASTIK

Der amerikanische Kritiker Clement Greenberg behauptete, daß von der Nachkriegsgeneration David Smith (1906–1965) der einzige gewesen sei, der auf eine wirklich eigene und originäre Bildwelt Anspruch erheben könne, der nicht in sklavische Nachahmung europäischer Bildhauer verfallen sei, obwohl auch daran beteiligt, „die Kunst der ätherischen Zeichnung in Metall" und den Schweißbrenner in die Vereinigten Staaten zu bringen. Smith wurde in der Arts Students League bei Richard Lahey und dem abstrakten Maler Jan Matulka ausgebildet. Er erinnert sich an den ungeheueren Eindruck, den Persönlichkeiten wie John Graham auf ihn ausübten, die ihre Version zeitgenössischen europäischen Denkens auf die Vereinigten Staaten übertrugen, aber auch an Picassos Eisenkonstruktionen in den „Cahiers d'Art" aus den dreißiger Jahren und an die Abbildungen von Werken der russischen Konstruktivisten in deutschen Zeitschriften. In seinen frühen Arbeiten experimentiert er mit surrealistischen Bildauffassungen. „Das *Abb. 709* Haus des Schweißers" (1945) verbindet in einer bühnenartigen Szene abstrakte, gegenständliche und Phantasie-Formen zu einem rätselhaften Gebilde, das eine Fülle von Assoziationen weckt.

Für Smith war es Julio González, der die Möglichkeiten aufzeigte, Bildhauerei auf neue Art zu betreiben. 1956 pries er ihn in einem Artikel als den „ersten Meister des Schweißbrenners". „Ich schätze Eisen und Stahl sehr. Wie sie mit sparsamen Mitteln Form zu geben vermögen, das kann kein anderes Material. Das Metall selbst hat kunsthistorisch noch keine lange Geschichte." „Australien" (1951) ist eine Studie zu einem Raum, der von dünnen Stahl- *Abb. 710* linien gebildet wird, die ein – wenn auch nur metaphorisch zu verstehendes – Bild umreißen. Wenngleich Smith stets größeres Interesse dafür zeigte, seine Gefühle und den Umgang mit Materialien öffentlich zum Ausdruck zu bringen, haben seine Bildwerke deutlich auch eine andere Seite: wir erkennen in ihnen die Herzenswärme und das eigenwillige Temperament des Künstlers. Er war von einer Bildwelt fasziniert, die der Industriegesellschaft entstammte. „Totem-Tank I" (1952) beschwört die klaren, starken Formen dieser Welt ohne jede Vorliebe für rationale *Abb. 711* Mechanisierung; vielmehr sind sie lebende Organismen aus Metall. „Voltri VII" arbeitet mit der Bildsprache von *Abb. 712* Eisenbahnzügen und nimmt ihren industriellen Charakter etwas zurück. In die gradlinigen und kreisrunden Formen dringen Eisenstücke ein wie Unkraut in einen Bauernhof. Sie verleihen dem Stück dadurch eine seltsame Lebendigkeit, die selbst die tristen Räume einer Kunstgalerie zum Leben erweckt. Abgesehen von Eisen, interessierten ihn auch die neueren Legierungen, und er war sich natürlich der Möglichkeiten bewußt, die rostfreier Stahl als Mate-

Abb. 174 rial bot. „Cubi XXVII" (1965) trotzt der Starrheit gestapelter geometrischer Körper und konfrontiert uns mit bizarren Formen und Größen, die sich auf wundersame Weise doch zu einer Art Rahmen schließen. Im Freien aufgestellt, integrieren sie sich in die Landschaft und rahmen sie gleichsam ein. Smith selbst freute sich über die Wirkung, die von seinen polierten Stahloberflächen ausging. Sie ermöglichten – ohne zu spiegeln – Reflexionen der farbigen Außenwelt, des blauen Himmels oder auch der goldenen Nachmittagssonne. Smiths Werk war „visionär", nicht abstrakt: „Wenn ich arbeite, hat der Gedankenstrom keine Worte. Alles liegt im Visuellen, die Sprache ist Bild."

DER NEUE EXPRESSIONISMUS

Barnett Newman (1905–1970) teilte mit anderen führenden Kritikern seiner Zeit die Auffassung, daß nun die großen europäischen Traditionen auf Amerika übergegangen waren. Doch das war kein formales Erbe; die Zeiten, als man sich mit dem Phänomen Schönheit befaßt hatte, waren endgültig vorbei. Was jetzt gebraucht wurde, war *Abb. 175* eine Kunst, die „dem Menschen sein natürliches Verlangen nach höheren Dingen bestätigte". Der „Zerbrochene Obelisk" (1963–1967), der im Hof vor der von Mark Rothko errichteten Kapelle in Houston steht, ist ein Denkmal, das jeden Bezug auf Monumentales verbietet. Er ist eine Form, die versucht, sich von Erinnerung, Assoziation und Nostalgie zu befreien. Seine Bildidee will „Offenbarung" sein, die allen verständlich ist, weil sie auf dem Glauben an die Kraft des Symbols beruht, Ideen auszudrücken.

Isamo Noguchi (1904 geboren) äußerte zum Teil ähnliche Gedanken, obwohl er mit anderen Materialien und Vorstellungen arbeitete. Wo Smith eine eigenartige Stahlvegetation auf den Plan rief und Newman eine Suche nach dem Absoluten auslöste, folgte Noguchi östlichen Philosophien über Sein und Zeit. Sein „Heldendenkmal" (1943) ist eine zerbrechliche Montage aus Holz, Papier, Schnüren und Knochen. Die Knochen sind wie durch eigens für diesen Zweck herausgeschnittene Löcher im Holz getrieben und an Schnüren aufgehängt wie Zeit und Erinnerung. Noguchi partizipierte an den Choreographien Martha Grahams und schuf höchst aussagekräftige und zugleich einfache Bühnenbilder. Dadurch gelang es ihm, seine Kunst über Galerieräume hinauszutragen, die Grenzen des Objekts in den Raum zu verlagern und so den Einfluß von Zeit und Bewegung auf seine Arbeit zu erleben. Seine Anlagen wie der „Senkgarten" (1961–1964) auf der Chase Manhattan Bank Plaza spiegeln sein Interesse an japanischer Landschaftsgestaltung wider, durch das es gelingt, eine begrenzte, vorgegebene Fläche zu maximieren. Hier wird in den sanften Krümmungen der Komposition Wasser in Form gebracht.

Louise Nevelson (1900–1988) schuf ihre eher ruhig wirkenden Reliefs aus montierten Abfällen, die ursprünglich zerbrochene Möbel waren. Die einzelnen Komponenten werden dann einheitlich mit einem einfarbigen matten Anstrich überzogen. Die Farben sind: Weiß, Schwarz oder Gold. Die Wirkung, die von diesen Stücken ausgeht, entwickelt sich in Stufen. Zunächst ist man von der Eintönigkeit beeindruckt. Dann tauchen langsam die Komponenten, die Überreste von Möbeln, auf, bleiben jedoch in einen geradlinigen Rahmen eingebunden, der dieser Montage
Abb. 172 eine Art zweite – oder auch erste Ordnung – verleiht. Schließlich versuchen die Titel „Himmelskathedrale" (1958)
Abb. 714 und „Morgendämmerung" (1962) mit den wieder zusammengesetzten Sesseln und Küchentischen eine Art kosmischer Landschaft zu erzeugen.

DAS ERBE DUCHAMPS

Die Wiederentdeckung Marcel Duchamps und anderer Künstler seiner Generation Ende der fünfziger Jahre ist zum Teil darauf zurückzuführen, daß Greenbergs enge Sicht von Kunst und deren formalem Fortschritt in eine Sackgasse geführt hatte. In der Malerei hatte Jackson Pollock die Vorstellung von der Selbstäußerung erschöpfend strapaziert, und in der Plastik hatte David Smith ein bis dahin unbeachtet gebliebenes Material zu hohen künstlerischen Ehren gebracht. Die Verachtung, die der frühe Duchamp für den sich selbst physisch in seine Arbeit einbringenden Künstler hatte, sein berühmtes Wort aus den zwanziger Jahren, daß man „die Malerei aufgeben" müsse, und seine hohe Wertschätzung für das industriell gefertigte Objekt – das Readymade – schienen der einzig gangbare Ausweg zu werden. Dabei darf man nicht vergessen, daß Duchamp seine (im traditionellen Sinne) inaktive Rolle als Künstler weiter behauptete: Eine Rolle, die nicht zu fassen war.

Robert Rauschenberg (1925 geboren) kam zur Kunst, nachdem er 1942 im Marinelazarett tätig war, wo er die „unmerkliche Grenze zwischen Zurechnungsfähigkeit und Unzurechnungsfähigkeit" kennenlernte. Diese Erfahrung trug nicht gerade dazu bei, daß er eine Vorstellung von ästhetischer Reinheit entwickelte. Nach einem kurzen Aufenthalt in Paris im Jahre 1948, wo er seine zukünftige Frau Susan Weil kennenlernte, folgte er ihr in die bekannteste avantgardistische Kunstschule, die es damals gab. Er verbrachte nur ein Jahr am Black Mountain College in North Carolina, das durch seine Lehrer Joseph Albers, John Cage und Merce Cunningham berühmt geworden war. Mit dem Puristen Albers kam er nie gut aus, aber sein Zusammentreffen mit Cage und Cunningham war entscheidend für seine Laufbahn. Es prägte seine Haltung als Künstler und als Mensch.

Sein 1955 entstandenes Werk „Bed" war eine Sensation. Dieses „Combine Painting" ist am besten als Objekt zu bezeichnen, weniger als Gemälde. Rauschenberg hatte seinen eigenen Quilt, sein Bettlaken und sein Kopfkissen auf einem Gestell befestigt. Dann malte er auf diesem sehr ungewöhnlichen Grund – großzügig und gekonnt. Das Kissen ist eingedrückt, und die Laken sind zurückgeschlagen, so als wäre soeben jemand aufgestanden und weggegangen. Der Kritiker Leo Steinberg bemerkte damals, daß das Unbehagen, das von diesem Bett ausgeht, weil es wie ein Gemälde aussieht, bzw. von dem Gemälde, weil es wie ein Bett aussieht, darauf zurückzuführen ist, daß wir gewöhnt sind, Malen mit Beklecksen und demnach mit Beschmutzen zu assoziieren. Andere Werke, wie z. B. die „Haremsdame" (1955), lösten weniger Schockwirkungen aus, obgleich ihre Metaphorik weitaus deutlicher und brutaler Sado-Erotik suggeriert: ein Kopfkissen wird von einer vertikalen phallischen Montage zerdrückt, und obenauf sitzt ein ausgestopfter Hahn. *Abb. 130*

Die Einbeziehung ausgestopfter Tiere verleiht Rauschenbergs Montagen ihre Brisanz. Wieder kombinierte er Malerei mit Objekten aus dem Alltagsleben. Seine Montagen wurden immer anspruchsvoller, als sich seine Interessen stärker auf „Happenings" richteten, in denen „der Künstler nur zu einem weiteren Material im Bild wird, das mit den anderen Materialien zusammenwirkt". „Monogram" (1955–1959) war Teil eines solchen „Happenings". In einer frühen Fassung steht die ausgestopfte Ziege, ohne Reifen um den Bauch, im Profil vor einem Gemälde wie eine Art Relief. In der zweiten bekannten Fassung hat die Ziege ihren Reifen um und steht senkrecht zu dem Gemälde, das immer noch an der Wand hängt. In der endgültigen Fassung steht die Ziege mit ihrem Reifen auf einem Collage-Grund, der ihre Weide darstellt. Die Ziege behält damit nicht nur ihre eigene Integrität als ganzheitliches Objekt, sondern fügt dem noch einen kinetischen Effekt hinzu: sie scheint sich auf ihrem farbigen Untergrund zu bewegen, der sich bis in die Farbtupfen auf ihrem Fell ausdehnt. Es heißt, daß diese frühen Combine Paintings Objekte enthalten, die für Rauschenberg Erinnerungswert hatten: mit den ausgestopften Tieren erinnert er sich der zahlreichen Tiere, die er in seiner Kindheit hatte, und die anderen Objekte stammen aus amerikanischen Hinterhöfen. Ungeachtet dessen wirkt die Kombination all dieser aufdringlichen Objekte unangenehm und aggressiv. 1959 traf Rauschenberg anläßlich einer Gruppenausstellung im Museum of Modern Art in New York die Feststellung, in der er ungewollt Anschauungen Apollinaires und des Dadaismus anklingen ließ: „Mit einem Paar Socken kann man ebensogut ein Gemälde schaffen wie mit Holz, Nägeln, Terpentin, Öl und Leinwand." *Abb. 173*

Jasper Johns (1930 geboren) stand in jenen Jahren Rauschenberg sehr nahe und teilte mit ihm das Engagement für die Nouveaux Réalistes. Obwohl er mit seinen Werken beabsichtigte, die Aura der abstrakten Expressionisten zu zerstören, entfalten sich ihre quälenden Zurschaustellungen von Künstlertum zu einer viel ausweichenderen, intellektuellen Darstellung. An Duchamp bewunderte er, daß bei ihm „Sprache, Denken und Vorstellungswelt wechselseitig aufeinander einwirken". „Painted Bronze (Savarin Can)" (1960) ist ein Bronzemodell aller seiner Pinsel in einer ausrangierten Savarin-Dose. Das Stück ist sorgfältig gearbeitet und äußerst realistisch bemalt. Die Ironie reicht vom Ernsthaften bis zum Komischen: auf der einen Seite ist das Sujet für eine Bronze völlig ungeeignet (denn es ist nur ein Gebrauchsgegenstand), andererseits ist es mehr als angemessen, denn es ist ja das Werkzeug des Künstlers und somit eine moderne Version der Verkörperung der „Freien Künste". Aus der Sicht des Materials mindert die Bemalung den Wert der Bronze, andererseits aber macht sie in ihrer Unwiederholbarkeit ein anderweitig leicht zu kopierendes Stück zu einem kostbaren Objekt. Alle diese Optionen, die einander aufzuheben scheinen, schaffen das Gleichgewicht eines Stillebens. „Painted Bronze II" (1960) liegen im Prinzip dieselben Fragen zugrunde, wenn es sich hier auch um zwei Bierdosen handelt. Eine davon ist geöffnet. Dadurch entsteht das Gefühl, als sei eine Handlung unterbrochen worden – wiederum ein Gefühl, das zur Dauerhaftigkeit des Bronzegusses im Widerspruch steht. *Abb. 141*

John Chamberlain (1927 geboren) arbeitete wie Smith in Stahl, aber im Gegensatz zu ihm (dessen Bildvorstellungen in Stahl aus dem industriellen Fabrikmilieu und von Lokomotivenmotoren herrührten) konzentrierte er sich auf den Aspekt des Materials, der die Verbrauchergesellschaft zum Ausdruck bringt: Autos und Haushaltsgeräte. Sein Lieblingsaufenthalt waren Autofriedhöfe, und seine Skulpturen entstanden aus zerschnittenen und gebogenen alten Autokarossen unter Verwendung ihrer emaillierten Oberflächen und der phantasievollen Namen, auf die ihre stolzen Besitzer sie einst getauft hatten, wie z. B. „Miss Lucy Pink" (1962). Anders als sein französischer Zeitgenosse César, der an der Kompression solcher Schrotthaufen arbeitete, behielt Chamberlain eine persönliche Beziehung zu seinen Stücken, die mit einem gewissen Sinn für Komposition zerschnitten und gelötet sind. Seine Werke fordern eine sinnliche Reaktion heraus, besonders durch ihre anspruchsvolle Oberflächengestaltung: industriell gefertigte Emaillackierungen – „Velvet White" („Samtweiß") (1962). *Abb. 177*

MINIMAL ART

Wenn Marcel Duchamp einen entscheidenden Einfluß auf den ethischen Anspruch der Kunst ausübte, dann war Constantin Brâncuşi der unbestrittene Meister hinsichtlich seines Potentials, das die Künstlerkollegen in den sechziger Jahren in seiner aus vergoldetem Stahl hergestellten „Endlosen Säule" von 1937 sahen. Kaum einer hatte sie je gesehen, außer auf Fotografien, denn sie stand in Rumänien. Der Gedanke des Unendlichen, der in der Wiederholung von Moduln steckte, und die neue Rolle, die die Säule dem Raum zuwies, waren für Donald Judd und Carl Andre von fundamentaler Bedeutung. Die Künstler, die man unter dem Begriff „Minimal Art" zusammenfassen kann, bildeten zwar keine Gruppe oder Schule, doch sie hatten alle ein gewisses Interesse an der Erfahrung der Dreidimensionalität und der Rolle des Künstlers in diesem Prozeß. Die beste Zusammenfassung des Phänomens finden wir in einem grundlegenden und sehr kritischen Aufsatz von Michael Field „Art and Objecthood" („Kunst und Gegenständlichkeit") (1967). Neuerliche Umbewertungen der Minimal Art haben sie weniger als Kunstrichtung im Visier, sondern legen vielmehr den Akzent auf das politische und soziale Klima der sechziger Jahre, in denen sie entstand. Kunsthistoriker wie Maurice Berger sehen „das Verlangen der Minimalisten nach von Erinnerungsvermögen und Logik unabhängigem Erleben" in einem gewissen Zusammenhang mit der Forderung der Neuen Linken „nach Befreiung von den bedrückenden Konventionen und Standards der Gesellschaft". Robert Morris und Carl Andre waren gegen den Krieg in Vietnam und gründeten als politisch aktive Künstler 1969 in New York die Art Workers' Coalition.

Erste bildhauerische Arbeiten von Carl Andre (1935 geboren) waren große Holzstrukturen, die von Constantin Brâncuşis Werken und Frank Stellas Gemälden beeinflußt waren. Das war immer noch „Skulptur als im Raum existierende Struktur". Von 1960 bis 1964 arbeitete er als Güterwagenbremser und Schaffner bei der Eisenbahn von Pennsylvania in Newark. Bei dieser Arbeit kam ihm der Einfall, daß „Skulpturen eher Straßen als Bauwerken ähnelten", und fand seine Idee von der Austauschbarkeit einzelner Teile bestätigt. Seinen Durchbruch schaffte er 1966 mit einer Ausstellung im Jüdischen Museum in New York. Dort ordnete er flach auf dem Fußboden 139 Schamottesteine, die gemeinhin nicht als künstlerisches Medium gelten, in einfachen Moduln an. Er behauptete, daß er „Brâncuşis endlose Säule auf die Erde gelegt anstatt in den Himmel gestellt" habe und bestätigte damit die Bedeutung von
Abb. 716 „Skulptur als Ort". „Equivalent VIII" (1966) untersuchte die Möglichkeit, Material und Umgebung miteinander zu verknüpfen: anstatt die Schamottesteine umzustoßen, stapelte er 120 Steine in zwei Lagen in eine ordentliche Formation von je 6 × 10 Stück, um „ein Auseinanderdriften zu vermeiden". Das so angeordnete Werk war ein Beweis für die folgende Gleichung: Form = Struktur = Ort. Weiterhin konnte das Werk, wenn es nicht gebraucht wurde, abgebaut und weggebracht werden; denn nur die Idee war entscheidend. Es war nicht einmal erforderlich, die gleichen Steine wiederzuverwenden. Der Bildhauer brauchte, wenn nötig, nur die Idee erneut zu verwirklichen. Es gab großes Aufsehen, als Carl Andre in den siebziger Jahren genau dies tat, als die Tate Gallery in London das Werk
Abb. 182 (oder sagen wir besser: die Idee) gekauft hatte. „Mönchengladbach Square" (1968) ist etwas dauerhafter, aber ebenfalls einfach zu lagern. Es besteht aus 36 Quadraten aus heiß gewalztem Stahl und liegt ganz flach auf dem Boden, die Betrachter einladend, mit den Füßen zu betrachten und das Geräusch ihrer Schritte zu erleben. Andre definierte seine Werke als „atheistisch, materialistisch und kommunistisch – atheistisch, weil sie keine transzendenten Formen und keine geistigen bzw. intellektuellen Qualitäten aufweisen; materialistisch, weil sie aus ihren eigenen Materialien gefertigt sind, ohne Anspruch auf andere zu erheben; und kommunistisch, weil ihre Form allen in gleicher Weise zugänglich ist".

Abb. 180 Robert Morris (1931 geboren) zeichnet sich anfangs durch eine Vielfalt von Aktivitäten aus. Er war nicht nur Bildhauer, sondern auch Bühnenkünstler, Kritiker und aktiv im politischen Leben. In den frühen sechziger Jahren beteiligte auch er sich an Happenings, die zum Zusammenschluß der Gruppe Fluxus führen sollten. Sein Schaffen geriet zunehmend unter den Einfluß Duchamps, der ihn zu einer stärkeren Beschäftigung mit den „Readymades" anregte. „Metered Bulb" („Stromzeitmessung") (1962), jetzt in der Sammlung von Jasper Johns (dem er 1961 begegnete), ist eine Glühbirne in einem kleinen Holzrahmen, die über einen Draht mit einem Stromzähler verbunden ist. Der Zähler registriert kontinuierlich den Stromverbrauch und verfolgt so, nach Maurice Berger, „den Lauf von Energie und Zeit im Zusammenhang mit Geld". Es gibt also in dem Gerät, das ein- und ausgeschaltet werden kann, eine Duchampsche Doppeldeutigkeit.

Die Erotik seiner Arbeiten der sechziger Jahre wich einer eingehenderen Prüfung des Erlebnisses Skulptur, aber ihre materielle Verkörperung blieb doch der latente Ausdruck. In seinem 1966 erschienenen Aufsatz „Notes on Sculpture" stellte er fest, daß das Anliegen der Plastik „nicht nur anders war als das der Malerei, sondern diesem geradezu diametral entgegengesetzt". Seine Arbeiten zielten darauf ab, emotionale oder literarische Abhängigkeiten zu vermeiden, um sich mit der rein bildhauerischen Erfahrung eines Engagements für Form auseinanderzusetzen. In Arbeiten wie „Ohne Titel" (1965) (Glasfaser mit fluoreszierendem Licht) oder „Ohne Titel" (1967) (Stahlgeflecht)
Abb. 176 existiert die Skulptur ohne Fundament im Raum des Betrachters. Das fluoreszierende Licht fügt seinem visuellen Er-

lebnis eine weitere Dimension hinzu, die ihm größere Aufmerksamkeit abnötigt, und die ungeometrische Struktur des Drahtgeflechts erschwert das Erkennen der Form. Auch die Filzstücke von Morris – wie „Ohne Titel" (1968) – sind so zu interpretieren, daß er mit der völligen Destabilisierung der Form sein politisches Engagement gegen das Establishment noch weiter treibt. *Abb. 715*

Mit Donald Judd (1928 geboren) teilte Morris die Ansicht, daß ein Objekt nur in seiner „Form" ganzheitlich zu erfassen ist. Im Gegensatz dazu „hatte die traditionelle Skulptur", wie Judd es formulierte, „Beziehungscharakter"; denn sie ist „aus einzelnen Elementen zusammengesetzt". Für Judd stellte diese Position einen Wendepunkt dar – weg von den „Strukturen, Werten und Gefühlen der ganzen europäischen Tradition", die für die Vereinigten Staaten jegliche Relevanz verloren hatte. Seine Arbeiten, wie z.B. „Ohne Titel" (1966), streben nach Ganzheit durch Wiederholung gleicher Grundelemente, um eine Qualität zu erlangen, die er „interessant und mehr oder weniger wahrhaftig" findet. *Abb. 646*

Sol LeWitt (1928 geboren) prägte den Ausdruck „Concept Art" für Arbeiten, in denen die Idee bzw. das Konzept dominiert. „Wenn ein Künstler eine Kunstform der Concept Art benutzt, heißt das, daß die gesamte Planung und alle Entscheidungen im voraus getroffen sein müssen und die Ausführung dann nur noch eine mechanische Angelegenheit ist." Er arbeitete mit Serienfertigung nach festgelegten Vorgaben in einem System, das keinerlei persönlichen Ausdrucks oder individueller Fertigkeit bedarf. Dies geht so weit, daß der Künstler die Ausführung seiner Ideen einem Team von Gehilfen überläßt. Das Grundelement, aus dem sein „Modular Cube/Base" (1968) entwickelt wird, ist ein quadratischer Rahmen aus bemaltem Stahl, aus dem durch Multiplikation entlang seiner Achsen ein Würfel entsteht. Der Würfel wiederum ruht auf diesem rechtwinkligen Rahmen als Basis. Dieser Prozeß ist unendlich wiederholbar, man muß nur das Konzept des Maßstabes von Innehalten und Ausdehnung beachten. Robert Smithson sah LeWitts Konzept als ein Mittel an, mit dem man „den Mythos vom ewigen Fortschritt neutralisieren" könne. *Abb. 648*

Dan Flavins (1933 geboren) Neonskulpturen verwenden die Leuchtstoffröhre als Grundelement. „Monument I bis V für Tatlin" (1964) arbeitet mit Grundelementen, die in einer bestimmten Folge angeordnet sind, und mit der illusionistischen Macht des Lichts. Licht und Linie konvergieren in Objekt und Richtung. „Ohne Titel (Für den ‚Erfinder' der Pfirsichblütenglasur)" (1968) untergräbt Vorstellungen von Raum und Dreidimensionalität. Die pastellfarbenen Neonstreifen durchschneiden eine Ecke und lassen sie hinter ihrem Leuchten verschwinden. An ihre Stelle tritt der zweidimensionale farbige Rahmen als leuchtendes Gemälde. *Abb. 718*

DER FEMINISMUS

Eva Hesse (1936–1970) begann ihre künstlerische Laufbahn als Malerin des abstrakten Expressionismus, dem sie auch als Bildhauerin bis zu einem gewissen Grade treu blieb. Anfangs probierte sie Materialien aus, die im wesentlichen dem Milieu von Sol LeWitt und Robert Smithson entstammten. Doch bald verwarf sie die Strukturen der Minimal Art als zu unpersönlich und hatte mehr Freude daran, die irrationale und absurde Seite kreativen Schaffens auszuschöpfen. Ihr Umgang mit den Materialien (sie verwendete ausschließlich Kunststoffe: Plastik, Polypropylen usw.) war absolut originell. Dennoch wehrte sie sich gegen die Behauptung, daß der „Prozeß" ihrer Arbeiten wesentlich für deren Bedeutung sei. „Accession III" (1967–1968) ist ein offener, perforierter Aluminiumwürfel, durch dessen Löcher mühevoll ein Gummischlauch gefädelt ist. Diese Unterwanderung der modularen Funktion von Skulptur durch persönliche und manuelle Eingriffe bei ihrer Schöpfung verlieh den Maximen der Minimal Art eine neue Richtung. Sie ging so gekonnt mit den Materialeigenschaften von Glasfaser um, verwob und formte sie wie ein Insekt, daß sie zu außergewöhnlichen, neuen Ergebnissen gelangte. *Abb. 717* *Abb. 181*

Louise Bourgeois wurde 1911 in Paris geboren und an der École de la Grande Chaumière ausgebildet. Ihre Eltern besaßen ein Atelier, in dem sie alte Gobelins restaurierten. 1938 kam sie nach Amerika und ließ sich in New York nieder. Der Surrealismus, wie sie ihn dort erlebte, machte sie sehr skeptisch gegenüber einer Bewegung, die der Frau als Künstlerin so wenig Raum ließ. Ihr Werk gelangte in den fünfziger Jahren zu künstlerischer Reife, als sie sich in der avantgardistischen Szene eingeordnet hatte. „One and Others" (1955) ist ein Gebilde aus farbigen Holzspulen – einzeln angeordnet und doch an der Basis miteinander verbunden. Hier wird das Thema der Komposition in einem Kunstwerk untersucht. Es ist eine Herausforderung an den Block und spricht, im übertragenen Sinne, die Isolation des einzelnen innerhalb einer Menge und das Ringen des einzelnen um persönliche Identität an. Auch in den sechziger Jahren verlieh Louise Bourgeois ihren Arbeiten psychologische und symbolhafte Bedeutungen. Aber ihre Studien an vielfältigen Materialien führten sie dazu, daß sie ihre Ideen mit größerem Nachdruck gestaltete, wenn sie auch stets behauptete, daß „der Wunsch, etwas auszusagen, dem Material zeitlich vorausgeht". Nun wandte sie ihre Aufmerksamkeit der Metaphorik sexueller Gewalt zu: das Latex-„Töchterchen" (1968) hängt kraftlos an einem *Abb. 171*

Abb. 713 metallenen Haken. Die unvermeidliche Assoziation des Bildes mit einem abgeschnittenen Penis bringt die Gewalt von Louise Bourgeois' Konfrontation mit phallozentrischer Kunst zum Ausdruck. Die Humorigkeit des Titels macht die Wirkung noch grausiger, anstatt sie zu mildern. Wie bei Eva Hesse enthüllt das Werk Louise Bourgeois' die dunklere, die entschlossene Seite der weiblichen Psyche.

DIE POP ART

Sowohl Rauschenberg als auch Jasper Johns werden zur Pop Art gerechnet, und sie haben während dieser Periode bedeutende Arbeiten geschaffen. Ihre Werke unterscheiden sich jedoch von allen anderen, die in dieser Zeit entstanden sind. Ihre Ikonographie bleibt in sich geschlossen und befaßt sich eigentlich nie wirklich mit der kommerziellen Welt der Werbung und Massenmedien in der amerikanischen Popszene.

Abb. 628 Andy Warhols „Various Boxes" kopieren die Verpackungen von Supermarktwaren (Brillo, Campbells), aber nur illusionistisch. Die Kästen sind aus Sperrholz, so grob verarbeitet, daß man die Machart erkennt, und die Schilder sind im Siebdruckverfahren direkt auf das Holz aufgebracht. Technisch ist diese Transformation genial, und das wirkt auf mehreren Ebenen: Originalität und Reproduktion, hohe Kunst (das transformierte Produkt) gegen niedere Kunst (kommerzielle Verpackung) und vor allem die Rolle des Künstlers bei der Bildwahl *ab initio*.

Claes Oldenburg (1929 geboren) wuchs zwischen Schweden und Amerika auf. 1952 studierte er am Chicago Art
Abb. 133 Institute. Ihn faszinierten stets die Objekte des alltäglichen Lebens. Wie Robert Morris war auch ihm bewußt, wie wichtig der Gesichtskreis des Betrachters und die Wirkung dieses Horizonts auf seine Wahrnehmung ist. Seine „soft sculptures" stellen die fundamentale Prämisse der Härte in den Werken, die wir anerkennen, in Frage, doch sind sie Umwandlungen in perfekt gemachte Vorlagen, wovon besonders seine Zeichnungen zeugen, schaffen sie doch einen neuen Bereich künstlerischer Erfahrung.

1969 bat ihn die Yale University, ein Denkmal für die Zweite Amerikanische Revolution zu schaffen. Oldenburg hatte seit 1965 erwogen, Denkmäler als Satire auf die Banalität der amerikanischen Lebensweise zu gestalten. Hier kam nun seine große Chance, seine 1961 geäußerte Position in die Tat umzusetzen: „Ich bin für eine politisch-
Abb. 178 erotisch-mystische Kunst." Sein „Monument for Yale University": ein gigantischer, in drei Stufen ausziehbarer Lippenstift mit verstellbaren Teilen, auf Gleisketten eines Raupenschleppers montiert, hat eine doppelte Identität. Er ist zugleich eine metaphorische Verbindung des Erotischen mit dem Kriegerischen: einerseits eine Kriegsmaschine, eine auf einem Panzer stationierte Rakete (ein Hinweis auf den damals in Vietnam tobenden Krieg), andererseits ein sarkastischer Kommentar auf Amerikas „Potenzen". Die Universität lehnte das Werk ab, woraufhin eine Gruppe von Studenten, die „Colossal Keepsake Corporation" („Gesellschaft für das kolossale Souvenir"), seine Aufstellung erzwang.

Jeff Koons (1955 geboren), einer der populärsten aber gleichzeitig umstrittensten zeitgenössischen Künstler der USA, wird als ein Erbe der Pop Art bezeichnet. In seinen ersten Werken, Arrangements von fabrikneuen automatischen Kaffeekochern, Staubsaugern und anderen industriell gefertigten Gebrauchsgegenständen, erhebt er die blitzenden Massenartikel zu Fetischen der Konsumgesellschaft. Neben diesen Readymades gab Koons Porzellan- und Edelstahlskulpturen in Auftrag, beispielsweise einen Michael Jackson mit seinem Affen Bubbles, die an Kaufhauskitsch erinnern.

DER SOZIALE REALISMUS

Das Werk Richard Segals (1924 geboren) ist ebenfalls von formalem Radikalismus geprägt, die Inhalte nehmen jedoch direkter zu gesellschaftlichen Problemen Stellung. Seine Skulpturen sind größtenteils nach dem Leben modelliert, bleiben in der Gipsform und werden anschließend weiß bemalt. Diese gespenstischen Figuren führen ihre
Abb. 720 erstarrten Gesten und Gebärden an wirklichen Objekten aus, die feste Bestandteile dieser Plastiken sind. Die „Frau, sich einen Fuß im Ausguß waschend" (1965) bildet die Alltäglichkeit einer nur allzu menschlichen Geste ab. Die
Abb. 721 Fußgängerampel „Walk, Don't Walk" (1976) ist sozusagen der Regisseur eines innerstädtischen Tanzes, der die Choreographie für die Fußgänger und ihre täglichen Rollen schreibt.

Eine weitere Form sozialen Kommentars findet sich in den statischen „Tableaux Vivants" von Edward Kienholz (1927 geboren). Seine Sujets sind räumlich so begrenzt, daß der Betrachter das Gefühl hat, selbst völlig mit in die dargestellten Szenen einzutauchen, so beispielsweise „The State Hospital" (1966) mit seinen zwei Ansichten – einer von außen in Gestalt einer gestrichenen Stahltür und einer Innenansicht von einer Zelle in einer psychiatrischen Abteilung. Diese Nähe zum Betrachter findet sich auch in Marcel Duchamps posthum ausgestellter Installation „Étant Donnés" (1969), die den voyeuristischen Aspekt des Kunstbetrachters verdeutlichen will. Kienholz interessieren auch die eigenen Aussagen des Materials, die Atmosphäre, die Alter und Gebrauch von Gegenständen ausstrahlen, „all die kleinen Tragödien nutzlos weggeworfenen Trödels". Zwei übereinandergestapelte, nackte Patienten mit Köpfen aus erleuchteten Aquariengläsern, in denen zwei lebende schwarze Fische schwimmen, bekräftigen die Vorstellung von Identitätsverlust in einer solchen Anstalt.

DER HYPERREALISMUS

Die Arbeiten von John de Andrea und Duane Hanson werden oft mit Pop Art in Verbindung gebracht. Dennoch unterscheiden sie sich vom Pop in der ästhetischen Motivation und führen einige der Fragen weiter, die von Kienholz und Segal aufgeworfen wurden, doch de Andrea führte die Plastik wieder in den Bereich der Porträtskulptur zurück. Der Erfolg ihrer Arbeiten liegt zum größten Teil in der fesselnden Art, mit der die „Realität" ihrer Figuren erreicht wird. Ein Kritiker, Harold Rosenberg, tat ihre Wirkung als kurzlebig ab, denn „wenn einmal die Illusion zerstört ist", verlagert sich unser Interesse von der ästhetischen Ebene auf die einfache technische Frage, womit ein bestimmter Effekt erzielt wurde. Das Besondere und Aufsehenerregende der „Touristen" (1970) von Duane Hanson *Abb. 185* liegt jedoch gerade in der genau beobachteten und detailgetreu wiedergegebenen Kleidung und dem charakteristischen Zubehör. Auch hier treffen wir auf ein Element des Voyeurismus. Der Künstler wendet sich direkt an den Betrachter, der diese grotesken Typen so recht genießen kann, weil er weiß, daß sie genauso auch in Wirklichkeit existieren könnten und dennoch nicht in sein ästhetisches Bewußtsein eindringen würden. So können die „Bowery-Vagabunden" (1969/70) – so realistisch sie auch wirken mögen – nur kurz betroffen machen, da sich das Interesse *Abb. 719* gleich wieder der künstlerischen Gestaltung zuwendet.

LAND ART – „DAS WAHRHAFT AMERIKANISCHE DENKMAL"

In einem Interview kurz vor seinem plötzlichen Unfalltod beklagte Robert Smithson (1938–1973) den Einfluß, den Duchamp immer noch auf die amerikanische Kunst ausübe; denn Duchamp war im wesentlichen aristokratisch, spöttisch und vor allem unamerikanisch. Smithson teilte in gewissem Umfang die Auffassungen der Minimalisten. *Abb. 655* Er durchforschte seine Umwelterfahrung zunächst in „Zonen" oder Feldern, wie sie in seinen „Non-Sites" („Nicht-Standorten") zu finden sind. Er gab seinen Arbeiten umfangreiche theoretische Schriften bei und zitierte dabei häufig aus völlig unbekannten Büchern. Obgleich er immer den Konzeptcharakter der Kunst unterstrich, schuf er einige kraftvolle Stücke, die von einem intelligenten Ausgangskonzept bestimmt sind. Sein Interesse an der Erweiterung des Raumes für den Bildhauer führte zu seinen Manipulationen selbst der natürlichen Landschaft. Allein die Größe eines Projekts wie seiner „Spiral Jetty" („Spiralmole") (1970), eines künstlichen Damms im Großen Salzsee in Utah, war nur in einem Land denkbar, das sich seiner „gewaltigen Ausdehnung" rühmt und zudem über beträchtliche finanzielle Mittel verfügt. Die USA hatten beides: den Mittelwesten und den Unternehmergeist von Galeriebesitzern wie Virginia Dwan, die bereits Michael Heizers Erdarbeiten „Double Negative" unterstützt hatte. Smithsons „Spiral Jetty" bedeutete mehr als ein Zeichen in der Landschaft. Das Werk setzte einem natürlichen Ort ein von Menschenhand geschaffenes Bild auf (wenn auch unter Verwendung von am Ort vorkommenden Materialien). Die „Spirale" als Form ist der Nautilus aus der Paläontologie und lebt in der von Menschenhand geschaffenen Kunst weiter. So ist sie nach Smithson der Schlüssel zum „Makroskopischen, zum Mikroskopischen und zum Mythischen". Sie war für ihn auch die ideale Form, um Land und Wasser im Werk zu beschwören. Smithson empfand ihre Form in völligem Einklang mit der Natur. Der von ihm gewählte Ort war vor Zeiten als Anlage zur Ölgewinnung aus Teerablagerungen benutzt worden und zeigt Überreste eines verfallenen Industriegeländes, die Smithson offenbar begeisterten, denn er schrieb: „Es überkam mich eine große Freude, als ich diese voneinander losgelösten Strukturen sah. Dieser Ort war Zeuge, als Menschen hier nacheinander verschiedene Systeme anlegten, die nun alle in enttäuschten Hoffnungen versunken sind."

Für Walter De Maria (1935 geboren) „sind sowohl die Kunst als auch das Leben eine Sache auf Leben und Tod"

Abb. 722 (1966). Die unmittelbare Erfahrung mit dem Element, dem Material, dem Stoff beherrscht alles. Das „Museumsstück" (1966) materialisiert Symbole, die mit dem Werkstoff Aluminium in Wechselwirkung treten, so daß die Materialisierung auch in umgekehrter Richtung wirkt. „Lightning Field" (1974–1977), bei dem in der Wüste von Arizona 400 Metallstäbe als Blitzableiter aufgestellt sind, weitet diese Vorstellung auf ein ganzes Gebiet aus: das Land ist nicht Schauplatz für das Werk, sondern Teil desselben. Man muß das Werk von der Erde her sehen, um die Beziehung zwischen Himmel und Erde und das Verhältnis von Menschen zum Weltraum zu begreifen. „Das Licht ist so bedeutsam wie der Blitz selbst [...]. Das Unsichtbare ist real."

Neue Denkweisen und Formen erleben wir bei den Arbeiten von Christo (1935 geboren). Seine Karriere begann Abb. 723 in Europa bei Ausstellungen der Nouveaux Réalistes. Seine verhüllten Objekte wie „Wrapped Wheelbarrow" (1966) verraten das Erbe des Surrealismus (Man Rays Fotografie eines verhüllten Objekts, das mit einer Schnur festgebunden ist) und verknüpfen die erotischen Assoziationen mit dem Konsumdenken der sechziger Jahre. Von den verhüllten Objekten ging Christo zu verhüllten Bauwerken über, wobei er solche auswählte, die politisch und emotional starke Resonanz finden würden (in Paris verhüllte er die älteste Brücke, den „Pont Neuf", die das linke mit dem rechten Seine-Ufer verbindet und mitten durch das alte Lutetia führt). Die Projekte blieben zunächst nur Entwürfe (derzeit arbeitet er an dem Projekt „Der verhüllte Reichstag"), er konnte sie erst ausführen, nachdem die administrative Seite und die Finanzierung geklärt waren (Christos Frau gründete zu diesem Zweck eine Firma, die die Mittel aus dem Verkauf seiner Zeichnungen, Collagen und Plastiken aufbrachte). Diese Verhüllungsarbeiten galten als „öffentliche Veranstaltungen" und waren nie von langer Dauer. Es wurden in jedem Fall große Anstrengungen Abb. 184 unternommen, um die Beeinträchtigung der Umgebung in Grenzen zu halten. Als er von Miami die Erlaubnis erhielt, 11 der 14 Inseln in der Biscayne Bay mit 200 Fuß breitem schwimmendem pinkfarbenem Polypropylen zu umlegen, spendete Christo – John Beardsley zufolge – dem Dade County 100000 Dollar für den Biscayne Bay Preservation Fund und der Stadt Miami 500000 Dollar. Christo wählte diese Inseln auch deshalb, weil sie durch das Ausbaggern eines Schiffskanals ja „von Menschenhand geschaffen" waren. Natürliche Inseln wählte er mit voller Absicht nicht, damit seine „künstliche Intervention" eindeutig in einer „künstlichen Umgebung" erfolgte, ganz analog zu seinem abgeschlossenen Projekt stilisierter japanischer Wassergärten.

DAS ALTERNATIVE DENKMAL

Zum Schluß kommen wir von der verhüllten Skulptur zu einer der bedeutendsten Entwicklungen in der öffentlichen Sprache der Plastik. Richard Serra (1939 geboren) orientierte sich stärker an den „offenen Werken" Brâncuşis wie dem „Tor des Kusses" als an der „Endlosen Säule" (1972). Sein Werk ist minimalistisch und zeigt unverhohlen seine materielle Existenz. „Ich habe immer das Gefühl gehabt und habe es noch, daß Kunst sich durch sich selbst Abb. 183 rechtfertigt." Seine industriell wirkenden Stahlplatten und ihr allzu instabiles Gleichgewicht wie im „House of Cards (One ton prop)" („Kartenhaus [Eine Tonne Stützbalken]") (1968–1969) konfrontieren den Betrachter mit ihrem objektiven Gewicht. Das Gefühl einer unmittelbaren Gefahr dringt ins Bewußtsein des Betrachters. Das Bemerkenswerte aber ist die Erkenntnis, daß Serra eine sehr vielseitige und persönliche Sprache mit einfachstem Voka- Abb. 186 bular und subtilster Syntax entwickelt hat: z.B. in „Sight Point" (1971–1975).

Der „Tilted Arc" („Gekippter Bogen") war nach seiner Aufstellung auf der Federal Plaza in New York im Jahre 1981 Mittelpunkt öffentlicher Auseinandersetzungen, die von der General Service Administration im Rahmen ihres Programms „Art in Architecture" ausgelöst worden waren. Die 3,70 Meter hohe und 36,60 Meter lange Stahlplatte erstreckte sich in einer eleganten, klaren Linie quer über den Platz. Die Öffentlichkeit, d.h. die Verwaltungsangestellten, die den Platz auf ihrem Weg zur Arbeit überqueren mußten, urteilten anders: „Der ‚Tilted Arc' mag zwar öffentlichen Raum einnehmen, aber es handelt sich nicht um öffentliche Kunst." Unter dem starken Druck der Bevölkerung beschloß die General Service Administration (GSA) 1985, das Werk an einem anderen Ort aufzustellen, wo es jedoch erneut Proteste gab und einen Gerichtsprozeß von seiten des Künstlers, der behauptete, es handle sich um ein „auf das spezifische Umfeld abgestimmtes Kunstwerk" und seine Entfernung stelle einen Vertragsbruch dar. Daraus resultierte ein langwieriger Rechtsstreit, der 1989 mit der sogenannten demokratischen Entscheidung der Öffentlichkeit gegen den Künstler endete, woraufhin die Plastik endgültig entfernt wurde. Dieser Vorfall veranschaulicht die Kluft, die seit jeher zwischen der Welt von Museen und Galerien und dem öffentlichen Leben außerhalb dieser Welt besteht.

Abb. 170 Das von Maya Lin 1982 geschaffene „Vietnam Veterans Memorial" steht in auffälligem Kontrast zu dem 1954 nach dem Korea-Krieg im Friedhof von Arlington aufgestellten „Denkmal für die gefallenen Marinesoldaten" von Edward F. Field. In der Zwischenzeit hatte sich nicht nur die Kunstgeschichte verändert. Wo das Denkmal von

Field den Krieg noch als etwas, auf das die Männer eines Volkes stolz sind, verherrlicht und den Sieg mit Heldentum in der Schlacht in Zusammenhang bringt, wirkt das Mahnmal von Lin eher verhalten und meditativ. „Man vermißt vielleicht eine US-Flagge, aber man ist ja von Amerikanern umgeben – vom Washington Monument und vom Lincoln Memorial." Das Mahnmal spricht nicht vom Krieg, sondern von den Männern, die ihr Leben ließen. Das Mahnmal ist in die Erde eingelassen und besteht aus zwei rechteckigen schwarzen Granitwänden, die sich in einem flachen Winkel treffen; die Oberflächen sind poliert, so daß sich der Betrachter in den Namen widergespiegelt sieht – ganz im Gegensatz zum Monument Fields und dessen rhetorischem Element der gehißten Flagge. Die Namen der Toten sind chronologisch angeordnet, am rechten und linken Rand einer jeden Wand beginnend, so daß „Anfang und Ende des Krieges zusammenkommen, der Krieg sich ‚vollendet' … nur unterbrochen von der Erde, die die offene Seite des Winkels umschließt. So wird dem Krieg von der Erde Einhalt geboten."

Nach Duchamp, dessen Einfluß auf die Kulturtheorie sowohl französisch als auch amerikanisch determiniert ist, nach Kubismus und Surrealismus kann man, ohne allzu großen Widerspruch befürchten zu müssen, behaupten, daß die Bedeutung der „Idee", die Bedeutung des „Objekts" und das damit im Zusammenhang stehende Problem der Stofflichkeit zu den grundlegenden Fragen der zweiten Hälfte des 20. Jahrhunderts gehören, in der die amerikanische Kunst vom abstrakten Expressionismus über Johns und Rauschenberg bis hin zu Sol LeWitt eine so zentrale Rolle gespielt hat. Man könnte sogar so weit gehen, zu sagen, daß die Beziehung zwischen „Idee" und „Stofflichkeit", die sich am konsequentesten in der amerikanischen Plastik der sechziger und siebziger Jahre äußerte, eine feste Größe in der amerikanischen Bildhauerkunst überhaupt darstellt, besonders aber im öffentlichen Bereich (Carl Andre, Richard Serra). Die für die letzten dreißig Jahre so charakteristische Infragestellung der Sonderrechte des Museumsraumes ist bezeichnend für diesen öffentlichen (republikanischen) Charakter der amerikanischen Plastik: Welche Art Raum ist für ein Werk von Cornell am geeignetsten? Ein intimer Raum für ein einzelnes Werk? Oder ist es möglicherweise ein Raum, der zwar intim wirkt, aber mit dem alltäglichen Kontext des amerikanischen Traums doch im Einklang steht? Wenn wir die Idee für eine Struktur von André betrachten, ist es dann nicht so, daß genau die Wand, die das Museum von der Gesellschaft draußen trennt, demontiert werden sollte, um einen neuen Raum für einen „republikanischen" (d. h. nicht elitären) Gedankenaustausch zu schaffen?

Eine solche Überblicksdarstellung hätte ihr Ziel erreicht, wenn der Leser dadurch in die Lage versetzt worden ist, die Beziehung zwischen der „Tradition" und dem im wesentlichen *öffentlichen* Charakter der Plastik mit mehr Gewinn zu betrachten und dabei auch herauszufinden, wie jede Krise in der künstlerischen Darstellung (die viele Werke neuester Kunst belastet) gleichzeitig Ausdruck einer Krise in der Kultur überhaupt ist. Wir haben uns bemüht, an einigen Beispielen die Hauptlinien für solche Fragestellungen aufzuzeigen, aber die Fragen selbst bleiben.

171 LOUISE BOURGEOIS, ONE AND OTHERS
Montage aus eingefärbten Holzspindein
47 × 50,8 × 42,5 cm
1955
New York, The Whitney Museum of American Art

172 LOUISE NEVELSON, HIMMELSKATHEDRALE
Bemaltes Holz
343,9 × 305,4 × 45,7 cm
1958
New York, The Museum of Modern Art (Schenkung von Mr. und Mrs. Ben Mildwoff)

173 ROBERT RAUSCHENBERG, MONOGRAM
Ausgestopfte Ziege, Autoreifen, Papier, Leinwand, Holz
122 × 183 × 183 cm
1955–1959
Stockholm, Statens Konstmuseen (A.D.A.G.P. 1992)

174 DAVID SMITH, CUBI XXVII
Rostfreier Stahl
282,9 × 86,4 cm
1965
New York, Solomon R. Guggenheim Museum (A.D.A.G.P., 1992)

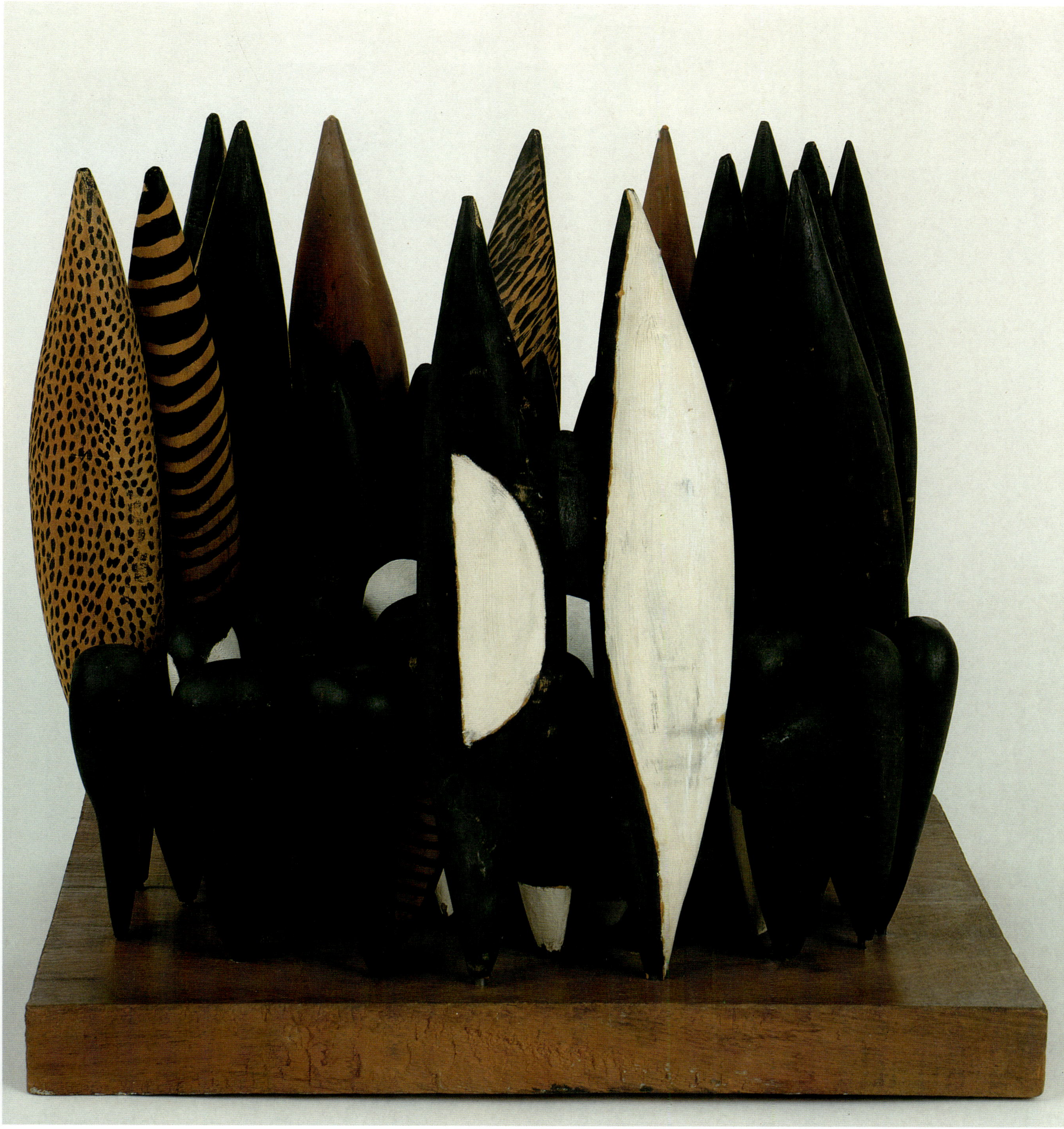

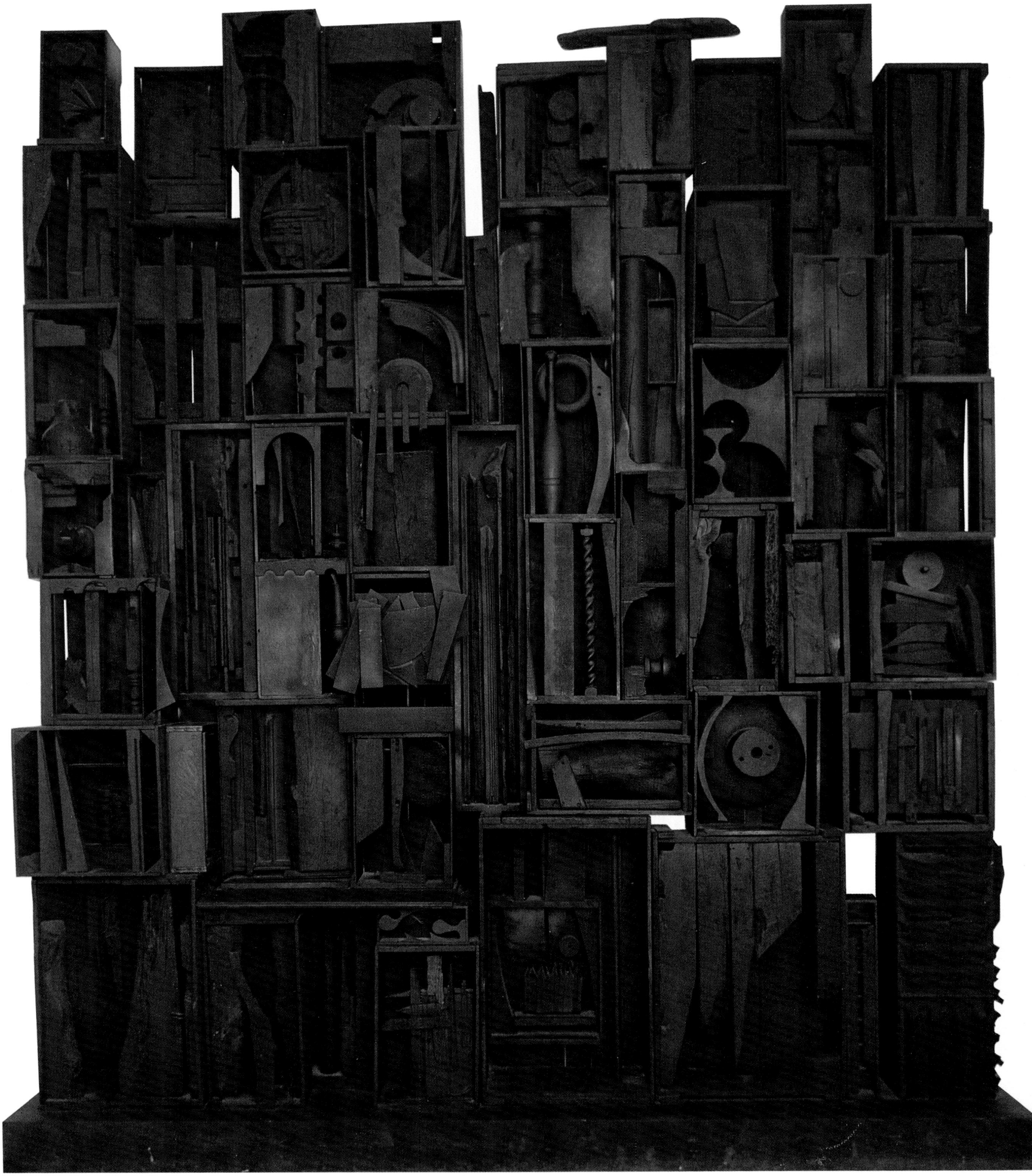

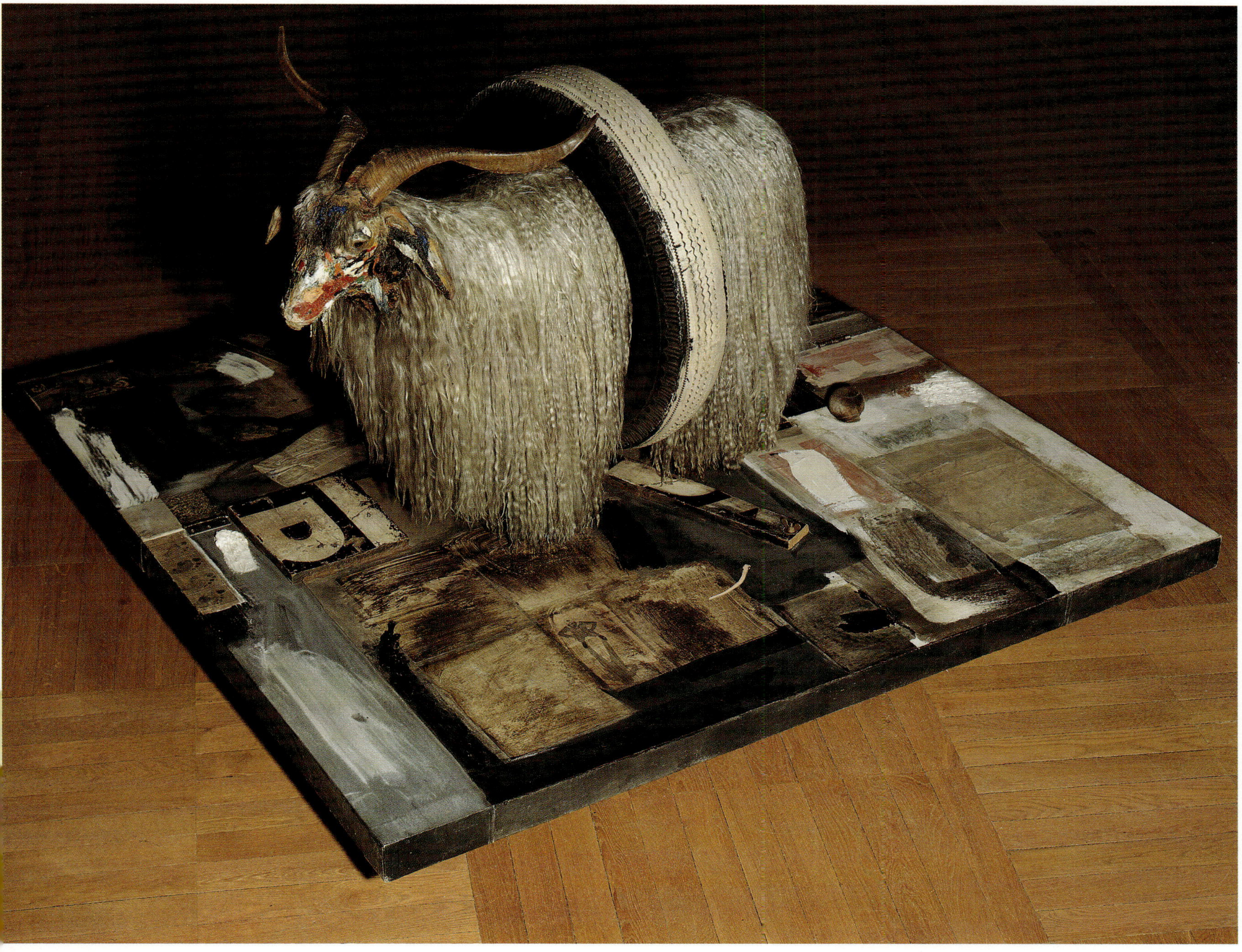

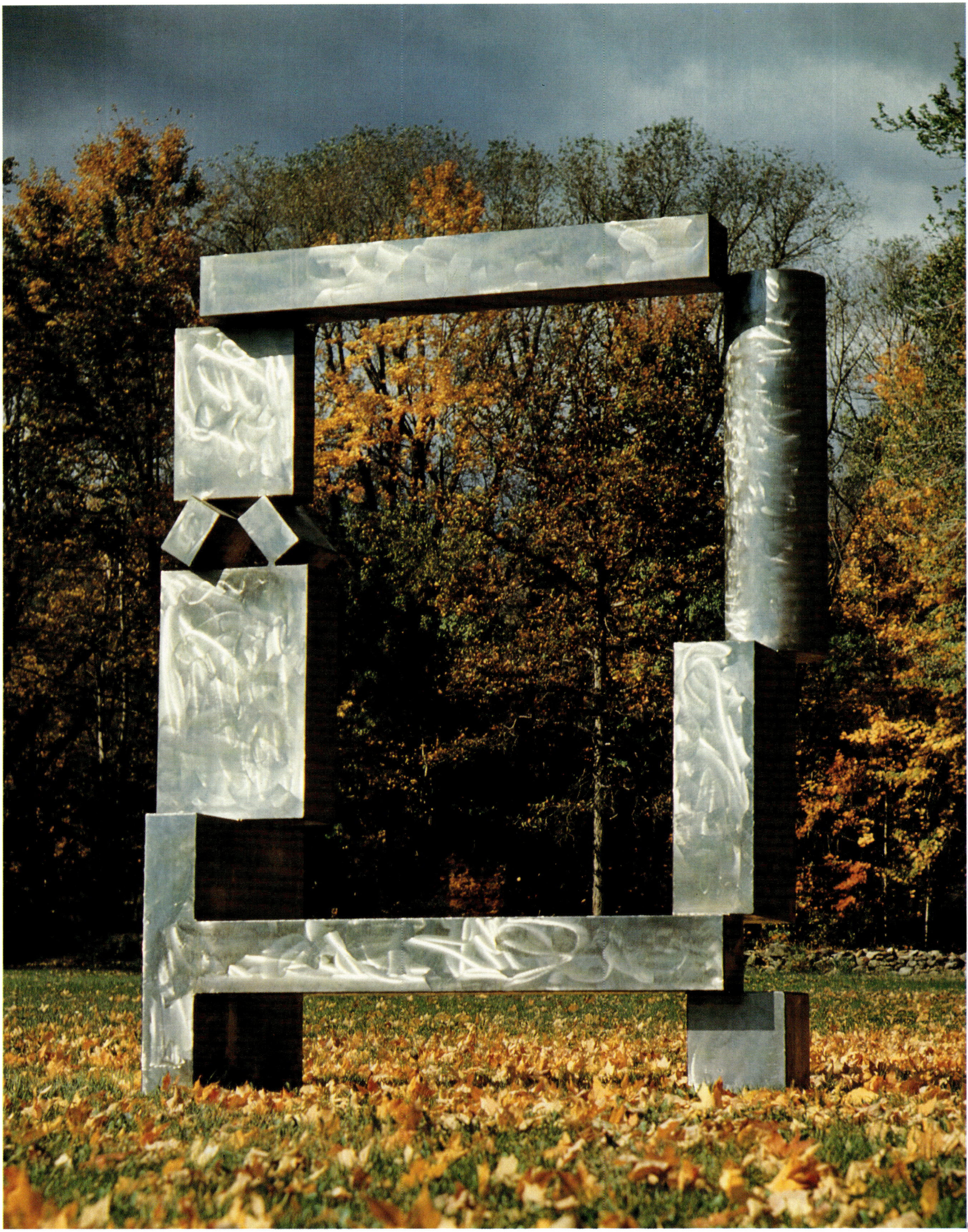

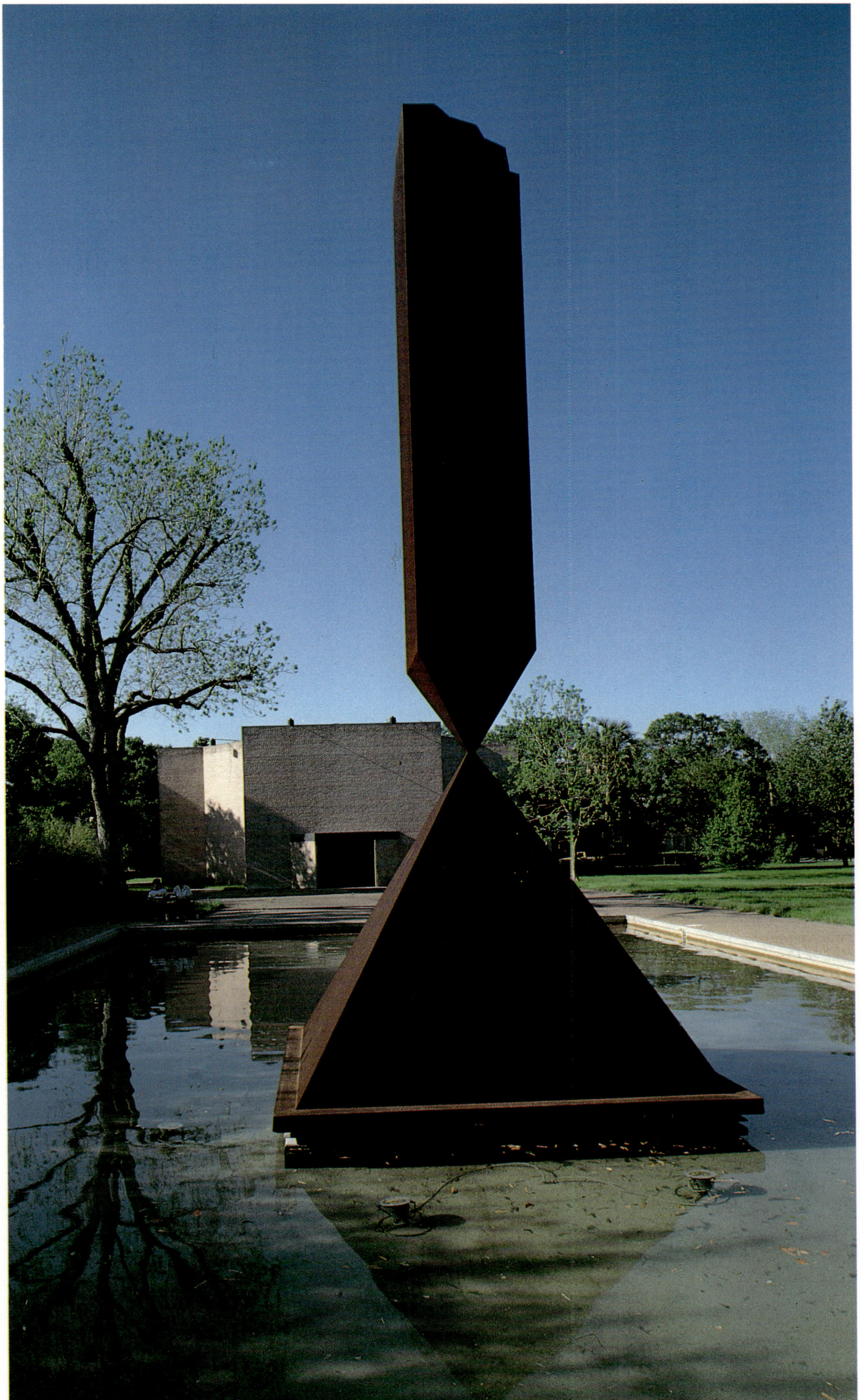

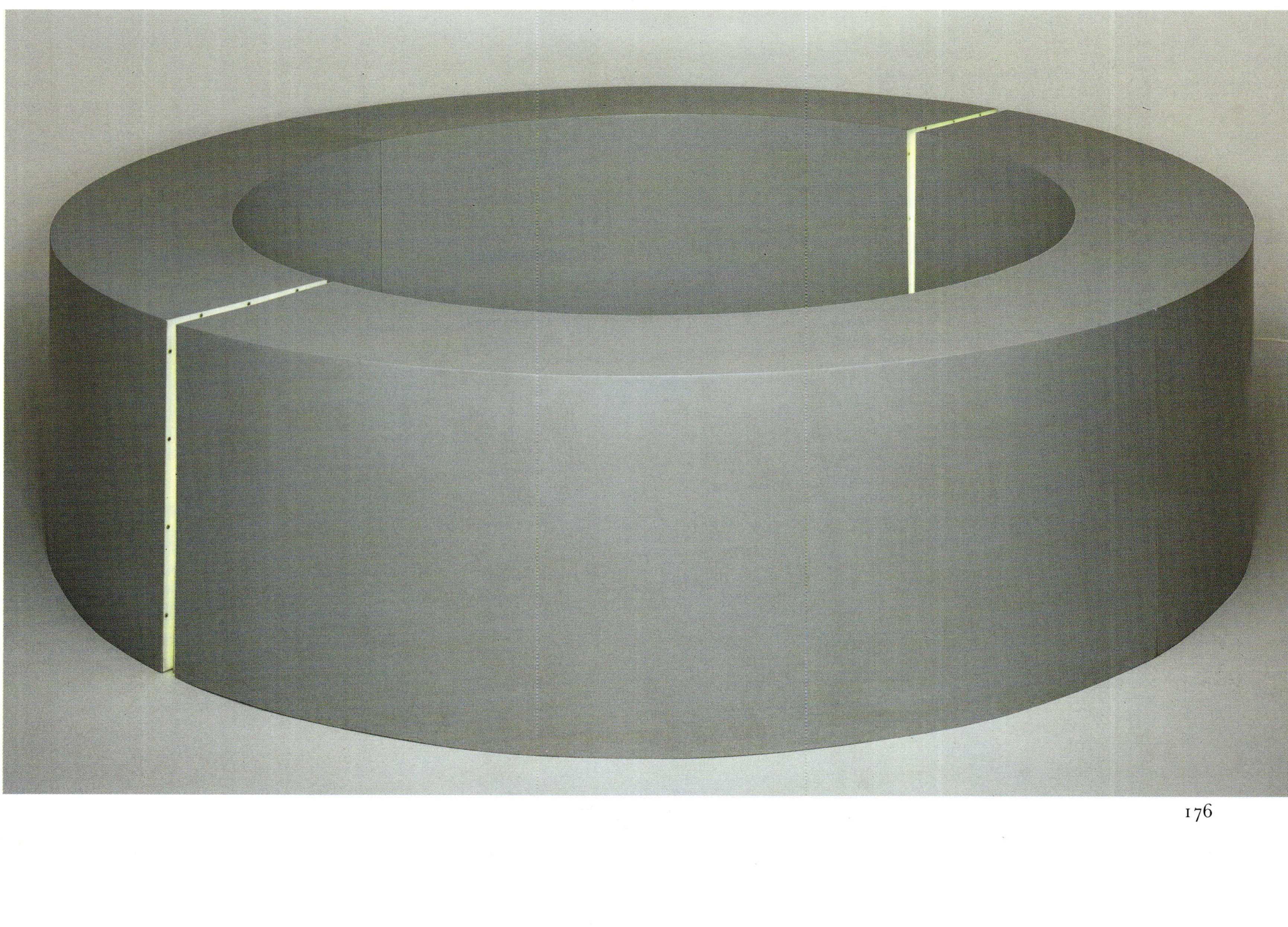

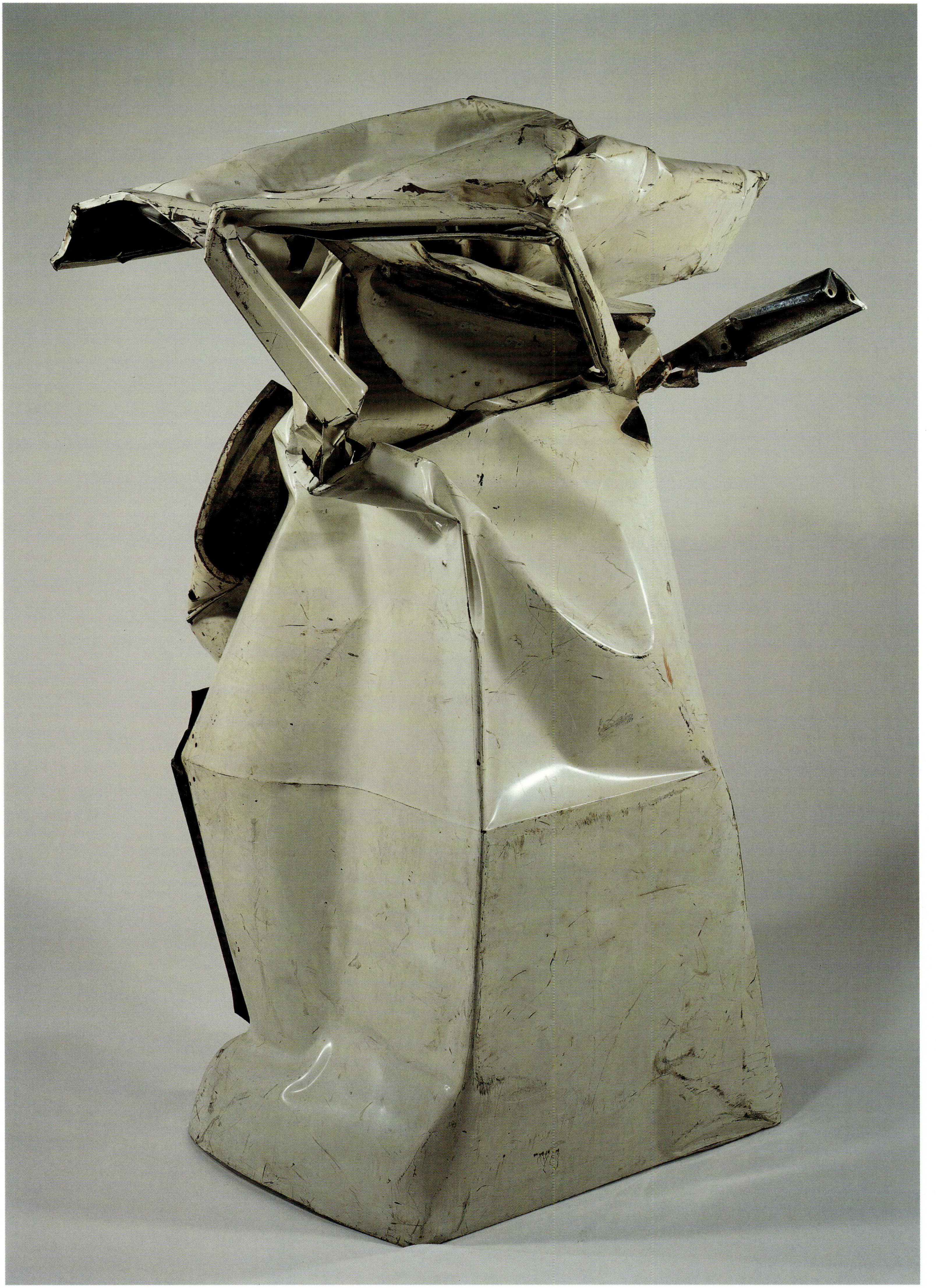

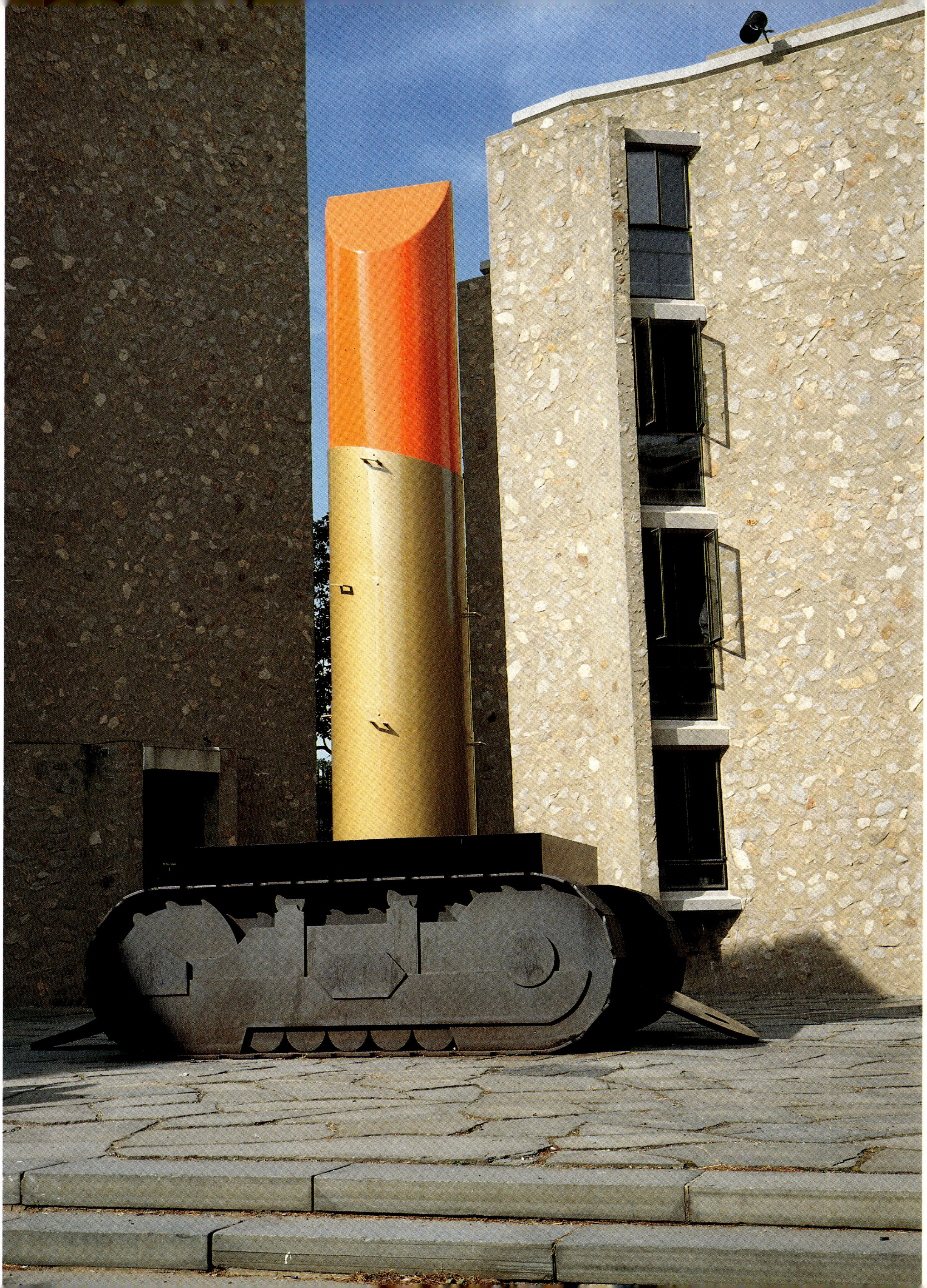

175 BARNETT NEWMAN, ZERBROCHENER OBELISK
1963–1967
Houston, Rothko-Kapelle

176 ROBERT MORRIS, OHNE TITEL
Glasfaser und fluoreszierendes Licht
Durchmesser 243,9 cm
1965
Dallas, Dallas Museum of Art

177 JOSEPH CHAMBERLAIN, SAMTWEISS
Emailliertes Metall
207 × 154 × 138,4 cm
1962
New York, The Whitney Museum of American Art (Schenkung der Familie Albert A. List)

178 CLAES OLDENBURG, MONUMENT FOR YALE UNIVERSITY
Bemalte Glasfaser, Aluminium und Stahl
1969, umgearbeitet 1974
New Haven, Yale University Art Gallery (Schenkung der Colossal Keepsake Corporation)

179 ALEXANDER CALDER, FLAMINGO
Bemalter Stahl
16,11 m
1974
Chicago, Federal Center Plaza (A.D.A.G.P. 1992)

180 ROBERT MORRIS, OHNE TITEL
Filz
190 × 970 cm
1974
Saint-Étienne, Musée d'Art moderne

181 EVA HESSE, WIEDERHOLUNG 19, III
19 Röhren aus Glasfaser
48 x 51 auf 27,8 × 32 cm
1968
New York, The Museum of Modern Art (Schenkung von Charles und Anita Blatt)

182 CARL ANDRÉ, MÖNCHENGLADBACH SQUARE
36 quadratische Platten aus gewalztem Stahl
1,2 × 500,3 × 500,3 cm
1968
London, Sammlung Saatchi (A.D.A.G.P. 1992)

183 RICHARD SERRA,
KARTENHAUS (EINE TONNE STÜTZBALKEN)
Stahl
139,7 cm
1968–1969
London, Sammlung Saatchi (A.D.A.G.P. 1992)

184 CHRISTO, SURROUNDED ISLANDS
1980–1983
60 Hektar große Fläche aus Polypropylengewebe, um elf Inseln in der Biskaja bei Miami schwimmend

185 DUANE HANSON, TOURISTEN
Polyester, ölbemalte Glasfaser, Accessoires
162,5 cm und 165,1 cm
1970
Edinburgh, The Scottish National Gallery

186 RICHARD SERRA, AUSSICHTSPUNKT
Stahl
12,16 m
1971–1975
Amsterdam, Stedelijk Muesum (A.D.A.G.P. 1922)

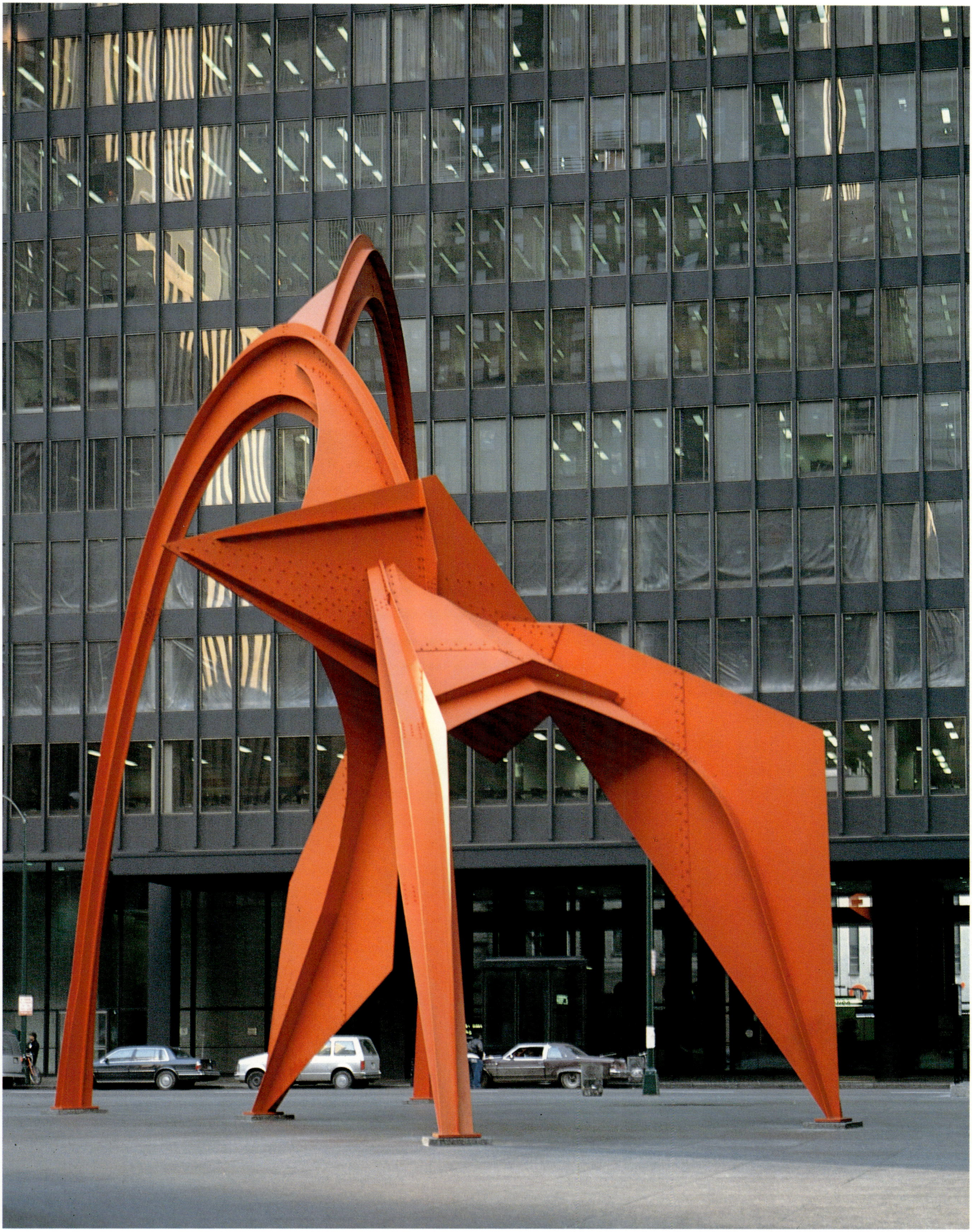

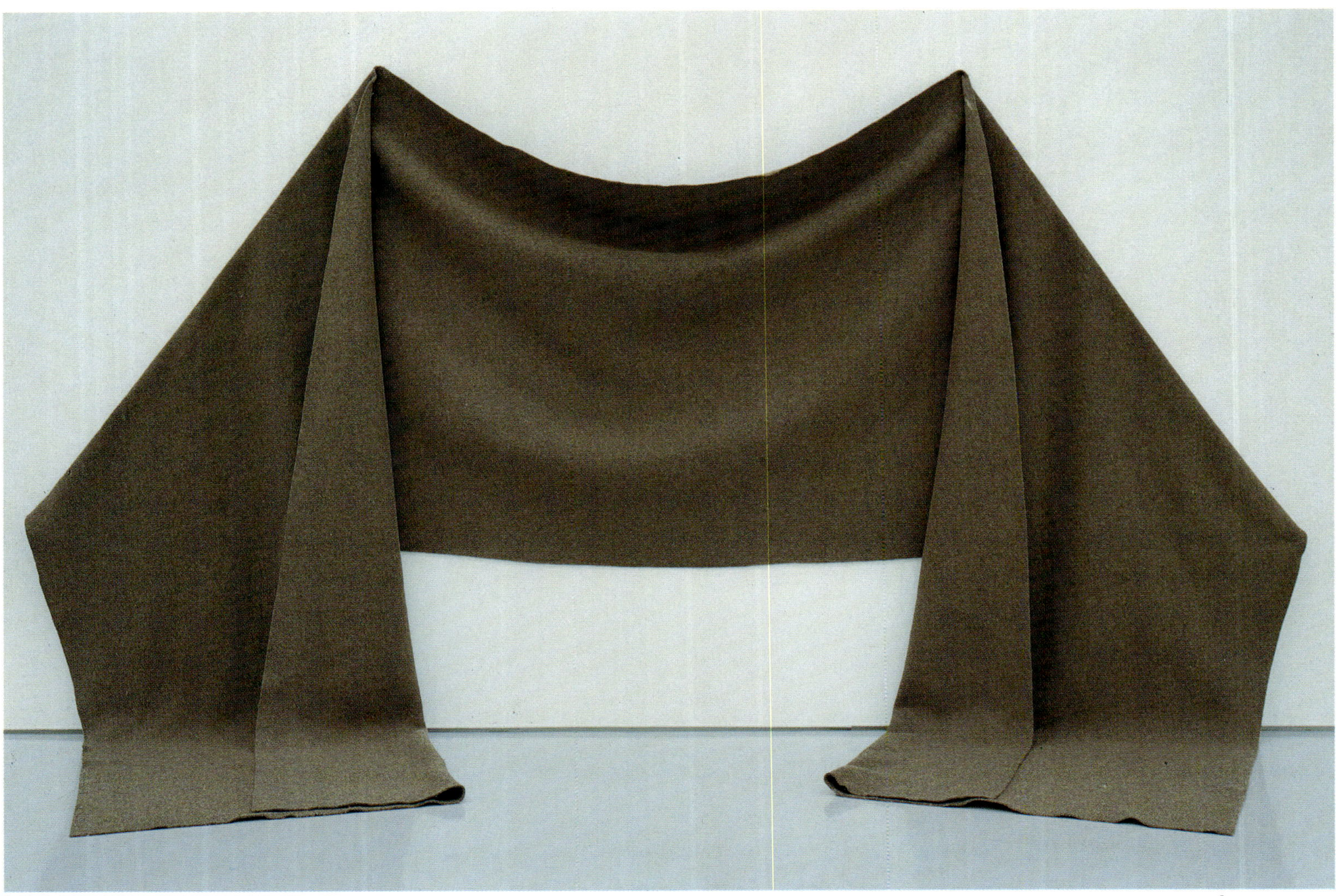

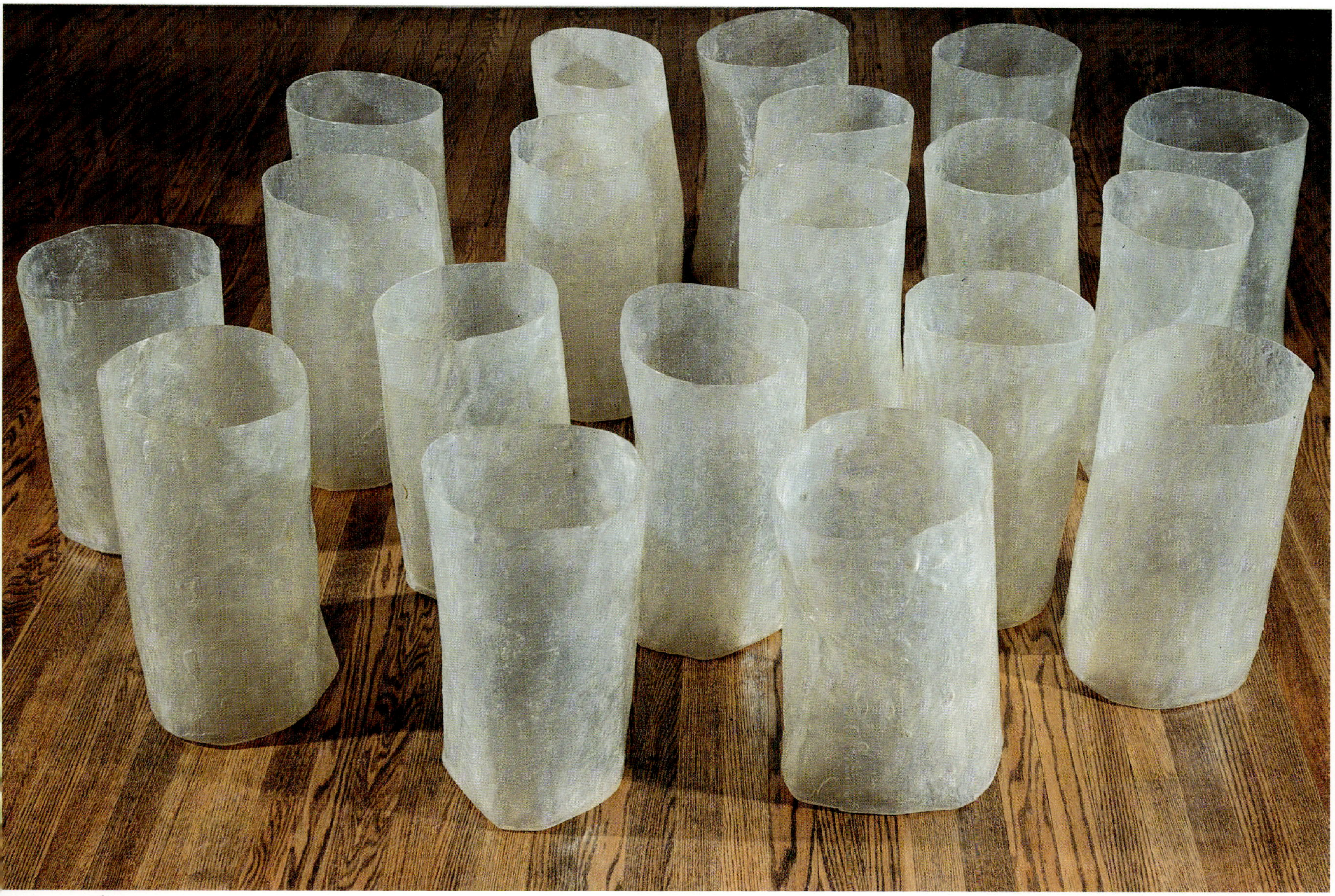

181

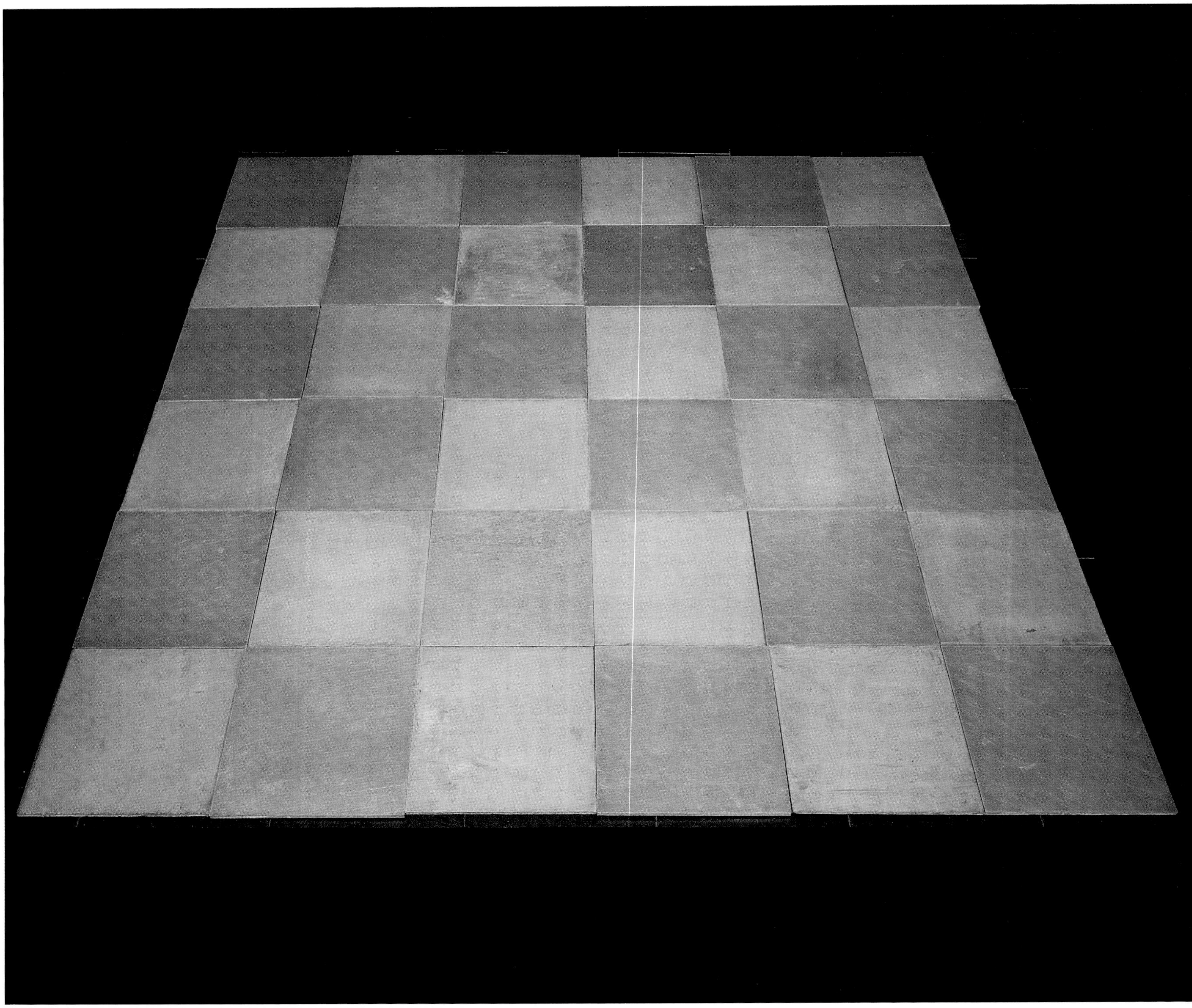

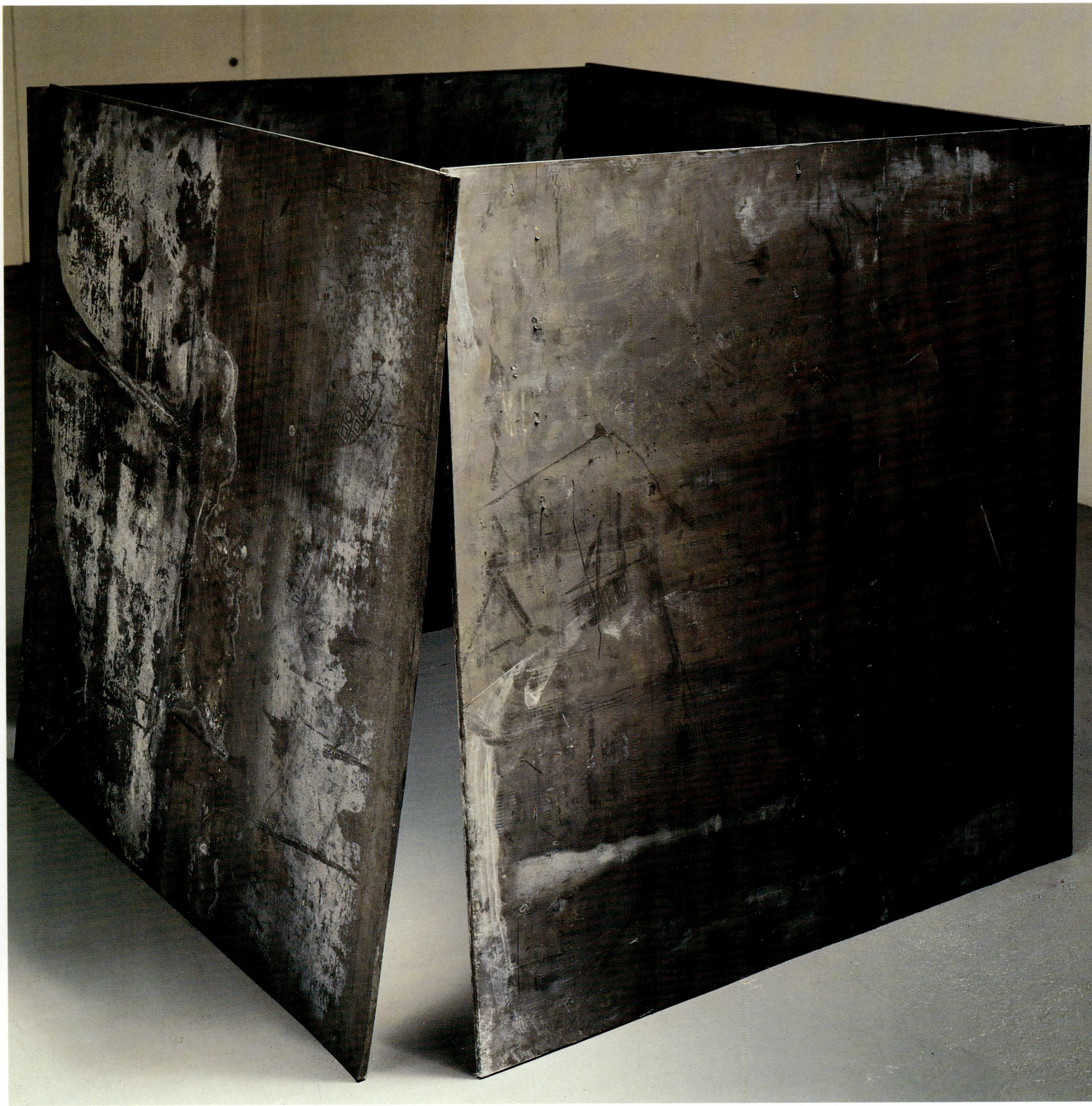

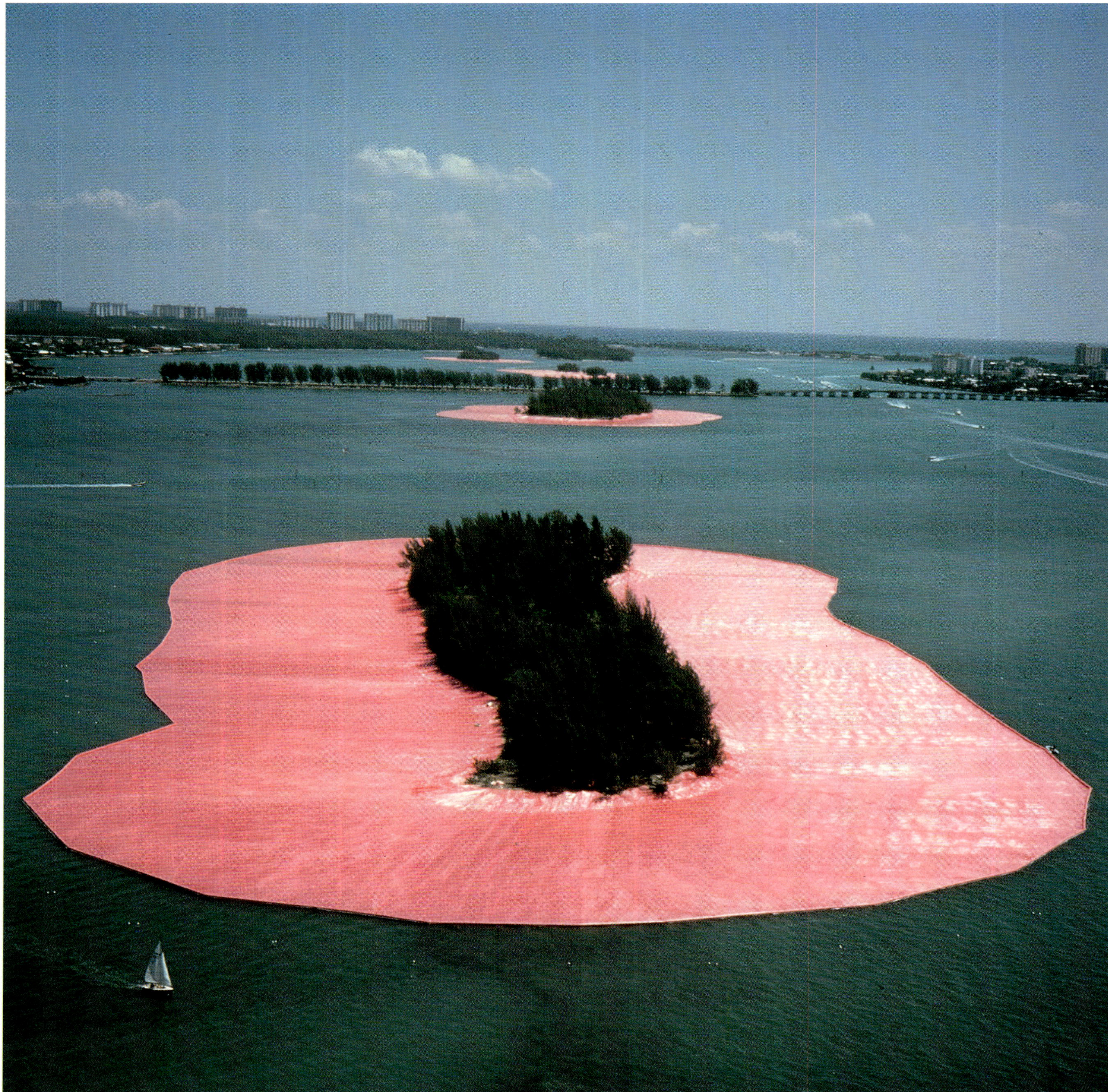

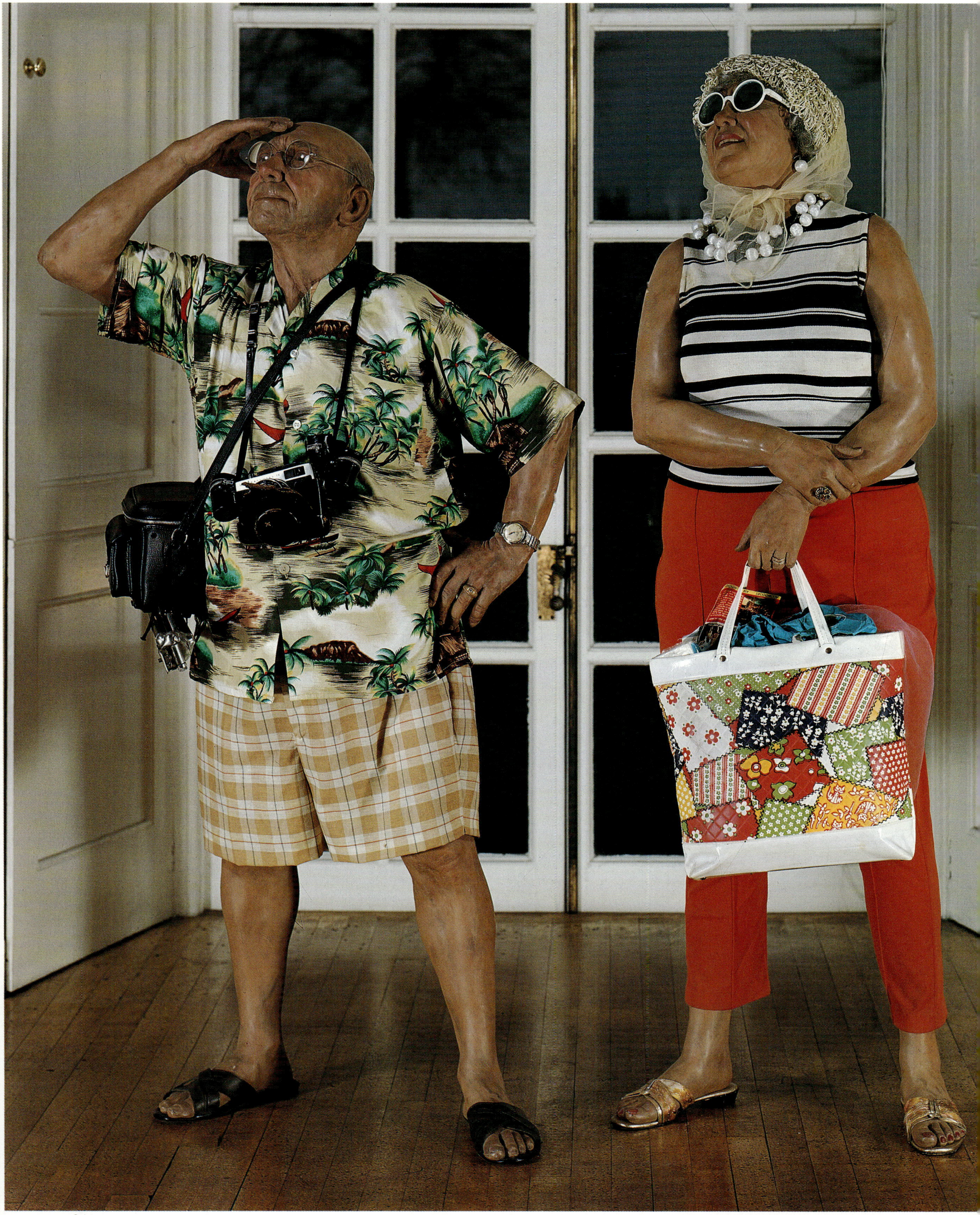

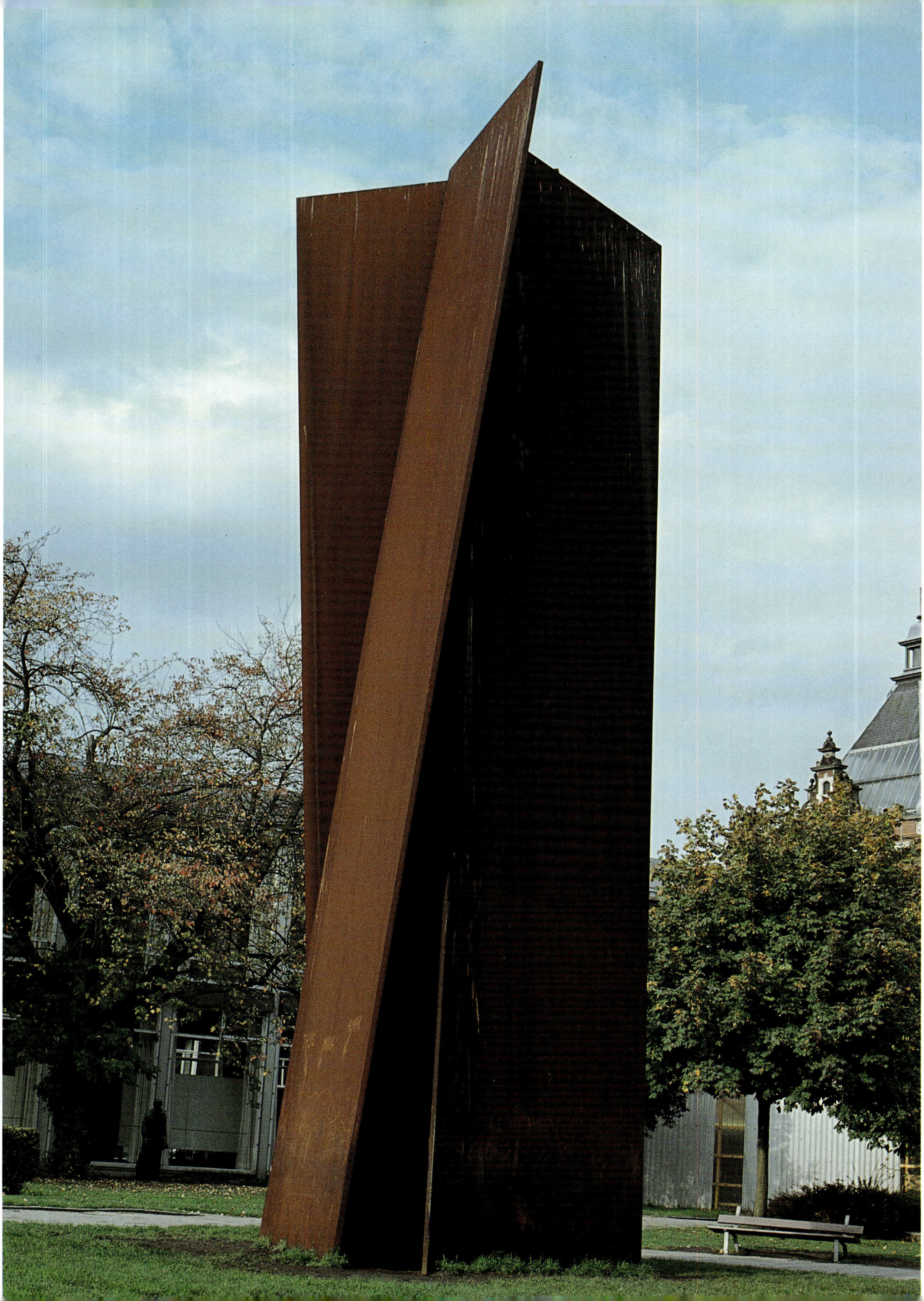

DIE ANGEWANDTE KUNST

Die Geschichte der angewandten Kunst in den USA ist ein vielschichtiges Thema, das noch durch eine Anzahl verschiedener Faktoren noch kompliziert wird. Zum ersten muß man eine Palette spezifischer Materialien bedenken, so z. B. Holz, Silber und unedle Metalle, Ton, Glas und Textilien, mit den jeweils unterschiedlichen Techniken und Verarbeitungsformen. Zum zweiten ist die Größe des Landes zu berücksichtigen. Die USA bestehen aus so vielen Staaten, daß praktisch zu keiner Zeit ein einziges Stilzentrum das ganze Land beherrscht hat. Amerikas Mode-Elite im 18. Jahrhundert konnte Möbel erwerben, die in Boston, New York, Philadelphia, Charleston (South Carolina), Newport (Rhode Island) oder Portsmouth (New Hampshire) hergestellt waren, je nachdem, wo man wohnte und in welchem Jahr man kaufte, denn mit dem Auf und Ab der Wirtschaft einer Stadt blühte oder verfiel auch ihre Industrie und ihre Bedeutung als Modezentrum. So war Portsmouth als Hauptstadt von New Hampshire Mitte des 18. Jahrhunderts ein bedeutender Hafen und Zentrum des Holzhandels in Neuengland; es war Sitz eines königlich-englischen Gouverneurs und Wohnort vieler reicher Kaufleute. Mit der Revolution büßte die Stadt an Bedeutung ein und erlangte ihre Prosperität nie wieder; doch in den sechziger Jahren des 18. Jahrhunderts gehörte Portsmouth zu den Städten, in denen damals in Amerika die elegantesten Möbel hergestellt wurden. Zum dritten gab es in dem Zeitraum von den ersten Einwanderungen bis in die Gegenwart dramatische technische und gesellschaftliche Veränderungen, wie etwa die gewaltige Entwicklung im Transportwesen, im Handel sowie in den Produktionsprozessen, die Erschließung des Westens und den spektakulären Bevölkerungszuwachs durch die Einwanderung. Alle diese Faktoren spielten für die Entwicklung des Kunsthandwerks in den USA eine Rolle. Schließlich wurden nicht nur kostspielige Objekte für eine wohlhabende Bevölkerungsschicht geschaffen. Das trifft heute ebenso zu wie in der Zeit, als die Pilgerväter an Land gingen. So ist die von Rudy Autio im Jahre 1983 geschaffene Vase mit der „Opferung der Iphigenie an ihrem Hochzeitstag" – ein Objekt, bei dem man sich streiten kann, ob es „Kunst oder Handwerk" ist – hinsichtlich ihrer Ästhetik, ihrer Herstellung und ihres Preises weit von dem modernen amerikanischen Speiseservice entfernt, das 1937 von Russel Wright entworfen und ab 1939 von der Steubenville-Töpferei hergestellt wurde. Ähnlich schwer zu vergleichen sind der einfache Eßtisch mit abnehmbarer Platte (*tressle table*) aus den ersten Jahren des 18. Jahrhunderts, wie er wohl in jedem Haushalt anzutreffen war, und der große, in Zapfenkonstruktion gearbeitete und reich verzierte Stuhl (*joined chair*) (1663–67), der William Searle zugeschrieben wird.

Abb. 211

Abb. 209

In den letzten Jahren hat sich eine ganz neue Einstellung zum Studium der angewandten Kunst entwickelt. Die Untersuchungen zu Kunstwerken des alltäglichen und nicht so alltäglichen Lebens beziehen jetzt den gesamten dazugehörigen Hintergrund mit ein. Die Objekte werden als Teil des sozialen, kulturellen und ökonomischen Milieus ihrer Zeit gesehen und können genauso als Quellen benutzt werden wie das geschriebene Wort. Die Frage nach der Authentizität, Datierung und Zuweisung, die zu jeder kunstgeschichtlichen Betrachtung gehört, ist kein Selbstzweck mehr, sondern der Ausgangspunkt für die Erforschung der materiellen Kultur, das gemeinsame Dach, unter dem heute viele Kunsthistoriker im Bereich der angewandten Kunst arbeiten.

Obwohl der Begriff Kunsthandwerk bzw. angewandte Kunst das gesamte Spektrum praktisch verwendeter Gegenstände umfaßt – vom gewöhnlichsten bis zum kostspieligsten –, haben Kunsthistoriker in diesem Bereich ihr Augenmerk in der Vergangenheit stärker auf die Gegenstände am oberen Ende der Skala gerichtet und sind deshalb als elitär kritisiert worden, da sie künstlerisch weniger bedeutsame, darum aber nicht weniger interessante Gegenstände dem Kulturhistoriker überlassen haben. Diese Trennung wird deutlich, wenn man die Kunstgewerbesammlungen der meisten Kunstmuseen mit solchen in Museen der Sozialgeschichte oder Sammlungen von Ge- *Abb. 725* schichtsvereinen vergleicht. Allerdings verwischen sich die strengen Trennlinien immer mehr. Ein *tressle table* in der Sammlung des Museums der Schönen Künste in Boston zeigt, daß Bedeutung und Ästhetik nicht unbedingt zusammenfallen müssen. In dem Katalog „Collecting American Decorative Arts and Sculpture 1971–1991", mit dem 20 Jahre Sammlertätigkeit im Bereich angewandter Kunst und Skulptur in diesem Museum gefeiert werden, schreibt Jonathan Fairbanks über diesen Tisch, daß „das Museum noch nie ein so volkstümliches Möbelstück hatte, mit so wenigen Verzierungen, wie sie üblicherweise den Sammler hoher Kunst begeistern". Indes fährt er fort, der *tressle table* habe bis zu seinem Ankauf im Jahre 1980 als eine der wichtigsten Möbelformen des 17. Jahrhunderts in der Sammlung gefehlt. Der Tisch, der Benjamin Clark (1644–1727), einem Radmacher, Zimmermann und Schreiner, zugeschrieben wird, datiert wahrscheinlich aus den frühen Jahren des 18. Jahrhunderts. Er spiegelt in seiner Gestaltung nicht nur den extremen Konservatismus kleiner isolierter Dörfer wider – denn bis zum Jahre 1700 hatte der ovale Klapptisch den *tressle table* als die modische Tischform bereits abgelöst –, sondern die Vielfalt der Arbeiten, die Handwerker in ländlichen Gegenden ausführten. Der Tisch hat auch über seine Epoche hinaus Bedeutung. So ist z. B. genau zu erkennen, wie er zusammengebaut ist, nämlich mit Bolzen und Zapfen, und es ist genau diese Art ehrlichen, ungekünstelten Bauens, die von den Praktikern der englischen kunstgewerblichen Reformbewegung des „Arts and Crafts Movement" wie den Roycrofters und Gustav Stickley hoch gepriesen und wiederaufgenommen wurde. Der Vergleich ihrer Arbeiten mit diesem Tisch ist hochinteressant. Auch wurde er 1989 von zwei der 25 zeitgenössischen Möbelhersteller im Ausstellungskatalog „New American Furniture" als Anregung für ihre Objekte zur Ausstellung aufgegriffen: Peter Deans „Canyon-Tisch", ein subtiles und zu vielem passendes Beispiel für modernes Design, und Edward Zuccas „Mystery Robots Rip Off The Rain Forest" („Geheimnisvolle Roboter holzen den Regenwald ab") – ein Tisch, der die Funktion mit geistreichem sozialem Kommentar verbindet.

Der *tressle table* des 17. Jahrhunderts ist nicht in erster Linie wegen seiner volkstümlichen Herkunft ein ungewöhnliches Objekt in einem Kunstmuseum, sondern auch deshalb, weil solche Stücke selten erhalten geblieben sind. Die Schwierigkeit einer historischen Betrachtung angewandter Kunst besteht zunächst darin, daß, je mehr ein Gegenstand auf Nutzen gerichtet ist, er um so wahrscheinlicher auch benutzt und demzufolge beschädigt oder achtlos weggeworfen wird. Ein ästhetisch oder ideell wertvoller Kunstgegenstand hingegen wird gehütet, so daß er viel wahrscheinlicher auch erhalten bleibt. Auf diese Weise ist die Zahl überlieferter Gegenstände nach dem oberen Ende der Werteskala hin verzerrt.

Ein weiterer Faktor, der das Studium der angewandten Kunst in der Vergangenheit beeinträchtigt hat, ist der „Personenkult". Gegenstände der angewandten Kunst sind sehr häufig anonym, so daß – und das gilt besonders für das vorindustrielle Zeitalter – ein definitiv mit einem Gegenstand verbundener Name schnell mythische Proportionen annehmen konnte und leicht mit zahllosen Gegenständen gleichen Stils in Zusammenhang gebracht wurde, ohne *Abb. 749* daß es tatsächliche Beweise für die Zuordnung gibt. Duncan Phyfe, der New Yorker Möbelmacher vom Anfang des *Abb. 752* 19. Jahrhunderts, ist ein besonders deutliches Beispiel solchen Personenkults, ebenso Paul Revere, William Searle, John Henry Belter und Louis Comfort Tiffany.

Die angewandte Kunst in Amerika ist integraler Bestandteil des kulturellen, sozialen und ökonomischen Lebens. Aber nicht alles, was im amerikanischen Haus Verwendung findet, ist auch in Amerika hergestellt. Daher ist außerdem die Anzahl und Qualität importierter Waren ins Kalkül zu ziehen. Ein flüchtiger Blick auf die Illustrationen zu diesem Kapitel könnte zu der Annahme führen, daß in Amerika vor dem Ende des 18. Jahrhunderts keine keramischen Erzeugnisse benutzt wurden. Das war sicherlich nicht der Fall, aber es gab bis zu dieser Zeit keine finanziell einigermaßen lebensfähigen keramischen Werkstätten, die anspruchsvolle Steingut- oder Porzellanwaren hätten herstellen können. Vor dieser Zeit waren zwar in vornehmen Haushalten bereits ausgewählte Keramikerzeugnisse zu finden, aber sie waren entweder aus Großbritannien oder aus China importiert. Die etablierte keramische Industrie im englischen Staffordshire und der Handel mit China hemmten die Entwicklung dieses Industriezweiges in den Vereinigten Staaten bis weit in das 19. Jahrhundert hinein.

Angesichts der Komplexität und Vielfalt der angewandten Kunst in den USA bietet es sich für eine Überblicksdarstellung an, bestimmte Themen herauszugreifen und diese jeweils über eine größere Zeitspanne zu verfolgen. Der Einfluß neuer Materialien und Techniken, regionale Ausprägungen und Stilübertragung aus Europa müssen dabei in Betracht gezogen werden.

DAS DATIERTE ODER SIGNIERTE WERK

Ganz gleich, wie man methodisch an die angewandte Kunst herangeht, das dokumentierte, exakt belegte, datierbare und zuweisbare Objekt bildet die Grundlage jeglicher Forschung. Die Fragen, die an ein Werk gestellt werden, sind zunächst die nach dem Urheber, den Charakteristika, der Entstehungszeit und der Funktion. Die Antworten auf diese Fragen ändern sich mit der gesellschaftlichen Entwicklung – von der Entstehung der Vereinigten Staaten über das vorindustrielle Zeitalter und die industrielle Revolution bis hin zur Konsumgesellschaft.

So ist zum Beispiel die Frage nach dem Urheber dann schwieriger zu beantworten, wenn ein arbeitsteilig produzierender Betrieb an die Stelle des einzelnen Handwerkers tritt und der Gestalter nicht mehr mit dem Hersteller identisch ist. Es ist mit ziemlicher Sicherheit anzunehmen, daß zwei um 1685 entstandene Leuchter mit der Kennzeichnung ID über einer französischen Wappenlilie in einem herzförmigen Feld tatsächlich von Jeremiah Dummer, *Abb. 735*
dem Benutzer dieses Zeichens, geschaffen wurden. Dummer hatte auch die Musterzeichnung angefertigt, dabei aber auf die europäische Form gebündelter Säulchen zurückgegriffen. 1885 stellte die Gorham Manufacturing Company *Abb. 771*
aus Providence (Rhode Island) – Ende des 19. Jahrhunderts weltweit einer der größten Produzenten von Silberwaren – ein aufsehenerregendes Bowlengefäß mit maritimem Dekor her. Der Rand ist mit Muscheln, Meeresalgen und anderen ozeanischen Lebewesen besetzt, und die Oberfläche ist mit wirbelnden Wellen und Meerestieren in kunstvollen Bewegungen ausgestaltet. Die Motive und die Asymmetrie des Schmuckes erinnern an den anglo-japanischen Stil, der in dieser Zeit beliebt war, doch seine Üppigkeit und fließenden Linien deuten bereits auf den Jugendstil hin. Leider sind Gestalter und Hersteller dieser originellen Schale unbekannt.

Arbeitsteilung oder, besser, die Zusammenarbeit mehrerer spezialisierter Gewerbe bei der Herstellung von Luxusgegenständen gab es in der amerikanischen angewandten Kunst bereits sehr früh. Der Möbeltischler John Pimm aus *Abb. 191*
Boston fertigte das Gehäuse einer in japanischer Manier lackierten hohen Kommode an und signierte jeden Kasten auf der Rückseite. Doch ein Möbeltischler kann die wundervolle erhabene Dekormalerei von Fabelwesen inmitten exotischer Landschaften – in Nachahmung orientalischer Lackarbeiten, wie sie in Boston im zweiten Viertel des 18. Jahrhunderts beliebt waren – nicht selbst geschaffen haben. Der stilanalytische Vergleich mit anderen in japanischer Manier lackierten Stücken, unter denen sich auch ein genau inventarisiertes befindet, ergab, daß das Dekor ein Werk des Lackierers Stephen Whiting sein muß. Je kunstvoller bzw. technisch komplizierter ein Werk ist, desto wahrscheinlicher ist es, daß mehrere Handwerker daran gearbeitet haben. Mit der Entstehung großer Silber-, Glas-, Keramik- und Möbelmanufakturen wurden die einzelnen Hersteller im Laufe der Industrialisierung im 19. Jahrhundert immer anonymer.

Die Frage nach den Charakteristika eines Kunstwerkes, den Materialien und seiner Funktion kann in der Regel erst durch exakte Untersuchungen beantwortet werden. In den letzten Jahren wurden z. B. detaillierte wissenschaftliche Verfahren für die Analyse von Silberlegierungen entwickelt, die nicht nur zur Datierung, sondern auch wesentlich zur Entdeckung von Fälschungen beigetragen haben. Selbst Restaurierungen erbrachten mitunter interessante Erkenntnisse. Auch die Bestimmung der Funktionen eines Werkes bedarf einer genaueren Untersuchung, besonders wenn diese sich im Laufe der Zeit geändert haben. Als Beispiele seien eine silberne Zuckerdose, die im ersten Jahrzehnt des 18. Jahrhunderts von dem Bostoner Edward Winslow geschaffen wurde, und eine silberne *Abb. 738*
Zuckerschale genannt, die Teil eines von Michael Graves für Alessi entworfenen und 1983 hergestellten Tee- und Kaffeeservices ist. Beide erfüllen vordergründig den gleichen Zweck; doch obwohl ihr Entstehungsdatum mehr als 270 Jahre auseinanderliegt, besitzen beide Funktionen, die weit über die eines gewöhnlichen Zuckerbehältnisses hinausgehen. Ende des 17. und Anfang des 18. Jahrhunderts wurde eine Zuckerdose häufig zur Hochzeit oder bei der Geburt eines Kindes geschenkt, nicht nur als Kostbarkeit, sondern weil es zum Werberitual gehörte, Zuckerstücke zu essen. Folglich war die Zuckerdose häufig Trägerin einer ausgeprägten Bildsprache, die zu Ritterlichkeit, Liebe, Ehe und Fruchtbarkeit Bezug hatte. Derartige Stücke waren das Äußerste an Extravaganz in der barocken Silberschmiedekunst Nordamerikas. Im Laufe des 18. Jahrhunderts wurde Zucker immer alltäglicher und war somit weniger kostbar. Nun wurde die schützende Dose, in der man ihn sicher aufbewahren konnte, durch die offene Schale ersetzt, die wiederum zu einem Teeservice aus Keramik, Silber oder Zinn gehörte. Denn inzwischen war die Mode des Teetrinkens von Europa nach Amerika gekommen. Ganz im Gegensatz dazu ist die Zuckerschale von Michael Graves nicht nur Behältnis, sondern zugleich eine „Ikone" für die Postmoderne. 1979 beauftragte Alessi elf postmoderne Architekten – unter ihnen Graves – mit je einem Entwurf eines Tee- und eines Kaffeeservices. Die 1983 in Handarbeit aus Silber gefertigten Stücke gelten heute als zukunftsweisend. Sie verraten die vielfältigen Möglichkeiten postmodernen Designs, erinnern uns aber zugleich an die Bedeutung des Architekten für die angewandte Kunst. Bei der Zuckerdose sehen wir den Hersteller, bei der Zuckerschale hingegen den Designer als den Urheber an.

Die Fertigungsweise im vorindustriellen Zeitalter des Handwerks, vor der Einführung der alles beherrschenden Maschinentechnik, erschließt sich direkt durch die Untersuchung des betreffenden Stückes. Im 17. Jahrhundert z. B. *Abb. 726* unternahm ein Handwerker nichts, um die Herstellungsweise eines Gegenstandes zu verbergen. Die Anrichte des 17. Jahrhunderts aus Virginia besteht aus Platten, gedrechselten Elementen und aufgesetzten gedrechselten Verzierungen. Gegen Ende des 17. Jahrhunderts wurden die Kastenmöbel nicht mehr vom Schreiner oder Bautischler, sondern vom Kunst- bzw. Möbeltischler hergestellt. Dieser benutzte für flache Oberflächen die Schwalbenschwanzkonstruktion und nicht mehr die äußerlich sichtbare Zapfenkonstruktion des Schreiners. Außerdem konnte er dekorative Furniere aufbringen und so die Bauweise zumindest auf flachen Oberflächen besser verbergen. Im dritten Viertel des 18. Jahrhunderts, als der fließende, geschwungene Rokokostil auf seinem Höhepunkt angelangt war, konnten gebogene Elemente aus Holz, wie z. B. die unteren Seitenteile einer Bostoner Doppelkommode, auch Highboy genannt, nur aus starken, großen Stücken herausgearbeitet werden, was sowohl einen erheblichen Material- als auch Zeitaufwand bedeutete. Doch bald wurde eine neue Technik in die Möbelherstellung eingeführt, mit deren *Abb. 753* Hilfe gebogene Teile nicht mehr aus massivem Holz gefertigt werden mußten. 1808 ließ sich Samuel Gragg aus Boston den Entwurf für einen „elastischen Stuhl" patentieren, für den er Holz unter Dampf gebogen hatte. Die Seitenpfosten der Lehne und des Sitzes sowie die Vorderbeine bestanden aus einem durchgehenden, geschweiften Stück Bugholz. Graggs technische Neuerung wurde von John Henry Belter weiterentwickelt. Er schichtete außerordentlich dünne Holzblättchen lamellenartig übereinander und bog sie dann, um die materialbedingte eingeschränkte Formbarkeit des Holzes zu überwinden. So konnte er durchbrochene, geschnitzte und gebogene Stuhllehnen herstellen, die die erforderliche Stabilität besaßen.

Die Vertreter der Arts-and-Crafts-Bewegung Ende des 19. Jahrhunderts protestierten gegen die maßlose Industrialisierung der Gesellschaft und hielten es für einen Ausdruck fehlender Wahrhaftigkeit, die Herstellungsweise eines Kunstwerks zu verschleiern und die natürlichen Merkmale des Materials zu verfälschen. Das war nicht nur ein ästhetisches Postulat, sondern eine philosophische Grundauffassung. Innerhalb der Bewegung entstanden in jener *Abb. 762* Zeit mehrere Gruppen, so z. B. die von Roycroft. Ein eichener Bücherschrank aus dieser Werkstatt mit seiner schlichten Linienführung und klar strukturierten Form, ausgeführt in an den Seiten deutlich sichtbarer Zapfenkonstruktion unter Verwendung von Holznägeln, ist ein Beispiel für diese Überzeugung.

Leider war eine Produktionsweise, die auf reiner Handarbeit basiert, in einer sich schnell verändernden Massengesellschaft nicht lebensfähig. Im 20. Jahrhundert kam man am technischen Fortschritt nicht mehr vorbei. 1946 griff *Abb. 777* Charles Eames mit großem Erfolg das Bauen mit Bugholz in seinem neuartigen „DCW-Stuhl" wieder auf. Erstmals wurden die der Körperform entsprechend gestalteten Teile für Sitz und Lehne in mehr als eine Richtung gebogen und durch Hartgummischeiben mit dem Gestell verbunden. So erhielt der Stuhl Elastizität. Diese geformten Schichtholzstühle von Eames kamen einem gewaltigen Bedarf nach Qualitätsmöbeln entgegen.

Solange Holz der wichtigste Werkstoff war, blieben die Möbelindustrie und somit auch das Möbeldesign, abgesehen von der Bugholztechnik, von der technischen Entwicklung relativ unberührt. Die entscheidende Neuerung in der Möbelindustrie des 20. Jahrhunderts war die Einführung und Nutzung neuer Materialien wie Metall, Glas, Kunststoff oder auch Pappe. Die Möbelentwürfe von Frank Lloyd Wright mit ihren feinen, geschwungenen Linien, *Abb. 779, 780* wie z. B. sein Ensemble Schreibtisch mit Stuhl für das Johnson Wax Building, der Lehnstuhl für die Pittsburgh Plate Glass Company, Eero Saarinens Tulpenstuhl und Frank Gehrys „Easy Edges Rocking Chair", ein Schaukelstuhl mit zur Sitzfläche eingebogener Kufenfläche, wären in Holz nicht denkbar gewesen.

Andere Materialien, wie z. B. Silber, fanden den Weg aus der Werkstatt des Handwerkers in die Manufaktur leichter. Silberschmiede hatten bereits vor dem Ende des 18. Jahrhunderts begonnen, die Fertigung teilweise zu mechanisieren, um bestimmte Handwerkstechniken zu erweitern oder zu ersetzen. Aber die einschneidende Veränderung kam mit der Einführung des Galvanisierens in den vierziger Jahren des 19. Jahrhunderts. Zuerst wurde es für Bestecke und flaches Geschirr eingesetzt, doch mit den infolge des Bürgerkrieges ständig steigenden Lohnkosten und dem aus gleichem Grunde rarer werdenden Silber galvanisierte man auch bald Gefäße. Auch auf diesem Gebiet brachte die Arts-and-Crafts-Bewegung eine Wiederbelebung des Interesses an Stücken, die nach Handarbeit aussahen. Doch das führte oft dazu, daß ein maschinell hergestelltes Objekt weiterbearbeitet wurde, damit es den Anschein erweckte, es sei handgearbeitet. Dies war sozusagen der absolute Gegenpol zum Silberschmied der Kolonialzeit, dessen Werk erst als vollendet galt, wenn jegliche Spur vom Wirken der menschlichen Hand getilgt war. Andere Werke der angewandten Kunst, wie z. B. Glasobjekte oder ausgefallene Porzellan- und Tonarbeiten, waren von der industriellen Entwicklung und von technischen Prozessen abhängig, denn in diesen Bereichen waren immense Investitionen erforderlich, um überhaupt beginnen zu können. Die Glasfabrikation hat nie in Einmannbetrieben stattgefunden, denn das Betreiben auch nur eines Schmelzofens erforderte stets mehrere Mitarbeiter. Im 17. und 18. Jahrhundert wurde Glas – Fensterglas, Flaschen und auch kunstvollere Gegenstände – aus England eingeführt, um die steigende Nachfrage zu befriedigen. Die Zeit war reif, besonders da die Unzufriedenheit über die Abhängigkeit von Großbritannien ständig zunahm, und Unternehmer begannen, in Amerika Glasfabriken zu gründen.

Drei Glasfabriken von Bedeutung wurden im 18. Jahrhundert errichtet, alle von deutschen Einwanderern. In Caspar Wistars 1739 eröffneter Fabrik wurde vor allem Fenster- und Flaschenglas hergestellt. Sie schloß 1780, als durch den Unabhängigkeitskrieg der Handel beeinträchtigt war. Henry William Steigel wollte Glas erzeugen, das mit dem britischen konkurrieren konnte. Er eröffnete seine erste Fabrik 1763 und beschäftigte zeitweise 130 Leute, aber 1774 war er gezwungen, seine Produktion aufgrund finanzieller Schwierigkeiten drastisch einzuschränken. John Frederick Amelung begann 1784 und stellte Waren hoher Qualität her, unter anderem mehrere gravierte Präsentationsstücke, die importiertem Glas gleichkamen. 1795 schließlich war auch Amelung gezwungen, seinen Betrieb zu schließen. Dennoch war der Grundstein gelegt, und im 19. Jahrhundert wurde die Glasherstellung in Städten wie Pittsburgh (Pennsylvania) und Wheeling (West Virginia) zu einem Industriezweig von erstrangiger Bedeutung.

Die Kenntnis der Entstehungszeit eines Kunstwerks ist für seine Einschätzung von entscheidender Bedeutung, denn nur exakt datierte Werke erlauben die Definition eines chronologischen Rahmens und liefern die notwendigen Fakten für das Verständnis stilistischer und darüber hinaus kultureller, sozialer und ökonomischer Entwicklungstendenzen in der angewandten Kunst. Es können nun die Werke selbst datiert sein, wie etwa die Kommode für John und Mary Staniford. Sie trägt auffällig in der Mitte des oberen Kastens die Jahreszahl 1678. Dennoch muß man alle *Abb. 188* Inschriften und Daten mit Vorsicht behandeln, da sie später angebracht worden sein können, was bei Silber häufig der Fall ist. Es kann sich aber auch um Gedenkzahlen handeln, die dann die tatsächliche Herstellung eines Werkes vordatieren. Gelegentlich kommt es sogar vor, daß ein Handwerker ein Datum angebracht hat, das gar nicht für die Öffentlichkeit bestimmt war. Das ist bei einem Sessel der Fall, auf dessen Kopfleiste hinten mit Bleistift geschrieben *Abb. 189* steht „Gardner Junr/Newport May/1758/W". In der Regel jedoch liefern derartige Inschriften die für die Datierung erforderliche Information. Zum Beispiel entschloß sich Anthony Quervelle, ein Möbeltischler aus Philadelphia, 1827 in einer Ausstellung der handwerklichen Künste im Franklin-Institut einen Sekretär mit aufgesetztem Bücher- *Abb. 760* schrank zu zeigen, wofür er eine Silbermedaille erhielt und im Bericht der Ausstellungskommission lobend erwähnt wurde. Häufig sind derartige Stücke nur Bestandteil größerer Aufträge, die sich genau datieren lassen. 1904 beauftragte Darwin Martin den Architekten Frank Lloyd Wright mit dem Entwurf eines Hauses und der gesamten Innenausstattung. Dazu gehörten auch eine Anzahl Buntglasfenster, u. a. das mit dem inzwischen berühmt gewordenen Lebensbaum-Motiv, für das Wright stilisierte Pflanzenformen verwendete. *Abb. 207*

Die Datierung nach stilistischen Kriterien kann eine sehr ungenaue Methode sein, besonders mit Blick auf den konservativen Geschmack amerikanischer Kunstmäzene zu bestimmten Zeiten und an bestimmten Orten. Ein gutes Beispiel dafür ist die gebauchte Doppelkommode aus Massachusetts. Die frühesten signierten und datierten Stücke dieser Art sind eine Schreibkommode mit Bücherschrank von Benjamin Frothingham aus dem Jahre 1753, aber auch noch 1782 fertigte John Cogswell eine solche Doppelkommode für Elias Hasket Derby an. Wenngleich die Form und die Bauart der Doppelkommode aus der Gegend um Marblehead nördlich von Boston eine gewisse Beziehung zu Werken haben, die auf 1780 datiert sind, könnte sie, stilistisch gesehen, aus der Zeit zwischen 1770 und 1790 stammen.

In unserem schnellebigen und gut dokumentierten 20. Jahrhundert ist die Situation aber durchaus nicht einfacher; denn heute können Designs über Zeiträume von vielen Jahren in Produktion sein. 1952 entwarf Harry Bertoia den „Diamant-Stuhl" für Knoll International, der auch als „Stuhl 420-2" bekannt ist, und dieser wird heute noch her- *Abb. 781* gestellt. Natürlich hat es zu allen Zeiten Design-Klassiker gegeben.

Die Frage nach dem Urheber eines Werkes ist, wie wir gesehen haben, auch nicht so eindeutig zu beantworten, wie es auf den ersten Blick scheint. Gelegentlich kann die Information hinsichtlich des Schöpfers eines Gegenstandes, ob nun Entwurfsgestalter, Einzelhersteller oder Manufaktur, auf dem Objekt selbst erscheinen. Silberarbeiten sind fast immer gekennzeichnet. Gegen Ende des 19. Jahrhunderts allerdings kann die Gravur entweder den Hersteller oder auch den Händler bezeichnen. Möbel dagegen sind selten signiert oder datiert. Natürlich gibt es einzelne Stücke mit Aufschriften oder Brandstempeln, wie z. B. den Windsor-Schreibstuhl, einen Holzstuhl mit gebogener Lehne und schräggestellten Beinen, mit einem Schreibtablett auf einer der Armlehnen, das den Stempel von Ebenezer Tracy trägt. Wiederum können durch noch vorhandene Rechnungen, Stilvergleiche und, was sicher für das vorindustrielle Zeitalter noch wesentlicher ist, Vergleiche der Bauweise bei voll urkundlich belegten Stücken Hersteller, Manufaktur oder entwerfender Künstler bestimmt werden.

Doch häufig ist es nicht möglich, ein Kunstwerk eindeutig zuzuordnen. In solchen Fällen wird es in der Regel mit einer Stadt oder einem Gebiet identifiziert, da zu bestimmten Zeiten regionale Merkmale deutlich in Erscheinung treten.

Will man, über das rein ästhetische Interesse hinaus, Verbrauchergewohnheiten und -geschmack einer Epoche beleuchten, so wird das Wissen um den ursprünglichen Besitzer oder Benutzer eines Gegenstandes bedeutsam. Diese Information kann wiederum auch bei der Beantwortung anderer Fragen zu einem Werk dienlich sein. Gelegentlich gelangt man durch die Kenntnis des ursprünglichen Besitzers auch zu Angaben über das Werk selbst, besonders wenn es sich um Geschenke bzw. Gedenkstücke handelt. Deshalb liefert Silber in der Regel die sichersten Informa-

Abb. 734 tionen. Beispielsweise trägt der von Robert Sanderson hergestellte Bierkrug oben auf dem Henkel die Inschrift IVM, was für Isaak und Mary Vergoose steht, die 1668 heirateten. Der Krug kann nicht vor 1668 und nicht nach 1690 entstanden sein, da Mary 1690 starb. Da man Silber häufig zu Hochzeiten oder zur Geburt eines Kindes schenkte und dem Ehepaar Vergoose 1669 ein Sohn geboren wurde, ist es wahrscheinlich, daß der Krug um 1670 hergestellt wurde. Diese Annahme wird noch dadurch erhärtet, daß Sandersons Partner John Hull (dessen Zeichen in der Regel mit dem Sandersons zusammen vorkommt, aber auf diesem Krug nicht zu finden ist) in diesem Jahr nicht in Boston war.

In der Regel sind die für die Einordnung eines Kunstwerks erforderlichen Informationen nicht voneinander isoliert zu ermitteln, sondern man gelangt häufig erst durch die Beantwortung einer Frage zur nächsten. Wenn man weiß, daß John Cadwalader die kunstvollsten Rokokostühle besaß, die in Philadelphia hergestellt wurden, kommt man zu weiteren Erkenntnissen über diese Stühle. 1768 heiratete John Cadwalader, und im folgenden Jahr kaufte er ein großes Haus in Philadelphia, das er unverzüglich umzubauen begann. Zu den neuen Einrichtungsgegenständen gehörten ein Satz Stühle und zwei dazu passende Spieltische, die alle die gleichen kunstvoll geschnitzten Ornamente an den Vorderbeinen und Kanten aufwiesen. Die Spieltische finden sich in einer Aufstellung von Möbeln, die zwischen dem 13. Oktober 1770 und dem 14. Januar 1771 von Thomas Affleck, einem der führenden Möbeltischler Philadelphias, geliefert wurden, die Stühle hingegen nicht. Die früheren Rechnungen über Lieferungen von Affleck sind jedoch nicht mehr vorhanden. Da einer der Stühle aber auf einem Porträt von Cadwaladers Bruder zu sehen ist, das Charles Willson Peale im Sommer 1770 malte, scheint es berechtigt, die Stühle auf 1769–1770 zu datieren und sie Thomas Affleck zuzuschreiben.

Die Frage nach der Funktion eines Kunstwerkes ist wesentlich schwieriger zu beantworten. Alle Werke der angewandten Kunst, wie einfach sie auch sein mögen, haben außer ihrem reinen Nutzeffekt immer auch eine Bedeutung für ihren Schöpfer oder, häufiger noch, für ihren Besitzer. Sie können sozialen Status und Reichtum, das Bekenntnis zur herrschenden Mode oder Politik, eine Lebensphilosophie oder sogar eine Religion zum Ausdruck bringen; sie können aber auch als rein ästhetische Kunstwerke allein dem Zweck dienen, eine Einrichtung in ihrem Wert zu heben und zu bereichern. Bereits in den achtziger Jahren des 19. Jahrhunderts fanden Debatten statt, in denen Kunst gegen Handwerk und Form gegen Funktion gestellt wurden. Insbesondere Oscar Wildes achtzehnmonatige Vortragsreise durch Nordamerika in den Jahren 1882 und 1883 gab diesen Debatten Zündstoff. Wilde predigte die revolutionierende Lehre von der „Kunst um der Kunst willen" („L'art pour l'art"), die besagte, daß die Schönheit eines Kunstwerkes – ob eines Gemäldes oder einer Vase – weitaus wesentlicher sei als jegliche Funktion oder jedweder
Abb. 196 Inhalt. Diese Philosophie brachte John Bennet mit seiner 1882 in New York geschaffenen großen und mit Magnolien verzierten Vase zum Ausdruck. Die Funktion eines Kunstwerkes, weshalb es so und nicht anders aussieht, führt uns zu der komplexeren Frage des Stils und zu drei weiteren für die Vereinigten Staaten sehr wesentlichen Aspekten: der Stilübertragung, dem Regionalismus und der Herausbildung eines eigenen amerikanischen Stils.

DIE STILÜBERTRAGUNG

Die Frage, warum ein Gegenstand sein spezifisches Aussehen hat, läßt sich zum Teil durch eine Untersuchung der verschiedenen Stilquellen für das amerikanische Kunsthandwerk und aus der Kenntnis darüber, wie diese den amerikanischen Kontinent erreichten, beantworten. Die ersten Siedler waren wahrlich nicht mit der Absicht nach Amerika gekommen, dort eine neue Kultur zu schaffen. Die erfahrenen Handwerker, die auf amerikanischem Boden landeten, mußten sich zwar mit den Möglichkeiten und Materialien arrangieren, die ihnen dort zur Verfügung standen, sie stellten ihre Erzeugnisse aber in der gleichen Weise und nach den gleichen Entwürfen her wie in der Alten Welt. Daher darf es nicht überraschen, daß amerikanische Arbeiten, die dem Tischler William Searle zugeschrieben werden, der in Ottery St. Mary in Devonshire geboren wurde und arbeitete, bevor er 1663 nach Ipswich (Massachusetts) auswanderte, den Möbeln, die er in England geschaffen hatte, sehr ähnlich sind. Searle brachte die
Abb. 188 Ikonographie und die Praxis der Farbfassung aus seiner Heimat mit. Das zeigt ein Vergleich der in Ottery St. Mary geschaffenen Möbel mit den in Ipswich (Massachusetts) entstandenen. Sie zeichnen sich alle durch denselben überladenen Stil aus. Wie Searle einst die heimischen Handwerkstraditionen von seinem Meister gelernt hatte, gab er sie dann in Amerika an seine Lehrlinge und so an die nachfolgenden Generationen weiter. Regionale Unterschiede zwischen verschiedenen englischen Kleinstädten und ländlichen Gegenden sowie die Migrationsmuster aus diesen unter-

schiedlichen Gebieten in der Neuen Welt erklären nicht nur, weshalb die amerikanischen Handwerksarbeiten des 17. Jahrhunderts den englischen so ähnlich sind, sondern auch weshalb in benachbarten Regionen hergestellte Dinge so unterschiedlich sein können.

Doch nicht alle Siedler in der Neuen Welt waren Engländer. Im 17. Jahrhundert ließen sich zahlreiche Holländer in New York nieder, die ebenfalls ihre eigene Kunsttradition mitbrachten. Das betraf die Ornamente ebenso wie die Arbeitsweise und die Formen. Ein schönes Beispiel bietet die Anrichte, der holländische Kas. Die wuchtigen holländischen Vorbilder waren häufig an den Türen reich mit Schnitzereien verziert, aber auf dem Weg über den Atlantik änderte sich dieser Dekorstil. Ornamente in Trompe-l'œil-Technik, gemalt im Grisaille-Stil wurden bevorzugt. Der bemalte amerikanische Kas ist seinem Ursprung nach noch typisch holländisch, aber häufig erfolgte die Integration stilistischer Quellen weitaus subtiler, denn Amerika war von Anfang an ein Schmelztiegel westlicher Kulturen. Als Beispiel sei ein Schreibschrank angeführt, der ursprünglich der Familie Brinckerhoff gehörte: es handelt sich um eine im 17. Jahrhundert in England beliebte Form mit Einlegearbeiten in Gestalt stilisierter Blumen und Weinranken, die an kunstvolle holländische Marketerie erinnern. Diese Verschmelzung stilistischer Quellen und verschiedener Herstellungstraditionen, die in den Städten deutlicher erkennbar ist als in ländlichen Gegenden, hat wahrscheinlich die Ausprägung eines amerikanischen Stils in der angewandten Kunst der Neuen Welt herbeigeführt. *Abb. 190*

Die Einwanderung von Handwerkern und Künstlern nach Nordamerika war nicht auf die Anfänge der Geschichte des Landes beschränkt, sondern es gibt sie bis heute. Im 17. und 18. Jahrhundert zog William Penns Kolonie in Pennsylvania Siedler aus ganz Mitteleuropa an. Sowohl der Hersteller als auch der Besitzer eines kunstvoll gearbeiteten Kleiderschrankes mit der Inschrift GEORG HUBER ANNO 1779 kamen aus der Schweiz, und alle Merkmale dieses Schrankes – seine enorme Größe (er ist 223,5 cm hoch), die schwerfällige Bauweise, die schwefelgelben Einlegearbeiten und sogar die Türbänder – sind ihrem Ursprung nach dem deutschen Kulturkreis zuzurechnen. Aber die neuen Einwanderer beschränkten ihre künstlerische Tätigkeit nicht auf Möbel. Die Pennsylvania-Deutschen, wie man sie bald nannte, konnten auf eine ausgeprägte Tradition in der Töpferkunst zurückblicken und stellten eigenwillige und farbenprächtige Teller und Schalen her, die genau die gleichen Dekormotive aufweisen, wie sie von anderen Kunstwerken her bekannt sind: von den bemalten und mit Intarsien verzierten Möbeln bis hin zu bemalten Taufregistern. *Abb. 192*

Deutsche Einwanderer errichteten und betrieben auch die ersten bedeutenden Glasfabriken in den Vereinigten Staaten, denn sie brachten große Sachkenntnis im Glasblasen und -schleifen mit. Nach der Schließung dieser Fabriken fanden die Glasbläser und -schleifer Arbeit in den neugegründeten und sich rasch vergrößernden Industriegebieten wie Pittsburgh. Die erste Glasfabrik in Pittsburgh wurde 1797 gegründet, und in rascher Folge entstanden weitere. Die schnelle Ausbreitung des Industriezweiges brachte bald englische Glashersteller in die Stadt, und die deutschen Glasmachertraditionen verschmolzen mit den anglo-irischen.

Für die Franzosen hatte Amerika ebenfalls eine große Anziehungskraft, und im ersten Viertel des 19. Jahrhunderts dominierte bei der künstlerischen und intellektuellen Elite der französische Geschmack – in Boston ebenso wie in New York oder Philadelphia. Das bedeutete, daß eingewanderte Handwerker, wie z.B. der Kunst- und Möbeltischler Charles-Honoré Lannuier, bald erfolgreiche Unternehmen gründeten. Im weiteren Verlauf des Jahrhunderts beherrschte zunehmend der Eklektizismus den Geschmack, und man übernahm aus der Vergangenheit alle nur möglichen Elemente zu willkürlichen Stilkombinationen, die letztendlich alle als akzeptabel galten. Mrs. Trollope in Cincinnati beispielsweise eröffnete ihr Geschäft für Importwaren aus England in einem Gebäude mit gotischen Fenstern und griechischen Säulen, einer türkischen Kuppel und ägyptischem Dekor.

Die Vorliebe für alles Französische hielt sich jedoch, und so kam Léon Marcotte 1848 nach New York, um eine amerikanische Filiale der Pariser Polsterer- und Möbelfirma Ringuet-Leprince zu gründen; denn der Bedarf an Möbeln und kompletten Einrichtungen nach französischer Art – sowohl im Renaissancestil als auch in Stilen Louis XIV, Louis XV oder Louis XVI – war enorm. Anfänglich war die New Yorker Filiale eine Tochtergesellschaft der Pariser Firma. Doch das änderte sich allmählich, und die Filiale in New York wurde ein angesehenes amerikanisches Unternehmen mit nützlichen Verbindungen nach Frankreich. *Abb. 761*

Die unsicheren politischen Verhältnisse in Europa zu Beginn des 20. Jahrhunderts und die Verlockungen Amerikas als des Landes der unbegrenzten Möglichkeiten führten dazu, daß die Einwanderung ein ungeahntes Ausmaß annahm. So kamen moderne Architekten und Designer wie Ludwig Mies van der Rohe und Marcel Breuer, die am Bauhaus, der bedeutendsten Kunstschule unseres Jahrhunderts, tätig gewesen waren, nach Amerika, als die Situation in Deutschland für sie unerträglich geworden war. Im Jahre 1923 holte der finnische Architekt Eliel Saarinen seine Familie nach Michigan, wo er den Entwurf für die Cranbrook Academy of Art schuf und später in die einflußreiche Position des Präsidenten dieser Institution berufen wurde. Saarinen war auf der Höhe seiner Laufbahn, als er in den Vereinigten Staaten ankam, und seine ungekünstelten, rationalen Kunstwerke sind typische Beispiele für skandinavisches Design. Saarinen war ein Meister der sachlichen, zurückhaltenden Ästhetik des Maschinenzeitalters, die in

Abb. 773 Amerika zwischen den beiden Weltkriegen beherrschend werden sollte. Ein Beispiel dafür ist sein Teegefäß mit Tablett, das 1934 von der International Silver Company gefertigt und auf der Ausstellung Amerikanischer Industriekunst im gleichen Jahr im Metropolitan Museum of Art in New York der Öffentlichkeit zugänglich gemacht wurde. Sein Sohn, Eero Saarinen, wurde ebenfalls ein bekannter Architekt und Designer. Er gilt zwar als Amerikaner, aber seine künstlerischen Auffassungen sind dem finnischen Erbe verpflichtet.

Amerika war nicht nur ein Magnet für Künstler und Handwerker, die eigene Unternehmen gründen wollten, sondern auch für Lehrer. Diese brachten nicht nur Informationen über neue Stile und Arbeitsweisen mit in die USA, sondern – was vielleicht am bedeutsamsten war – sie reichten neue intellektuelle Konzepte weiter, die zu Katalysatoren für künftige Veränderungen und Entwicklungen innerhalb der angewandten Kunst wurden. Dies gilt besonders für das Ende des 19. und für das 20. Jahrhundert. Der englische Töpfer Bernard Leach besuchte 1950 zum ersten Mal die Vereinigten Staaten, zehn Jahre nachdem „A Potter's Book", sein „Buch eines Töpfermeisters", erschienen war. Es wurde ein Klassiker der keramischen Fachliteratur, in dem der Autor eine Symbiose westlicher Ideale und orientalischer Philosophie vorschlägt. Sein Besuch festigte die ungeheuere Wirkung, die dieses Buch auf die neue Töpfergeneration gehabt hatte, besonders bei den Künstlern um Peter Voulkos am Otis Art Institute in Kalifornien. Leach kehrte 1953 zurück, begleitet von zwei guten japanischen Freunden, dem Töpfer Shoji Hamada und dem Theoretiker Soetsu Yanagi. Dieser direkte Kontakt mit Ostasien und Leachs Interpretation ostasiatischer Werte waren von außerordentlicher Bedeutung für die aufsehenerregende kalifornische Töpferbewegung, die in den fünfziger Jahren einige der unkonventionellsten Keramiken in Amerika hervorbrachte und die bis heute fortbesteht. Sie ist ein Beispiel für das Wiederaufleben eines florierenden Handwerks, wie es sich auch in allen anderen Handwerkszweigen abzeichnet.

Auch die Einführung von Kunstgegenständen nach Nordamerika spielte eine wesentliche Rolle bei der Verbreitung von Stilen und Ideen. Wenn einmal der Kampf ums Überleben ausgefochten war, ging es den neuen Amerikanern dann stets schnell darum, einige der Luxusgegenstände zu erwerben, die zu einem gehobenen Lebensstil gehörten, wie z.B. Keramiken oder schöne Dinge aus Glas sowie Textilien. Wenn diese im Lande nicht zur Verfügung standen, blickte man nach Europa oder nach Ostasien. Die Europäer begriffen schnell, daß sich ein gewaltiger Absatzmarkt auftat, und waren begierig, dieses Konsumbedürfnis zu befriedigen. Die nach Amerika eingeführten Waren erfüllten eine doppelte Funktion. Gewiß bewogen sie Unternehmer dazu, in den Vereinigten Staaten Fabriken zu gründen, aber sie hielten gleichzeitig die Verbindung zu den neuesten Stilrichtungen und Modeerscheinungen in Europa, und dieses Wissen konnte in die in Amerika hergestellten Waren eingehen.

Die keramische Industrie kam in den Vereinigten Staaten nur sehr zögerlich in Gang. Die frühen Unternehmen, wie etwa die von Bonnin und Morris 1770 in Philadelphia errichtete Porzellanfabrik, konnten qualitativ nicht mit
Abb. 751 den Importwaren konkurrieren. Das zeigt der Vergleich einer blau-weißen Konfektschale aus dieser Firma mit englischen Stücken, auf die die Entwürfe von Bonnin und Morris zurückgingen. Die beiden Partner hatten einfach nicht das erforderliche Kapital für Versuchsreihen, um ihre Vorbilder zu erreichen. So bestand das Unternehmen nicht einmal zwei Jahre lang. Über 50 Jahre später gründete William Tucker sein Unternehmen und erhielt 1828 vom Franklin-Institut einen Preis „für das beste in den USA hergestellte Porzellan in allen Ausführungen – vergoldet, bemalt und ohne Dekor ..." Einige der Formen Tuckers waren französischen Vorbildern sehr stark nach-
Abb. 197 empfunden. Weiterhin typisch für französisches Porzellan waren auch angesetzte goldbronzene Henkel, wie sie an
Abb. 755 einer großartigen Vase von Tucker zu sehen sind. Auch ein silbernes Tintenfaß (ca. 1815–1825) von dem Silberschmied Harvey Lewis aus Philadelphia erinnert in einigen Details an französische Vorbilder dieser Zeit. Es weist aber ebenso Parallelen zu englischem Silber und Porzellan auf und steht einem englischen Porzellantintenfaß von etwa 1810 sehr nahe. Obgleich Amerika zu Beginn des 19. Jahrhunderts enge diplomatische Beziehungen zu Frankreich hatte, kamen französische Entwürfe oft über England nach Amerika, was die Komplexität der Stilübertragung verdeutlicht.

Porzellan aus China war schon sehr früh in die Neuengland-Kolonien gekommen, wie aus einer Inventarliste von Katherine Coytmore aus Charlestown (Massachusetts) von 1659 hervorgeht, in der u.a. „drei Kisten Geschirr aus Ostindien" im Wert von drei Pfund verzeichnet sind. Gegen Ende des 18. Jahrhunderts wurde das Land von chinesischem Porzellan geradezu überschwemmt, darunter eigens für den Export angefertigte Platten. Der Kontakt mit Ostasien über seine Kunstgegenstände brachte für die amerikanischen Handwerker eine ganze Reihe neuer Formen und Dekormotive sowie Techniken mit sich. Zum Beispiel geht eine silberne Zuckerdose mit Deckel von schönen
Abb. 737 und harmonischen Proportionen, die Simeon Soumain zwischen 1738 und 1745 schuf, auf das Vorbild ostasiatischer Porzellanschalen zurück, die bei zeitgenössischen Sammlern hochgeschätzt waren. Im März 1886 wurde eine chinesische Vase aus Peach-blow-Porzellan, einem Porzellan mit rot-gelber bzw. „Pfirsichblüten"-Glasur, auf einer

Auktion für 18 000 Dollar verkauft, was damals ein horrender Preis war. Das inspirierte zur eigenen Verwendung der rot-gelben Farbglasur für Keramik und Glas in Amerika und zur Verwendung ostasiatischer Formen. Die Firma Hobbs, Brockunier and Company aus Wheeling (West Virginia) war die erste, die von dieser berühmten Vase profitierte und im April 1886 eine eigene Kopie in Glas herausbrachte. Das war genau der richtige Zeitpunkt, denn die „L'art-pour-l'art"-Bewegung, die in den achtziger Jahren des 19. Jahrhunderts ihren Höhepunkt erreicht hatte, stürzte sich buchstäblich auf die ostasiatischen Motive. Dabei wurden eindeutig Modelle aus Japan bevorzugt, das sich erst in den fünfziger Jahren des 19. Jahrhunderts dem Westen geöffnet hatte. Ostasien hat auf Amerika immer wieder eine große Faszination ausgeübt. Ostasiatische Einflüsse sind ein wiederkehrendes Element in der angewandten Kunst der USA, besonders in Kalifornien mit seiner dem pazifischen Raum zugewandten Lage.

Bücher und Drucke von Entwürfen hielten die Vereinigten Staaten stets mit den Hauptströmungen englischer und europäischer Moden und Ideen in Kontakt. Es gibt beispielsweise viele Belege, daß die Möbelmodelle aus Thomas Chippendales „Ratgeber für den Edelmann und den Möbeltischler" („The Gentleman and Cabinet-Maker's Director") in Amerika vielerorts bekannt waren, wenngleich dann die danach hergestellten Möbel selten den Entwürfen so genau folgten wie der große Bücherschrank aus Charleston (South Carolina), der auf Tafel 93 der Ausgabe *Abb. 732*
des „Ratgebers" von 1754 abgebildet ist. Einige der englischsten aller amerikanischen Rokokomöbel entstanden in den sechziger Jahren des 17. Jahrhunderts in Portsmouth (New Hampshire). Dazu gehört eine Gruppe von sechs noch erhaltenen China-Tischen, von denen der wohl kunstvollste ursprünglich Pfarrer Stephen Chase gehörte. Ähnliche Tische – mit gebogten und gekreuzten Querstegen, in der Mitte von einem Blätterknauf bekrönt – sind in der Ausgabe des Ratgebers von 1762 abgebildet. Musterbücher fanden in der zweiten Hälfte des 18. Jahrhunderts und weit in das 19. Jahrhundert hinein in England und Frankreich in sehr großer Zahl Verbreitung, und wenn ein Entwurf einmal dem Papier anvertraut und gedruckt war, dann stand er auch den Amerikanern in der Zeit, die ein Schiff brauchte, um den Atlantik zu überqueren, zur Verfügung. Im 19. und 20. Jahrhundert sollte das geschriebene Wort eine ungeahnte Bedeutung erlangen, denn es brachte nicht nur Ideen von Europa nach Amerika, sondern verbreitete diese auch innerhalb der USA.

Charles Locke Eastlakes „Hinweise zur geschmackvollen Innenausstattung" („Hints on Household Taste"), zuerst 1868 in England erschienen und 1872 in Amerika veröffentlicht, beeinflußten den Reformgedanken und die Einführung einer neuen Geradlinigkeit in die amerikanische Möbelherstellung der siebziger und achtziger Jahre des 19. Jahrhunderts. Diese amerikanische Design-Reformbewegung weitete sich nach dem britischen Vorbild zur Arts-and-Crafts-Bewegung aus und bezog ihre Ideen aus den Schriften von William Morris und John Ruskin, die sich in Amerika bestens verkauften. Ruskins einziges Buch zur angewandten Kunst, „The Two Paths" („Die beiden Wege"), erlebte zwischen 1859 und 1892 beispielsweise in Amerika 20 Auflagen. Wie Morris und Ruskin vor ihm wollte Gustav Stickley einfache Einrichtungen schaffen, die die Wohnräume ihrer Käufer zur Geltung bringen sollten. So ist der von Harvey Ellis für Stickleys Werkstätten entworfene Schreibschrank ein perfekter Ausdruck seiner *Abb. 763*
Philosophie. Diese Stücke selbst hatten jedoch noch keinen Vorbildcharakter, und so begann Stickley 1901 mit der Herausgabe der Zeitschrift „The Craftsman" („Der Handwerker"). Sie setzte sich zum Ziel, den öffentlichen Geschmack zu bilden, und trug am stärksten dazu bei, den Reformgedanken in Amerika zu verbreiten, bis sie 1916 zusammen mit Stickleys Firma ein Ende fand.

Obwohl die USA wie ein trockener Schwamm die Ideen, Kunstwerke und Handwerker aus Europa aufsogen, warteten die Amerikaner nicht passiv auf die aus Europa kommenden Einflüsse. Sie machten sich selbst auf, um herauszufinden, was die Alte Welt zu bieten hatte. Anfänglich waren diejenigen, die über den Atlantik reisten, die Söhne einflußreicher und wohlhabender Familien, die ins Ausland gingen, um mit der „Grand Tour" ihre Bildung zu vervollständigen. Die meisten blieben für ein oder zwei Jahre, aber Samuel Powel, ein Amerikaner der dritten Generation und Erbe eines reichen Kaufmanns aus Philadelphia, war sieben Jahre unterwegs. Zwischen Oktober 1760 und Oktober 1767 besuchte er u. a. London, Edinburgh, Glasgow – eine Stadt, die ihn stark beeindruckte, weil sie seiner Heimatstadt sehr ähnlich war, – Paris, Florenz und Rom, wo er fleißig antike Studien betrieb. Als Powel nach Philadelphia zurückkehrte, war er nicht nur gut gerüstet, um in den Zirkeln der guten Gesellschaft über europäische Kunst und Kultur zu debattieren, sondern auch entschlossen, Verschönerungen an dem großartigen Haus, das er unmittelbar nach seiner Heirat 1769 gekauft hatte, vorzunehmen.

Um die Mitte des 19. Jahrhunderts reiste nicht mehr nur eine begüterte und modebewußte Elite, sondern auch der weitsichtige, kluge Geschäftsmann und der motivierte Künstler mit Unternehmungsgeist sahen diese Reisen als für sich notwendig an. 1837 eröffnete Charles Louis Tiffany in New York einen „Luxusartikel- und Kuriositätenladen", und in den siebziger Jahren des 19. Jahrhunderts, nachdem 1850 auch in Paris und 1868 in London Filialen gegründet worden waren, gehörten sowohl das Silber als auch der Schmuck von Tiffany & Company zu den schönsten auf der ganzen Welt. Der Direktor der Silberabteilung war ab 1868 der einflußreiche Gestalter Edward Chandler Moore, der seit 1851 freischaffend für die Firma gearbeitet hatte. 1855 und wahrscheinlich noch einmal im Jahre 1867 besuchte Moore Paris, um die dortigen Fachschulen kennenzulernen. Gleich nach seiner Rückkehr schuf er

nach ihrem Vorbild ein Ausbildungsprogramm für Silberschmiede in den Werkstätten von Tiffany & Co. Charles Louis Tiffanys Sohn, der bekannte Glaskünstler Louis Comfort Tiffany, ging 1867 nach Paris, um bei dem französi-
Abb. 202 schen Maler Léon Belly zu studieren, und unternahm mehrere Malreisen durch Frankreich und Nordafrika. Das erklärt vielleicht die Lumineszenz und den malerischen Stil seines Glases.

Amerika war kein isolierter Vorposten der Zivilisation, in dem die Siedler das Rad hätten zum zweiten Male erfinden und Kunstgegenstände ohne Beziehung zur Vergangenheit oder zu zeitgenössischen Tendenzen und Bewegungen in der Alten Welt hätten schaffen müssen. Doch regionale Varianten bei Möbeln, Silber, Keramik und frühem Glas waren von Anfang an deutlich erkennbar.

DER REGIONALISMUS UND SEINE WURZELN

Die Notwendigkeit, Kunstwerke im Kontext regionaler Handwerkspraktiken, Geschmacksrichtungen und Traditionen zu untersuchen, wurde 1935 mit dem Erscheinen zweier Bücher deutlich: William MacPherson Horners „Blue Book. Philadelphia Furniture" („Blaubuch. Möbel aus Philadelphia") und Clair Franklin Luthers Buch „The Hadley Chest" („Die Schubladen-Truhe"). Horners Buch hatte ein genau definiertes städtisches Stilzentrum zum
Abb. 187 Gegenstand. Luthers große Gruppe von Truhen mit üppigen Blumen- und Weinlaubschnitzereien, zu der auch die mit der Inschrift „Mary Pease" gehörte, entstand dagegen in dem ausgedehnten Gebiet des Connecticut-Flußtales in Massachusetts. Dieser Unterschied beleuchtet zwei Aspekte regionaler Studien: städtisch kontra ländlich und kunstvoll kontra volkstümlich, wobei die Anwendbarkeit dieser Begriffe angesichts der ökonomischen Vielfalt der verschiedenen Regionen variieren konnte.

Volkstümliche Traditionen in Design, Dekor und Herstellungstechnik sind langlebig und in der Kultur ländlicher Gegenden tief verwurzelt. Beispielsweise war man der Meinung, daß ein bemalter Stuhl (*fancy chair*), der wahrscheinlich aus dem Gebiet um Newington in Connecticut stammte, wegen seiner gedrechselten Teile etwa in die Zeit zwischen 1720 und 1730 zu datieren wäre. Tatsächlich ist er aber erst 100 Jahre später angefertigt worden. Obwohl nach alten Arbeitsweisen hergestellt, sind die gedrechselten Teile auf neue Art zusammengefügt und belegen somit den Einfluß der bemalten Stühle aus dem frühen 19. Jahrhundert, einer Massenware von Firmen wie Lambert Hitchcocks Möbelfabrik in Hitchcocksville (Connecticut).

Kontinuität der Formen und der Gestaltungselemente war jedoch nicht auf die ländlichen Gebiete beschränkt. Nach dem Rechnungsbuch des Bostoner Polsterers Thomas Fitch gab es 1722 urplötzlich die *Crook-back chairs,* Stühle mit gebogener Lehne. Diese beliebten Stühle, die nur in Boston hergestellt wurden, verbanden geschwungene Rückenlehne und Kopfleiste mit gedrechselten Vorderbeinen, geschnitzten spanischen Füßen mit flachgedrückten kannelierten Voluten und gedrechseltem Vordersteg. 1732 hatte sich das geschwungene, verzierte Stuhl- bzw. Tischbein in Boston als die letzte Modeneuheit voll herausgebildet, und gedrechselte Vorderbeine waren eindeutig überholt. Trotzdem wurde dieses Stuhlmodell weiterhin hergestellt, vermutlich weil es bei den Verbrauchern immer noch gefragt war. Hatte sich ein stilistisches Element bis in die Mitte der vierziger Jahre des 18. Jahrhunderts in den ländlichen wie in den städtischen Gebieten erst einmal durchgesetzt, so blieb es und war stets abrufbar. Selten – selbst in den verwöhntesten Kreisen – ließ ein neuer Stil den alten ganz vergessen. Verbraucher können in ihrem Geschmack und somit in ihren Kaufgewohnheiten sehr konservativ sein. Kontinuität und Veränderung, das Traditionelle und das Neue, kämpfen in der angewandten Kunst stets miteinander.

Regionale Studien können beschreibend, vergleichend und wertend oder auch analysierend sein. Die Wissenschaftler identifizieren Kunstwerke nicht nur nach charakteristischen Merkmalen aus einem bestimmten Gebiet. Sie untersuchen auch, weshalb sie sich von andernorts hergestellten Werken in Form, Stil und Bauart unterscheiden, und ziehen Schlüsse aus dieser Analyse einzelner Gebiete. Bisweilen kann eine bestimmte Form nur aus einem Ort stammen. So wurden silberne zweihenkelige Pokale mit Deckel, die zwischen den neunziger Jahren des 17. Jahrhunderts und 1720 entstanden waren, und ähnliche Pokale, die in den siebziger und achtziger Jahren des 17. Jahrhunderts in England gefertigt wurden, in Amerika nur in New York hergestellt, offensichtlich für prominente Familien holländischer und französischer Herkunft. Stühle sind zwar eine überall anzutreffende Möbelform, aber bestimmte Formen waren typisch für bestimmte Regionen. So wurden beispielsweise Stühle mit quastenbehängter Rückenlehne nur in New York hergestellt. Sie gehörten dort zu den beliebtesten Stuhltypen und wurden weit über 30 Jahre lang – bis 1755 – angefertigt. Auch die Bauweise ist regional unterschiedlich, so sind etwa Stühle aus

Philadelphia auf ganz eigene Weise gefertigt. Ein typisches Merkmal für diese Stühle ist, daß die Seitenteile des Sitzrahmens durch die Pfosten hindurch gezapft sind, so daß der Zapfen von hinten zu sehen ist. Diese Technik ist ihrem Ursprung nach deutsch, und das überrascht kaum, denn es gab eine große Anzahl deutscher Siedler in der Stadt. So findet man in Philadelphia eine Synthese nicht-englischer Konstruktionsmerkmale mit englischen Modellen, wie das vermutlich von den Käufern bevorzugt wurde. Die Hauptstilzentren wie New York, Philadelphia und Boston beeinflußten die angewandte Kunst in dem jeweils angrenzenden Gebiet, und das nicht nur im 17. und 18. Jahrhundert, sondern bis weit in das 19. Jahrhundert hinein. Drei Anrichten zum Beispiel, die um 1830 gefertigt wurden und von drei verschiedenen Herstellern aus Pittsburgh signiert sind, haben alle eine starke stilistische Beziehung zu Möbeln von Anthony Quervelle, einem bekannten Möbeltischler aus Philadelphia. Die engen Verbindungen zwischen den beiden Städten überraschen kaum. Pittsburgh war einerseits das kulturelle Zentrum des westlichen Pennsylvania, und andererseits orientierte es sich an der Ostküste, insbesondere an Philadelphia. Hinsichtlich der Inspirationen, die von dort ausgingen, sowie seiner Rolle im politischen, wirtschaftlichen und kulturellen Leben war Philadelphia als Hauptstadt des Staates führend.

Unterschiedliche regionale Merkmale können nur dann in Reinform überleben, wenn die einzelnen Gebiete voneinander isoliert bleiben. Das war jedoch offensichtlich in Nordamerika nicht der Fall, nicht einmal in den frühen Jahren der Besiedlung. Menschen und Güter waren in Bewegung, und auf diese Weise verbreiteten sich Ideen und Modelle. Zum Beispiel wurde um 1724 der Bostoner Stuhl mit der gebogenen Lehne nach New York exportiert, und später zog Eliphalet Chapin aus Philadelphia nach Connecticut, wo er Stühle herstellte, die aussahen wie die aus Neuengland, jedoch bauliche Merkmale aus Philadelphia aufwiesen. Mitte des 19. Jahrhunderts brachten es die Beziehungen zwischen den Großstädten, die weniger kostspieligen Transportmöglichkeiten und verbesserten Verkehrsbedingungen mit sich, daß die Waren und Ideen aus einem bestimmten Gebiet schnell auch im ganzen Land zur Verfügung standen. In den siebziger Jahren des 19. Jahrhunderts galt New York als ein Stilzentrum Amerikas, und seine führenden Vertreter waren die Gebrüder Herter, Möbelhersteller und Innendekorateure, die elegante und *Abb. 201*
kostspielige Häuser von der Ostküste bis an die Westküste ausstatteten. Infolgedessen waren ihre geschmackvollen Innenausstattungen mit ästhetisch bemerkenswerten Einrichtungsgegenständen und Sammlungen von Keramik- und Glaskunst in ganz Amerika anzutreffen. Stile und Modelle, die mit einem bestimmten Gebiet oder einem bestimmten regionalen Hersteller bzw. Betrieb in Zusammenhang gebracht wurden, gab es in großer Zahl, aber im Unterschied zu vorangegangenen Zeiten waren diese nicht von lokalen Traditionen abhängig, und ihre Einflußsphäre war weniger begrenzt, da Waren und Dienstleistungen über das ganze Land verteilt werden konnten. Einige Handwerker ließen sich durch diese Mobilität und die Möglichkeit des Austausches nicht davon abhalten, an ihrem angestammten Ort zu arbeiten, aber es bestand nicht mehr die zwingende Notwendigkeit dazu.

Mit Beginn der Arts-and-Crafts-Bewegung wurde der Regionalismus wesentlich stärker als ein Konzept postuliert denn als eine natürliche Gegebenheit betrachtet. Das Ideal dieser Bewegung war es, das Volkstümliche und Einheimische wiederzubeleben. Das bedeutete, daß Architektur und Formensprache die besondere Geschichte, Geographie und das Klima ihrer jeweiligen Region widerspiegeln sollten. So blickten die Design-Reformer an der Westküste auf die spanischen Missionsstationen, die im Mittleren Westen auf die Prärien, und an der Ostküste, wo das englische Vorbild am stärksten wirkte, orientierte man sich an der kolonialen Vergangenheit, wenn dies alles natürlich auch nicht ausschließlich galt. Die Afro-Amerikaner waren um diese Zeit ebenfalls an ihren künstlerischen und kulturellen Wurzeln interessiert und stellten kunstgewerbliche Dinge her, die all ihre Erfahrungen umsetzten. Die Quilts von Harriet Powers (1837–1911) aus Athens (Georgia) sind eine Mischung aus amerikanischen und afrikani- *Abb. 1*
schen Formen, aus biblischer und lokaler Geschichte. Das Künstlerische und die Funktionalität stellen in ihrem Zusammenspiel eine kraftvolle Synthese sowohl ihrer afrikanischen als auch ihrer amerikanischen Herkunft dar.

Diese Suche nach den volkstümlichen, einheimischen und vorindustriellen Wurzeln hatte zur Folge, daß um 1900 Formen und Muster der Indianer eine reiche Quelle der Inspiration für Vertreter der Arts-and-Crafts-Bewegung wurden, und Navajo-Teppiche standen bei Innenausstattungen im Missionsstil besonders hoch im Kurs. Tiffany & Co. kannten den Markt für kostspieliges Silber gut genug, um Kunstgegenstände in vielen verschiedenen Stilarten anzubieten, und die Firma stellte sich auf das Interesse an original-indianischen Dingen ein. Sie schuf eine prachtvolle Silber-Kupfer-Vase, deren Form und Dekor an einen einfachen indianischen Flechtkorb erinnern, und stellte *Abb. 203*
sie als besonderes Beispiel ihrer Arbeit heraus. Diese Vase wurde im Jahre 1900 auf der Pariser Weltausstellung gezeigt und 1901 auf der Panamerikanischen Ausstellung in Buffalo. Die zahlreichen Ausstellungen in Europa und Amerika in der zweiten Hälfte des 19. Jahrhunderts und auch später gaben den Firmen Gelegenheit, extravagante kunstgewerbliche Stücke zu produzieren, um einem breiten Publikum ihre Virtuosität zu demonstrieren.

Das Interesse am Erbe, an der Geschichte und der Zukunft Amerikas erreichte mit der Ausstellung zur Hundertjahrfeier der USA in Philadelphia 1876 seinen absoluten Höhepunkt. Ein erstklassiges Beispiel dafür ist eine Vase aus den Union Porcelain Works, die mit Adlern, Bisons, Indianern, George Washington und anderen Symbolen der *Abb. 194*
Vereinigten Staaten verziert ist. Dieses Bedürfnis, amerikanische Kunstwerke zu schaffen, die die Tugenden des Lan-

des rühmten, bzw. Waren zu importieren, die ausschließlich für den amerikanischen Markt bestimmt waren, wie z. B. Textilien mit dem aufgedruckten Bildnis George Washingtons, war nicht neu und reicht bis in die Zeit des Unabhängigkeitskrieges zurück.

Obgleich die ersten Einwanderer nicht nach Amerika gekommen waren, um dort eine eigenständige künstlerische Ausdrucksform zu schaffen, entstand doch durch die Macht der Umstände fast sofort ein amerikanischer Stil oder wurden zumindest Kunstgegenstände geschaffen, die sich deutlich von ihren europäischen Gegenstücken unterscheiden.

DIE ENTSTEHUNG EINES AMERIKANISCHEN STILS

Die stilistische Entwicklung der angewandten Kunst in Amerika folgte erwartungsgemäß nicht nur bis zum Unabhängigkeitskrieg, sondern auch noch lange Zeit danach den englischen Vorbildern. Diese enge Beziehung zu England zeigt sich schon an der Terminologie für die einzelnen Stilepochen im Amerika des 18. Jahrhunderts vor dem Unabhängigkeitskrieg, die nach den britischen Herrschern „William and Mary“ sowie „Queen Anne“ und nach dem stilprägenden englischen Meister „Chippendale“ benannt sind.

Doch die in Amerika hergestellten Stücke sind von Anfang an nicht nur eine Nachahmung englischer angewandter Kunst, sondern haben eine durchaus eigene Lebendigkeit und Überschwenglichkeit. Die gesamte Oberfläche der Staniford-Kommode ist so herrlich mit Bemalung, gedrechselten und geschnitzten Elementen verziert, daß sie fast zu leben scheint. Diese Bildsprache unterscheidet sich nicht wesentlich von der in England üblichen, aber die Freiheit und Lebhaftigkeit der Komposition sind neu. Die eingewanderten Handwerker profitierten zwar von ihrer englischen, deutschen oder niederländischen Ausbildung, doch die Situation in Amerika war eine ganz andere als in der Alten Welt. Die Handwerker mußten sich auf neue Materialien und ein völlig anderes soziales und wirtschaftliches Leben einstellen. Arbeit gab es nicht im Überfluß, und so konnte es vorkommen, daß sie sich auf Aufträge einlassen
Abb. 730 mußten, für die sie nicht ausgebildet waren. Ein Stuhl mit Rohrgeflecht und geschnitztem Oberteil aus Boston (1689–1705) bietet dafür ein gutes Beispiel. Die einfache Tischlerarbeit, d. h. die Art, in der die einzelnen Elemente zusammengefügt sind, und die gedrechselten Teile sind von guter Qualität. Die Schnitzereien jedoch deuten sowohl von der Idee her als auch in der Ausführung auf eine unerfahrene Hand, die mit einem ungewohnten Muster umgehen mußte. Benno Forman bietet zwei mögliche Interpretationen dafür an, wie dieser Stuhl entstanden sein könnte. Entweder war es der frühe Versuch eines amerikanischen Handwerkers, der keinerlei Ausbildung in Rohrarbeiten besaß und auch keine Unterstützung durch einen gelernten Schnitzer hatte, oder der Stuhl stammte von einem eingewanderten Handwerker, der zwar drechseln und Stühle zusammenbauen konnte, der aber früher mit einem erfahrenen Schnitzer zusammengearbeitet hatte, dessen Part er nun gezwungenermaßen mit übernahm. So treten jetzt aufgrund der Arbeitsbedingungen und des wirtschaftlichen Klimas bestimmte Eigenwilligkeiten in einer frühen Stufe der amerikanischen angewandten Kunst auf, obgleich ihre grundlegende stilistische Entwicklung parallel zu der in Europa verlief.

Der anglo-niederländische Manierismus, ursprünglich aus Italiens höfischer Kultur übernommen und in Nordeuropa einer mehr bürgerlich-demokratischen Umgebung angepaßt, wurde dann auf Amerika übertragen und be-
Abb. 729 herrschte den Kunststil Neuenglands zwischen 1620 und 1690. Dieser Stil ist gekennzeichnet durch seinen Reichtum an geometrischen Ornamenten, die oft mit dem Lineal entworfen sind und klassische Urformen erkennen lassen. Die Verzierungen sind häufig in einen festen Rahmen eingefaßt, der strukturell verankert oder aufgesetzt sein kann, wie z. B. verschlungenes Bandwerk.

Der Manierismus wurde dann vom Barock bzw. „William and Mary Style“ abgelöst. Dieser neue Stil in der Architektur und in der angewandten Kunst erreichte seine höchste Blüte in Frankreich unter Ludwig XIV. am Hof von Versailles. Die Beispiele, in denen sich dieser Geschmack ausdrückte, wurden in Holland, England und Amerika nachgeahmt, in England zunächst vom König, dessen Vorreiterrolle sicherstellte, daß sich dieser Stil voll entfalten konnte, dann von der Aristokratie, von der starken und wohlhabenden Kaufmannschaft Hollands sowie in den Kolonien von den Gouverneuren, den wohlhabenden Händlern und der Schicht des kleinen Landadels.

Ein ganzes Repertoire von Dekormotiven, wie Kanneluren, Zierleisten, Muscheln, Masken und Rollwerk, be-
Abb. 738 deckte die Oberflächen von Silbergegenständen wie z. B. der Winslow-Zuckerdose und von Möbeln, etwa bei dem Bostoner Stuhl mit Rohrgeflecht und geschnitztem Oberteil. Die dramatischsten Veränderungen jedoch waren an

Kastenmöbeln zu verzeichnen, wo der Kunst- und Möbeltischler den Zimmermann bzw. Bautischler ablöste und folglich die dreidimensionale an die Stelle der planen Oberfläche trat.

Die nächste Stilepoche in Amerika ist als „Queen Anne" bekannt, ein so unpassender Name, wie man ihn sich nur denken kann, denn die Daten der Herrschaft Queen Annes (1702–1714) stehen in keinerlei Beziehung zu der Zeit, in der dieser Stil in Amerika populär war. Es ist passender, diese Epoche kunsthistorisch als Frührokoko zu bezeichnen. Stilistisch gesehen, wird sie durch frei gehandhabte Halbkreise und S-Kurven charakterisiert. Ein *side chair,* ein Stuhl ohne Armlehnen aus New York (1750–1770), zeichnet sich durch eine wundervolle Komposition aus geschweiften und verschnörkelten Ornamenten aus und stellt die ausgeklügeltste Variante eines bekannten New Yorker Vorbilds dar. Jedes Element ist geschwungen, einschließlich des Querholzes der Rückenlehne, das, obwohl auf der Drehbank gedrechselt, so weiche Konturen hat, daß es sich in einer sanft fließenden Linie verjüngt. Im allgemeinen sind die Formen des Frührokoko zurückhaltend, besonders im Ornamentalen, und eher schwerfällig im Vergleich zum voll ausgereiften Rokoko. Werke des Hochrokoko sind mit Schmuckelementen überladen, und die Ornamente werden fast zum Bestandteil der Struktur, anstatt lediglich auf die Oberfläche aufgebracht zu sein. Dennoch können sie sehr leicht wirken. Der Cadwalader-Stuhl aus Philadelphia, der reich mit Schnitzwerk verziert ist, *Abb. 745* erhält durch den durchbrochenen Mittelsteg der Lehne eine große Zartheit. Viele der Formen und einzelnen Elemente des Rokokostils sind – jedenfalls soweit es Möbel betrifft – letztendlich von englischen Modellbüchern, wie z. B. Chippendales „Ratgeber", hergeleitet; denn kein Kunstwerk entsteht in einem kulturellen Vakuum. Stilistische Parallelen existieren zwischen den verschiedenen Materialien, wie das am Vergleich von Cadwaladers Stuhl und dem Teekessel mit Stövchen von dem Silberschmied Joseph Richardson aus Philadelphia abzulesen ist. *Abb. 740*

Der Klassizismus war eine Reaktion auf das Naturalistische, Organische, Bildhauerische und Anti-Rationale des Rokoko. Er beruhte auf Interpretationen der klassischen Antike, wie sie durch die Ausgrabungen von Herculaneum und Pompeji wiederentdeckt worden war, und zeichnet sich in der angewandten Kunst durch einfache geometrische Formen sowie eine Vorliebe für lineare und plane Oberflächenverzierungen aus. Das früheste bekannte klassizistische Kunstwerk aus einer amerikanischen Werkstatt ist ein silberner Wasserkessel in Urnenform, der 1774 von *Abb. 753* Richard Humphreys in Philadelphia geschaffen wurde. Silber hatte wegen seines Wertes eine besondere Wirkung. Ein Kunstwerk aus Silber zu besitzen und zur Schau zu stellen war gleichbedeutend mit einem Bankguthaben und konnte gleichermaßen Wohlhabenheit, sozialen Status und Geschmack unter Beweis stellen. Wenn ein neuer Stil eingeführt wurde, konnte ein Stück aus Silber jederzeit zum Silberschmied zurückgebracht, eingeschmolzen und nach der neuesten Mode umgeformt werden – nur für den Arbeitslohn. Der Silberschmied war im vorindustriellen Amerika derjenige, der wie in Europa den Zeitgeschmack festlegte, und neue Stilrichtungen verwirklichten sich stets zuerst in diesem Material.

Der klassizistische Stil brauchte einige Zeit, um in der amerikanischen Gesellschaft Fuß zu fassen, da das Leben durch den Unabhängigkeitskrieg in seinem Gleichmaß unterbrochen war. So fiel der Klassizismus mit der Entstehung der Nation zusammen. Deshalb überrascht es kaum, daß Symbole dieser neuen Demokratie, wie z. B. der Adler, in das Repertoire der Schmuckelemente aufgenommen wurden. Die überwältigende Kraft des klassizistischen Stils begann in den dreißiger Jahren des 19. Jahrhunderts nachzulassen, wenngleich die klassizistische Vergangenheit im gesamten 19. Jahrhundert noch einen gewissen Einfluß auf die Gestaltung ausübte. Beispielsweise stellte Tiffany *Abb. 768,* & Co. 1858 zunächst Silbergegenstände im sogenannten „Etruskischen Stil" her, worunter auch eingravierte Reiter- *769* ornamente fallen, die an den Parthenon-Fries erinnern.

Das stilistische Vakuum, das der abklingende Klassizismus hinterließ, wurde zuerst durch eine Wiederbelebung der Gotik und danach durch die des Rokoko ausgefüllt, und wiederum waren die stilistischen Impulse nicht an die Grenzen eines bestimmten Materials gebunden. Der John Henry Belter zugeschriebene Stuhl ohne Armlehnen (ca. 1850–1855) und die silberne Teekanne mit Stövchen von John Chandler für die Firma Ball, Tompkins & Black in *Abb. 767* New York aus dem Jahre 1850 sind überschwengliche und meisterhafte Ausdrucksformen des wiederbelebten Rokokostils. Um die Mitte des 19. Jahrhunderts bedeutete die große Wirkung des Historismus, daß die einander diametral entgegengesetzten Kräfte des Klassizistischen und des Anti-Klassizistischen in all ihren Schattierungen nebeneinander existierten. Eine der anti-klassizistischen Erscheinungsformen war die Neugotik, wie sie von englischen Gestaltern und Schriftstellern wie Bruce Talbert und Charles Locke Eastlake befürwortet wurde. Eines der erfolgreichsten amerikanischen Beispiele für diesen Stil ist ein großartiger Schrank aus den Jahren 1874–1877. Eklektizismus war an der Tagesordnung, und mit dem Aufkommen der L'art-pour-l'art-Bewegung wurde der modischen Formensprache noch allerlei Exotisches und Orientalisches hinzugefügt. Unter der Leitung des Gestalters Christian Herter stellte die New Yorker Firma der Gebrüder Herter Möbel her und schuf Innenausstattungen, die *Abb. 199,* von chinesischen, japanischen, persischen und maurischen Vorbildern inspiriert waren. Einer der berühmtesten und *201* ganz sicher am besten dokumentierten Aufträge war die Villa von William H. Vanderbilt in der Fifth Avenue, die zwischen 1879 und 1882 konzipiert, erbaut und eingerichtet wurde. Innenaufnahmen dieses Hauses sind in dem mehrbändigen Werk „Artistic Houses" und in „Mr. Vanderbilt's House and Collection" zu finden, die beide 1883/

1884 erschienen sind. Der Verfasser erklärte dazu, daß das Vanderbiltsche Haus „Vision und Urbild eines typisch amerikanischen Wohnhauses sei, das zu einem Zeitpunkt konzipiert wurde, als die Nation ihren eigenen Geschmack zu entwickeln begann“ und Amerika „begonnen hatte, noch einmal alles neu zu erfinden, besonders das Haus“. Ein solches Haus, wie es von den Gebrüdern Herter neu erfunden wurde, war jedoch nur der wohlhabendsten Gesellschaftsschicht zugänglich. Etwas weiter unten auf der wirtschaftlichen Stufenleiter legten die vielen Künstler, Designer und Werkstätten, die sich der L'art-pour-l'art-Bewegung zurechneten, den Grund für die kommerziellen Kunsttöpfereien, Fliesen- und Glaswerke, die in den USA bis in das dritte Jahrzehnt des 20. Jahrhunderts hinein florierten.

Die Arts-and-Crafts-Bewegung bildete den Gegenpol zu den Exzessen dieses stilistischen Dschungelgesetzes, wenngleich die Dinge nach ihren Auffassungen künstlerisch und ökonomisch sehr vielgestaltig waren. Die kost- *Abb. 765* spieligsten und individuellsten Werke waren die Möbel der kalifornischen Architekten Greene & Greene, die aus nicht-einheimischen Hölzern gefertigt wurden und ostasiatische Gestaltungseinflüsse zeigten, sowie das Porzellan *Abb. 772* von Adelaide Alsop Robineau. Ihre ehrgeizigste Arbeit ist die „Skarabäus-Vase“. Für die eingravierten Verzierungen brauchte Robineau über 1000 Stunden – ein krasser Widerspruch zu den zwar einzeln gearbeiteten, aber dennoch als Massenware hergestellten Erzeugnissen aus keramischen Werken wie denen von Rookwood & Grueby. Der in Frankreich um die Jahrhundertwende so verbreitete Jugendstil hatte, abgesehen von einer Anzahl neuer Dekor- *Abb. 775* motive, auf die angewandte Kunst in Amerika relativ wenig Einfluß. Ein Schaukelstuhl von Charles Rohlfs ist nach den Grundsätzen der Arts-and-Crafts-Bewegung gebaut, aber seine Verzierung mit zahlreichen geschwungenen Linien in den durchbrochenen Elementen und an den Holzteilen ist ihrem Ursprung nach eher französisch als englisch. Seine Möbel sind sowohl in der Formgebung als auch im Dekor einzigartig und verschafften ihm die Ehre, als einziger amerikanischer Holzkünstler zu der großen Internationalen Ausstellung der Angewandten Kunst 1902 in Turin eingeladen zu werden.

Nach dem Ersten Weltkrieg wurden Design und Ausführung in der amerikanischen angewandten Kunst durch zwei verschiedene Wertesysteme inspiriert: eines, das auf die Zukunft und eine durch Maschinen verbesserte Welt orientiert war, und ein anderes, das sich rückwärts wandte in eine romantisierte Vergangenheit. Während das Hineinhorchen in die Vergangenheit das Sammeln antiker Kunstgegenstände und eine historische Wiederbelebung förderte, führte die Ästhetik eines neuen Maschinenzeitalters zu einem sachlich-rationalen Äußeren ohne jegliche Verzierungen. Selbst Frank Lloyd Wright, der seine selbständige Karriere als Architekt der Arts-and-Crafts-Bewegung begonnen hatte, ließ sich von der Mode der Versachlichung und der Maschine in der Außen- und Innenarchitektur verführen, was sich an dem Ensemble von Schreibtisch und Stuhl ablesen läßt, das er für das Johnson Wax Building entwarf. Vergangenheit, ganz gleich wie romantisiert, erinnerte Amerika immer an die Zeit, als das Land ein koloniale und kultureller Vorposten Großbritanniens war. Mit dem Beginn des Maschinenzeitalters erkannten die Amerikaner, daß sie tatsächlich eine eigene Kultur hatten, die nicht nur anders als die Europas, sondern auch von dieser völlig unabhängig war. Der „American Way of Life“ und der „American Dream“ existierten tatsächlich, und *Abb. 206* sie wurden in der angewandten Kunst ihrer Zeit gefeiert, wie z. B. in Viktor Schreckengosts Punschgefäß von 1931, *Abb. 766* die in ihrem Dekor in Worten und Bildern das Jazz-Zeitalter beschwört, und Paul Frankls „Wolkenkratzer-Bücherschrank“ („Skyscraper Bookcase“) von 1925–1930.

Nach dem Zweiten Weltkrieg kam Amerika politisch, ökonomisch und kulturell zu seinem Recht. Die von Absolventen der Cranbrook Academy of Arts gegründeten und beherrschten Firmen Knoll International und Herman *Abb. 777, 780* Miller Inc. stellten industriell Möbel für den Massenbedarf in Amerika her. Die Stühle von Charles Eames und Eero Saarinen trugen ebenfalls dazu bei, den Einfluß des amerikanischen Designs in Europa zu verbreiten, wobei dieses durchaus internationalen Charakter annahm. Der Designer war König, aber trotzdem konnte er nicht völlig tun und lassen, was er wollte, weil der Hersteller zurückschlug. Die andere Seite der Medaille war die Wiederbelebung des Handwerks – oder, wie man mit Blick auf die Heftigkeit formulieren könnte: die Revolution des Handwerks, die von den fünfziger Jahren an tobte und bis heute noch voll wirksam ist. Doch wie zu Zeiten der Herstellung handgearbeiteter Kunstgegenstände im 18. Jahrhundert gibt es Handwerksarbeiten von unterschiedlichem künstleri- *Abb. 773* schem Wert, von den Tellern und Teekannen des alltäglichen Gebrauchs bis hin zu Arbeiten von Leuten wie Wendell Castle und Dale Chihuly, die aus einer Tradition der angewandten Kunst kommen, bei der die Wirkung nicht *Abb. 210* von der Funktionalität abhängt. Castle und Chihuly sind in der Verarbeitung von Holz und Glas wahre Künstler, was auch an den Preisen für ihre Arbeiten abzulesen ist. Letztendlich ist es die Wirtschaft – und nicht nur die Ästhetik – die einen Keil zwischen Designer und Hersteller und zwischen die einzelnen Hersteller treibt. Dies gilt für das Ende dieses Jahrhunderts, wie es einst galt, als die ersten Einwanderer in Amerika an Land gingen.

187 JOHN PEASE ZUGESCHRIEBEN,
KOMMODE MIT ZWEI SCHUBLADEN
Gebiet am Connecticut River, Massachusetts.
Eiche, Kiefer
105,4 × 113,5 cm
Um 1700
Boston, Museum of Fine Arts (Nachlaß von Charles Hitchcock Tyler)

188 THOMAS DENIS ODER WILLIAM SEARLE,
KOMMODE
Eiche, Ahorn, Nußbaum, Tulpenbaum
106,6 × 113,5 cm
1678
Winterthur, Winterthur Museum

189 SESSEL
Queen-Anne-Stil, Newport
Nußbaum, Ahorn, Stoff
117,8 × 82,2 cm
1758
New York, The Metropolitan Museum of Art (Stiftung von Mrs. J. Insley Blair)

190 GROSSE ANRICHTE ODER KAS
Kiefer, Eiche, gemalte Ornamente
149,8 × 146,5 × 53,3 cm
1690–1720
New York, The Metropolitan Museum of Art (Stiftung von Sarah Elisabeth Jones)

191 JOHN PIMM UND STEPHEN WHITING,
HOHE KOMMODE
Kiefer, Ahorn
243,2 × 106,6 × 62,2 cm
1740–1750, Boston
Winterthur, Winterthur Museum

192 PETER HOLL UND GEORG HUBER ZUGESCHRIEBEN,
KLEIDERSCHRANK
Lancaster County, Pennsylvania
Holz
223,5 cm
1779
Philadelphia, Philadelphia Museum of Art

193 ZUCKERDOSE
Fabrik New Bremen, Maryland
Glas
9,1 cm
1784–1795
Winterthur, Winterthur Museum

194 KARL MÜLLER,
VASE
Hergestellt für die Ausstellung zur 100-Jahrfeier in Philadelphia für die Union Porcelain Works
Porzellan
56,5 × 25,4 cm
1876
New York, The Brooklyn Museum (Stiftung von Carl und Franklin Chase)

195 GEORGE HUEBNER,
TELLER
Montgomery County, Pennsylvania
Gebrannter Ton, engobiert, bemalt und lackiert
Durchmesser 31,8 cm
1786
Philadelphia, Philadelphia Museum of Art (Stiftung von John T. Morris)

196 JOHN BENNETT,
VASE
65,7 × 34,3 cm
Gebrannter Ton
1882
Pittsburgh, Carnegie Museum of Art (Mrs. George R. Gibbons Fund)

197 WILLIAM TUCKER,
VASE
Porzellan
31 × 52,7 cm
Um 1835
Philadelphia, Philadelphia Museum of Art (Temple Fund)

198 THOMAS SEYMOUR,
KOMMODE
Bemalt von John Ritto Penniman und wahrscheinlich graviert von Thomas Whitman
Ahorn auf Kiefer
105,4 × 127 × 62,4 cm
1809
Boston, Museum of Fine Arts (Stiftung von Martha Codman)

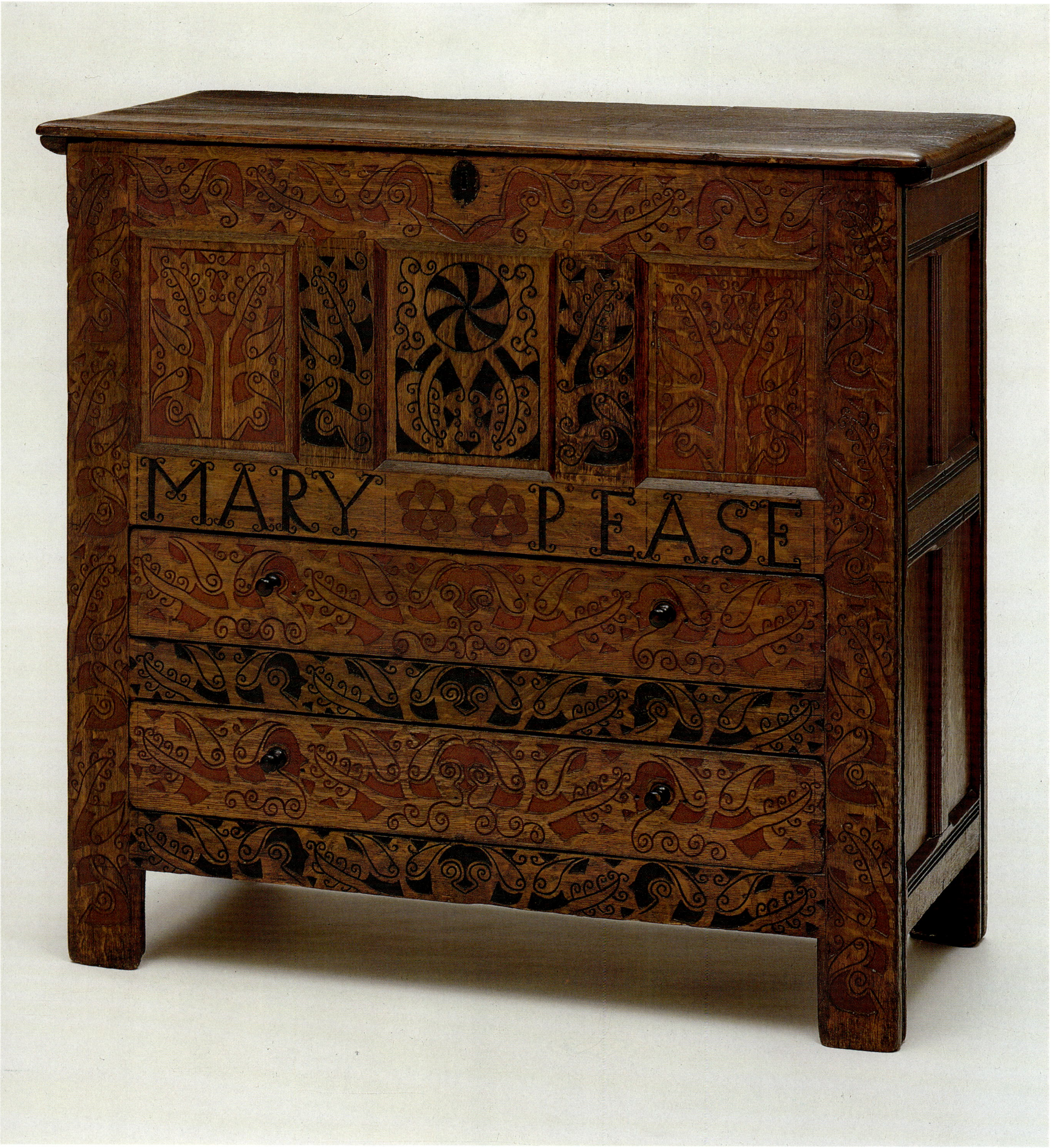
MARY PEASE

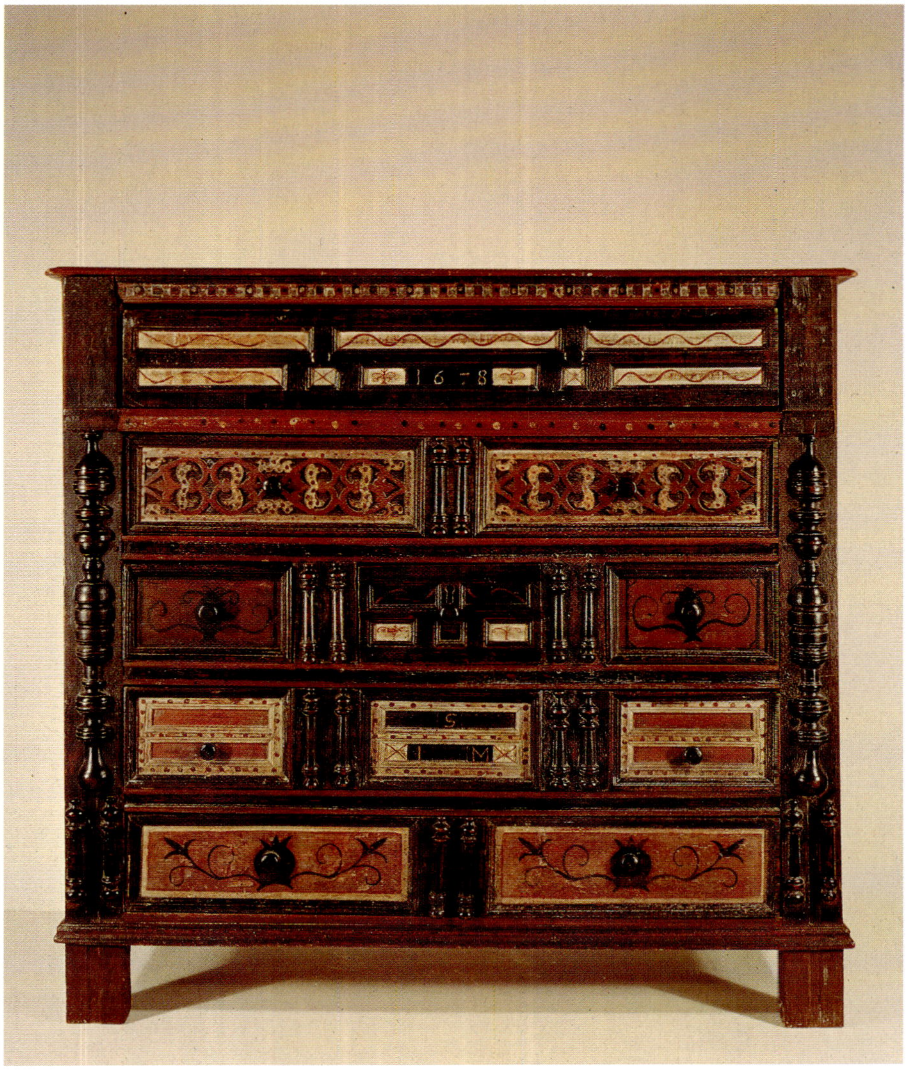

188

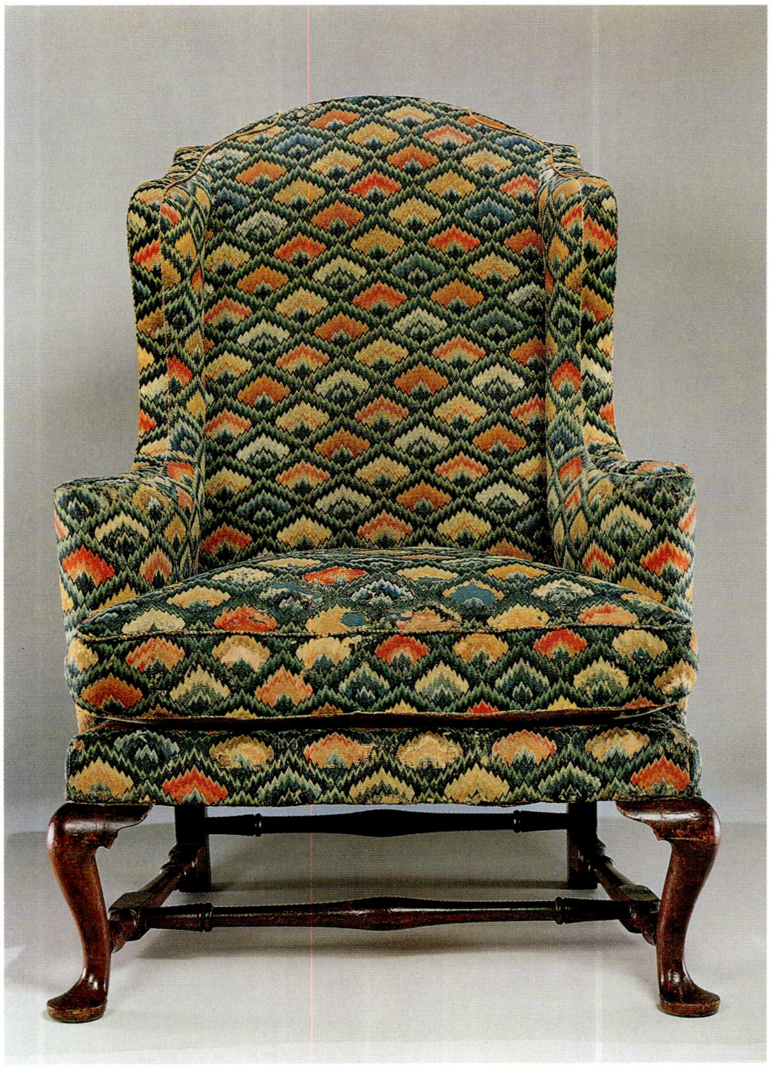

189

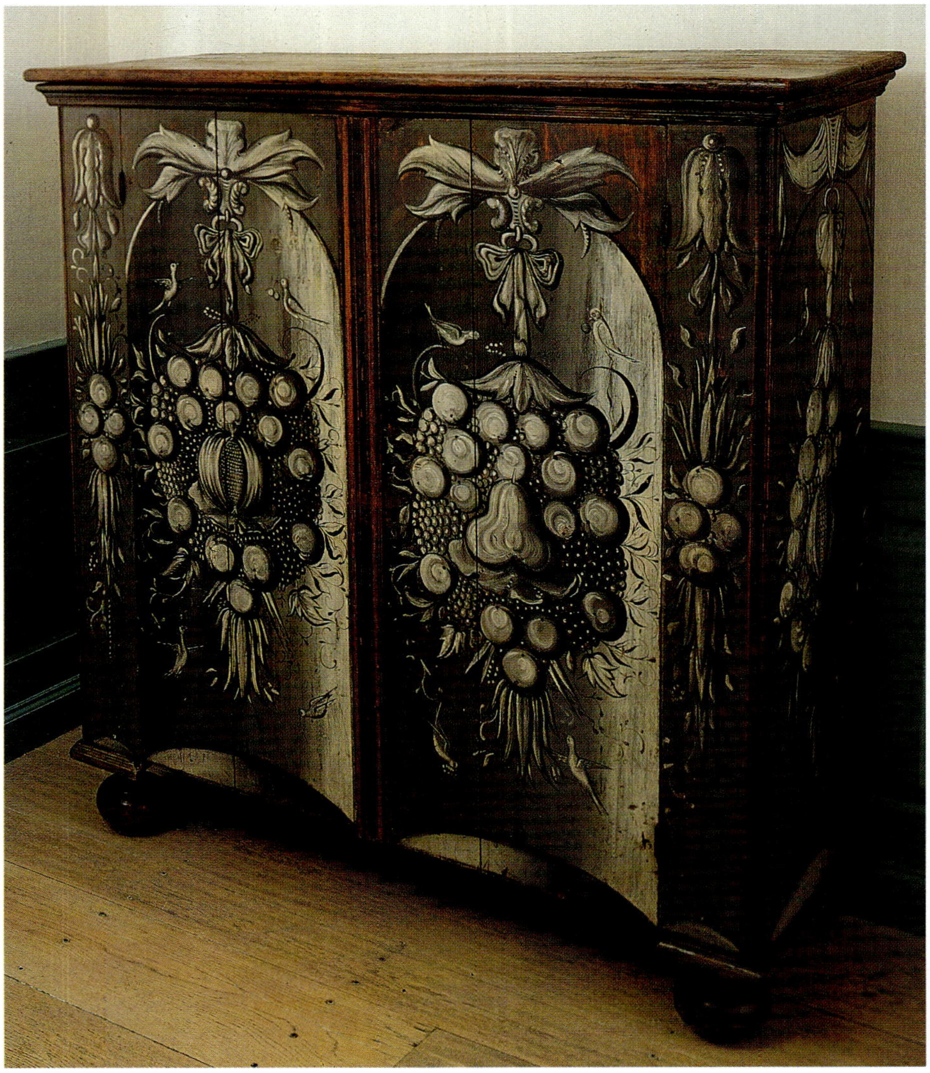

190

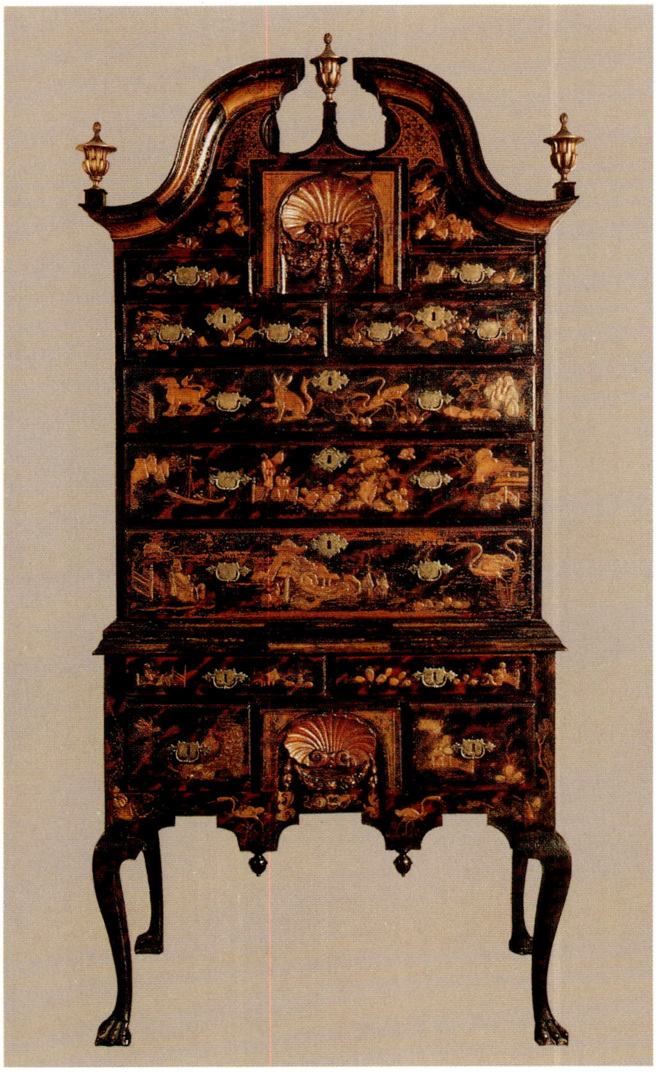

191

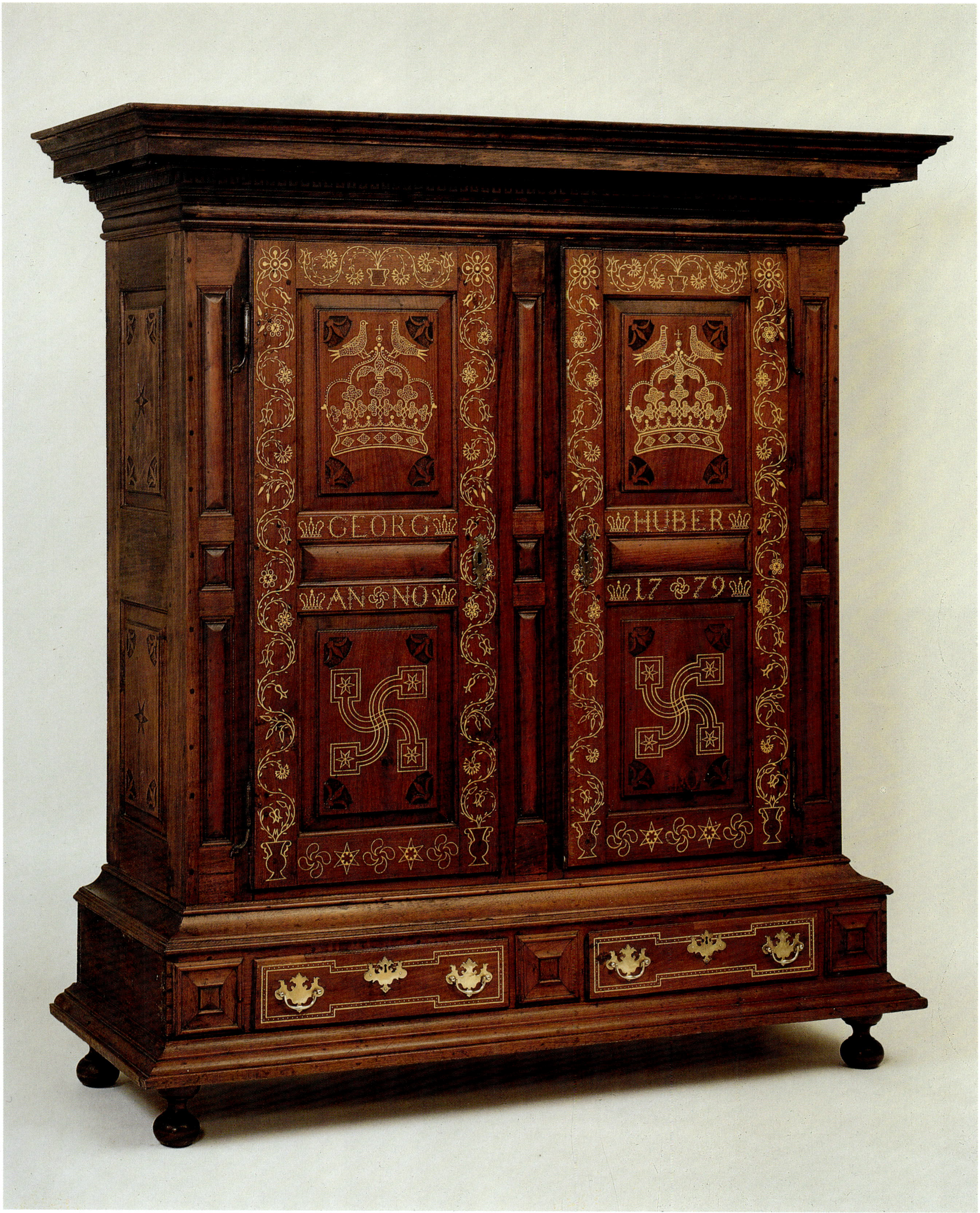
GEORG
HUBER
AN NO
1779

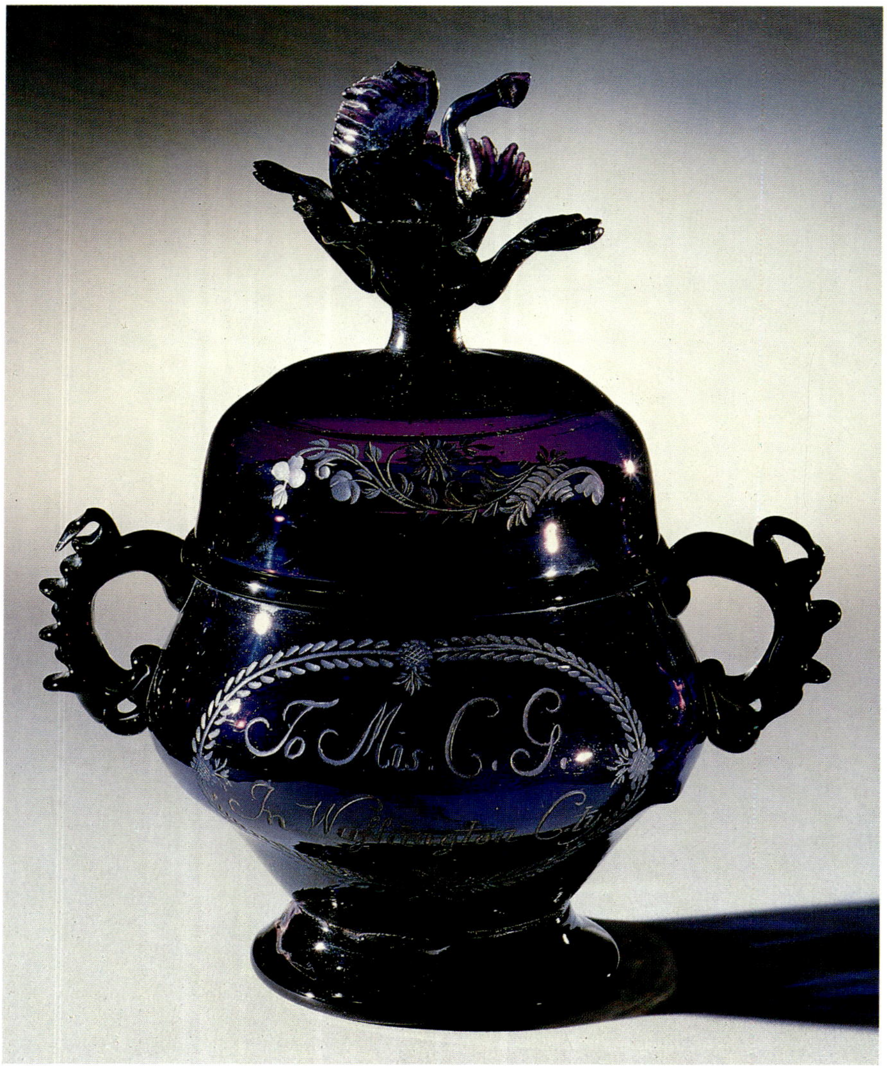

193

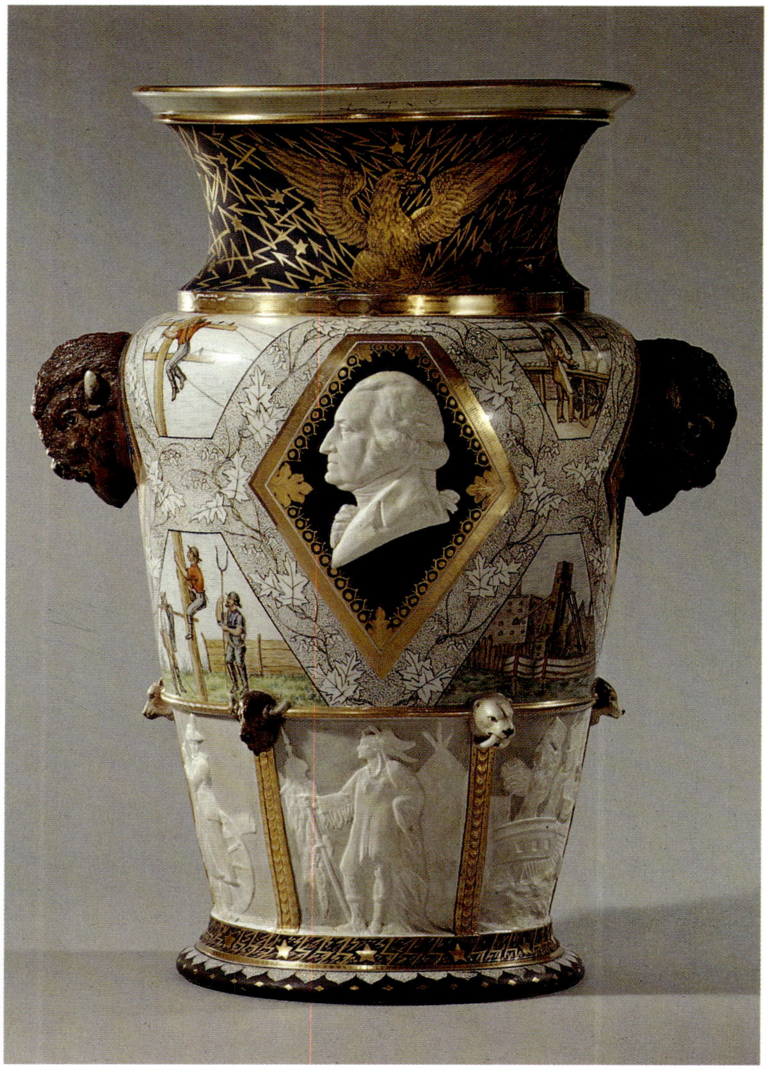

194

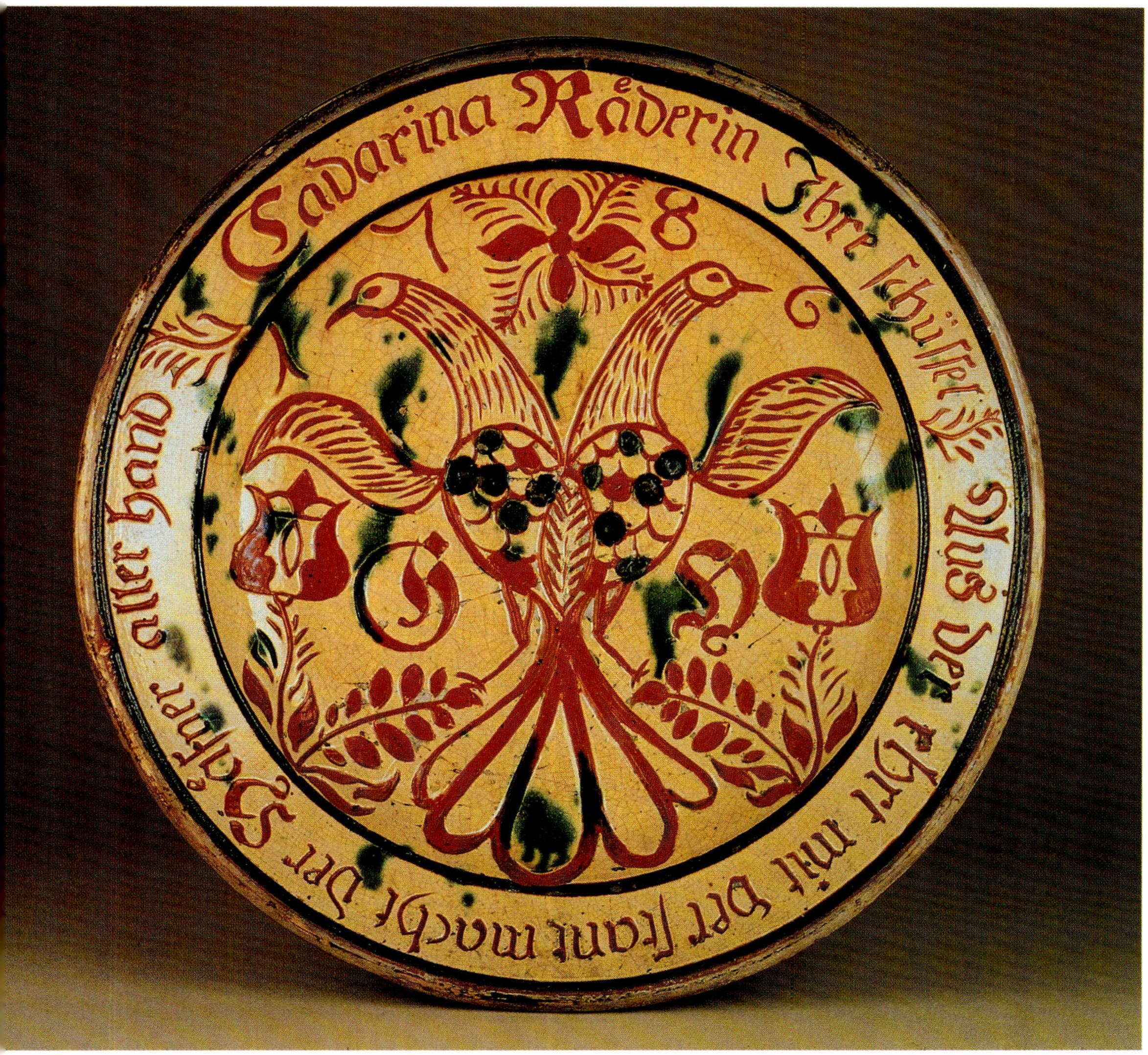

195

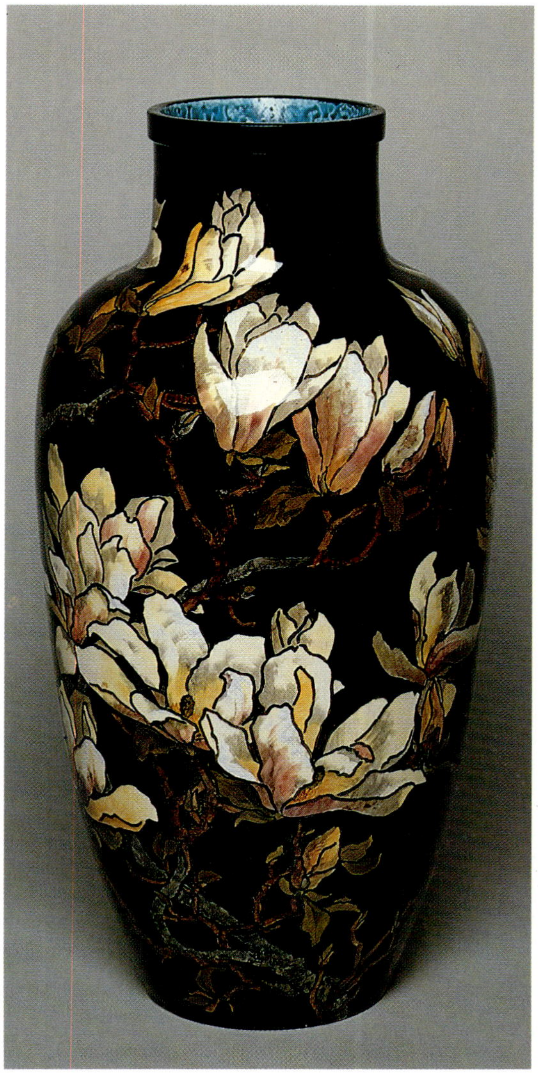

196

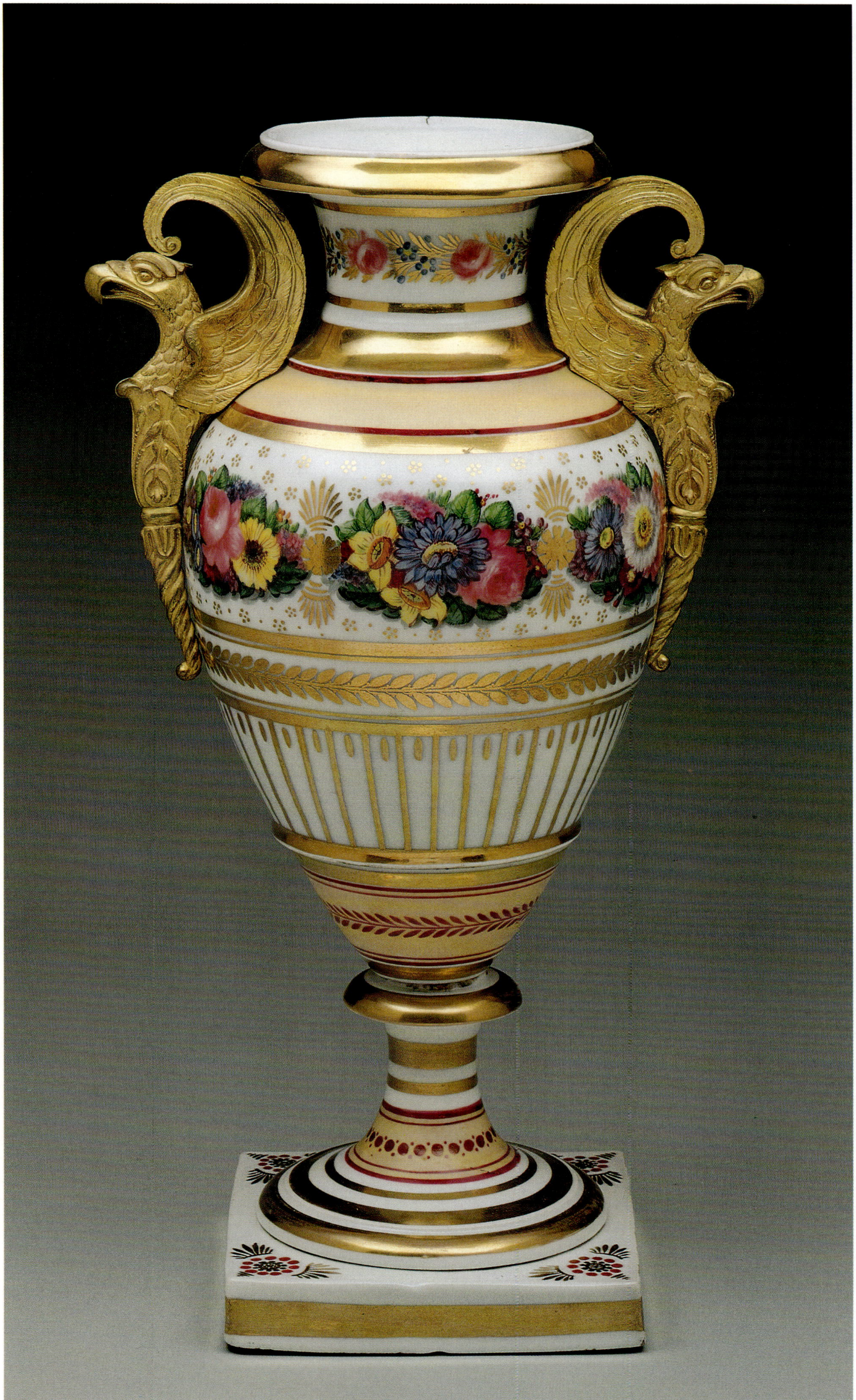

197

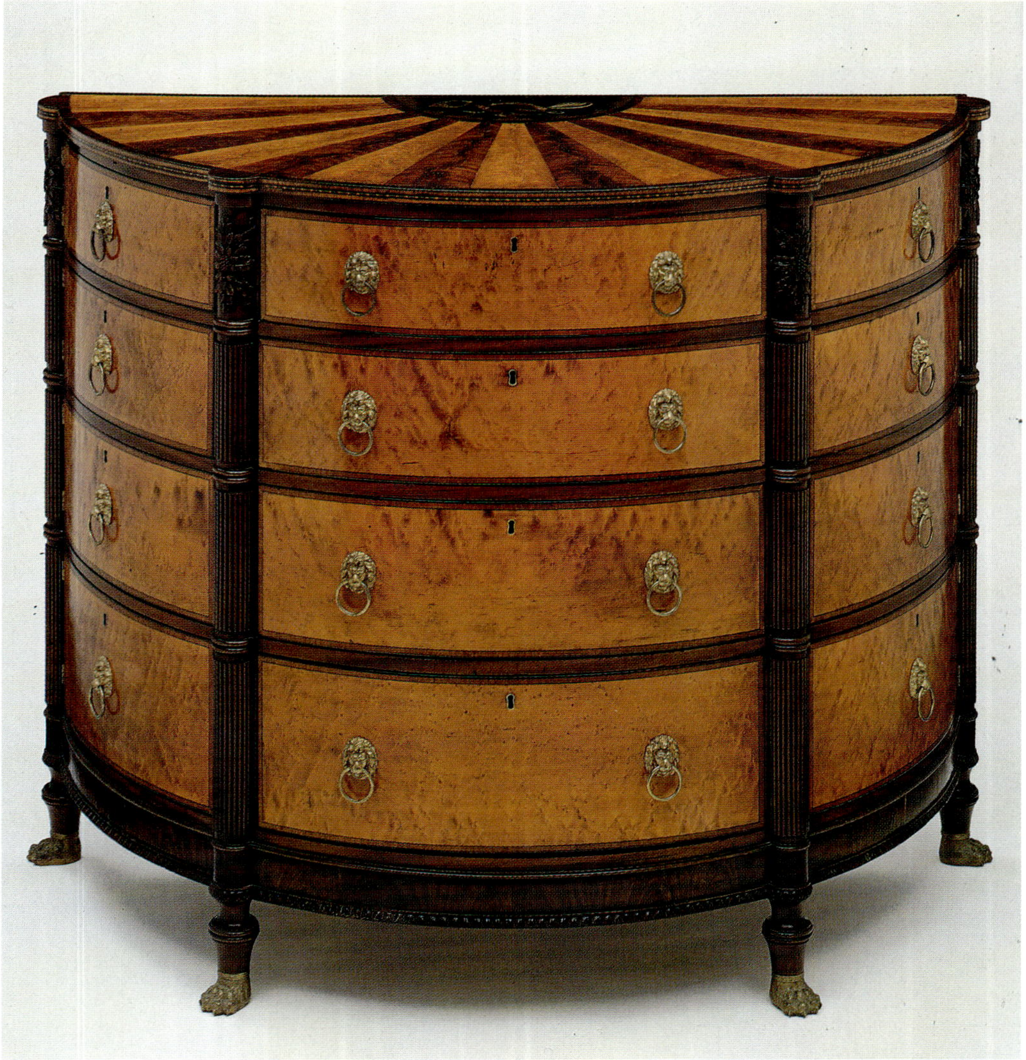

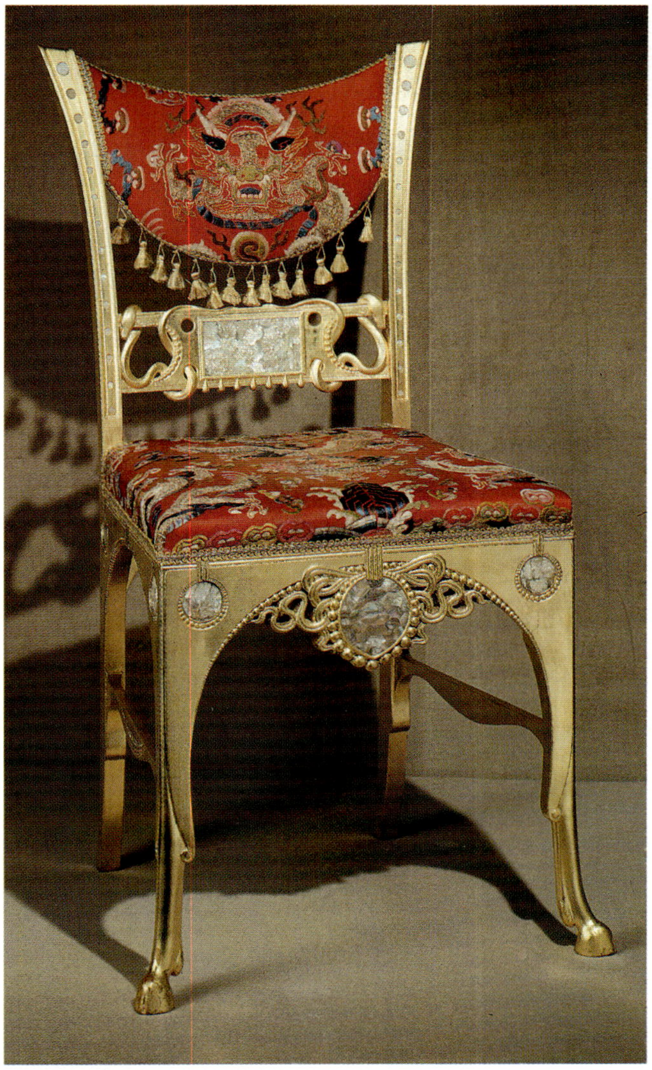

198

199

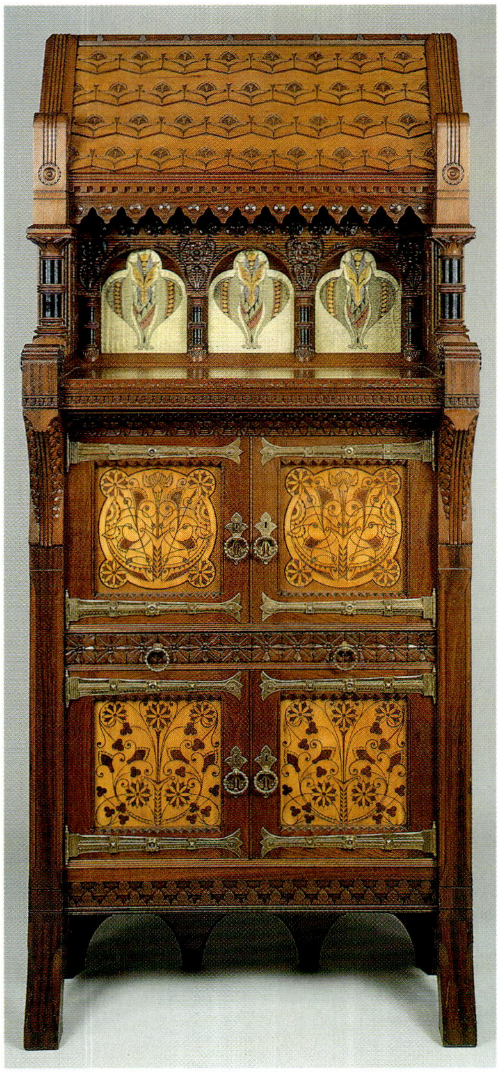

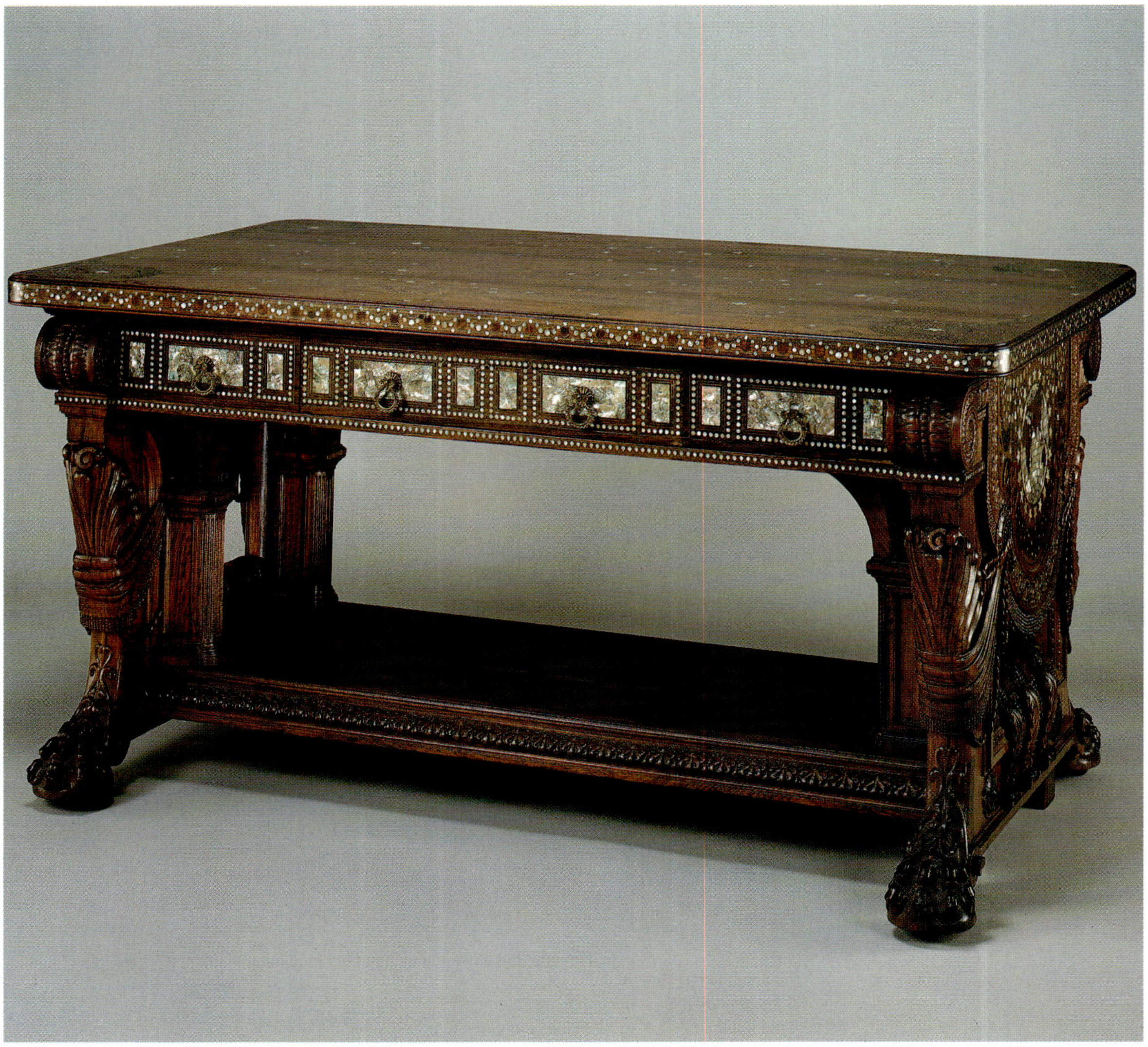

200

201

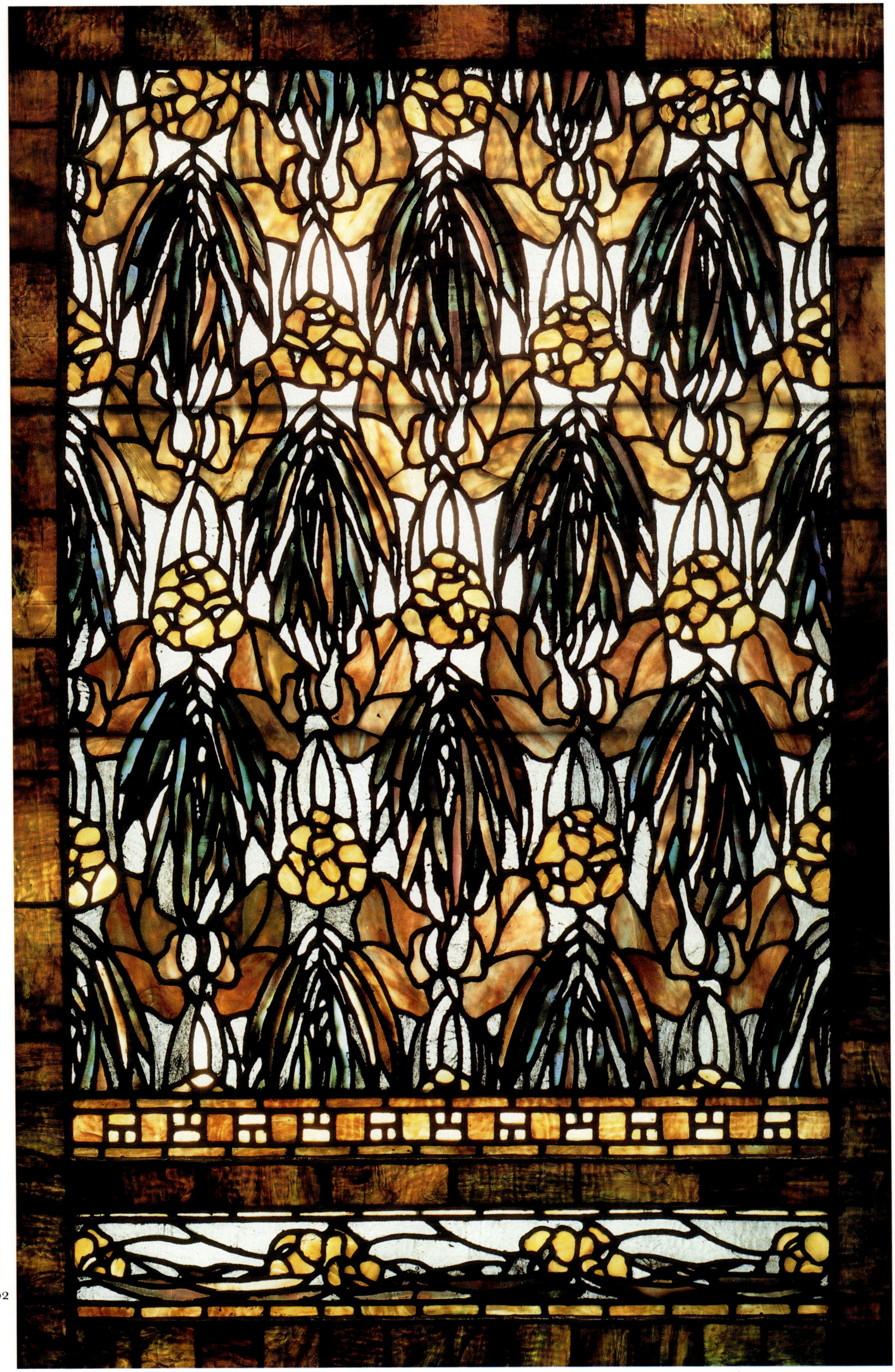

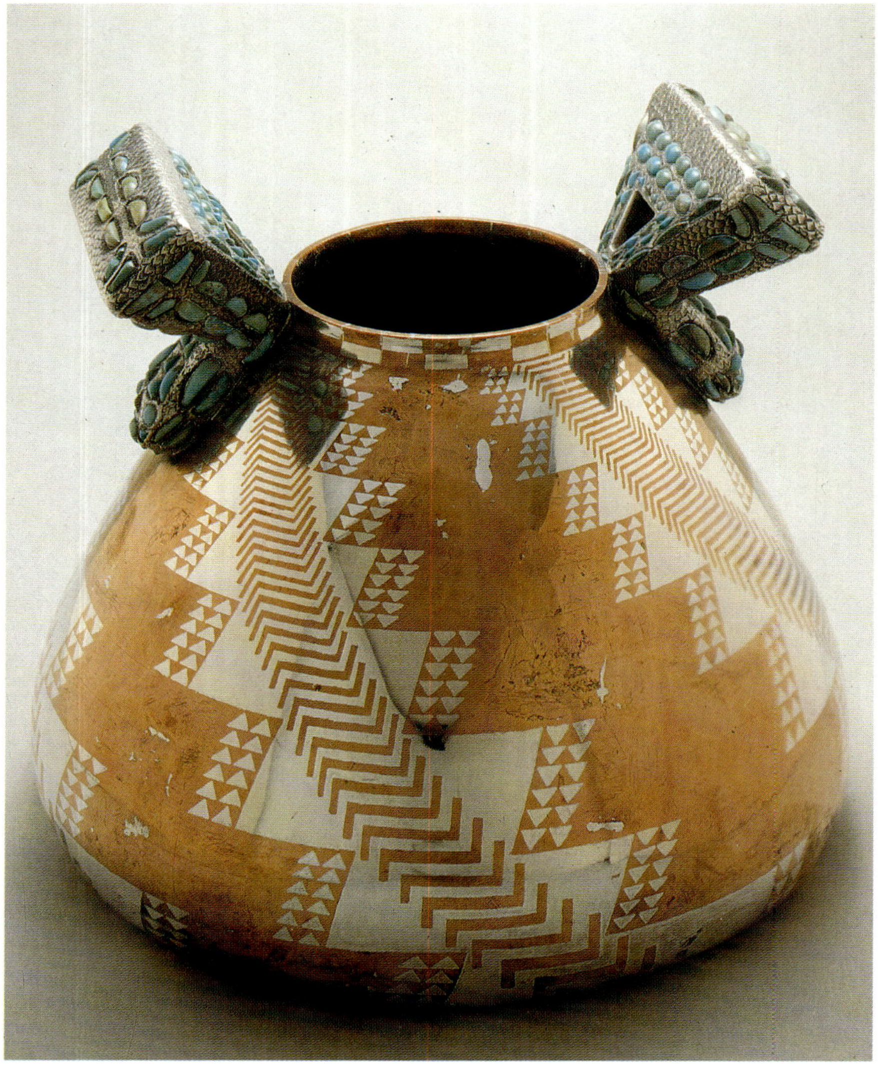

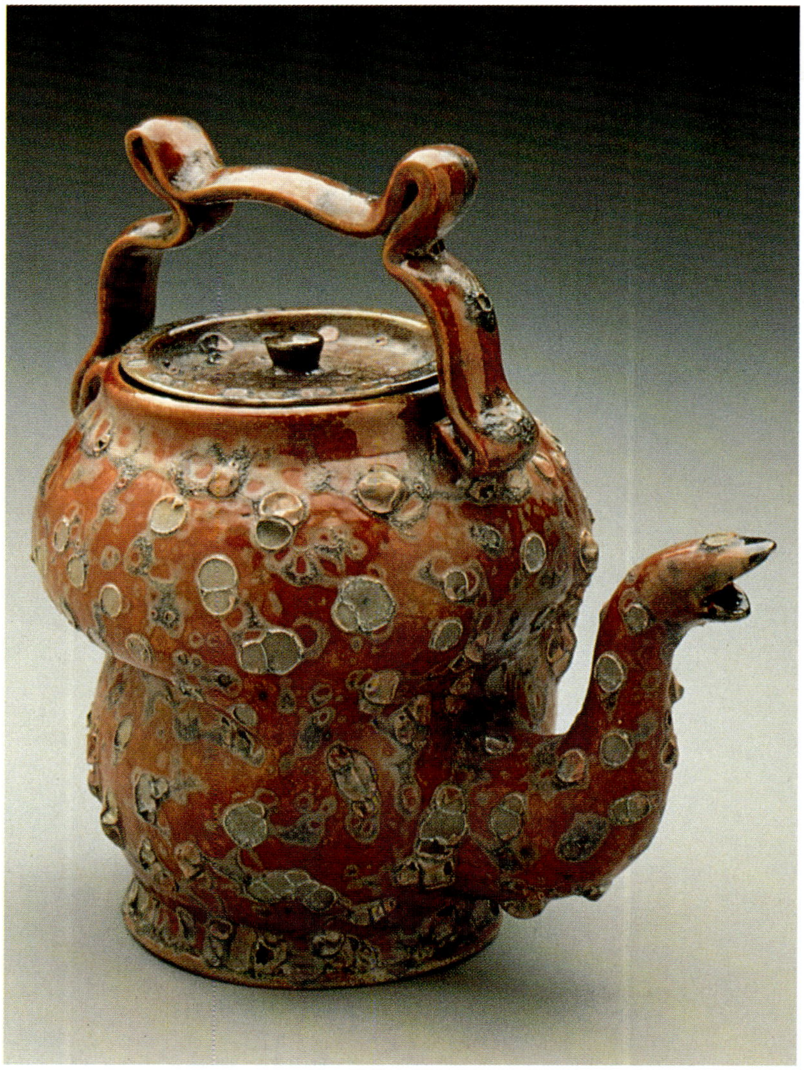

203 204

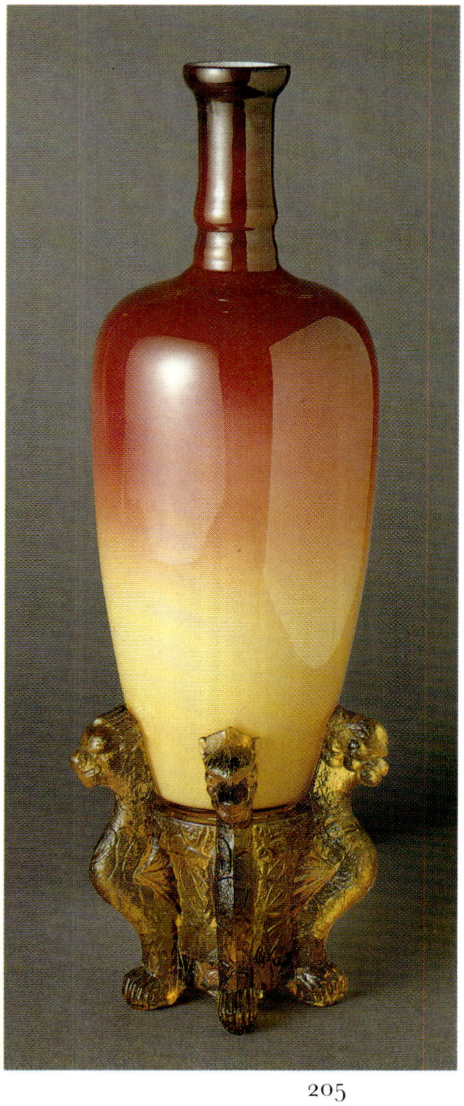

205

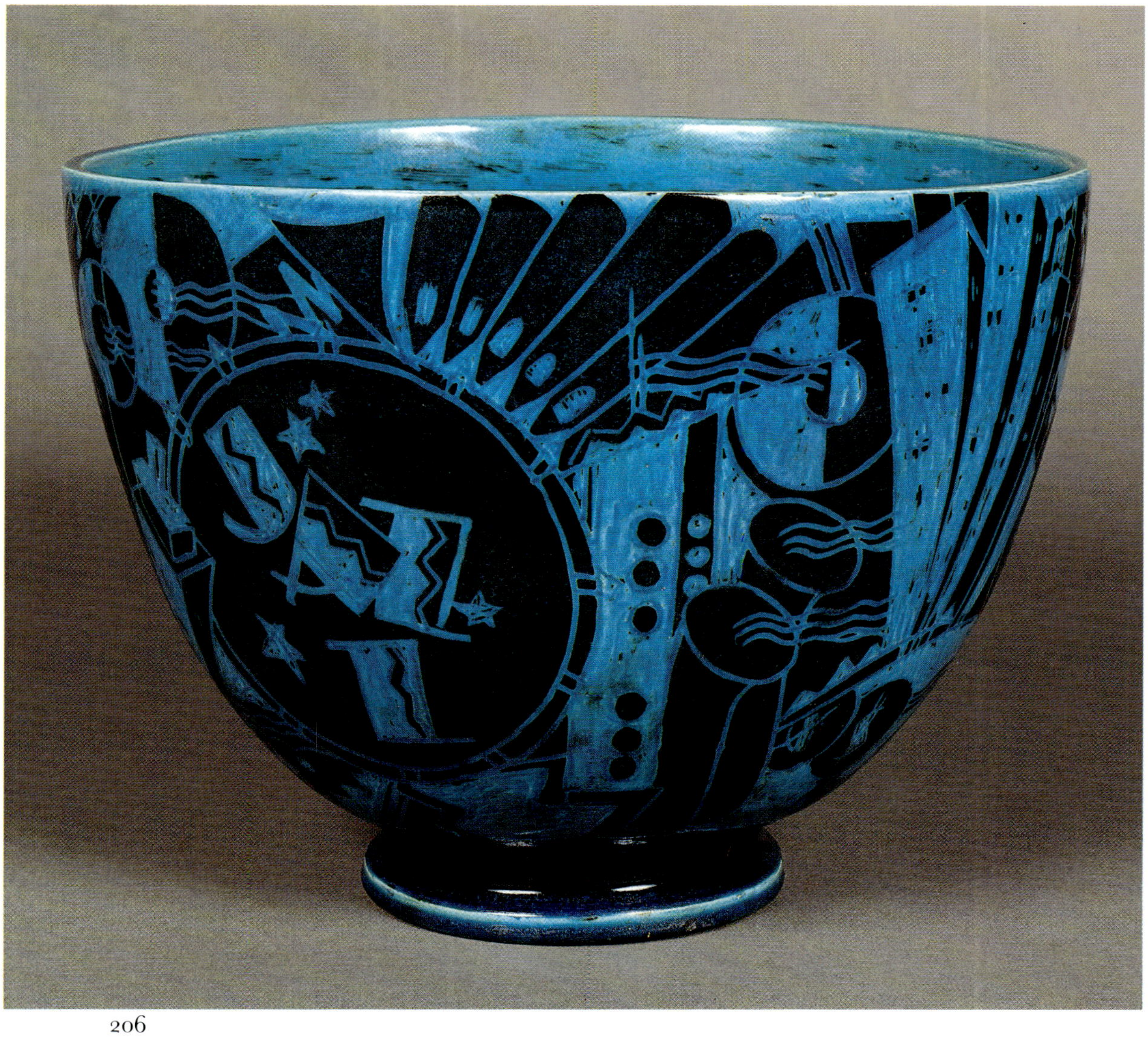

206

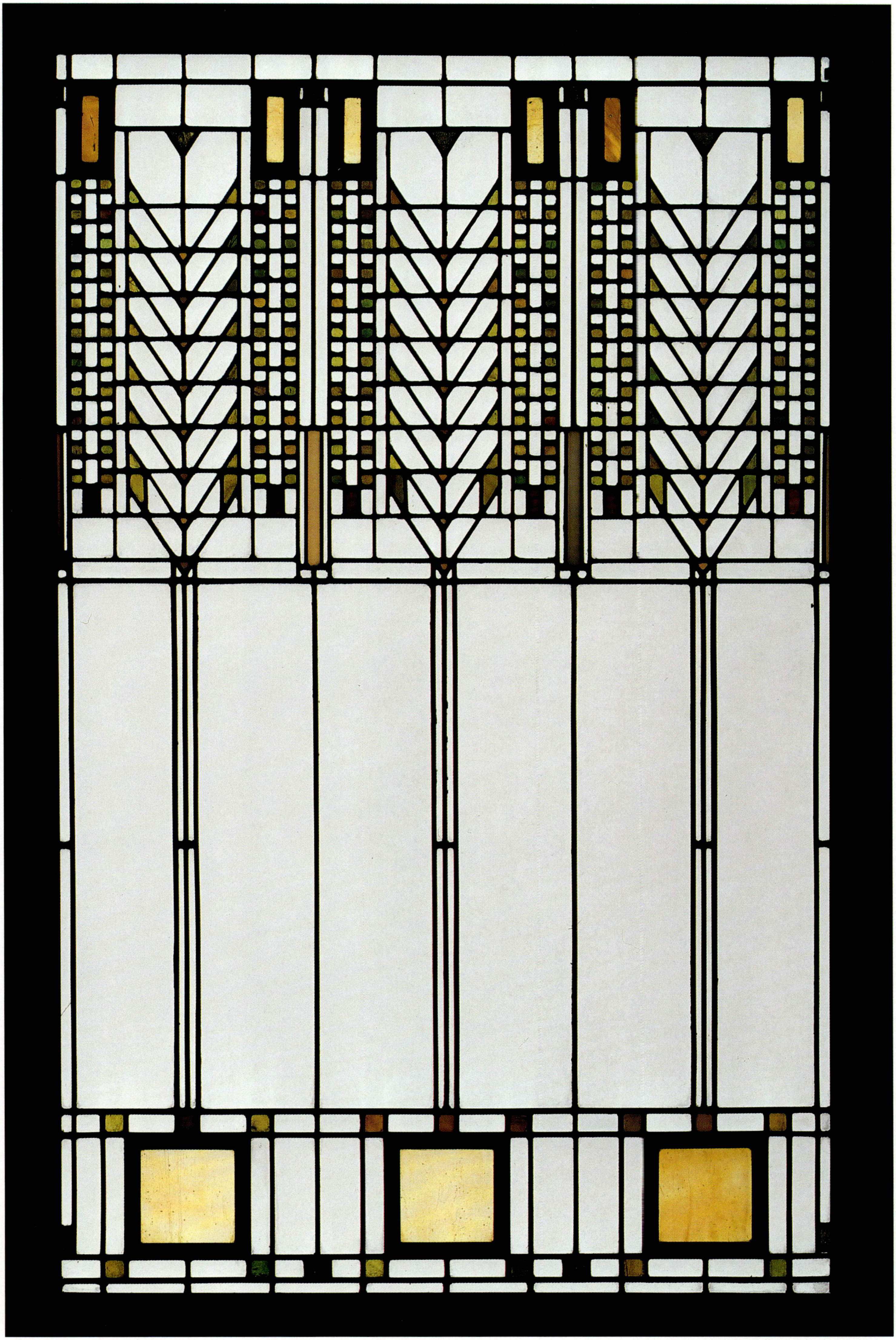

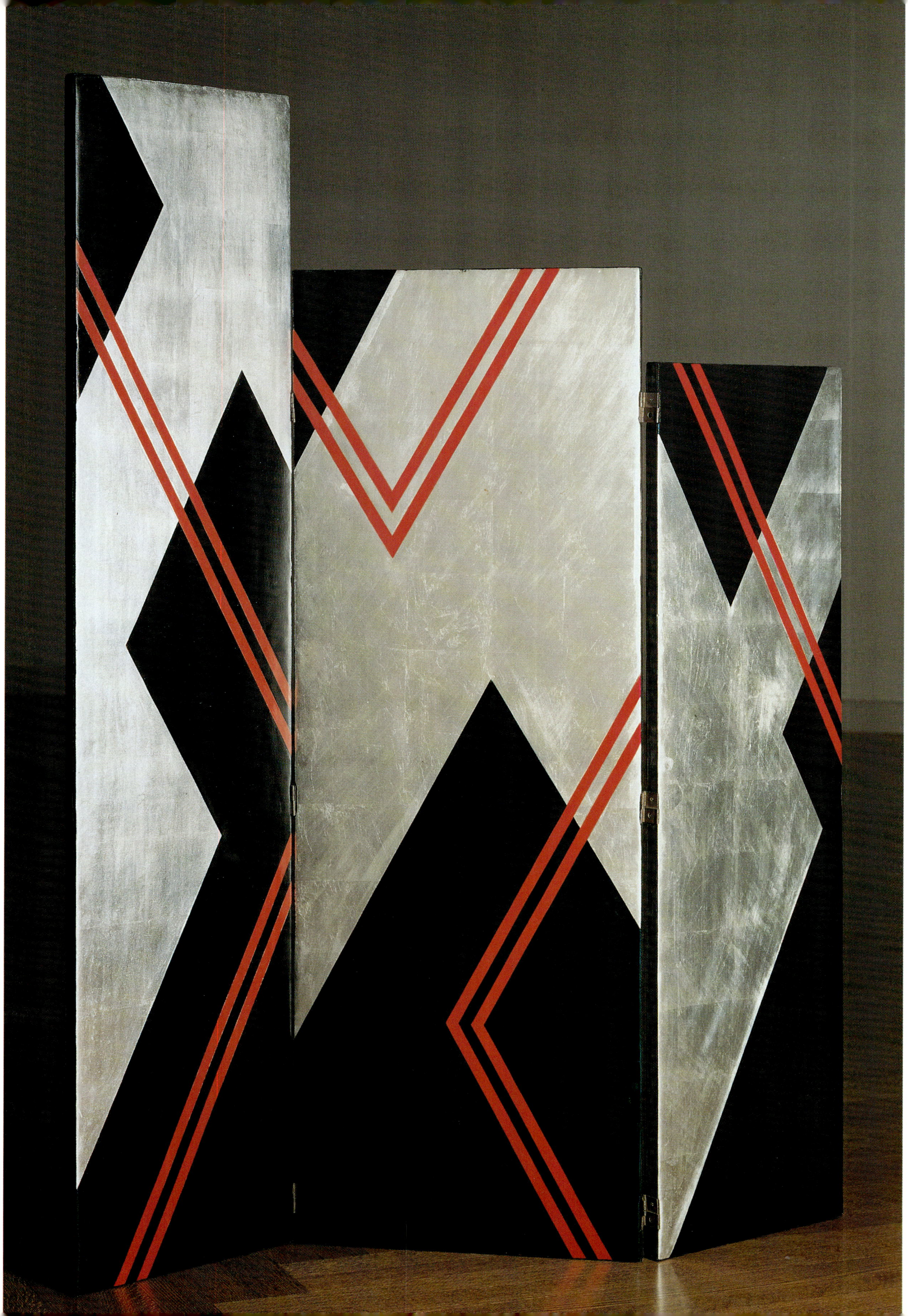

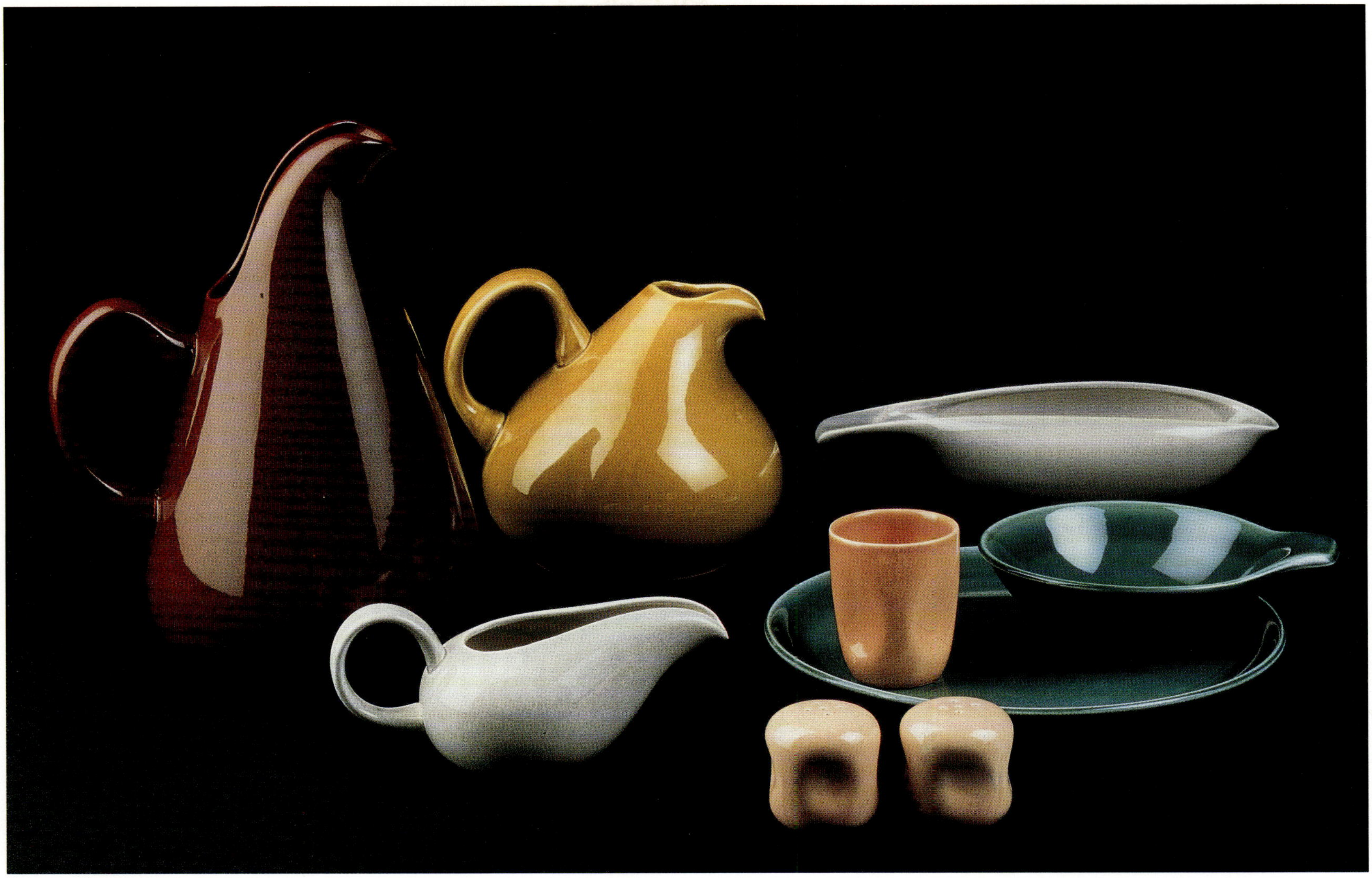

209

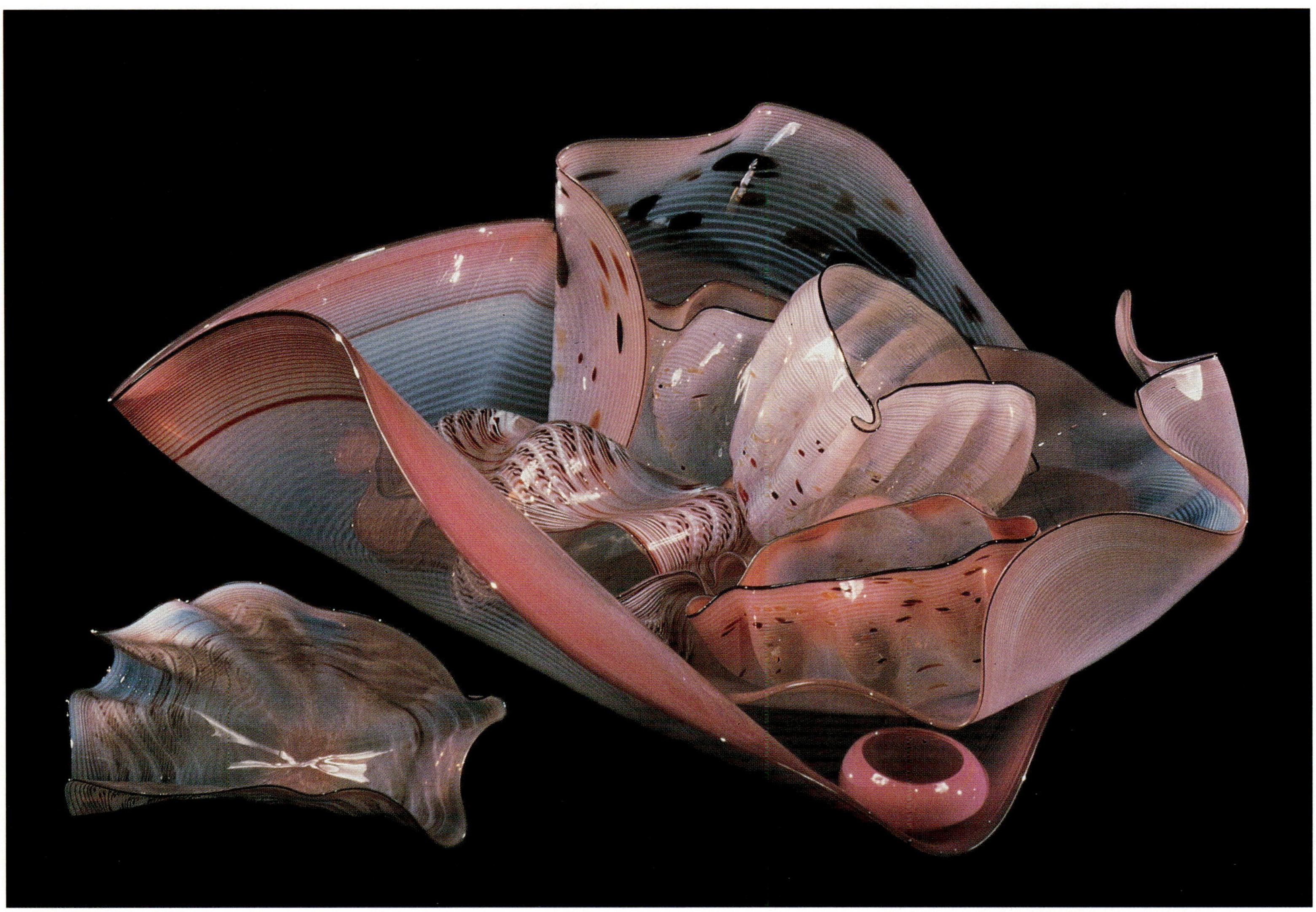

210

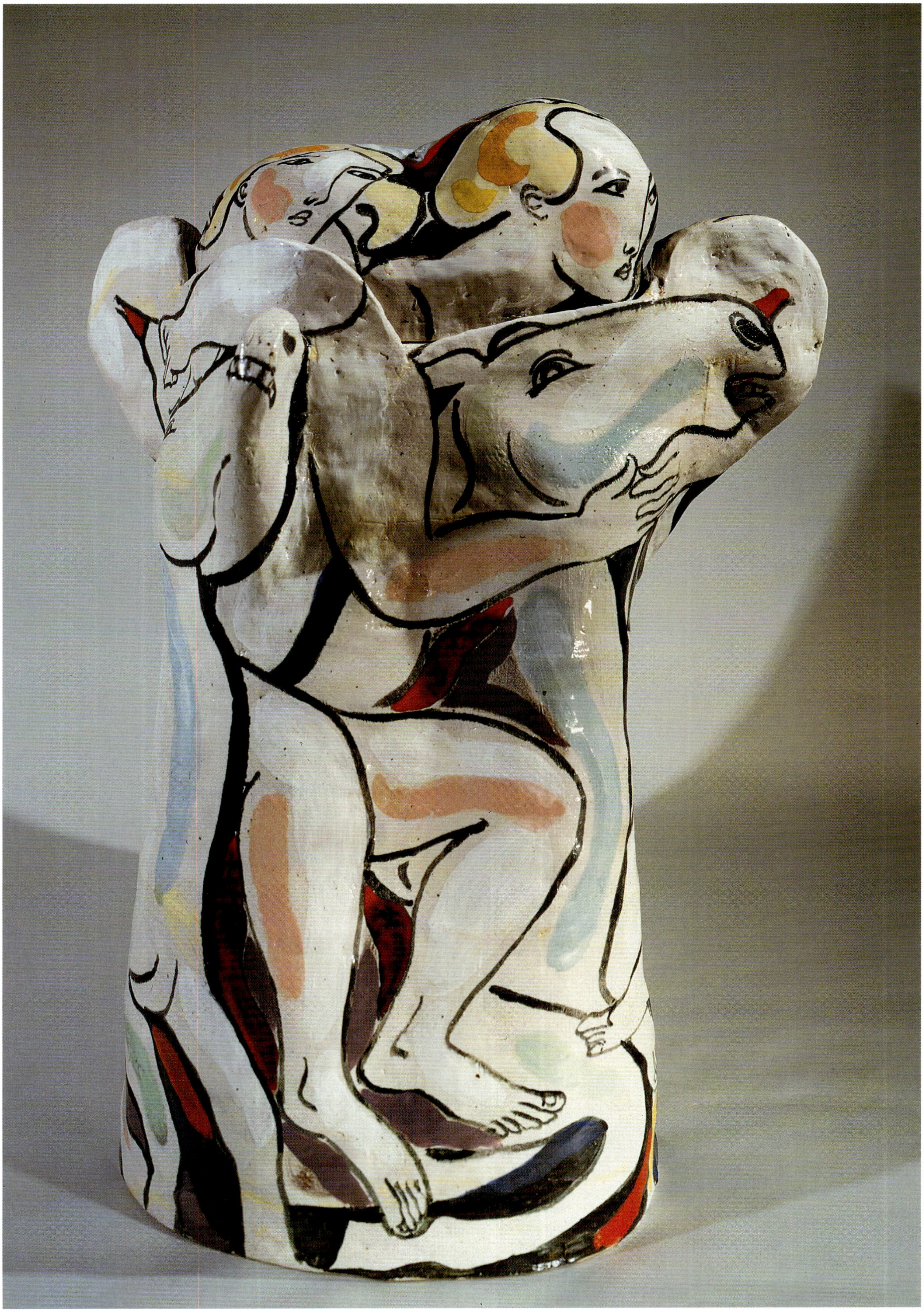

199 CHRISTIAN HERTER,
STUHL
Vergoldeter Ahorn, Stoff, Perlen
87,6 × 47,6 × 45,7 cm
Um 1880
Pittsburgh, Carnegie Museum of Art (Dupuy Fund)

200 FRANK FURNESS ZUGESCHRIEBEN,
SEKRETÄR
Manufaktur von Daniel Pabst
Nußbaum, Ahorn, Glas, Kupfer
243,8 × 106,7 × 50,8 cm
Um 1874–1877
New York, The Metropolitan Museum of Art (Freunde des American Wing Fund)

201 GOUTZWILLER FÜR HERTER BROTHERS,
BIBLIOTHEKSTISCH
Holzeinlegearbeit mit Perlmutt
Angefertigt für das Haus von William H. Vanderbilt in New York
80,6 × 152,4 × 88,3 cm
1882
New York, The Metropolitan Museum of Art (Stiftung von Mrs. Russell Sage)

202 LOUIS COMFORT TIFFANY,
GLASFENSTER
110 × 70 cm
Um 1894
Paris, Musée des Arts décoratifs

203 TIFFANY & CO.,
VASE
Ausgestellt bei den Weltausstellungen von 1900 und 1901
Silber, Kupfer und Türkis
Höhe 19 cm
Um 1900
Atlanta, The High Museum

204 GEORGE OHR,
TEEKANNE
Porzellan
20,32 cm
1899
Collection Jedermann N.A.

205 MORGAN-VASE
Geblasenes und geschliffenes Glas.
24,4 × 9,5 cm
Um 1886
Atlanta, The High Museum

206 VIKTOR SCHRECKENGOST,
PUNSCHGEFÄSS
Cowan Pottery
Porzellan
29,8 × 42,4 cm
1931
New York, Cooper-Hewitt Museum, Smithsonian Institution, Museum of Design (Stiftung von Mrs. Homer D. Kripke)

207 FRANK LLOYD WRIGHT,
GLASFENSTER MIT LEBENSBAUM
Ausgeführt durch die Linden Glass Company für das Haus von Darwin D. Martin in Buffalo
Glas, Zink, Kupfer, Holz
105 × 67 cm
1903–1905
Richmond, Virginia Museum of Fine Arts

208 DONALD DESKEY,
DREITEILIGER WANDSCHIRM
Öl und Metallteile auf Leinwand, Holz
197,5 × 149,2 × 2,9 cm
Um 1929
Richmond, Virginia Museum of Fine Arts (Stiftung von Sidney und Frances Lewis)

209 RUSSEL WRIGHT,
MODERNES AMERIKANISCHES SPEISESERVICE
1937 entworfen, hergestellt ab 1939 durch die Steubenville Pottery
Glasierter gebrannter Ton
Durchmesser des flachen Tellers 25,4 cm, Durchmesser der Kanne 27 cm
New York, The Brooklyn Museum

210 DALE CHIHULY,
MACCHIA SEA FORM GROUP
Glas
28,3 × 70 × 66,4 cm
1982
New York, The Corning Museum of Glass

211 RUDY AUTIO,
SACRIFICE OF IPHIGENIA ON HER WEDDING DAY
(Die Opferung der Iphigenie an ihrem Hochzeitstag)
Porzellan
105,4 × 67,3 × 43,2 cm
1983
Pittsburgh, Carnegie Museum of Art

DIE FOTOGRAFIE

KURZE GESCHICHTE DER AMERIKANISCHEN FOTOGRAFIE

Abhandlungen über die Geschichte der künstlerischen amerikanischen Fotografie haben Ähnlichkeit mit der Wetterkunde. Um das Wetter zu begreifen, muß man globale Zusammenhänge kennen, von Belang ist jedoch jeweils die Wetterlage vor Ort. Um Fotografie als Kunst zu verstehen, muß man auch ihre weltweite und historische Entwicklung begreifen; letztlich geht es aber im konkreten Fall um die Wirkung einzelner Fotografien. Das fotografische Kunstwerk präsentiert seinen Gegenstand und gibt bei aufmerksamer Betrachtung auch Aufschluß über seinen Urheber. Wollen wir es aber wirklich begreifen, müssen wir es in einen Gesamtzusammenhang stellen und als Beispiel eines von der technisch orientierten Vorstellungskraft der westlichen Zivilisation erfundenen und entwickelten Mediums verstehen. In dieser Hinsicht erweist sich die amerikanische Fotografie als ein ausgezeichneter Untersuchungsgegenstand, denn außer durch ihren demokratischen Geist und ihr politisches Bewußtsein zeichnet sich die junge Nation auch durch ihre außerordentliche Fähigkeit aus, sich technische Erfindungen zunutze zu machen. Weniger traditionsverhaftet als andere künstlerische Disziplinen, stieß die amerikanische Fotografie kaum auf ästhetische Zwänge und Widersprüche. Sie entschied unvoreingenommen von Fall zu Fall zwischen ausgefallener Novität und Konvention. In ihrer Suche nach Transzendenz, Ausdruck einer lokalen Identität, nach persönlicher Freiheit oder Konformität innerhalb einer Gruppe entwickelt sie eine unendliche Vielfalt. Bei derart unterschiedlichen Ingredienzien nimmt es nicht wunder, daß der Charakter der amerikanischen Fotografie wetterwendisch und schwer zu definieren ist, da sie sowohl Exzentrikern wie auch stilistischen Schemata Spielraum bot.

Da amerikanische Fotografen, genau wie andere Künstler, nach Innovationen suchten, gelten die vier Abschnitte dieses Überblicks weniger dem Verschwinden alter als vielmehr der Entstehung neuer Ideen. Über die chronologische Ordnung hinaus sollen die vier angedeuteten Perioden dem Leser helfen, einige wichtige Entwicklungsstrukturen zu begreifen. Leicht erkennbar sind beispielsweise die zyklischen Wechsel zwischen Fotografen, die beobachten, und solchen, die ihre Gefühle und Gedanken ausdrücken wollten. Ein anderes Schema verläuft linear: Die Entwicklung ästhetischer Bezogenheiten: zuerst auf die Natur, dann auf sich selbst, schließlich auf das Medium, den fotografischen Prozeß, und schließlich auf die Funktion.

Trotz ihrer Notwendigkeit werden solche Schemata den untersuchten Künstlern nicht gerecht. Wenn wir sie anwenden, müssen wir immer beachten, daß wir an der Kunst gerade die Ausnahme von der Regel schätzen. Bei der historischen Betrachtung der amerikanischen Fotografie blicken wir vom heutigen Stand aus zurück. Willentlich oder nicht schreiben wir dem Gefundenen Bedeutung zu. Das rufen wir uns bei der Arbeit kritisch ins Bewußtsein, wenn wir nach der authentischen Stimme der Vergangenheit suchen und ihr geduldig lauschen. Erst wenn wir verstehen, was unsere Vorfahren über sich selbst dachten, können wir entscheiden, ob uns das geholfen hat, uns selbst besser zu verstehen, oder ob es eine Vergangenheit bleiben wird, die uns nicht mehr betrifft.

„BERUFEN ZUR BEOBACHTUNG DER NATUR, DEM STUDIUM VON URSACHE UND WIRKUNG." 1839–1890

Der 7. März 1839 kann als der Beginn der amerikanischen Fotografie gelten, denn an diesem Tag besuchte Samuel Finley Breeze Morse während seiner dritten Europareise Louis Jacques Mandé Daguerre und sah einige seiner frühen Daguerreotypien, noch bevor dieses Verfahren veröffentlicht wurde. Wie Daguerre war Morse Maler und Erfinder; viele Jahre zuvor hatte auch er erfolglos versucht, mit Hilfe einer Camera Obscura Bilder auf Silbernitrat-Papier zu bannen[1]. Morse war von Daguerres Erfindung tief beeindruckt. Er verstand, daß es sich um eine völlig neuartige Methode der Abbildung handelte. Nach langer Belichtung in einer Dunkelkammer und anschließender Entwicklung erschien ein hochaufgelöstes Bild als weißliches Negativ. Da es sich auf einer spiegelnden Silberplatte befand, konnte es, vor einen dunklen Gegenstand gehalten, die fixierte Abbildung als Positiv zeigen. Morse schrieb: „... die exquisite Detailtreue der Darstellung ist unvorstellbar. Kein Gemälde, kein Stich hat sie in diesem Maße je erreicht [...] Wir werden bald sehen können, ob Verkleinerung Grenzen haben kann."[2]

Künstler wie Daguerre und Morse, die der Überzeugung waren, daß Technik und Fortschritt zusammenhingen, wurden im 19. Jahrhundert in Europa und Amerika immer zahlreicher. Obwohl ihre Forschungen dem Bereich der Technik zuzuordnen sind, erhielten sie sich ihren Respekt vor der Natur, bewunderten ihren Detailreichtum und suchten ihre Gesetze zu begreifen. Diese Haltung zeichnete auch die ersten amerikanischen Pioniere der Fotografie aus (John W. Draper, Robert Cornelius, Joseph Saxton, Alexander S. Wolcott), die über eine naturwissenschaftliche Ausbildung verfügten. Im Laufe weniger Jahre verbreitete sich das Verfahren der Daguerreotypie und wurde auch Nicht-Wissenschaftlern wie Thomas M. Easterly oder den Fotografen Fontayne und Porter zugänglich. „Es war nichts Ungewöhnliches, daß Uhrmacher, Zahnärzte und andere nebenher Daguerreotypien aufnahmen [...], Hufschmiede und Schuster nahmen sie ins Repertoire, so daß beim gleichen Mann Pferde beschlagen, Schuhe geflickt, ein Zahn gezogen oder Aufnahmen gemacht werden konnten."[3]

Abb. 212, 213

Das Geschäft mit der Daguerreotypie bezog sich ausschließlich auf das Porträt. Mathew Brady eröffnete 1844 in einem glasgedeckten Obergeschoß eines New Yorker Hauses ein erfolgreiches Studio und begann im Jahr darauf, bekannte Persönlichkeiten aufzunehmen. Mit einer Filiale in Washington, wo er Porträts von Politikern sammelte, erweiterte er sein Geschäft und begann, sich als visueller Historiker zu sehen. Ein anderer Unternehmer, John Plumb Jr., richtete in verschiedenen Städten Galerien ein und reproduzierte seine Daguerreotypien lithographisch, da die Originale ihrerseits nur durch empfindliche und teure Daguerreotypien vervielfältigt werden konnten.

Da die Belichtung nach dem Verfahren Daguerres länger als nur einige Sekunden dauerte, war die Pose des Porträtierten auf Haltungen beschränkt, in denen er längere Zeit unbeweglich verharren konnte. Würdevoller Ausdruck und große Ähnlichkeit galten als Gütesiegel feiner Daguerreotypien. Nach Marcus Aurelius Root, einem Daguerreotypisten aus Philadelphia, mußte ein Porträt „die Seele" des Modells, „die Individualität, das Selbst, welches es von allen Geschöpfen der Vergangenheit, der Gegenwart und der Zukunft unterscheidet"[4], wiedergeben.

Abb. 214

Die unbestrittenen Meister des naturgetreuen und ausdrucksvollen Porträts waren die Bostoner Partner Albert Sands Southworth und Josiah Johnson Hawes (1843–1862)[5]. Keiner der beiden begann als Porträtfotograf: Hawes war ursprünglich Schreiner und reisender Maler, Southworth Lehrer und Drogist. Nachdem sie ihre Partnerschaft begründet hatten, investierten sie viel Zeit und Geld in die technische Vervollkommnung des Verfahrens. Unter anderem meldete Southworth 1854 das Patent auf ein Salon-Stereoskop an. Derartige technische Experimente waren notwendig für eine Erfindung, die noch in ihren Anfängen steckte. Sie entsprachen aber gleichzeitig dem Zeitgeist; selbst Morse reiste nach Paris, um sich ein Patent auf seinen Telegrafen zu sichern. Southworth und Hawes waren sowohl in der Weiterentwicklung der technischen Mittel wie in ihren Bemühungen, die feine Bostoner Gesellschaft abzulichten, ein Beispiel dafür, wie hoch in jener Zeit in den USA die Unabhängigkeit und der persönliche Erfolg angesehen waren.

1870, acht Jahre nachdem die Partnerschaft gelöst worden war, hielt Southworth einen Vortrag, in dem er den idealen Porträtfotografen aus seiner Sicht beschrieb: „Er sollte nicht nur mit der Natur und ihrer Philosophie vertraut sein, sondern auch mit den Prinzipien, welche den menschlichen Charakter beherrschen oder beeinflussen. Geschichte und Poesie sollten ihm nur als Zeitvertreib gelten; er muß sich zur Beobachtung der Natur, zum Studium von Ursache und Wirkung berufen fühlen."[6]

Southworth traute der neuen Technik zu, die Natur objektiv abzubilden; wie viele andere fühlte er, daß das optische Urteil die Basis für eine scharfsichtige Wahrheit formte. Diese naive philosophische Vorstellung, die letztendlich Schein und Wirklichkeit vermengte, sollte in der Folge wieder und wieder die Geschichte der Fotografie beeinflussen, indem sie den künstlerischen Ausdruck abwechselnd belebte und betäubte. Diese Vorstellung von der

Fotografie als einer zuverlässigen Zeugin demonstriert gemeinsam mit Walt Whitmans Sentenz „Alle Wahrheiten verbergen sich in allen Dingen“ die Hochachtung der amerikanischen Dichter und Fotografen des 19. Jahrhunderts vor der Erforschung der Natur und der Natur des Menschen.

Wie dem auch sei, das Fundament für einen besseren philosophischen Zugang einer Ästhetik der Beobachtung war gelegt. Drei Jahre vor dem Bekanntwerden der Fotografie schrieb der amerikanische Philosoph Ralph Waldo Emerson: „Jedes natürliche Faktum ist Symbol für ein spirituelles Faktum. Jede Naturerscheinung korrespondiert mit einem Seelenzustand, und dieser Seelenzustand kann nur durch jene Naturerscheinung bildhaft beschrieben werden.“[7] Obwohl amerikanische Landschaftsmaler der dreißiger und vierziger Jahre des 19. Jahrhunderts diese transzendente Auffassung verstanden, wurden erst die Fotografen im Innersten von ihr angesprochen. In der Wildnis der westlichen Siedlungsgebiete der USA konnten Fotografen die Ideale der Maler Europas und der Ostküste nicht ohne weiteres aufrechterhalten. Doch ob sie nun im Westen der USA lebten oder an der Ostküste, amerikanische Fotografen waren zumeist Geschäftsleute oder Angestellte. Trotzdem kamen viele Landschaftsaufnahmen der sechziger und siebziger Jahre des 19. Jahrhunderts Emersons Ideal entgegen, aber auf jede von ihnen kamen zwei Bilder des gleichen Fotografen mit Motiven, die den Sieg des Menschen über die Natur versinnbildlichten: Motive des hydraulischen Bergbaus, des Eisenbahnbaus, der Entwicklung der Städte.

Die Fotografien, die im Bürgerkrieg aufgenommen wurden, stellten einen neuen Umgang mit dem Medium dar. Die Brutalität der Bilder stand in scharfem Kontrast zu dem ruhigen, empirischen Vorgehen beim Aufnehmen der Natur oder des menschlichen Gesichts. Im Bewußtsein des enormen historischen Gewichts der Feindseligkeiten zwischen Nord- und Südstaaten entschloß sich Mathew Brady 1861, den heraufziehenden Konflikt in Fotografien festzuhalten. Das nasse Kollodiumverfahren, zu dieser Zeit die bevorzugte fotografische Technik, benutzte zerbrechliche Glasnegative, deren Emulsion noch feucht belichtet und entwickelt werden mußte. Die Tatsache, daß selbst an Kriegsschauplätzen ein derart aufwendiger Prozeß benutzt wurde, beweist, daß Schärfe und die Möglichkeit, mehrere Fotoabzüge anfertigen zu können, zu den wichtigsten Anforderungen an die Fotografie zählten. Durch die Negativ-Positiv-Technik wurde aus der Fotografie ein kommerzielles Publikationsmittel.

Da die Kriegsfotografie erst im Entstehen begriffen war, kamen die ersten Fotografen generell aus Porträtstudios. Timothy O'Sullivan, Alexander Gardner (beide Angestellte bei Brady) und George N. Barnard stellten sich, viel- *Abb. 215,* leicht weil sie ihrer distinguierten Porträtkundschaft überdrüssig waren, schnell auf die Dokumentarfotografie um. *217, 218* Bis zu diesem Zeitpunkt wurden in der europäischen Kriegsfotografie hauptsächlich leere Schlachtfelder abgelichtet. Amerikanische Fotografen begaben sich unerschrocken mitten in die Schlachten, zu Toten und Verletzten, und machten ungeschönte Fotografien des Gesehenen. Nur gelegentlich wurden Arrangements getroffen, um einen romantisierenden bildhaften Ausdruck zu erzielen. Das war eher die Domäne der Maler oder Zeichner, die die Realität in ihren Werken interpretierend formten. Der auf dokumentarischer Annäherung fußende Realismus hing allerdings nicht nur mit dem benutzten Medium zusammen. Er entsprach auch Anforderungen der Auftraggeber, beispielsweise der Maschinen- und Schiffsbauer. Ihnen kam es auf Funktionalität an, nicht auf Ästhetik. In O'Sullivans Fotografie „Harvest of Death, Gettysburg, July 1863“ („Die Ernte des Todes, Gettysburg, Juli 1863“) war der dar- *Abb. 215* gestellte Reiter kein überlebender Held, sondern Teil einer grausamen Öde. In einem zwei Jahre später nach der Fotografie angefertigten Holzstich wurden Bäume, ein zerbrochener Munitionswagen und ein reinigender Sturm hinzugefügt, deren allegorische Bedeutung den blanken Schrecken milderte. Die Fotografen des Bürgerkriegs waren weit von solchen Gefühlsregungen oder Propagandabotschaften entfernt, und gerade dadurch erzielten sie einen Eindruck existentieller Ausweglosigkeit, der dem Betrachter eher ins 20. als ins 19. Jahrhundert zu gehören scheint.

Dank einer Modifikation des nassen Kollodiumverfahrens, das dünne geschwärzte Eisenplatten benutzte, konnten die Soldaten in den Militärlagern Porträtaufnahmen machen lassen, die billiger als Daguerreotypien waren. Diese „Ferrotypien“, bei denen das Bild mit kurzer Belichtungszeit auf eine dünne, schwarz lackierte und asphaltierte Blechplatte aufgenommen wird, waren meist unkomplizierte Frontalaufnahmen, gemacht von reisenden Fotografen, die keinen Wert auf hohen künstlerischen oder persönlichen Ausdruck legten. Die anspruchslosen Resultate entsprangen dem gemeinsamen Bemühen von Akteur und Modell und lebten bis zum Ende des Jahrhunderts in großer Nähe zur Volkskunst fort.

Als 1865 der Sezessionskrieg endete, nehmen die Vereinigten Staaten die Expansion nach Westen wieder auf. Die Kriegsfotografen O'Sullivan, A. Gardner, A. J. Russell, W. Bell und auch der Veteran W. H. Jackson nahmen an den abenteuerlichen Erkundungszügen teil. Ihnen und Fotografen wie C. E. Watkins und E. Muybridge ist es zu ver- *Abb. 221,* danken, daß die westliche Hälfte des nordamerikanischen Kontinents auch fotografisch und nicht nur durch Karten, *222, 220* Legenden, Berichte und Gemälde bekannt wurde. Bei Watkins und Muybridge stellt sich die Natur großartig und einladend dar, besonders in ihren Ansichten vom Yosemite Valley. Gardner und Russell zeigen in ihren Fotografien *Abb. 218,* einen von Eisenbahnlinien durchzogenen Kontinent, also die Natur als zu erobernde Sphäre. Für O'Sullivan da- *216* gegen hatte die Natur einen anderen Charakter.

1867 schloß sich O'Sullivan einer geologischen Expedition unter Clarence King an, einem jungen Wissenschaftler, der sich John Ruskins Ideen zu eigen gemacht hatte, denen zufolge alle Erscheinungen der Natur Ausdruck des Göttlichen sind. Es war das erste einiger geologischer Unternehmen, die O'Sullivan im folgenden in einige der wildesten und unwirtlichsten Landschaften des amerikanischen Westens führten. Entsprechend dem ungezähmten und unerforschten Charakter des Gegenstandes waren seine Fotografien sowohl Reportagen eines Kriegsveteranen als auch ehrfürchtige Zeugnisse von den geologischen Umwälzungen im Laufe der Erdgeschichte; ob er im Großen Becken für den Wissenschaftler C. King oder den Colorado River aufwärts für den Leutnant George M. Wheeler Aufnahmen machte, seine Fotografien boten beiden Visionen vom Westen Raum. Da O'Sullivan keine Aussagen zu seinem Werk hinterließ, gilt seine Fotografie im historischen Rückblick als Beispiel eines fotografischen Ansatzes, der die empirische Bestandsaufnahme mit einem quasi theologischen Blick für die Mysterien der Natur verbindet.[8]

Die durch die Fotografie möglich gewordene detaillierte Naturbeobachtung regte Eadweard Muybridge 1873 zu den ersten Bewegungsstudien galoppierender Pferde an. Muybridges Ruf an die Universität von Pennsylvania 1883–1885, wo er die Bewegung von Tieren und Menschen analysierte, erfolgte mutmaßlich auf Anregung des dort *Abb. 219* lehrenden amerikanischen Malers Thomas Eakins, der gleichfalls von den Möglichkeiten der Fotografie bei der analytischen Aufzeichnung von Bewegung gefesselt war. Erst viel später, in den siebziger Jahren des 20. Jahrhunderts, wurden diese durch Mehrfachbelichtung entstandenen Bilderfolgen aufgrund ihrer konzeptuellen Möglichkeiten gewürdigt, ursprünglich waren Muybridges und Eakins' Bilder als experimentelle Untersuchungen gedacht, und als solche demonstrieren sie die Notwendigkeit der Vereinigung wissenschaftlicher und künstlerischer Anstrengungen bei der Erforschung von Naturgesetzen.

Die Fotografie des 19. Jahrhunderts war ungeachtet einiger technischer Unzulänglichkeiten ein unübertroffenes Mittel zur Naturbeobachtung. Die ersten amerikanischen Fotografen mußten sich oft auf ihren Einfallsreichtum verlassen, um die gewünschten Resultate zu erzielen, wodurch ab und zu eigene Akzente gesetzt wurden oder auch einzigartige Kompositionen entstanden, die jedoch noch keine ausgeprägt individuelle Handschrift trugen. Während der achtziger Jahre des 19. Jahrhunderts existierten kaum direkte Verbindungen zwischen der amerikanischen Fotografie und ästhetischen Kunstströmungen in Europa wie dem Impressionismus und dem Postimpressionismus. Zu welchem ästhetischen Standard Fotografen auf Schlachtfeldern, entlang der Schienenwege oder in der Wildnis auch fanden, er resultierte stets aus zweierlei: den technischen Möglichkeiten und den konventionellen Vorbildern im Bildaufbau, die sie in ihrer Lehrzeit kennengelernt haben mochten. Individueller Ausdruck und esoterische Symbolbefrachtung lagen ihnen fern. Schärfe der Beobachtung war das, was sie anstrebten und womit sie sich beschieden.

„WIR WOLLEN DEN SCHEIN, NICHT DEN FAKT.“ 1890–1915

In der letzten Dekade des 19. Jahrhunderts wurde der wissenschaftliche Determinismus, die philosophische Haltung, die die Entwicklung der Naturwissenschaften in den vorangegangenen zwei Jahrhunderten geprägt hatte, zunehmend in Frage gestellt. Die Annahme, daß man aus der Beobachtung der Materialien und Kräfte der Natur Schlüsse ziehen könne, war von den Studien der Mathematiker, namentlich Henri Poincarés, innerer Widersprüchlichkeiten überführt worden. Das Interesse am Irrationalen, Spirituellen und Symbolischen in der Epoche der Romantik im frühen 19. Jahrhundert schuf wieder Raum für die Phantasie und hielt auch Einzug in den Künsten. Gleichzeitig kam als Reaktion auf die profitorientierte industrielle Produktion das Handwerk zu neuen Ehren. Allein schon die Tatsache, daß Fotografen Maschinen zum Bildermachen benutzten, genügte, um sie aus dem Kreis der Künstler auszuschließen, und es ist dieses Argument, gegen welches Kritiker und Fotografen in den folgenden beiden Dekaden kämpften.

Zeitgleich mit einer „globalen“ Veränderung der intellektuellen Haltung, die darin bestand, alles Sichergeglaubte in Frage zu stellen, begann die fotografische Technik einfacher und damit für breitere Kreise zugänglich zu werden. Die Entwicklung trockener Platten in den achtziger Jahren des 19. Jahrhunderts und der Verkauf von George Eastmans Kodak No. 1 ab 1888 führten zur Entwicklung der Fotoindustrie. Fotografen brauchten von nun an kaum mehr eine Ausbildung und keine eigene Laborausrüstung mehr, um selbst Bilder aufzunehmen. Eine Fotografie ist nicht wie die Werke der bildenden Kunst das Ergebnis einer künstlerischen Vision, sondern das Resultat eines kommerziell entwickelten Verfahrens; insofern hatte dieses Medium nur wenig mit anderen Theorien oder Praktiken der bildlichen Darstellung zu tun. In dem Maß, wie die einfachen Erfahrungen und Haltungen der Gesellschaft zum Motiv der Fotografie wurden, wurde die Momentaufnahme zum Nonplusultra des Fotografen. Paradoxerweise schuf die Abhängigkeit von Herstellern und Fachlabors eine neue Freiheit für viele Fotoanfänger. Für Hobby- und künstlerische Fotografen, Reisende und sogar Sozialreformer begann die Kamera zum ständigen Begleiter zu werden.

Die Fusion ästhetischer und technischer Fortschritte in den neunziger Jahren des 19. Jahrhunderts erleichterte den bewußten Ausdruck zutiefst persönlicher Visionen. Der Bostoner Verleger und Literat F. Holland Day machte Aufnahmen während okkulter Zusammenkünfte, bei Experimenten mit Gedankenübertragung, heidnischer Mythologie und bei spiritistischen Séancen. Sein Feinsinn, seine homoerotischen Neigungen wie auch seine Sammlung von orientalischem Porzellan und Drucken sowie seine Bibliothek mit Prachtausgaben waren Resultat eines Kultes des Schönen, der weniger aus Erfahrungen mit Fotografie, Malerei, Theorien des Sehens resultierte, als von Honoré de Balzac, John Keats, Aubrey Beardsley und den „englischen Dekadenten", besonders Oscar Wilde, angeregt war. Für Day war die Fotografie ein Medium seines mystischen Weltverständnisses. *Abb. 224*

Eine Zeitlang wurde Day als der Kopf der „Neuen Schule amerikanischer Fotografie" betrachtet. 1900 stellte er seine private Sammlung unter diesem Namen in London und Paris aus, um die Entwicklung des amerikanischen Zweiges der international wachsenden Bewegung des „Piktorialismus" zu demonstrieren. Doch bald erhob Alfred Stieglitz, gleichfalls Sohn eines reichen amerikanischen Geschäftsmannes, Anspruch auf diese Position.

Im Gegensatz zu dem Autodidakten Day hatte Stieglitz bei angesehenen Professoren an der Technischen Hochschule Berlin Fotografie als technische Disziplin studiert. Nach einem Intermezzo als Co-Direktor einer kommerziellen Fotogravüre-Gesellschaft engagierte er sich als Publizist. Während seiner Mitgliedschaft im New Yorker Camera Club wurde er 1897–1902 Herausgeber von dessen Fachzeitschrift, den „Camera Notes", wo er eine Umorientierung von technischen auf ästhetische Aspekte anregte. Er gab diese Tätigkeit auf, um ein von Beiräten unbeeinflußtes Publikationsmedium zu finden. „Camera Work", als dessen alleiniger Redakteur er 1903–1917 fungierte, war eine großzügig illustrierte Zeitschrift mit Fotogravuren im Kupfertiefdruck auf Seidenpapier. Es diente als Publikationsorgan einer neuen Vereinigung von Fotografen, der „Photo-Secession", welche Stieglitz gegründet hatte. Die Gruppe entsprach anderen exklusiven Gemeinschaften in Europa wie der Linked Ring Brotherhood in London, die sich 1892 von der Royal Photographic Society abgespalten hatte. *Abb. 228*

Die erste Ausgabe von „Camera Work" war der Arbeit von Gertrude Käsebier gewidmet, nicht dem intellektuellen Day, mit welchem Stieglitz persönliche Differenzen hatte. Die folgenden Ausgaben beschäftigten sich mit den Arbeiten von Edward (später Eduard) Steichen, Clarence H. White und Alvin Langdon Coburn, die Day in seine Ausstellung aufgenommen hatte. Sie alle besaßen keine professionelle Fotografenausbildung. Auf den Seiten von „Camera Work" und in der von Stieglitz 1905 gegründeten Galerie „291" in der Fifth Avenue wurde Fotografie überzeugend als Kunst präsentiert. *Abb. 225* *Abb. 232*

Als Antwort auf die Diskriminierung der Fotografie als eines unpersönlichen mechanischen Verfahrens setzten Fotografen zuerst in Europa und dann auch in den Vereinigten Staaten individualisierte Abzugstechniken wie das Gummi-Bichromat-Verfahren ein, bei denen die Arbeit des Künstlers deutlich wird, oder sie verwendeten Weichzeichnerlinsen, mit deren Hilfe sie die Schärfe der Bilder manipulieren konnten. Zusätzlich benutzten sie Spezialpapiere, zum Beispiel solche, die Platin- oder Palladiumsalze enthielten und ohne glänzende Oberflächenemulsionen auskamen. Mit diesen Techniken erzielten sie Ergebnisse, die sich sowohl für das Auge als auch in der Oberflächenstruktur von den maschinell hergestellten Fotoabzügen unterschieden. Abgesehen von diesen neuen Techniken, sah der Kritiker Sadakichi Hartmann das Kennzeichen der Piktorialisten auch in einer neuen Haltung: „Wir wollen den Schein, nicht den Fakt [...]. Die Liebe zum Exakten ist die niedrigste Form bildlicher Genugtuung, empfunden vom Kinde, vom Primitiven, vom Philister; sie begnügt sich damit, eine Ähnlichkeit zwischen der Darstellung und dem dargestellten Objekt festzustellen."[9]

Hätte man Stieglitz die Entscheidung überlassen, so wären wohl nur wenige dokumentarische Arbeiten seiner Zeitgenossen mit dem Prädikat „Kunst" versehen worden, da sie ganz einfach aus einer anderen Motivation heraus entstanden. Die ästhetische Komponente der Fotografien von Jacob A. Riis (der mit Richard Hoe Lawrence und Henry G. Piffard zusammenarbeitete), die im Kampf gegen Armut und soziale Ungerechtigkeit entstanden waren, war eher ein Nebenprodukt der sozialreformerischen Absichten des Fotografen.

So wie Stieglitz sich den radikalen ästhetischen Ideen aus Europa öffnete, reagierten Fotografen wie Lewis Hine auf ein einschneidendes soziologisches Phänomen, das gleichsam einen Prüfstein für das Land darstellte, welches sich der Freiheit und Gleichheit verschrieben hatte: den Zustrom von Millionen Einwanderern. Von 1904 an begann der bescheidene Naturkundelehrer an der Ethical Culture School in New York, ermutigt von seinem Schulrektor, die Neuankömmlinge aus Mittel- und Südeuropa zu porträtieren, und zwar nicht als eine Horde politischer Radikaler, Krimineller und Ausgestoßener, als welche sie oft von den Zeitungen dargestellt wurden, sondern als menschliche Wesen. Diese Massenimmigration war die moderne Version der Einwanderungswelle am Beginn der Kolonialzeit, die die ersten Siedler in die Neue Welt gezogen hatte. Die neuen Immigranten sahen sich jedoch ganz anderen Problemen gegenüber: die Gesellschaft, in welche die Neuankömmlinge aufgenommen wurden, schöpfte ihre Stärke aus *Abb. 223* unregulierter industrieller Produktion; sie wartete nur darauf, ihre billige Arbeitskraft und ihren Traum vom besseren Leben auszunutzen. Hine begegnete den Einwanderern auf Ellis Island, wo sie ankamen, und zog ihnen nach: in die Slums, in die Ausbeuterbetriebe und Fabriken. Jedes Porträt war Ausdruck tiefer menschlicher Sympathie und moralischer Entrüstung. Hines mitfühlender Blick auf die armen Menschen, die jenen Schrecknissen ausgesetzt waren, ist mit demjenigen Walt Whitmans zu vergleichen, der sich während des Bürgerkrieges als Sanitäter verletzten und sterbenden Soldaten widmete, die zu Zehntausenden in den Lazaretten in Washington lagen. Ellis Island bedeutete für den jungen Hine mehr als ein „Dokumentar-Projekt", es war eine Schule, die ihn für sein Lebenswerk formte und einstimmte. Unmittelbar nach seiner Fotoserie über die Immigranten stellte sich Hine in den Dienst eines nationalen Kreuzzuges, um eine weitere große Schande der Nation bloßzustellen und abzuschaffen: die Kinderarbeit.

Die ästhetische Würdigung von Hines Schaffen mußte bis zum Ende der Ära der Piktorialisten warten, als Fotografen und Kritiker die objektive Aussagekraft der Fotografie zu würdigen begannen. Trotzdem hatten künstlerische und Dokumentarfotografie einige Verbindungen. Der junge Paul Strand war einer von Hines Studenten, und es war Hine, der ihn und andere seiner Kommilitonen in die Galerie „291" mitnahm, um ihn mit Stieglitz bekannt zu machen. Frances Benjamin Johnson, der später für seine Illustrationen in einem konsequent dokumentarischen Stil bekannt wurde, gehörte 1899 gemeinsam mit Day, White und Käsebier zur Jury des Zweiten Salons von Philadelphia. An der Westküste wurden die Leser von „Camera Craft" durch den etablierten Porträtfotografen Arnold Genthe, der schon die Immigranten von San Franciscos Chinatown fotografiert hatte, mit den frühen Studien nordamerikanischer Indianer von Edward S. Curtis bekannt gemacht. Die Arbeiten vieler talentierter Amateurfotografen, so von E. J. Bellocq, der in New Orleans Prostituierte aufgenommen hatte, oder von Adam Clark Vroman, der Hopi, Zuni und Apachen porträtierte, blieben indes noch ein halbes Jahrhundert lang unbekannt.

Nach 1910, dem Jahr der triumphalen Ausstellung der Photo-Secession im Albright-Knox-Museum in Buffalo, scheint Stieglitz so vom Stil der Piktorialisten übersättigt gewesen zu sein, daß er überhaupt darauf verzichtete, Fotografien auszustellen. Mit Ausnahme der Ausstellungen des Barons A. de Meyer 1912, einer Rückschau auf die
Abb. 226 eigenen Arbeiten, gezeigt während der revolutionären Armory Show von 1913, und Paul Strands erster Ausstellung 1916 stellte die Galerie „291" in den letzten sieben Jahren ihrer Existenz keine Fotografien mehr aus. Schon seit 1907 hatte Stieglitz in seiner Galerie mehrfach andere als fotografische Ausstellungen organisiert. Steichen, der in Paris studierte, hielt dort Augen und Ohren für ihn offen und machte ihn mit Rodins Zeichnungen wie auch den Arbeiten von Matisse, Cézanne und Picasso bekannt. Stieglitz selbst entdeckte die Werke der amerikanischen Maler Marsden Hartley, Georgia O'Keeffe, John Marin, Arthur Dove u. a. und stellte sie aus. Irgendwann zwischen 1910 und 1913 schloß Stieglitz endgültig mit dem Piktorialismus ab und engagierte sich vor allem für die Ästhetik der zeitgenössischen europäischen Malerei und Plastik.

Die Disziplin, welche Stieglitz als Student der Ingenieurswissenschaften und als Fototechniker in Berlin gelernt hatte, half ihm, in einer Zeit, die in der Fotografie für ihre Selbstgefälligkeit wie auch für die neuerliche Wertschätzung der Intuition bekannt geworden war, nicht die Orientierung zu verlieren. Zwar war es der Fotografie gelungen, sich einen festen Platz innerhalb der Kunstkritik zu sichern, doch hatte sie sich „globale" ästhetische Anschauungen zu eigen gemacht, die es ihr nicht mehr erlaubten, getrennt von ihren Schwesterkünsten Malerei, Zeichnung und Graphik eine eigene Identität zu finden. Das sollte die Aufgabe der nächsten Generation von Fotografen werden; sie besannen sich auf das, was durch die technischen Eigenheiten des Mediums vorgegeben war, oder anders gesagt: sie richteten den Blick nicht mehr auf die wissenschaftliche Erforschung, sondern auf die technische Praxis.

212 FONTAYNE UND PORTER,
CITY OF CINCINNATI WATERFRONT
(Cincinnati vom Fluß aus)
Detail eines Panoramas auf 8 Platten, Daguerreotypie
1848
Cincinnati, Cincinnati Public Library

213 THOMAS M. EASTERLY,
OP-PO-NOOS, OR THE CHILDREN'S CHIEF
(Op-Po-Noos, oder der Häuptling der Kinder)
Daguerreotypie
10,5 × 8 cm
1847
Chicago, The Newberry Library

214 SOUTWORTH UND HAWES,
DANIEL WEBSTER
Daguerreotypie
18 × 12,8 cm
1851
Boston, The Museum of Fine Arts (Schenkung Edward Hawes)

215 TIMOTHY H. O'SULLIVAN,
A HARVEST OF DEATH, GETTYSBURG, PENNSYLVANIA
(Ernte des Todes, Gettysburg, Pennsylvania)
Albumin-Abzug von einem nassen Kollodium-Negativ
17,3 × 22,4 cm
1863
Chicago, The Art Institute of Chicago

216 ANDREW JOSEPH RUSSELL,
ALEXANDRIA, VIRGINIA
Albumin-Abzug von einem nassen Kollodium-Negativ
15,3 × 20,2 cm
März 1863
Malibu, The J. Paul Getty Museum

217 GEORGE N. BARNARD,
DESTRUCTION OF HOOD'S ORDNANCE TRAIN
(Zerstörung eines Militärzuges von Hood)
Albumin-Abzug von einem nassen Kollodium-Negativ
35,7 × 25,5 cm
1864
Chicago, The Art Institute of Chicago

218 ALEXANDER GARDNER,
RAILROAD COMMISSIONERS AT STATE LINE, KANSAS
(Bahnbeamte, State Line, Kansas)
Albumin-Abzug von einem nassen Kollodium-Negativ
33 × 47,5 cm
1867
Malibu, The J. Paul Getty Museum

219 THOMAS EAKINS,
NUDE BROAD JUMPING
(Springender junger Mann)
Albumin-Abzug von einer Trocken-Gelatine-Platte
10 × 11 cm
1884–1885
Philadelphia, The Library Company of Philadelphia

220 EADWEARD MUYBRIDGE,
MOUNTAINS MIRROR VIEW
(Sich spiegelnde Berge)
Albumin-Abzug
14,9 × 20,1 cm
1867
Malibu, The J. Paul Getty Museum

221 WILLIAM HENRY JACKSON,
GRAND CANYON OF THE COLORADO
Albumin-Abzug
53,3 × 43,2 cm
1883
Malibu, The J. Paul Getty Museum

222 CARLETON E. WATKINS,
SOLAR ECLIPSE
(Sonnenfinsternis)
Albumin-Abzug von einem nassen Kollodium-Negativ
16,5 × 21,6 cm
Januar 1880
Malibu, The J. Paul Getty Museum

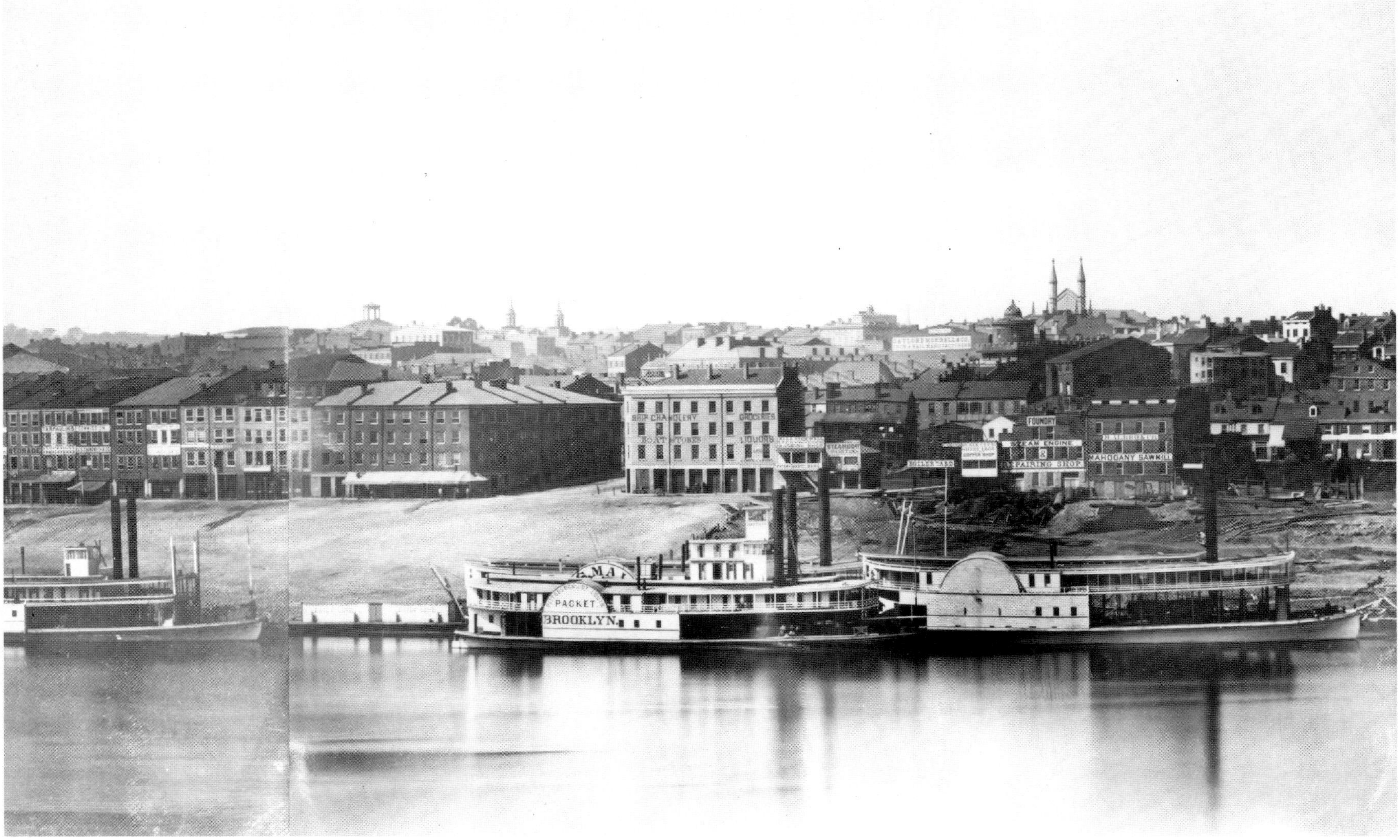
SHIP CHANDLERY
GROCERIES
BOAT STORES
LIQUORS
STEAMBOAT
FOUNDRY
STEAM ENGINE
&
PAIRING SHOP
MAHOGANY SAWMILL
COPPER SHOP
PACKET
BROOKLYN.

212

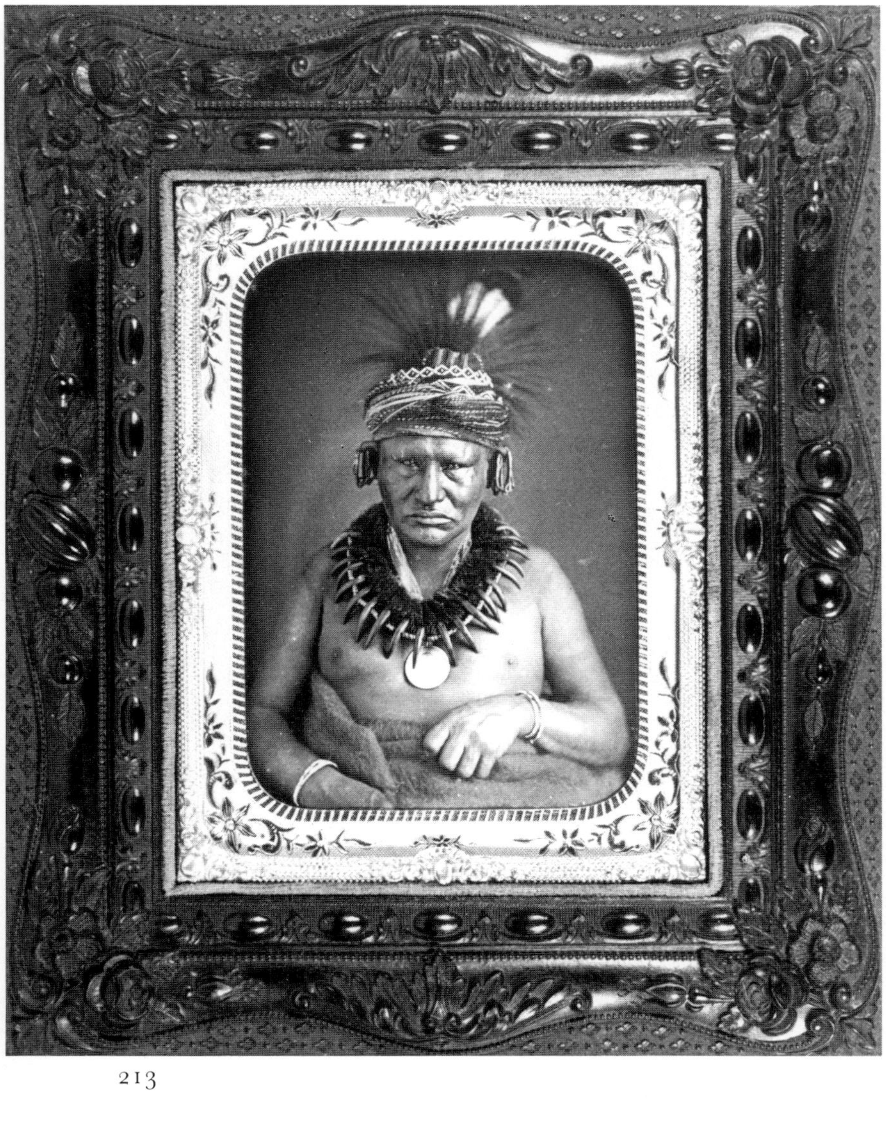

213

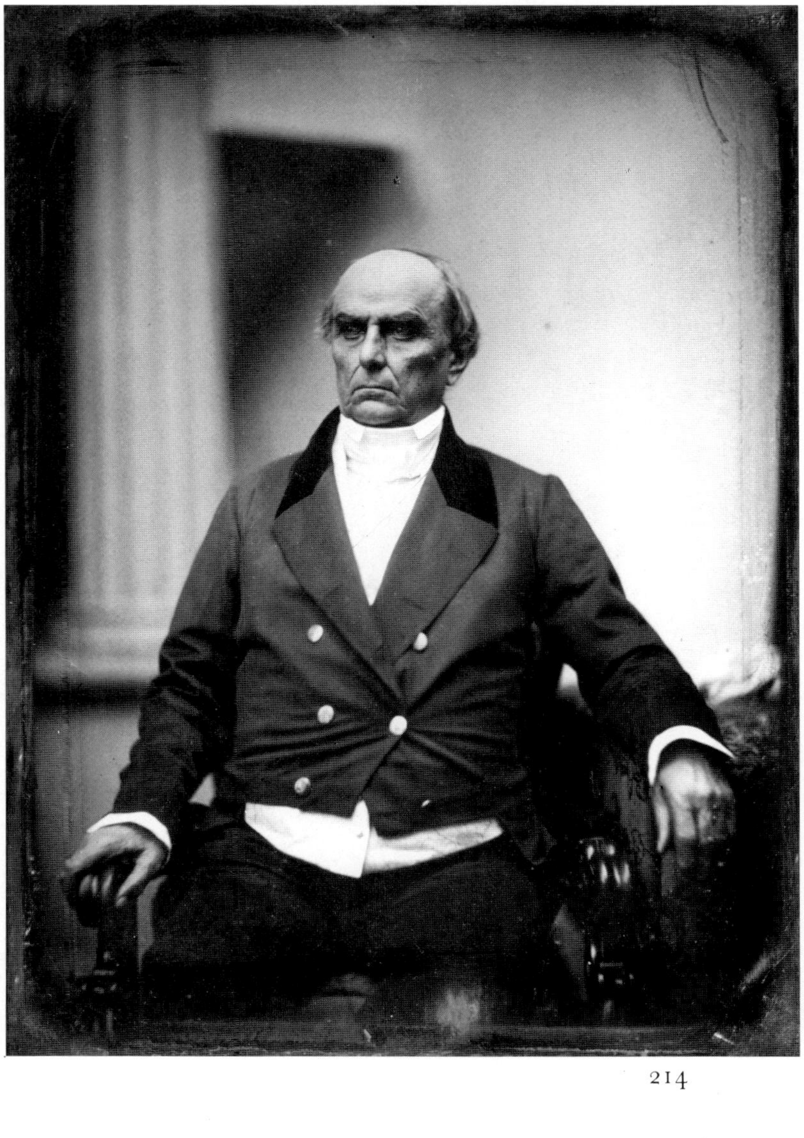

214

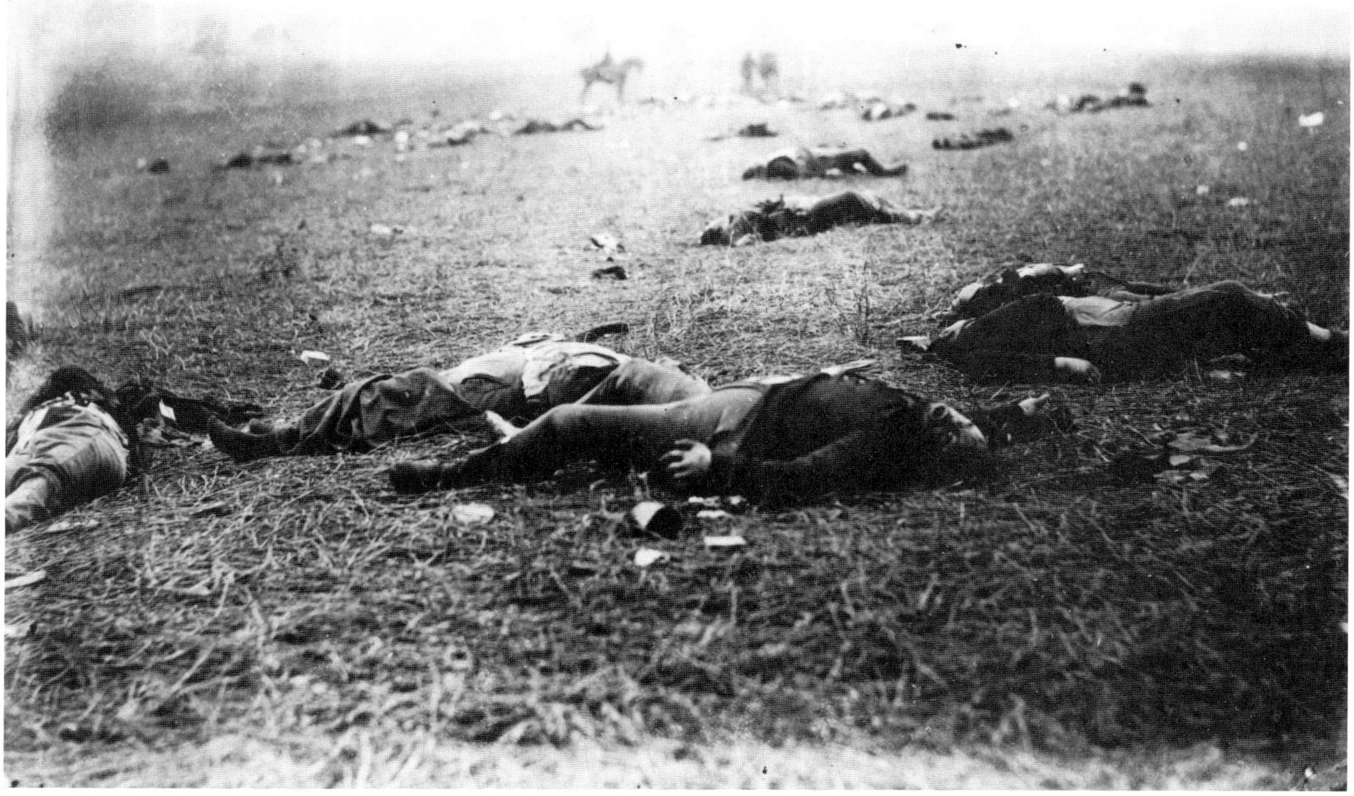
215

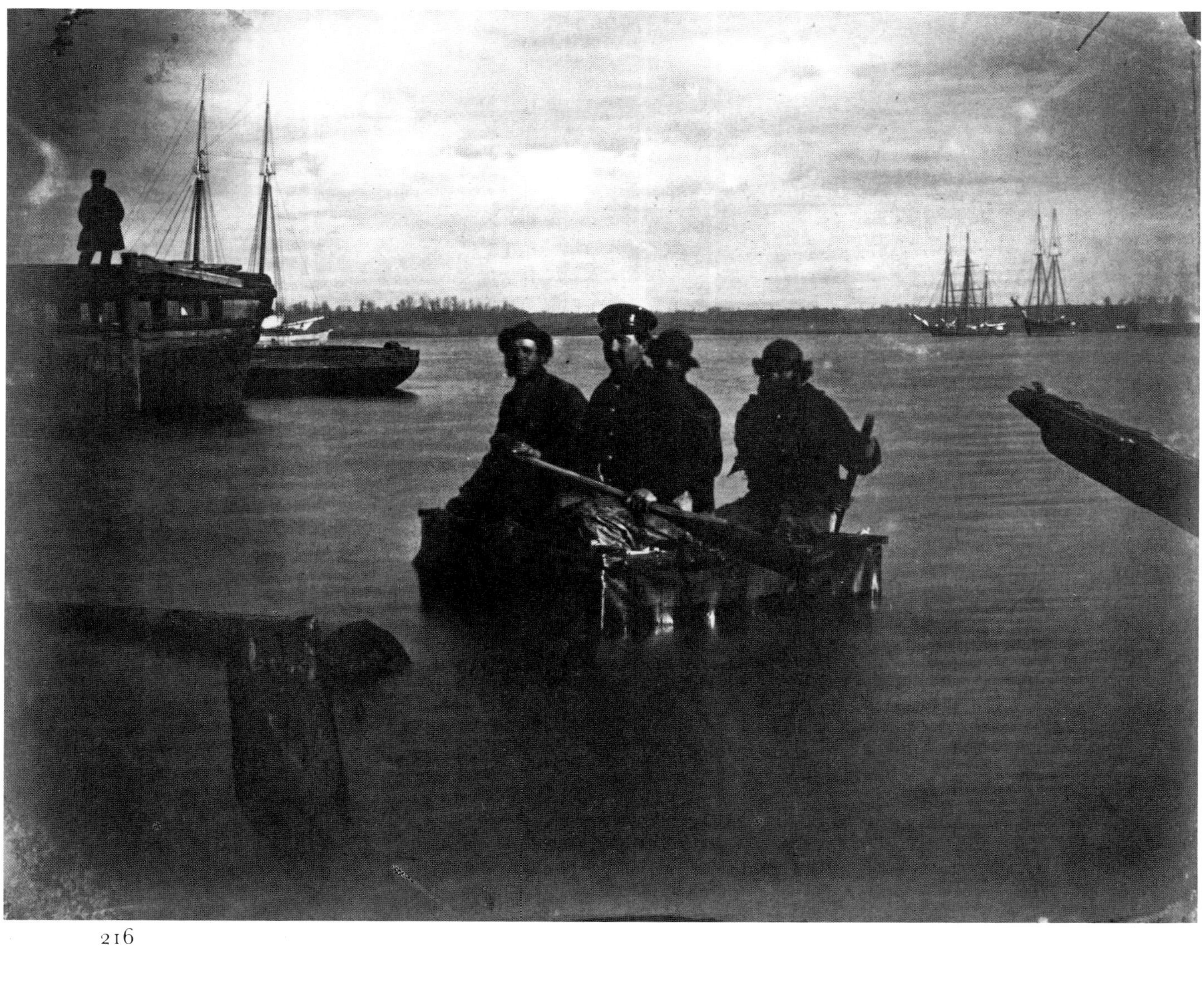
216

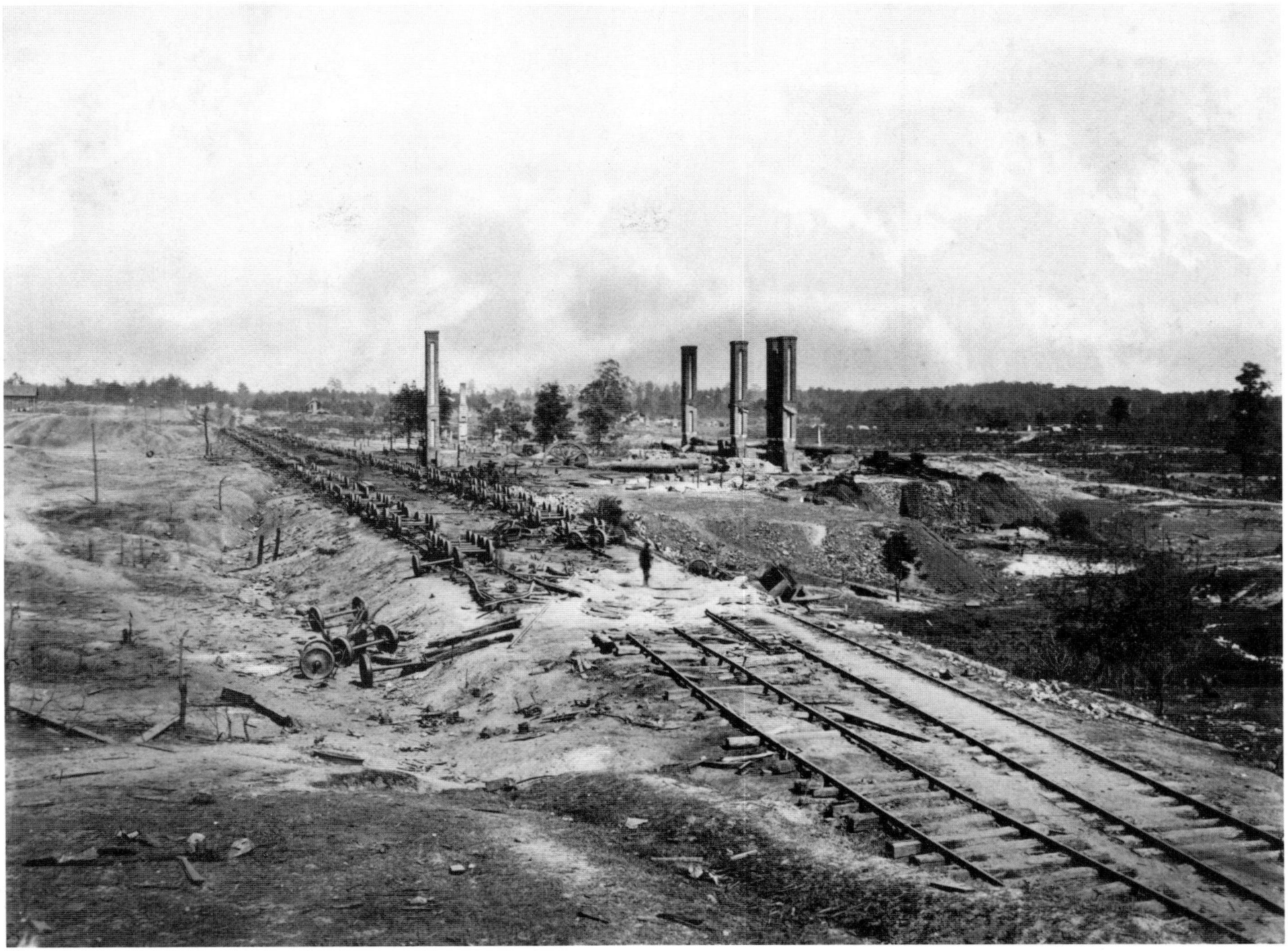

217

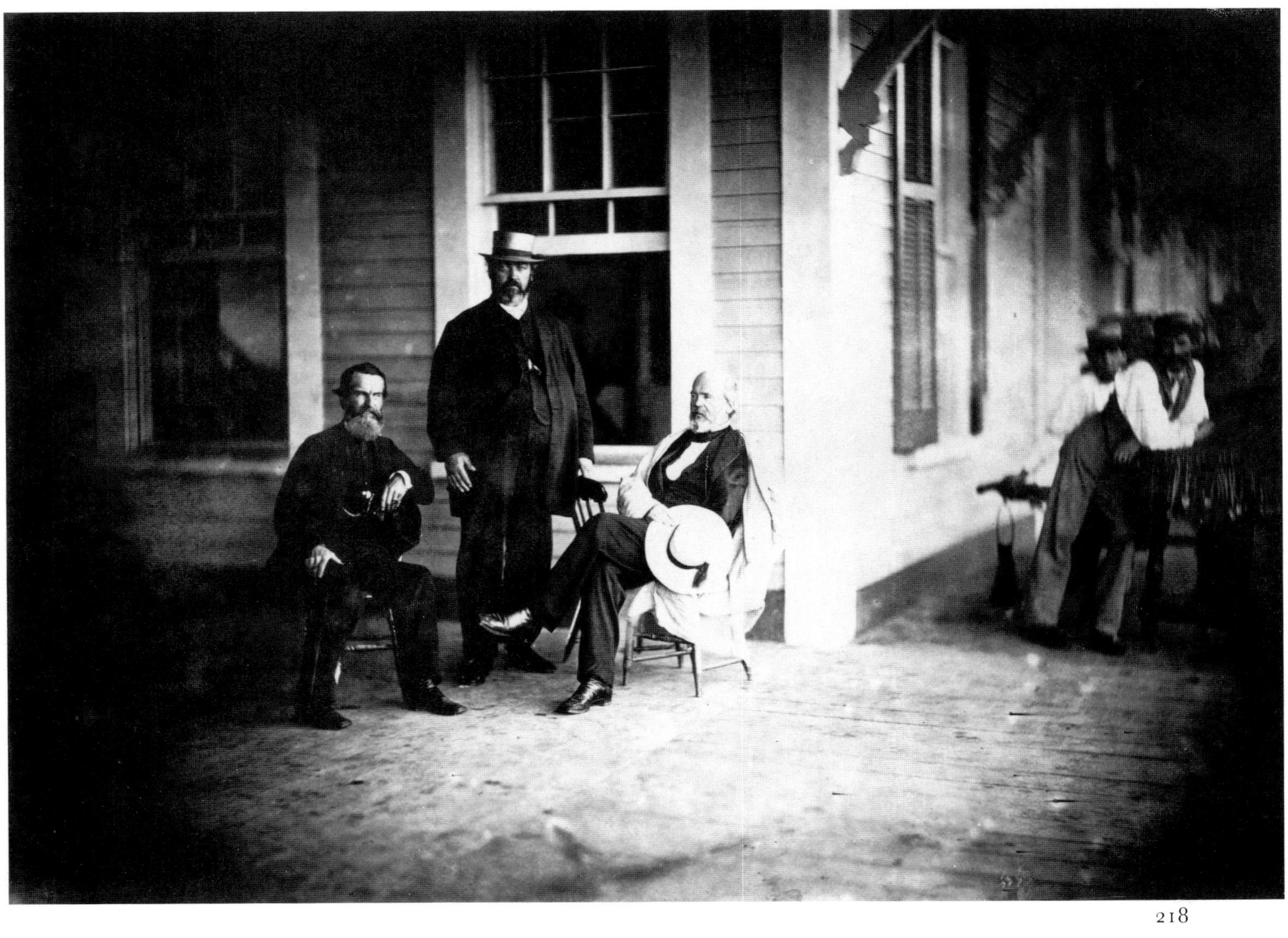

218

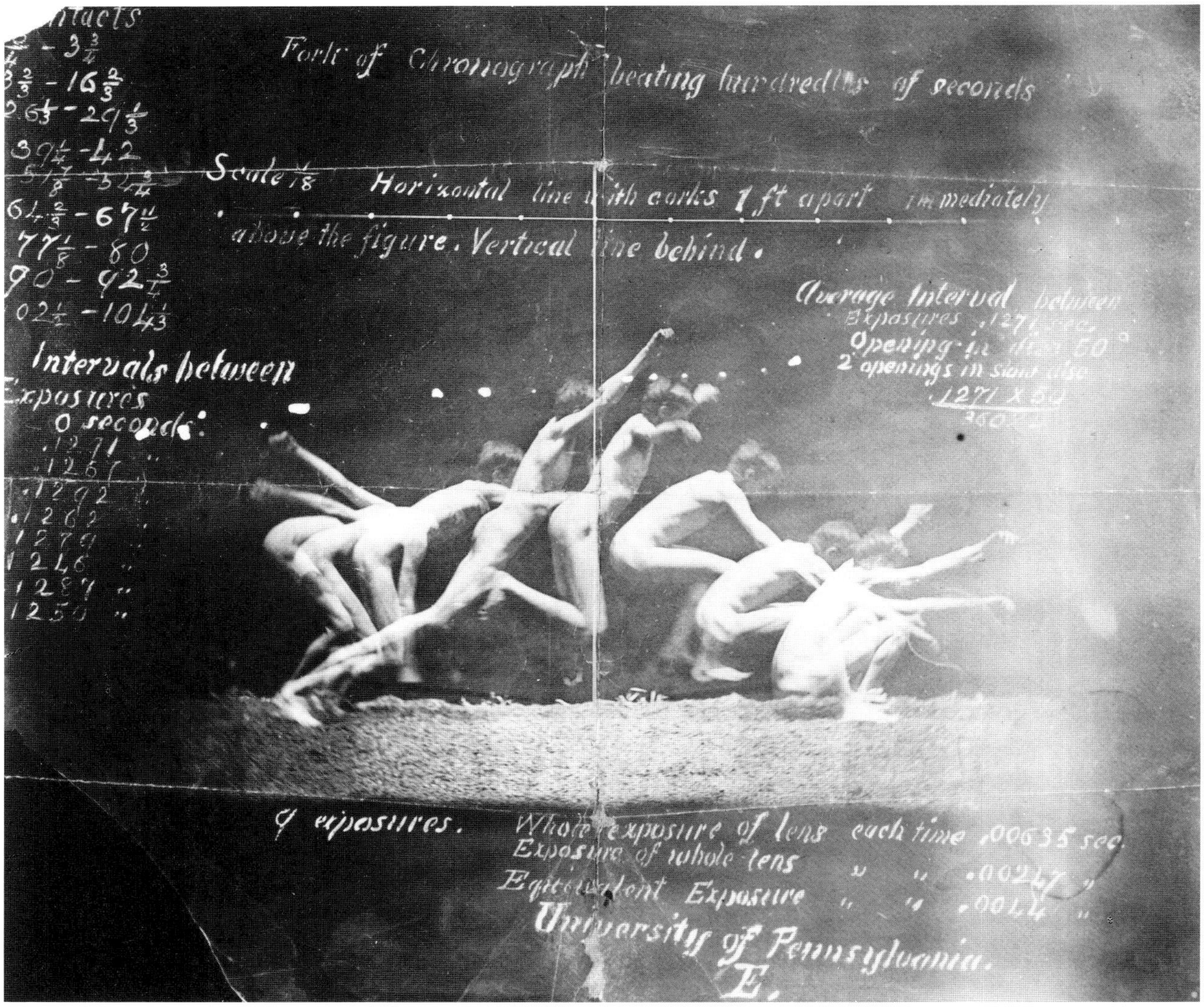
Fork of Chronograph beating hundredths of seconds
Scale 1/8
Horizontal line with corks 1 ft apart immediately above the figure. Vertical line behind.
Average Interval between Exposures .1271 sec.
Intervals between Exposures
0 seconds
9 exposures.
Whole exposure of lens each time .00635 sec
University of Pennsylvania.
E.

219

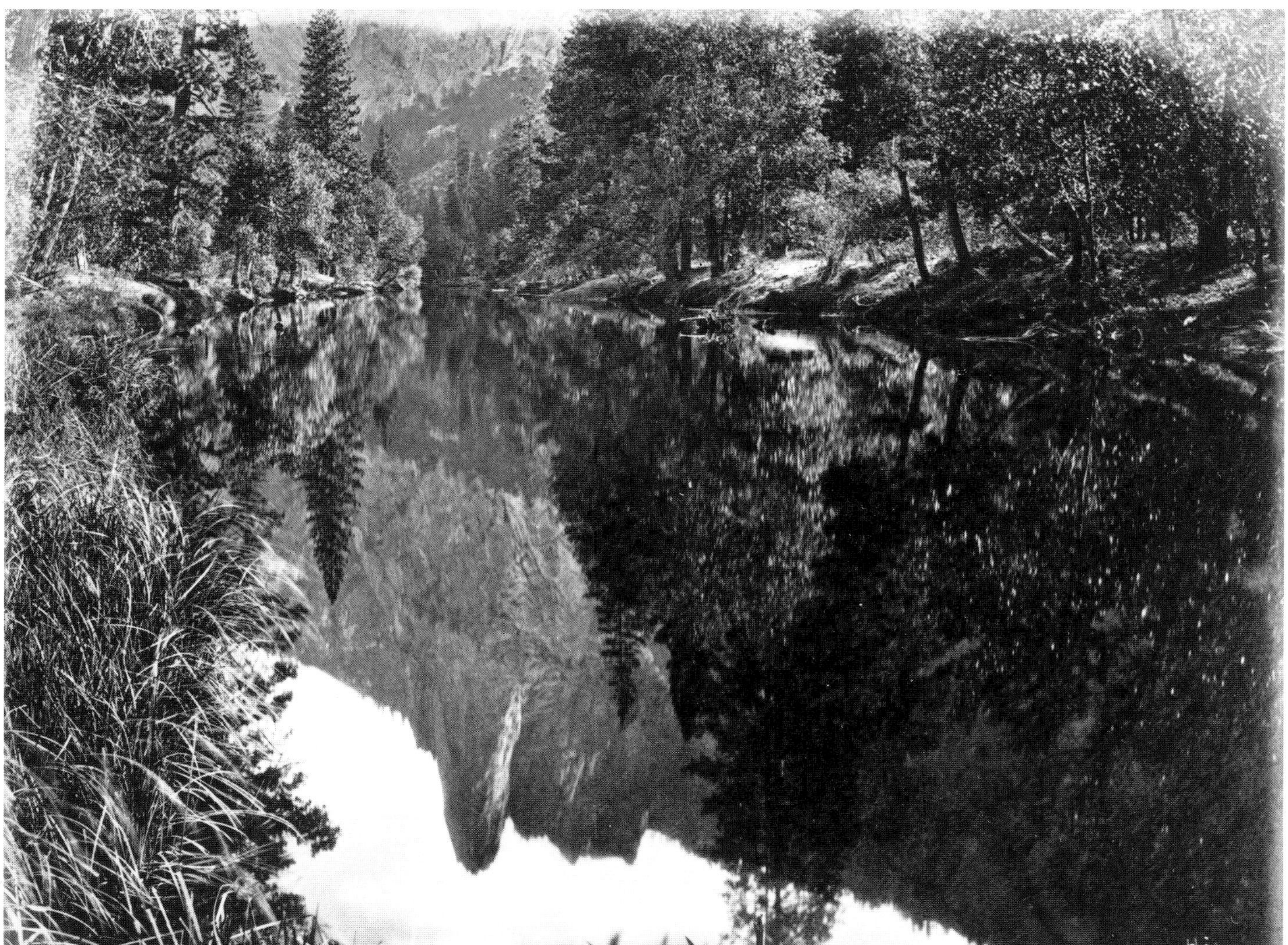

220

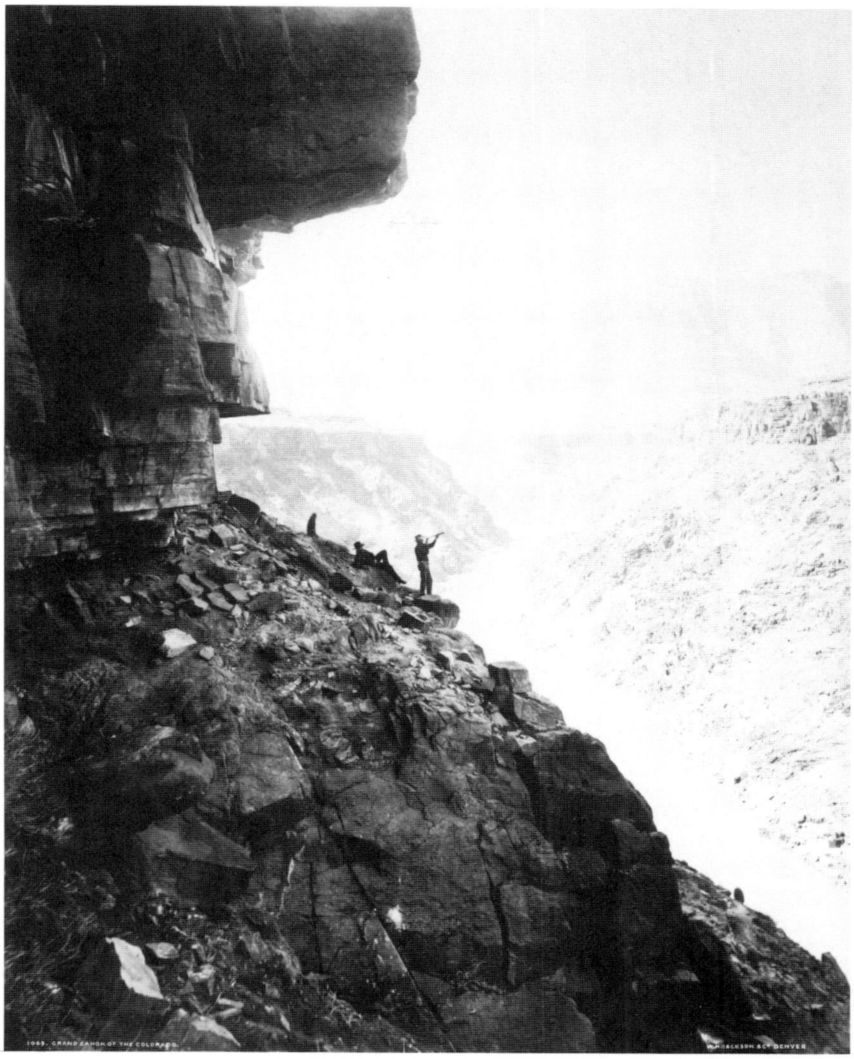

221

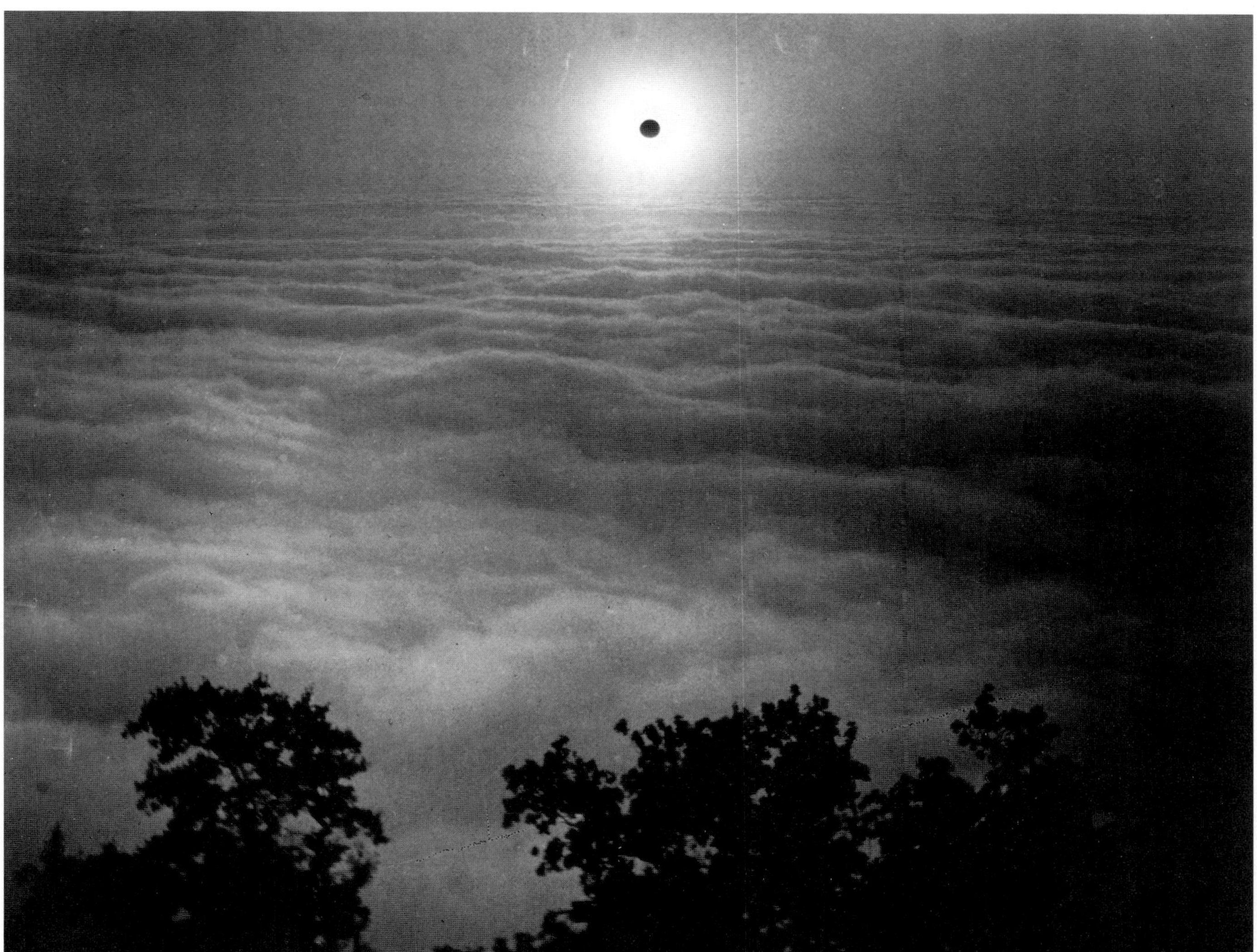

222

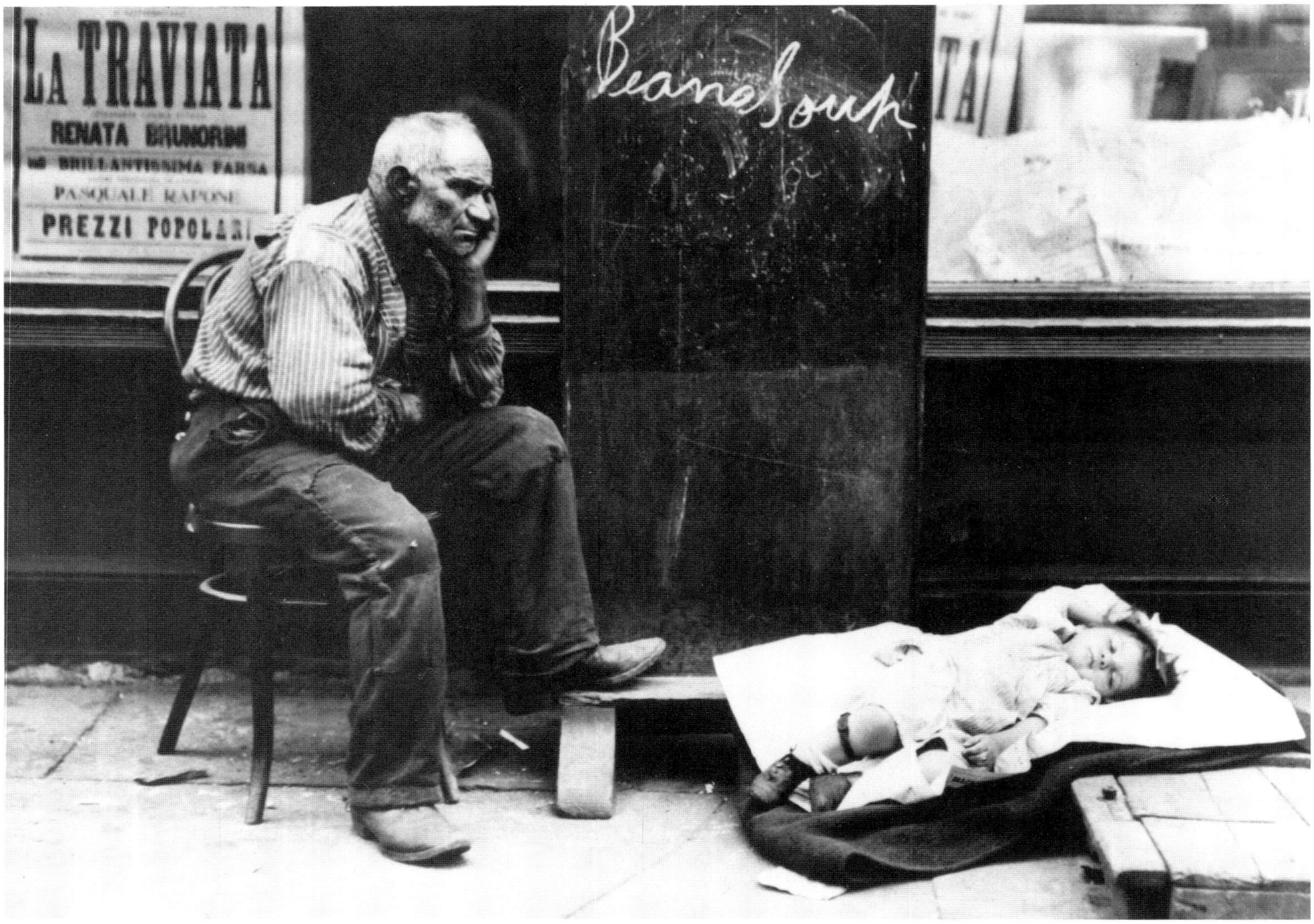
LA TRAVIATA
RENATA BRUNORINI
BRILLANTISSIMA FARSA
PASQUALE RAPONE
PREZZI POPOLARI

223

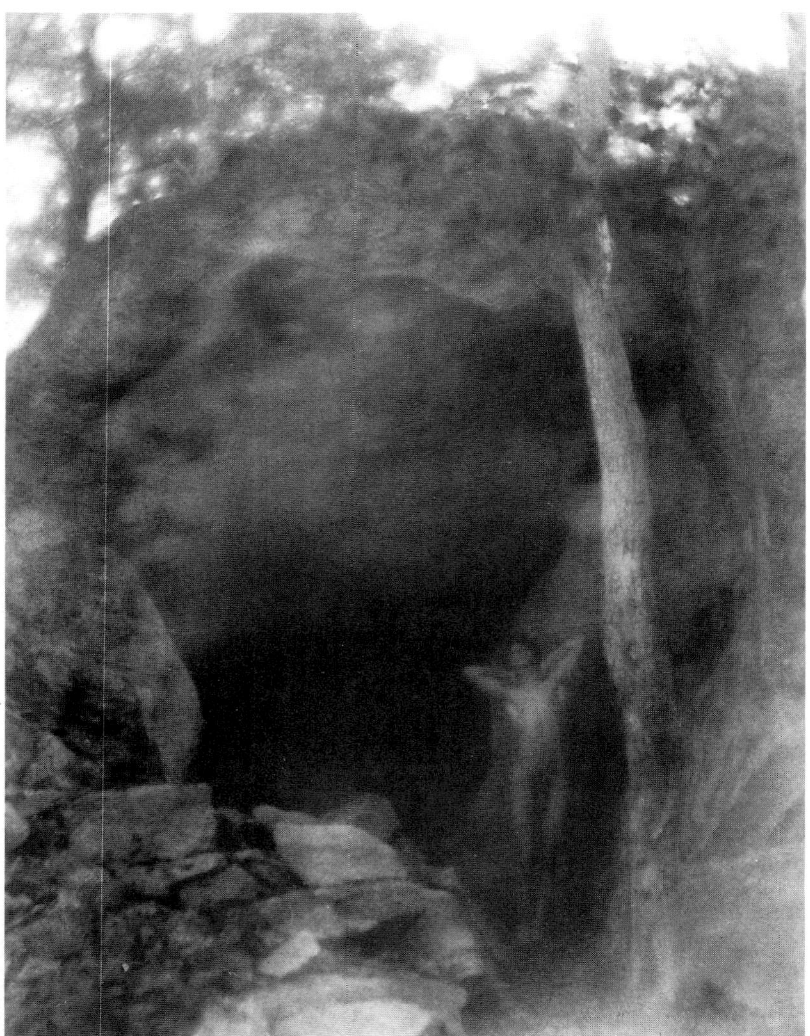

224

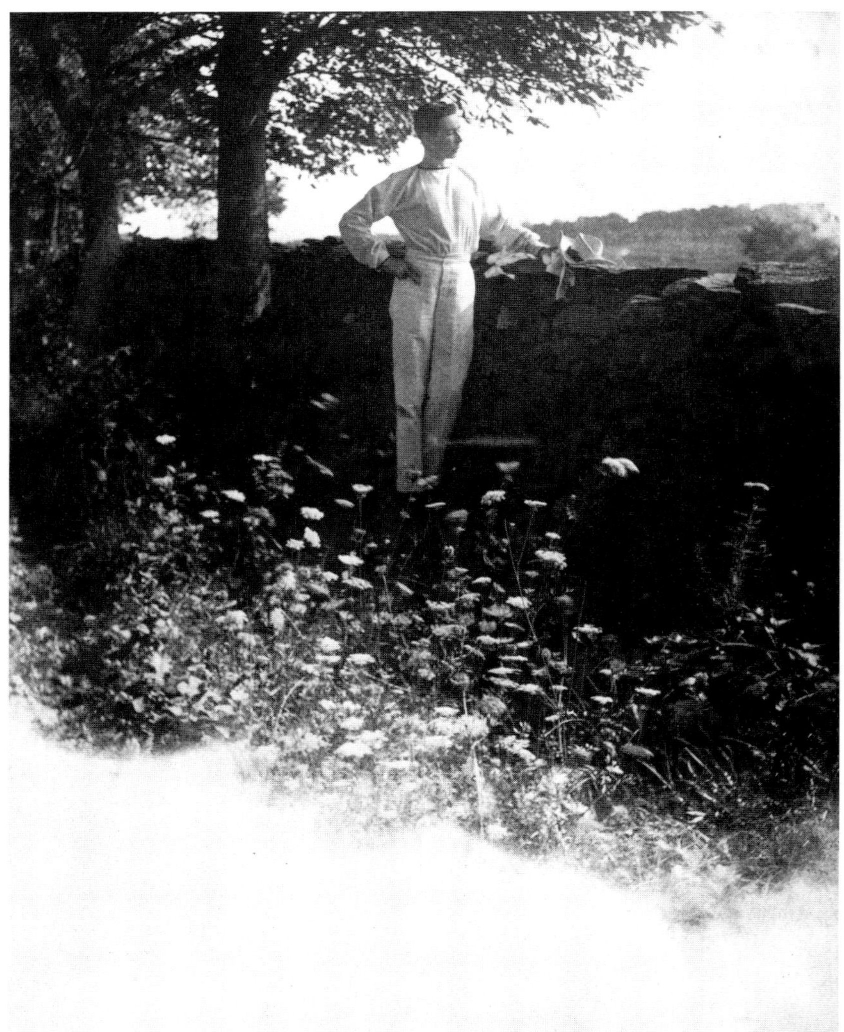

225

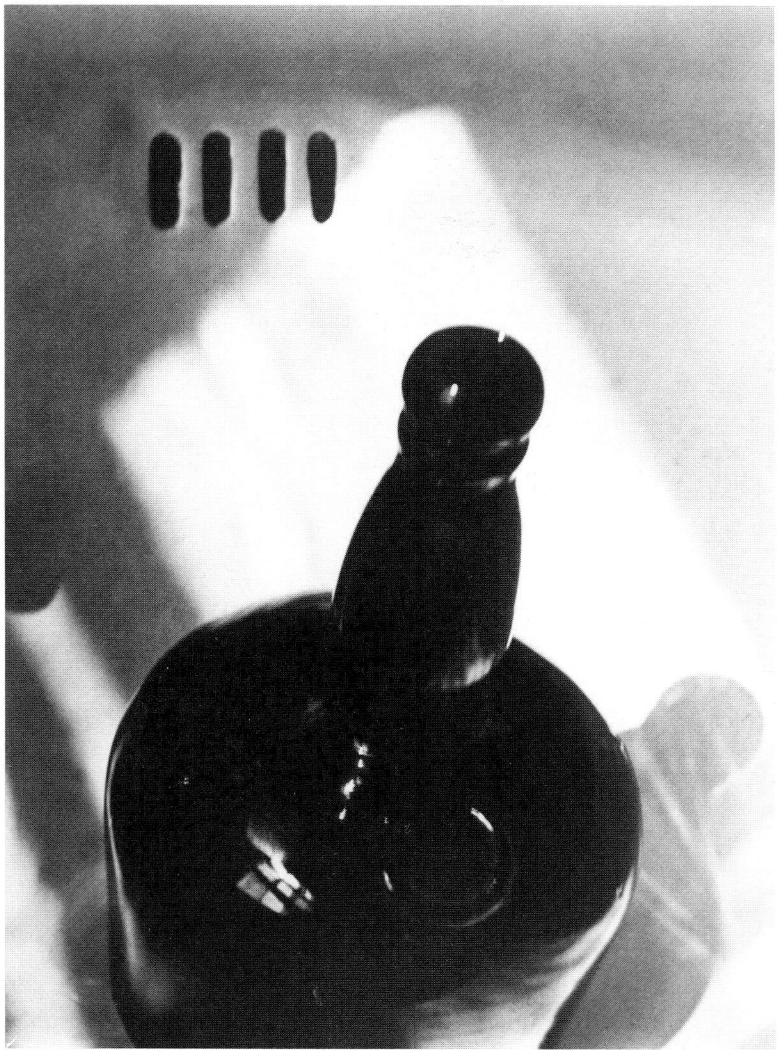

226

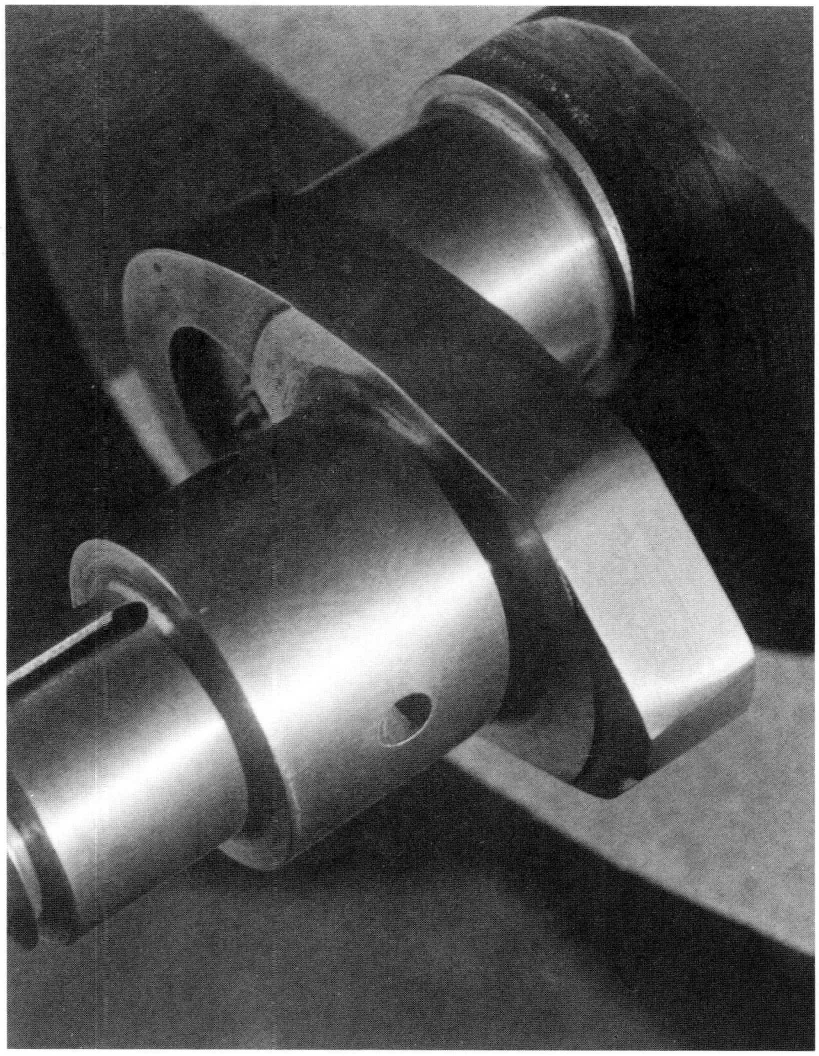

227

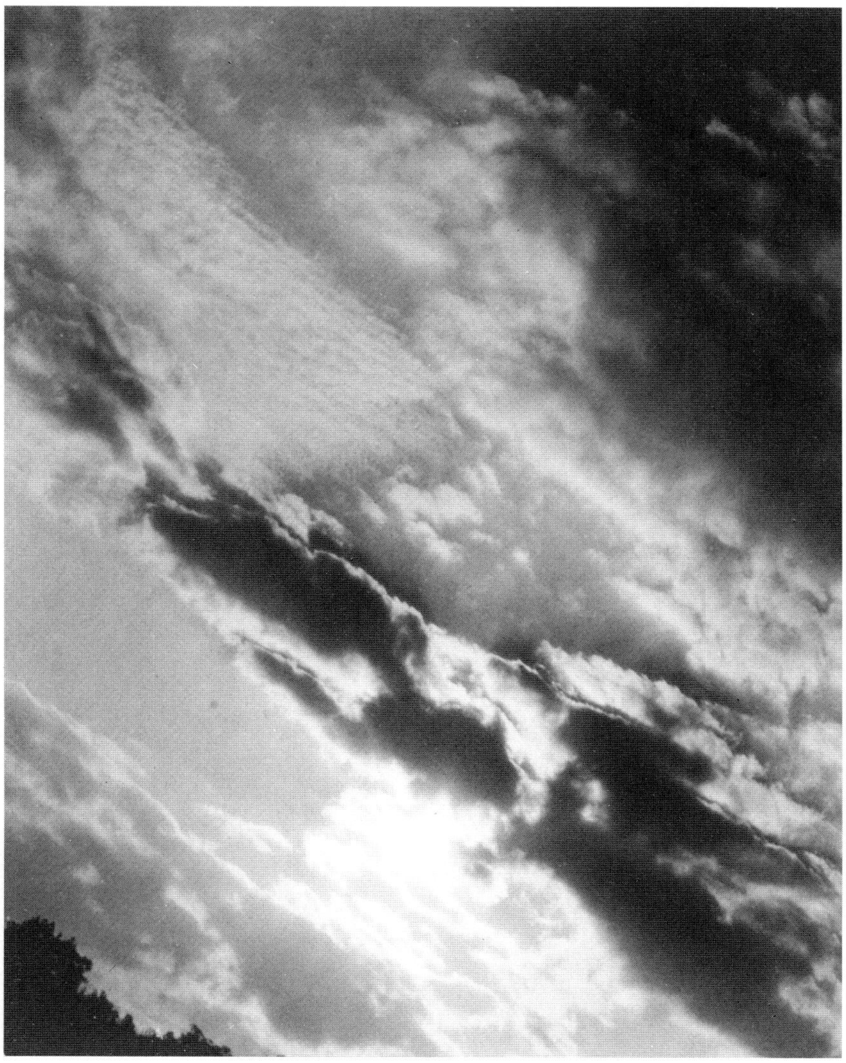

228

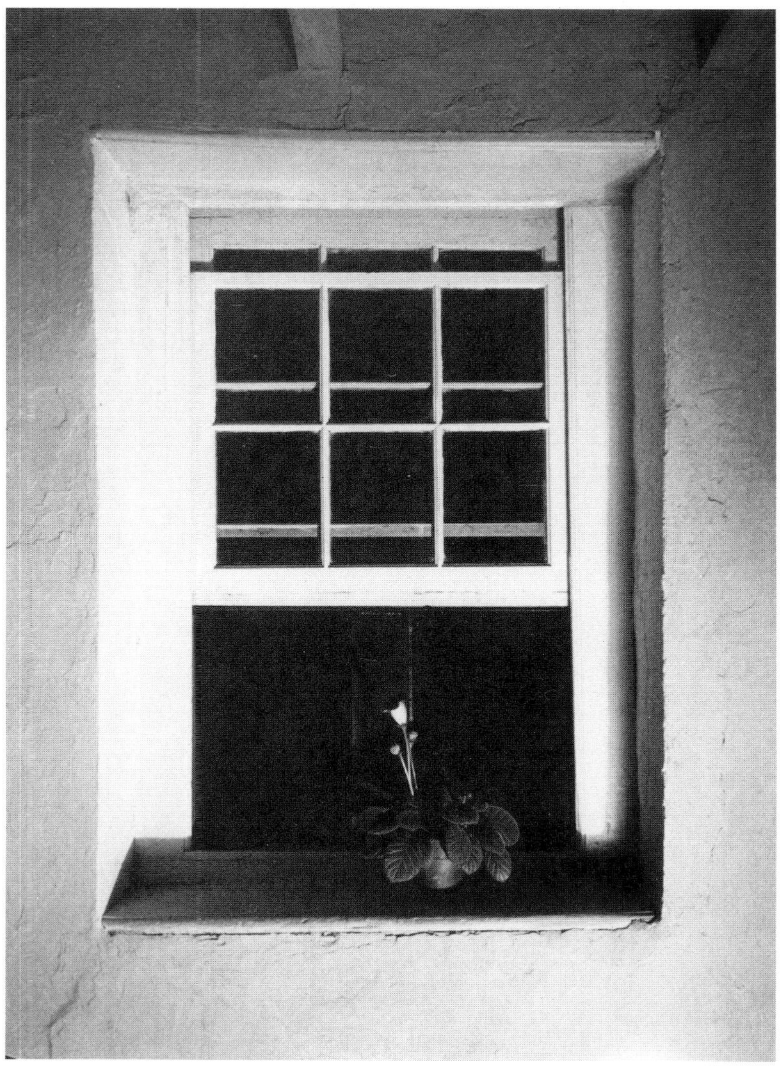

229

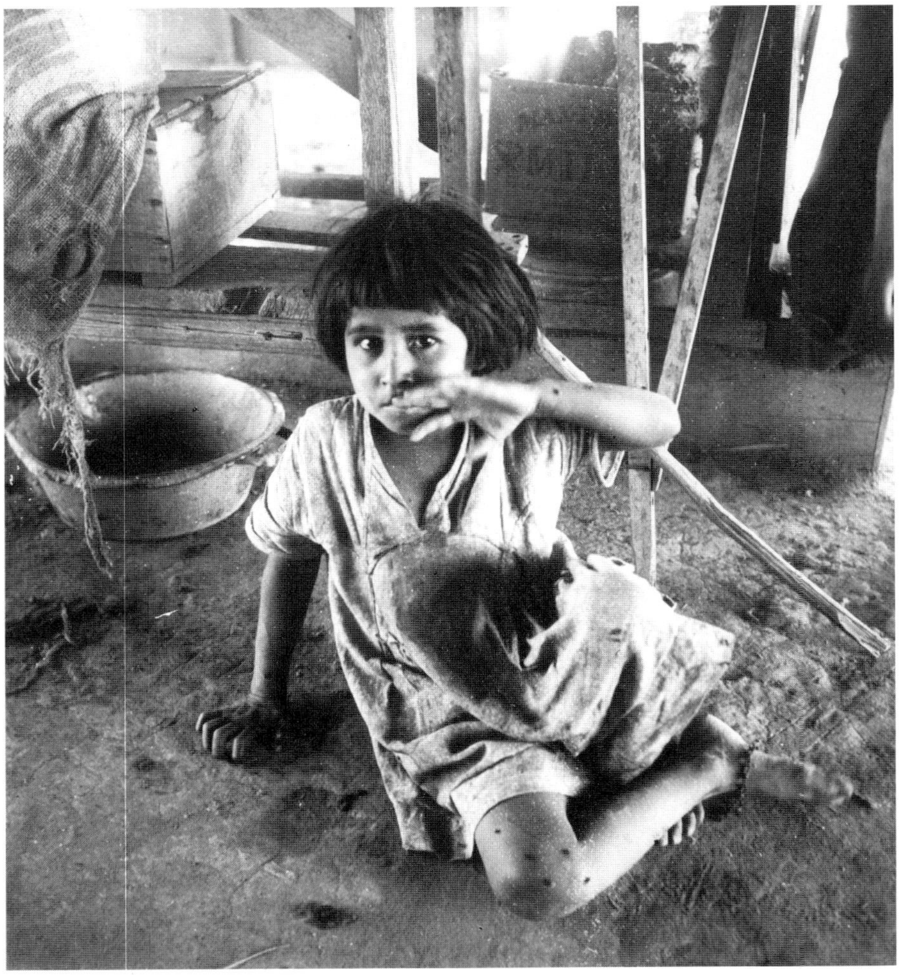

230

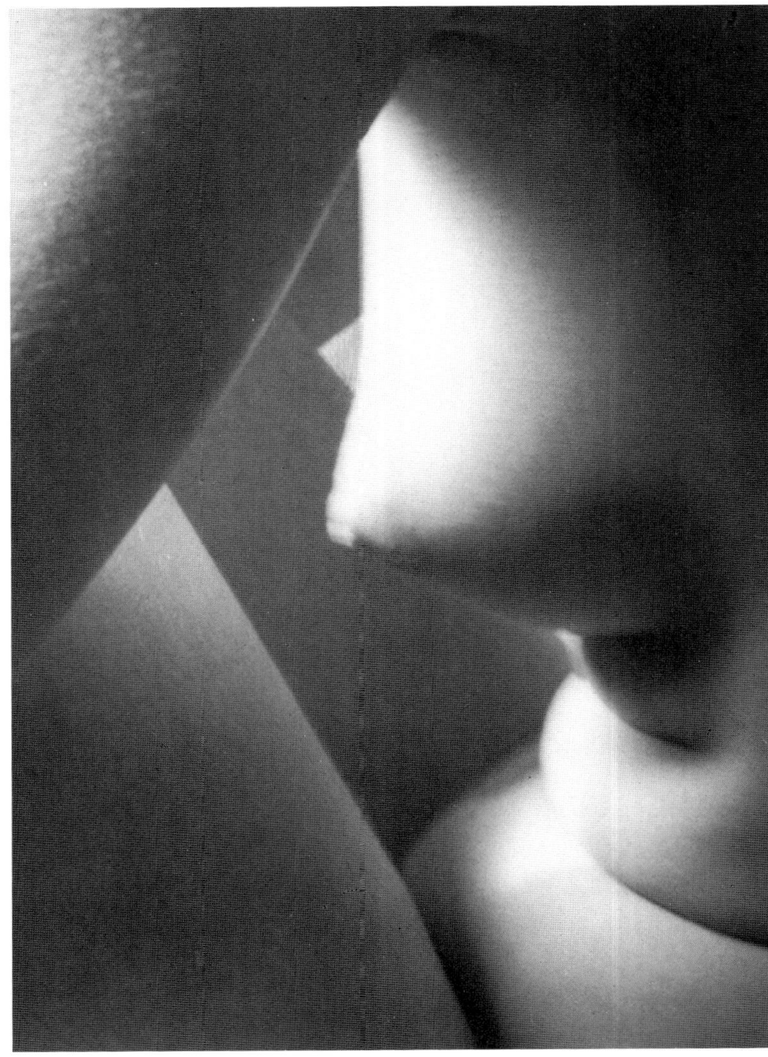

231

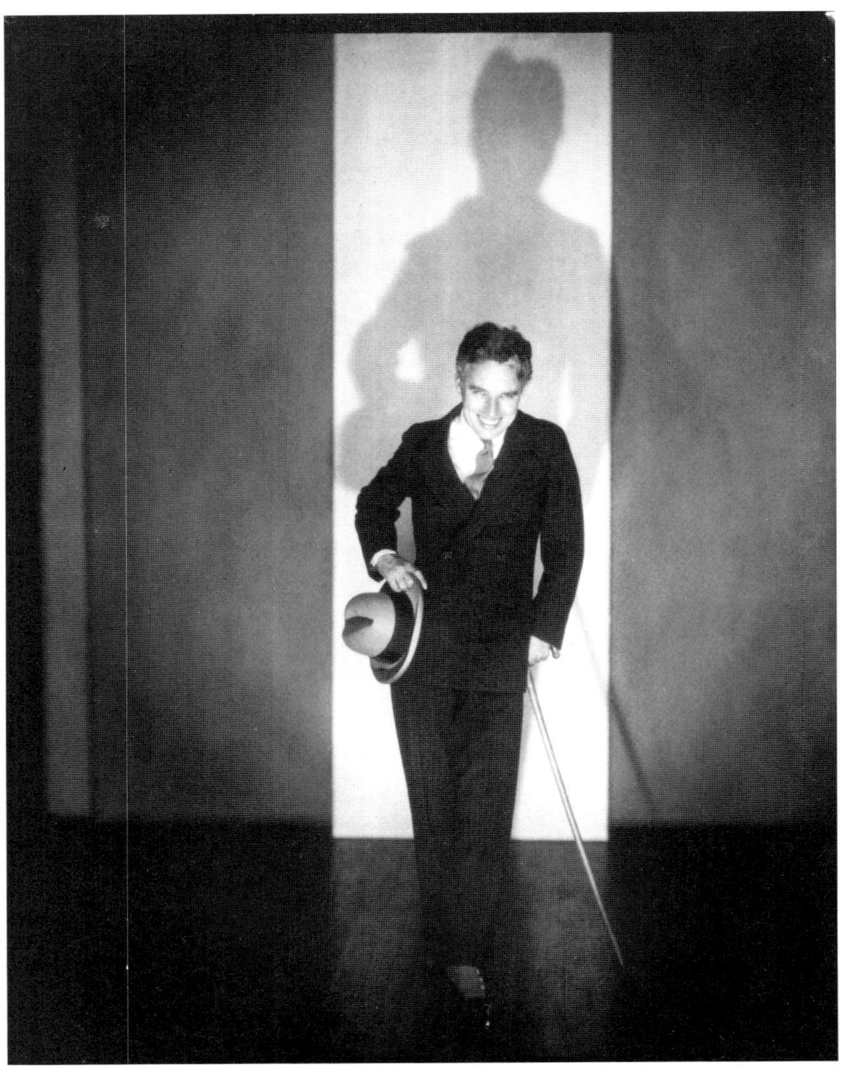

232

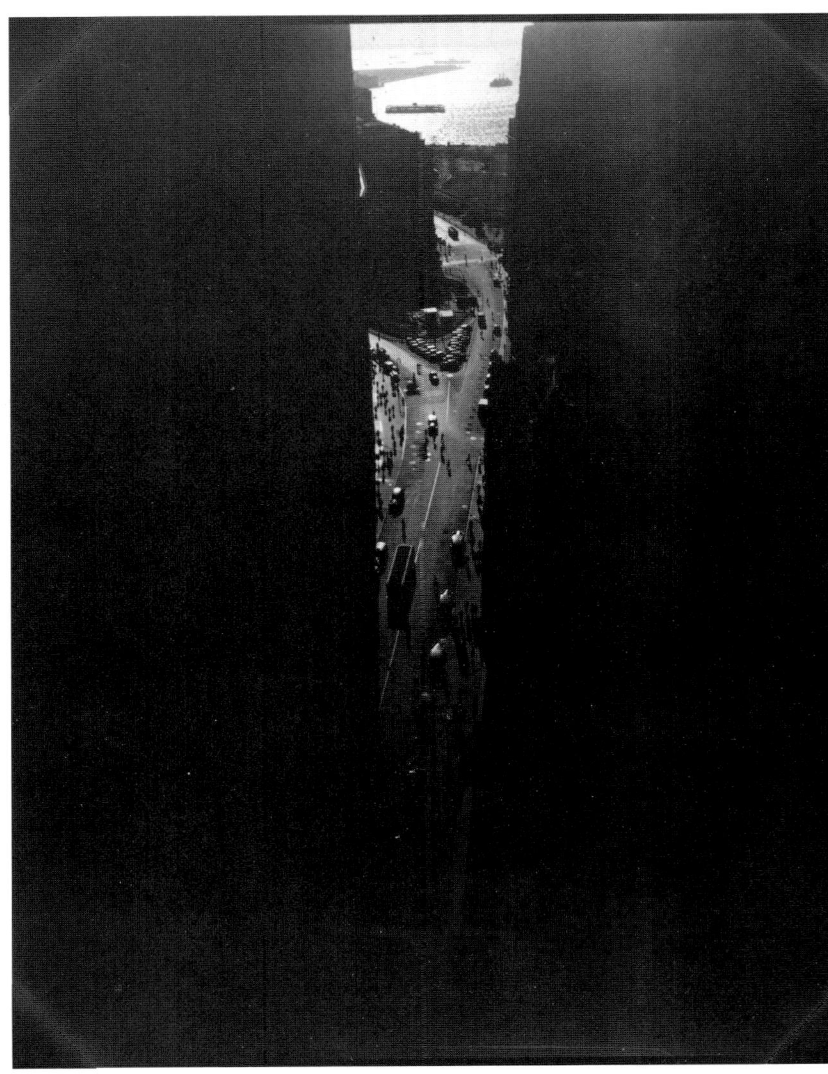

233

223 LEWIS HINE,
FRESH AIR FOR THE BABY, NEW YORK EAST SIDE
(Frische Luft für's Baby, New York East Side)
Silber-Gelatine-Abzug
12 × 17,1 cm
Um 1910
Chicago, The Art Institute of Chicago

224 F. HOLLAND DAY,
UNTITLED
(Ohne Titel)
Platinsalz-Papier-Abzug
24 × 18,8 cm
Um 1900
Washington, Library of Congress

225 GERTRUDE KÄSEBIER,
BARON ADOLF DE MEYER
Platinsalz-Papier-Abzug
19,3 × 15,5 cm
1903
Rochester, International Museum of Photography at George Eastman House

226 PAUL STRAND,
BLACK BOTTLE
(Schwarze Flasche)
Platinsalz-Papier-Abzug, 1923–1939
32,8 × 24,8 cm
1919
Malibu, The J. Paul Getty Museum
(Copyright 1986, Aperture Foundation, Inc. Paul Strand Archives)

227 PAUL OUTERBRIDGE,
RANKSHAFT
(Kurbelwelle)
Platinsalz-Papier-Abzug
11,8 × 9,2 cm
1923
Chicago, The Art Institute of Chicago (Julien Levy Collection)

228 ALFRED STIEGLITZ,
EQUIVALENT
Silber-Gelatine-Abzug
11,7 × 9,3 cm
Um 1924
Chicago, The Art Institute of Chicago (The Alfred Stieglitz Collection)

229 CHARLES SHEELER,
DOYLESTOWN HOUSE, OPEN WINDOW
(Haus Doylestown, offenes Fenster)
Silber-Gelatine-Abzug
24,5 × 18,2 cm
1917
Malibu, The J. Paul Getty Museum

230 DOROTHEA LANGE,
MEXICAN CHILD, IMPERIAL VALLEY, CALIFORNIA
(Mexikanisches Kind, Imperial Valley, Kalifornien)
Silber-Gelatine-Abzug
1935
Oakland, The Oakland Museum

231 IMOGEN CUNNINGHAM,
TRIANGLES
(Dreiecke)
Silber-Gelatine-Abzug
9,7 × 7,2 cm
1926
Malibu, The J. Paul Getty Museum (Copyright Imogen Cunningham Trust)

232 EDWARD STEICHEN,
CHARLES CHAPLIN
Silber-Gelatine-Abzug
25,1 × 20,1 cm
1925
Rochester, International Museum of Photography at George Eastman House (mit der freundlichen Erlaubnis von Joanna Steichen)

233 BERENICE ABBOTT,
LOWER BROADWAY BOWLING GREEN AND BAY
(Lower Broadway, Bowling Green und Bucht)
Silber-Gelatine-Abzug
24,5 × 19,5 cm
1937
Chicago, The Art Institute of Chicago

„DAS KRAFTPOTENTIAL JEDES MEDIUMS HÄNGT VON DER REINHEIT SEINES GEBRAUCHS AB." 1915–1960

Schon 1913 erschienen in „Camera Work" radikal neue Ideen zur Fotografie. Marius de Zayas, ein mexikanischer Karikaturist und Ästhetiktheoretiker versuchte, zwischen Fotografie als künstlerischer Ausdrucksform und als technischem Medium zu differenzieren. Der Gegensatz lag für ihn darin, daß der Kunstfotograf mehr emotionale als *Abb. 232* analytische Inhalte produzierte. Steichen sah in de Zayas das beste Beispiel eines Kunstfotografen. Stieglitz hingegen paßte in keine Kategorie, weil er sich zu jenem Zeitpunkt noch nicht in eine klar definierbare Richtung entwickelte. *Abb. 228* Dessenungeachtet beobachtete de Zayas, daß Stieglitz versuchte, das Motiv zugunsten einer Form zu eliminieren, die den puren Ausdruck des Objektes wiedergibt. Obwohl er andere Ausdrucksmittel verwendet, wird Stieglitz' Werk in den nächsten Jahren dem Picassos, Picabias und Duchamps vergleichbar werden, da er wie sie nach einem neuen analytischen Zugang zur bildlichen Darstellung suchte.

Eine klare Richtungsbestimmung des analytischen Weges, den die Fotografie einschlagen sollte, ließ nicht lange auf sich warten. 1916 schrieb Paul Strand, Stieglitz' junger Protegé: „Die Fotografie, derzeit die erste und einzige wichtige Zueignung der Wissenschaft an die Künste, findet wie alle Medien ihre *raison d'être* in einer Einzigartigkeit ihrer Ausdrucksmittel. Sie besitzt eine absolute uneingeschränkte Objektivität [...]. Das Kraftpotential jedes Mediums hängt von der Reinheit seines Gebrauchs ab ..."[10]

Die „reine" oder „direkte" Fotografie, die von Strand vertretene „straight photography", wäre eine theoretische Diskussion geblieben, wenn sie nicht von Arbeiten begleitet gewesen wäre, die genauso revolutionär waren wie die *Abb. 226* Worte. Seine unvoreingenommenen Nahaufnahmen von gewöhnlichen Menschen auf der Straße wie auch seine Stadtlandschaften und Stilleben offenbarten zweifaches Interesse: sie bezogen sich auf die soziale Realität des Stadtlebens wie auf organisierende abstrakte Formen. Diese Fotografien schlossen die Ära der Piktorialisten ab und eröffneten ein neues Feld von Möglichkeiten. Wie um den Abschluß zu demonstrieren, erschienen sie in der letzten Nummer von „Camera Work" und hingen als letzte fotografische Ausstellung in der Galerie „291".

Stieglitz und Strand waren nicht die einzigen Fotografen, die eine „direkte" Fotografie vertraten[11]. Nachdem er im Ersten Weltkrieg Luftaufklärungsmissionen befehligt hatte, verzichtete Edward Steichen auf alle Manipulationen von Negativen und Drucken in seinem persönlichen Werk und vermied die Verwendung von Weichzeichnerlinsen, als er in seinen Aufnahmen von Naturobjekten und später in Porträts berühmter Persönlichkeiten für Magazine wie *Abb. 229* „Vanity Fair" nach abstrakten Formen suchte. Charles Sheeler, ein präzisionistischer Maler, der den piktorialistischen Stil nicht mitgetragen hatte, ließ sich bei Architekturaufnahmen und der Fotografie afrikanischer Plastiken vom Medium faszinieren. Schon 1917 war „der pure Ausdruck des Objekts" in seinen Fotografien evident. Um 1920 *Abb. 227* schufen einige Absolventen der Clarence White School of Photography, darunter Paul Outerbridge, ihre besten Arbeiten, indem sie Formen in scharf fokussierten Details akzentuierten[12]. Mitte der zwanziger Jahre begann die Abkehr von der für den piktorialistischen Stil charakteristischen Verwischung der Zeit, des Ortes und des Details, getragen von Werken überzeugender Fotografen, die sich selbst als Künstler begriffen.

Das beste Beispiel für diesen Wechsel war Edward Weston. 1922 reiste er von Kalifornien nach New York und besuchte Stieglitz, Sheeler und Strand; er stellte fest, daß sie seine „direkten", auf handelsüblichem Bromsilberpapier abgezogenen Aufnahmen einer Stahlfabrik den piktorialistischen Studioarbeiten im Platindruck vorzogen. Zurück in Los Angeles, begann er gemeinsam mit Margarethe Mather, seiner Schülerin, diese Anregung zu „direkter" Fotografie weiter auszubauen. Nachdem er nach Mexico City übergesiedelt war, verbannte er auch die Weichzeichnerlinse aus seinem Repertoire[13]. Nach seiner Rückkehr in die Vereinigten Staaten im Jahr 1926 war Weston vollkommen verändert. Von seiner Frau geschieden, professionellen Ambitionen fern, begriff er sich selbst als einen Künstler, der sich ganz der Suche nach der „Lebenskraft innerhalb der Form", des „Dinges an sich" in einem gewöhnlichen Objekt widmete. Dabei forschte er nach einer „Reinheit der Vision", die seiner Ansicht nach nur von Abzügen und Negativen wiedergegeben werden konnte, die in keiner Weise manipuliert waren.

Die wichtigste ästhetische Neuerung dieser Jahre geht auf Stieglitz zurück, der durch den Gebrauch der „straight photography" das Transzendente in das Medium einbrachte. 1922, nachdem er nahezu ein Jahrzehnt lang psychologische Porträts seiner Kollegen aufgenommen hatte, und nach vier Jahren äußerst sensibler Studien mit Georgia O'Keeffe kehrte Stieglitz auf seinen Familiensitz zurück, um Landschaften zu fotografieren. In den nächsten Sommern verschob er den Bildausschnitt immer weiter nach oben, bis schließlich die Hügel um den Lake George seine Kompositionen nur noch im unteren Rand tangierten und endlich ganz aus dem Bild verschwanden, in dem nur noch ätherisch-abstrakte Wolkengebilde verblieben. Diese Fotografien zeigten nicht den reinen Ausdruck von Objekten, sondern sie waren symbolisch und subjektiv. Stieglitz gab folgerichtig einigen seiner Bildfolgen Titel aus dem Bereich der Musik, wie „Songs of the Sky". Nach 1925 nannte er sie „Äquivalente", um ihren metaphorischen Charakter zu betonen. Mit seinen Wolkenfotografien hatte Stieglitz einen Weg gefunden, um die für ihn sehr reizvollen Formen der europäischen Abstraktion mit der Dimension der ureigenen amerikanischen Spiritualität zu verbinden[14]. Es scheint fast, als hätte sich Stieglitz vorgenommen, die Gedanken Ralph Waldo Emersons zu illustrieren: „Jedes natürliche Faktum ist Symbol für ein spirituelles Faktum. Jede Naturerscheinung entspricht einem Seelenzustand." *Abb. 228*

Nahezu sechzigjährig fand Stieglitz in diesem philosophischen Ansatz eine Antwort für die ihn umgebende Welt, die ihn vollständig befriedigt, während die jüngere Generation von der Entdeckung der Formen in der Natur fasziniert war. Mitte der zwanziger Jahre machte Strand Nahaufnahmen von Naturobjekten, Imogen Cunningham schuf in Kalifornien ihre bemerkenswerten Serien von Blumenstudien und Ansel Adams seine ersten Serien der High Sierra. So wie sie sich um eine neue Sicht der Dinge bemühten, suchten sie auch nach einer eigenen Ästhetik des fotografischen Mediums. Man könnte zwar vermuten, daß sie auf dem Wege der „straight photography" das technische Verfahren wieder entdeckten, das die kommerziellen Fotografen des 19. Jahrhunderts anwandten, doch ihre Herangehensweise war vollkommen anders; sie benutzten es eher mit einem Bewußtsein seiner ästhetischen Potentiale als seiner praktischen Anwendung. *Abb. 231*

1929 wurde eine Sammlung moderner amerikanischer Fotografie als Teil der Ausstellung „Film und Foto", die in Europa und in Japan gezeigt wurde, in Stuttgart ausgestellt.[15] Rein formell fügten sich die amerikanischen Fotografen gut in den Kreis der europäischen ein, doch ihr Temperament schien sie weniger zum reinen Experiment zu drängen. Vielleicht lag das daran, daß sie keinen Grund hatten, Visionen einer neuen Welt zu entwerfen, war doch ihre Umgebung unverletzt und ihre Gesellschaft intakt, so daß sie nur entdecken mußten, was schon da war. Aufgrund dieser Haltung erhielten sich die amerikanischen Fotografen einen gewissen Respekt bei der Motivwahl. Nur Man Ray konnte man zu den „experimentellen Fotografen" zählen, hatte er doch schon lange New York verlassen und war nach Paris übergesiedelt, um sich den Dadaisten anzuschließen[16].

Der auf der Ausstellung „Film und Foto" vertretenen jüngeren Generation mußten Stieglitz' transzendente Fotografien (die nicht ausgestellt waren) relativ romantisch erschienen sein. Liest man das 1932 in San Francisco erschienene Manifest der „Gruppe f.64" herausgegeben von Ansel Adams und Willard van Dyke, so kann man zu dem Ergebnis kommen, daß die jüngeren Fotografen eher geneigt waren, einen neuen Stil zu *erkunden* als die Bedeutung seiner Resultate zu *erklären.* „Die Blendenzahl eines Fotoobjektivs verlieh der Gruppe ihren Namen. Er steht [...] für Klarheit und Tiefenschärfe des fotografischen Bildes [...] Die Mitglieder [...] sind der Auffassung, daß sich die Fotografie als eine Kunstform entlang der von der Aktualität und den Grenzen des fotografischen Mediums gezogenen Linien entwickeln muß [...]"[17] Diese Aussage deckt sich mit der Äußerung Paul Strands: eine Definition der Charakteristika der Fotografie mußte zur Entdeckung ihrer Ästhetik führen. Diese Position ist das genaue Gegenteil jenes Standpunkts, nach dem die Fotografie keine Kunst sein könne, da sie das Produkt einer Maschine ist. Die neue Linie, die mit der nächsten Generation amerikanischer Fotografen auf die „straight photography" folgte, war von Sachbezogenheit und Staunen über die äußere Welt geprägt. Spiele mit irrationalen, abwegigen Gedanken, in welchen die europäischen Surrealisten schwelgten, oder ernsthaftes Streben nach introvertierten, psychologisch bedeutungsvollen Bildern waren – auch wenn dies durch Stieglitz bereits vorgezeichnet war – als Maximen nicht geläufig genug, um Pragmatismus und Empirismus zu überwinden.

Obwohl Stieglitz einen Weg gefunden hatte, um das nominelle Motiv aus seinen Fotografien zu eliminieren, verstand die überwiegende Mehrheit der Fotografen, der Amateure wie der Professionellen, Fotografie als ein Medium, das notwendig an die Unmittelbarkeit des Motivs gebunden war. Die objektive Wiedergabe machte die Fotografie für Journalisten während der wirtschaftlichen Depression der dreißiger Jahre zum beredten Zeugen der sozialen Dramen, die sich in dieser Zeit ereigneten. Der freischaffende Fotojournalist Walker Evans aus New York, der sich durch eine strikt formelle Herangehensweise auszeichnete, Dorothea Lange, eine Porträtfotografin aus San Francisco, die aus dem Umfeld der Piktorialisten stammte, und der Maler und Fotograf Ben Shahn bildeten den Kern einer von der Regierung beauftragten Gruppe, die ab 1935 unter der Leitung von Roy Stryker die Notlage der Landpächter zu dokumentieren hatte, die durch die Wirtschaftskrise ihre Pacht nicht mehr bezahlen konnten und daher umgesiedelt wurden. Als Leiter der Historischen Abteilung der Resettlement Administration (später Farm Security Administration, FSA) war es Strykers wichtigste Aufgabe, die Verhältnisse zu dokumentieren, welche die Wiederbesiedlungspolitik der Roosevelt-Regierung rechtfertigten; obwohl dies als organisierte Propaganda verstanden werden konnte, erhielten sich die beteiligten Fotografen ihre künstlerische Freiheit und artikulierten im Rahmen dieser Auftragsarbeit ihre persönliche Auffassung angesichts der tragischen Schicksale. *Abb. 236* *Abb. 230*

Wie schon Strand demonstriert hatte, hing die Originalität eines Werkes nicht mehr von der esoterischen Subjektivität des Sujets ab, wie dies im Piktorialismus der Fall war, oder von Manipulationen in der Dunkelkammer. Dorothea Lange machte einen Vers Francis Bacons zu ihrer Devise: „Die Betrachtung der Dinge, wie sie sind, ohne Täuschung und Betrug, ohne Irrtum und Verwechslung, ist an sich ein edleres Ding als eine ganze Ernte von Erfindungen."[18] Auch Evans umging die erfindungsreichen Manipulationen des Piktorialismus, die Introspektion Stieglitz' und die kommerzielle Glätte Steichens, als er eine Ausdrucksform wählte, welche die Unpersönlichkeit einer Postkarte und die Beweiskraft eines Hochglanzfotos zu haben schien. Evans' Faible für Flaubert bewog ihn, sein Ich nicht in die Arbeit einzubeziehen; er bemüht sich, seine Bilder genauso anonym zu gestalten wie die im 19. Jahrhundert üblichen Frontalaufnahmen frisch gebauter Häuser. Zu seinem Ideal wurde die sachliche Aufzeichnung von Dingen, wie sie waren, so, wie man sie entdeckte und wahrnahm. Durch Evans und seine Nachfolger sollte die Wahrnehmung die Stellung zurückerhalten, die sie einst in den Augen von Albert Sands Southworth oder Thomas Eakins eingenommen hatte, die „von einem realen Kern aus auf die Kunst zuarbeiteten."[19]

Abb. 214
Abb. 219

Daß „direkte" Fotografie dazu tendierte, die durch Beobachtung erhaltene Erscheinung mit einer weitergefaßten Realität zu verschmelzen, könnte sozusagen auf einen ererbten Glauben an die Existenz des absoluten Wissens zurückgehen, einen Glauben, dem die Wissenschaftler im 19. Jahrhundert zur Zeit der Erfindung der Fotografie anhingen. Die lange Zeit unerschütterliche und allgemein übliche Auffassung, daß Fotografie nicht lügt, wäre zu jener Zeit mehr gewesen als bloße Propaganda. Schon 1927 starteten die amerikanischen Berufsfotografen eine öffentliche Kampagne für ihr Medium mit folgenden Argumenten: „Fotografien verschmelzen Romantik und Realität; präsentieren Sie Ihre Waren, wie sie sind, jedoch mit einer fesselnden Ausstrahlung, die größere und schnellere Verkäufe fördert. Fotografien gelten nicht als Phantasien von Künstlern. Sie erzählen, was sie mitzuteilen haben, wie ein unvoreingenommener Augenzeuge."[20] Augenscheinlich macht die Verwendung der „direkten" Fotografie die Frage nach dem Unterschied zwischen Schein und Sein überflüssig. Gerissene Reklame- und Modefotografen bedienten die Träume und Wünsche des Publikums in der gleichen Weise, wie es Hollywoods hochstilisierte Berühmtheiten taten. So rückten in den dreißiger Jahren drei Fotografentypen in den Vordergrund: der intellektuelle Künstler auf der Suche nach dem Ausdruck (Stieglitz, Strand, Sheeler), der elegante, brillante kommerzielle Illustrator (Steichen, Lynes, Bull) und der strikte Beobachter von Tatsachen (Evans, Abbott, Lange). Mit leichten Variationen verkörperten sie die drei Disziplinen, denen ästhetisches Potential zugeschrieben wurde; in den folgenden vierzig Jahren fächern sie sich in eine Vielzahl von Hybriden aus.

Neben dieser Ausdifferenzierung in drei unterschiedliche Disziplinen und ihren spezifischen Haltungen zur Fotografie spielten in den zwanziger und dreißiger Jahren technische Verbesserungen bei der Definition des Mediums und seiner Ästhetik eine Rolle. Die Perfektionierung und die darauffolgende Akzeptanz der Handkamera, speziell der Kleinbildkamera, hatten einen nachhaltigen Einfluß auf die Dokumentarfotografie. Handkameras erleichterten Anfängern den Einstieg: Evans hatte zunächst eine kleine Amateurkamera und dann eine 35-mm-Kleinbildkamera benutzt, bevor er auf Großformatkameras umstieg. Shahn erzielte seinen „spontanen Naturalismus" mit Hilfe einer Leica, die mit einem Rechtwinkelprisma ausgerüstet war. Sogar Berenice Abbott, berühmt für ihre mit einer Großformatkamera gemachten Dokumente von New York City aus den dreißiger Jahren, erkundete 1929 ihre Motive mit einer Serie von Handkamerastudien. Fotografen, die in den dreißiger Jahren als Immigranten nach Amerika gekommen waren, so John Gutmann, André Kertész, Martin Munkacsi, Ilse Bing, Lisette Model und Alfred Eisenstaedt waren oder wurden Meister des spontanen Bildes, komponiert auf der Straße mit Sinn für Situationen. Nachdem sich die Handkamera professionell durchgesetzt hatte, wurde sie nicht nur durch ihre bequeme Handhabung, sondern auch weil man mit ihrer Hilfe am besten demonstrieren konnte, was die Fotografie vorgeblich am besten beherrschte: das Festhalten von Leben und Zeit. Den fließenden Moment präzise zu bannen war die neue Herausforderung. Wie James Agee über Helen Levitt schrieb, war es eine lyrische Kunst, die nicht Geistesanstrengung, sondern „die simple Lebendigkeit von Seele und Talent"[21] erforderte. Vor Shahn und Levitt war dieses Talent eher für europäische Berufsfotografen charakteristisch.

Bei Fotografien, die vorgaben, ein Stück Leben darzustellen, ist die Qualität eines Abzugs nicht das Entscheidende. Im Zusammenhang mit der wachsenden Menge fotografischer Reproduktionen ergab sich eine andere Einschätzung der Fotografie; sie wurde zunehmend als eine Ausdrucksform gesehen, bei der es auf die Wahrnehmung, nicht auf das Material ankam. Daß Hine, Weegee, Evans, Shahn, Lange und Levitt keine besonderen Abzugsspezialisten waren, deutet darauf hin, daß diese Fotografen, wie viele europäische Fotojournalisten von den späten zwanziger Jahren an, zu der Überzeugung gekommen waren, daß ästhetisch wohlgeratene Abzüge nicht zu den wichtigsten Kriterien für die Beurteilung eines Bildes zählten. Sie hatten festgestellt, daß die Bedeutung und der Nutzen einer Fotografie nicht zwingend Materialsache waren, und entsprachen damit auch dem Interesse ihrer Verleger und Klienten. Eine Leidenschaft für hohe Abzugsqualität überlebte in Amerika jedoch im Schaffen von Fotografen, die den Piktorialismus noch aus erster Hand kannten, so Stieglitz, Strand, Weston und Adams. Für sie kam der Qualität von Abzügen auch weiterhin bei der Bestimmung persönlicher Standards große Bedeutung zu.

Abb. 233

Ende 1938 bekam Strykers bei der FSA eine neue Aufgabe. Die Fotografen wurden beauftragt, die Gesundheit der amerikanischen Landbevölkerung und die positiven Aspekte ihres Lebens zu illustrieren. Diese Veränderung war beschlossen worden, um Patriotismus zu wecken und vor dem Hintergrund der drohenden Kriegsgefahr zu zeigen, wofür es sich zu kämpfen lohnte. Andere Fotografen, die nicht in einem bestimmten Auftrag arbeiteten, sahen keinen Grund zum Optimismus. Die Serien von Wolkenkratzern und sterbenden Pappeln am Lake George, die Stieglitz im Alter fotografiert hatte, besitzt nichts Heiteres, und die schöne Fotoserie, die Weston in den vierziger *Abb. 237* Jahren vom Point Lobos, seinem Lieblingsort, aufgenommen hat, ist von einer tiefen Traurigkeit geprägt, die seinen früheren Werken fremd war. Selbst der stets optimistische Adams vermittelt in den Landschaften um das Gefangenenlager in Manzanaar, den Sturmbildern aus dem Yosemite Valley und selbst in seinen Landschaftsaufnahmen unübersehbar einen Eindruck der Unruhe.

Ein ähnliches Unwohlsein prägte auch Fotografien, deren Thema Adams' menschenleeren Landschaften diametral entgegenstand: Eingezwängt in die Menschenmassen des New Yorker Subway, machte Walker Evans heimlich mit *Abb. 236* einer versteckten Kamera Situationsporträts. Obwohl der Ernst dieser unbefangenen Modelle auch einfach auf Müdigkeit zurückzuführen sein konnte, waren symbolische Interpretationen möglich. Ihre unterirdische Fahrt hat etwas von einem Fegefeuer, eine Interpretation, die nicht weit hergeholt erscheint, wenn man in Betracht zieht, daß Evans bei der Veröffentlichung 1962 als biblischen Bezug den Titel „Many Are Called" („Viele sind berufen") wählte. Andere weniger literarische Zeugnisse der Brutalität der Zeit erschienen in den Massenmedien. Ermordete, Verbrannte, Ertrunkene und Opfer von Autounfällen, aufgenommen von Arthur Fellig (Weegee), übersäten die Seiten *Abb. 234* der Sensationsblätter. Die Tatsache, daß auf diese Weise jeder für wenig Geld sein voyeuristisches Interesse an diesen erschütternden Ereignissen befriedigen konnte, sollte ein humaneres Vorgehen, z. B. von Lisette Model, nicht ver- *Abb. 243* hindern. So setzte sich neben Werken wie jenen von Stieglitz, in denen der Fotograf seiner Ästhetik, Philosophie und Psyche Ausdruck verleiht, eine andere Richtung der Fotografie durch, die darauf abzielte, einer breiten Öffentlichkeit die Verzweiflung einer Epoche vor Augen zu führen. In der Zeit der Depression und in den Jahren vor und während des Zweiten Weltkriegs wurde die Fotografie erneut als ein Mittel begriffen, Besorgnis und Sozialkritik zu artikulieren; gleichzeitig bemühten sich progressive amerikanische Fotografen mit Unterstützung der Kritik darum, den künstlerischen Status des Mediums zu festigen. Die neuerliche Betonung der Beobachtung, einst mit „dem puren Ausdruck des Objektes" assoziiert, hätten Journalisten wohl als den puren oder als den angemessenen Ausdruck der Situation bezeichnet. Die sozialen Fragen wurden daher folgerichtig zu ihrem Hauptgegenstand.

Einige Fotografen arbeiteten zugleich in zwei unterschiedlichen Richtungen. Paul Strand wandte sich in seinen *Abb. 226* Fotografien und Filmen, die in Mexiko entstanden, sowohl den Formen der Natur als auch dem sozialen Kommentar zu. Strand war aktives Mitglied der New York Film and Photo League, einer Agit-Prop-Organisation zur Produktion von Filmen über soziale Themen und Ungerechtigkeiten. 1936 spaltete sich die Photo League ab, um eine soziale Fotografie mit besonderem Sinn für die handwerklichen und ästhetischen Seiten der Fotografie zu verfolgen. Gruppen innerhalb der League, geleitet von Aaron Siskind und Consuela Kanaga, gestalteten kohärente fotografi- *Abb. 235* sche Essays zu Themen wie dem Leben in Harlem oder in der Bowery. 1938 brachte Berenice Abbott den betagten Hine in die League, wo er für die jüngeren Mitglieder die Rolle eines Vorbildes spielte. Andere bekannte Fotografen orientierten sich an Programmen der League. Strand, Abbott, Stryker, Capa, Steiner und Newhall hielten Vorträge. Barbara Morgan sprach über ihre Fotomontagetechnik, Ruth Bernard über Beleuchtung, Ansel Adams über die „Anwendung der Ästhetik auf die Fotografie". Sid Grossmann und der bekannte Magazinfotograf Eliot Elisofon hielten Seminare. Weegees erste Ausstellung (1941) und eine Ausstellung von John Heartfield (1937) fanden in den Räumen der League statt, ebenso Ausstellungen der FSA-Fotografen Lisette Model und Eugène Atget. Zu jener Zeit war die League der Ort, wo man ergründen konnte, woran Fotografen sich orientierten und was sie über ihr Medium dachten.

In den späten dreißiger Jahren fragten Fotografen nicht mehr nach den Möglichkeiten ihres Mediums. Die Frage war nun, wer sie selbst waren. Die Wichtigkeit der psychologischen Identität des Fotografen wurde in den Arbeiten einiger außergewöhnlicher Fotografen während des Zweiten Weltkrieges evident. Exemplarisch war W. Eugene Smith, der, nachdem er Zeuge bedeutender Verluste unter der Zivilbevölkerung auf Saipan geworden war, sich mit *Abb. 245* den Opfern zu identifizieren begann. Als Streiter für die Moral stellte er den Patriotismus hintan und machte jede Ausstellung zu einer Verdammung des Krieges. Oft jedoch überforderten Situationen die Persönlichkeit des Fotografen, so im Fall der nach dem Rückzug der Nazis offenbar werdenden Massenmorde in den Konzentrationslagern. Solche Greuel wurden von Magazinfotografen, unter ihnen die beiden Frauen Margaret Bourke-White und Lee Miller, an die Öffentlichkeit gebracht. Viele Autoren derartiger Bilder meinten, mit der Enthüllung unfaßbaren Grauens weitere Greueltaten verhindern zu können. Wie Smith wollten sie die Welt nicht nur für ihre Leser und Betrachter interpretieren, sondern sie auch zum Besseren verändern. Das war das Gewicht, welches viele Fotojournalisten ihrer Rolle beimaßen, bis die Welt in den sechziger Jahren durch das Fernsehen und die Illustrierten mit einer Flut grausamer Bilder übersättigt wurde.

„DAS ENGE BAND ZWISCHEN REALITÄT UND FOTOGRAFIE WURDE SCHONUNGSLOS GEDEHNT, DOCH ES ZERRISS NICHT."

Äußere Umstände schlagen sich nicht immer in der Weltsicht und der Arbeit von Künstlern nieder, deshalb wäre es falsch, anzunehmen, daß die Weltwirtschaftskrise oder der Zweite Weltkrieg aus jedem Fotografen einen Dokumentarfotografen oder einen Journalisten machte. *Abb. 235* Einige Fotografen der vierziger Jahre, so Aaron Siskind, gingen scheinbar in entgegengesetzte Richtung. Obwohl er über ein Jahrzehnt aktives Mitglied der Photo League gewesen war, schrieb Siskind 1945: „Letztes Jahr fotografierte ich [...] eine Serie von Stilleben gewöhnlicher Objekte, welche ich an den Kais und Stränden aufgelesen habe. Erstmals in meinem Leben erlangte der Gegenstand als solcher primäre Bedeutung [...] Ich kann mich täuschen, doch die ihrem Wesen nach illustrative Natur der meisten Dokumentarfotos und die Verehrung des Objektes per se in unseren besten Fotografien kann mich heute nicht mehr befriedigen, ist sie doch auf Christus, Freud oder Marx bezogen. Das innere Drama ist Ausdruck des äußeren Ereignisses. Und jeder Mensch ist eine Essenz, ein Symbol."[22] Siskind hatte nicht aufgehört, sich mit sozialen Problemen auseinanderzusetzen, er tat dies jedoch auf eine nach innen gewandte Weise. Das offenbart sich im Titel, den er später einer abstrakten Komposition aus Teerpappe und Holz gab: „Das blanke Auge, das strenge Profil in einer Zeit der Gewalt."[23]

Abb. 238 Minor White kam nach seinen Kriegserfahrungen im Pazifik zu einer ähnlich metaphorischen Haltung wie Siskind. Er war wie dieser ein Poet des Mediums und hatte sich bei Meyer Shapiro in New York mit dem Studium psychologischer Aspekte der Kunst beschäftigt und Kontakt zu Stieglitz aufgenommen. White begriff, daß seine Suche nicht einer virtuosen fotografischen Technik optischer Aufzeichnung von Fakten galt, sondern deren spiritueller Bedeutung. Obwohl White von 1947 an Technik der Fotografie unterrichtete und sich bei Belichtung und Entwicklung des *zone-system* von Ansel Adams[24] bediente, war seine eigene Sicht auf die Fotografie fundamental anders geartet, wie ein Brief an Adams vom 8. März 1947 enthüllt: „Führt man das Thema, daß die Fotografie viel mehr über die Person aussagt als über das Fotografierte, bis zum logischen Schluß, so kommt man zur Analyse der inneren Person, die sich in den vom Fotografen gewählten Objekten offenbart. [...] Ich will hiermit sagen, daß ein Künstler nur ein Motiv hat – sich selbst."[25]

Obwohl Siskind das metaphorische Potential der Fotografie wahrnahm, traf seine Haltung nicht vollkommen mit Emersons Aussage vom natürlichen Faktum als Symbol für ein spirituelles Faktum zusammen. Siskinds Vision der Welt war urban und erdbezogen, eher transformatorisch als transzendent. Es war White, der via Stieglitz den Transzendentalismus Emersons übernommen hatte, und er verlieh ihm eine mystische Dimension durch seine Anleihen aus dem Katholizismus, dem Zen-Buddhismus und verschiedenen okkulten Philosophien. Ungeachtet dieser Unterschiede hatten Siskind und White eines gemeinsam: in ihrem Bemühen, über die Abbildung des faktisch Vorgefundenen hinauszugehen, weichen sie doch nie von der Idee der *straight photography,* der „reinen" Fotografie, ab.

Dadurch, daß die ästhetische Definition des Mediums weder in technischen noch in materiellen Termini definiert war, erschien dieser substantielle Haltungswechsel weniger dramatisch als der Eintritt des Piktorialismus oder seine spätere Verwerfung. Das Medium blieb das gleiche, nur erwartete man jetzt vom Bild eine inhaltliche Aussage. White schrieb in der Einführung zu einer 1950 herausgegebenen Mappe mit einer Sequenz abstrakter Fotografien: „Das enge Band zwischen Realität und Fotografie wurde schonungslos gedehnt, doch es zerriß nicht. Diese Abstraktionen der Natur haben die Welt des Scheins nicht verlassen; um sich von ihr zu lösen, müßte man dem wesentlichsten Merkmal der Fotografie zuwiderhandeln – ihrer Authentizität."[26]

Diese beiden Auffassungen von metaphorischer Fotografie wären vielleicht lediglich private Bestrebungen geblieben, wenn Siskind und White nicht aufgrund der Bedeutung ihrer Werdegänge einflußreiche Lehrer an wichtigen Instituten geworden wären. Zusätzlich zu seiner Rolle als Professor verbreitete White seine ästhetischen Ansichten als Autor und Herausgeber der einflußreichen Vierteljahresschrift „Aperture" (1952–1975) wie auch in Foto-Workshops und durch die Aufnahme von Meisterschülern wie Paul Caponigro.

Siskind, der 1951 am Institute of Design Fotografie zu unterrichten begann, wurde oft fälschlich als Beispiel für den experimentellen und funktionalistischen Geist dieser Schule bezeichnet, einen Geist, der das Markenzeichen von László Moholy-Nagy gewesen war, der die Schule 1937 in Chicago als neues Bauhaus gegründet hatte. In den frühen Jahren, als Studenten wie Nathan Lerner sich von den ästhetischen Möglichkeiten der Fotografie fesseln ließen, graduierten sie dessenungeachtet als Industriedesigner und fanden als solche auch Anstellung. Anders als die Institute von Rochester und Cambridge (Massachusetts), an denen White unterrichtete, hatte das Institute of Design in seinem Lehrkörper Künstler, Designer und Architekten (viele von ihnen Europäer), die begierig waren, zu zeigen, wie Nutzen und künstlerische Vorstellungskraft fruchtbar zusammenwirken können. Gyorgy Kepes, Arthur Siegel und Henry Holmes Smith hatten hier vor Siskinds Ankunft Fotografie gelehrt; Yasuhiro Ishimoto und Art Sinsabaugh waren bereits graduiert. Und auch der Leiter des Departement of Photography, Harry Callahan, war selbst ein bemerkenswerter Fotograf[27].

Henry Callahan ist kein Mystiker wie White und auch kein Salonintellektueller, der treffende Hiebe austeilen und Volten schlagen konnte wie Siskind in den Zirkeln der New Yorker abstrakten Expressionisten. Er war ein Künstler, der seinen Glauben in das Medium gesetzt hatte, mit dem er als naiver Amateur Ende der dreißiger Jahre in Detroit zu experimentieren begonnen hatte. Von Ansel Adams erhielt er 1941 bei einem Workshop wichtige Anregungen. Er vermittelte ihm, daß zwischen der Reinheit der Natur und der Reinheit der Benutzung des fotografischen Mediums ein besonders enger Zusammenhang bestand. Obwohl seine kühlen und zurückhaltenden Fotografien als perfektes Beispiel der Haltung des Bauhauses gelten können (und sie waren in der Tat an der Schule erfolgreich), schöpfen sie dennoch aus einer starken Verbindung zur amerikanischen Tradition. Sie besitzen die Einfachheit eines amerikanischen Stahlspatens aus dem 19. Jahrhundert und die etwas kühle Eleganz der Shaker-Möbel. Ihr direkter und unprätentiöser Charakter entsprach der Vorliebe für die einfachen Dinge, in der sich das Lebensgefühl im Mittleren Westen ausdrückte. Callahans fotografische Arbeit wurde sicherlich durch den Kontakt mit den ausländischen und amerikanischen Professoren an seiner Schule immens bereichert, dennoch ist er selbst kein Intellektueller, der Experimente, technische Neuerungen und theoretische Arbeit miteinander zu verbinden suchte. Während seiner ganzen Karriere ist er ein bescheidener Mann geblieben, der die Fotografie mehr dazu nutzte, das Leben zu erforschen und die Natur zu betrachten, als dazu, das verborgene Geheimnis der Dinge zu enthüllen. Auf seiner Suche nach einer optischen Form für die Essenz seiner Erfahrung gründete er seine Fotografie allein auf die mediumspezifischen Techniken, und allein mit diesen begibt er sich auf die Suche nach dem, was in seiner methodistischen Erziehung als „die Stimme Gottes" bezeichnet wurde. *Abb. 239*

So wichtig White, Siskind und Callahan für die Geschichte der amerikanischen Fotografie geworden sind, für die zeitgenössische Kritik zählen sie dennoch nicht zu den wegweisenden Fotografen. Andere waren jedoch noch exzentrischer oder weiter von der allgemein akzeptierten und anerkannten Linie entfernt, so der von den Surrealisten beeinflußte Frederic Sommer in Arizona oder Man Ray während der Jahre des Zweiten Weltkriegs in Los Angeles. Wenn das Publikum ausgestellte Fotografien als Kunst aufnahm, war das meist in vereinzelten Salons, die dem längst überholten Piktorialismus anhingen, abseits der wichtigen Ereignisse oder neuen künstlerischen Theorien; diese Salons fanden in den vierziger Jahren noch großen Anklang und befriedigten das oberflächliche Interesse der Laien an gefälligen, wenig originellen Werken. Mit der Zeit gab es zwei populäre Vorstellungen davon, was ein Fotograf sei. Die erste traf auf Porträtfotografen wie James Van Der Zee aus Harlem oder Mike Disfarmer aus der kleinen Stadt Heber Springs (Arkansas) zu. Die zweite hatten die Illustrierten kreiert, sie betraf z. B. Margaret Bourke-White, die aufgrund ihrer Fotografien in „Fortune" und später (seit 1935) in „Life" zu einer der berühmtesten Fotografinnen der Welt wurde. Miturheber dieser zweiten Anschauung war auch Edward Steichen, der nach dem Krieg Kurator des Museum of Modern Art wurde.

Steichen besaß ein Gespür für das, was die Öffentlichkeit ansprach, ein Auge für interessante Fotografien, Sinn für Öffentlichkeitsarbeit und für die Wirkung von Galerie-Räumen bei der Präsentation von Bildern. Er war der Überzeugung, daß die Fotografie, wenn sie richtig eingesetzt und präsentiert wurde, ein Instrument zur Meinungsbildung war. Seine 1955 zusammengestellte Schau „The Family of Man" übertraf alle seine vorherigen thematischen Ausstellungen, welche Fotografie populär dargeboten und dadurch bekannt gemacht hatten. Steichen formte aus 503 Fotografien von 273 Fotografen aus 68 Ländern eine homogene Bildgeschichte, die auf Wänden anstatt auf Magazinseiten ihre Dramatik entfaltete. Die Millionen Besucher in den 41 Institutionen, in denen die Ausstellung auf ihrer Tour durch 30 Länder gezeigt wurde, schienen Steichen einen einzigartigen Erfolg zu bestätigen. Obwohl die Presse allgemein wohlwollend reagierte, gab es einzelne Stimmen, die fanden, daß es zuwenig um die Fotografen als Künstler ging und die perfekte Präsentation selbst zu sehr im Vordergrund stand; dies erklärt vielleicht auch, warum der Einfluß der Ausstellung auf die einzelnen amerikanischen Fotografen so gering blieb.

Die auflagenstarken Illustrierten legten zusammen mit den Radiosendungen in den dreißiger Jahren die Grundlage für die Entstehung einer Massenkultur nach dem Zweiten Weltkrieg. In der Blütezeit der Nachkriegsjahre schuf die Konformität der Gewohnheiten, Aktivitäten und Erwartungen hinsichtlich materiellen Komforts und Informationsaufbereitung die Bedingungen für die Entstehung von Subkulturen. Jazzmusiker, Schriftsteller, Maler und Fotografen fühlten, daß der Anspruch auf Unabhängigkeit eine Rebellion gegen die herrschende Kultur erforderte. Der wichtigste Unterschied zwischen amerikanischen und europäischen Künstlern war in diesem Zusammenhang, daß die individualistischen Amerikaner keiner ideologiezentrierten Bewegung beitraten. Ohne eine bestimmende Organisation, dogmatische Manifeste oder Persönlichkeiten wie André Breton, der in Paris den Surrealismus begründet hatte, bestanden amerikanische „Bewegungen" wie Cool Jazz, Beat-Poesie oder abstrakter Expressionismus aus losen Gruppierungen von Individuen, die ihre Kraft aus ihrem Randgruppenstatus schöpften.

In dieser neuen Atmosphäre persönlicher Rebellion gaben einige Fotografen lukrative Stellungen bei Massenmedien auf. W. Eugene Smith zum Beispiel verließ 1954 „Life" (zum zweitenmal), um Herausgebern und Designern die Kontrolle über seine Arbeiten zu entziehen. Der weniger bekannte Schweizer Immigrant Robert Frank verließ Mitte der fünfziger Jahre, unterstützt von der Guggenheim-Stiftung, „Harper's Bazaar", um eine zweijährige Reise *Abb. 248*

durch den Kontinent zu unternehmen. Er hielt seine Eindrücke von der amerikanischen Kultur fest, die sich unter dem Einfluß von Kino, populärer Musik und von Radio und Fernsehen zunehmend uniformierte[28]. Kurz vor
Abb. 247 Franks Abreise kehrte 1954/55 William Klein, ein amerikanischer Modefotograf, der in Paris lebte, für acht Monate nach New York zurück, um sich mit der Stadt auseinanderzusetzen, die ihm in seiner Kindheit durch ihre Feindseligkeit und ihren protzigen Wohlstand das Gefühl der Ausgeschlossenheit vermittelt hatte. Mit der Kamera als Vergeltungswaffe schuf er eine Serie aggressiver Kompositionen, grobkörnig und kontrastreich abgezogen, dabei jedes fotografische Mittel nutzend, um die geometrische Balance zu brechen, die der französische Fotojournalist Henri Cartier-Bresson in seinem 1952 erschienenen Buch „Images à la Sauvette" geschaffen hatte.
Neben den Rebellen Frank, Smith und Klein gab es eine Handvoll autodidaktischer Live-Fotografen wie Leon
Abb. 241 Levinstein. Professioneller waren Roy DeCarava und Dennis Stock, die beide versuchten, in Motiven wie dem Jazz oder dem Geschehen um ihn herum eine alternative Kulturerfahrung zu zeigen. Einige, die selbst Flüchtlinge waren, beschäftigte die Mischung aus Konformität und Individualität, so John Gutmann in San Francisco oder Lisette
Abb. 242 Model in New York. Andere waren geborene Exzentriker, so Clarence John Laughlin in New Orleans, Ralph Eugene Meatyard in Kentucky und Edmund Teske in Los Angeles. Jeder von ihnen war unnachgiebig gegenüber den Erwartungen des Publikums, und alle hatten sich entschieden, das Medium in höchst persönlichen Tönen sprechen zu lassen.

Abb. 246 Kopf der ersten Garde freischaffender Talente in New York war Louis Faurer. Er wirkte in der Zeitschrift „Harper's Bazaar" mit, wo er den frisch aus Europa angekommenen Frank kennenlernte und einige Jahre mit ihm die gleiche Dunkelkammer benutzte. Das einzigartige Talent dieser Fotografen konnte sich angesichts des Zwangs der Modezeitschriften, ständig neue Stile oder originelle Blickwinkel zu präsentieren, voll entfalten. Der konstante Appetit auf neue Bilder und Ideen, personifiziert in Alexey Brodovich, dem Art Director von „Harper's Bazaar", ermutigte viele weitere fähige Berufsfotografen wie Richard Avedon, der es fertigbrachte, als Mitarbeiter an guten und schlechten amerikanischen Illustrierten zu arbeiten und sich dennoch eine kritische Vision der Kultur zu bewahren. Es gibt jedoch nur wenige Fotografen, die sich wie er in diesem Kontext ihren persönlichen Ansatz bewahren konn-
Abb. 240 ten. Selbst die erfolgreichsten Modefotografen wie Irving Penn fanden, daß trotz der Möglichkeiten bei großen Illustrierten dort zu oft Freiheit und persönliche künstlerische Vorstellungen beschnitten wurden. Als sich Penn 1964 an seine Fachkollegen wandte, konstatierte er: „Die Illustrierten und die Art Directors haben meiner Meinung nach die Fotografie um Jahre zurückgeworfen und sie wieder der bildenden Kunst zugeordnet."[29]

Für viele Künstler gab es in den fünfziger Jahren nur die Möglichkeit in den „Untergrund" auszuweichen, wo sie sich mehr schlecht als recht durchschlagen mußten. Trotzdem mußten sie einen Weg suchen, ihre Werke auch jenseits des engen Kreises der ihnen Gleichgesinnten bekannt zu machen. Einst hatte die Photo League diese Möglichkeit gegeben, doch sie wurde 1951 aufgelöst, nachdem ihr von der Regierung vorgeworfen worden war, eine kommunistische Organisation zu sein. Eine Möglichkeit, die sich kurz darauf auftat, war Limelight, Helen Gees populäres und ultramodernes Kaffeehaus im New Yorker Greenwich Village (1954–1961). Es war ein Treffpunkt für Fotografen und ein Ort, an dem man einen Eindruck von zeitgemäßen Arbeiten gewinnen konnte. Live-Fotografie (Eugene Smith, Frank, Faurer, Levinstein, Parks, Erwitt) wurde genauso ausgestellt wie Landschaftsfotografien
Abb. 244 (Weston, Adams, Bullock, Porter, Caponigro) oder Porträtfotos (Arnold Newman) und auch Unklassifizierbares
Abb. 249 (White, Siskind, Henry Holmes, Smith Uelsmann). Andere Galerien waren weniger prominent und profitabel. In den zwei Jahren ab 1955 betrieb Roy DeCarava „A Photographer's Gallery" in seiner eigenen Wohnung, wo er eine Auswahl von Fotografen ausstellte, von Walter Rosenblum (Photo League) bis zu Henry Callahan.

So verdienstvoll und befriedigend Ausstellungen sein mögen, sie bleiben zwangsläufig ephemer. Ziel vieler Fotografen war darum die Veröffentlichung eines Artikels oder Buches. Roy DeCaravas 1955 erschienenes Buch „Sweet Flypaper of Life" („Süßer Fliegenfänger Leben", mit einem Text des Schriftstellers Langston Hughes) war eine persönliche Sicht auf das Leben der Schwarzen in New York, ein Buch, das wirklich als des Fotografen ureigenstes Anliegen in dieser Gemeinschaftsarbeit bezeichnet werden kann. Im folgenden Jahr erschien Kleins Buch „Life is Good and Good for You in New York: Trance Witness Revels", es wurde ein Kultbuch für all diejenigen, die den nihilistischen Nervenkitzel des Kampfes gegen Establishment und die Philister in der Gesellschaft suchten.

Diese Beispiele und ihre Vorläufer, wie „Let Us Now Praise Famous Men" von Evans und James Agee (1941), „The Inhabitants" von Wright Morris (1948), „Time In New England" von Strand (1950) und „My Camera at Point Lobos" von Weston (1950), zeigten, daß es möglich war ein größeres, aber immer noch differenziertes Publikum mit einer persönlichen Sicht zu erreichen, die nicht von Verlegern oder Art Directors beeinflußt oder gar künstlich geschaffen war.

Das wichtigste und kontroverseste Buch über die amerikanische Kultur jener Zeit wurde 1958 in Paris und ein Jahr später in den Vereinigten Staaten herausgegeben. Was selbstzufriedene Kritiker und Fotografieschwärmer an Robert Franks „The Americans" störte, war, daß es kein leicht identifizierbares politisches Programm besaß, keine offensichtliche Propaganda-Quelle und keinen sozialreformerischen Ansatz. Wie ein fremdländischer Existentialist, dem man erlaubt, einen Kontinent zu durchwandern, der ihm als verheißungsvoll beschrieben wurde, sah Frank ein Ödland oberflächlicher Zerfahrenheit, in dem Leben tragisch in die Erschöpfung getrieben wurde. Obwohl nicht allgemein gut aufgenommen, fand Evans in Franks Fotografien ein willkommenes Gegengift zu Steichens Standpunkt. Die Fotografien gefielen ihm, und er nannte sie einen „fernen Aufschrei angesichts des Erfolgs verschwommener *photo-sentiments* menschlicher Nähe“[30]. Noch mehr als „The Family of Man“ sollte dieses Buch in den Arbeiten ambitionierter Fotografen der folgenden Dekade einen tiefen Eindruck hinterlassen.

Allen, die Fotografie als „reinen Ausdruck des Objektes“ oder als angemessenen Ausdruck der Situation verstanden, erschienen Franks Fotografien irreführend, wenn nicht gar vollkommen abwegig. Selbst White wandte ein: „Wenn das Amerika der Jukebox-Perspektive als Symbol fürs Ganze hingestellt wird, dann ist die Lüge eine Blüte der Wahrheit.“[31] Diese anfängliche Ablehnung von Franks Arbeit wirft ein Schlaglicht auf die Tatsache, daß vom Fotojournalismus gefordert wurde, daß er sich von einem wie auch immer gearteten Motiv nicht entmutigen ließe. So schuf Smith (1955/56 auch von Guggenheim unterstützt) in Pittsburgh Fotografien, die wie diejenigen Franks in dunklen bedrückenden Tönen gehalten waren, sie enthalten jedoch einen Hoffnungsfunken: seine Bilder vermitteln, daß der einzelne Veränderungen bewirken kann. Für Frank jedoch waren Hoffnung und Objektivität Illusionen; darin unterschieden sich seine Fotografien von denen seiner amerikanischen Zeitgenossen. Ironischerweise demonstrierte gerade der pessimistische Einwanderer Frank in der Dokumentarfotografie nur das, was White und Siskind, die amerikanischen Optimisten, schon mit ihren Naturstilleben entdeckt hatten: Das einzig wirkliche Motiv einer Fotografie ist der Fotograf selbst. 1958 schreibt Frank in seinem „Statement“: „... es ist immer die unmittelbare Reaktion auf das Selbst, was eine Fotografie erzeugt.“[32]

234 WEEGEE (ARTHUR FELLIG),
ARRESTED FOR BRIBING BASKETBALL PLAYERS
(Wegen Bestechung von Basketballspielern festgenommen)
Silber-Gelatine-Abzug
30,7 × 25,9 cm
1942
Malibu, The J. Paul Getty Museum

235 AARON SISKIND,
GLOUCHESTER 16 A
Silber-Gelatine-Abzug
31,5 × 25,3 cm
1944
Tucson, Center for Creative Photography, University of Arizona

236 WALKER EVANS,
UNTITLED
(Ohne Titel)
Silber-Gelatine-Abzug
12,5 × 19,3 cm
1938–1941
Chicago, The Art Institute of Chicago (Schenkung Arnold Crane)

237 EDWARD WESTON,
DEAD PELICAN, POINT LOBOS
(Toter Pelikan, Point Lobos)
Silber-Gelatine-Abzug
19 × 21,7 cm
1945
Chicago, The Art Institute of Chicago (Schenkung Max McGraw)

238 MINOR WHITE,
SUN IN ROCK, DEVIL'S SLIDE
(Sonne auf Felsen, Devil's Slide)
Silber-Gelatine-Abzug
9,3 × 10,6 cm
1947
Chicago, The Art Institute of Chicago

239 HARRY CALLAHAN,
ELEANOR
Silber-Gelatine-Abzug
20,2 × 25,2 cm
1948
Chicago, The Art Institute of Chicago (Schenkung des Künstlers)

240 IRVING PENN,
IGOR STRAVINSKY, NEW YORK
Silber-Gelatine-Abzug
24 × 19,1 cm
1948
Chicago, The Art Institute of Chicago (Schenkung Helen Harvey Mills)

241 ROY DECARAVA
WOMAN RESTING, SUBWAY ENTRANCE, NEW YORK
(Sitzende Frau, Eingang der U-Bahn, New York)
Silber-Gelatine-Abzug
1952
New York, Witkin Houk Gallery

242 CLARENCE JOHN LAUGHLIN,
THE INSECT HEADED TOMBSTONE
(Insektenköpfiger Grabstein)
Silber-Gelatine-Abzug von 1976
34,4 × 26,7 cm
1953
Malibu, The J. Paul Getty Museum (Copyright The Historic New Orleans Collection, New Orleans)

243 LISETTE MODEL,
DYLAN THOMAS
Silber-Gelatine-Abzug
34,4 × 24,1 cm
1953
Malibu, The J. Paul Getty Museum (Copyright Estate of Lisette Model)

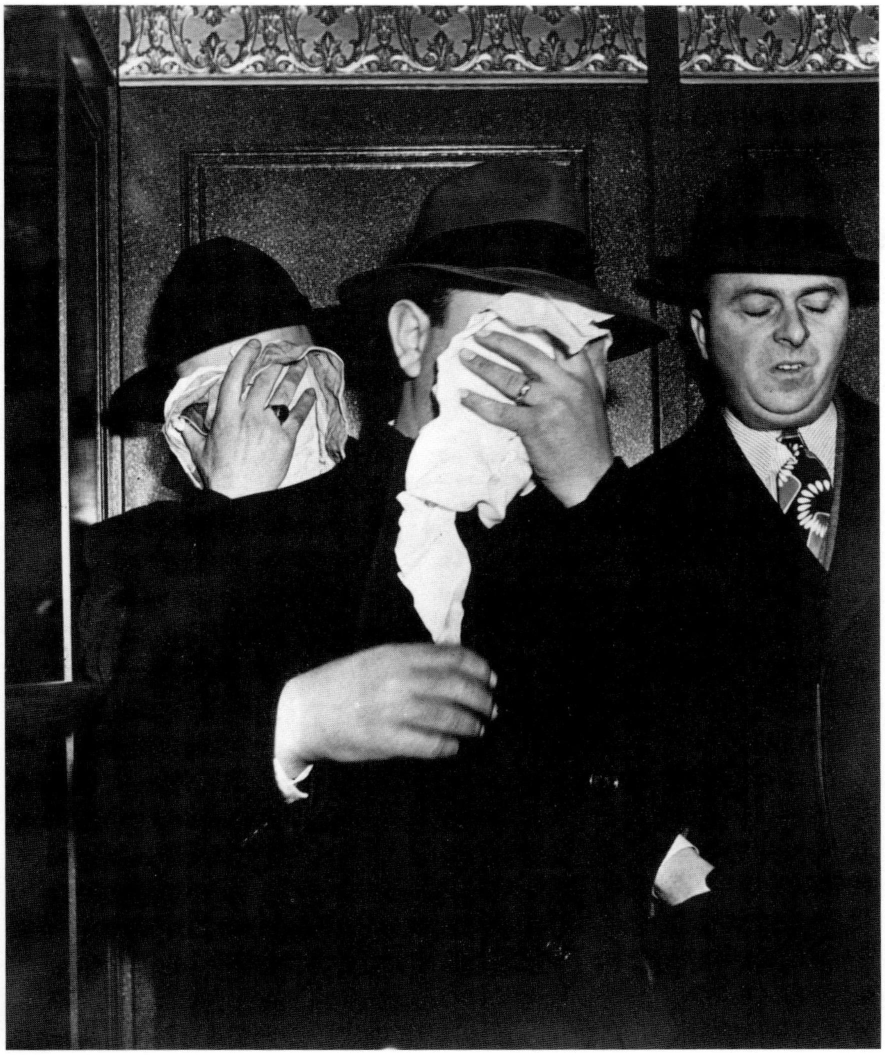

234

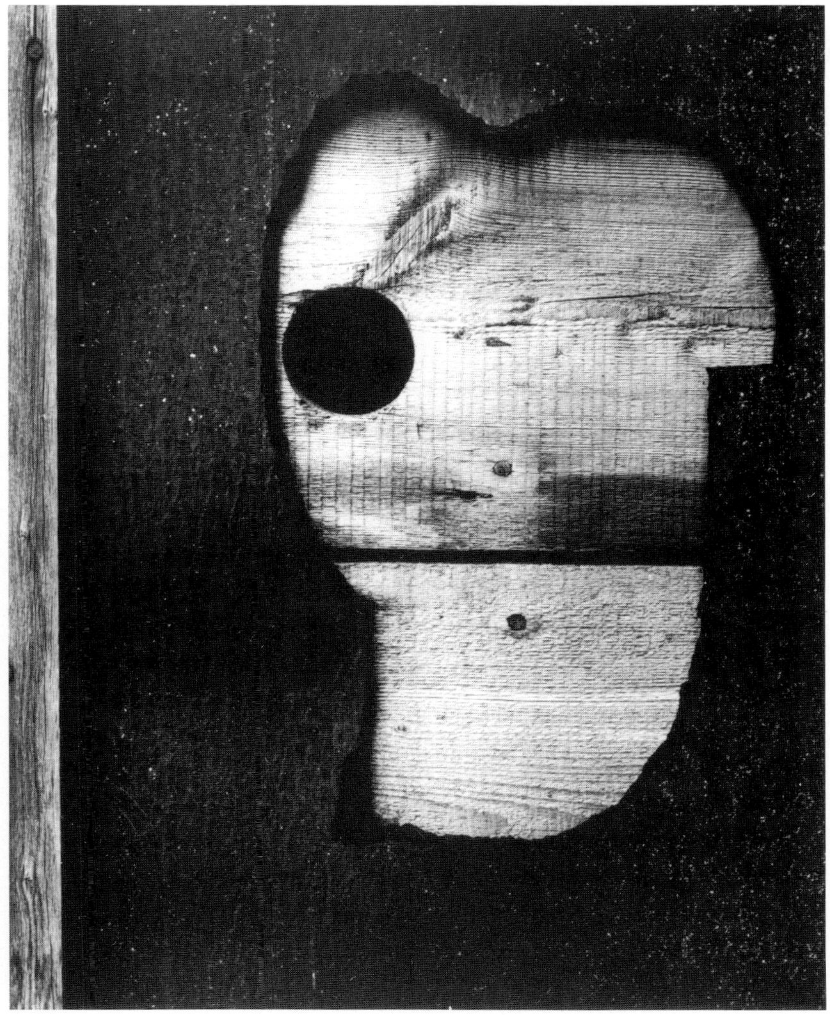

235

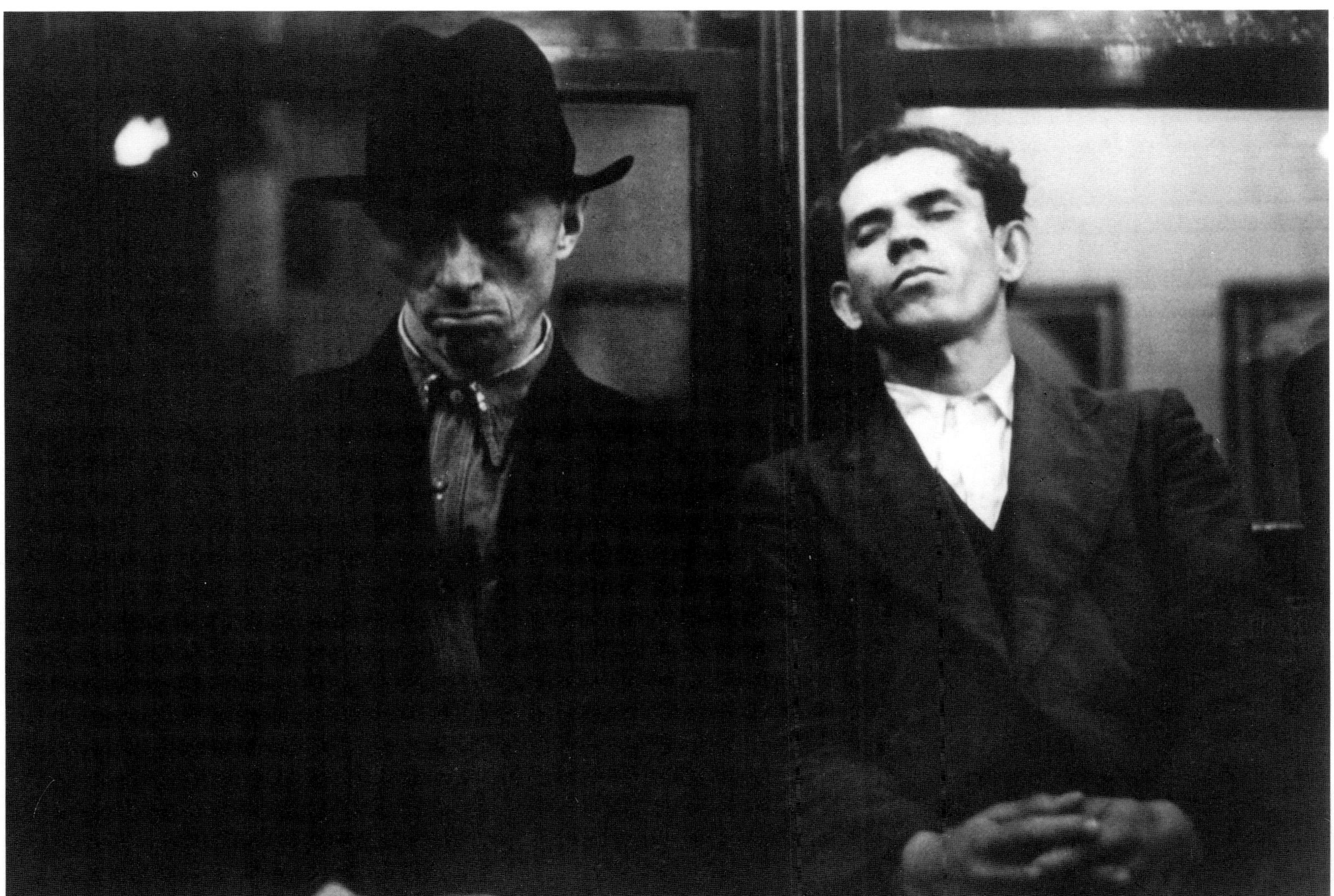

236

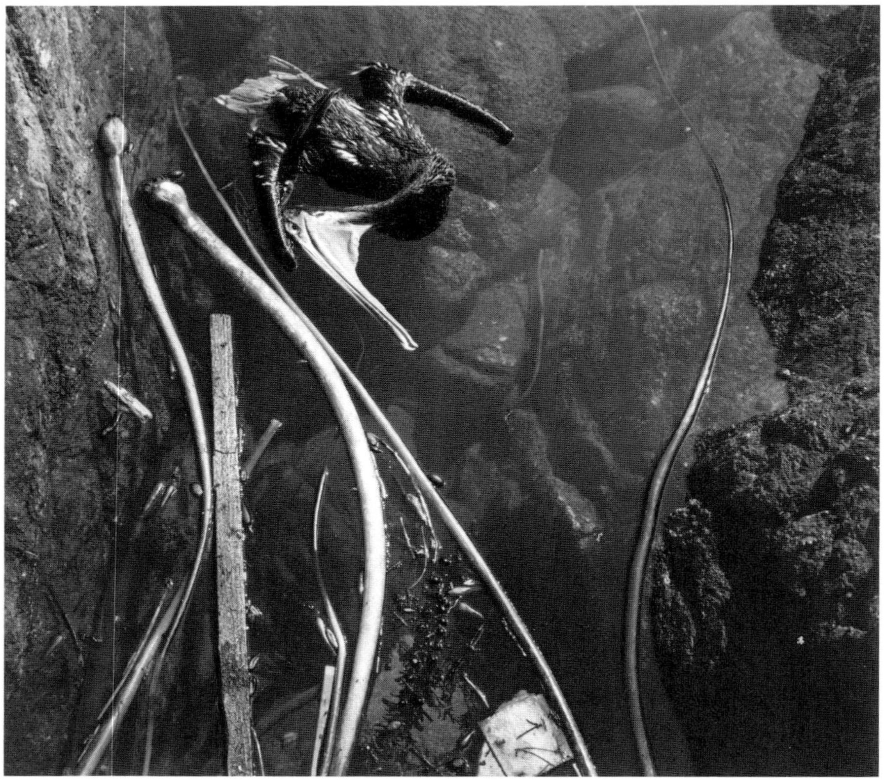

237

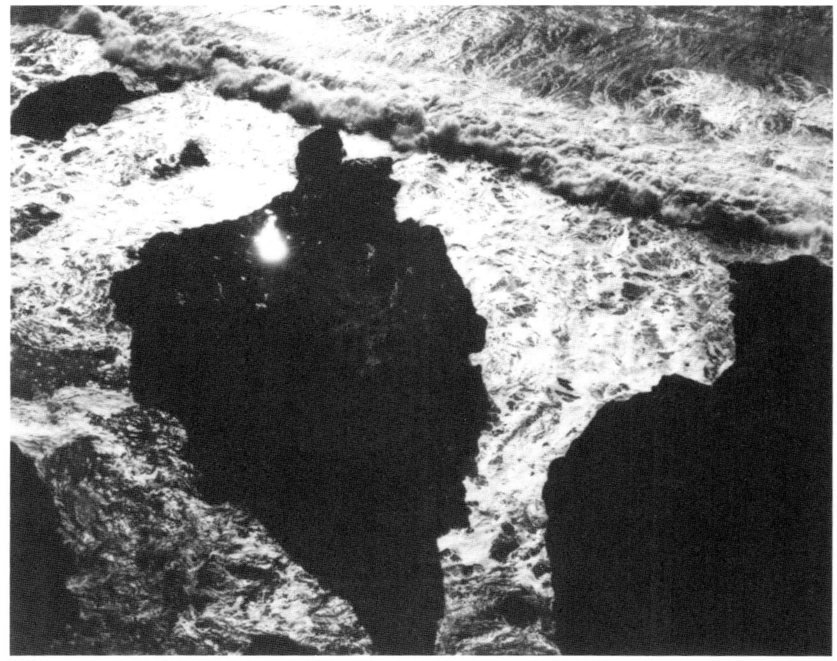

238

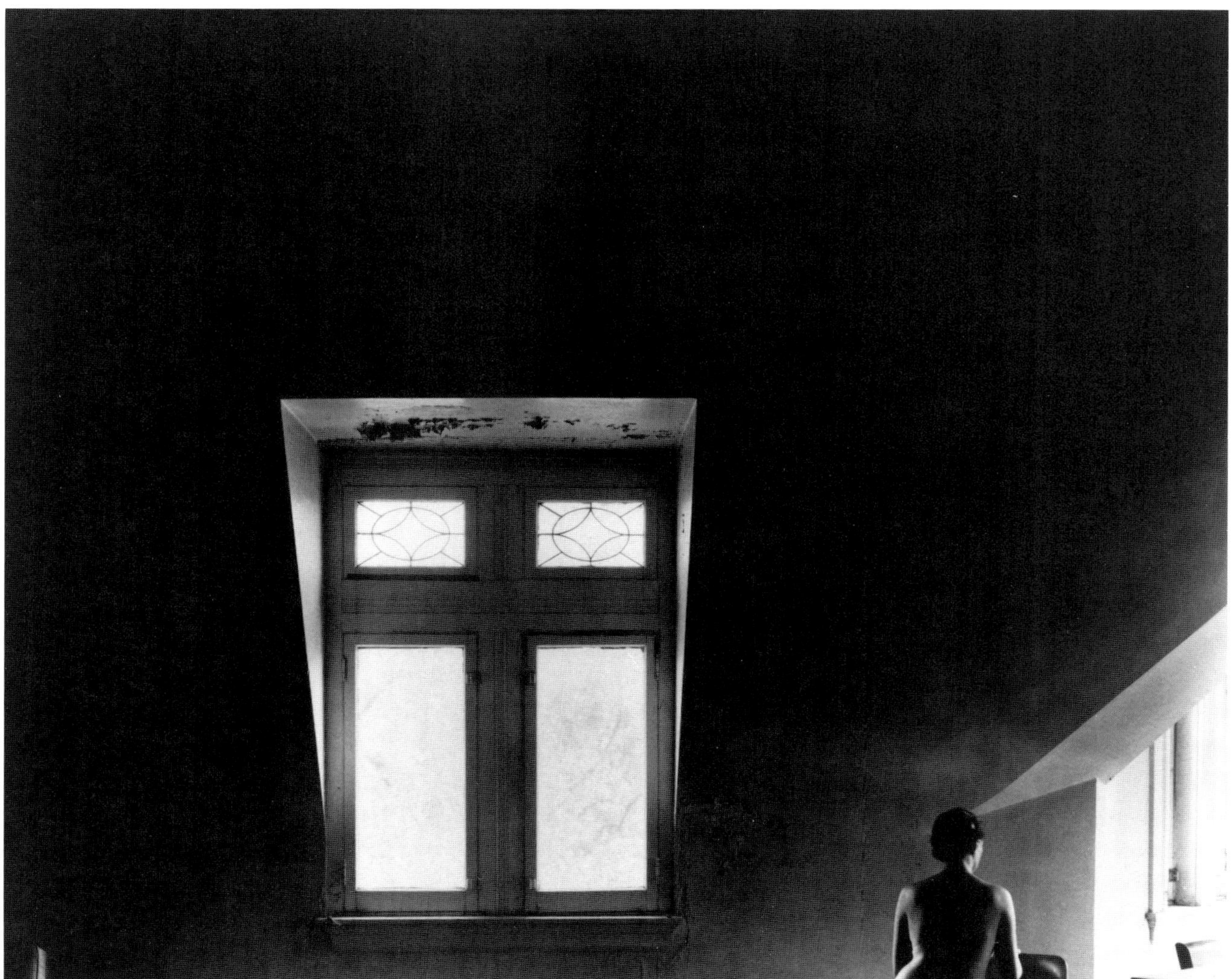

239

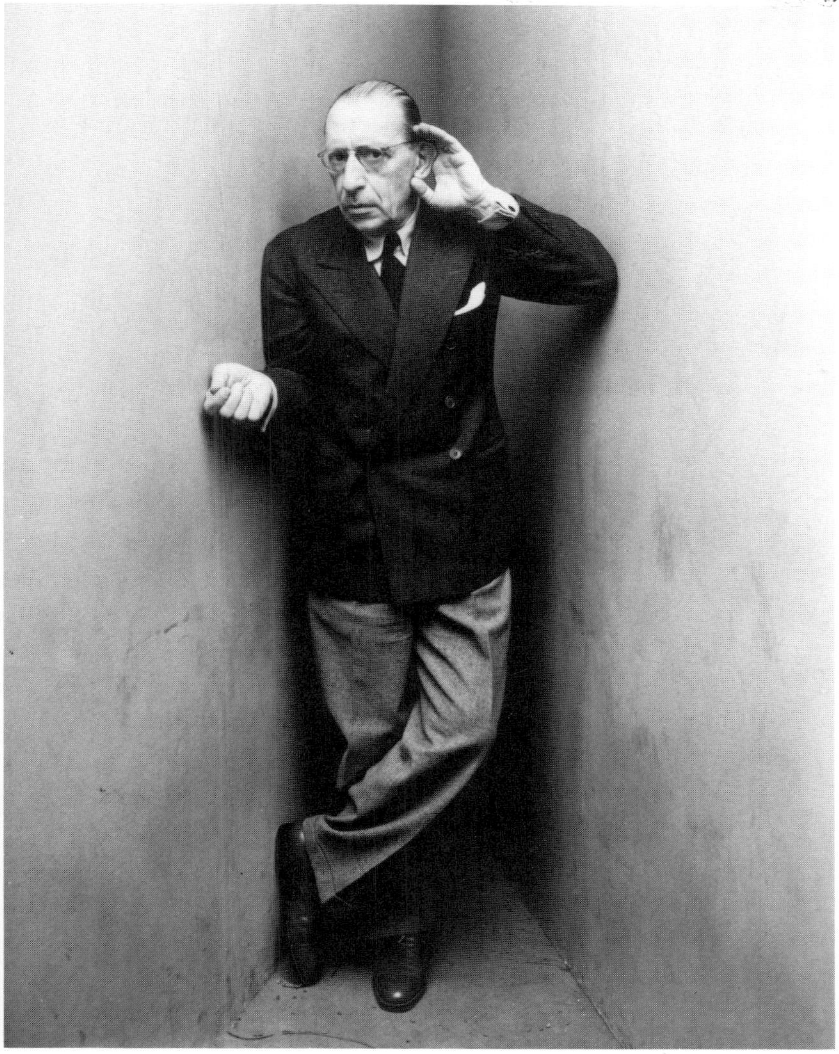

240

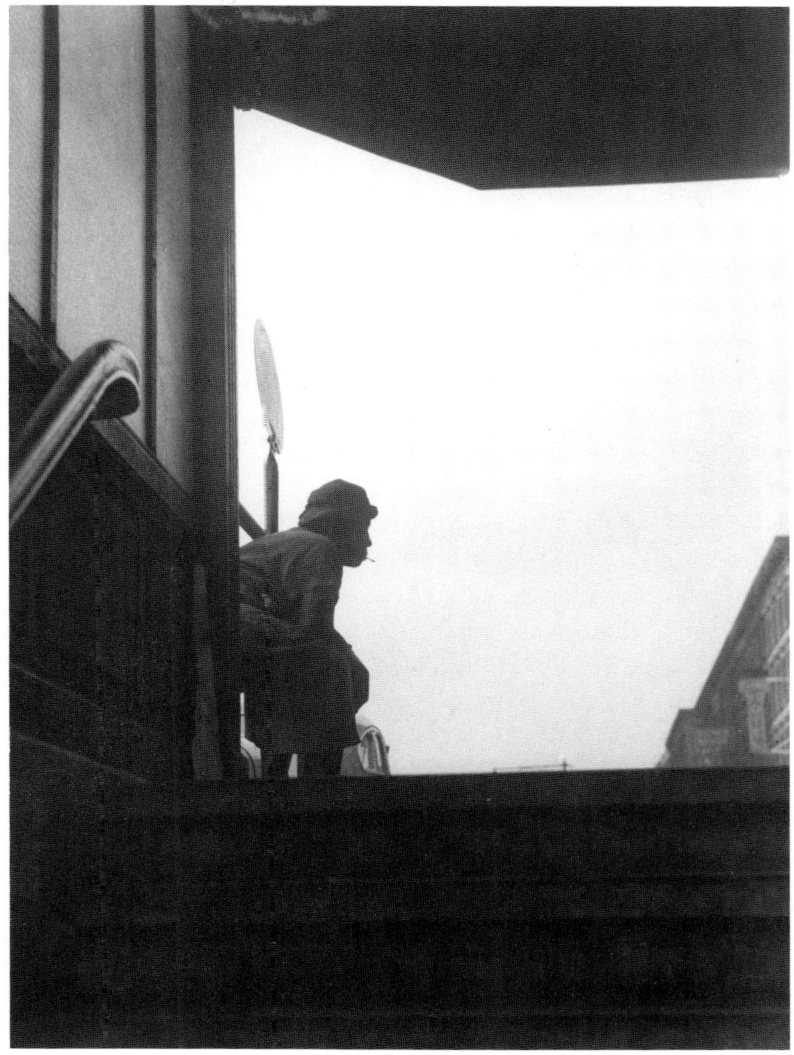

241

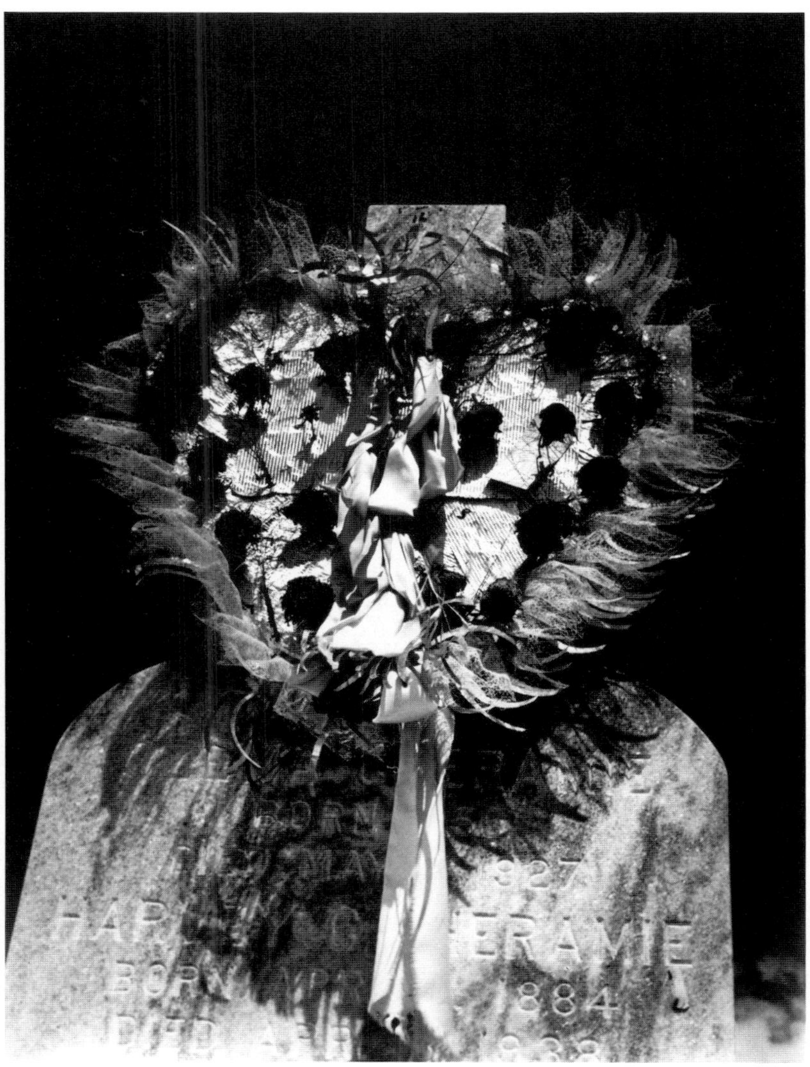

242

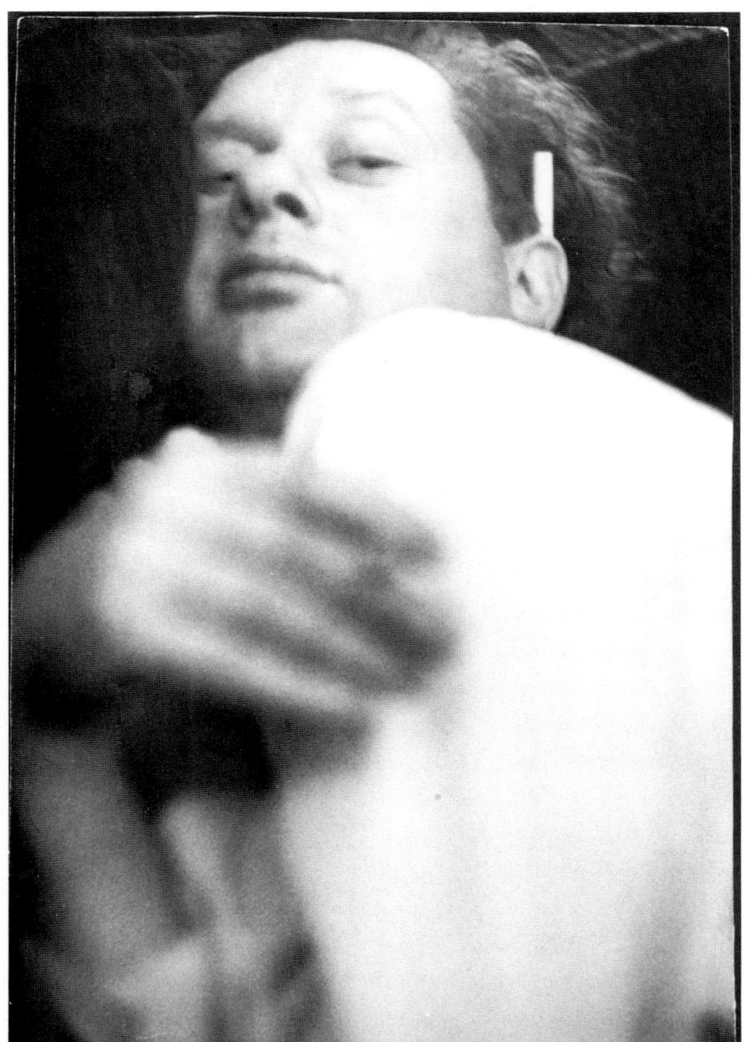

243

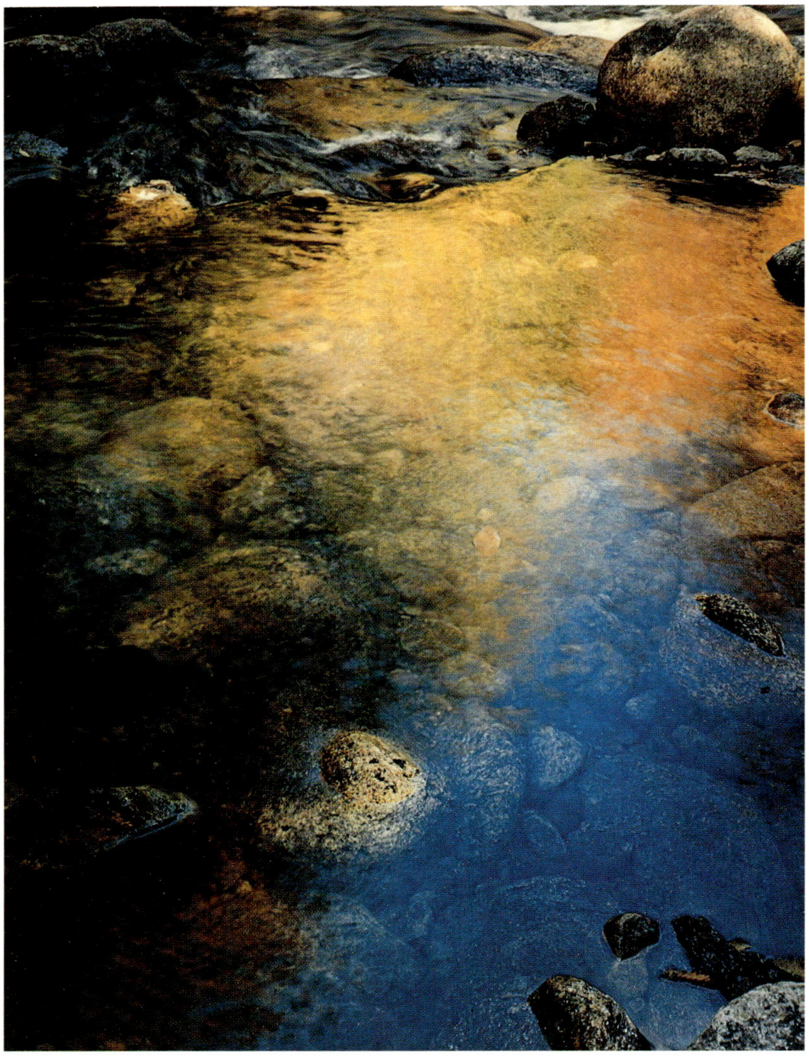

244

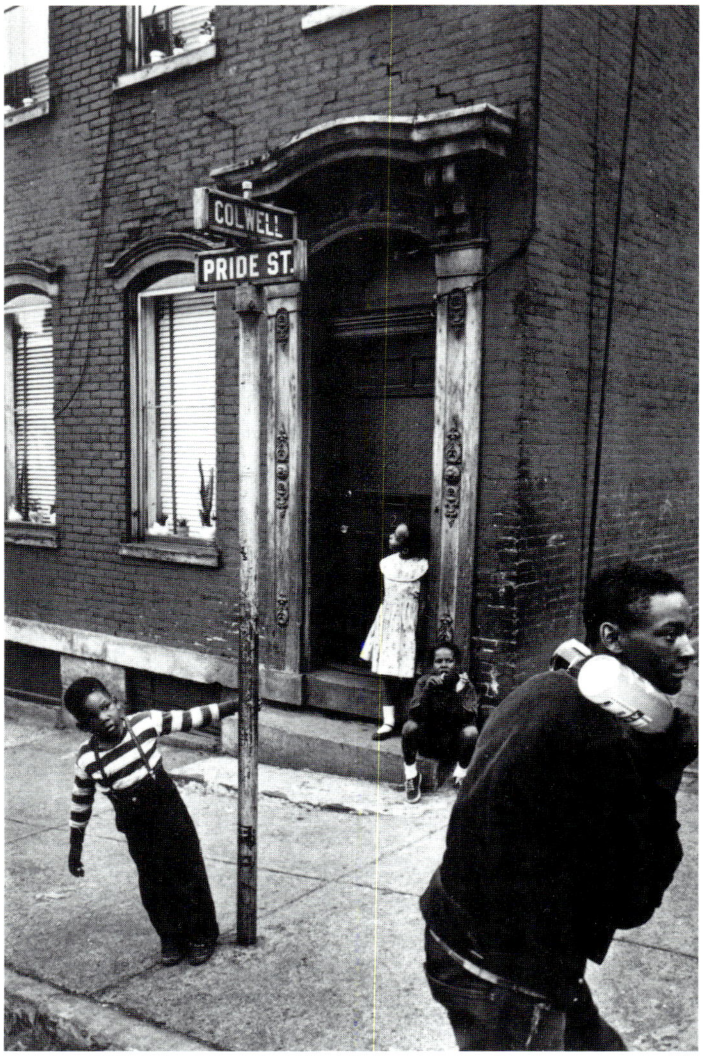

245

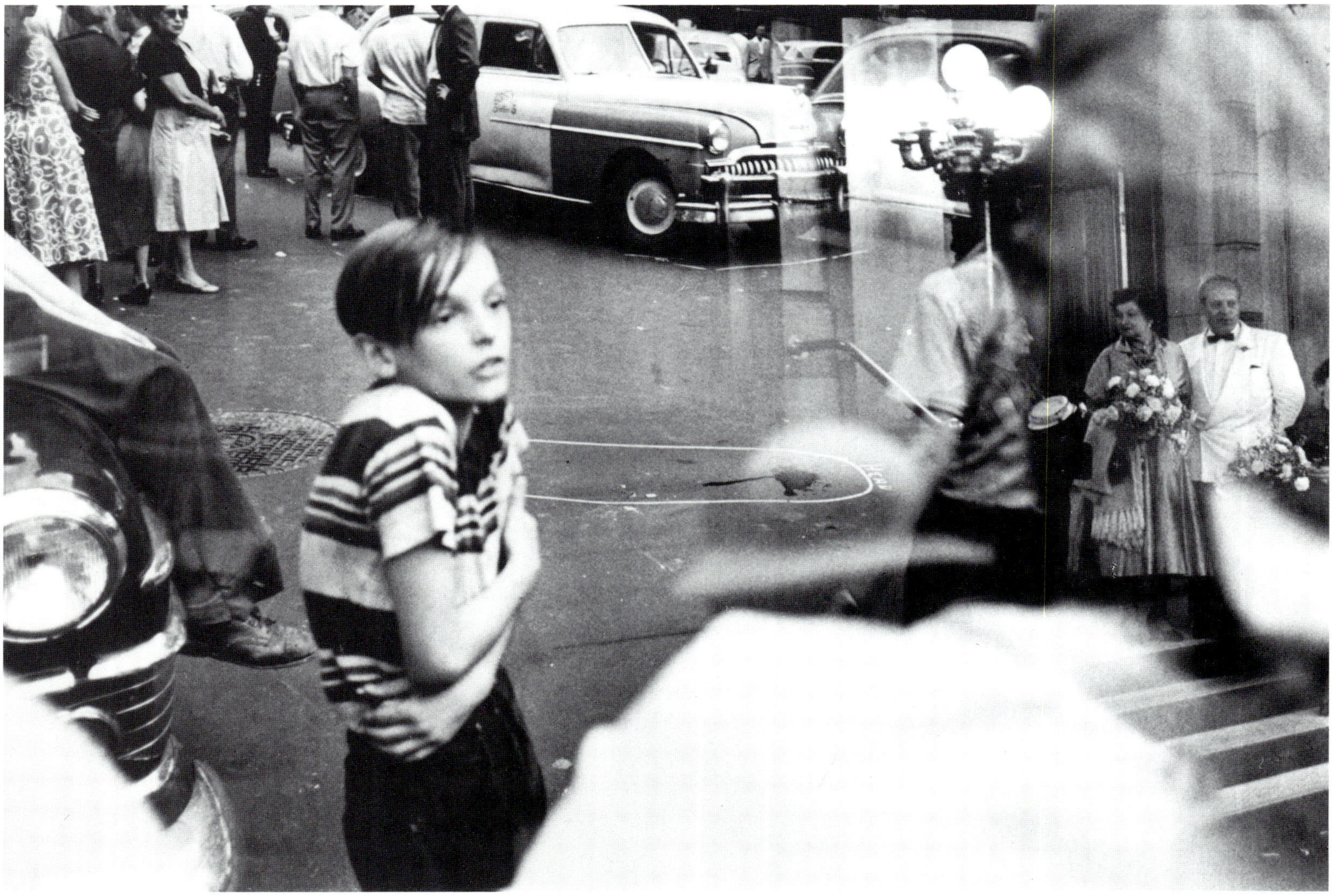

246

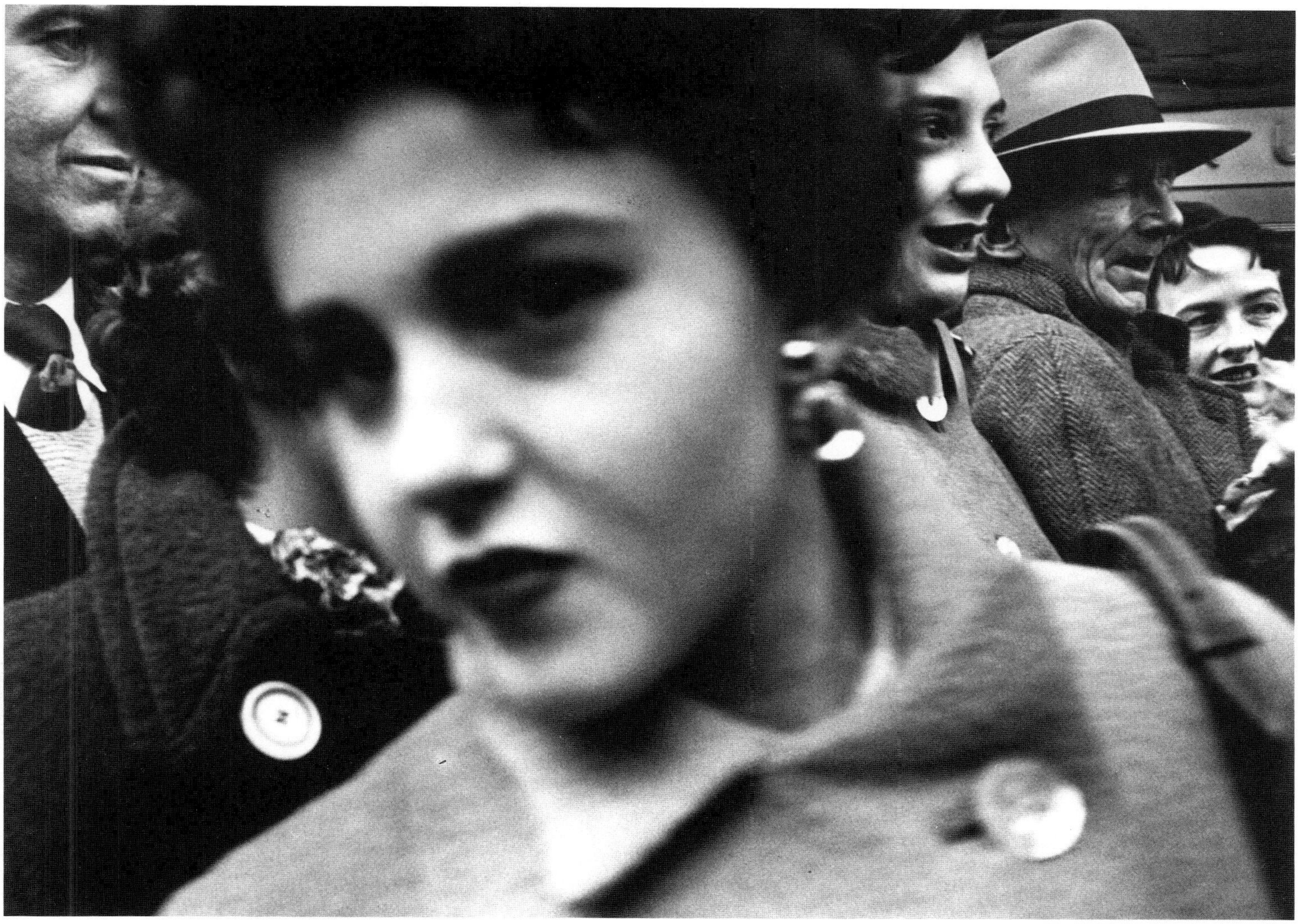

247

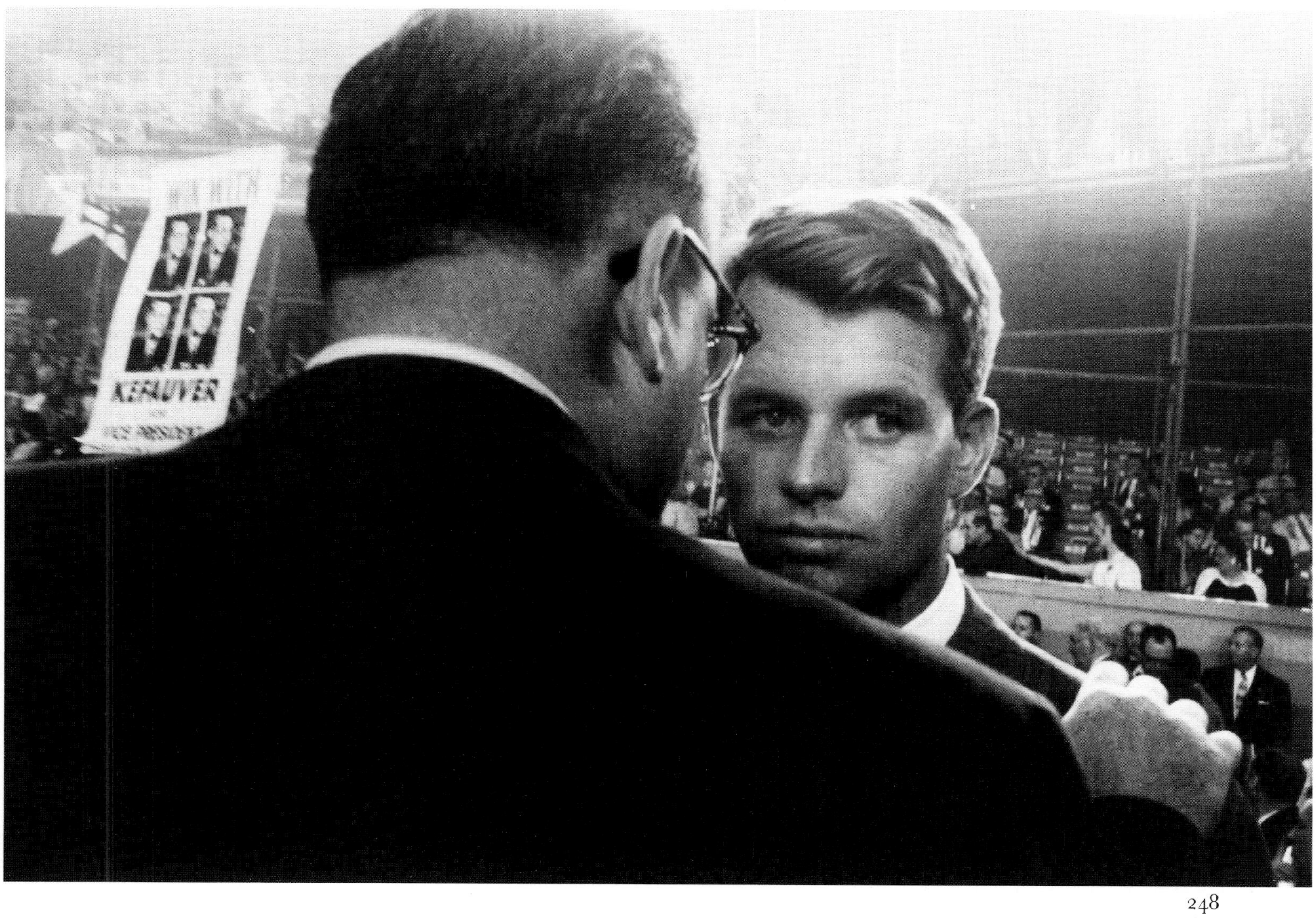

248

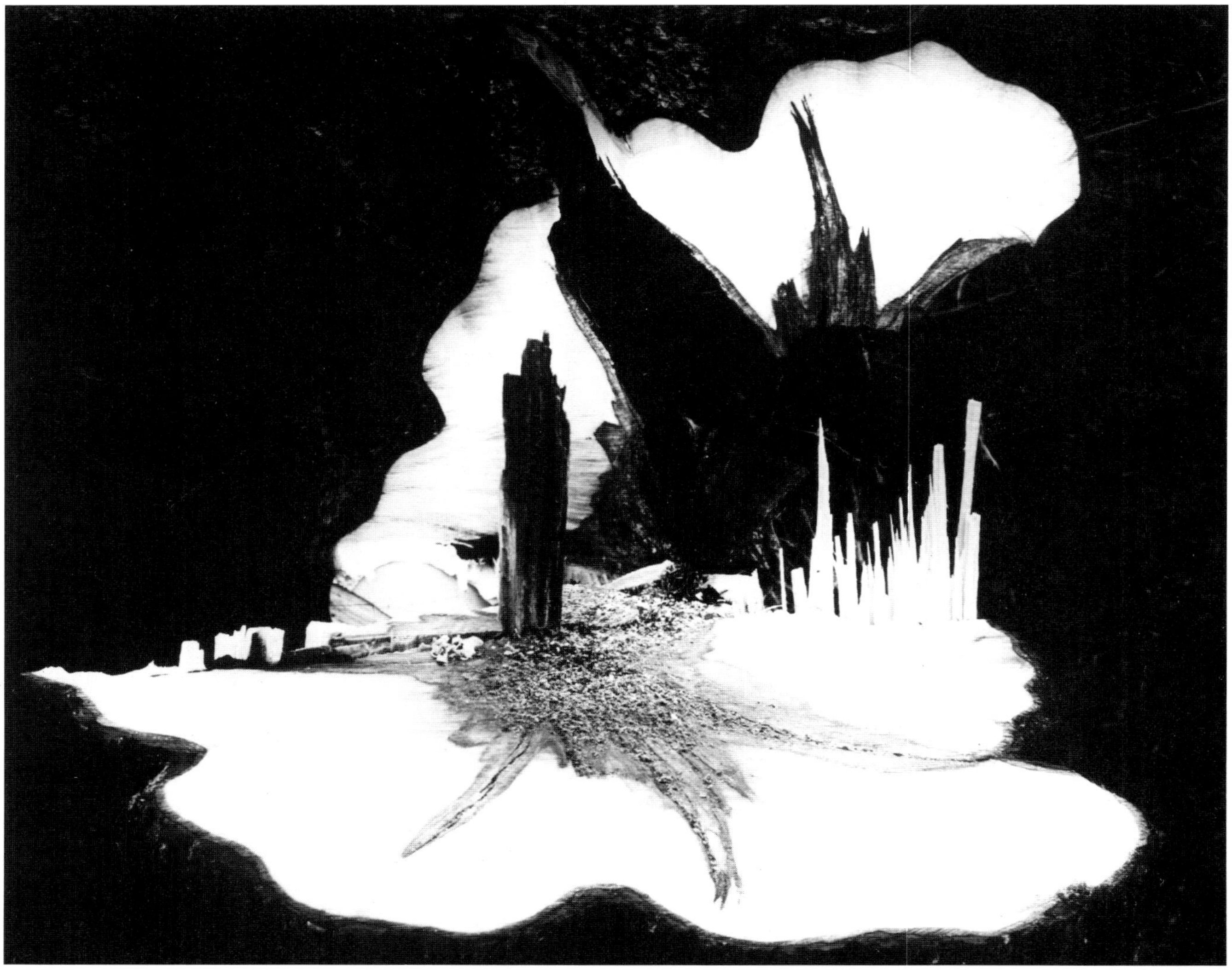

249

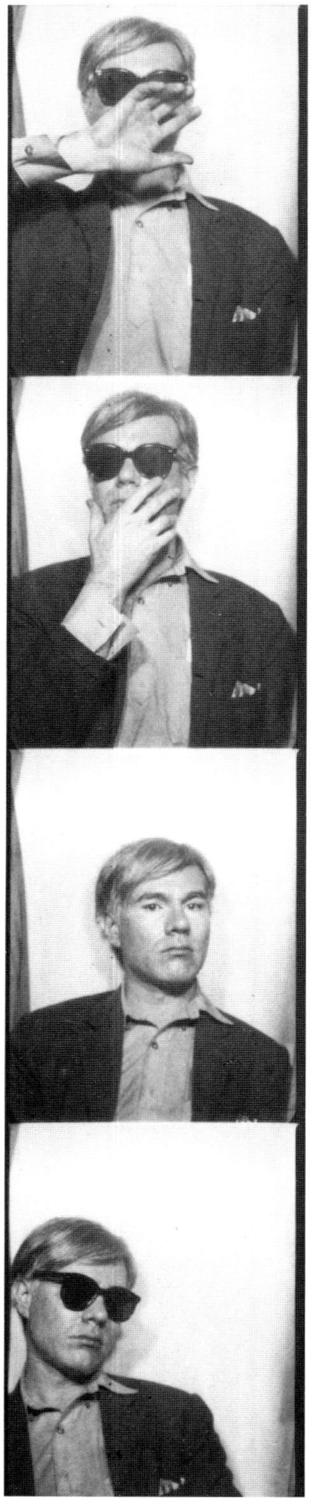

250

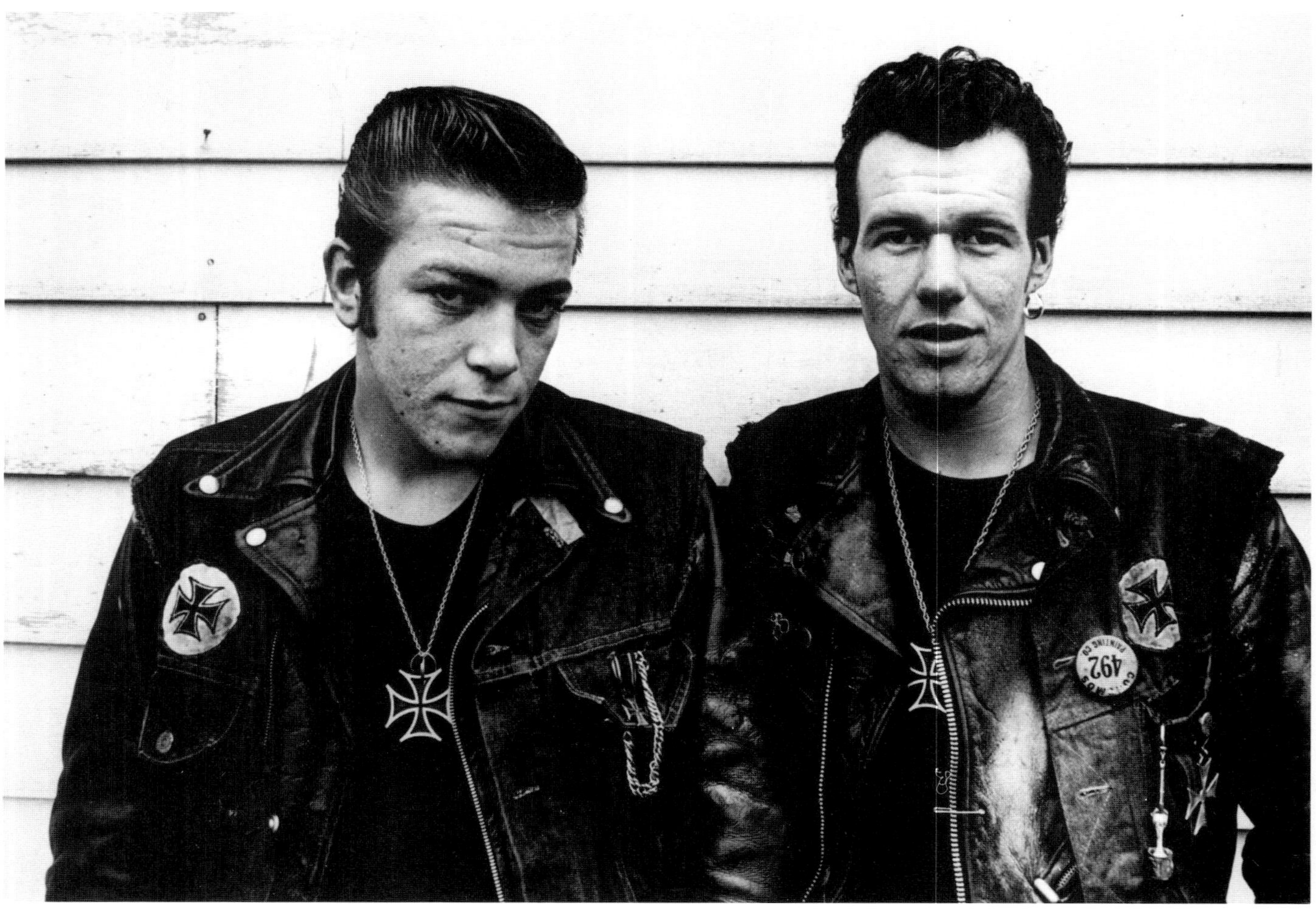

251

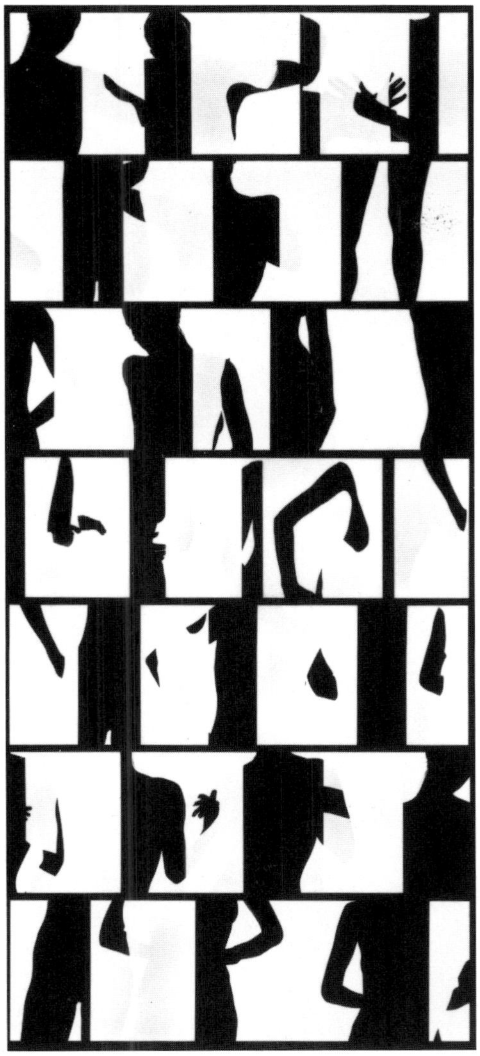

252

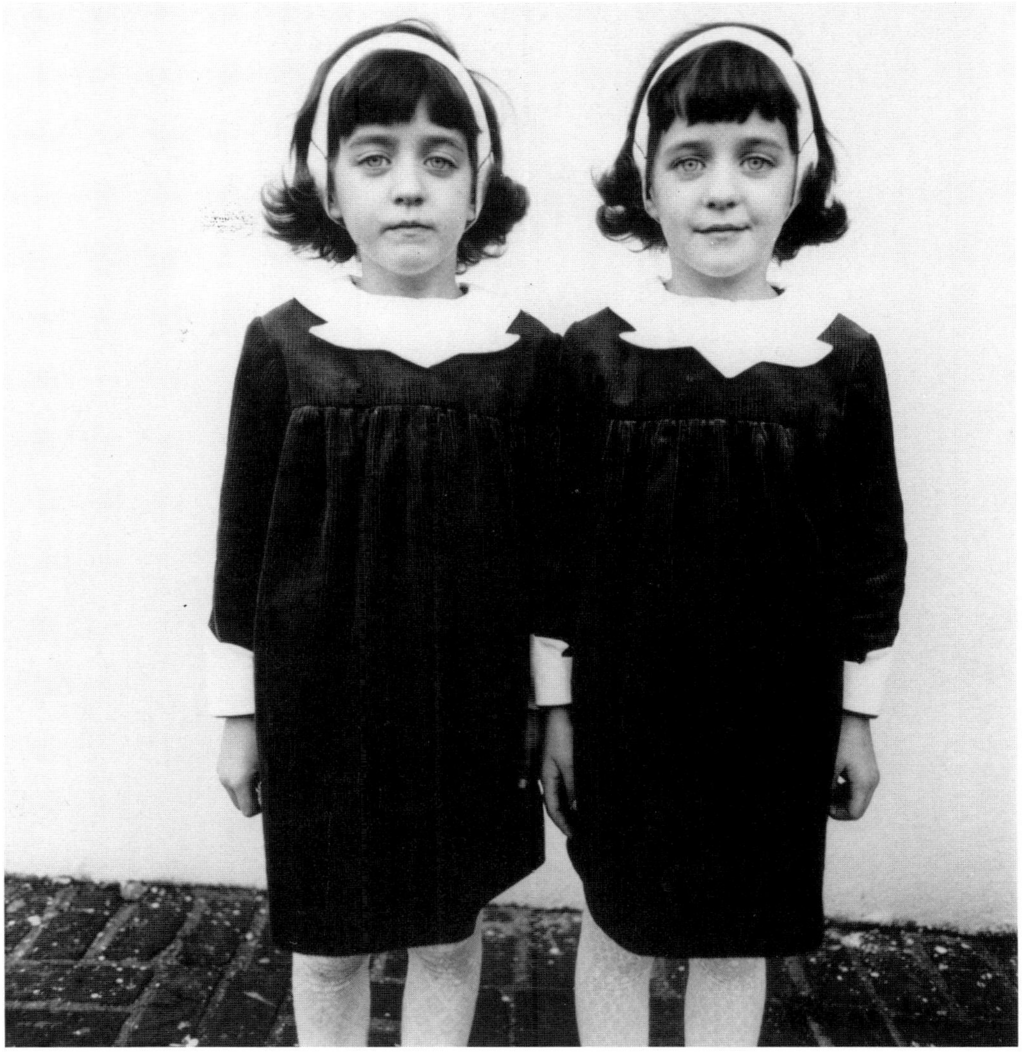

253

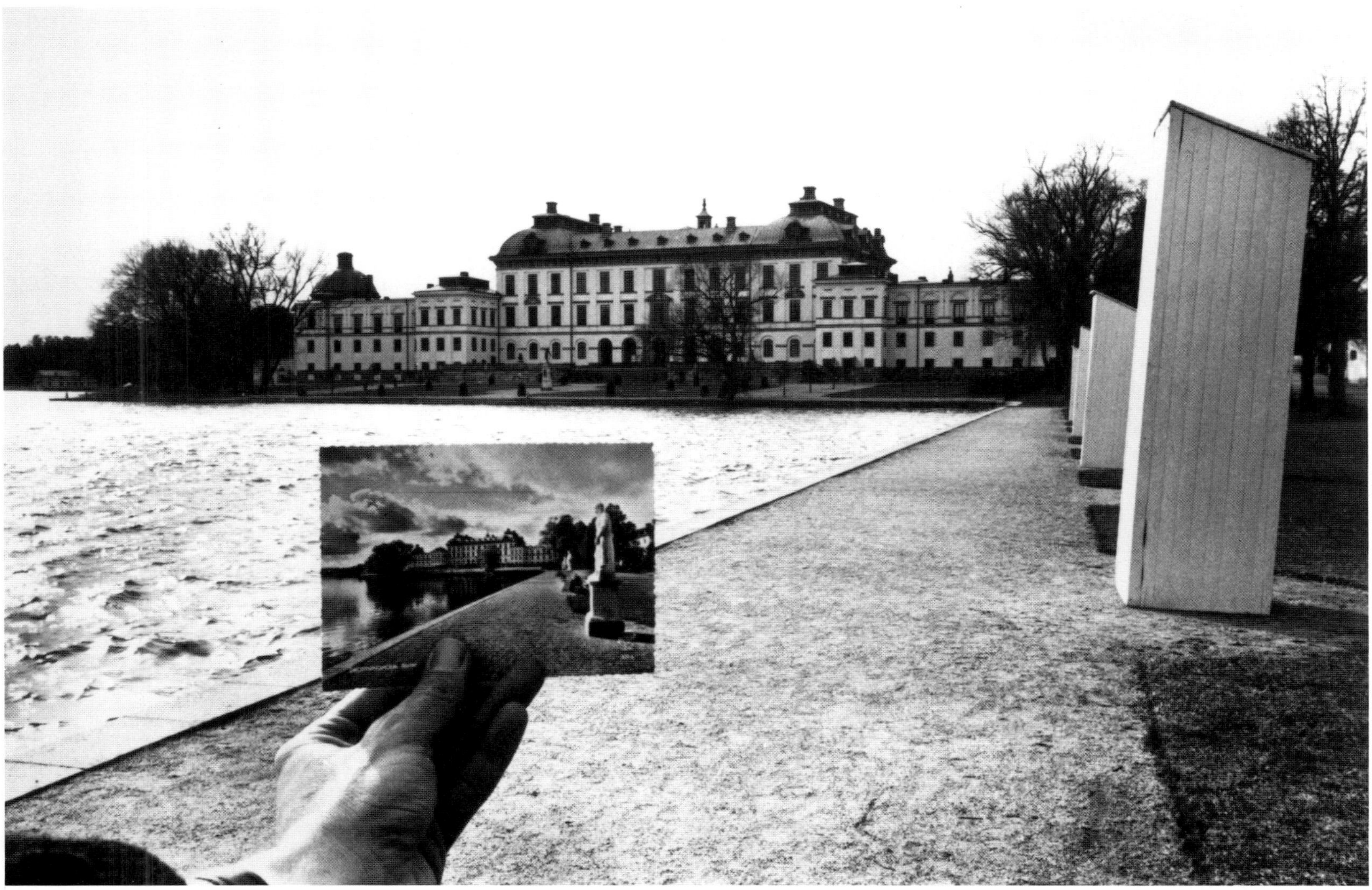

254

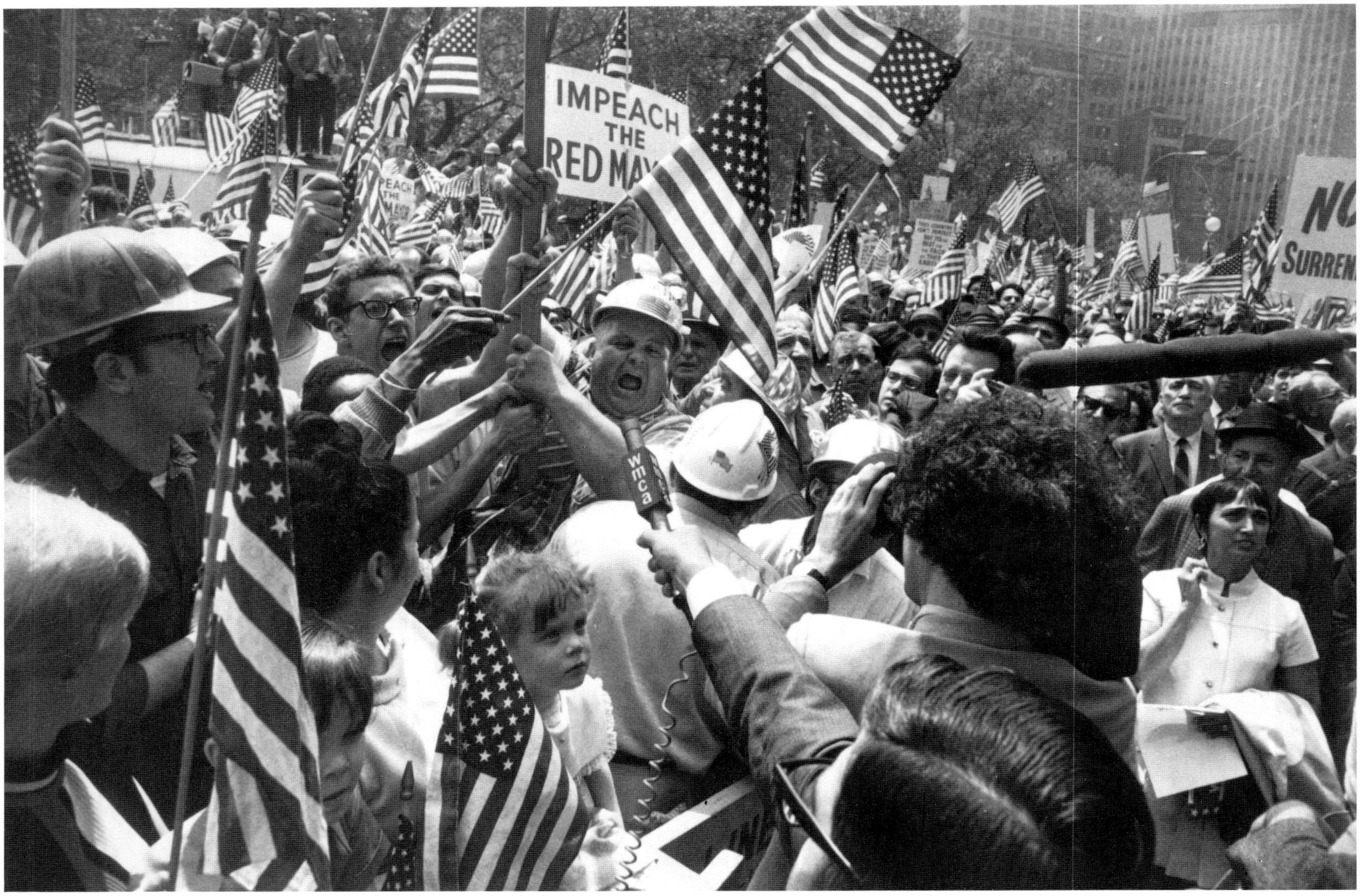

255

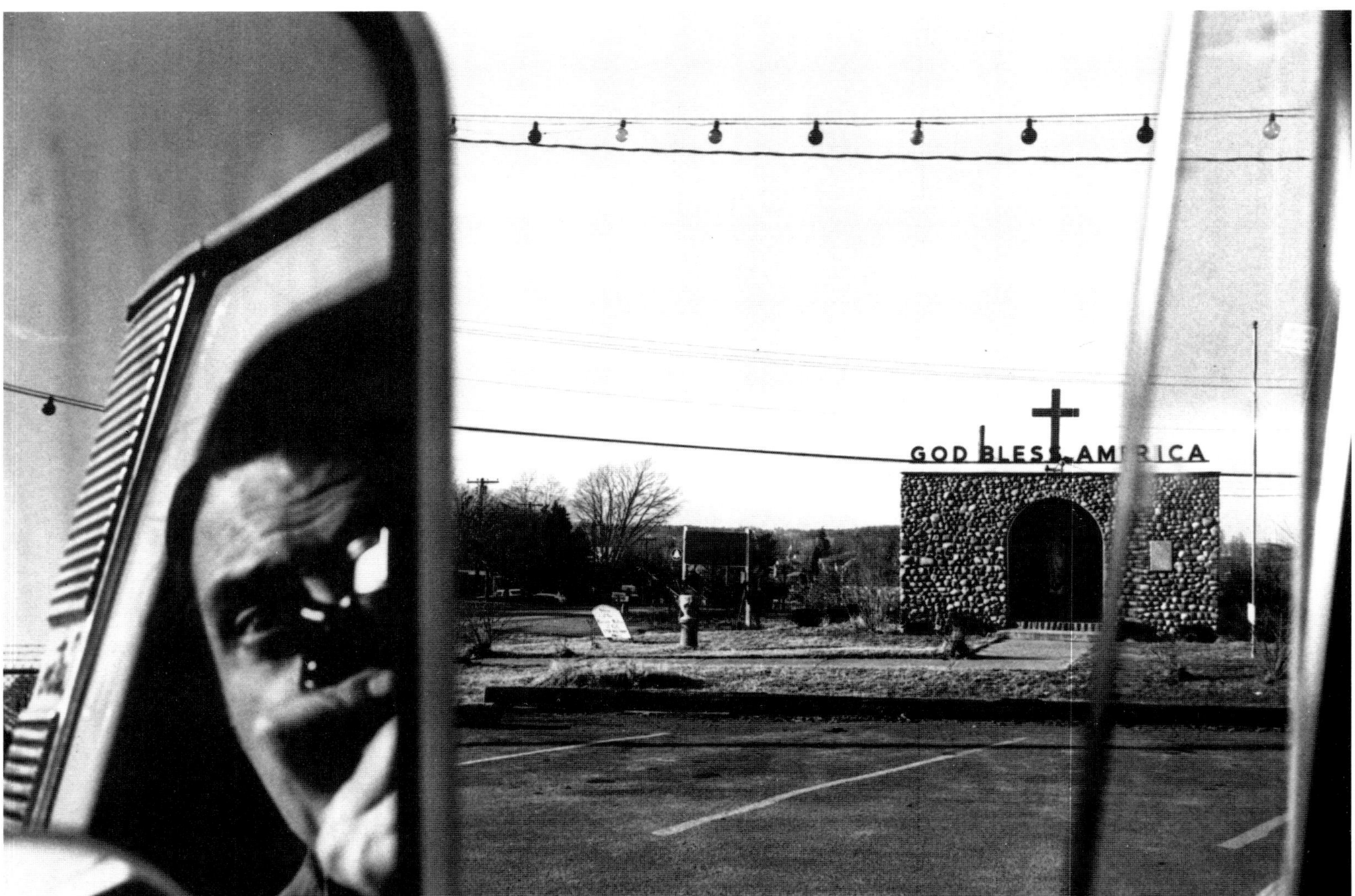

256

244 ELIOT PORTER,
POND BROOK, NEW HAMPSHIRE
Farbiger Transparentabzug
26,5 × 20,5 cm
1956
Chicago, The Art Institute of Chicago (Schenkung Mr. und Mrs. George A. Ranney)

245 W. EUGENE SMITH,
PRIDE STREET
Fotografie aus der „Pittsburgh-Series"
Silber-Gelatine-Abzug
34,7 × 23,1 cm
1955–1957
Chicago, The Art Institute of Chicago (Mary L. and Leigh B. Block Endowment)

246 LOUIS FAURER,
ACCIDENT, NEW YORK CITY
(Unfall, New York City)
Silber-Gelatine-Abzug
27,9 × 35,6 cm
1952
Chicago, The Art Institute of Chicago (Richard Menschel Fund)

247 WILLIAM KLEIN,
NEW YORK
Silber-Gelatine-Abzug
24 × 30 cm
1954
Copyright William Klein

248 ROBERT FRANK,
ROBERT KENNEDY, CHICAGO
Silber-Gelatine-Abzug
23,6 × 35 cm
1956
Chicago, The Art Institute of Chicago (Schenkung von Lucia Woods Lindley & Daniel A. Lindley, Jr.)

249 PAUL CAPONIGRO,
BLOOMFIELD, NEW YORK
Silber-Gelatine-Abzug
19,4 × 24,5 cm
1957
San Francisco, San Francisco Museum of Modern Art (Schenkung von Brett Weston)

250 ANDY WARHOL,
PHOTO-BOOTH SELF-PORTRAIT
(Selbstporträt im Paßbildautomaten)
Silber-Gelatine-Abzug
19,8 × 41 cm
Malibu, The J. Paul Getty Museum (A.D.A.G.P. 1992)

251 DANNY LYON,
SPARKY AND COWBOY, SHERER VILLE, INDIANA
Silber-Gelatine-Abzug
22,9 × 33,6 cm
1965
Chicago, The Art Institute of Chicago (Schenkung von Hugh Edwards)

252 RAY K. METZKER,
NUDE COMPOSITE
(Komposition mit Akten)
Silber-Gelatine-Abzug
190,5 × 96,5 cm
1966
New York, Laurence Miller Gallery

253 DIANE ARBUS,
IDENTICAL TWINS, ROSELLE, NEW JERSEY
(Eineiige Zwillinge, Roselle, New Jersey)
Silber-Gelatine-Abzug
37,8 × 37 cm
1967
Chicago, The Art Institute of Chicago (Schenkung von Richard Avedon)

254 KENNETH JOSEPHSON,
POSTCARD VISIT, STOCKHOLM
(Besuch mit Ansichtskarte, Stockholm)
Silber-Gelatine-Abzug
14,8 × 22,8 cm
1967
Chicago, The Art Institute of Chicago (Schenkung von Mr. und Mrs. Charles Levy)

255 GARRY WINOGRAND,
HARD-HAT RALLY, NEW YORK
(Bauarbeiter-Kundgebung, New York)
Silber-Gelatine-Abzug
27 × 40,4 cm
1969
Chicago, The Art Institute of Chicago

256 LEE FRIEDLANDER,
SELF-PORTRAIT, ROUTE 9W, NEW YORK
(Selbstporträt, Fernstraße 9W, New York)
Silber-Gelatine-Abzug
1969
New York–Paris, Virginia Zabriskie Gallery

„DIE UNSER BEWUSSTSEIN ÜBERFLUTENDEN ALLTAGSBILDER HABEN ZAUBERTRICKS EINES VORAUS: SELBST NACH EINEM BLICK HINTER DIE KULISSEN BLEIBT DIE FREUDE AN DER ILLUSION." 1960 BIS ZUR GEGENWART

In einer Ausgabe von „Aperture" erschienen 1959 zwei Buchbesprechungen von Minor White; während er Robert Franks „The Americans" kritisch beurteilte, äußerte er sich geradezu enthusiastisch über „Aaron Siskind Photographs". Er kritisierte lediglich den Text, der die Bilder begleitete. In einer klarsichtigen Einleitung sann Harold Rosenberg darüber nach, daß der Fotograf die Vorstellungskraft des Betrachters nicht mittels des fotografischen Materials, sondern durch „den Gesamteffekt, also die Idee", in seinen Bann zieht[33].

Rosenberg, ein führender Kunstkritiker, sah in der Reproduktion „eines Bildes", zu dem es „kein Original" gab, eine gewisse Genialität. Das Nichtvorhandensein eines Originals bezog er nicht, wie White mißverstand, auf Fotoabzüge von eigener Hand, sondern darauf, daß der Ursprung einer Fotografie in zufälligen Zeichen und überall vorhandenen Gegenständen zu sehen ist, die erst vom Fotografen als Bilder wahrgenommen werden wollten. Aufgrund dieses Mißverständnisses empfindet White die These Rosenbergs als borniert, weil sie seiner Ansicht nach dem Spirituellen keinen Raum lasse. Auch wenn Whites Reaktion vereinfachend und defensiv war, so zeigt sie doch deutlich, worin sich der Ansatz der neu entstehenden von der bereits etablierten Fotografie unterschied.

Die sich neu durchsetzende Konzeption begriff die Fotografie als ein „Bild" – unabhängig davon, ob es sich dabei um eine Halbton-Reproduktion oder einen fotografischen Abzug handelte –, dessen Effekte in einen Kontext gesetzt werden konnten. Die bestehende Konzeption, 1916 von Strand begründet, setzte die Fotografie mit einem Ideal in Bezug. Dieser abstrakte Standard spielte sowohl für die „straight photography" als auch für Louis Sullivans Konzeption eine Rolle, nach der die Form der Funktion folgt.

Zum Lager der „Ideal-Sucher" zählte auch John Szarkowski, ab 1962 Steichens Nachfolger als Leiter der Abteilung Fotografie im New Yorker Metropolitan Museum of Art. In seinem 1956 erschienenen Buch „The Idea of Louis Sullivan" betonte Szarkowski, daß sich für Sullivan der Begriff der Funktion nicht mehr auf „die herzustellenden Dinge, sondern auf die Art und Weise ihrer Herstellung" beziehe[34]. Dieser Positionswechsel erlaubte ihm, die „straight photography" mit anderen fotografischen Lösungswegen in Beziehung zu setzen[35]. Szarkowski stellte Kategorien verschiedener Elemente auf, die ganz offensichtlich aus dem fotografischen Lösungsweg resultieren: das Ding an sich, das Detail, der Rahmen, die Zeit und der Blickpunkt. Seine Ausstellung „The Photographer's Eye" (1964) und das 1966 erschienene Buch gleichen Titels zeigten Beispiele verschiedener Stilrichtungen und Perioden an, mit Ausnahme des Piktorialismus. Mit dem funktionellen Charakter des Mediums als Führer konnten die Betrachter etwas tun, was ihnen nicht möglich gewesen wäre, wenn Stieglitz oder White sie angeleitet hätten: Sie konnten jede Fotografie analysieren, ob sie sich nun in einer Ausstellung oder in der großen Welt außerhalb der Museumswände befand. Szarkowskis Strategie, alle Fotografien zu untersuchen, war nicht nur wegen der öffentlichen Zugänglichkeit für das Publikum interessant, sondern auch, wie Marshall McLuhan im gleichen Jahr in „Understanding Media" bemerkte, weil man in einer Zeit der Entdeckung und nicht der Instruktion lebte.

Im Lager der Bildersucher dagegen stand Andy Warhol, ein zum Künstler gewordener Werbegrafiker, der sich nicht auf ein einzelnes Medium festlegen ließ, sondern Werbegrafiken, Zeichnungen, Gemälde, Drucke, Fotos, *Abb. 250* Filme und Bücher schuf. Seine Siebdrucke gefeierter Stars, seine Darstellungen spektakulärer Autounfälle von den Titelseiten der Zeitungen und seine Automaten-Paßbilder schienen keine Inhalte zu transportieren. Nichts, nur die parodistische Wirkung der Wiederholung, die jeglicher Reproduktion innewohnt: Parodien des Fernsehens, der Boulevardpresse und der Fotografie selbst. In der neuen Bildkultur waren die Phantasien, die dem Verbraucher durch die Werbung offeriert wurden, genauso allgegenwärtig und immateriell wie Nachrichten und tagtägliche Sensationen. In den sechziger Jahren begannen die Maler der Avantgarde die daraus resultierenden Effekte kritisch zu verarbeiten. Der an der Ostküste lebende Robert Rauschenberg führte das Chaos der Massenkultur auf die Flut von Reproduktionen, hauptsächlich der Fotografien zurück. Foto-Siebdrucktechniken nutzend, montierte er seine sich *Abb. 259* überlagernden Erfahrungen zu kollageartigen Bildern. Für den kalifornischen Künstler Edward Ruscha kulminiert die Uniformität der Massenkultur in bestimmten Orten und Einrichtungen: auf Parkplätzen und an Tankstellen. In einer Serie von selbstherausgegebenen Faltbüchern fügte er Fotografien von Grundstücken wie von einer Immobilienfirma aneinander. Je häufiger Maler und Grafiker neue Bedeutungen erschlossen, indem sie Fotografien und fotografische Abbildungen in ihre Arbeiten einbezogen, desto stärker verschwammen die Grenzen zwischen den Medien. Von dieser Warte aus begannen die amerikanischen Künstler zu erkennen, daß der *Gebrauch* fotografischer Bilder ebenso wie ihre *Erzeugung* eine Interpretation der Massenkultur ermöglicht.

Fotografen, die sich als Künstler verstanden, schufen bemerkenswerte, originelle Werke; ins Blickfeld gerieten die unkonventionellen großen netzartigen Collagen Ray K. Metzkers oder die unmerklich ineinander übergehenden Montagen von Jerry Uelsmann, welche die Ernsthaftigkeit des metaphorischen Anspruchs der Fotografie spielerisch *Abb. 252* unterminierten. Robert Heinecken, Keith Smith und John Wood gingen in der Vermischung der Medien noch wei- *Abb. 273,* ter; sie verknüpften die Fotografie mit verschiedenen grafischen Verfahren und definierten den Ausdruck mehr *274* durch die Technik als durch den Bildgegenstand. Als diese Fotografen an Colleges und an den Kunstfakultäten der Universitäten zu unterrichten begannen, herrscht ein reger Austausch mit Künstlern anderer Disziplinen. Gleichwohl hatte die akademische Akzeptanz der Fotografie solchen Experimenten nur den Rahmen bereitet. Der Ursprung lag in den rebellischen Ausdrucksformen der verschiedenen Gegenkulturen, die jede Autorität außer der eigenen herausforderten. In der neuen Bilderkultur waren die Fernsehbilder schneller als das Leben selbst, und das schuf einen schnell erfaßbaren Eindruck des allgemeinen Geschehens oder zumindest den Anschein davon. Gleichzeitig, erkannte McLuhan, „bewegte sich die Kunst von der äußeren Entsprechung" zum „Tun von innen"[36]. Unterdessen wandte sich die Fotografie, immer mehr ihrer dokumentarischen Pflicht entbunden, Experimenten mit der eigenen Technik und anschließend der Frage nach den damit erzielten Resultaten zu. Dieses Klima war überaus stimulierend für eine intellektuelle Auseinandersetzung. So nimmt es nicht wunder, daß Daniel Boorstins Buch „The Image" (1961), McLuhans „Understanding Media" (1964) und die amerikanische Ausgabe von Jacques Elluls „The Technological Society" (1954) etwa zur gleichen Zeit erschienen.

Weil Bilder in der Erfahrung amerikanischer Kultur eine immer größere Rolle spielten, mußten Fotografen, die auf Collagen oder Manipulation der Abzüge verzichteten, einen Modus finden, um dem Patchwork der neuen Seherfahrung gerecht zu werden. Die Betonung der Essenz des Dargestellten oder die grafische Präsentation von Situationen erschienen nicht mehr passend. Lee Friedlander machte die optische Durchdringung der sichtbaren Formen *Abb. 256* von einem eigenen, höchst individuellen und persönlichen Blickwinkel aus zu seinem wichtigsten kompositorischen Leitsatz. Seine Fotografien gerieten zu zufällig entstandenen und so vorgefundenen Collagen. Obwohl Friedlanders persönlicher Stil und das Format seiner Arbeiten sich auffallend in die Kunst der sechziger Jahre eingliederten, fand er dafür nur den vagen Terminus „social landscape". Die Worthülse erwies sich jedoch als nützlich und wurde von Fotografen, Kritikern und Kuratoren benutzt, um die Arbeit einer Handvoll Fotografen zu umreißen[37].

Es wäre ein Fehler, die in den sechziger Jahren lebenden Protagonisten der „social landscape" als Reformer vom Schlage eines Hine zu betrachten, der für private sozial engagierte Institute arbeitete, oder sie mit den Dokumentaren der FSA zu vergleichen, die von der Regierung beauftragt wurden. Sie praktizierten im Unterschied zu ihren Vorläufern eine Art „persönlichen Fotojournalismus", denn sie suchten sich ihre „Aufträge" selbst. So ging die Initiative zu „The Bikeriders" (1968), einem Buch über Motorradgangs mit Fotos und Interviews, ebenso wie die zu „Conversations with the Dead", einem Band über Gefangene, von Danny Lyon selbst aus. Leonard Freeds „Black in *Abb. 251* White America" (1968) und Bruce Davidsons „East 100th Street" waren Studien zu Problemen der Rassenunter- *Abb. 258* schiede und der Armut, die die beiden Journalisten auf eigene Faust unternommen hatten[38].

Die Vorstellung, daß Fotografien eine geistige Essenz enthalten, eine Anschauung, die Minor White, Paul Caponigro und Walter Chapell während der gesamten Periode vertraten, stieß bei den Fotografen der „social landscape" auf *Abb. 249* wenig Interesse. Auf den Spuren der Ausgestoßenen der Gesellschaft nutzten sie ihre eigene Sichtweise auf die Welt anderer Menschen, um ein neues Bewußtsein des Subjekts zu schaffen, um die Meinung zu unterminieren, daß es sich bei der amerikanischen Gesellschaft um eine homogene Einheit handele. Jedoch nicht alle dieser Fotografen waren sozial oder politisch motiviert, und bei einigen von ihnen fällt es generell schwer, derartige Sinngehalte in ihren Fotos auszumachen.

Wann immer er für sich selbst arbeitete, fotografierte Garry Winogrand, um der Natur seines Sujets auf die Spur *Abb. 255* zu kommen[39]. Halb im Spaß, halb im Ernst äußerte er wiederholt, daß er das tat, um herauszubekommen, warum die Welt wie fotografiert aussähe. Mit Warhol könnte man sagen, daß Winogrand auf diese Weise den oberflächlichen Aspekt der Welt auf sich selbst reflektierte: indem er einfach ein anderes Bild daraus machte. Wie der Schriftsteller Truman Capote einst Warhol als eine Sphinx ohne Rätsel bezeichnete, könnte man Winogrand als Faktensammler auf der Suche nach den Rätseln bezeichnen, zu denen seine gesammelten Antworten gehören. Anders als Warhol sieht sich Winogrand mitten in der Situation, aus der er seine Bilder ableitet. Ein Beispiel: Nachdem er in den sechziger Jahren Straßenfotograf in Manhatten gewesen war, entwickelte Winogrand ein Interesse für die Manipulation der Wertung von Geschehnissen durch die Massenmedien. Er begann das Medium und den Vorfall zu fotografieren. Auf einer Bauarbeiter-Demonstration 1969 beobachtete er nicht nur die für die Reporter zur Schau gestellte Aggressivität, sondern auch die Ehrfurcht im naiven Gesicht eines in der Masse fast versteckten Kindes. Das ist das perfekte Beispiel für einen „Pseudo-Zwischenfall", wie ihn Daniel Boorstin in „The Image" zu Anfang des Jahrzehnts beschrieben hatte. Mit einem einzigen Druck auf den Auslöser hatte Winogrand Boorstins stimulierende Beobachtung belegt: „Die unser Bewußtsein überflutenden Alltagsbilder haben Zaubertricks eines voraus: selbst nach einem Blick hinter die Kulissen bleibt die Freude an der Illusion."[40]

In den späten sechziger Jahren hatten Friedlander und Winogrand eine ästhetische Replik und einen repräsentativen Stil gefunden, die ihnen Zugang zu einer Welt bildlicher Exzesse und dem absurden Theater auf der Straße verschafften, indem sie Cartier-Bressons formellem Gedanken des „entscheidenden Augenblicks" ein neues Bewußtsein für die fotografische Illusion hinzufügten. Wie dem auch sei, für Diane Arbus, eine Fotografin der „social landscape", und für den Großteil des Publikums blieb der Bildgegenstand das einzig Wichtige.

Abb. 253

Ende 1972, im Jahr der Ausstellungen von Diane Arbus auf der Biennale in Venedig und im Museum of Modern Art, ein Jahr nach ihrem Selbstmord, standen die Fotos der Künstlerin im Zentrum jeder Diskussion um das Medium Fotografie. In den letzten zehn Jahren ihres Lebens hatte Diane Arbus sich ein neues Feld erschlossen; während sie zuvor in der künstlichen Welt der Modefotografie agierte, galt ihr späteres Interesse den Ausnahmesituationen und grellen Aspekten des Lebens von Artisten, Zwergen, Riesen, Transvestiten, Fremden auf den Straßen, Nudisten, Geisteskranken, Zwillingen und Drillingen. Damit widmete sie sich jenen, deren Besonderheiten einen Außenseiterstatus jenseits gesellschaftlicher Normen nach sich zogen. Es war eine entmutigende Arbeit, und wenn sie nicht 1958 ihrer Mentorin Lisette Model begegnet wäre und Unterstützung bei dem Artdirektor Martin Israel und dem Modefotografen Richard Avedon gefunden hätte, wäre sie möglicherweise zu scheu und ihrer Begabung zu unsicher gewesen, um in die Sphären des Unterbewußten vorzudringen, indem sie die sichtbaren Extreme der Gesellschaft aufspürte. So wie Winogrand und zahllose andere Fotografen war sie eine Abenteurerin der „social landscape", eine, wie Walker Evans es ausdrückte, „kühne, extrem begabte, eine geborene Jägerin. [...] Ihr Auge macht ihre Einzigartigkeit aus, es sieht oft das Groteske, das Abstoßende [...]."[41] In der Tat stellte die klare, frontale Darstellung ihrer vom Blitzlicht erhellten Sujets die künstlerische Unmittelbarkeit von Studioaufnahmen wieder her. Die Verwendung dieses dokumentarischen Stils für ihre Porträts verlieh den Dargestellten eine besondere Eindringlichkeit und Authentizität.

In einer Dekade sich auflösender Beschränkungen (auch in der Fotografie selbst) führte der Pfad, der Arbus und zeitweise auch Avedon von der Phantasie zur Realität geleitet hatte, den Fotojournalisten Duane Michals in die entgegengesetzte Richtung. Gefesselt von der Mehrdeutigkeit einfacher Fotos von Fakten, die ohne begleitende Bemerkungen erschienen, dachte sich Michals in den späten sechziger Jahren seine eigene Form des Fotoessays aus, indem er seine Fotografien wie die Sequenzen von Comic-Strips anordnete und später auch mit einem handgeschriebenen Text versah. Michals schuf eine glaubhafte Welt, und zwar auf eine Weise, die bisher als Domäne von Drehbuchautoren und Stückeschreibern gegolten hatte. Wie jedoch Boorstin beobachtet hatte, wurde die Illusion noch größer, je besser man den Entstehungsprozeß kannte. Die Möglichkeit der Grenzüberschreitung und die Einführung der leicht zu handhabenden Polaroid-Fotografie regten die Maler Chuck Close und Lucas Samaras an, sich mit Selbstporträts zu beschäftigen. Schon 1973 hatte Samaras einen Weg gefunden, Polaroidbilder nach der Entwicklung zu manipulieren, und fünf Jahre später begann er, unvermindert von der Fotografie begeistert, mit den Effekten stark farbiger theatralischer Beleuchtung zu spielen.

Abb. 260 bis 266

Abb. 271, 272

Nicht alle Maler und Bildhauer, die die Fotografie einsetzten, entwickelten einen Sinn für die Spezifika des Materials. Die meisten Konzeptkünstler der späten sechziger Jahre benutzten sie wie andere Leute auch, als eine Möglichkeit der Dokumentation. Für Hans Haacke waren Fotografien zuerst Begleitmaterial von Texten, später wurden sie ihm unentbehrlich, als er die Strategien von Werbefachleuten übernahm, indem er ihre Bilder verfremdete, um mit ihnen die Politik multinationaler Konzerne zu kritisieren. Er benützte seine Fotosequenzen auch dazu, biologische Wachstumsvorgänge und physikalische Prozesse zu visualisieren. Für Douglas Huebler, Dennis Oppenheim und Dan Graham waren die Fotografien Ideenträger und für Joseph Kosuth die neutralste Reproduktionsmethode. In jedem Fall war das entstehende Bild wichtiger als der fotografische Prozeß. Das Stück „One and Three Chairs" von Kosuth kann als Beispiel für die Funktion der Fotografie innerhalb der Concept Art dienen. Es besteht aus einem einfachen Stuhl, einer fotografischen Reproduktion dieses Stuhls und einer Definition des Wortes „Stuhl" aus Websters Wörterbuch. In dem Nebeneinander von Realität, Abbildung der Realität und ihrer Beschreibung wird das Anschauungsprinzip als wesentliche Funktion von Kunst und damit die Kunst selbst problematisiert.

Abb. 656

Abb. 652

Robert Venturi und seine Studenten nahmen 1972 für das Buch „Learning from Las Vegas" Ruschas Panorama-Collage des Sunset Strip in Los Angeles zum Vorbild, um auch den berühmten „Strip" in Las Vegas darzustellen. Da Ruschas Stil auf jegliche subjektive Beurteilung verzichtete, war er eine perfekte Möglichkeit, ein Konglomerat von Zeichen und Fassaden zu zeigen, eine „Architektur ohne Architekten". Man kann sagen, daß Venturis Herangehensweise an Las Vegas dem Herangehen vieler Fotografen der siebziger Jahre an die Landschaft ähnelte: sie beschäftigten sich mit dem Vorhandenen, jedoch nicht mit dem strikt Naturalistischen oder gar Wünschenswerten. Diese Haltung war der von Adams oder Eliot Porter diametral entgegengesetzt, jedoch empfänglicher für die Zeugnisse menschlichen Wirkens in der Natur. Ruschas Einfluß zeigte sich in der von diesen Fotografen angestrebten Entpersönlichung und dem prosaischen Stil, mit dem sie ihre Beobachtungen wiedergeben. So schrieb der Fotograf Lewis Baltz über Robert Adams' Fotografien: „... ihre primäre Aufgabe ist es, das Publikum davon zu überzeugen, daß es sich um wahre Dokumente handelt, daß der Fotograf unter Zurücklassung seiner Vorstellungen und Vorurteile sei-

Abb. 259

Abb. 257, 278

ne Möglichkeiten der Beobachtung und Beschreibung voll ausgeschöpft hat. Das ideale fotografische Dokument müßte den Anschein einer Existenz ohne Autor und ohne Kunst erwecken."[42] Nun schien es, als ob „kein Original" durch „kein Autor" ersetzt wurde. In einigen Fällen, so in der Fotoserie „Evidence" („Beweis"), von Mike Mandel und Larry Sultan aus verschiedenen Quellen zusammengetragen, traf dies zu. Bei der fotografischen Präsentation ihrer Kollektion war der Bildgegenstand das Primäre, die Urheber der Aufnahmen waren zur Nebensache erklärt worden.

Die Richtung des „new topographical" strebt keine reine Bestandsaufnahmen an; sie entsteht auf der Basis vorangegangener Entwicklungen wie der Landschafts- und Städtepanoramen aus den sechziger Jahren von Art Sinsabaugh, der Fotografie Callahans, vorrangig aber der Kulturdokumente Walker Evans' und Wright Morris' aus den dreißiger Jahren sowie der Exkursionsbilder O'Sullivans aus den siebziger Jahren des vorausgegangenen Jahrhunderts. Der neue Wahrhaftigkeitsanspruch mutete an, als ob die Beobachtung wieder zur einzigen Berufung des Fotografen geworden sei. Objektivität und Anonymität sind die Charakteristika der kargen Perspektiven und häufig leeren Landschaften der Schwarz-Weiß-Fotografien von Joe Deal, Frank Gohlke, Henry Wessel, Jr., Tod Papageorge, Linda Connor und der Farbbilder von Stephen Shore (und später in den achtziger Jahren von Richard Misrach und Joel Sternfeld). Zeitgleich entdeckte Joel Meyerowitz, bekannt für seine Schwarz-Weiß-Aufnahmen *Abb. 276* von New Yorker Straßenszenen, die Lichtstimmungen an den Stränden von Cape Cod, die er mit Hilfe der 8 × 10-Zoll-Kamera in Farbe fotografierte. Einer der Gründe, die Meyerowitz für seine Bekehrung zur Farbfotografie anführte, war die Tatsache, daß diese ihm das Aufzeichnen von mehr und mehr Informationen ermöglichte. Auch Emmet Gowin versuchte, mehr Informationen in seine Fotos zu zwingen, zunächst durch den Einsatz eines Fischaugen-Objektivs und später, in den achtziger Jahren, durch die zunehmende Vergrößerung des Abstandes zum Bildgegenstand, bis hin zu Luftbildern. Gowins Werk ging gleichwohl von einer weniger sterilen Sichtweise auf das Chaos im Leben und in der Natur aus. Diese teilt er mit William Eggleston, einem anderen Südstaaten-Fotografen, *Abb. 269, 270* der die unspektakulären Motive des Alltags entdeckte und in Farbbildern festhielt, und mit John Gossage, der unscheinbare Landschaften mit der ihm eigenen Sensibilität wiedergab.

Der neue Status der objektiven Fotografie in den siebziger Jahren war zugleich eine Herausforderung. Wer noch immer nur das pure Medium sah, mußte mit den alten Illusionen der Authentizität der fotografischen Abbildung aufräumen. Die Frage nach der Authentizität der Fotografie war zunächst in einer spielerischen Art gestellt worden. 1967 verglich Kenneth Josephson mit der Kamera die Wirklichkeit von Orten, die er besuchte, mit ihrem Bild auf *Abb. 254* einer Postkarte. Zehn Jahre später versah John Divola die Interieurs verlassener kalifornischer Strandhäuser mit ge- *Abb. 277* tupften Graffiti und verpflanzte den Blick aufs Meer in eine verfallende Umgebung. Mitte der siebziger Jahre foppte der Bildhauer Robert Cumming sein Publikum mit wechselnden Erklärungen zu konstruierten Situationen, deren *Abb. 267, 268* unlogische Deutung allein deshalb logisch erscheinen sollte, weil die Situation fotografiert worden war. John Pfahl wollte dem Betrachter bewußtmachen, daß die Punktperspektive des Fotografen eine Illusion erzeugt. Pfahl betonte *Abb. 275* deshalb die Geometrie der natürlichen Landschaft durch Gebilde aus Schnüren und Bändern. Mit einer ähnlichen Absicht arrangierte Ruth Thorne-Thonsen in den späten siebziger Jahren Spielzeugfiguren zusammen mit ausgeschnittenen Fotos und erreichte durch Abfotografieren der Arrangements, daß die Figuren scheinbar monumentale Dimensionen annahmen. Wieder schien es, als ob die Freude an der Täuschung zunahm, je mehr sich die vorgebliche Authentiziät der Fotografie als Illusion erwies.

Die um sich greifende Erkenntnis, daß fotografische Illusion und Authentizität untrennbar miteinander verknüpft sind, bewirkte eine Neubefragung des Mediums und führte schließlich zum Konflikt zwischen denen, die auf der Suche nach Bildern waren, und jenen, die einem Ideal nachspürten. Die „straight photography" wurde nicht nur mit den Techniken der Rekontextualisierung und Installation konfrontiert, auch ihre Prämisse einer funktionalen Ästhetik fand sich ernsthaft in Frage gestellt. Es ging um mehr als spielerische Attitüden, als Susan Sontag das moralische Problem des Voyeurismus auf die Tagesordnung setzte, wodurch die Fotografie von den anderen visuellen Künsten abgegrenzt wurde[43]. In diesem Zusammenhang ist auch Allan Sekulas Definition der „fotografischen Bedeutung" zu sehen, der unter marxistischem Blickwinkel die politischen Implikationen der Fotografie betrachtete[44]. Die sozialen Wirkungen der Fotografie waren schon in den dreißiger Jahren von Walter Benjamin untersucht worden. Kritische amerikanische Denker wurden durch französische Semiotiker wie Roland Barthes beeinflußt, welche die in Fotografien enthaltenen und durch sie weitergetragenen kulturellen Inhalte untersuchten. Darüber hinaus machten sich philosophisch orientierte Kritiker und feministische Kunsthistorikerinnen ihre eigenen Gedanken über fotografische Bilder und Praktiken, während eine neue Generation von Malern, Bildhauern, Performance-Künstlern und kritischen Fotografen das neue Denken in Projekte umsetzte.

Die Schwierigkeiten konventionellerer Fotografen mit der Intellektualisierung des Mediums und deren Umsetzung hatte Paul Valéry Ende des 19. Jahrhunderts schon für eine ähnliche Situation beschrieben: diese Künstler konnten nicht mehr zwischen der Idee einer Form und der eine Form fordernden Idee unterscheiden. Einige Fotografen machten aber gerade diesen Unterschied zu ihrem Ausdrucksmittel. Die Kritiker andererseits mußten die Bedeutung einer Fotografie artikulieren oder identifizieren können – philosophisch, linguistisch, politisch, soziologisch –, und das war wichtiger als eine selbstdefinierte intuitive Reaktion auf eine visuelle Erfahrung. Da viele Kritiker in der Fotografie ein Medium sahen, das einer Form bedurfte, war es ihnen unverständlich, daß die Fotografie auch auf andere Weise Bedeutung vermitteln könne. Szarkowski wandte ein, daß für die Definition fotografischer Ästhetik der Weg in Betracht gezogen werden müsse, der bei der Determinierung des Gegenstandes der Fotografie beschritten wurde, also die der Form innewohnende Idee. Somit erschien es unmöglich, den Arbeiten von Joseph Jachna, Mark Cohen oder den letzten Werken Friedlanders und Metzkers eine ästhetische Bedeutung abzusprechen, denn deren Interesse für das Gesehene und den Weg, auf dem es optische Prägung erfuhr, hatte neue Höhen erreicht. Selbst Susan Meiselas' journalistische Fotografien von den Unruhen in Nicaragua schienen mehr zu sein als nur gute Reportage. Doch noch immer beharrten Kritiker darauf, daß Ideen nicht Dingen innewohnen könnten, wie klar und originell sie auch gesehen würden. Das funktionalistische Ideal, mit welchem sich die Fotografie als Kunst identifiziert hatte, wurde mehr und mehr von neuen Ideen und Ideologien in Frage gestellt. Unterdessen verloren transzendente und regionale Ausdrucksformen zunehmend ihre einstige Dominanz und gerieten in das richtungslose Gemenge von Haltungen und Praktiken, welches von der Kunstwelt als Pluralismus bezeichnet wird. Der Pluralismus erlaubt das gleichzeitige Nebeneinander vieler Ideen, ohne als Mangel an Charakter betrachtet zu werden – eine tolerante amerikanische Antwort auf den neuen Grad der Unabhängigkeit, entstanden infolge des in den sechziger Jahren erfolgten Angriffs auf die Autoritäten.

Die fundamentale Frage der Fotografie der achtziger Jahre lautete nicht, ob das Medium als Kunst, als Werkzeug oder als zuverlässiger Faktenspeicher zu betrachten sei. Auch nicht, welche Art von Kunst es sei. Die fundamentale Frage lautete: Was bleibt von dem immer kleiner werdenden Territorium zwischen dem intuitiven und intellektuellen Ansatz angesichts der vielfältigen Probleme? John Coplans, lange Zeit Herausgeber und Kritiker, wurde selbst zum Fotografen, um die Fragestellung von der anderen Seite her aufzurollen. Nicholas Nixon bewegte sich von den stilorientierten Bildgegenständen der „new topographics" zu inhaltlich orientierten sozialen Porträts von Afroamerikanern, Patienten in Pflegeheimen und AIDS-Opfern; Gohlke und Misrach benutzten ihre „landscapes" nun, um sich mit Umweltfragen auseinanderzusetzen. Andere änderten die Formate: Jan Groover gab ihre diskontinuierlichen Triptycha zugunsten in sich abgeschlossener Einzelbilder auf; Gossage machte Collagen; Esther Parada benutzte Computergrafiken und Installationstechniken zur Auseinandersetzung mit politischen Fragen. Andere Fotografen konzentrierten sich weniger auf die Form und mehr auf das Subjekt, speziell auf Personen: z. B. auf Familiensituationen (Eileen Cowin, Larry Sultan, Tina Barney, Sally Mann, Carry Mae Weems), auf sexuelle Identität und Abhängigkeit (Duane Michals, Robert Mapplethorpe, Nan Goldin). Für diese Arbeiten war eine neue Auffassung der Rhetorik fotografischen Ausdrucks charakteristisch, eine Integration von faktisch-logischem Schluß, Erfahrungswerten und Intuition.

Abb. 281

Wenn sie auch den Ideen und Fragestellungen verpflichtet waren, die zu einer empirischen Vorgehensweise gehören, näherten sich die meisten dieser rekontextualisierenden fotografischen Bilder der späten siebziger und der achtziger Jahre nie, nicht einmal ansatzweise, dem rigoros systematisierenden Ansatz von Mathematikern und Philosophen. Ihr Interesse galt dem Experiment, denn ihr Ziel ist es nicht, ein kohärentes System zu entwerfen, sondern festzustellen, welche Ideen das Imaginationsvermögen stimulieren. Wenn Künstler folglich mit verschiedenen Ideen spielten, so wie mit der Illusion in Performances (Cindy Sherman, William Wegman), der Disjunktion eines Ganzen (Joyce Neimanas, David Hockney, Mike und Doug Starn), der Veränderung durch plastische Konstruktion (Sandy Skoglund, Zeke Berman) oder der Transformation durch farbige Beleuchtung (Barbara Kasten, Samaras), demonstrierten sie ihre Ideen und suchten sie nicht zu beweisen oder sie verbal zu erklären.

Abb. 282
Abb. 279

Die Fotografie ist immer noch Grundlage einer wachsenden und analyseträchtigen Bildkultur, und viele Fotografen finden sich kontinuierlich zu Antworten auf Ideen und Fragen nonvisueller Natur bemüßigt. Sie empfinden diesen Weg als befreiend, während andere in ihm ein inkohärentes Gewirr sehen, das sehr hohe Anforderungen an sie stellt. Ob sie Probleme verdeutlichen oder Gefühle mitteilen, ob sie nach Idealen oder nach Bildern suchen: alle Fotografen haben inzwischen verstanden, daß ihr Medium kein Werkzeug der Beobachtung und der Metapher ist, sondern integraler Bestandteil der modernen Kultur. Ihre Rolle und ihre Verantwortung ist dadurch gewachsen. Ausgehend vom „Gesamteffekt, also der Idee" (Rosenberg), stellt die Fotografie inzwischen Fragen, die über die Antworten funktionalistischer Ideale hinausgehen. Diese neuen Fragen sind ästhetisch immer noch genauso anspruchsvoll und in sozialer Hinsicht relevant, wie sie es waren, als die Bilderkultur noch jung war, beschäftigen sie sich doch nicht nur mit neuen Techniken, sondern darüber hinaus mit den faszinierenden Verbindungen, welche die Vorstellungskraft zwischen Illusion, Bedeutung und der Freude an der Täuschung knüpft.

ANMERKUNGEN

1 Während Morses Aufenthalt in Paris weihte Daguerre ihn nicht in die Einzelheiten seiner Erfindung ein, was durch die Tatsache bewiesen wird, daß Morse bis zu seiner Rückkehr in die Vereinigten Staaten außerstande war, Daguerreotypien herzustellen, bis schließlich im September des gleichen Jahres veröffentlichte Erläuterungen des Verfahrens New York erreichten.
2 Robert Taft: Photography and the American Scene. A Social History, 1839–1889, in: Dover Publications. New York 1964, S. 12 bis 13.
3 Ebd. S. 48.
4 Marcus Aurelius Root: The Cameras and the Pencil or The Heliographic Art. Philadelphia 1864, S. 143.
5 Southworth und Hawes wurden unabhängig voneinander durch eine Serie von Vorlesungen, die Jean Baptiste François Fauvel-Gouraud 1840 in Boston hielt, auf die Daguerreotypie aufmerksam. Dieser war ein Schüler Daguerres und Vertreter von Alphonse Giroux & Cie, der mit dem Verkauf von Daguerre-Handbüchern und -Kameras beauftragten Firma.
6 Zitiert bei Robert A. Sobieszek und Odette M. Appel: The Spirit of Fact. The Daguerreotypes of Southworth and Hawes, 1843 bis 1862. Boston 1976, S. XXIII.
7 Zitat aus Emersons „Nature" (1836), entnommen Sobieszek und Appel, a.a.O. S. IX.
8 Ansel Adams entdeckte als erster Fotografien von O'Sullivan und stellte sie 1940 aus.
9 Sadakichi Hartmann: The Value of the Apparently Meaningless and Inaccurate, in: Camera Work 3, Juli 1903, S. 18.
10 Strands Credo wurde zuerst 1916 in „Seven Arts" veröffentlicht und 1917 in der letzten Nummer von „Camera Work" wiederholt.
11 Der Begriff „straight photography" wurde schon 1904 von Sadakichi Hartmann verwendet, um den Piktorialisten, die Abzüge oder Negative mit Pinselstrichen oder Kratzern manipulierten, Vorhaltungen zu machen. Siehe Hartmann: A Plea for Straight Photography, in: American Amateur Photographer, 16, 1904, S. 101–109.
12 Andere Absolventen der Clarence White School of Photography waren Laura Gilpin, Doris Ulmann und Margaret Bourke-White.
13 In Mexiko lebte Weston mit Tina Modotti, die unter seinem Einfluß Fotografin wurde.
14 Stieglitz bewunderte Kandinsky und veröffentlichte den Aufsatz „Über das Geistige in der Kunst" im Juli 1912 auszugsweise in „Camera Work". Die ersten englischen Übersetzungen des gesamten Textes wurden nicht vor 1914 publiziert.
15 Edward Steichen sammelte Arbeiten von der Ostküste (Steichen, Sheeler, Outerbridge, Berenice Abbott, Ralph Steiner), und Edward Weston verlegte sich auf Stücke aus dem Westen (Weston, Cunningham, Roger Sturtevant, Brett Weston).
16 Man Ray kehrte während des Zweiten Weltkrieges nach Los Angeles zurück und ging 1951 wieder nach Paris.
17 Ansel Adams und Mary Street Alinder, aus: Ansel Adams. An Autobiography. Boston 1985, S. 112.
18 Dieses Zitat erschien zuerst auf einer Karte Langes anläßlich einer Wohnsitzänderung und später auf einer Weihnachtskarte an Freunde.
19 Diese Charakterisierung Eakins' stammt von Lloyd Goodrich, zitiert in: John A. Kouwenhoven: Made in America. The Arts in Modern Civilization. New York 1948, S. 178.
20 So zitiert in Christopher Phillips' exzellentem Essay „Photography and the state between the wars: The United States. American Society", in: A History of Photography, Social and Cultural Perspectives, hrsg. von Jean-Claude Lemagny und André Rouillé. Cambridge / New York 1986, S. 160.
21 James Agee, Einführung zu: Helen Levitt, A Way of Seeing. New York 1965. Der Einführungstext war schon 1946 geschrieben worden, blieb aber bis 1965 unveröffentlicht.
22 Zitiert ohne Quellenangabe bei: Jonathan Green: American Photography. A Critical History, 1945 to the Present. New York 1984, S. 53.
23 Die schon zehn Jahre vorher aufgenommene Fotografie erhielt ihren Titel 1954, s. Carl Chiarenza: Aaron Siskind. Terrors and Pleasures. Boston 1982, S. 58.
24 White unterrichtete zusammen mit Adams 1947–1953 an der California School of Fine Arts in San Francisco Fotografie.
25 So zitiert in Peter C. Bunnell: Minor White. The Eye that Shapes, Ausst.-Kat. Princeton 1989, S. 25.
26 So zitiert in Minor White: Mirrors, Messages, Manifestations, 2. Aufl. Millerton 1969, S.63.
27 Walter Peterhans, der am Bauhaus Fotografie unterrichtet hatte, war auch an anderer Stelle angestellt
28 Zu jener Zeit unterstützte die Stiftung Guggenheim Weston, Roy DeCarava und Smith.
29 So zitiert in: John Szarkowski: Photography Until Now. New York 1990, S. 253.
30 Walker Evans: Robert Frank, in: US Camera 1958, hrsg. von Tom Maloney. New York 1957, S. 90.
31 Minor White, in: Aperture Nr. 7, 3/1959, S. 127.
32 Robert Frank: A Statement, in: US Camera 1958, hrsg. von Tom Maloney. New York 1957, S. 115.
33 Harold Rosenberg: Evidences, Einführung zu Aaron Siskind, Aaron Siskind Photography. New York 1959 (ohne Seitenangabe).
34 John Szarkowski: The Idea of Louis Sullivan, University of Minnesota. Minneapolis 1956, S. 26.
35 Einige dieser fotografischen Techniken waren als „globale" Gegebenheiten in den Ausstellungen und Katalogen von „Subjektive Fotografie", initiiert von Otto Steinert, in den fünfziger Jahren in Deutschland zu sehen.
36 Marshall McLuhan, The Photograph, in: Understanding Media, McGraw Hill Bock Company. New York 1964, S. 194.
37 „Social landscape" war ein von Friedlander geprägter Begriff, im Zusammenhang mit einer Auswahl seiner Fotografien, die 1963 in der Zeitschrift „Contemporary Photography" abgedruckt wurden, entstanden. Die wichtigen Ausstellungen zu diesem Thema hingen mit „Contemporary Photography" zusammen: Toward a Social Landscape, organisiert 1966 von Nathan Lyons für das George Eastman House, Twelve Photographers of the Social Landscape, organisiert von Thomas Garver 1966 für die Brandels University, und New Documents, organisiert von John Szarkowski 1967 für das Museum of Modern Art.
38 Das 1968 erschienene und 1970 neu aufgelegte Buch „The Concerned Photographer" umfaßte neben einer Retrospektive der Arbeiten amerikanischer Fotografen wie Leonard Freed, Dan Weiner, Gordon Parks, Bruce Davidson, Donald McCullin und W. Eugene Smith auch Werke eingebürgerter und ausländischer Fotografen.
39 Eine Beobachtung von John Szarkowski.
40 Daniel J. Boorstin, The Image: A Guide to Pseudo Events in America, Atheneum, New York 1961.
41 Walker Evans in: Quality: Its Images in the Arts, hrsg. von Louis Kronenberger, Atheneum 1969, S. 172.
42 Lewis Baltz' Zitat aus seiner Besprechung von Robert Adams' 1974 erschienenem Buch „The New West in Art in America" (S. 41) wurde in den Text des Kataloges der richtungweisenden Ausstellung „New Topographics: Photograph of a Man-altered Landscape" (1974) aufgenommen, welche Werke von Robert Adams, Lewis Baltz, Bernd und Hilla Becher, Joe Deal, Frank Gohlke, Nicholas Nixon, John Schott, Stephen Shore und Henry Wessel, Jr. umfaßte.
43 Eine Sammlung von Sontags Artikeln für die „New York Review of Books" findet sich in: Susan Sontag, On Photography, Farrar Giroux Straus, 1978.
44 Eine Sammlung von Sekulas Essays erschien in seinem Buch: Photography Against the Grain: Essays and Photo Works 1973 to 1983, Press of the Nova Scotia College of Art and Design, 1984.

257 LEWIS BALTZ,
NORTHWEST WALL, UNOCCUPIED INDUSTRIAL SPACE,
17875 C AND D SKYPARK CIRCLE, IRVINE, CALIFORNIA
(Nordwest-Mauer, freies Industriegelände, 17875 C und D Skypark circle, Irvine, Kalifornien)
Silber-Gelatine-Abzug
15,2 × 22,1 cm
1971
Chicago, The Art Institute of Chicago (Schenkung des Künstlers)

258 BRUCE DAVIDSON,
UNTITLED
(Ohne Titel)
Silber-Gelatine-Abzug
27,8 × 21,5 cm
1966–1968
Chicago, The Art Institute of Chicago (Schenkung Jack & Roberta Jaffe)

259 EDWARD RUSCHA,
EVERY BUILDING ON THE SUNSET STRIP
(Jedes Gebäude des Sunset Strip)
Tinte, Papier
18 × 13,9 cm (geschlossen)
1966
Los Angeles, Los Angeles County Museum of Art (Copyright Edward Ruscha)

260–266 DUANE MICHALS,
THE BOGEYMAN
(Das Schreckgespenst)
7 Silber-Gelatine-Abzüge
Je 8,6 × 13,2 cm
1973
Chicago, The Art Institute of Chicago (National Endowment for the Arts Museum Purchase Grant)

267–268 ROBERT CUMMING,
2 EXPLANATIONS FOR A SMALL SPLIT POND
(2 Erklärungen für die Teilung einer Pfütze)
2 Silber-Gelatine-Abzüge
Je 19,5 × 24,5 cm
1974
Chicago, The Art Institute of Chicago (National Endowment for the Arts Museum Purchase Grant)

269 WILLIAM EGGLESTON,
GREENVILLE, MISSISSIPPI, HALLOWEEN
Abzug mit Farbschnitt
30,2 × 45 cm
Um 1973
Chicago, The Art Institute of Chicago (Leihgabe Frumkin Gallery, Chicago)

270 WILLIAM EGGLESTON
OUTSKIRTS OF MORTON, MISSISSIPPI, HALLOWEEN
(Stadtrand von Morton, Mississippi, Halloween)
Farbiger Transparentabzug
30,2 × 45 cm
1971
Chicago, The Art Institute of Chicago (Schenkung der Society for Contemporary Art)

271 LUCAS SAMARAS,
UNTITLED (MOUTH)
(Ohne Titel, Mund)
Emulsionsmanipulierter Farbabzug
8 × 7,8 cm
1973–1976
Chicago, The Art Institute of Chicago (Schenkung Robert & Gayle Greenhill)

272 CHUCK CLOSE,
SELF-PORTRAIT / COMPOSITE / NINE PARTS
(Selbstporträt / Komposition / neun Teile)
Polaroid-Colorabzüge
210,8 × 175,3 cm
1979
New York, The Whitney Museum of American Art (Schenkung von Barbara & Eugene Schwartz)

273–274 ROBERT HEINECKEN,
SUSAN SONTAG COPYRIGHT PROJECT „ON PHOTOGRAPHY“
(Porträt-Collagen von Susan Sontag aus „On Photography“)
Polaroid-Schwarz-Weiß-Abzüge
121,9 × 121,9 cm
1978
Chicago, The Art Institute of Chicago (Schenkung der Lloyd A. Fry Foundation, Sondra Berman Epstein, Reva & David Logan und Photography Circle Fund)

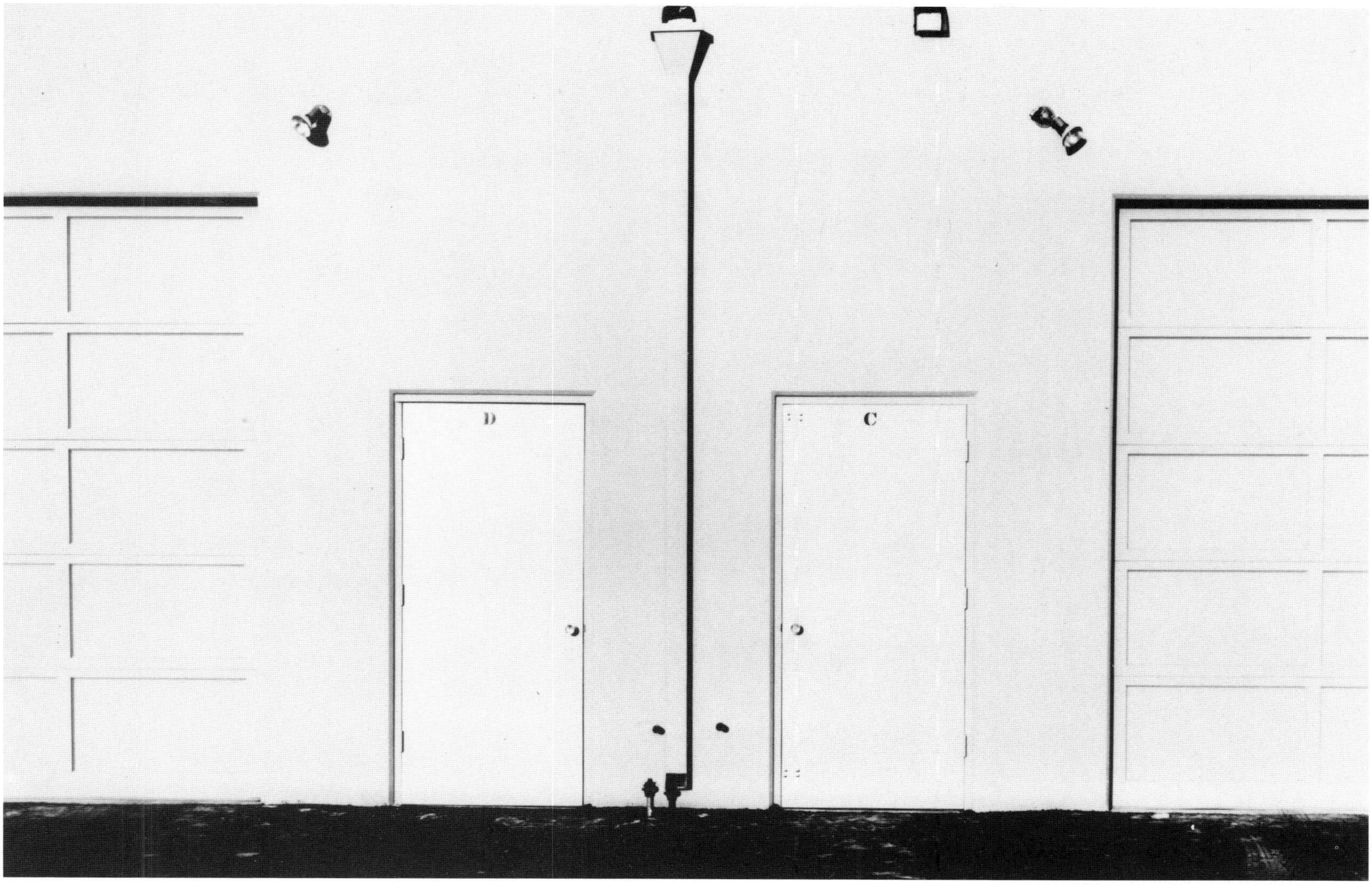

257

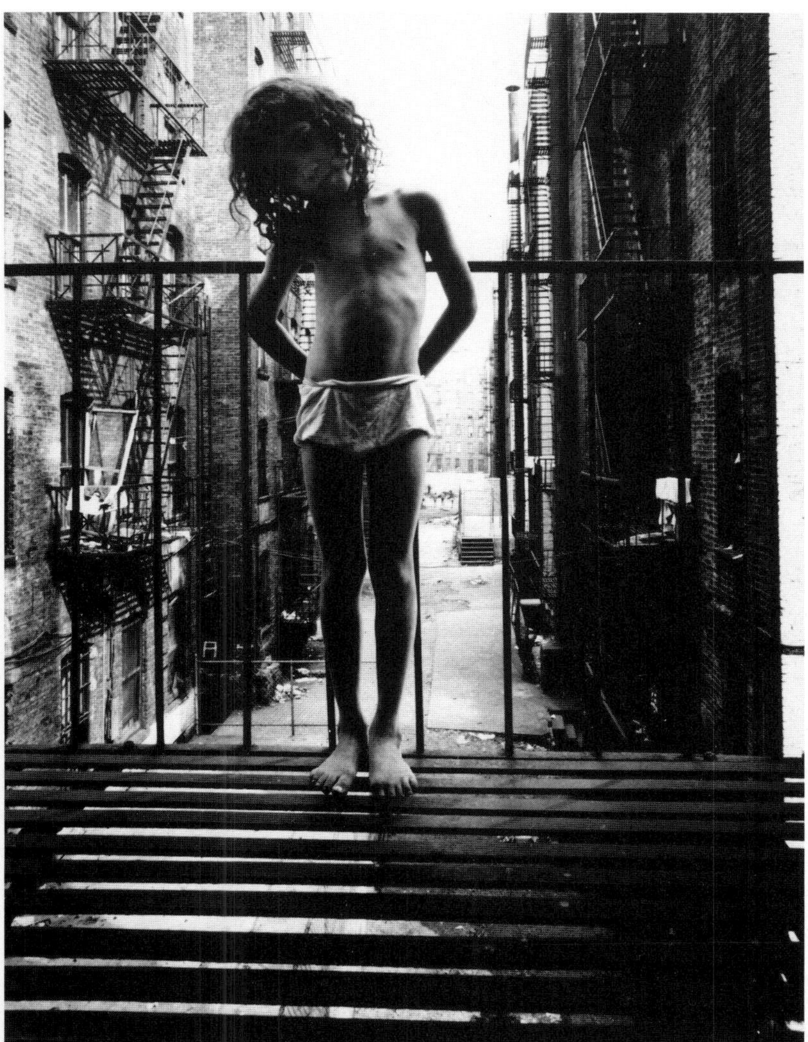

258

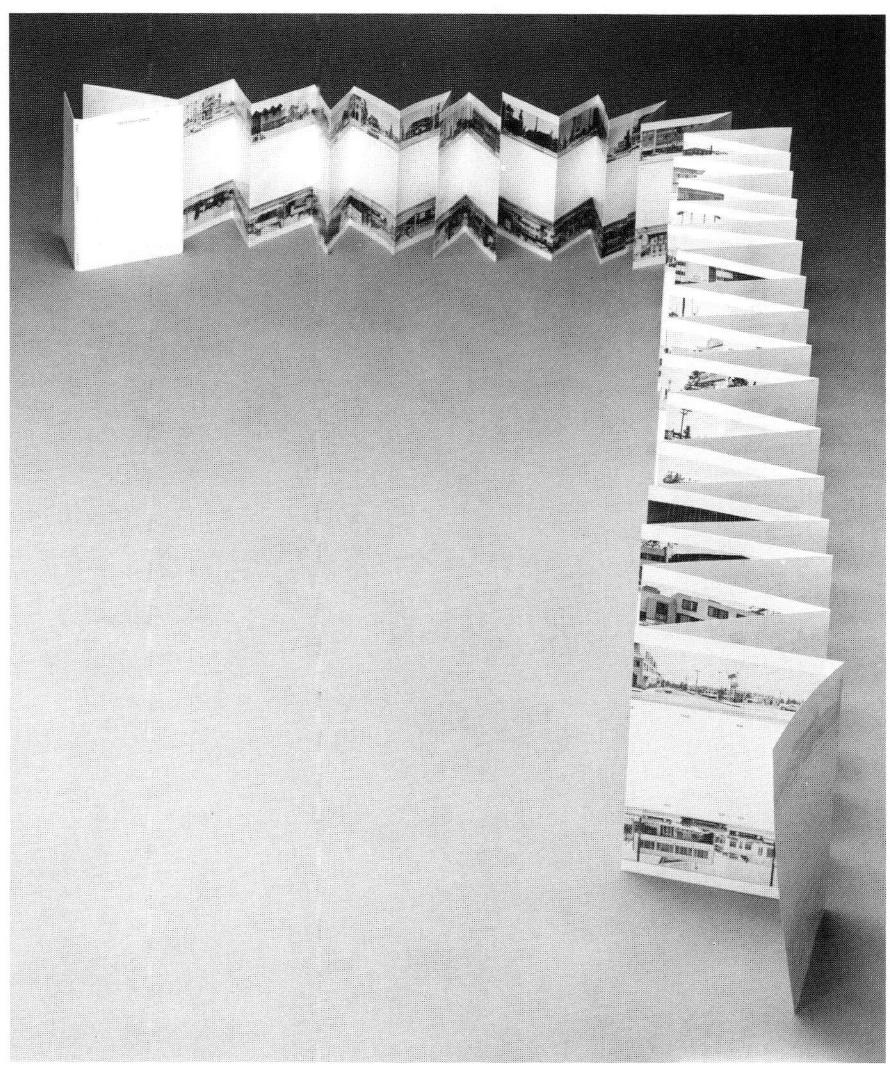

259

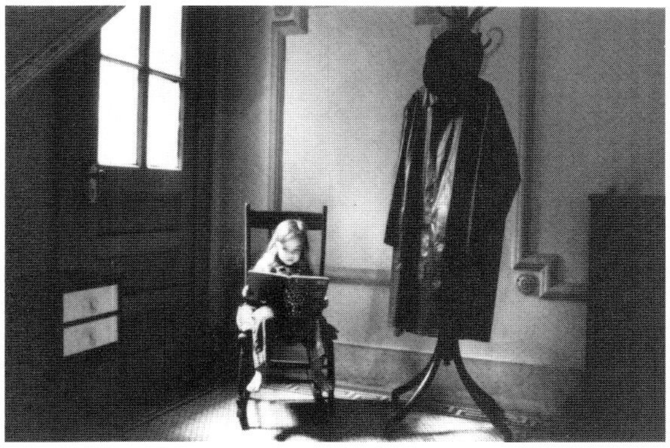

260

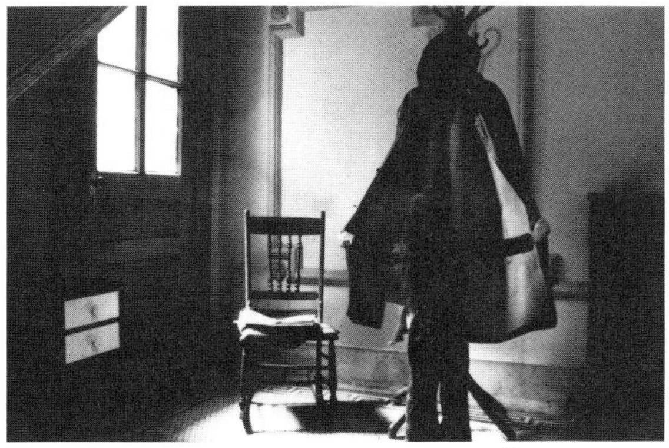

263

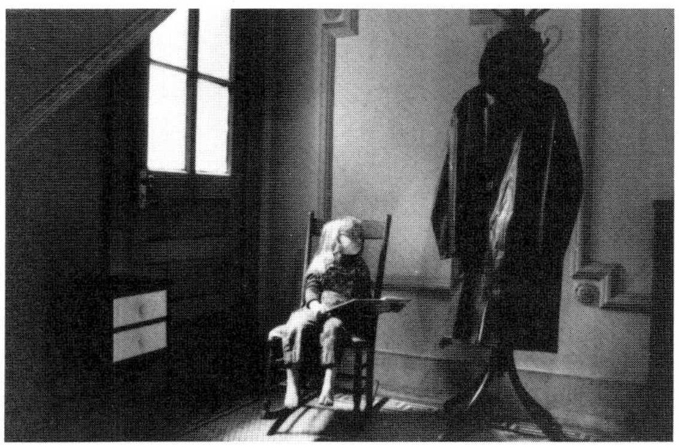

261

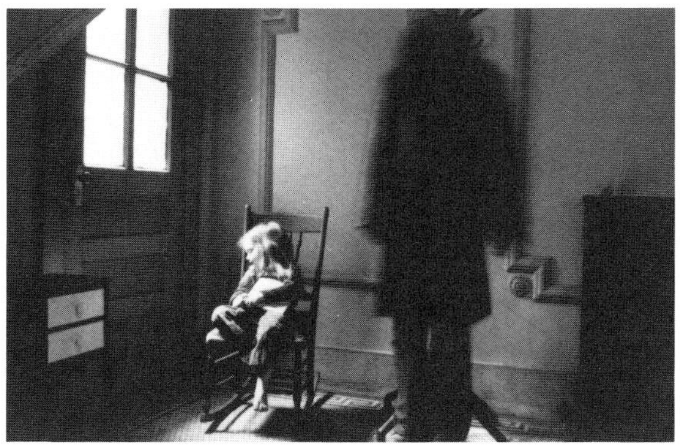

264

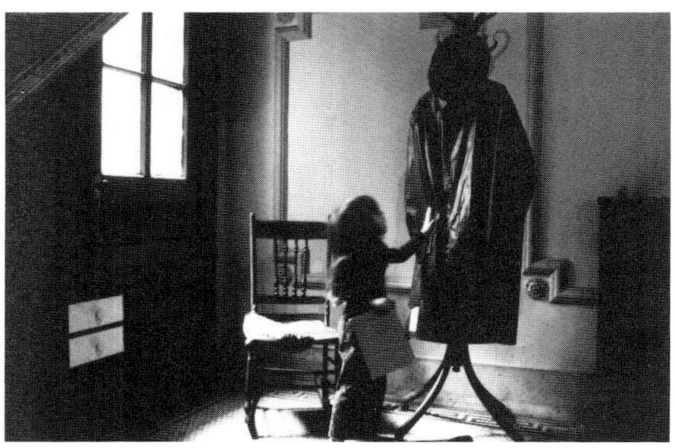

262

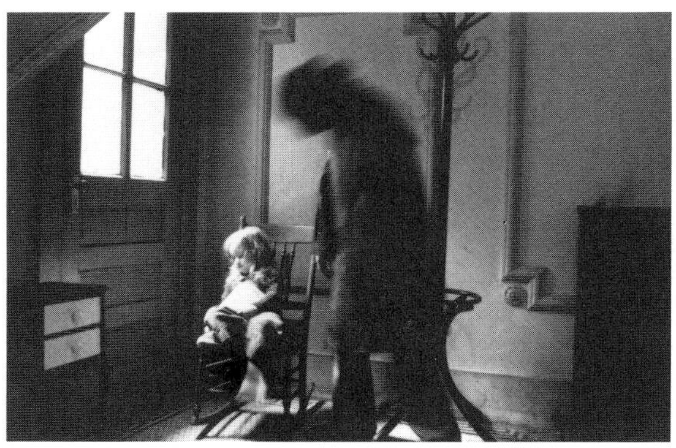

265

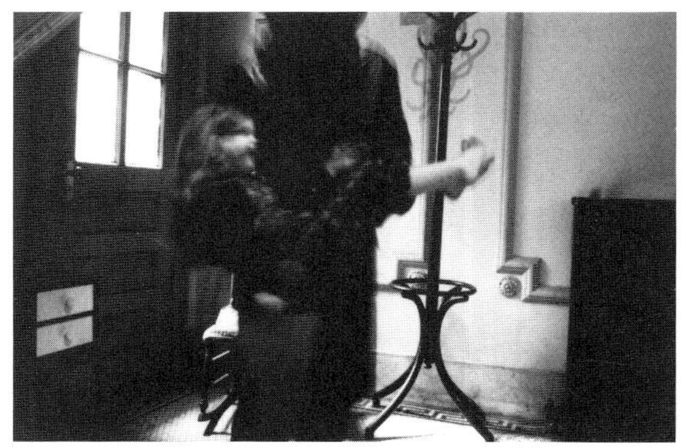

266

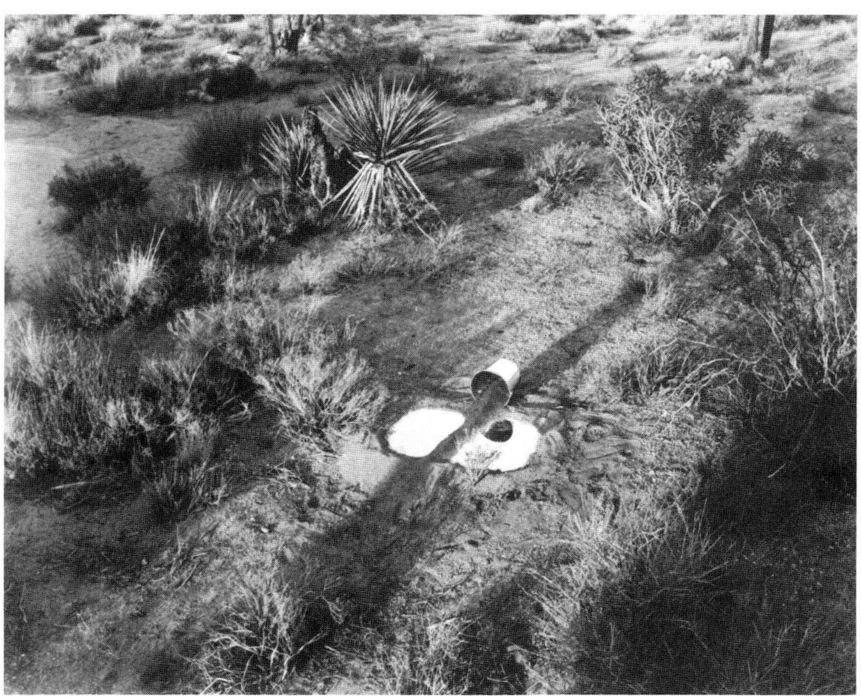

267

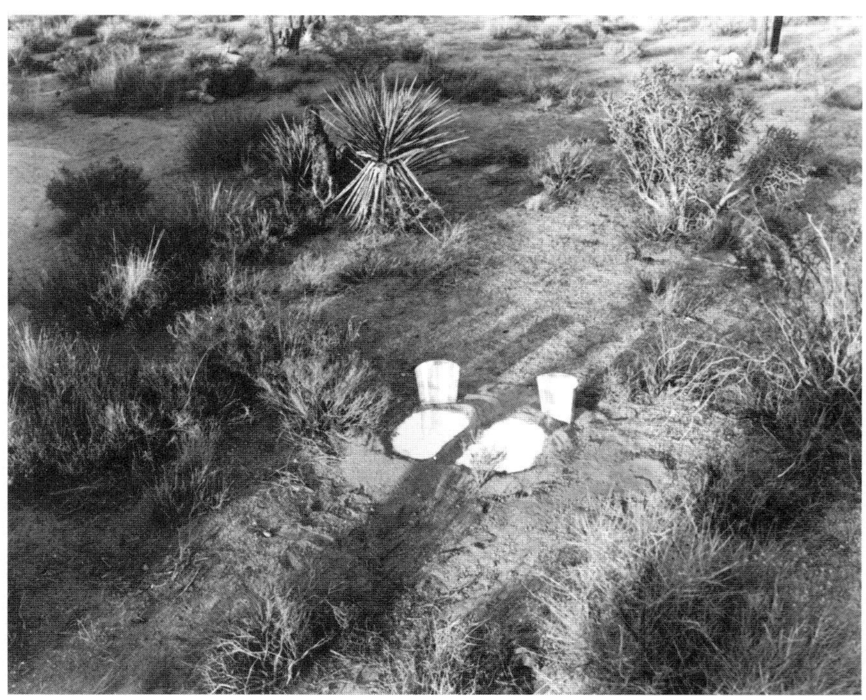

268

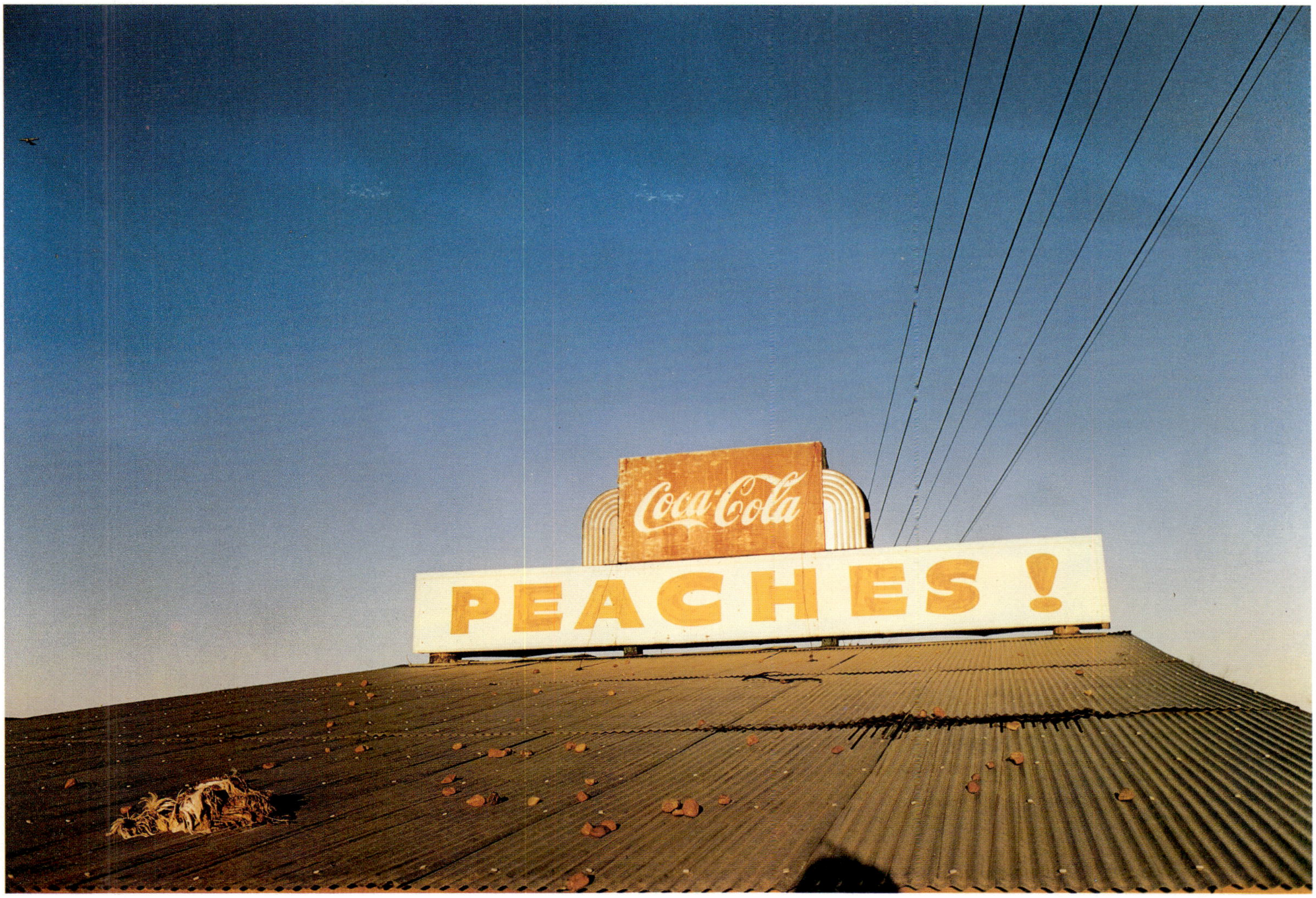

269

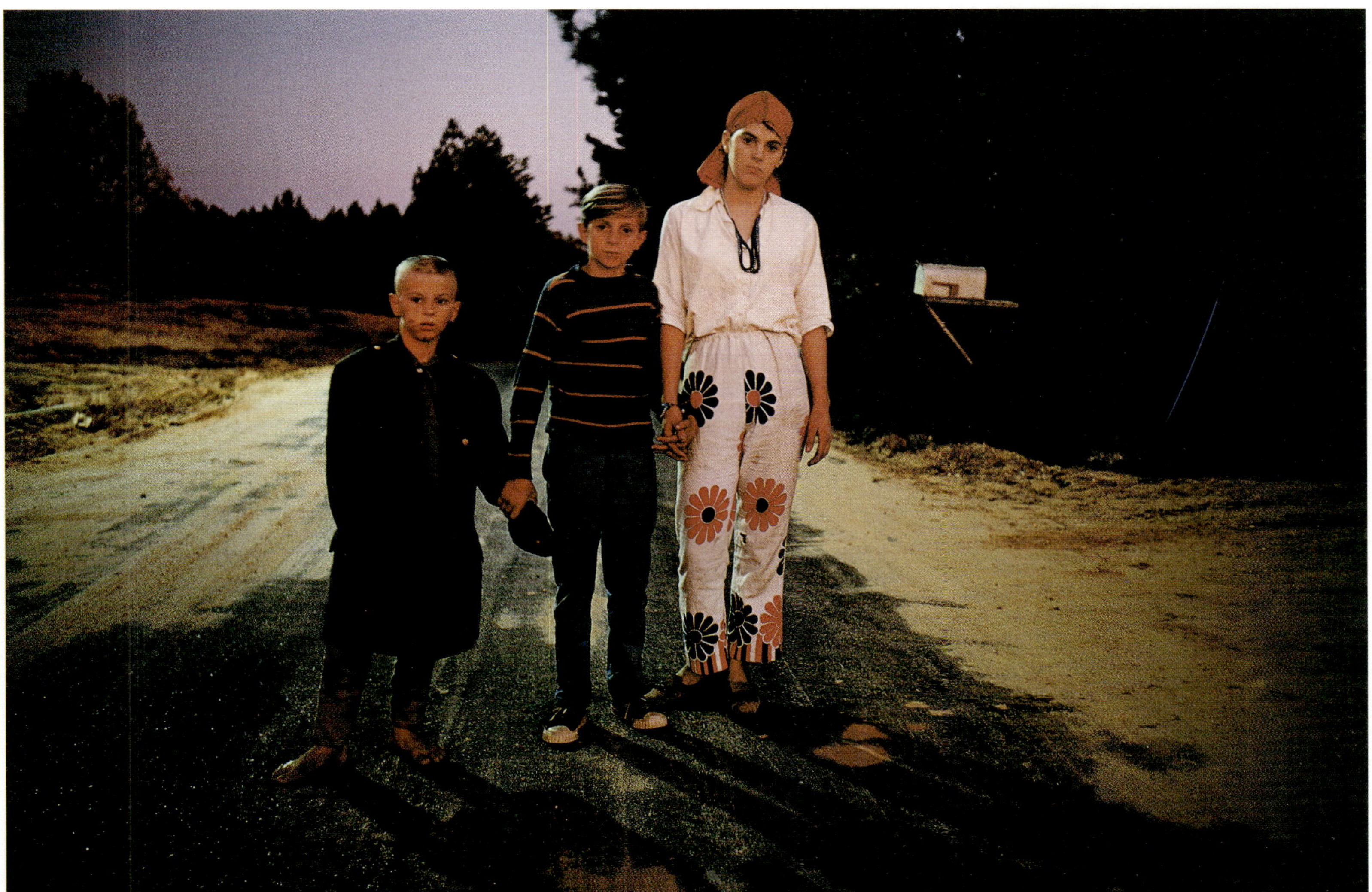

270

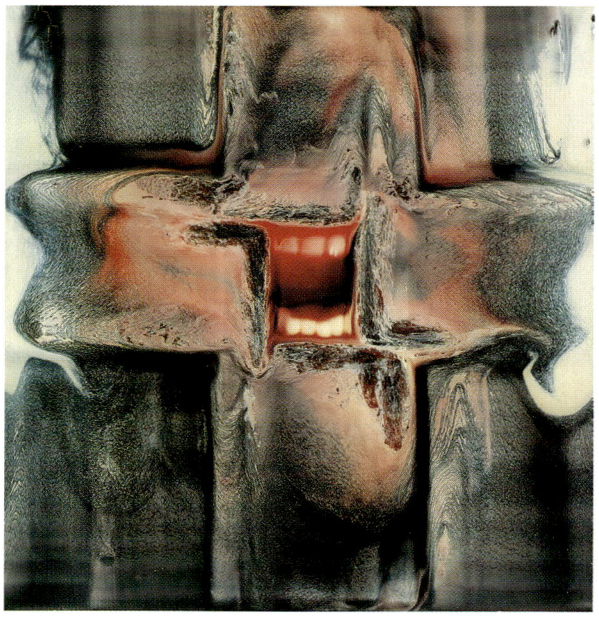

271

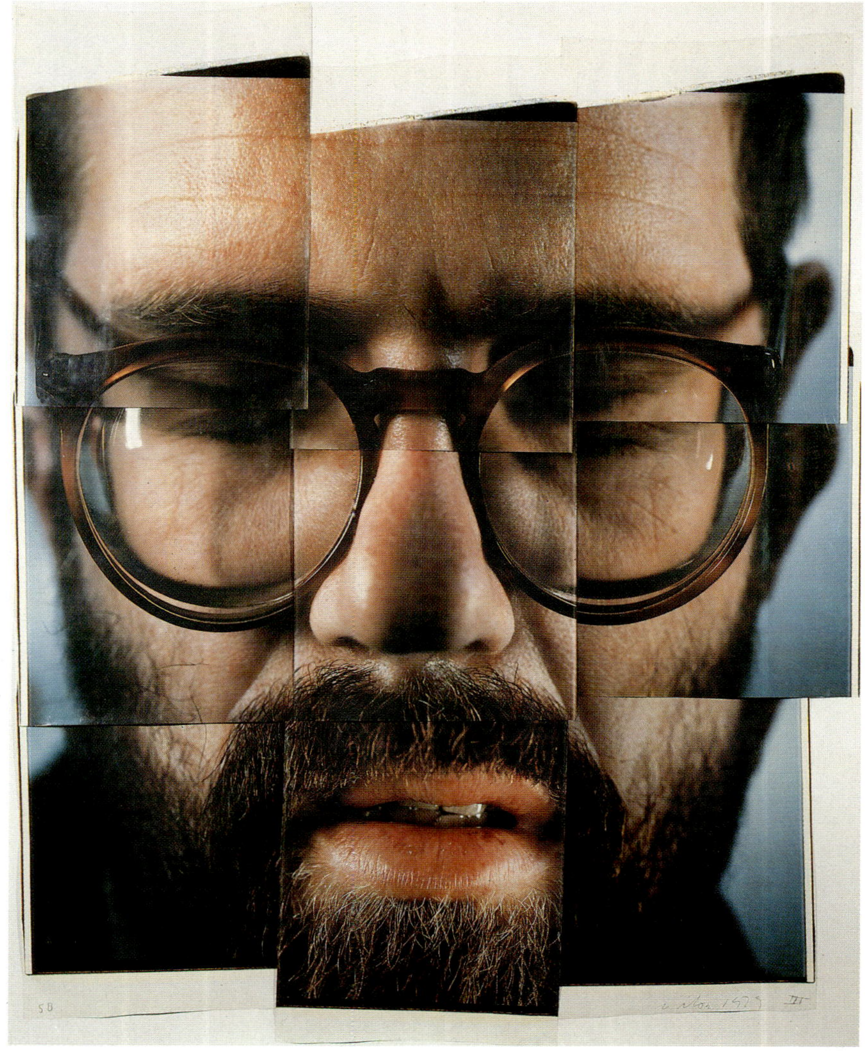

272

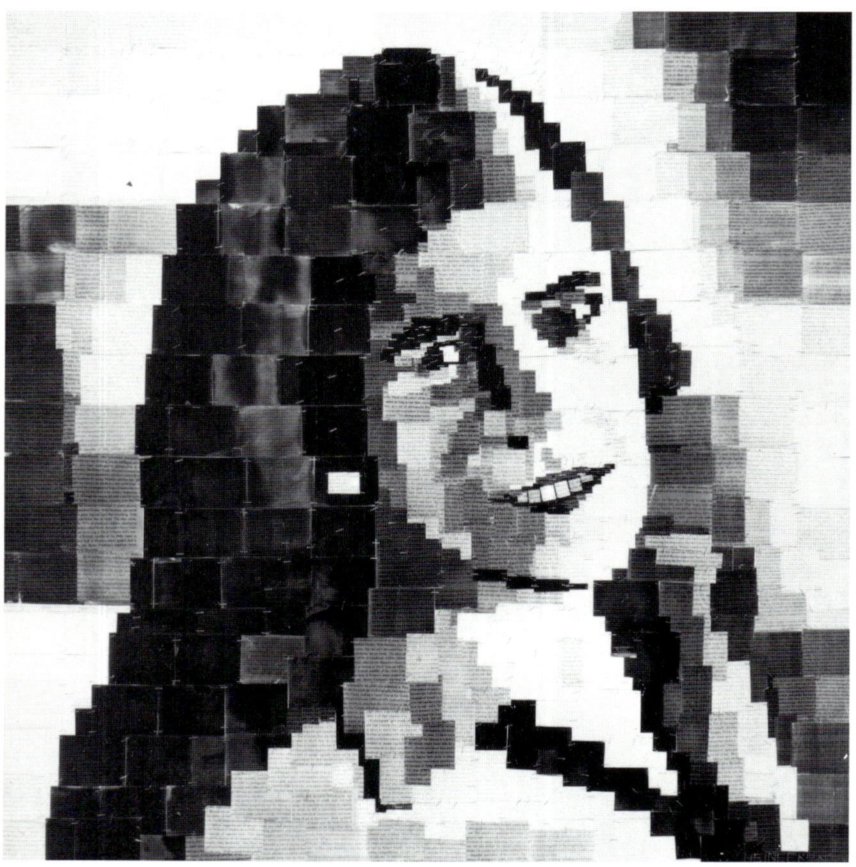

273

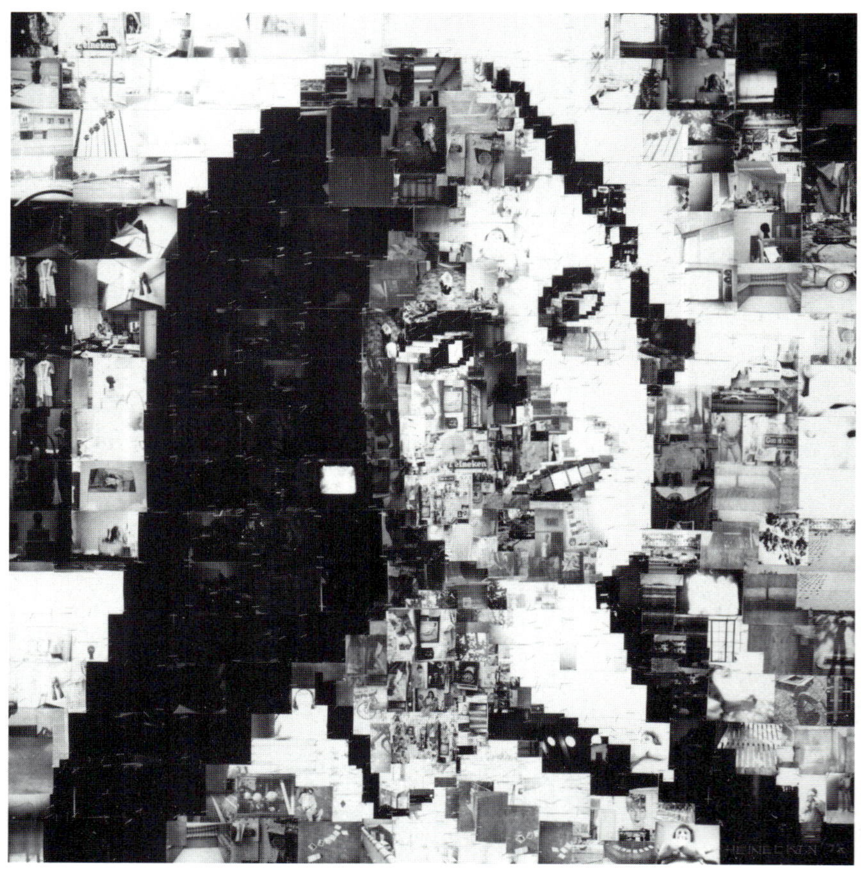

274

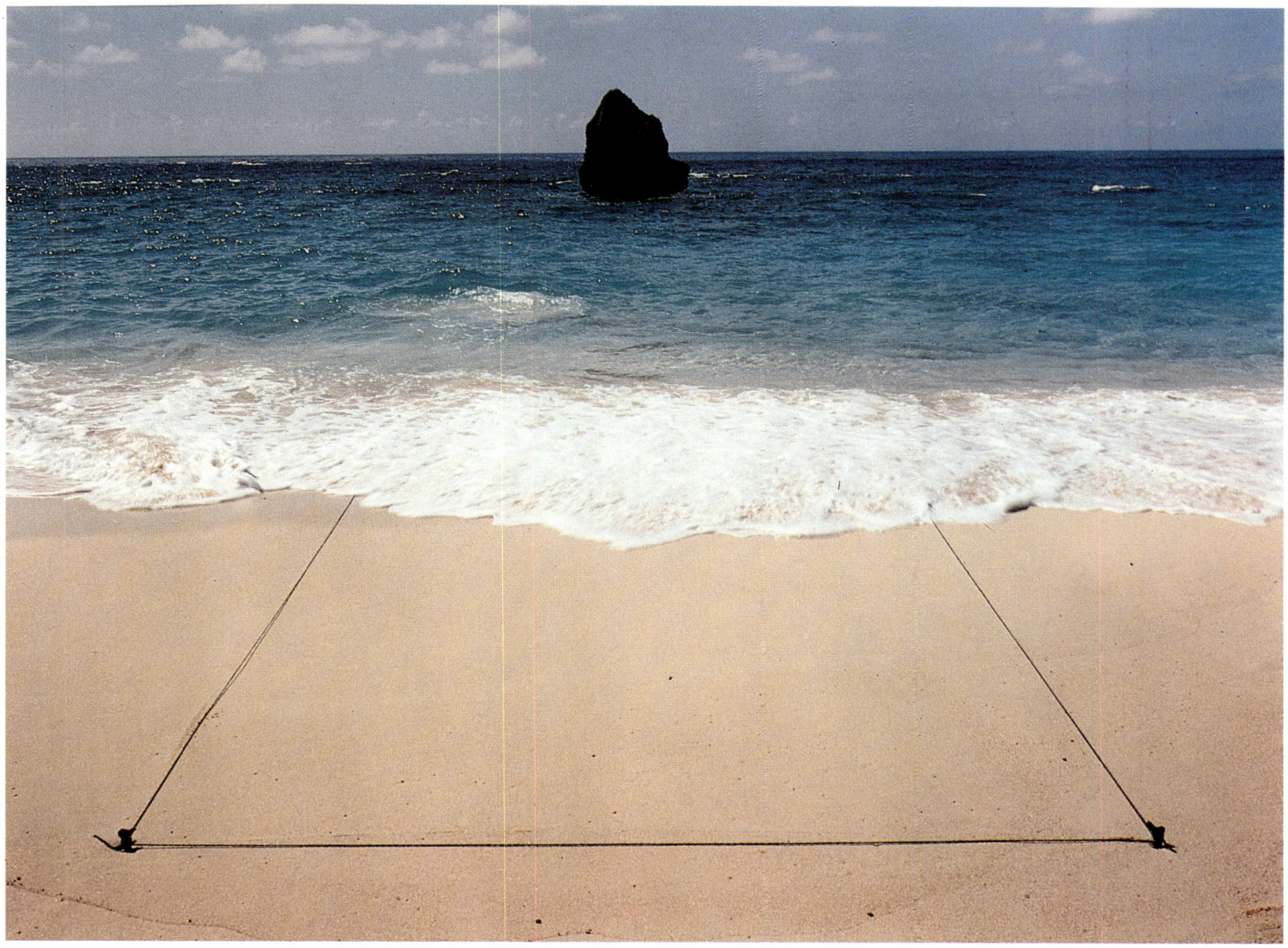

275

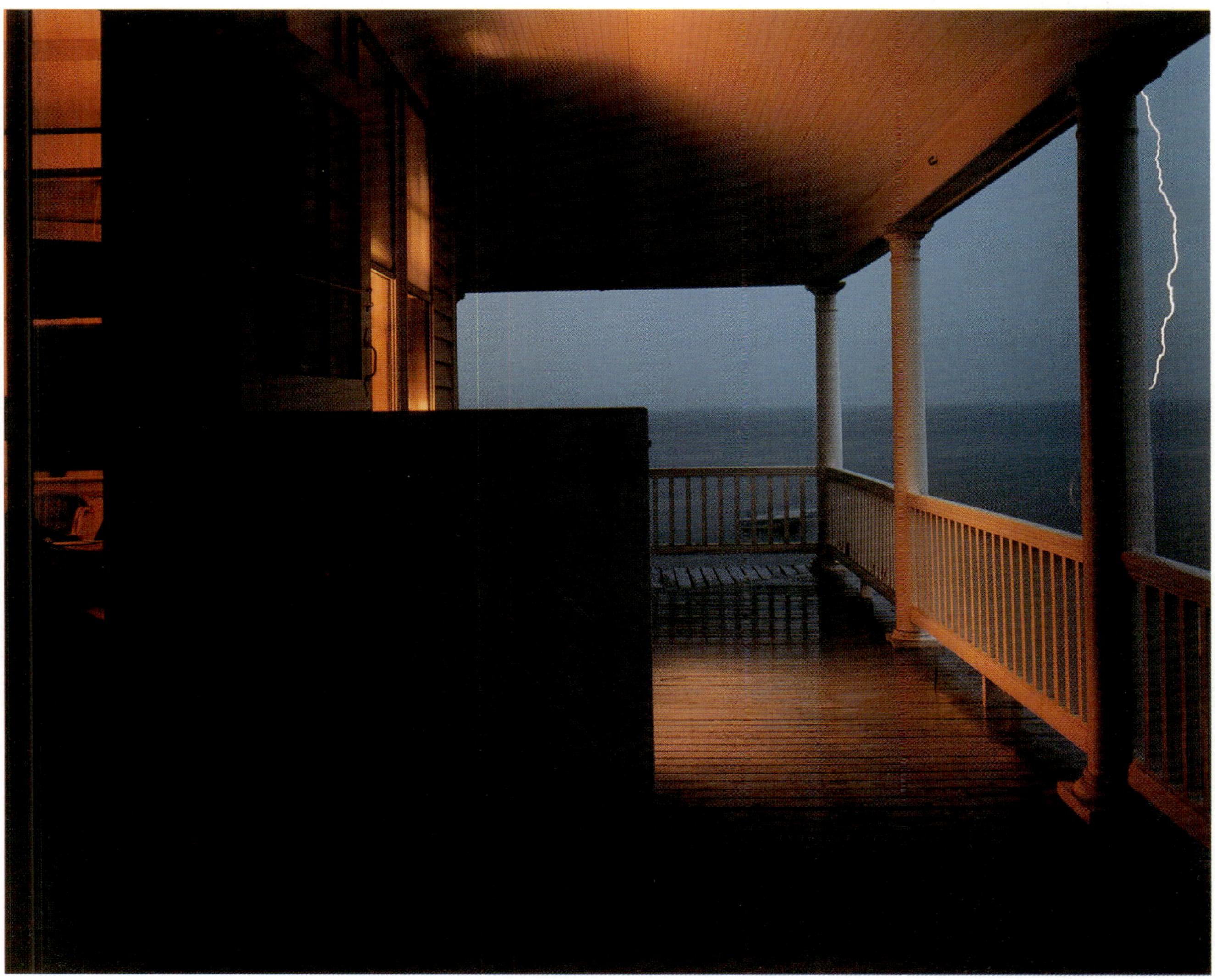

276

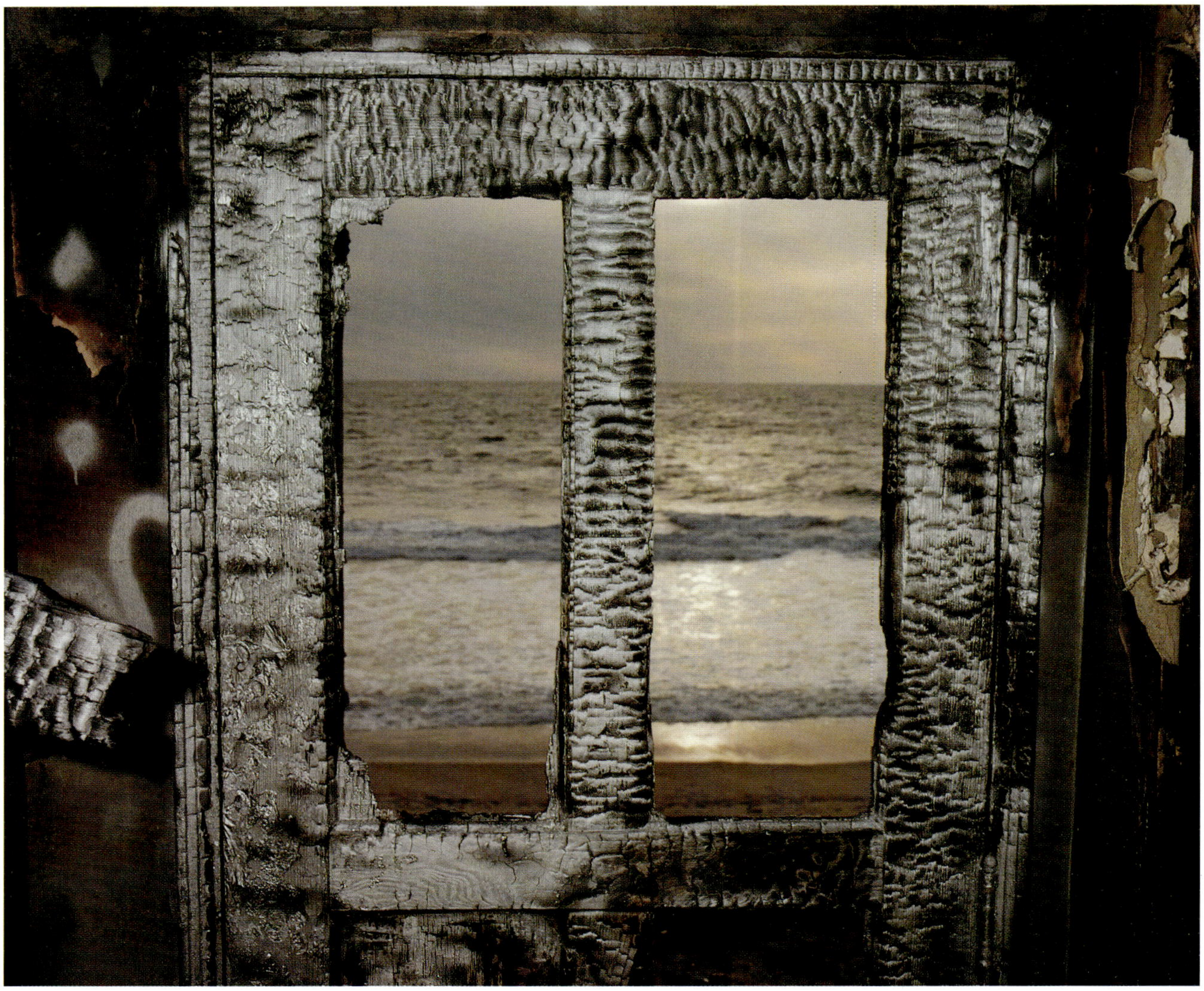

277

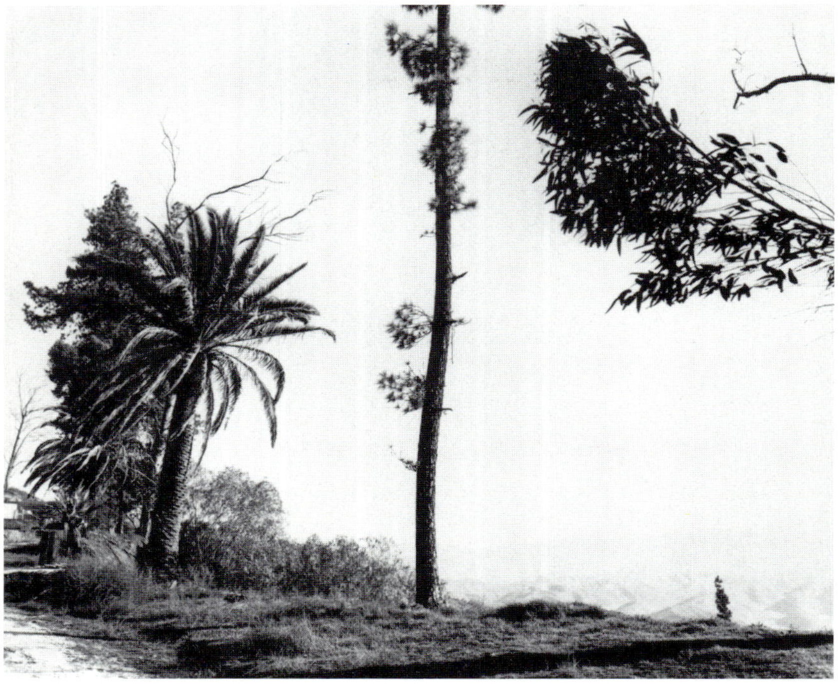

278

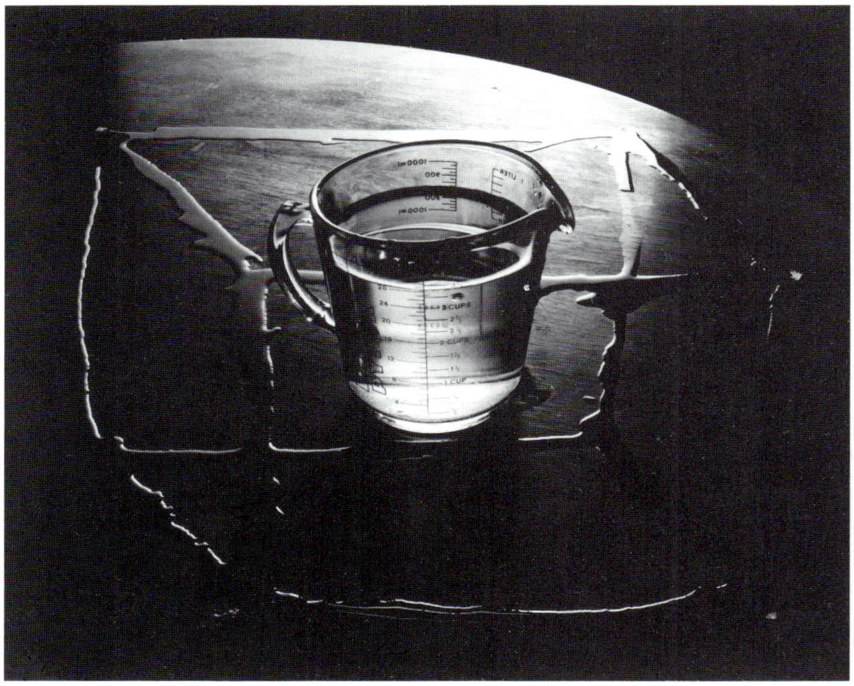

279

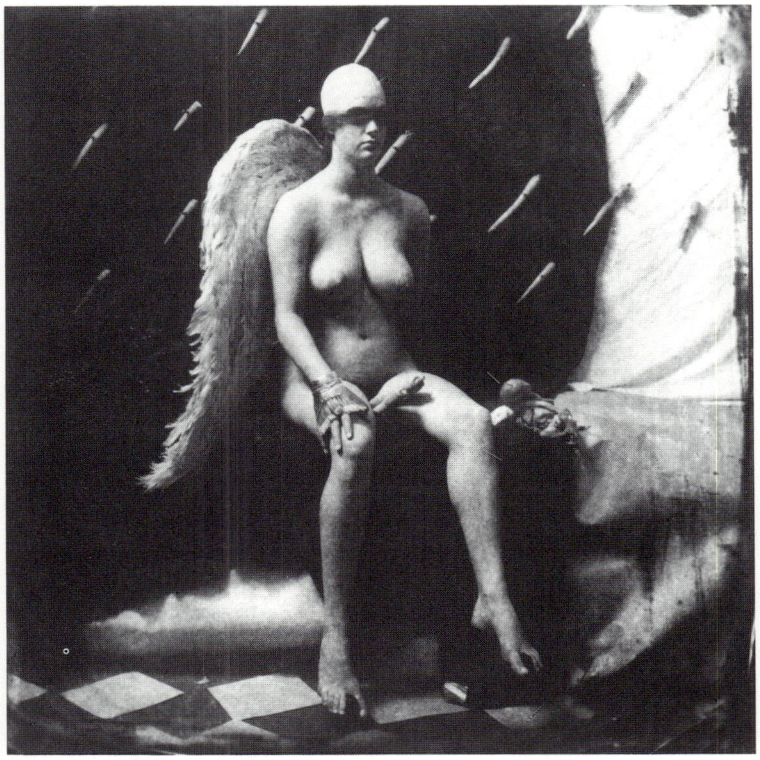

280

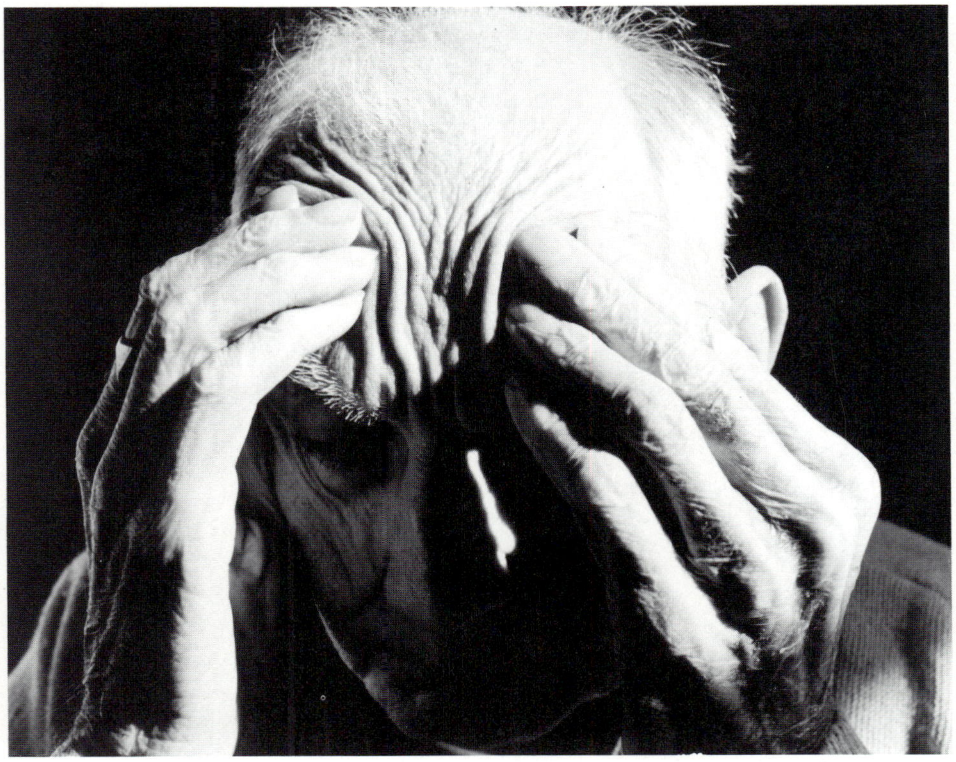

281

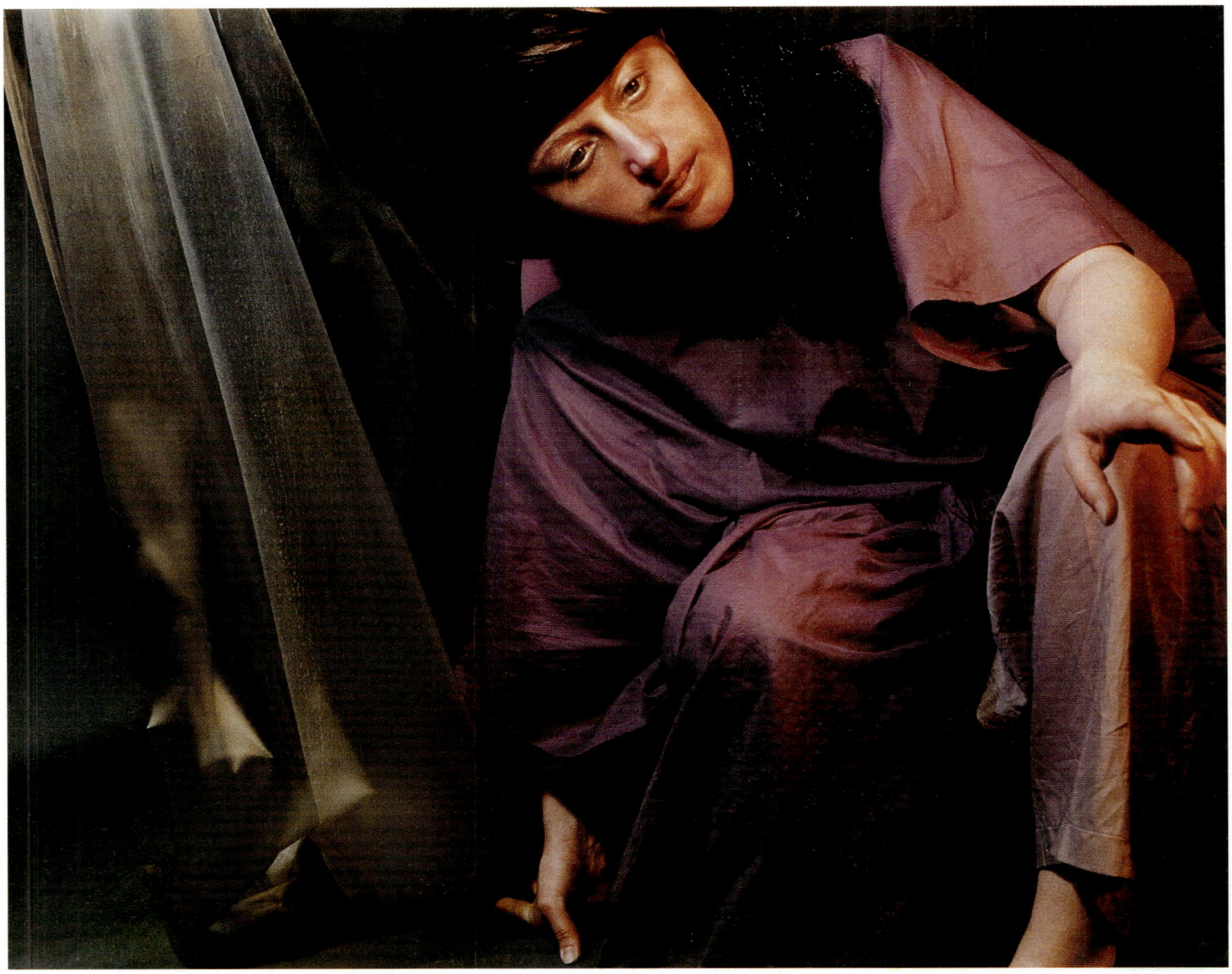

282

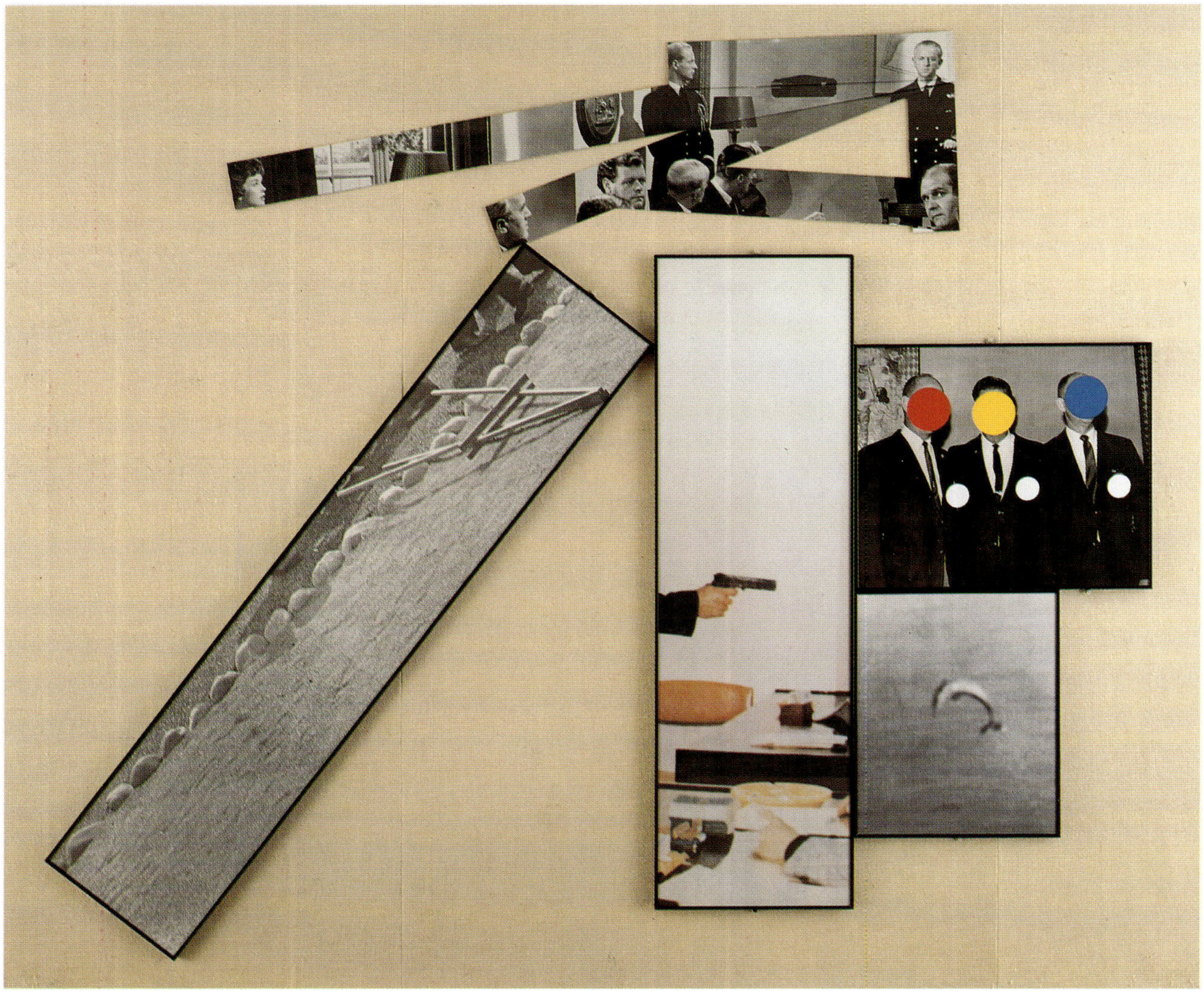

283

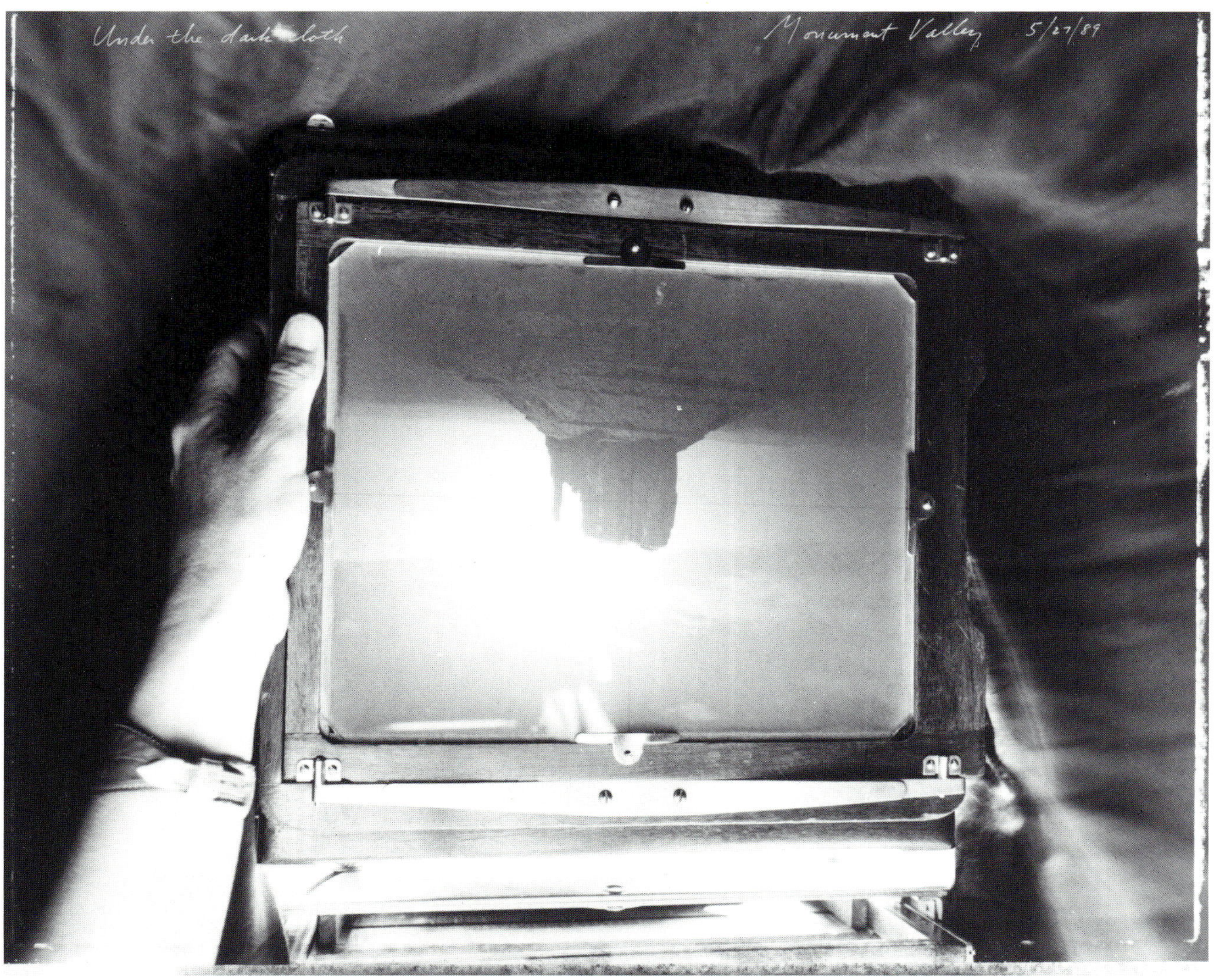

284

275 JOHN PFAHL,
TRIANGLE, BERMUDA
(Bermuda, Dreieck)
Abzug mit Color-Montage
1975
Copyright John Pfahl

276 JOEL MEYEROWITZ,
PROVINCETOWN, PORCH SERIES 431
(Veranda, Provincetown)
Chromogen-Farbabzug
39,4 × 49,4 cm
1977
Chicago, The Art Institute of Chicago (National Endowment for the Arts Museum Purchase Fund)

277 JOHN DIVOLA,
ZUMA No. 20
Chromogen-Farbabzug
48,2 × 58,4 cm
1978
Copyright John Divola

278 ROBERT ADAMS,
EDGE OF SAN TIMOTEO CANYON,
SAN BERNARDINO COUNTY, CALIFORNIA
(Am Rand des San Timoteo Canyon, San Bernardino County, Kalifornien)
Silber-Gelatine-Abzug
1978
San Francisco, Fraenkel Gallery

279 ZEKE BERMAN,
MEASURING CUP
(Meßbecher)
Silber-Gelatine-Abzug
38,6 × 49 cm
1979
Chicago, The Art Institute of Chicago (Mary L. and Leigh B. Block Photography Fund)

280 JOEL-PETER WITKIN,
ANGEL OF CARROTS
(Karotten-Engel)
Silber-Gelatine-Abzug
37,5 × 37,5 cm
1981
Chicago, The Art Institute of Chicago (Schenkung von David C. und Sarajean Ruttenburg)

281 NICHOLAS NIXON,
F.K., BOSTON
Silber-Gelatine-Abzug
20 × 24,5 cm
1984
Chicago, The Art Institute of Chicago (Schenkung von Mr. und Mrs. Gaylord Donneley)

282 CINDY SHERMAN,
UNTITLED 124
(Ohne Titel, Nr. 124)
Chromogen-Farbabzug
78,1 × 113 cm
1983
Chicago, The Art Institute of Chicago (Schenkung von Paula & Camille Oliver-Hoffmann)

283 JOHN BALDESSARI,
THE FALLEN EASEL
(Die umgefallene Staffelei)
Fotokopien mit Color-Applikationen
188 × 241,3 cm
1988
Chicago, The Art Institute of Chicago (Sarajean & David Ruttenberg Collection)

284 MARK KLETT,
UNDER THE DARK CLOTH, MONUMENT VALLEY, 5/27/89
(Unter dem schwarzen Tuch, Monument Valley, 27. 5. 1989)
Silber-Gelatine-Abzug
40,5 × 50,3 cm
1989
Chicago, The Art Institute of Chicago (Alexander C. & Tillie S. Speyer Foundation Fund)

KARTEN

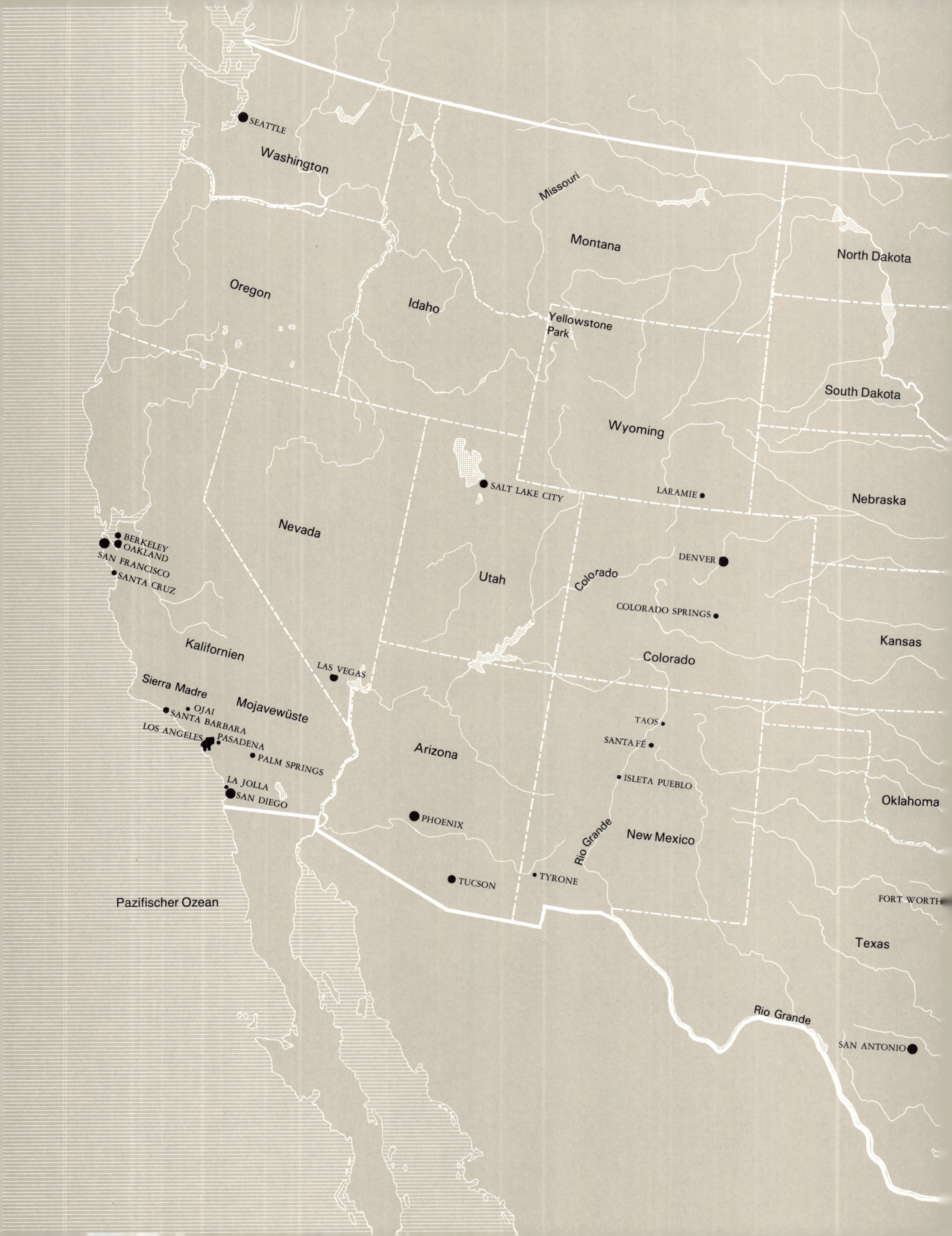
SEATTLE
Washington
Missouri
Montana
North Dakota
Oregon
Idaho
Yellowstone Park
South Dakota
Wyoming
SALT LAKE CITY
LARAMIE
Nebraska
Nevada
BERKELEY
OAKLAND
SAN FRANCISCO
SANTA CRUZ
DENVER
Colorado
Utah
COLORADO SPRINGS
Kansas
Kalifornien
Colorado
LAS VEGAS
Sierra Madre
Mojavewüste
OJAI
SANTA BARBARA
LOS ANGELES
PASADENA
PALM SPRINGS
TAOS
SANTA FÉ
Arizona
ISLETA PUEBLO
LA JOLLA
SAN DIEGO
Oklahoma
PHOENIX
Rio Grande
New Mexico
TUCSON
TYRONE
FORT WORTH
Pazifischer Ozean
Texas
Rio Grande
SAN ANTONIO

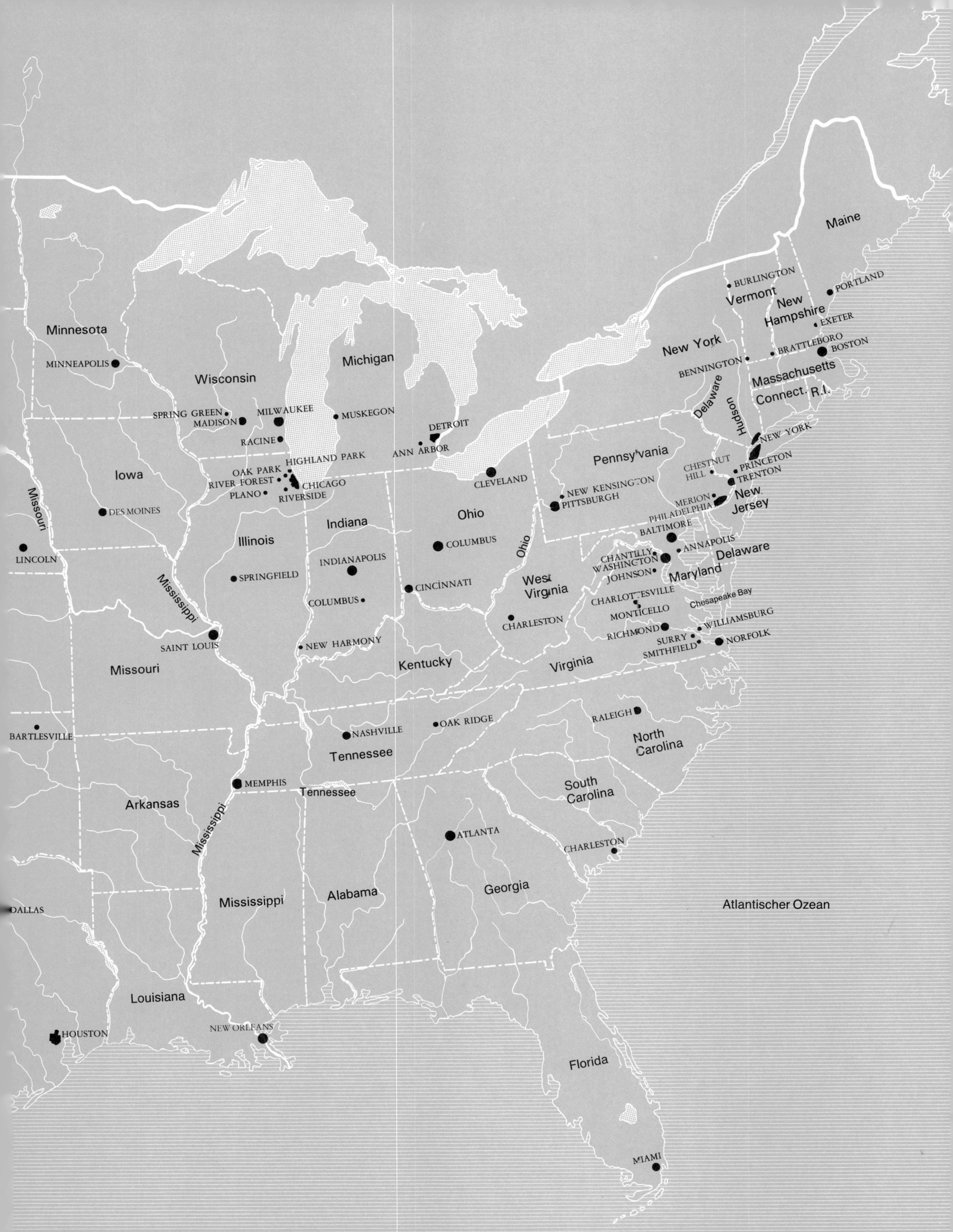

Maine
BURLINGTON
PORTLAND
Vermont
New Hampshire
EXETER
New York
BRATTLEBORO
BOSTON
BENNINGTON
Massachusetts
Connect.
R.I.
Delaware
Hudson
NEW YORK
Pennsylvania
CHESTNUT HILL
PRINCETON
TRENTON
NEW KENSINGTON
PITTSBURGH
MERION
PHILADELPHIA
New Jersey
BALTIMORE
ANNAPOLIS
Delaware
CHANTILLY
WASHINGTON
JOHNSON
Maryland
CHARLOTTESVILLE
Chesapeake Bay
MONTICELLO
WILLIAMSBURG
RICHMOND
SURRY
SMITHFIELD
NORFOLK
Virginia
West Virginia
CHARLESTON
Ohio
Ohio
CLEVELAND
COLUMBUS
CINCINNATI
DETROIT
ANN ARBOR
Michigan
MUSKEGON
MILWAUKEE
Wisconsin
SPRING GREEN
MADISON
RACINE
HIGHLAND PARK
OAK PARK
RIVER FOREST
CHICAGO
PLANO
RIVERSIDE
Minnesota
MINNEAPOLIS
Iowa
DES MOINES
Missouri
LINCOLN
Illinois
SPRINGFIELD
Indiana
INDIANAPOLIS
COLUMBUS
Mississippi
SAINT LOUIS
NEW HARMONY
Kentucky
Missouri
BARTLESVILLE
NASHVILLE
OAK RIDGE
Tennessee
RALEIGH
North Carolina
MEMPHIS
Tennessee
Arkansas
South Carolina
Mississippi
ATLANTA
CHARLESTON
Georgia
Alabama
Mississippi
DALLAS
Atlantischer Ozean
Louisiana
HOUSTON
NEW ORLEANS
Florida
MIAMI

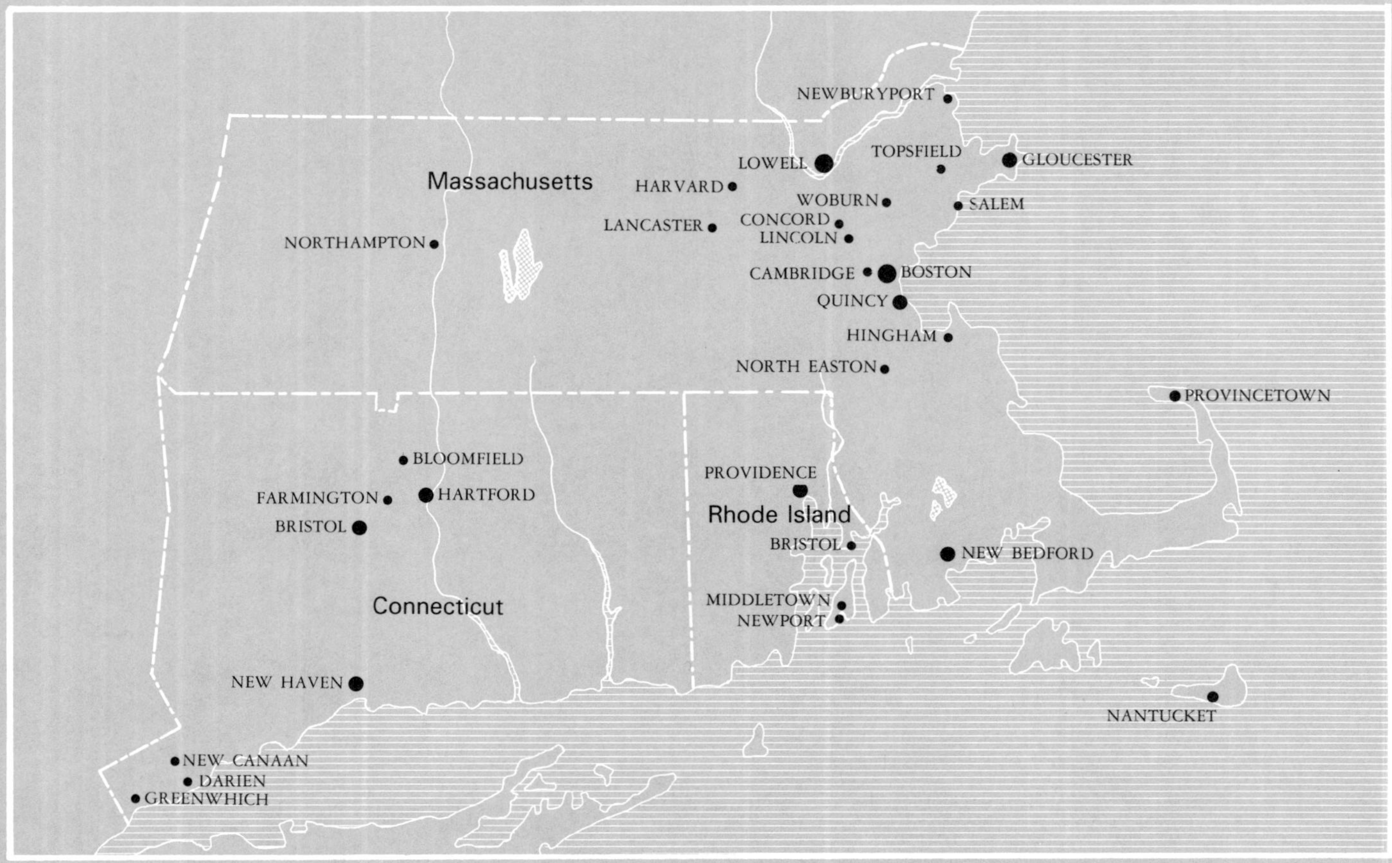
Massachusetts
NEWBURYPORT
LOWELL
TOPSFIELD
GLOUCESTER
HARVARD
WOBURN
SALEM
LANCASTER
CONCORD
LINCOLN
NORTHAMPTON
CAMBRIDGE
BOSTON
QUINCY
HINGHAM
NORTH EASTON
PROVINCETOWN
BLOOMFIELD
FARMINGTON
HARTFORD
BRISTOL
PROVIDENCE
Rhode Island
BRISTOL
NEW BEDFORD
Connecticut
MIDDLETOWN
NEWPORT
NEW HAVEN
NANTUCKET
NEW CANAAN
DARIEN
GREENWHICH

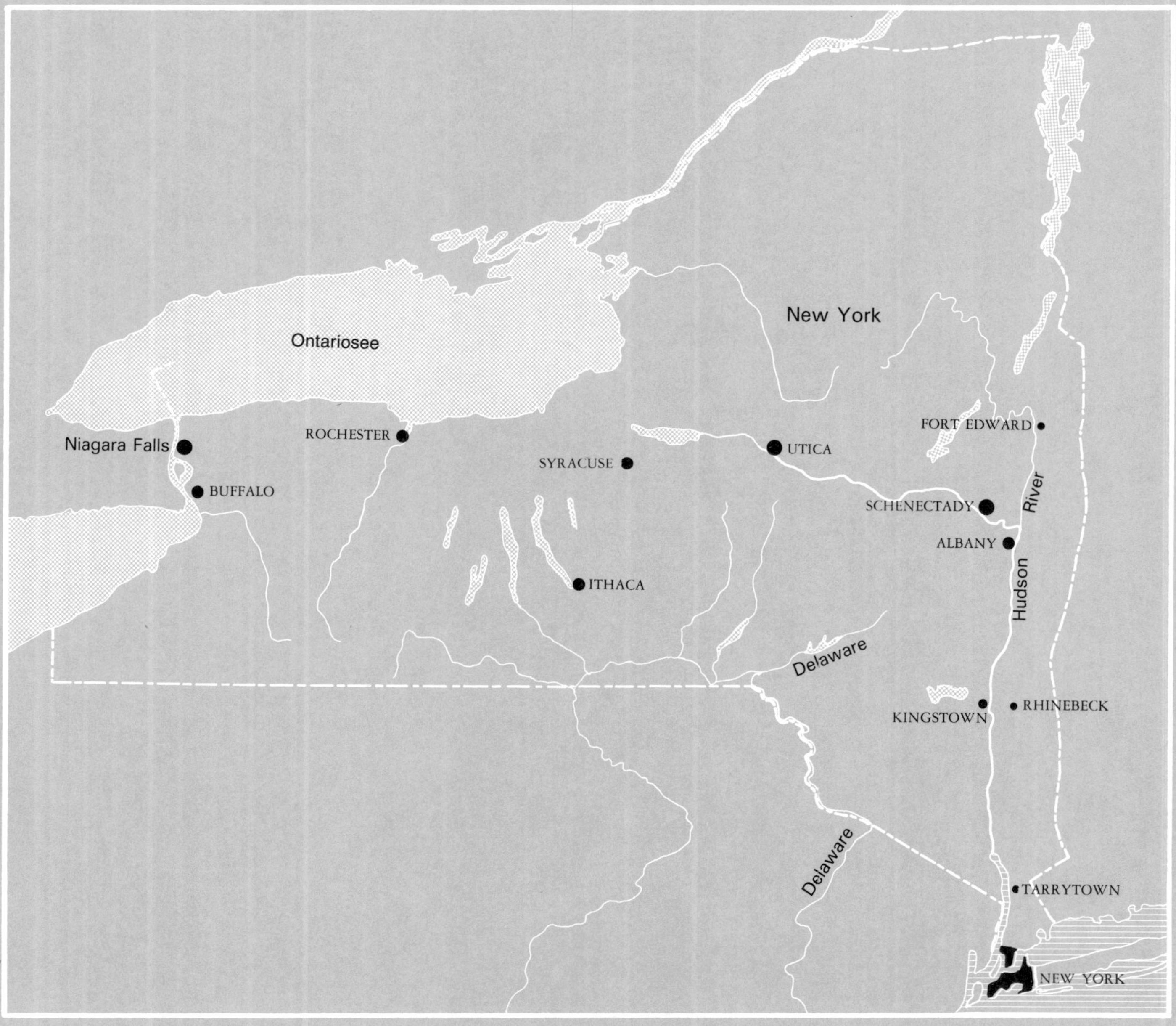
New York
Ontariosee
Niagara Falls
ROCHESTER
SYRACUSE
UTICA
FORT EDWARD
BUFFALO
SCHENECTADY
River
ALBANY
ITHACA
Hudson
Delaware
KINGSTOWN
RHINEBECK
Delaware
TARRYTOWN
NEW YORK

BILDDOKUMENTATION

DIE ARCHITEKTUR

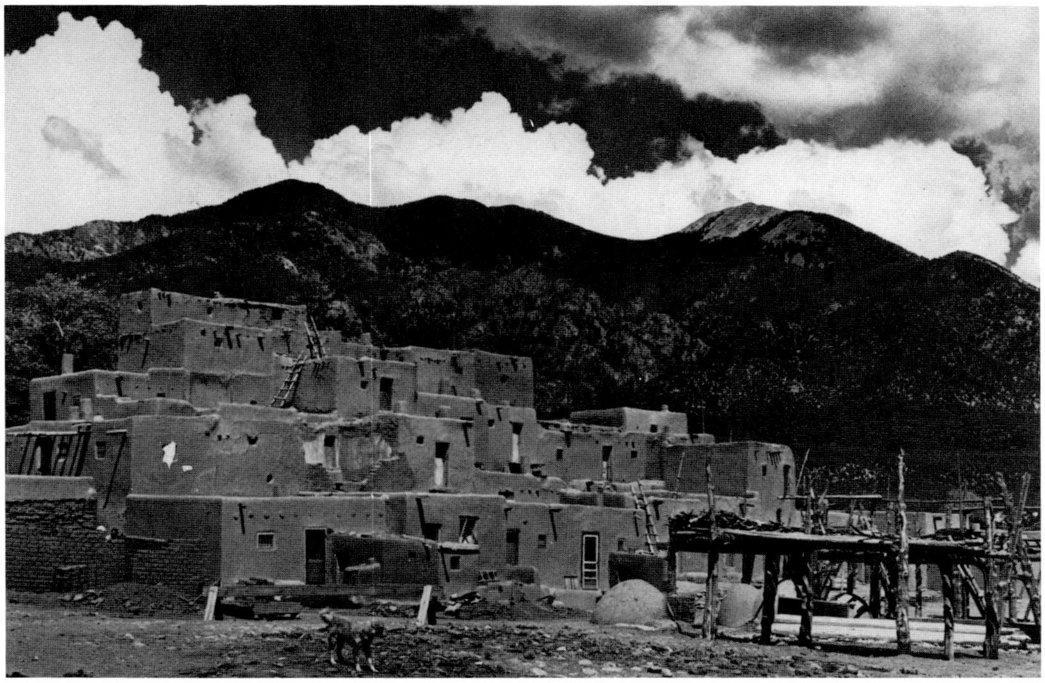

285 Pueblo de Taos, New Mexico.

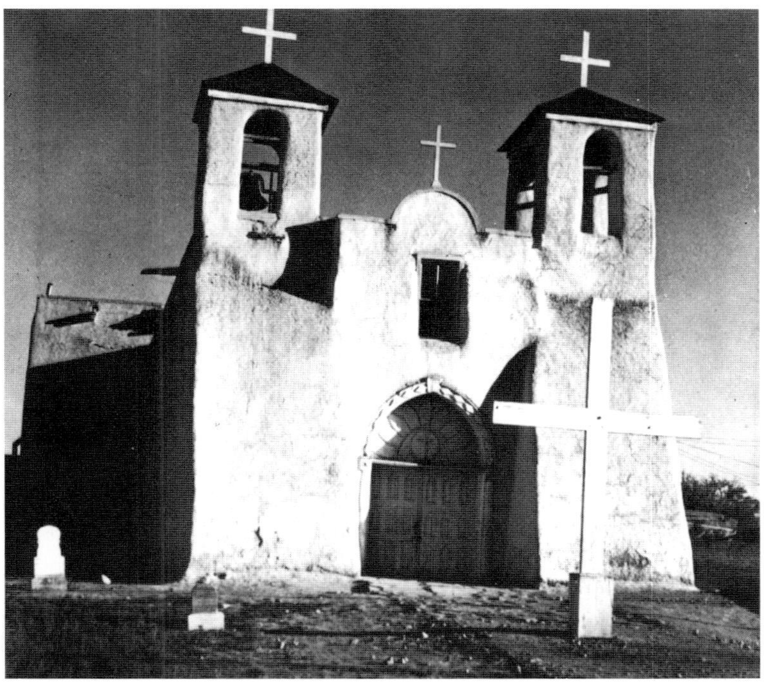

286 Missionskirche des hl. Franz von Assisi, Ranchos de Taos, New Mexico. Um 1772 rekonstruiert.

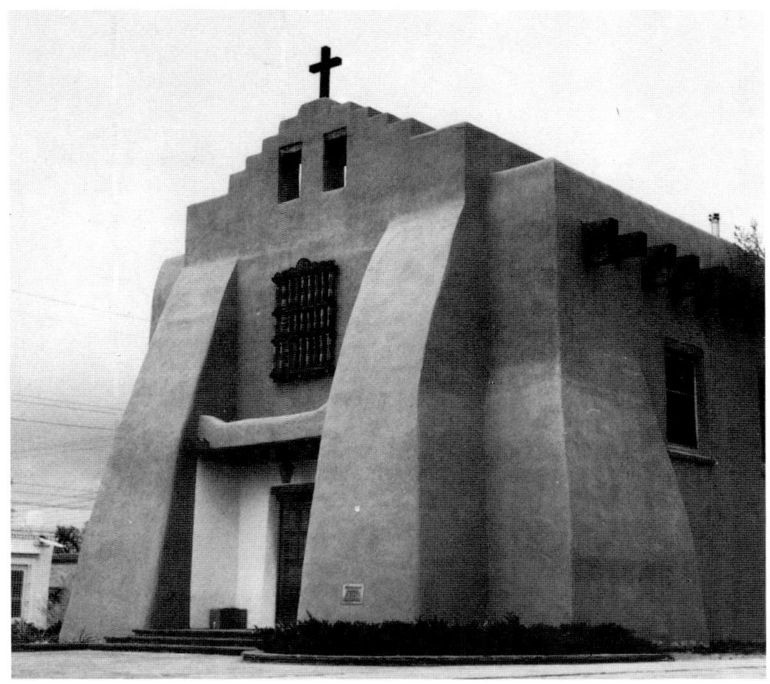

287 Missionskirche San Miguel, Santa Fé, New Mexico.

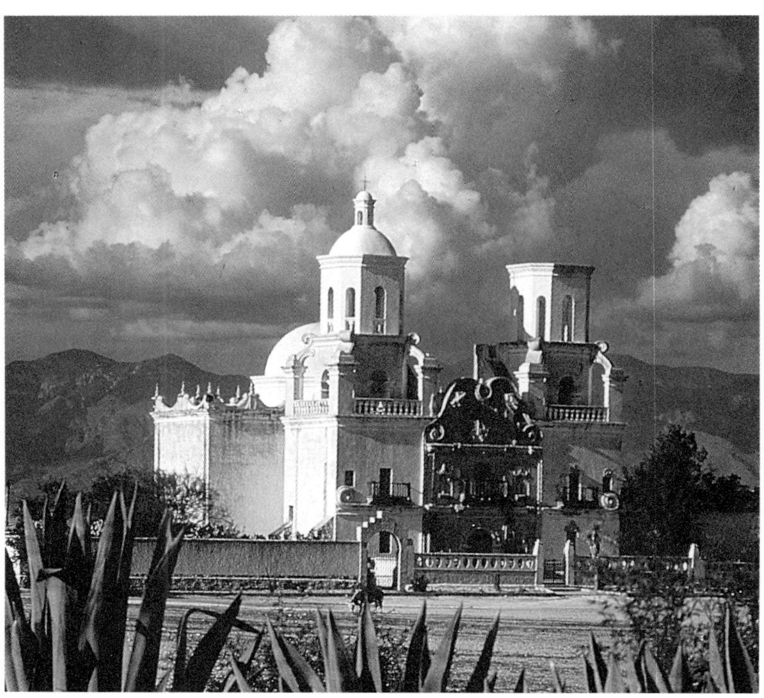

288 Missionskirche San Xavier del Bac, bei Tucson, Arizona. 1784–1797.

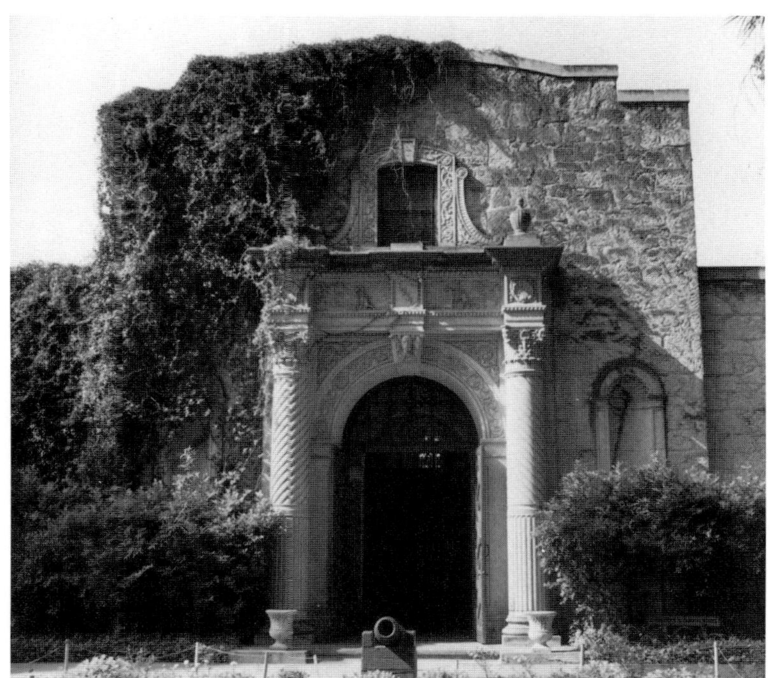

289 Missionskirche „The Alamo", San Antonio, Texas. 1744.

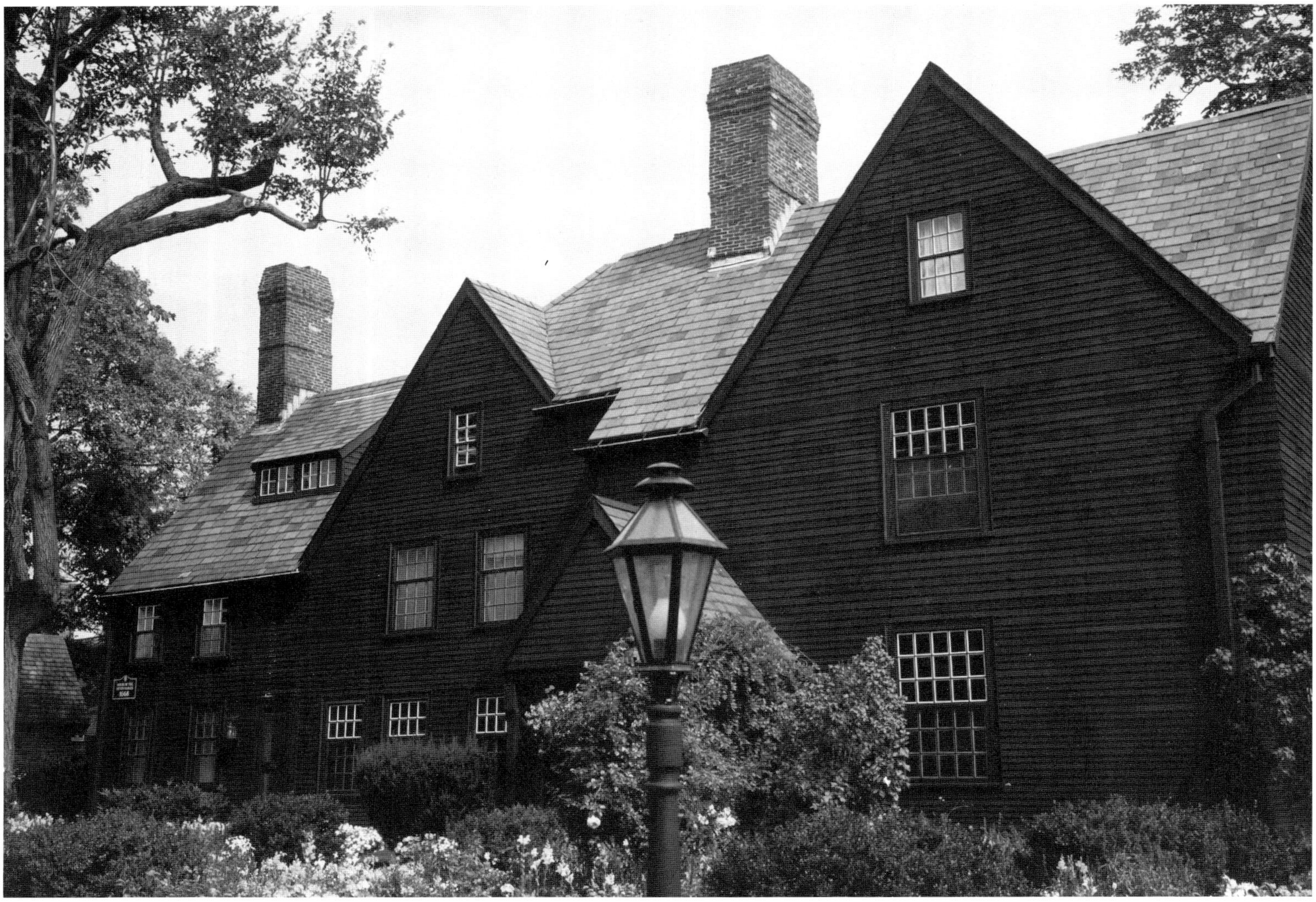

290 Haus mit den sieben Giebeln in Salem, Massachusetts. 1668.

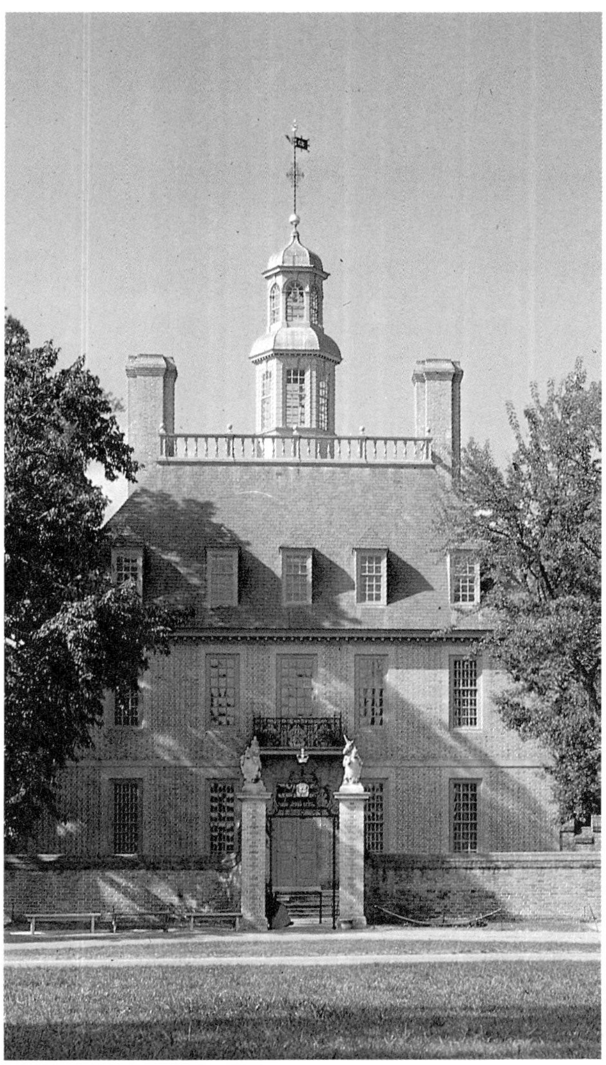

291 Gouverneurspalast in Williamsburg, Virginia. 1706–1720. (1932 rekonstruiert).

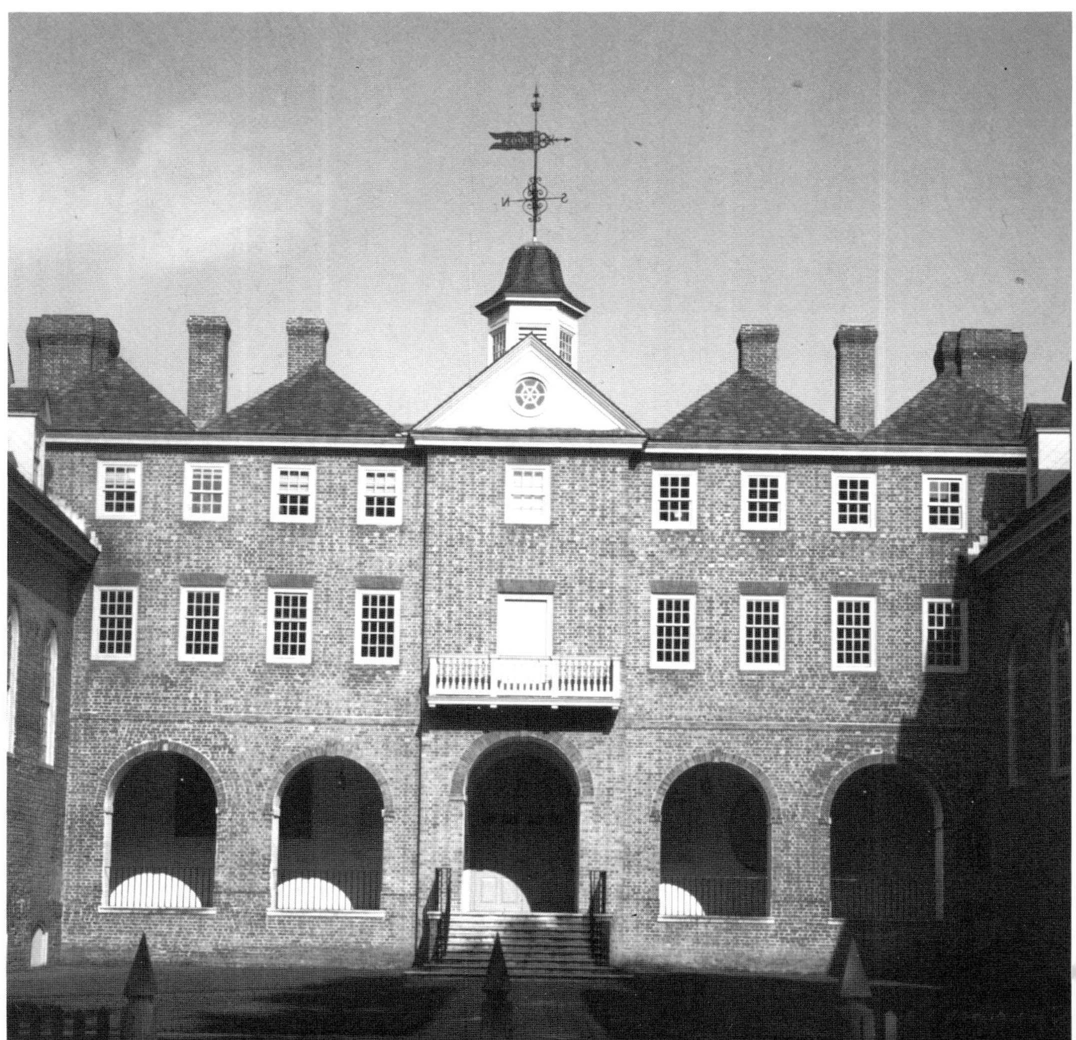

292 College of William and Mary in Williamsburg, Virginia. 1695–1702.

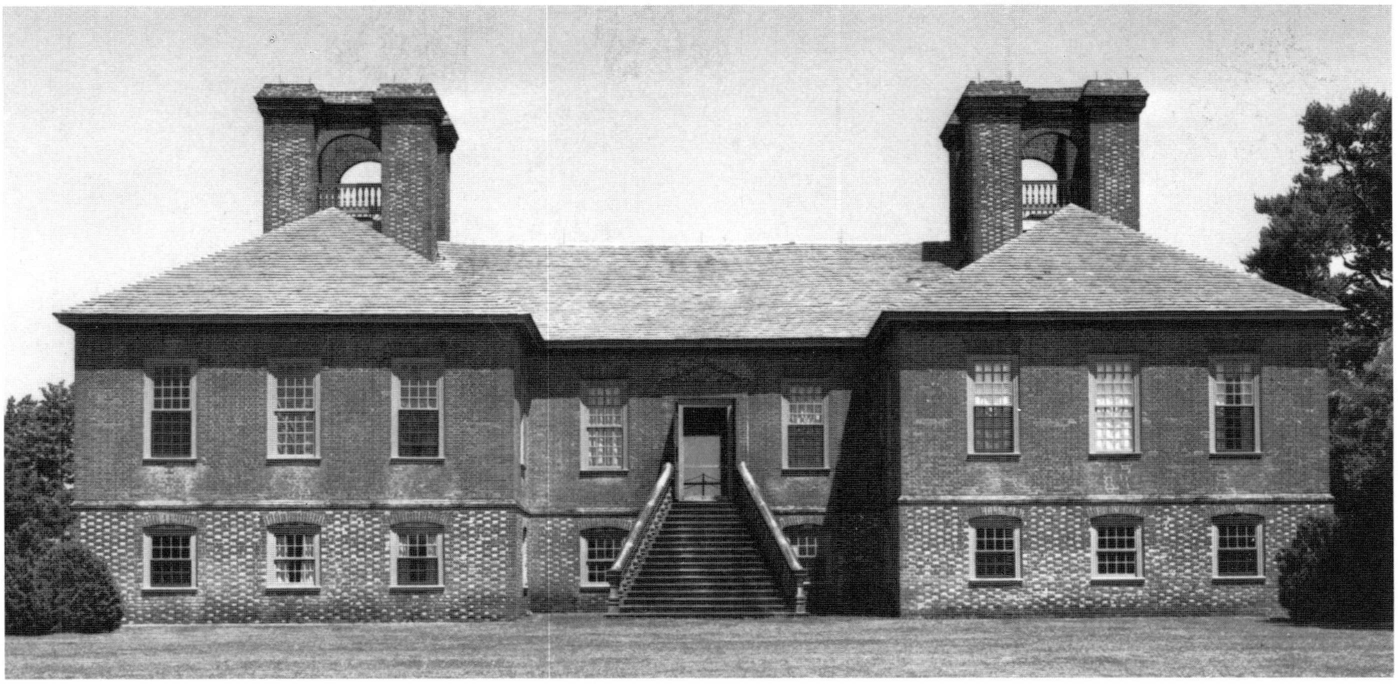

293 Haus des Thomas Lee, „Stratford", Westmoreland County, Virginia. Südansicht. 1725–1730.

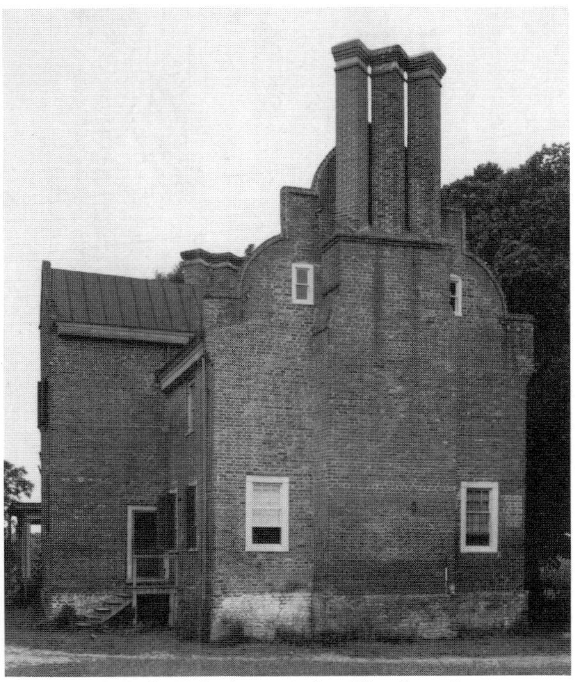

294 Bacon's Castle, Wohnsitz von Arthur Allen, Surry County, Virginia. Um 1655.

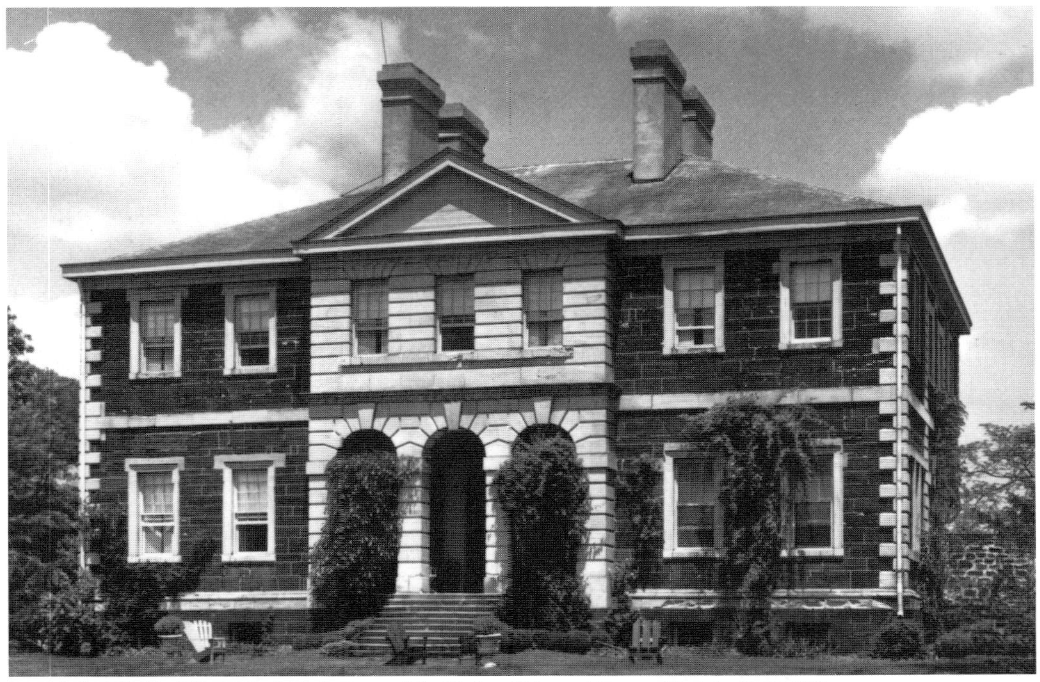

295 John Ariss (?), „Mount Airy", Wohnsitz von John Tayloe, Richmond County, Virginia. 1755–1758.

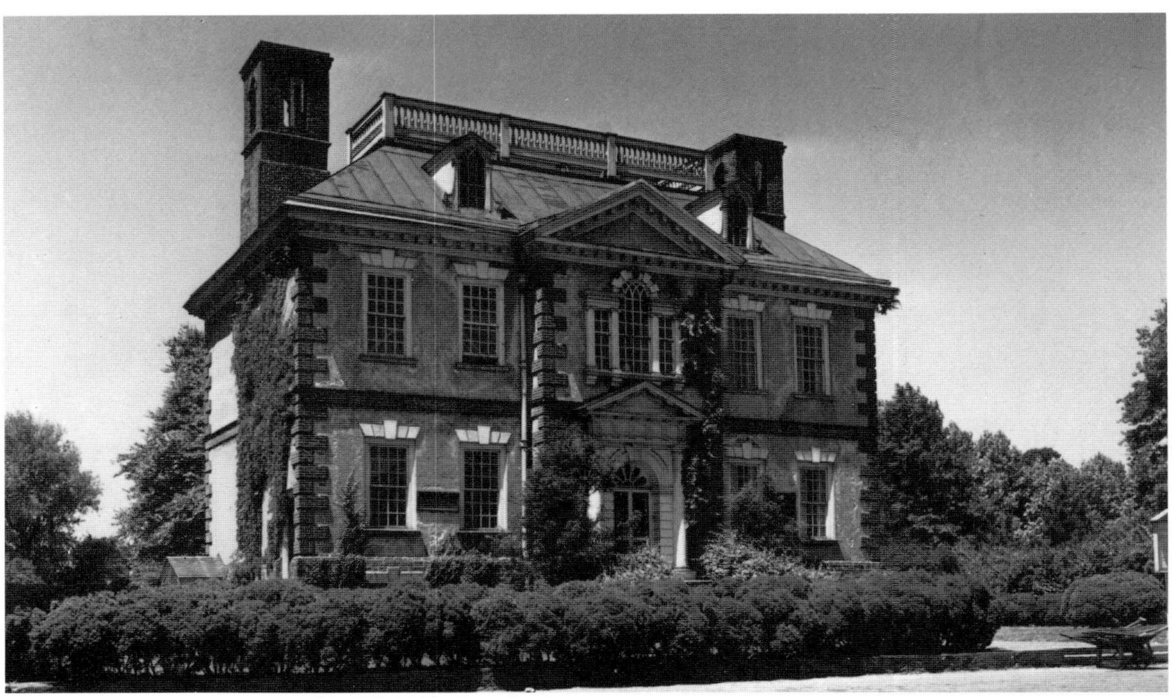

296 „Mount Pleasant", Fairmount Park in Philadelphia, Pennsylvania. 1761–1762.

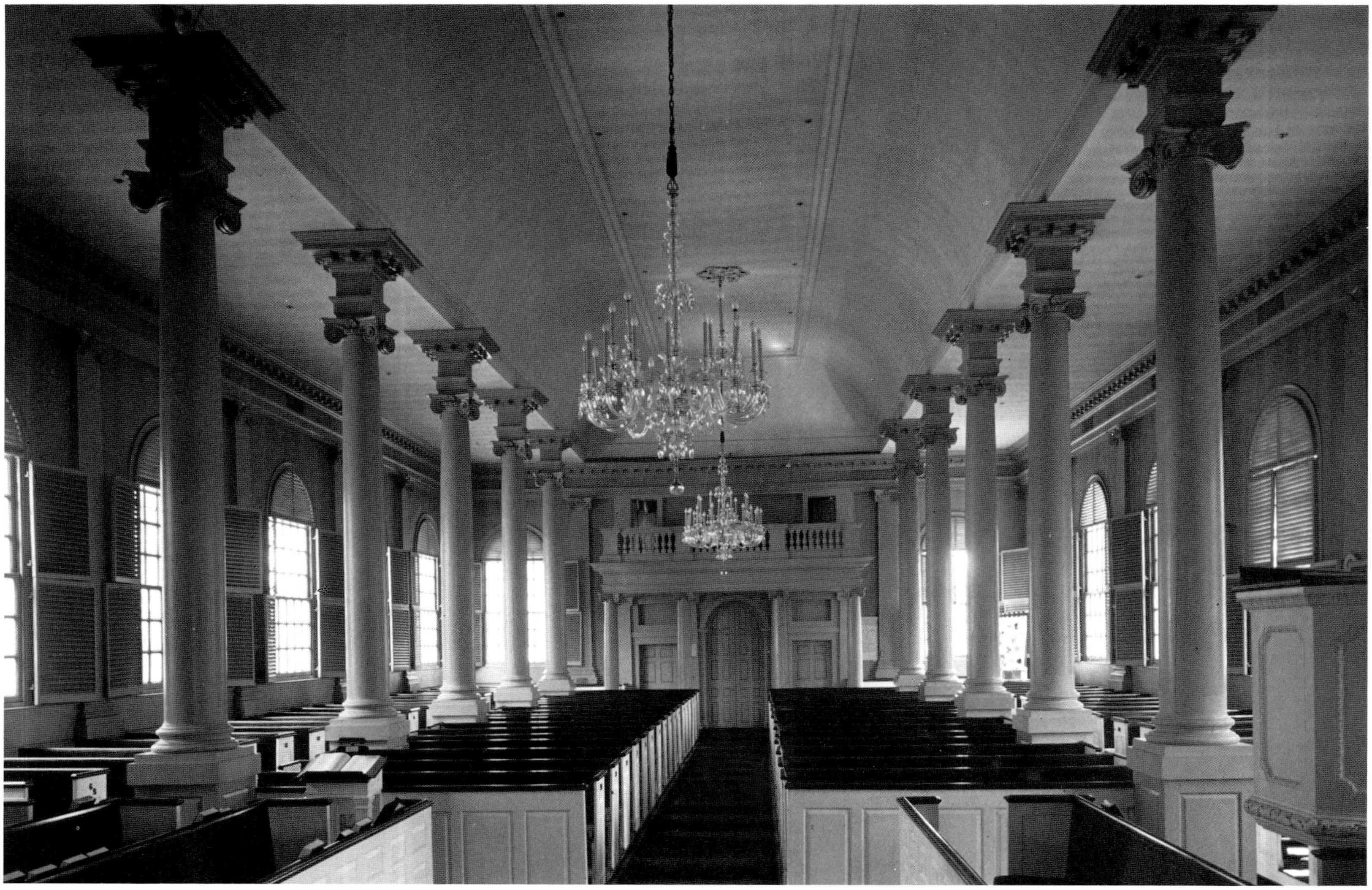

297 Peter Harrison, Christ Church in Cambridge, Massachusetts. Innenansicht. 1759–1761.

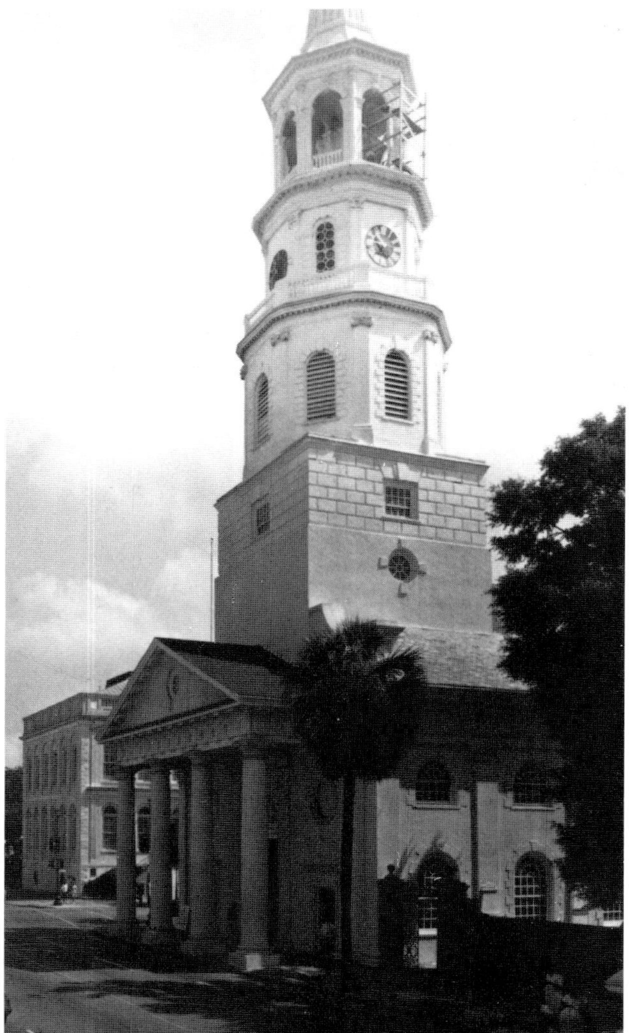

298 St.-Michaels-Kirche in Charleston, South Carolina. 1761.

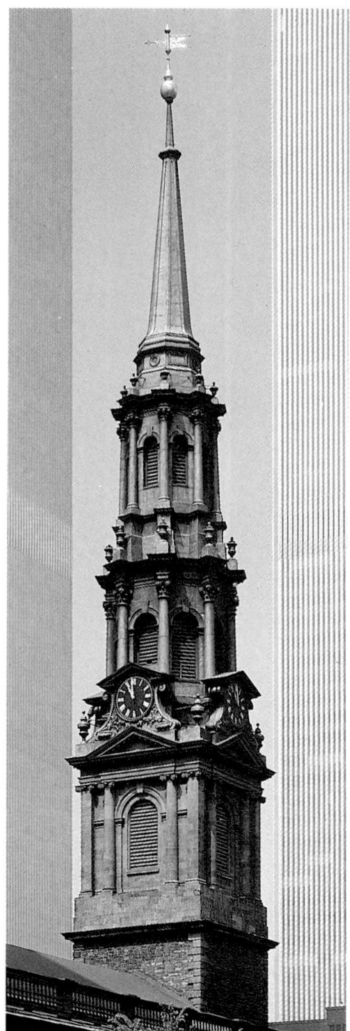

299 James C. Lawrence, St. Paul's Chapel der Trinity-Gemeinde in New York.

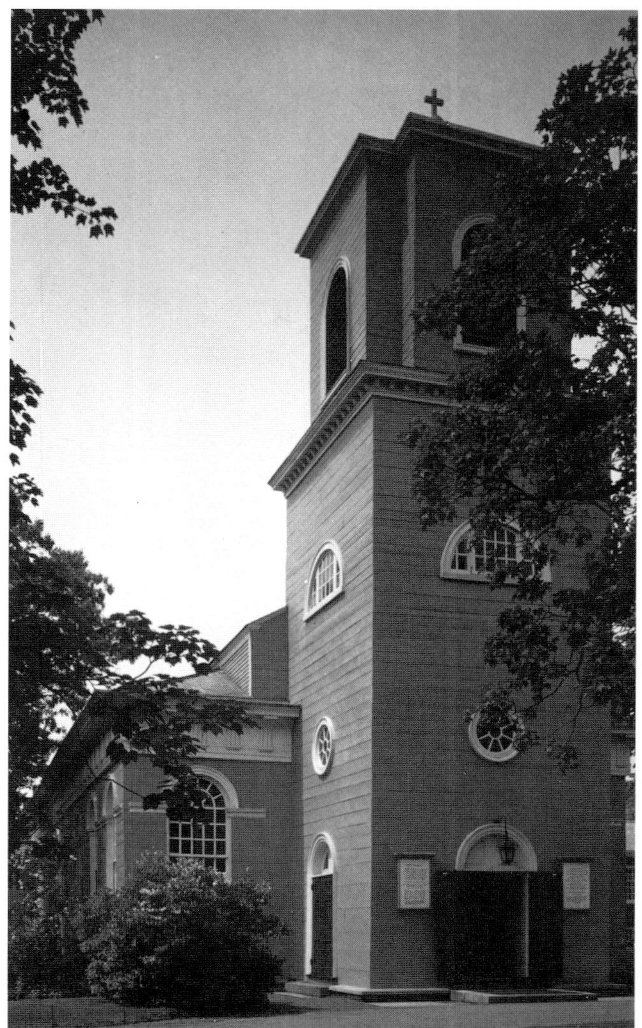

300 Peter Harrison, Christ Church in Cambridge, Massachusetts. 1759–1761.

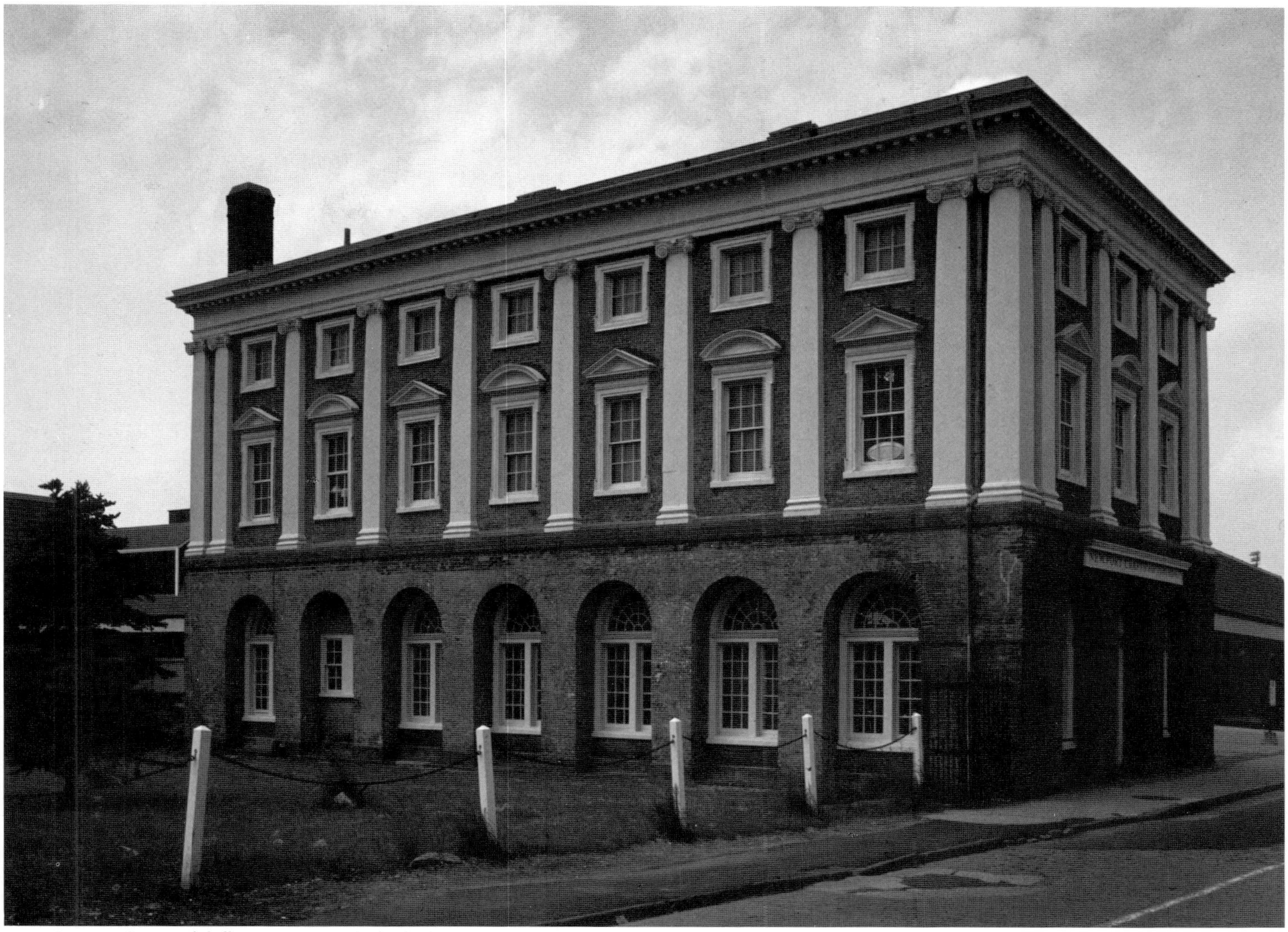
301 Peter Harrison, Markthalle von Newport, Rhode Island. 1761.

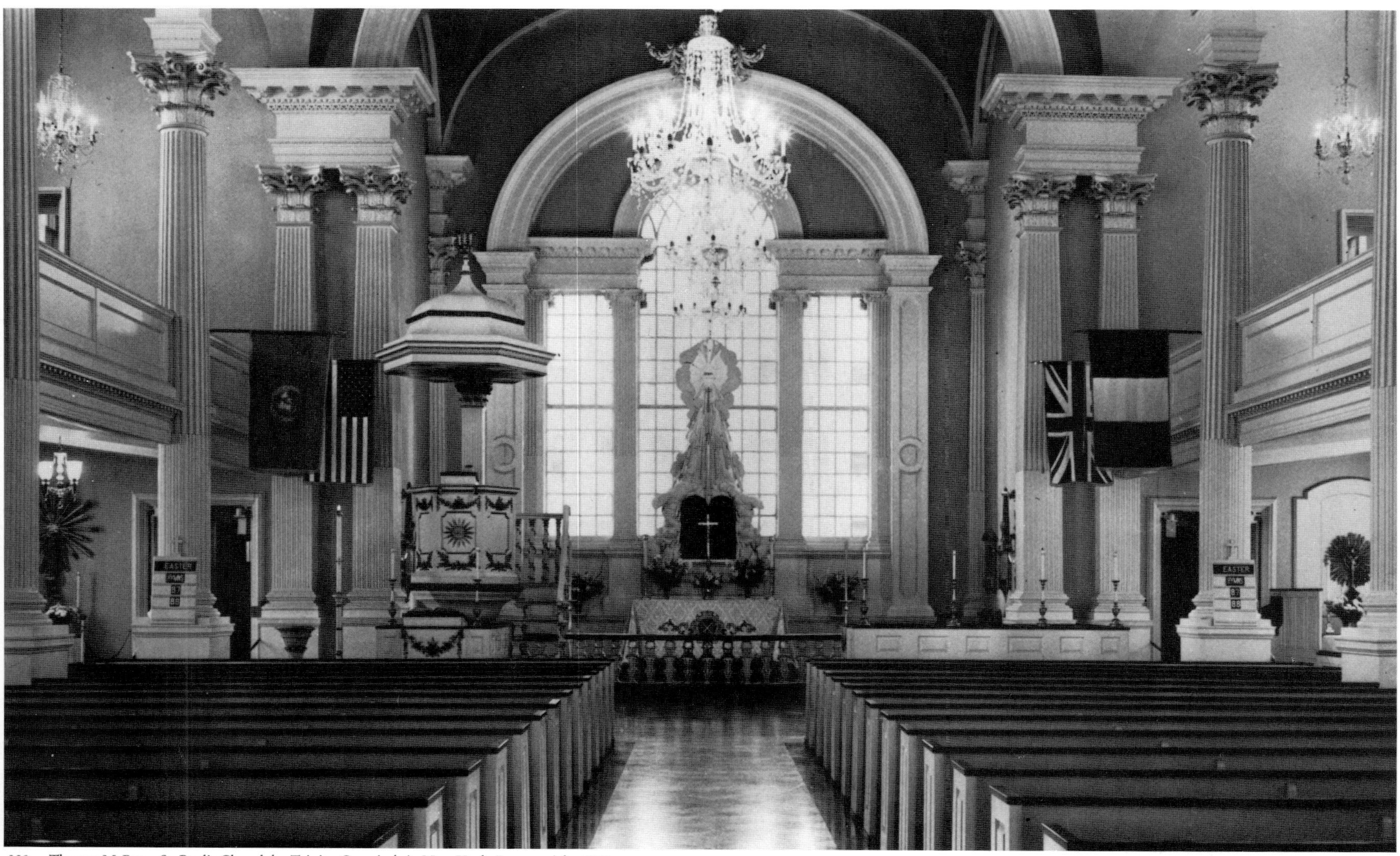
302 Thomas McBean, St. Paul's Chapel der Trinity-Gemeinde in New York. Innenansicht. 1766.

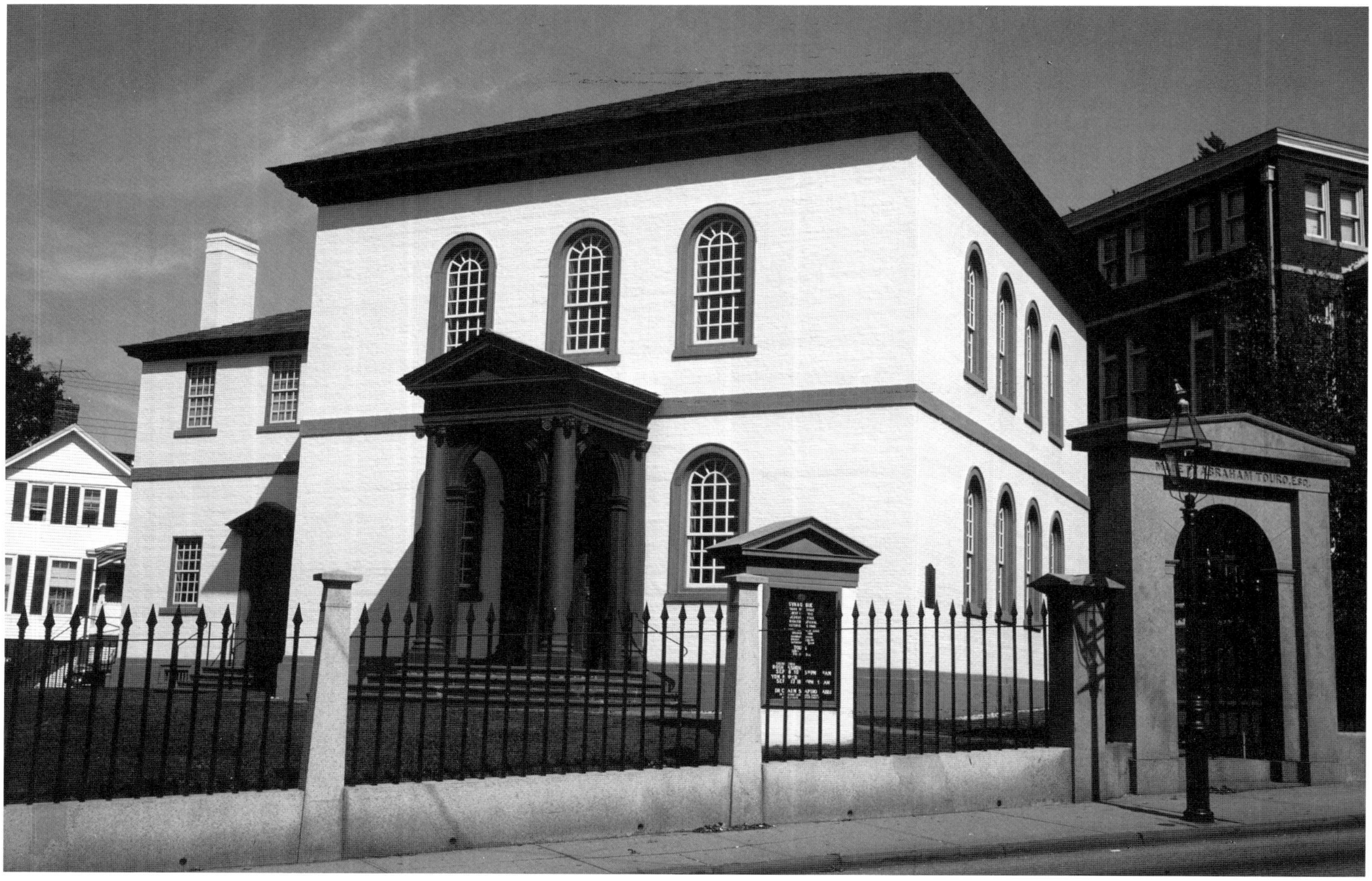

303 Peter Harrison, Touro-Synagoge in Newport, Rhode Island. 1759–1763.

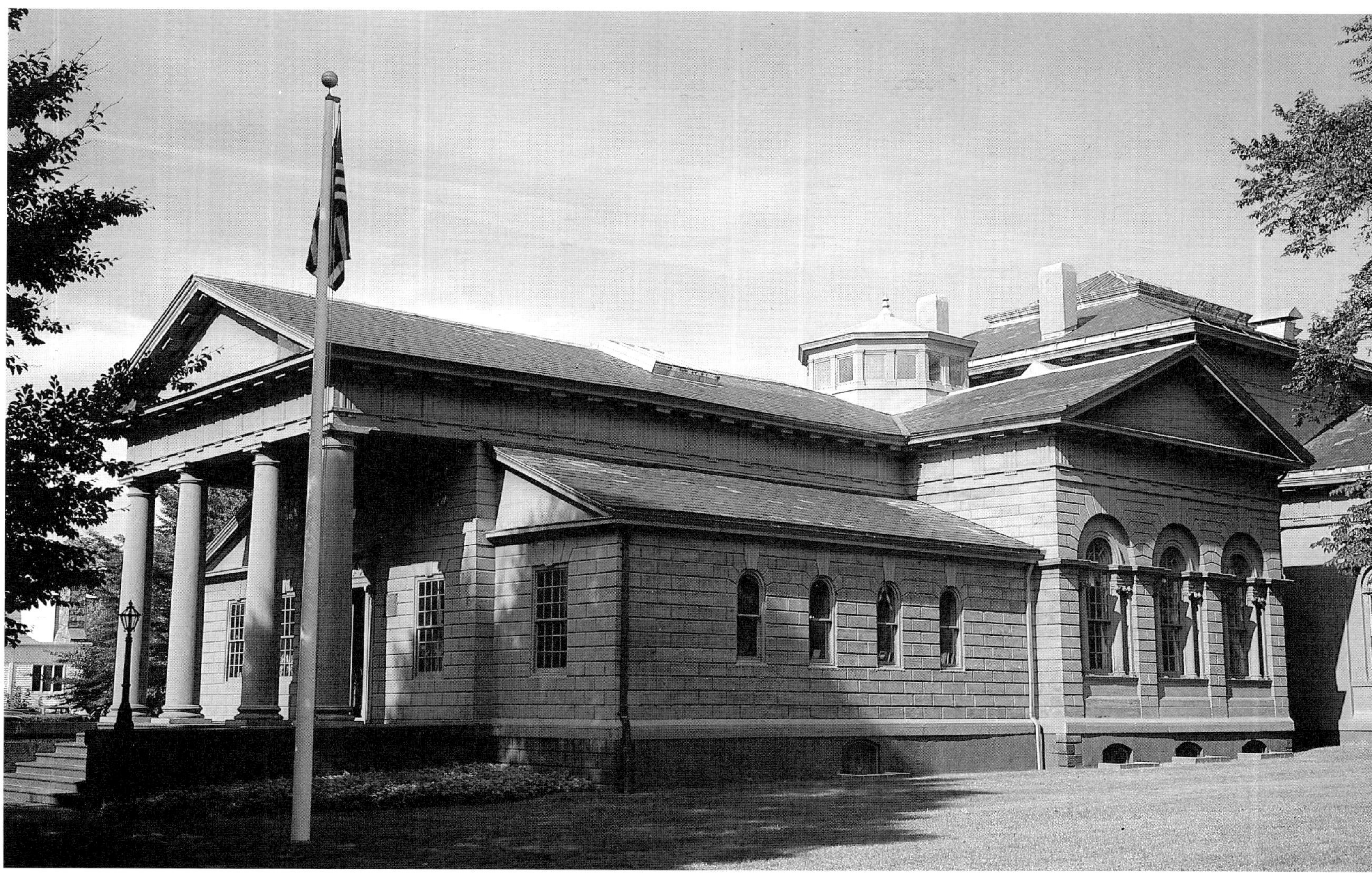

304 Peter Harrison, Redwood-Bibliothek in Newport, Rhode Island. 1748–1751.

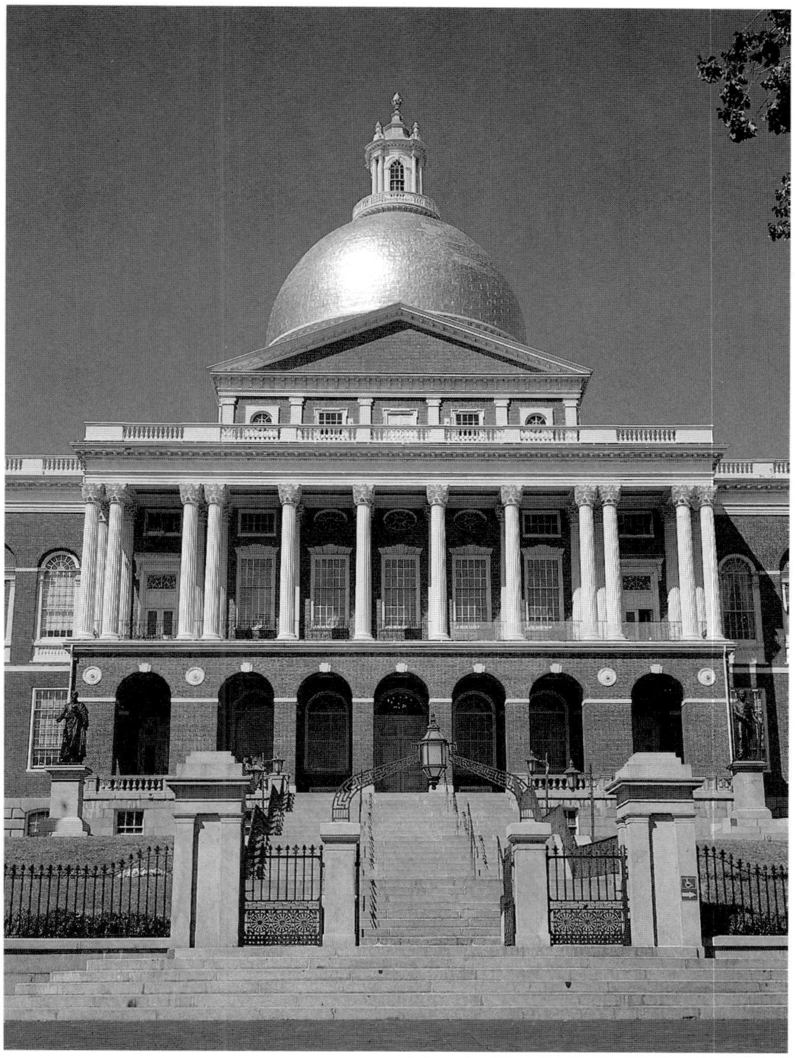

305 Charles Bulfinch, Parlamentsgebäude von Massachusetts in Boston. Erbaut zwischen 1795 und 1798.

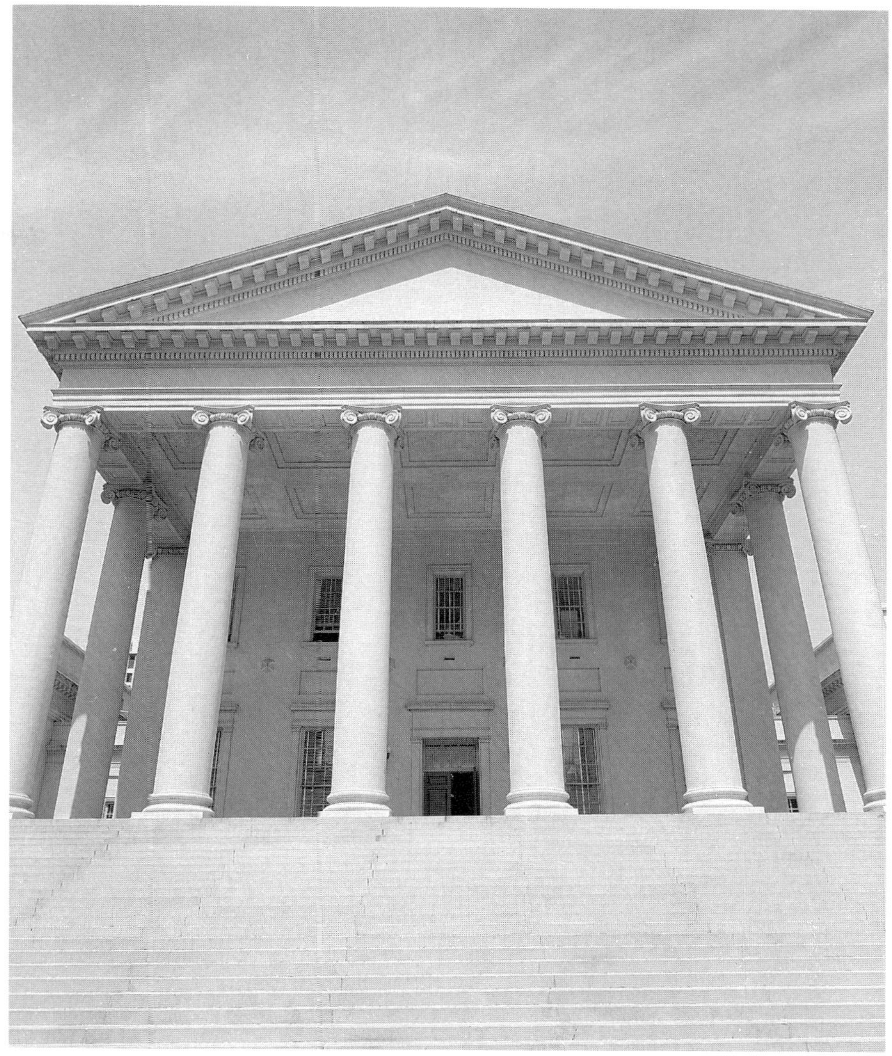

306 Thomas Jefferson, Kapitol von Virginia in Richmond. 1785 – 1796.

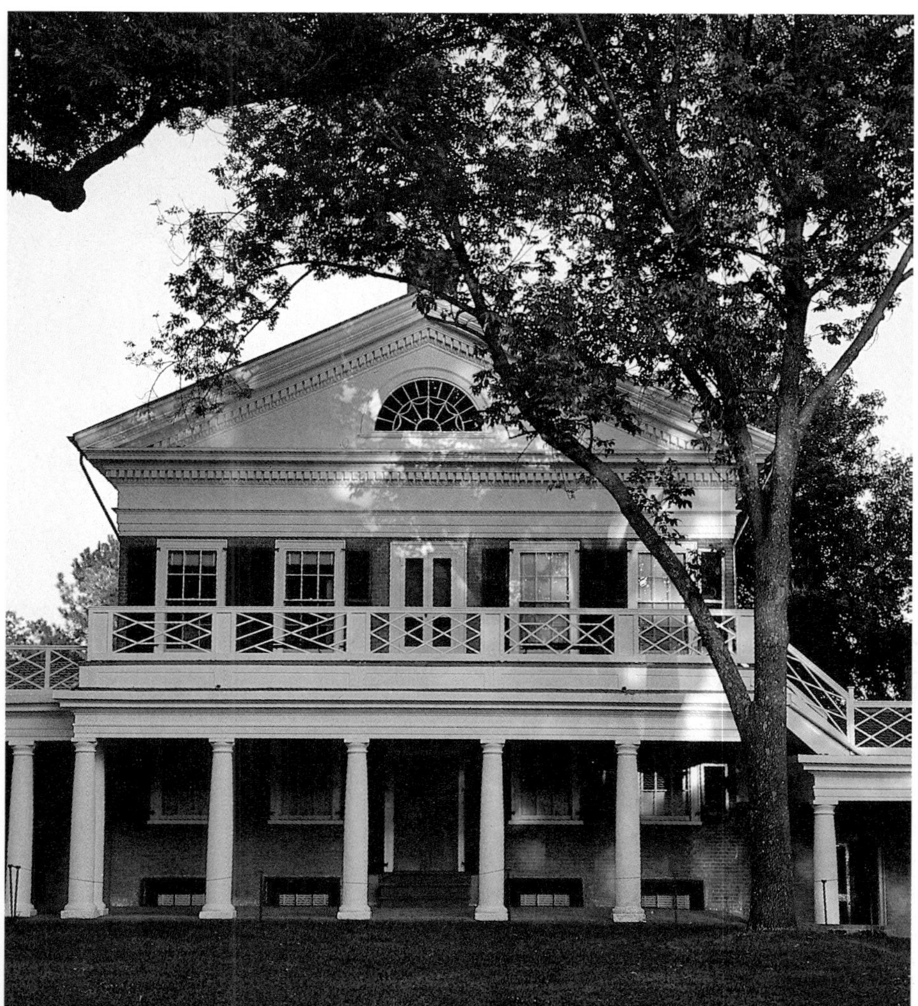

307 Thomas Jefferson, Pavillon auf dem Universitätsgelände von Virginia in Charlottesville. 1817 – 1826.

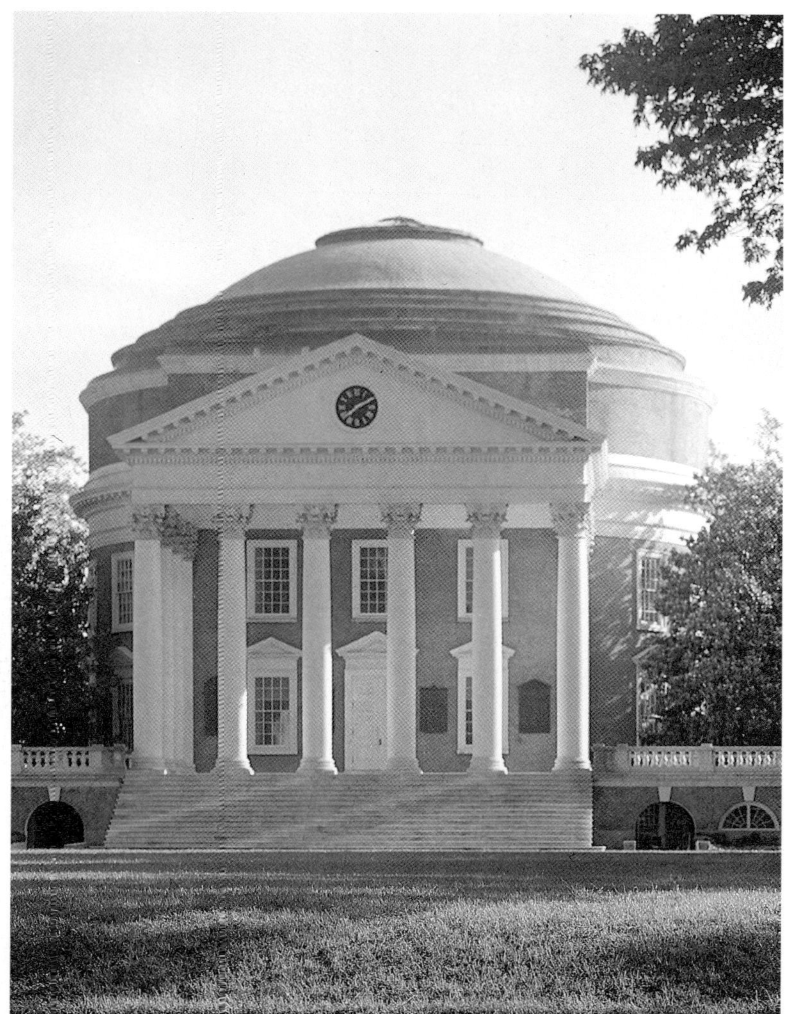

308 Thomas Jefferson und Benjamin Latrobe, Rotunde der Universität von Virginia n Charlottesville. Ab 1817.

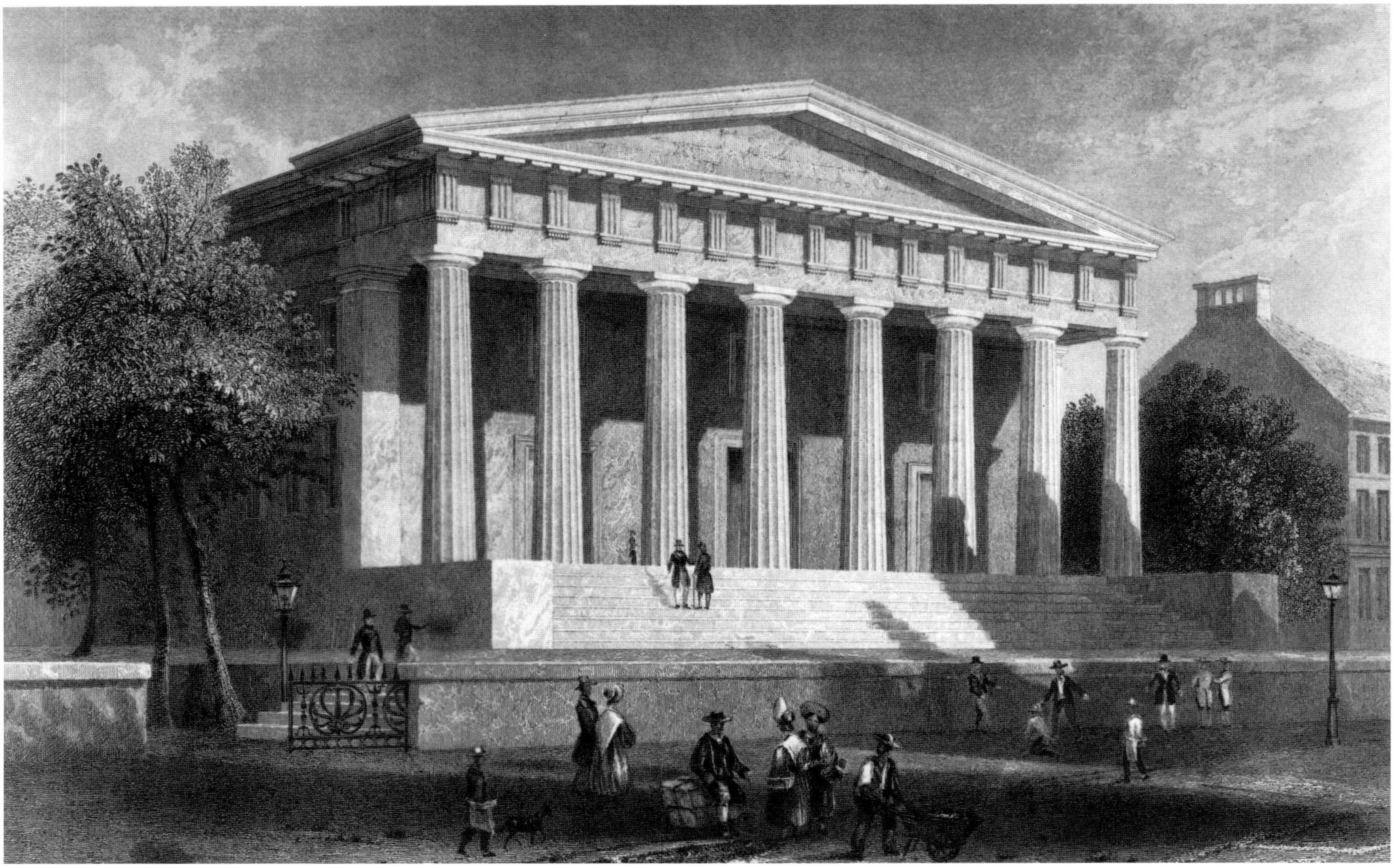

309 William Strickland, Zweite Bank der Vereinigten Staaten in Philadelphia, Pennsylvania. 1818–1824. Kupferstich von J. Tingle nach W. H. Bartlett.

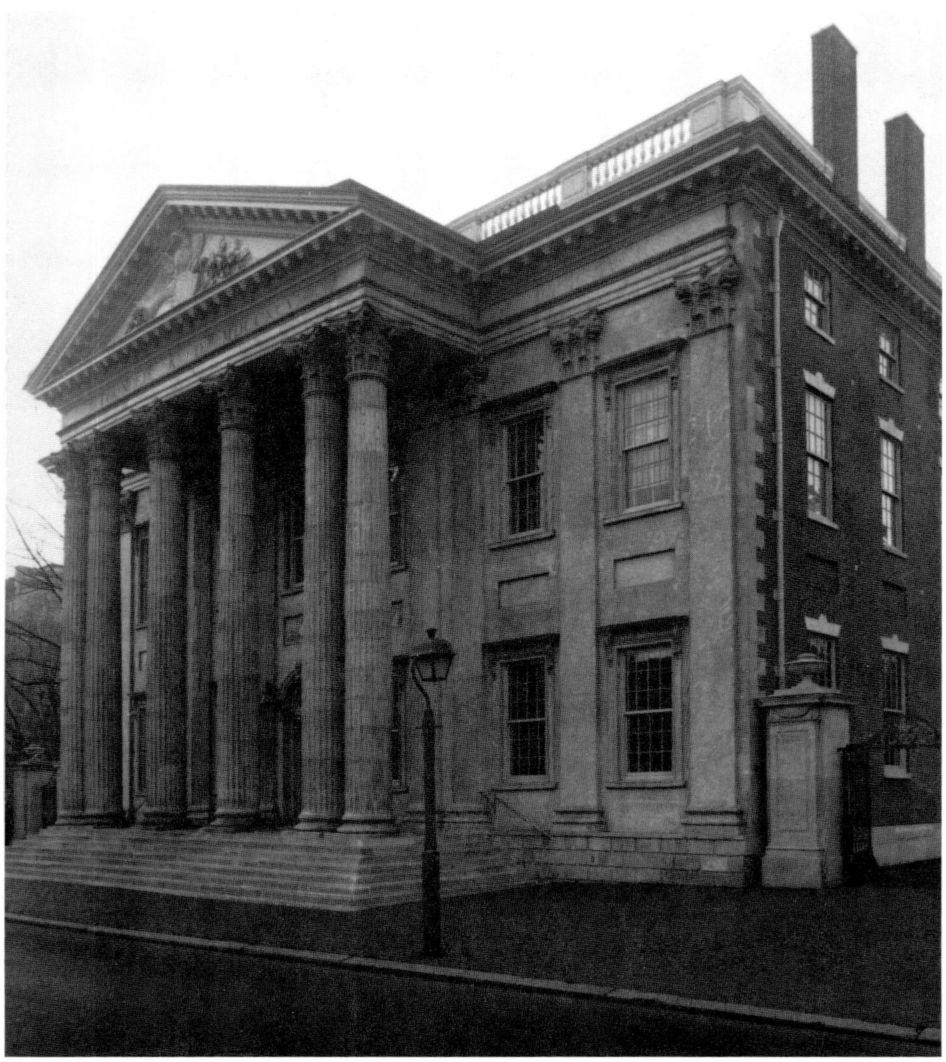

310 Samuel Blodgett, Jr., Erste Bank der Vereinigten Staaten in Philadelphia, Pennsylvania. 1795–1797.

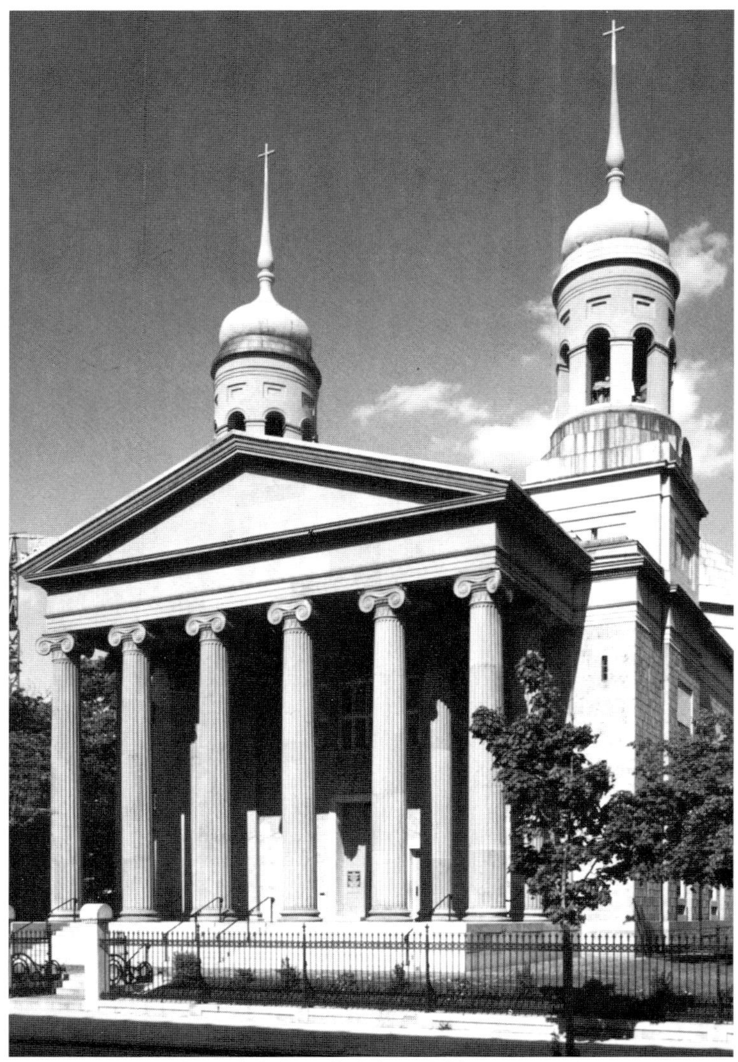

311 Benjamin Latrobe, Katholische Kathedrale von Baltimore. 1804–1818.

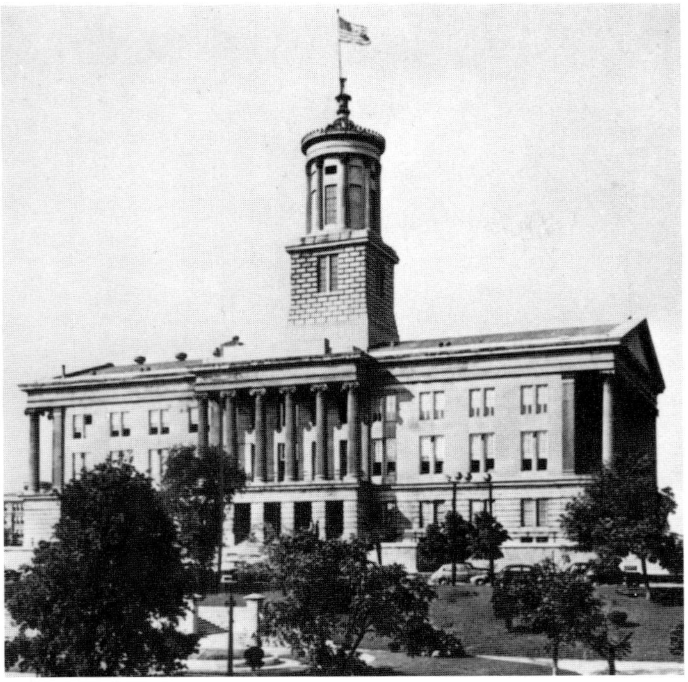

312 William Strickland, Kapitol von Tennessee, Nashville. 1845 – 1859.

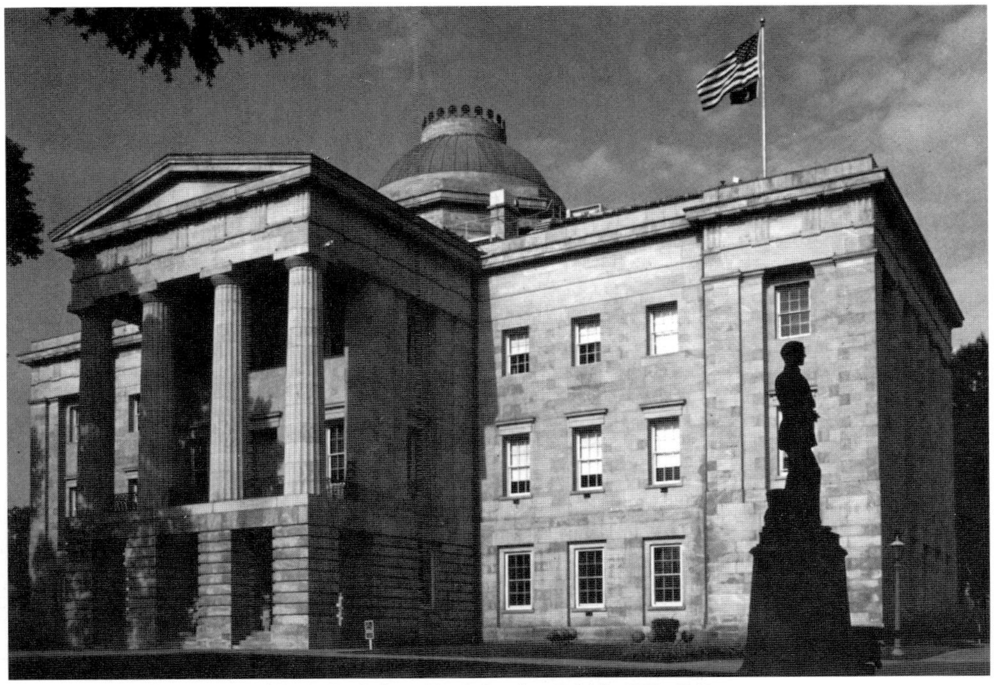

313 Architektenbüro Town and Davis, Kapitol von North Carolina, Raleigh. 1833 – 1840.

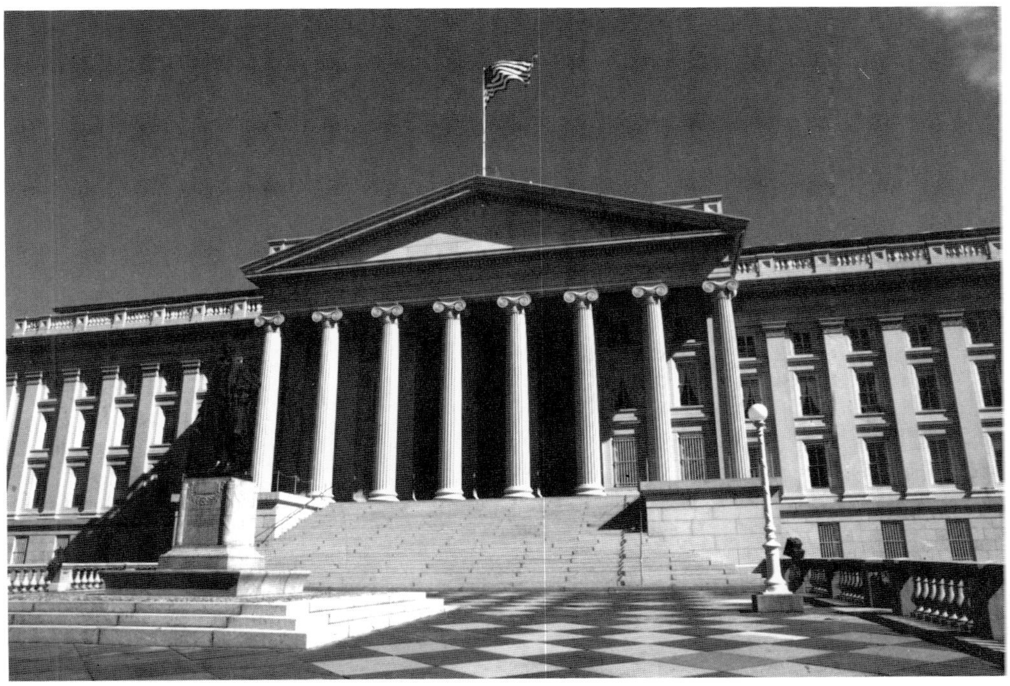

314 Robert Mills, Gebäude der Bundesbank, Washington, D.C. 1836 – 1842.

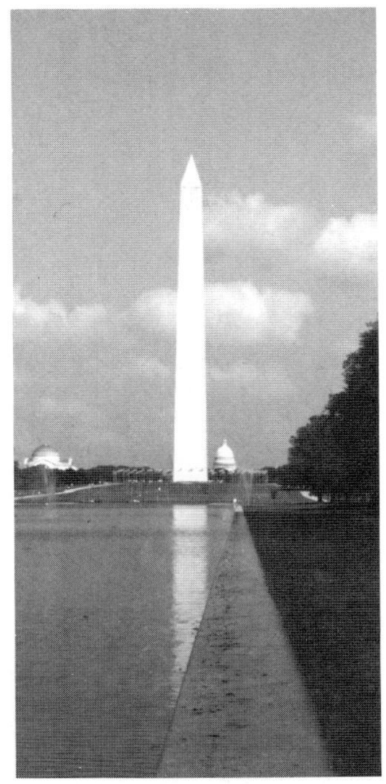

315 Robert Mills, Washington Monument, Washington, D.C.

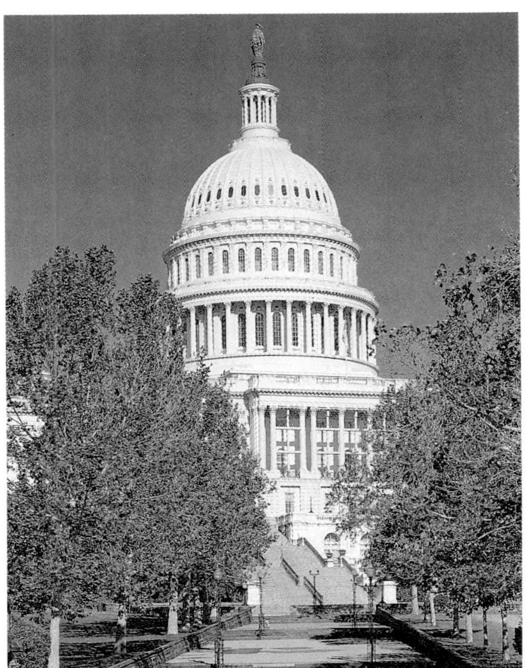

316 W. Thornton, B. Latrobe, C. Bulfinch und T. V. Walter, United States Capitol, Washington, D.C. 1793 – 1867.

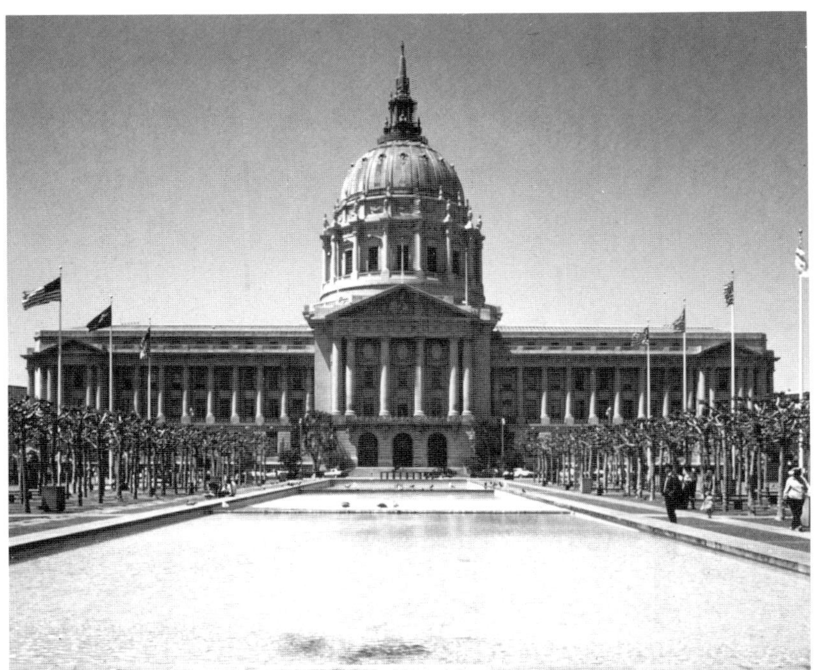

317 Bakewell and Browne, City Hall von San Francisco. 1912 – 1915.

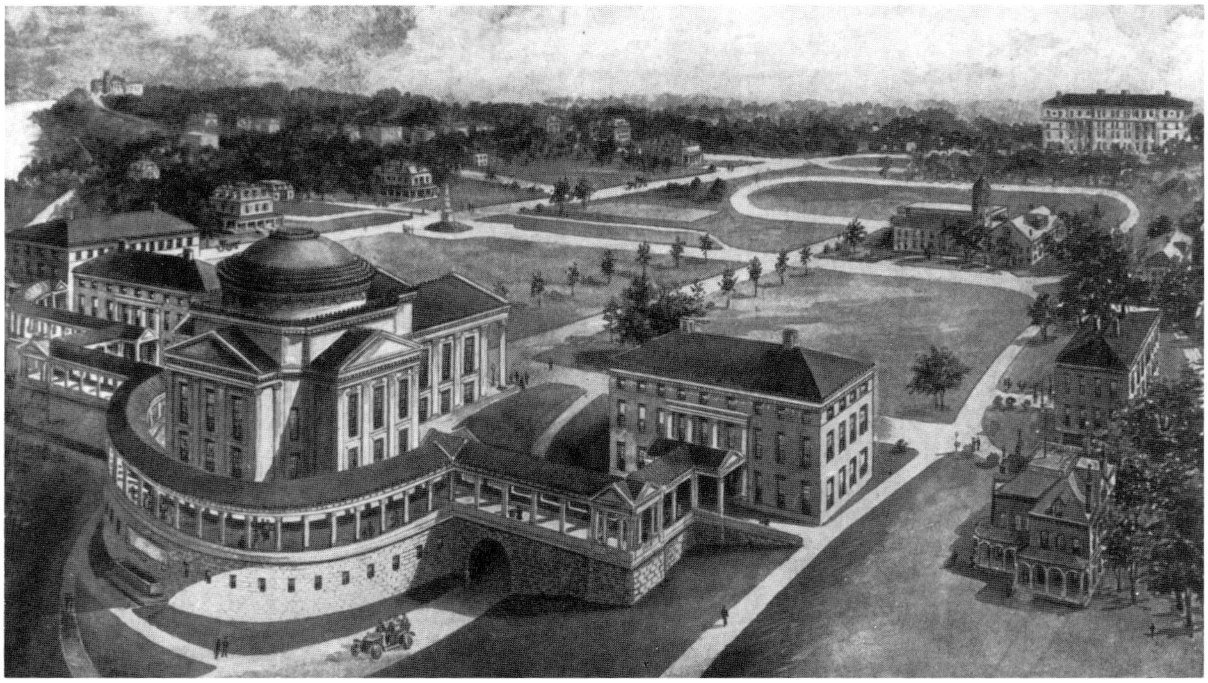

318 University Heights in New York. 1829. Kupferstich von H. M. Pettit in: „King's Views of New York". Privatsammlung.

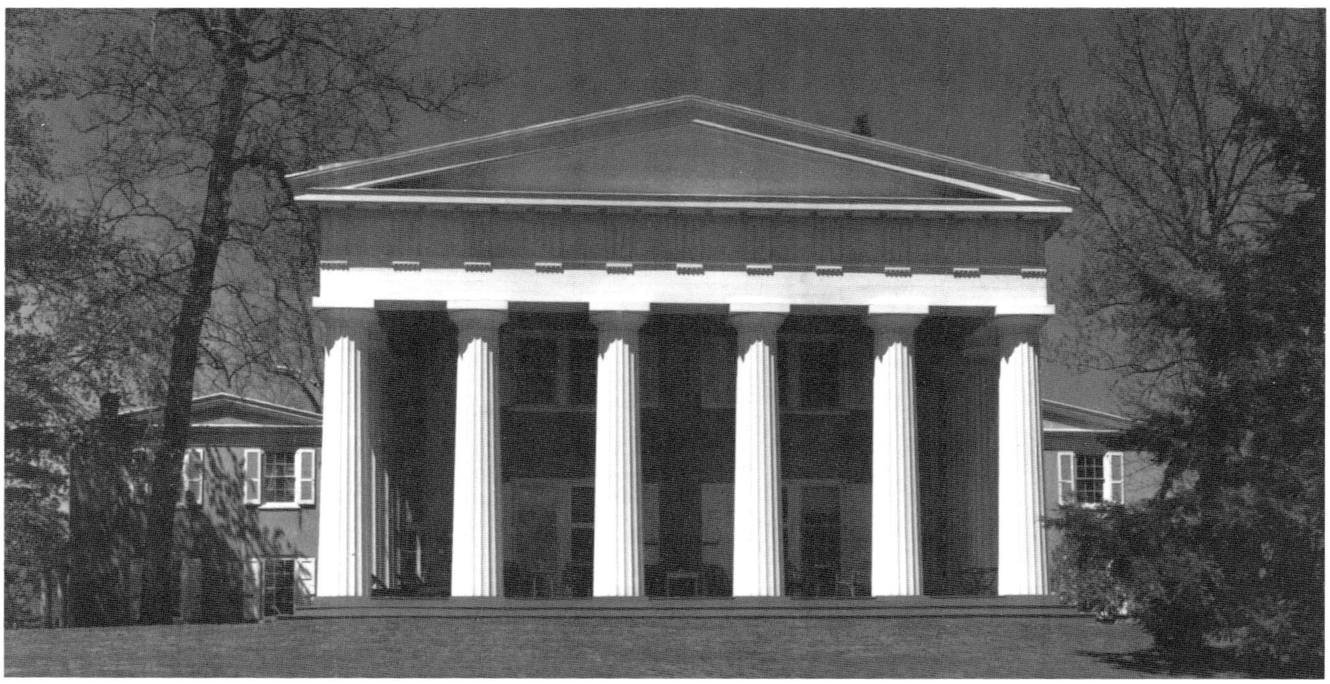

319 Thomas U. Walter, Das sog. Andalusia-Haus bei Philadelphia in Andalusia, Pennsylvania. 1834.

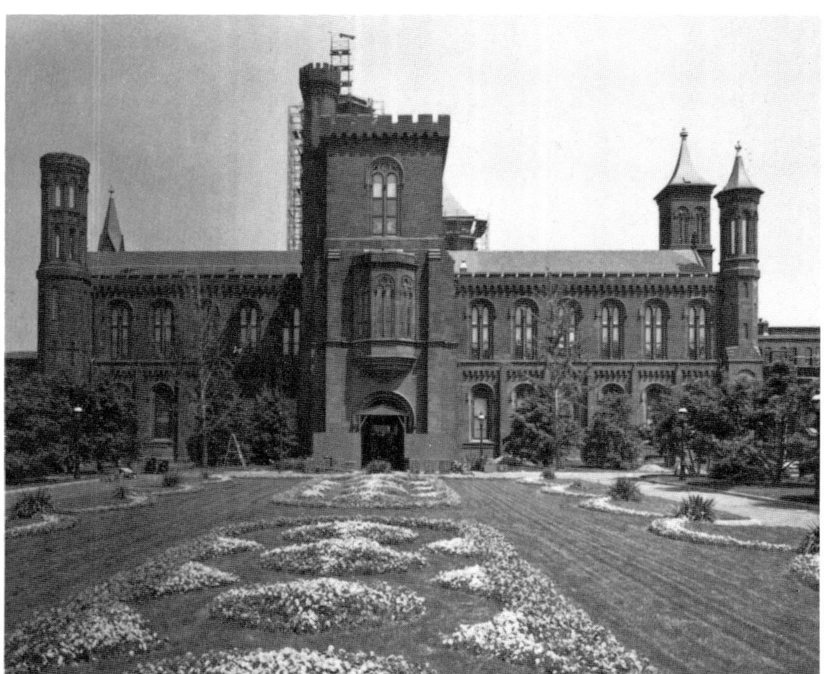

320 James Renwick, Jr., Smithsonian Institution in Washington, D.C. 1846.

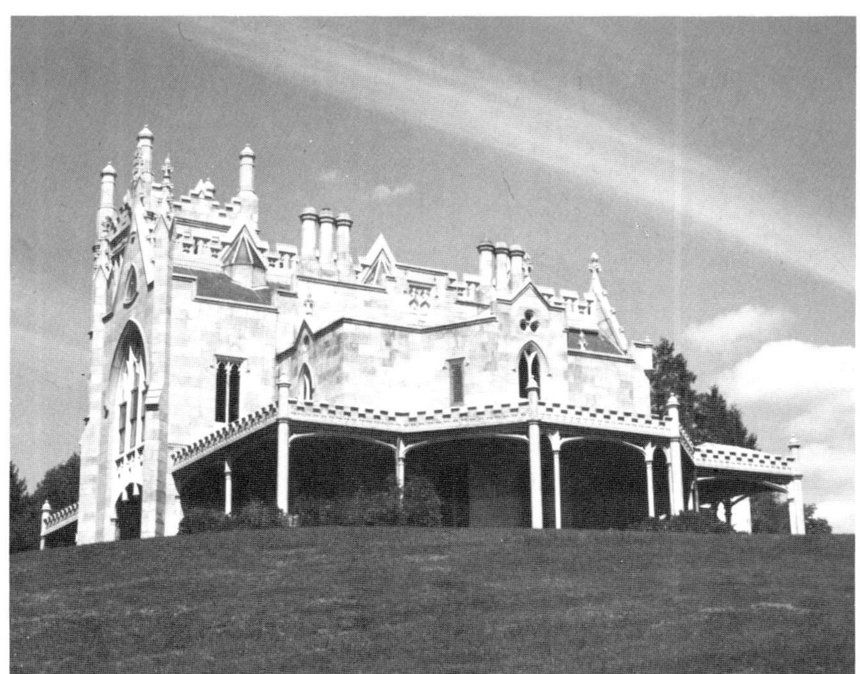

321 Alexander Jackson Davis, Lyndhurst, Wohnsitz von William Paulding bei Tarrytown, New York. 1838 und 1865–1867.

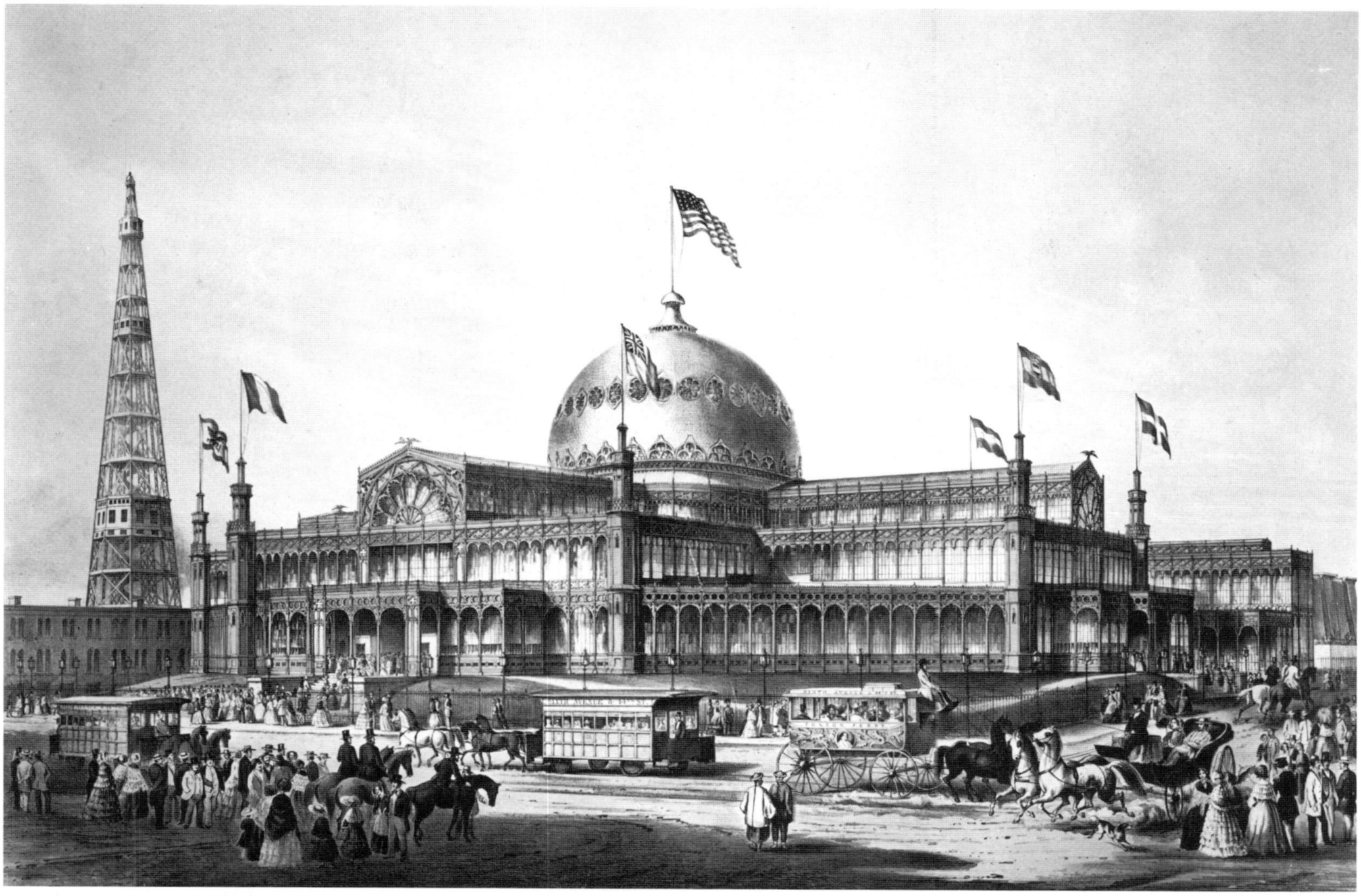

322 G. J. B. Carstensen, Crystal Palace, New York. 1853.

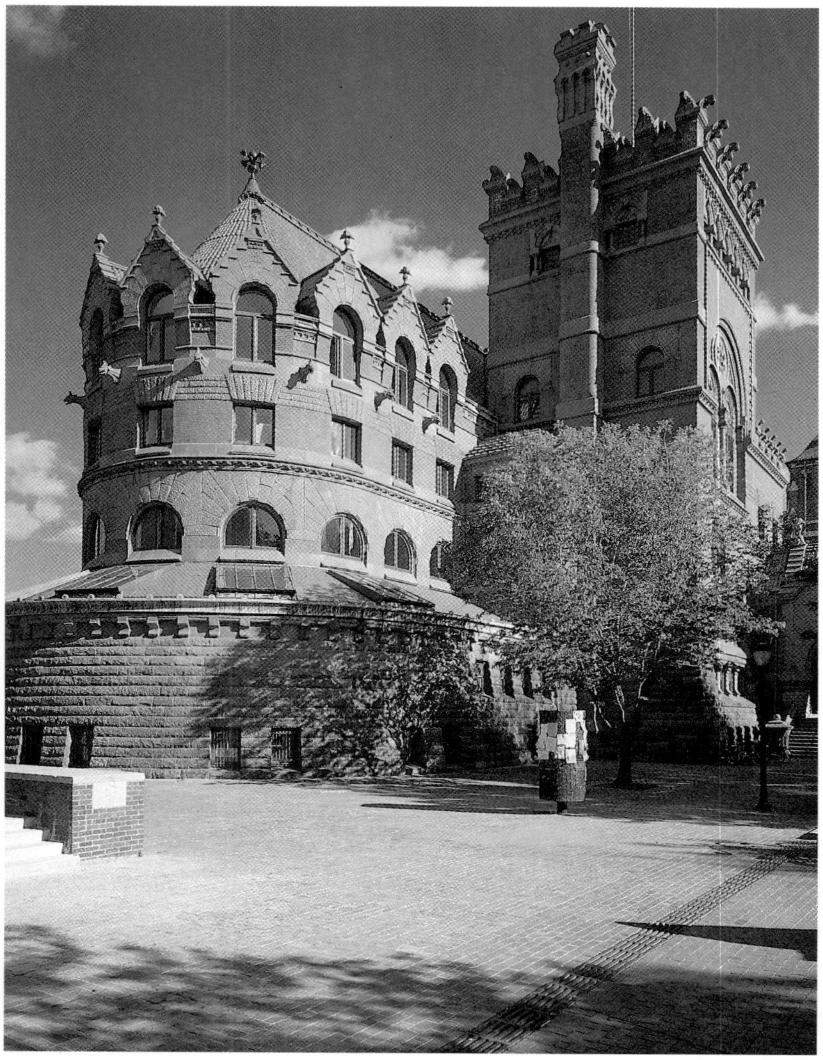

323 Frank Furness, Universitätsbibliothek von Pennsylvania in Philadelphia. 1880–1891.

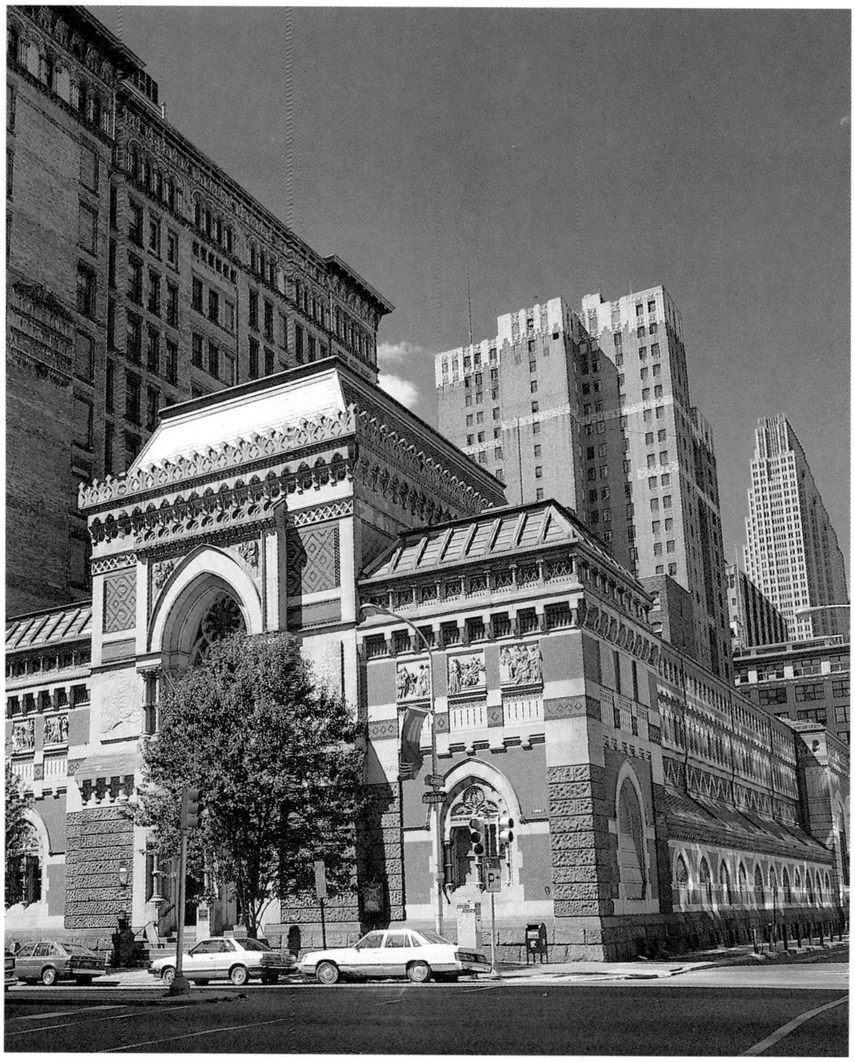

324 Frank Furness, Pennsylvania Academy of Fine Arts in Philadelphia. 1871–1876.

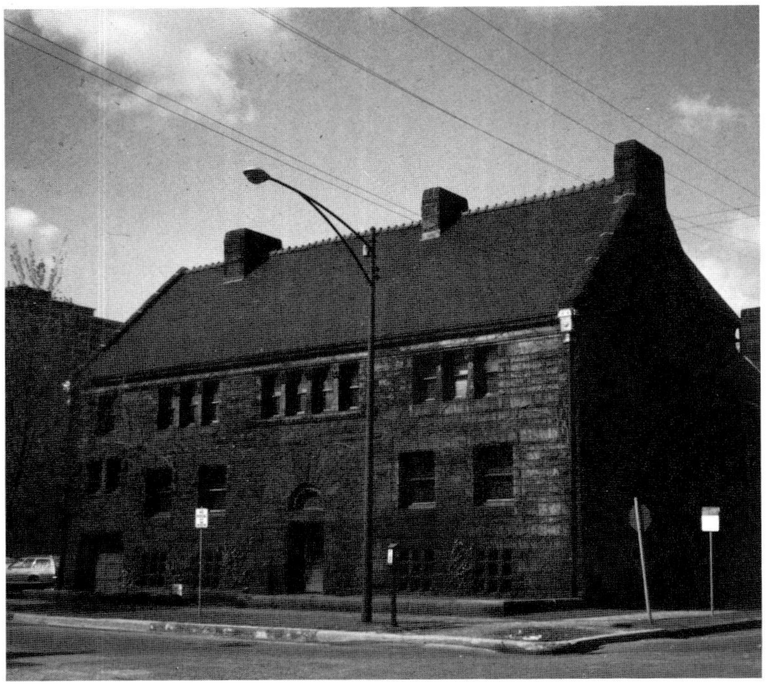

325 Henry H. Richardson, Haus von Henry Glessner in Chicago. 1885–1887.

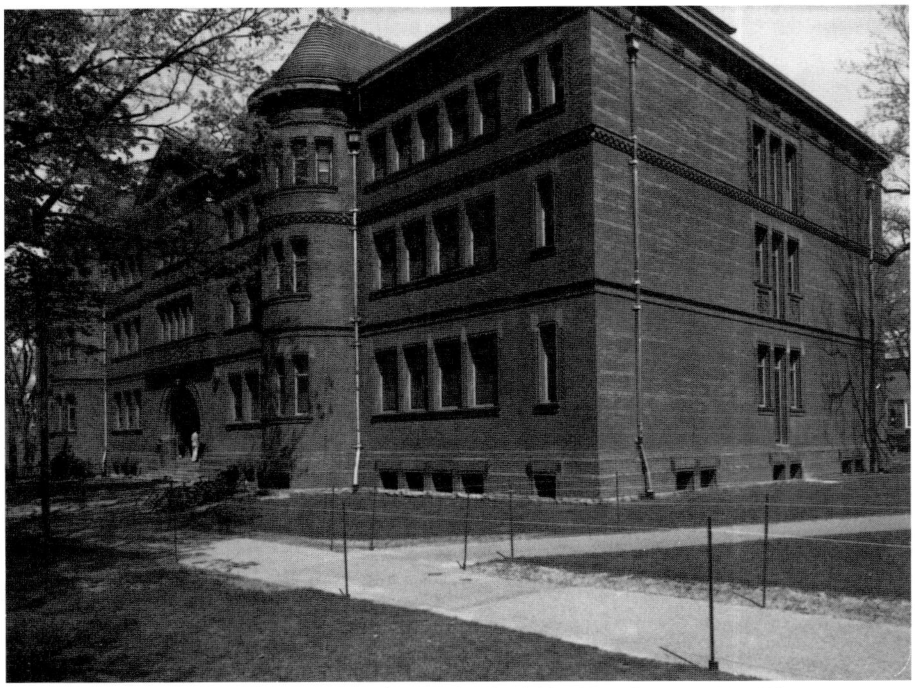

326 Henry H. Richardson, Sever Hall, Harvard University, Cambridge, Massachusetts. 1878–1880.

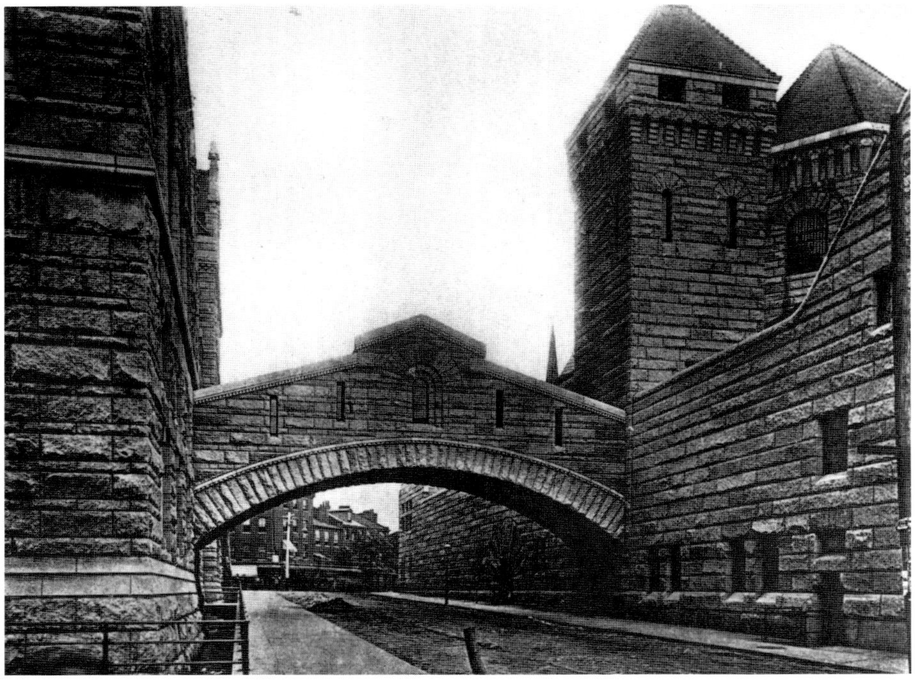

327 Henry H. Richardson, Gericht und Gefängnis des Allegheny County in Pittsburgh, Pennsylvania. 1884–1888.

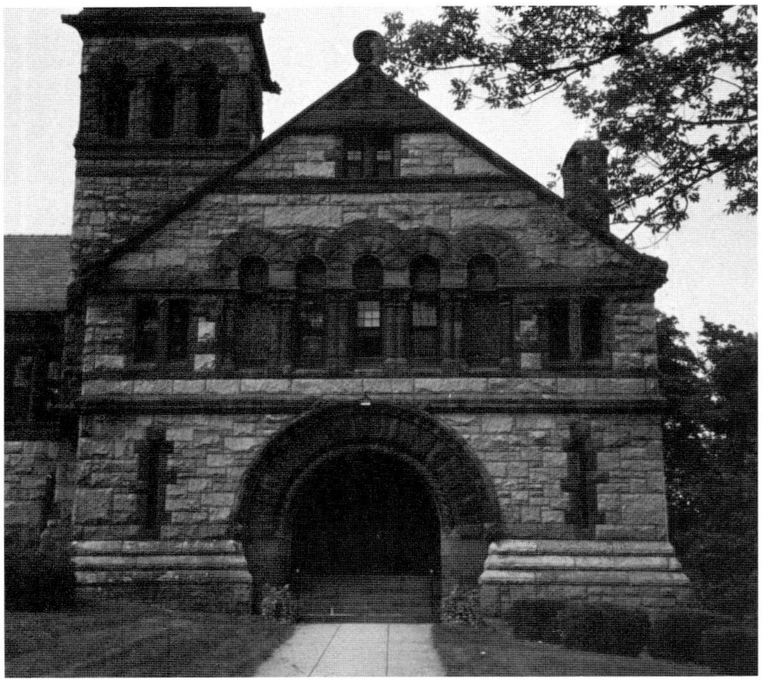

328 Henry H. Richardson, Ames Memorial Library in North Easton, Massachusetts. 1877–1879.

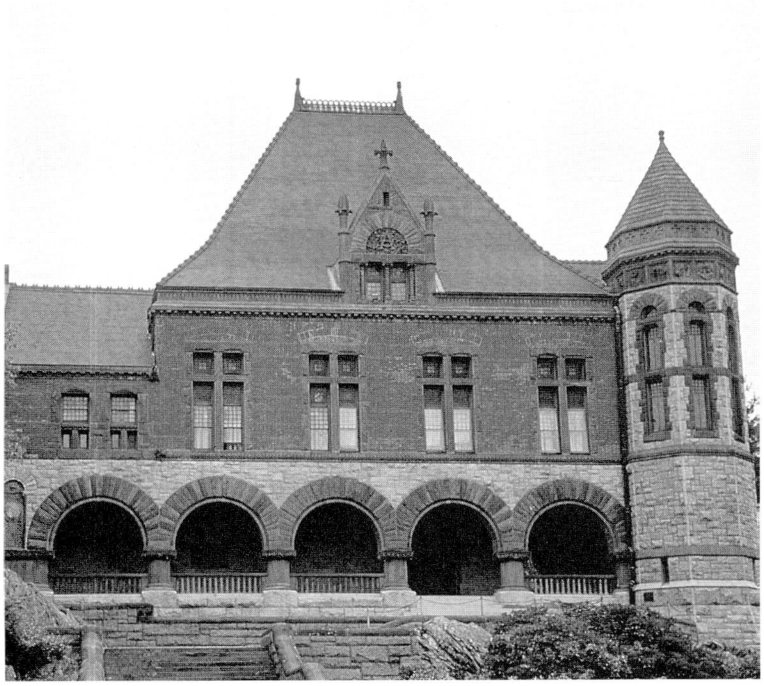

329 Henry H. Richardson, Oakes Ames Memorial Hall in North Easton, Massachusetts. 1879–1881.

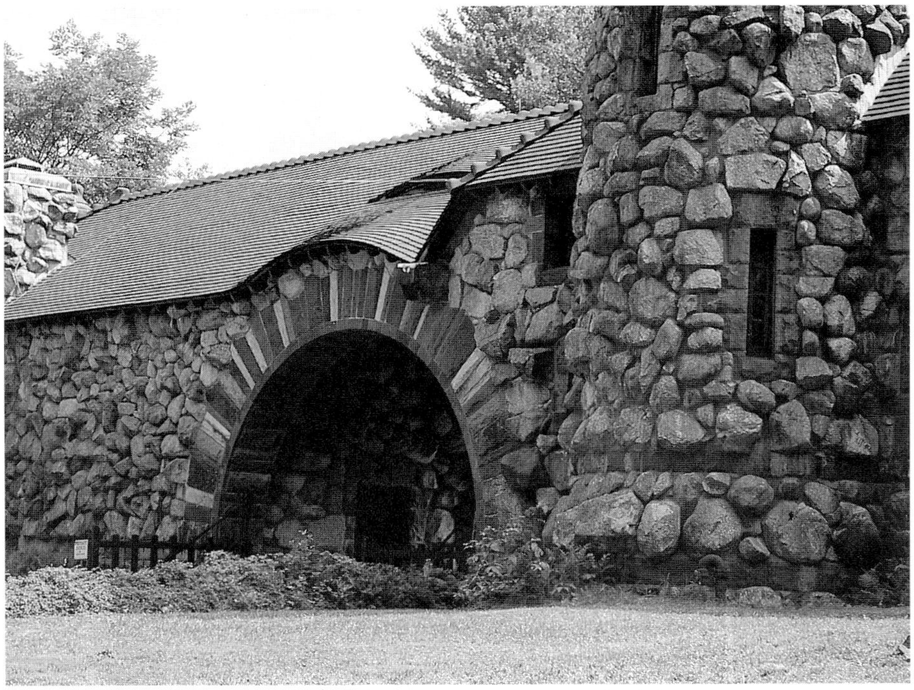

330 Henry H. Richardson, F. L. Ames Gate Lodge in North Easton, Massachusetts. 1880–1881.

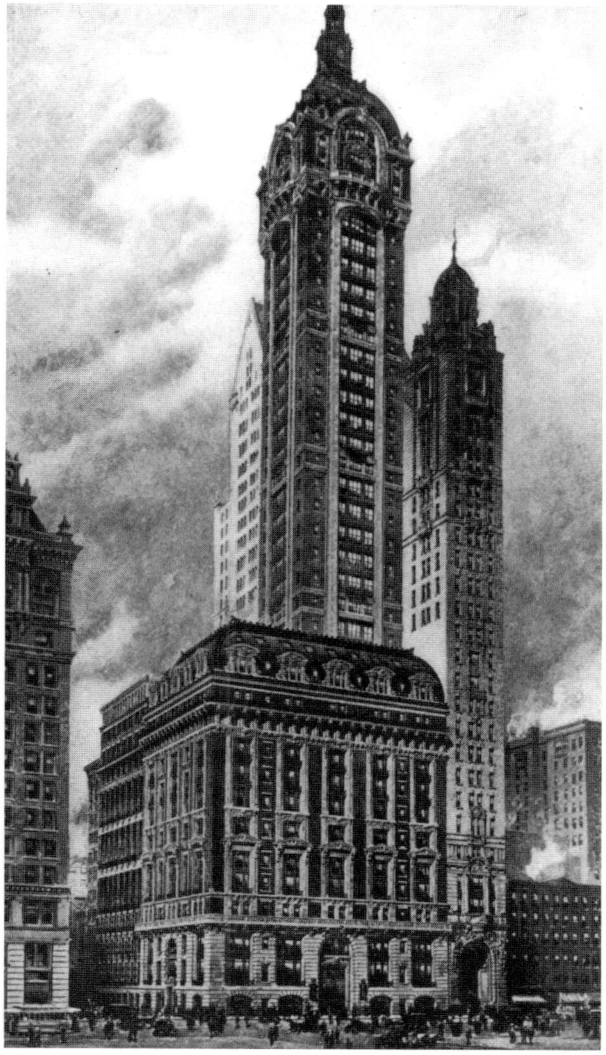

331 Ernest Flagg, Singer Building in New York. 1898–1904 und 1906–1908 (Hochhaus). Kupferstich.

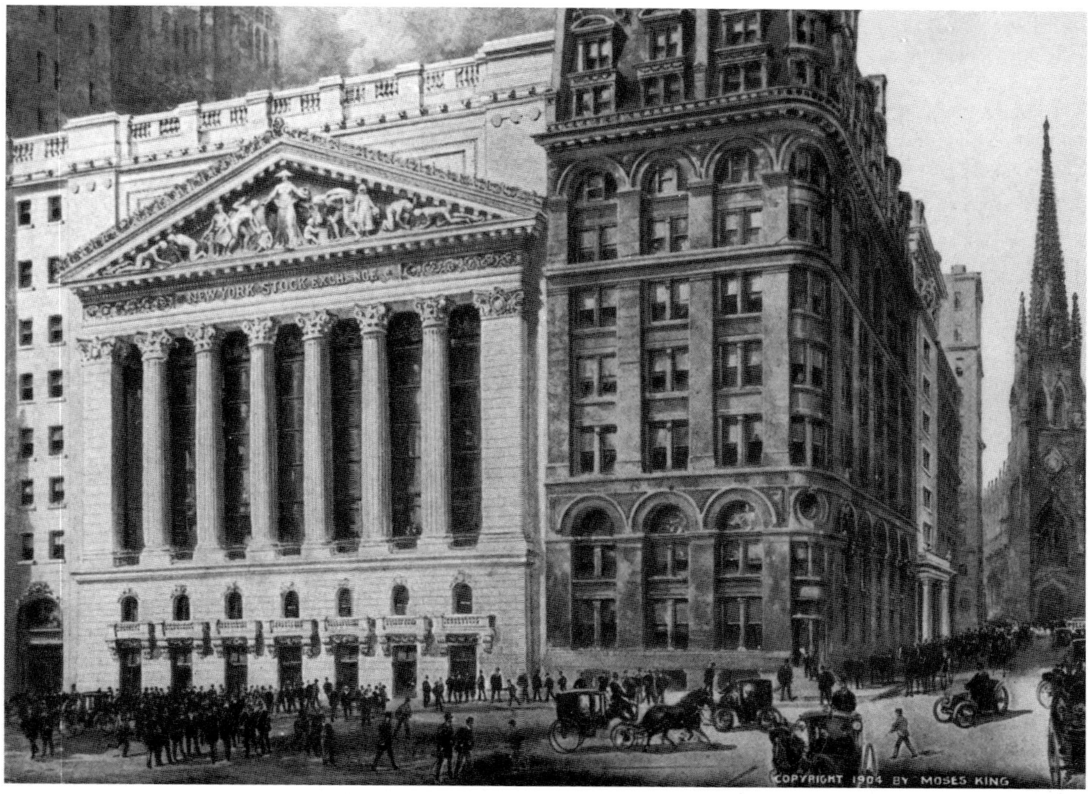

332 George B. Post, New York Stock Exchange. 1903. Kupferstich in: „King's Views of New York". Privatsammlung.

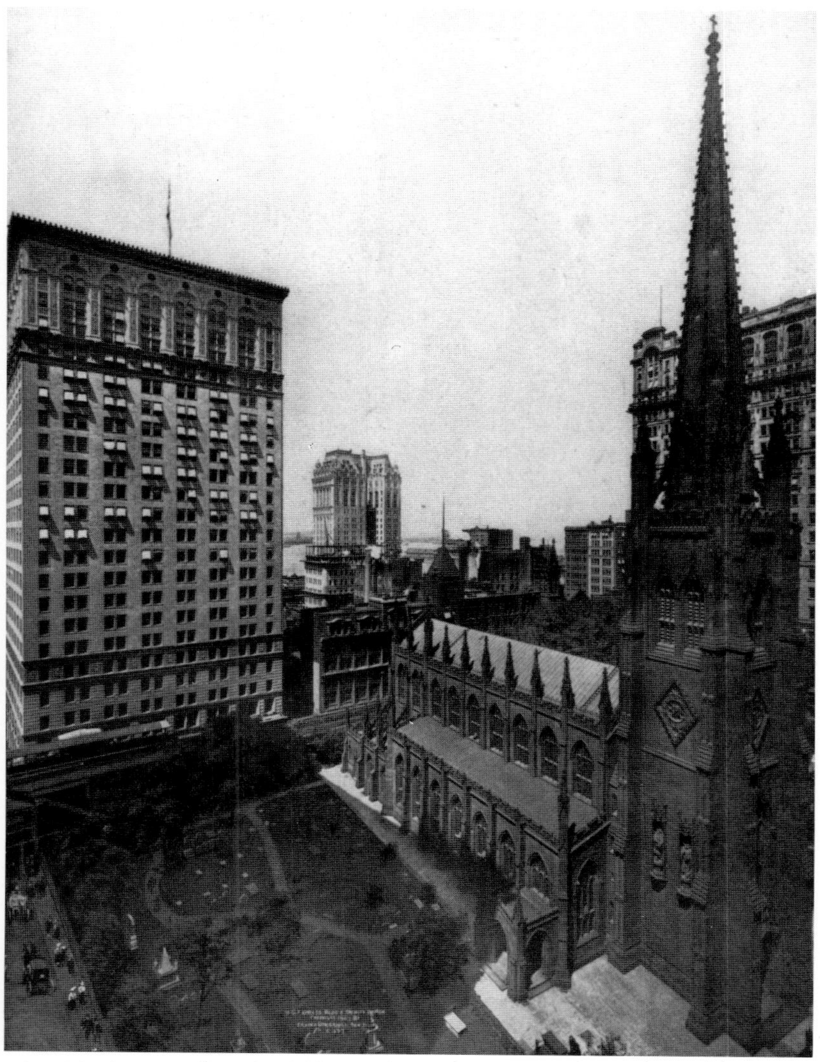

333 Richard Upjohn. Trinity Church in New York. 1839–1846. Fotografie in: „King's Views of New York". Privatsammlung.

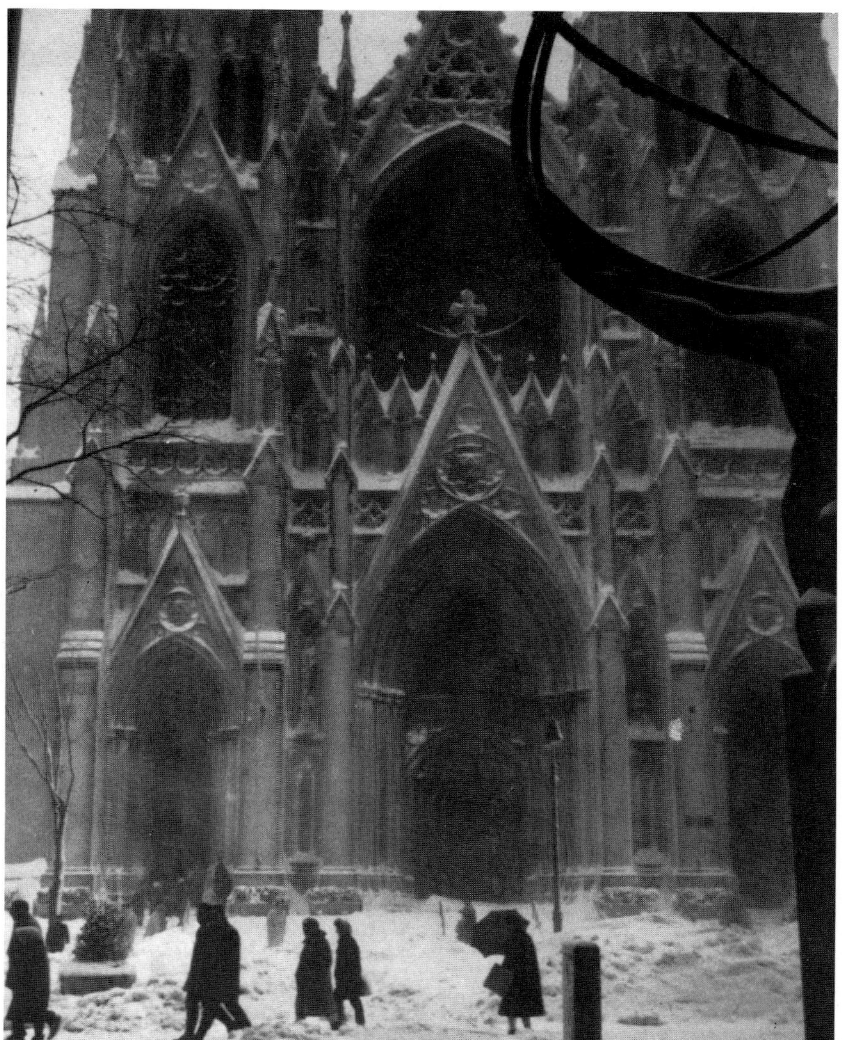

334 James Renwick, Jr., Katholische Kathedrale St. Patrick in New York. 1858–1888.

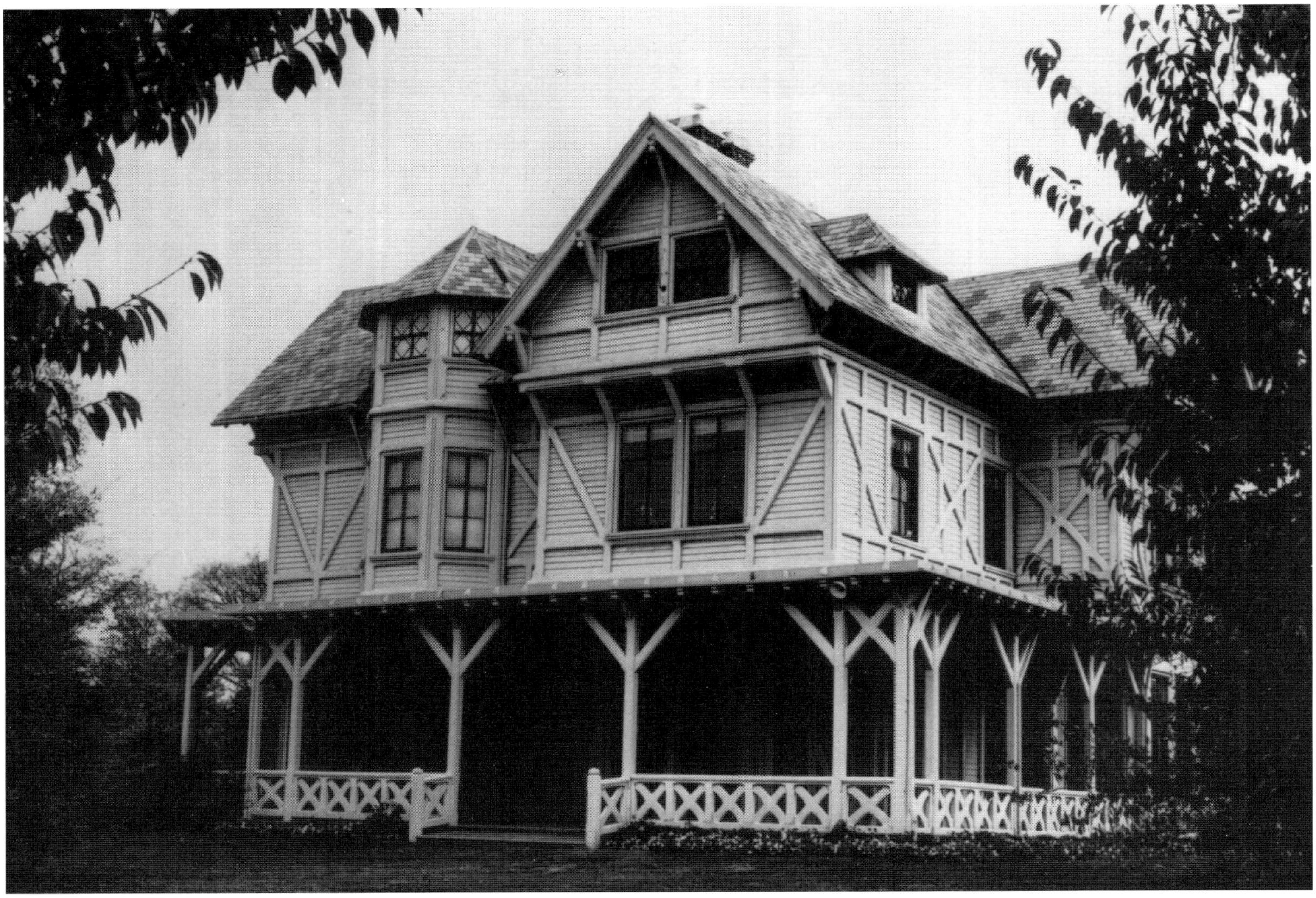

335 Richard Morris Hunt, Haus von John N. Griswold in Newport, Rhode Island. 1862.

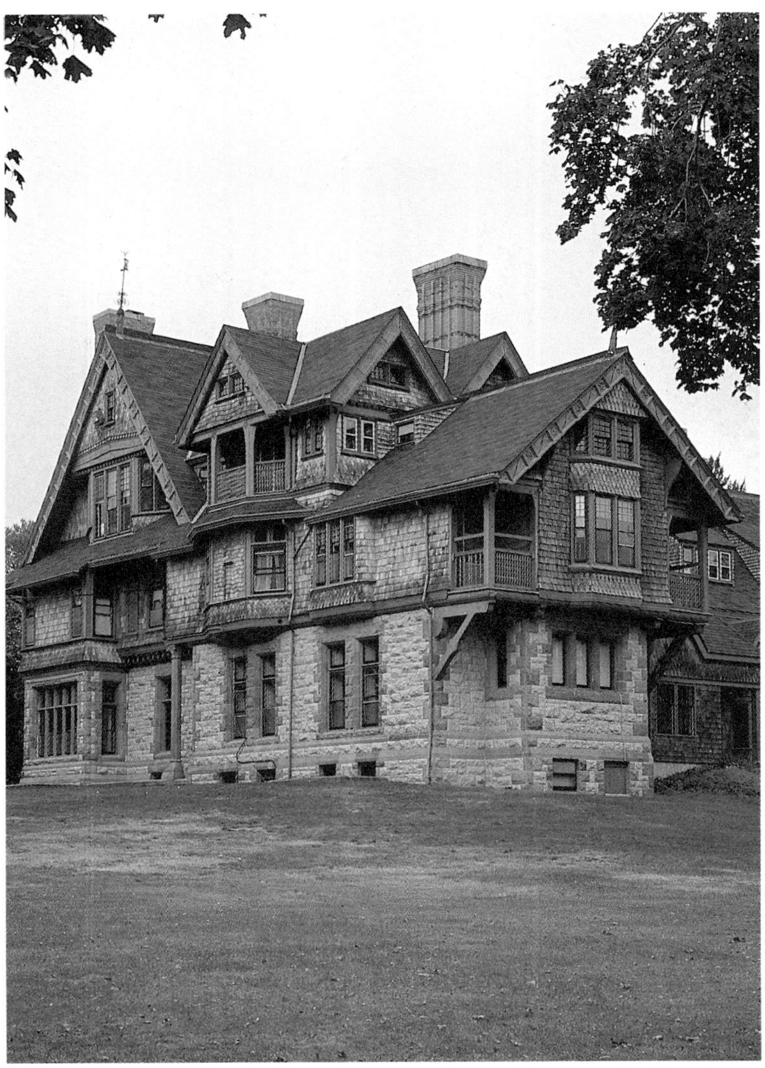

336 Henry H. Richardson, Haus von William Watts Sherman in Newport, Rhode Island. 1874–1875.

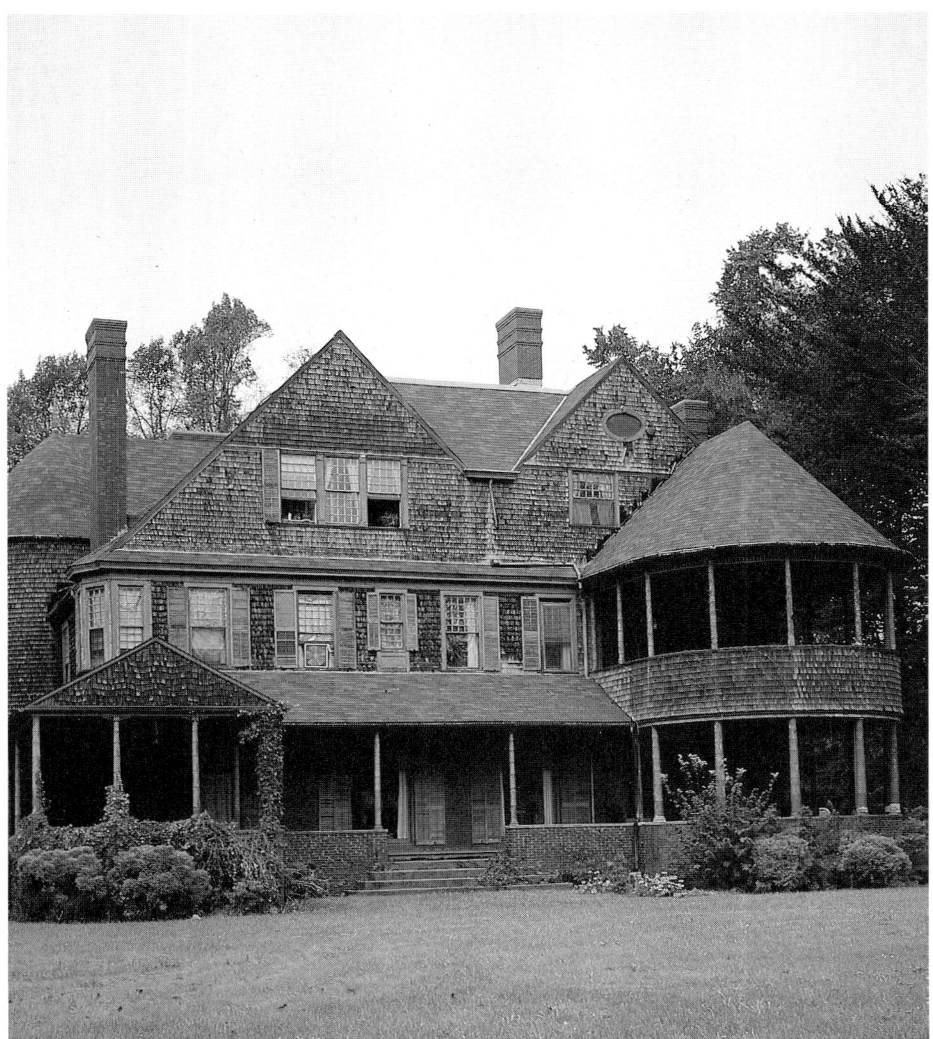

337 McKim, Mead und White, Haus von Isaac Bell, Jr. in Newport, Rhode Island. 1881–1882.

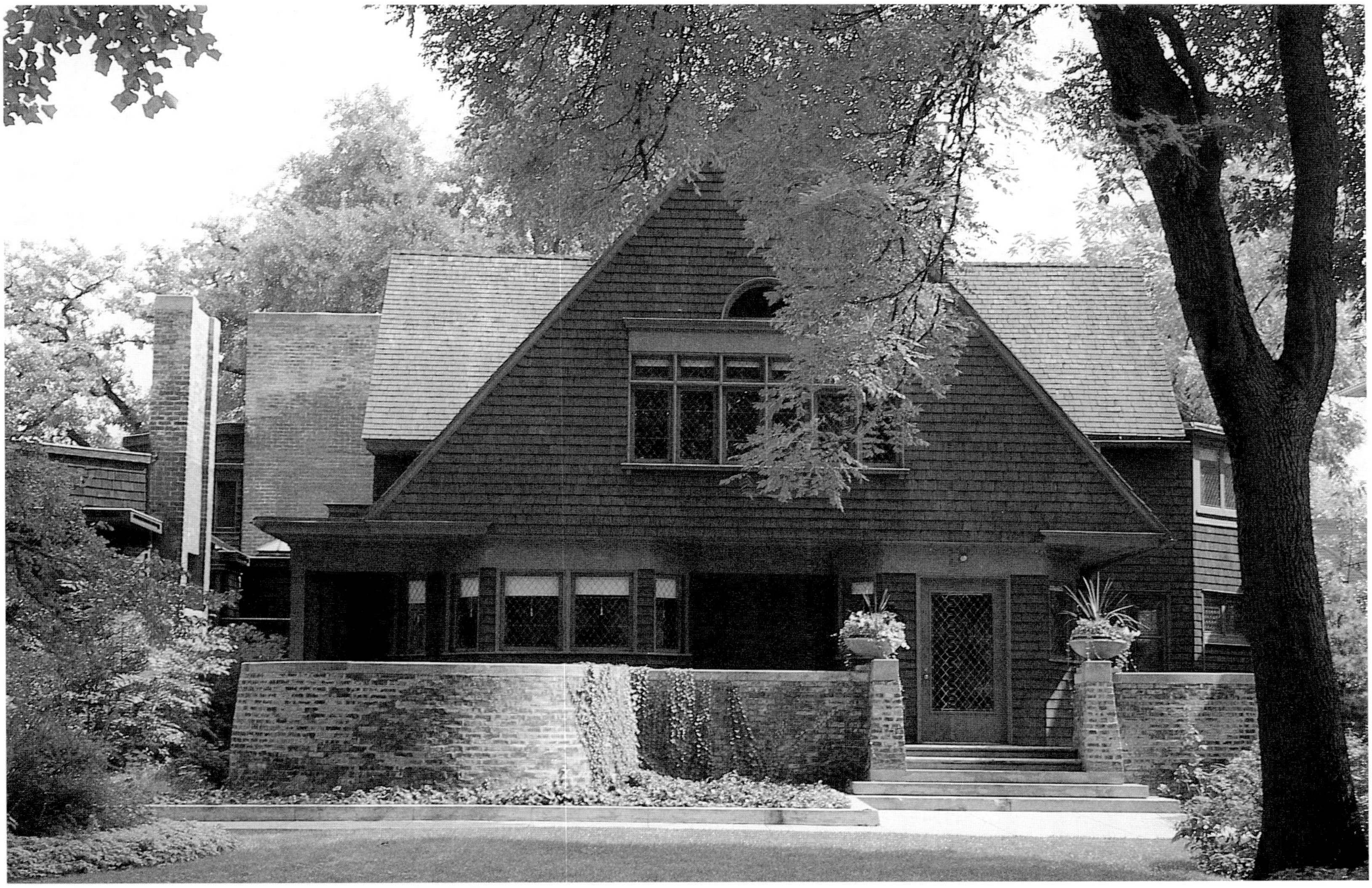

338 Frank Lloyd Wright, Wohnhaus des Architekten in Oak Park, Illinois. 1889.

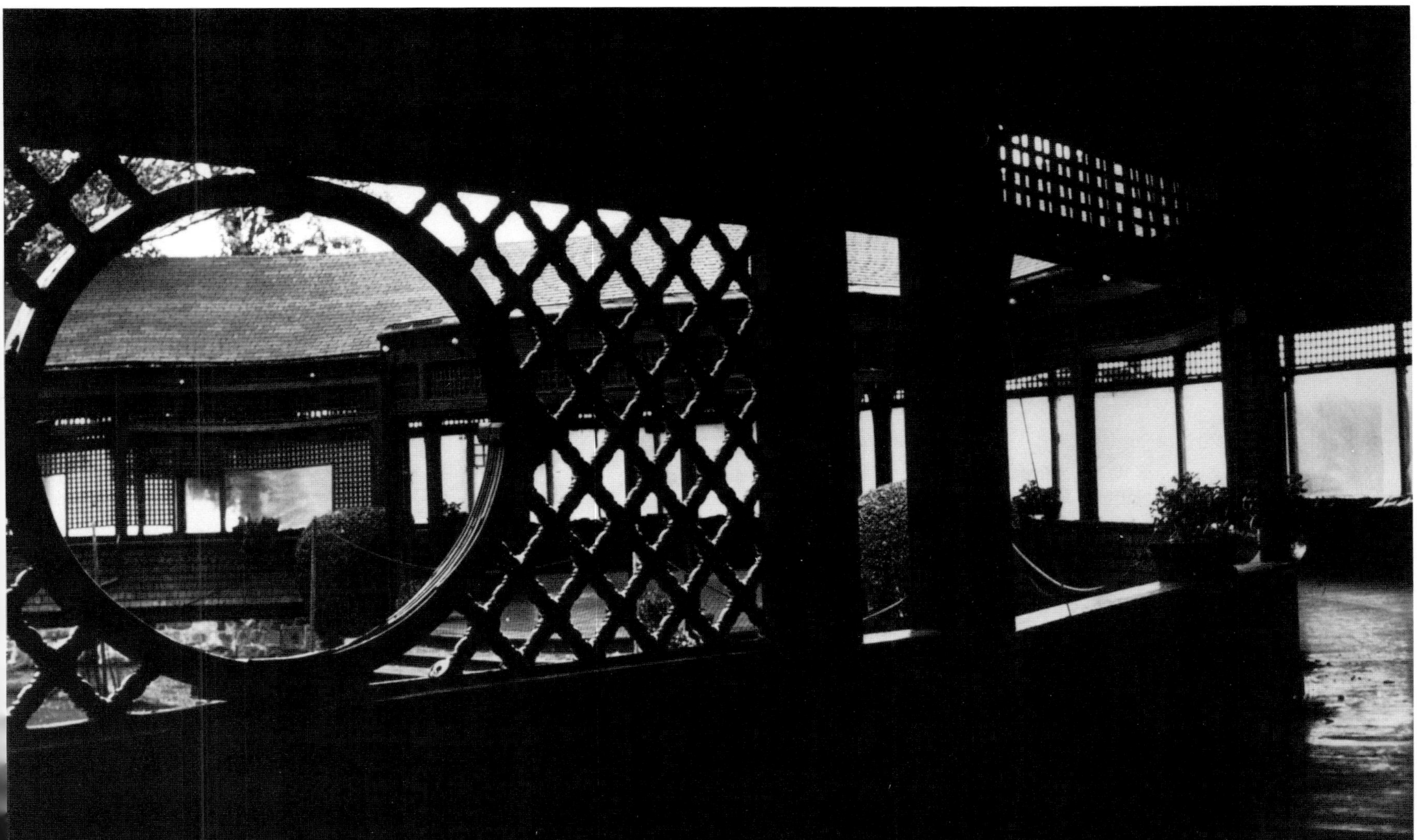

339 McKim, Mead und White, Casino in Newport, Rhode Island. Innenhof. 1879–1881.

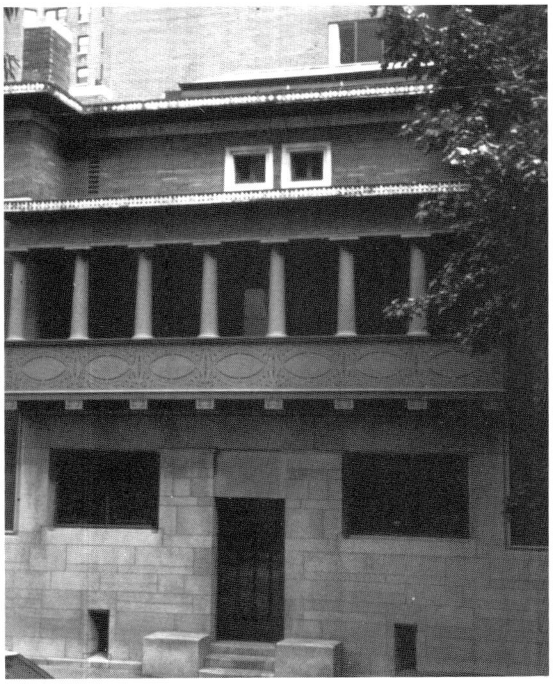

340 Frank Lloyd Wright, Haus Charnley in Chicago, Illinois. 1891.

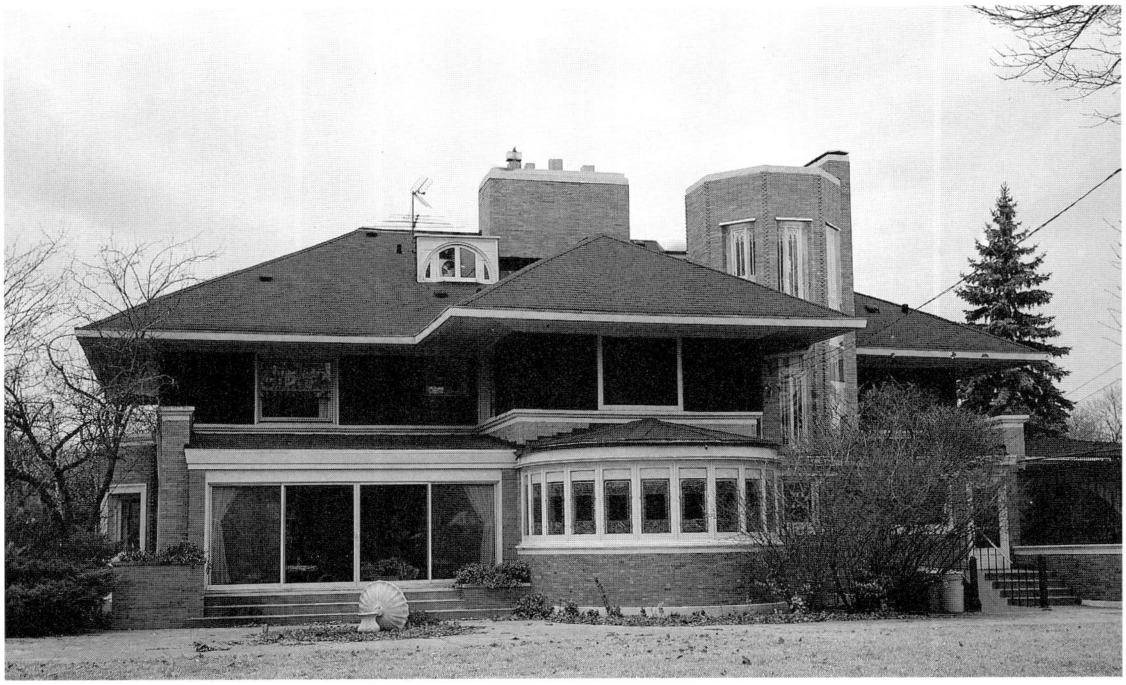

341 Frank Lloyd Wright, Haus von William H. Winslow in River Forest, Illinois. Rückseite. 1893.

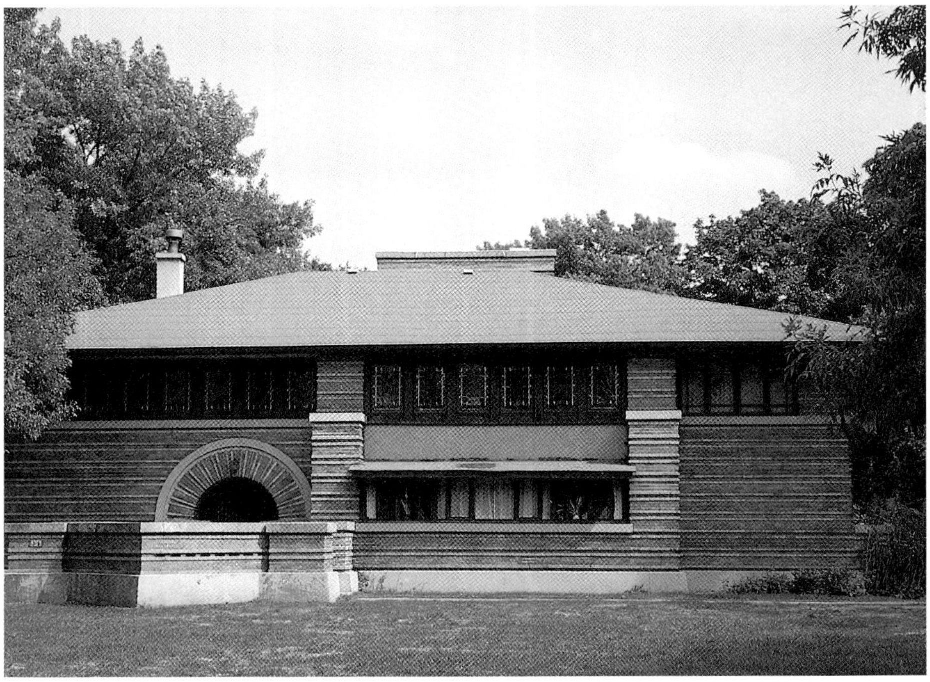

342 Frank Lloyd Wright, Haus von Arthur B. Heurtley in Oak Park, Illinois. 1902.

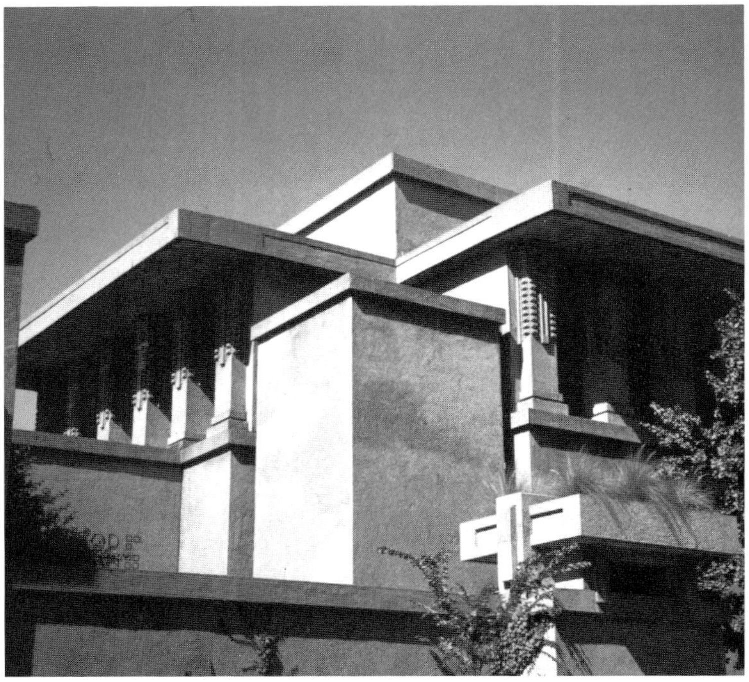

343 Frank Lloyd Wright, Unity Temple in Oak Park, Illinois. 1904–1906.

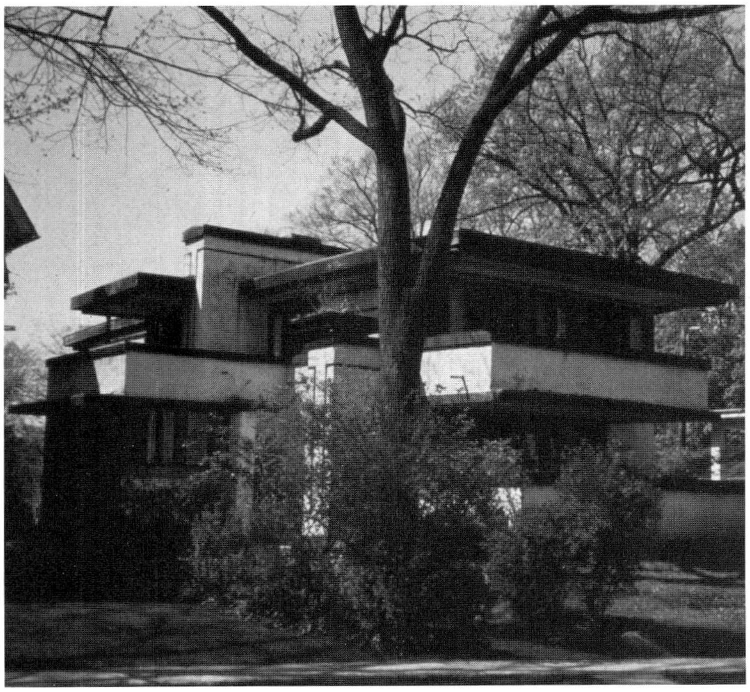

344 Frank Lloyd Wright, Haus von Mrs. Thomas Gale in Oak Park, Illinois. 1909.

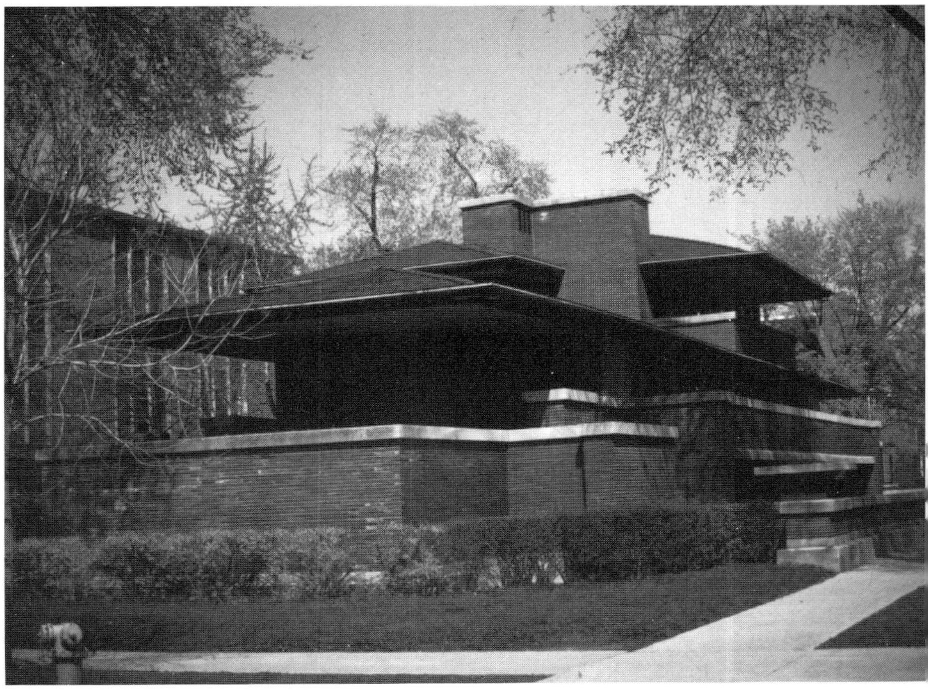

345 Frank Lloyd Wright, Haus Robie in Chicago, Illinois. 1906–1909.

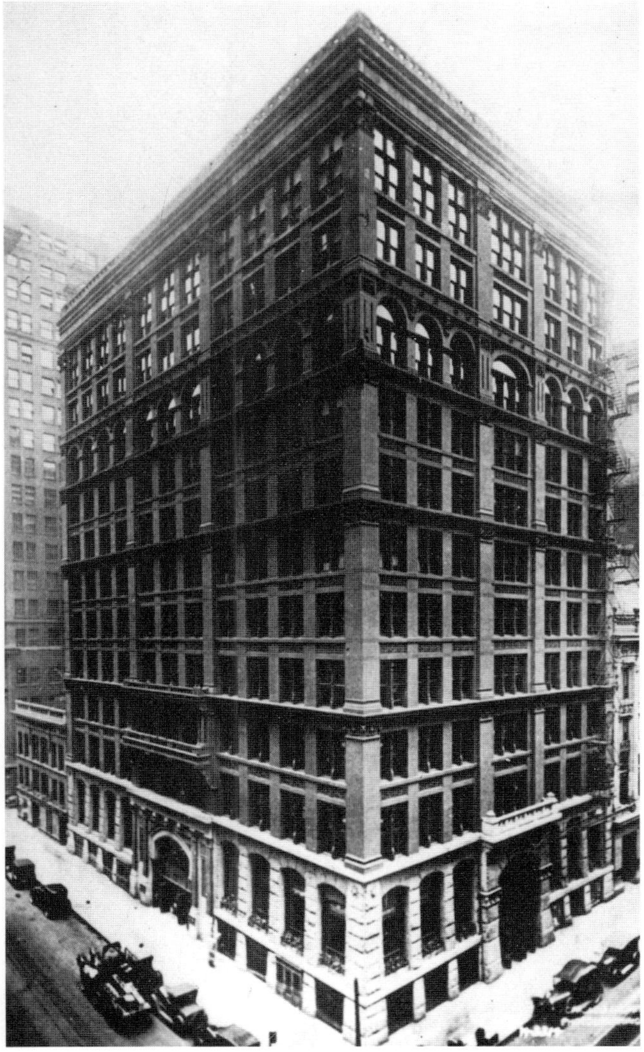

346 William Le Baron Jenney, Home Insurance Building in Chicago, Illinois. 1885.

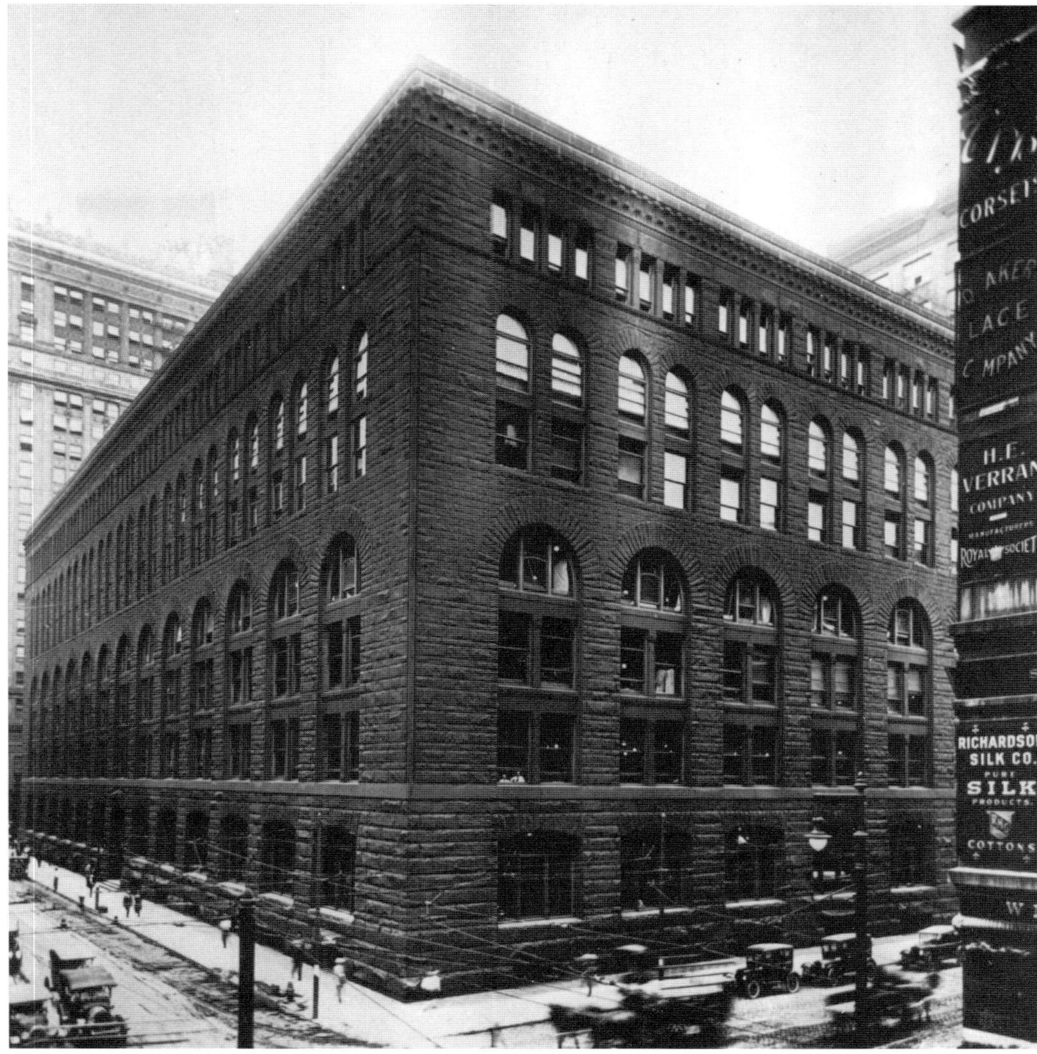

347 Henry H. Richardson, Warenhaus Marshall Field in Chicago, Illinois. 1885–1887.

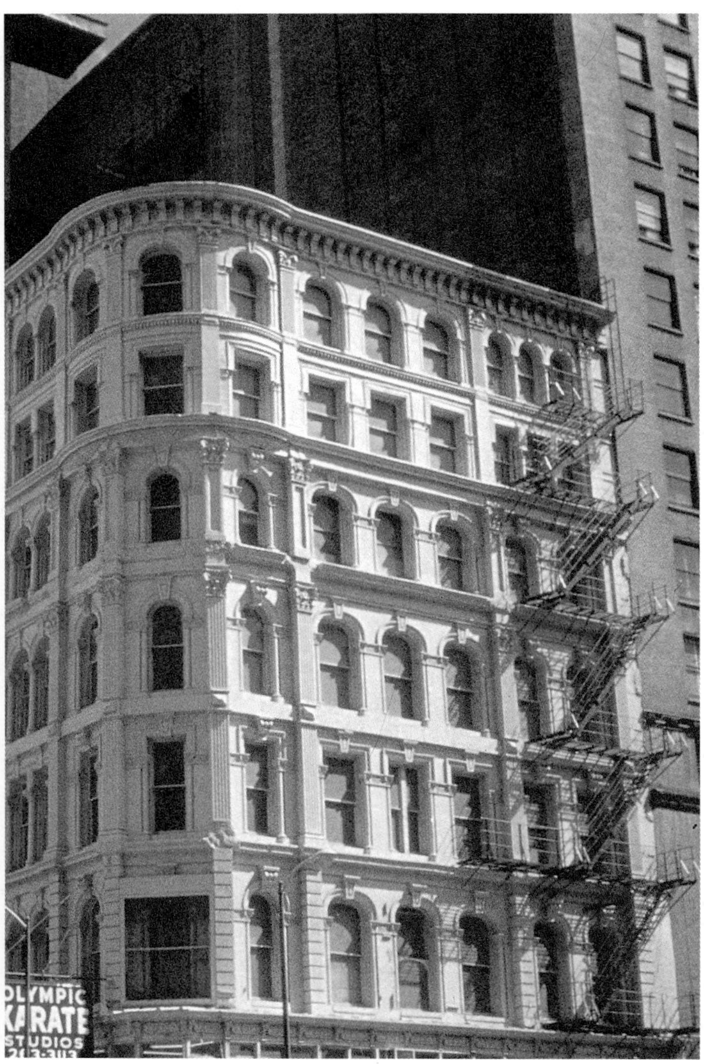

348 Wheelock und Thomas, Delaware Building in Chicago, Illinois. 1874.

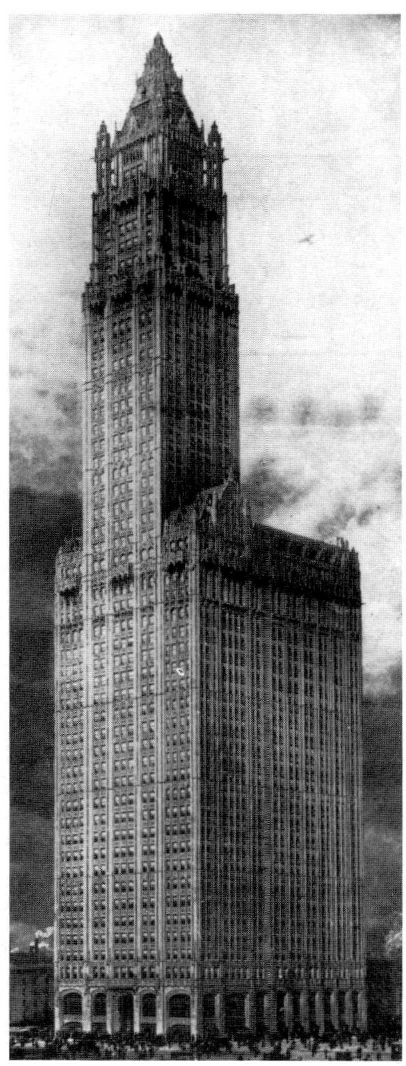

349 Cass Gilbert, Woolworth Building in New York. 1913. Kupferstich.

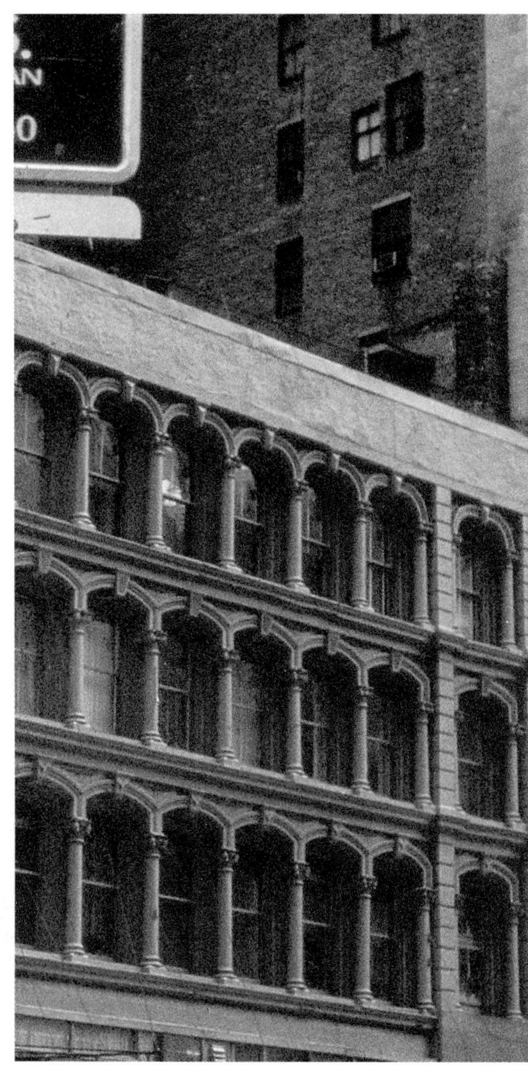

350 John Mills van Osdel, McCarthy Building in Chicago, Illinois. 1872.

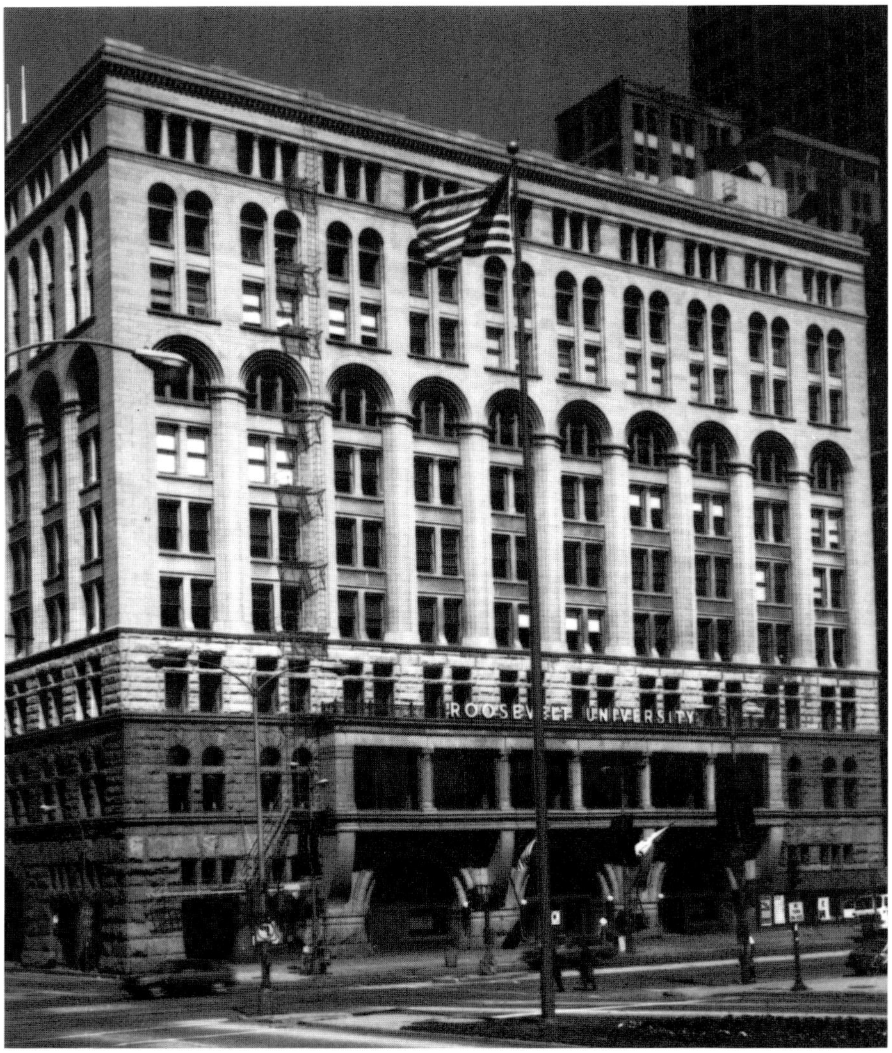

351 Adler und Sullivan, Auditorium Building in Chicago, Illinois. 1889.

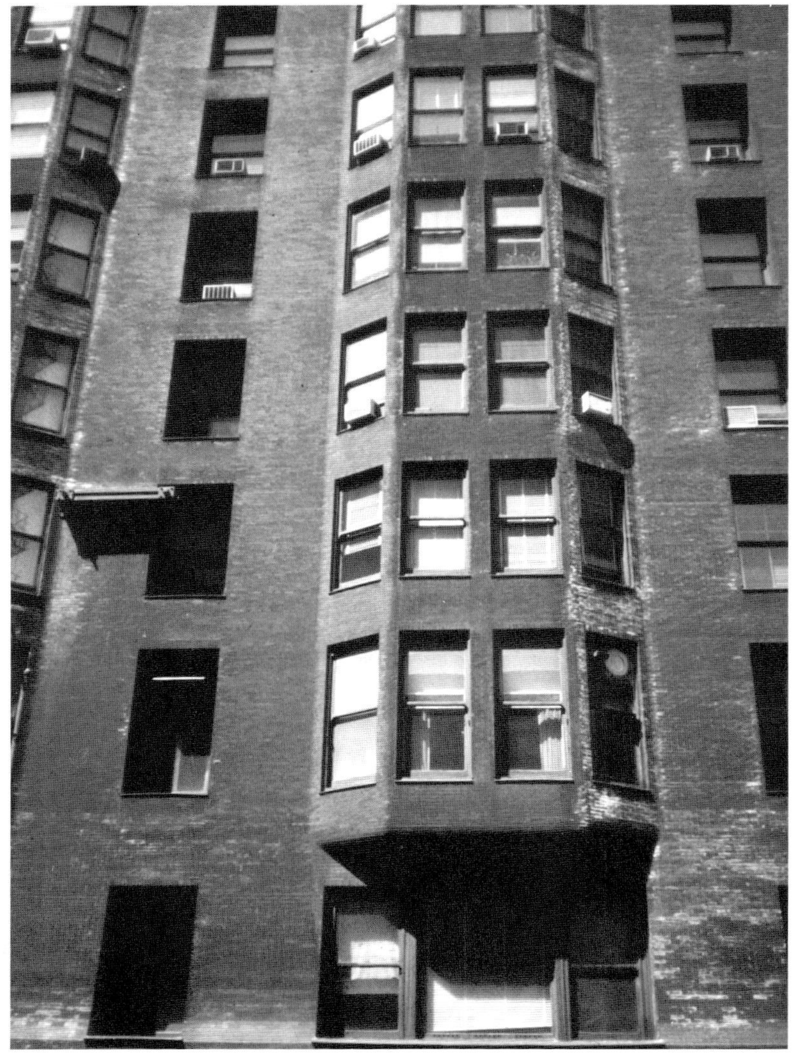

352 Architektenbüro Burnham und Root, Monadnock Building in Chicago, Illinois. 1891.

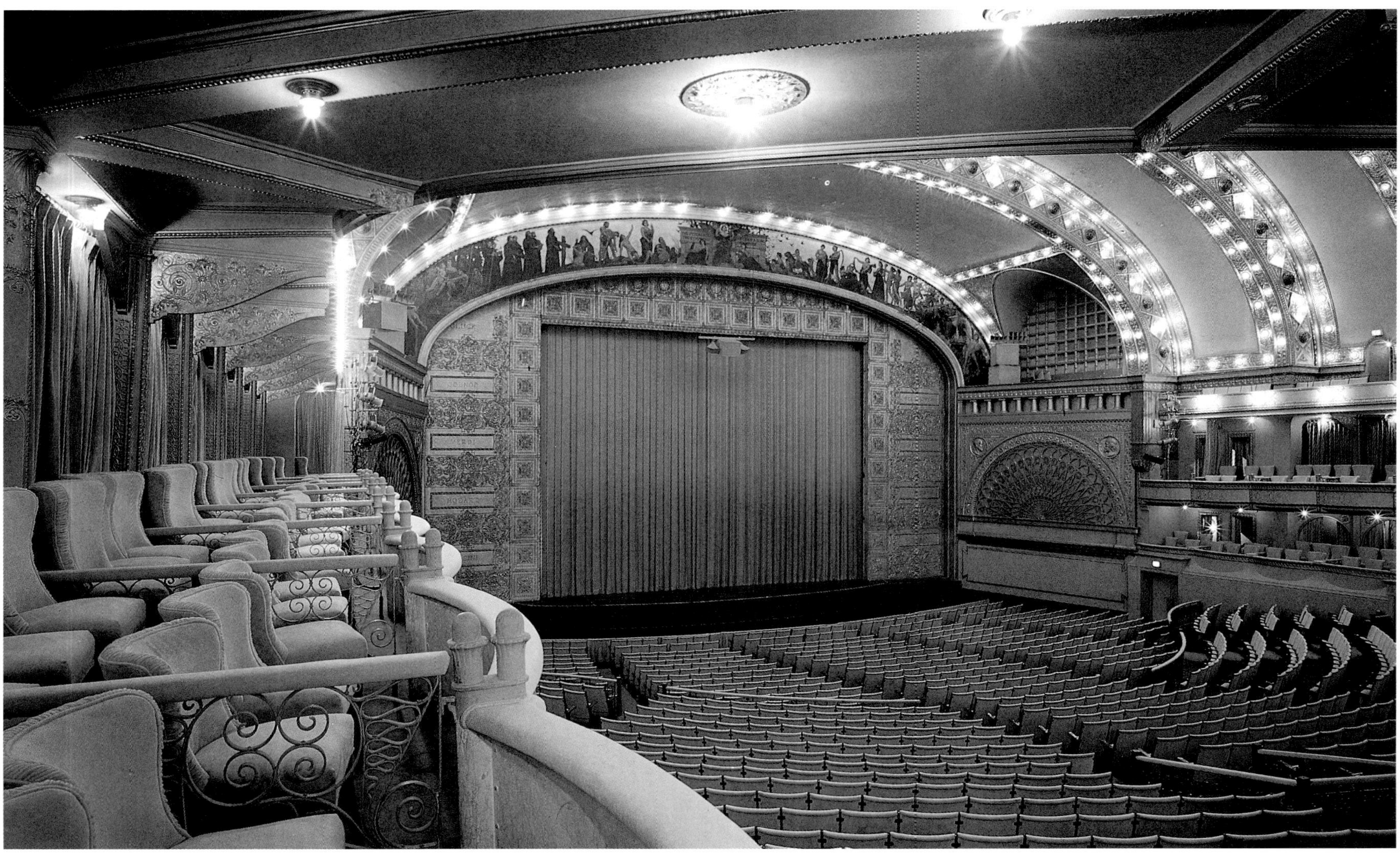

353 Adler und Sullivan, Saal des Auditorium Building in Chicago, Illinois. 1889.

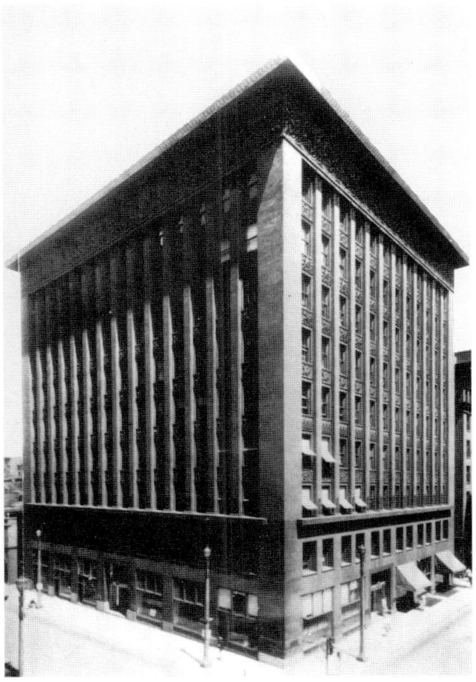

354 Adler und Sullivan, Wainwright Building in Saint Louis, Missouri. 1890–1891.

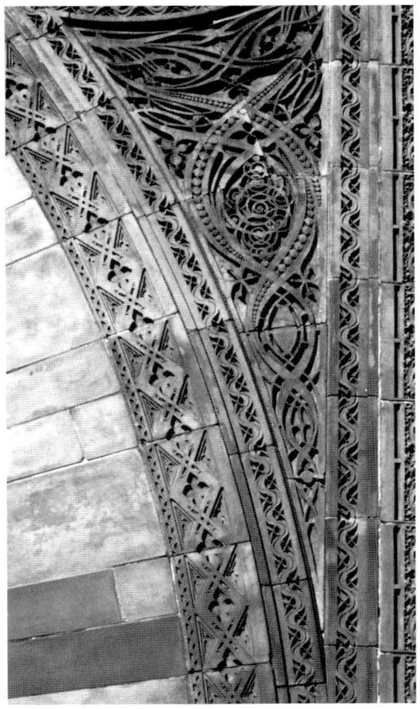

355 Adler und Sullivan, Schmuck am Stock Exchange Building in Chicago. 1893.

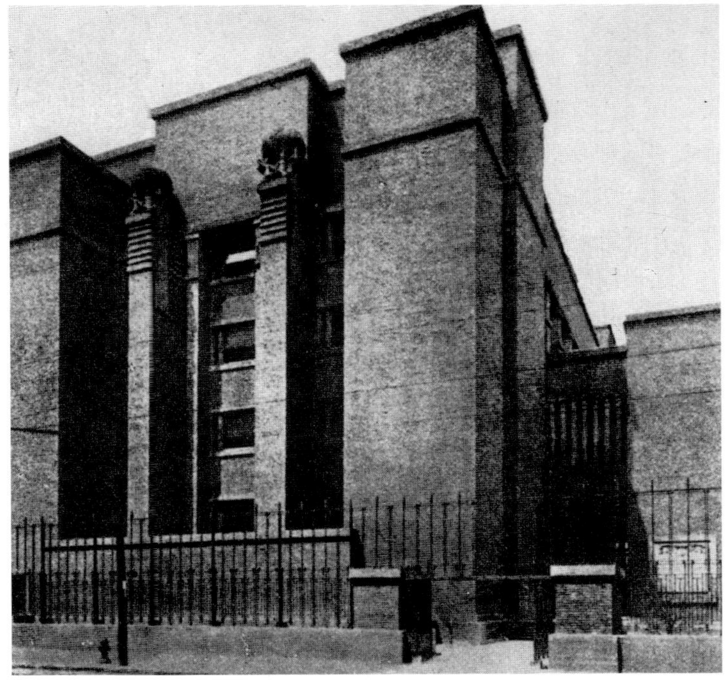

356 Frank Lloyd Wright, Larkin Building in Buffalo, Staat New York. 1904. Abgerissen.

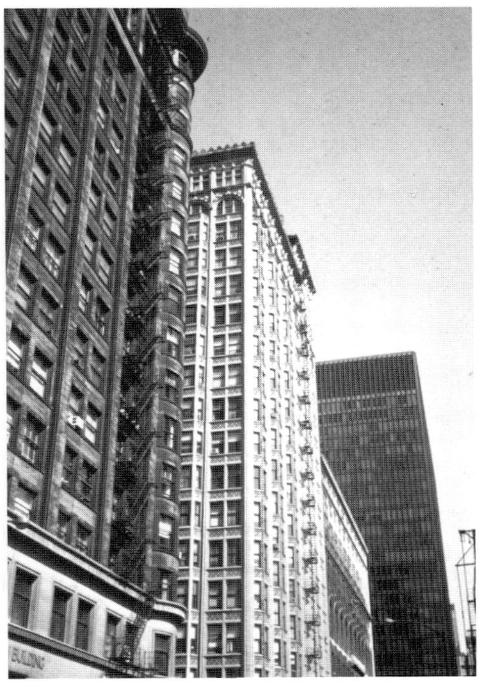

357 D. H. Burnham und Co., Fisher Building in Chicago, Illinois. 1896.

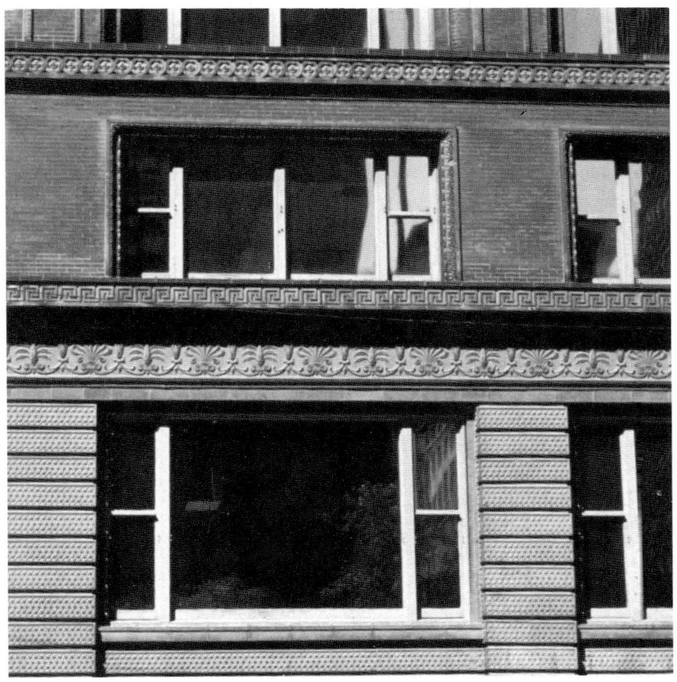

358 Holabird und Roche, Marquette Building in Chicago, Illinois. 1895.

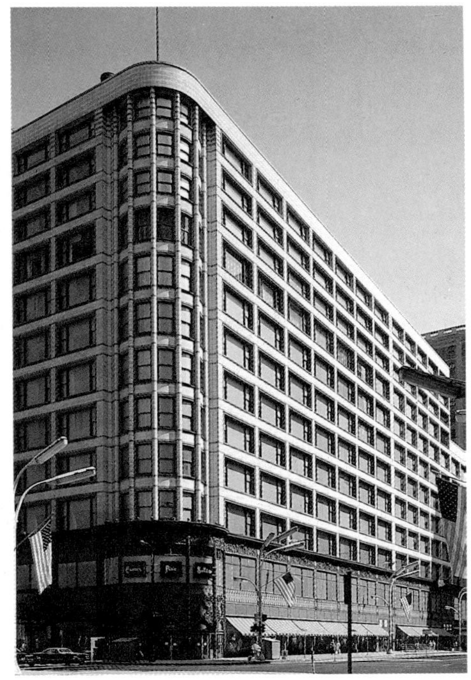

359 Louis Sullivan, Warenhaus Carson Pirie Scott in Chicago, Illinois. 1899, 1903–1904.

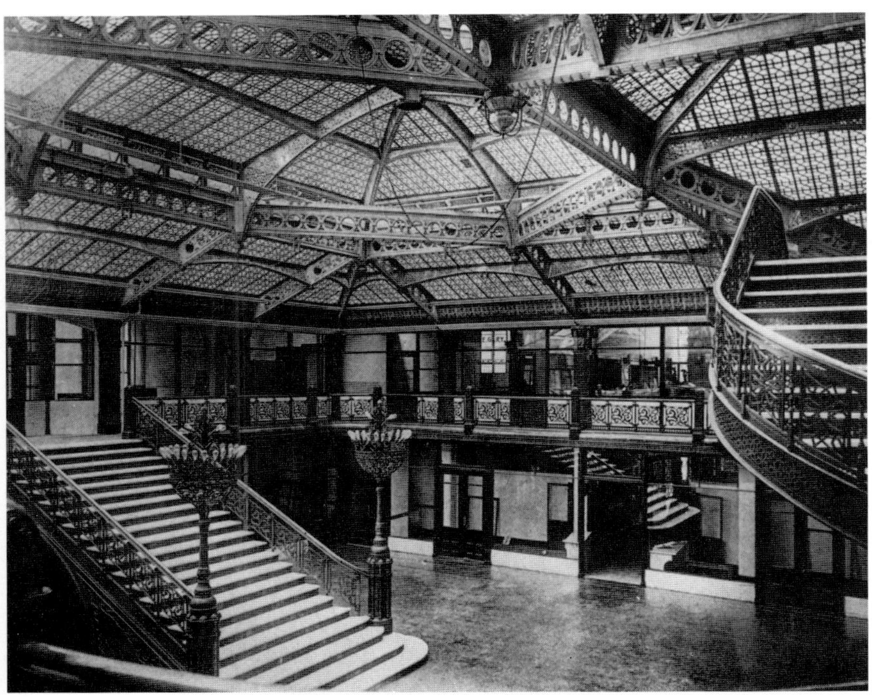

360 Burnham und Root, Eingangshalle des Rookery Building in Chicago, Illinois. (Originalzustand vor der Restaurierung durch F. L. Wright 1905). 1885–1886.

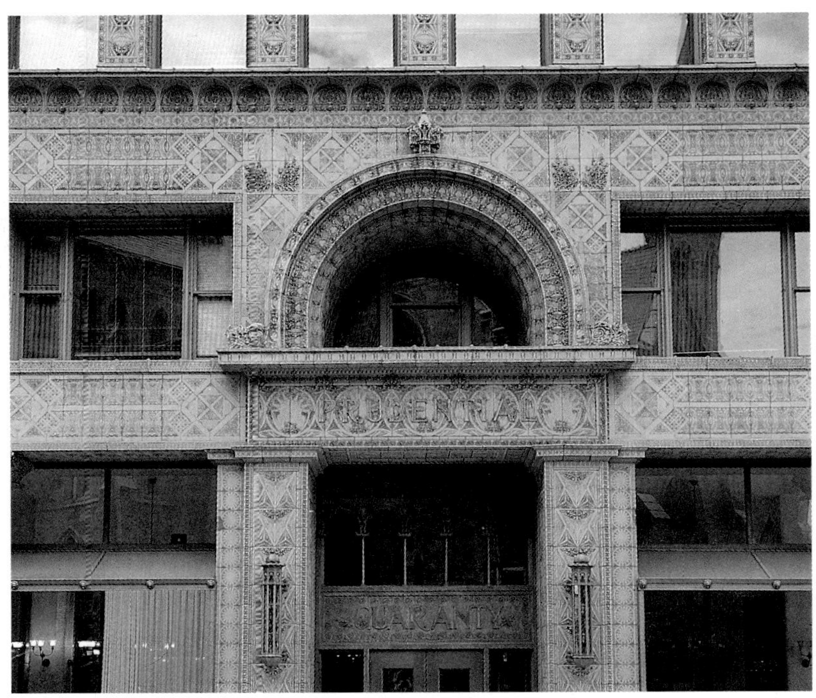

361 Adler und Sullivan, Guaranty Building in Buffalo, Staat New York. 1894–1895.

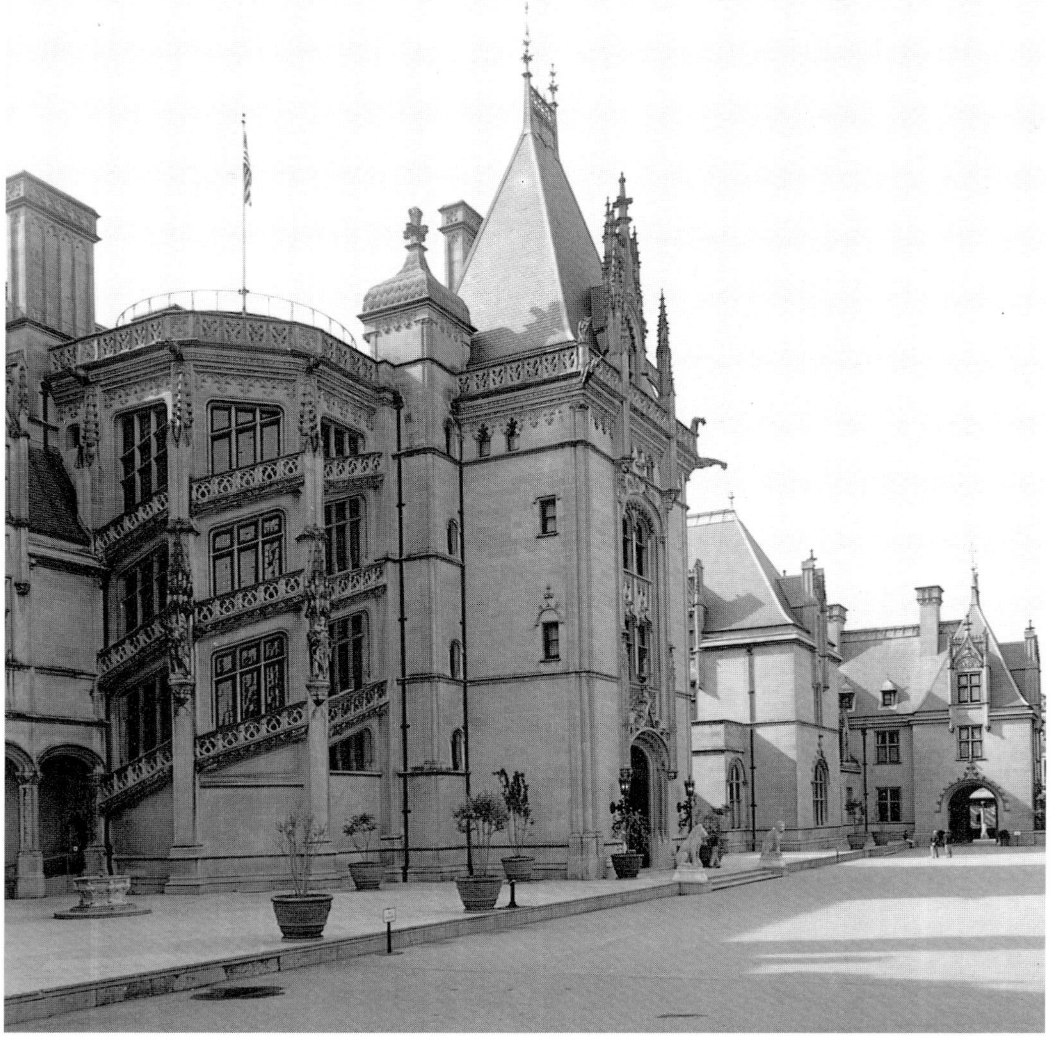

362 Richard Morris Hunt, Schloß von George Washington Vanderbilt, Biltmore bei Asheville, North Carolina. 1891–1895.

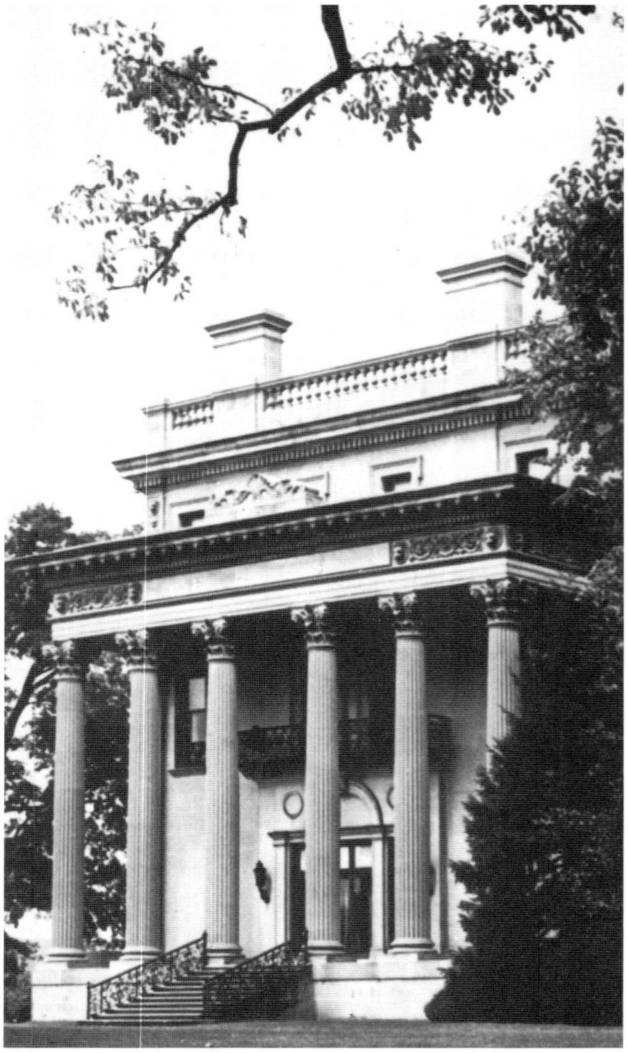

363 Richard Morris Hunt, Wohnsitz der Familie Vanderbilt, Hyde Park, New York. 1895.

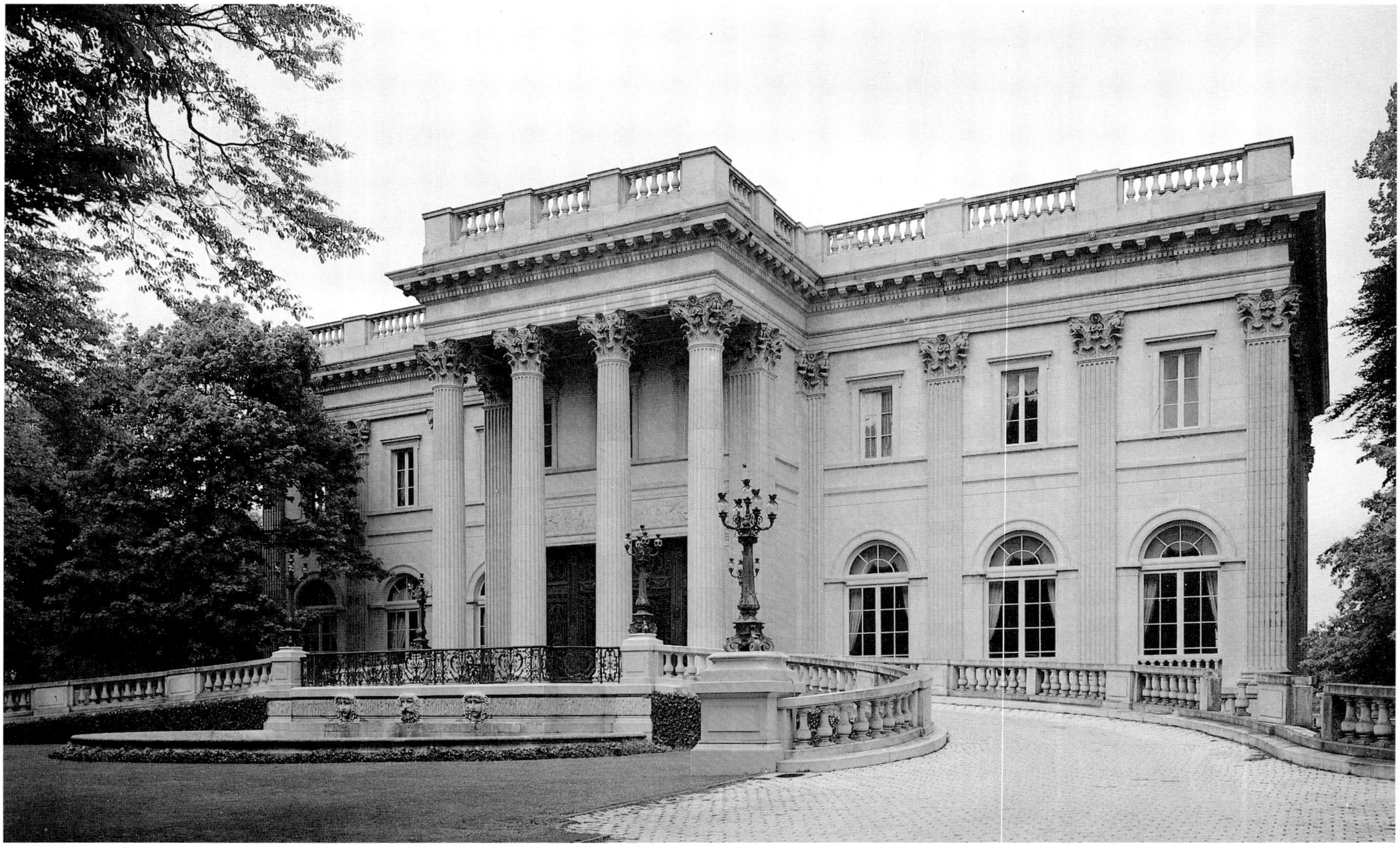

364 Richard Morris Hunt, „Marble House", Newport, Rhode Island. Wohnsitz W. K. Vanderbilts. 1892.

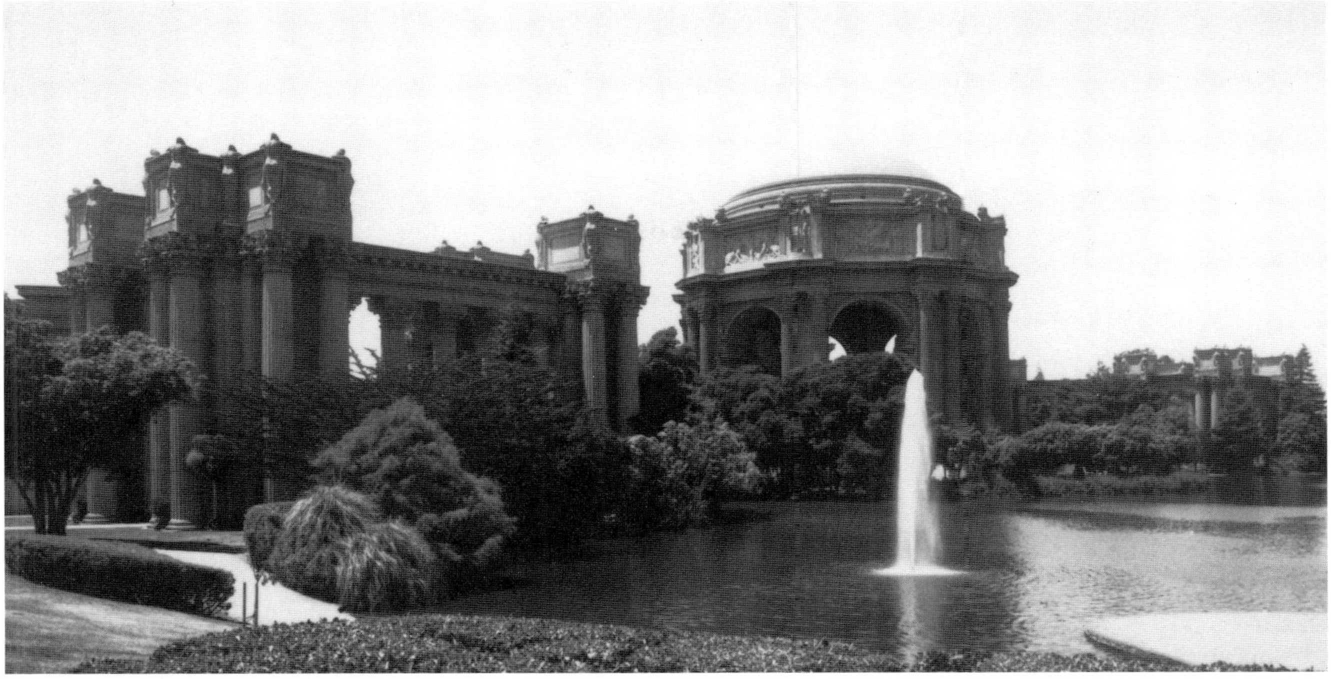

365 Bernard Maybeck, Palast der Schönen Künste, San Francisco. Weltausstellung von 1915.

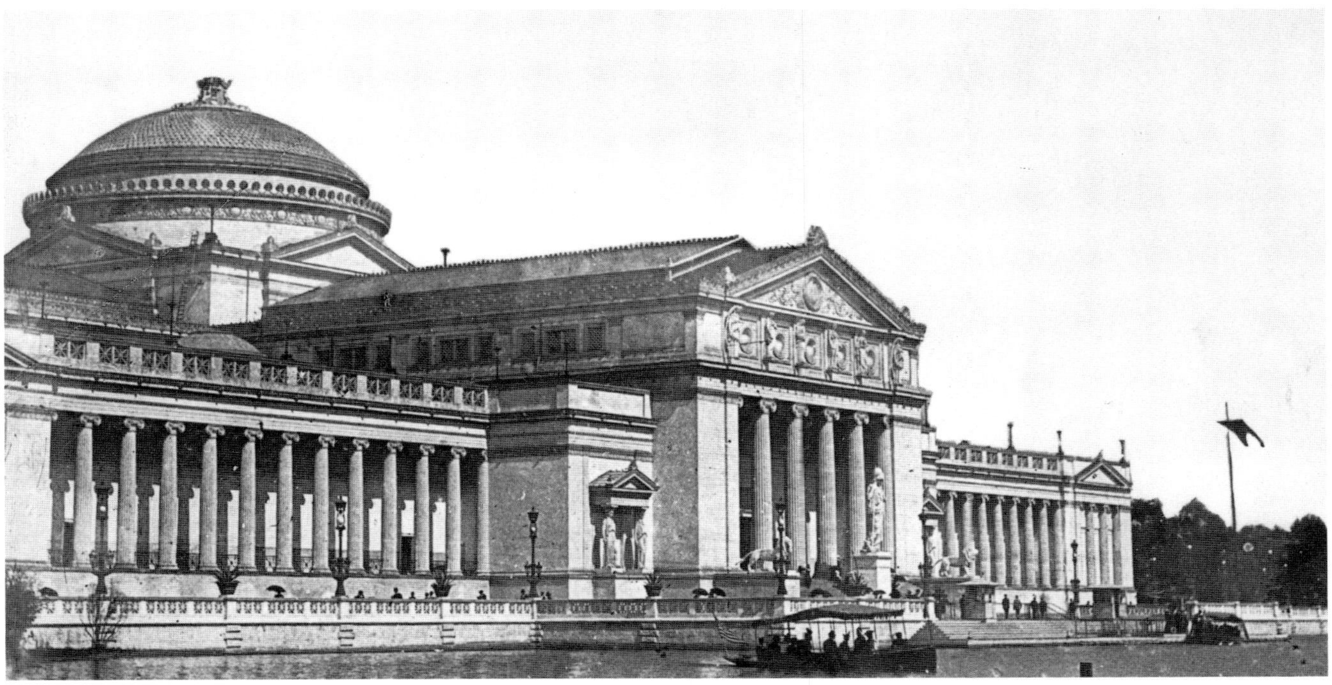

366 Charles B. Atwood, Museum der Schönen Künste, Chicago. Weltausstellung von 1893.

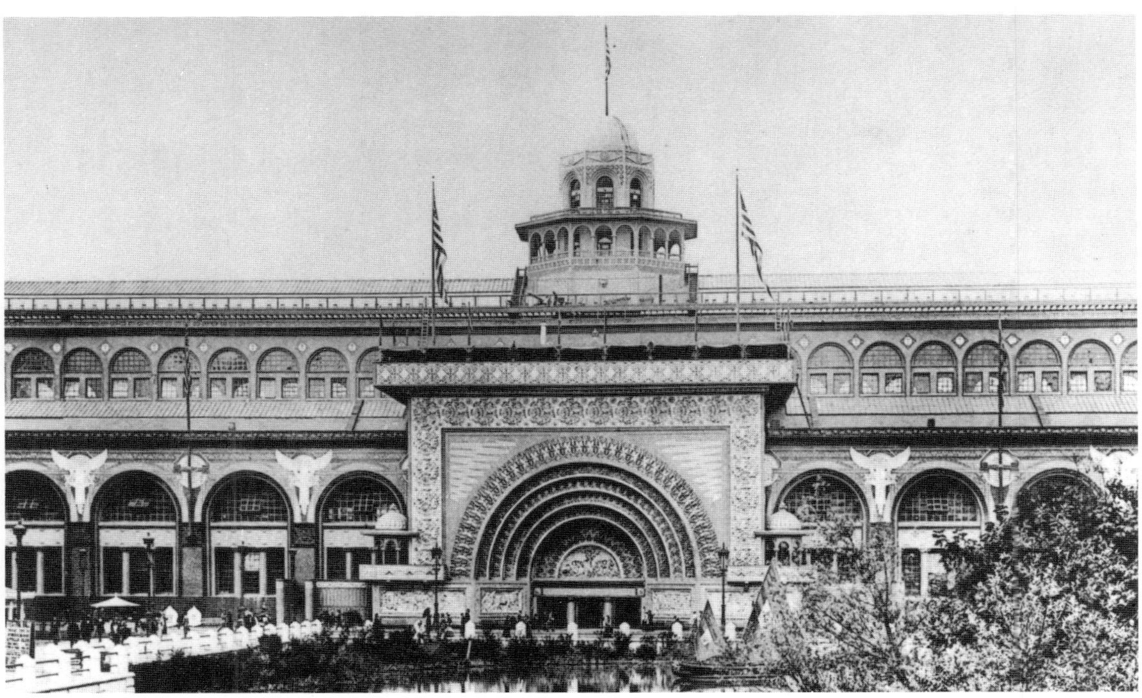

367 Louis Sullivan, Transportation Building, Chicago, Weltausstellung von 1893.

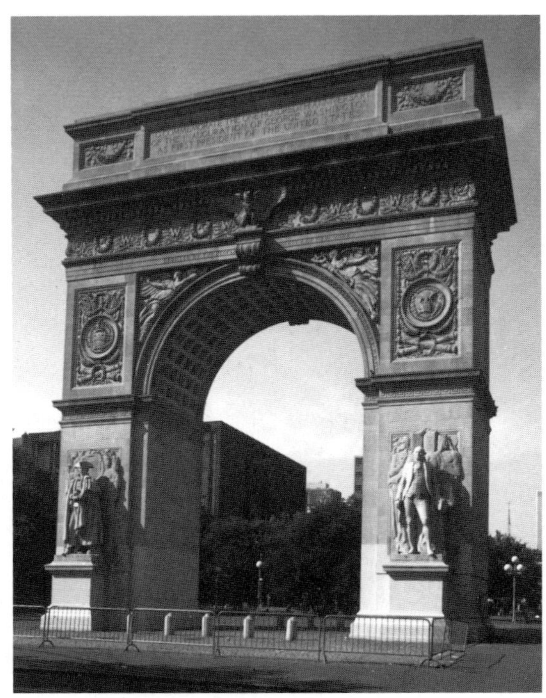

368 Stanford White, Triumphbogen zu Ehren Washingtons, New York. 1892.

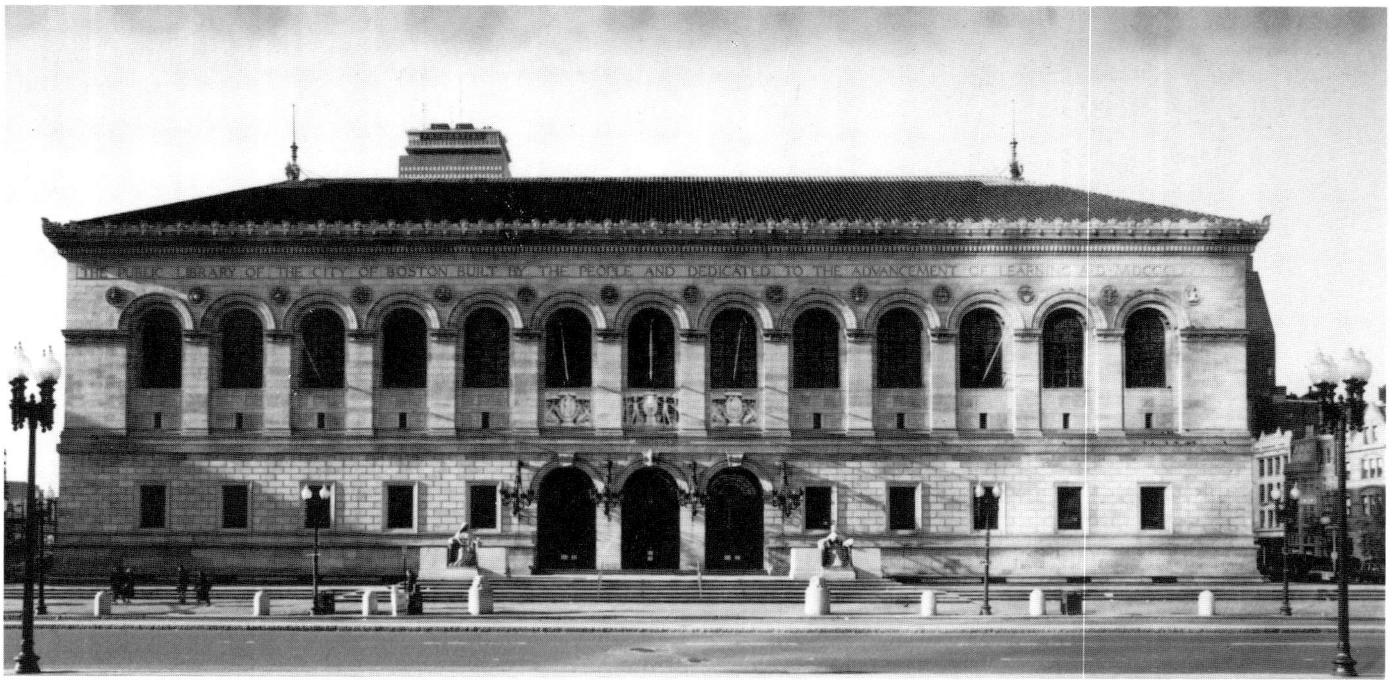
THE PUBLIC LIBRARY OF THE CITY OF BOSTON BUILT BY THE PEOPLE AND DEDICATED TO THE ADVANCEMENT OF

369 McKim, Mead und White, Boston Public Library. 1887–1892.

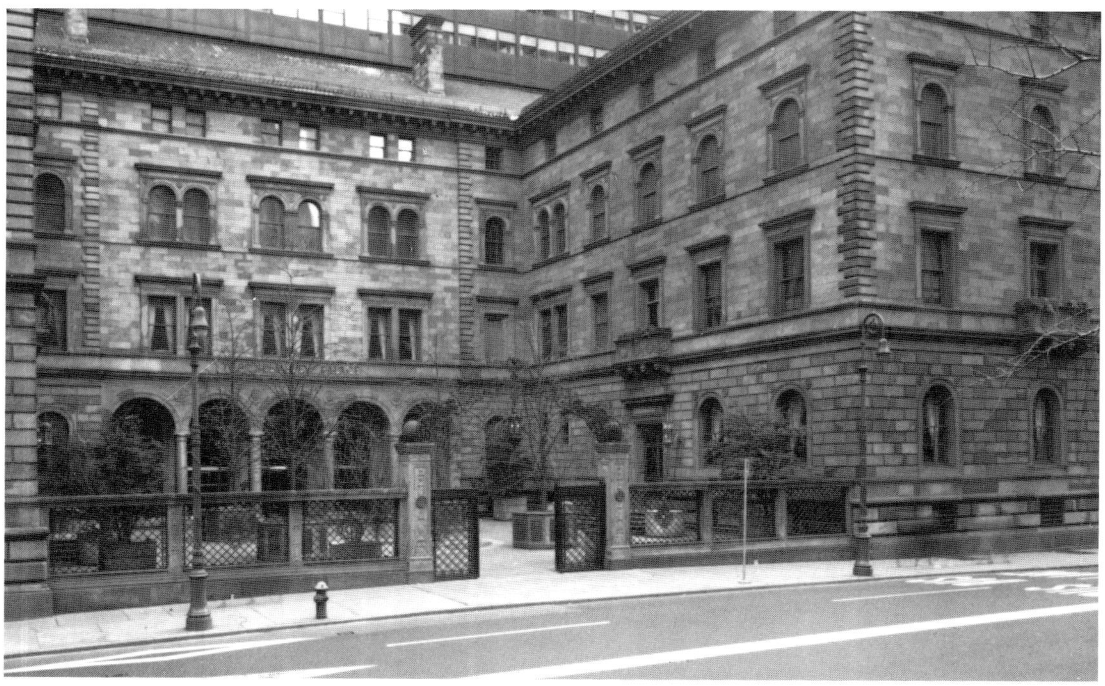

370 McKim, Mead und White, Villard-Häuser an der Madison Avenue, New York. 1882–1885.

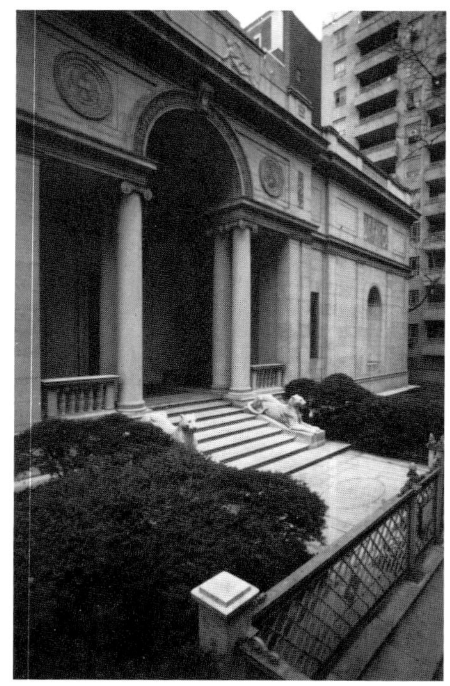

371 McKim, Mead und White, Pierpont Morgan Library, New York. 1907.

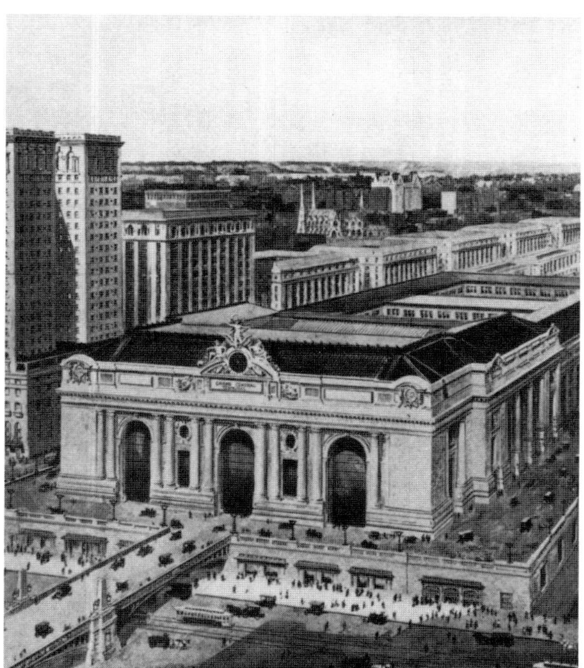

372 Reed und Stern, Warren und Wetmore, Grand Central Terminal, New York. 1903–1913. Kupferstich.

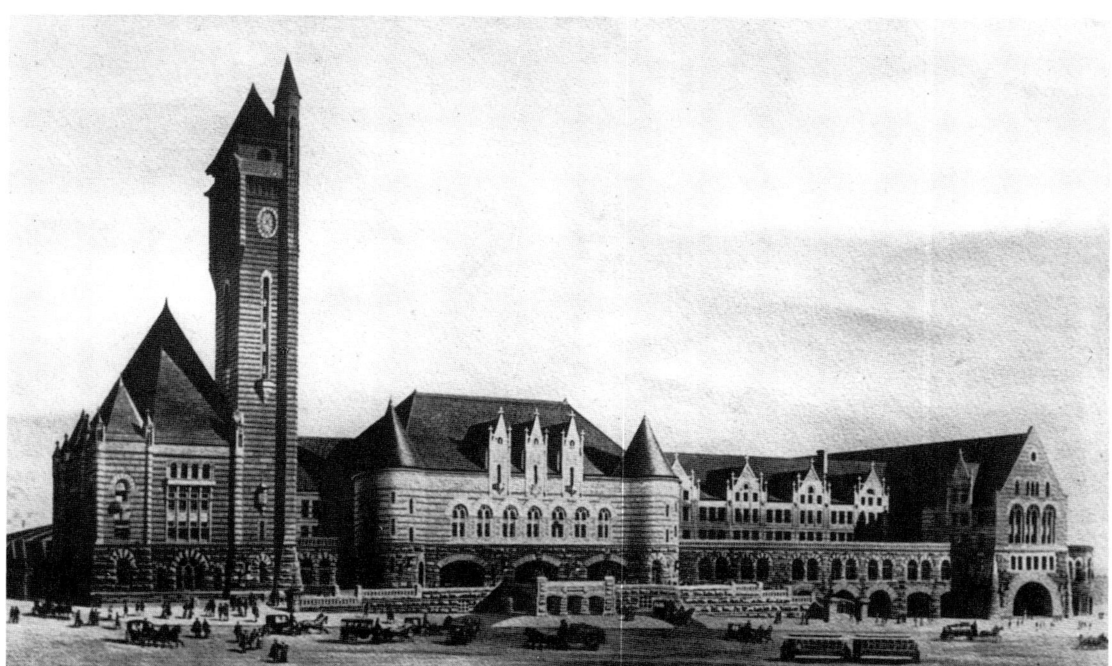

373 E. A. Cameron und T. C. Link, Union Station, Saint Louis, Missouri. 1891–1896. Alter Stich.

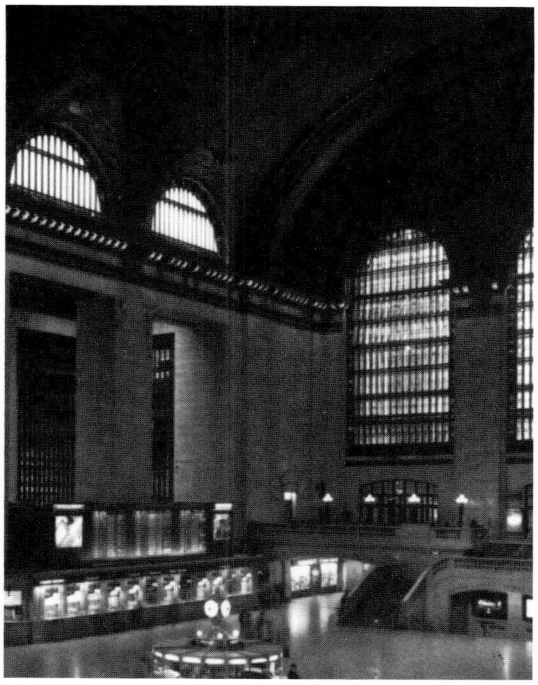

374 Reed und Stern, Warren und Wetmore, Grand Central Terminal, New York. 1903–1913.

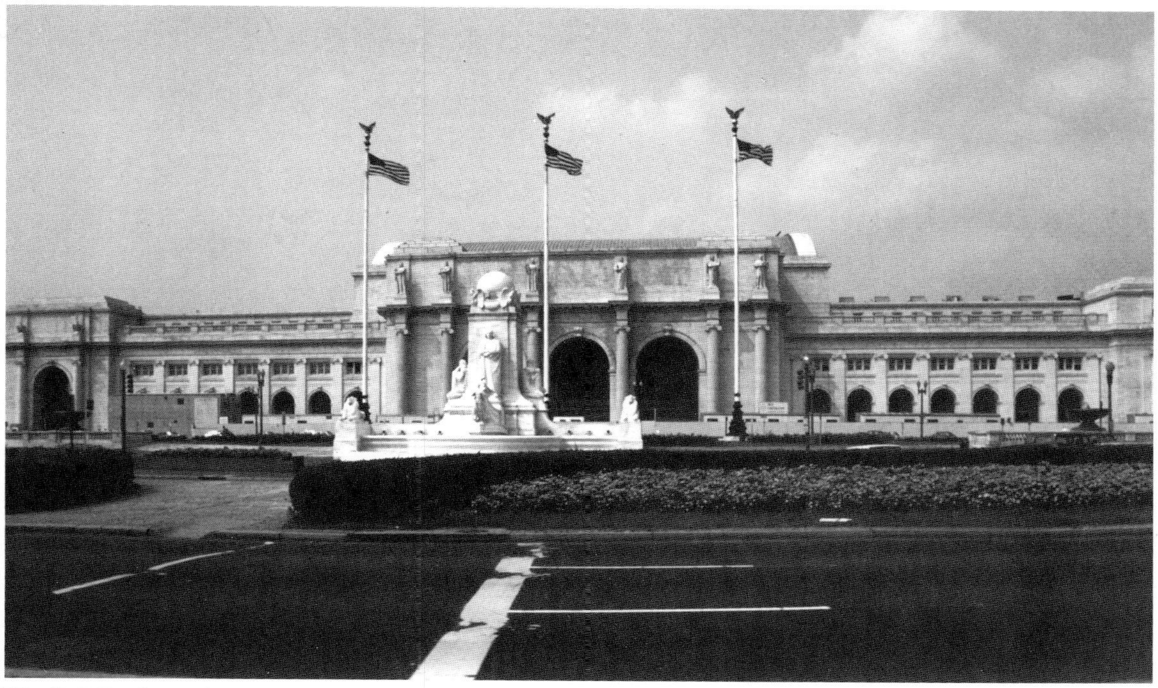

375 D. H. Burnham und Co., Union Station, Washington. 1903–1907.

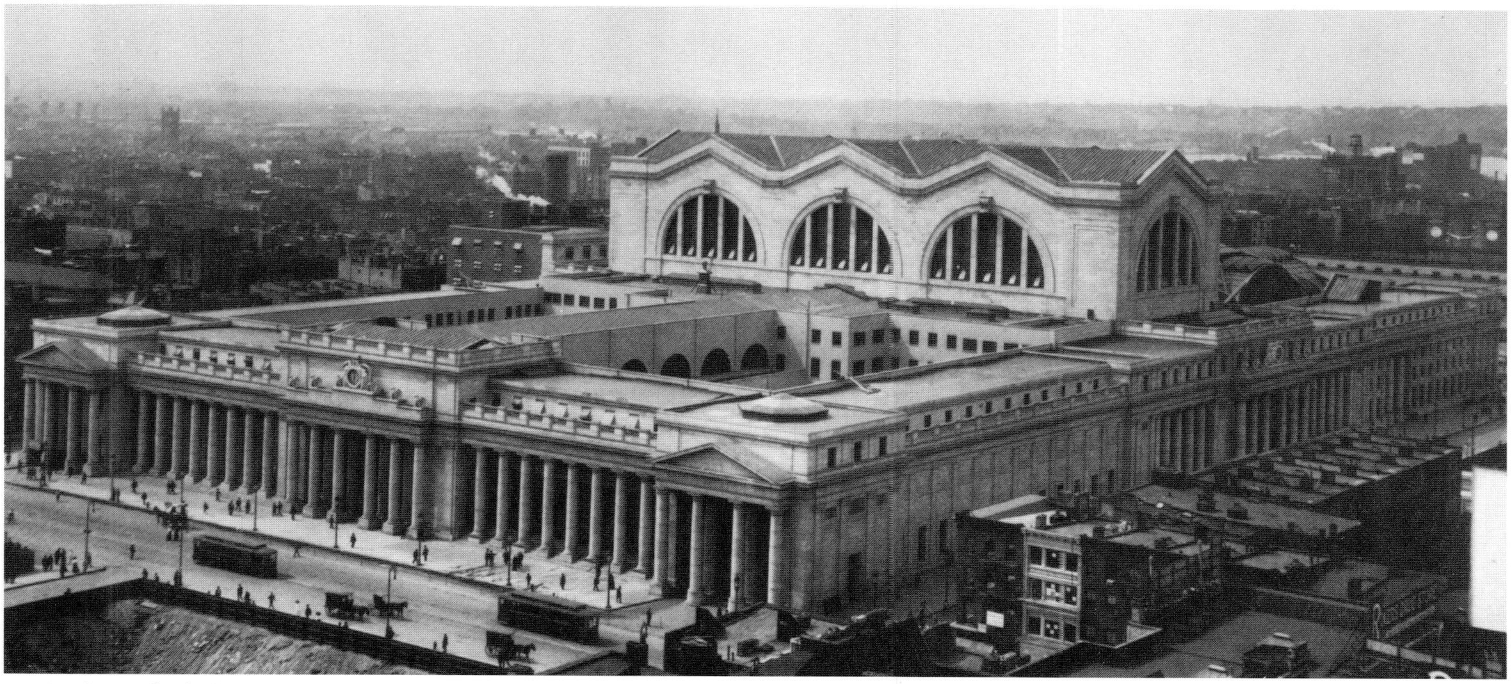

376 McKim, Mead und White, Pennsylvania Station, New York. 1902–1910.

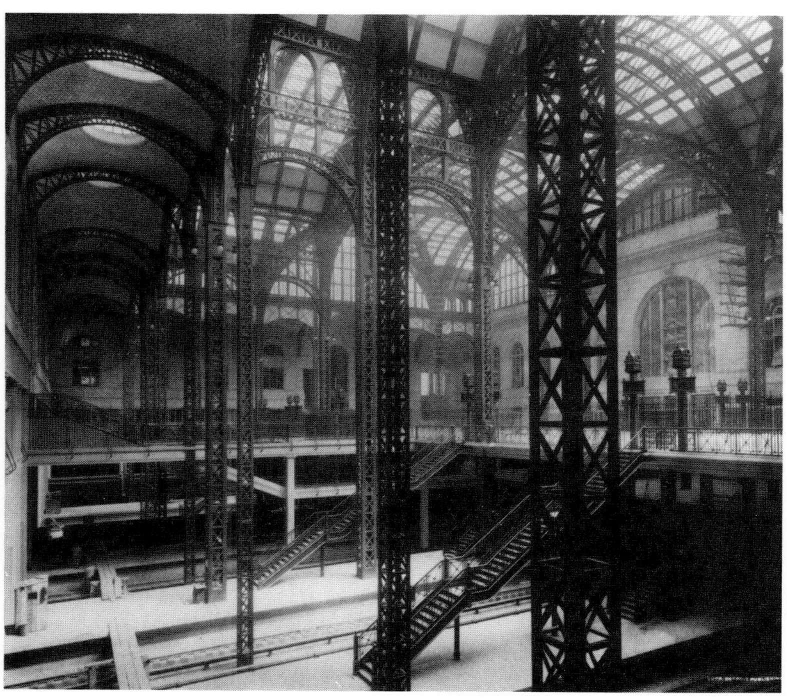

377 McKim, Mead und White, Pennsylvania Station, New York. 1902–1910.

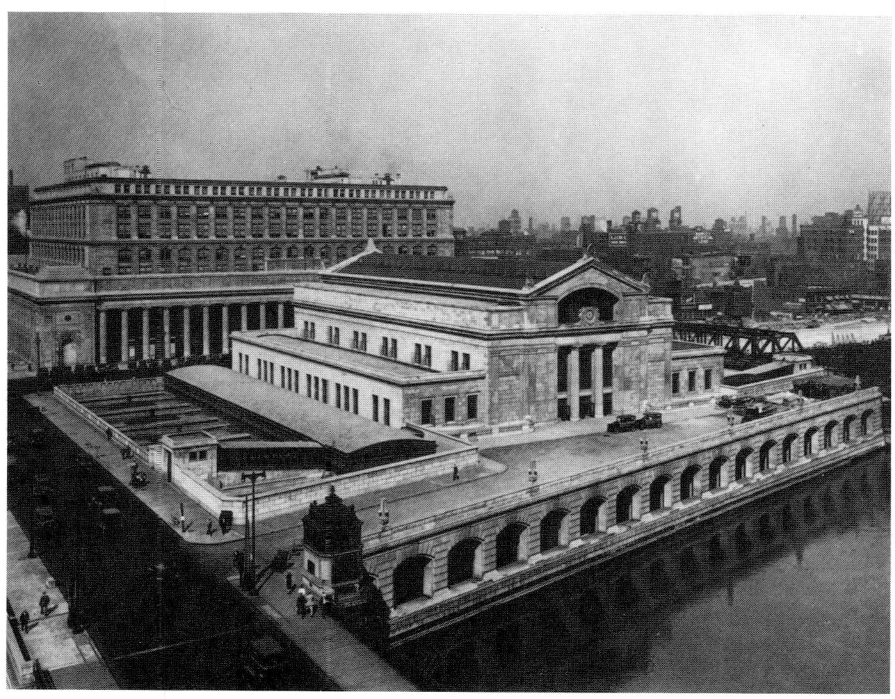

378 Graham, Anderson, Probst und White, Union Station, Chicago. Fertiggestellt 1925.

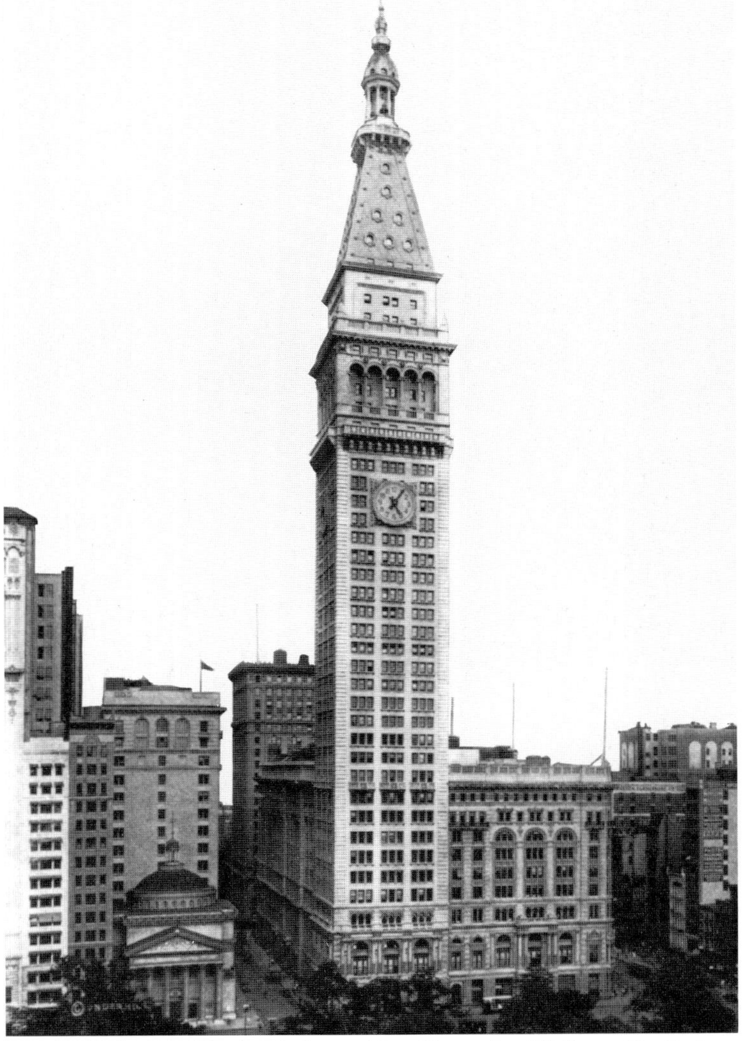

379 Architektenbüro Napoleon Le Brun and Sons, Metropolitan Life Tower, New York. 1909. Fotografie in: „King's Views of New York". Privatsammlung.

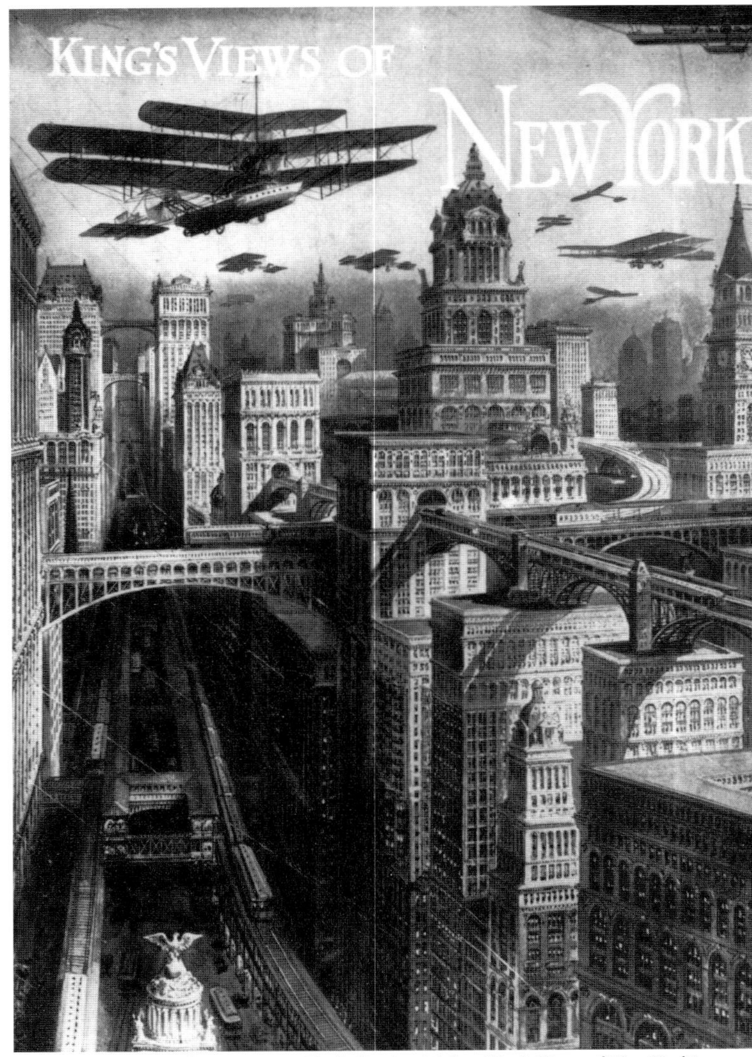

380 Phantasiedarstellung von New York. Kupferstich in: „King's Views of New York". Privatsammlung.

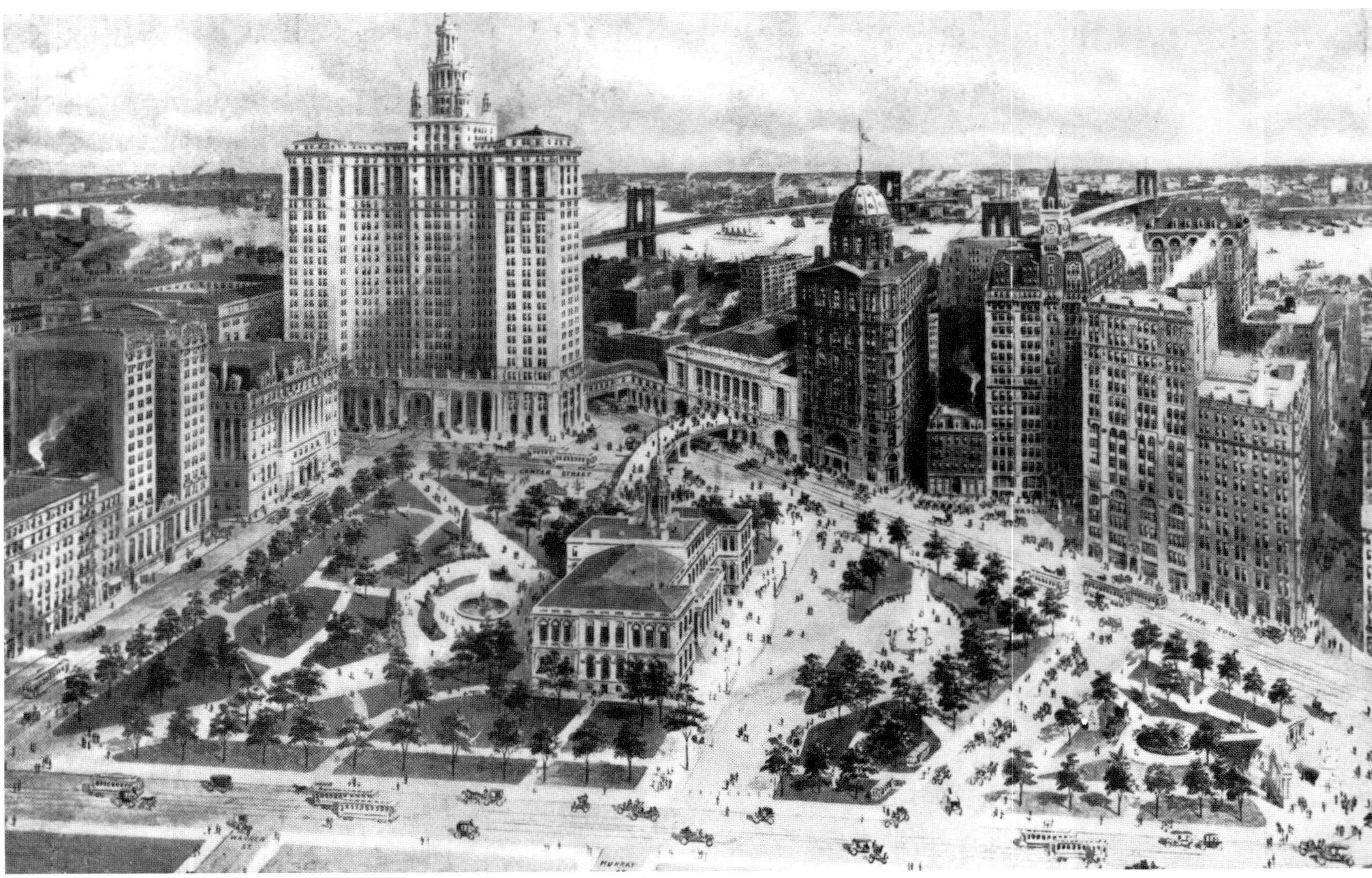

381 Anlage des New Yorker Rathauses. Kupferstich in: „King's Views of New York". Privatsammlung.

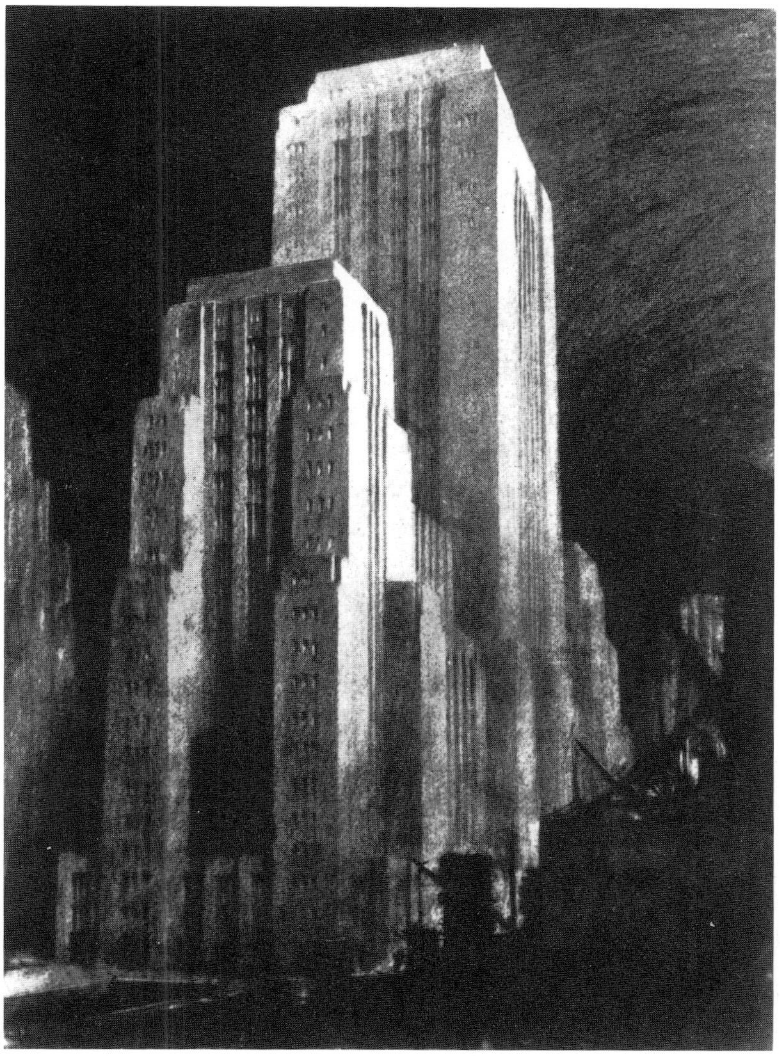

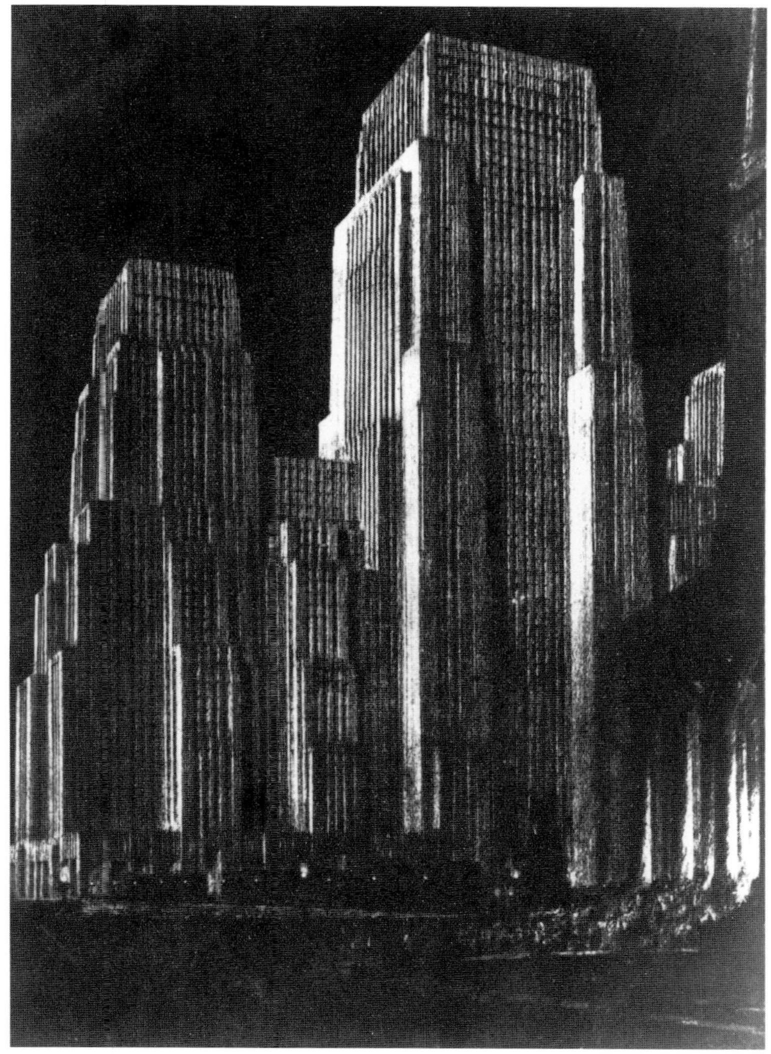

382–383 Hugh Ferris, Abbildungen aus: „The Metropolis of Tomorrow". 1929. Zoning envelopes. Entwürfe.

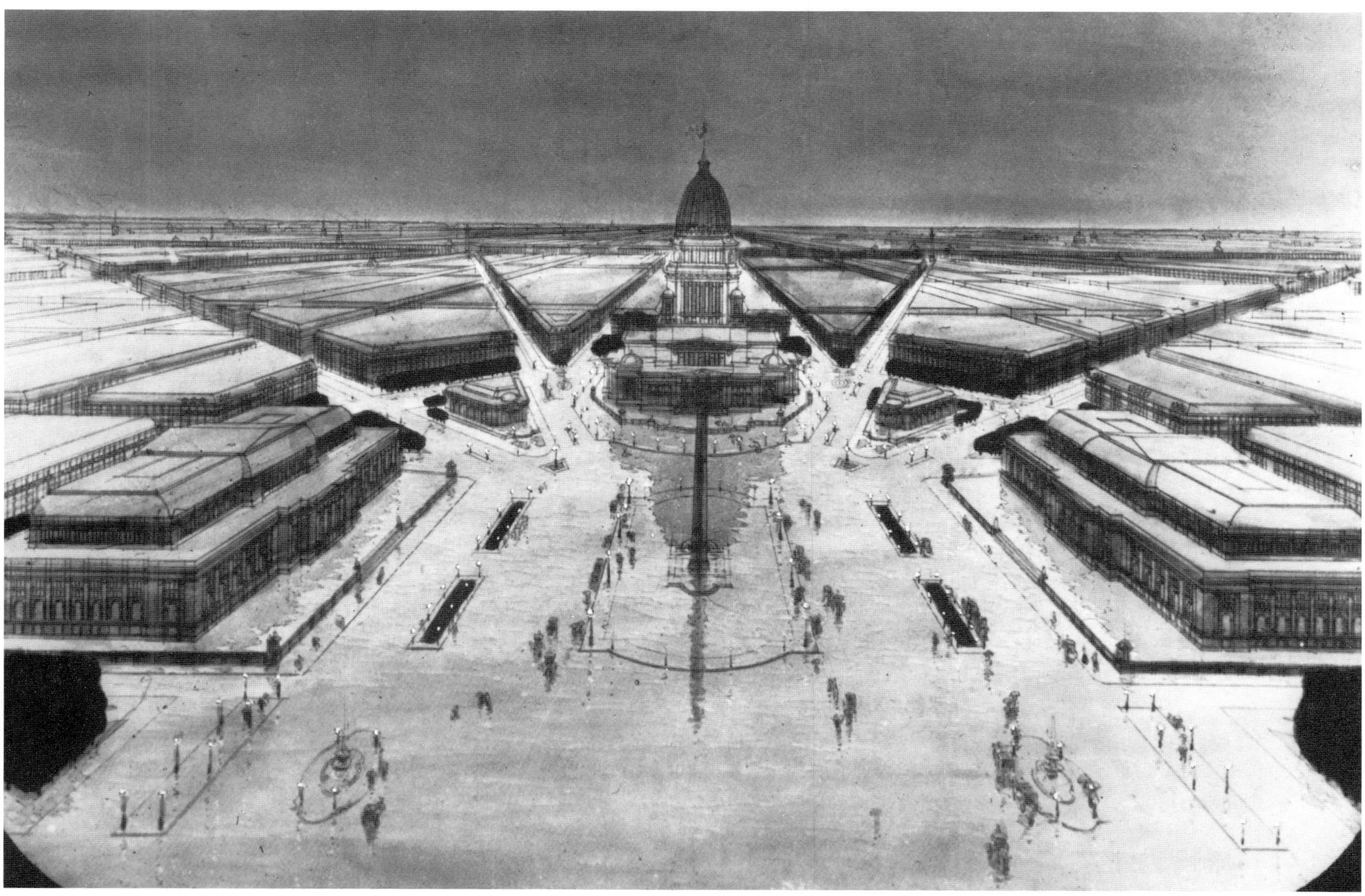

384 Jules Guérin für Daniel H. Burnham und Edward H. Bennett, Civic Center Plaza, Chicago. 1908.

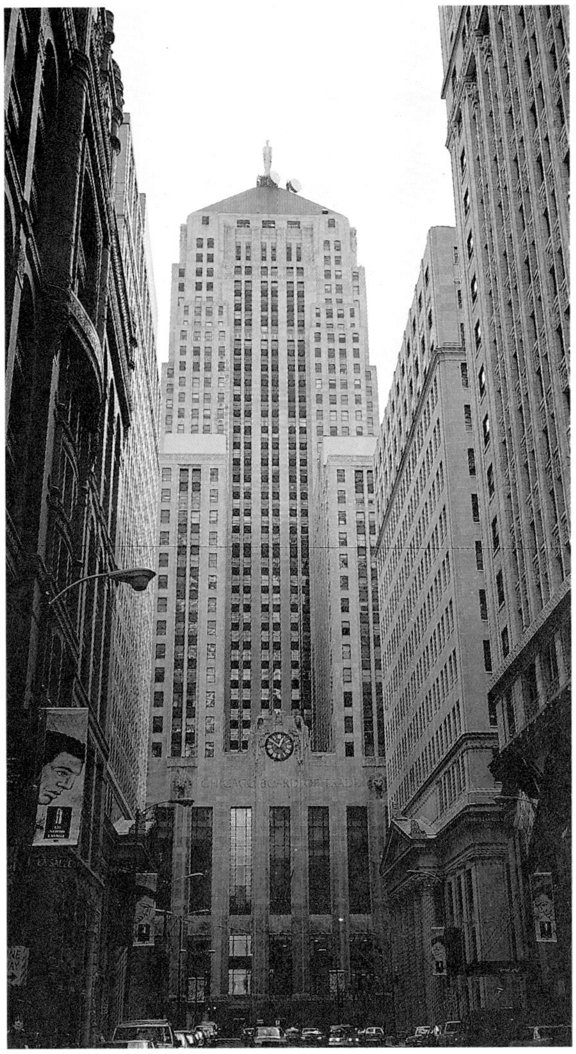

385 Holabird und Root, Chicago Board of Trade Building, Chicago. 1930.

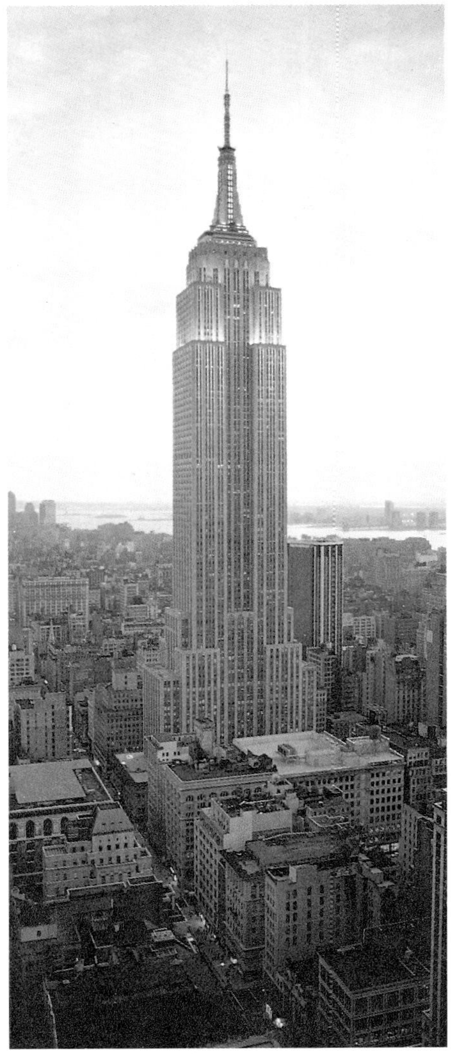

386 Shreve, Lamb und Harmon, Empire State Building, New York. 1929–1931.

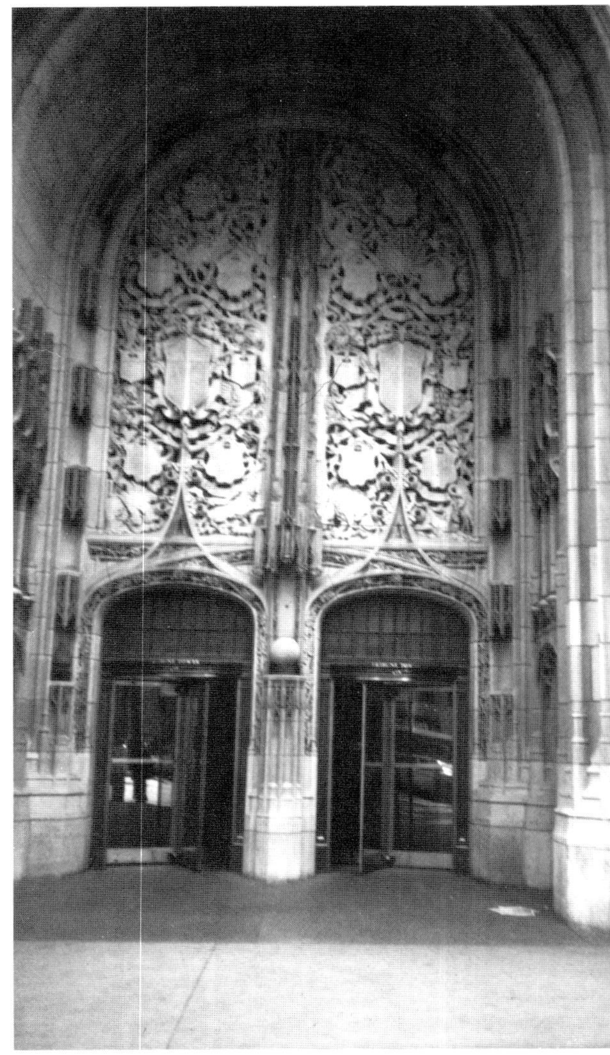

387 Raymond Hood und John Mead Howells, Eingang des Chicago Tribune Building, Chicago. 1925.

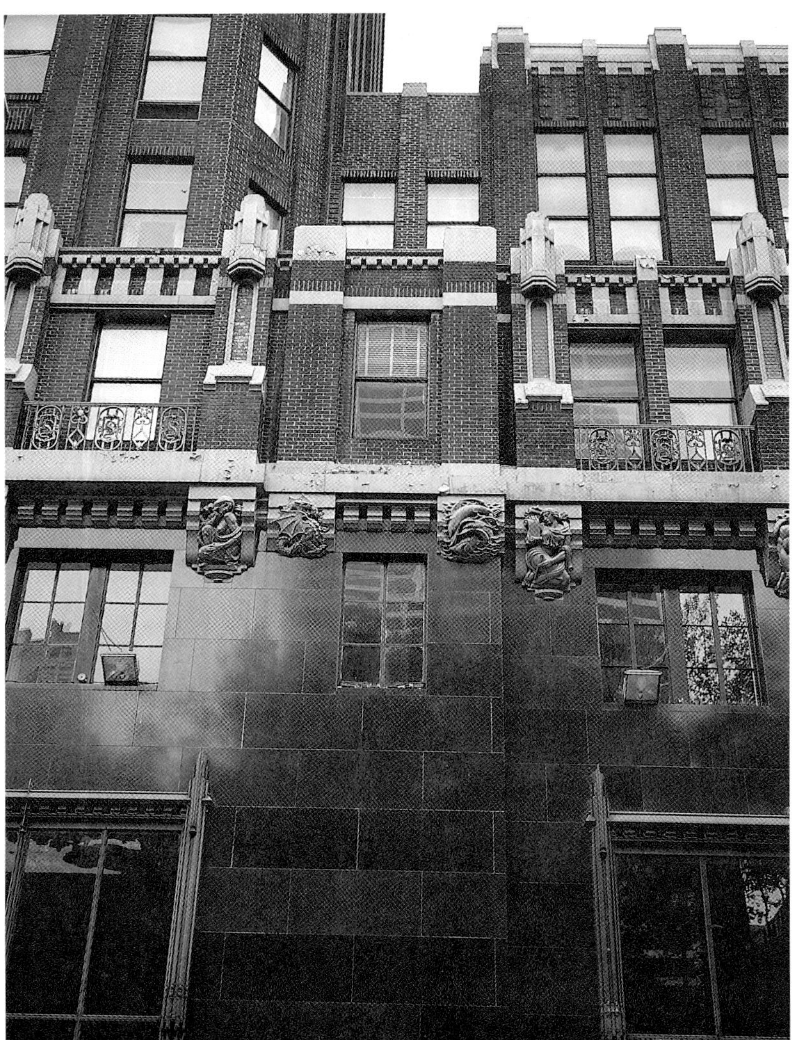

388 Raymond Hood, American Radiator Building, New York. 1924.

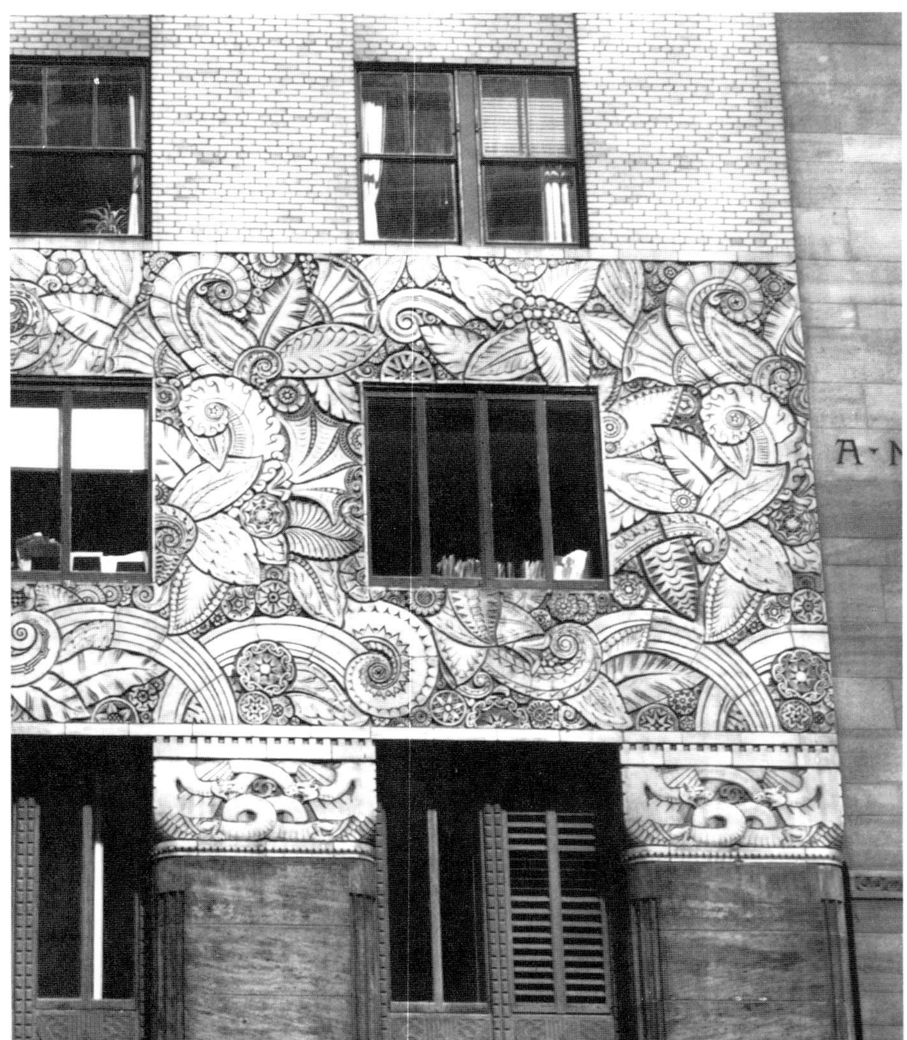

389 J. Sloan und H. T. Robertson, Chanin Building, New York. 1929.

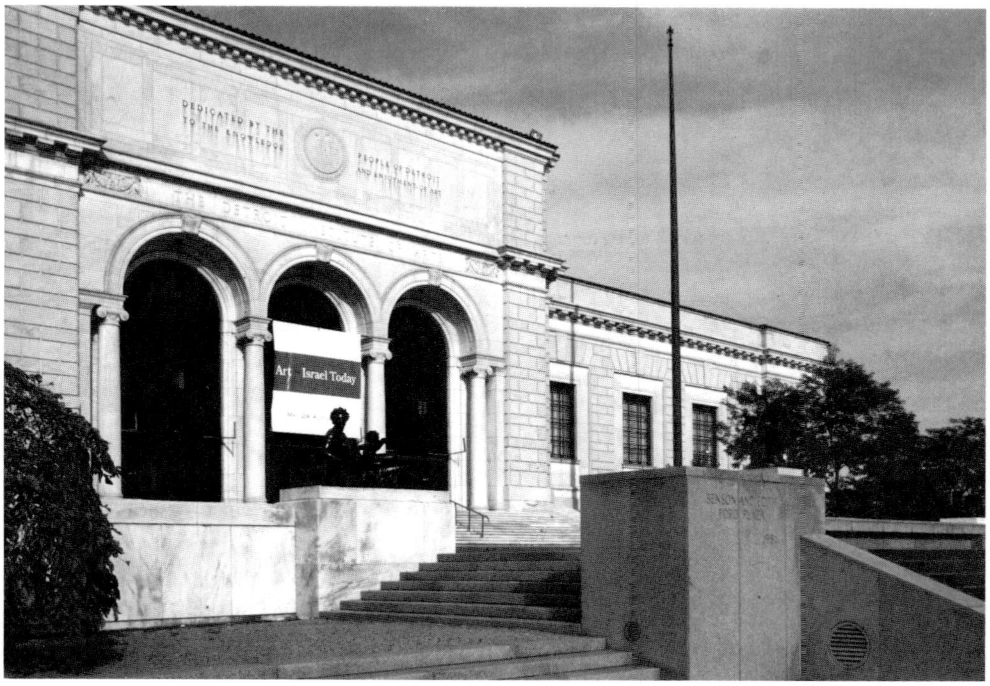

390 Paul Cret, Detroit Institute of Arts, Detroit. 1927.

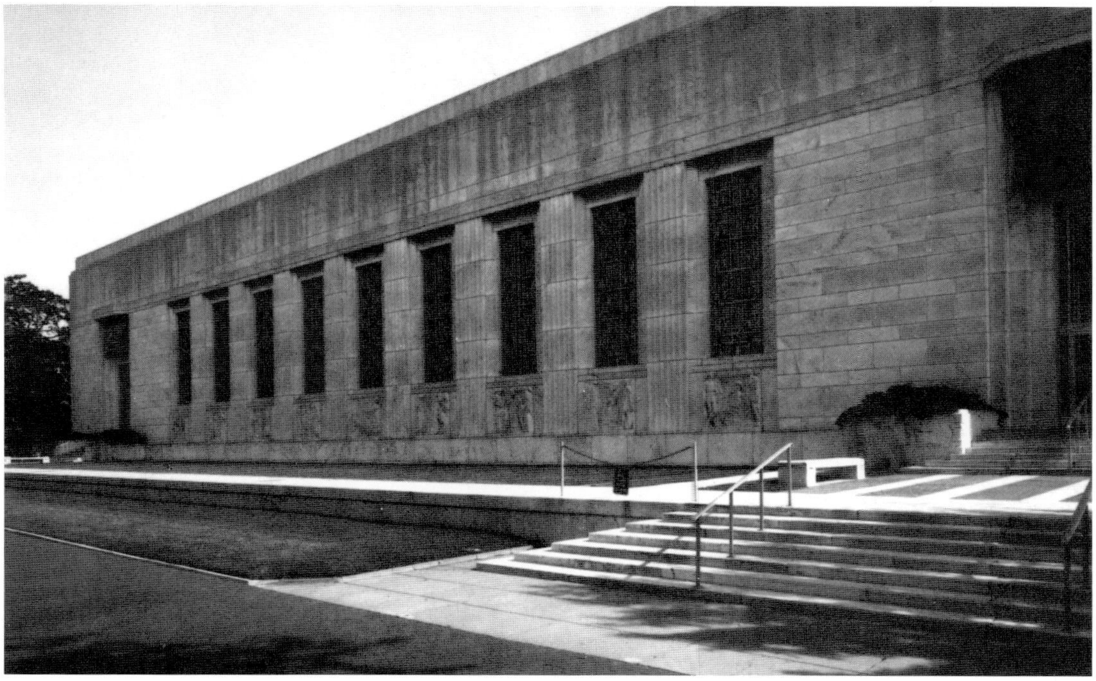

391 Paul Cret, Folger Shakespeare Library, Washington. 1930–1932.

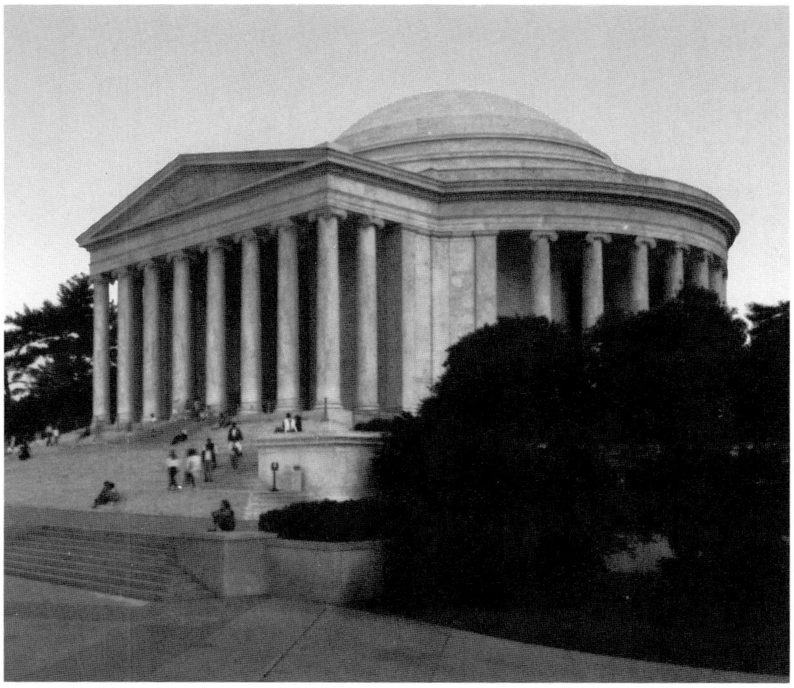

392 John Russell Pope, Jefferson Memorial, Washington. 1934–1943.

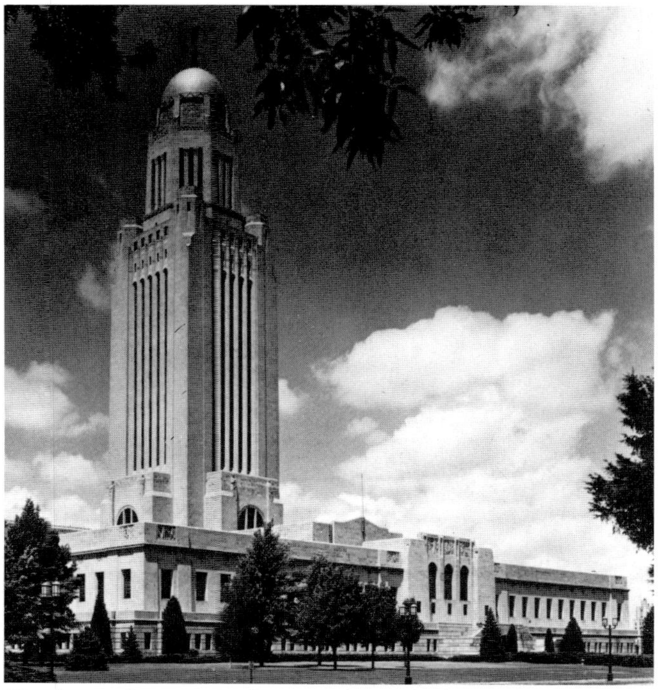

393 Bertram Grosvenor Goodhue, Kapitol von Nebraska, Lincoln. 1919–1932.

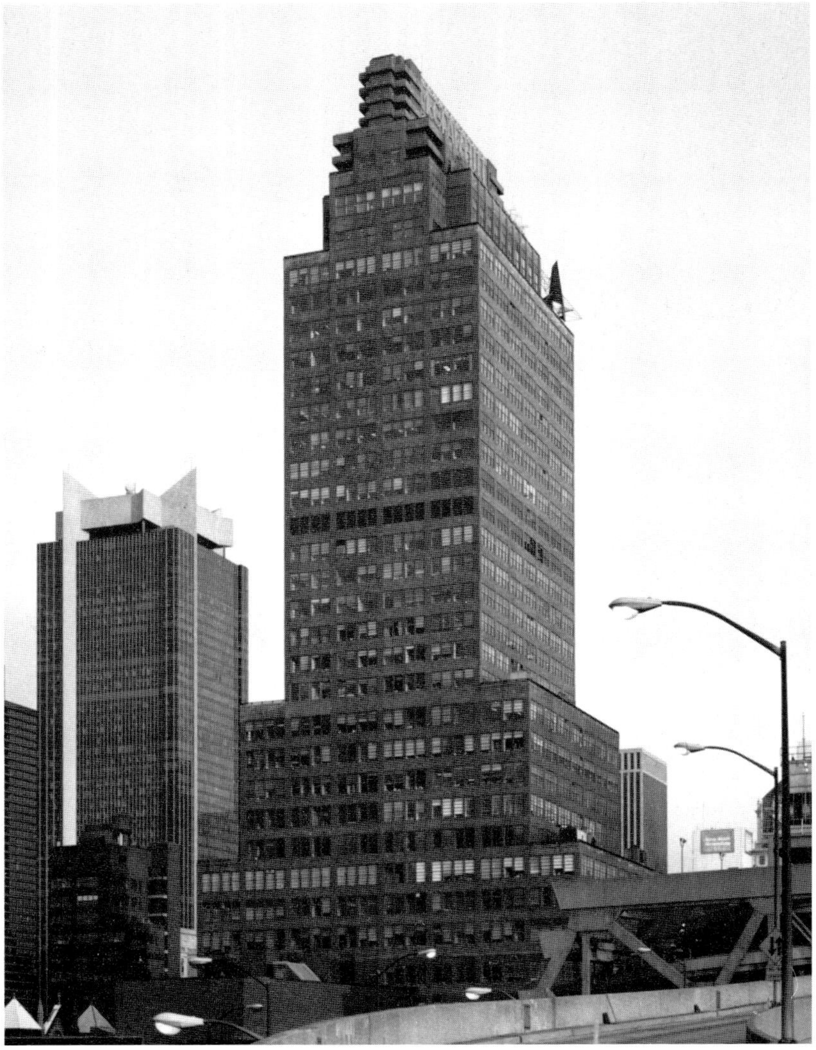

394 Raymond Hood, McGraw-Hill Building, New York. 1931.

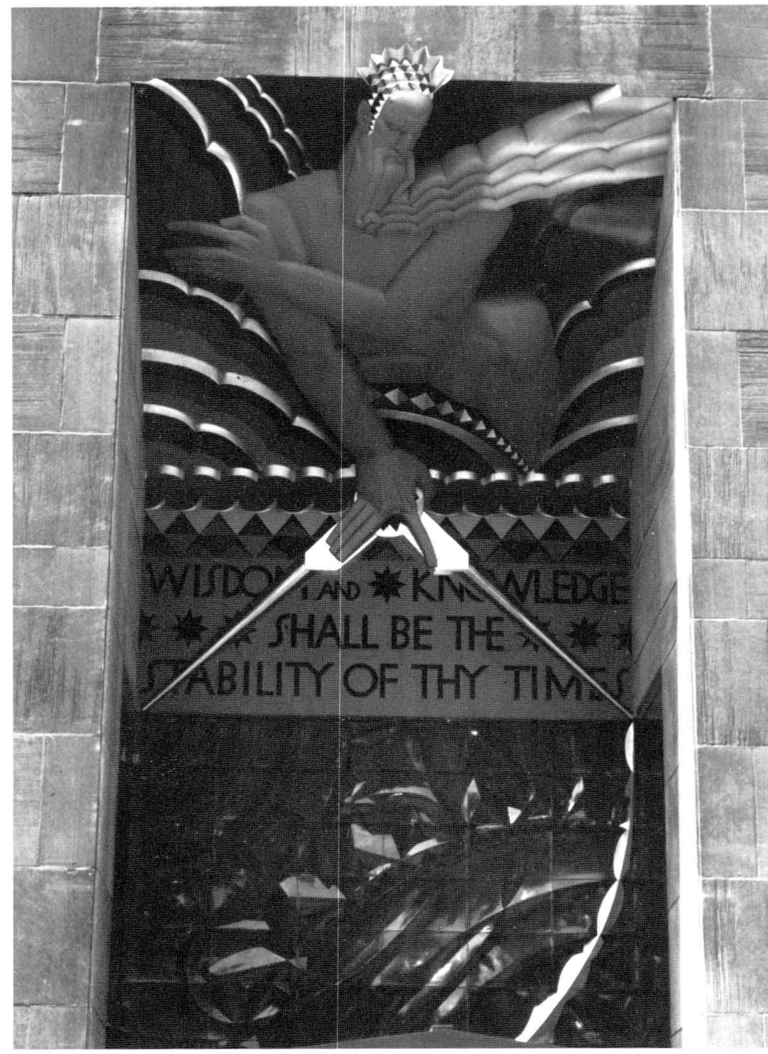

395 Lee Lauree, Schmuckelement am Rockefeller Center, New York. 1931–1940.

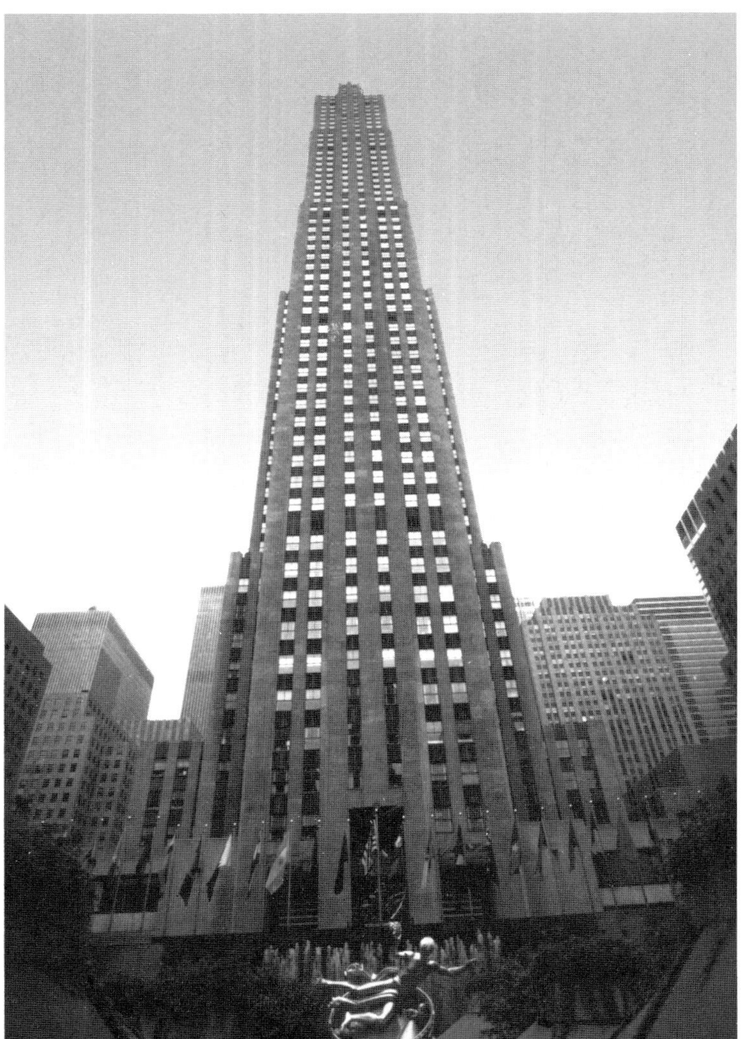

396 Reinhard und Hofmeister, Lower Plaza des Rockefeller Center, New York. 1931–1940.

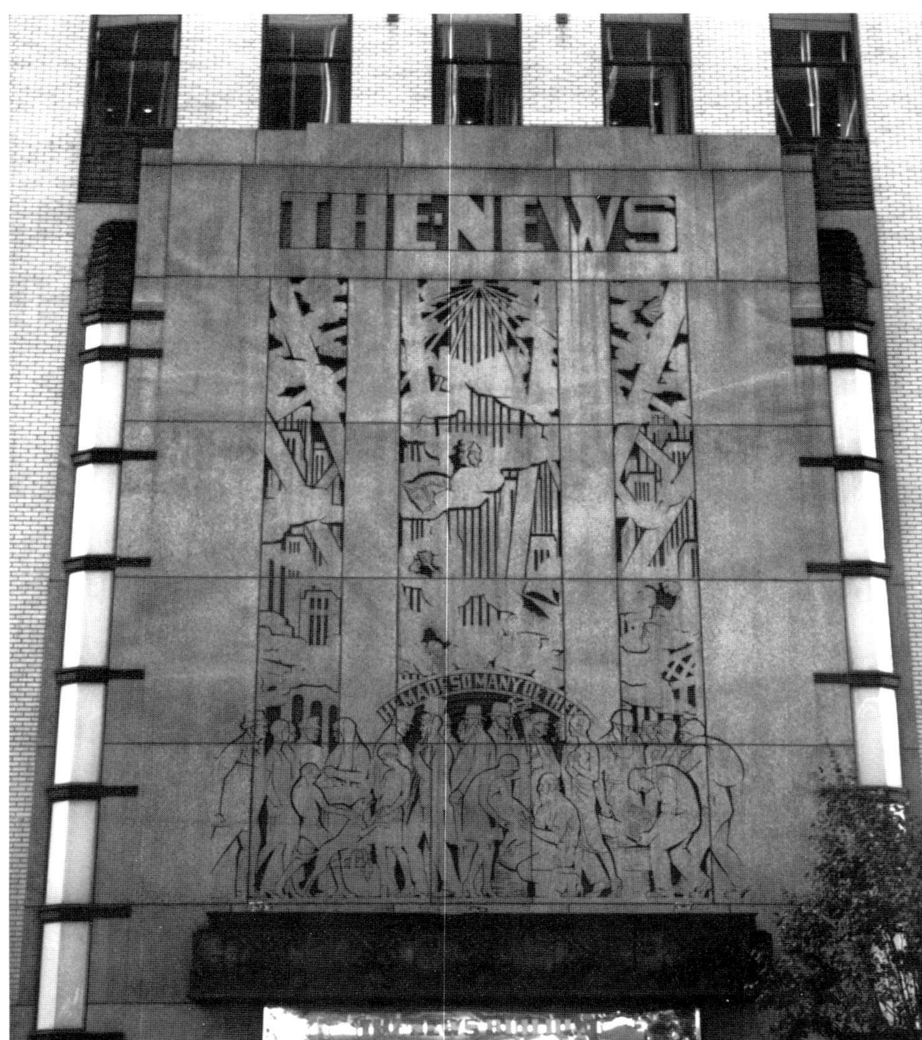

397 Raymond Hood, Daily News Building, New York. 1930.

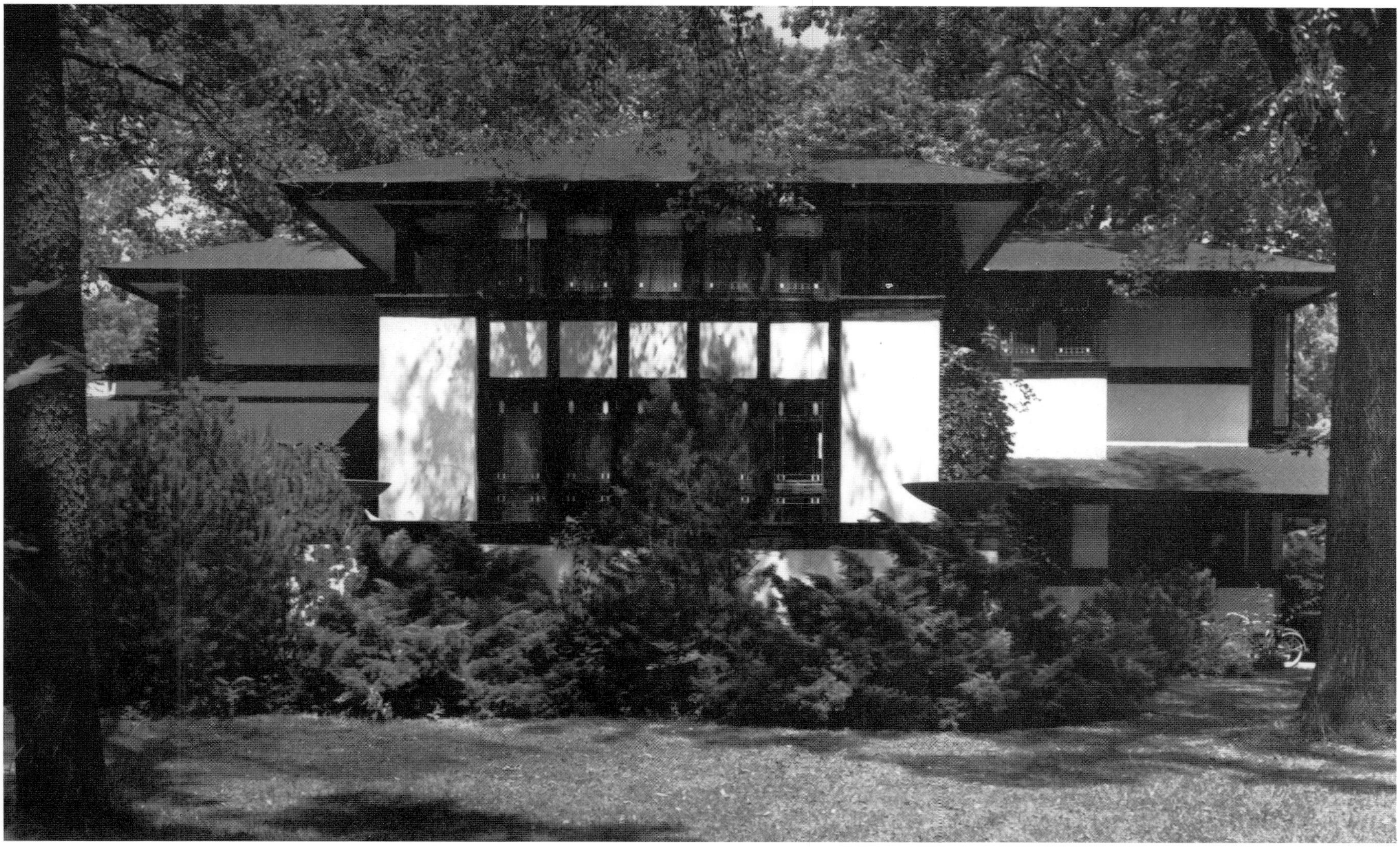

398 Frank Lloyd Wright, Haus Ward W. Willitts, Highland Park, Illinois. 1902.

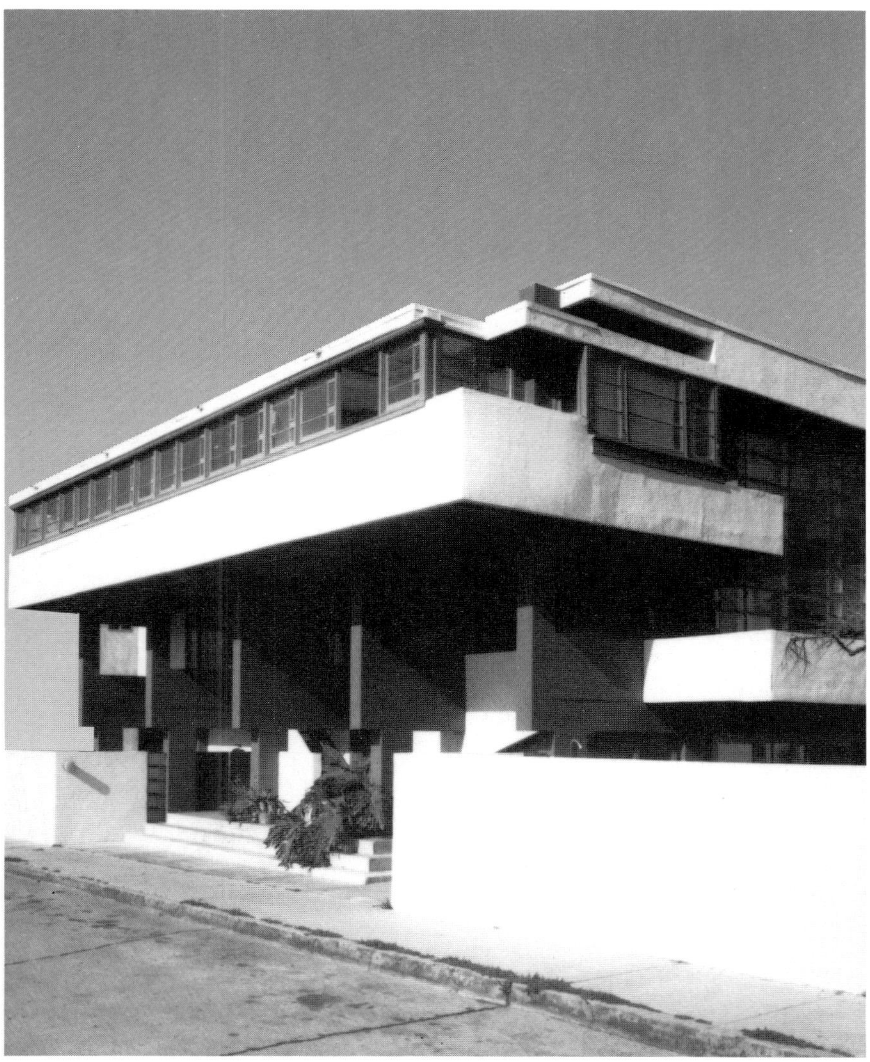

399 Rudolph Schindler, Haus Philip M. Lovell, Newport Beach, Los Angeles. 1922–1926.

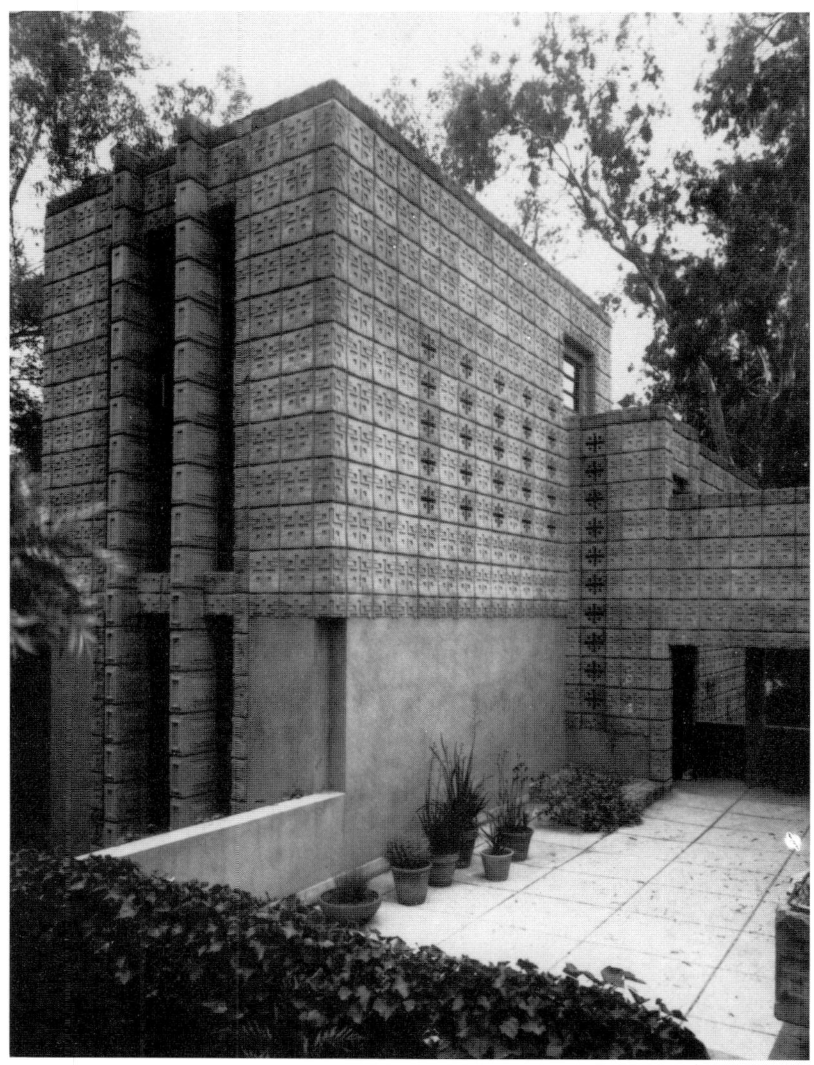

400 Frank Lloyd Wright, Haus von Alice Millard, „La Miniatura", Pasadena, Kalifornien. 1923.

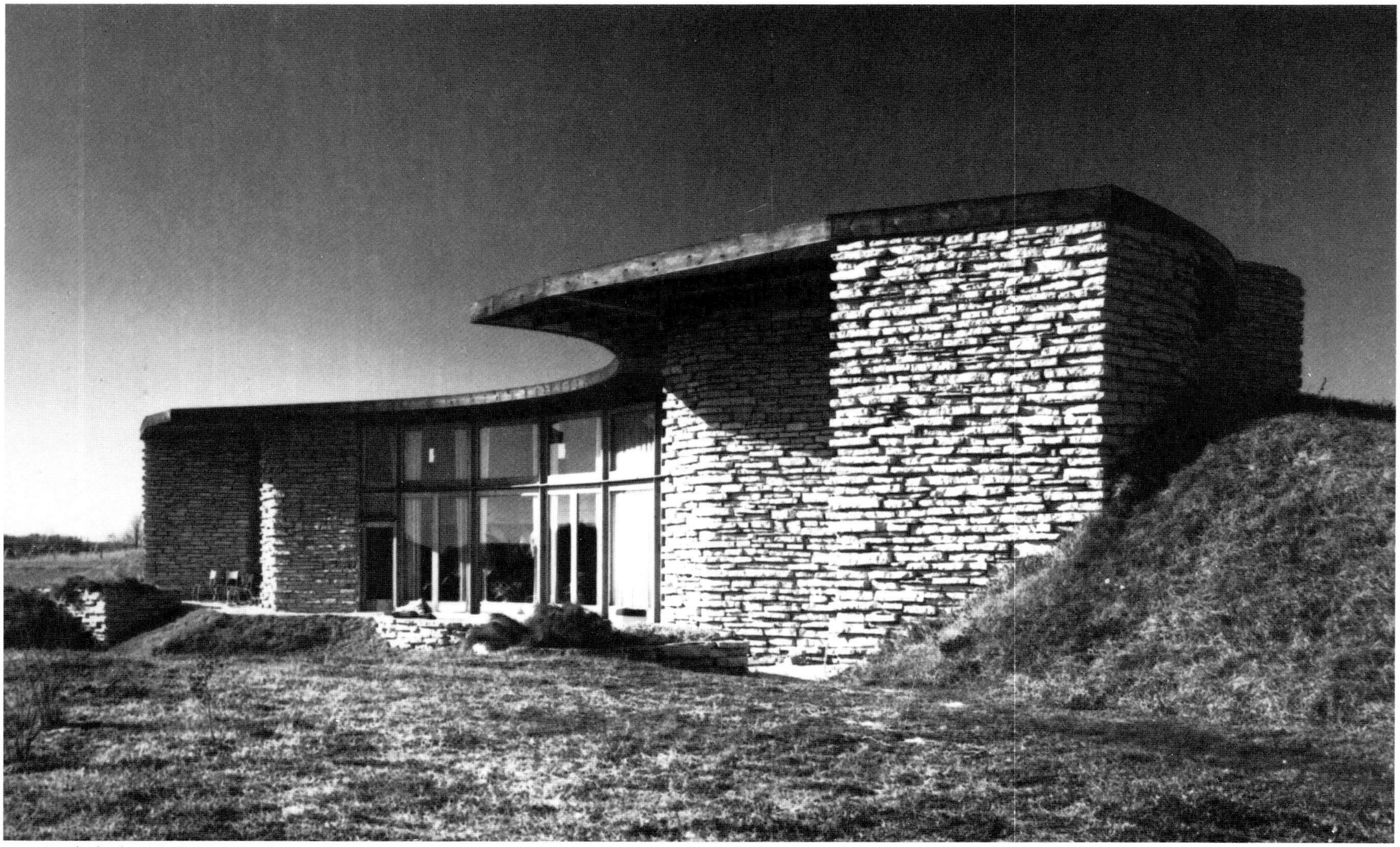

401 Frank Lloyd Wright, Zweites Haus für Herbert Jacobs, Middletown, Wisconsin. 1943.

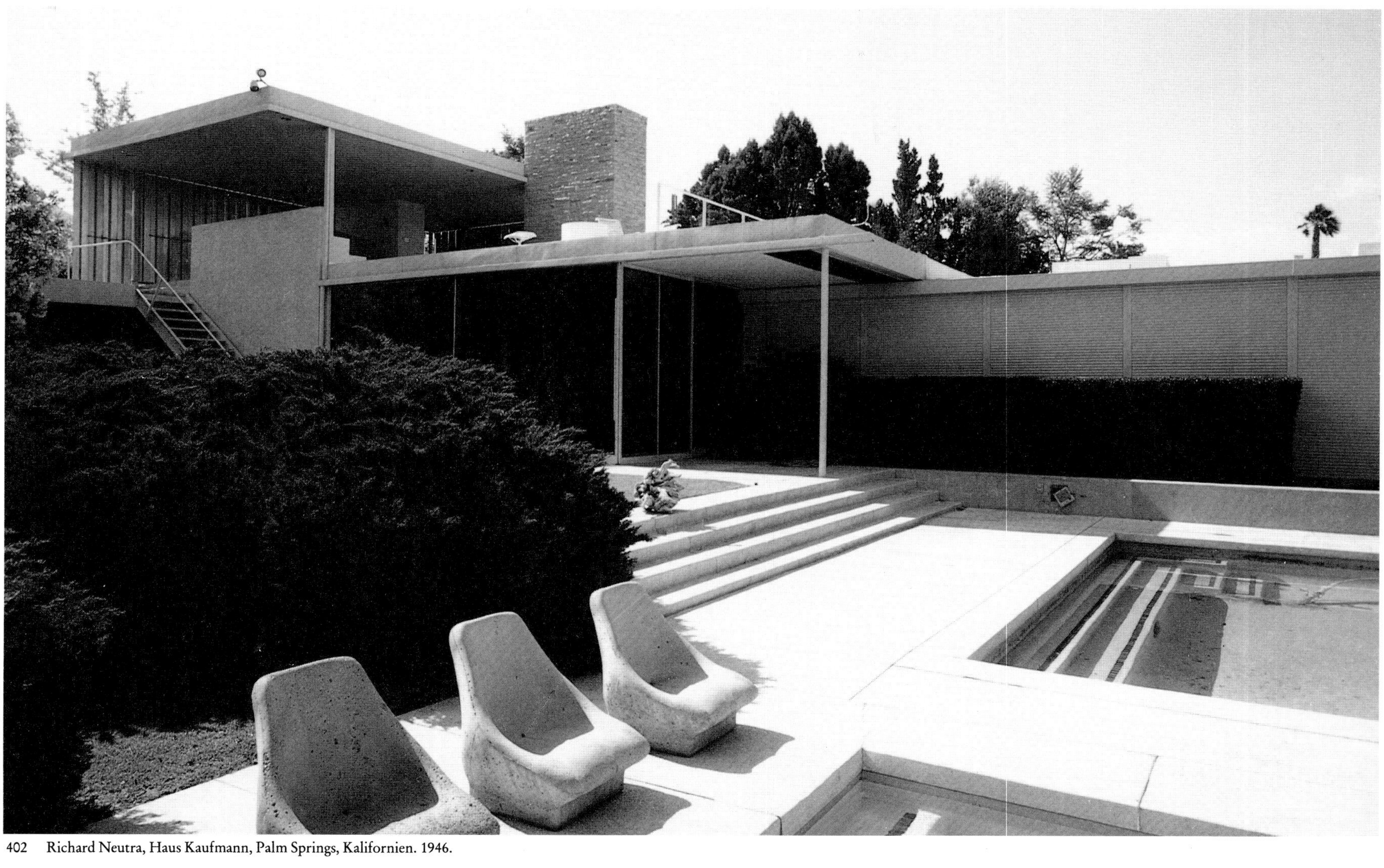

402 Richard Neutra, Haus Kaufmann, Palm Springs, Kalifornien. 1946.

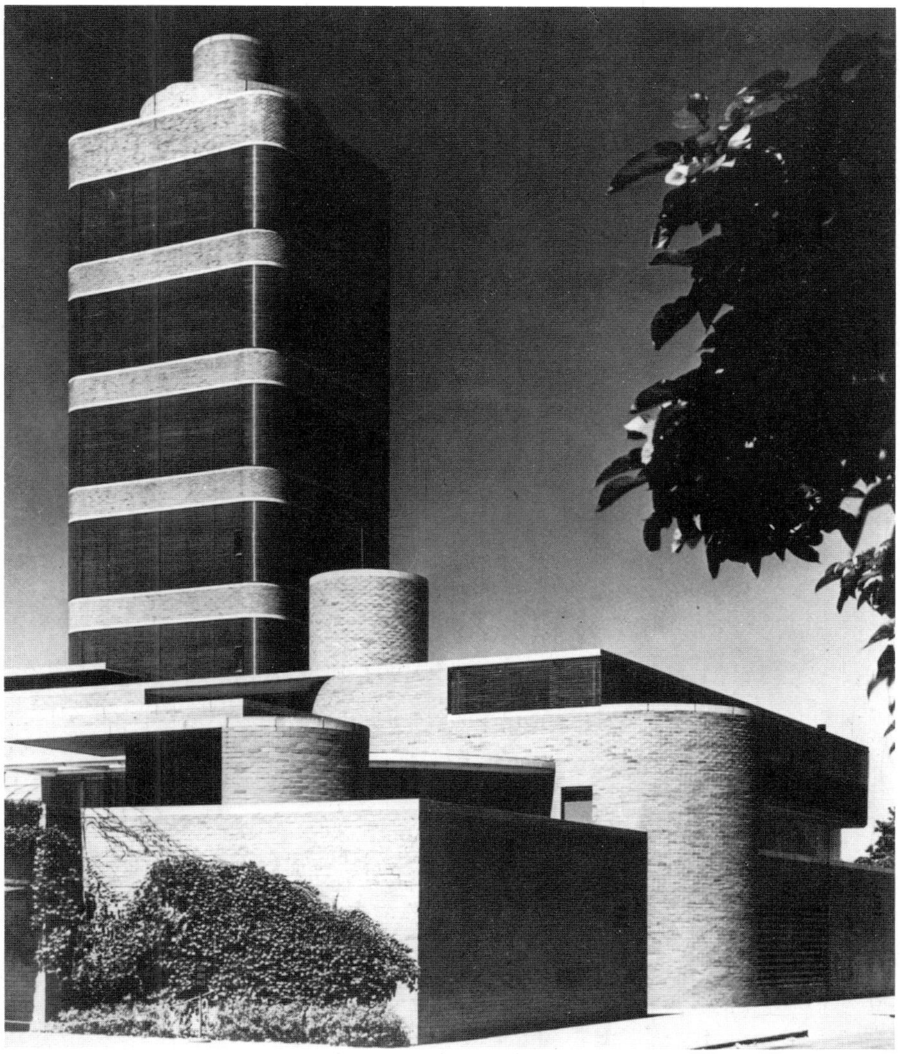

403 Frank Lloyd Wright, Verwaltungsgebäude und Laborturm der Johnson Wax Company, Racine, Wisconsin. 1936 – 1950.

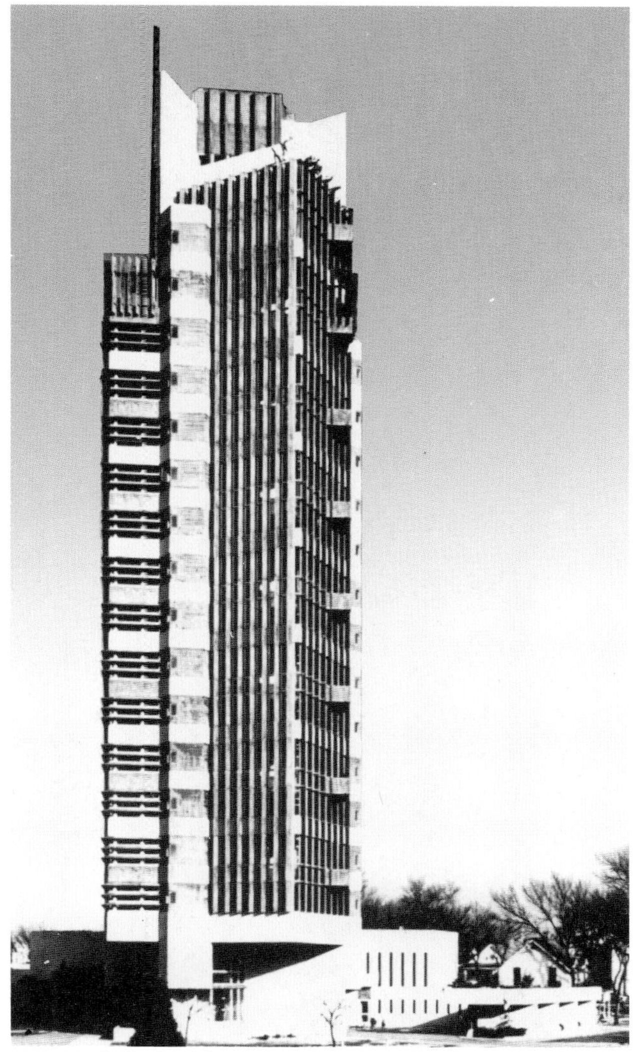

404 Frank Lloyd Wright, H. C. Price Tower, Bartlesville, Oklahoma. 1952 – 1956. Realisierung des Projekts von 1929.

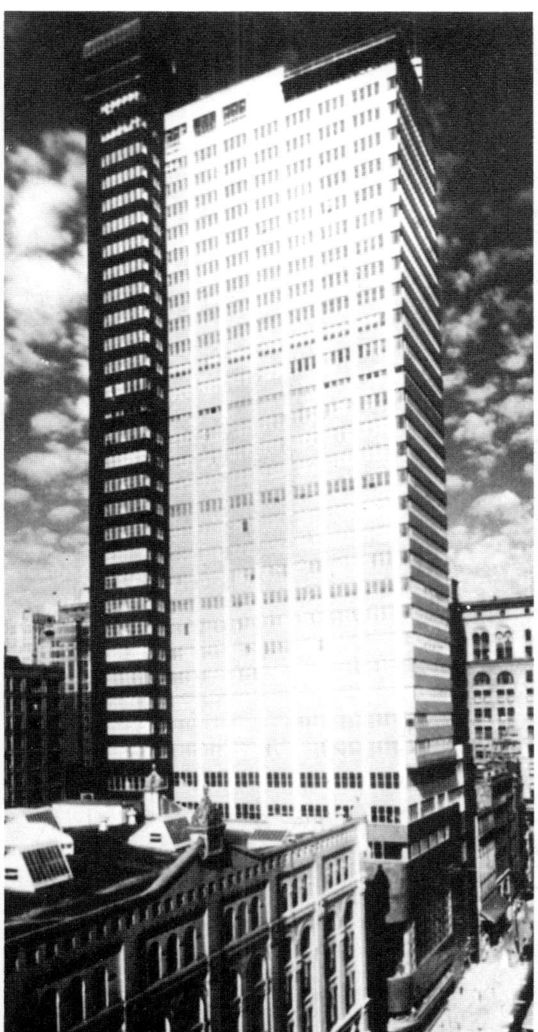

405 George Howe und William Lescaze, Gebäude der Philadelphia Saving Fund Society, Philadelphia. 1929 – 1932.

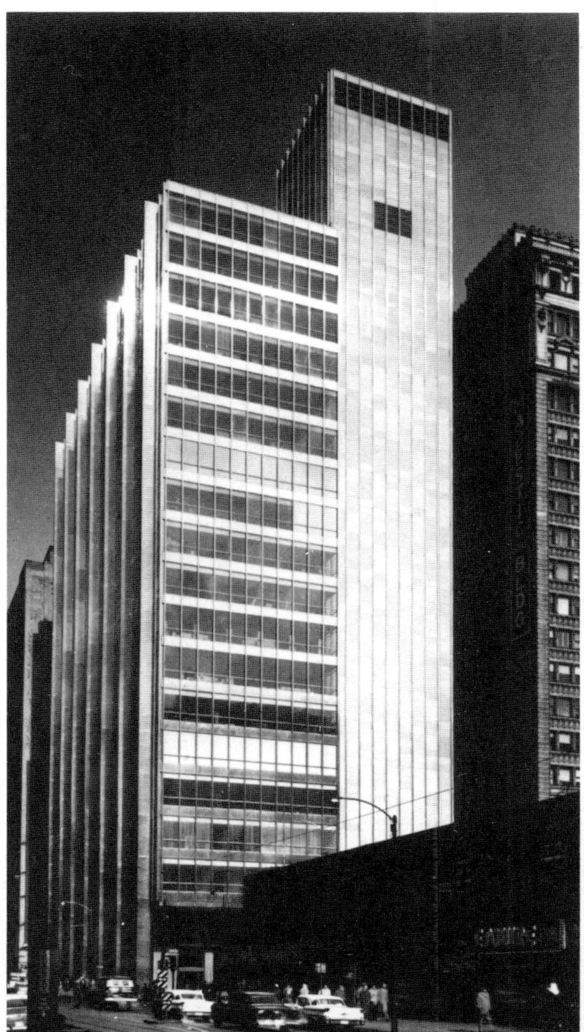

406 Skidmore, Owings und Merrill, Inland Steel Building, Chicago. 1957.

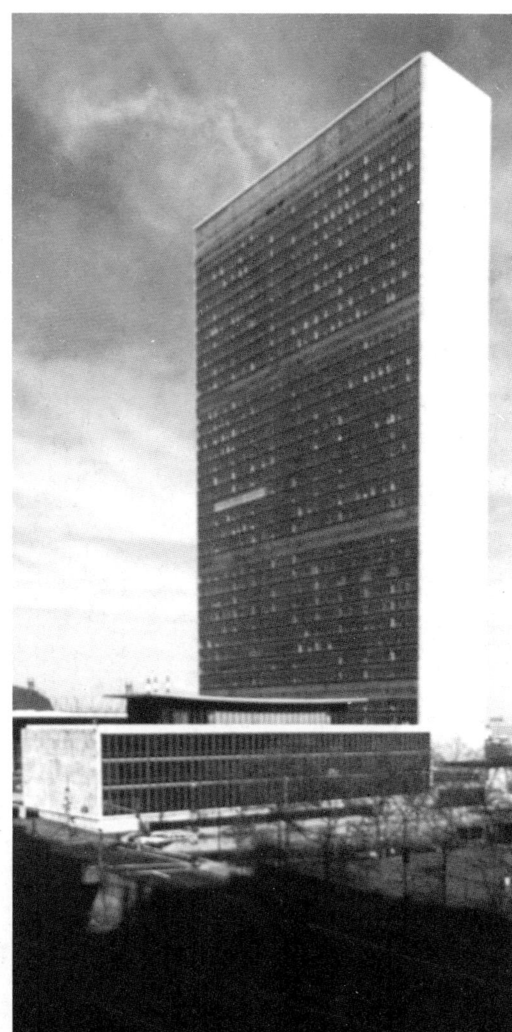

407 Wallace K. Harrison, Gebäude der Vereinten Nationen, New York. 1952.

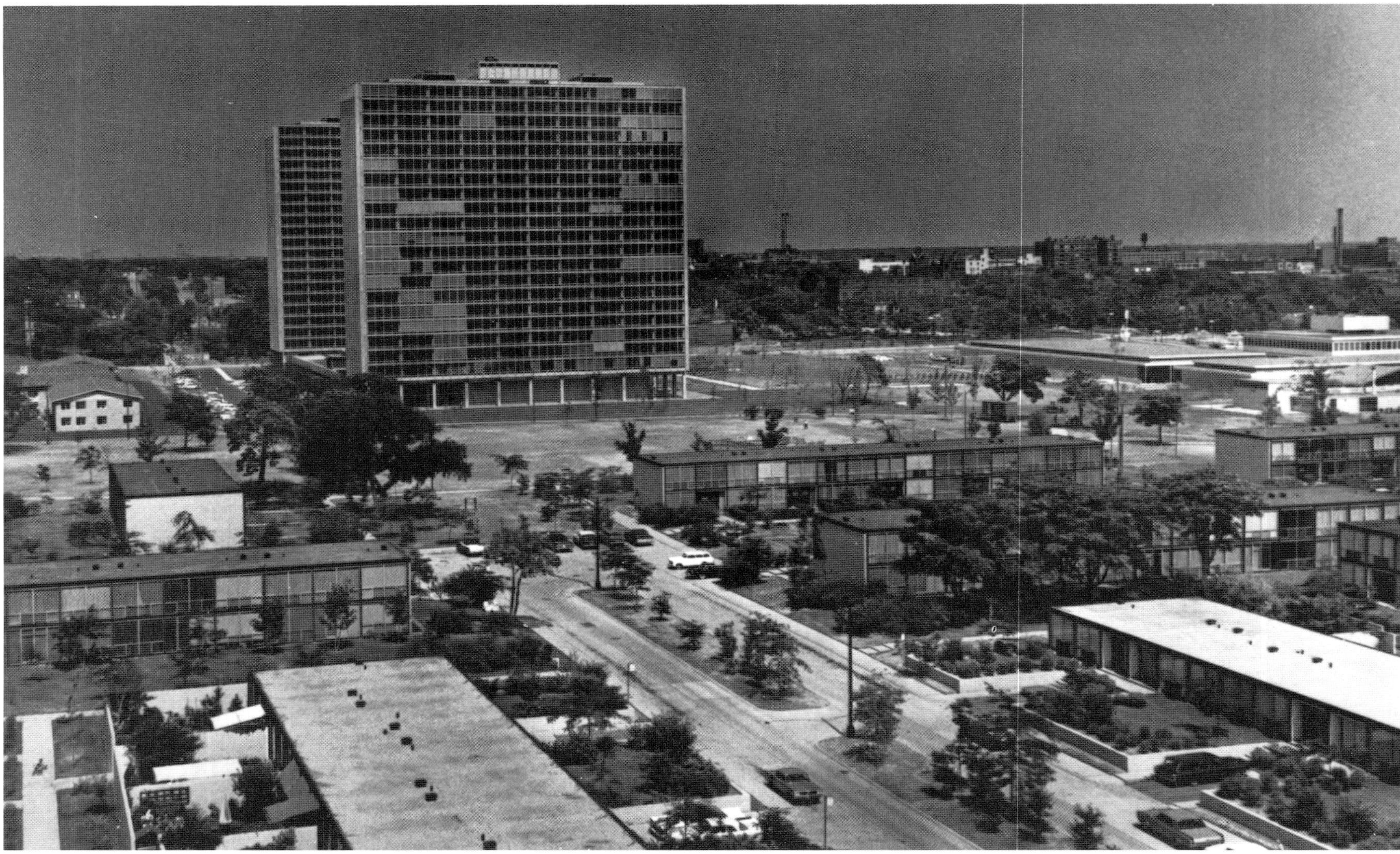

408 L. Mies van der Rohe, La Fayette Park, Detroit. 1955–1963.

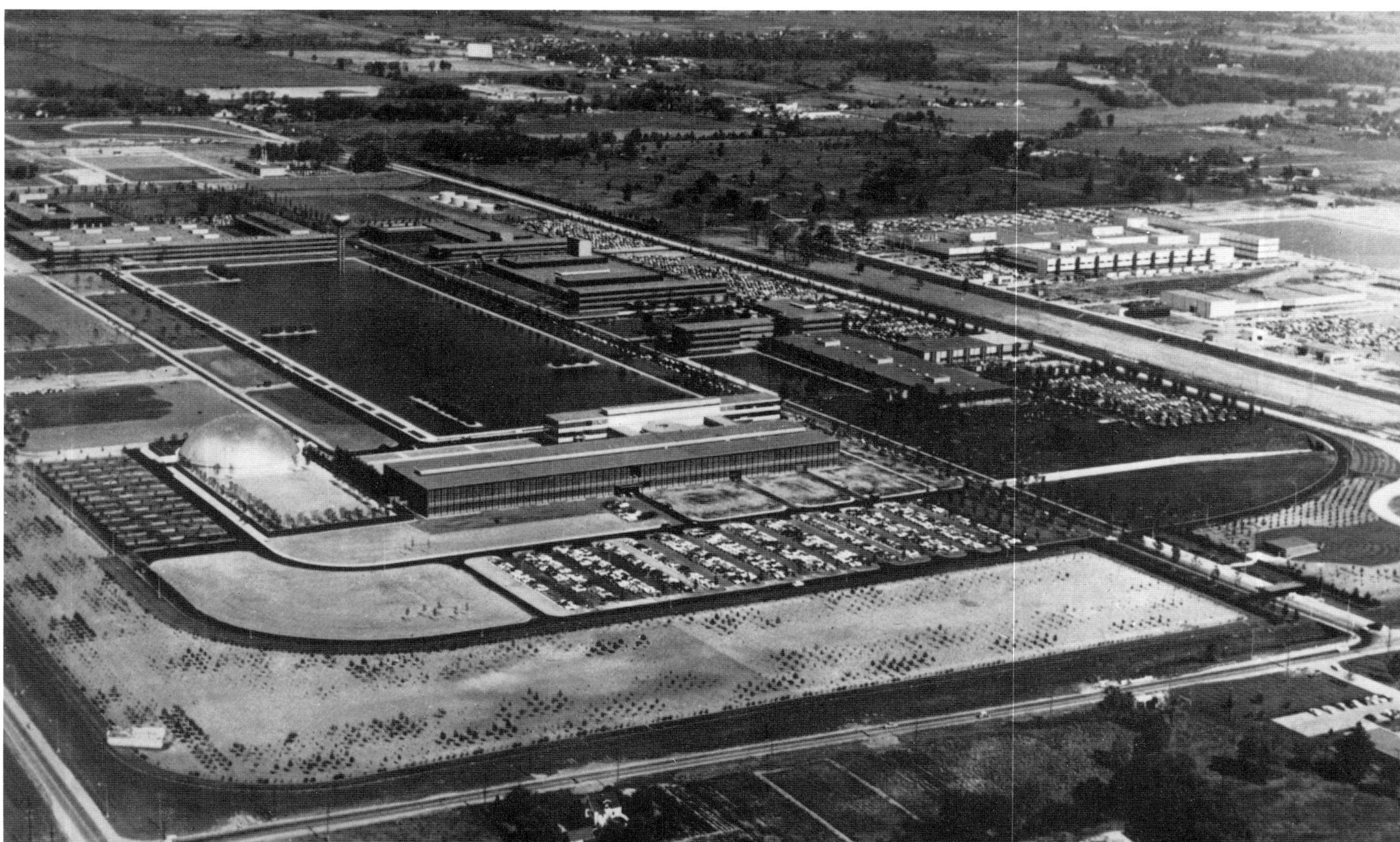

409 Eero Saarinen, Technisches Zentrum von General Motors, Warren, Michigan. 1948–1956.

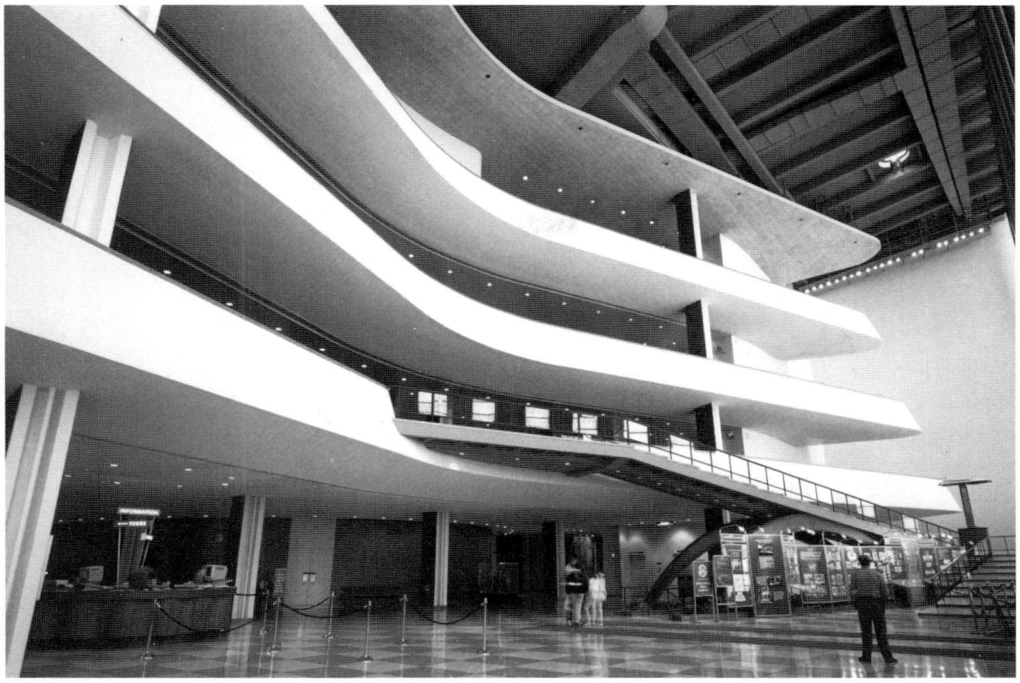

410 Wallace K. Harrison, Zugangsrampen im Gebäude der Vereinten Nationen, New York. Foyer des Gebäudes der Generalversammlung. 1952.

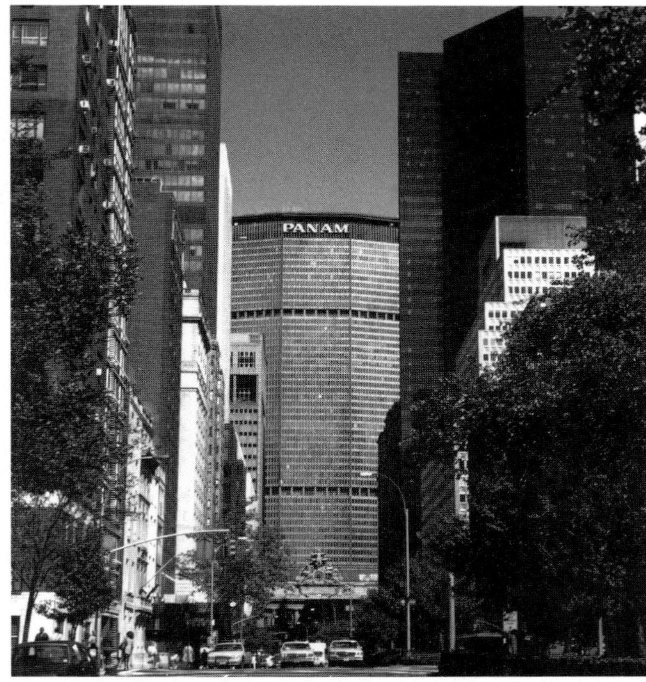

411 Walter Gropius und Pietro Belluschi, Pan Am Building, New York. 1963.

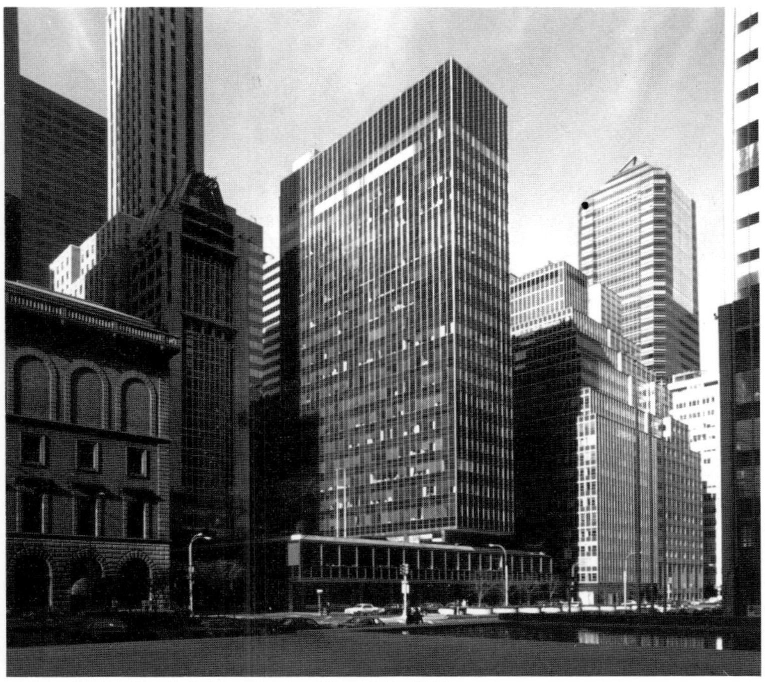

412 Gordon Bunshaft, Lever House, New York. 1952.

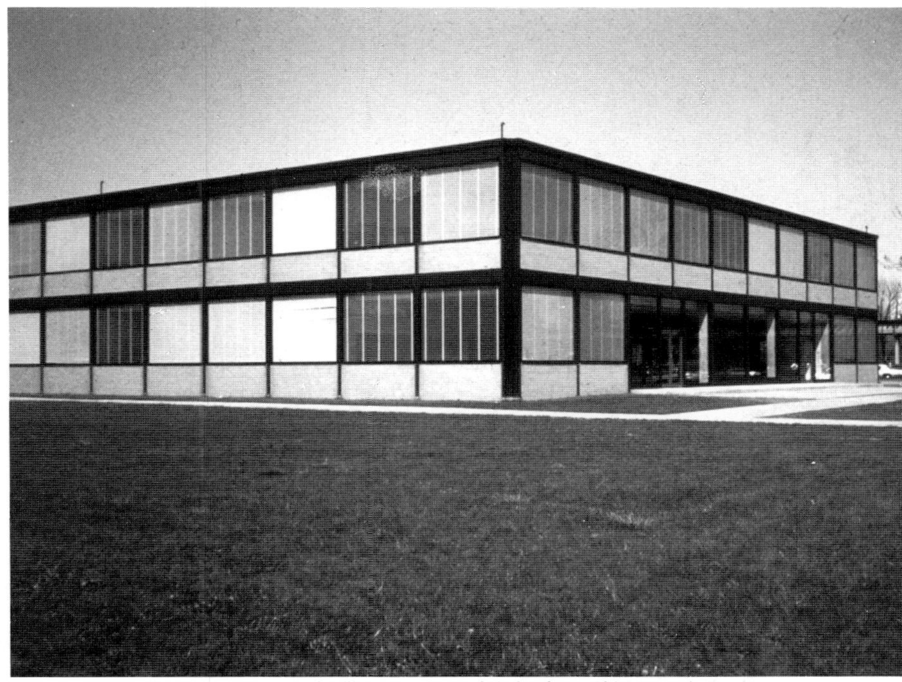

413 L. Mies van der Rohe, Campus des Illinois Institute of Technology, Chicago. Um 1950.

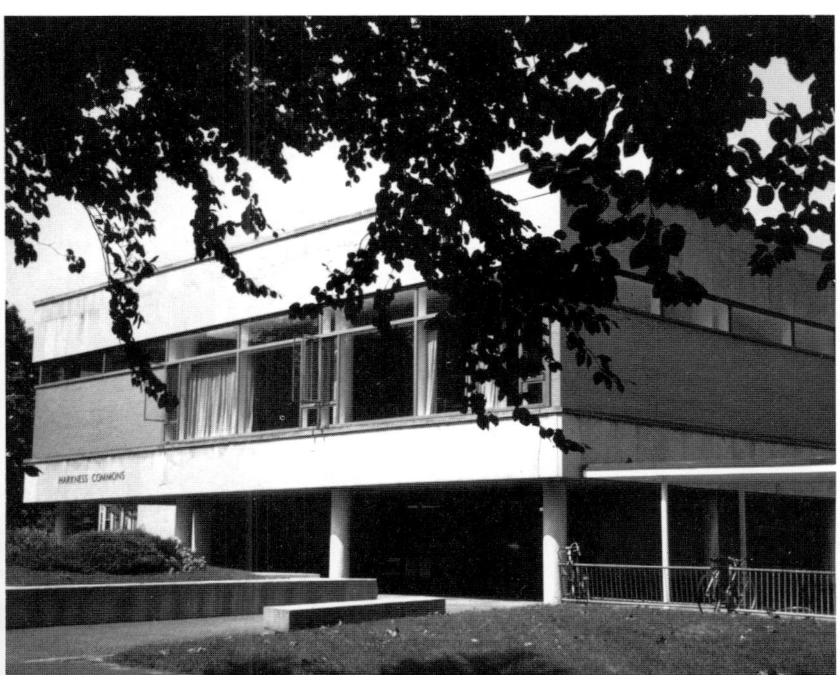

414 Walter Gropius, Graduate Center, Harvard University, Cambridge, Massachusetts. 1949–1950.

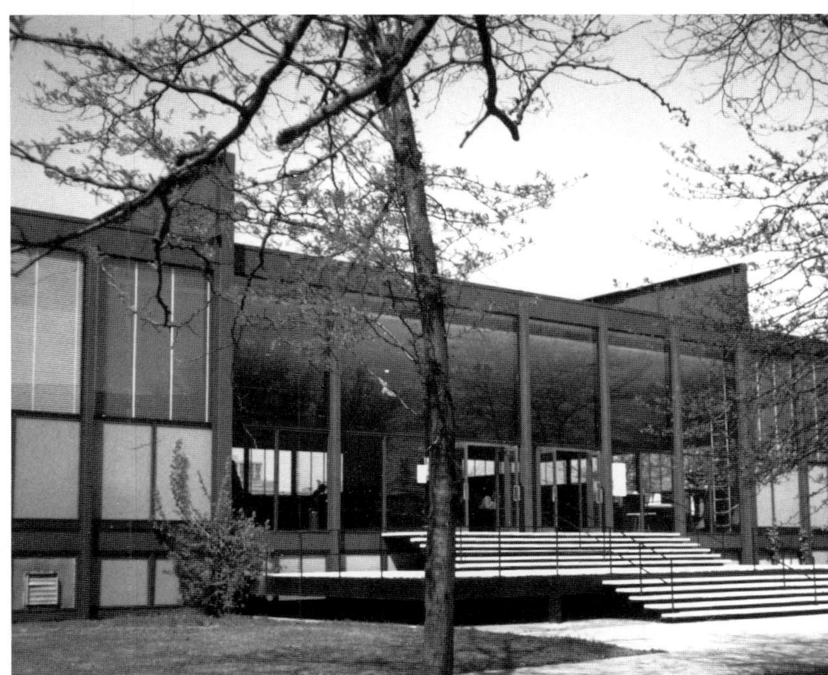

415 L. Mies van der Rohe, Crown Hall, Illinois Institute of Technology, Chicago. 1952–1956.

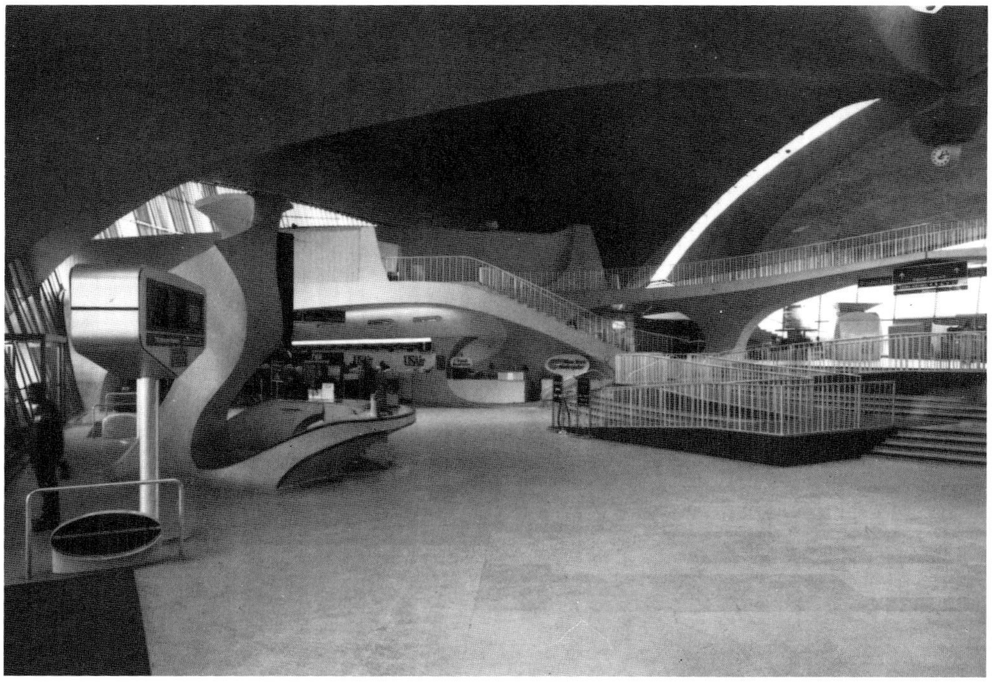

416 Eero Saarinen, TWA-Terminal des Kennedy-Flughafens, New York. 1956–1962.

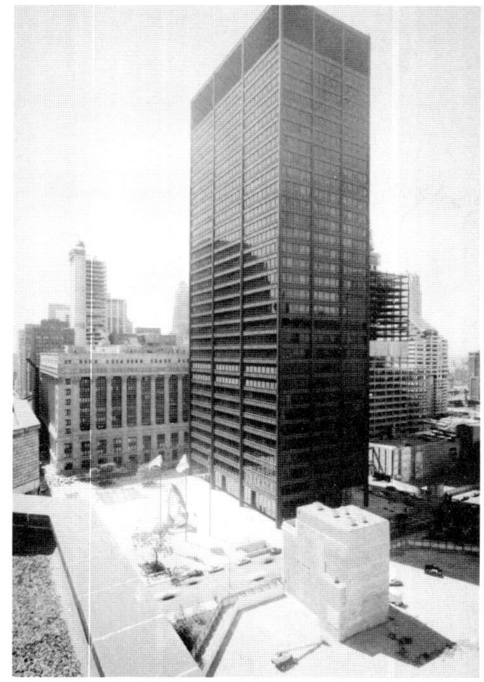

417 C. F. Murphy Associates, Civic Center, Chicago. 1965.

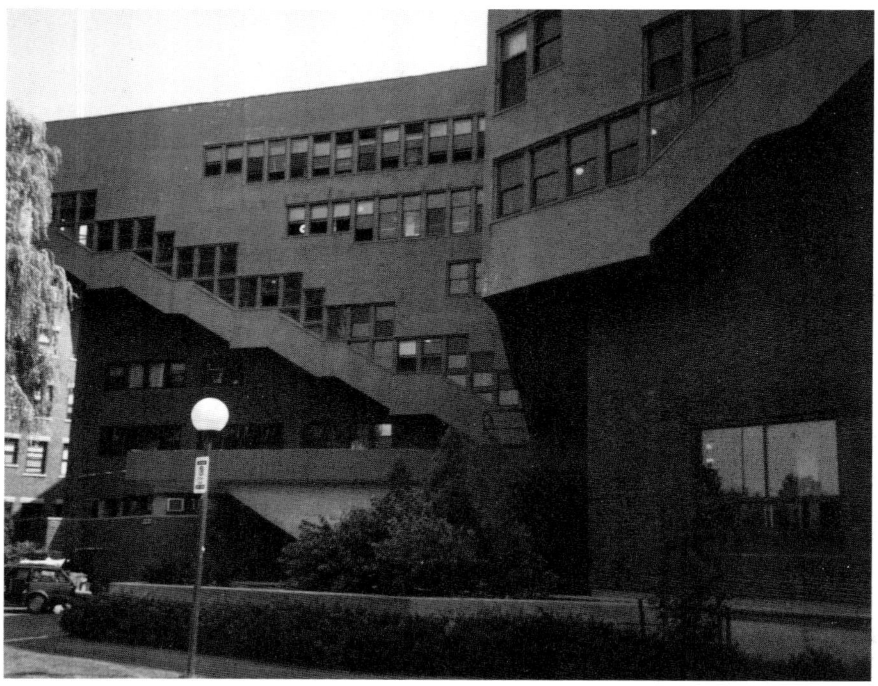

418 Alvar Aalto, Baker House, Massachusetts Institute of Technology, Cambridge, 1946–1948.

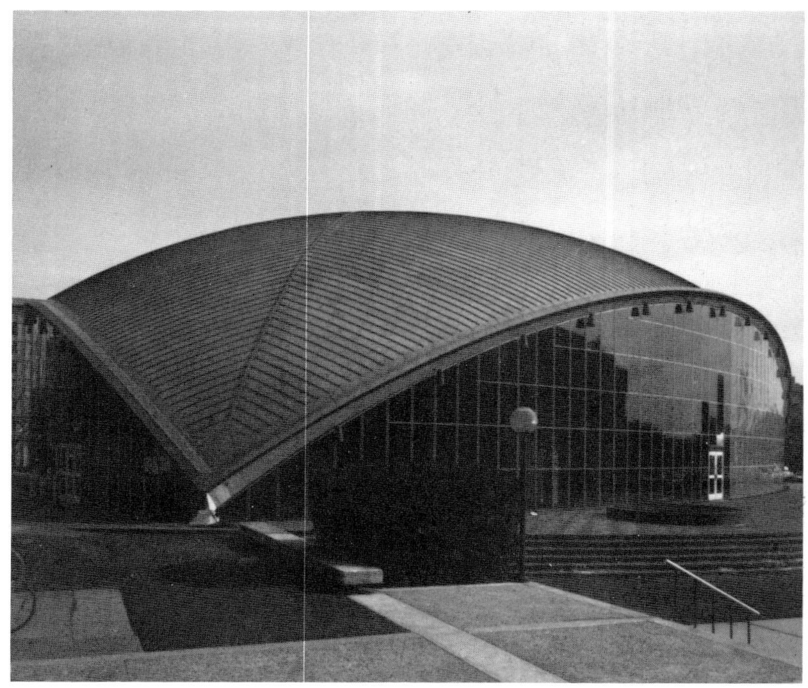

419 Eero Saarinen, Kresge Auditorium, Massachusetts Institute of Technology, Cambridge. 1956.

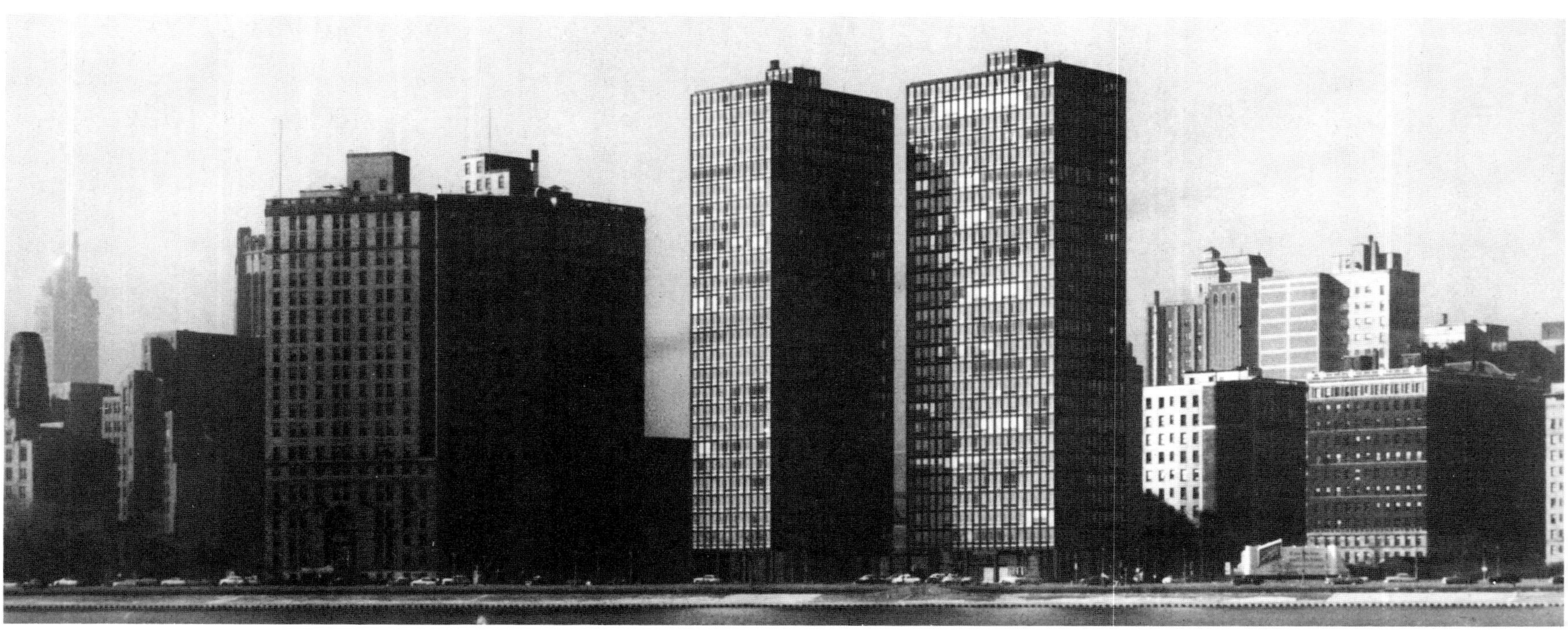

420 L. Mies van der Rohe, 860–880 Lake Shore Drive Apartments, Chicago. 1952.

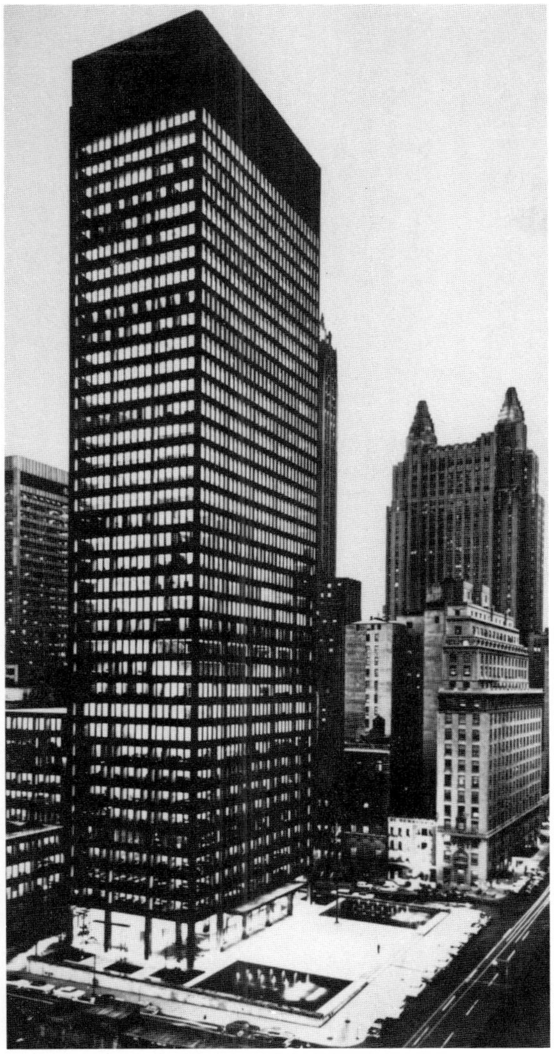

421 L. Mies van der Rohe (mit Philip Johnson), Seagram Building, New York. 1958.

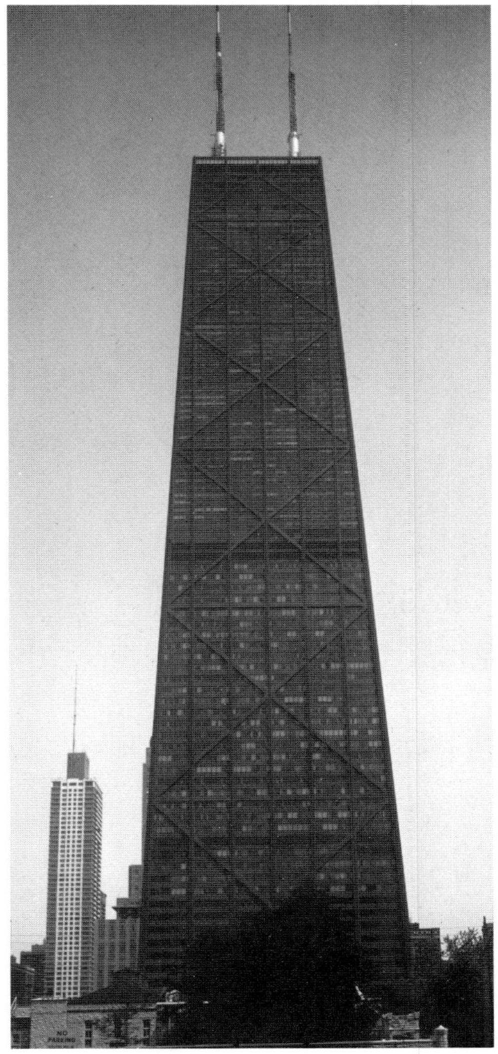

422 Skidmore, Owings und Merrill, John Hancock Center, Chicago. 1969.

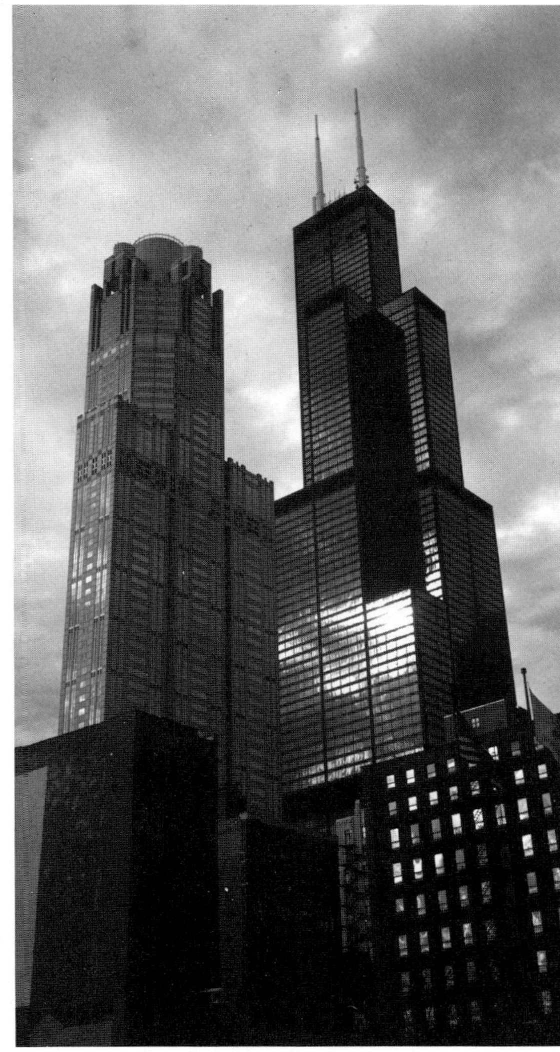

423 Bruce Graham und Fazlur Khan für S.O.M., Sears Tower, Chicago. 1974.

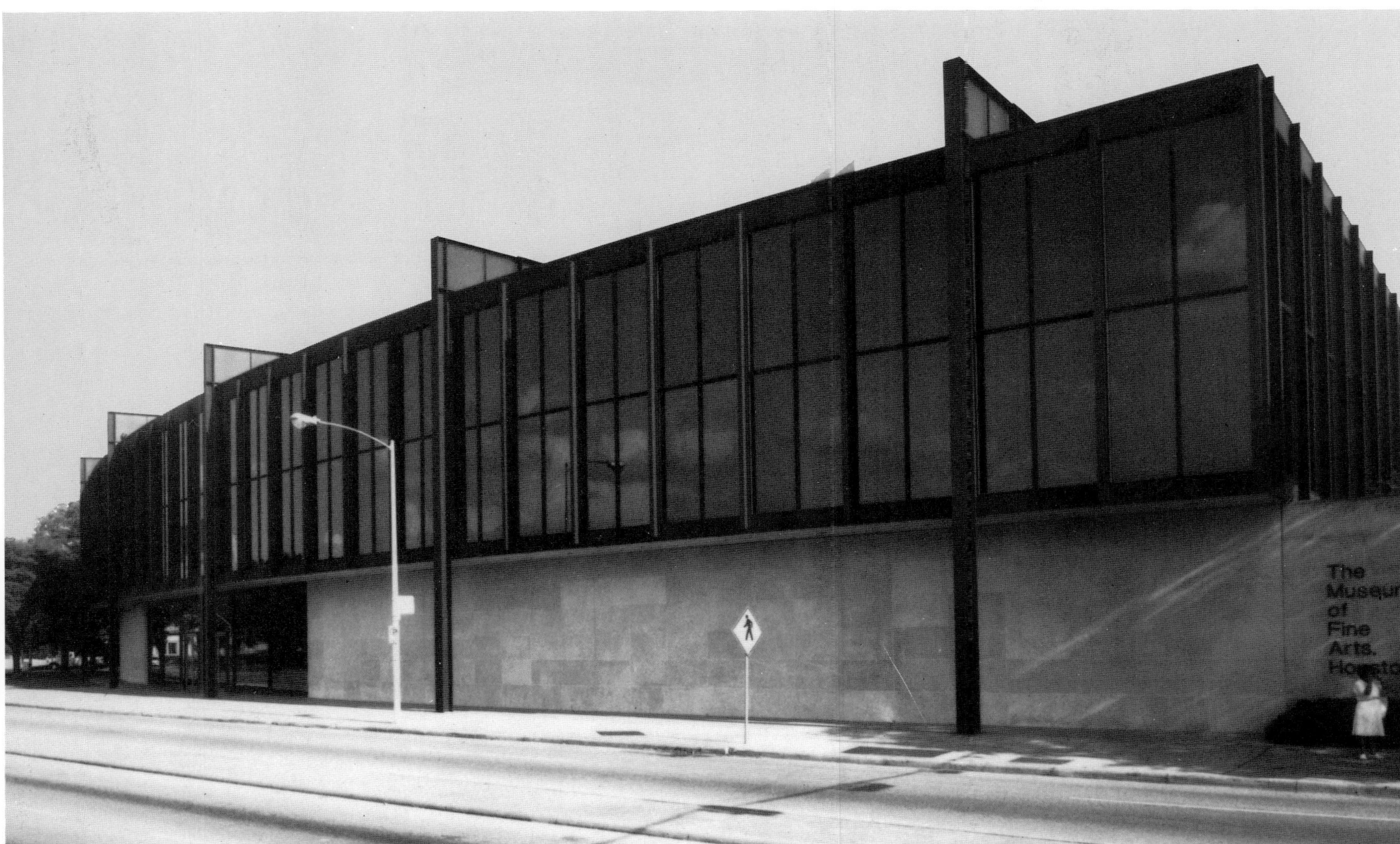

424 L. Mies van der Rohe, Museum of Fine Arts, Houston. 1962–1968.

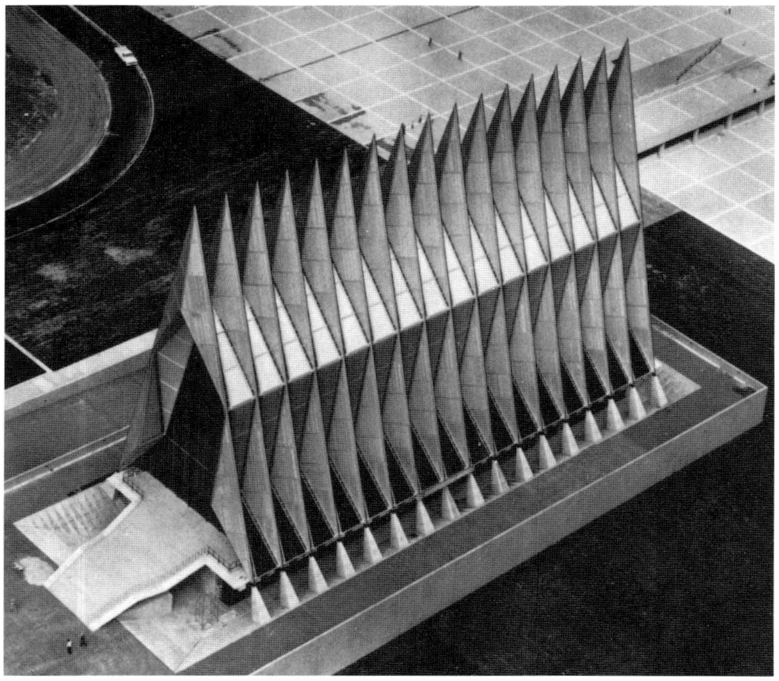

425 Skidmore, Owings und Merrill, Kapelle der U.S. Air Force Academy, Colorado Springs. 1963.

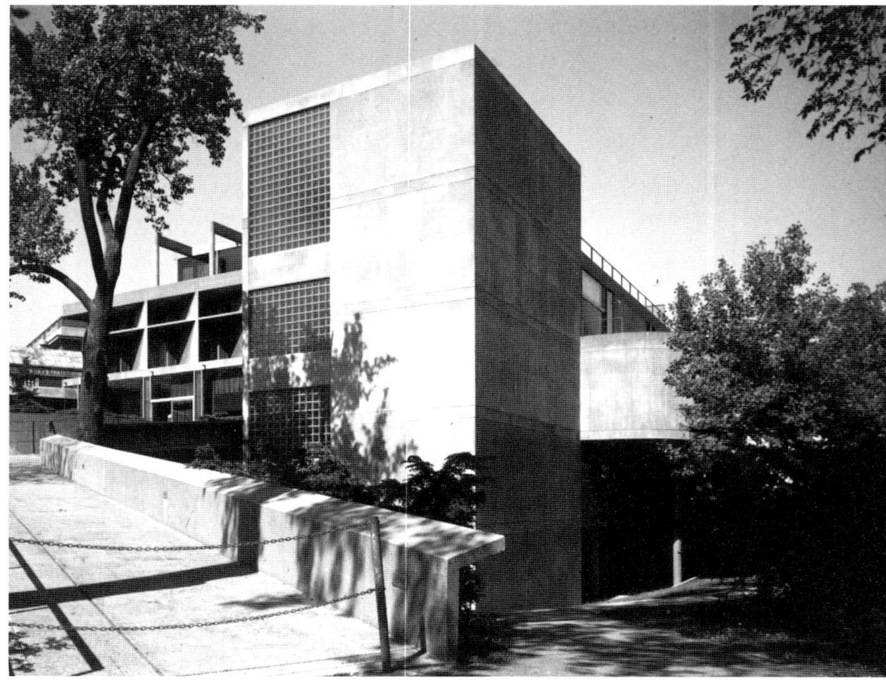

426 Le Corbusier, Carpenter Center for the Visual Arts, Harvard University, Cambridge, Massachusetts. 1963.

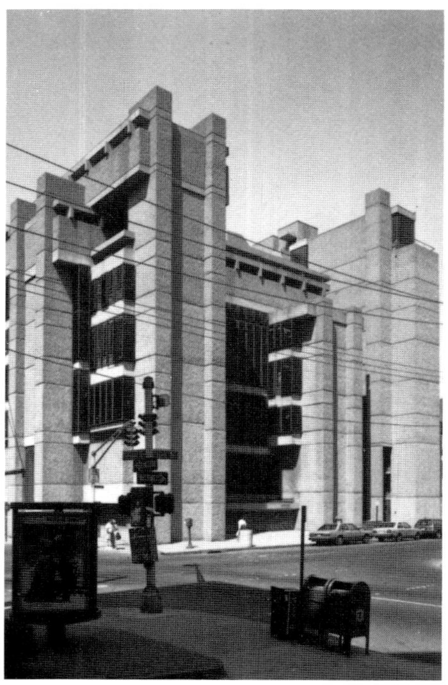

427 Paul Rudolph, Kunst- und Architekturhaus, Yale University, New Haven. 1958–1964.

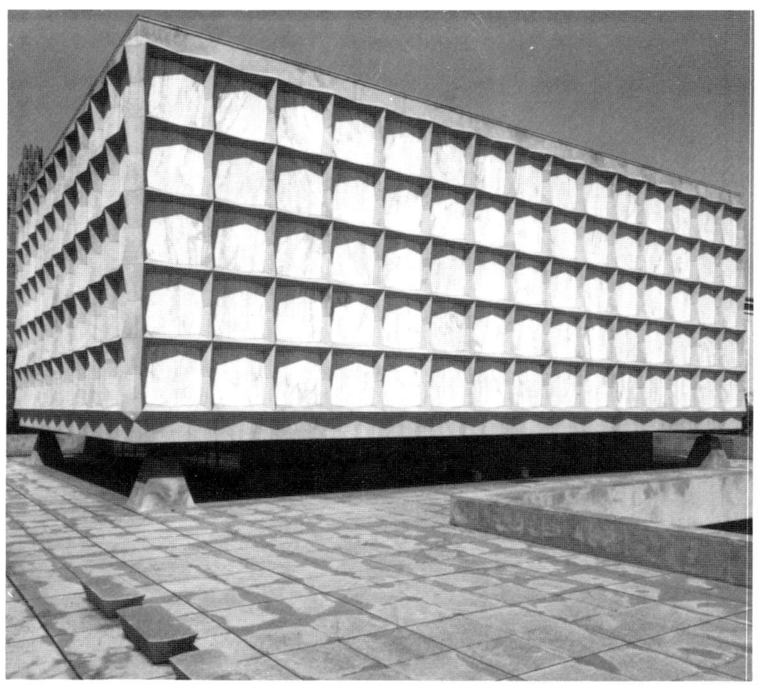

428 Gordon Bunshaft für S.O.M., Bibliothek Beinecke, Yale University, New Haven, Connecticut. 1964.

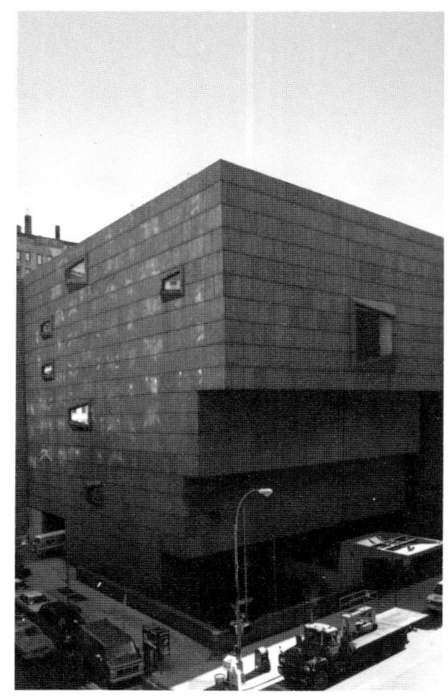

429 Marcel Breuer, Whitney Museum of American Art, New York. 1966.

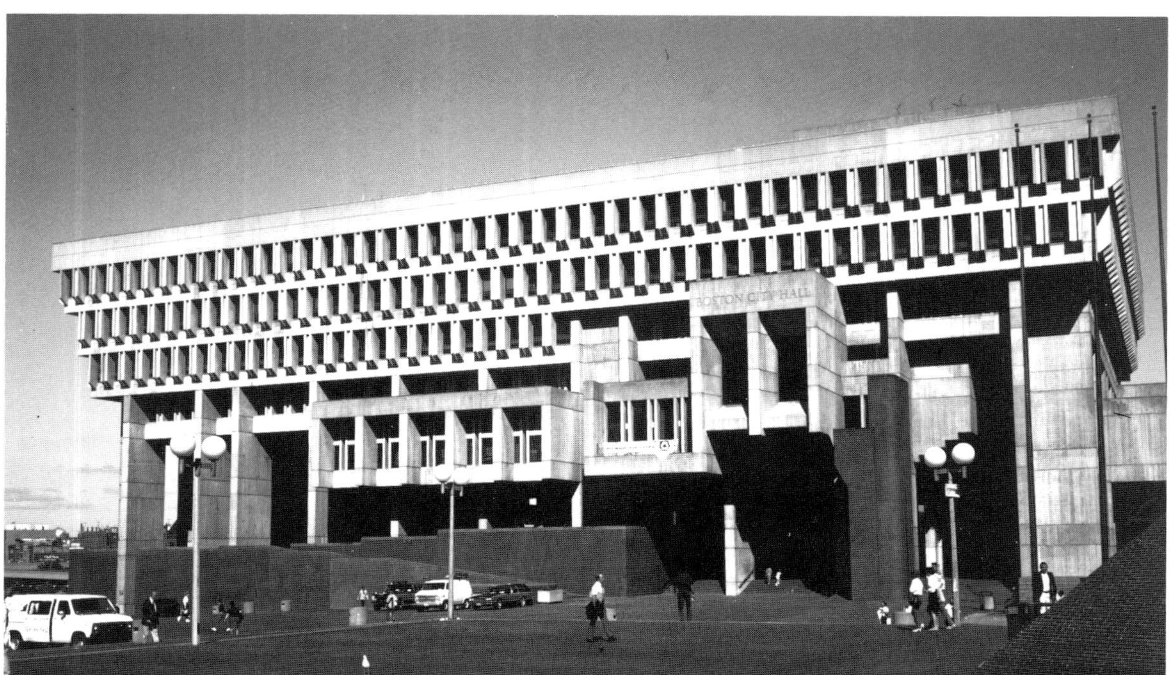

430 Kallman, McKinnell und Knowles, Rathaus, Boston. 1963–1969.

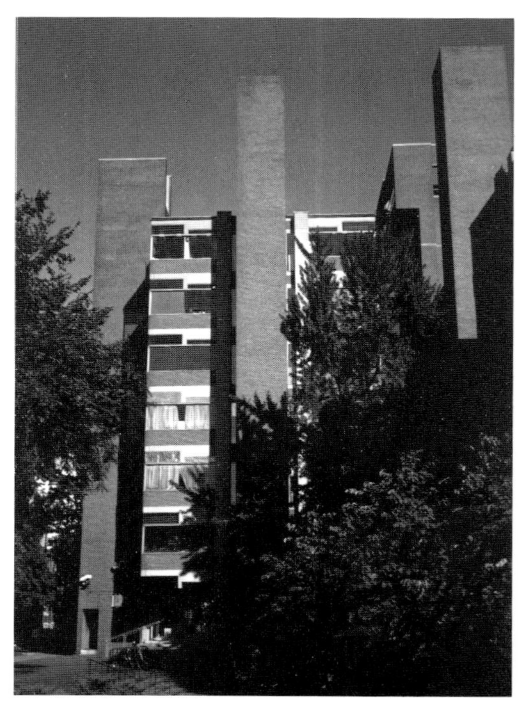

431 Louis Kahn, Med. Forschungslabors A. N. Richards, Pennsylvania University, Philadelphia. 1957–1960.

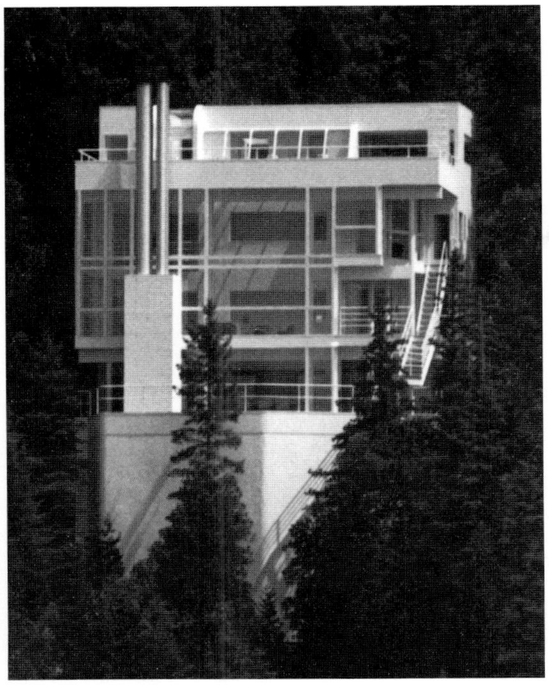

432 Richard Meier, Douglas House, Harbor Springs, Michigan. 1971–1973.

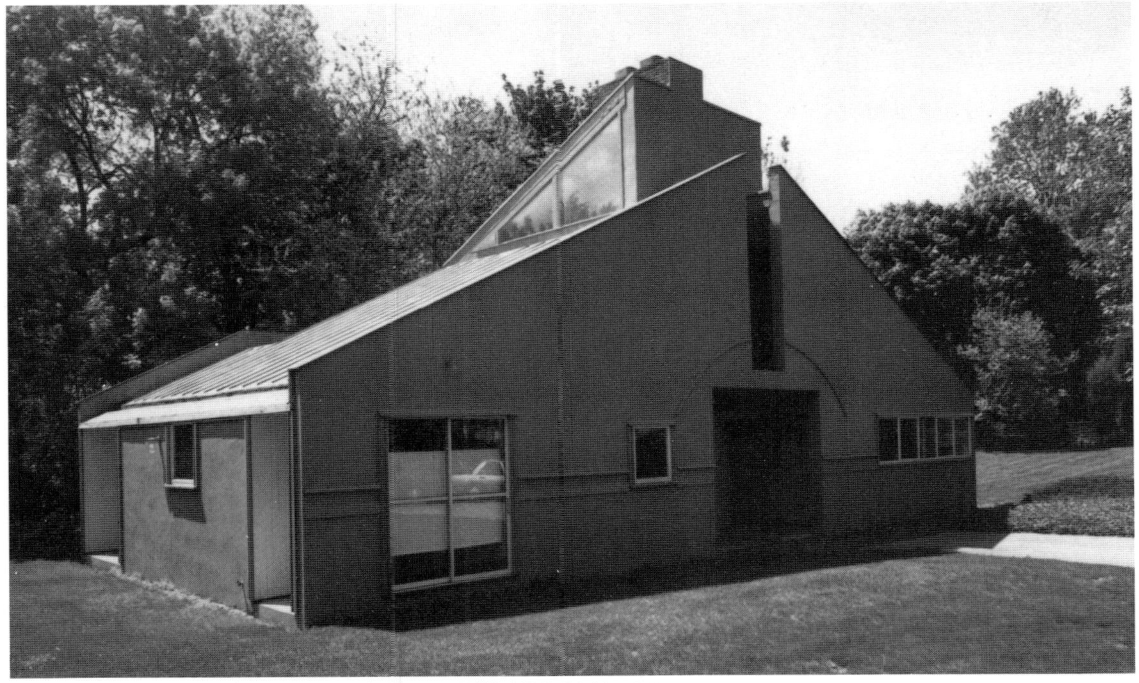

433 Robert Venturi, Haus für Vanna Venturi, Chestnut Hill bei Philadelphia. 1962.

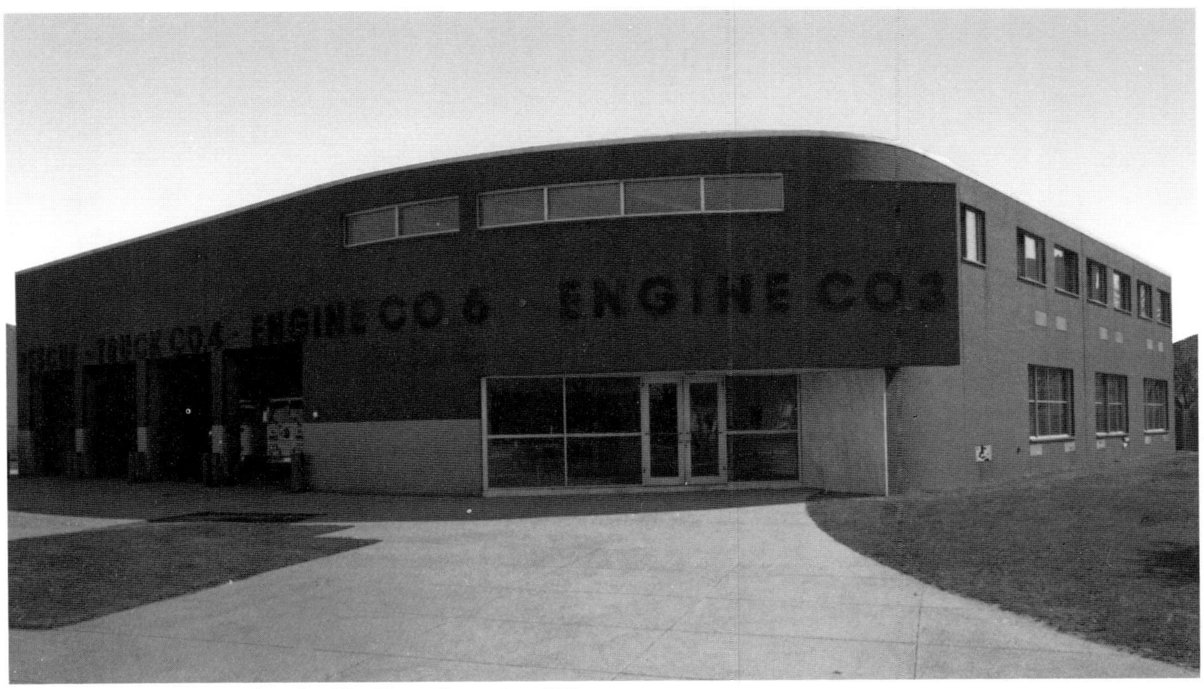

434 Robert Venturi, Feuerwehrstation, New Haven, Connecticut. 1975.

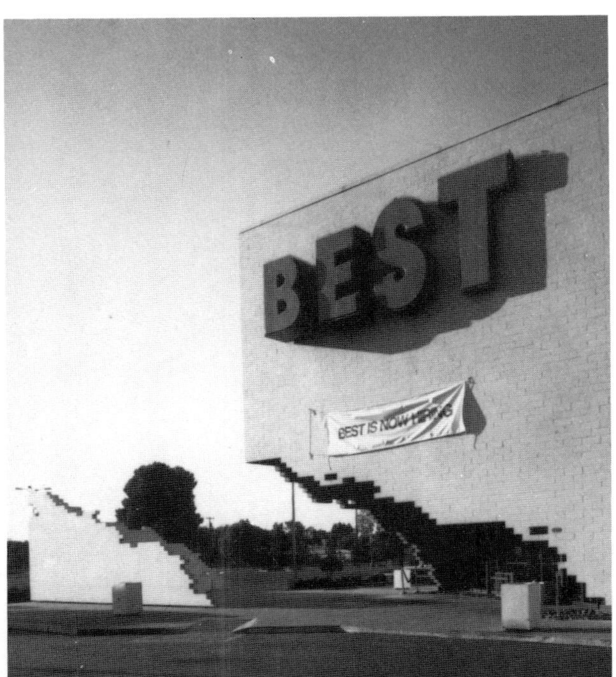

435 SITE, Best-Supermarkt, Sacramento, Kalifornien. 1977.

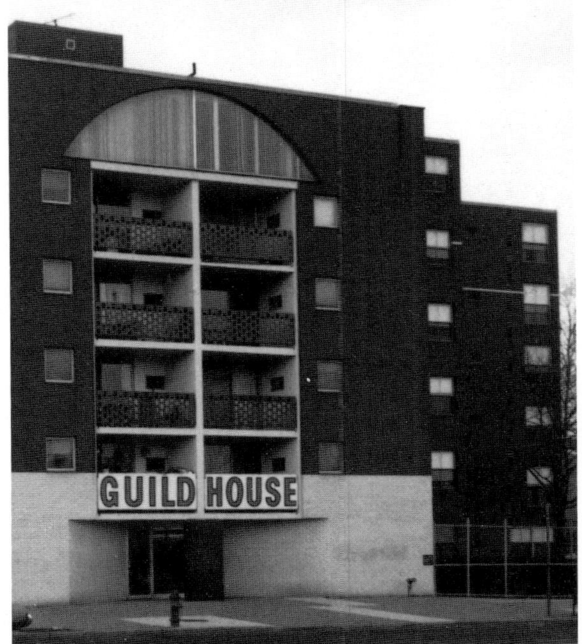

436 Robert Venturi, Guild House, Philadelphia. 1960–1963.

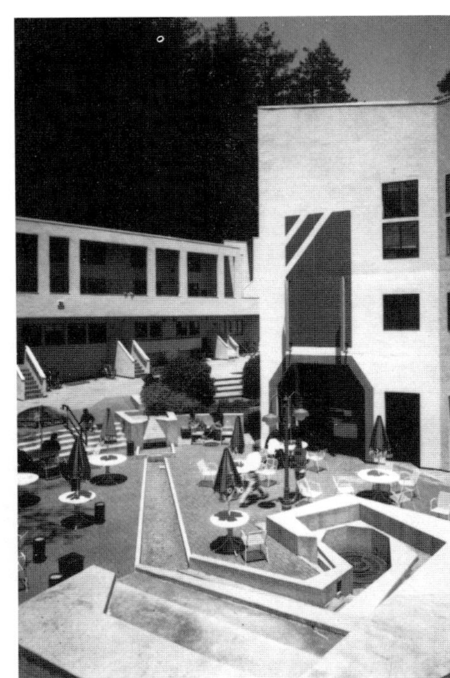

437 Charles Moore, Kresge College der University of California, Santa Cruz. 1973–1974.

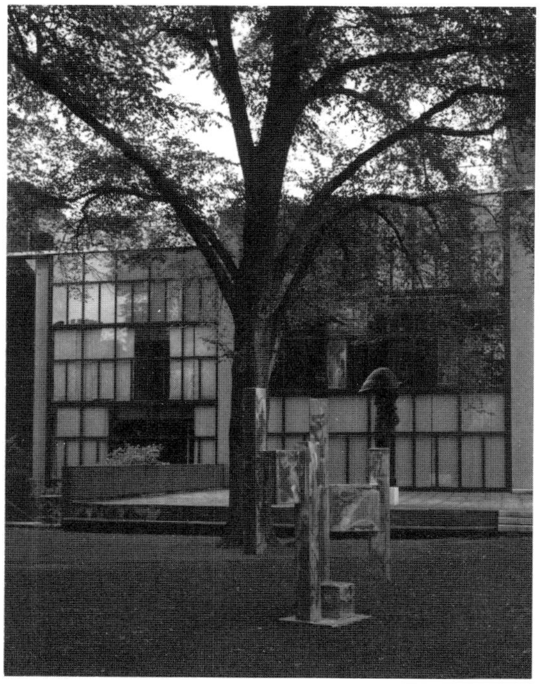

438 Louis Kahn, Kunstgalerie der Yale University, New Haven. Rückseite. 1951–1953.

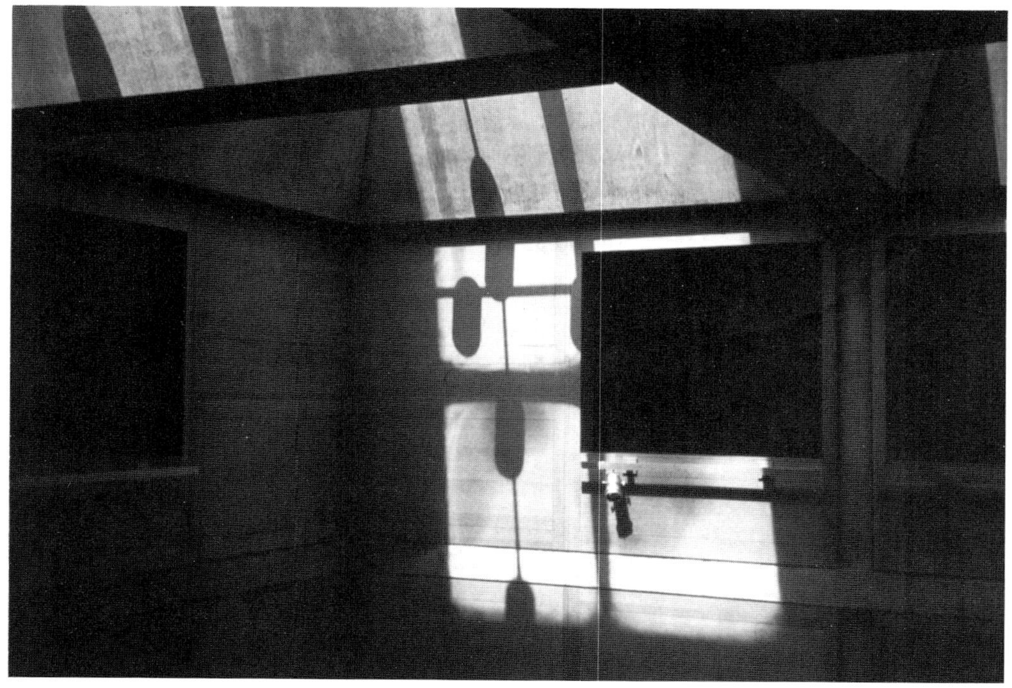

439 Louis Kahn, Zentrum für Britische Kunst in Yale, New Haven. 1969–1974.

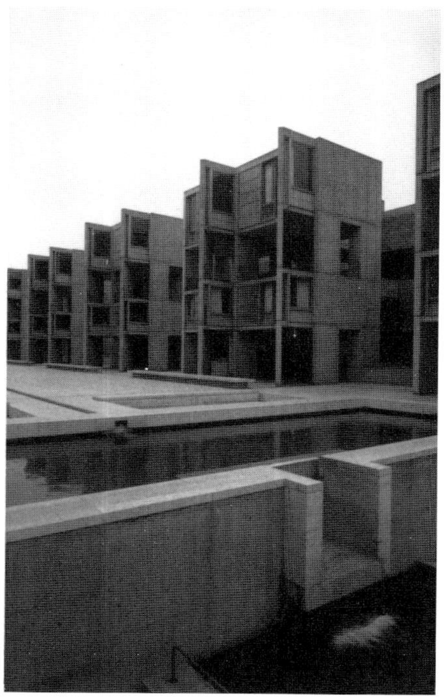

440 Louis Kahn, Jonas Salk Institut für biologische Forschung, La Jolla, Kalifornien. 1959–1965.

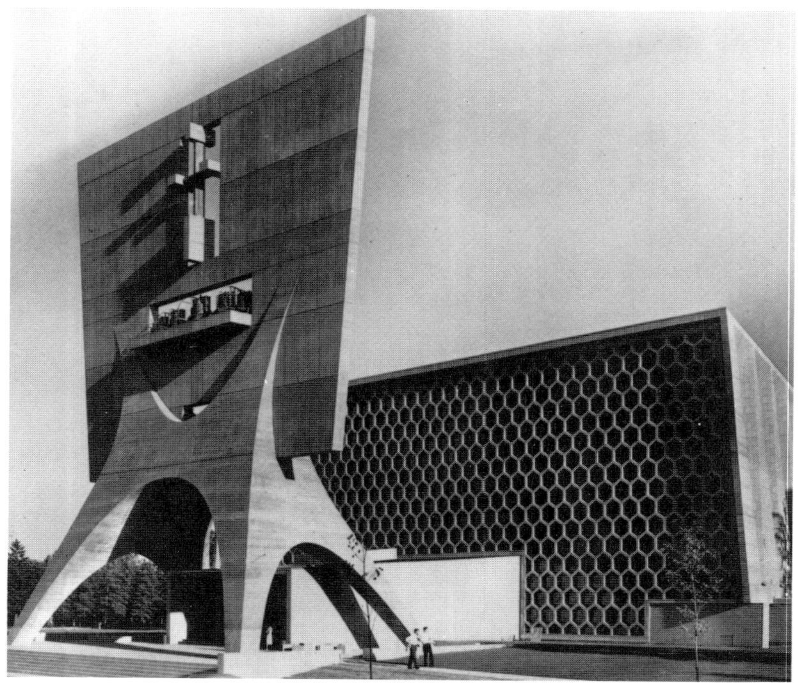

441 Marcel Breuer, Abteikirche St. Johannes, Collegeville, Minnesota. 1953–1961.

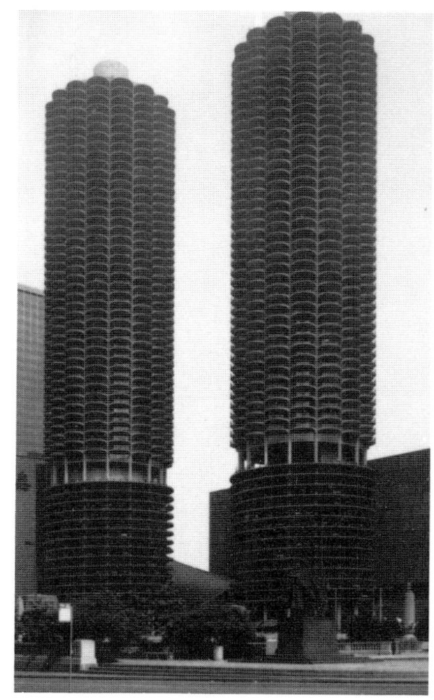

442 Bertrand Goldberg, Marina City, Chicago. 1959–1964.

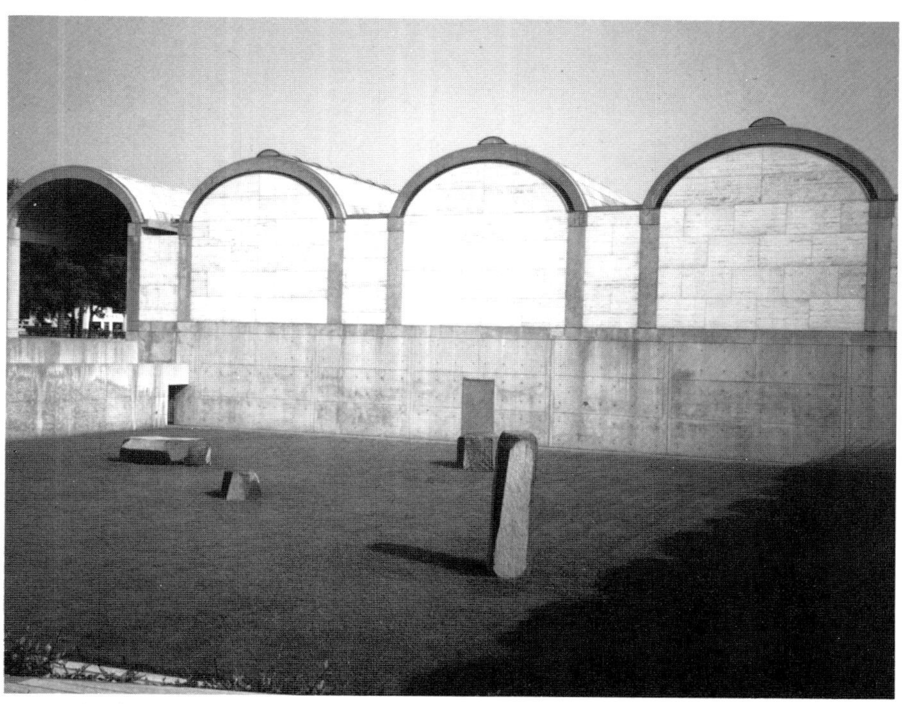

443 Louis Kahn, Kimbell Art Museum, Fort Worth, Texas. 1966–1972.

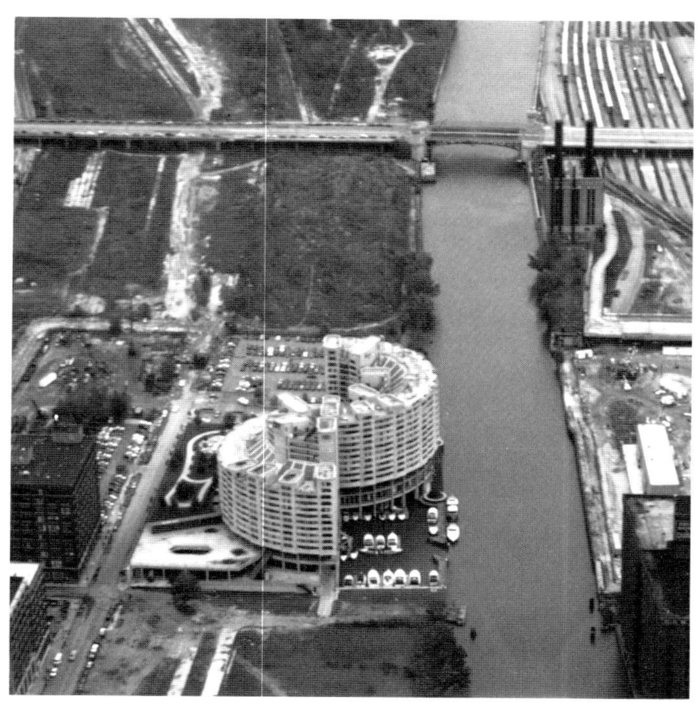

444 Bertrand Goldberg, River City, Chicago. Begonnen 1984.

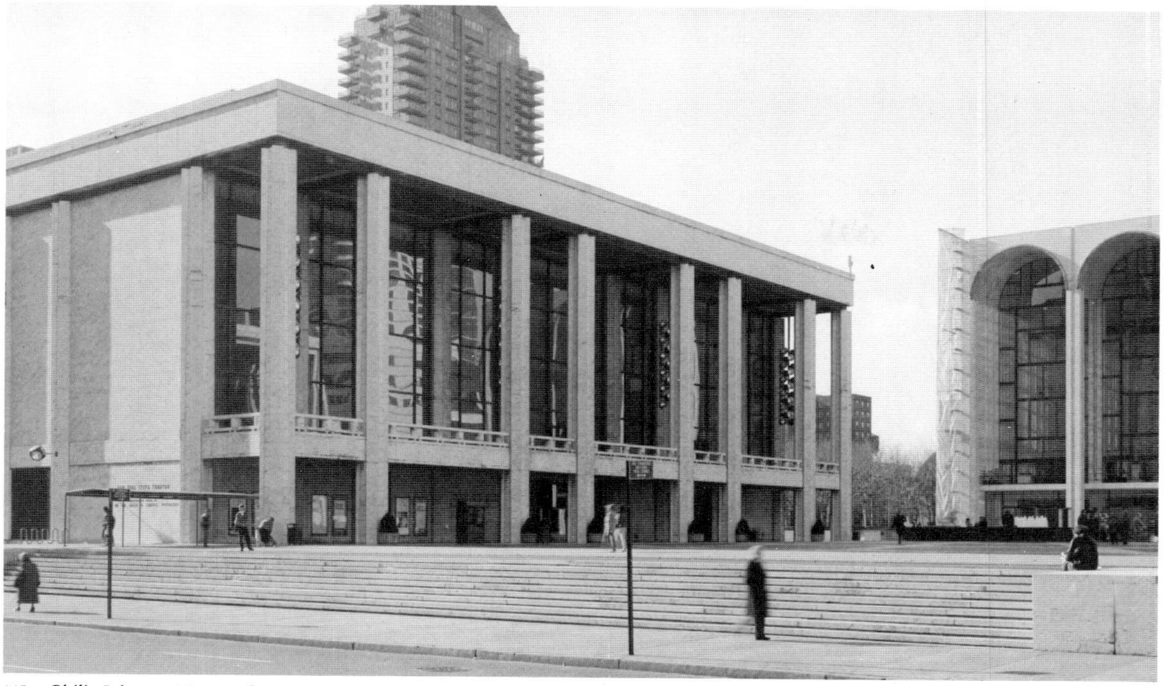

445 Philip Johnson, New York State Theater, Lincoln Center, New York. 1964.

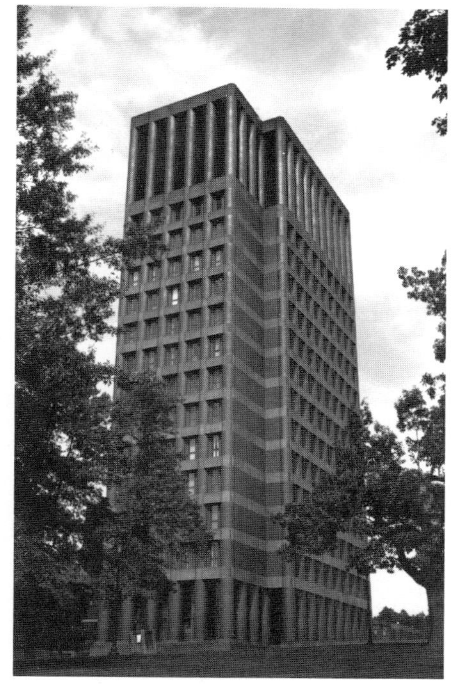

446 Philip Johnson, Kline Tower, Yale University, New Haven, Connecticut. 1966.

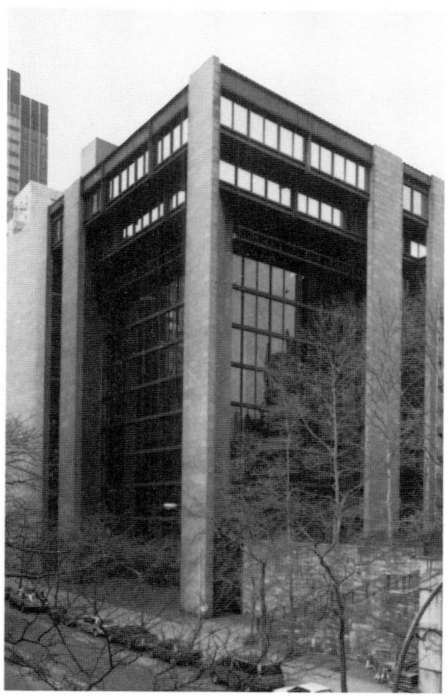

447 Kevin Roche und John Dinkeloo, Ford Foundation, New York. 1967.

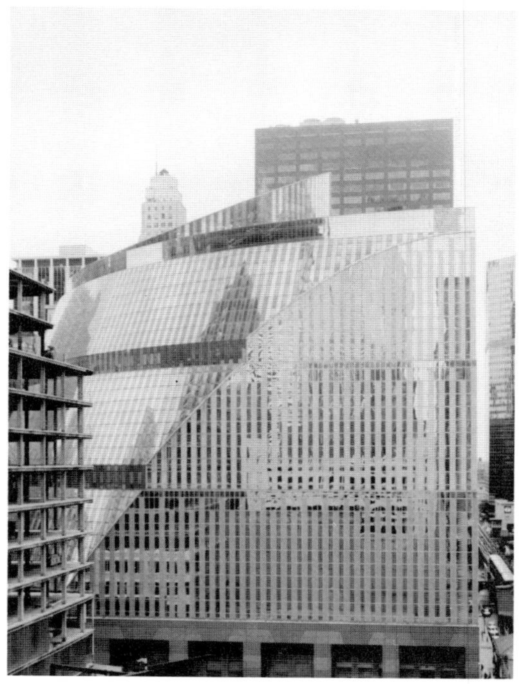

448 Helmut Jahn, State of Illinois Center, Chicago. 1985.

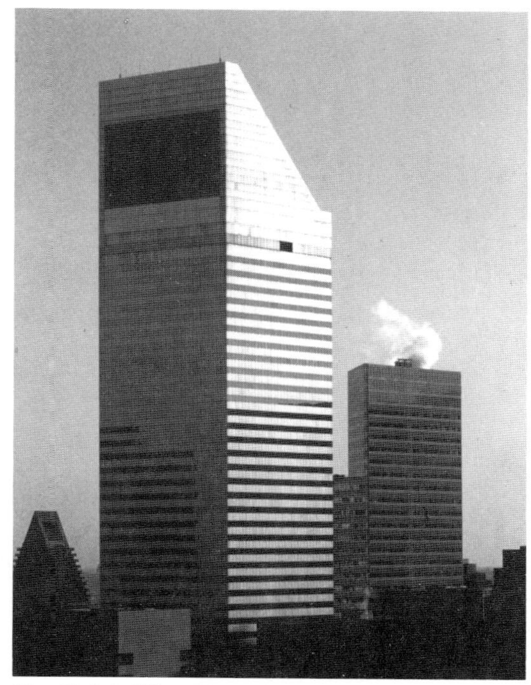

449 Hugh Stubbins, Citicorp Center, New York. 1976.

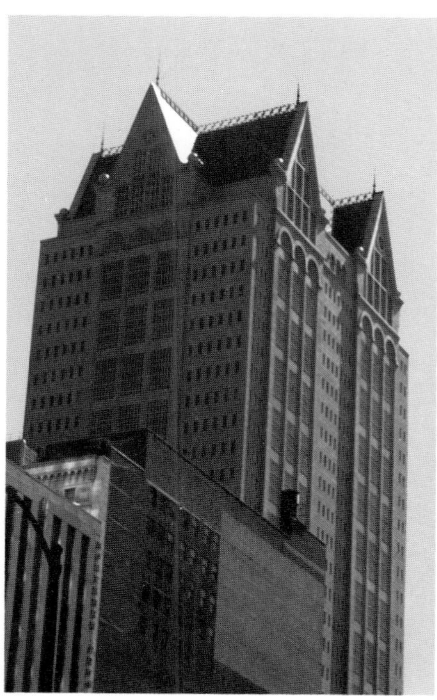

450 Philip Johnson und John Burgee, Bürogebäude „190 South LaSalle Street", Chicago. 1986.

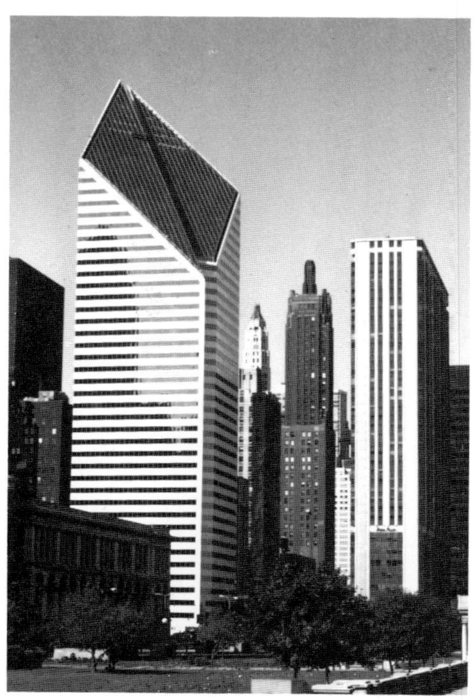

451 A. Epstein & Sons, The Associates Center, Chicago. 1983.

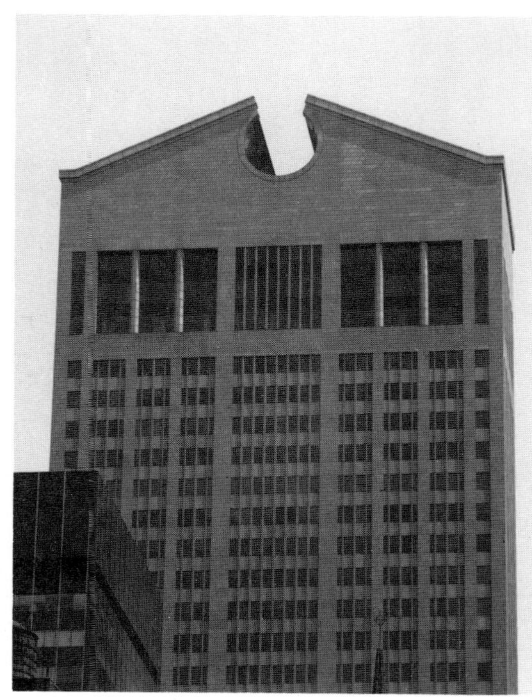

452 Philip Johnson und John Burgee, American Telephone and Telegraph Building, New York. 1978–1983.

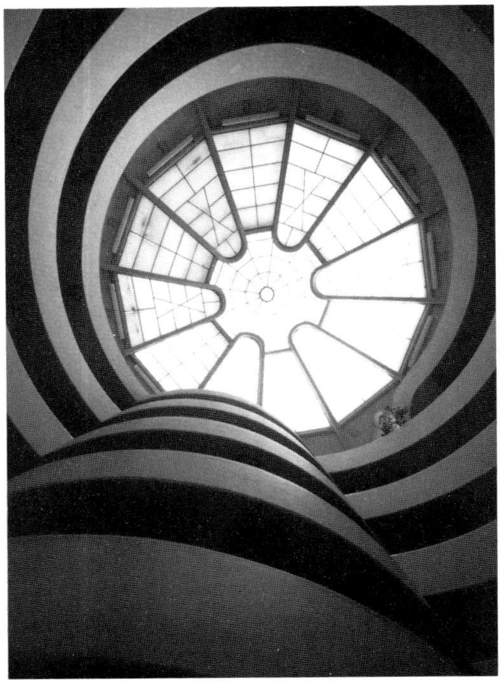

453 Frank Lloyd Wright, Innere Kuppel des Solomon R. Guggenheim Museums, New York. 1959.

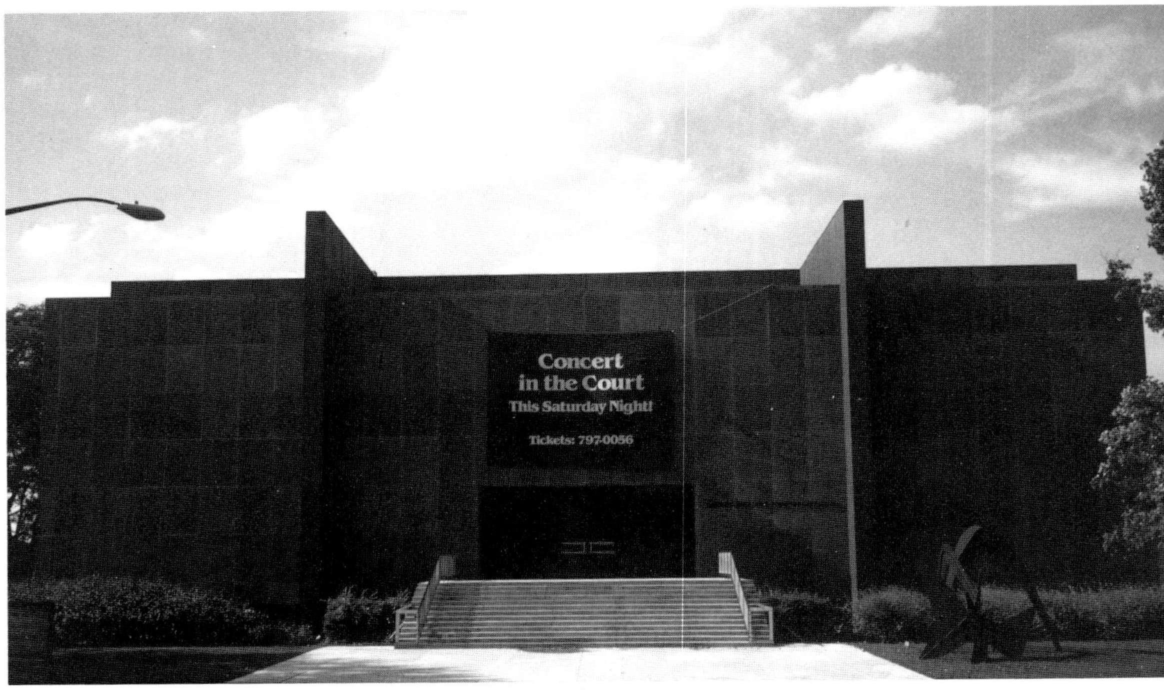

454 Philip Johnson, Munson-Williams-Proctor-Institut, Utica, New York. 1960.

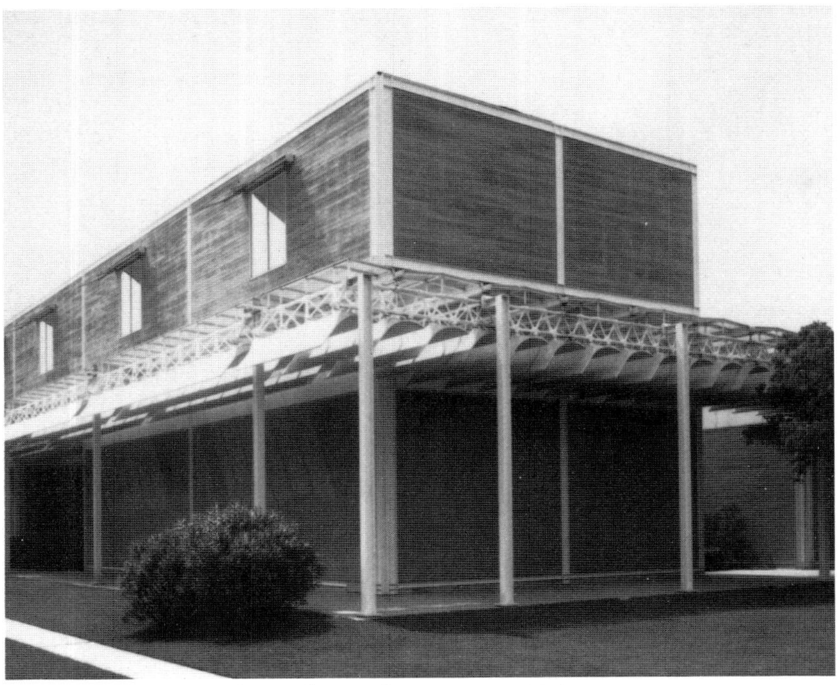

455 Renzo Piano, Museum der Sammlung Menil, Houston. 1981–1986.

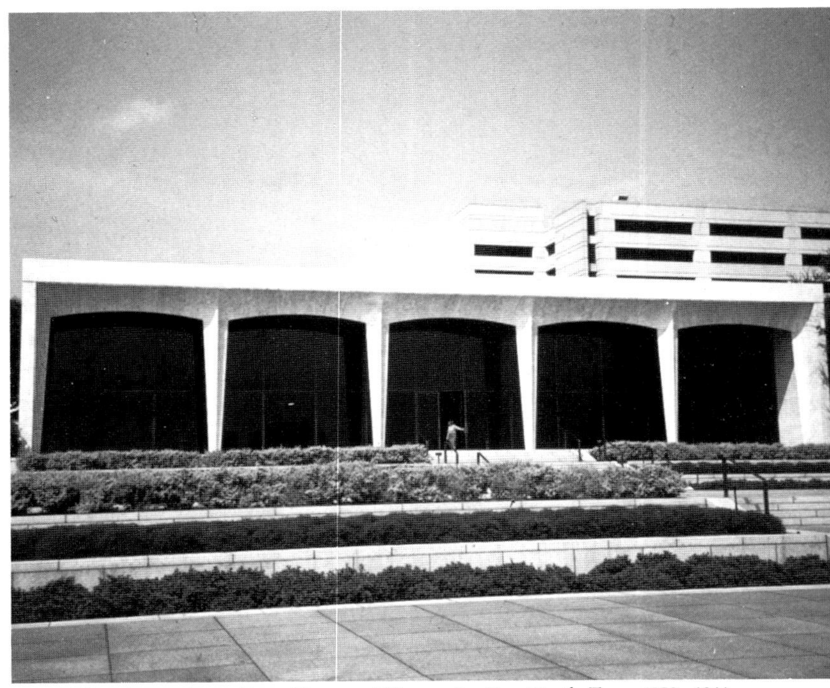

456 Philip Johnson, Amon Carter Museum of Western Art, Fort Worth, Texas. 1958–1961.

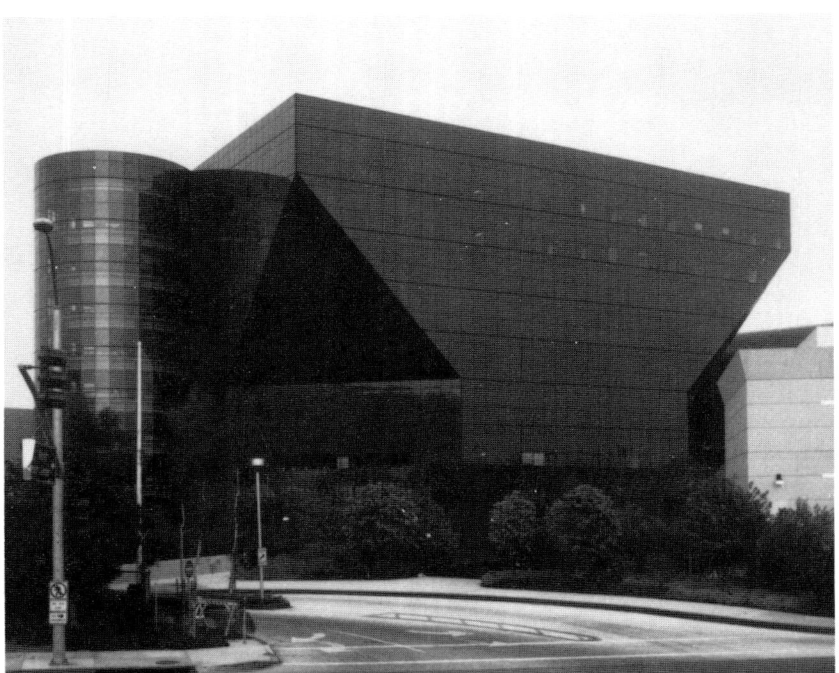

457 Cesar Pelli, Pacific Design Center, Los Angeles. 1976.

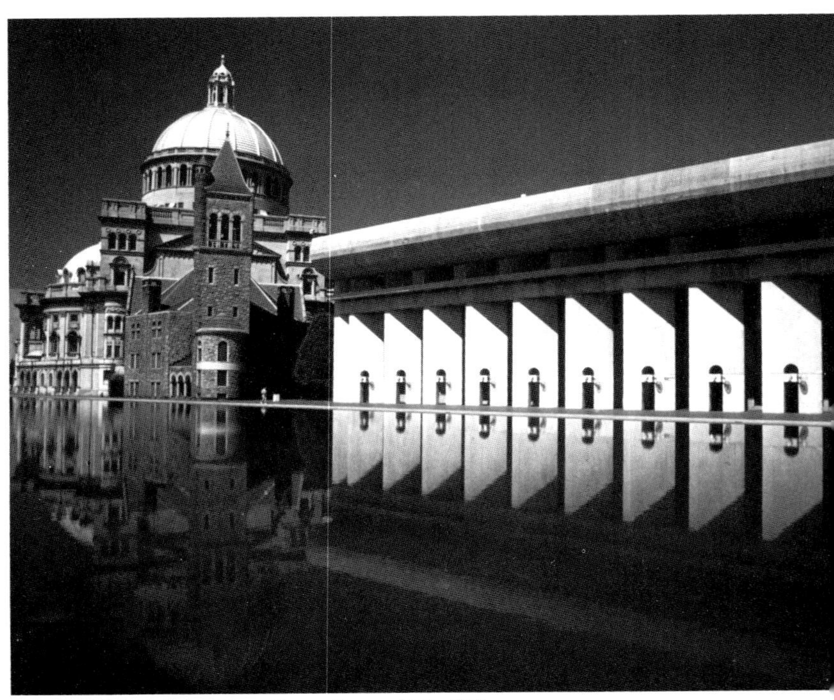

458 I. M. Pei, Christian Science Center, Boston. 1968–1974.

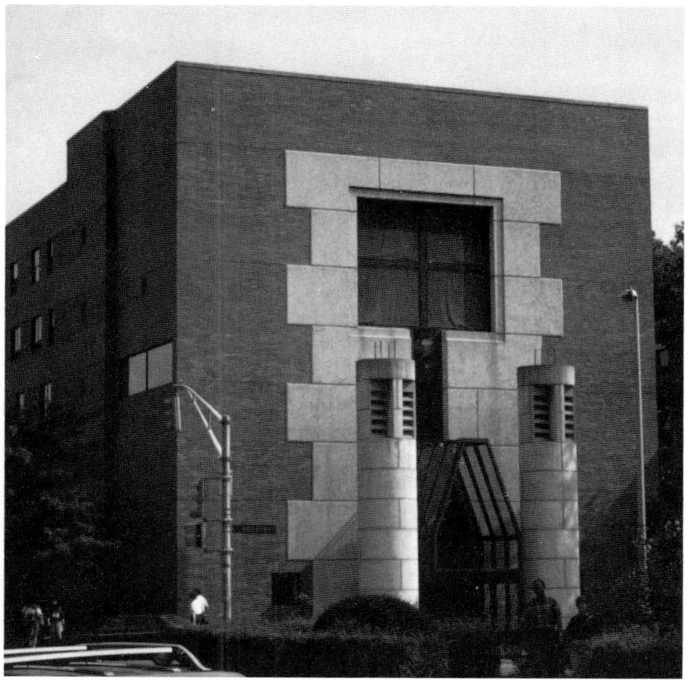

459 James Stirling, Sackler Museum, Harvard University, Cambridge. 1979–1985.

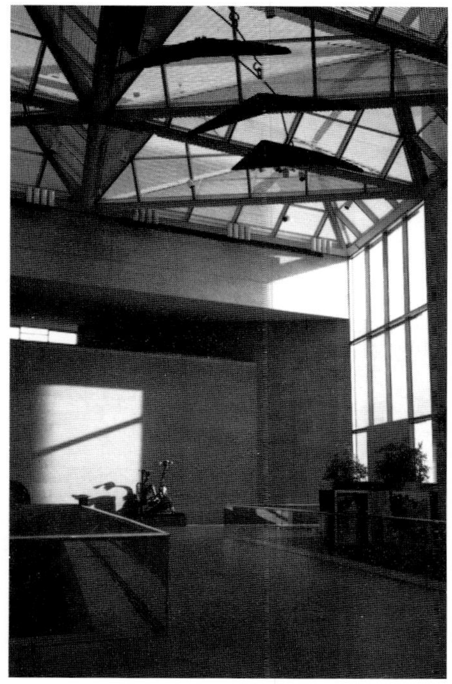

460 I. M. Pei, Anbau der National Gallery of Art, Washington, D.C. Ostflügel. 1978.

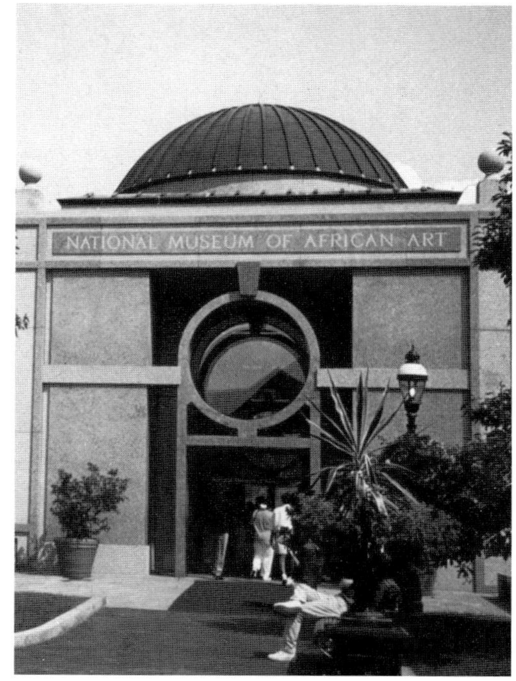

461 Jean-Paul Carlhian, National Museum of African Art, Washington, D.C. 1987.

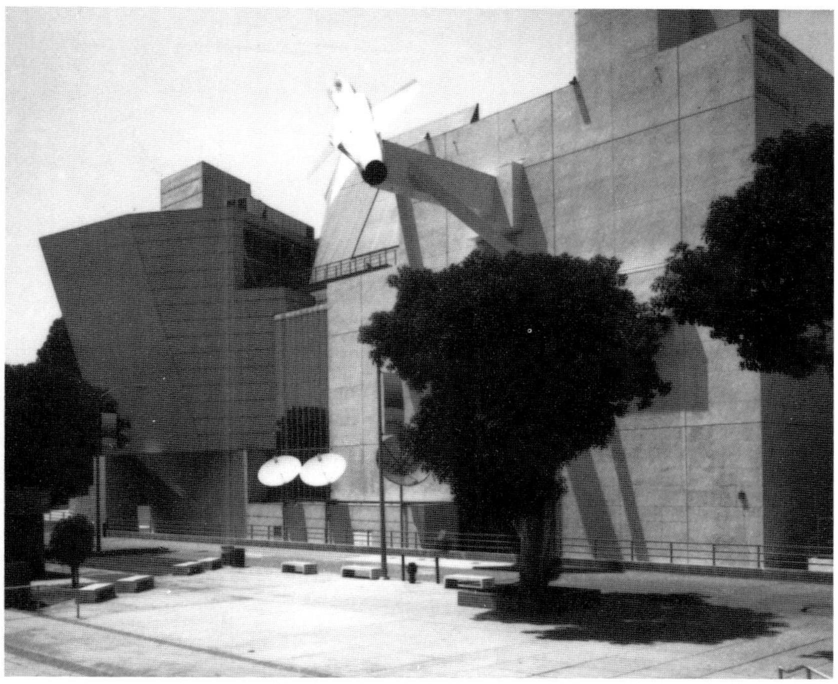

462 Frank O. Gehry, Museum für Luft- und Raumfahrt, Los Angeles. 1984.

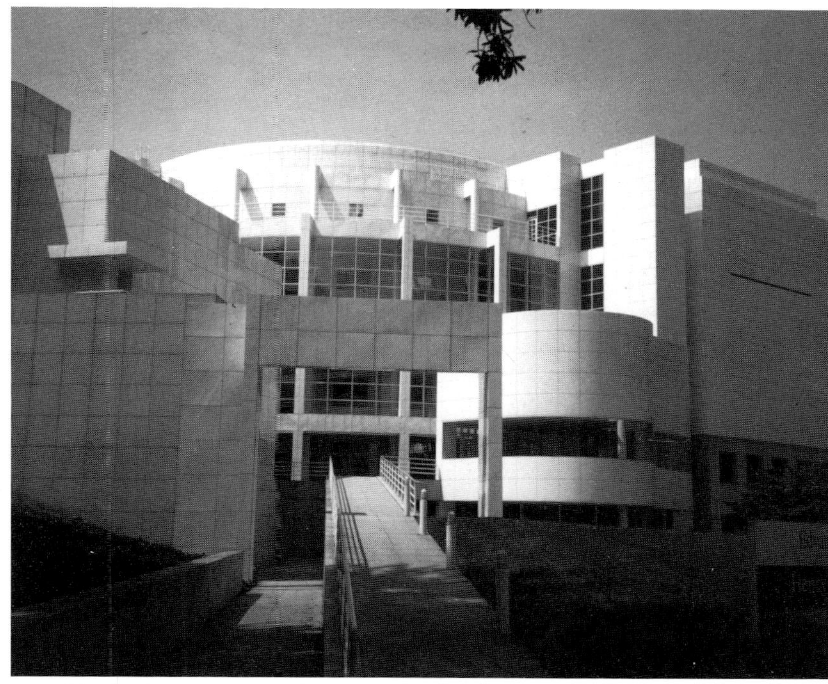

463 Richard Meier, High Museum of Art, Atlanta, Georgia. 1980–1983.

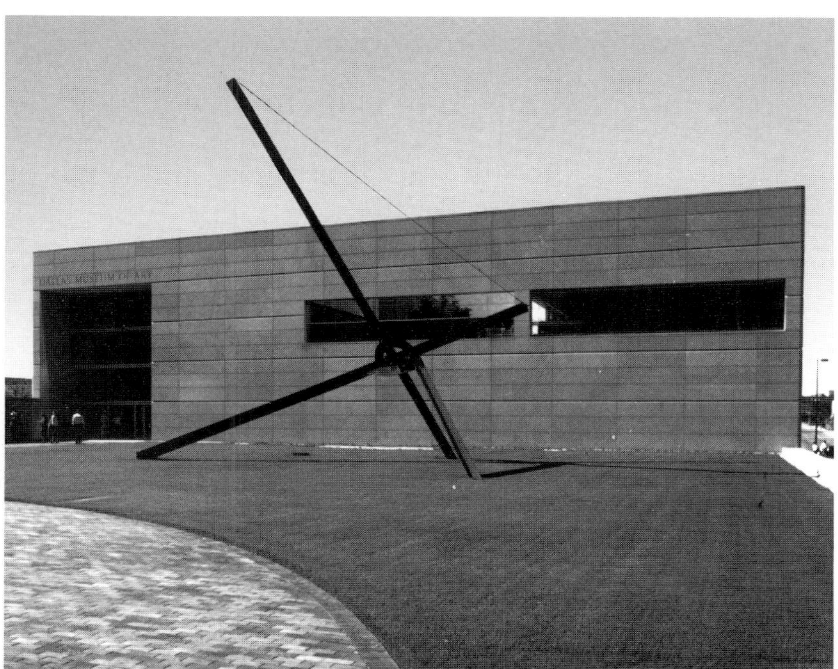

464 Edward Larrabee Barnes, Dallas Museum of Art, Dallas, Texas. 1984.

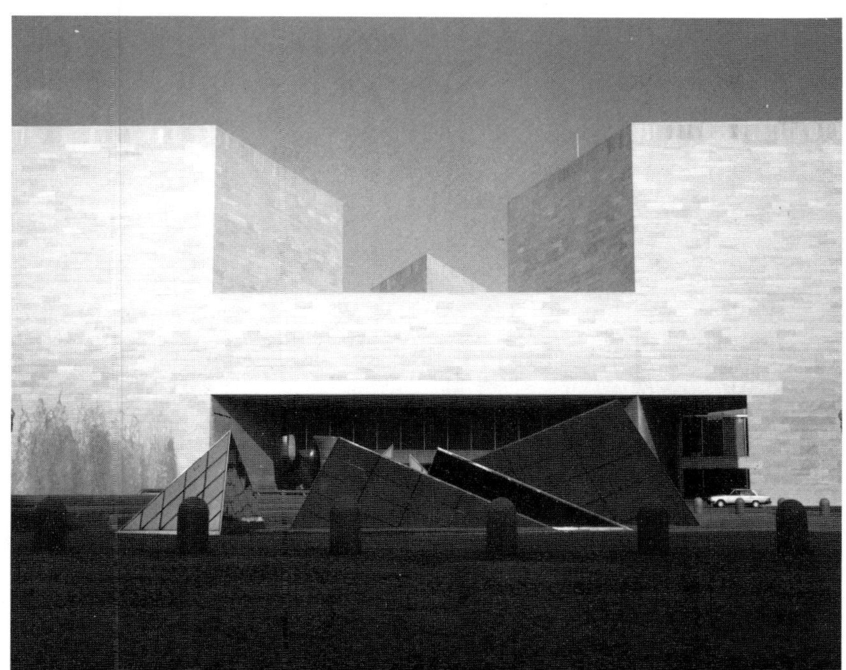

465 I. M. Pei, Ostflügel der National Gallery of Art, Washington, D.C. 1978.

DIE MALEREI

AUF DER SUCHE NACH EINER EIGENEN IDENTITÄT

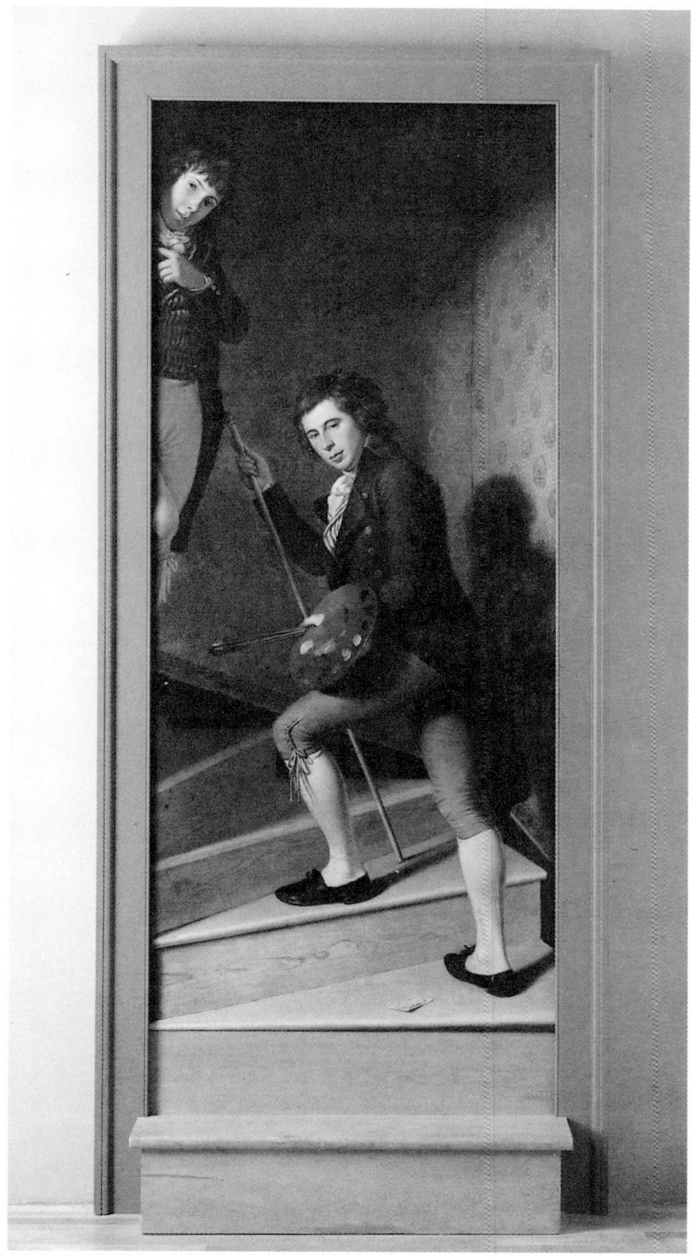

466 Charles Willson Peale, Die Gruppe auf der Treppe. Öl auf Leinwand. 1795.

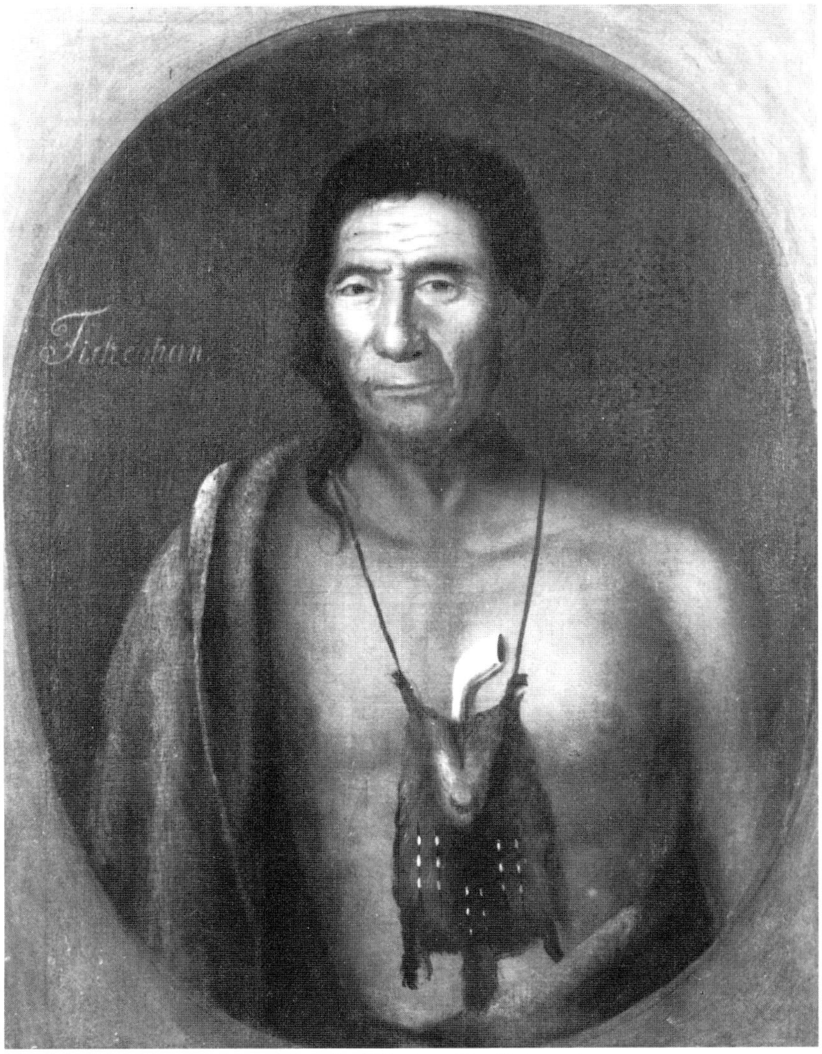

467 Gustavus Hesselius, Indianerhäuptling Tishcohan. Öl auf Leinwand. 1735.

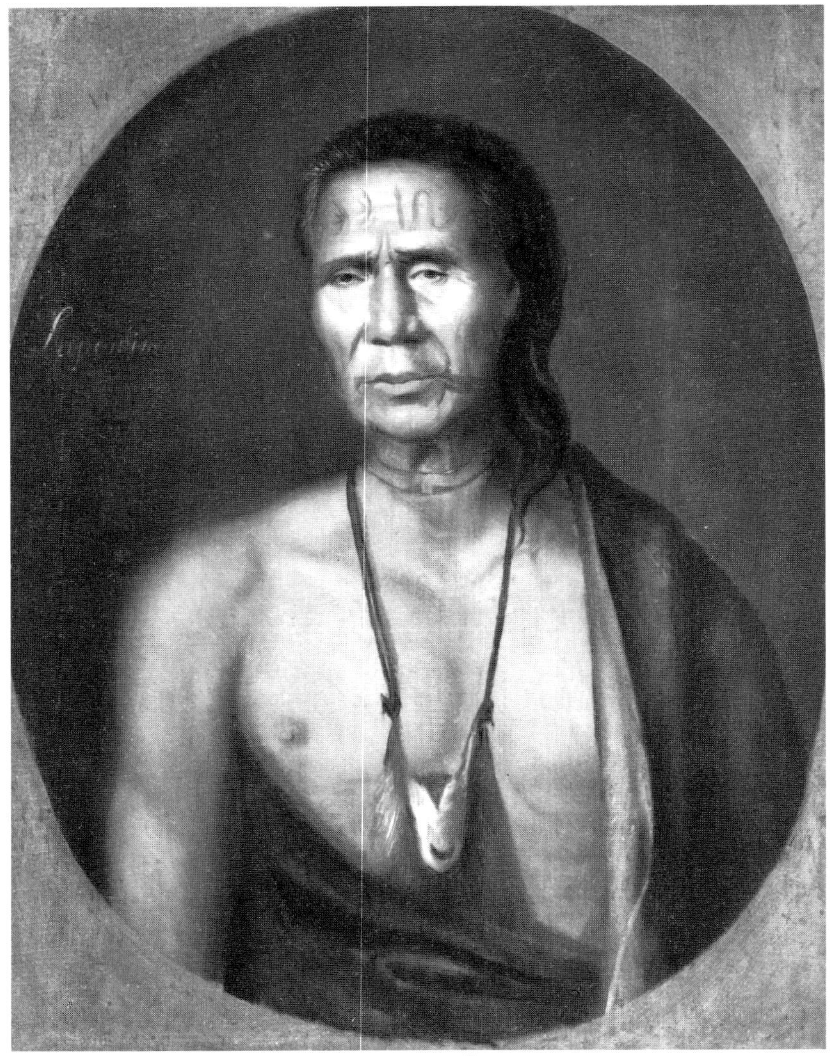

468 Gustavus Hesselius, Indianerhäuptling Lapowinsa. Öl auf Leinwand. 1735.

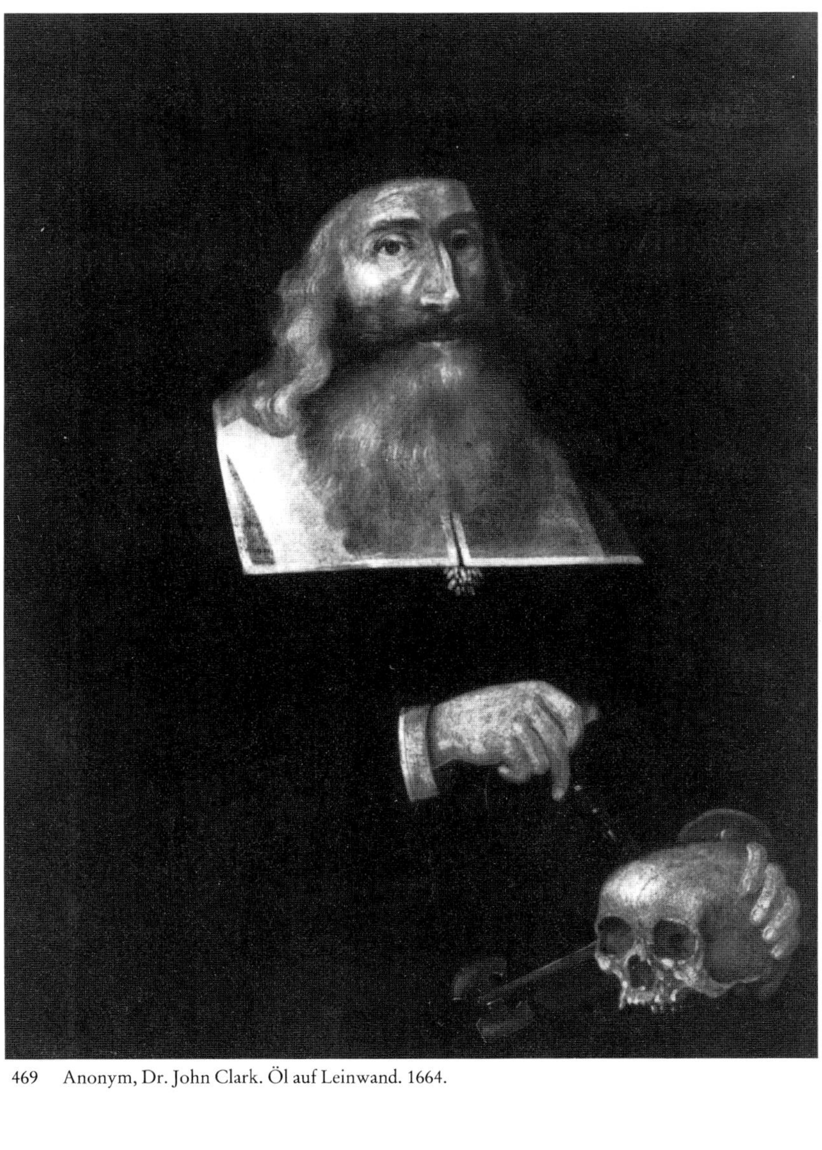

469 Anonym, Dr. John Clark. Öl auf Leinwand. 1664.

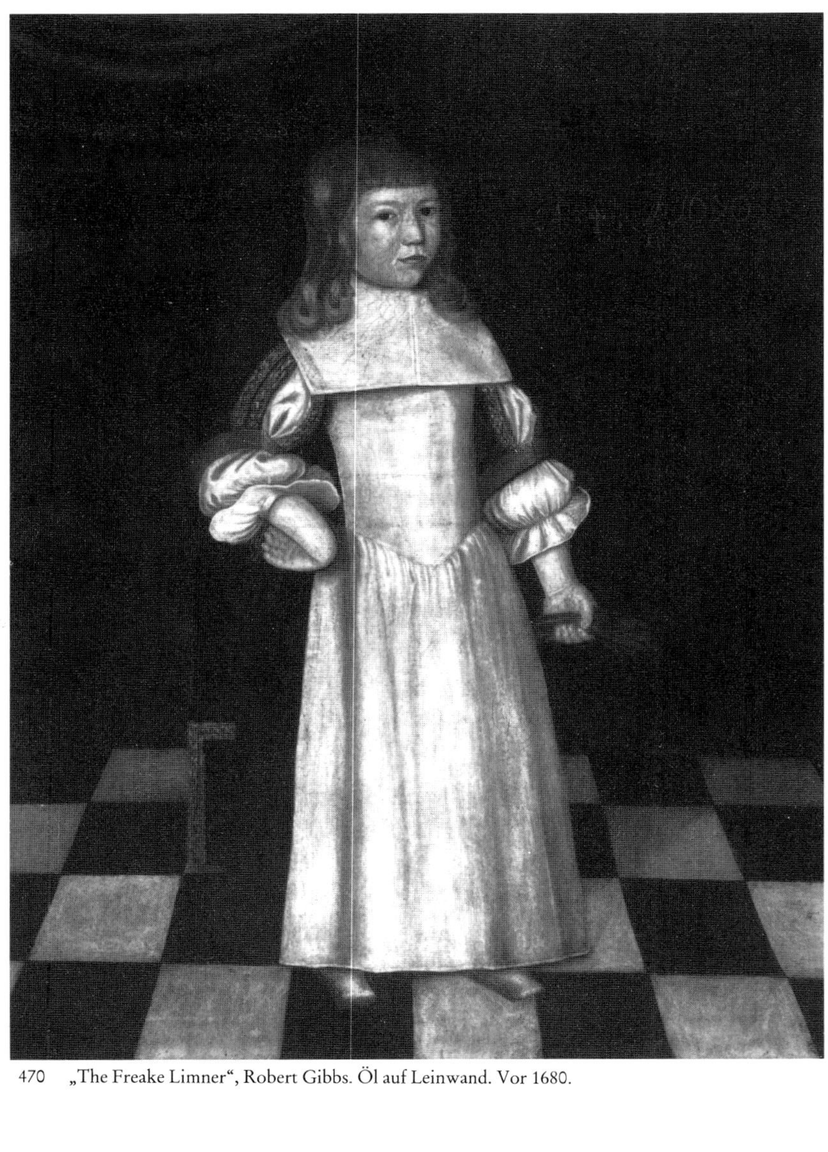

470 „The Freake Limner", Robert Gibbs. Öl auf Leinwand. Vor 1680.

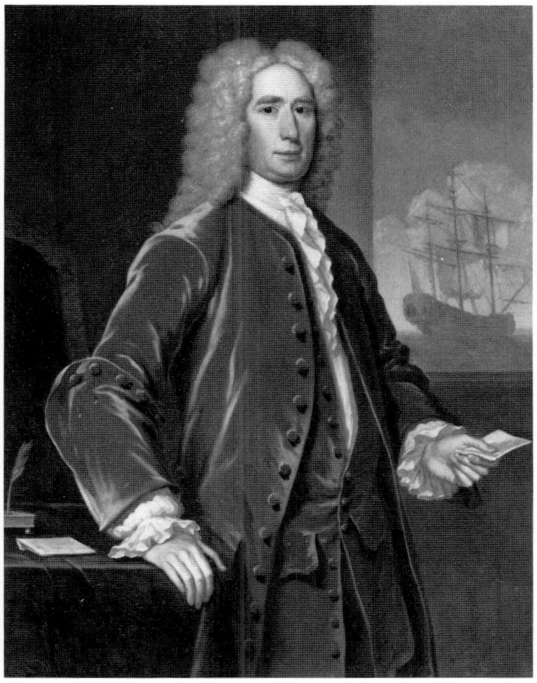

471 John Smibert, Richard Bill. Öl auf Leinwand. 1733.

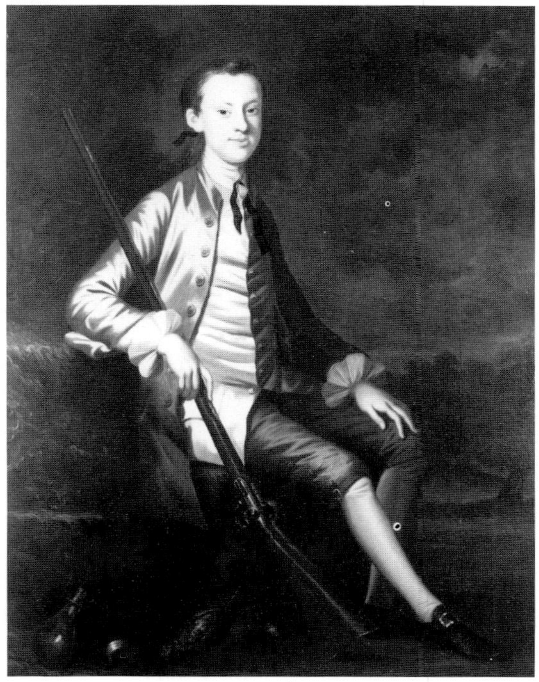

472 John Wollaston, John Page. Öl auf Leinwand. Um 1750.

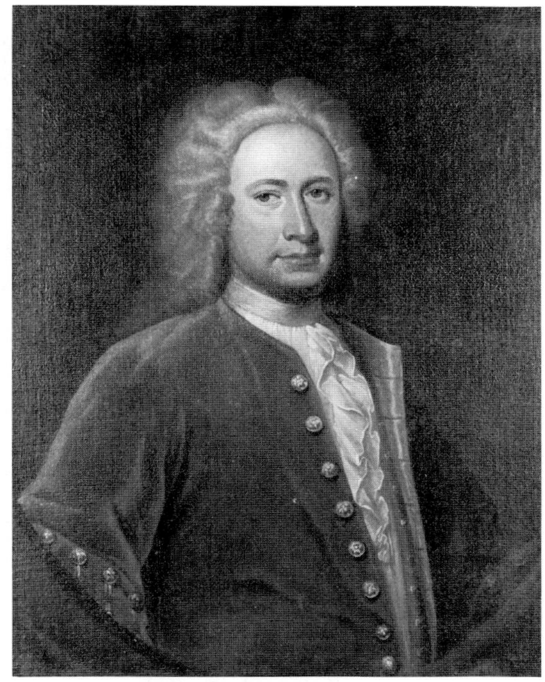

473 Charles Bridges, John Bolling Jr. Öl auf Leinwand. Um 1740.

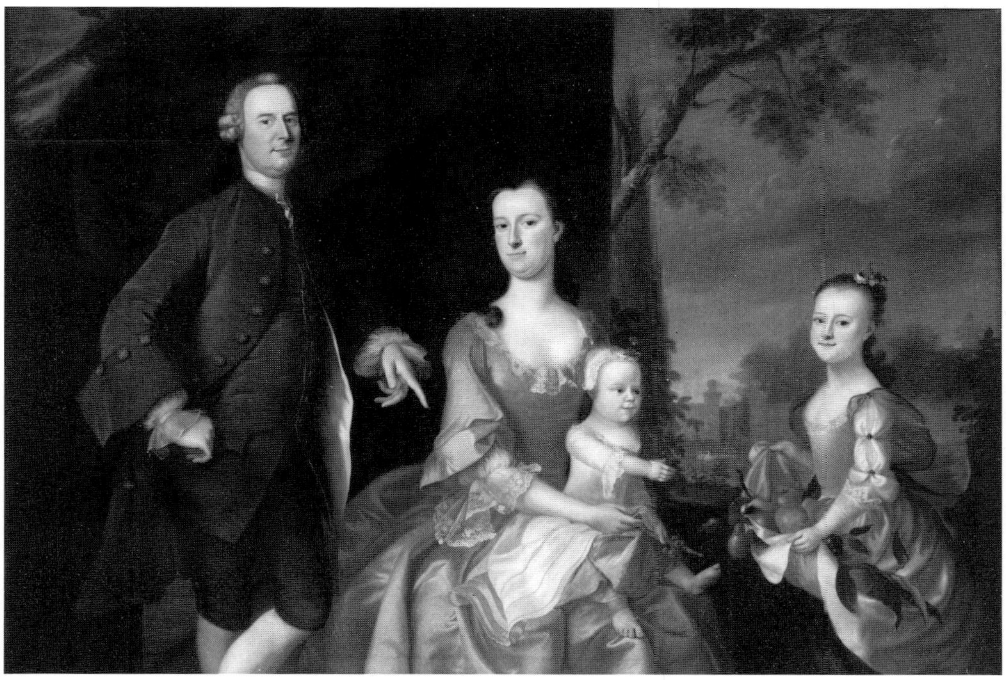

474 Joseph Blackburn, Isaac Winslow und seine Familie. Öl auf Leinwand. 1755.

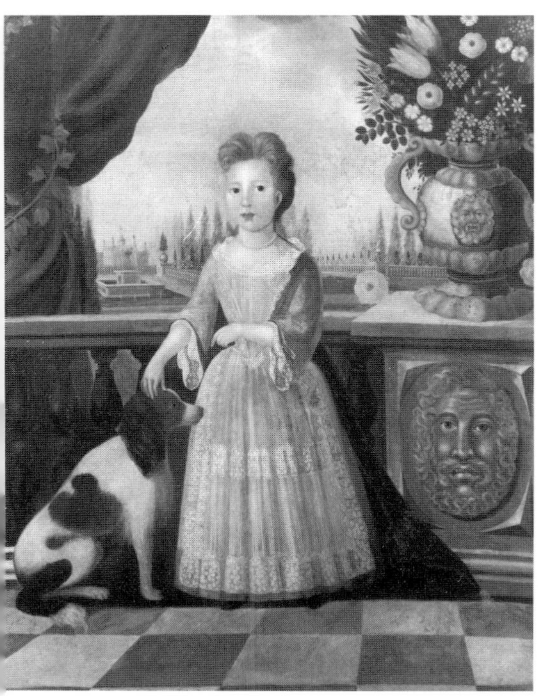

475 Justus Engelhardt Kühn, Eleanor Darnall. Öl auf Leinwand. Um 1710.

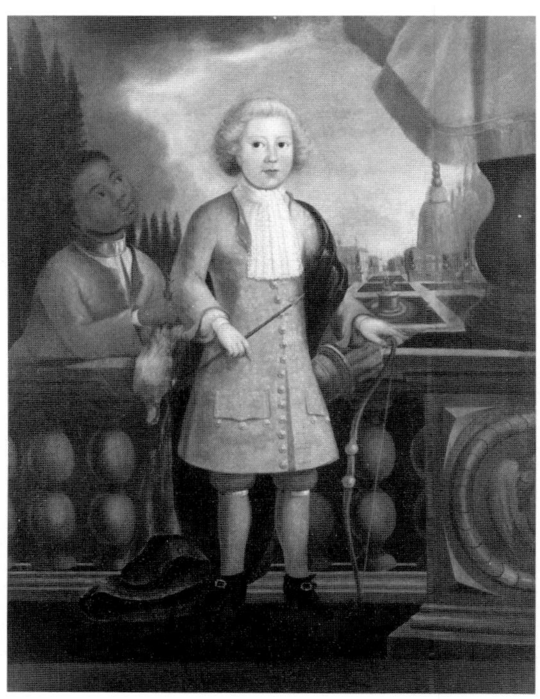

476 Justus Engelhardt Kühn, Henri Darnall III. Öl auf Leinwand. Um 1710.

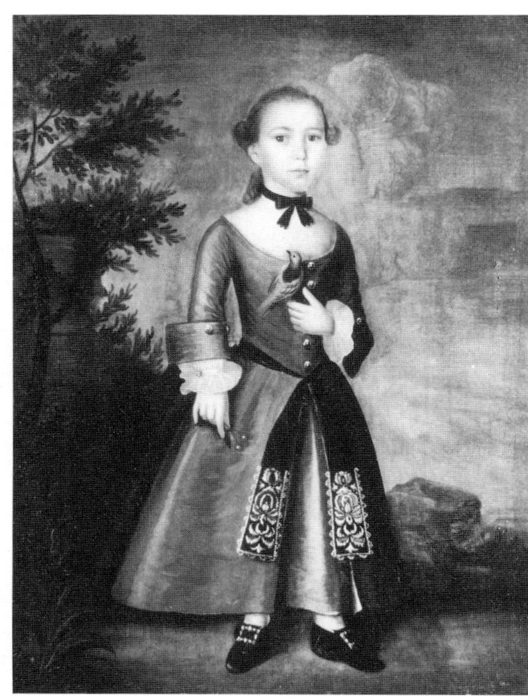

477 Joseph Badger, James Badger. Öl auf Leinwand. 1760.

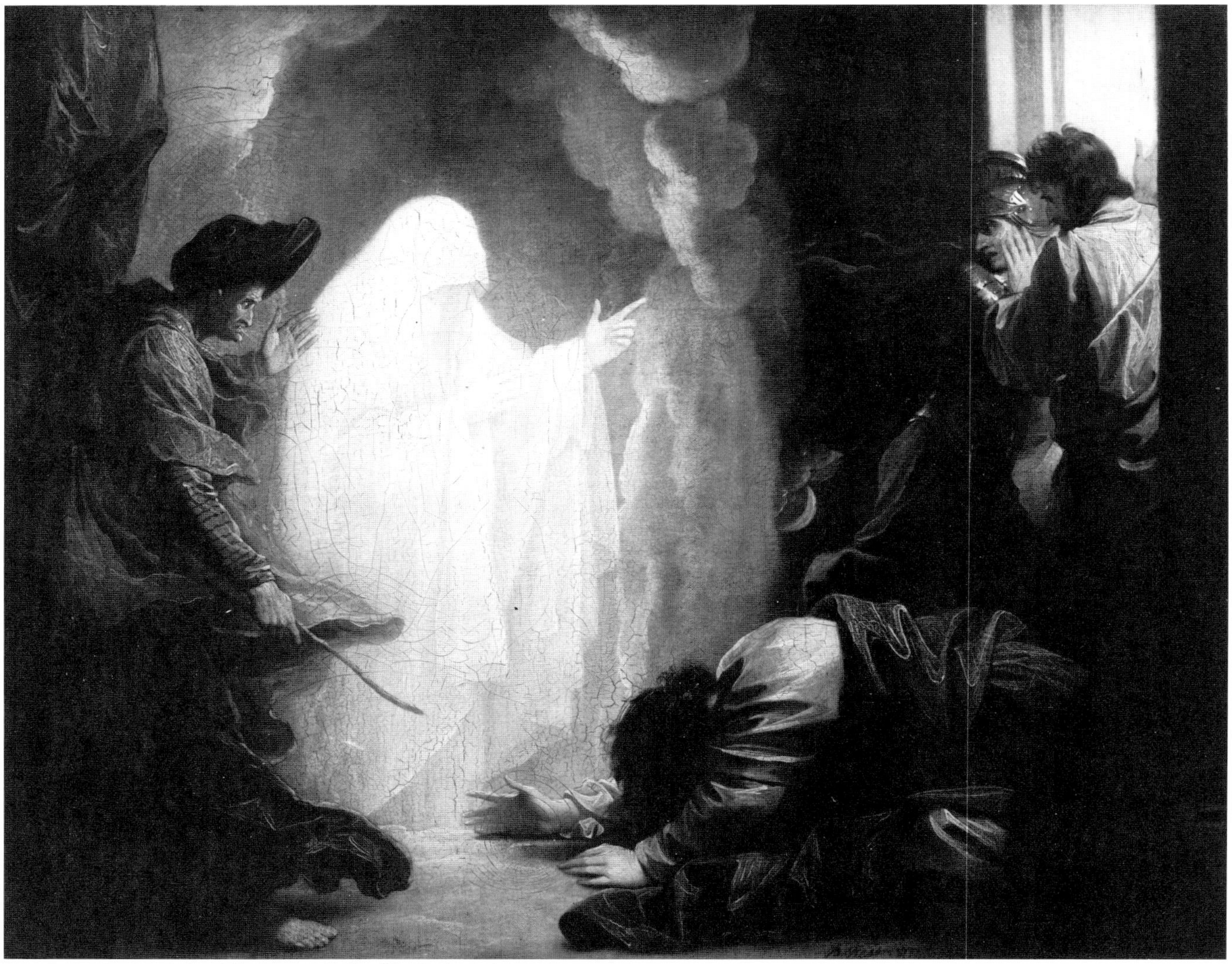

478 Benjamin West, Saul und die Hexe von Endor. Öl auf Leinwand. 1777.

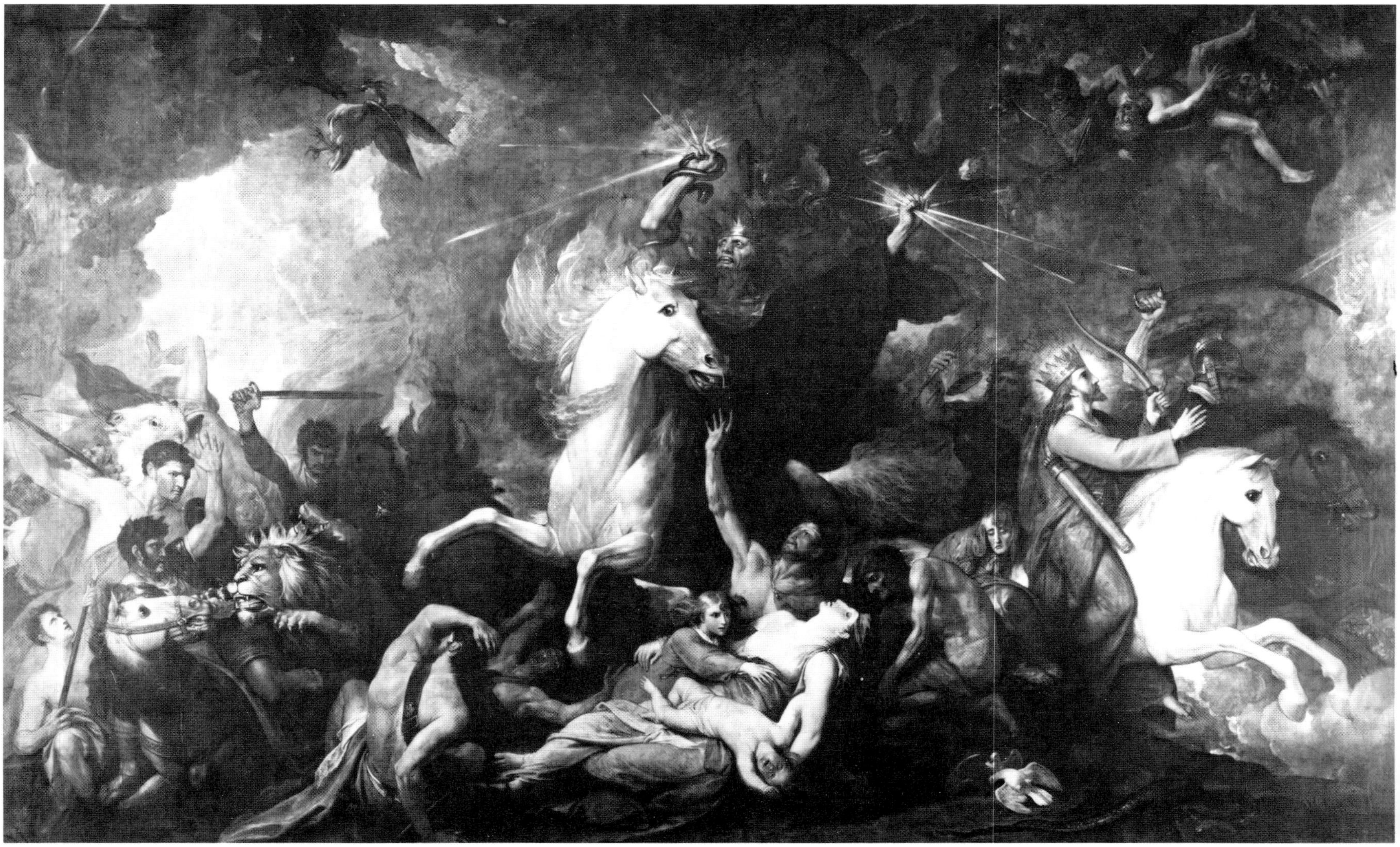

479 Benjamin West, Tod auf dem fahlen Roß. Öl auf Leinwand. 1817.

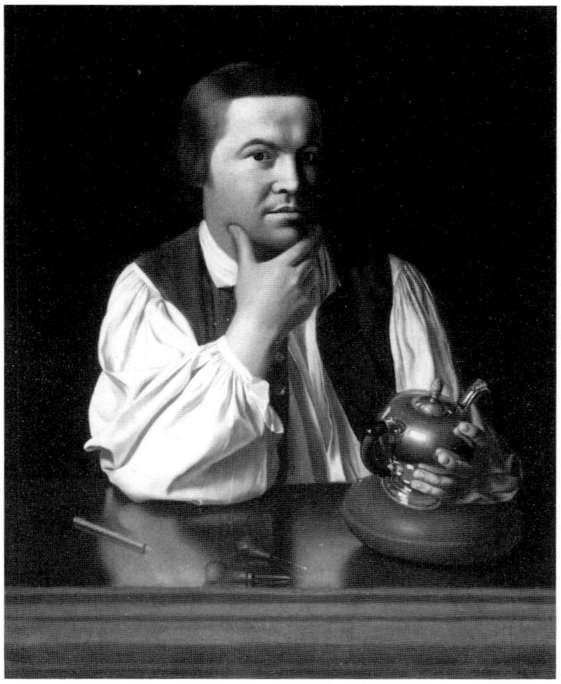

480 John Singleton Copley, Paul Revere. Öl auf Leinwand. 1768–1770.

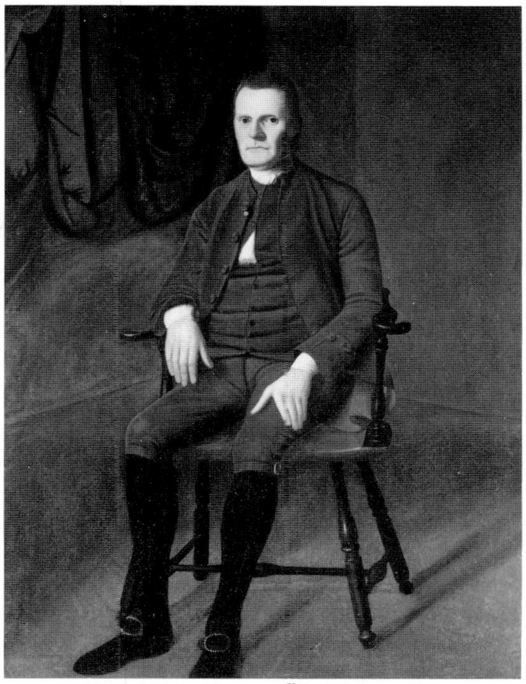

481 Ralph Earl, Roger Sherman. Öl auf Leinwand. Um 1775.

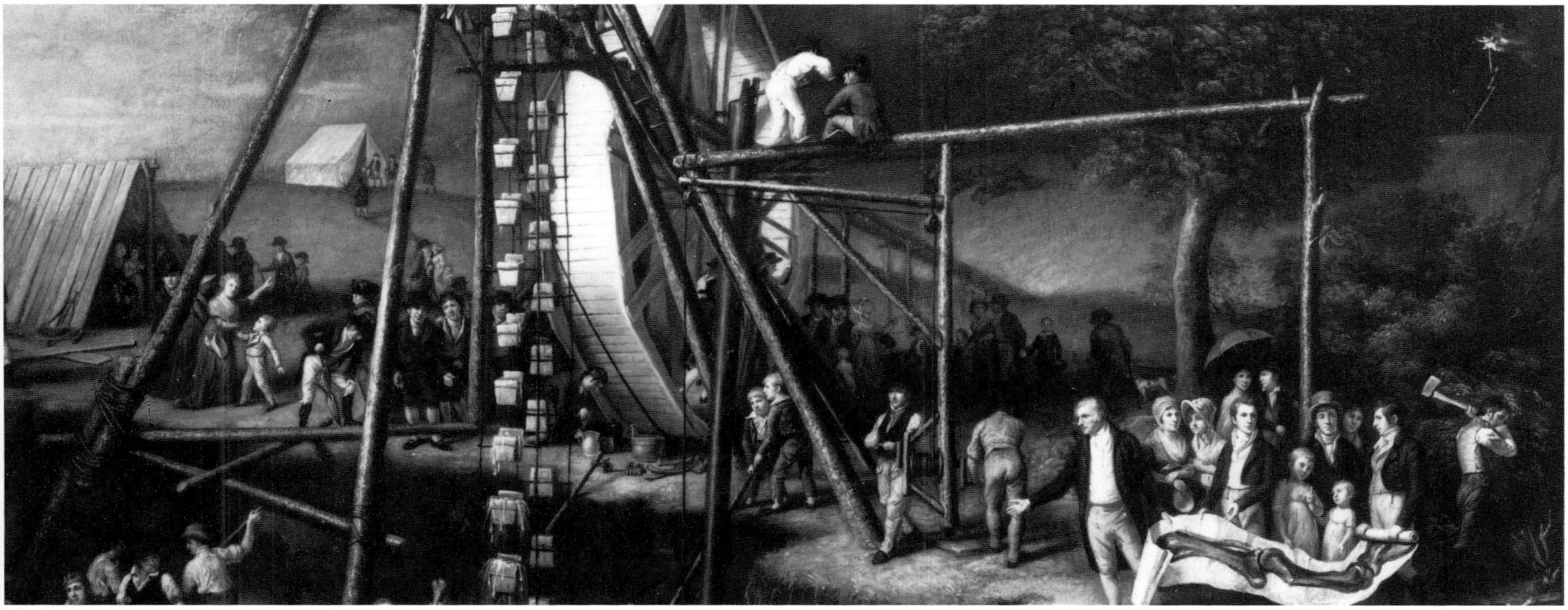

482 Charles Willson Peale, Exhumierung des Mastodon. Detail. Öl auf Leinwand. 1806–1808.

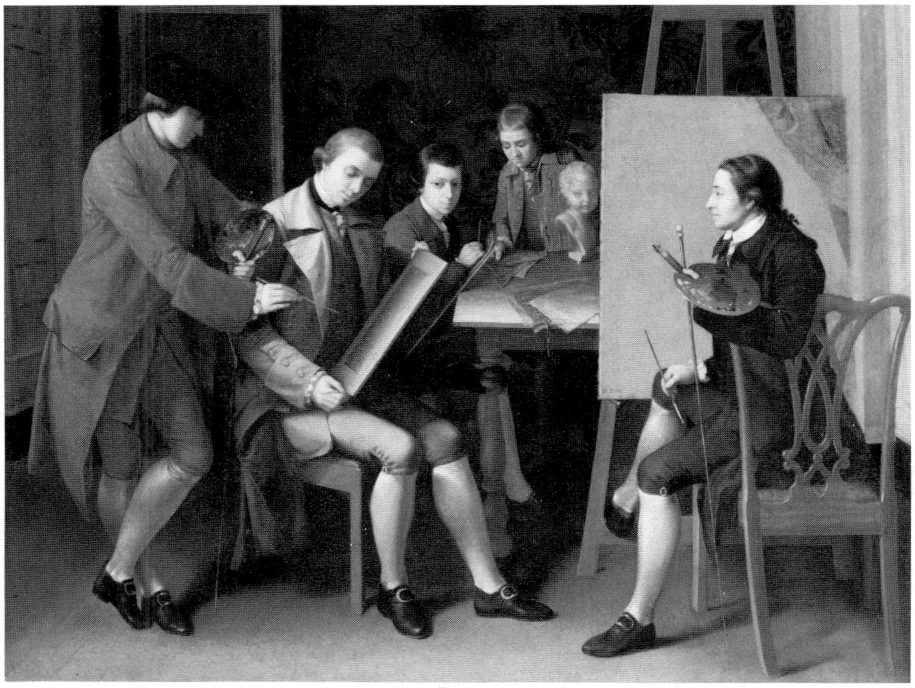

483 Matthew Pratt, Die amerikanische Malerschule. Öl auf Leinwand. 1765.

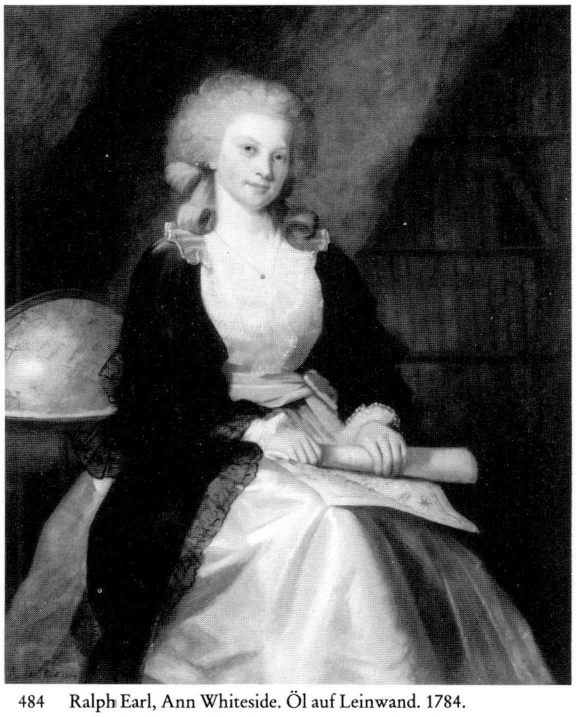

484 Ralph Earl, Ann Whiteside. Öl auf Leinwand. 1784.

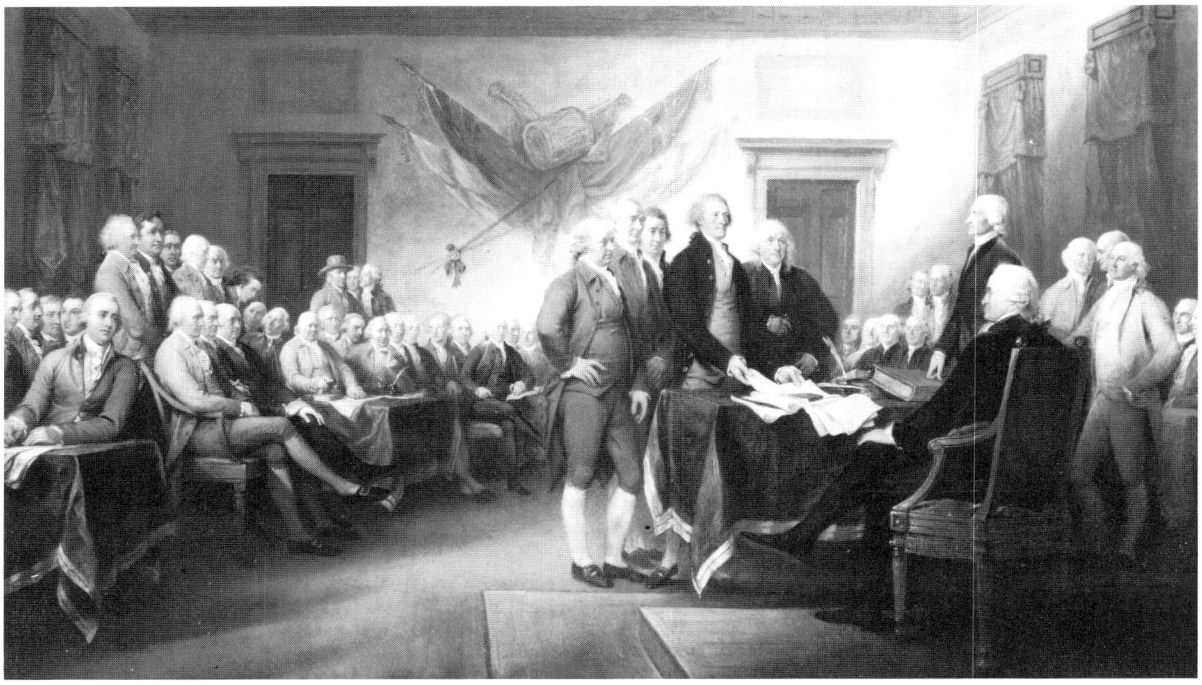

485 John Trumbull, Die Unabhängigkeitserklärung vom 4. Juli 1776. Öl auf Leinwand. 1786.

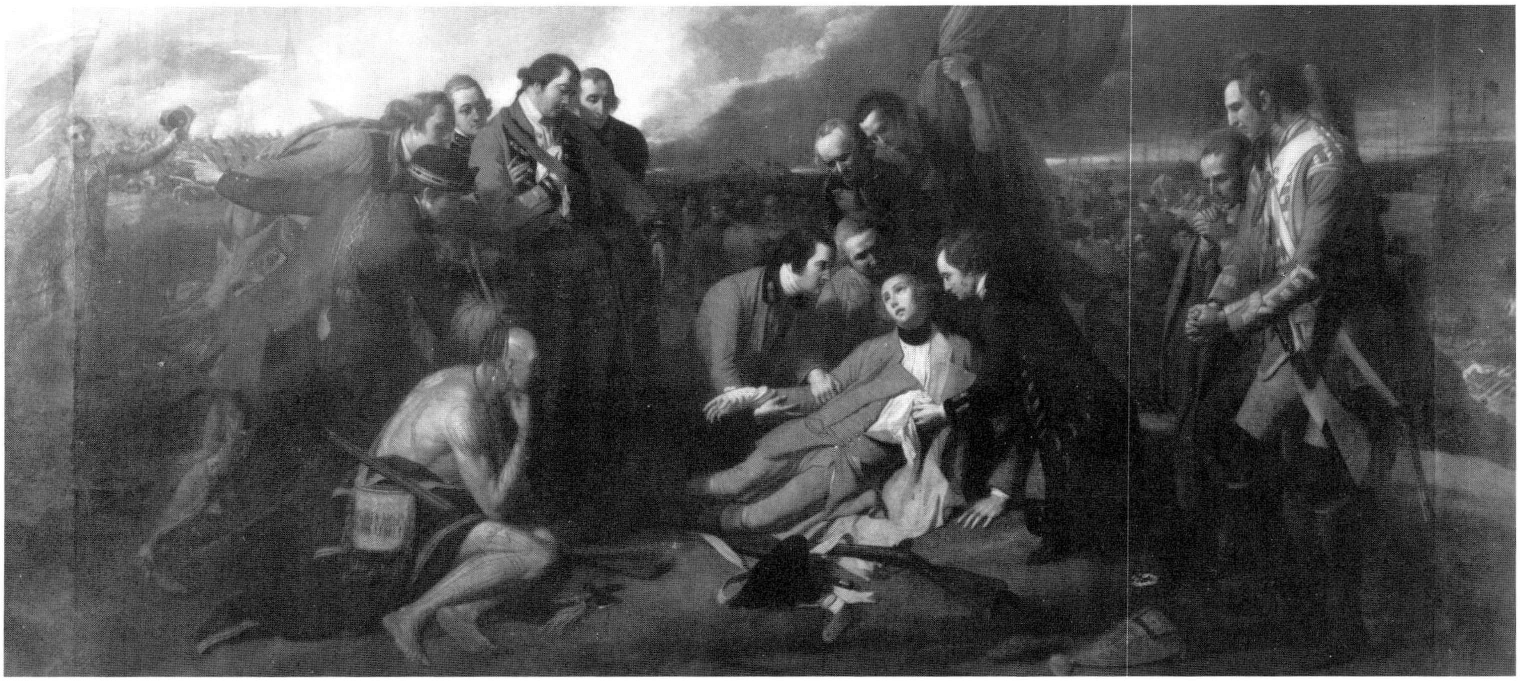

486 Benjamin West, Tod des Generals Wolfe. Öl auf Leinwand. 1770.

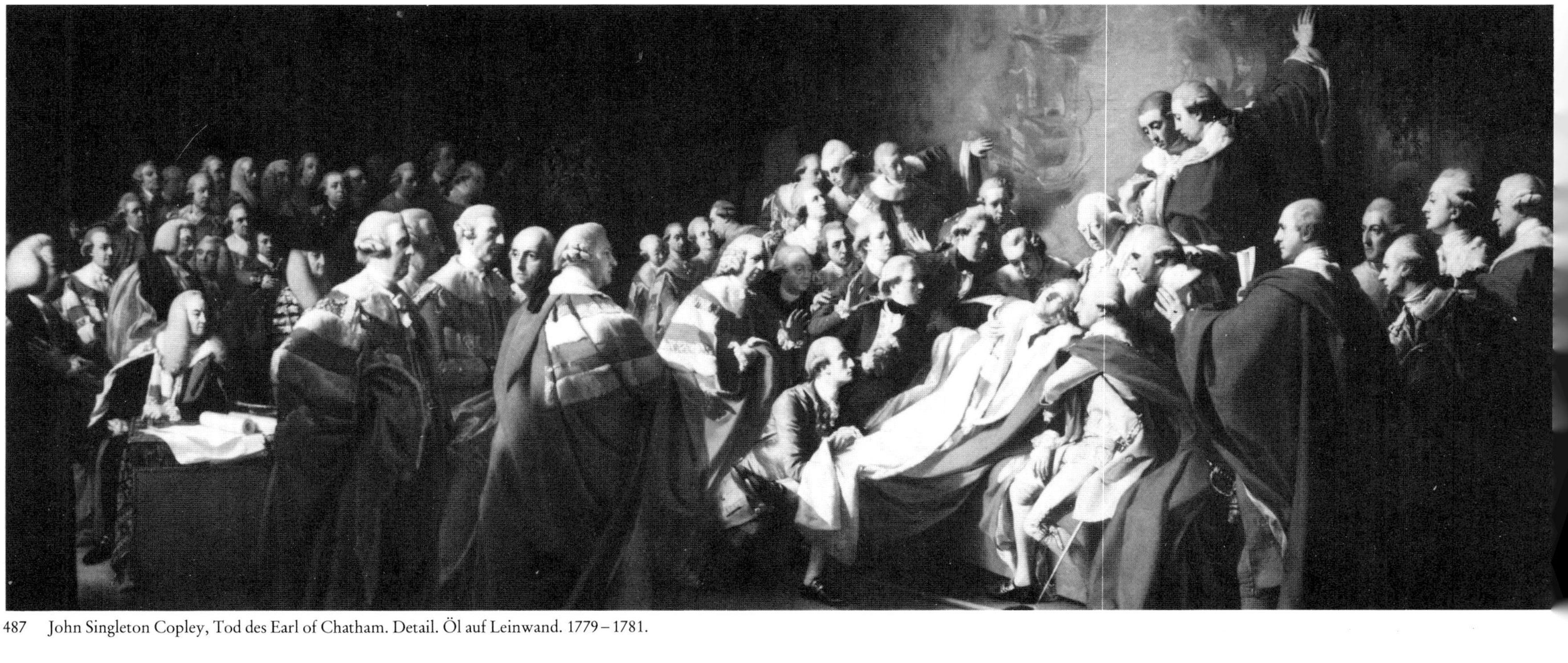

487 John Singleton Copley, Tod des Earl of Chatham. Detail. Öl auf Leinwand. 1779–1781.

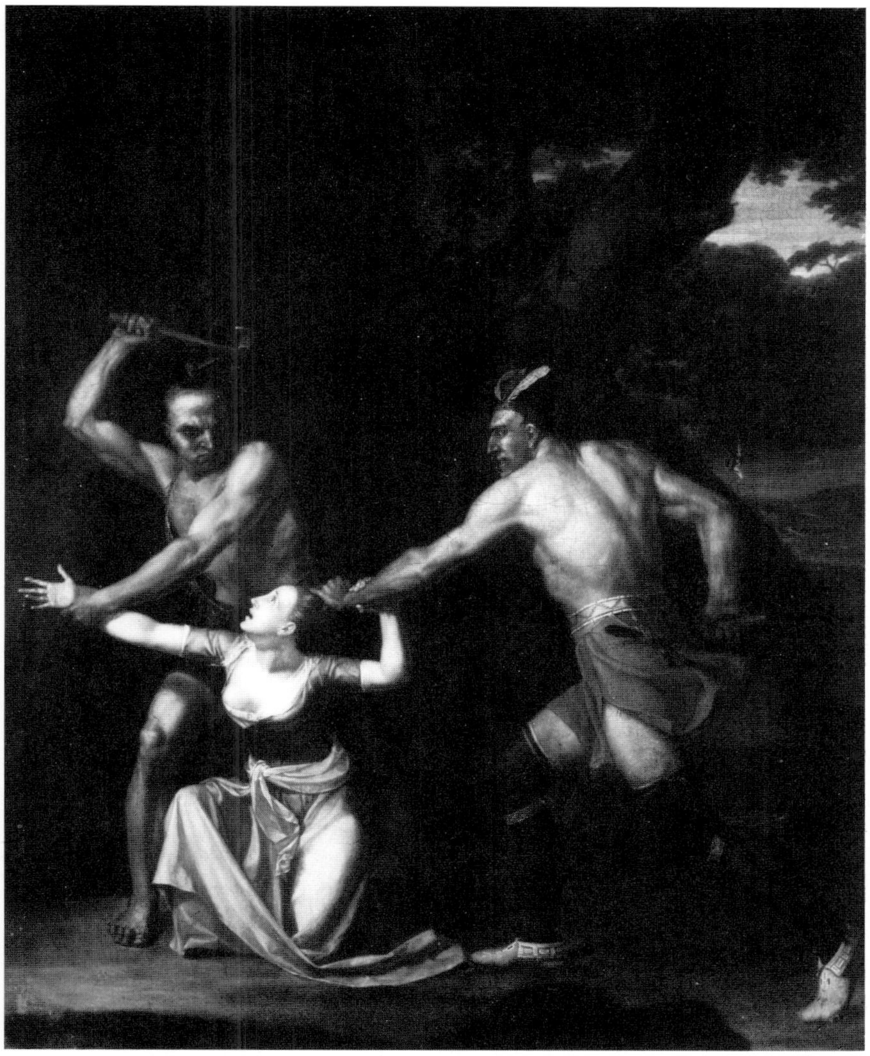

488 John Vanderlyn, Jane McCreas Tod. Öl auf Leinwand. 1804.

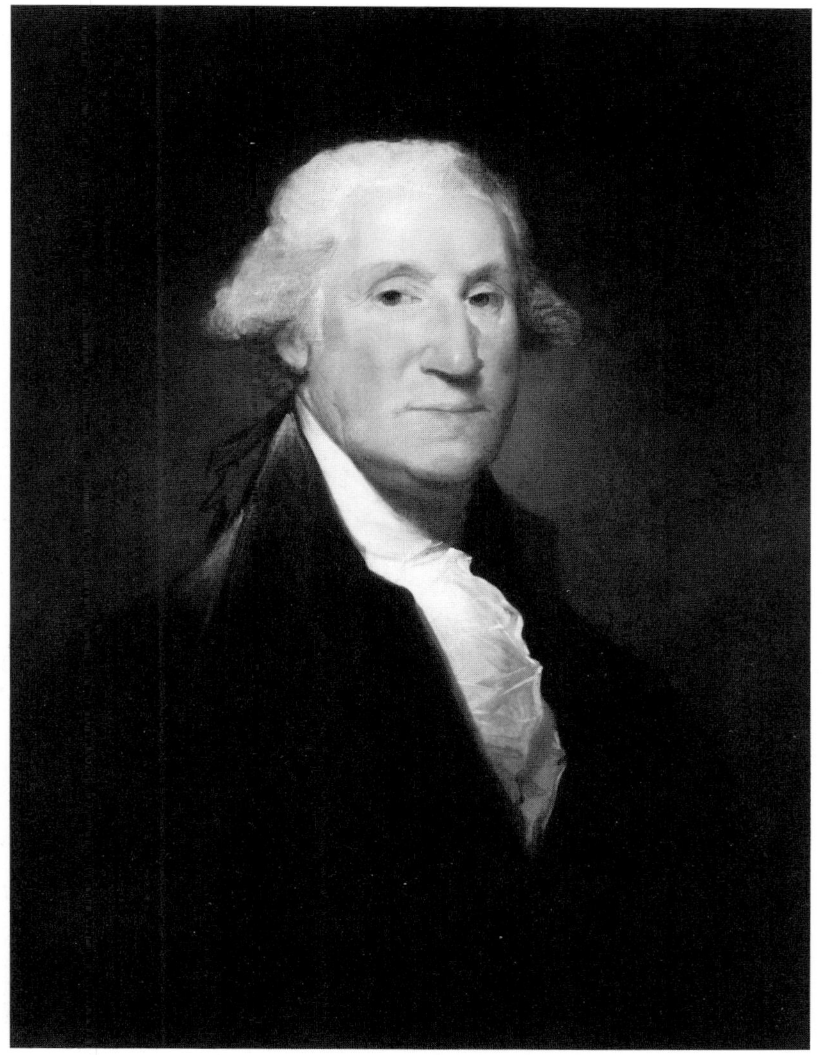

489 Gi bert Stuart, George Washington (Der „Vaughan"-Washington). Öl auf Leinwand. 1795.

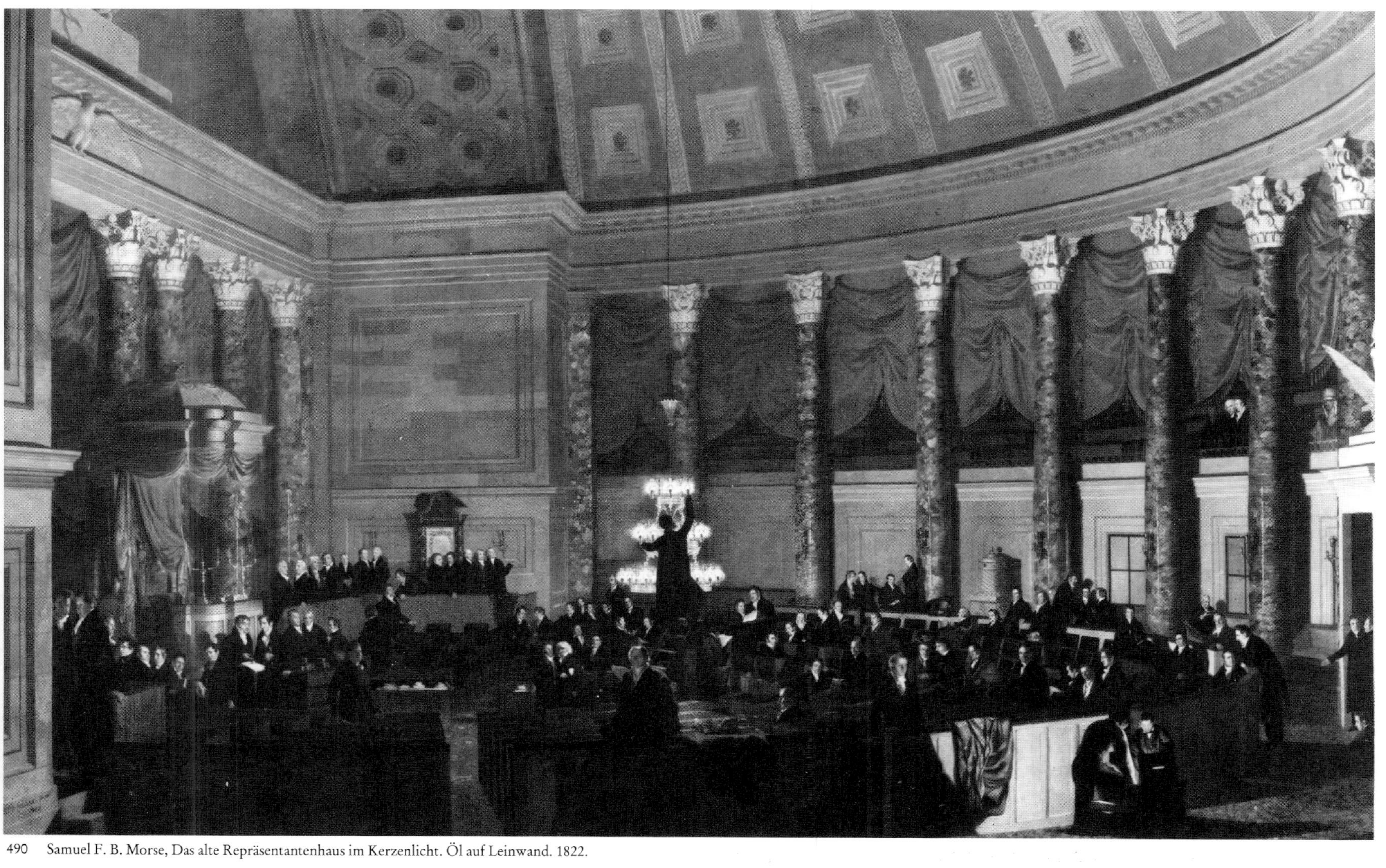

490 Samuel F. B. Morse, Das alte Repräsentantenhaus im Kerzenlicht. Öl auf Leinwand. 1822.

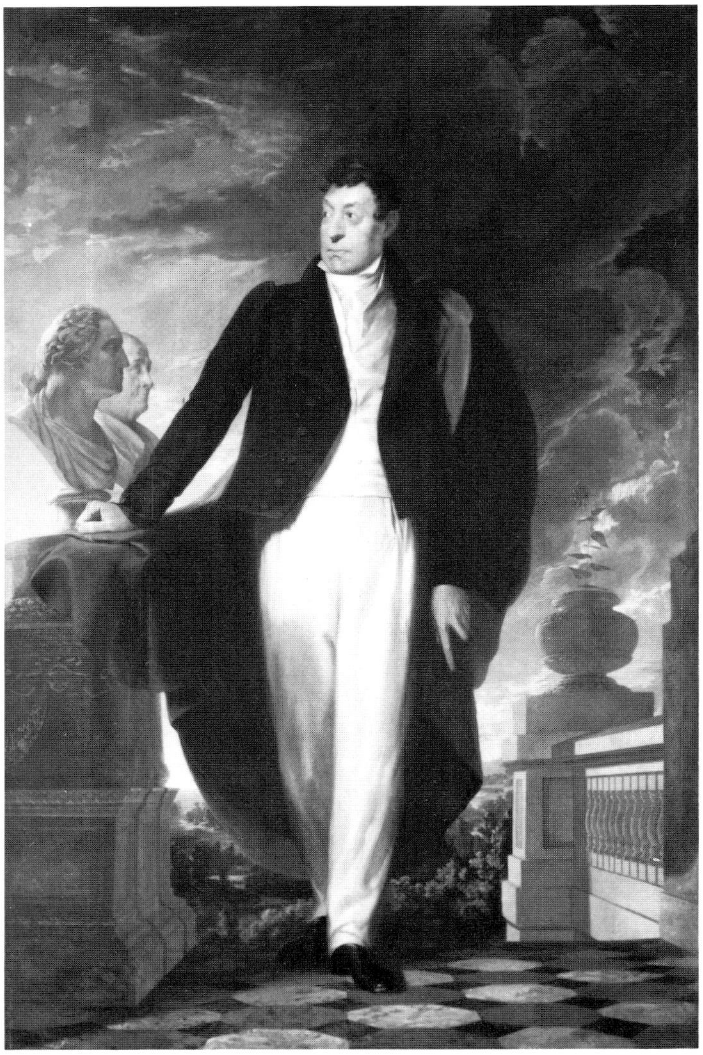

491 Samuel F. B. Morse, Lafayette. Öl auf Leinwand. 1826.

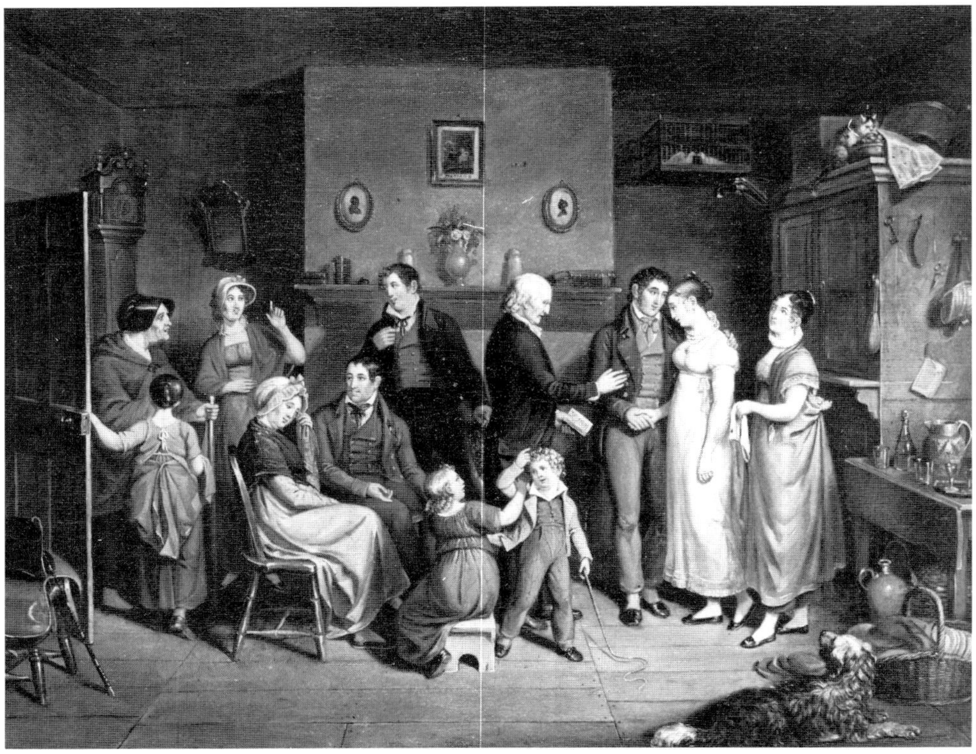

492 John Lewis Krimmel, Die Dorfhochzeit. Öl auf Leinwand. 1814.

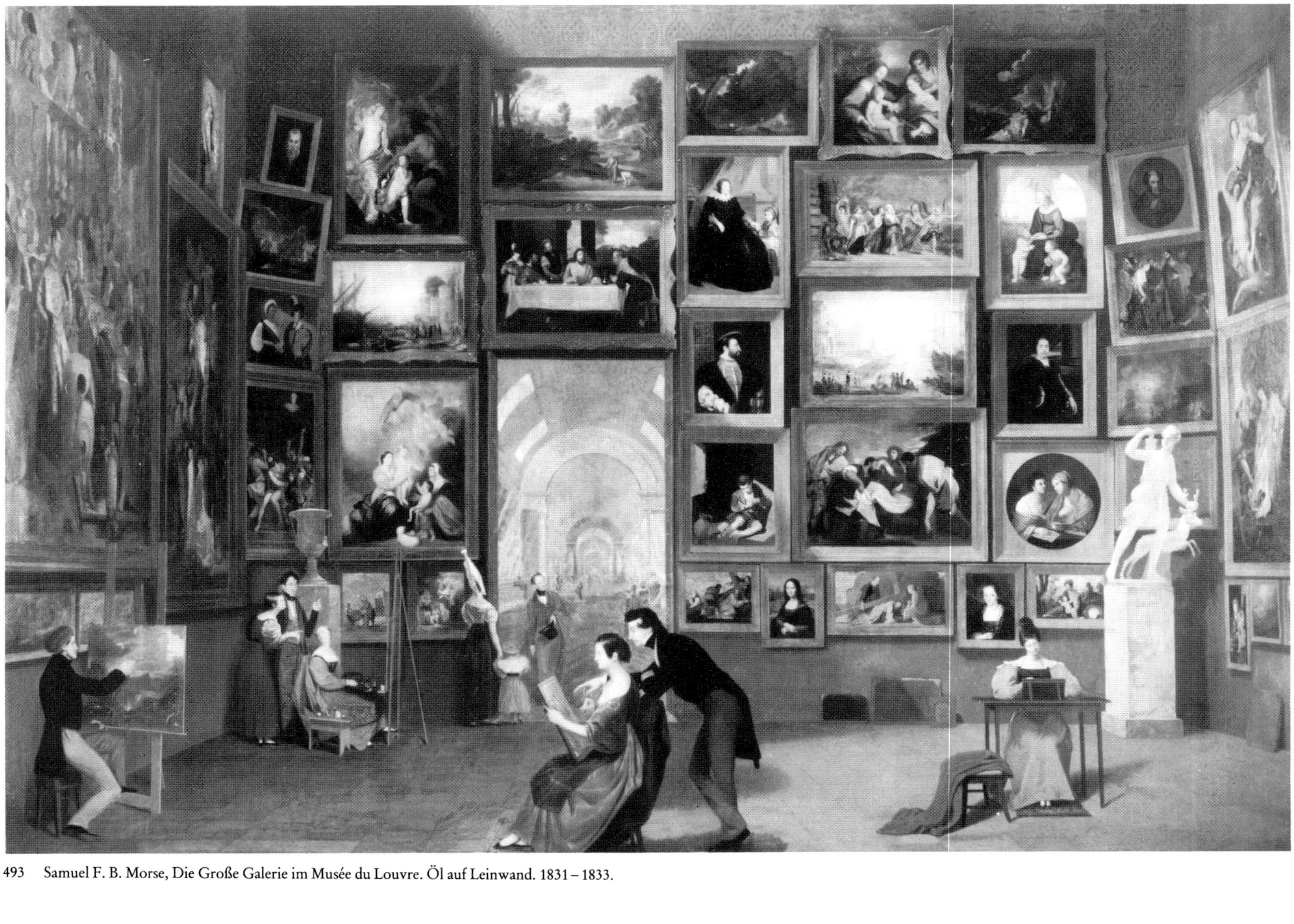

493 Samuel F. B. Morse, Die Große Galerie im Musée du Louvre. Öl auf Leinwand. 1831–1833.

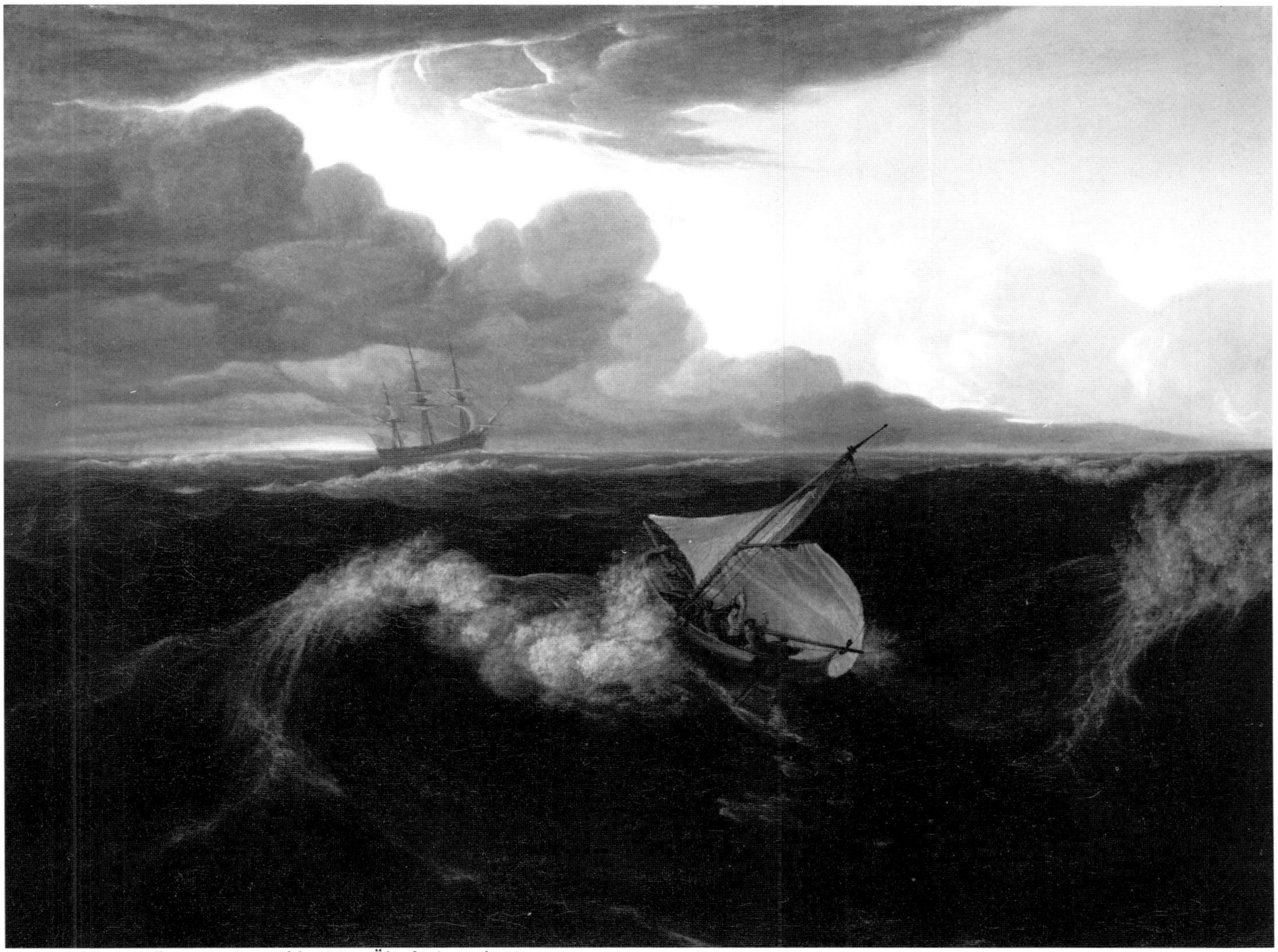

494 Washington Allston, Gewitter auf dem Meer. Öl auf Leinwand. 1804.

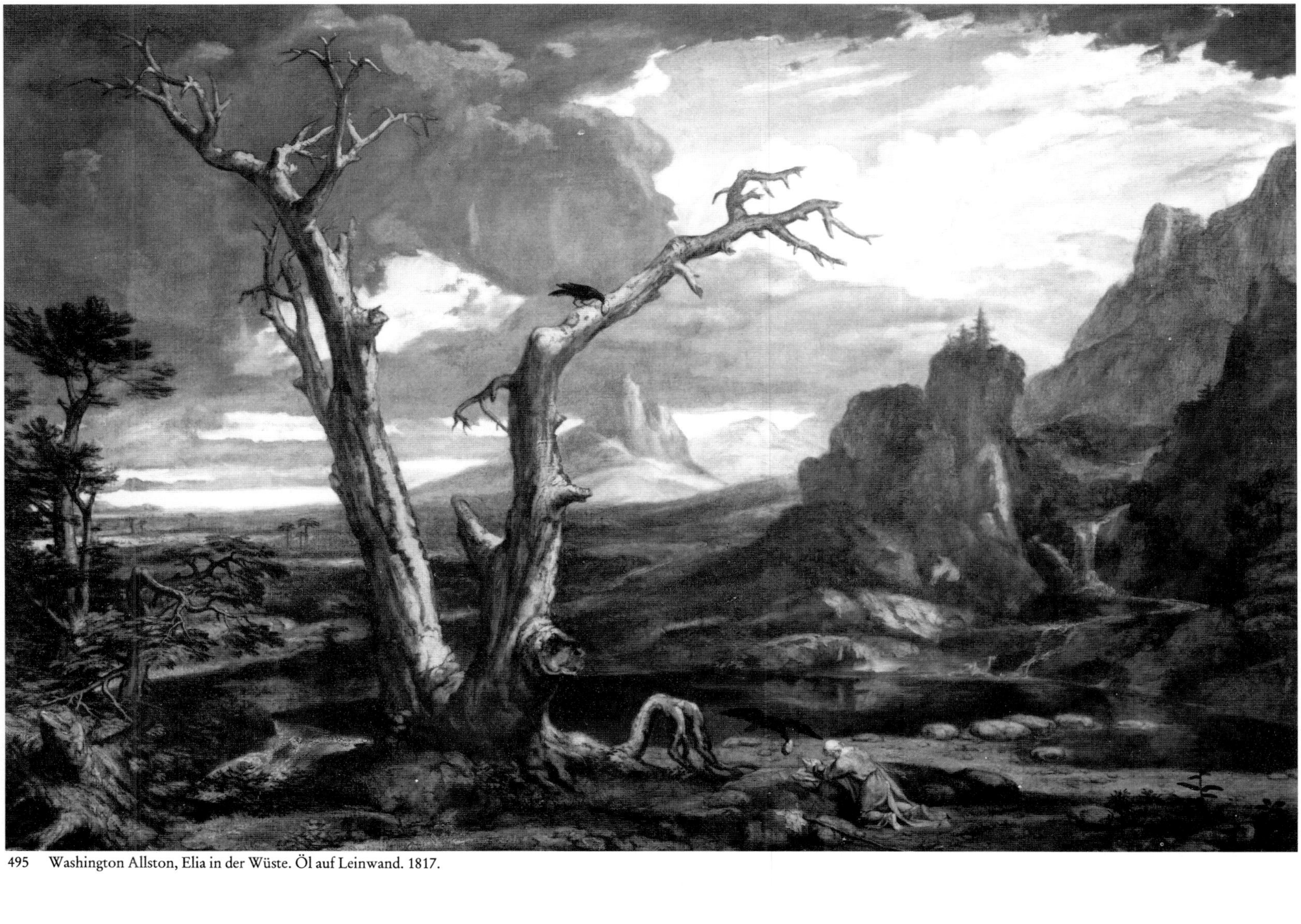

495 Washington Allston, Elia in der Wüste. Öl auf Leinwand. 1817.

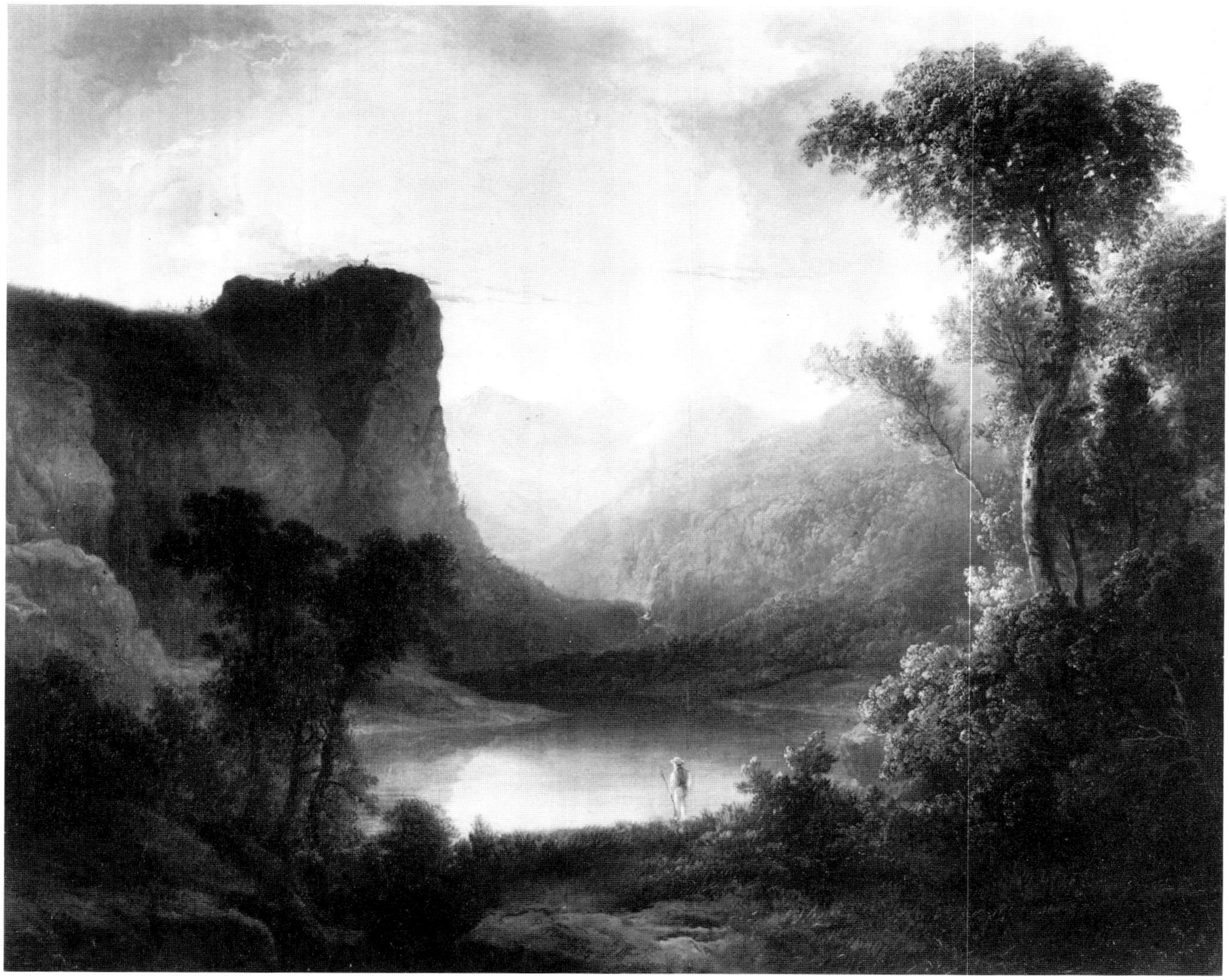

496 Thomas Doughty, Im Wunderland der Natur. Öl auf Leinwand. 1835.

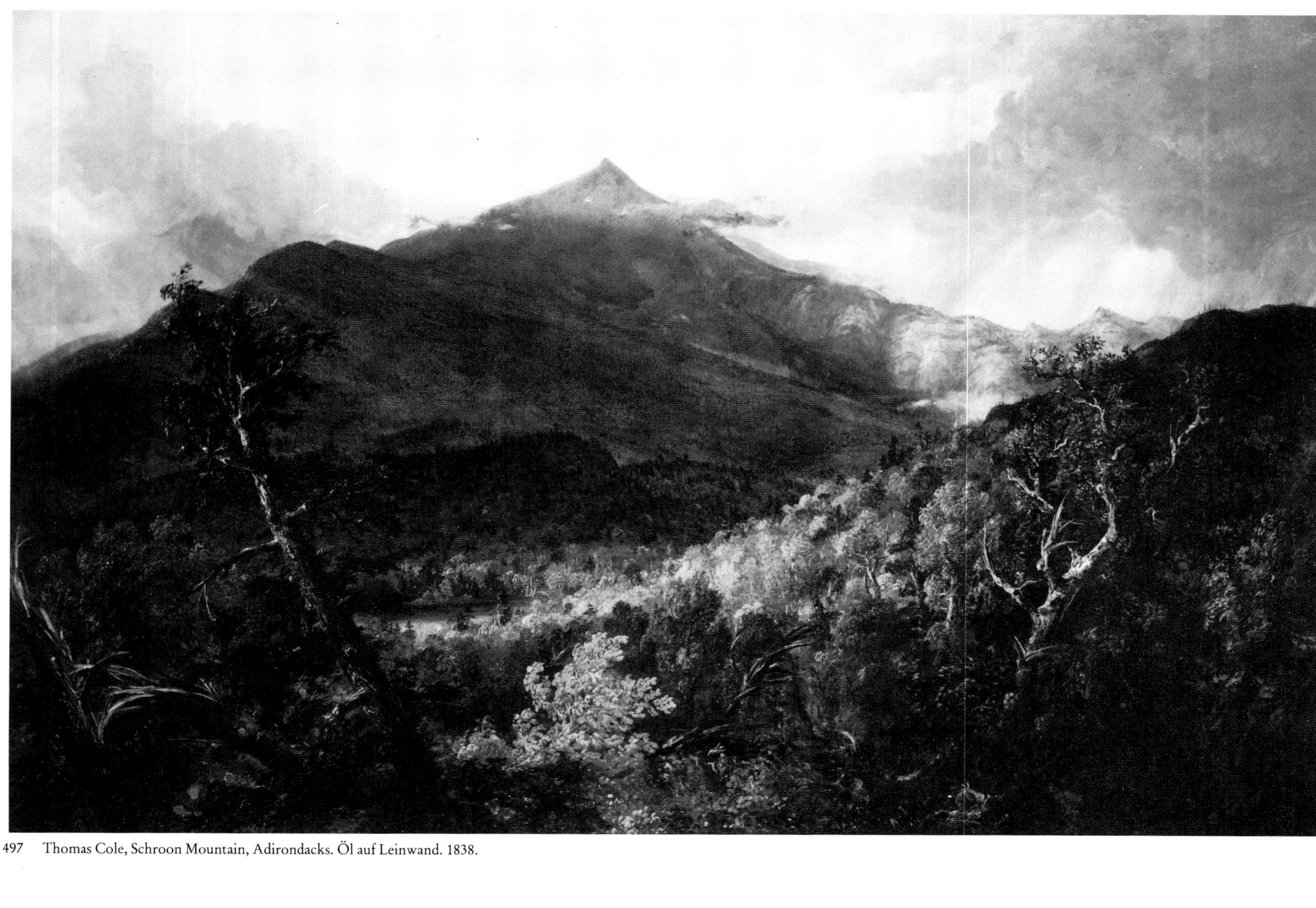

497 Thomas Cole, Schroon Mountain, Adirondacks. Öl auf Leinwand. 1838.

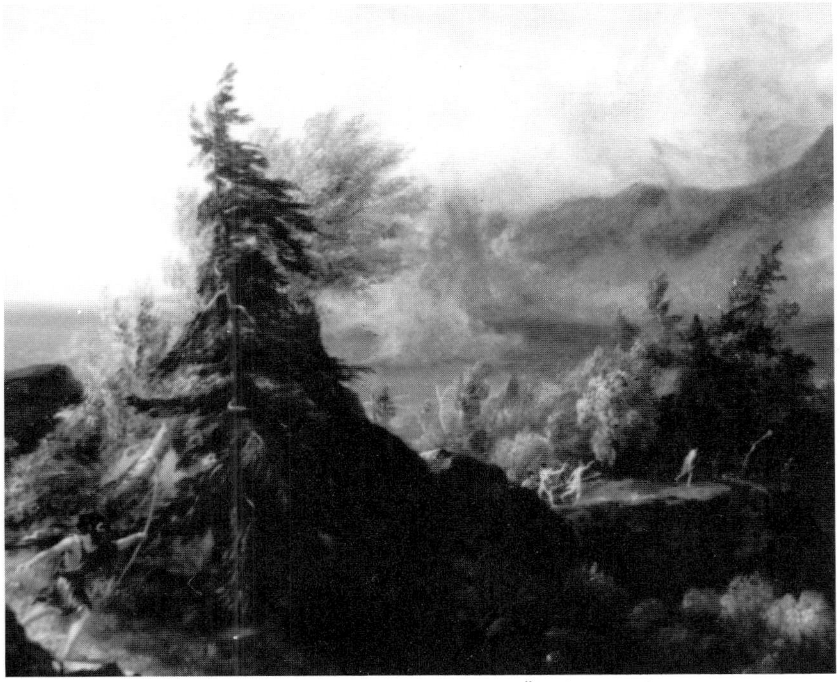

498 Thomas Cole, Der Weg des Reiches: Der Urzustand. Detail. Öl auf Leinwand. 1832.

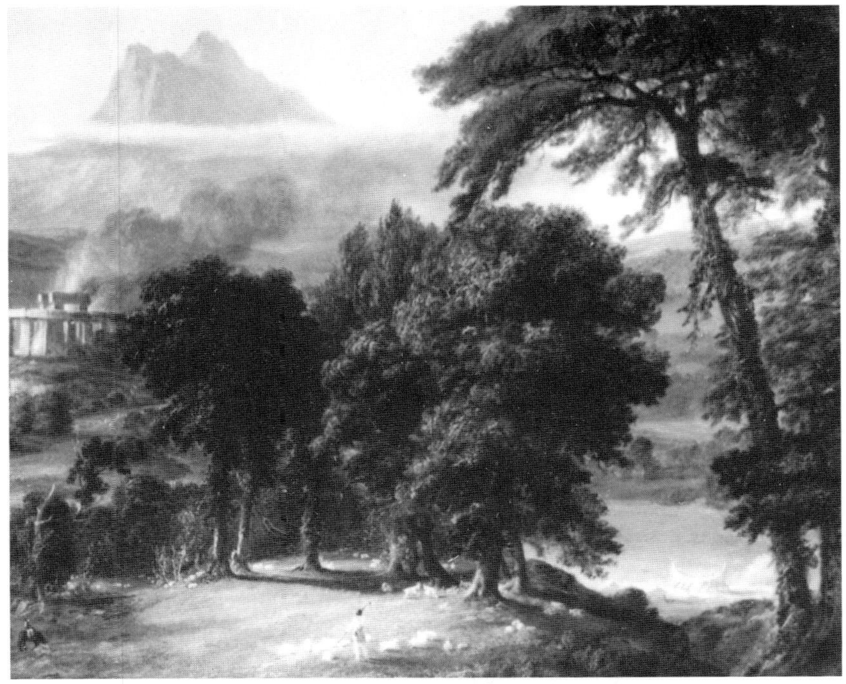

499 Thomas Cole, Der Weg des Reiches: Pastorale. Detail. Öl auf Leinwand. 1832.

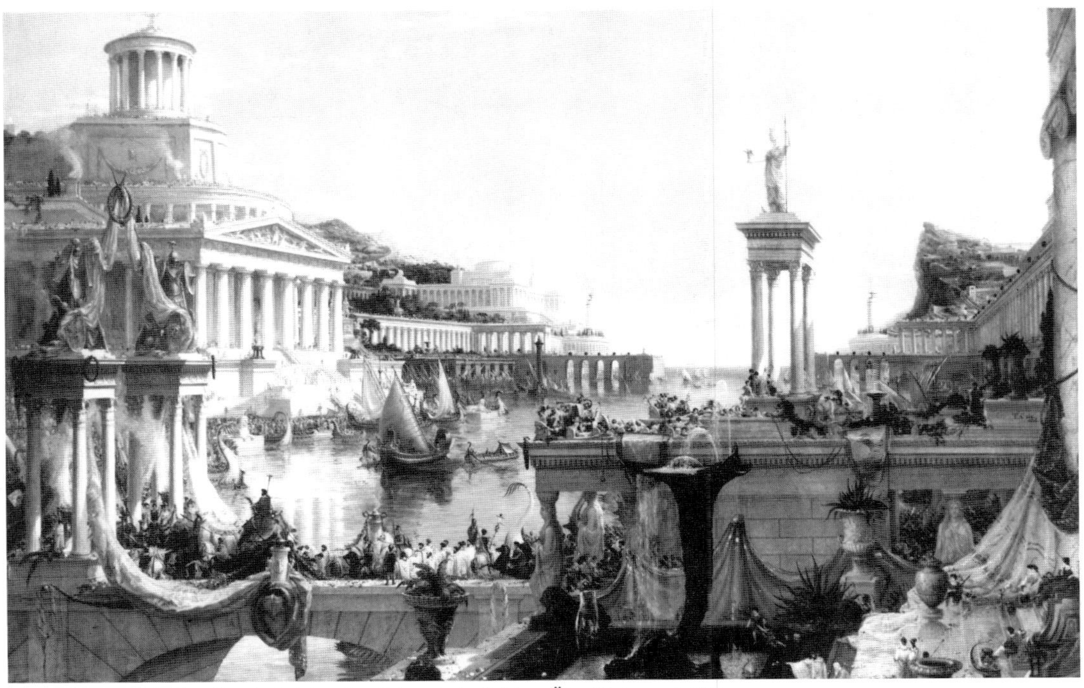

500 Thomas Cole, Der Weg des Reiches: Der Triumph des Reiches. Öl auf Leinwand. 1832.

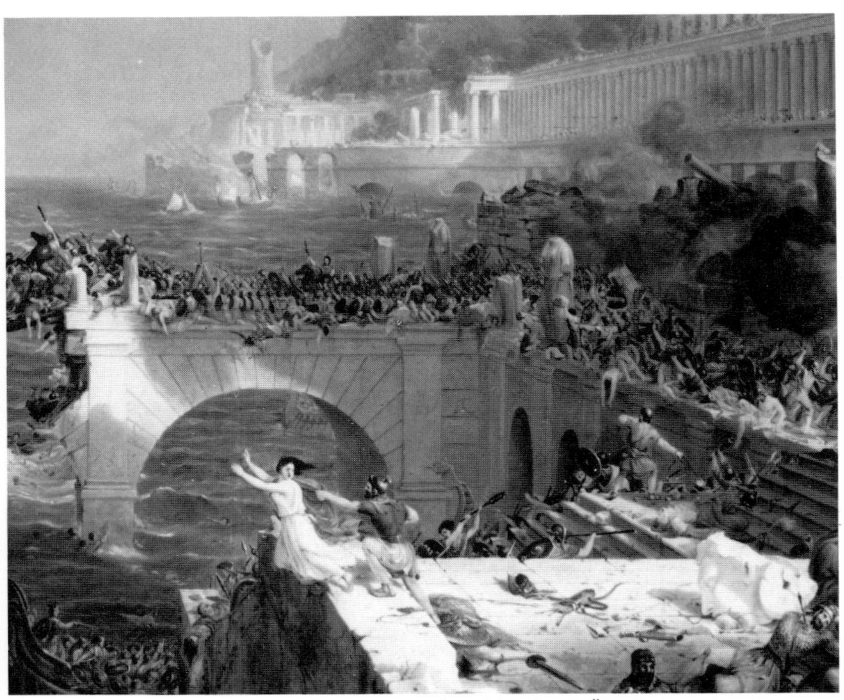

501 Thomas Cole, Der Weg des Reiches: Zerstörung des Reiches. Detail. Öl auf Leinwand. 1832.

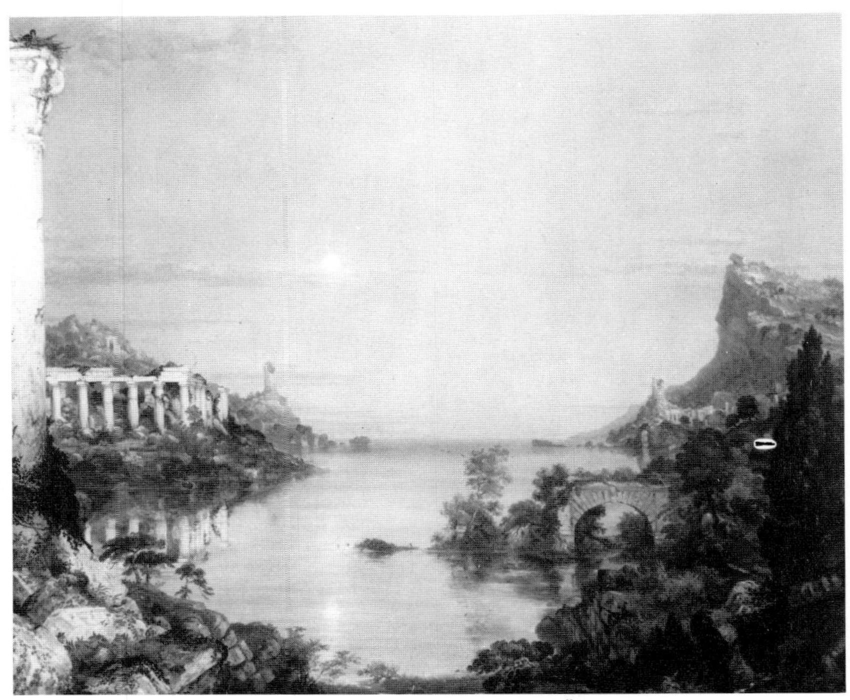

502 Thomas Cole, Der Weg des Reiches: Verfall des Reiches. Detail. Öl auf Leinwand. 1832.

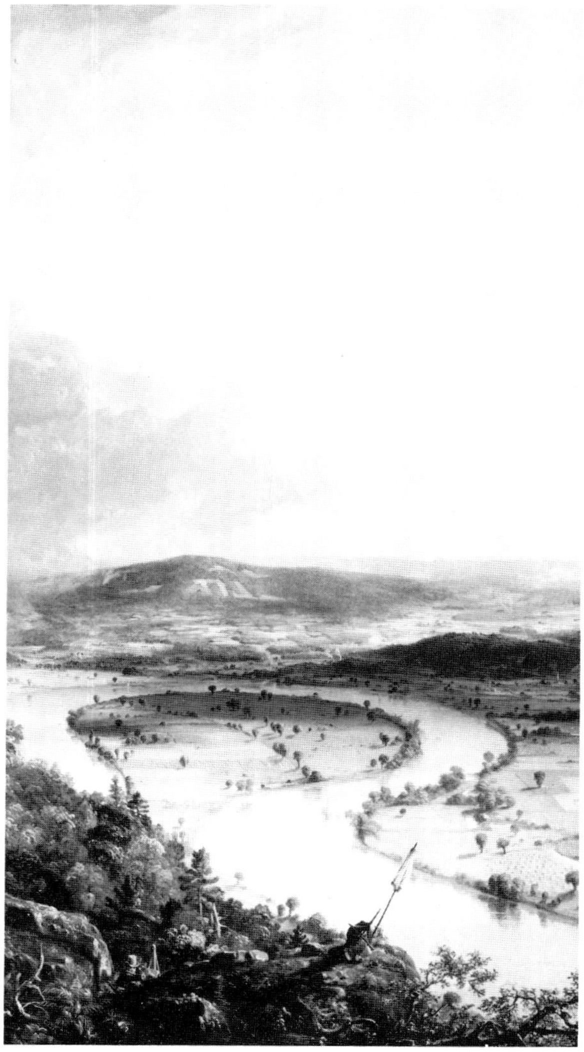

503 Thomas Cole, Blick vom Mount Holyoke nach einem Gewitter (The Oxbow). Detail. Öl auf Leinwand. 1836.

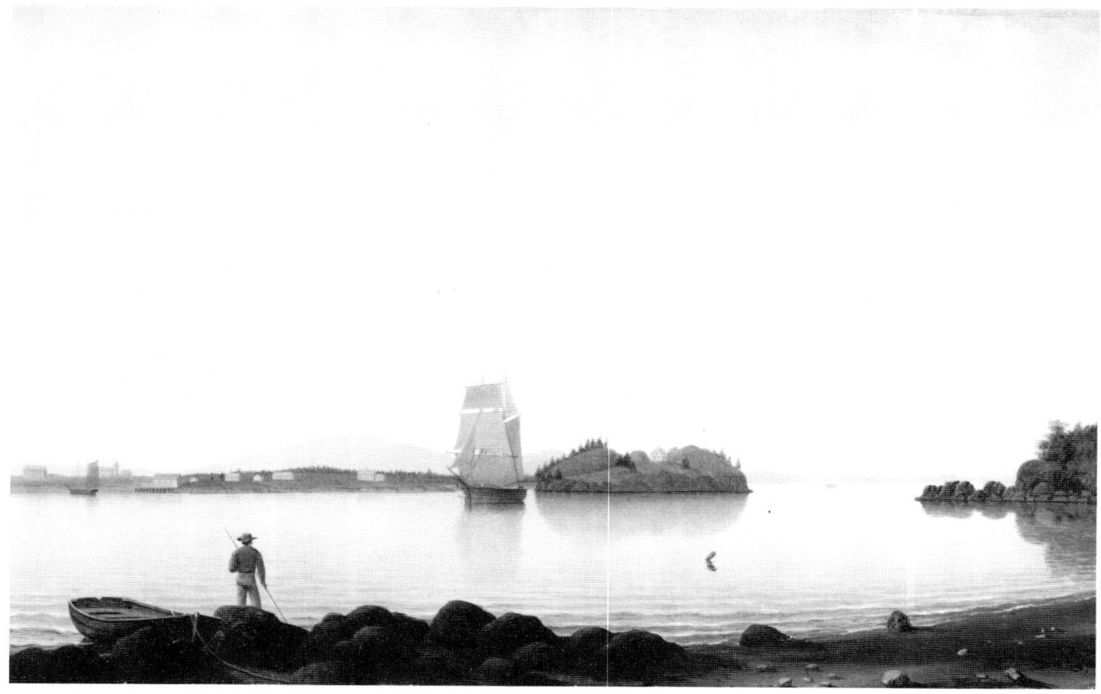

504 Fitz Hugh Lane, Owl's Head, Penobscot Bay, Maine. Öl auf Leinwand. Vor 1865.

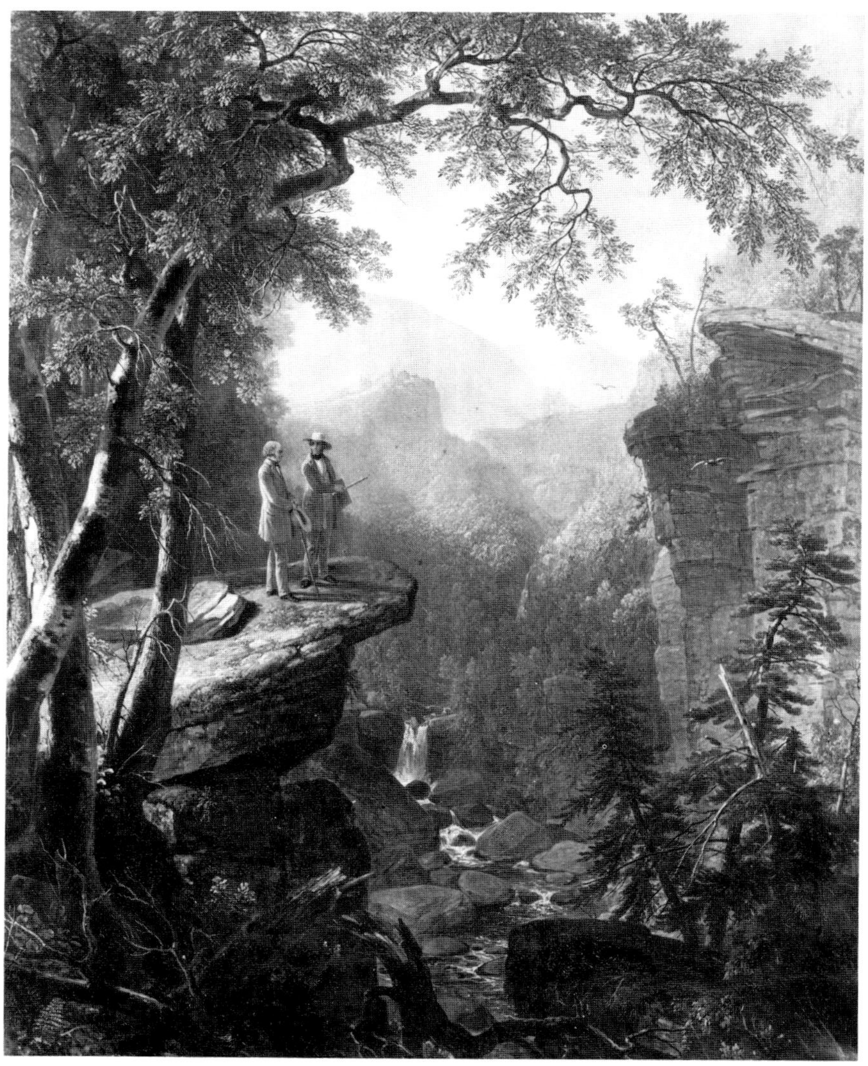

505 Asher B. Durand, Verwandte Seelen. Öl auf Leinwand. 1848.

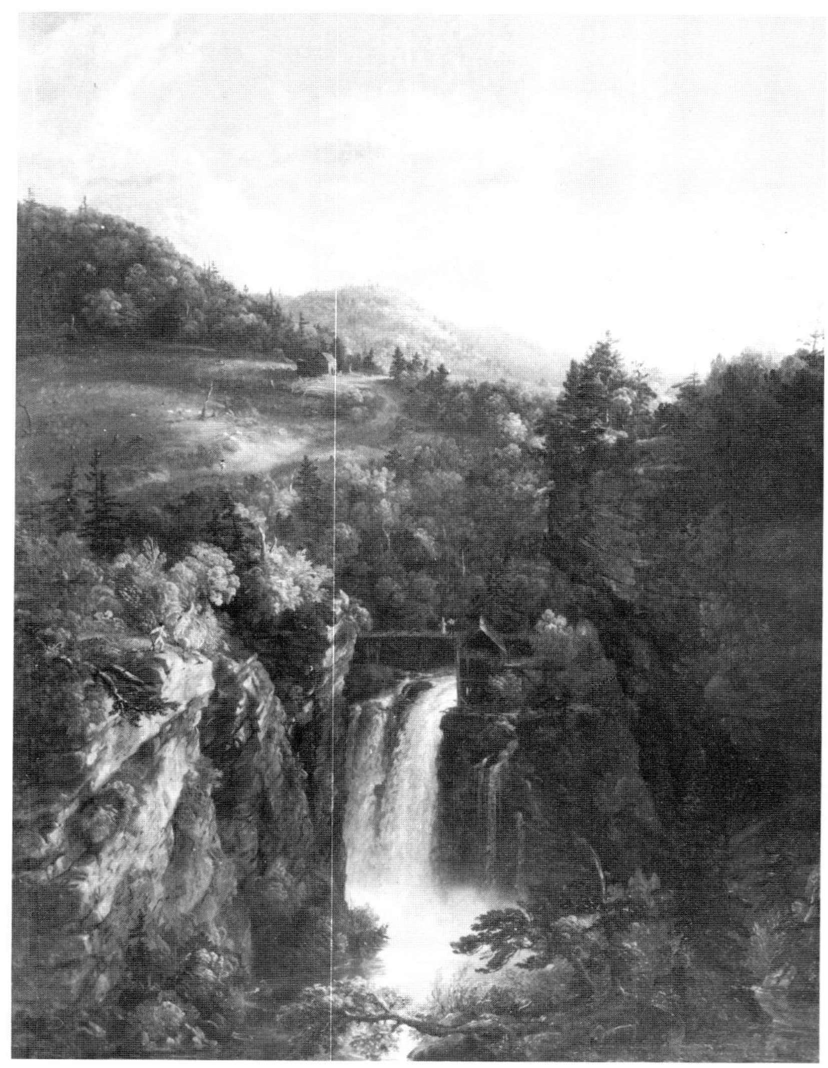

506 Thomas Cole, Wasserfall von Munda. Öl auf Leinwand. 1847.

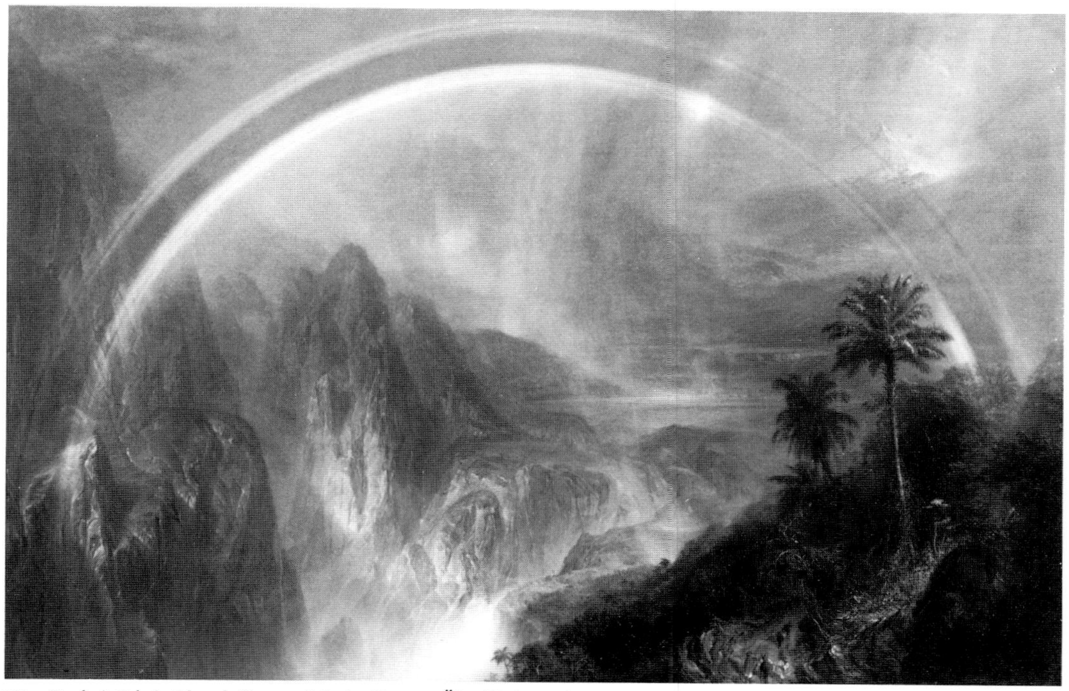

507 Frederic Edwin Church, Regenzeit in den Tropen. Öl auf Leinwand. 1866.

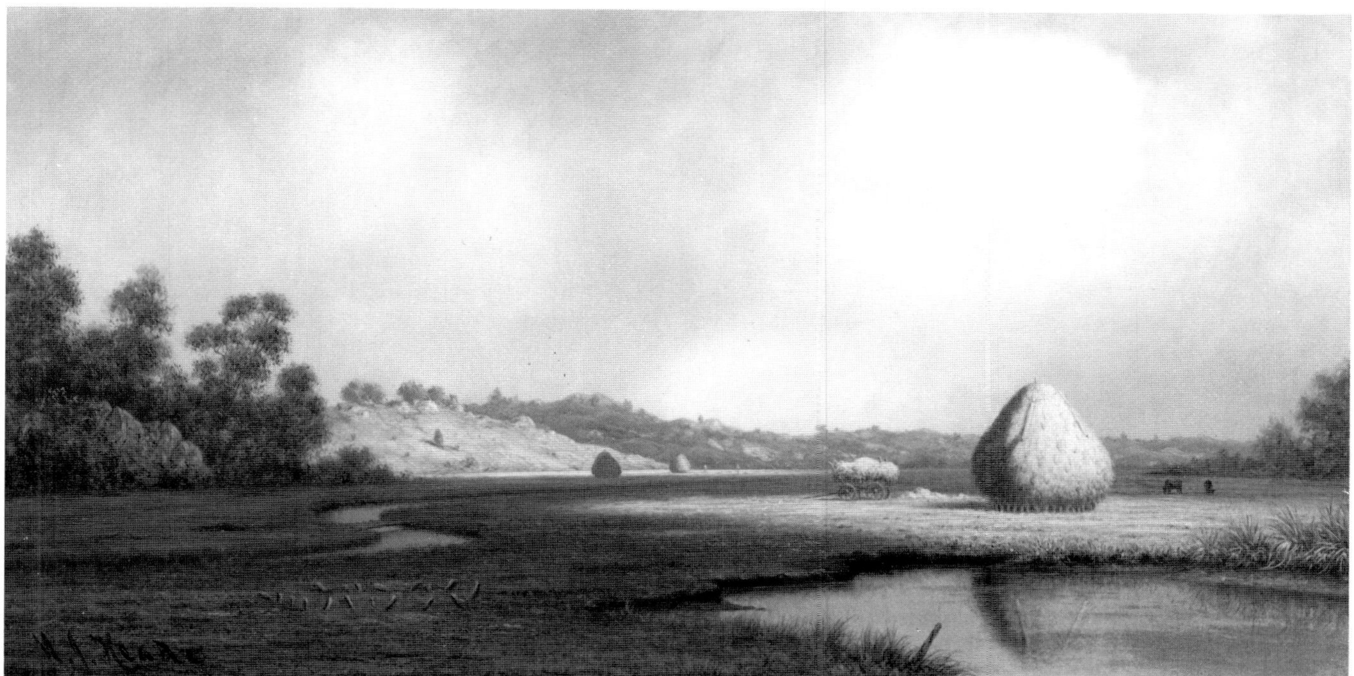

508 Martin Johnson Heade, Salzmarschen. Öl auf Leinwand. 1865–1870.

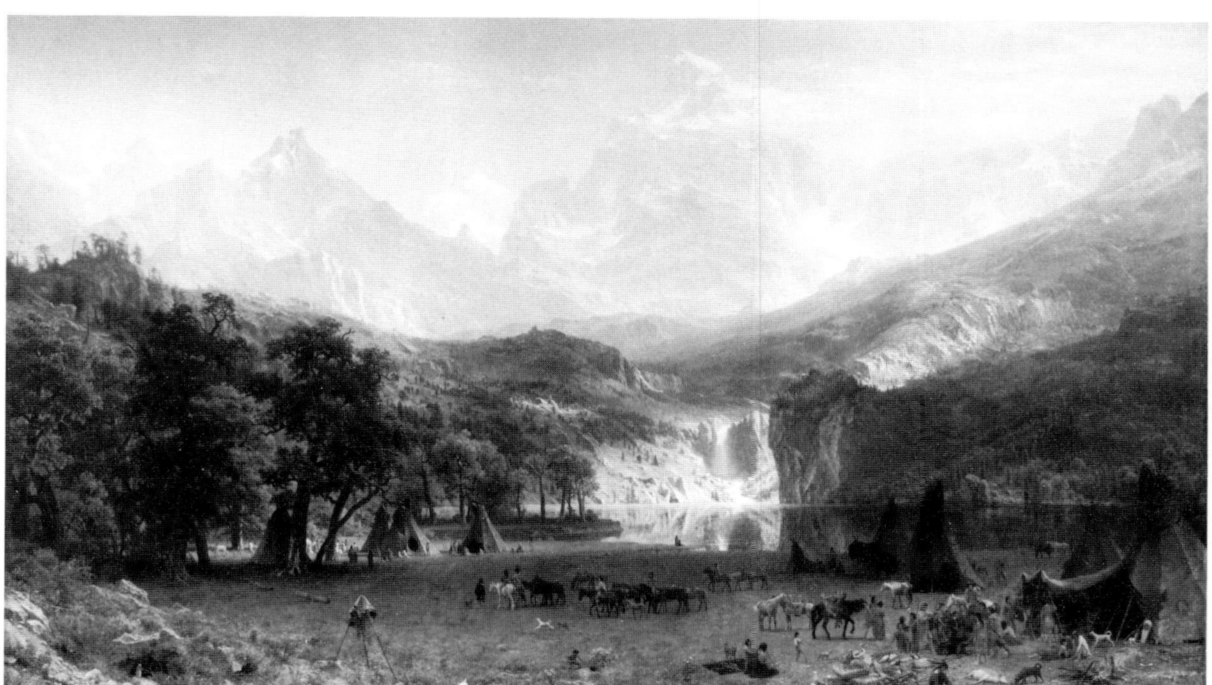

509 Albert Bierstadt, Die Rocky Mountains, Lander's Peak. Öl auf Leinwand. 1863.

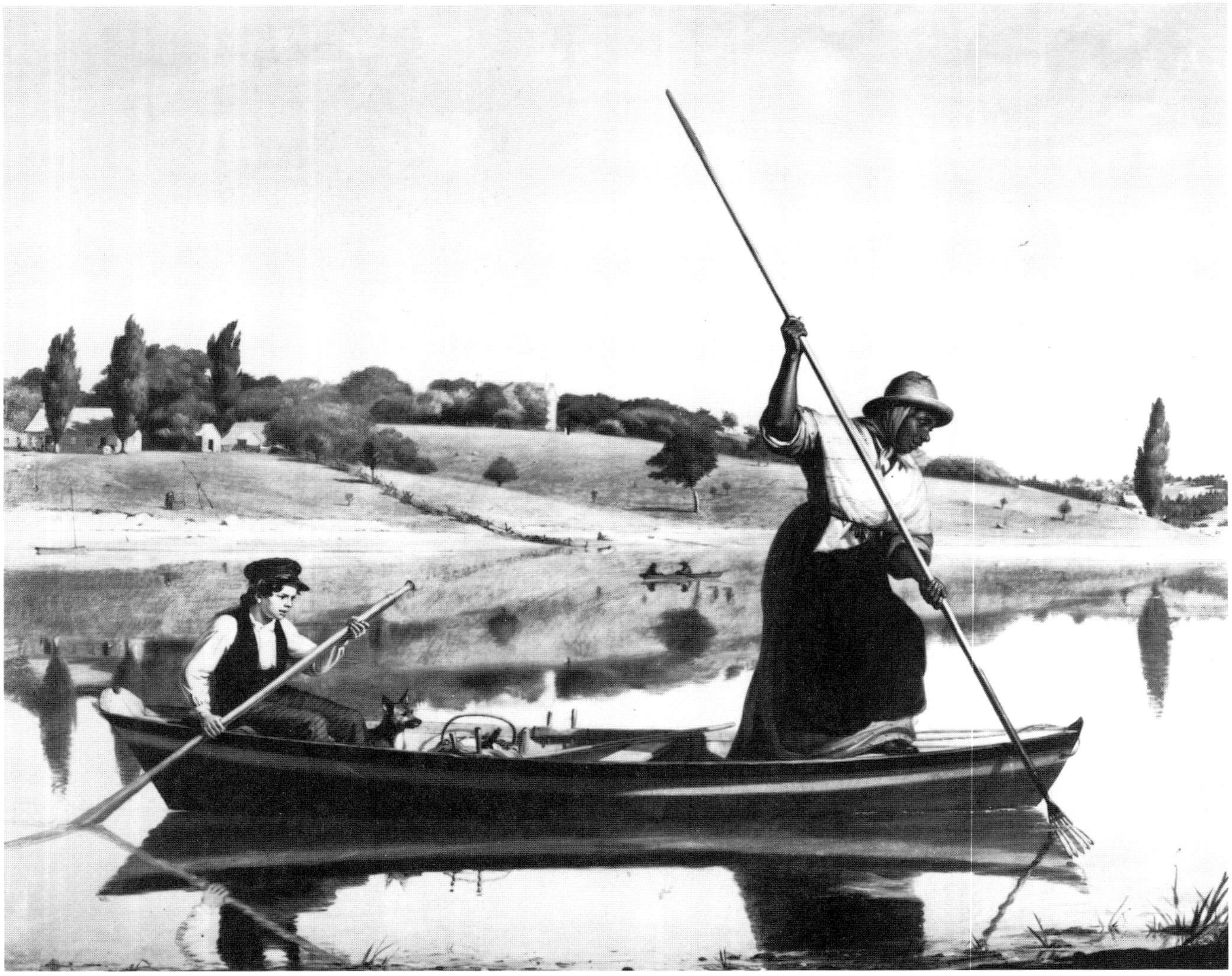

510 William Sidney Mount, Aalfischen in Setauket. Öl auf Leinwand. 1845.

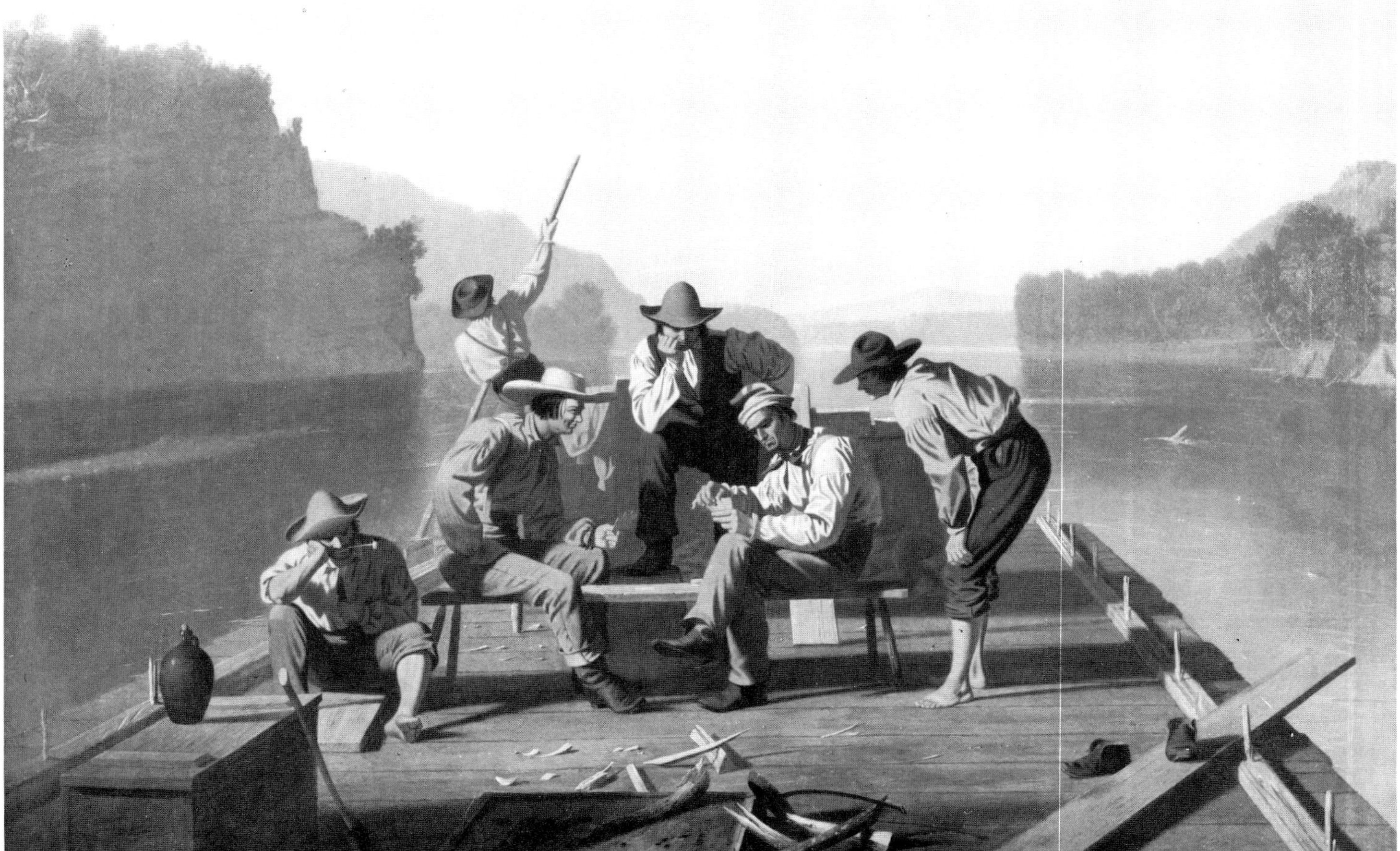

511 George Caleb Bingham, Fröhliche Bootsleute. Öl auf Leinwand. 1847.

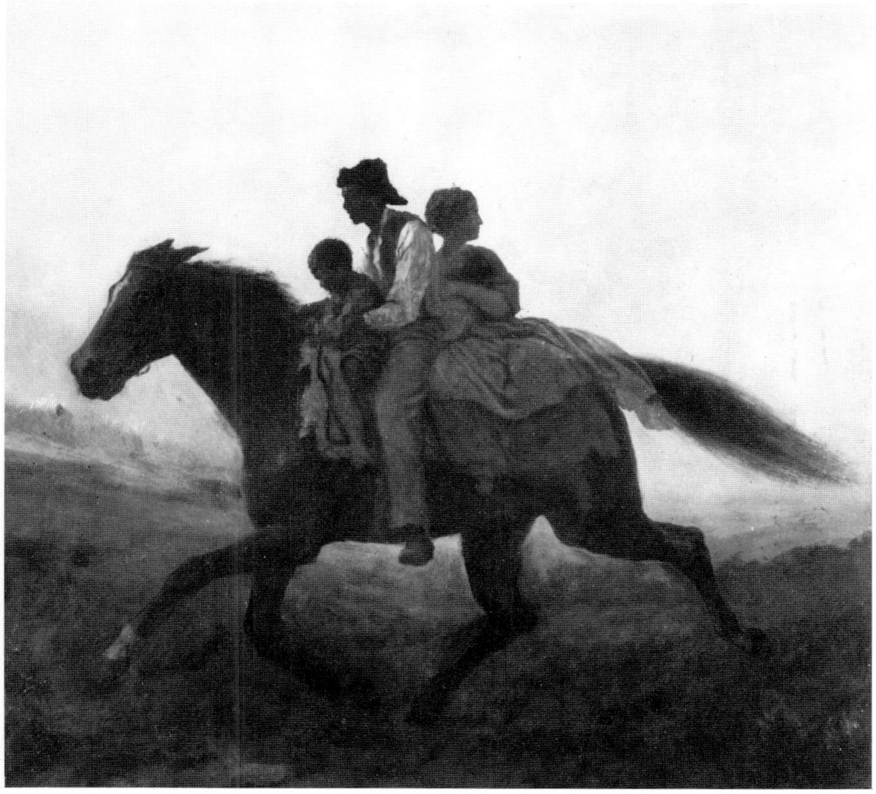

512 Jonathan Eastman Johnson, Ritt in die Freiheit – Fliehende Sklaven. Öl auf Leinwand. Um 1862.

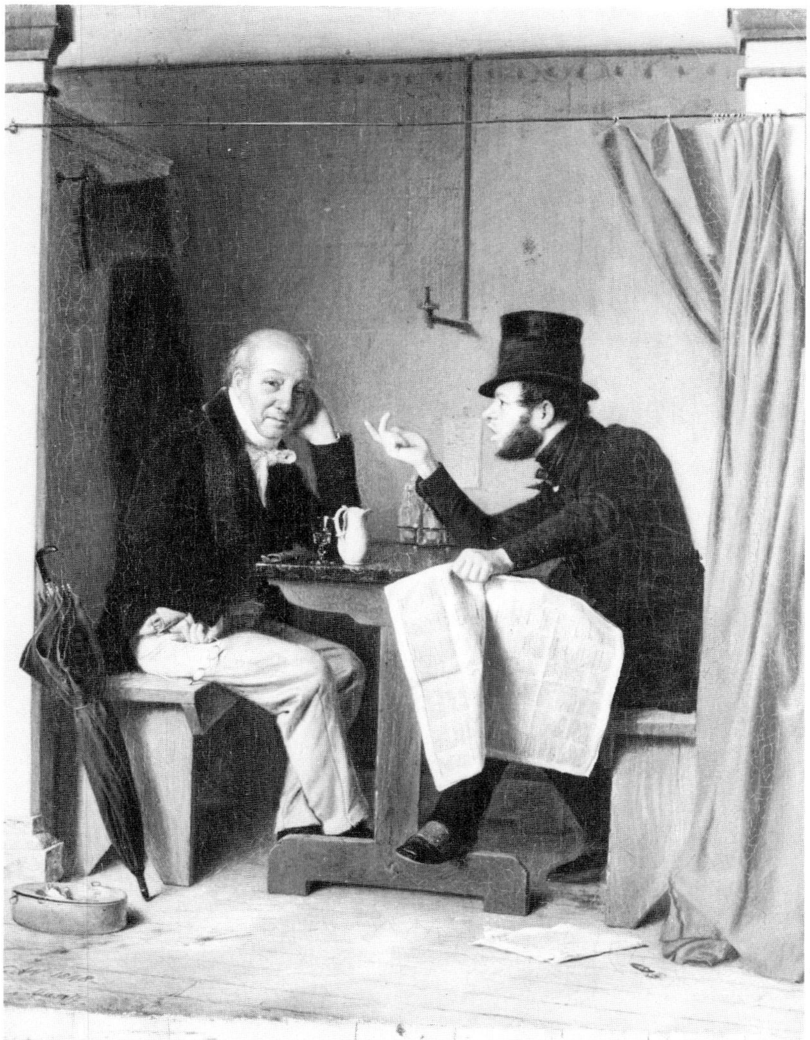

513 Richard Caton Woodville, Politik in einem Austernrestaurant. Öl auf Leinwand. 1848.

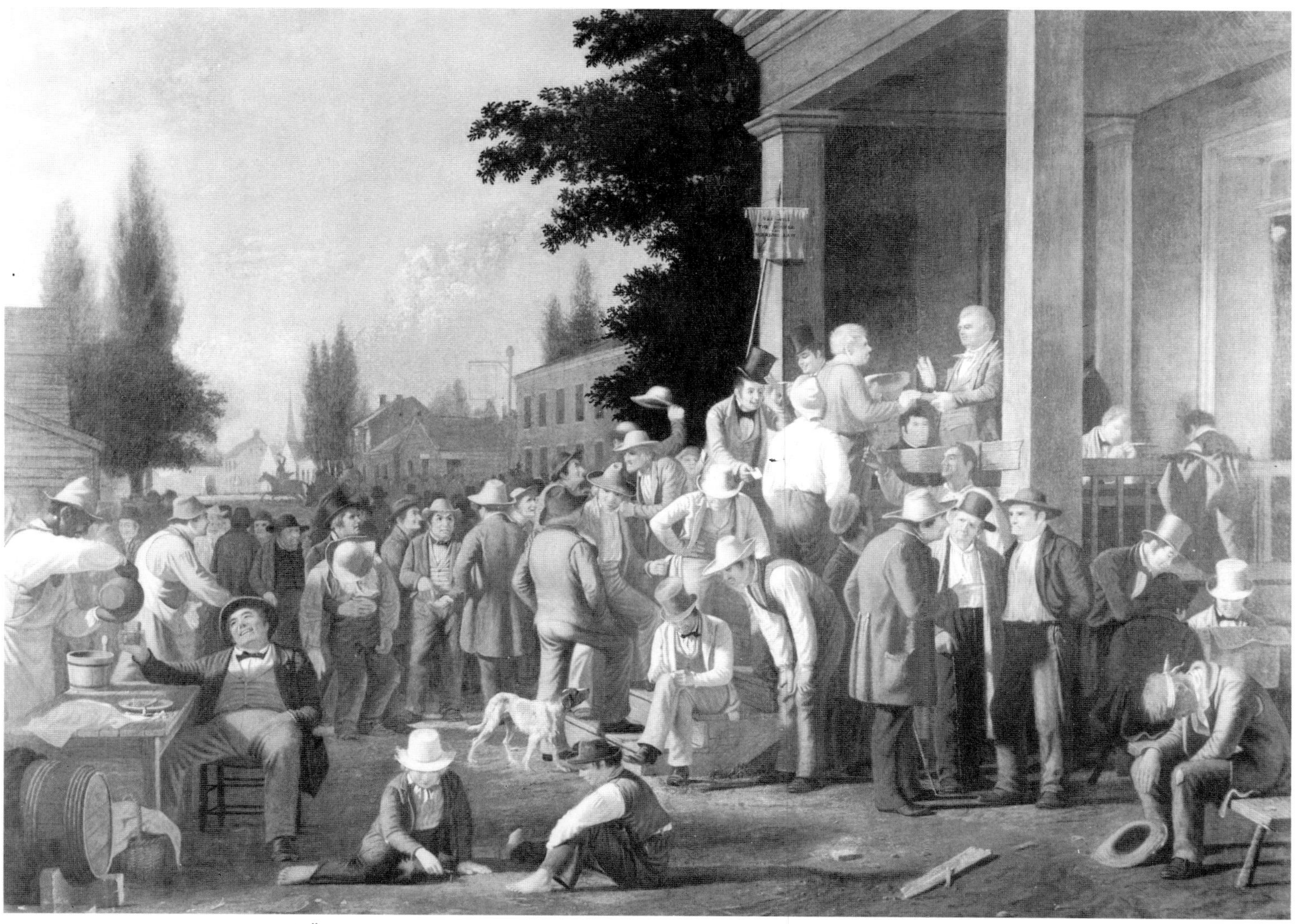

514 George Caleb Bingham, Die Kreiswahl. Öl auf Leinwand. 1851–1852.

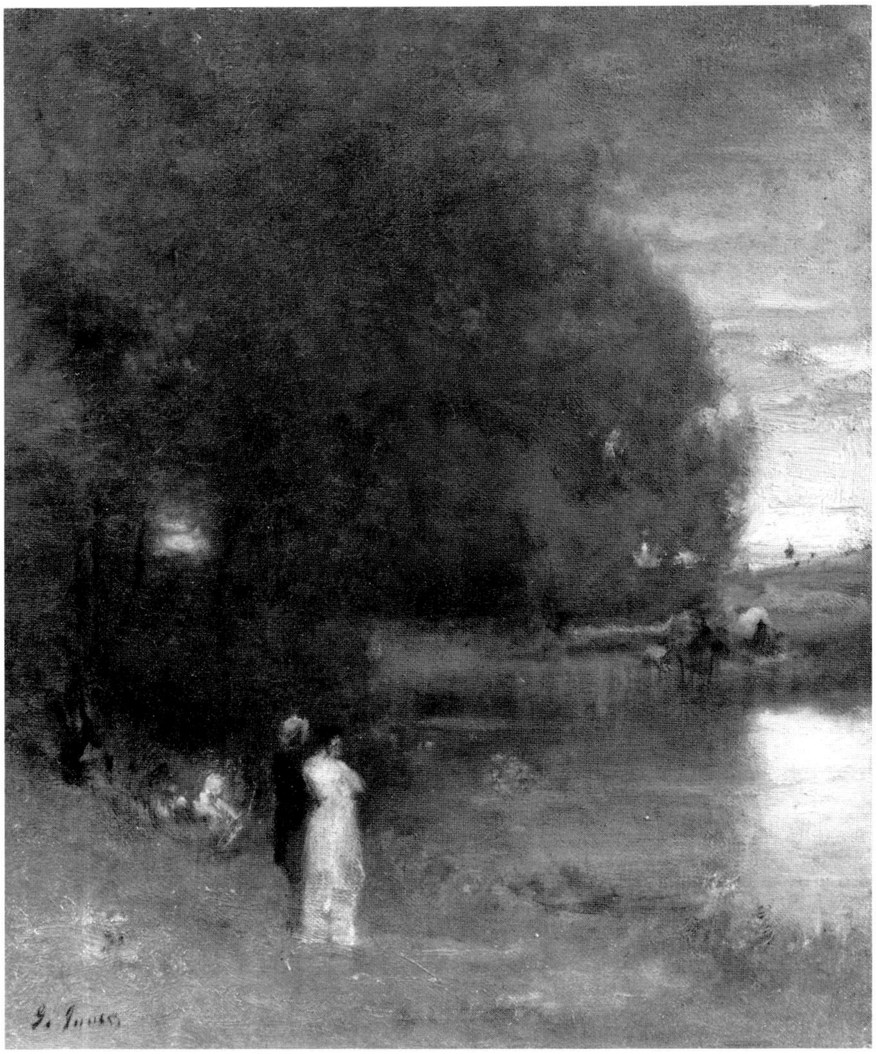

515 George Inness, Am Fluß. Öl auf Leinwand. Um 1880.

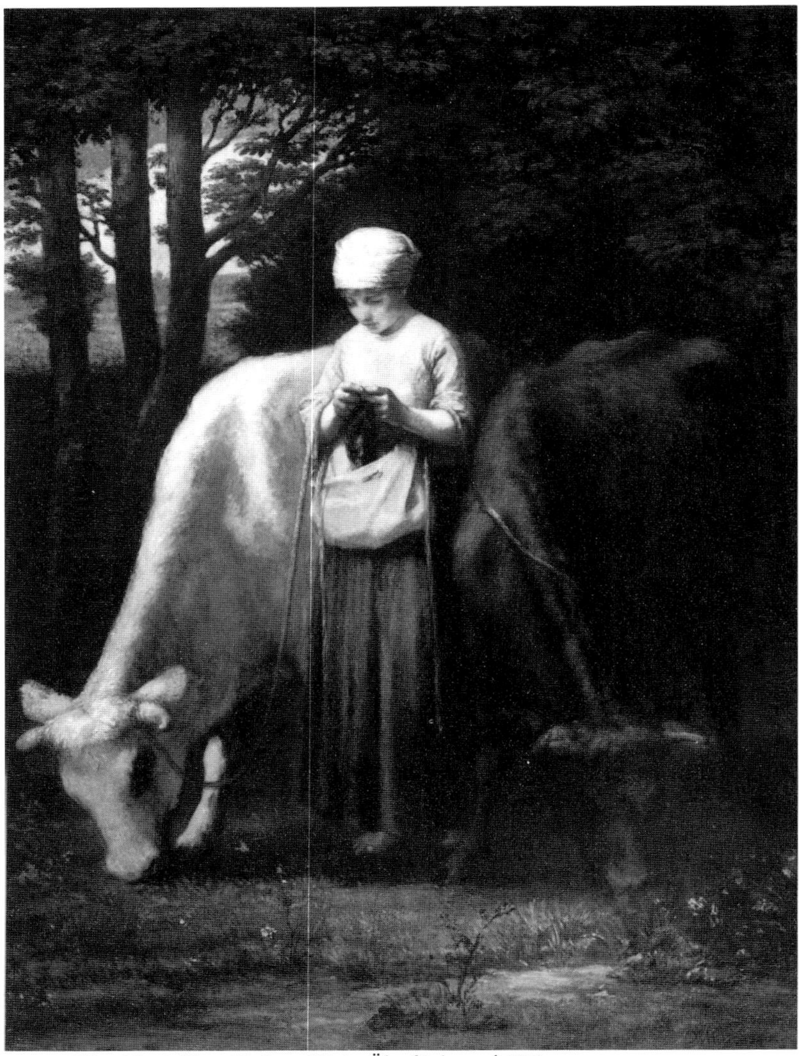

516 William Morris Hunt, Die junge Hirtin. Öl auf Leinwand. 1860.

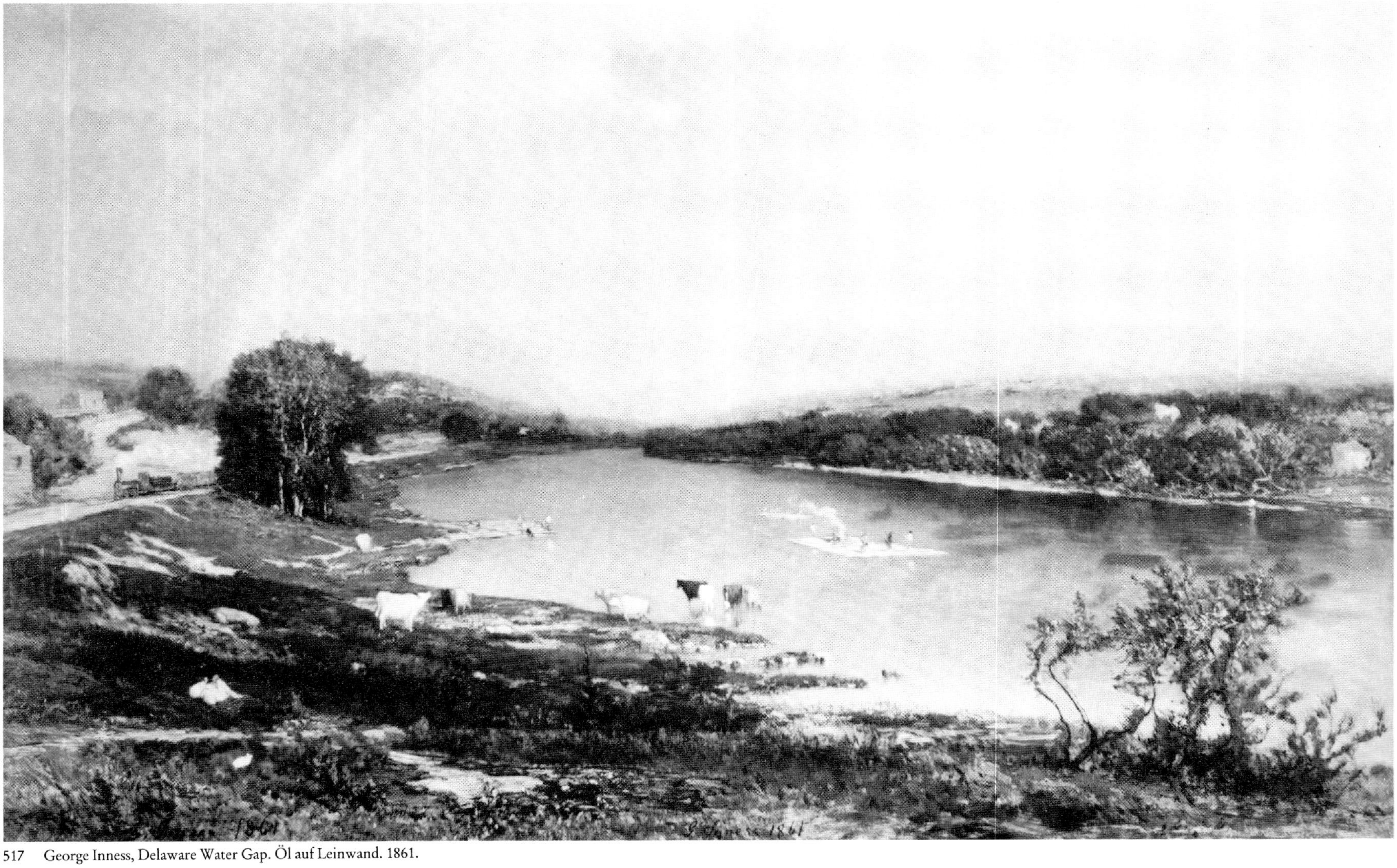

517 George Inness, Delaware Water Gap. Öl auf Leinwand. 1861.

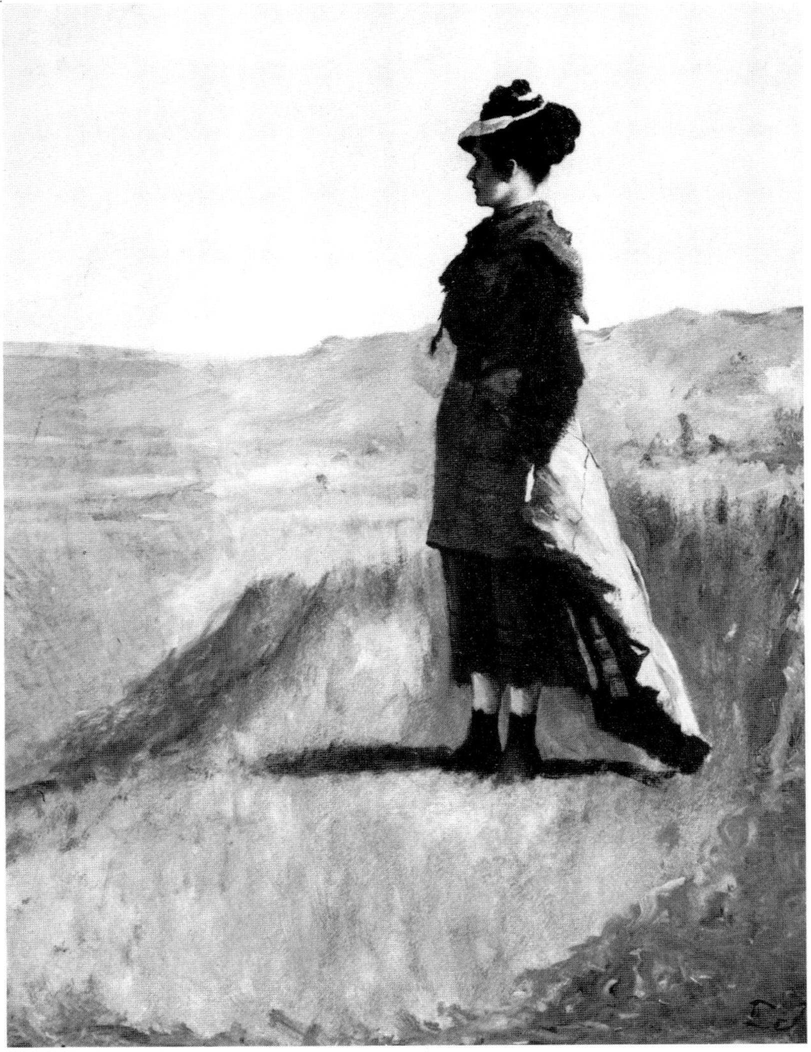

518 Jonathan Eastman Johnson, Frau auf einem Hügel. Öl auf Leinwand. Um 1870.

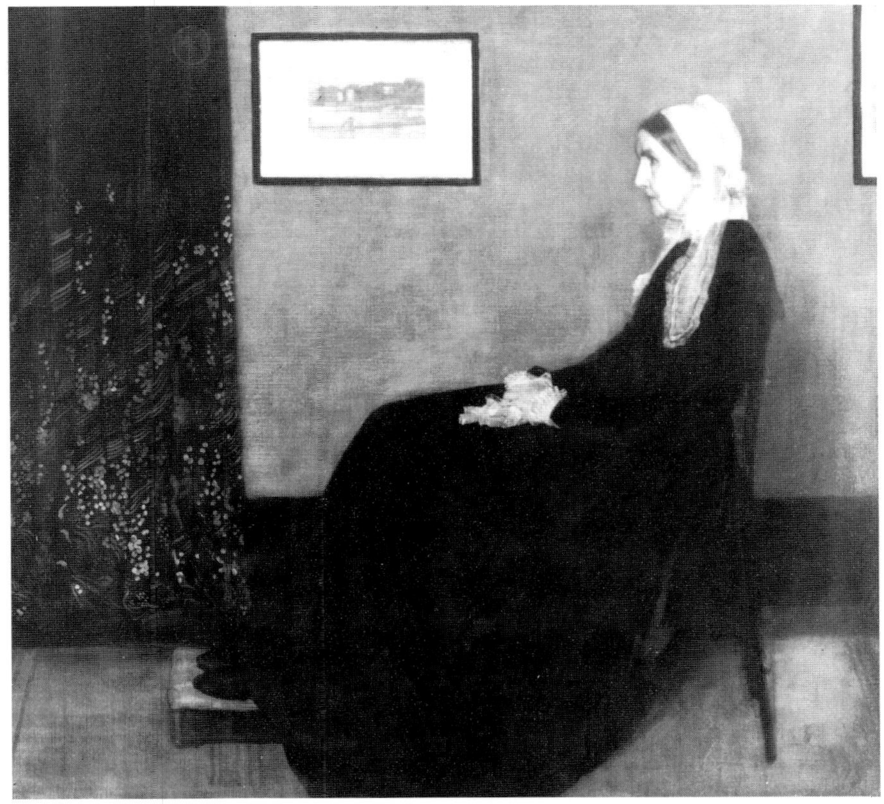

519 James Abbott McNeill Whistler, Arrangement in Grau und Schwarz, Nr. 1: Die Mutter des Künstlers. Öl auf Leinwand. 1871.

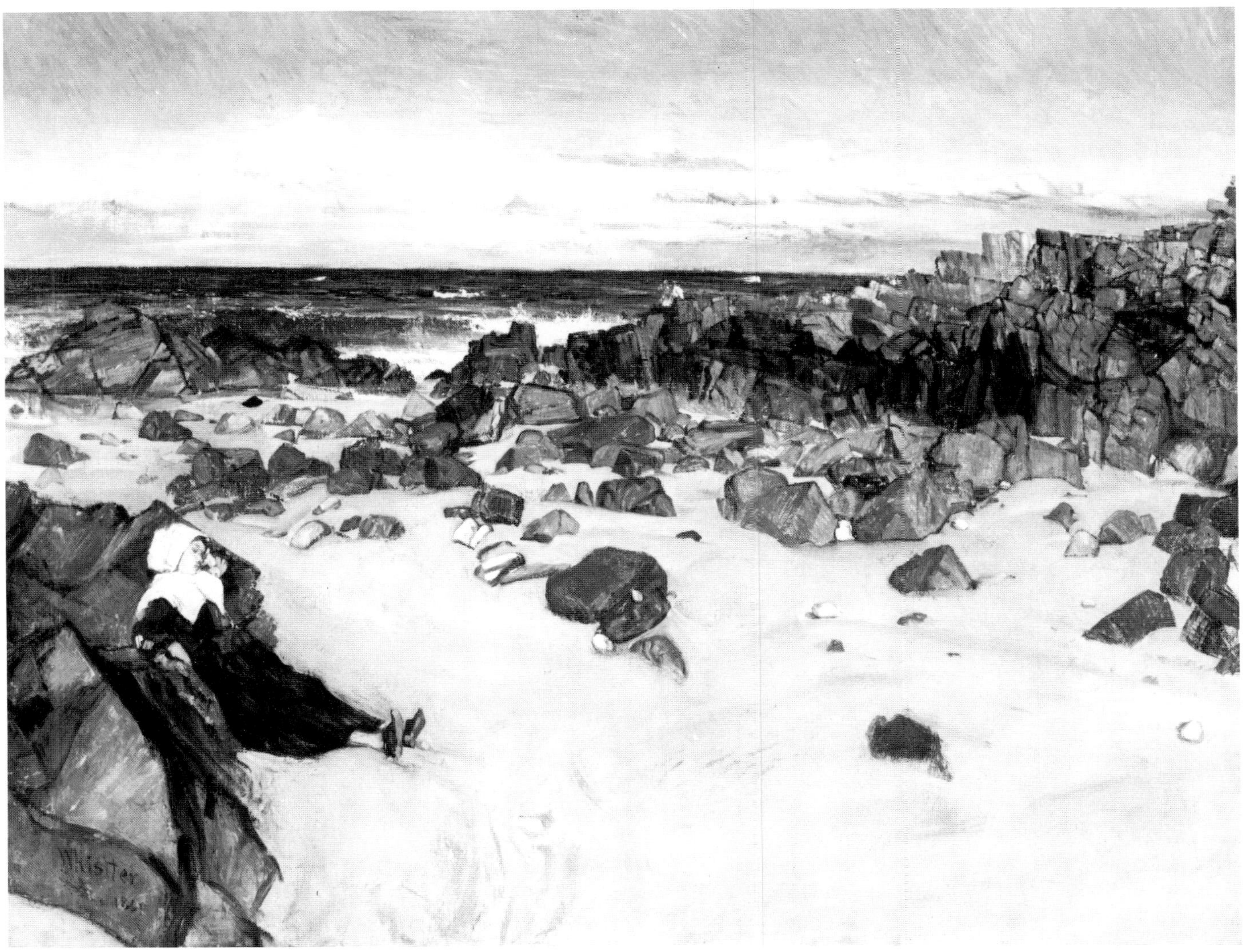

520 James Abbott McNeill Whistler, Küste der Bretagne. Öl auf Leinwand. 1861.

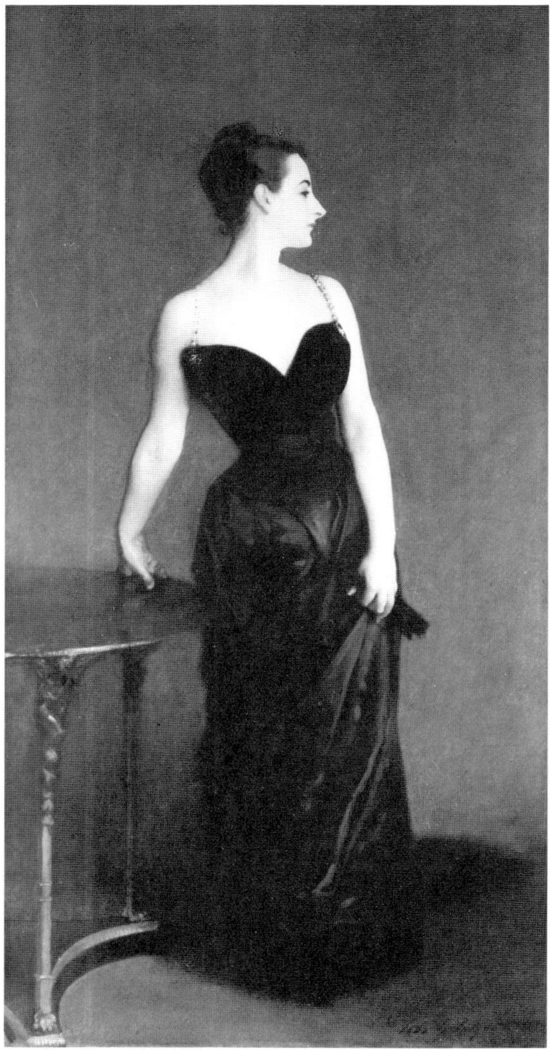

521 John Singer Sargent, Madame X (Madame Pierre Gautreau). Öl auf Leinwand. 1884.

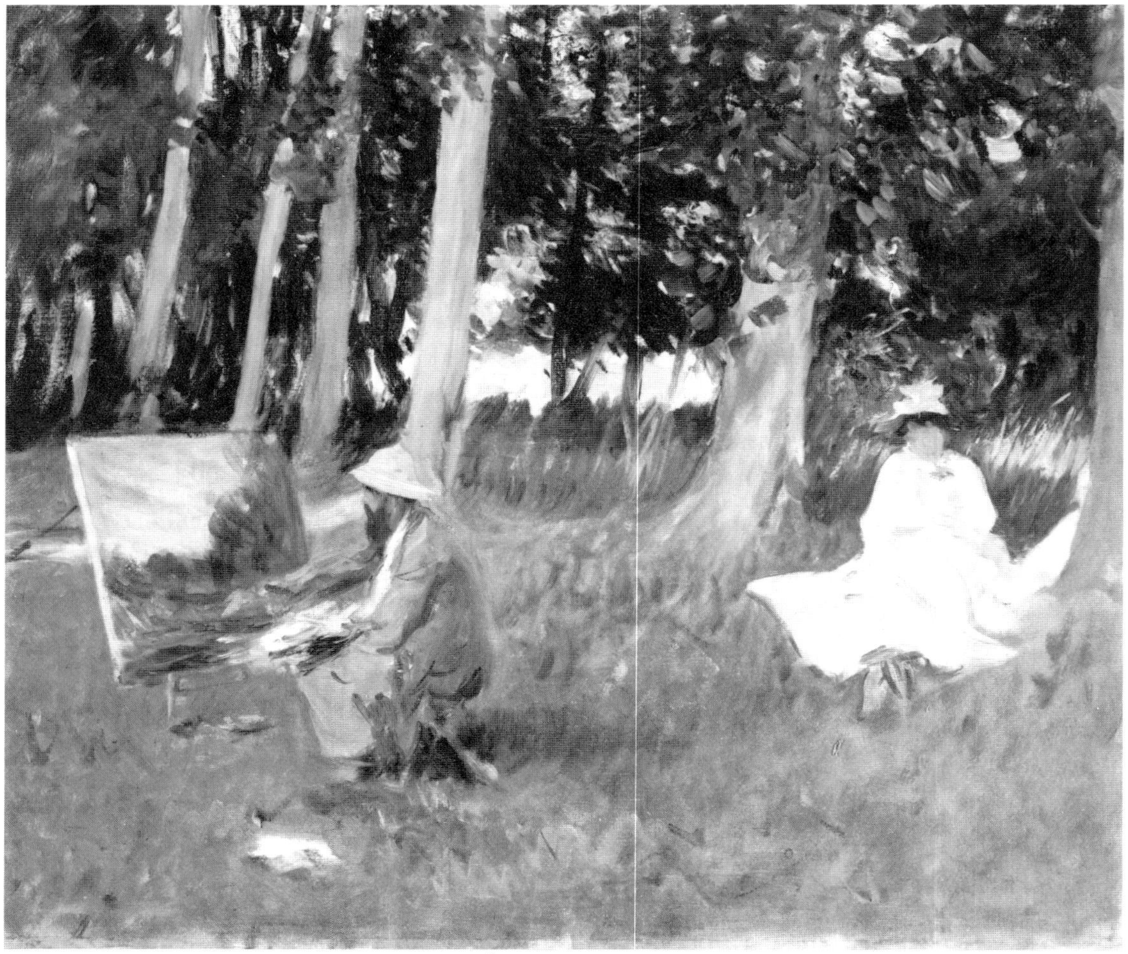

522 John Singer Sargent, Claude Monet malt am Waldrand. Öl auf Leinwand. 1887.

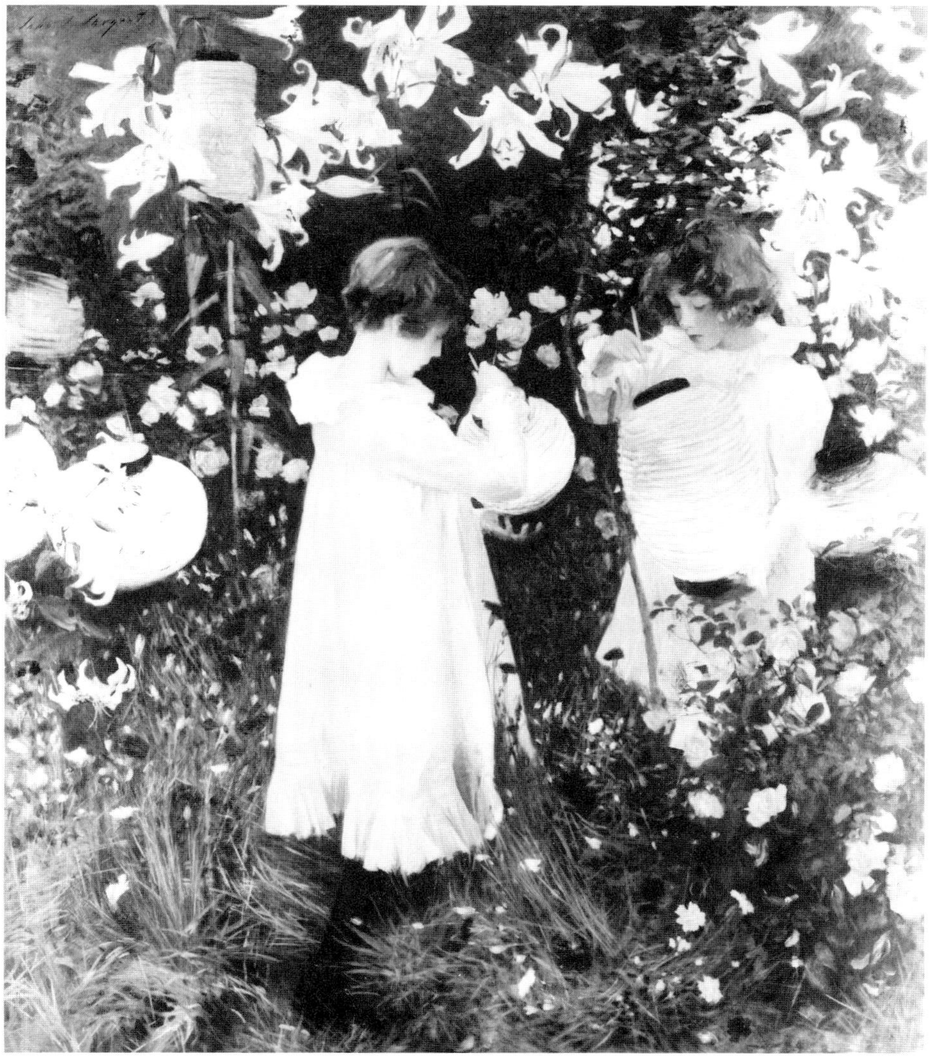

523 John Singer Sargent, Nelke, Lilie, Lilie, Rose. Öl auf Leinwand. 1885–1886.

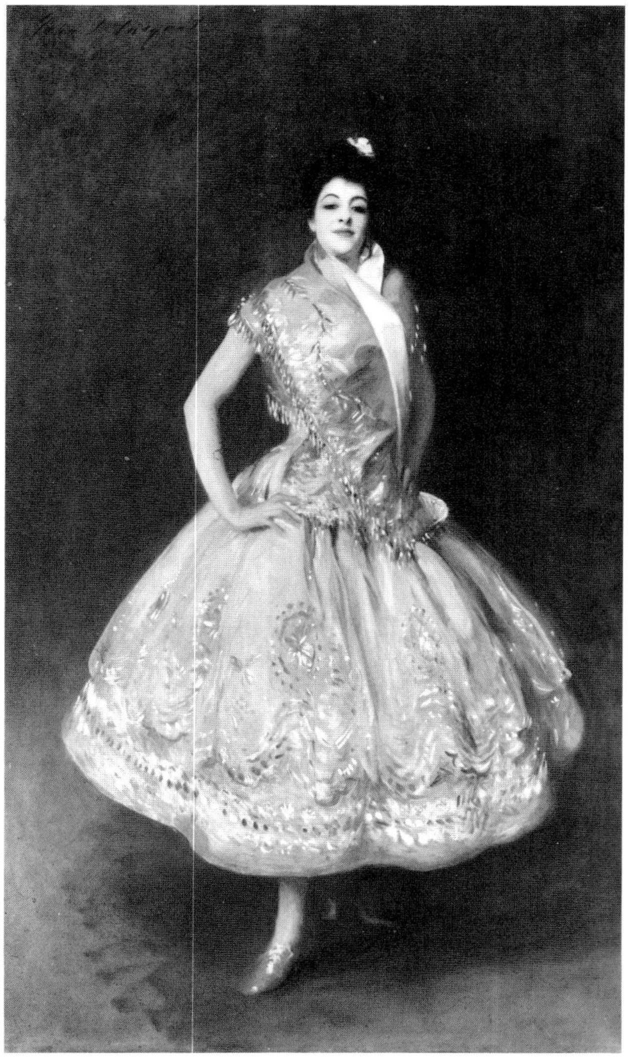

524 John Singer Sargent, Die Carmencita. Öl auf Leinwand. 1890.

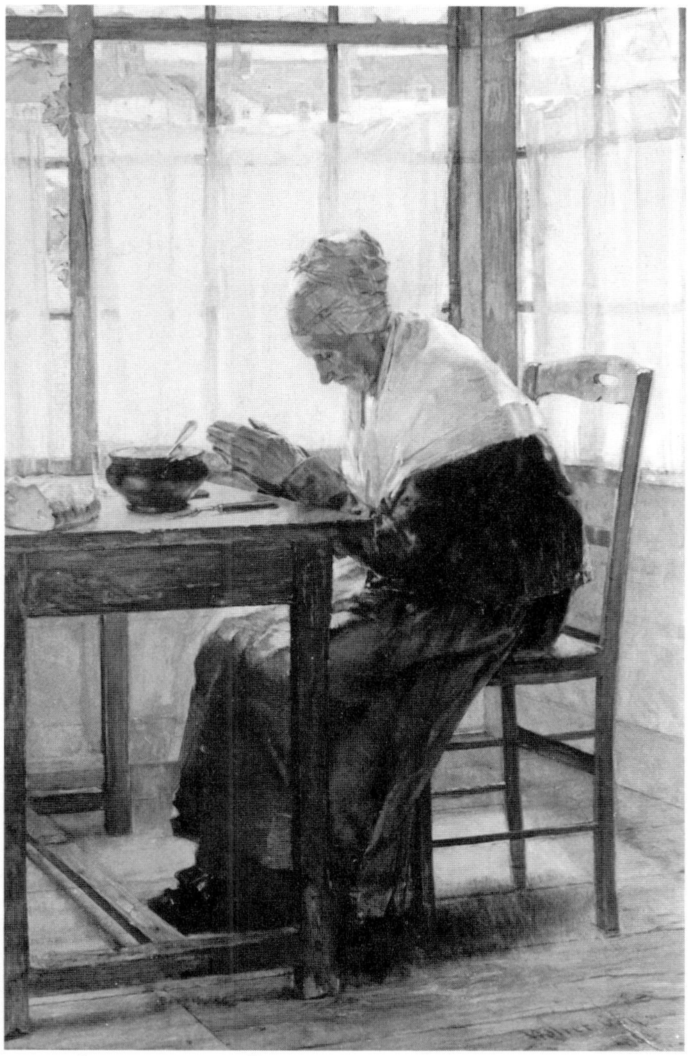

525 Walter Gay, Tischgebet. Öl auf Leinwand. 1888.

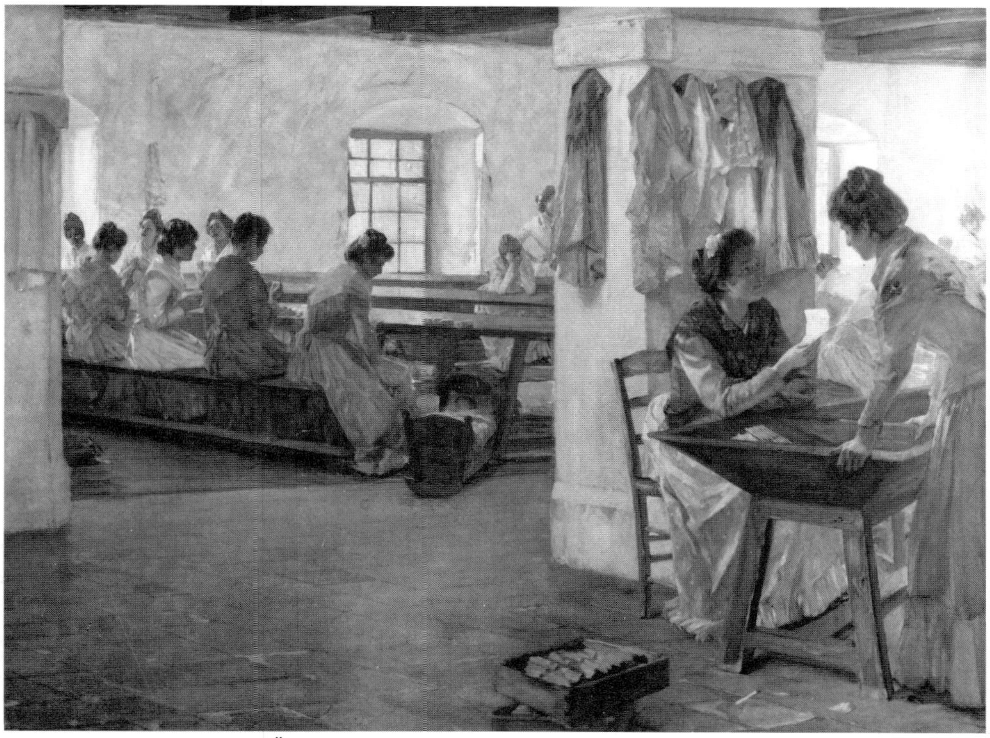

526 Walter Gay, Las Cigarreras. Öl auf Leinwand. 1894.

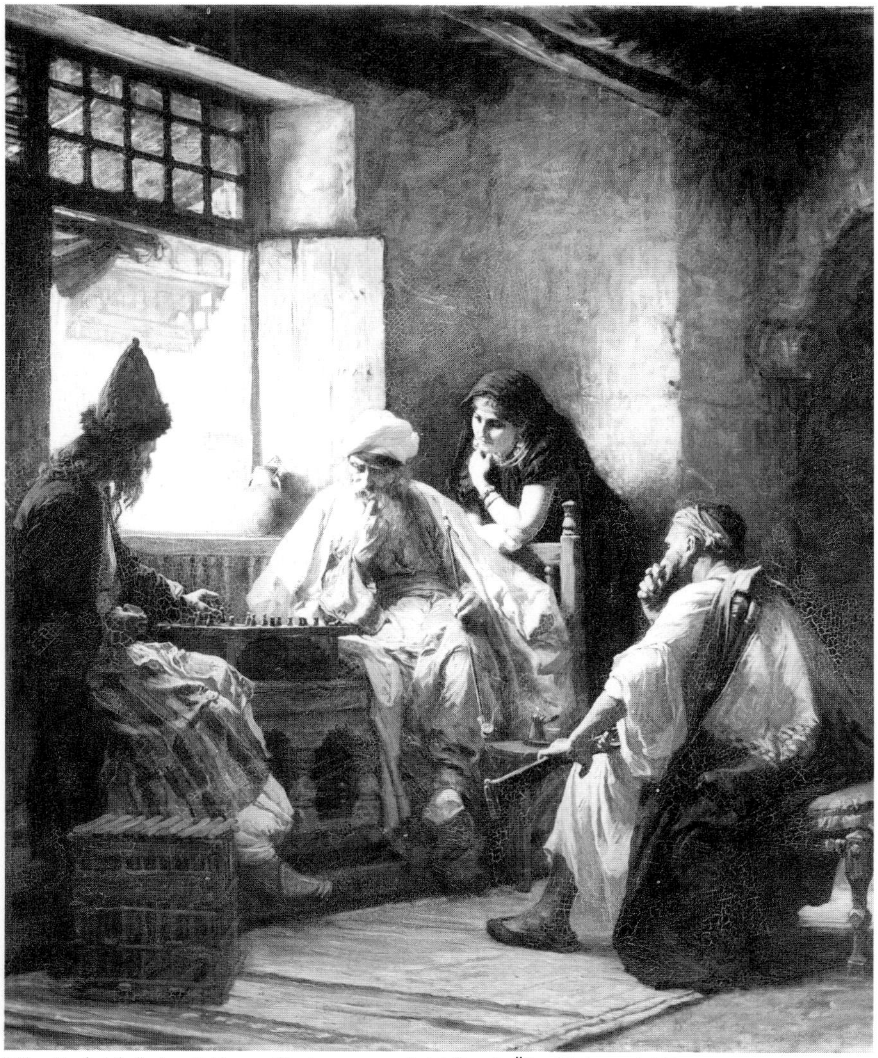

527 Frederick Arthur Bridgman. Ein interessantes Spiel. Detail. Öl auf Leinwand. 1881.

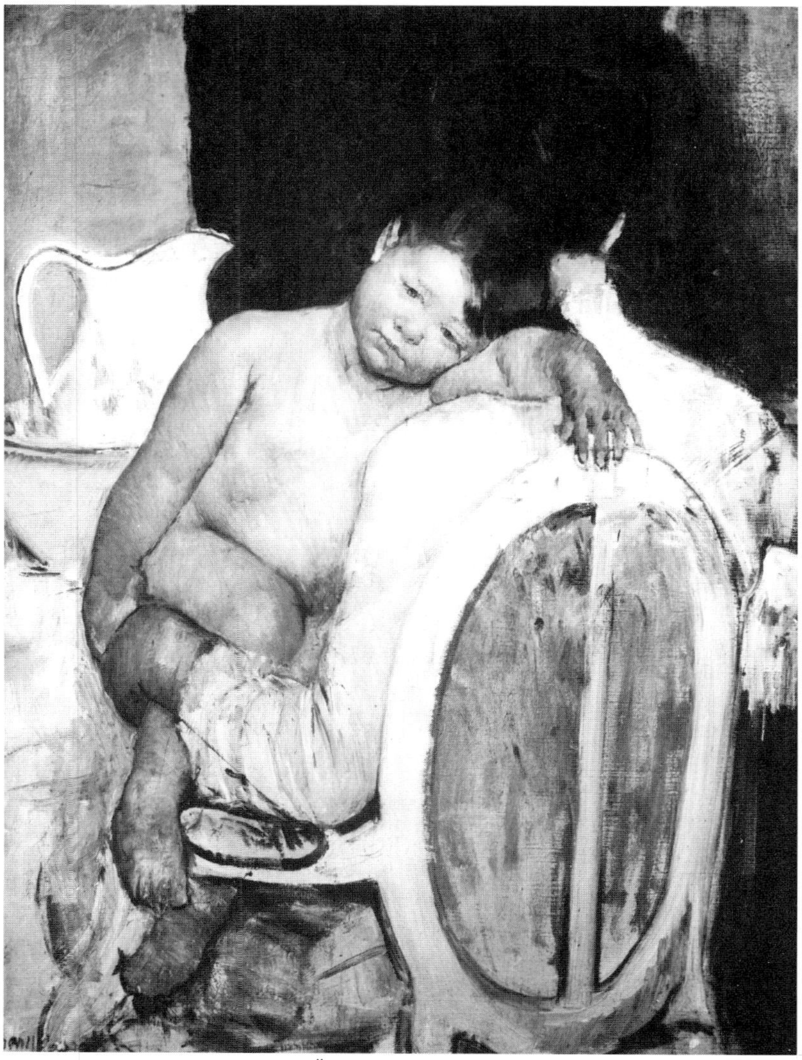

528 Marry Cassatt. Mutter und Kind. Öl auf Leinwand.

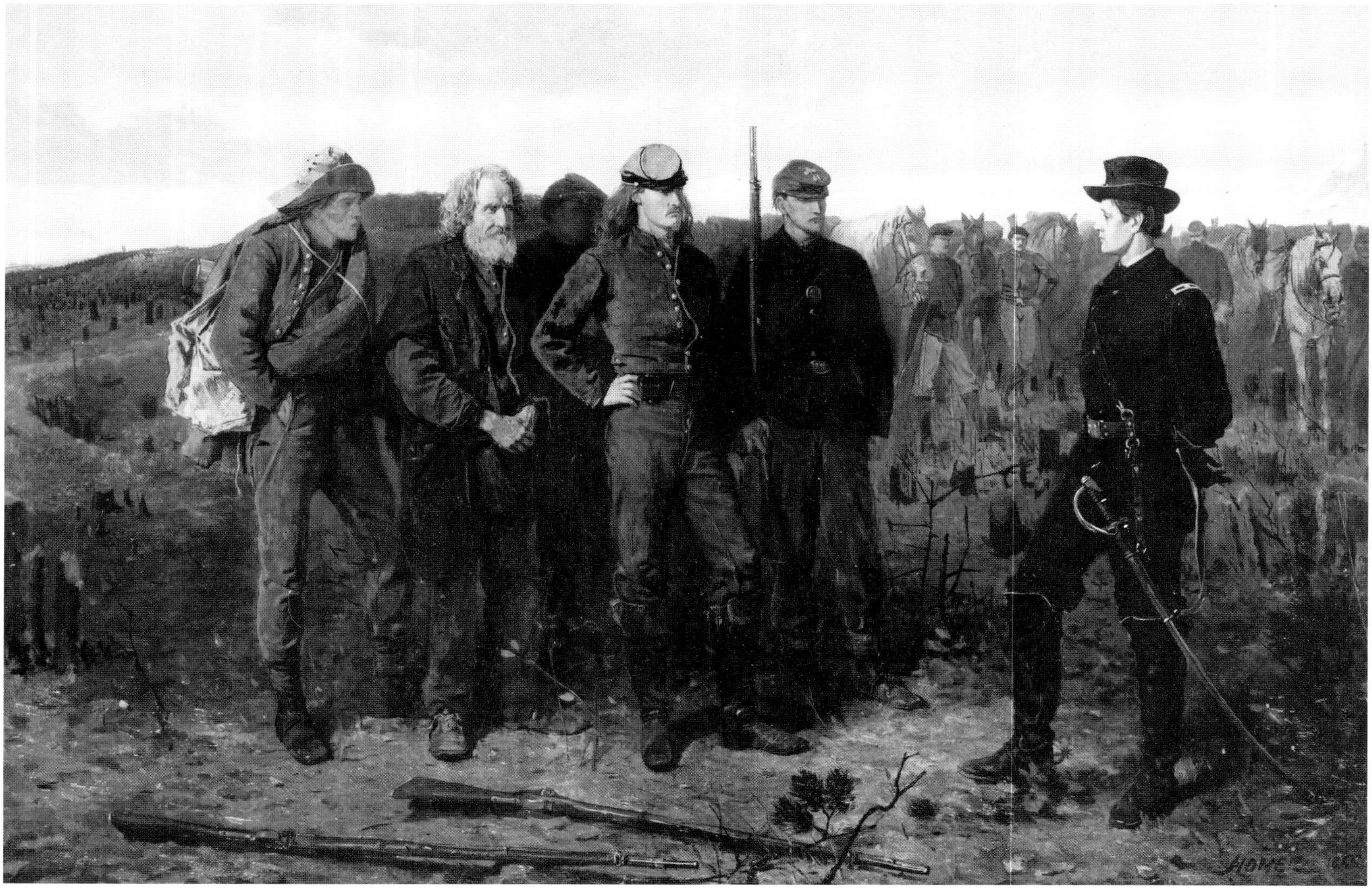

529 Winslow Homer, Gefangene von der Front. Öl auf Leinwand. 1866.

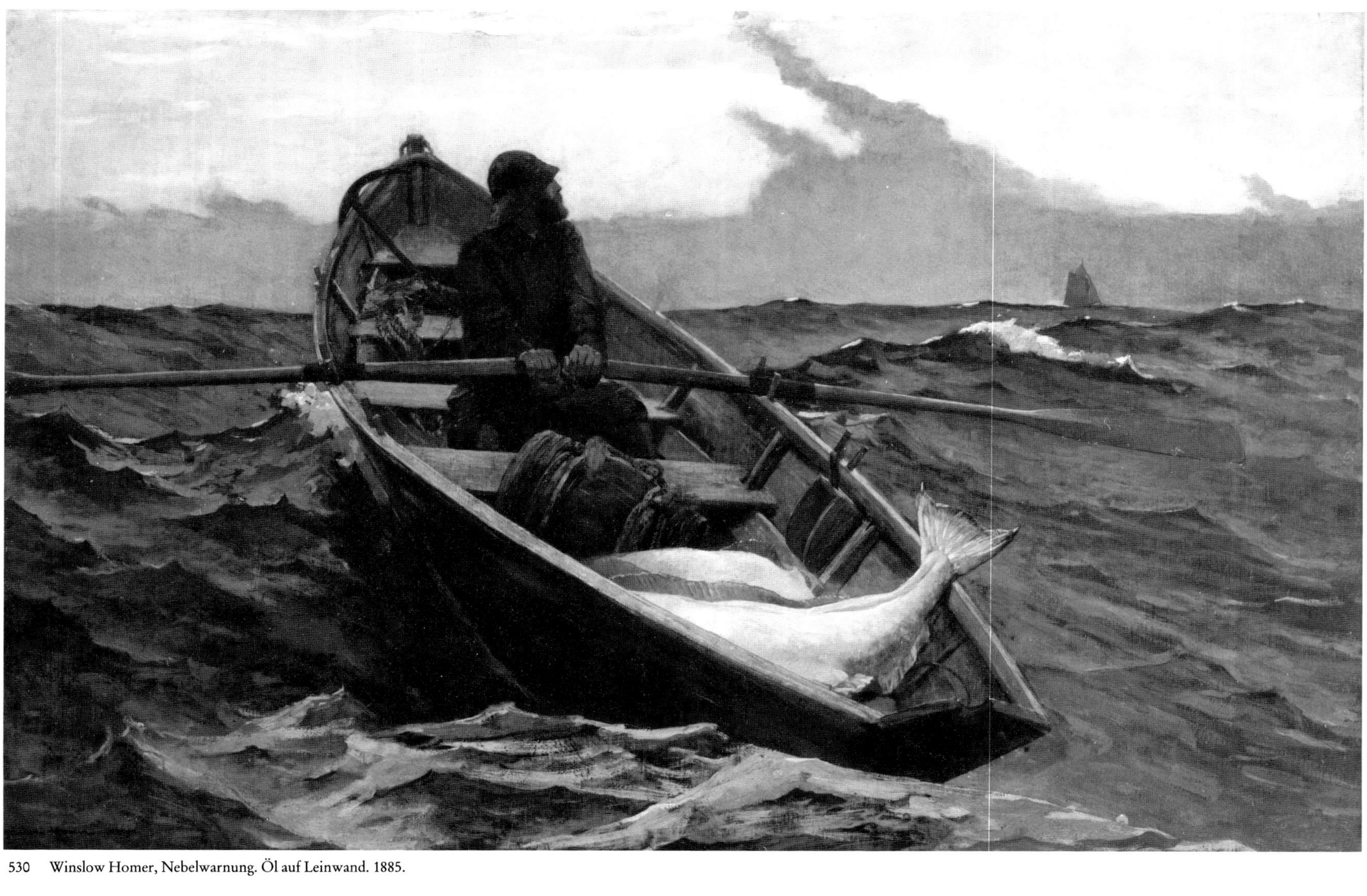

530 Winslow Homer, Nebelwarnung. Öl auf Leinwand. 1885.

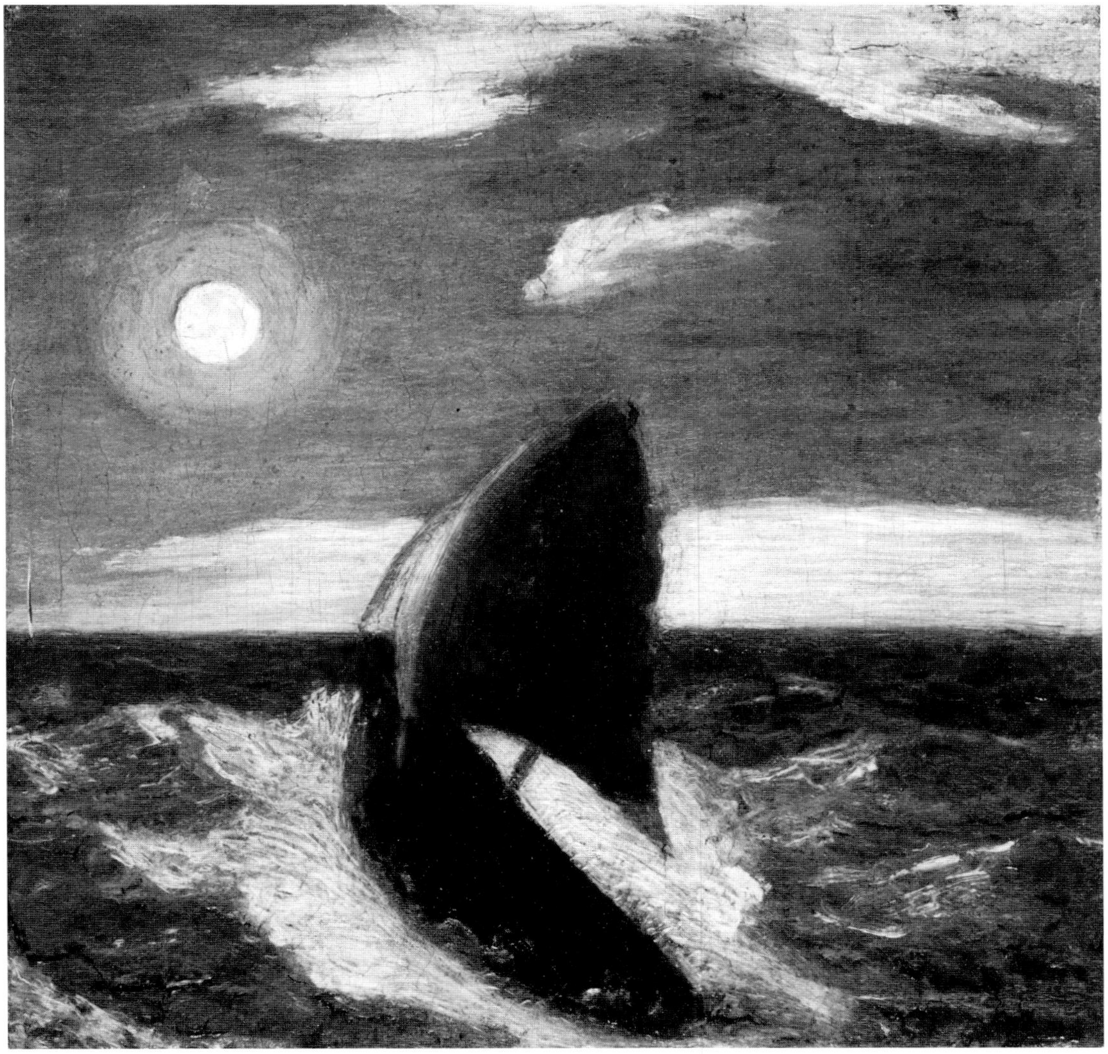
531 Albert P. Ryder, Schwerarbeiter des Meeres. Öl auf Holz. Um 1884.

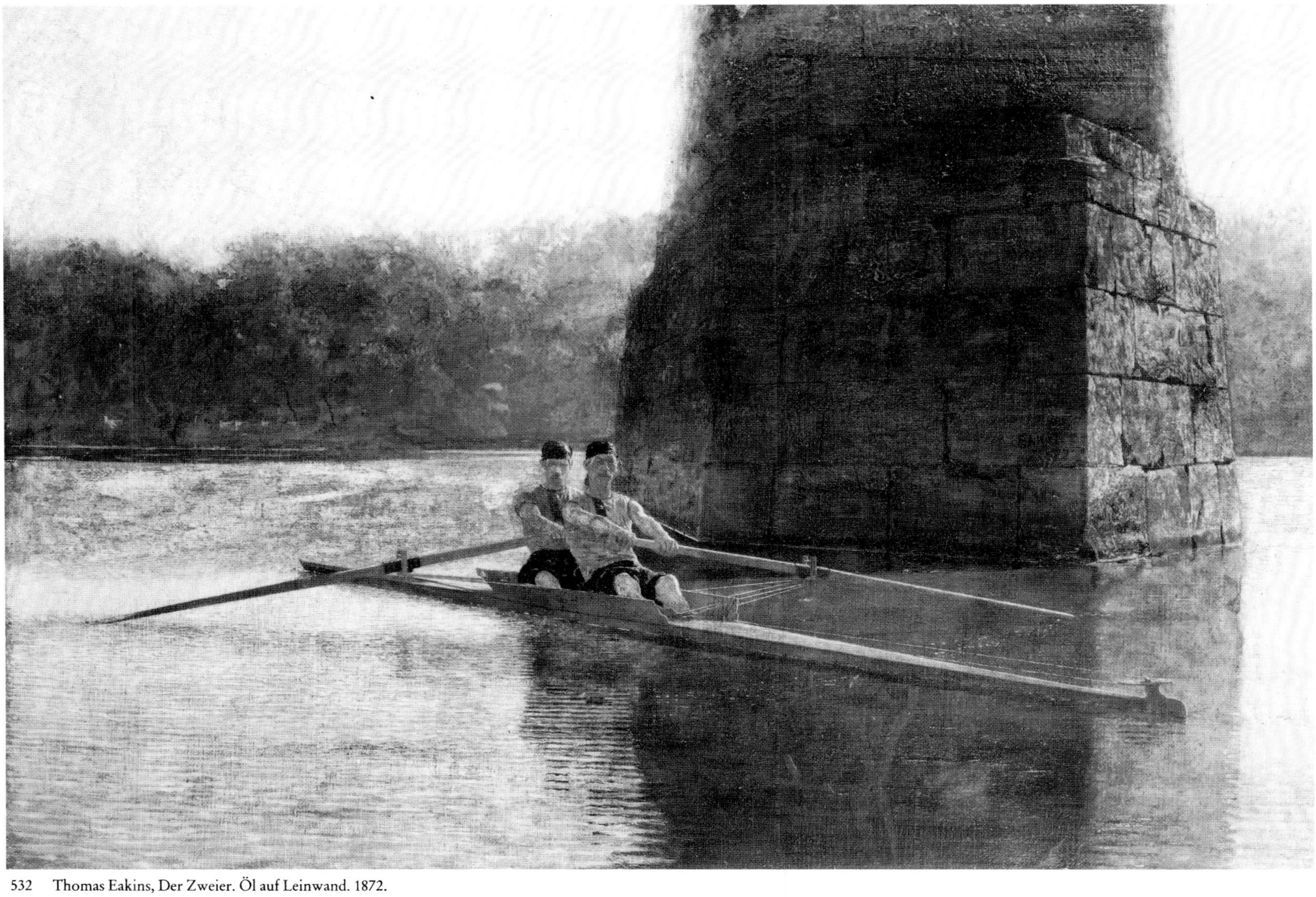
532 Thomas Eakins, Der Zweier. Öl auf Leinwand. 1872.

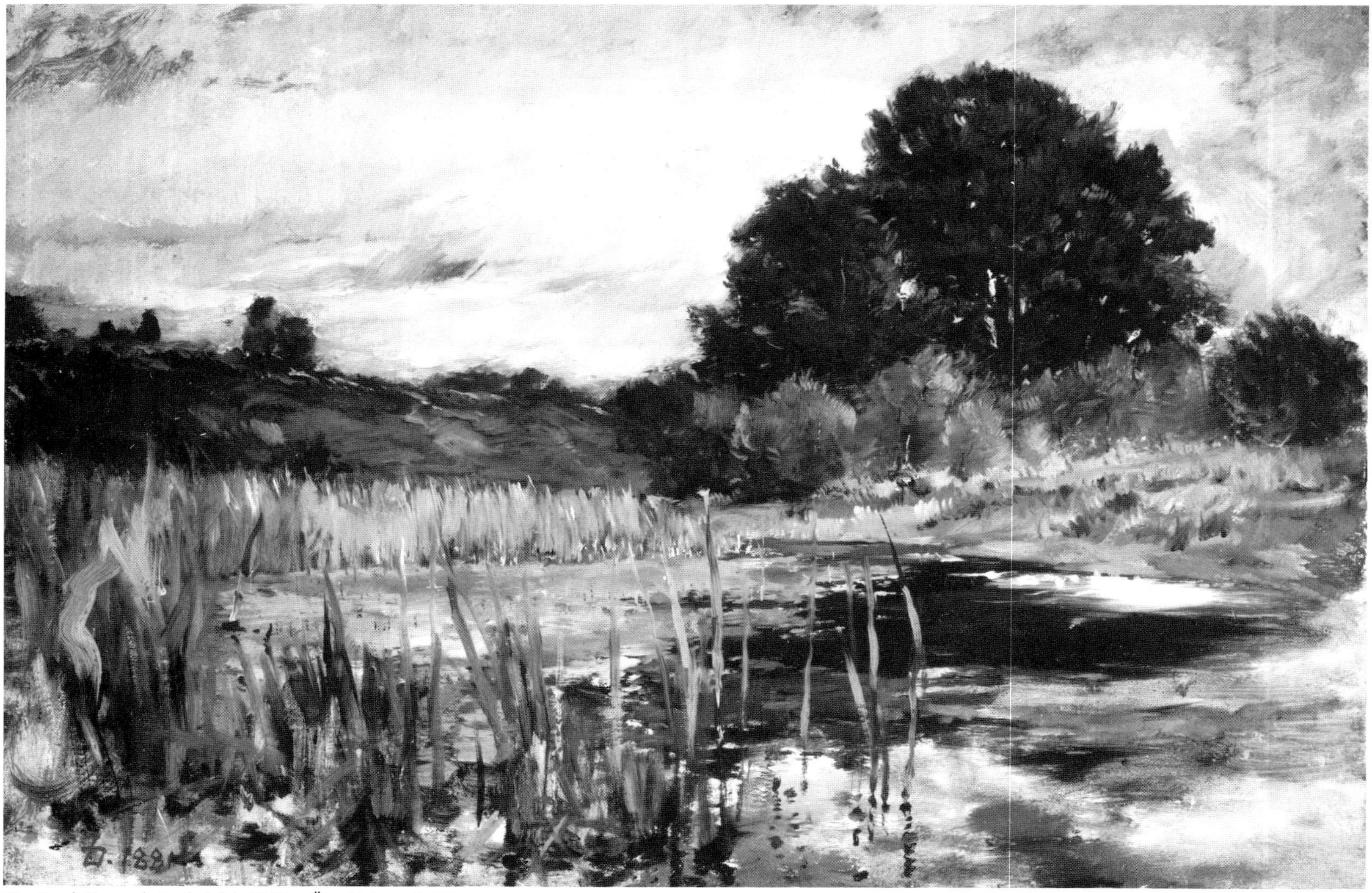

533 Frank Duveneck, Landschaft bei Polling. Öl auf Leinwand. 1881.

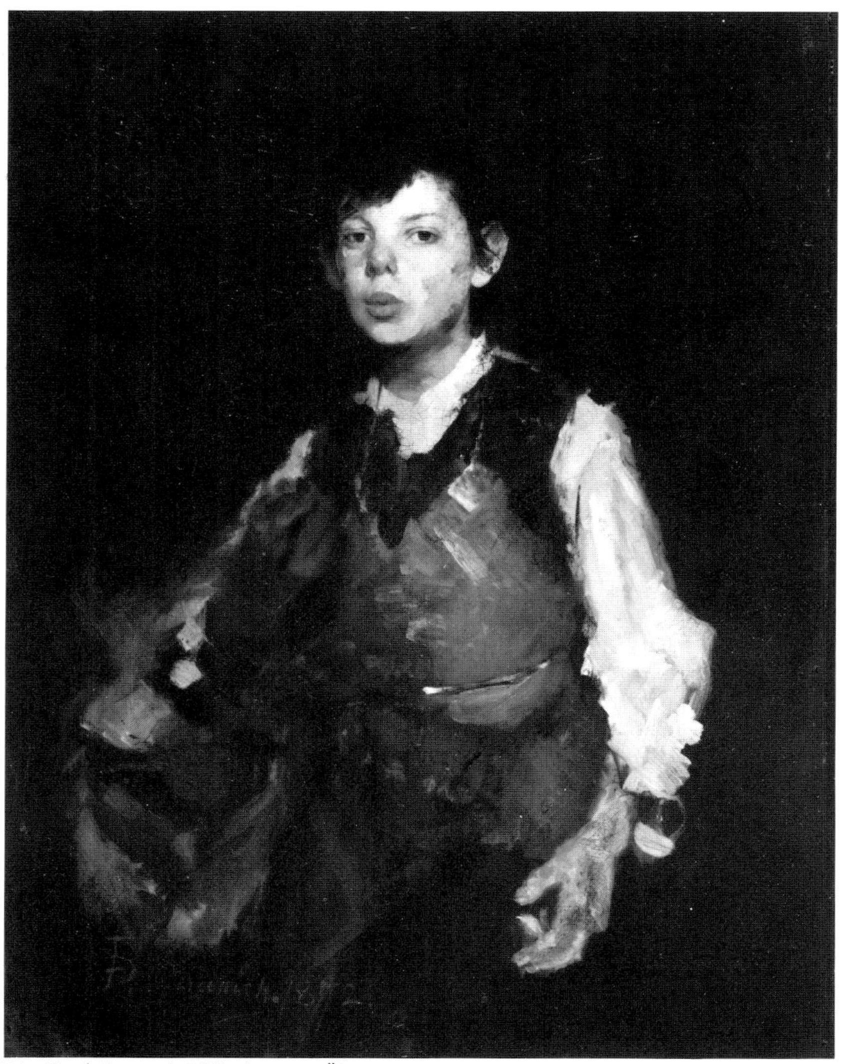

534 Frank Duveneck, Pfeifender Junge. Öl auf Leinwand. 1872.

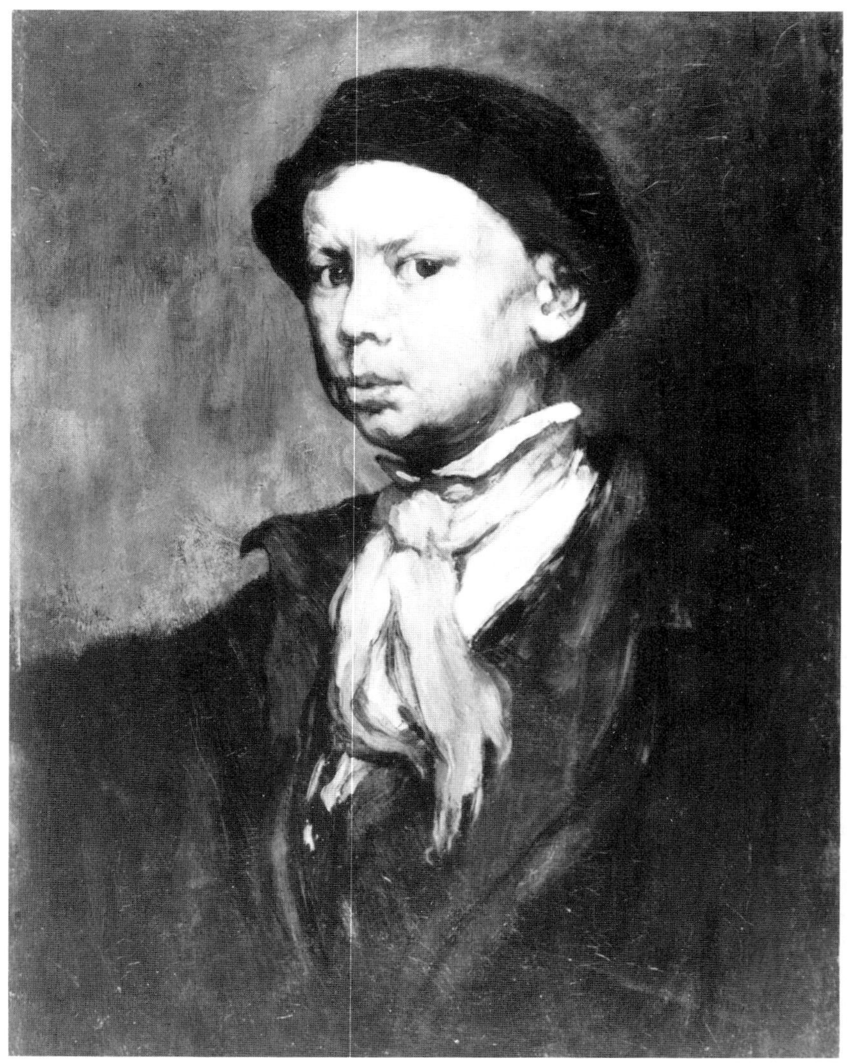

535 J. Frank Currier, Pfeifender Junge. Öl auf Leinwand. Um 1873.

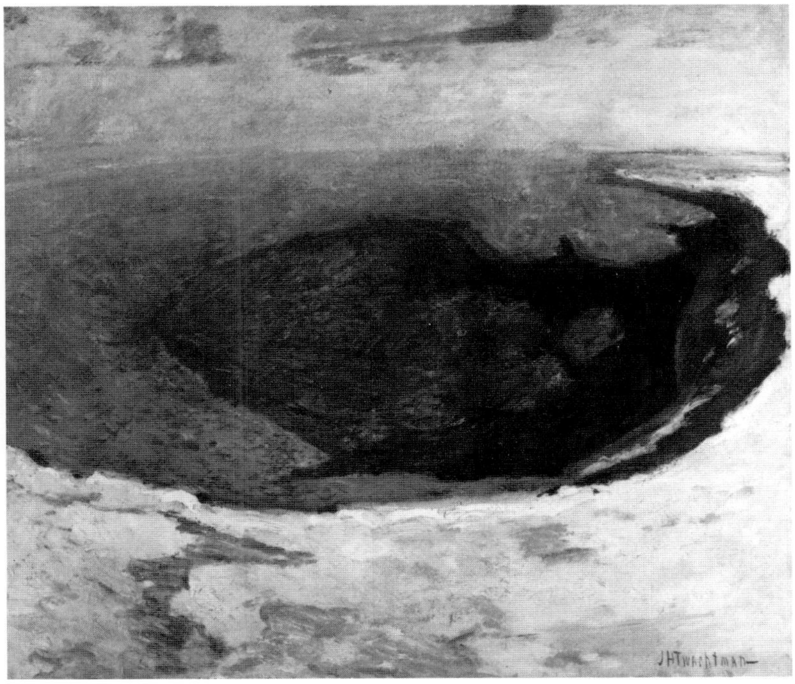

536 John Henry Twachtmann, Der grüne Teich. Öl auf Leinwand. Um 1895.

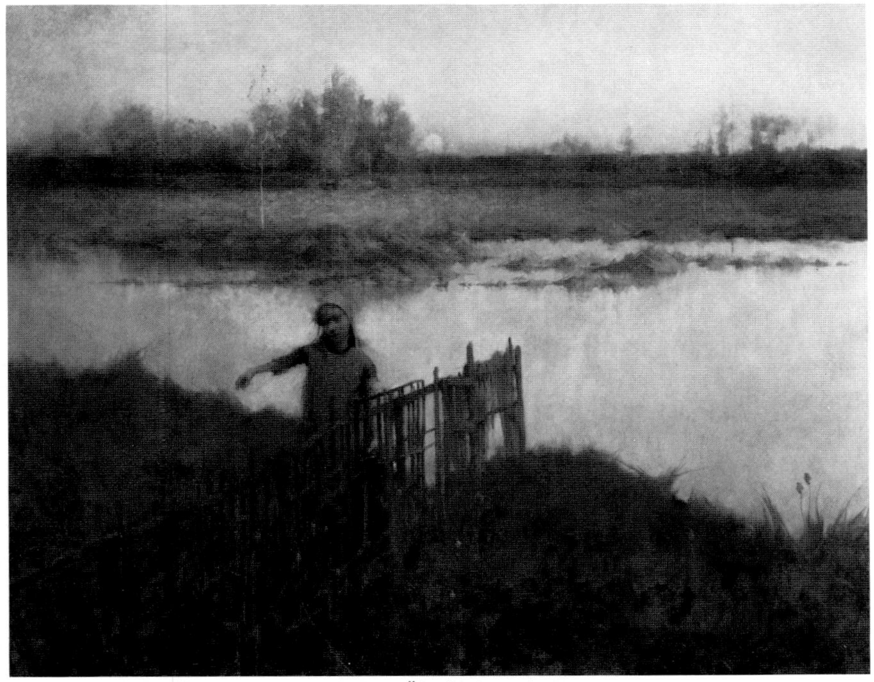

537 Willard Metcalf, Sonnenuntergang in Grez. Öl auf Leinwand. 1885.

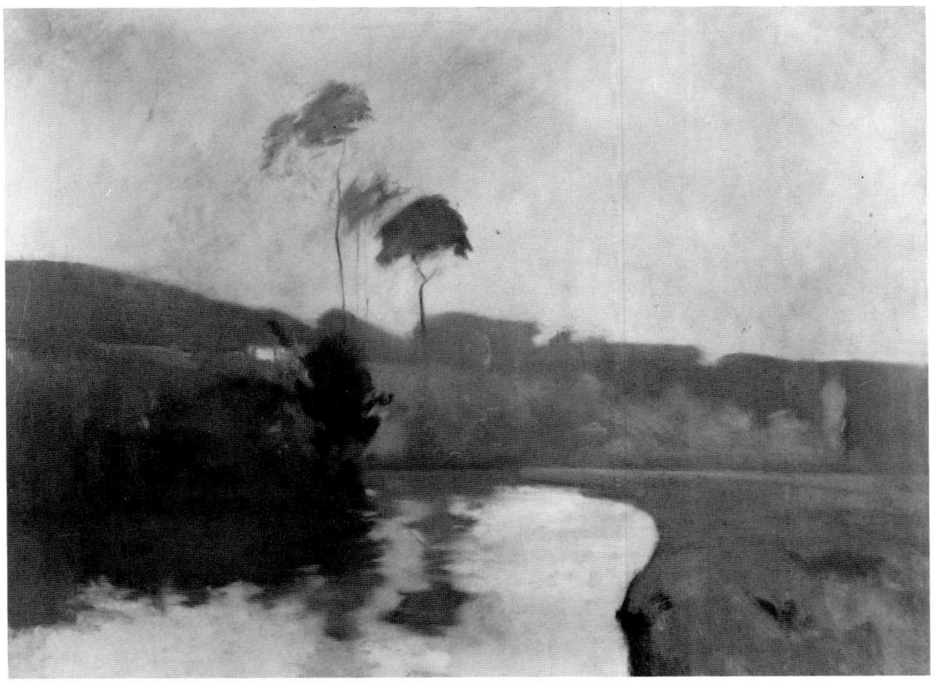

538 John Henry Twachtmann, Frühling. Öl auf Leinwand. 1883–1885.

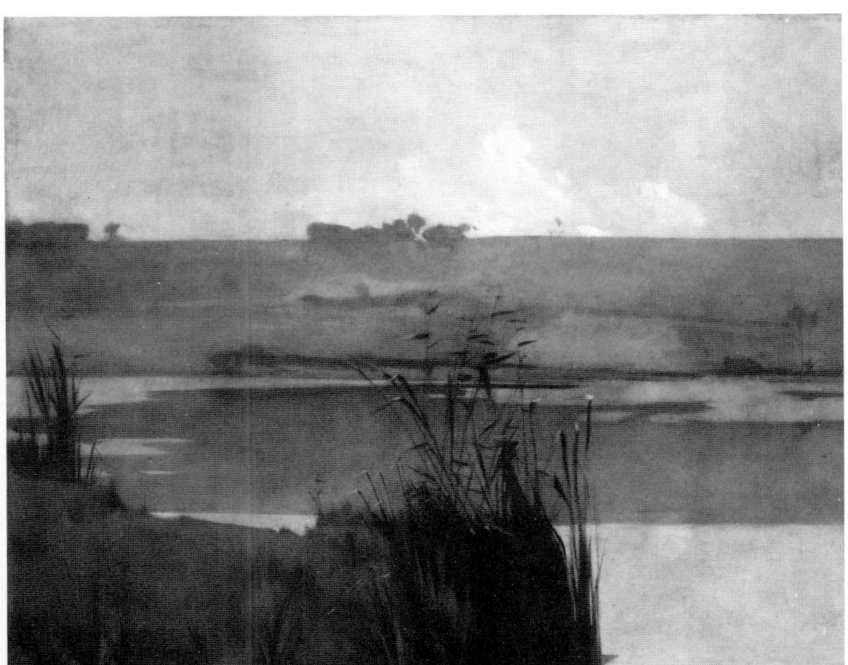

539 John Henry Twachtmann, Arques-la-Bataille. Öl auf Leinwand. 1885.

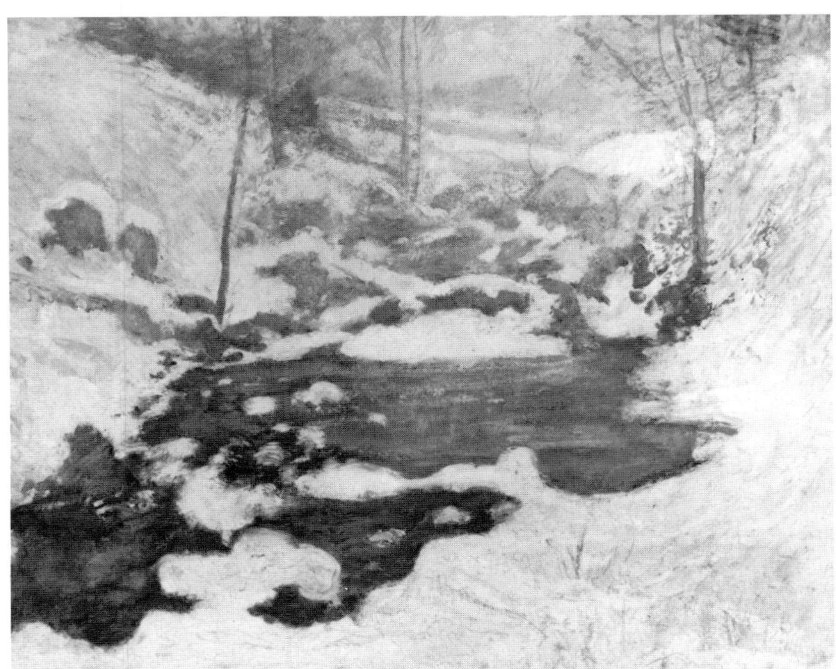

540 John Henry Twachtmann, Eingeschneit. Öl auf Leinwand. 1889.

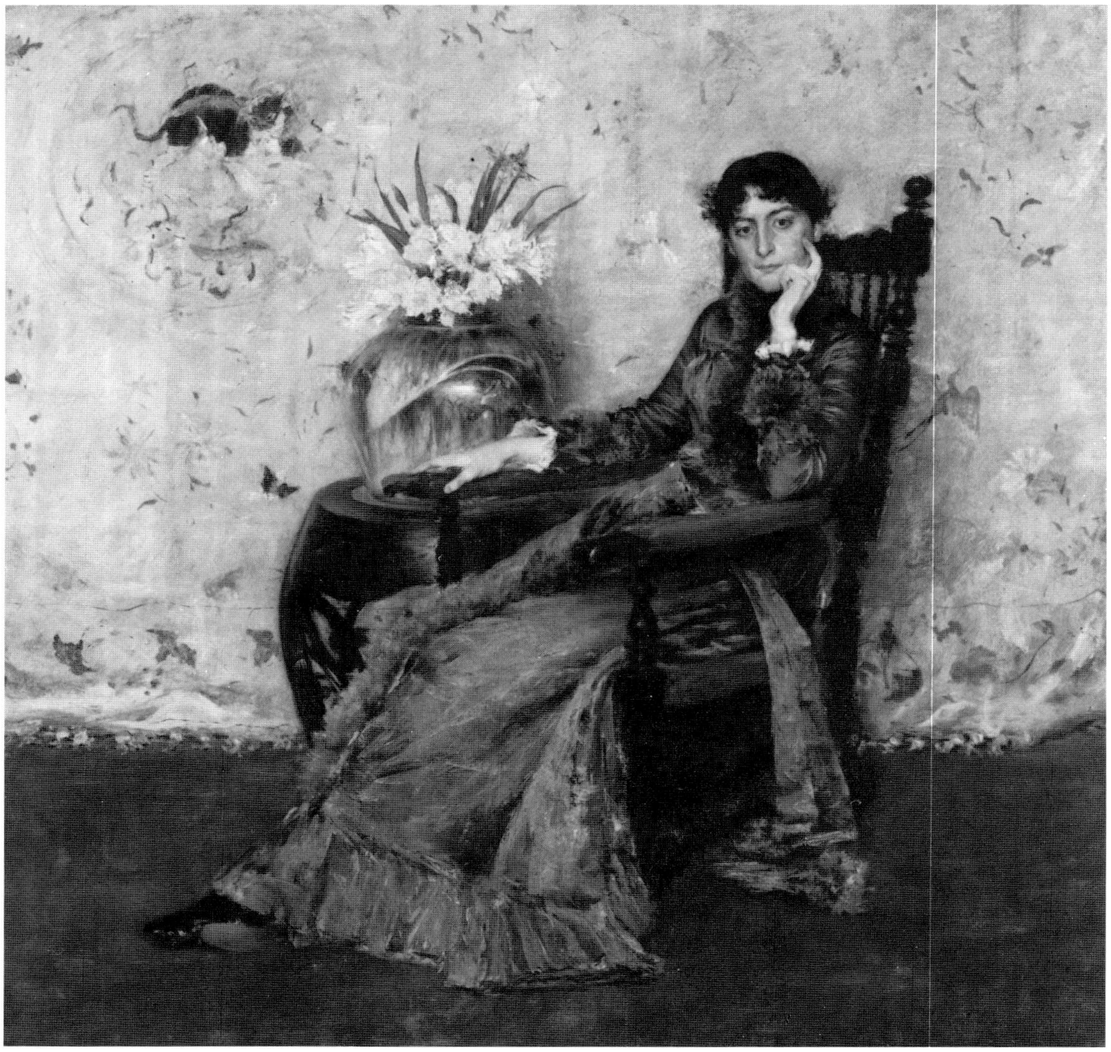

541 William Merritt Chase, Dora Wheeler. Öl auf Leinwand. 1883.

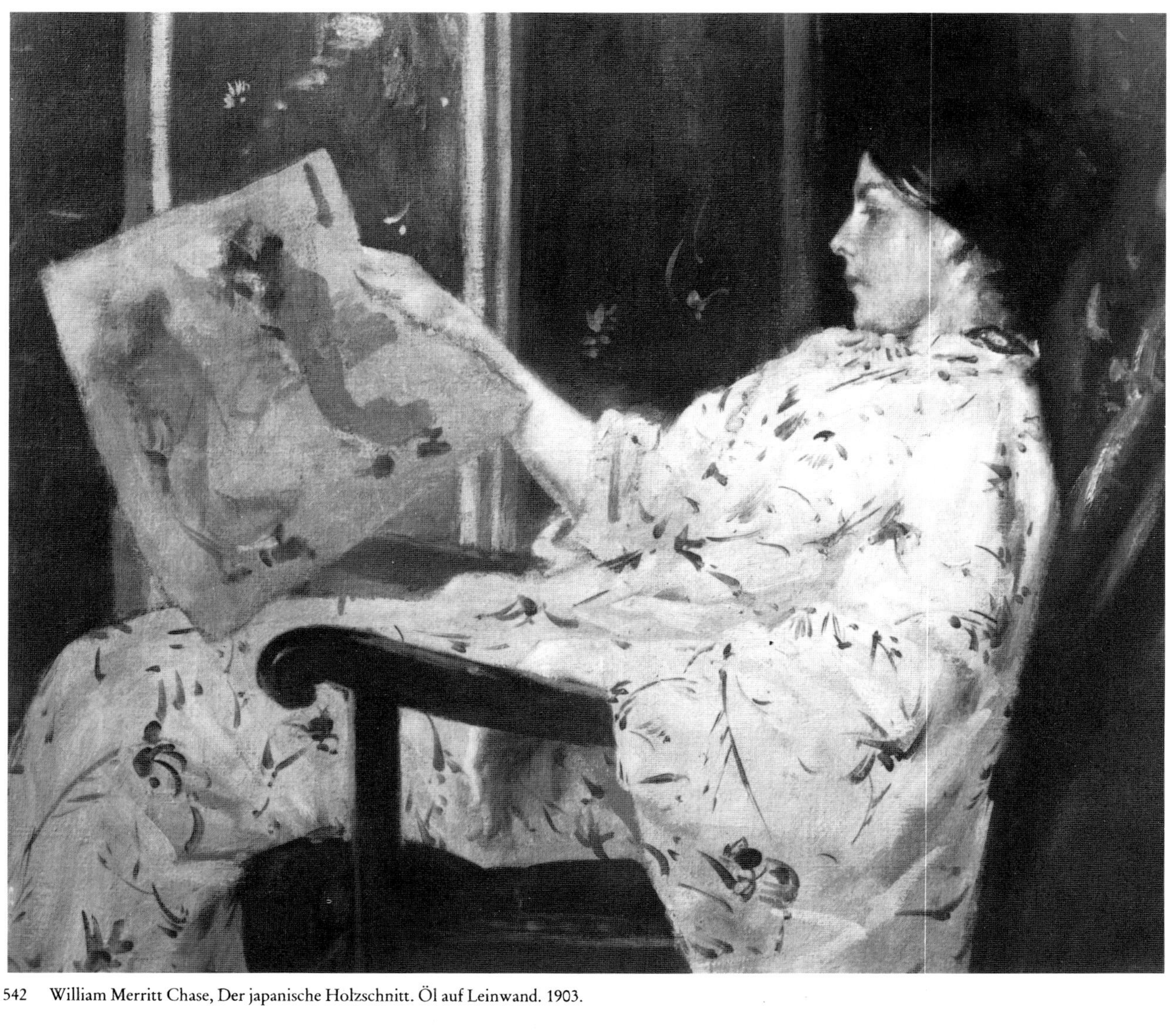

542 William Merritt Chase, Der japanische Holzschnitt. Öl auf Leinwand. 1903.

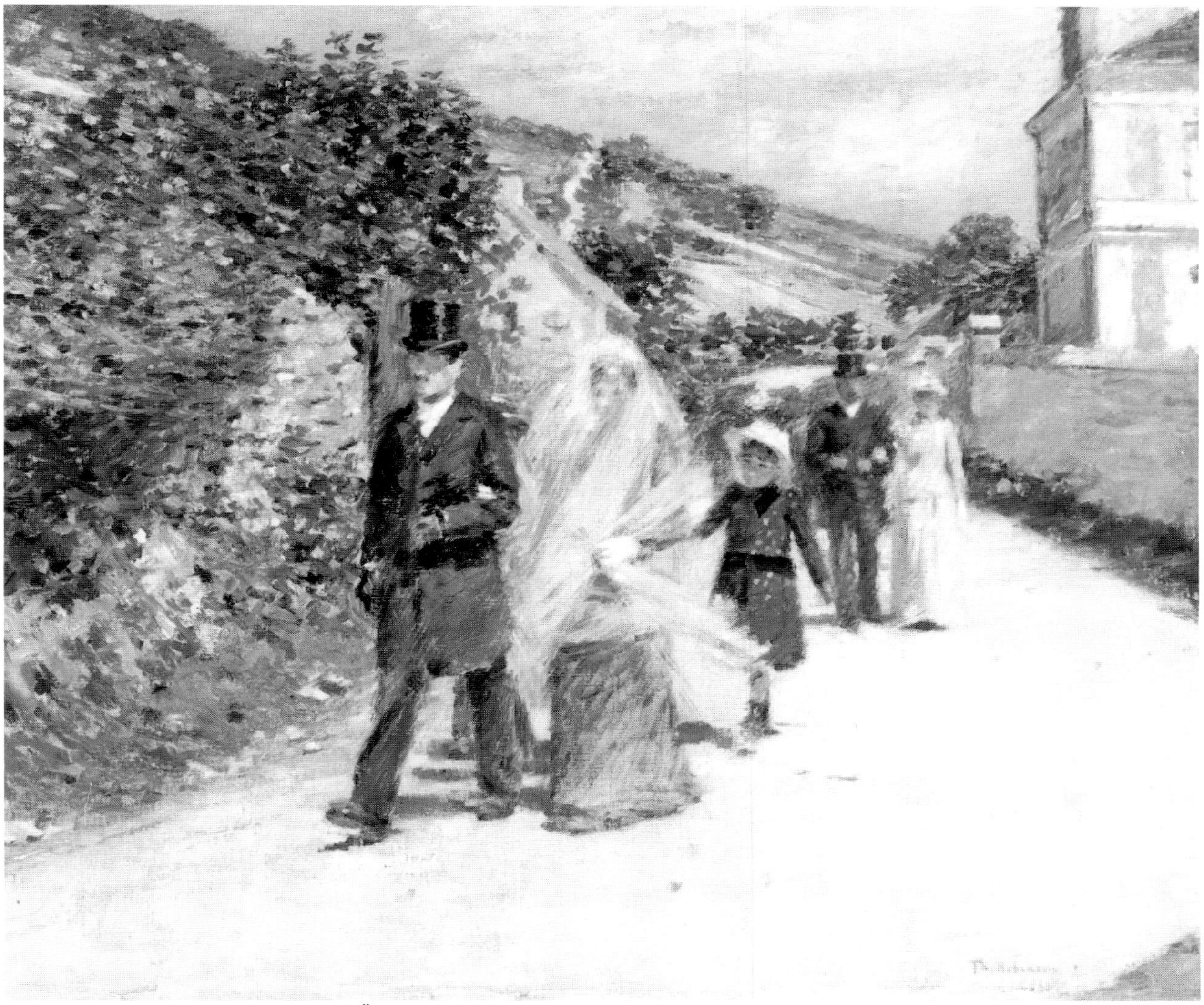

543 Theodore Robinson, Der Hochzeitszug. Öl auf Leinwand. 1892.

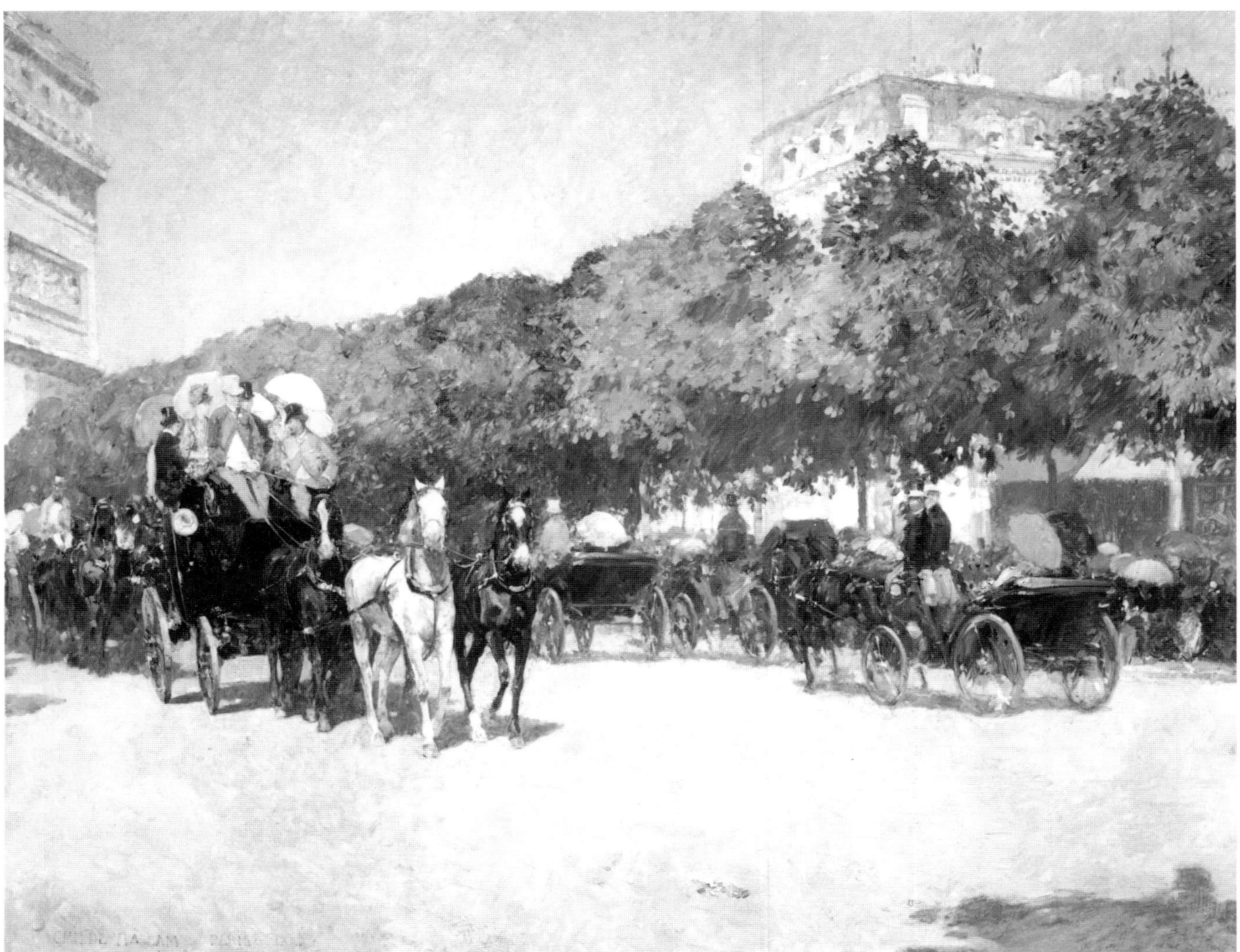

544 Childe Hassam, Der Tag des Grand Prix. Öl auf Leinwand. 1887.

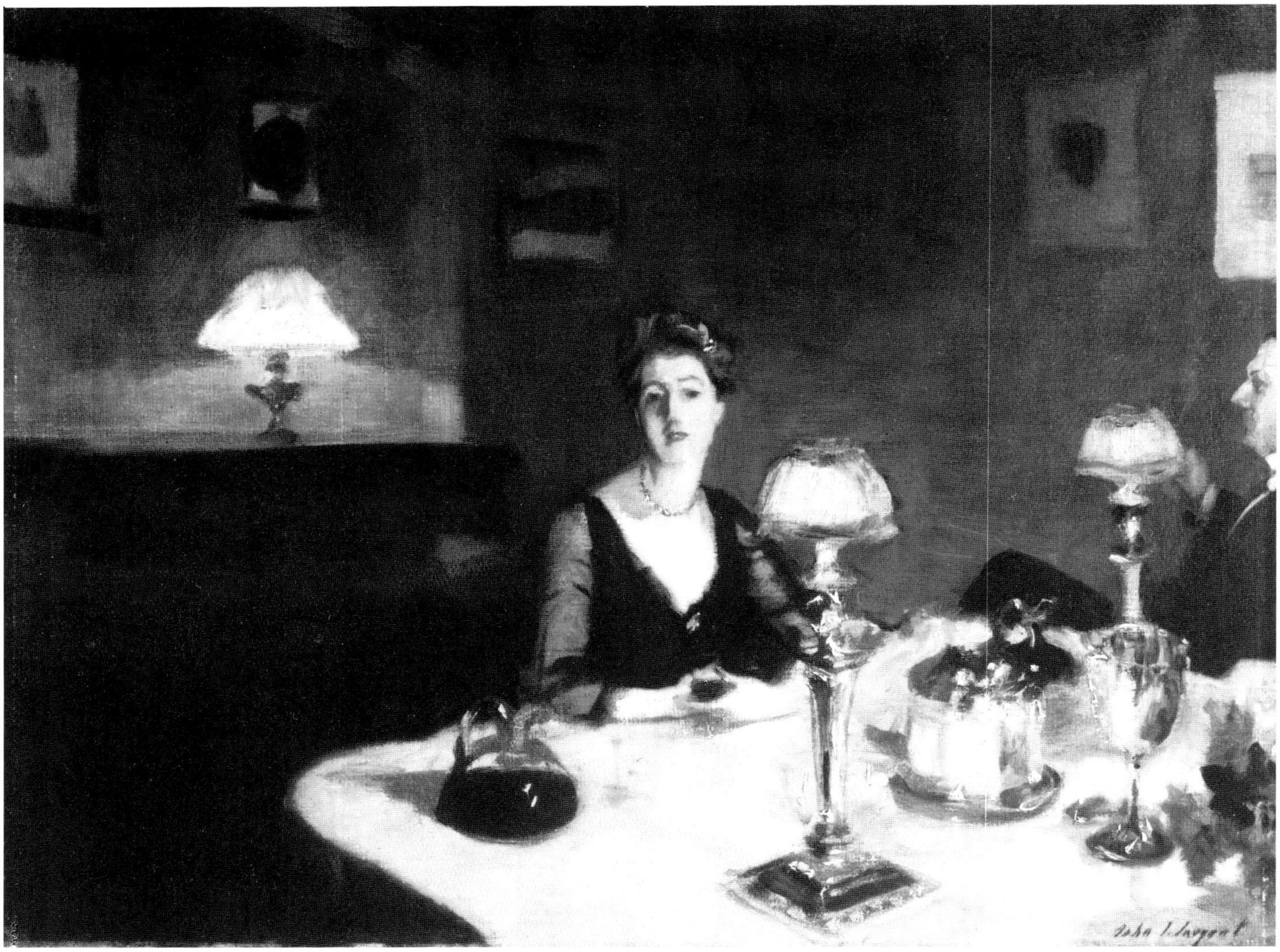

545 John Singer Sargent, Dinner (Ein Glas Rotwein). Öl auf Leinwand. 1884.

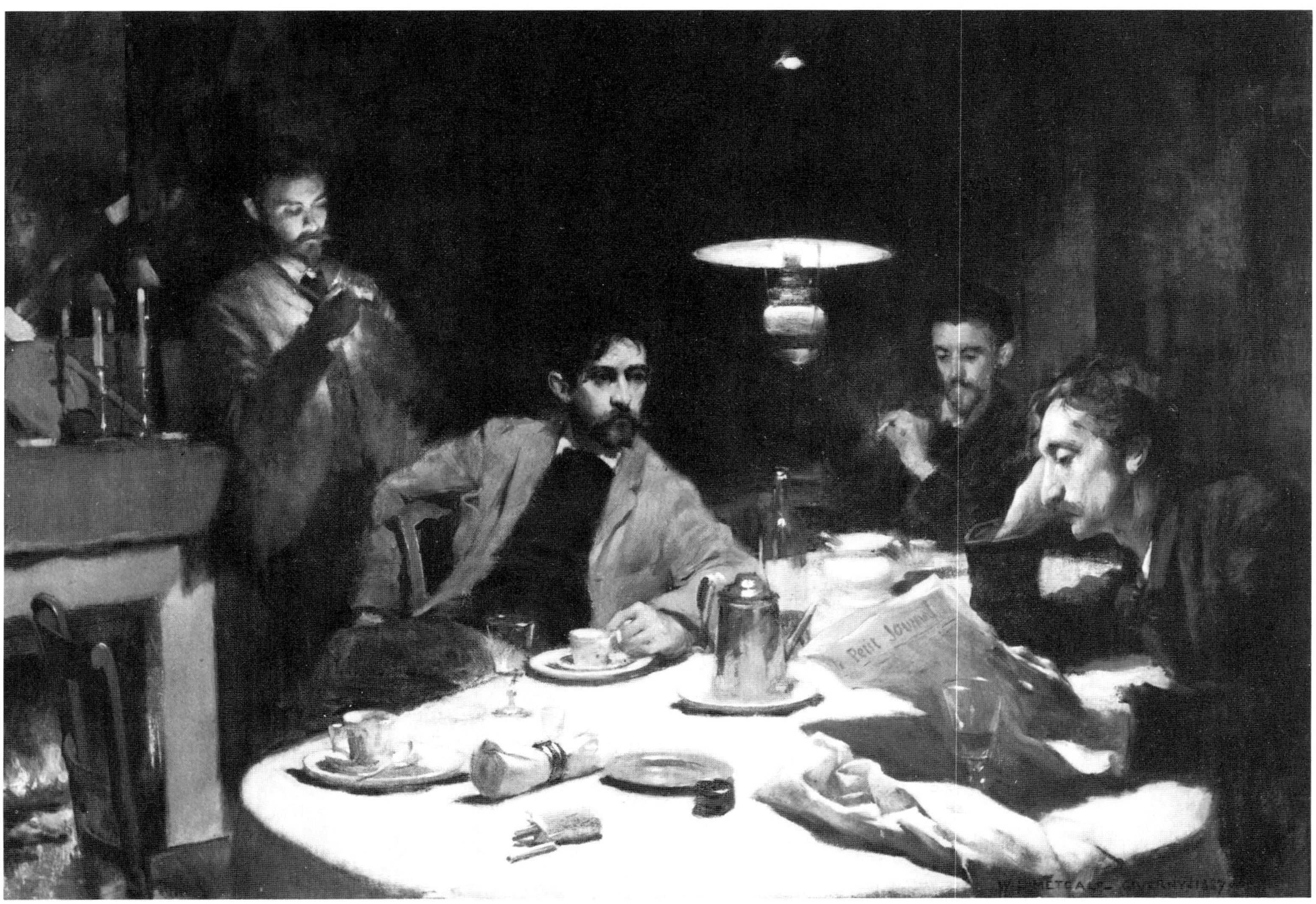

546 Willard Metcalf, Zehn-Cent-Frühstück. Öl auf Leinwand. Um 1887.

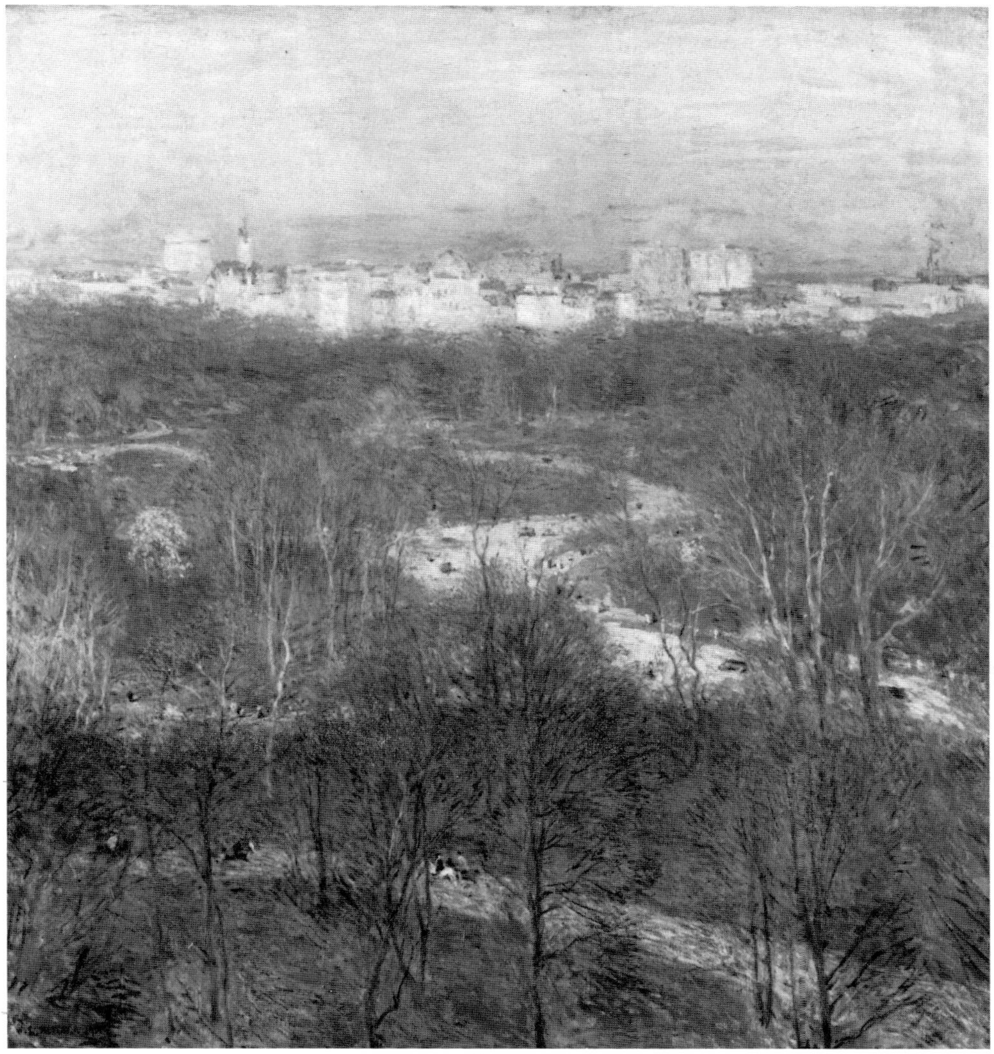

547 Willard Metcalf, Frühlingsnachmittag, Central Park. Öl auf Leinwand. 1911.

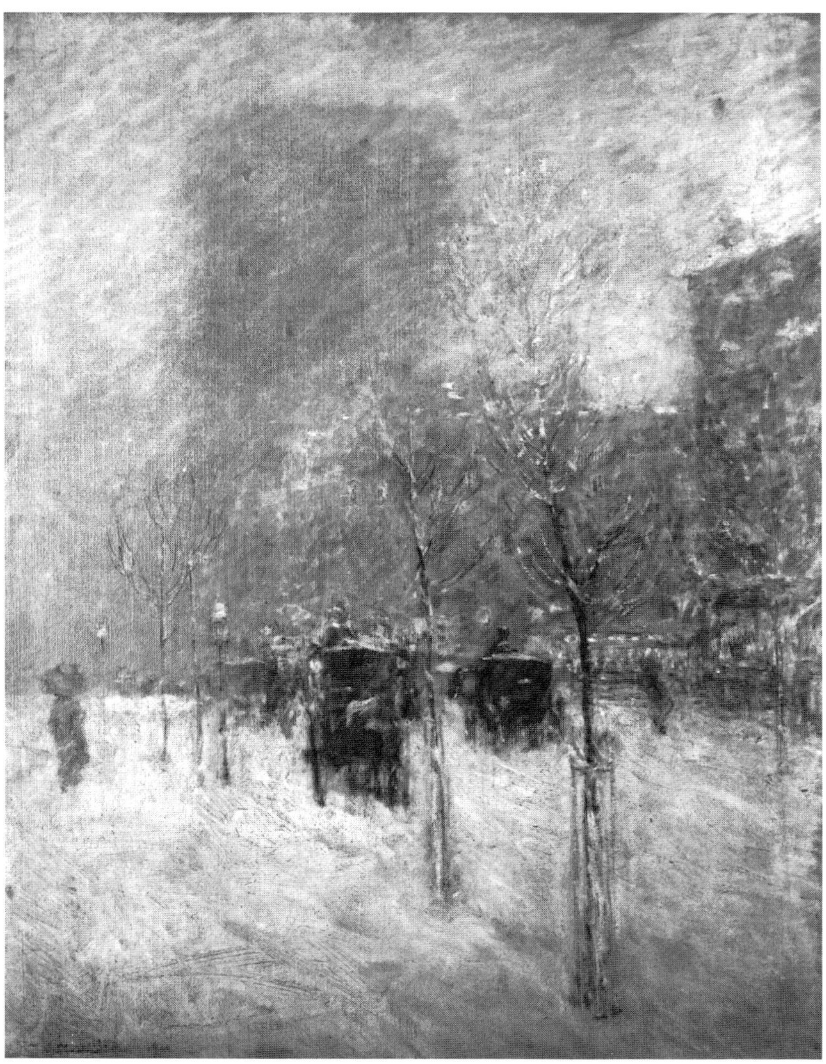

548 Childe Hassam, Spätnachmittag, Winter, New York. Öl auf Leinwand. 1900.

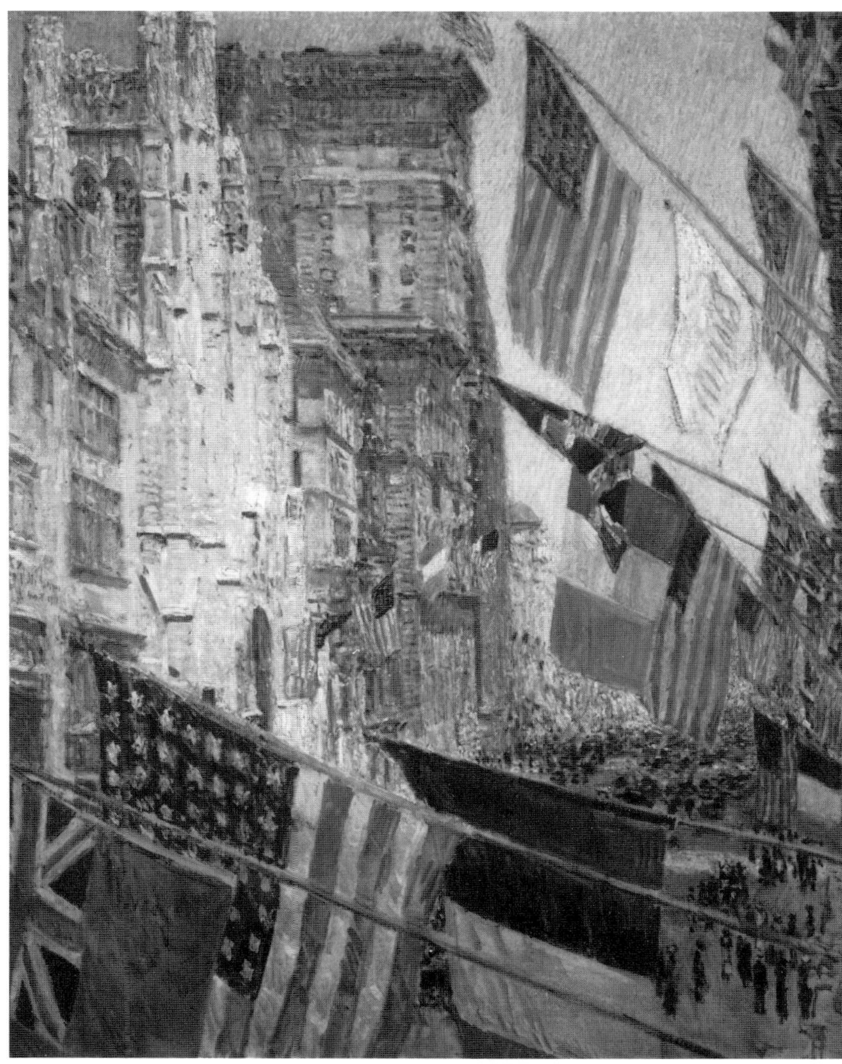

549 Childe Hassam, Der Tag der Alliierten, Mai 1917. Öl auf Leinwand. 1917.

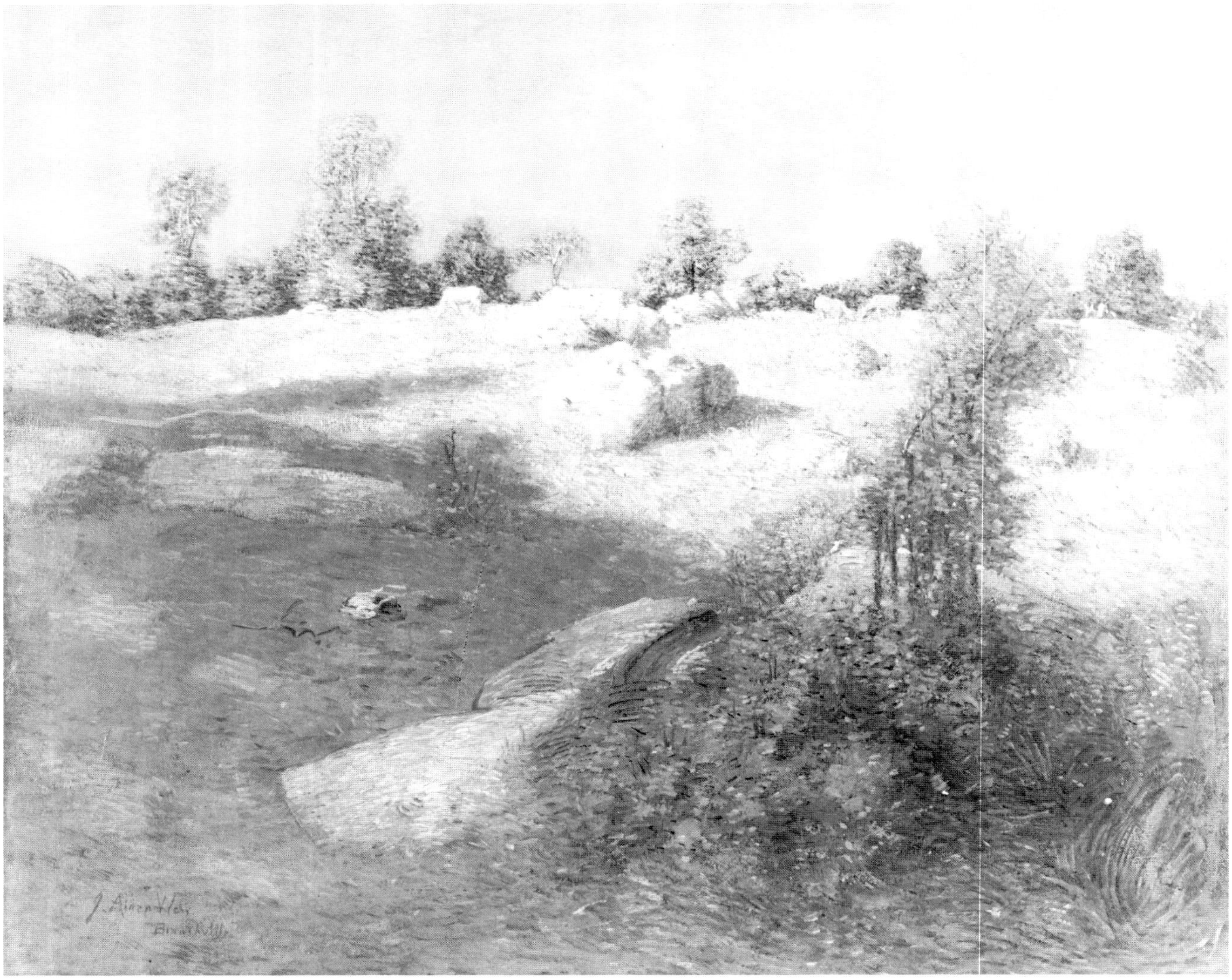

550 Julian Alden Weir, Hochlandweide. Öl auf Leinwand. 1905.

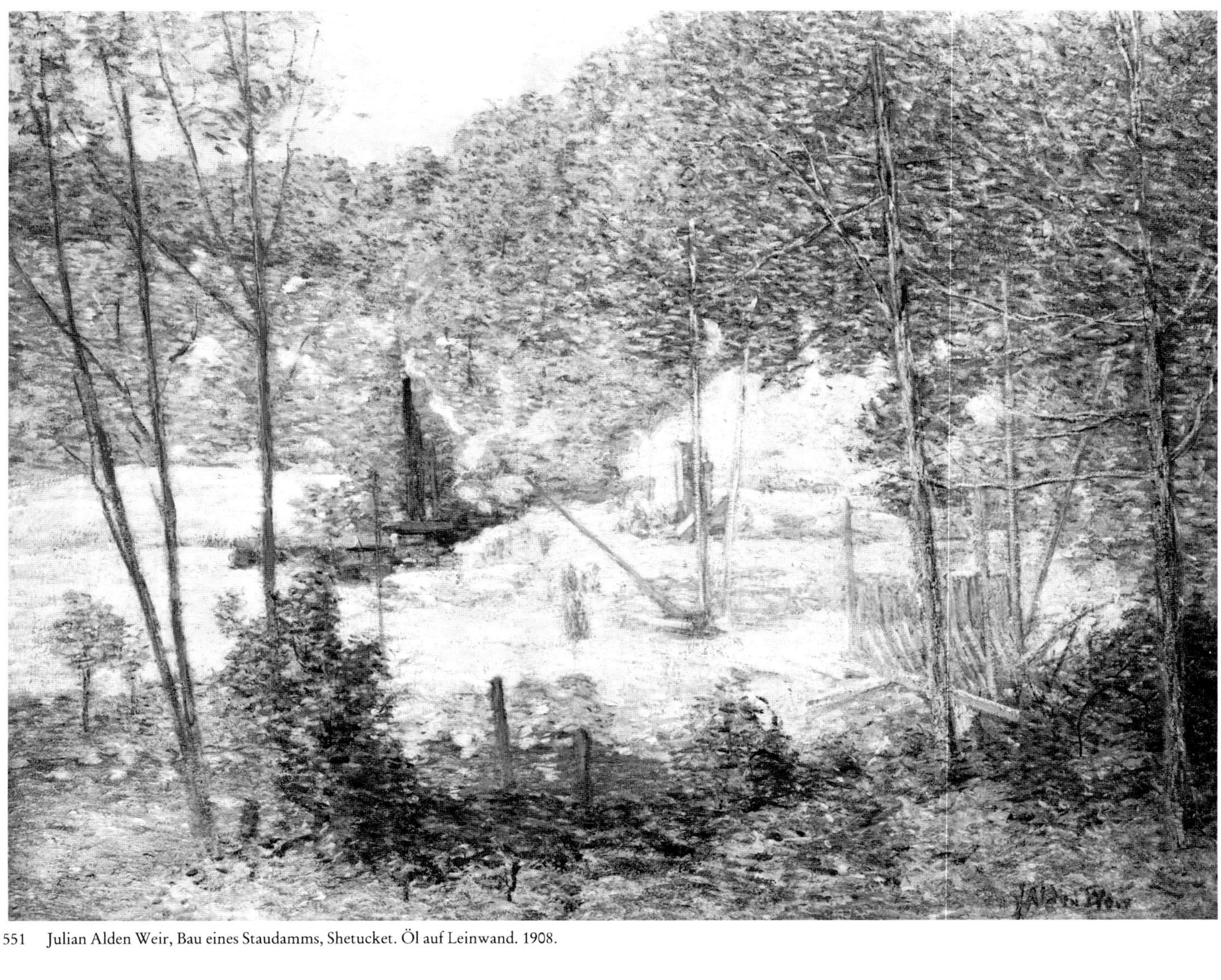

551 Julian Alden Weir, Bau eines Staudamms, Shetucket. Öl auf Leinwand. 1908.

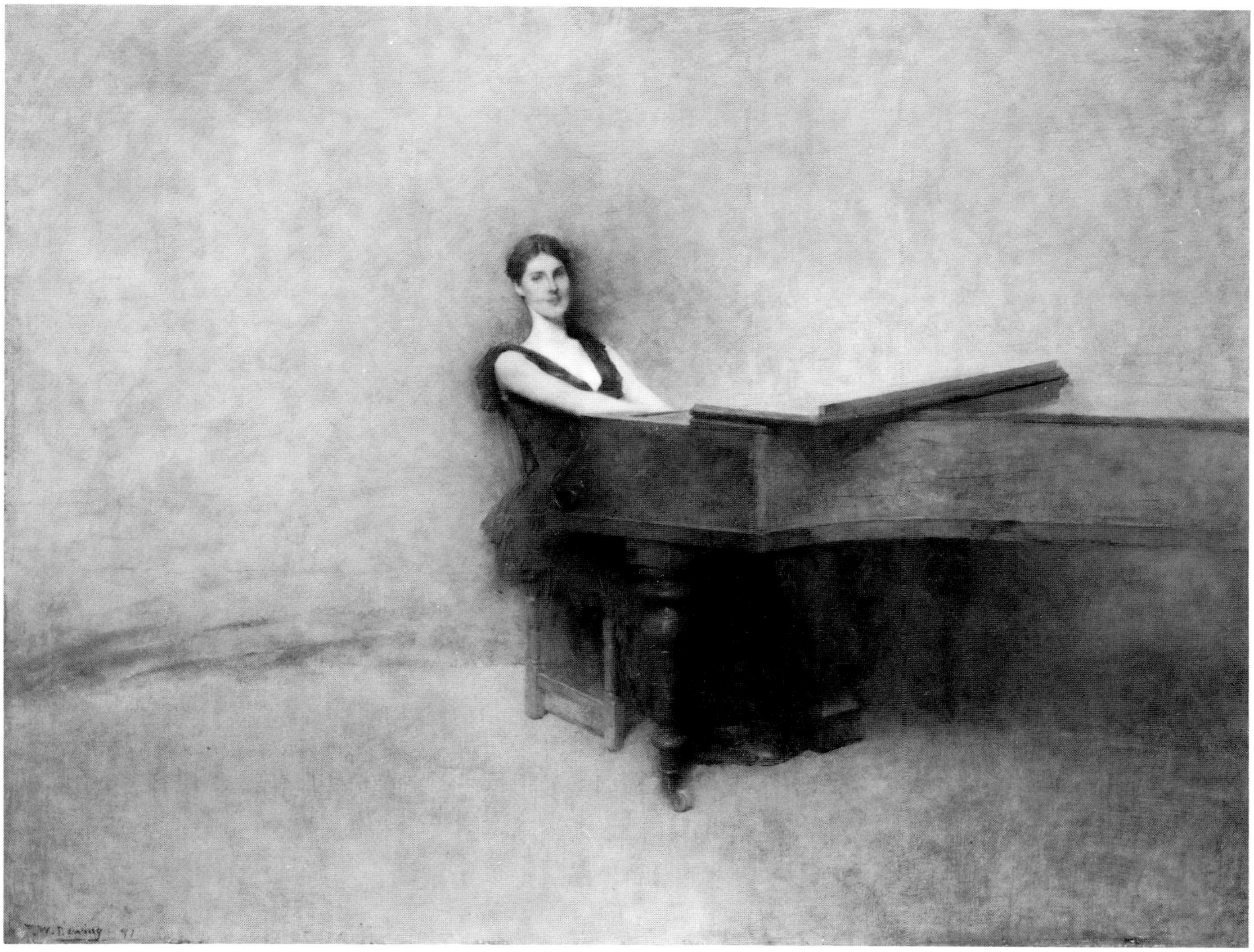

552 Thomas Wilmer Dewing, Das Piano. Öl auf Holz. 1891.

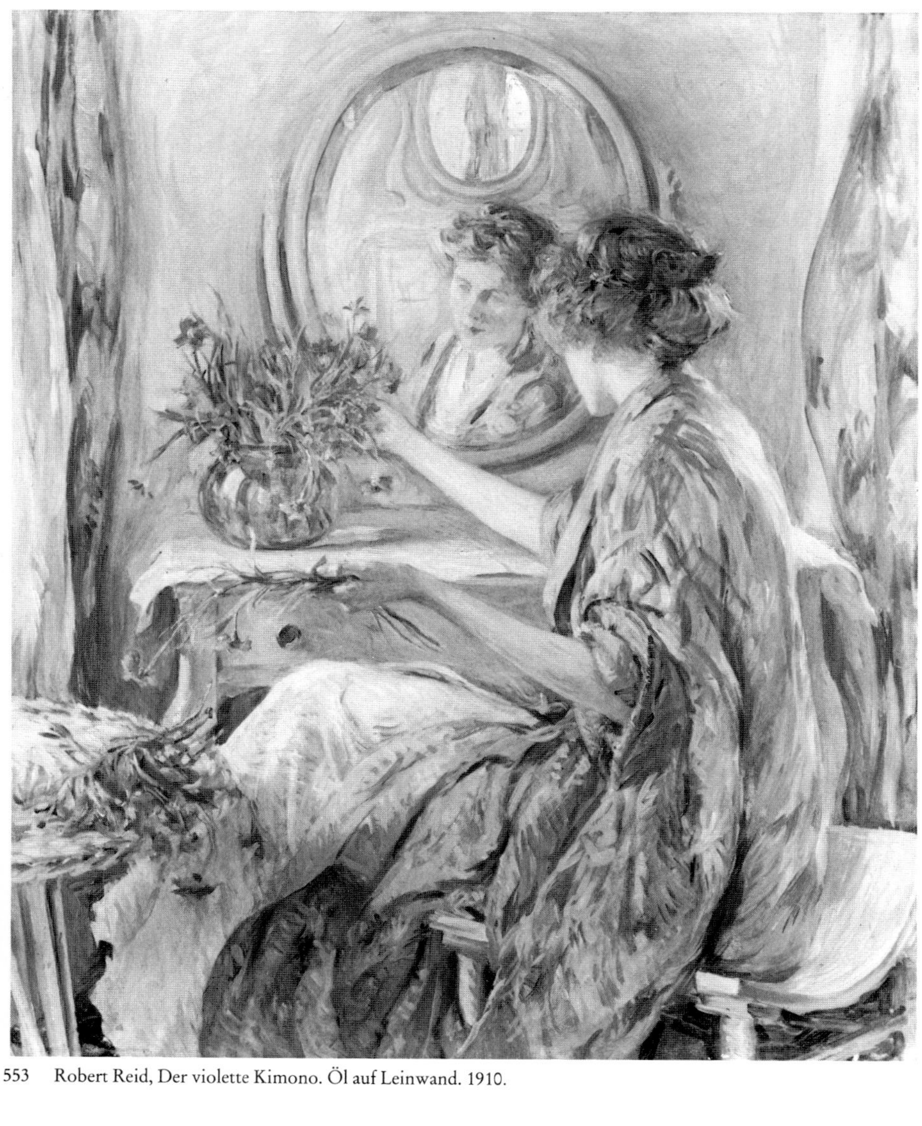

553 Robert Reid, Der violette Kimono. Öl auf Leinwand. 1910.

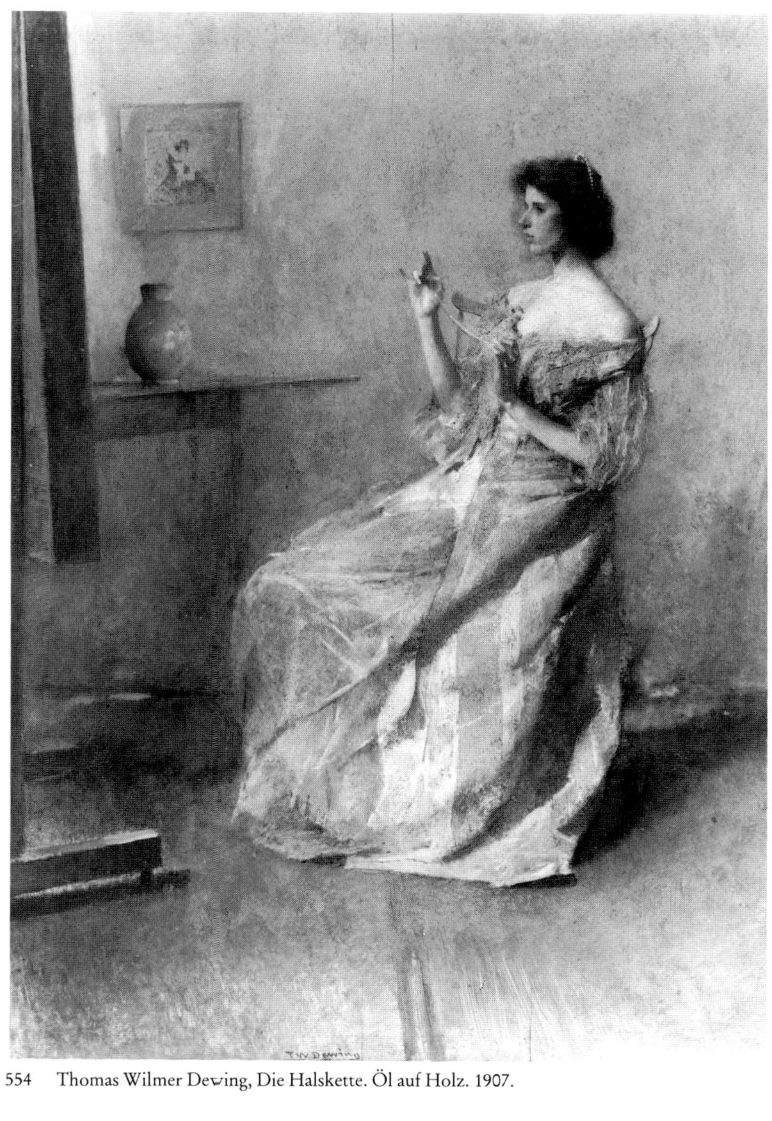

554 Thomas Wilmer Dewing, Die Halskette. Öl auf Holz. 1907.

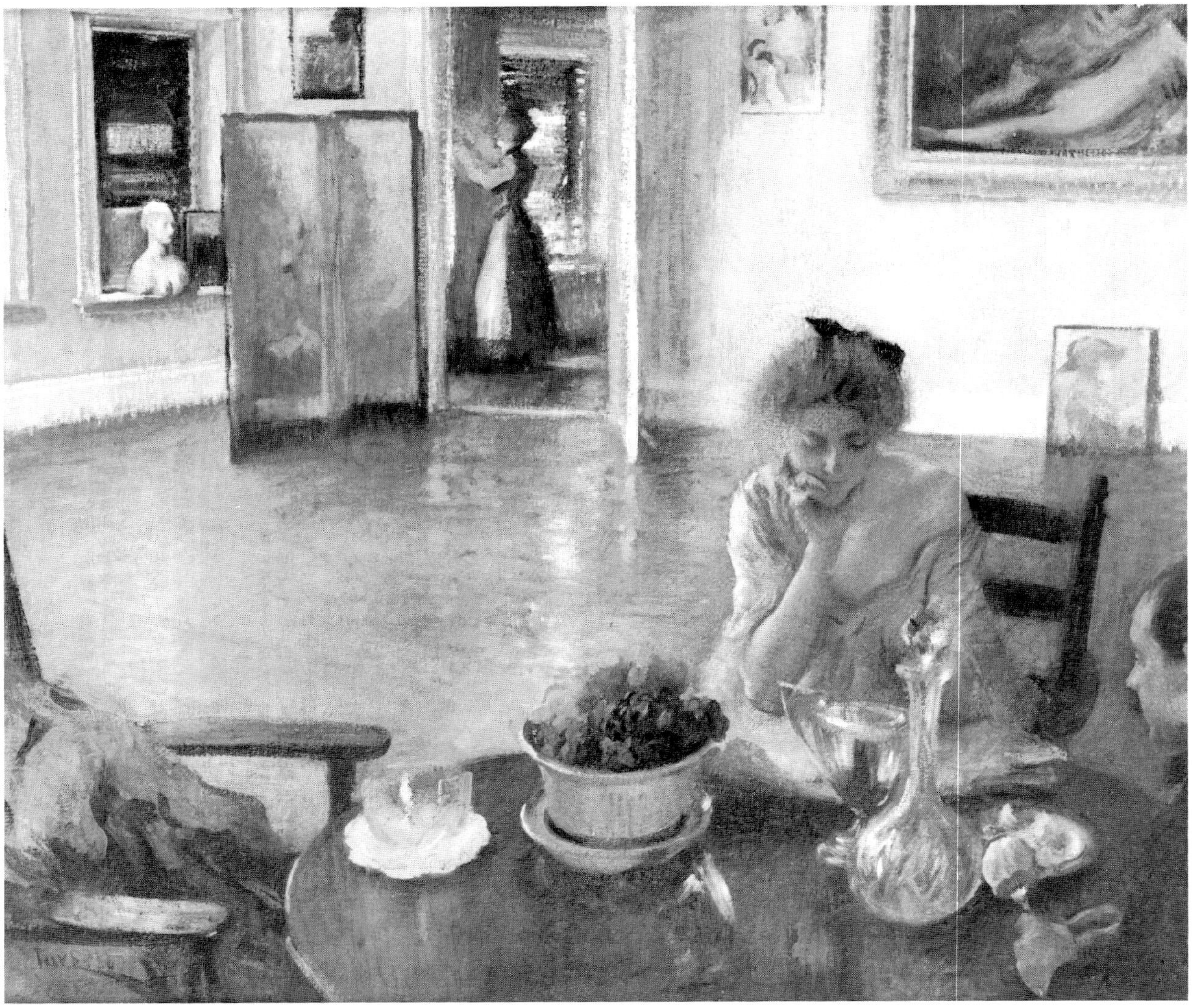

555 Edmund C. Tarbell, Das Frühstückszimmer. Öl auf Leinwand. Um 1903.

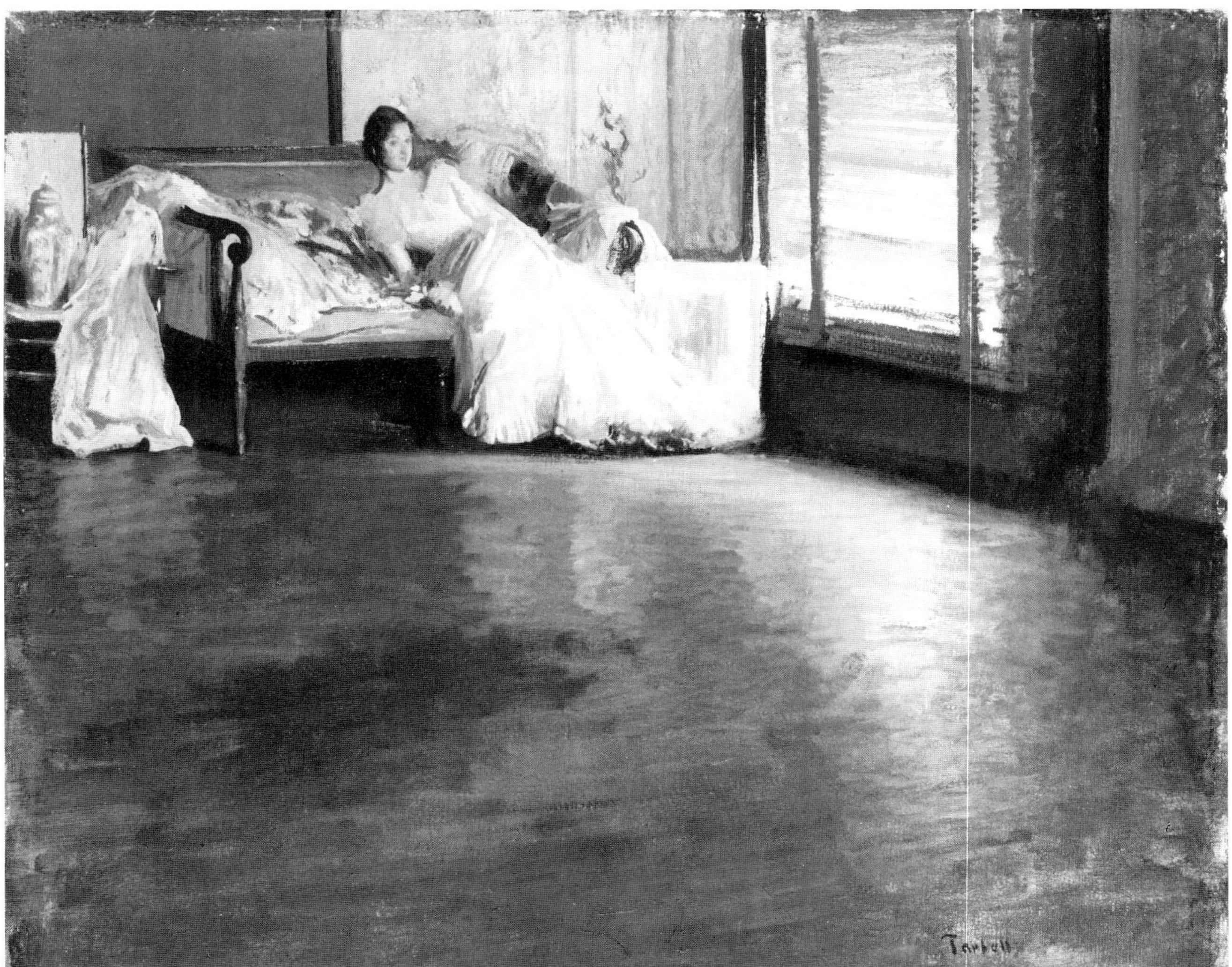

556 Edmund C. Tarbell, Am anderen Ende des Zimmers. Öl auf Leinwand. Um 1898?

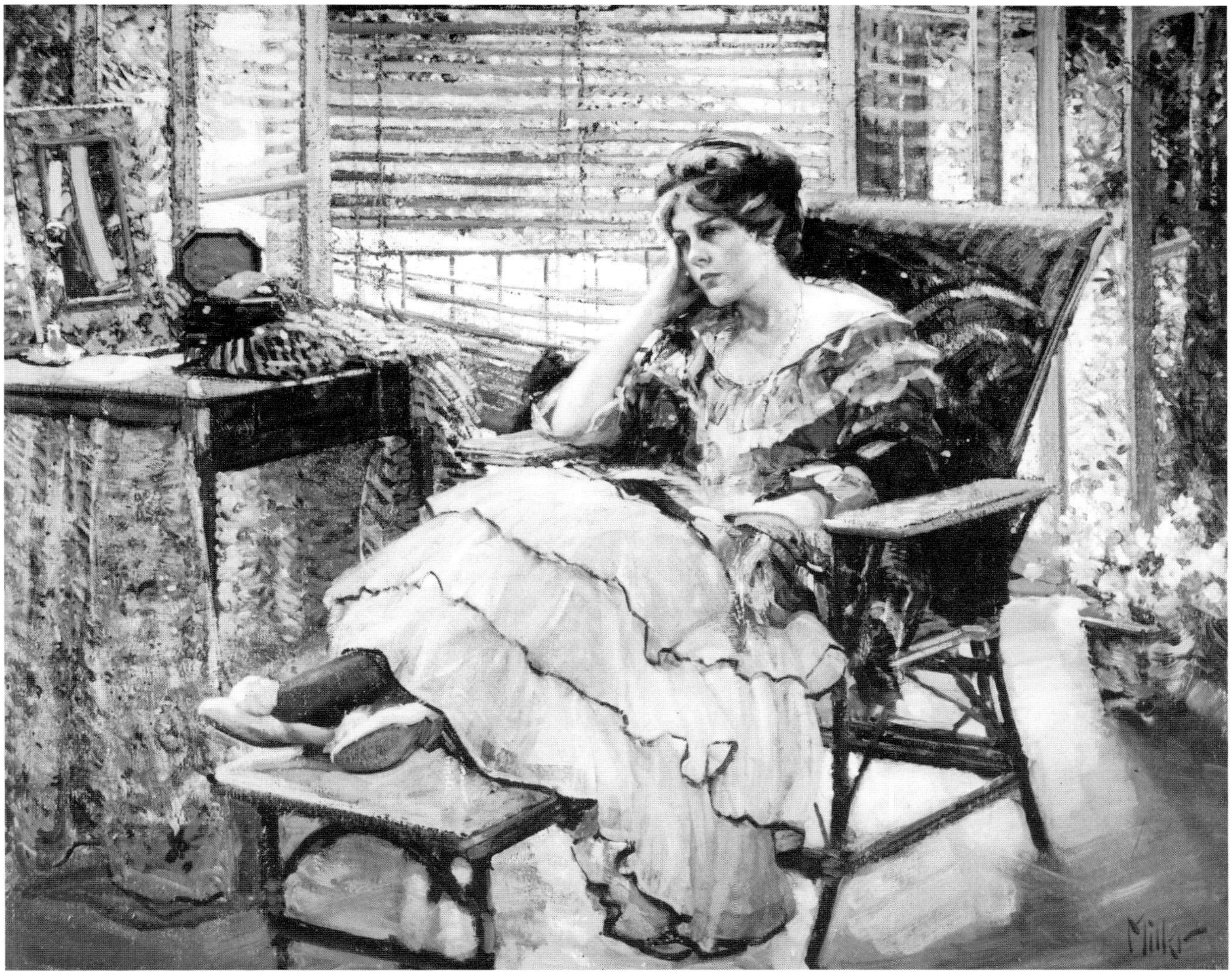

557 Richard E. Miller, Träumerei. Öl auf Leinwand. Um 1913.

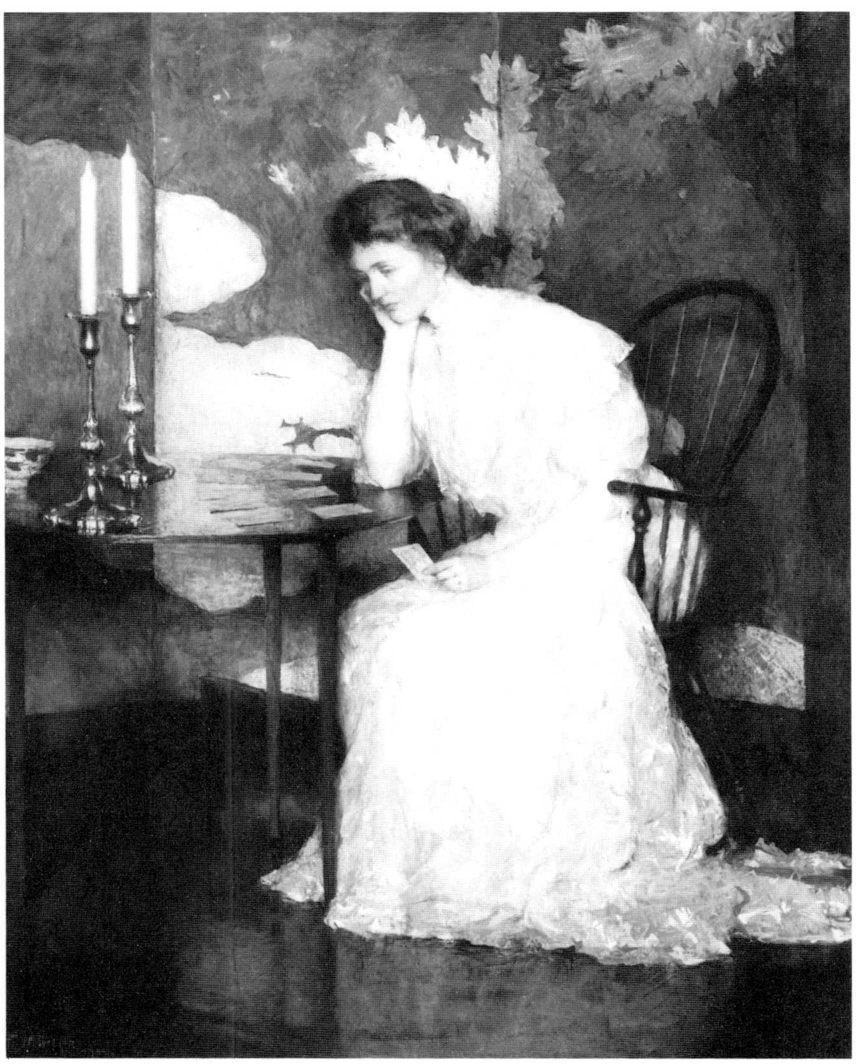

558 Frank W. Benson, Junge Frau beim Patiencelegen. Öl auf Leinwand. 1909.

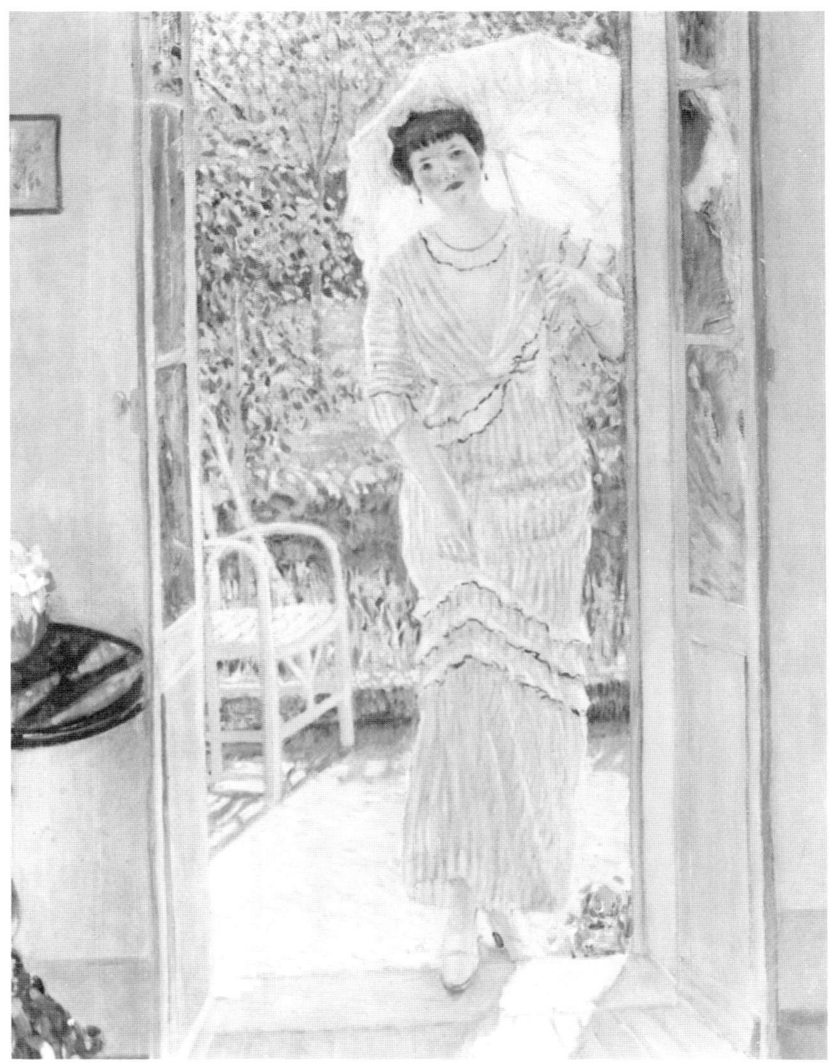

559 Frederick Frieseke, Guten Morgen. Öl auf Leinwand. Undatiert.

DER AMERIKANISCHE WEG

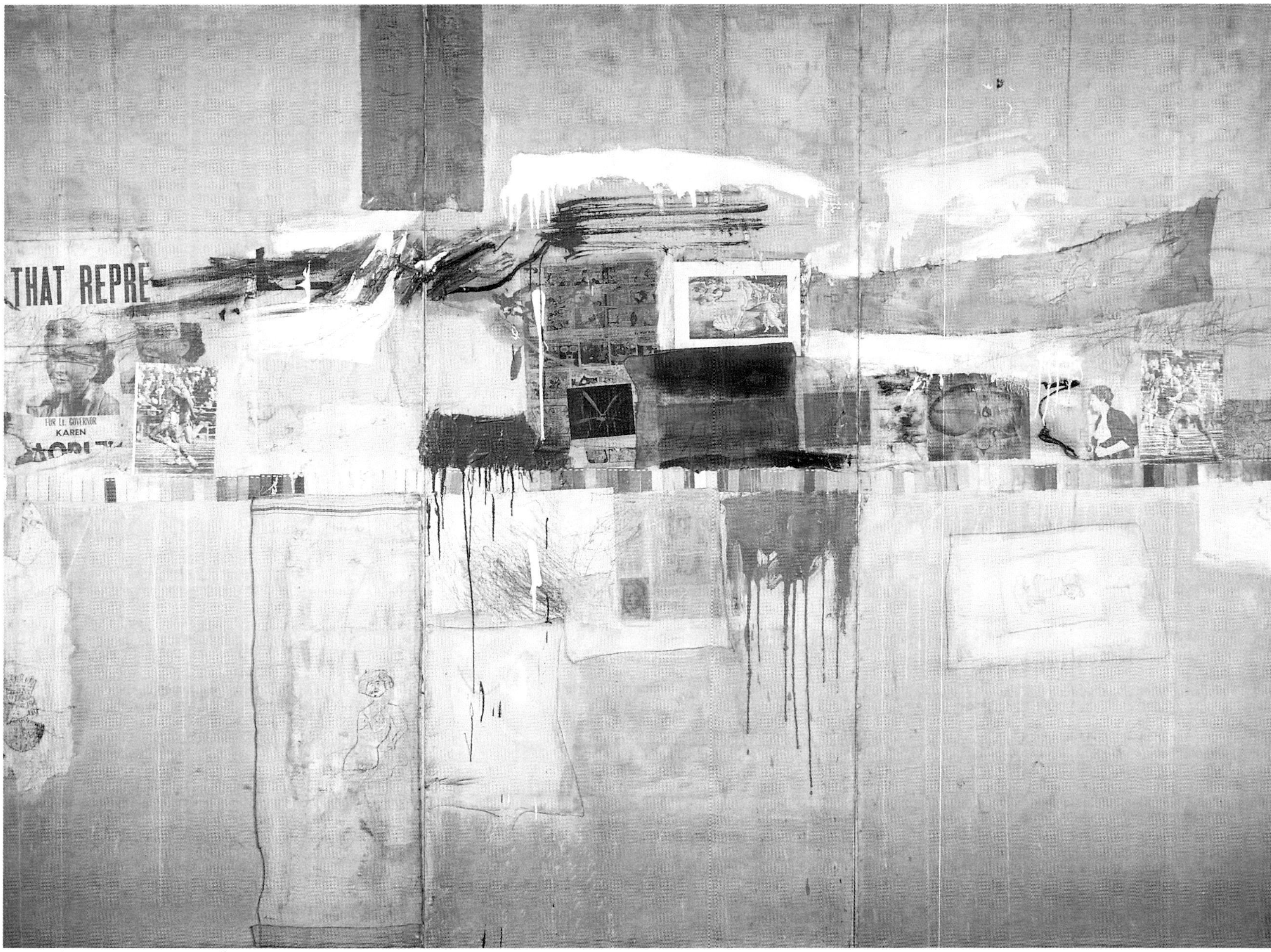

560 Robert Rauschenberg, Rebus. Öl, Kreide und Collage auf Leinwand. 1955.

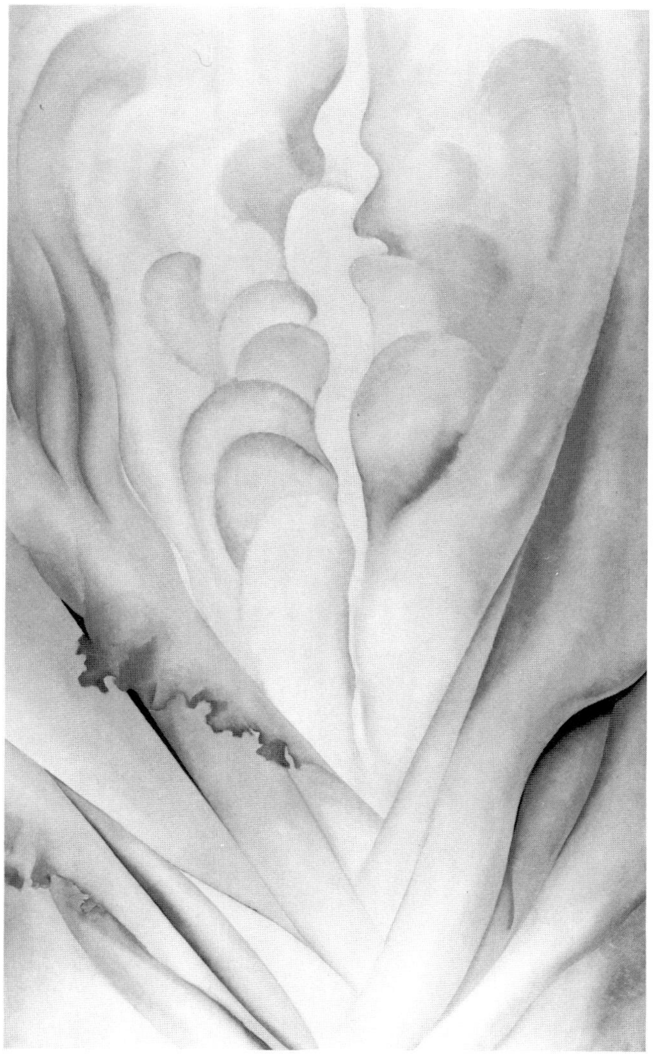

561 Georgia O'Keeffe, Flower Abstraction. Öl auf Leinwand. 1924.

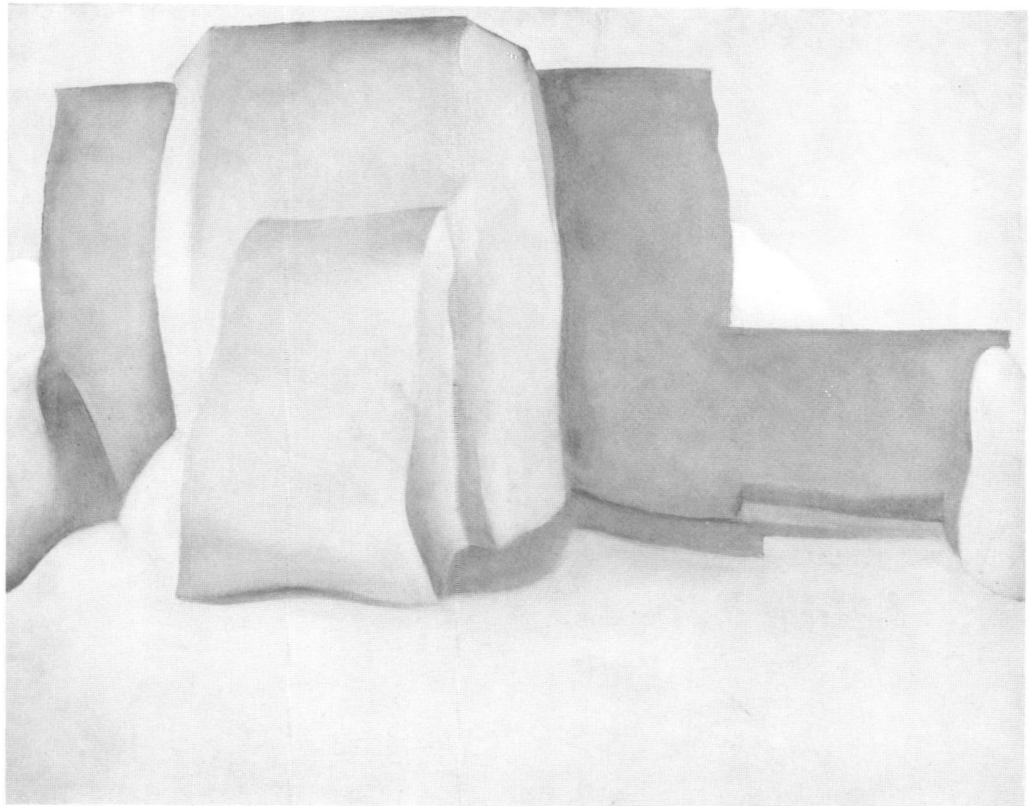

562 Georgia O'Keeffe, Ranchos Church Nr. 1. Öl auf Leinwand. 1929.

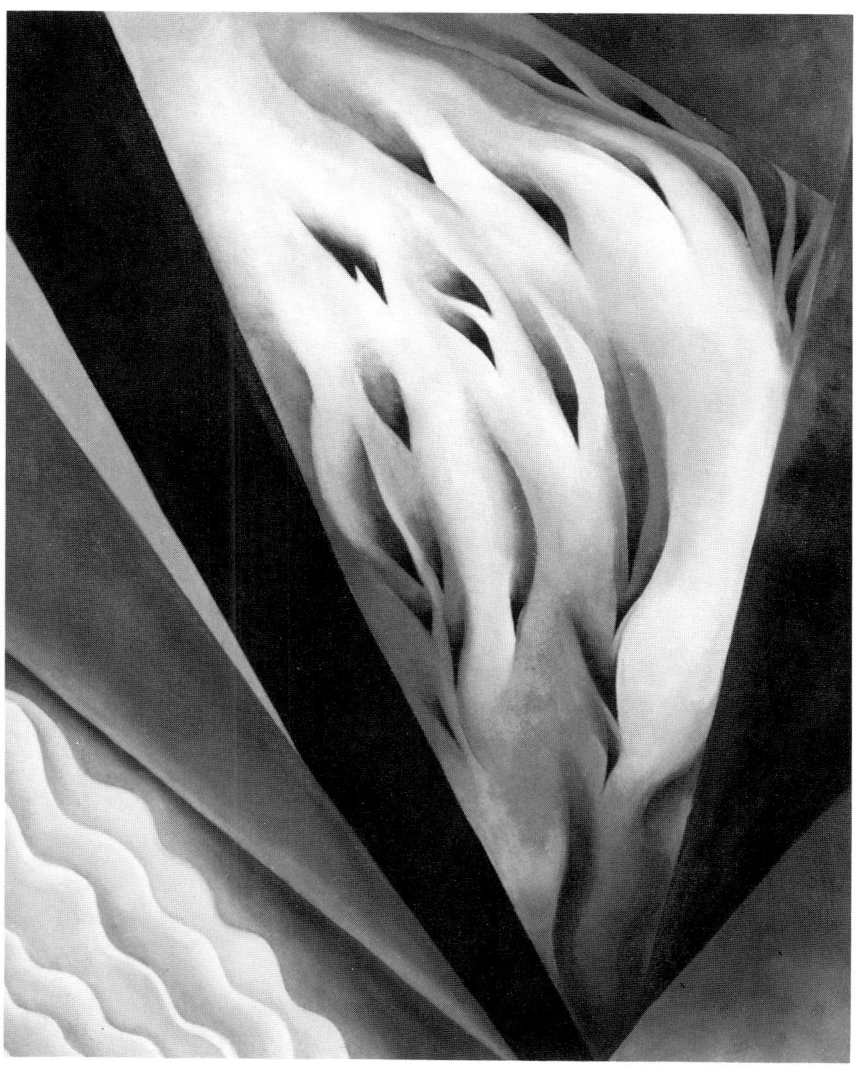

563 Georgia O'Keeffe, Blue and Green Music. Öl auf Leinwand. 1919.

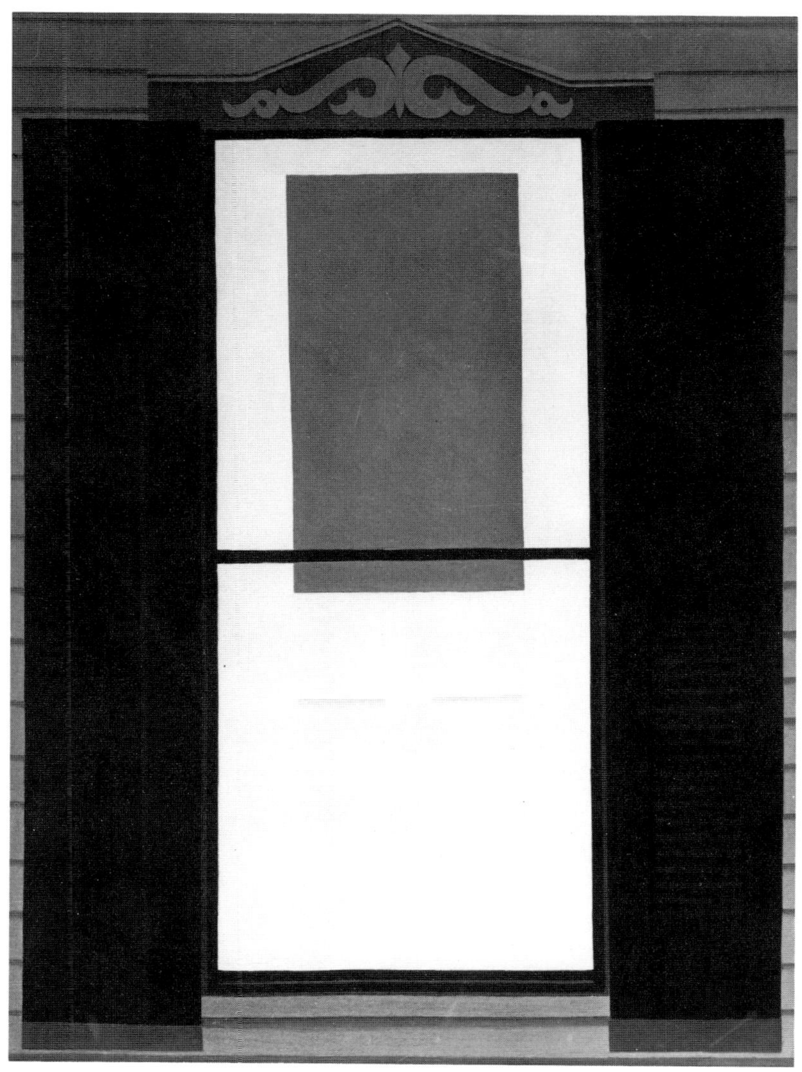

564 Georgia O'Keeffe, Lake George Window. Öl auf Leinwand. 1929.

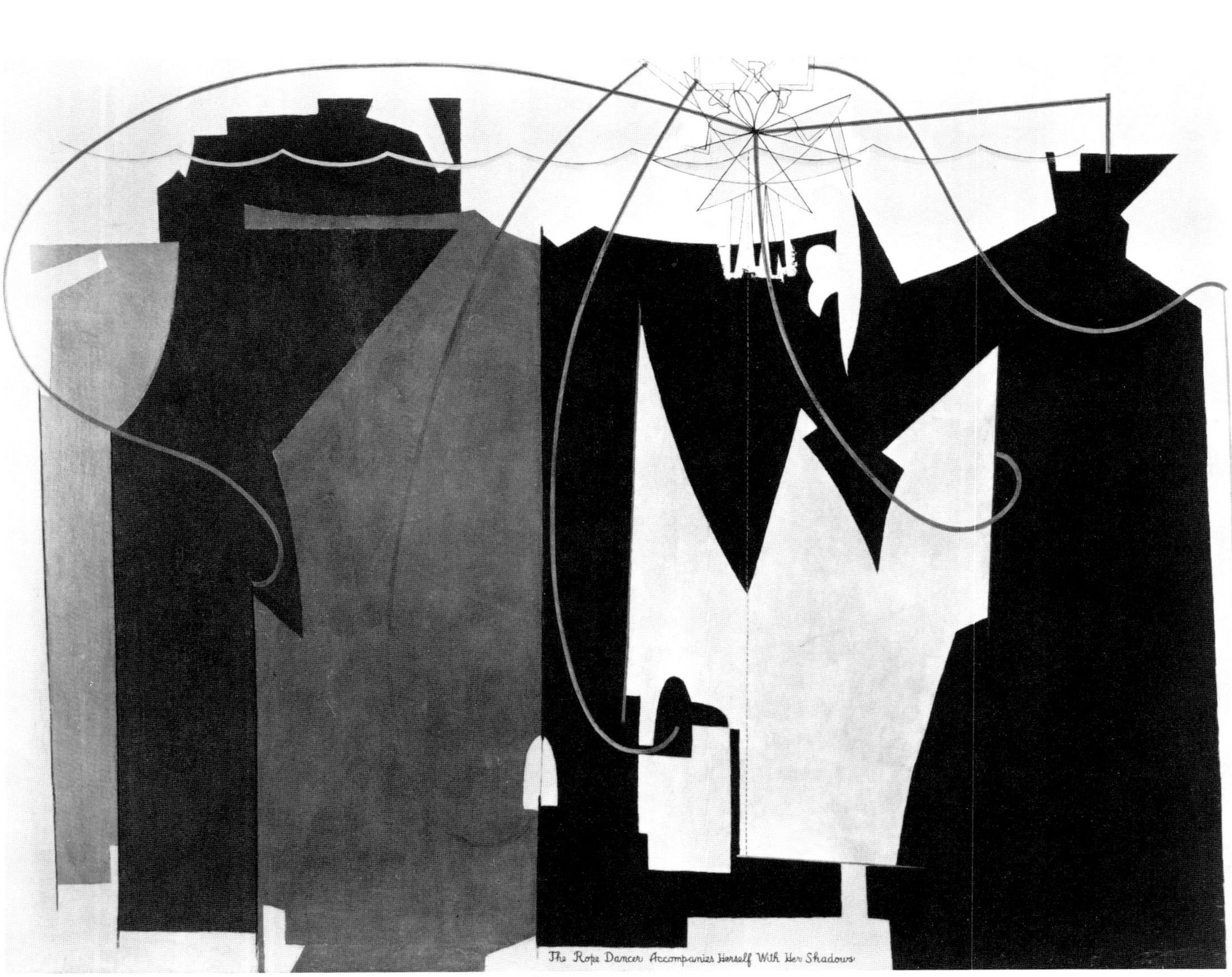

565 Man Ray, The Rope Dancer Accompanies Herself With Her Shadows. Öl auf Leinwand. 1916.

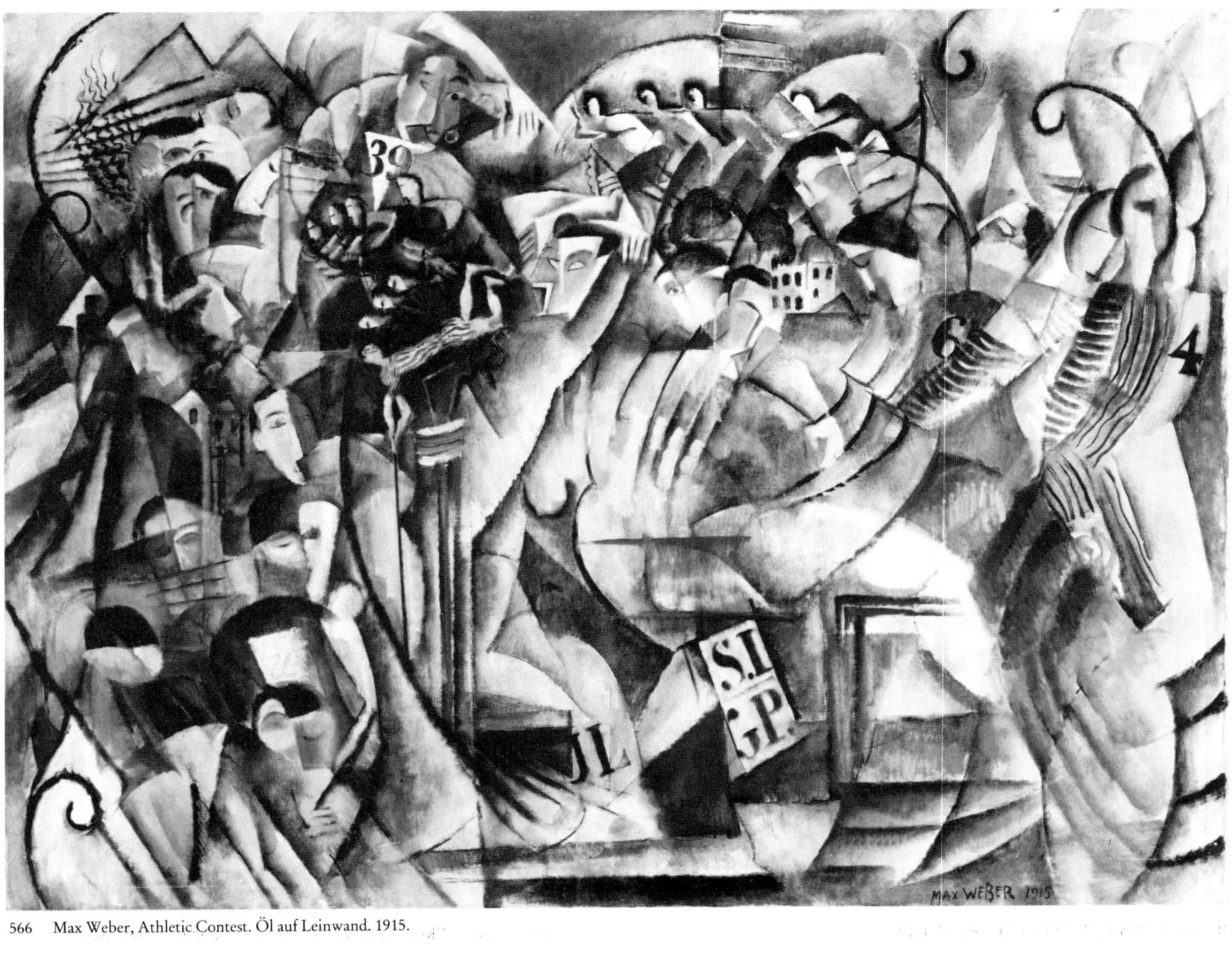

566 Max Weber, Athletic Contest. Öl auf Leinwand. 1915.

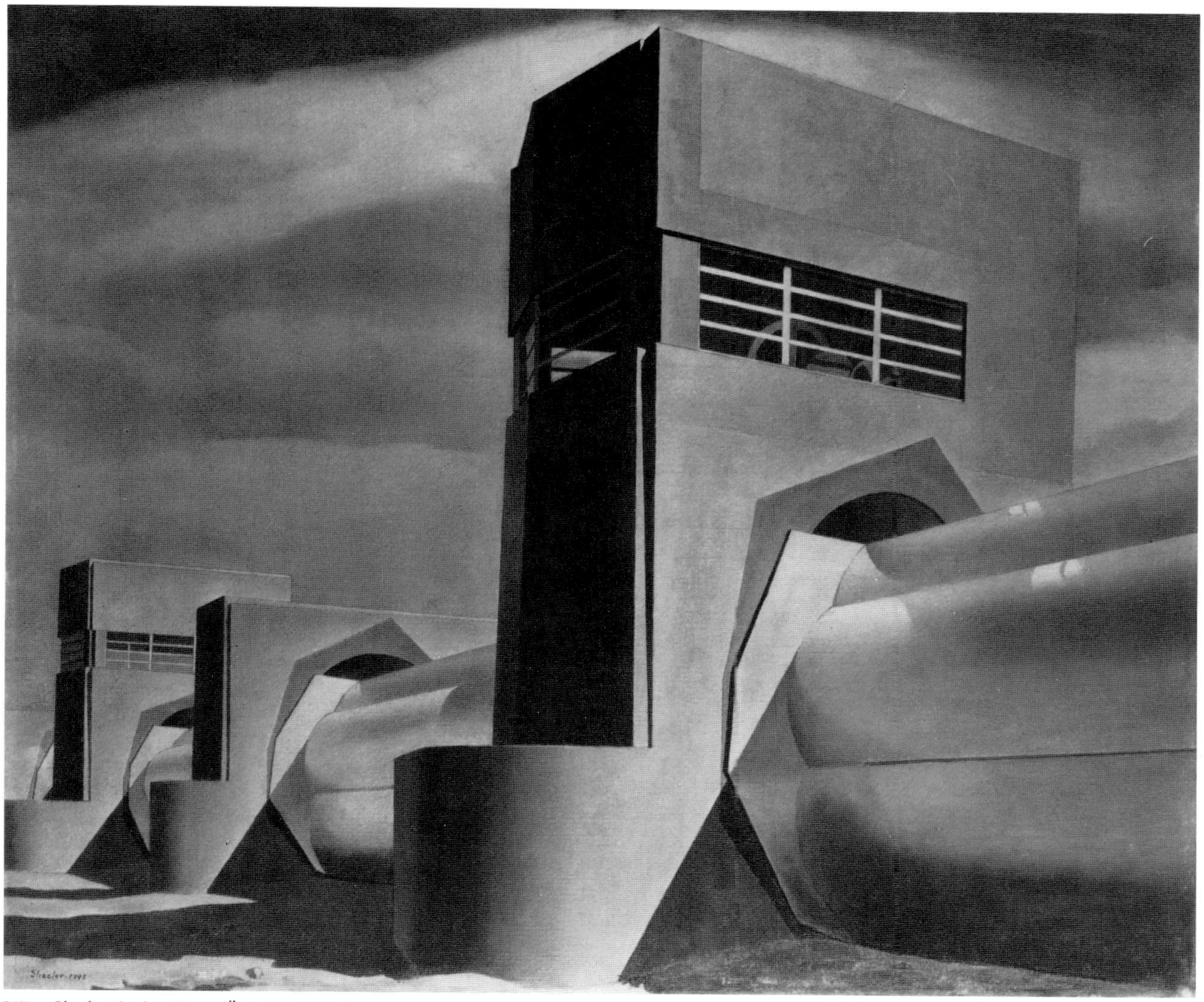

567 Charles Sheeler, Water. Öl auf Leinwand. 1945.

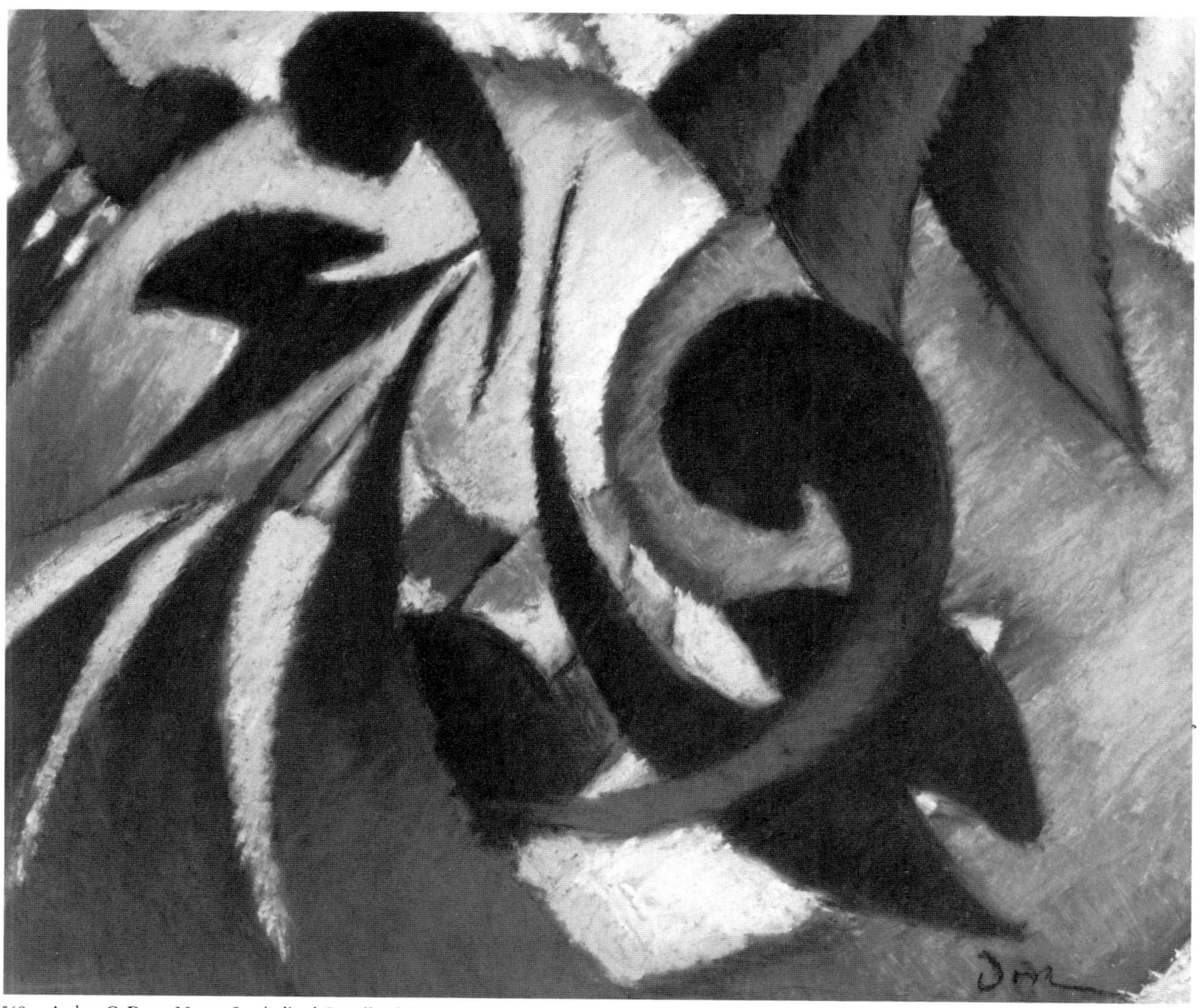

568 Arthur G. Dove, Nature Symbolized. Pastell auf Papier. 1914.

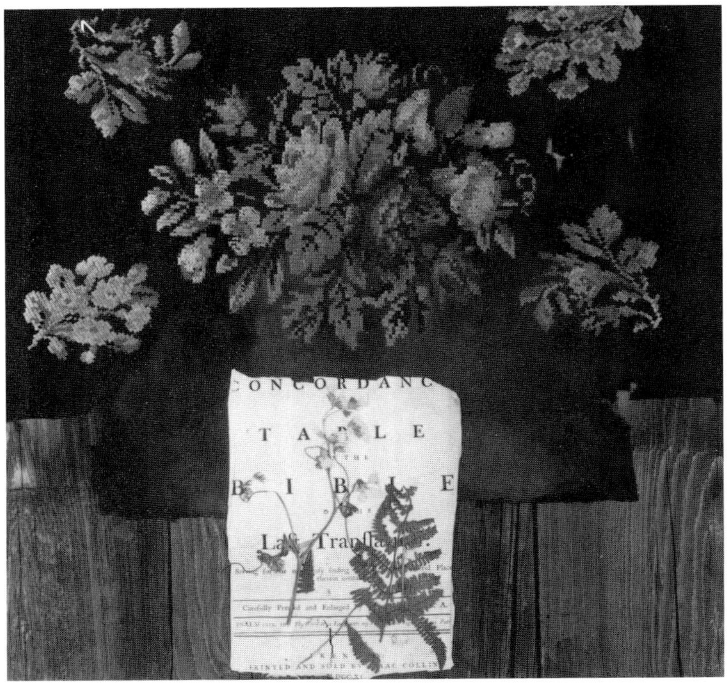

569 Arhur G. Dove, Grandmother. Collage. 1925.

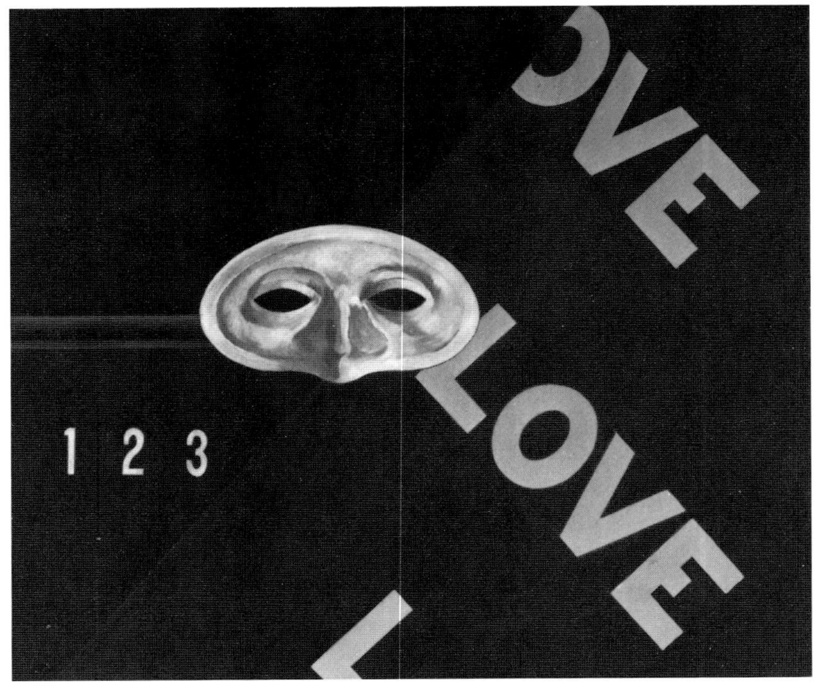

570 Charles Demuth, Love, Love, Love. Hommage To Gertrude Stein. Öl auf Holz. 1928.

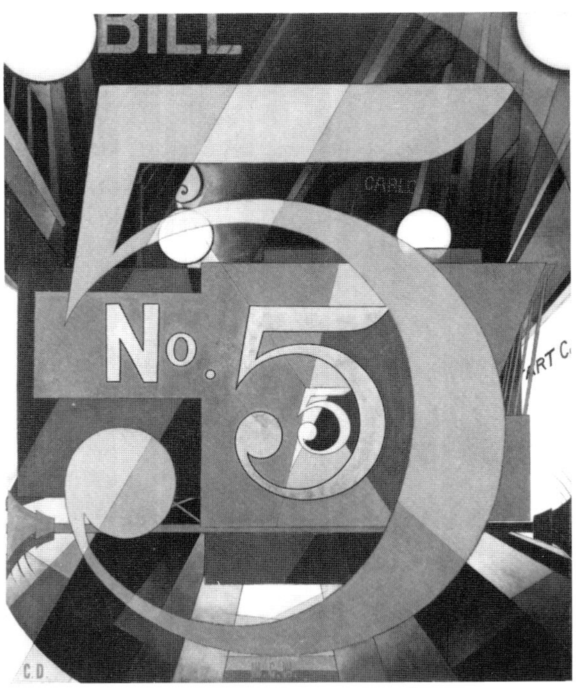

571 Charles Demuth, I Saw the Figure 5 in Gold. Öl auf Karton. 1928.

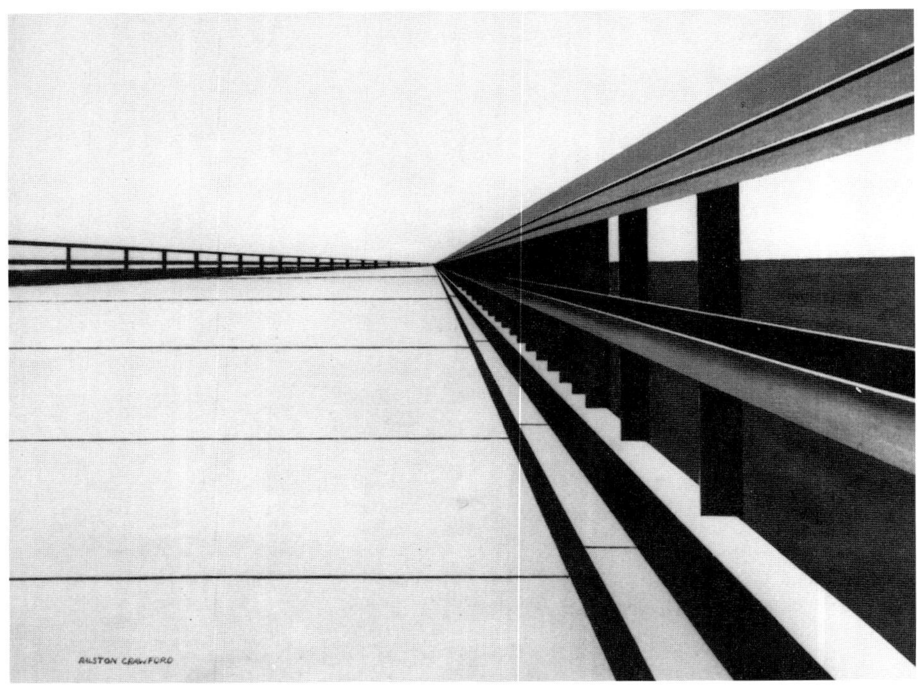

572 Ralston Crawford, Overseas Highway. Öl auf Leinwand. 1939.

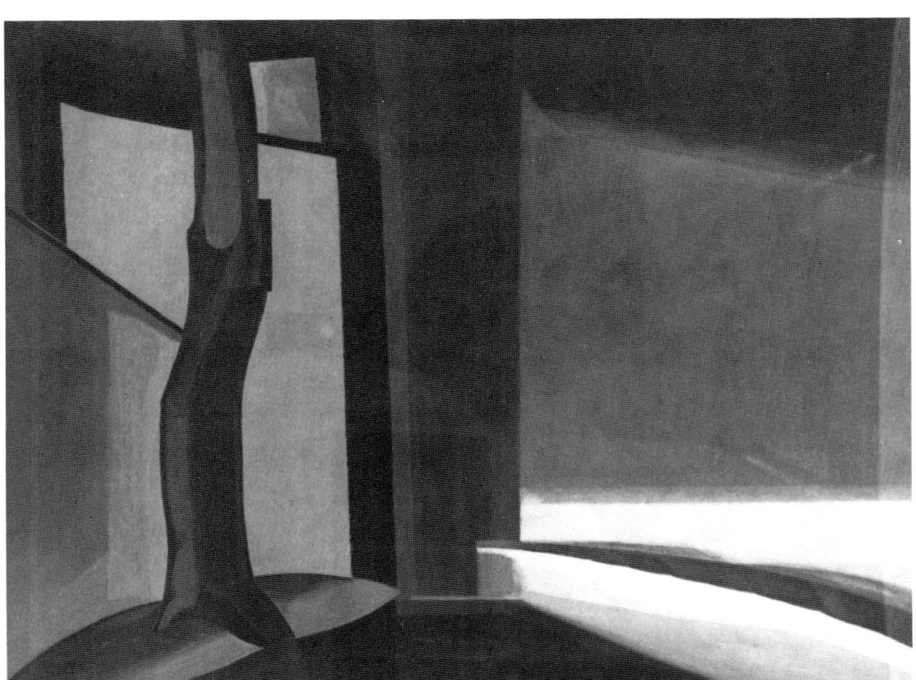

573 Oscar Bluemner, Red Towards Blue. Tempera auf Karton. 1933.

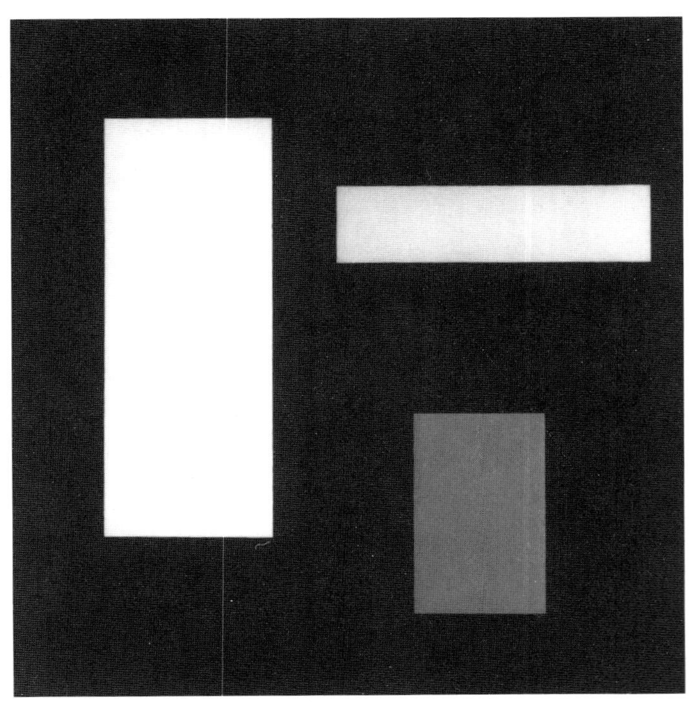

574 Burgoyne Diller, First Theme. Öl auf Leinwand. 1933–1934.

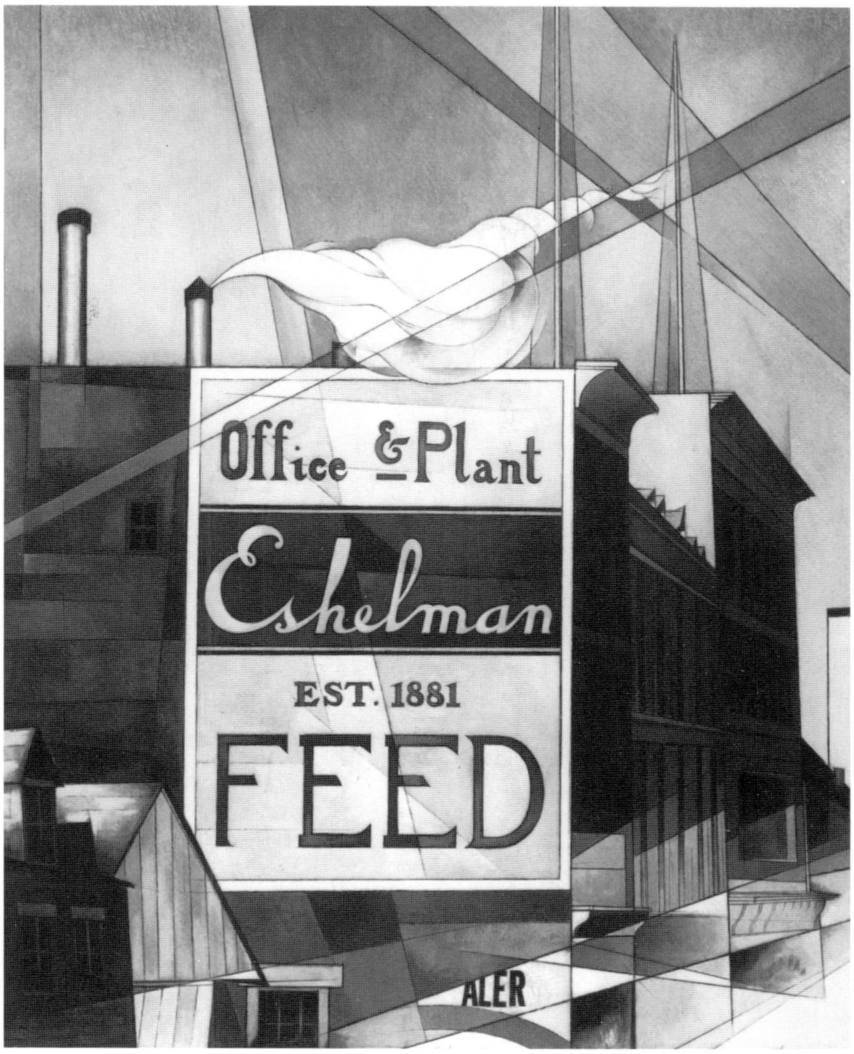

575 Charles Demuth, Buildings, Lancaster. Öl auf Holz. 1930.

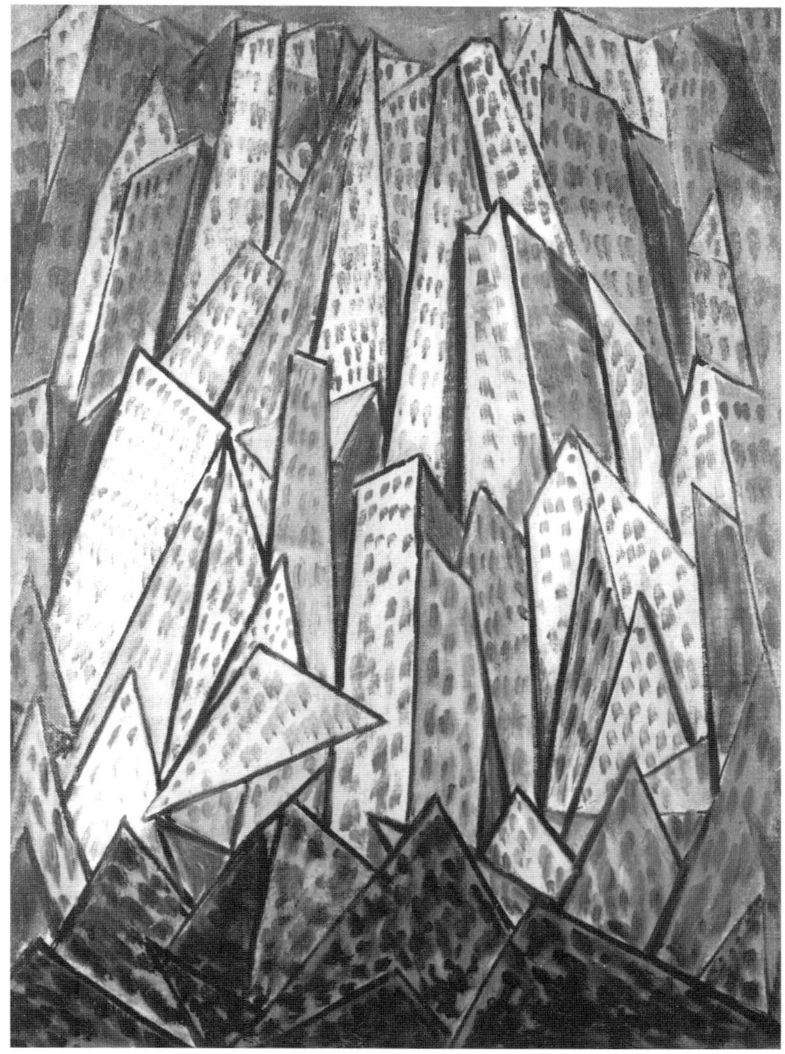

576 Abraham Walkowitz, Cityscape. Öl auf Leinwand. Um 1915.

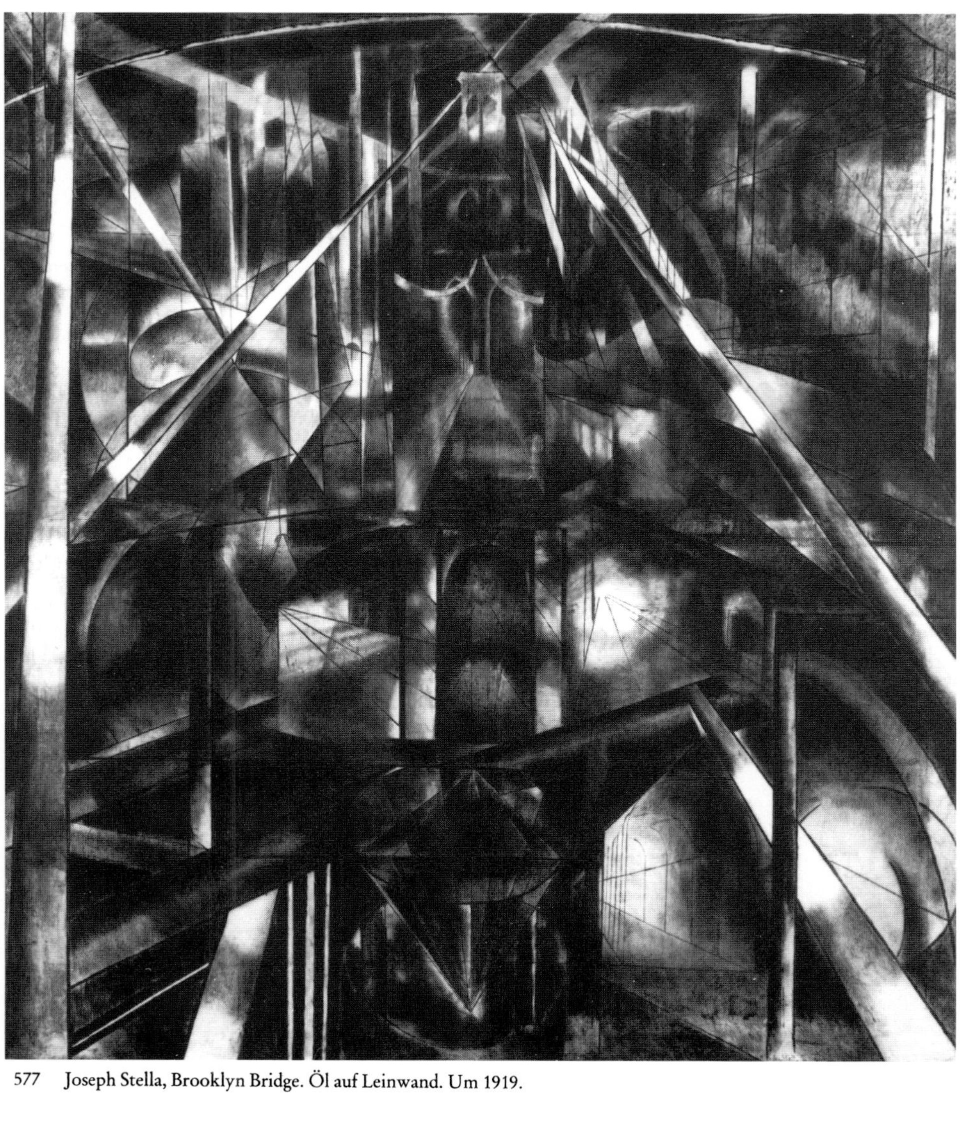

577 Joseph Stella, Brooklyn Bridge. Öl auf Leinwand. Um 1919.

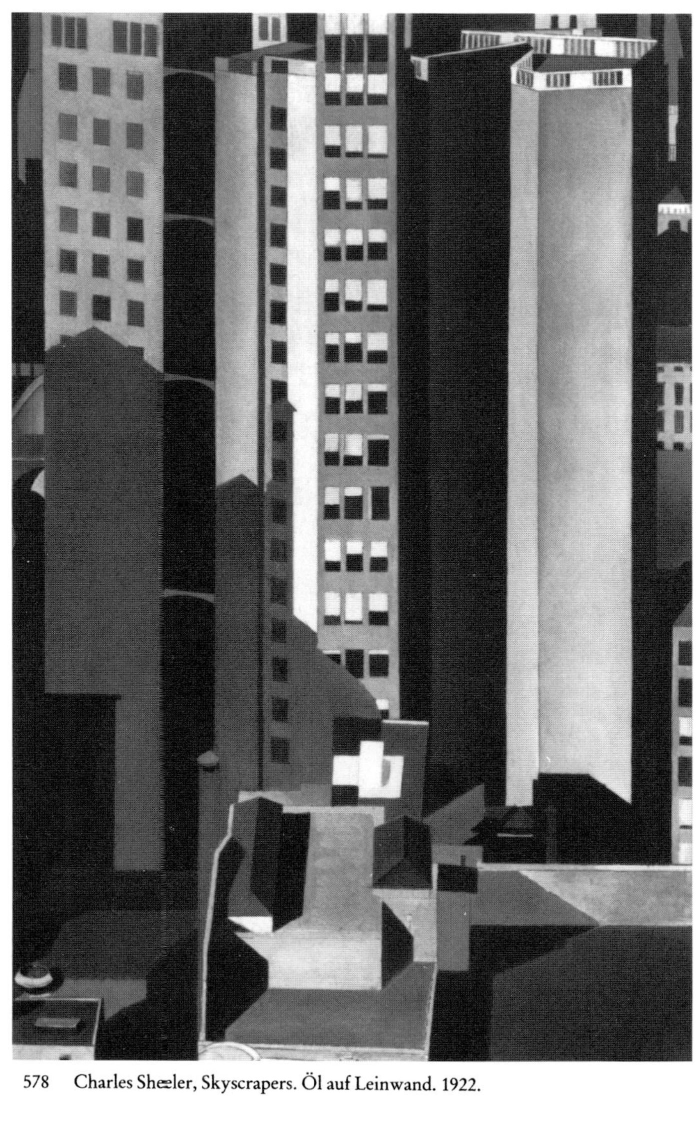

578 Charles Sheeler, Skyscrapers. Öl auf Leinwand. 1922.

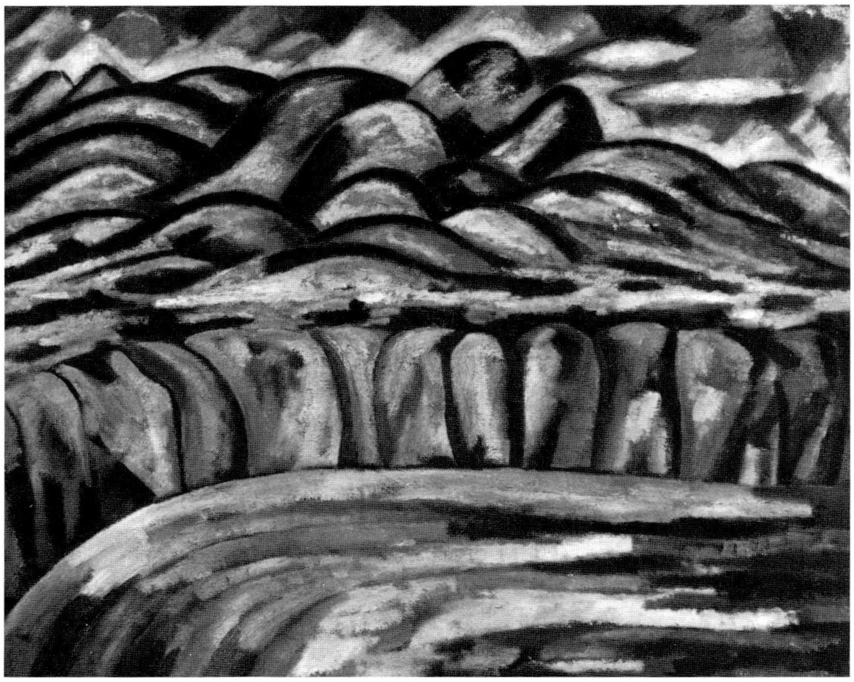

579 Marsden Hartley, Landscape, New Mexico. Öl auf Leinwand. 1919 – 1920.

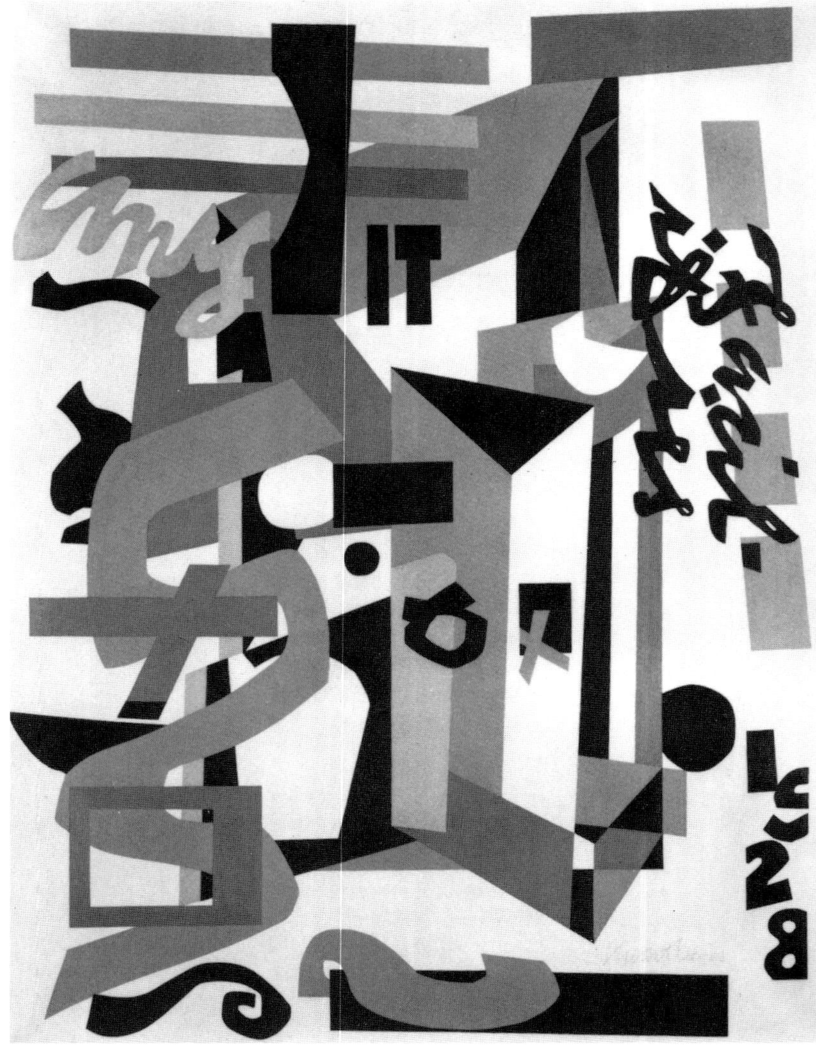

580 Stuart Davis, Something on the 8-Ball. Öl auf Leinwand. 1953 – 1954.

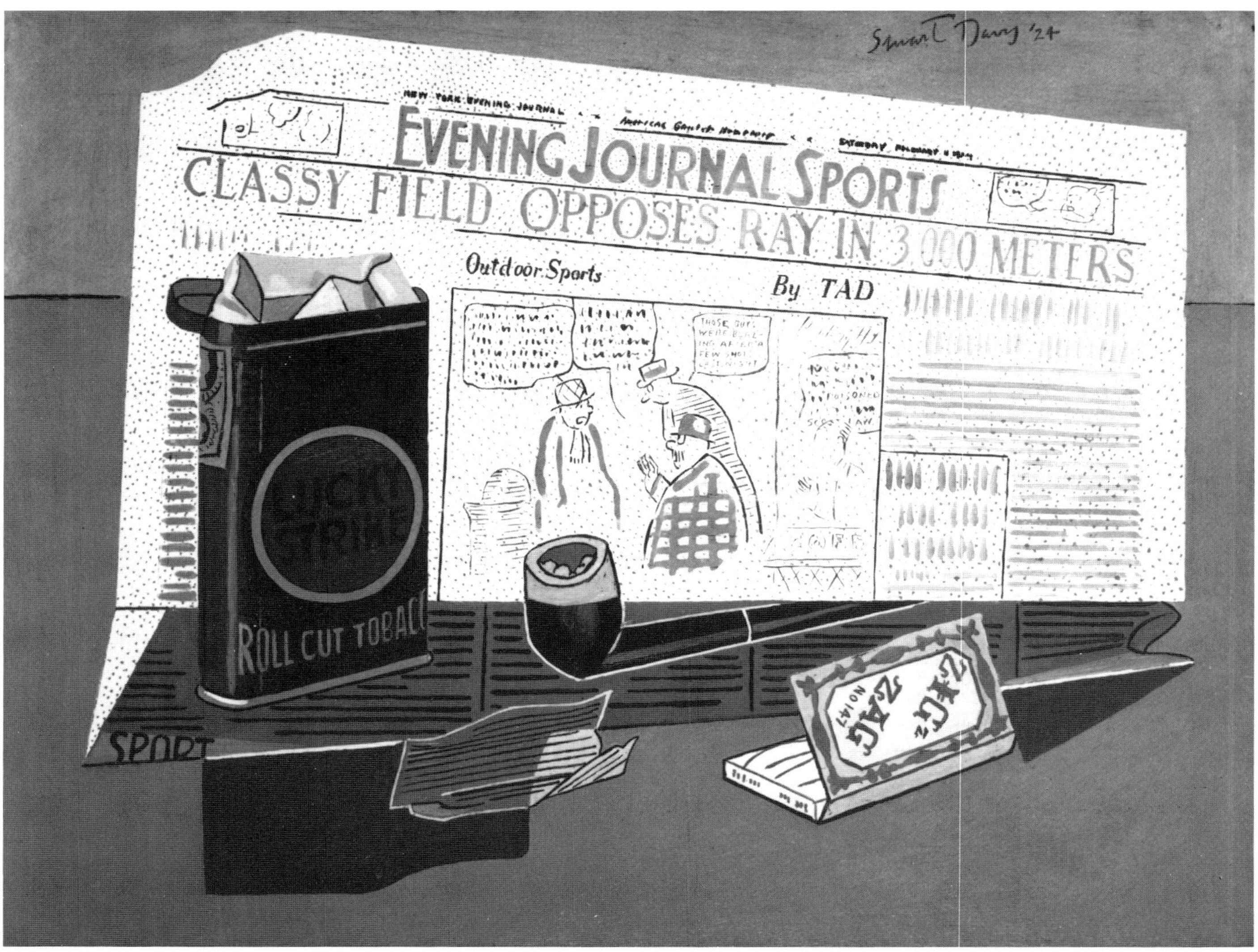

581 Stuart Davis, Lucky Strike. Öl auf Karton. 1924.

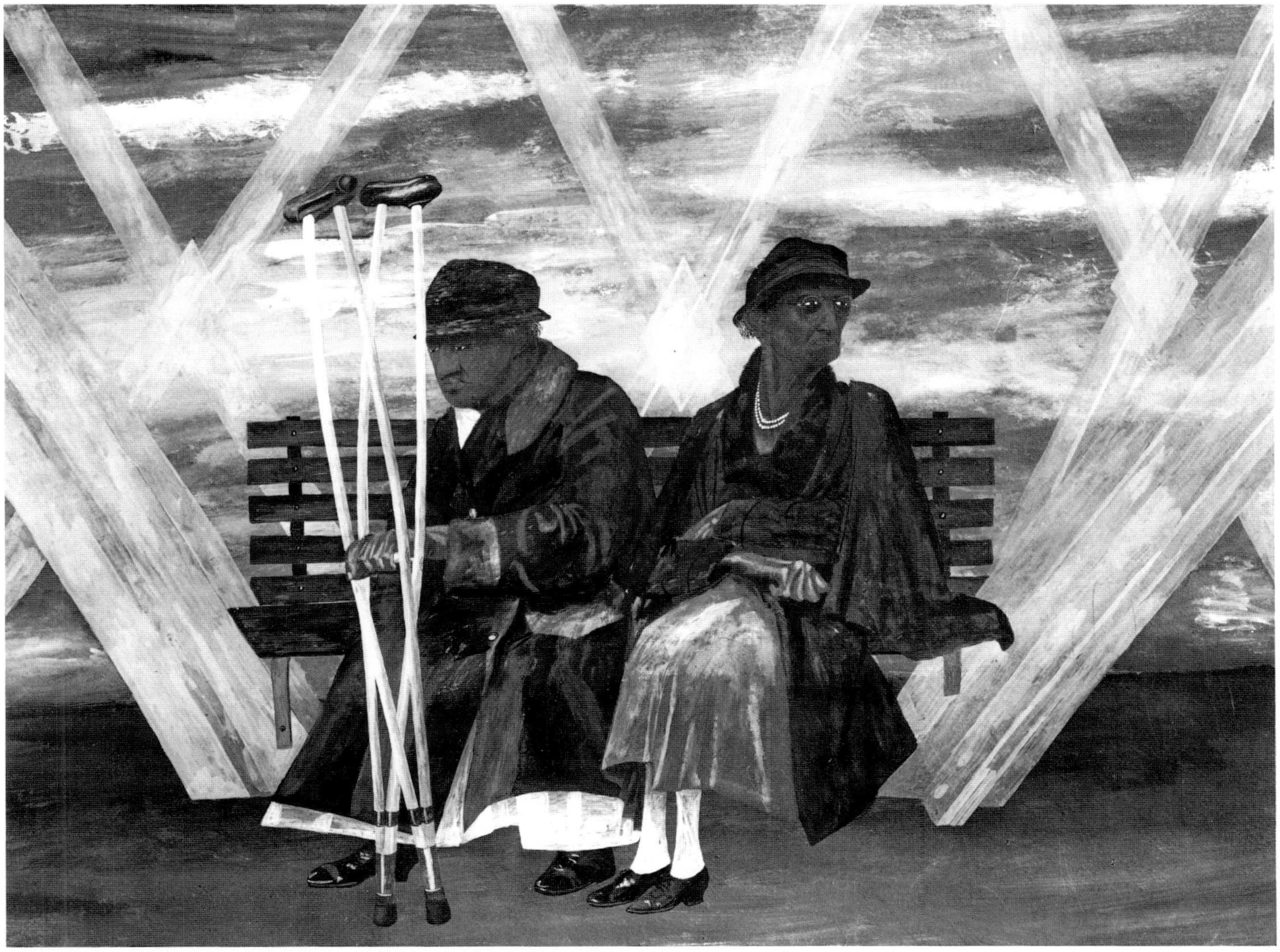

582 Ben Shahn, Willis Avenue Bridge. Tempera auf Papier über Composition Board. 1940.

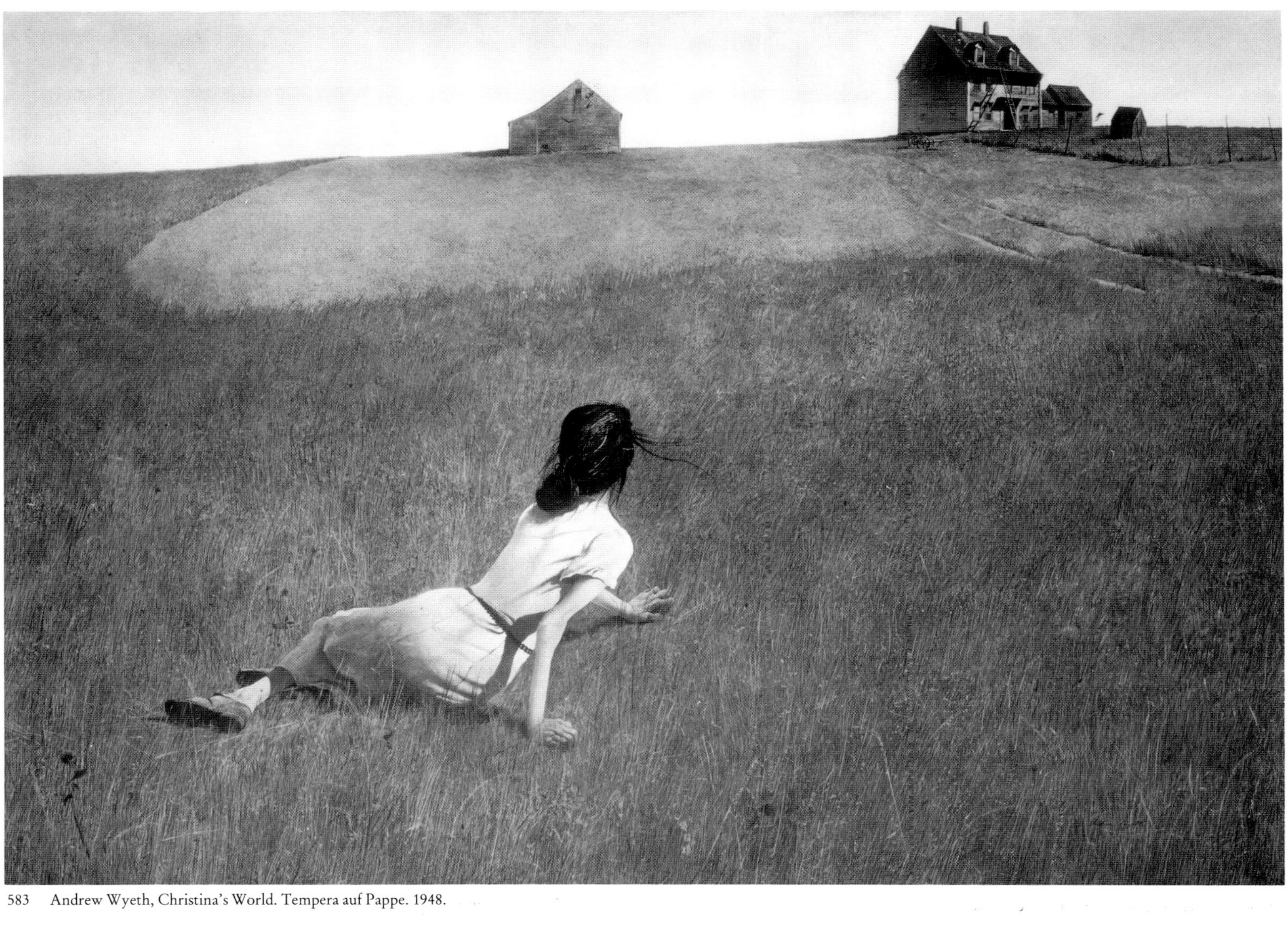

583 Andrew Wyeth, Christina's World. Tempera auf Pappe. 1948.

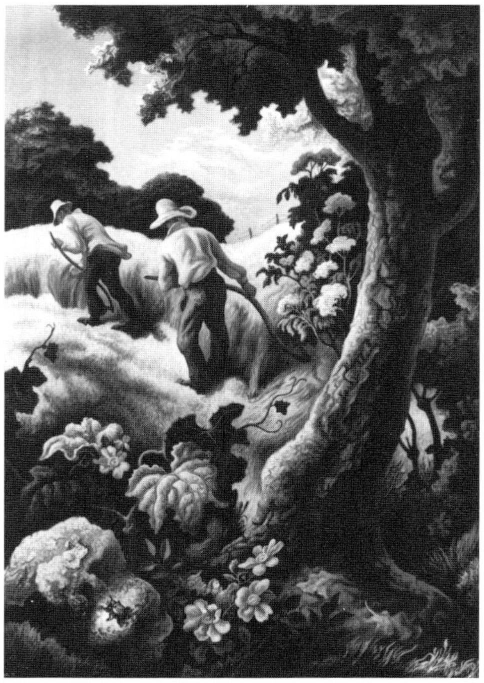

584 Thomas Hart Benton, July Hay. Öl und Eitempera auf Karton. 1943.

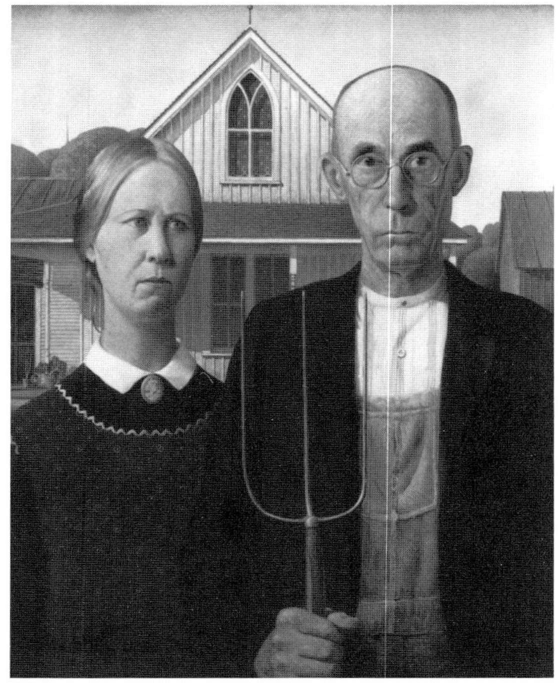

585 Grant Wood, American Gothic. Öl auf Holz. 1930.

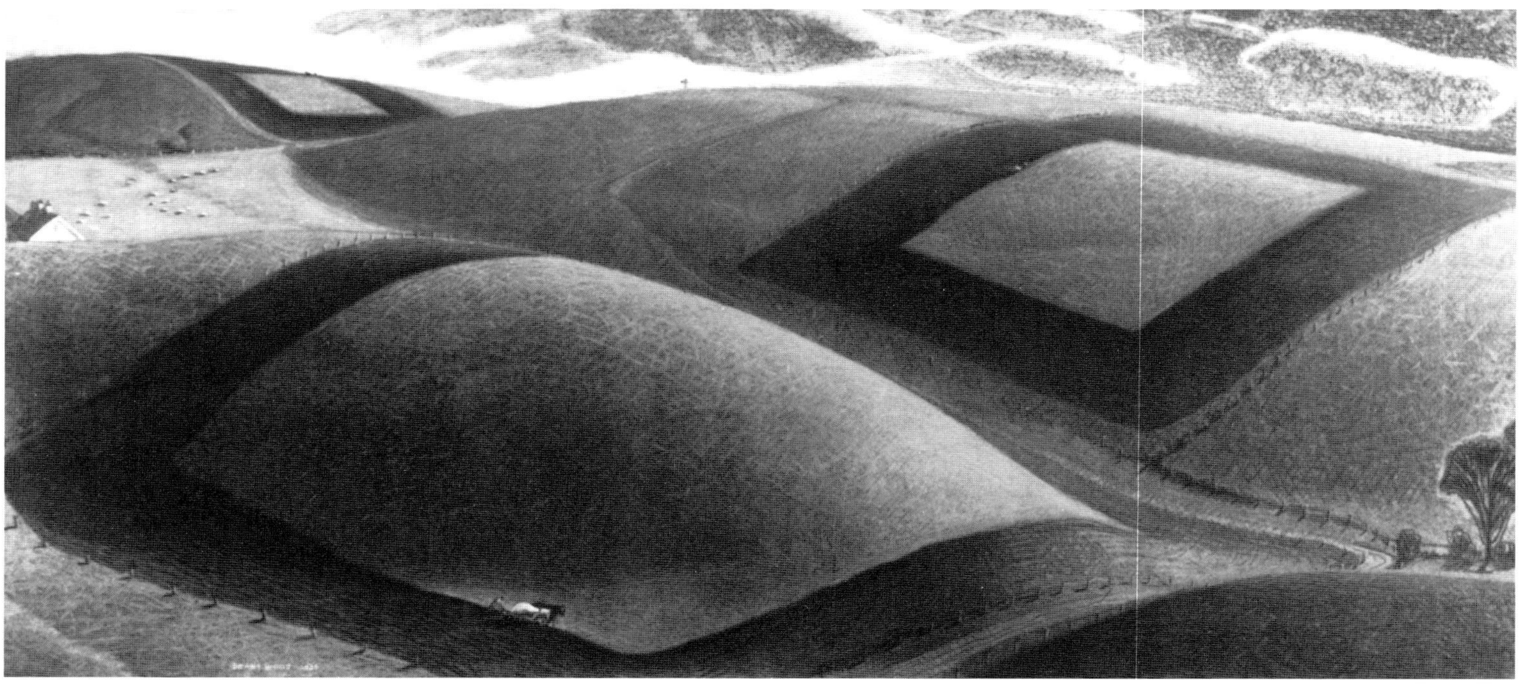

586 Grant Wood, Sketch for „Spring Turning". 1936. Kreide, Kohle und Tusche auf Papier. 1936.

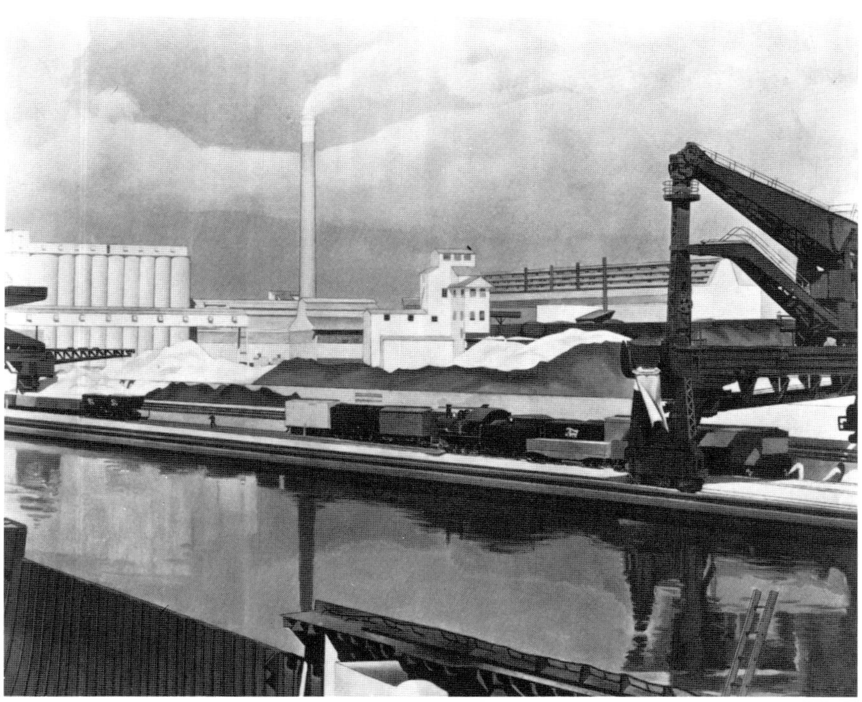

587 Charles Sheeler, American Landscape. Öl auf Leinwand. 1930.

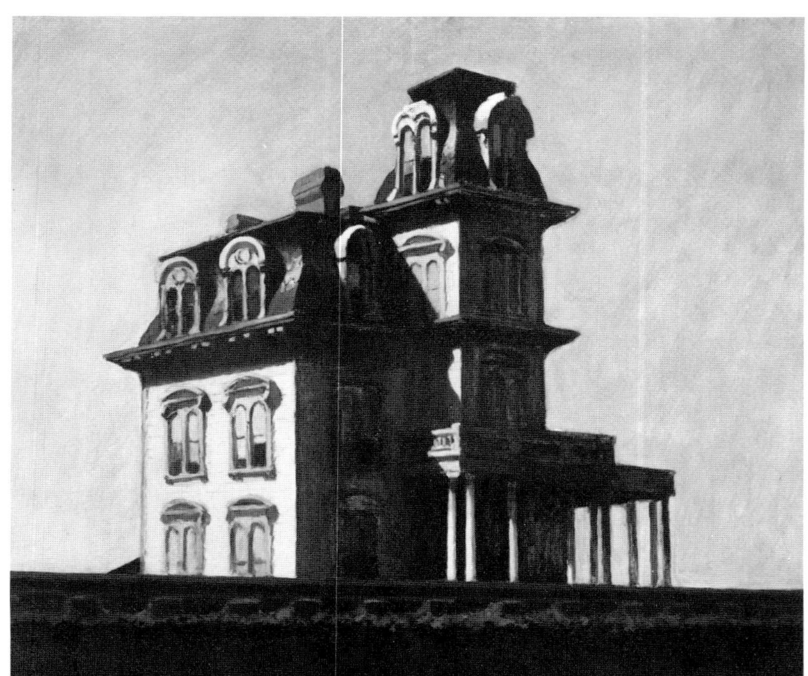

588 Edward Hopper, House by the Railroad. Öl auf Leinwand. 1925.

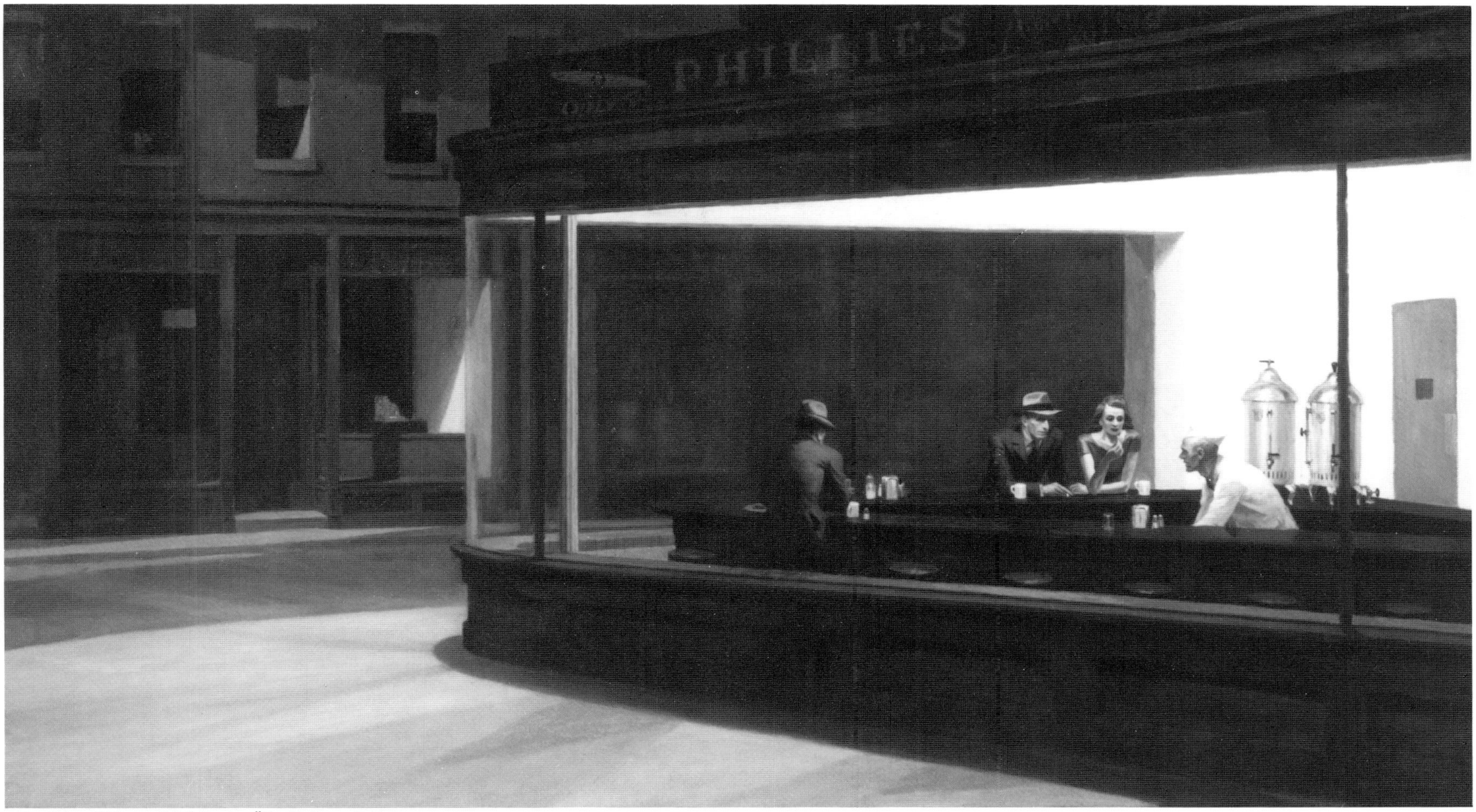

589 Edward Hopper, Nighthawks. Öl auf Leinwand. 1942.

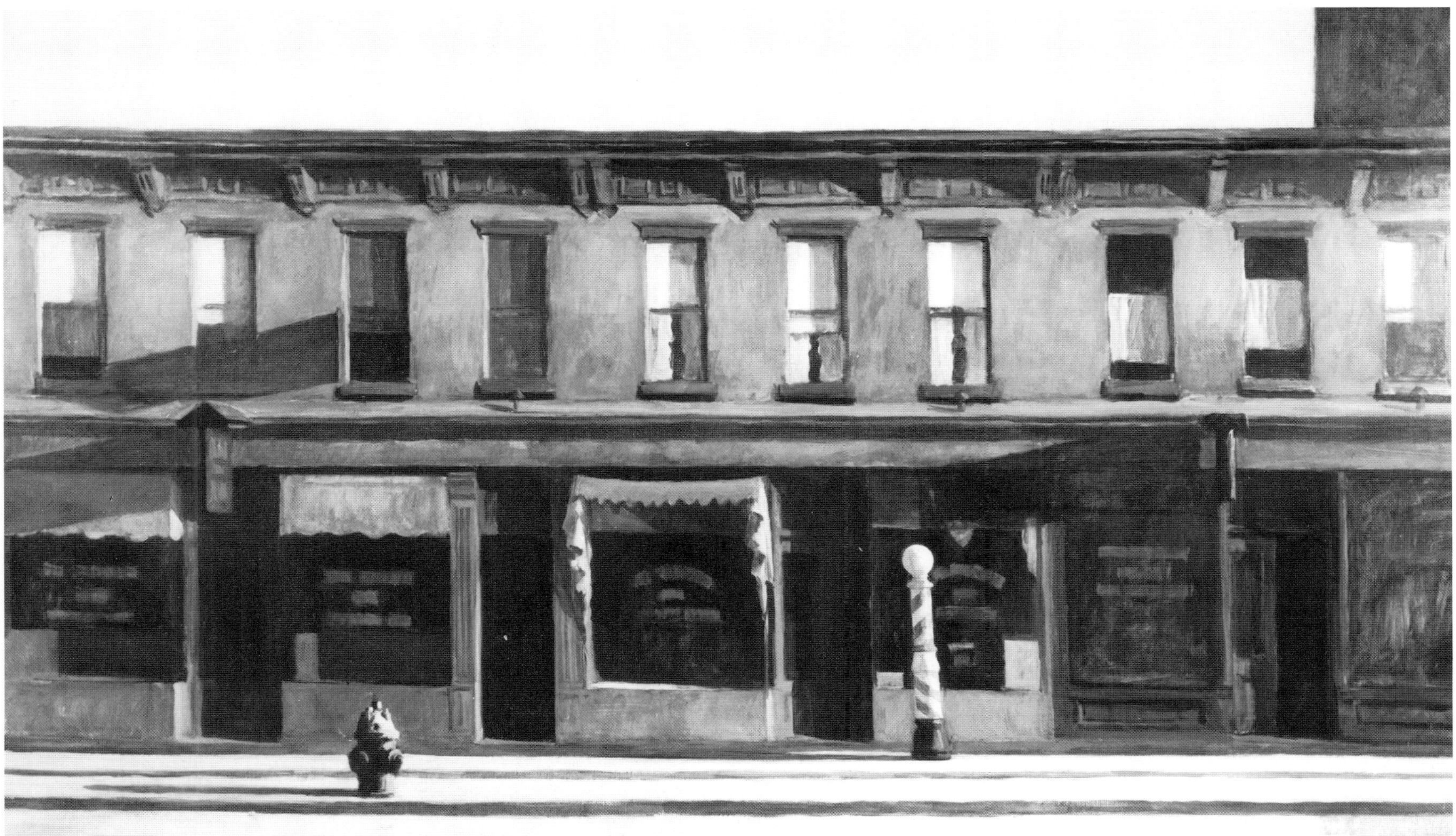

590 Edward Hopper, Early Sunday Morning. Öl auf Leinwand. 1930.

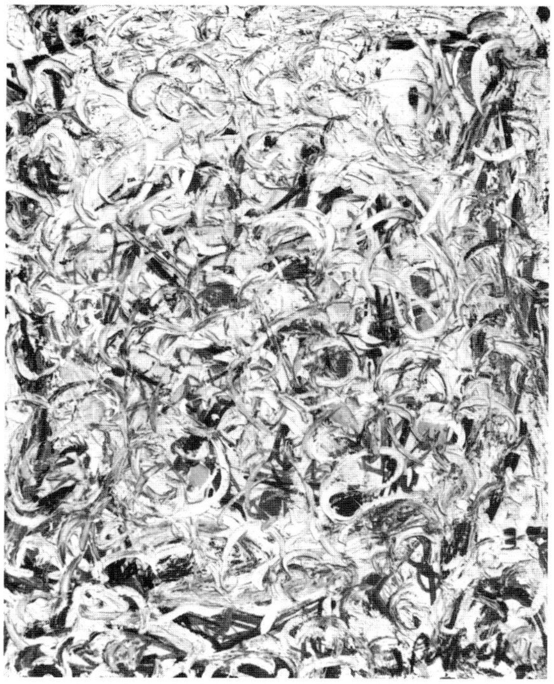

591 Jackson Pollock, Sounds in the Grass: Shimmering Substance. Öl auf Leinwand. 1946.

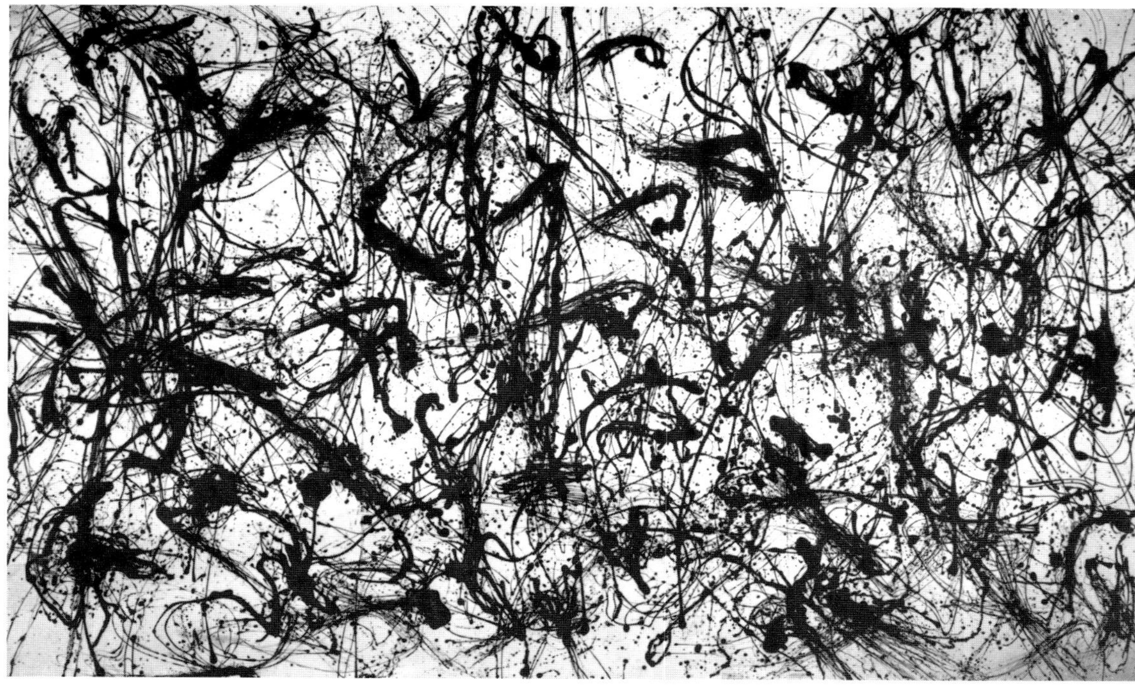

592 Jackson Pollock, Number 32. Ducolack auf Leinwand. 1950.

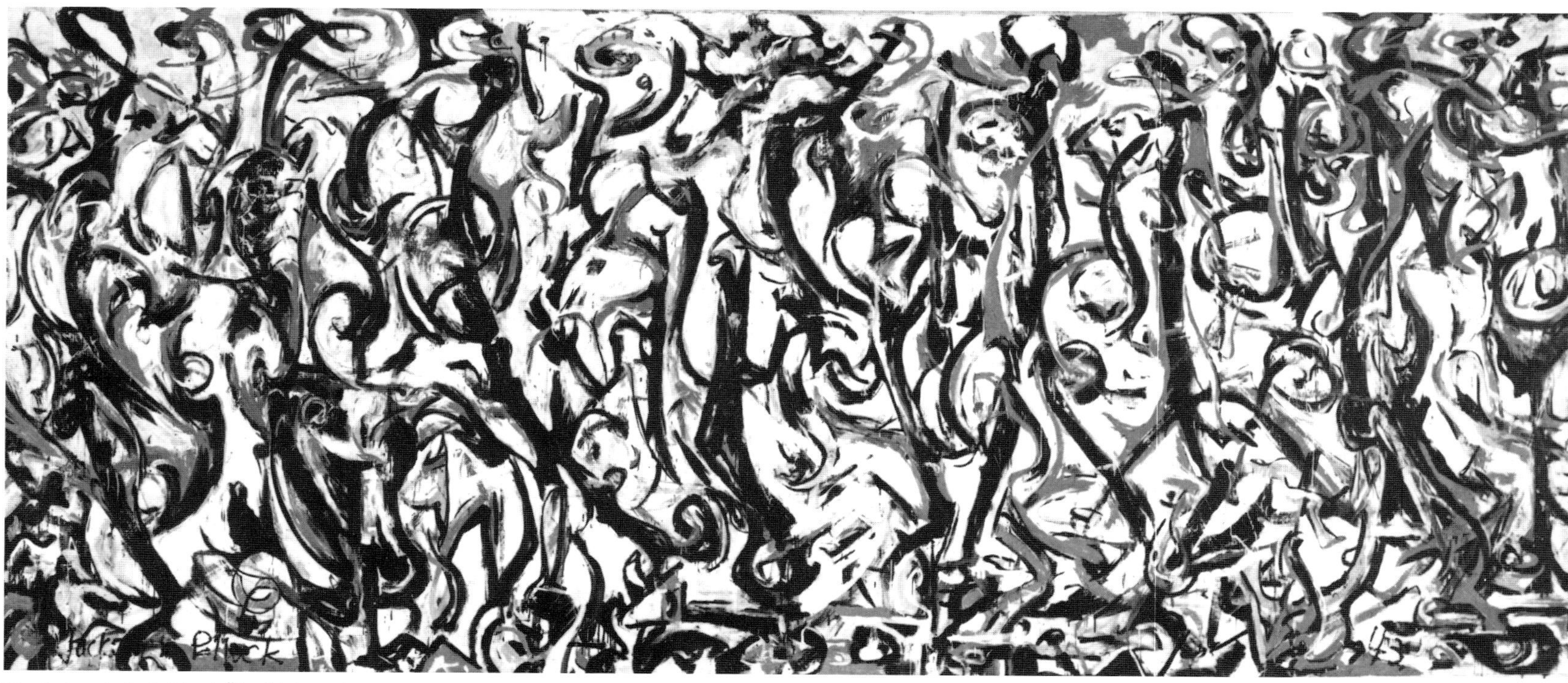

593 Jackson Pollock, Mural. Öl auf Leinwand. 1943.

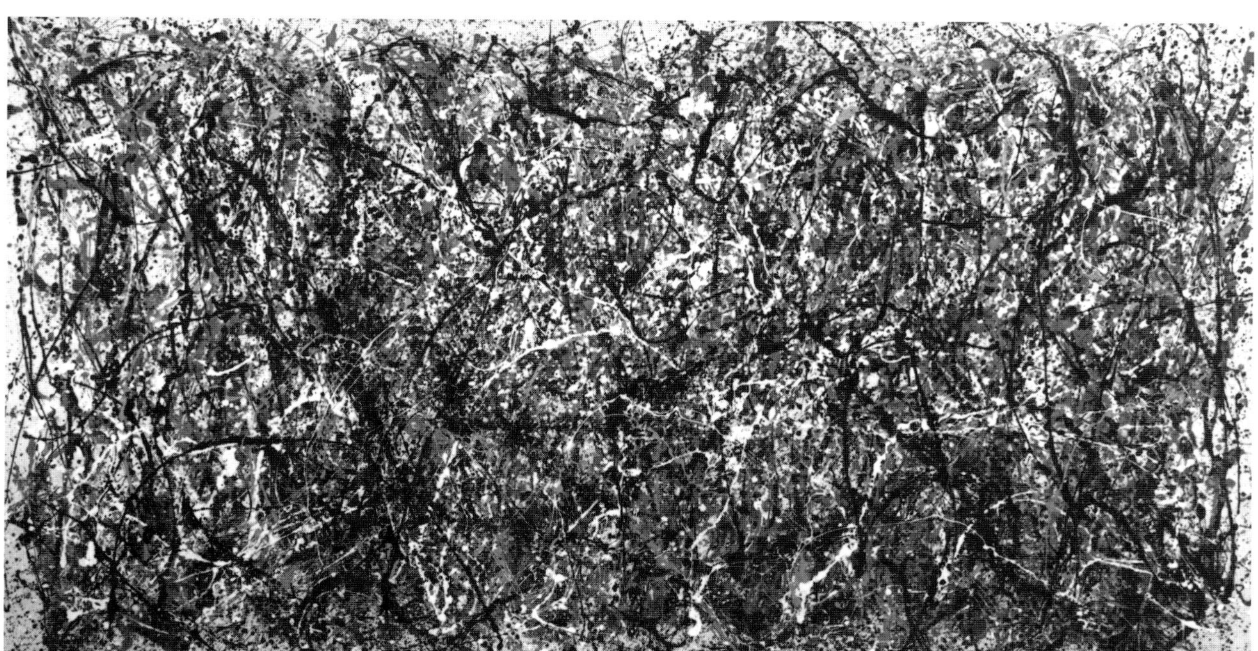

594 Jackson Pollock, One, Number 31. Öl und Emailfarbe auf Leinwand. 1950.

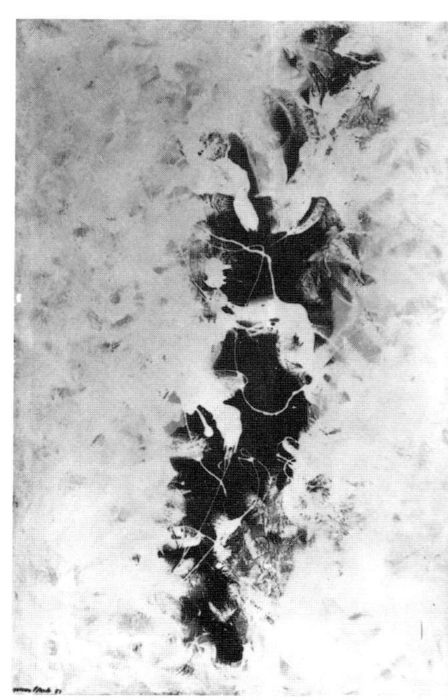

595 Jackson Pollock, The Deep. Öl und Emailfarbe auf Leinwand. 1953.

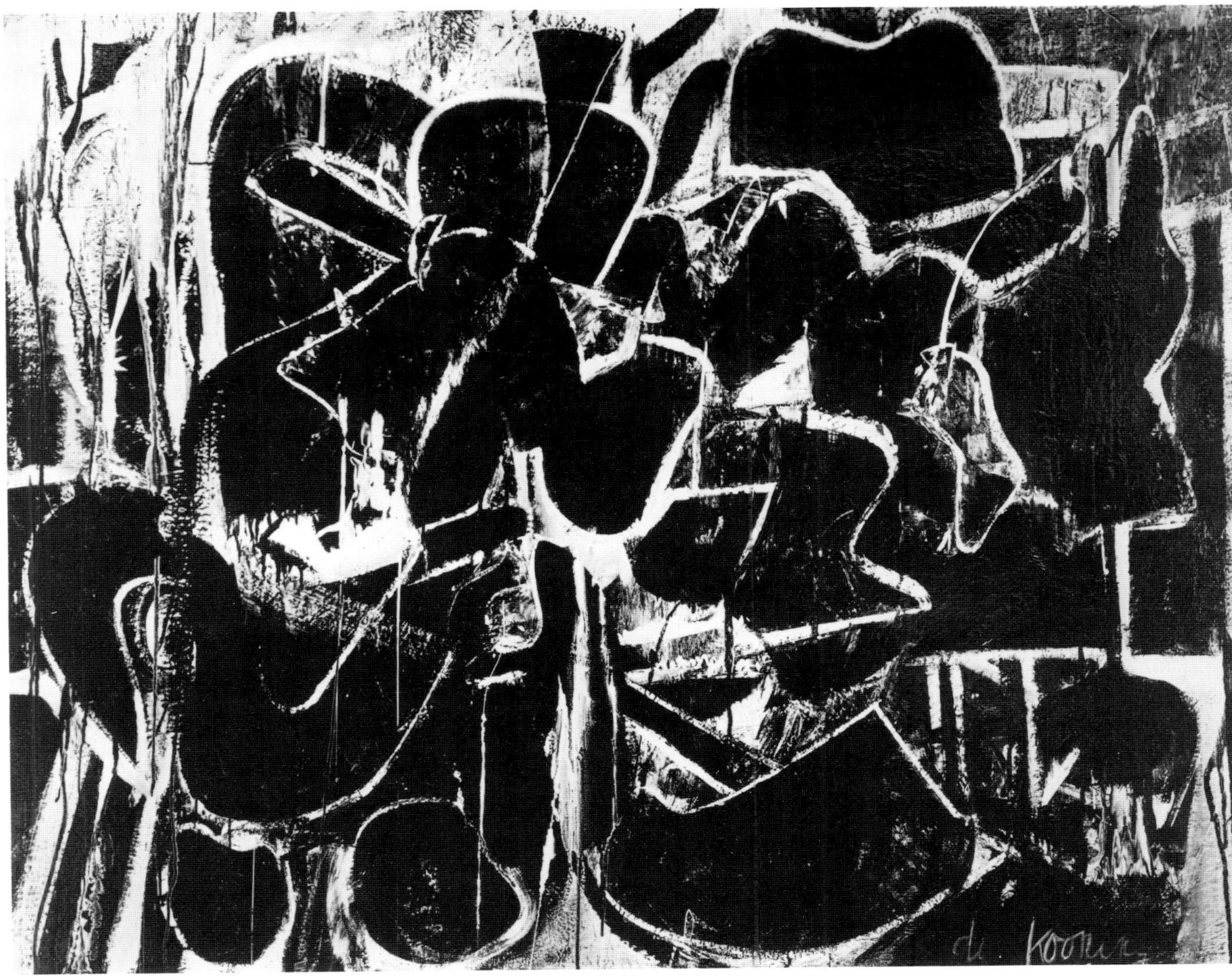

596 Willem De Kooning, Painting. Öl und Emailfarbe auf Leinwand. 1948.

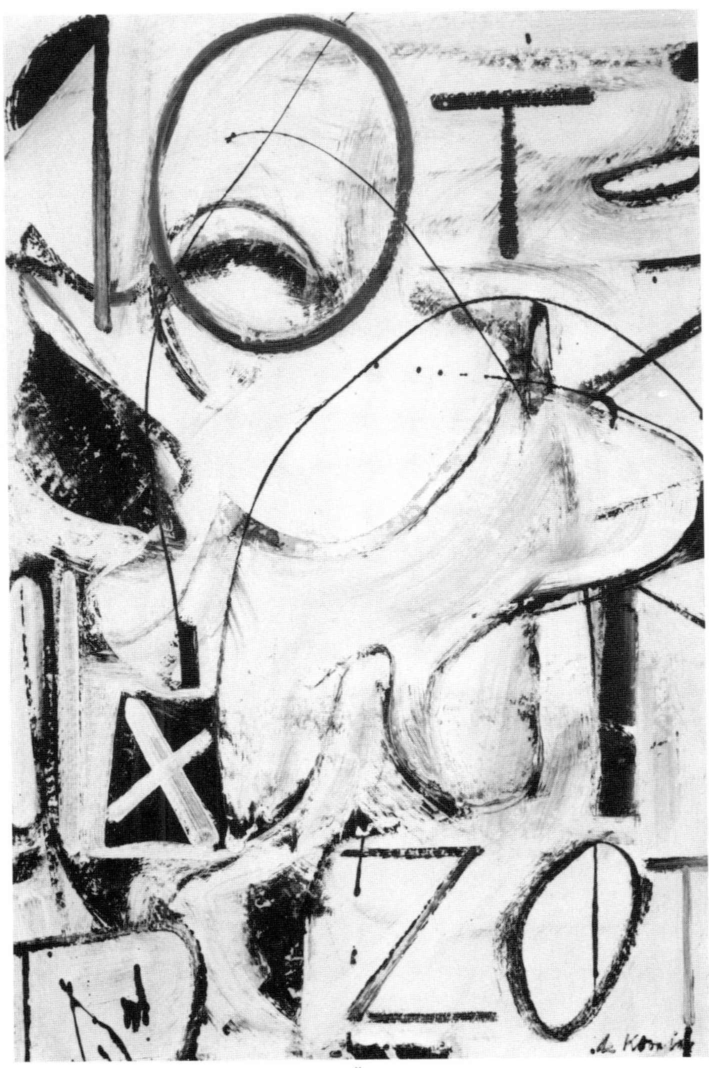

597 Willem De Kooning, Zürich (ZOT). Öl auf Papier. 1947.

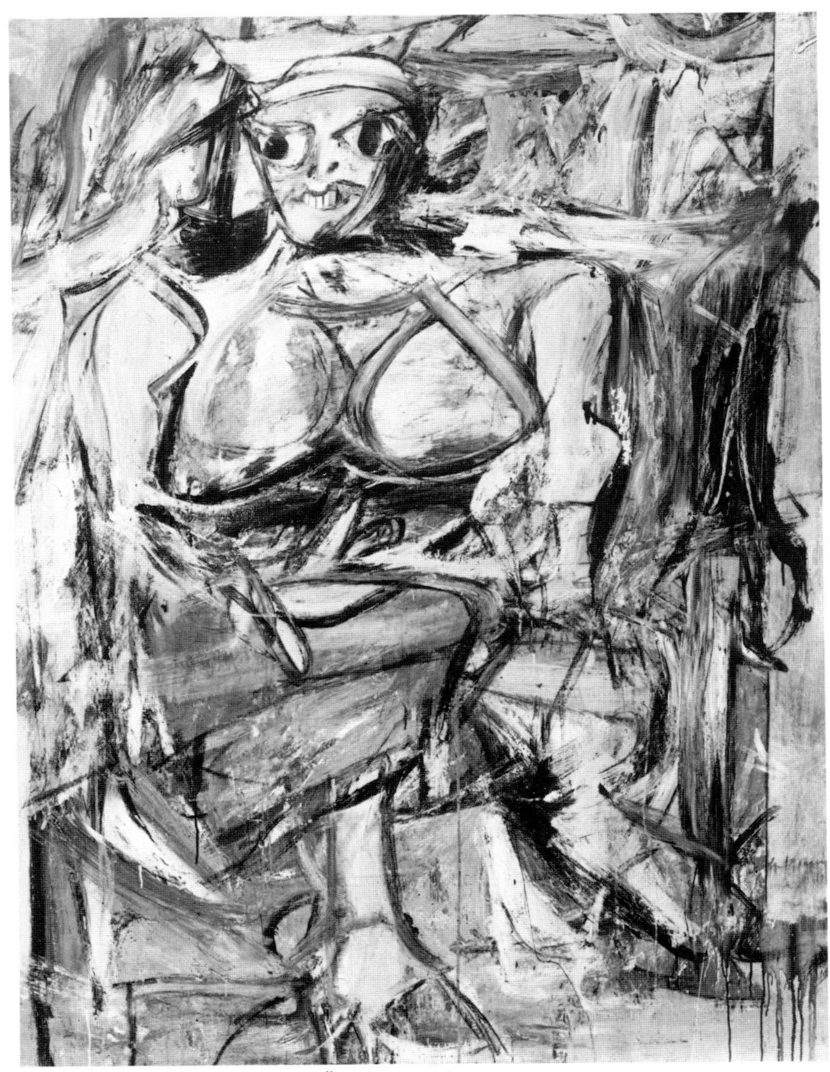

598 Willem De Kooning, Woman I. Öl auf Leinwand. 1950–1952.

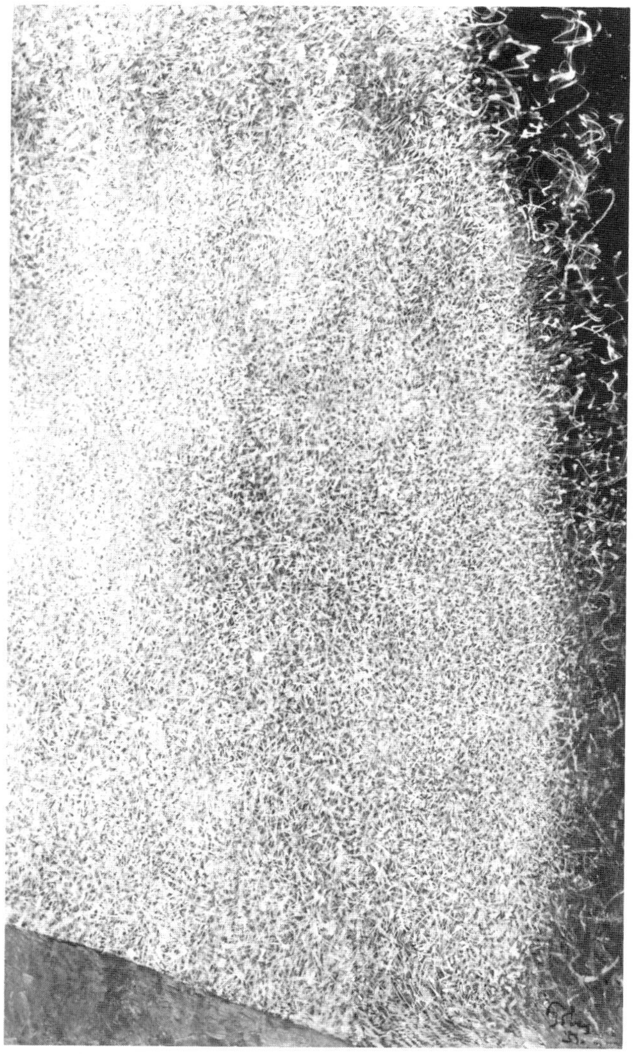

599 Mark Tobey, Edge of August. Kaseintempera auf Composition Board. 1953.

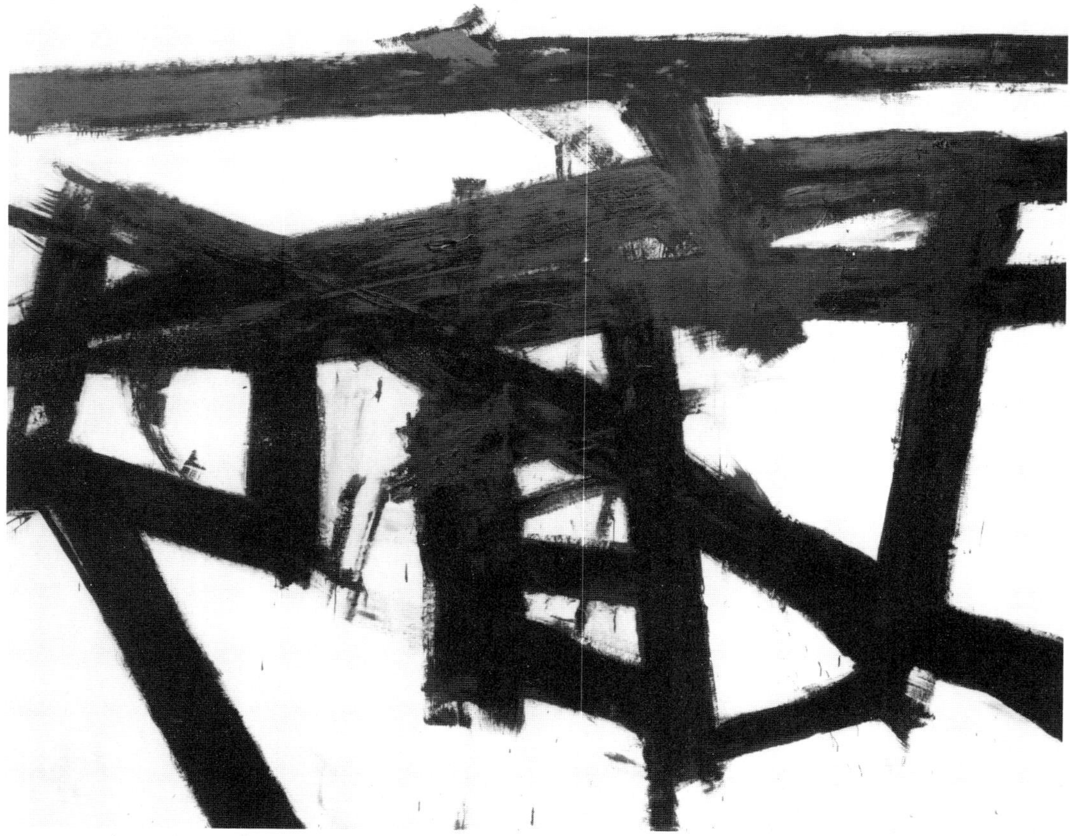

600 Franz Kline, Mahoning. Öl und Papiercollage auf Leinwand. 1956.

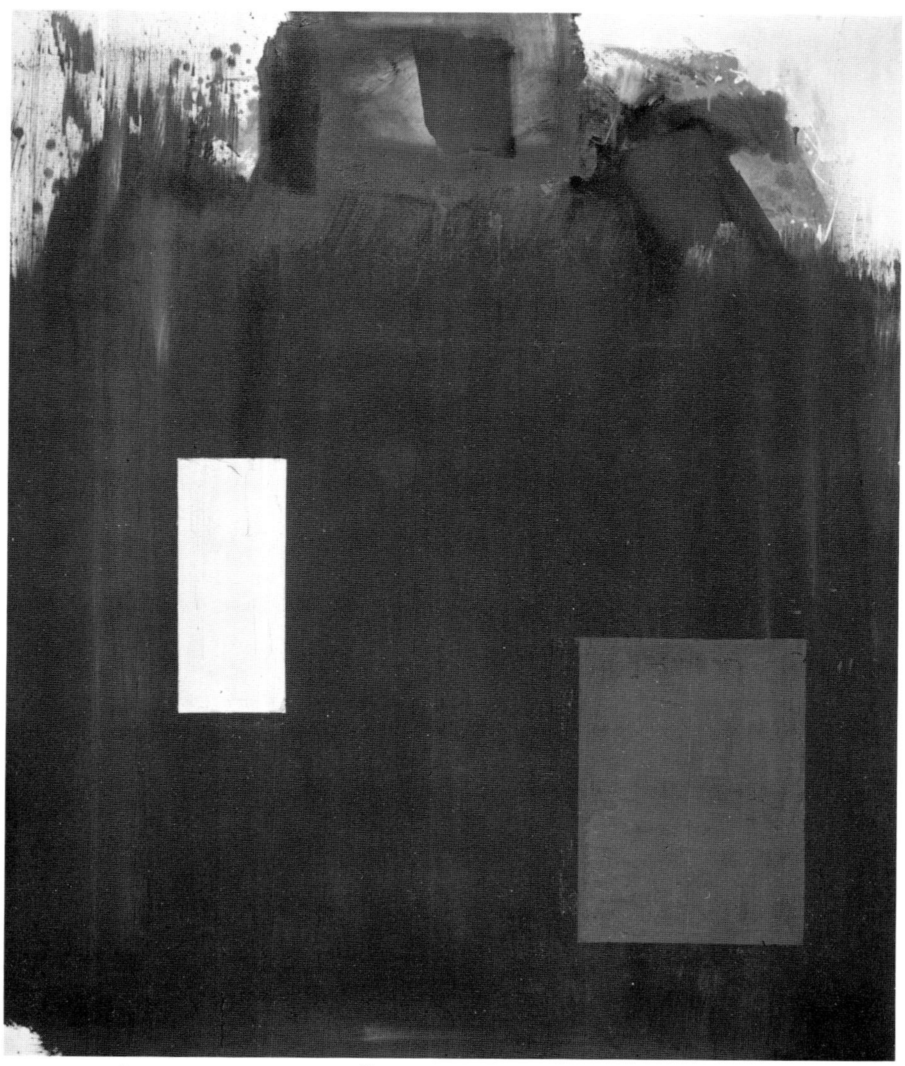

601 Hans Hofmann, Memoria in Aeternum. Öl auf Leinwand. 1962.

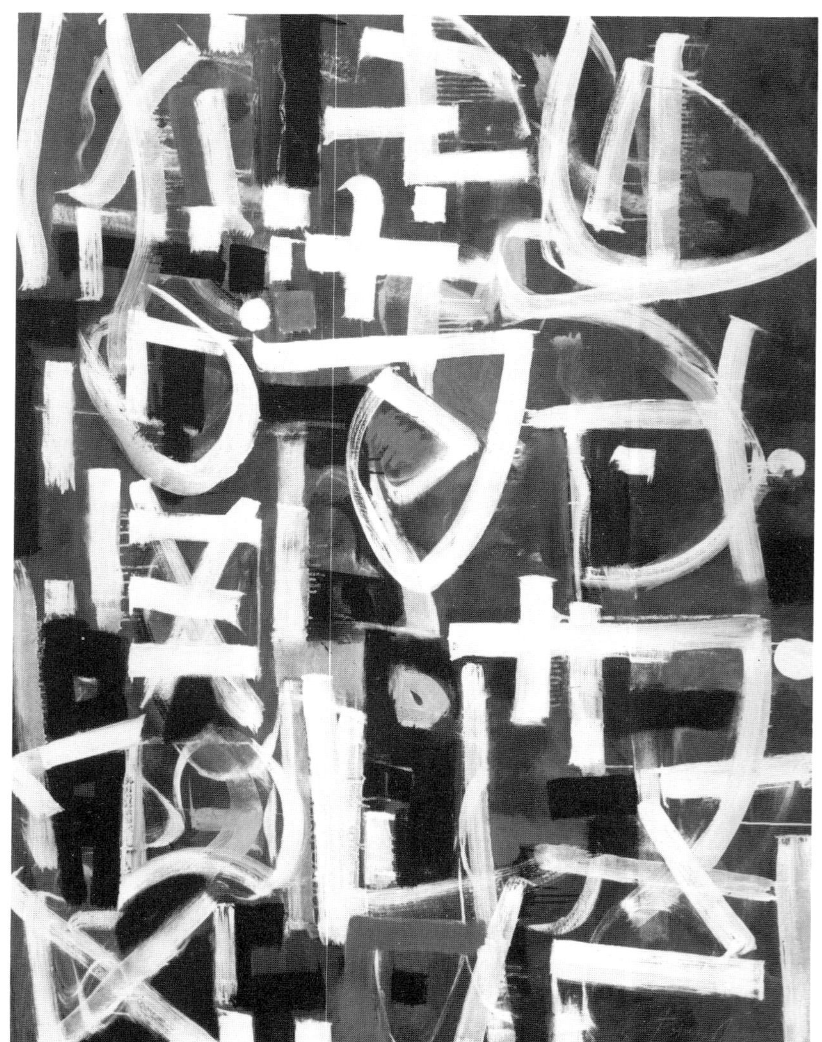

602 Bradley Walker Tomlin, Number 2. Öl auf Leinwand. 1950.

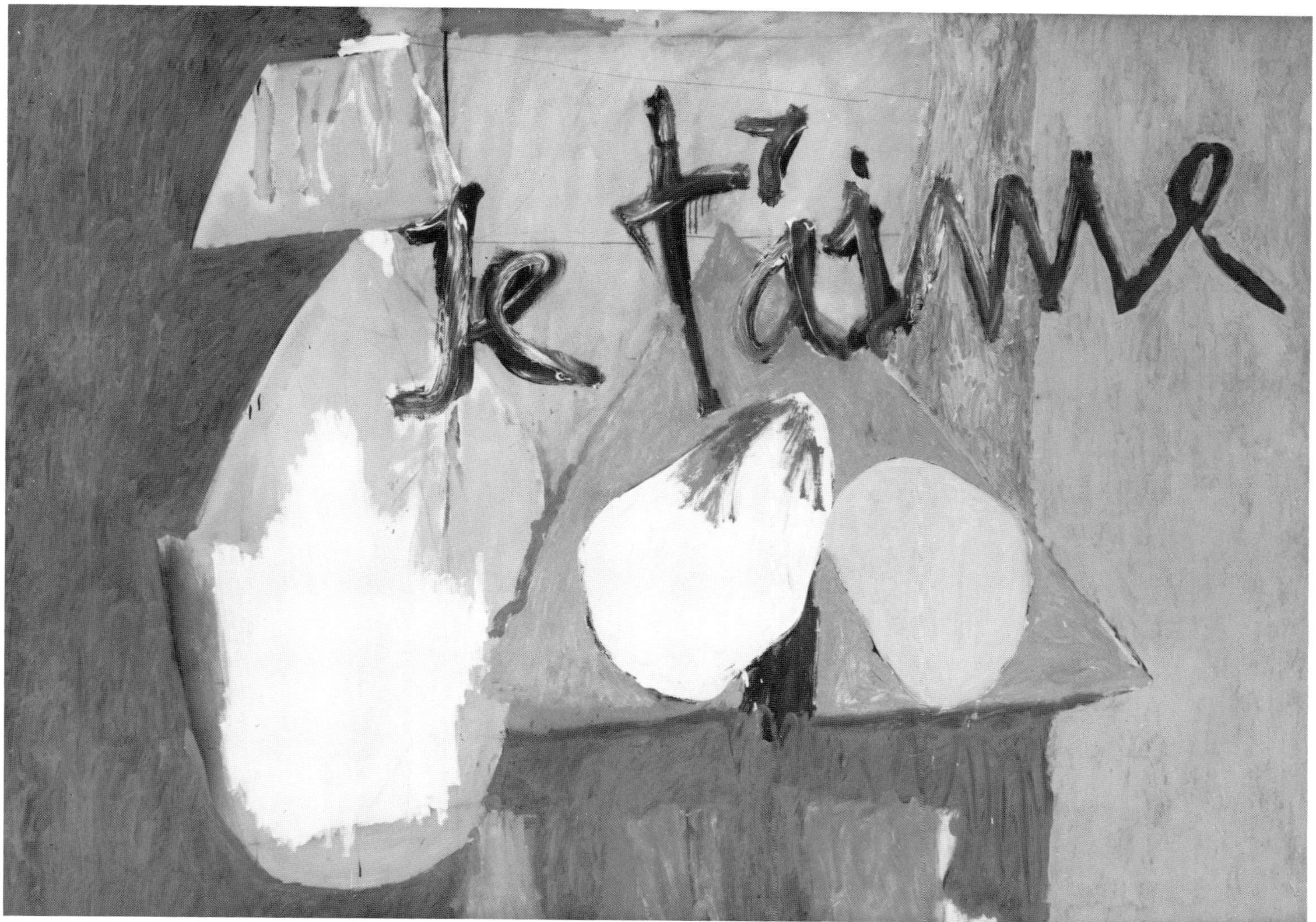

603 Robert Motherwell, Je t'aime IV? Öl auf Leinwand. 1955 – 1958.

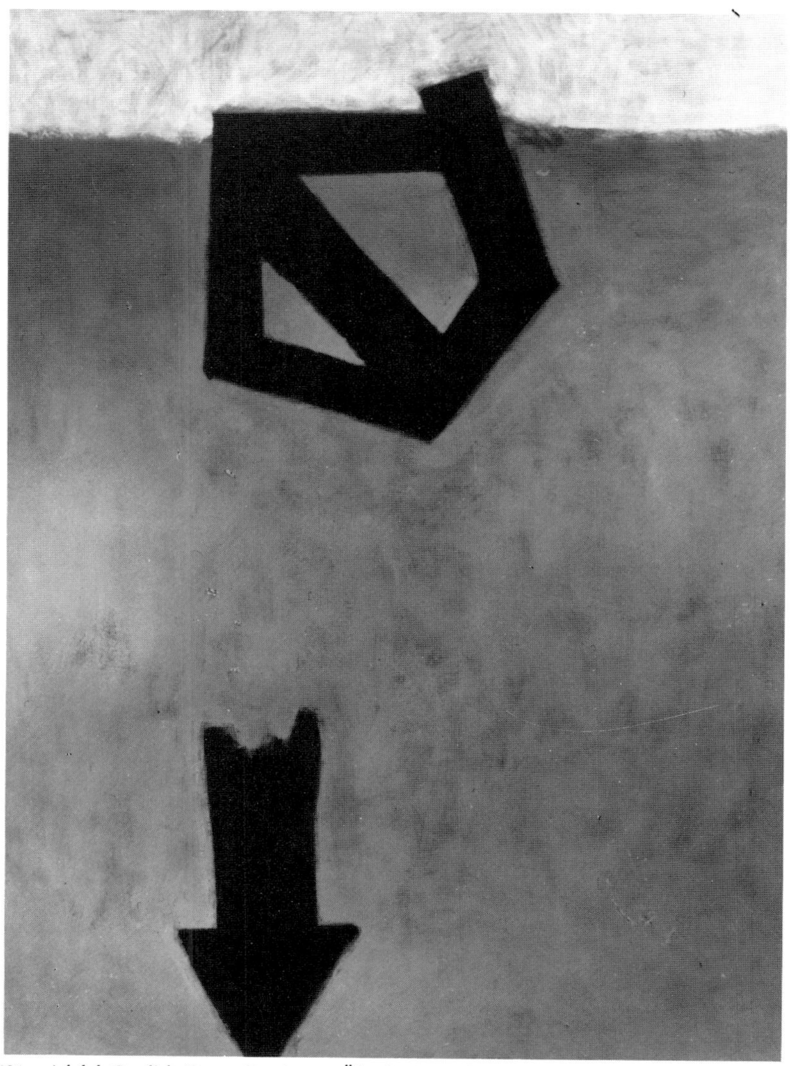

604 Adolph Gottlieb, Descending Arrow. Öl auf Leinwand. 1956.

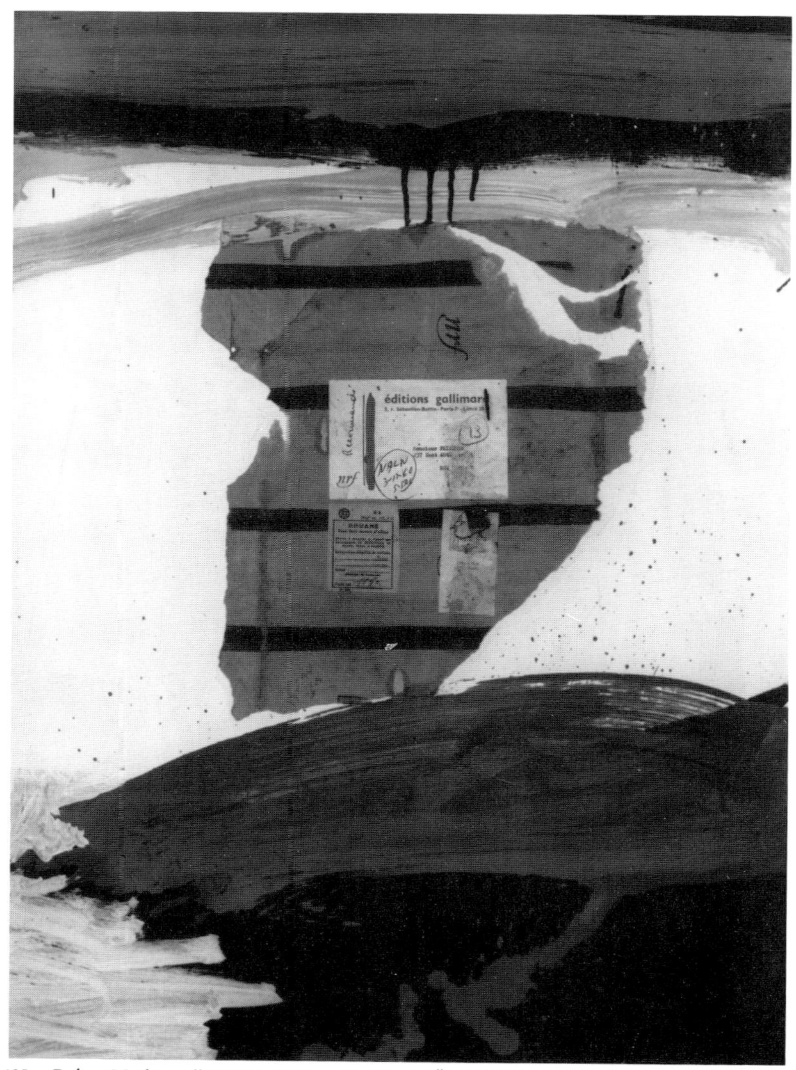

605 Robert Motherwell, N.R.F., Collage, Number 2. Öl und Collage auf Papier. 1960.

606 Barnett Newman, Vir heroicus sublimis. Öl auf Leinwand. 1950–1951.

607 Barnett Newman, Shining Forth (To George). Öl auf Leinwand. 1961.

608 Barnett Newman, Who's Afraid of Red, Yellow and Blue III. Öl auf Leinwand. 1966–1967.

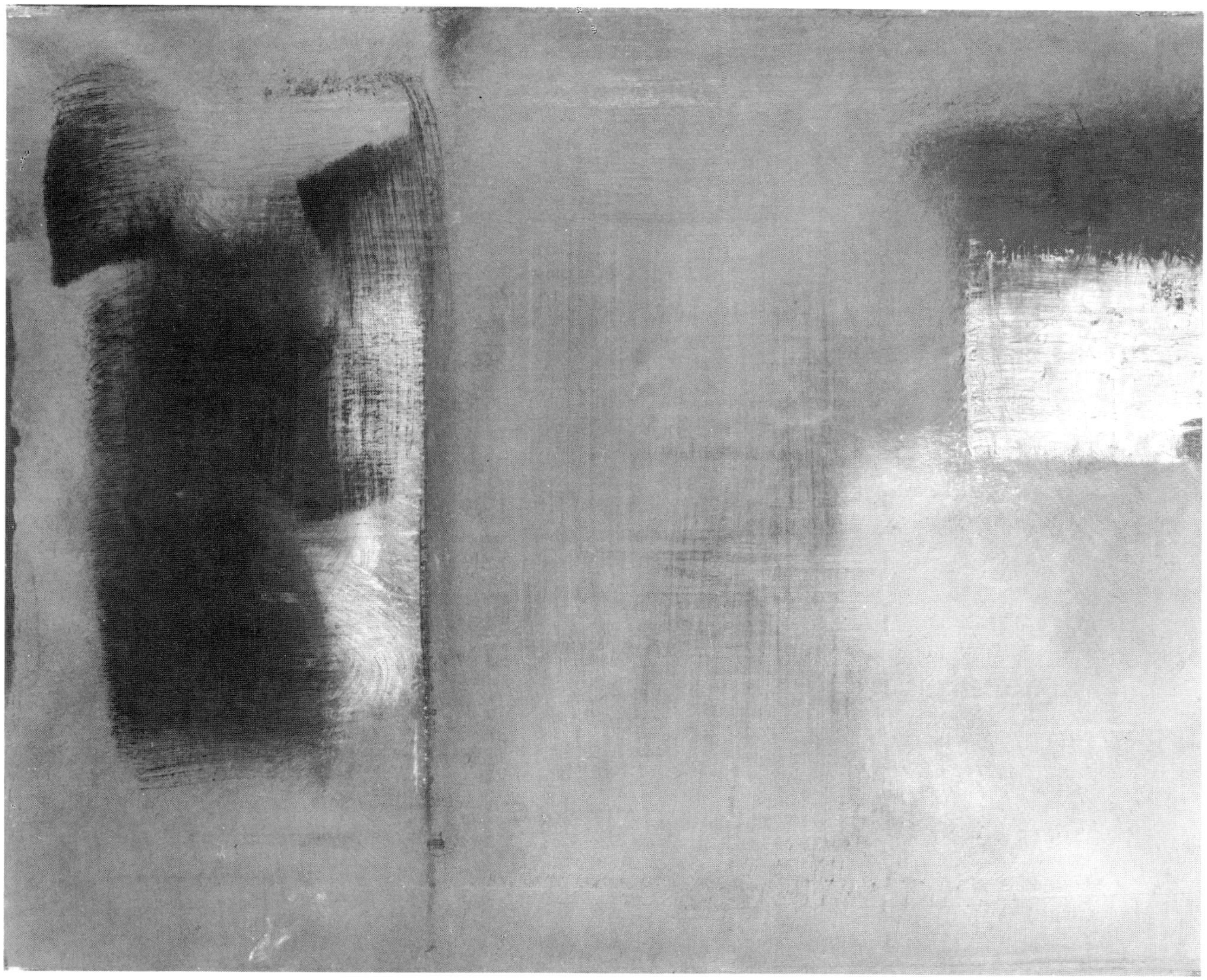

609 Theodoros Stamos, The Field. Öl auf Leinwand. 1952.

610 Mark Rothko, Number 10. Öl auf Leinwand. 1950.

611 Mark Rothko, Untitled (Black and Gray). Acryl auf Leinwand. 1969.

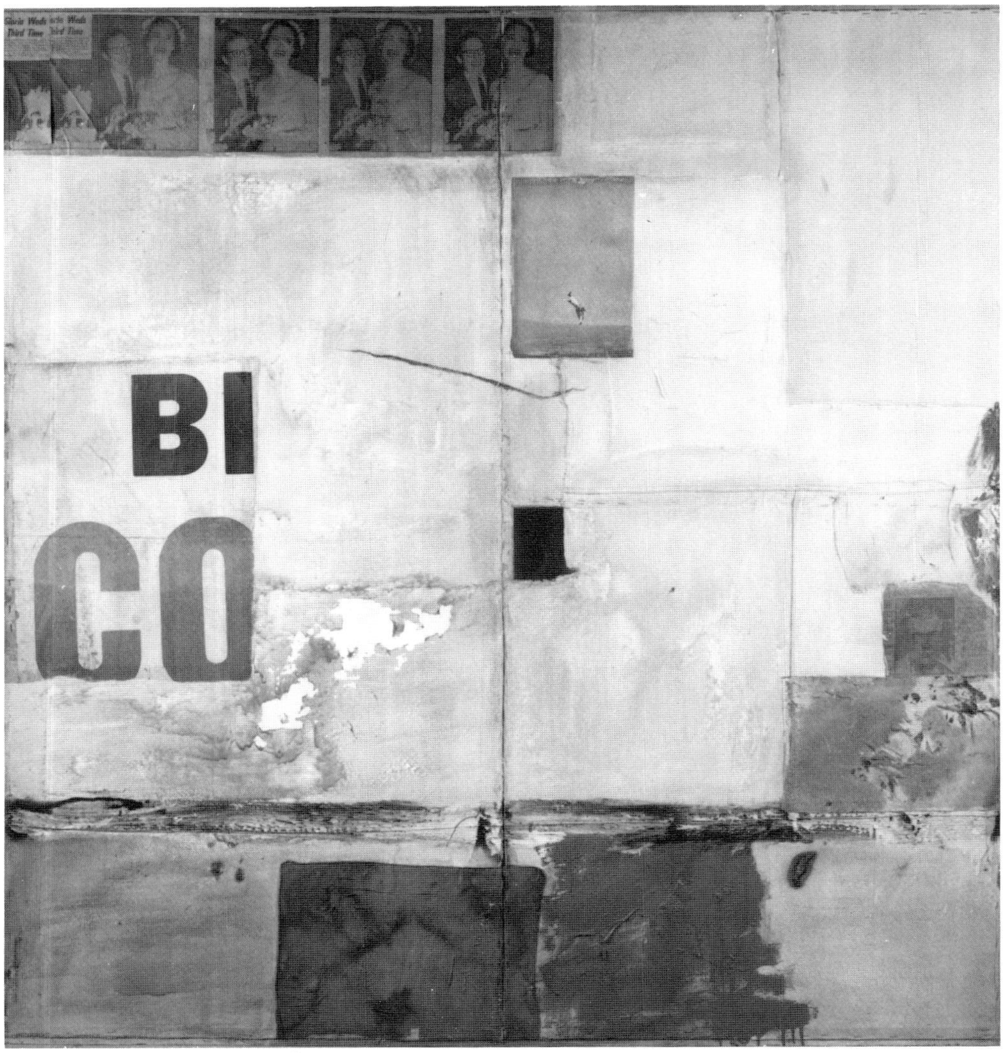

612 Robert Rauschenberg, Gloria. Öl und Collage auf Leinwand. 1956.

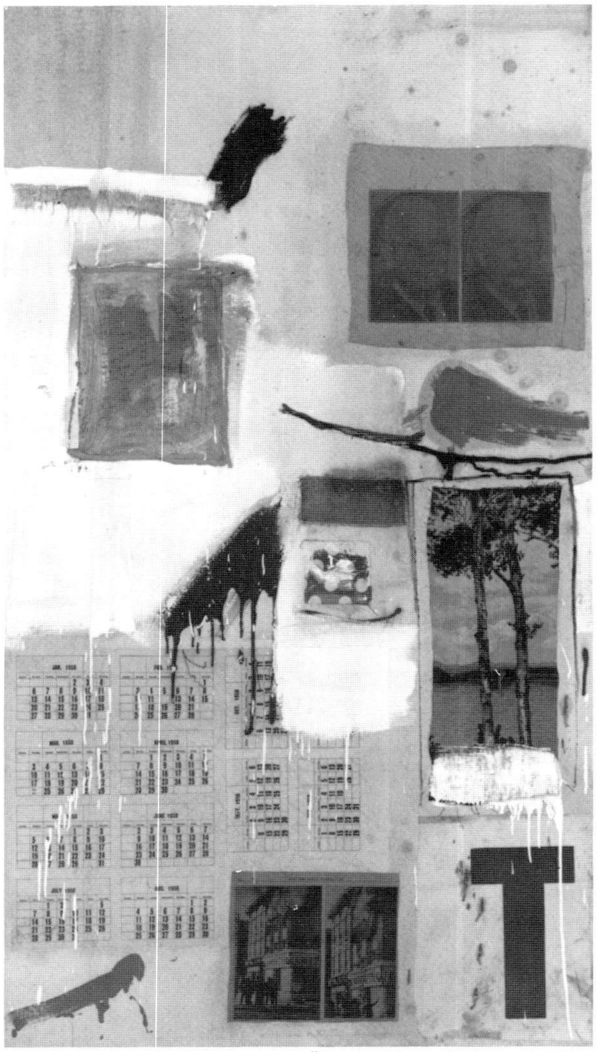

613 Robert Rauschenberg, Factum I. Öl und Collage auf Leinwand. 1957.

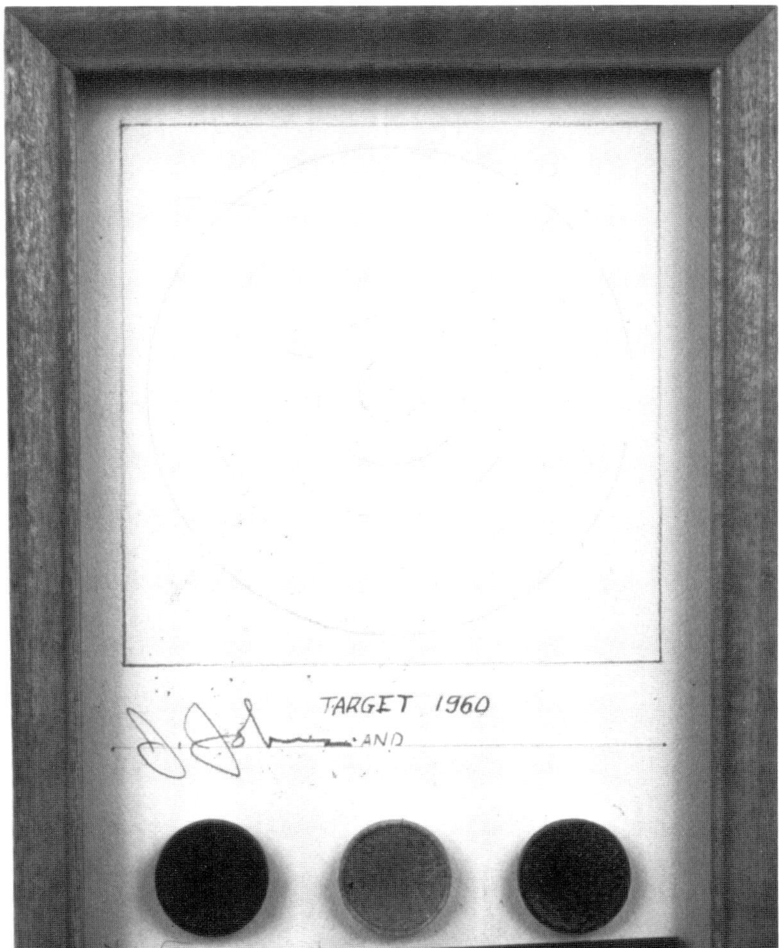

614 Jasper Johns, Target (Do it yourself). Kreide und Objekte auf Papier. 1960.

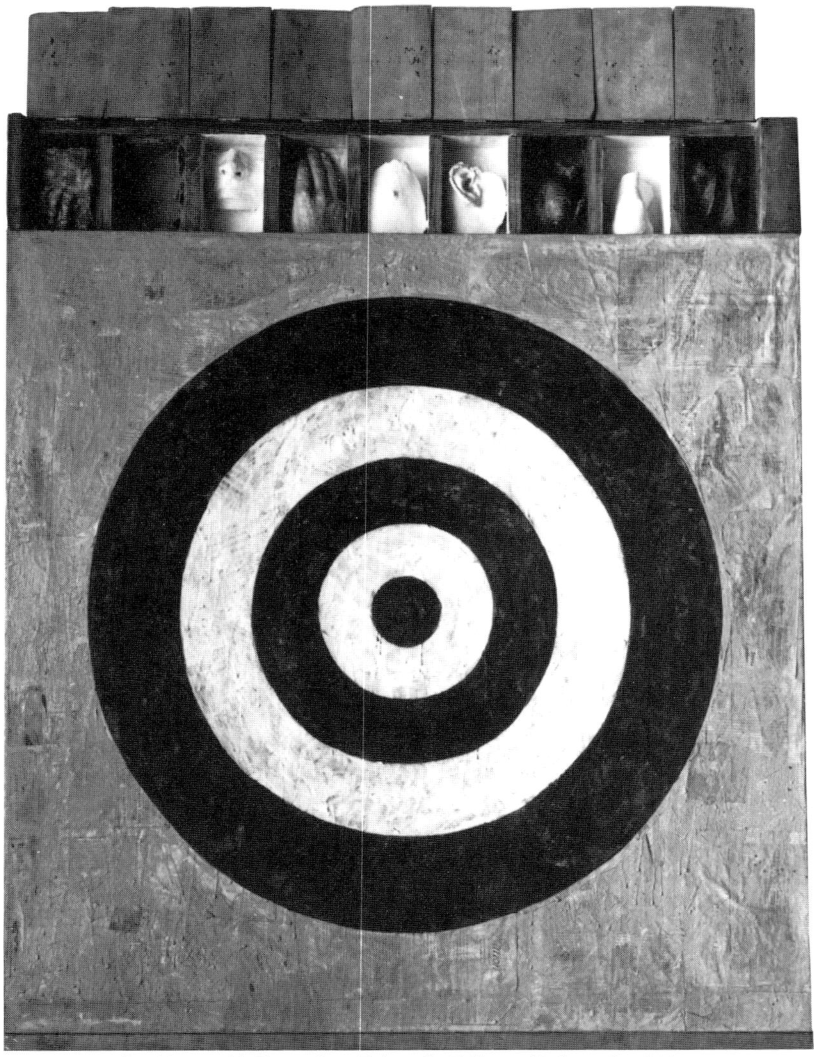

615 Jasper Johns, Target with Plaster Casts. Enkaustik, Collage auf Leinwand und Abgüsse. 1955.

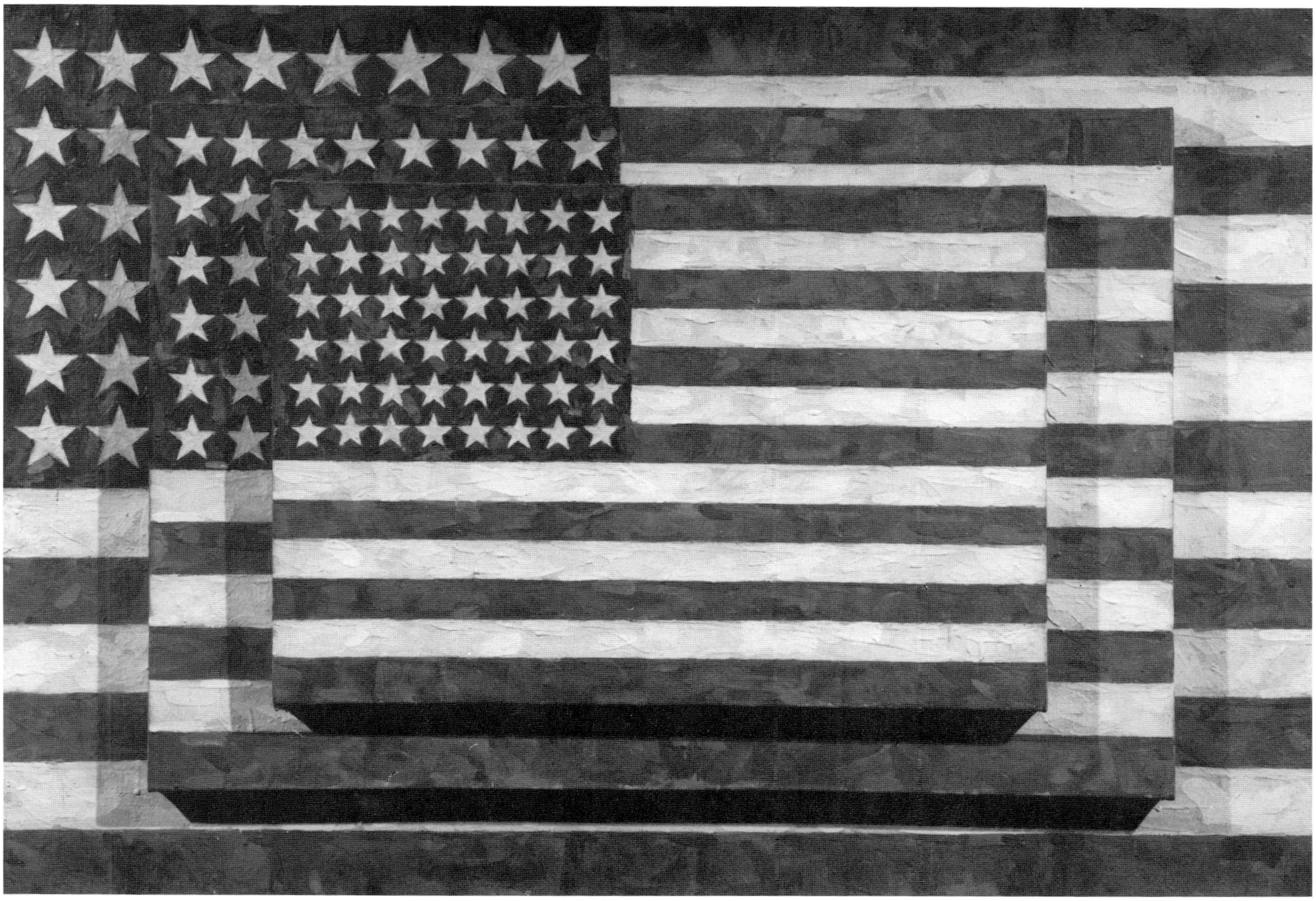

616 Jasper Johns, Three Flaggs. Enkaustik auf Leinwand. 1958.

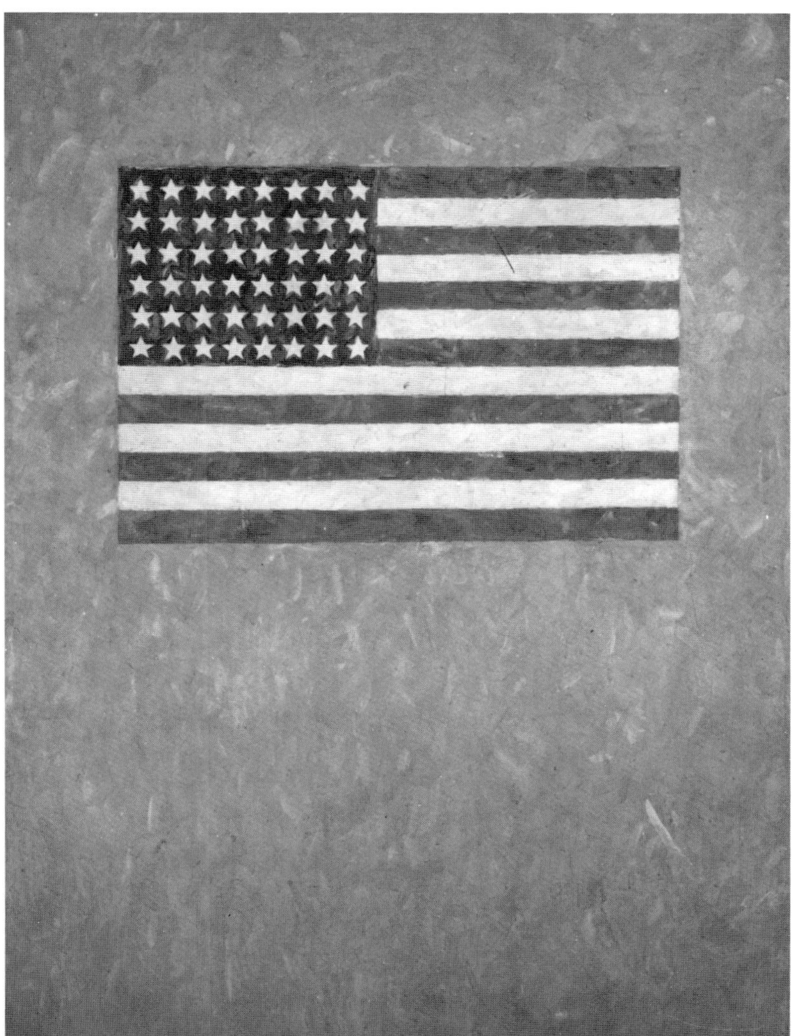

617 Jasper Johns, Flag on Orange Field. Enkaustik auf Leinwand. 1957.

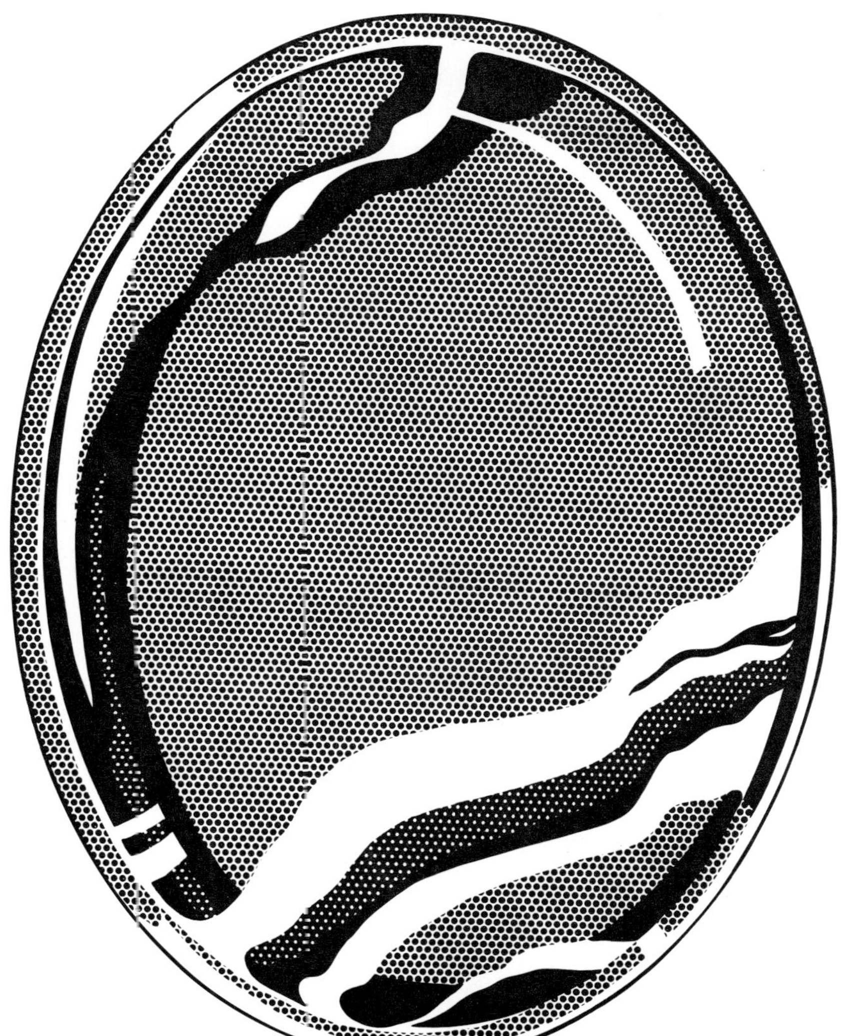

618 Roy Lichtenstein, Mirror No. 1. Öl und Magna auf Leinwand. 1969.

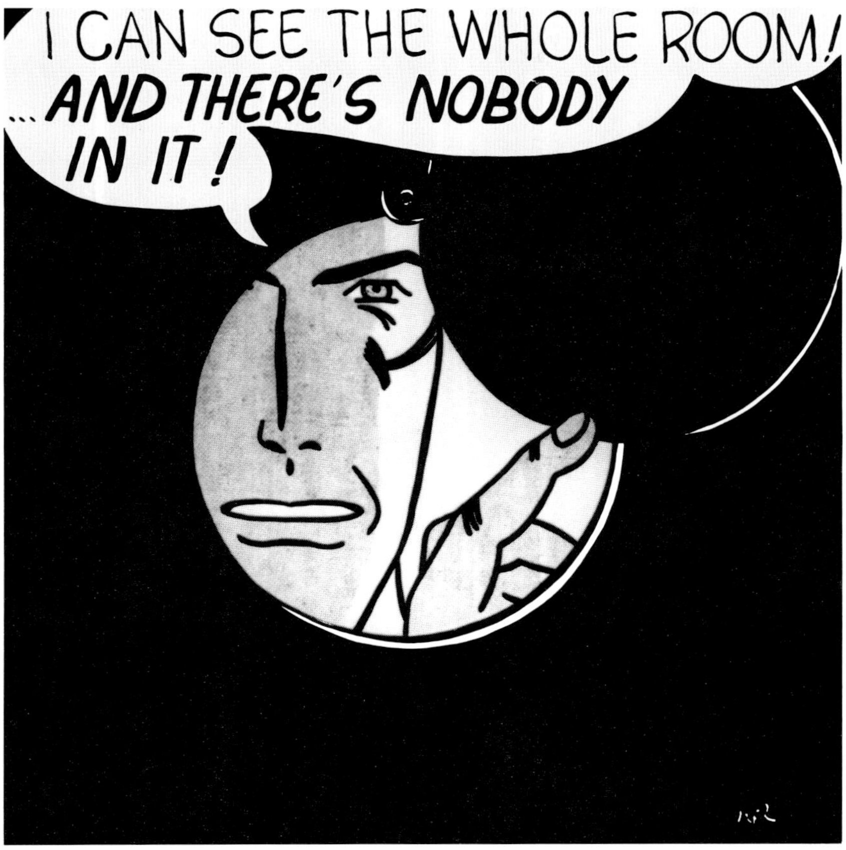

619 Roy Lichtenstein, I Can See The Whole Room ... And There's Nobody In It. Öl auf Leinwand. 1961.

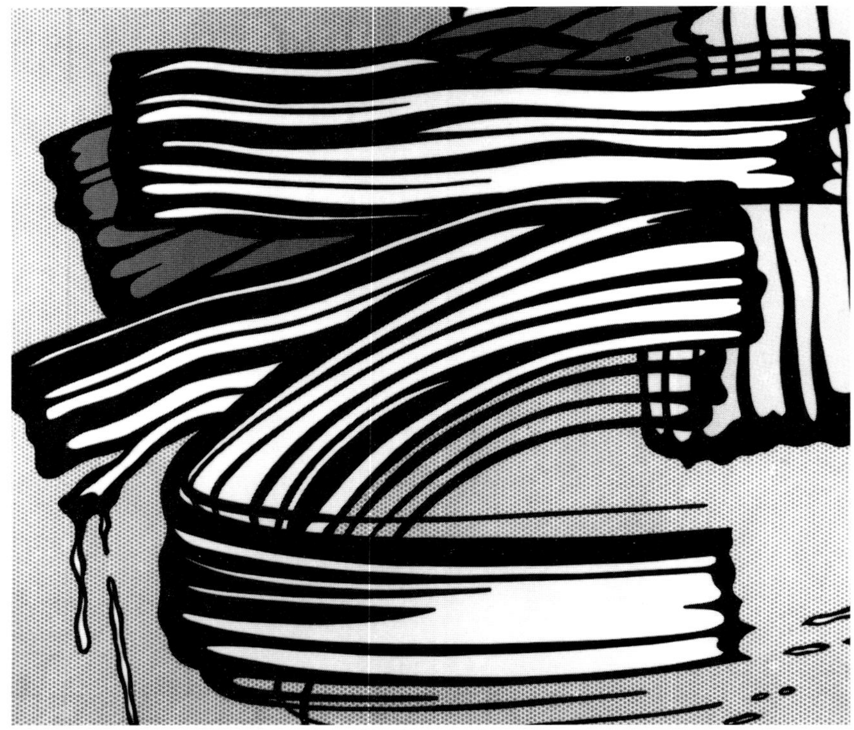

620 Roy Lichtenstein, Little Big Painting. Öl auf Leinwand. 1965.

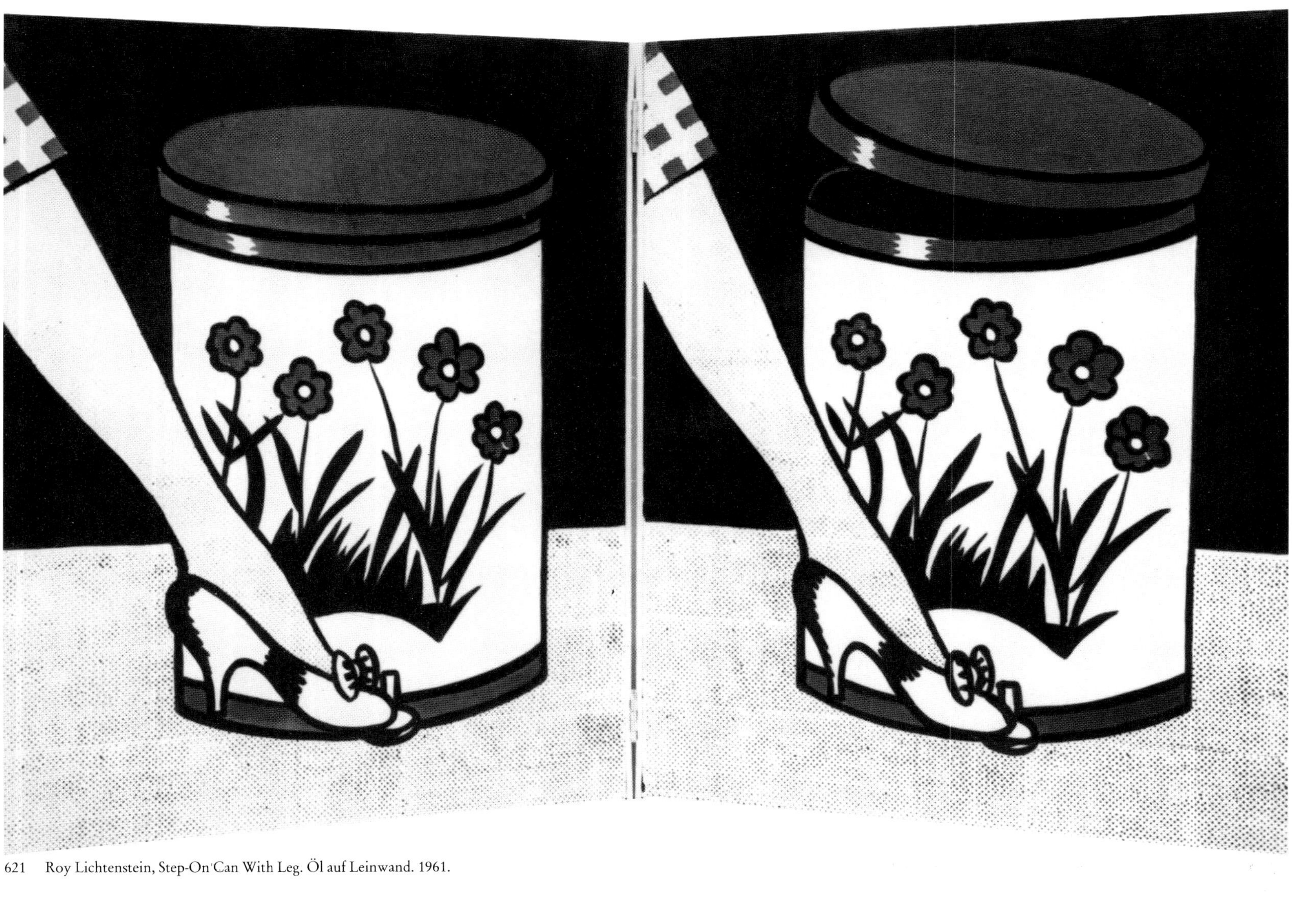

621 Roy Lichtenstein, Step-On Can With Leg. Öl auf Leinwand. 1961.

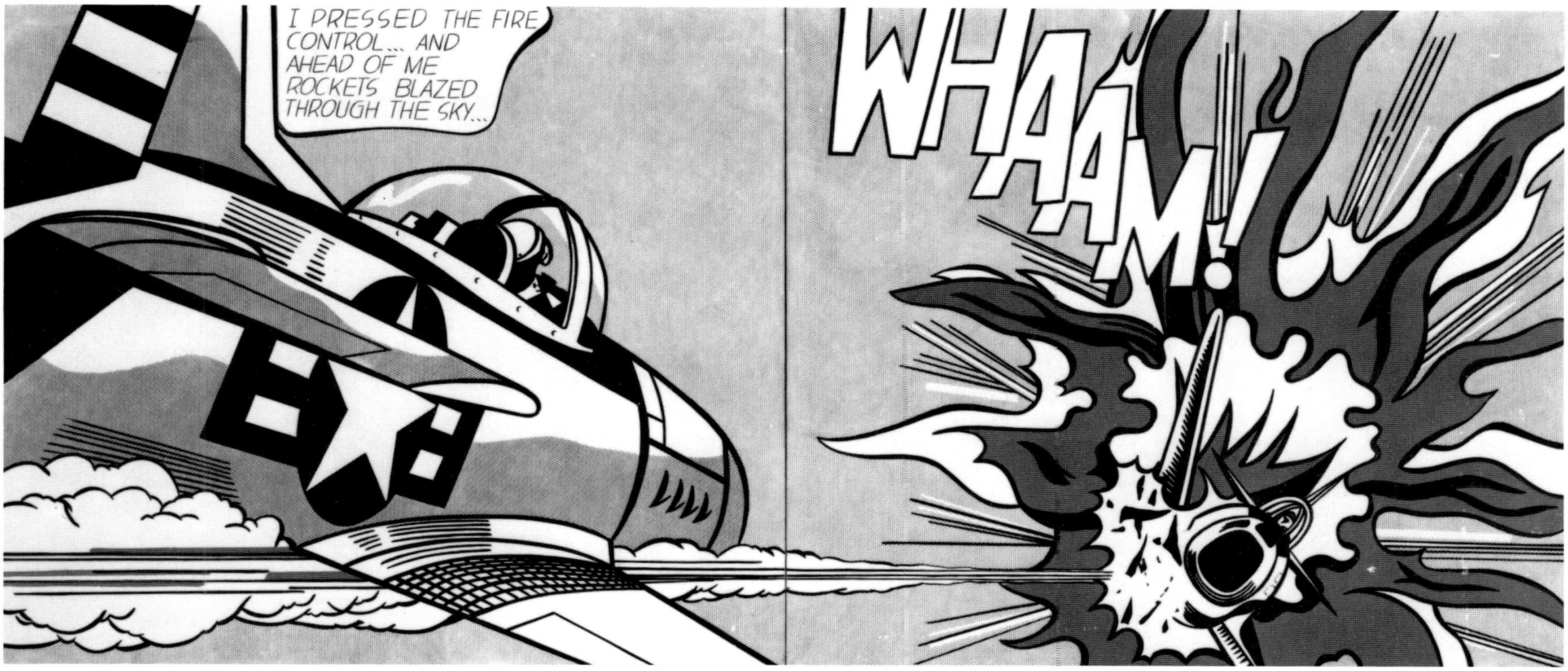
I PRESSED THE FIRE CONTROL... AND AHEAD OF ME ROCKETS BLAZED THROUGH THE SKY...
WHAAM!

622 Roy Lichtenstein, Whaam! Magna auf Leinwand. 1963.

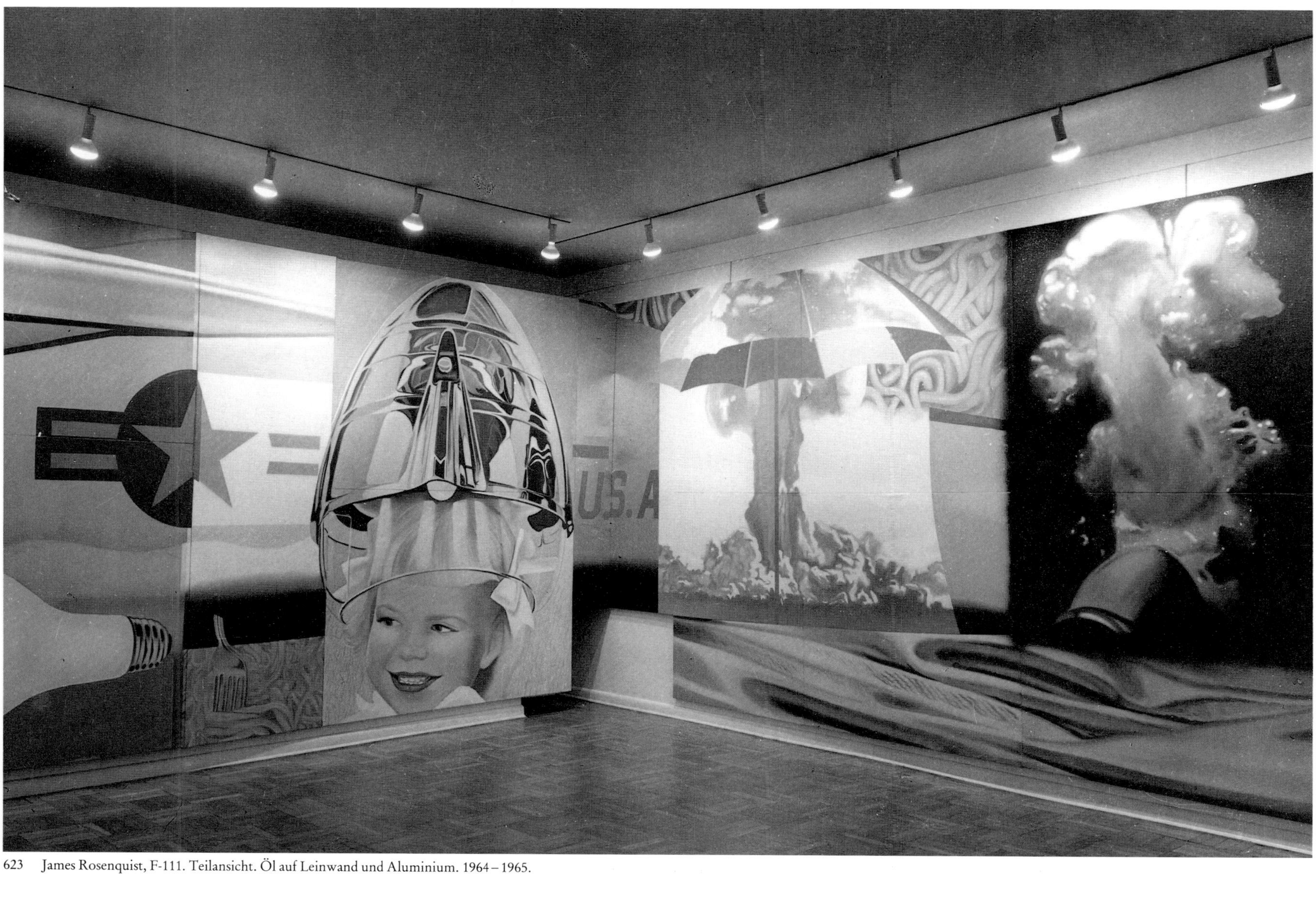
U.S.A

623 James Rosenquist, F-111. Teilansicht. Öl auf Leinwand und Aluminium. 1964–1965.

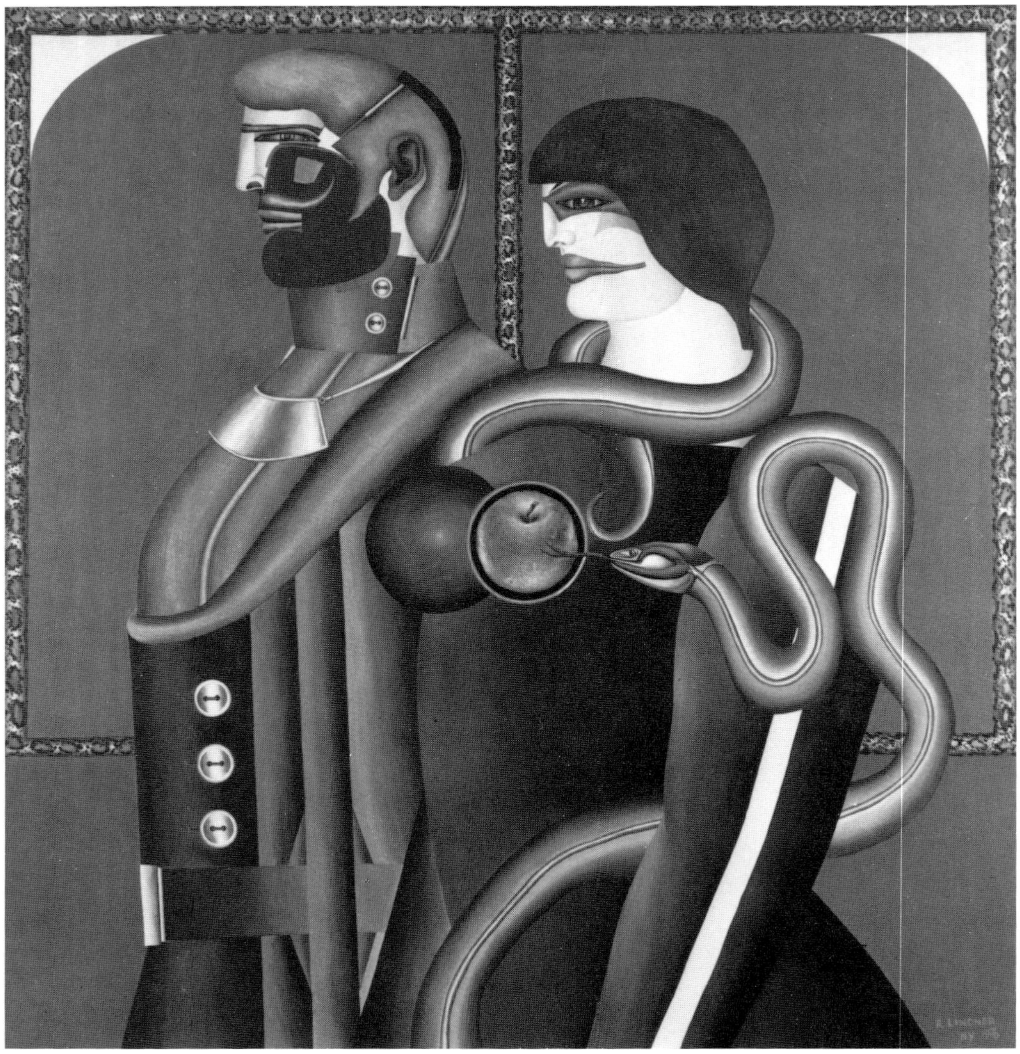

624 Richard Lindner, And Eve. Öl auf Leinwand. 1970.

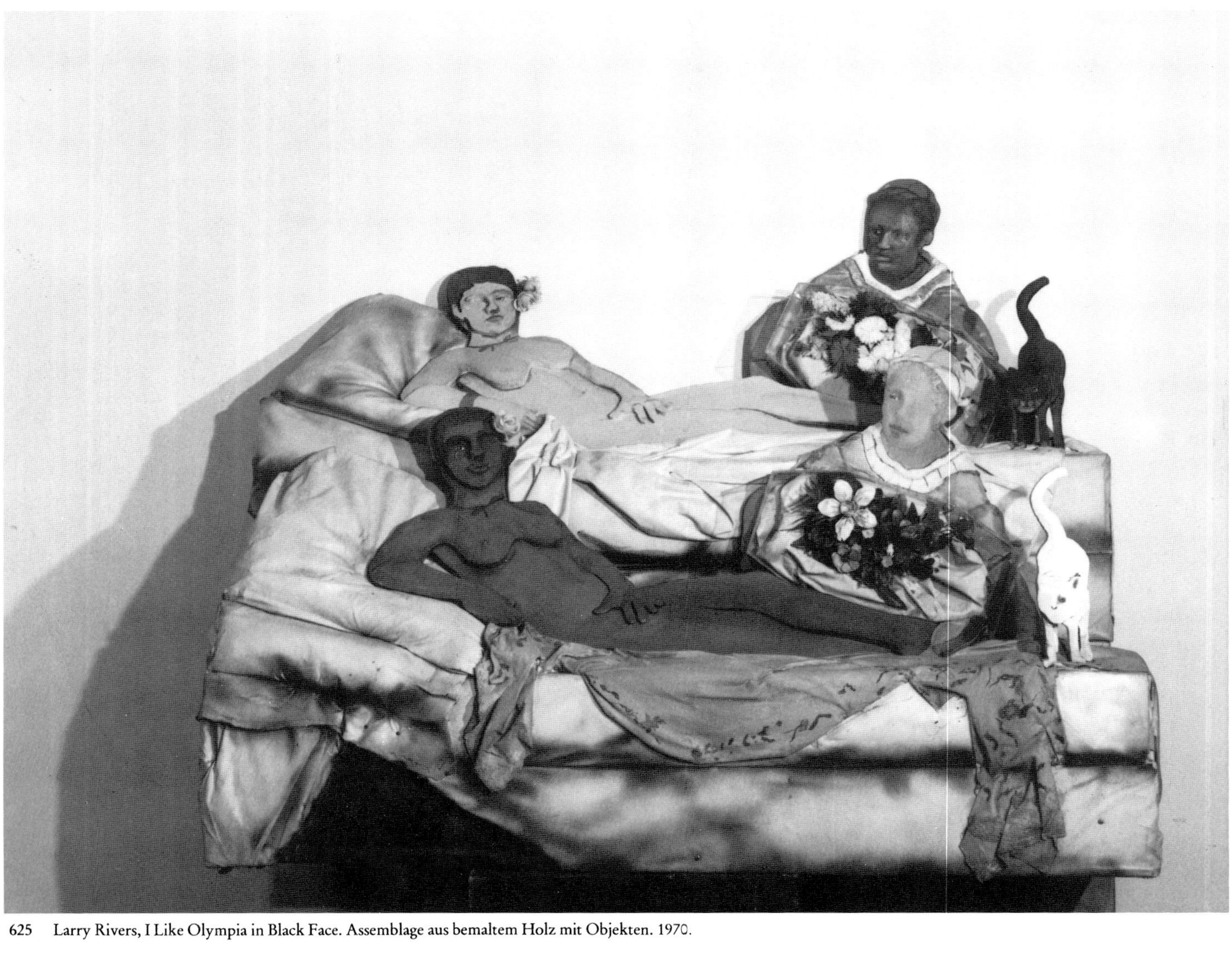

625 Larry Rivers, I Like Olympia in Black Face. Assemblage aus bemaltem Holz mit Objekten. 1970.

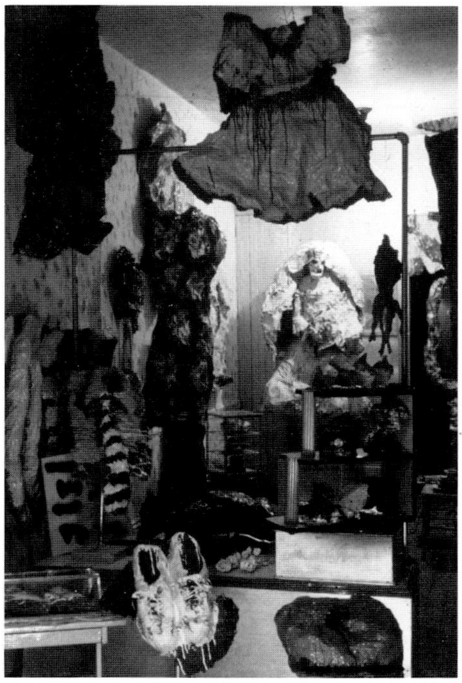

626 Claes Oldenburg, The Store. Dezember 1961.

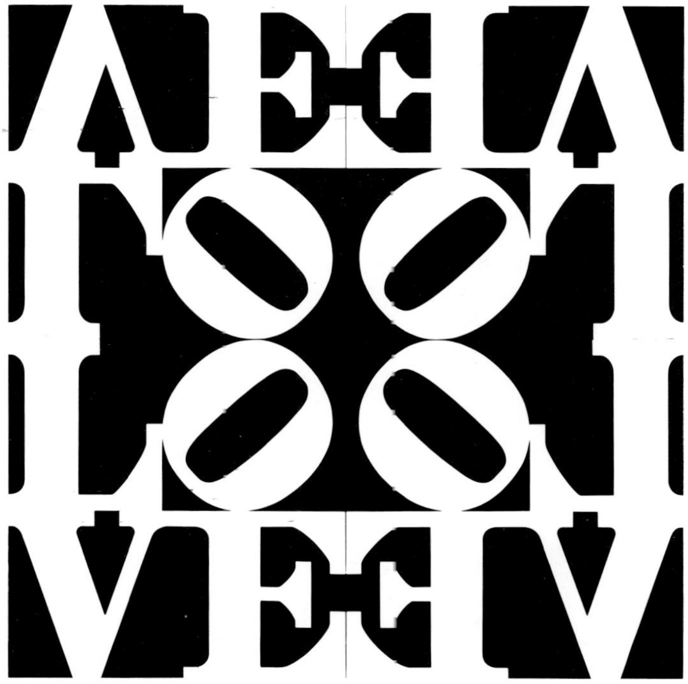

627 Robert Indiana, Love Rising. Acryl auf Leinwand. 1968.

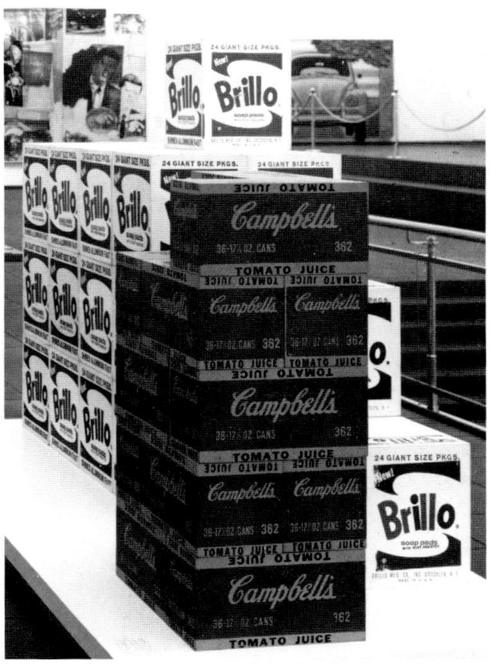

628 Andy Warhol, Boxes. Siebdruck auf Holz, „Brillo"-Kartons. „Campbells"-Dosen.

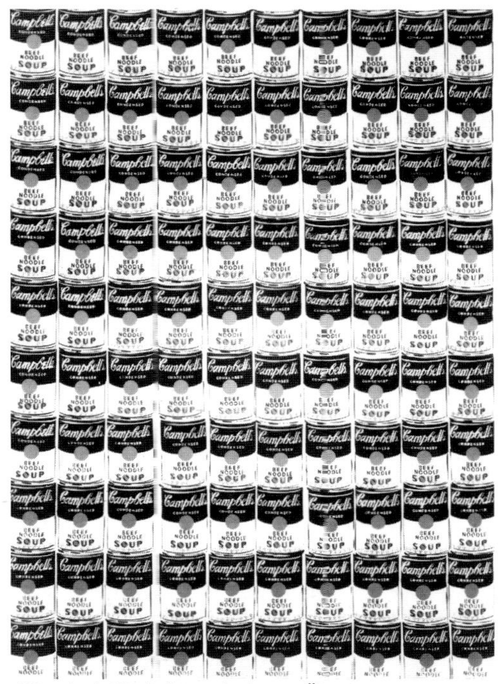

629 Andy Warhol, Hundred Cans. Öl auf Leinwand. 1962.

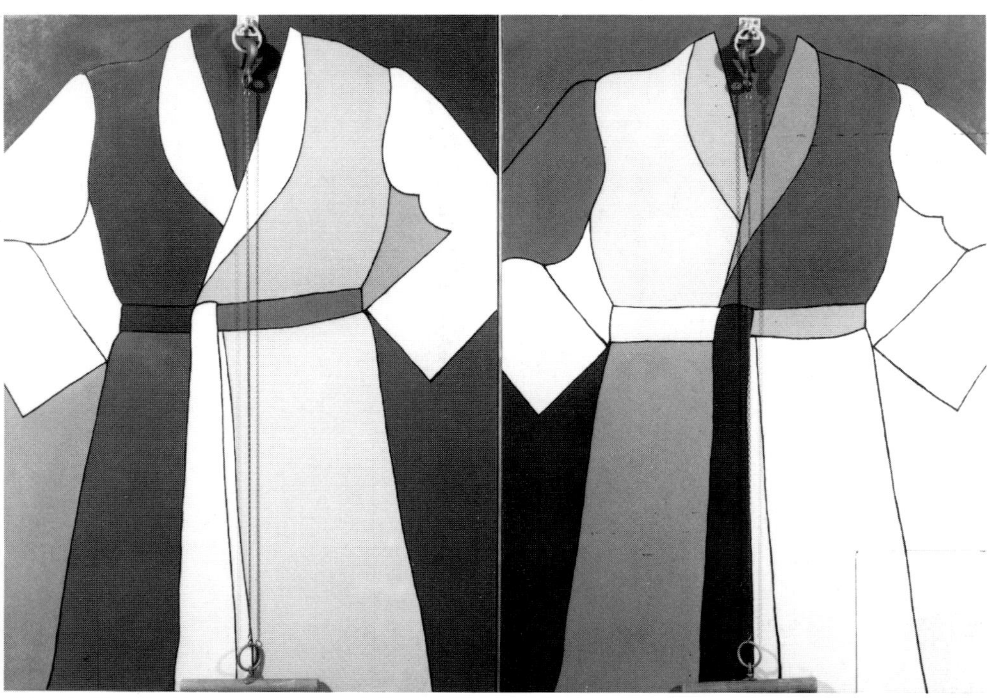

630 Jim Dine, Double Isometric Self-Portrait (Serape). Öl und Objekte auf Leinwand. 1964.

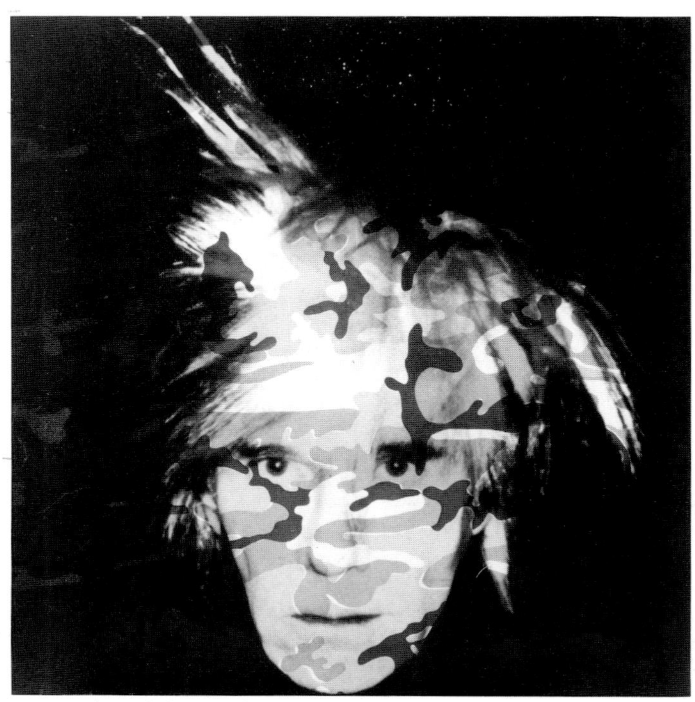

631 Andy Warhol, Last Self-Portrait. Siebdruck und Acryl auf Leinwand. 1986.

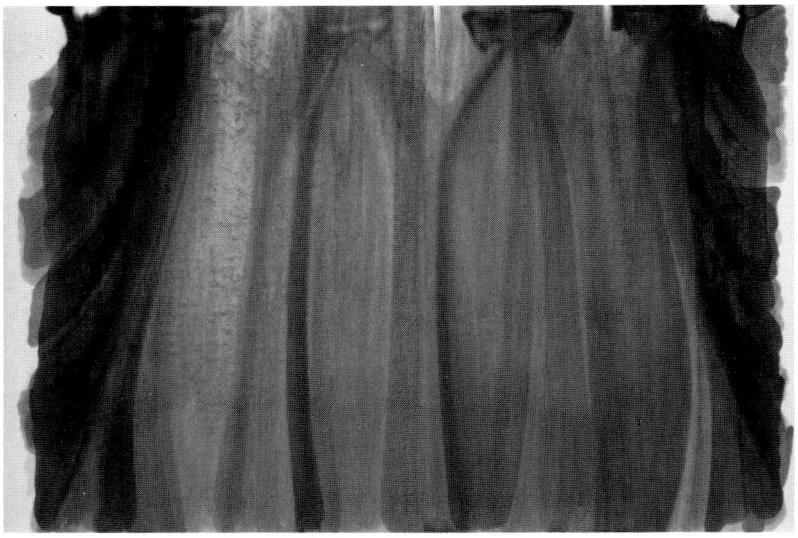

632 Morris Louis, Saraband. Acryl auf Leinwand. 1959.

633 Jules Olitsky, High A Yellow. Acryl auf Leinwand. 1967.

634 Kenneth Noland, New Day. Synthetic Polymer auf Leinwand. 1967.

635 Sam Francis, Untitled. Acryl auf Leinwand. 1968–1969.

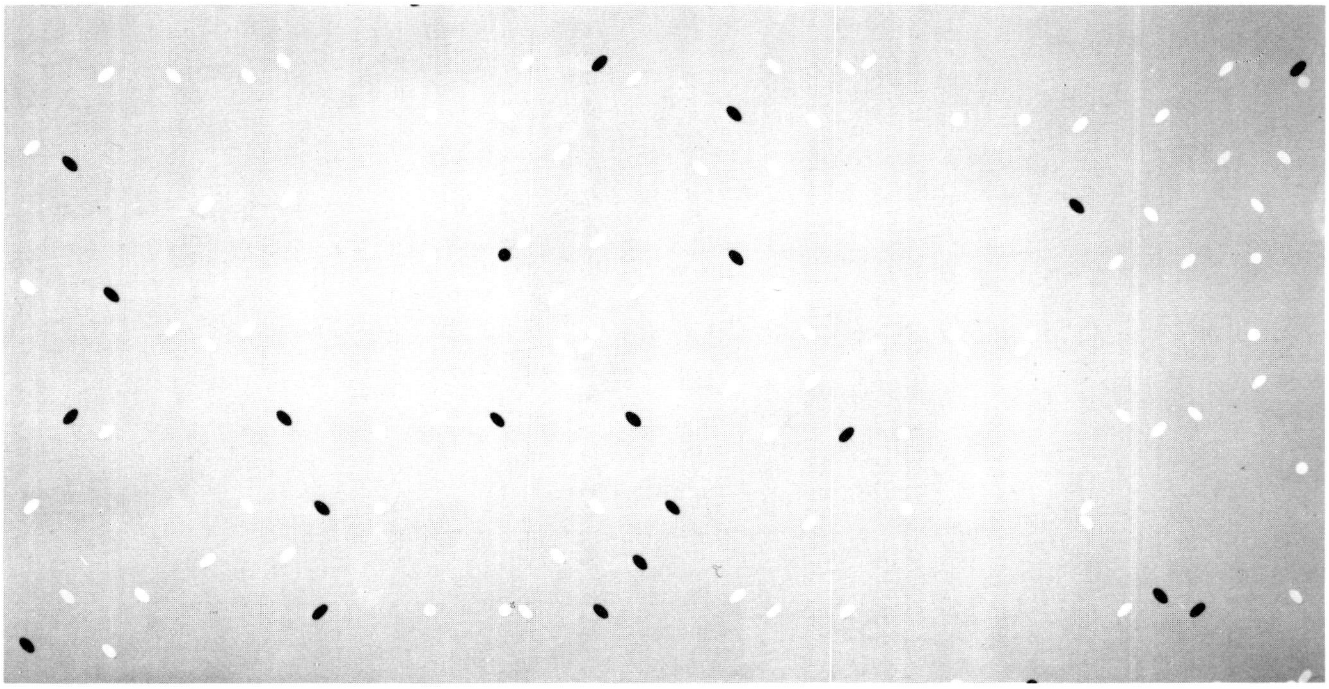

636 Larry Poons, Sicilian Chance. Synthetic Polymer auf Leinwand. 1964.

637 Al Held, The Big N. Synthetic Polymer auf Leinwand. 1964.

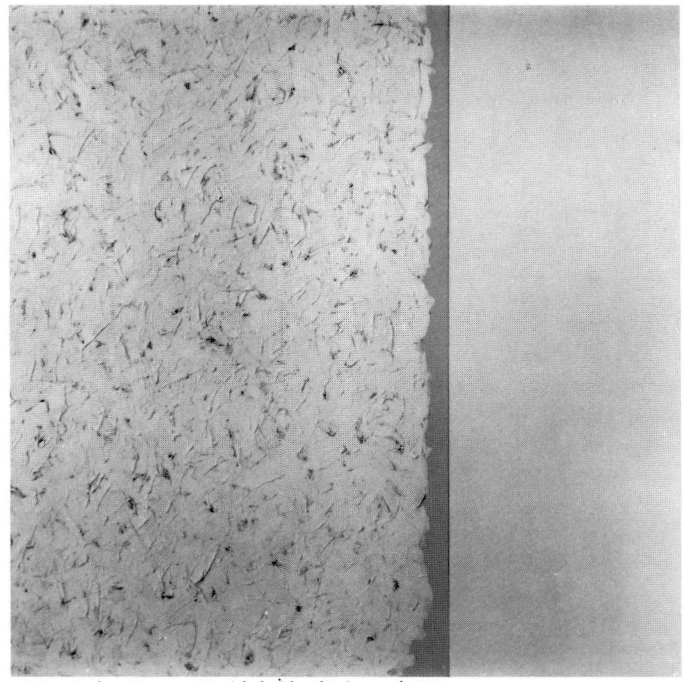

638 Robert Ryman, Untitled. Öl auf Leinwand. 1960.

639 Robert Ryman, Peace. 1984.

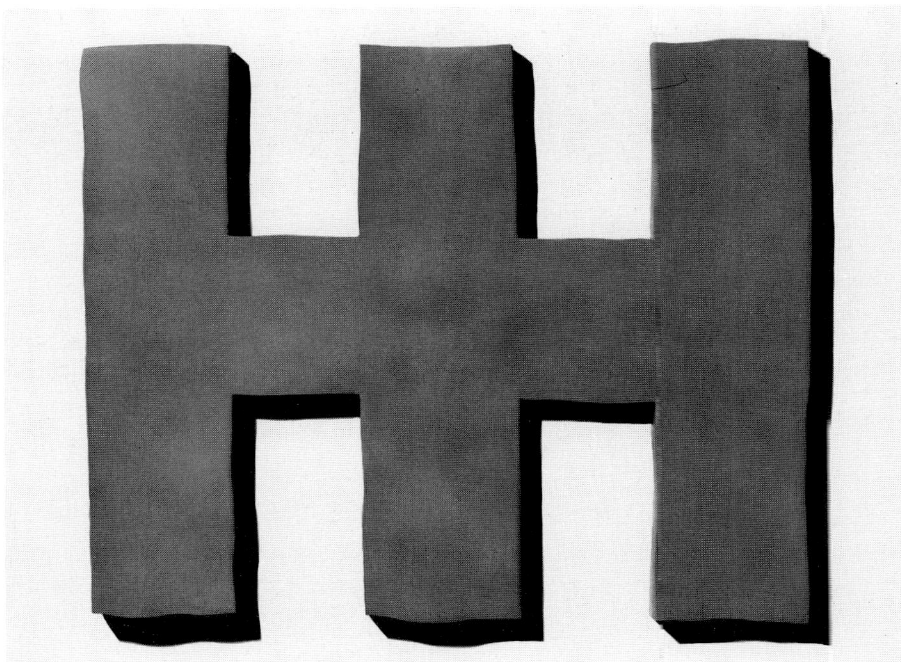

640 Richard Tuttle, House. Malerei auf Holz. 1965.

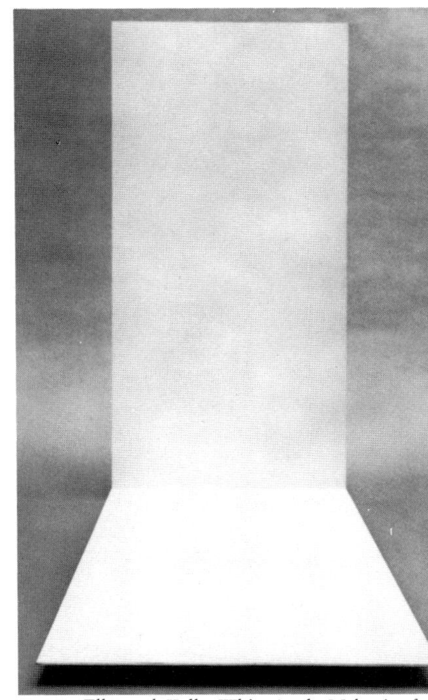

641 Ellsworth Kelly, White Angle. Malerei auf Aluminium. 1966.

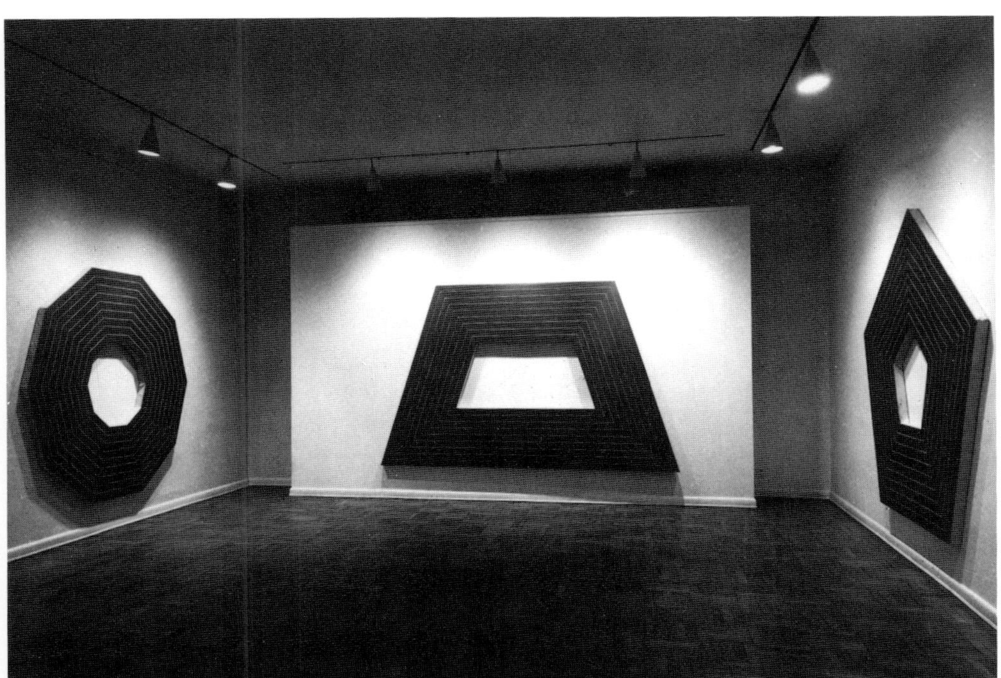

642 Frank Stella, Blick in die Ausstellung, 4. Januar bis 6. Februar 1964.

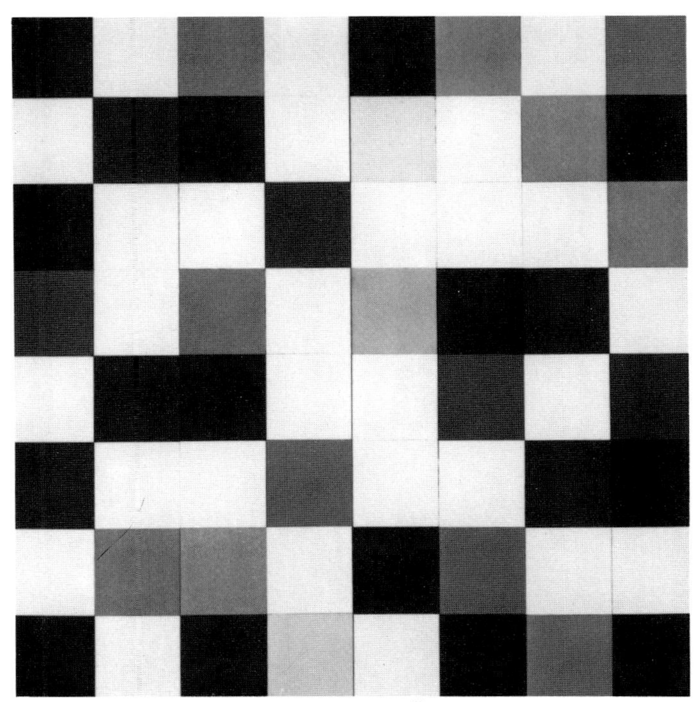

643 Ellsworth Kelly, Colors For A Large Wall. Öl auf Leinwand. 1951.

644 Agnes Martin, Grass. Acryl auf Leinwand. 1967.

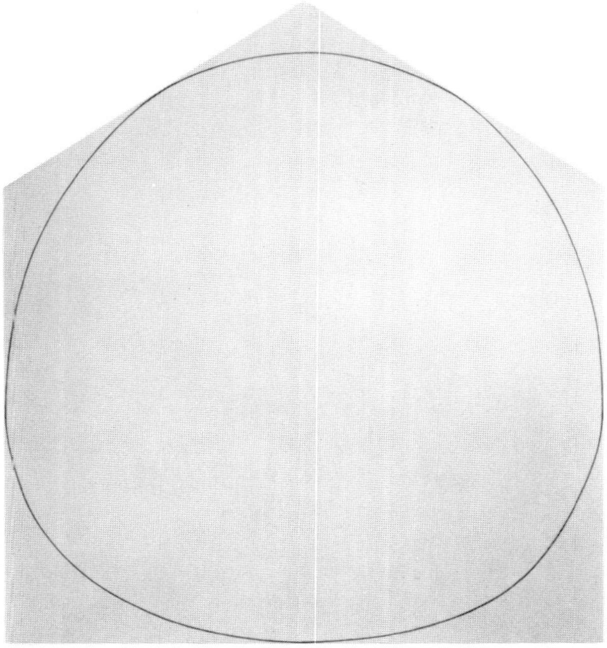

645 Robert Mangold, Distorted Circle Within a Polygon. Acryl und Bleistift auf Leinwand. 1972.

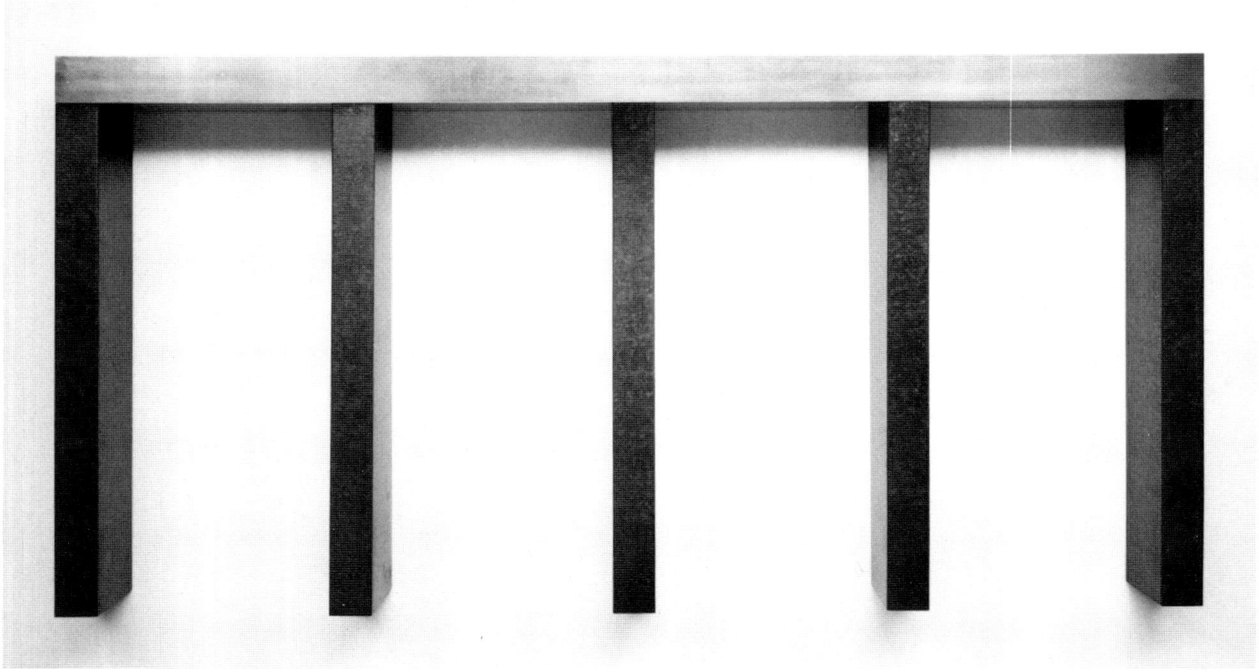

646 Donald Judd, Untitled. Messing und galvanisiertes Blech mit blauem Lack. 1964.

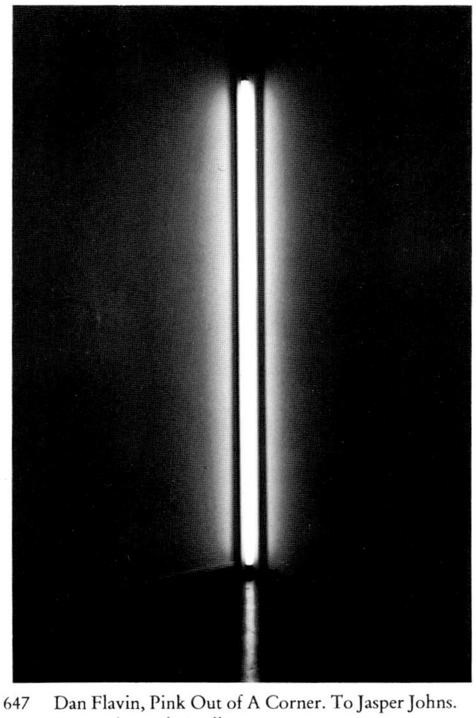

647 Dan Flavin, Pink Out of A Corner. To Jasper Johns. Neonröhre auf Metall. 1963.

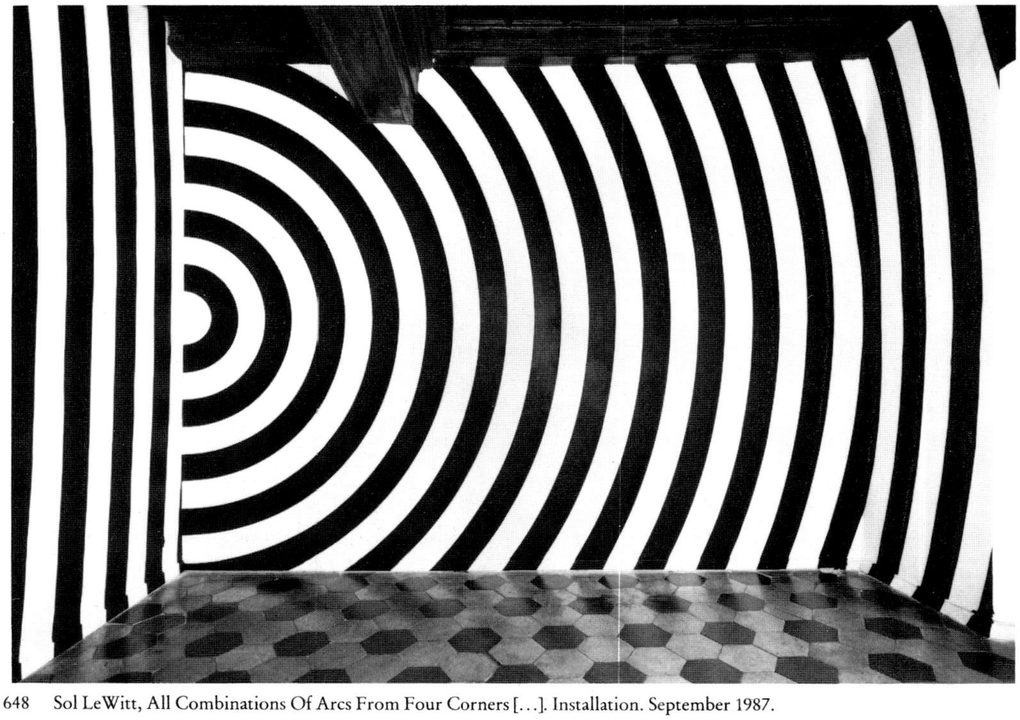

648 Sol LeWitt, All Combinations Of Arcs From Four Corners [...]. Installation. September 1987.

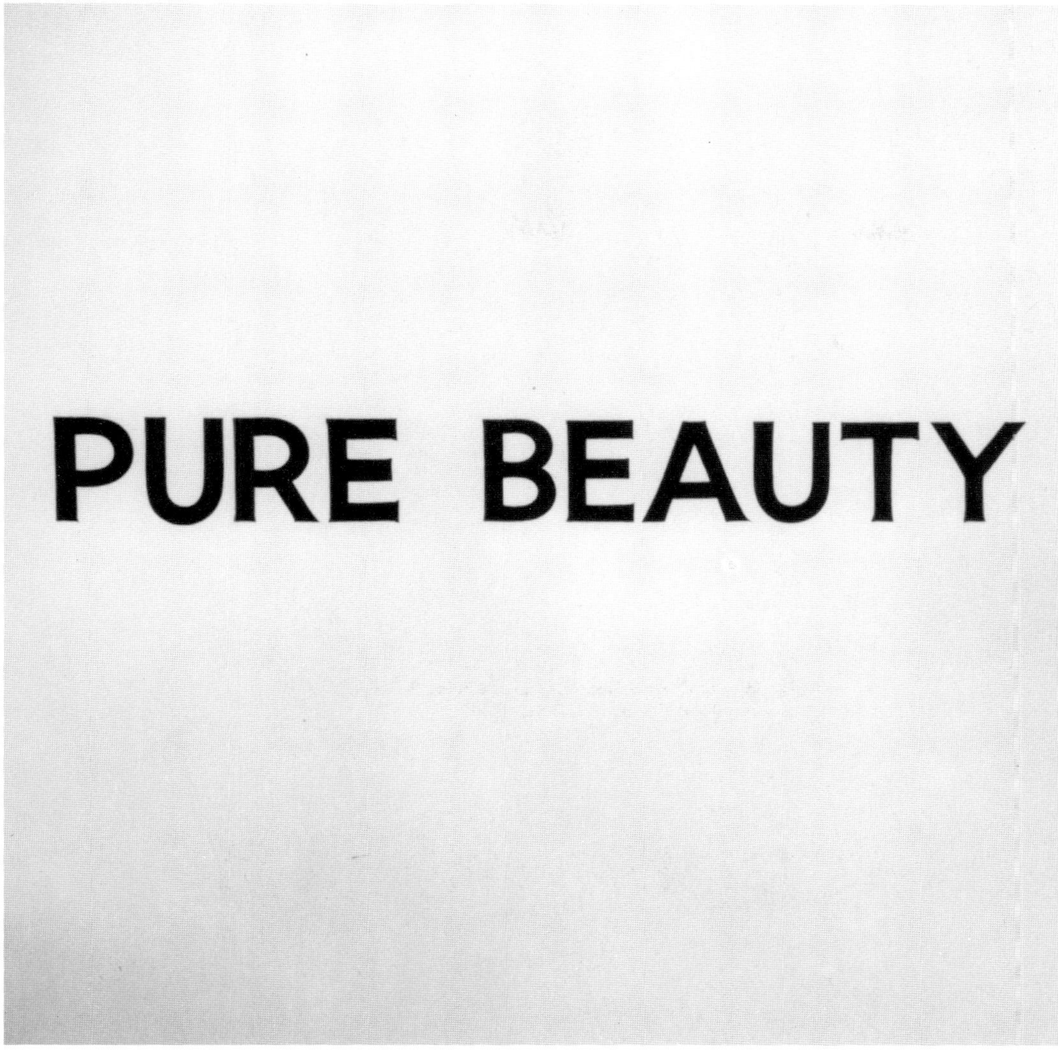

649 John Baldessari, Pure Beauty. Acryl auf Leinwand. 1967 – 1968.

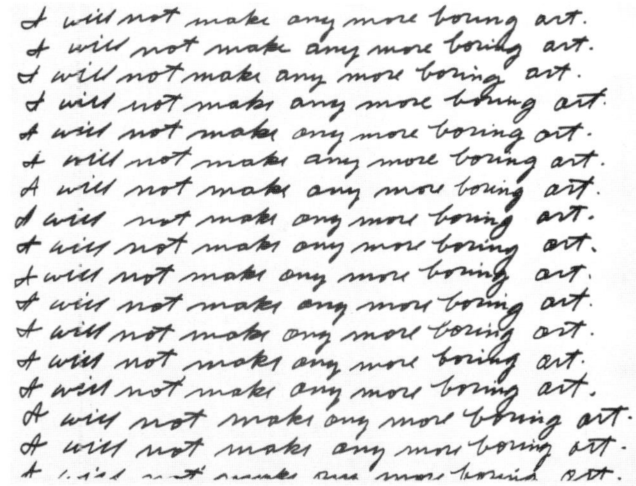

650 John Baldessari, I Will Not Make Any More Boring Art. Lithographie in Schwarz und Weiß. 1971.

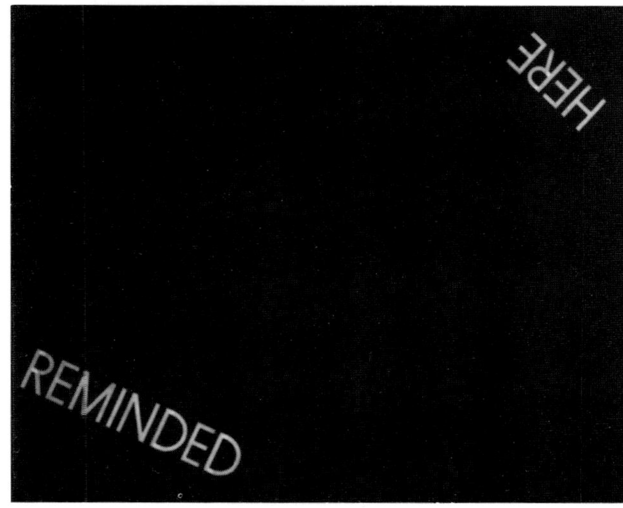

651 Robert Barry, Installation. Detail. 1989.

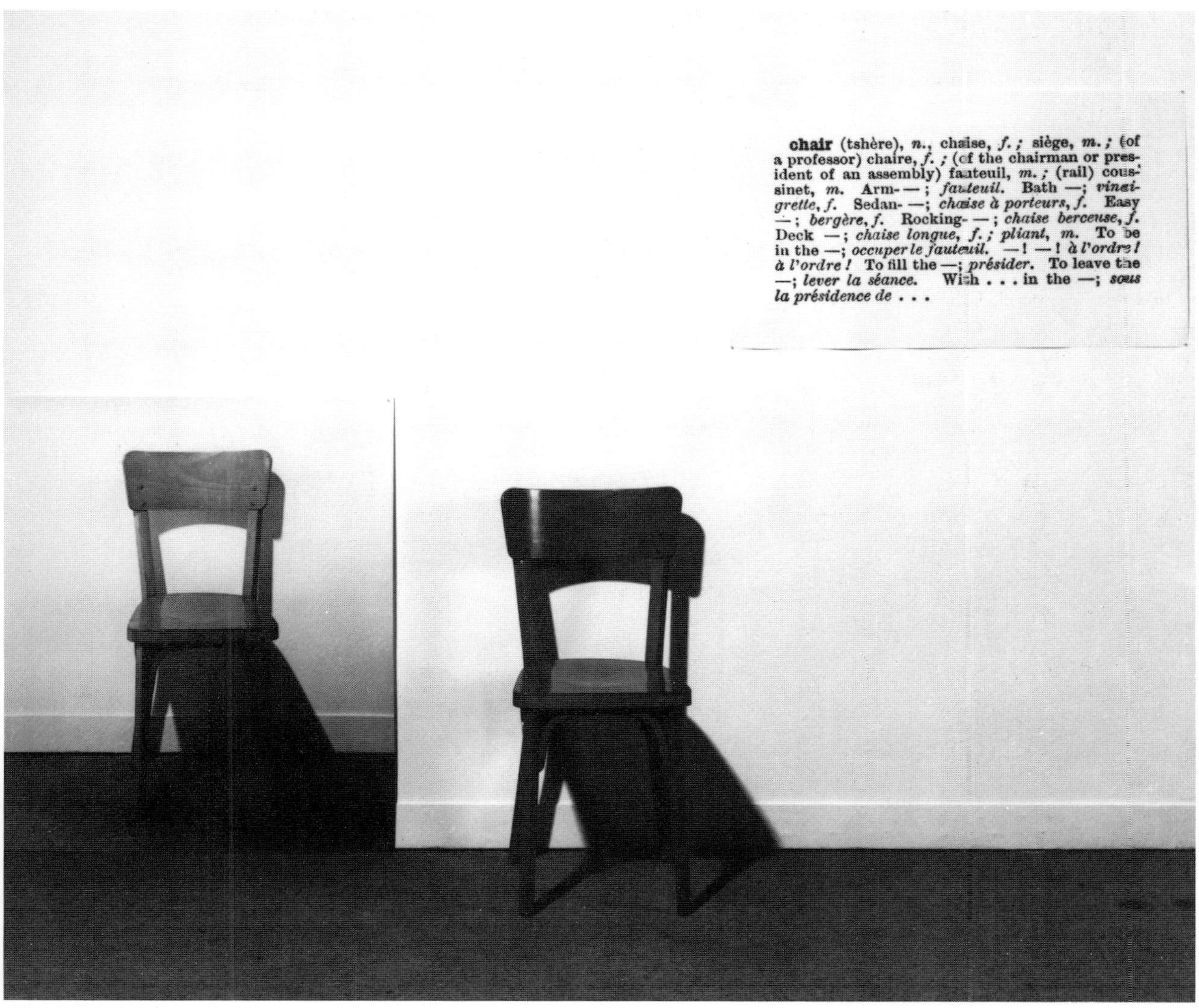

652 Joseph Kosuth, One And Three Chairs. Stuhl und schwarzweiß Fotografien. 1965.

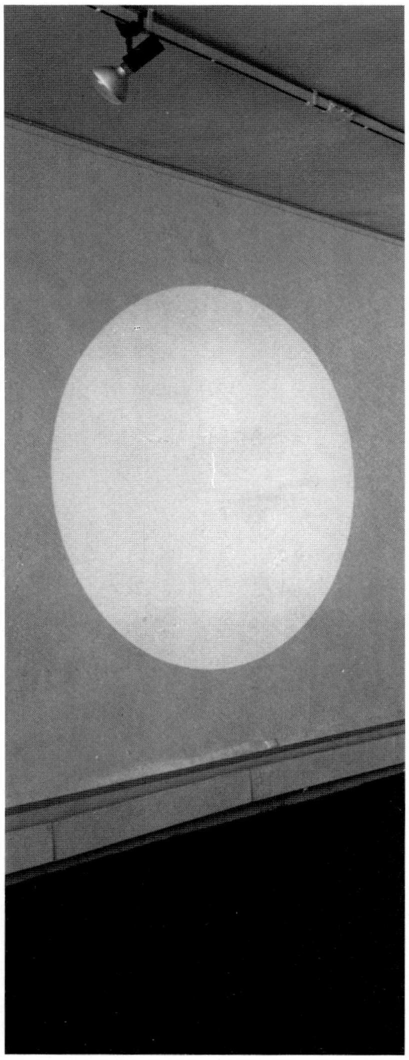

653 Robert Barry, Projection Piece. Detail der Installation. Januar 1974.

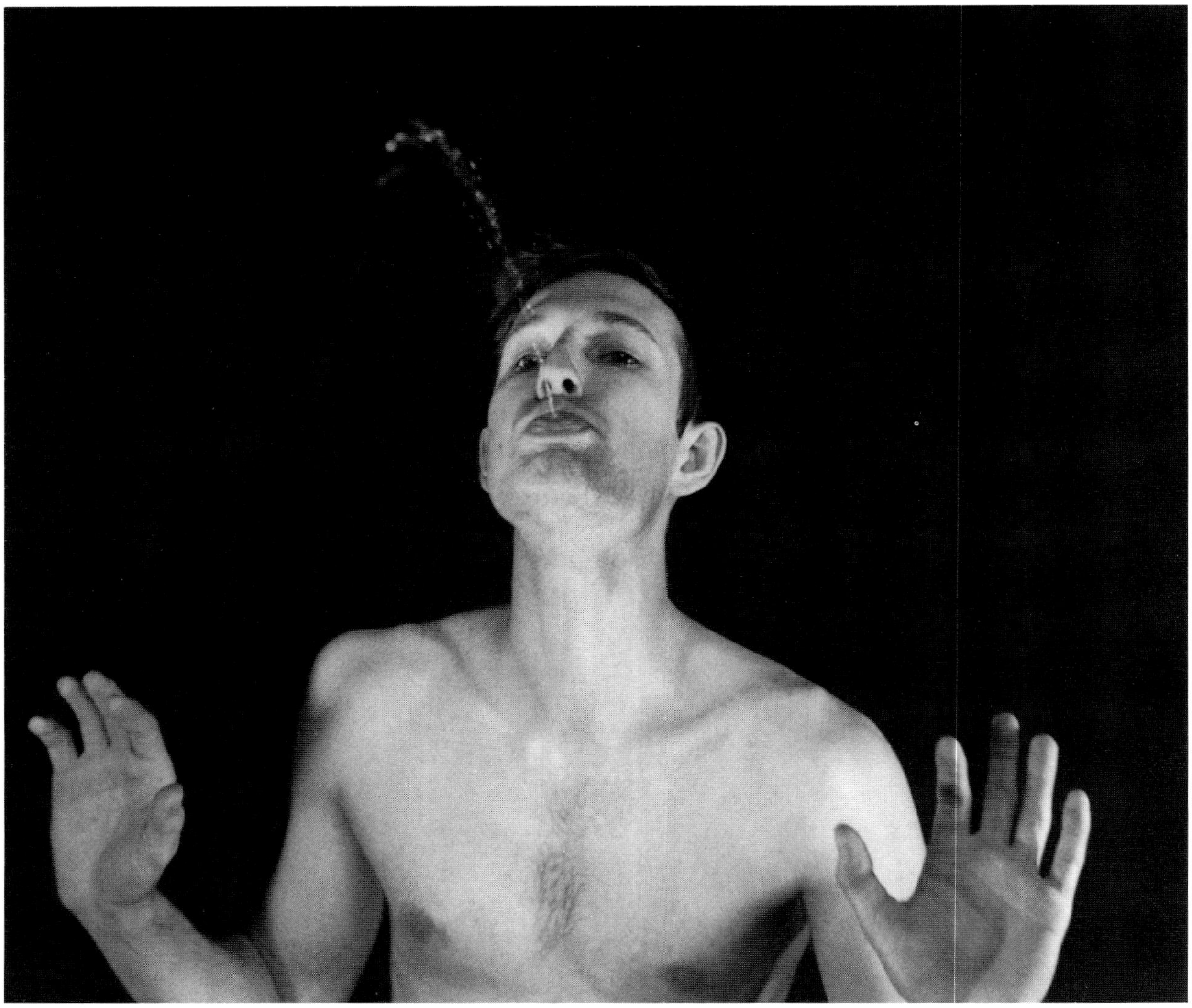

654 Bruce Nauman, Self-Portrait As A Fountain. Aus „Photograph suite". 1966.

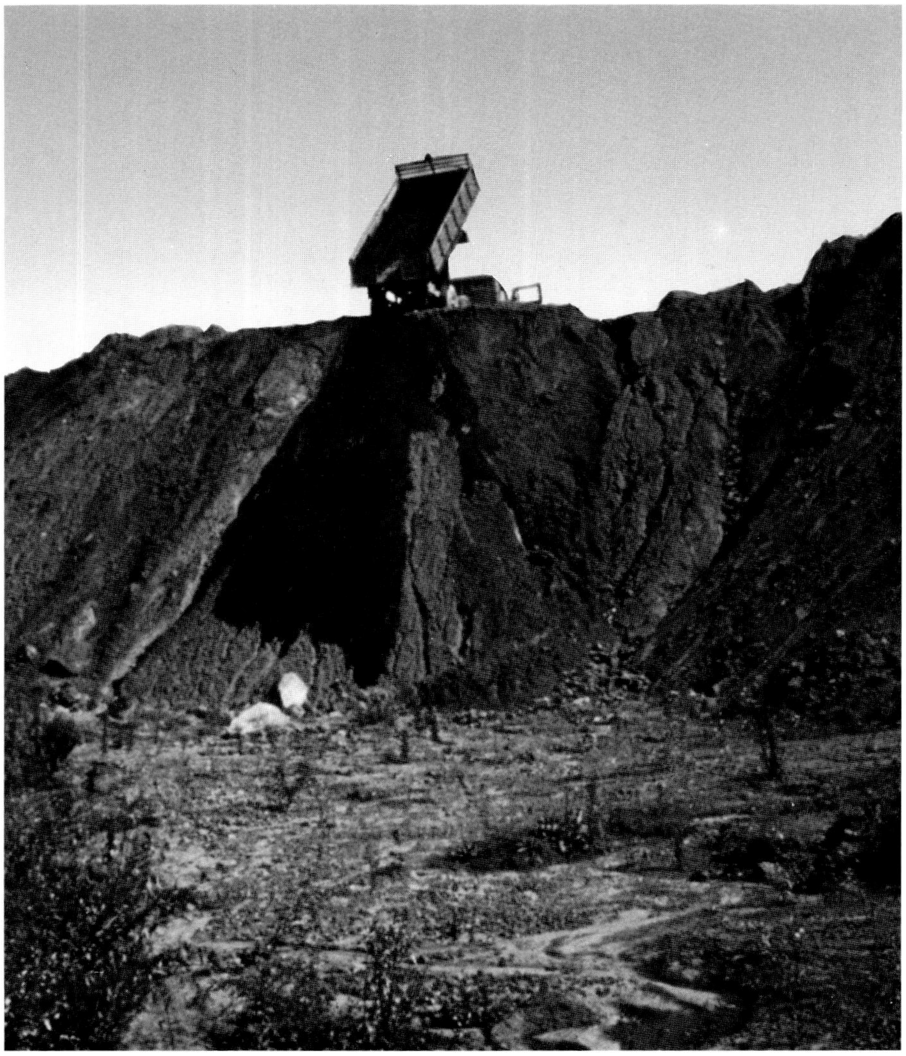

655 Robert Smithson, Asphalt Run-Down. 1969.

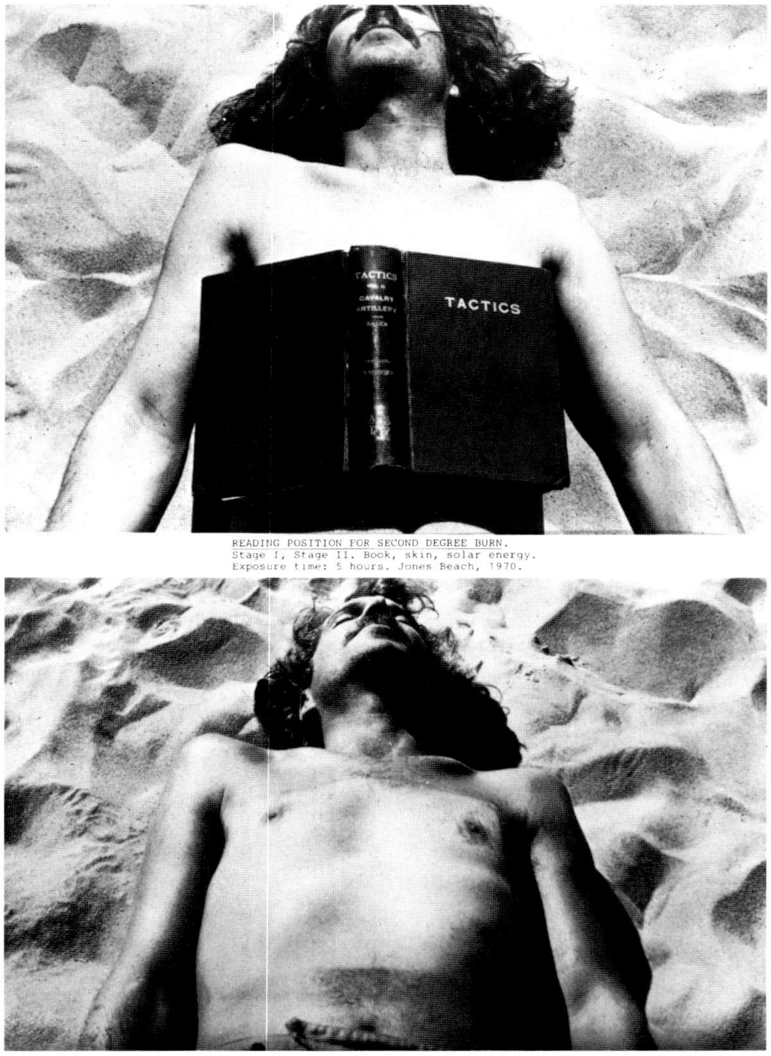
TACTICS
READING POSITION FOR SECOND DEGREE BURN.
Stage I, Stage II. Book, skin, solar energy.
Exposure time: 5 hours. Jones Beach, 1970.

656 Dennis Oppenheim, Reading Position. Fotografien. 1970.

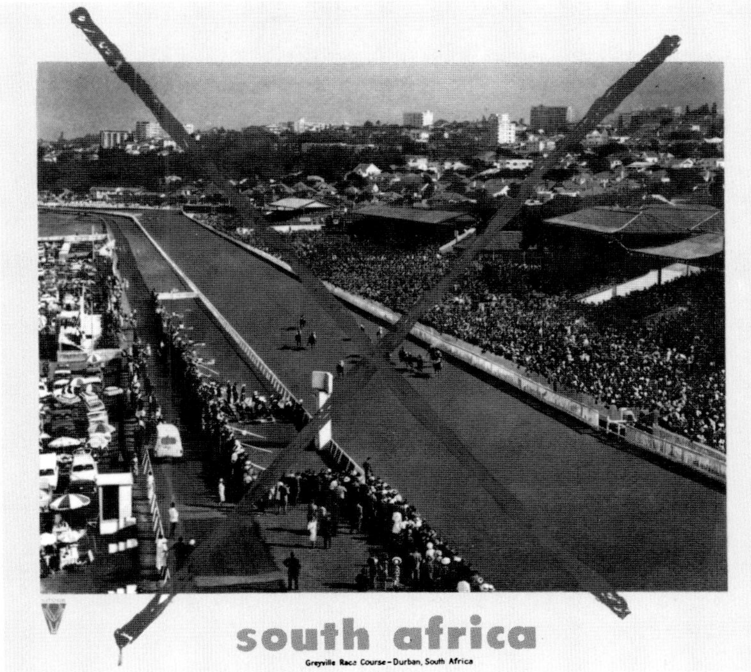

657 Malcolm Morley, Racetrack. Acryl auf Leinwand. 1970.

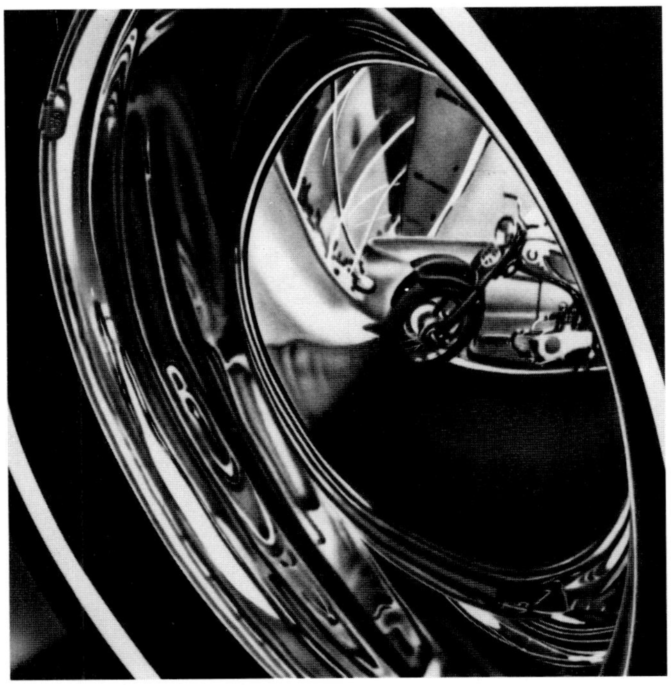

658 Don Eddy, Chrome Wheel And Hubcap II. Acrylfarbe auf Leinwand. 1970.

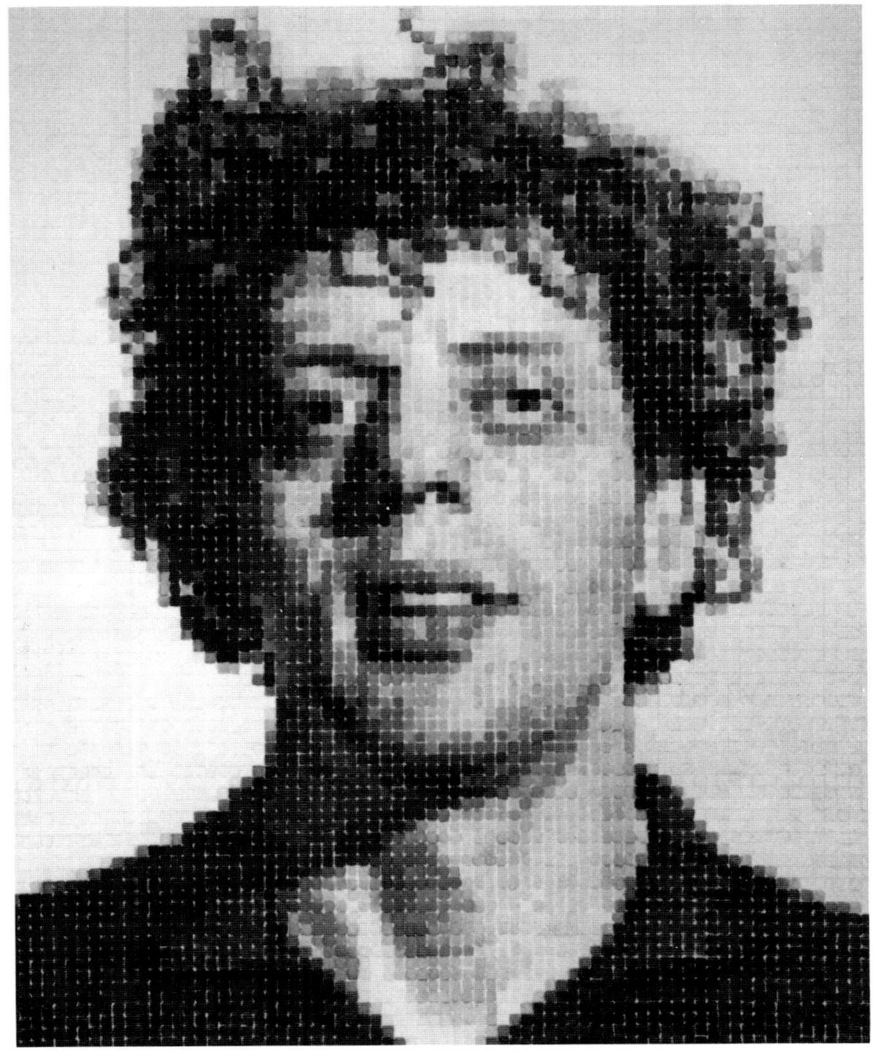

659 Chuck Close, Phil/Watercolor. Aquarell, Acryl und Kreide auf Papier. 1977.

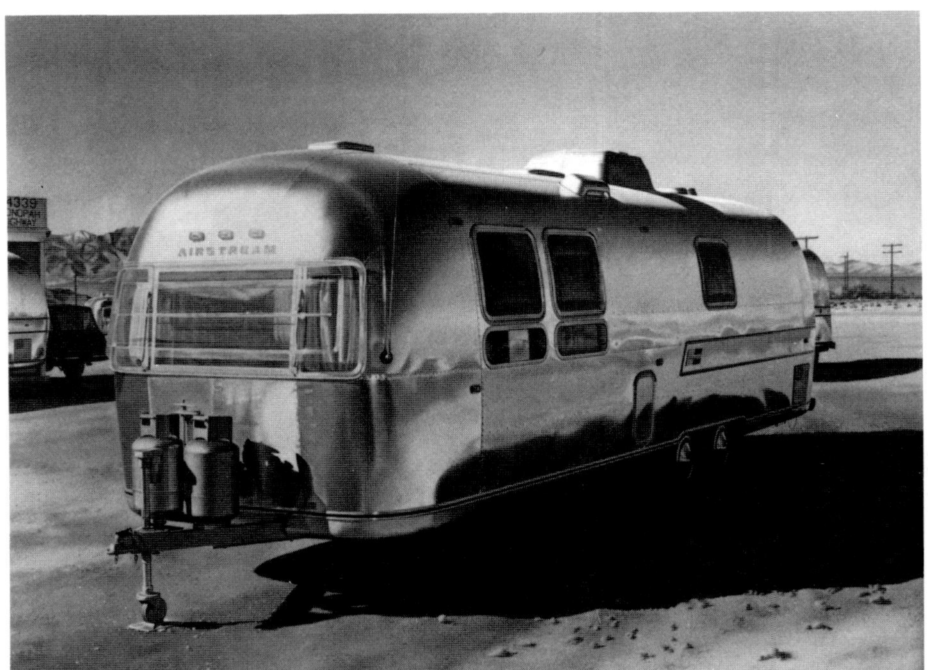

660 Ralph Goings, Airstream. Öl auf Leinwand. 1970.

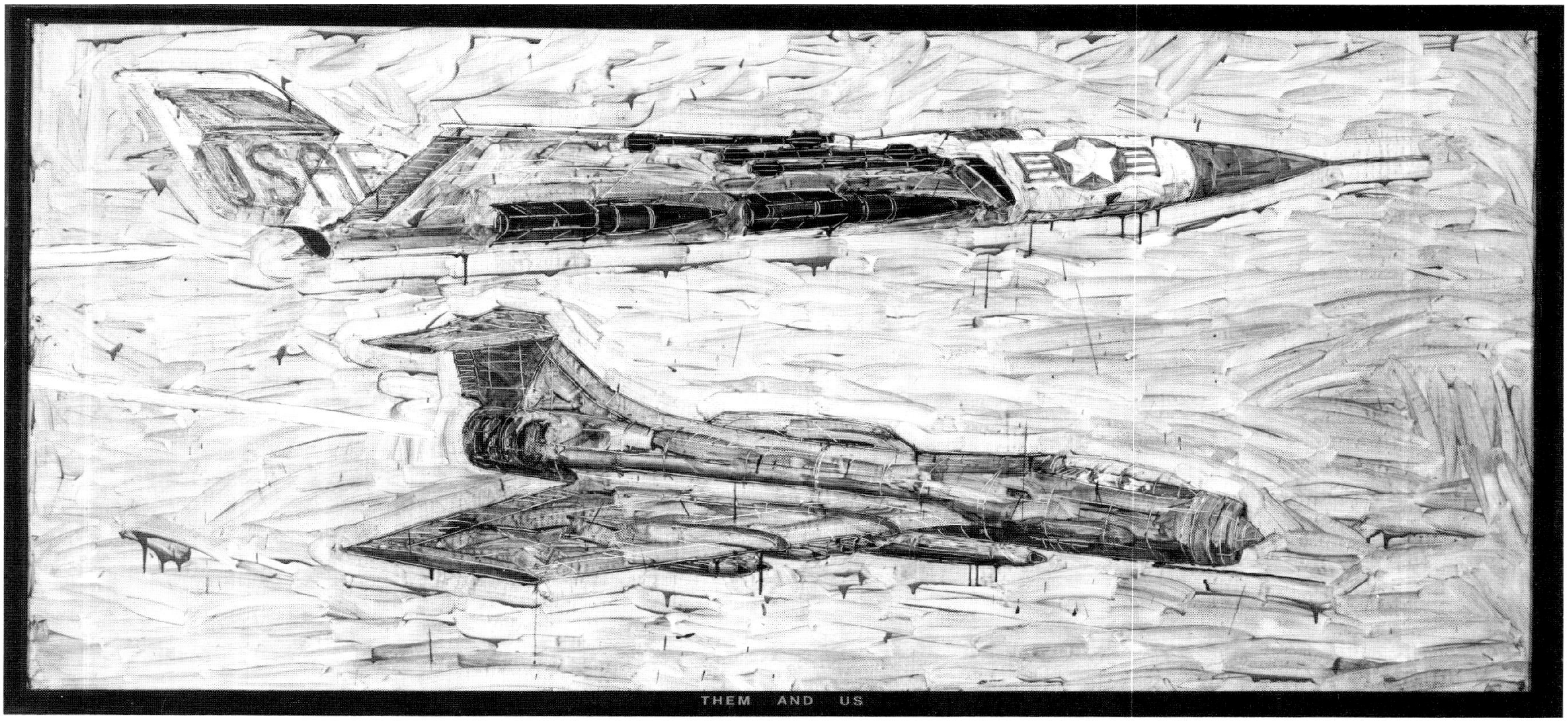

661 Neil Jenny, Them And Us. Synthetic Polymer und Kreide auf Leinwand. 1969.

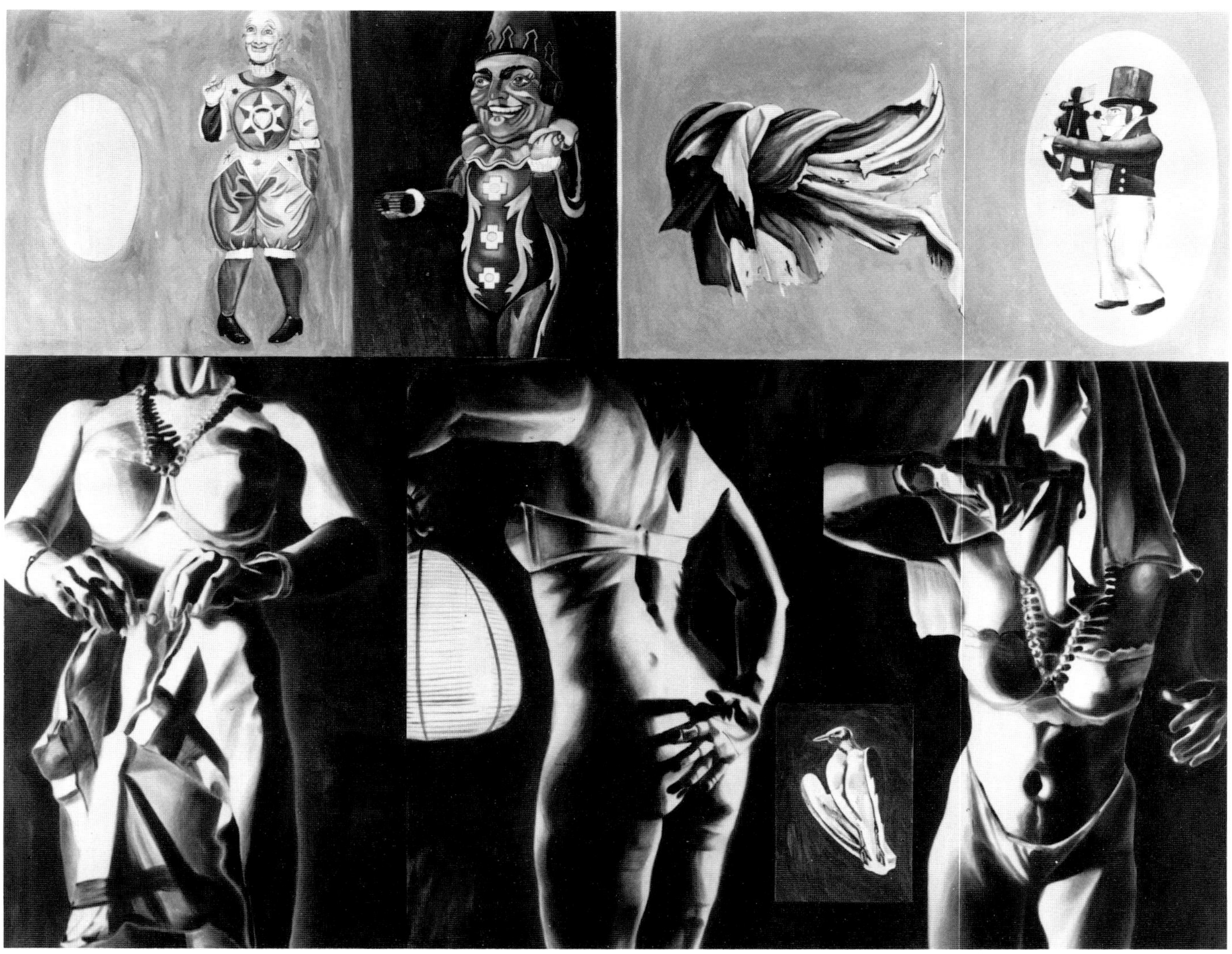

662 David Salle, Sextant in Dogtown. Öl und Acryl auf Leinwand. 1987.

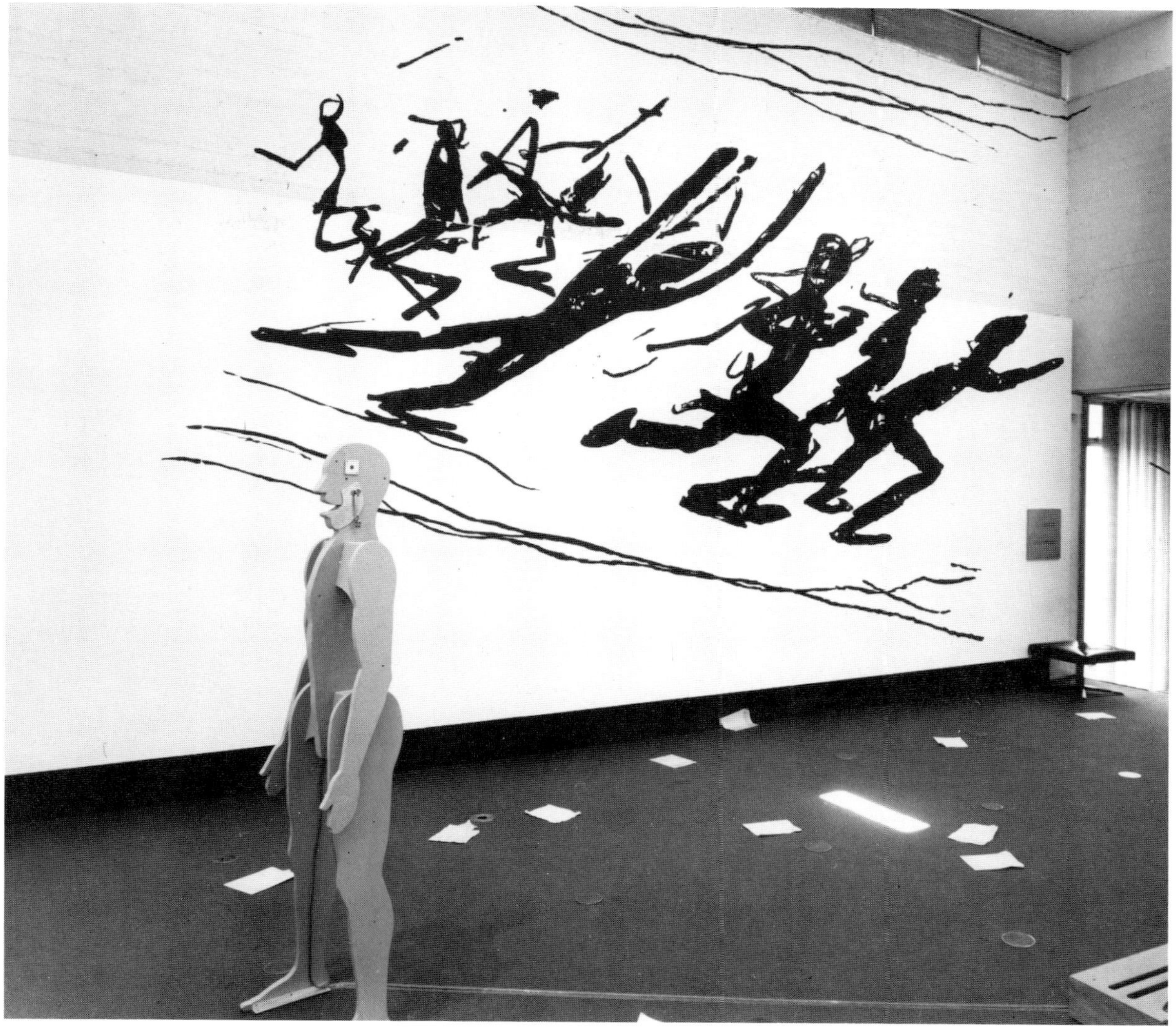

663 Jonathan Borofsky, Installation. April bis August 1984.

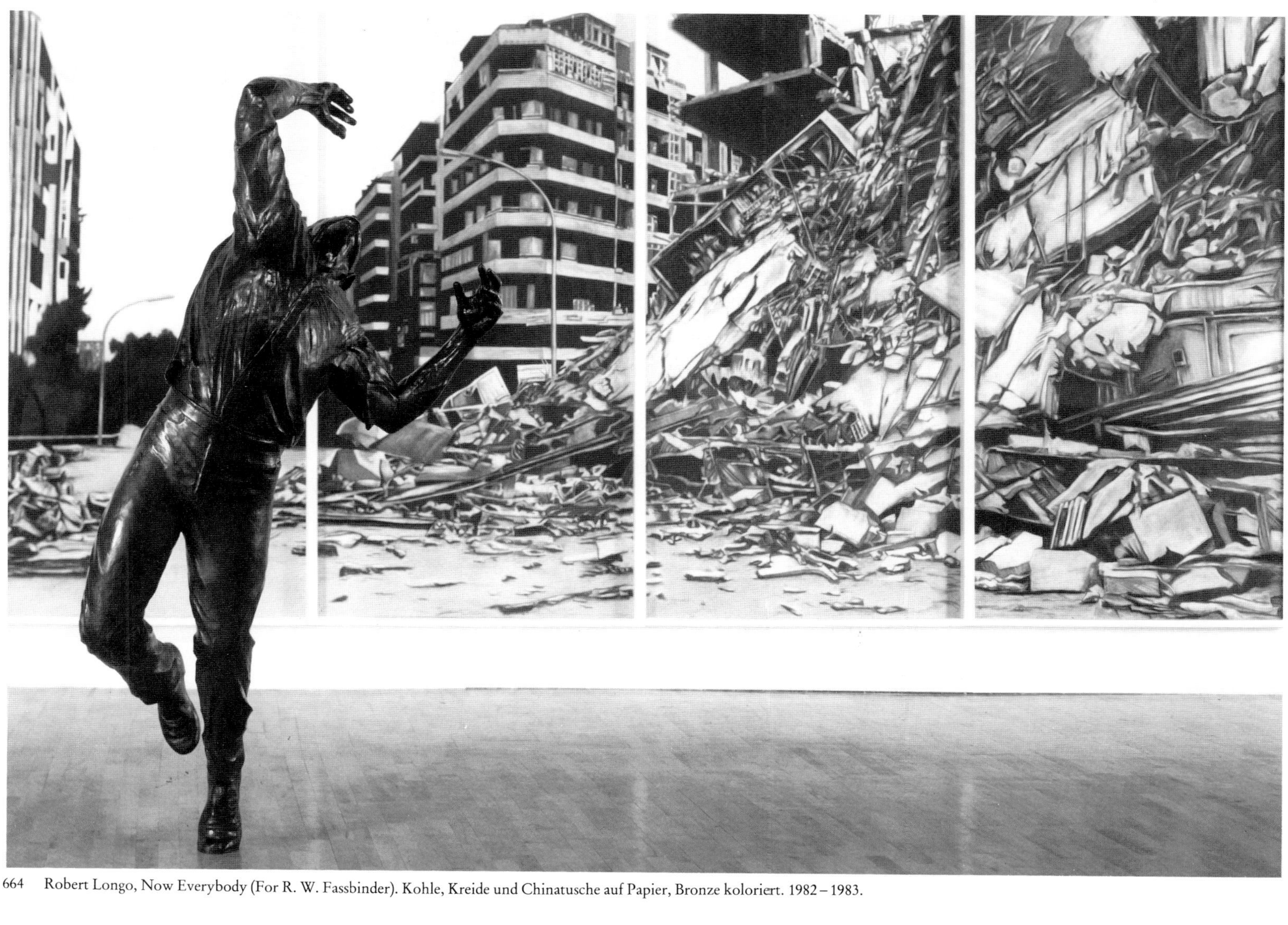

664 Robert Longo, Now Everybody (For R. W. Fassbinder). Kohle, Kreide und Chinatusche auf Papier, Bronze koloriert. 1982–1983.

DIE PLASTIK

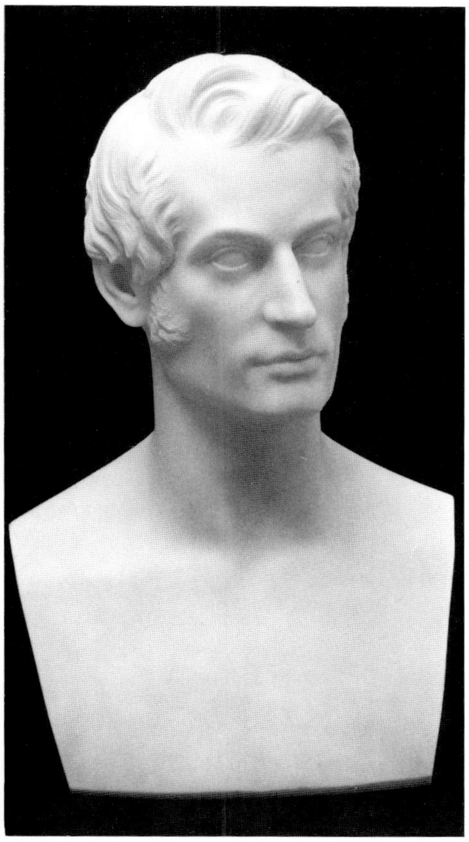

665 Thomas Crawford, Charles Sumner. Marmor. 1842.

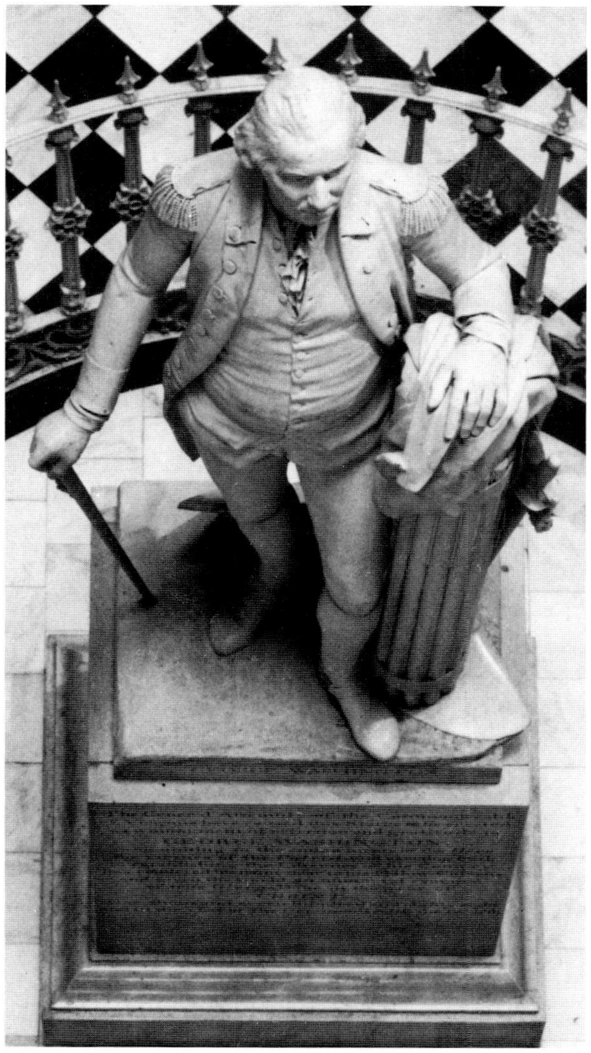

666 Jean-Antoine Houdon, George Washington. Marmor. 1788.

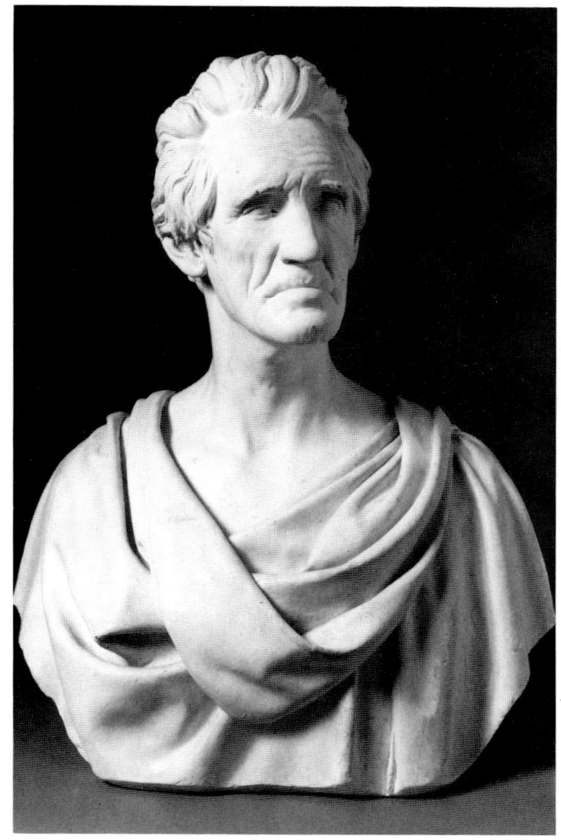

667 Hiram Powers, Präsident Andrew Jackson. Gips. 1835.

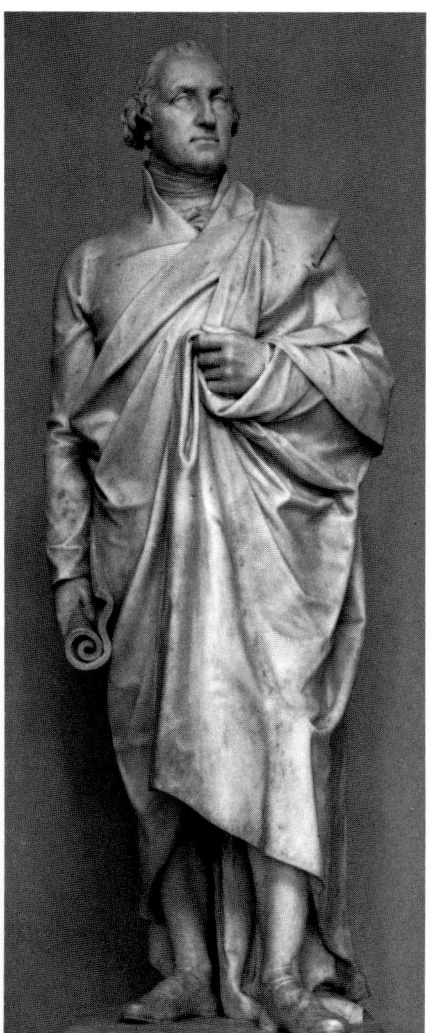

668 Francis Chantrey, George Washington. Marmor. 1826.

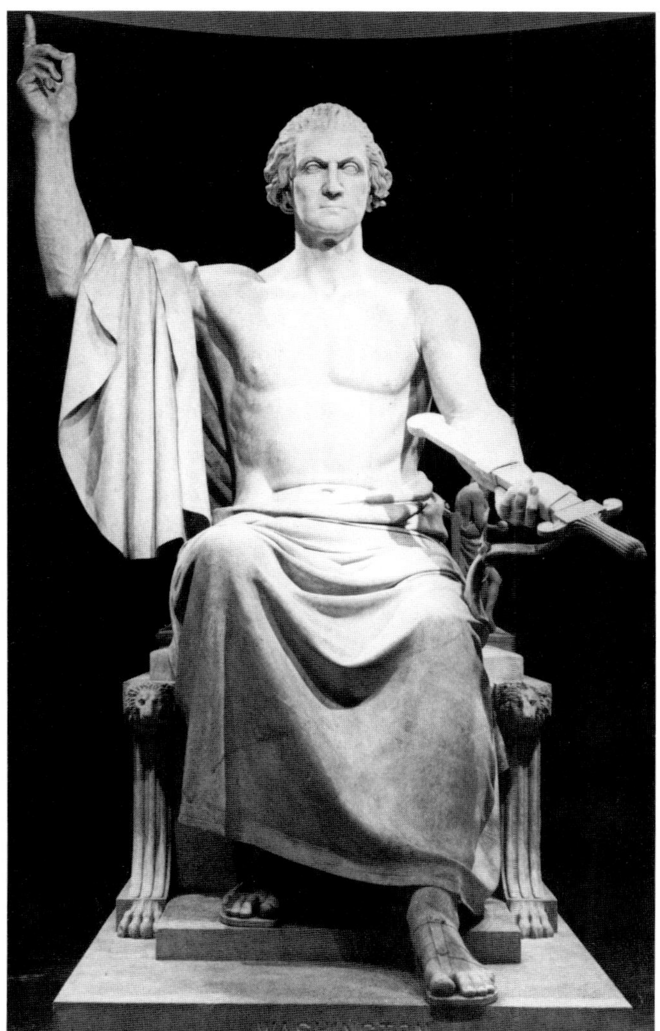

669 Horatio Greenough, George Washington. Marmor. 1832–1841.

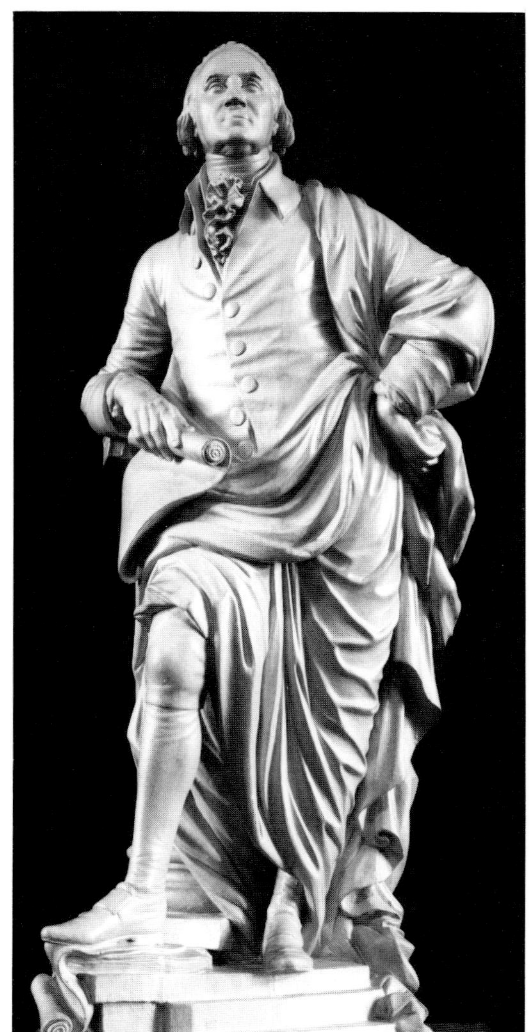

670 William Rush, George Washington. Bemaltes Holz. 1814.

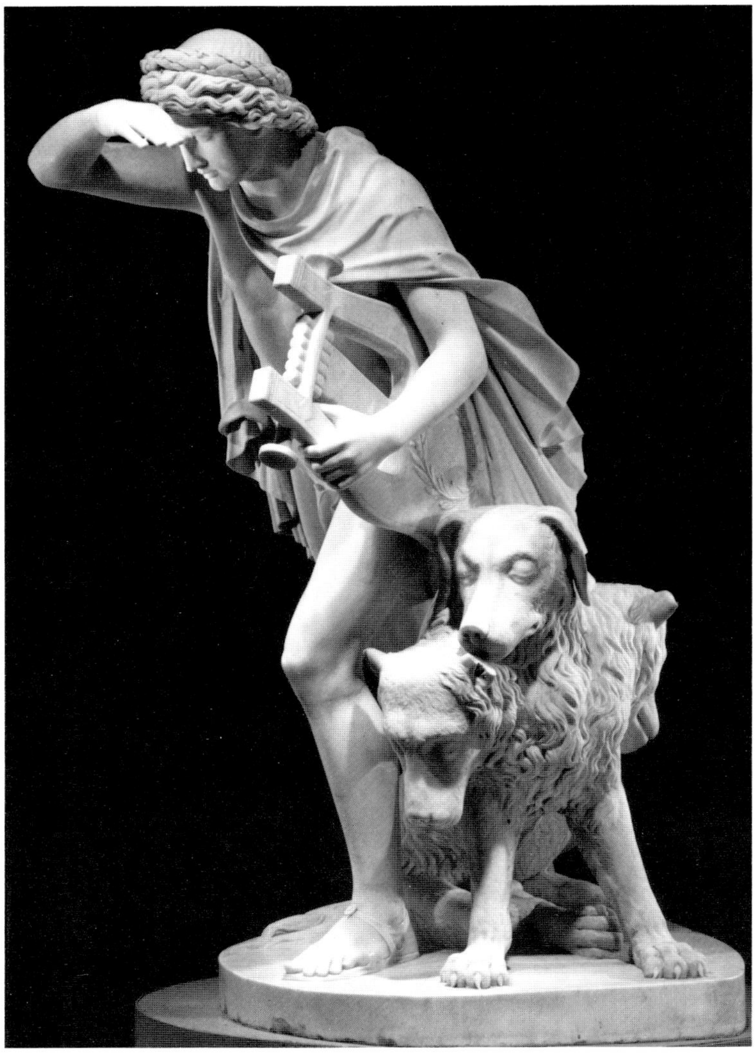

671 Thomas Crawford, Orpheus und der Zerberus. Marmor. 1839–1842.

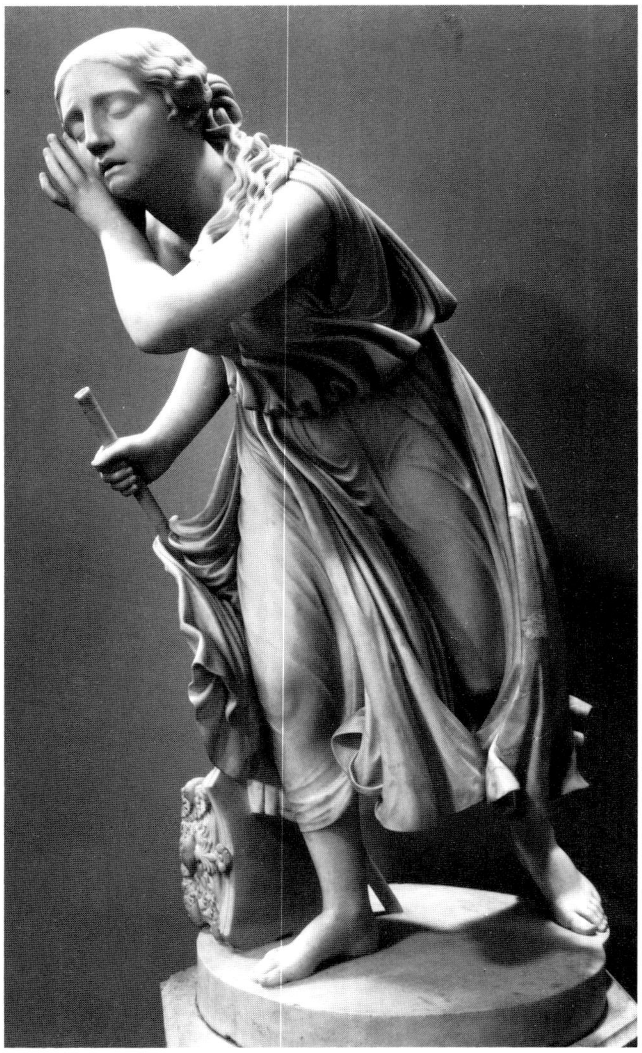

672 Randolph Rogers, Nydia. Marmor. 1859.

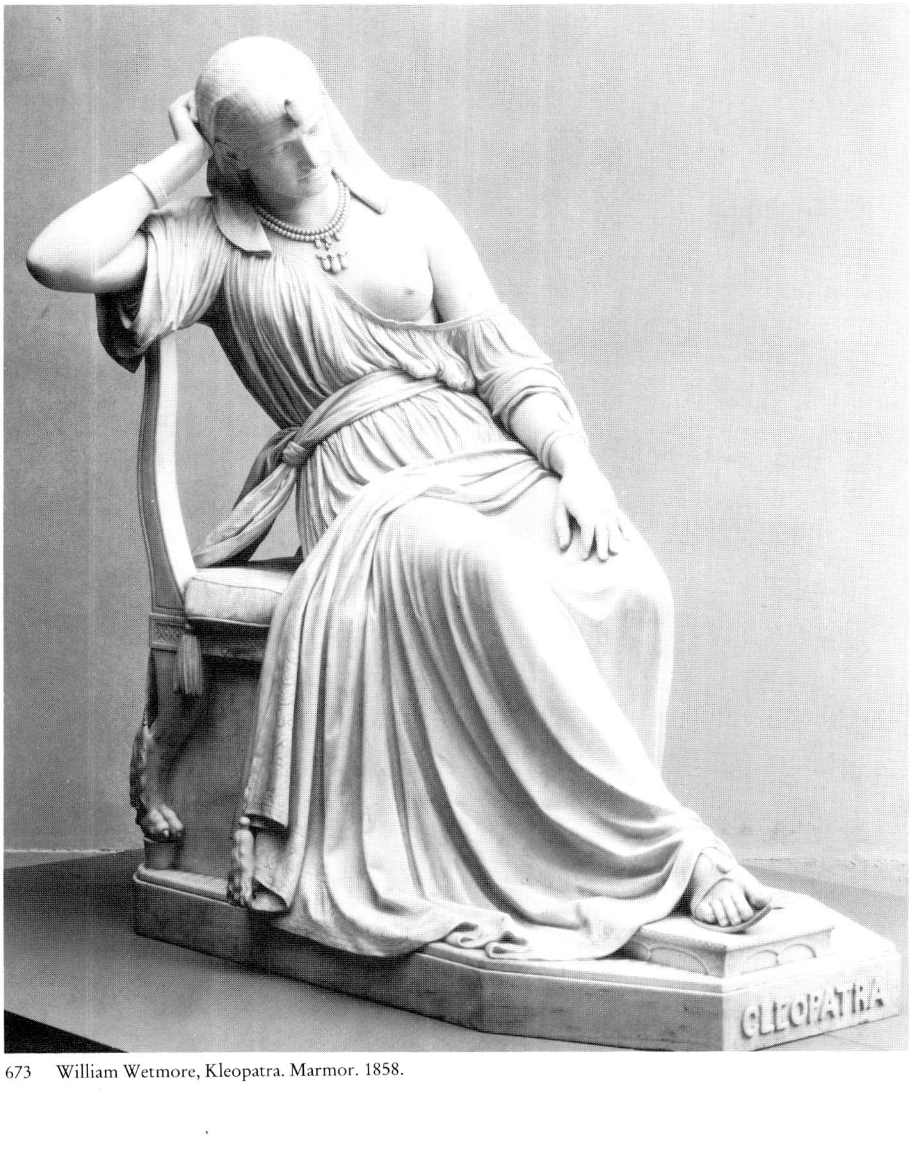

673 William Wetmore, Kleopatra. Marmor. 1858.

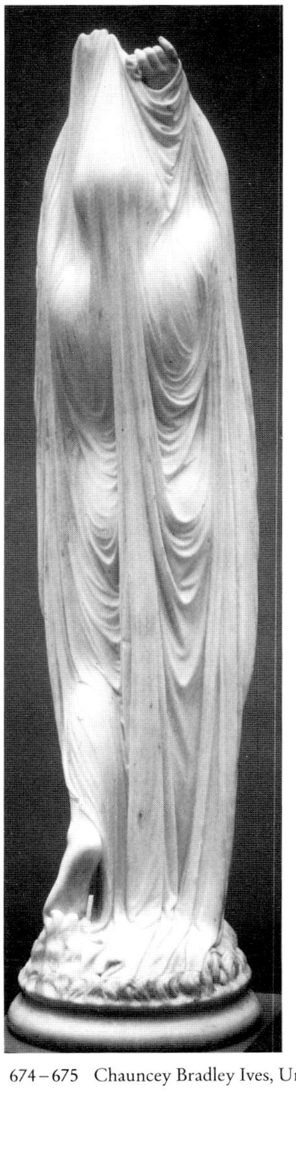

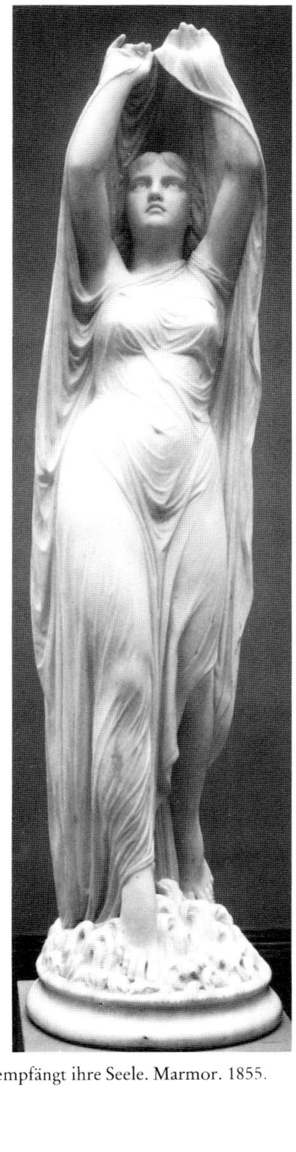

674–675 Chauncey Bradley Ives, Undine empfängt ihre Seele. Marmor. 1855.

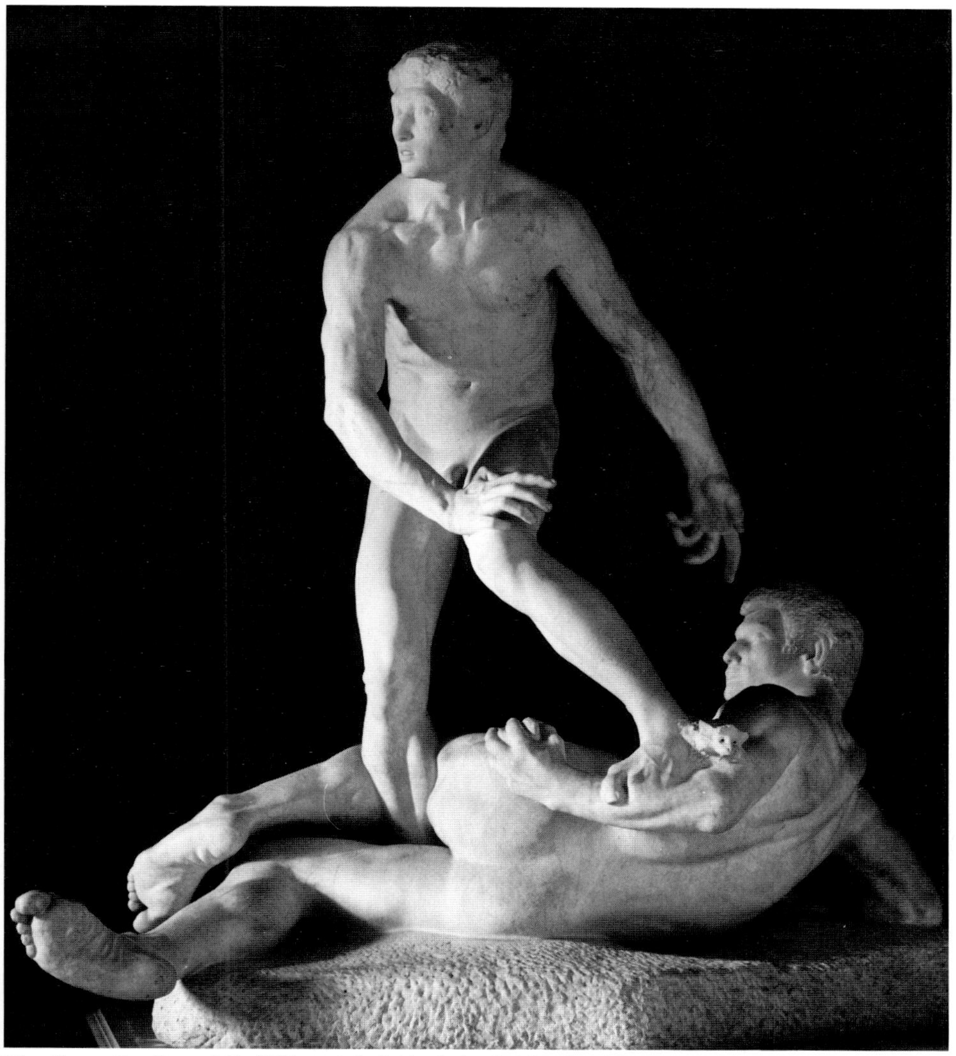

676 George Grey Barnard, Der Widerstreit der beiden Seelen des Menschen. Marmor. 1902.

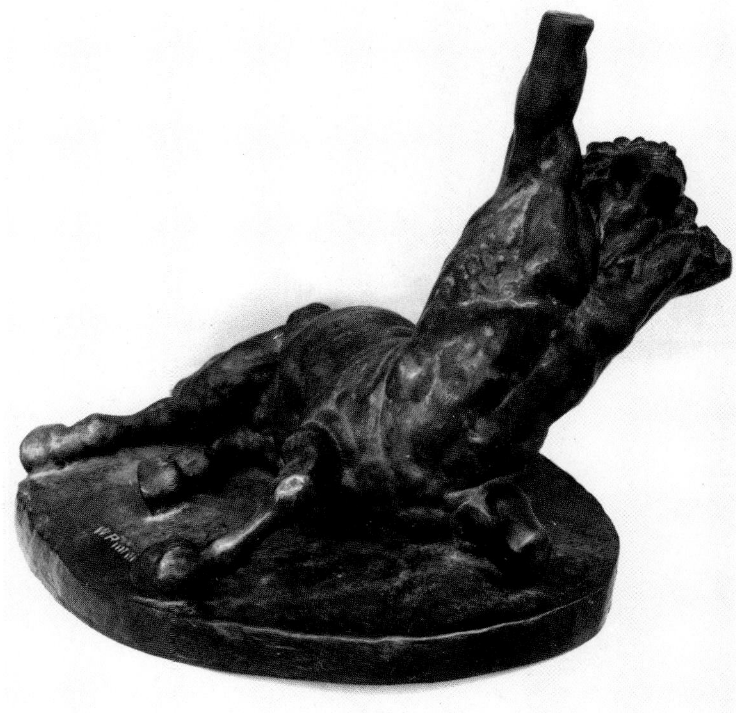

677 William Rimmer, Der sterbende Zentaur. Bronze. 1871.

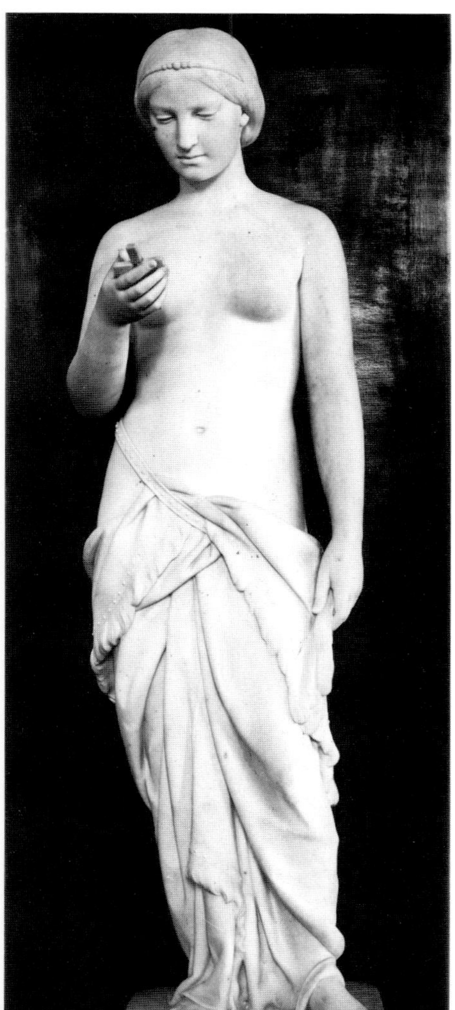

678 Erastus Dow Palmer, Das Indianermädchen oder die Morgenröte des Christentums. Marmor. 1856.

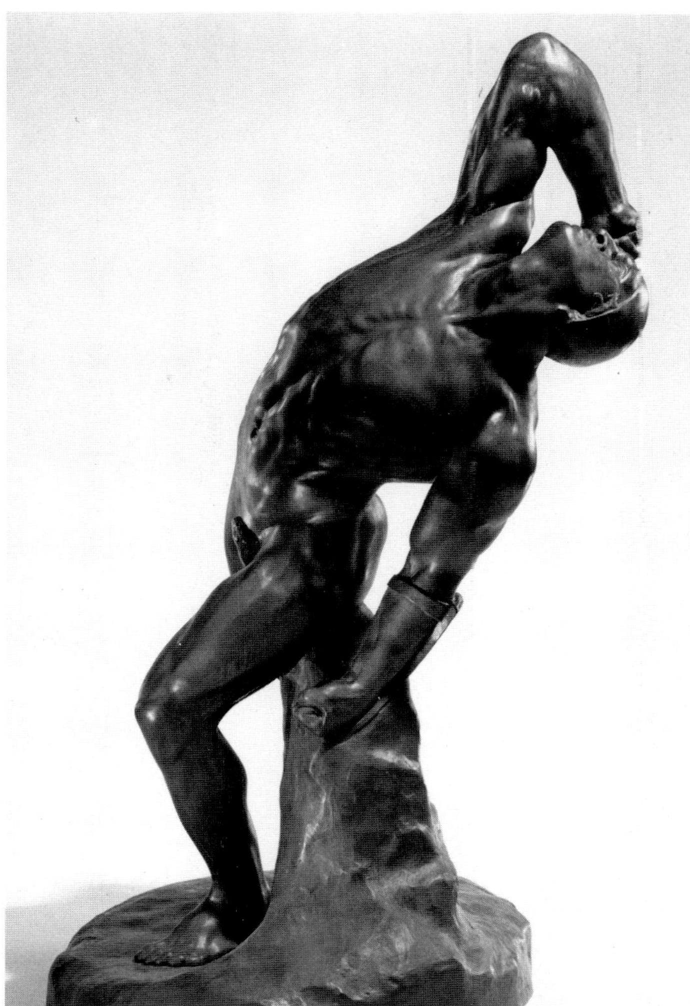

679 William Rimmer, Stürzender Gladiator. Bronze. 1961.

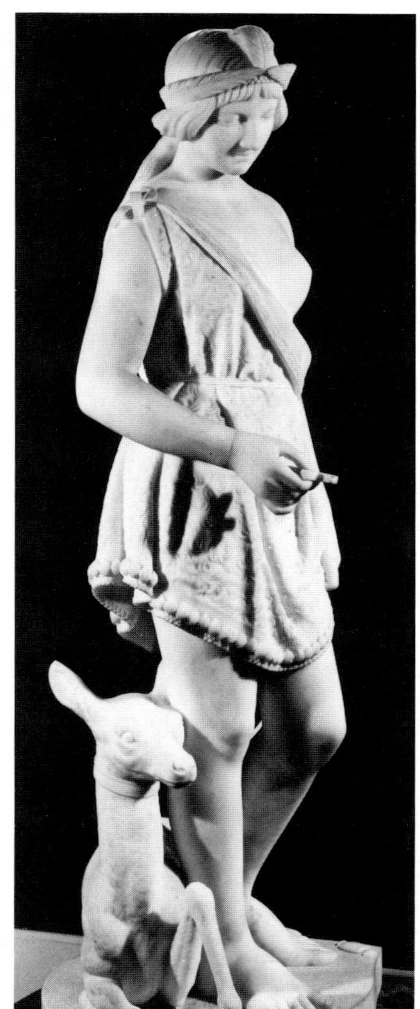

680 Joseph Mozier, Pochahontas. Weißer Marmor. 1859.

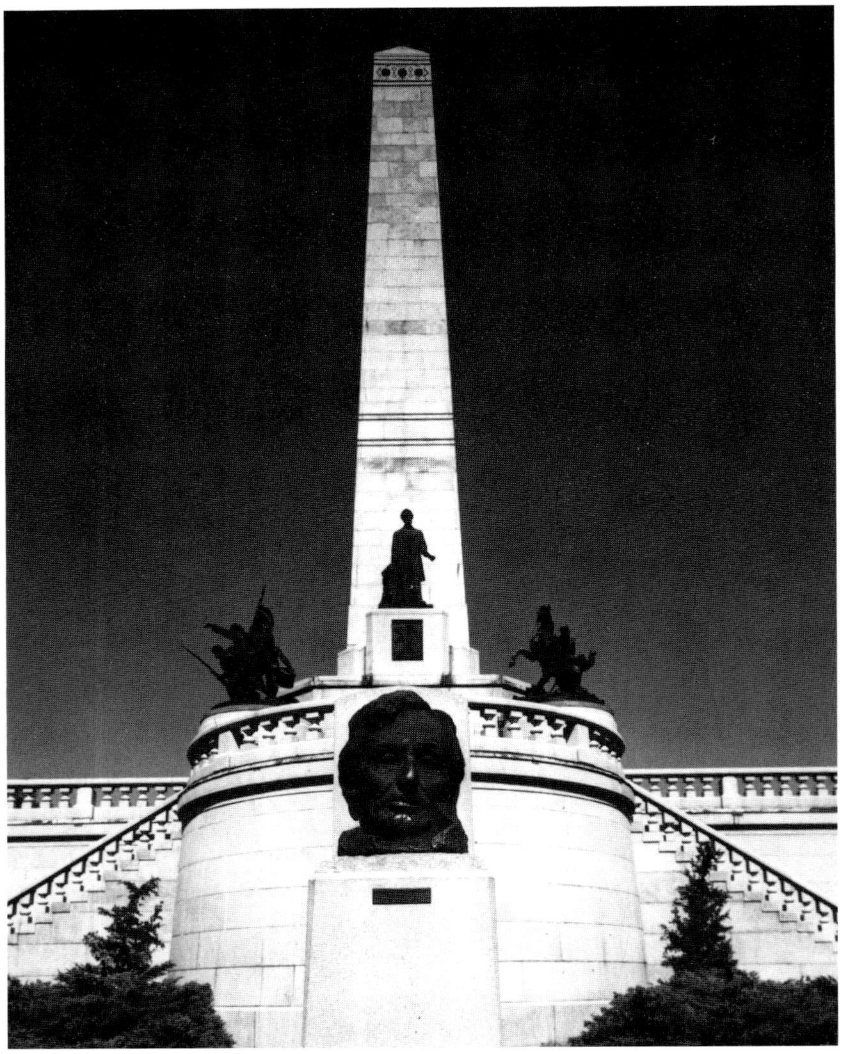

681 Larkin G. Mead und Russel Sturgis, Das Lincoln-Mausoleum. 1869–1874.

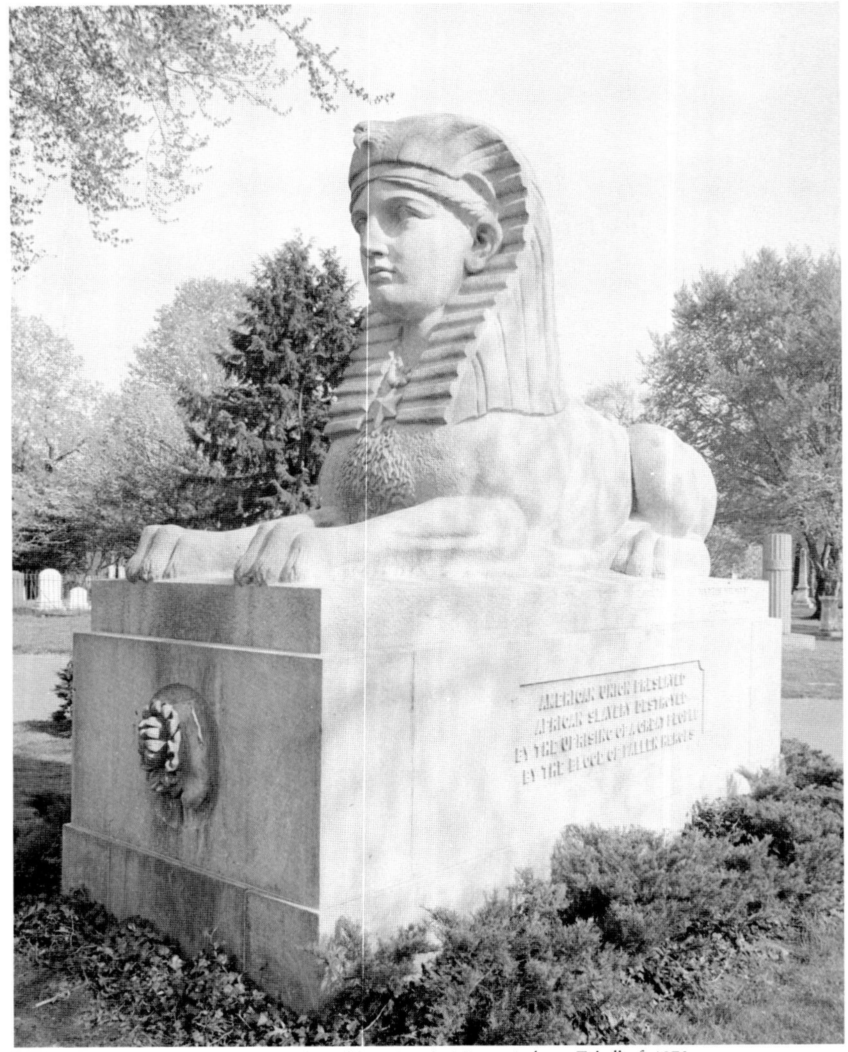

682 Martin Milmore, Amerikanische Sphinx. Granit. Mount-Auburn-Friedhof. 1872.

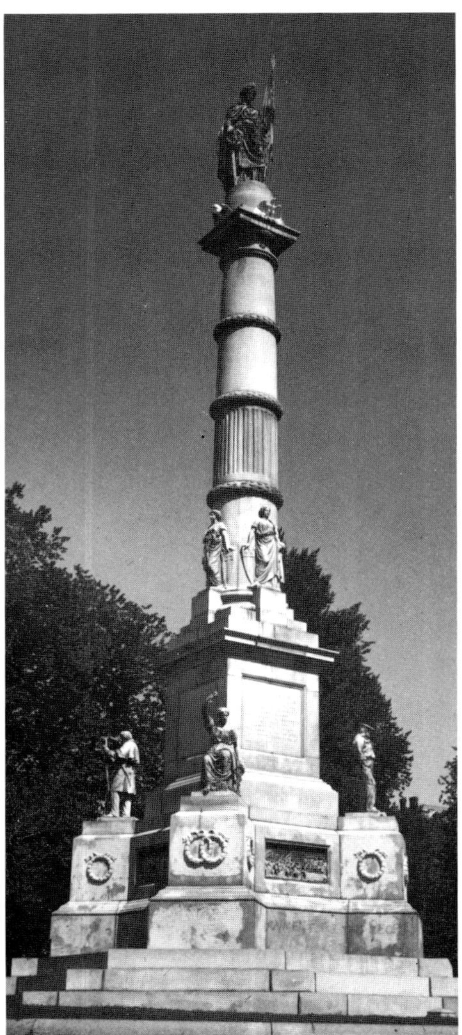

683 Martin Milmore, Das Bürgerkriegsdenkmal. 1874.

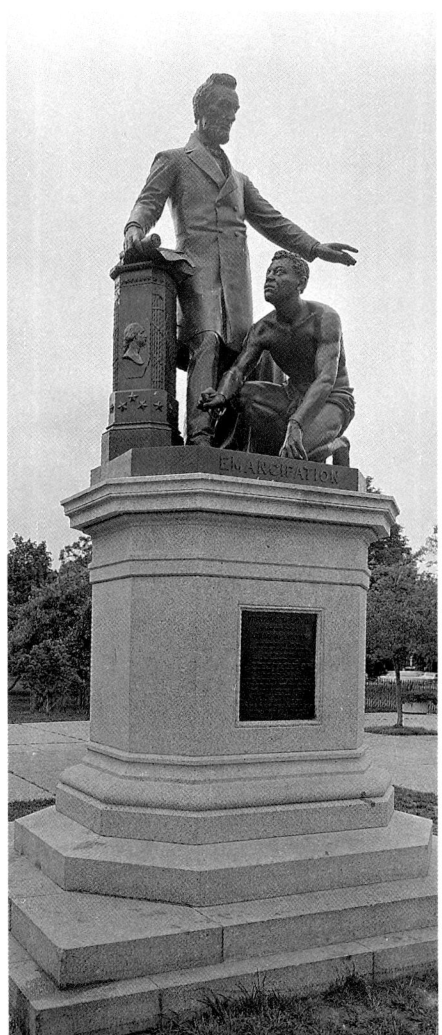

684 Thomas Ball, Emanzipationsgruppe. Bronze. 1874.

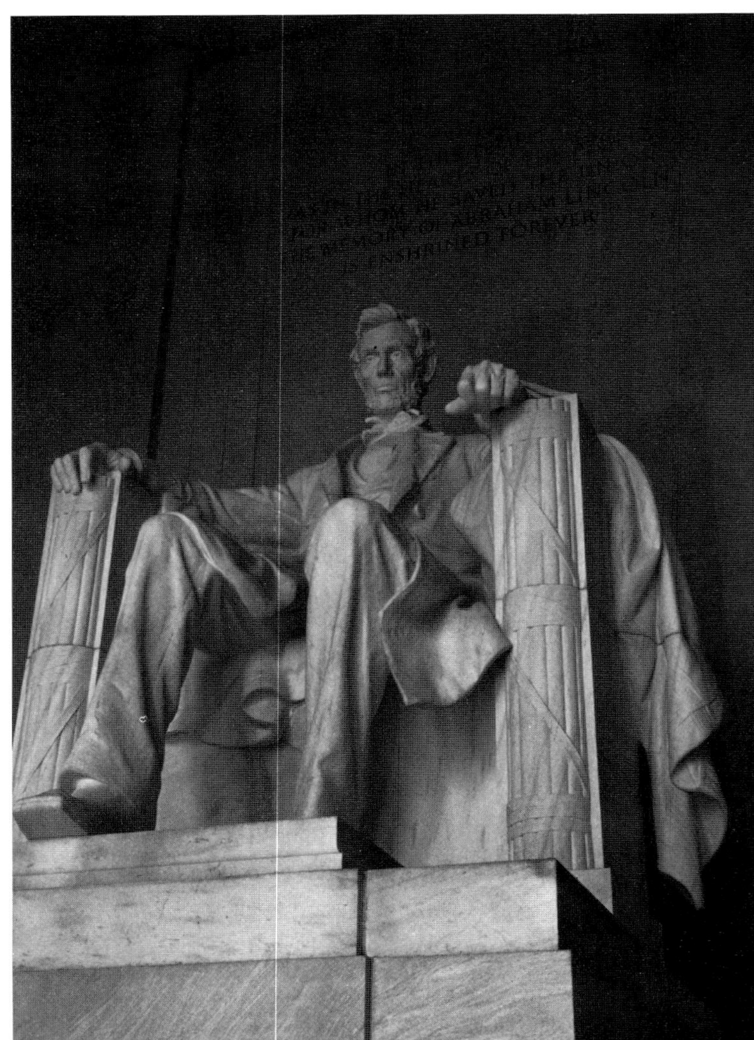

685 Daniel Chester French, Das Lincoln-Memorial. Marmor. 1922.

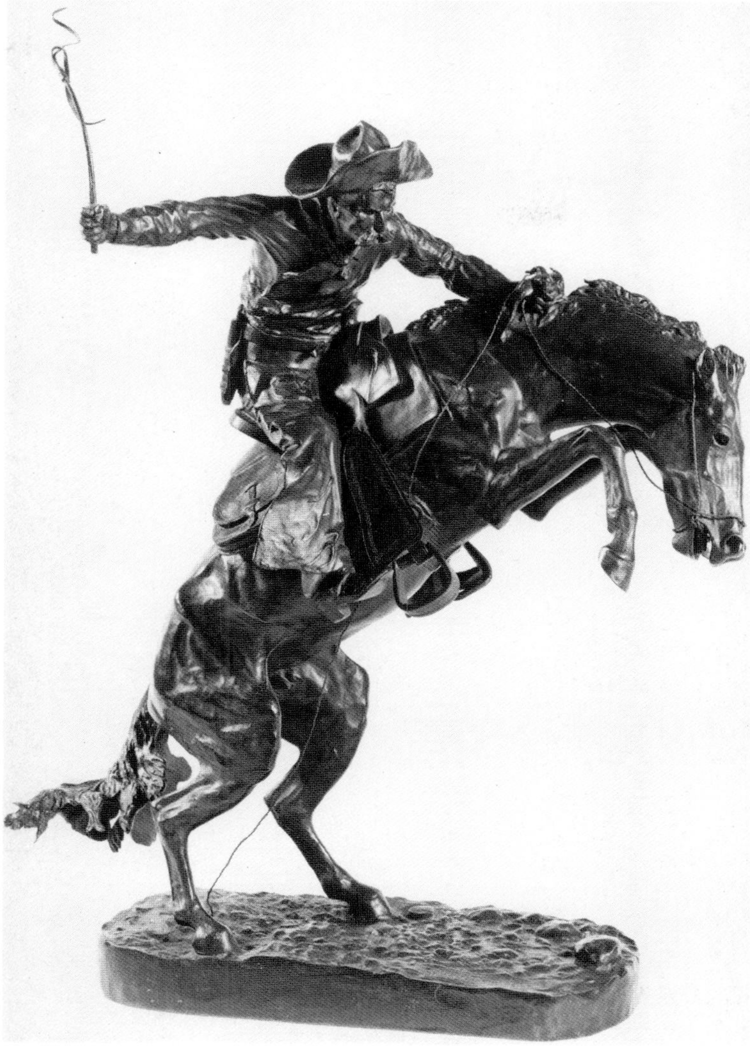

686 Frederick Remington, Reiter auf einem Wildpferd. Bronze. 1895.

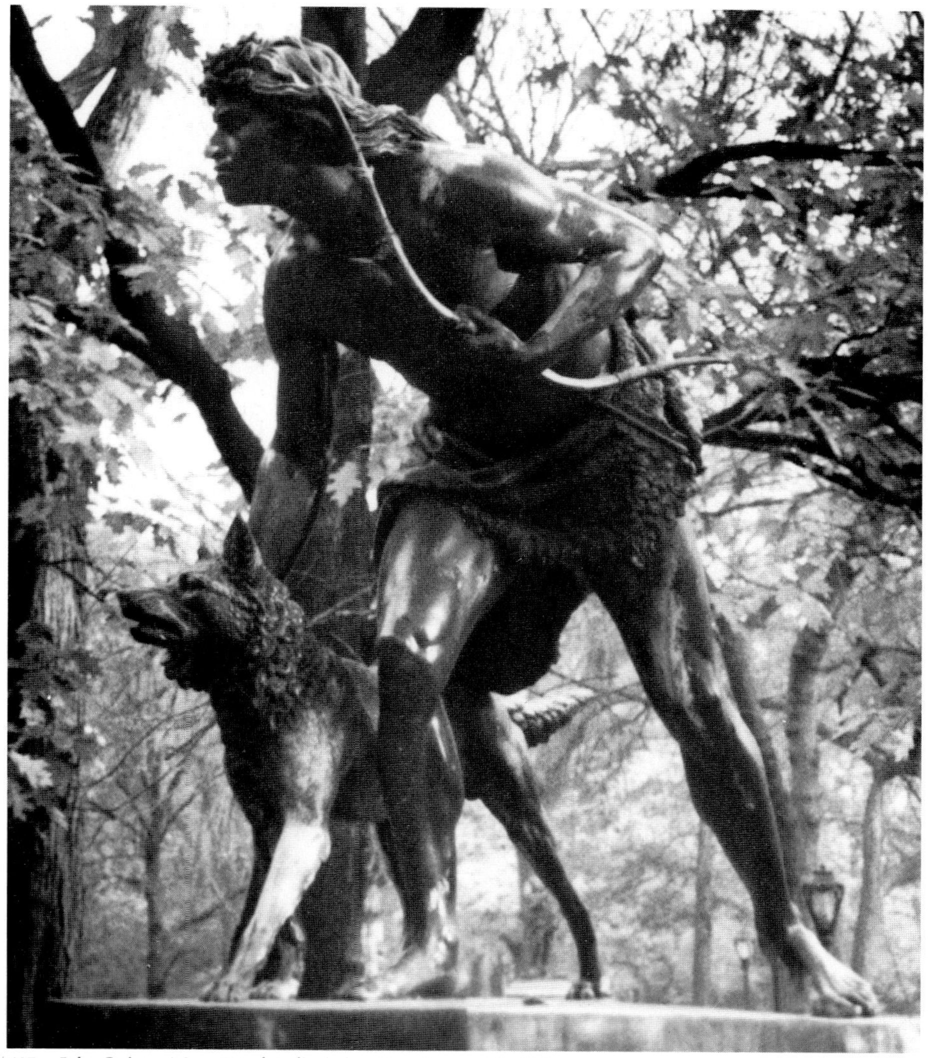

687 John Quincy Acams Ward, Indianischer Jäger. Bronze. Um 1860.

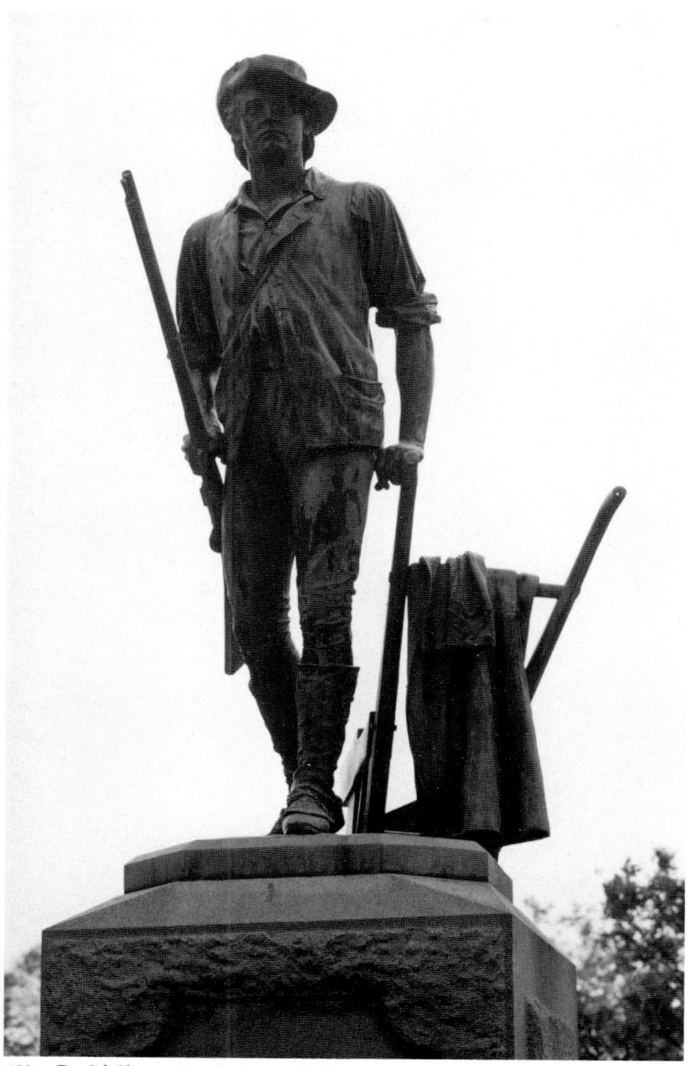

688 Daniel Chester French, Der Freiwillige aus dem Unabhängigkeitskrieg. Bronze. 1871–1875.

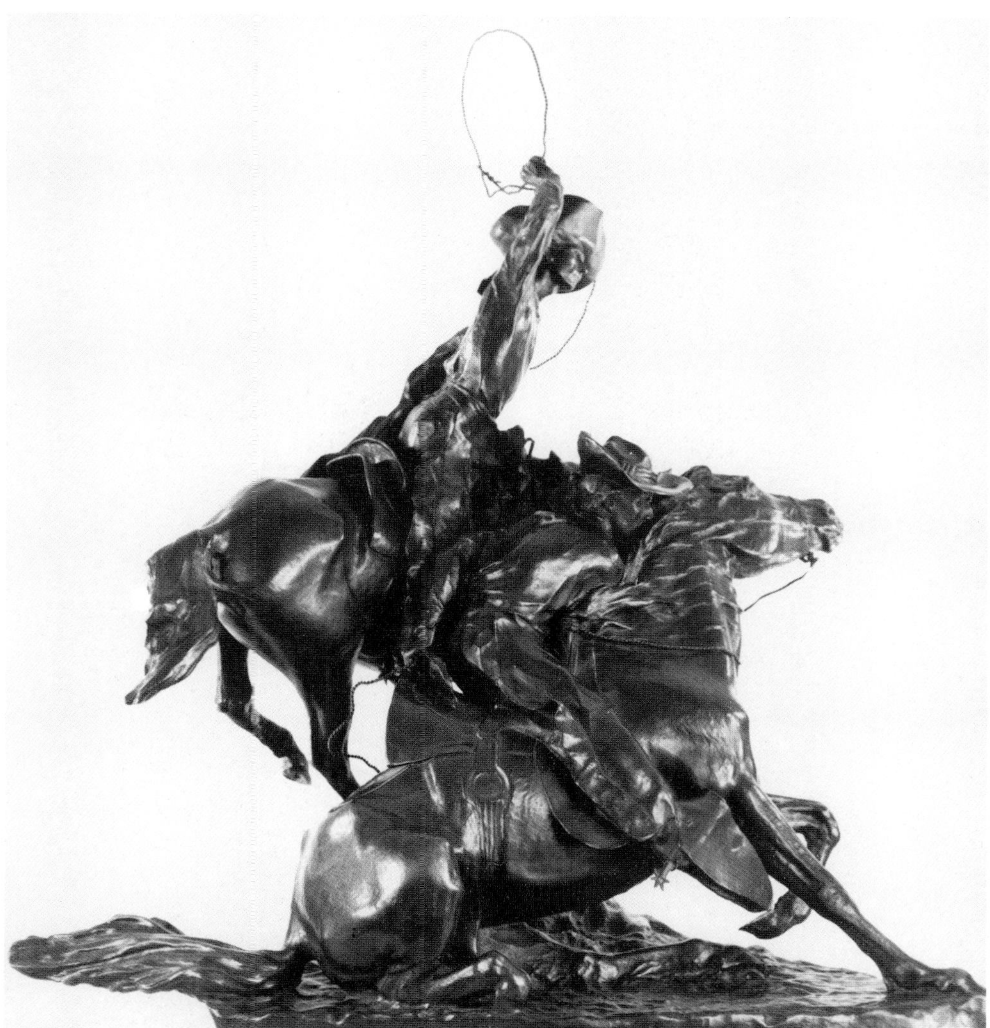

689 Solon H. Borglum, Einfangen wilder Pferde mit dem Lasso. Bronze. 1898.

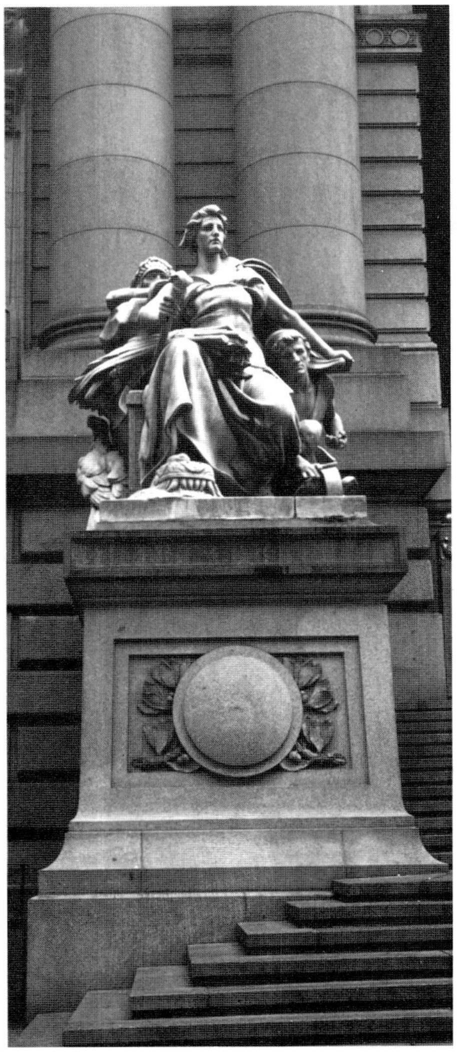

690 Daniel Chester French, Die Kontinente: Amerika. Marmor. 1907.

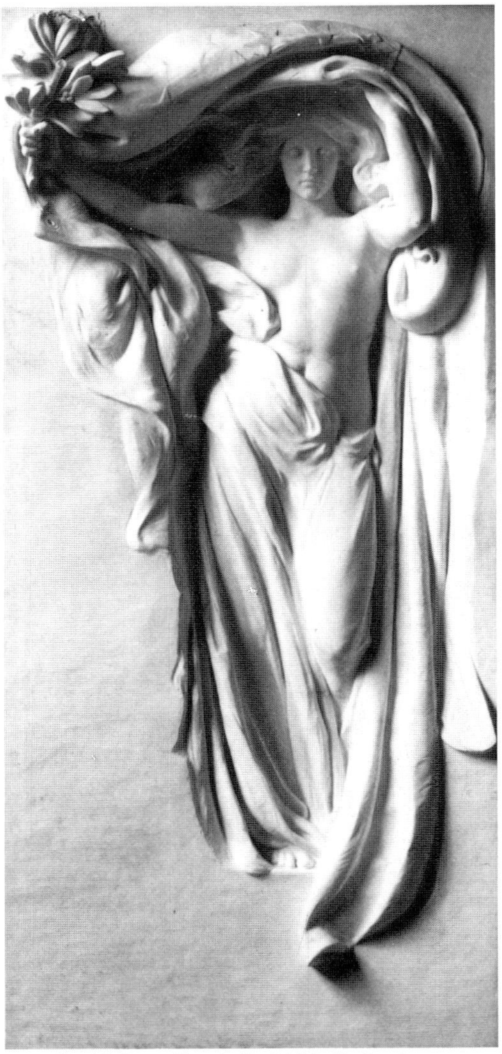

691 Daniel Chester French, Das Melvin-Denkmal. Marmor. 1906–1908.

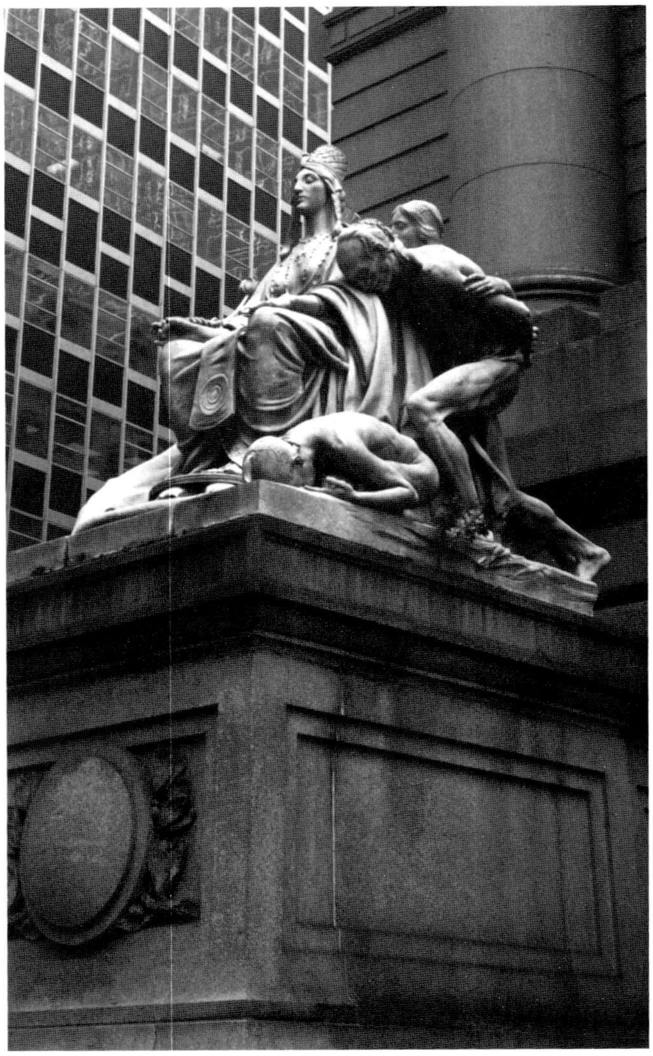

692 Daniel Chester French, Die Kontinente: Asien. Marmor. 1906.

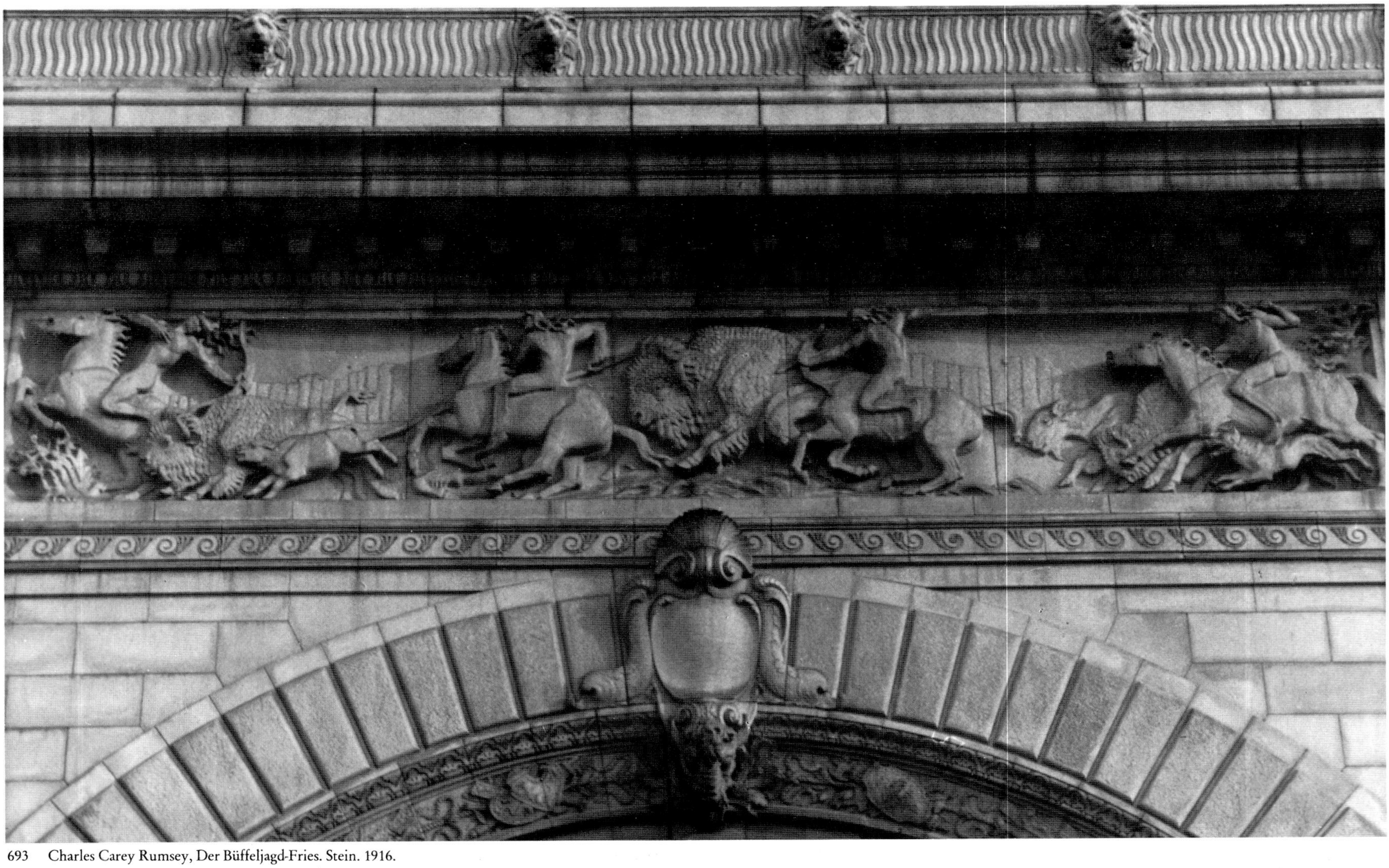

693 Charles Carey Rumsey, Der Büffeljagd-Fries. Stein. 1916.

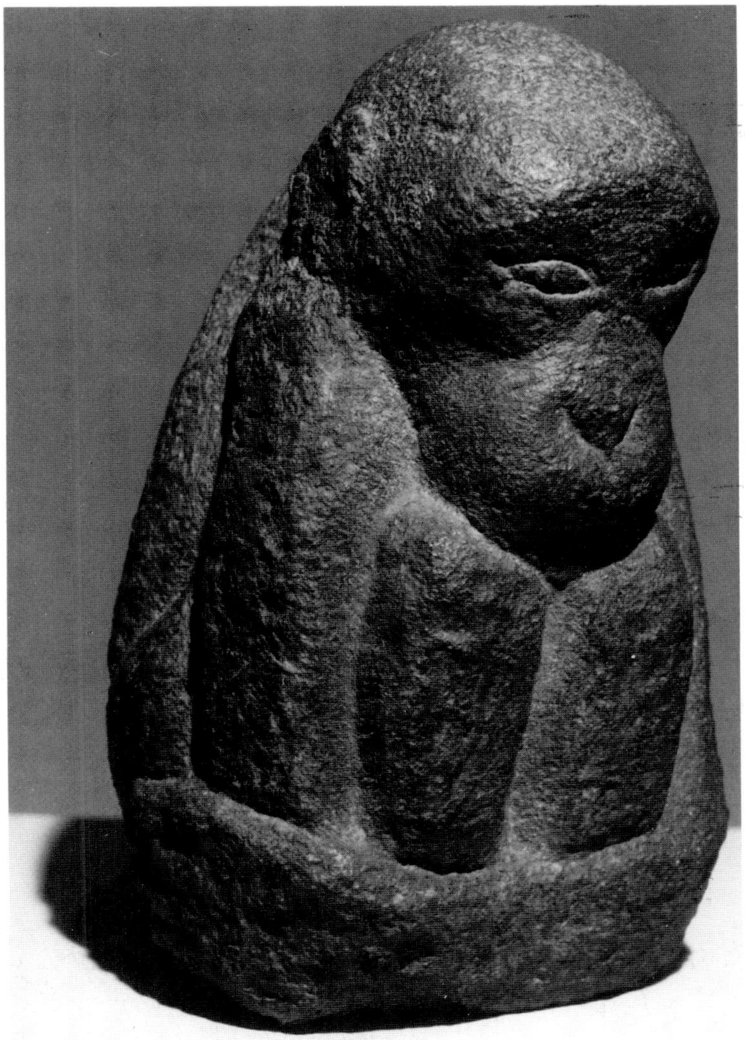

694 John B. Flannagan, Schimpanse. Granit. 1928.

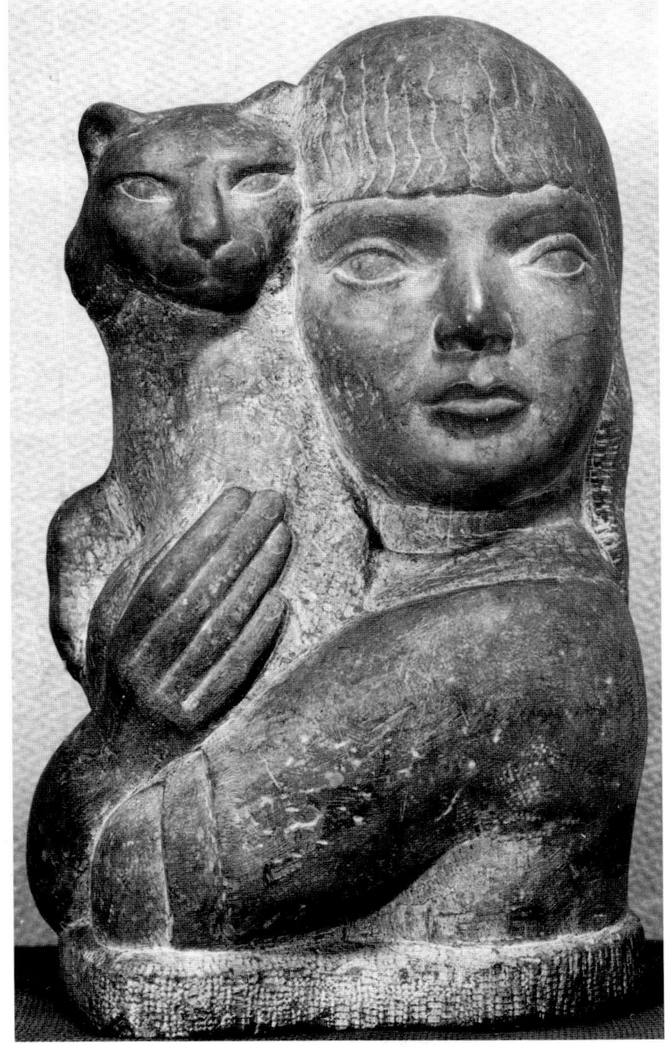

695 William Zorach, Kind mit Katze. Tennessee-Marmor. 1926.

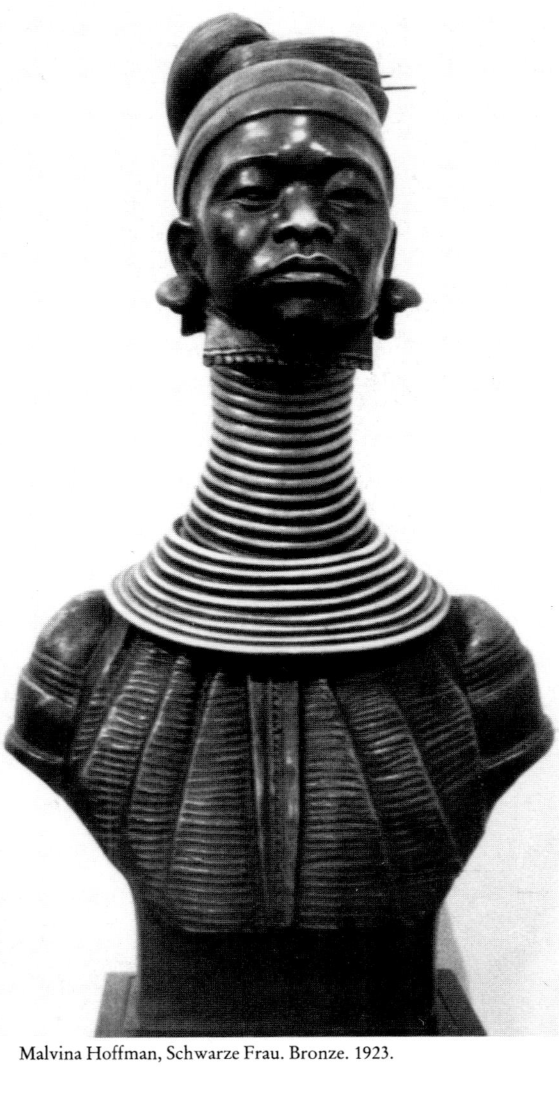

696 Malvina Hoffman, Schwarze Frau. Bronze. 1923.

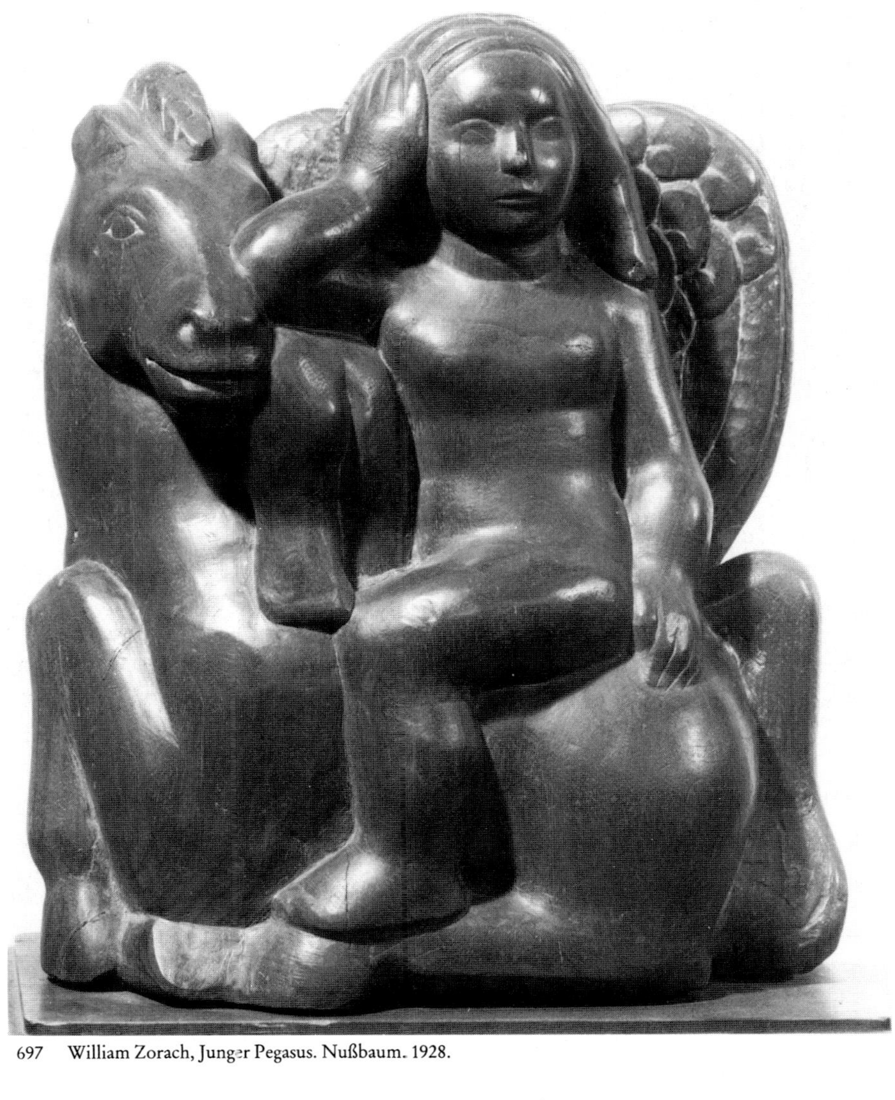

697 William Zorach, Junger Pegasus. Nußbaum. 1928.

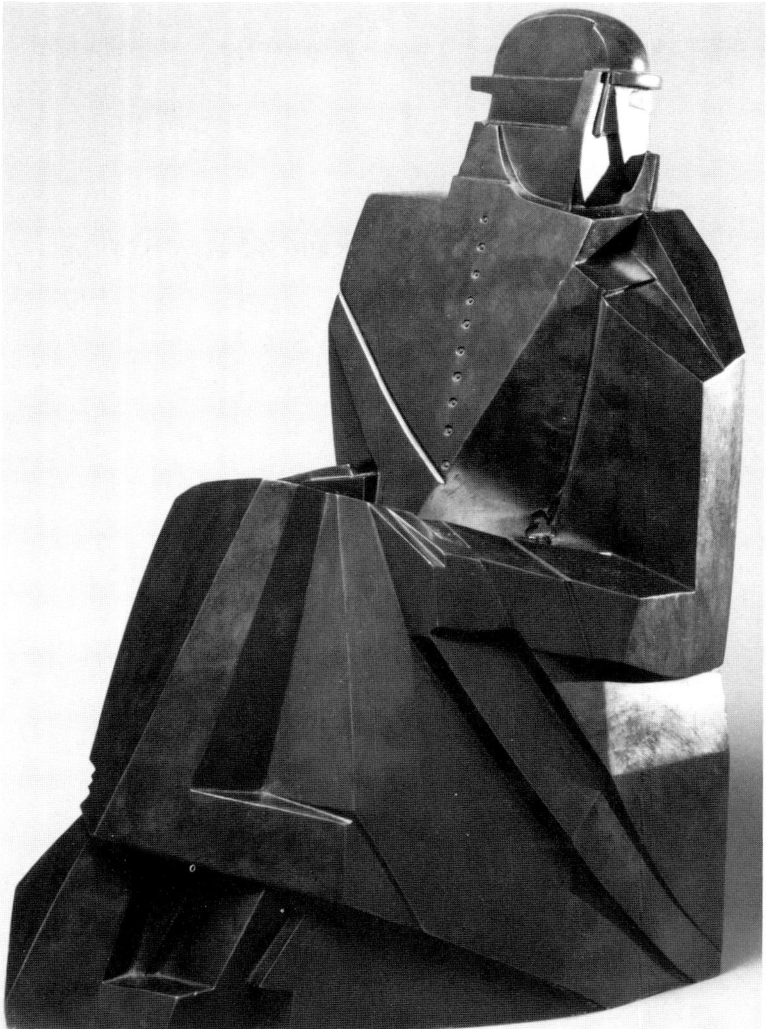

698 John Storrs, Der Abt (Sitzender Gendarm). Bronze. 1920.

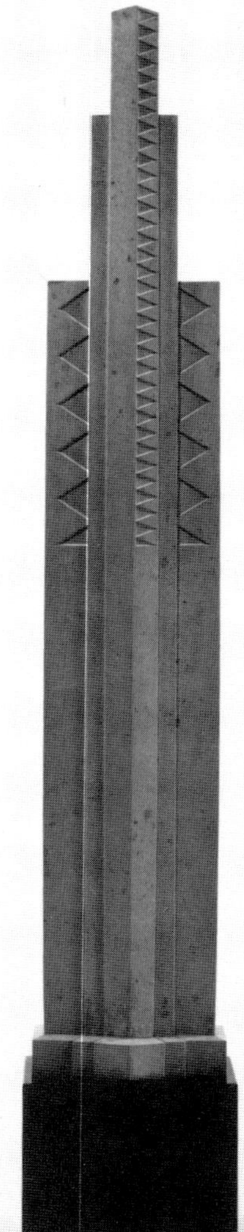

699 John Storrs, Form im Raum I. Marmor. Um 1924.

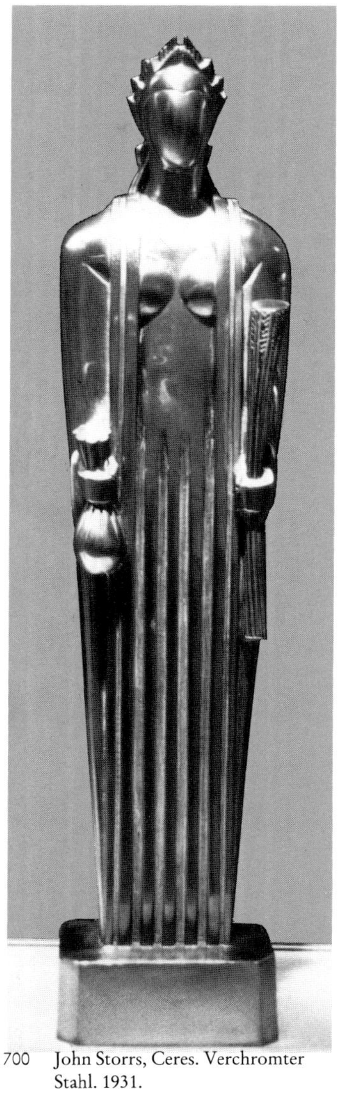

700 John Storrs, Ceres. Verchromter Stahl. 1931.

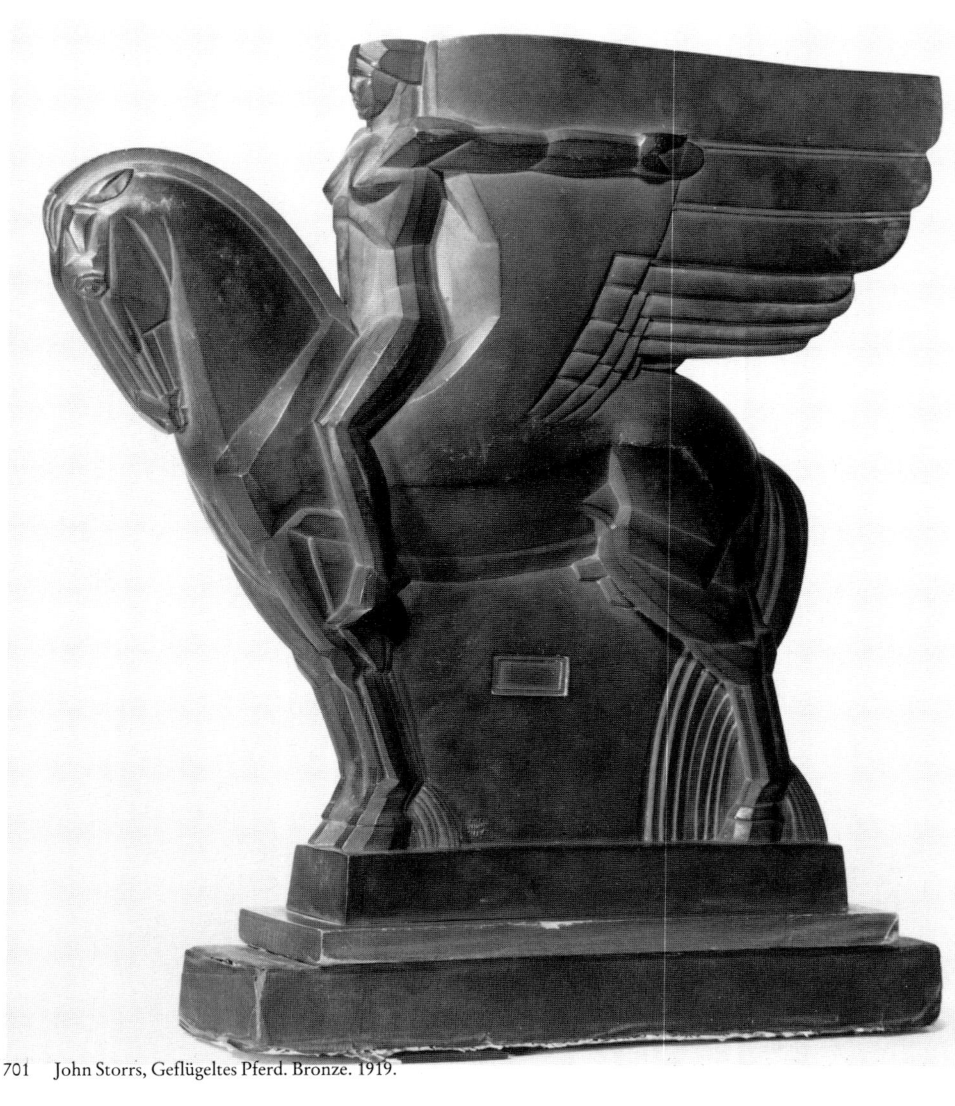

701 John Storrs, Geflügeltes Pferd. Bronze. 1919.

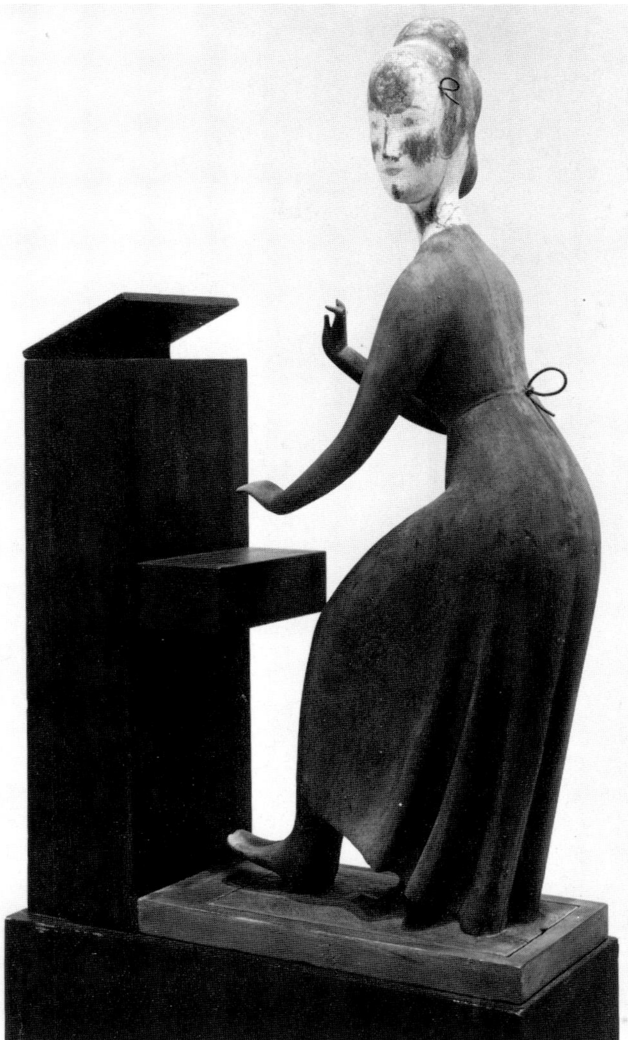

702 Elie Nadelman, Frau am Klavier. Eingefärbtes und bemaltes Holz. 1917.

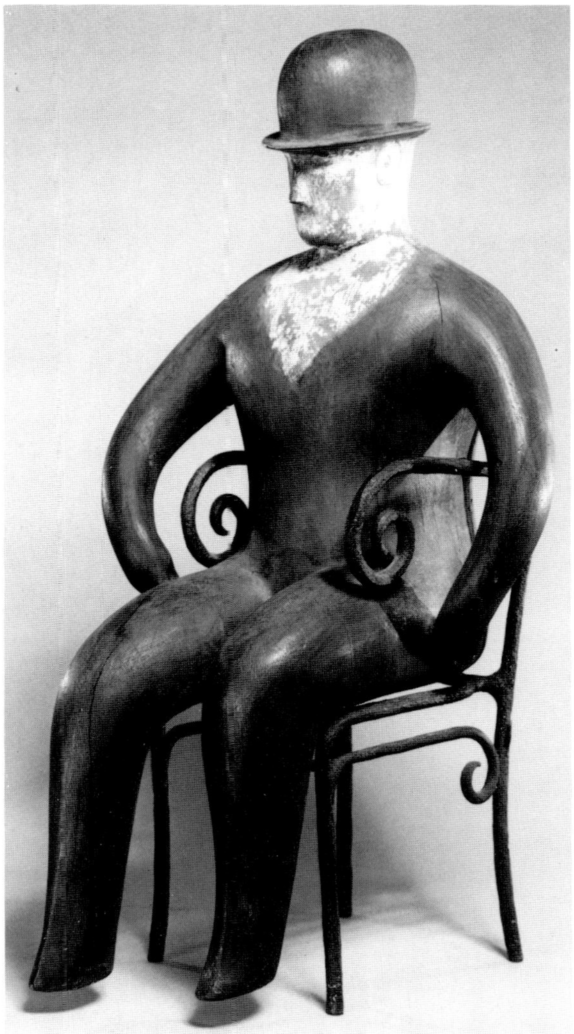

703 Elie Nadelman, Der Gast. Eingefärbtes und bemaltes Holz, Eisen. Um 1919.

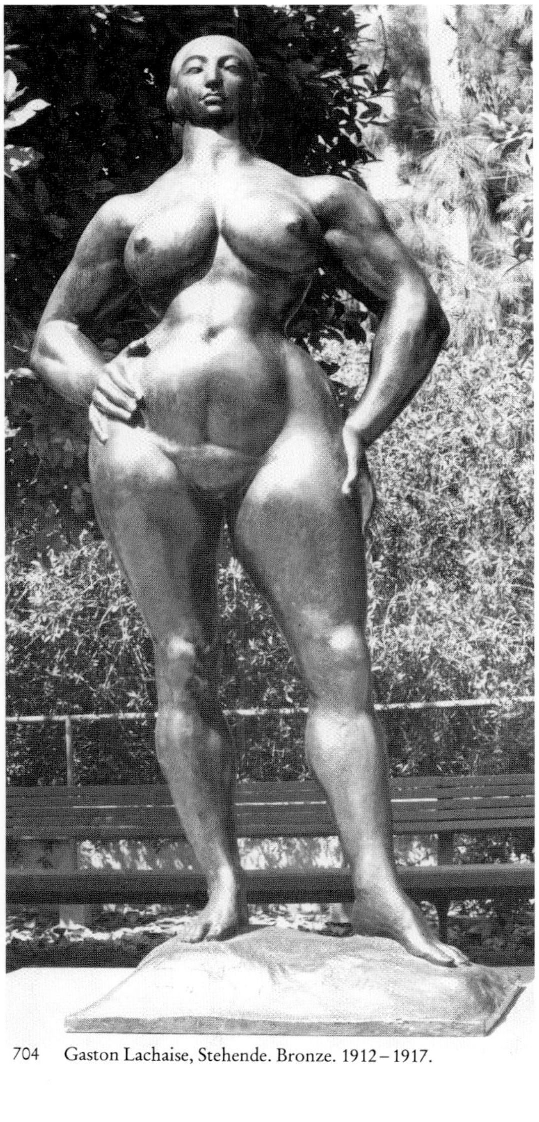

704 Gaston Lachaise, Stehende. Bronze. 1912–1917.

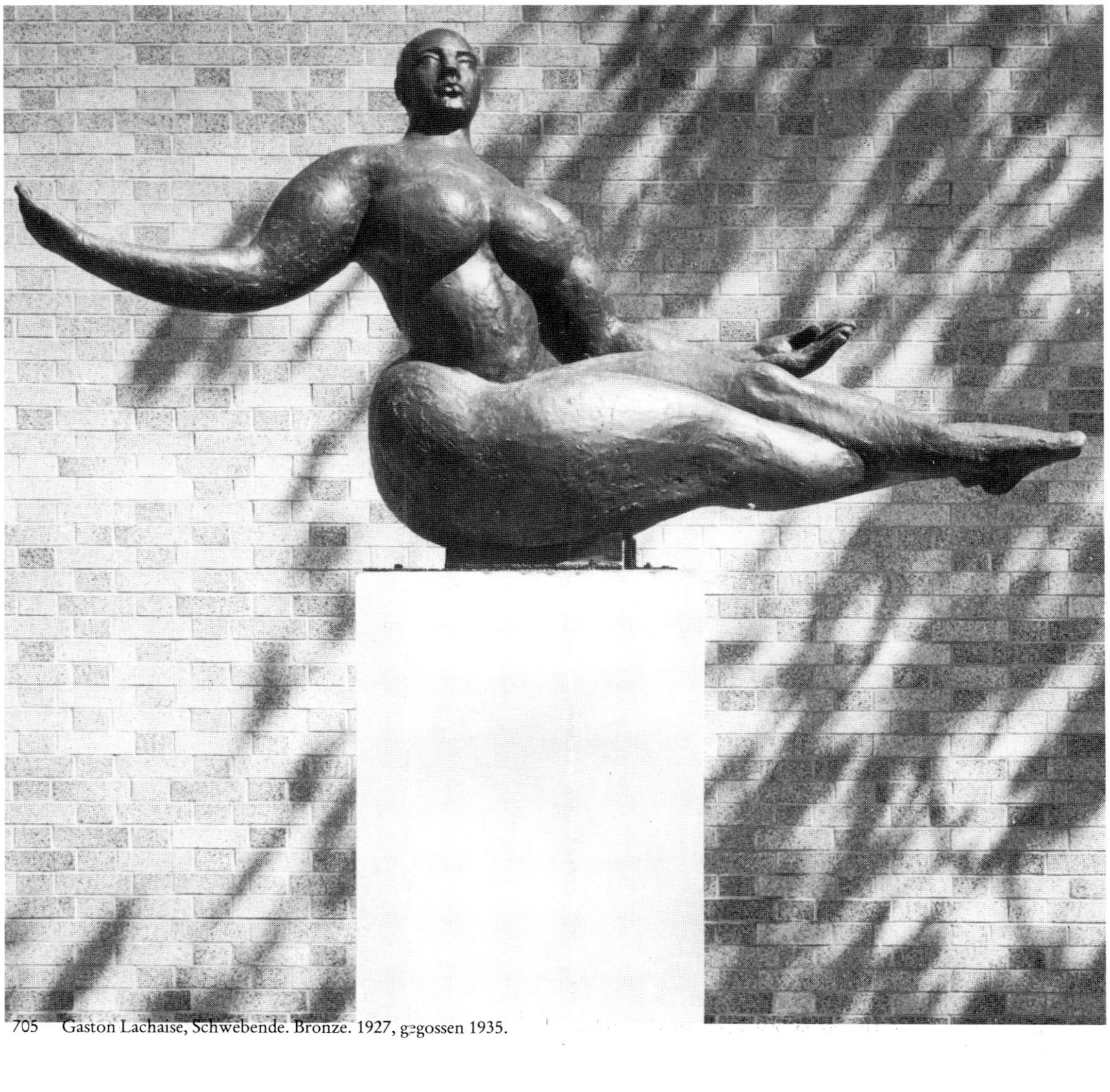

705 Gaston Lachaise, Schwebende. Bronze. 1927, gegossen 1935.

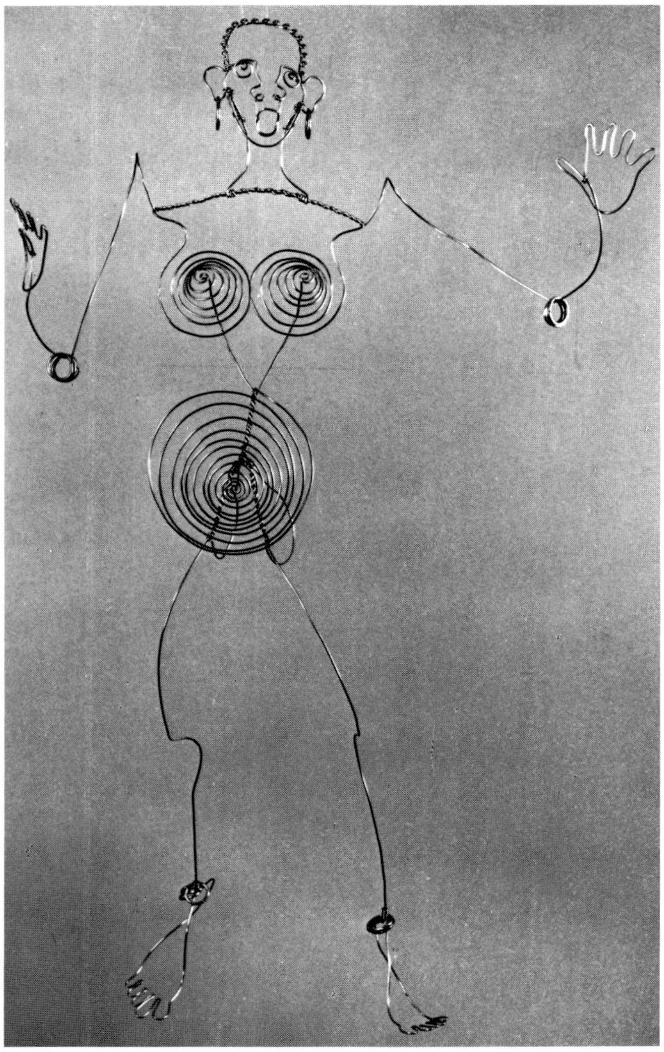

706 Alexander Calder, Josephine Baker. Eisen. 1927–1929.

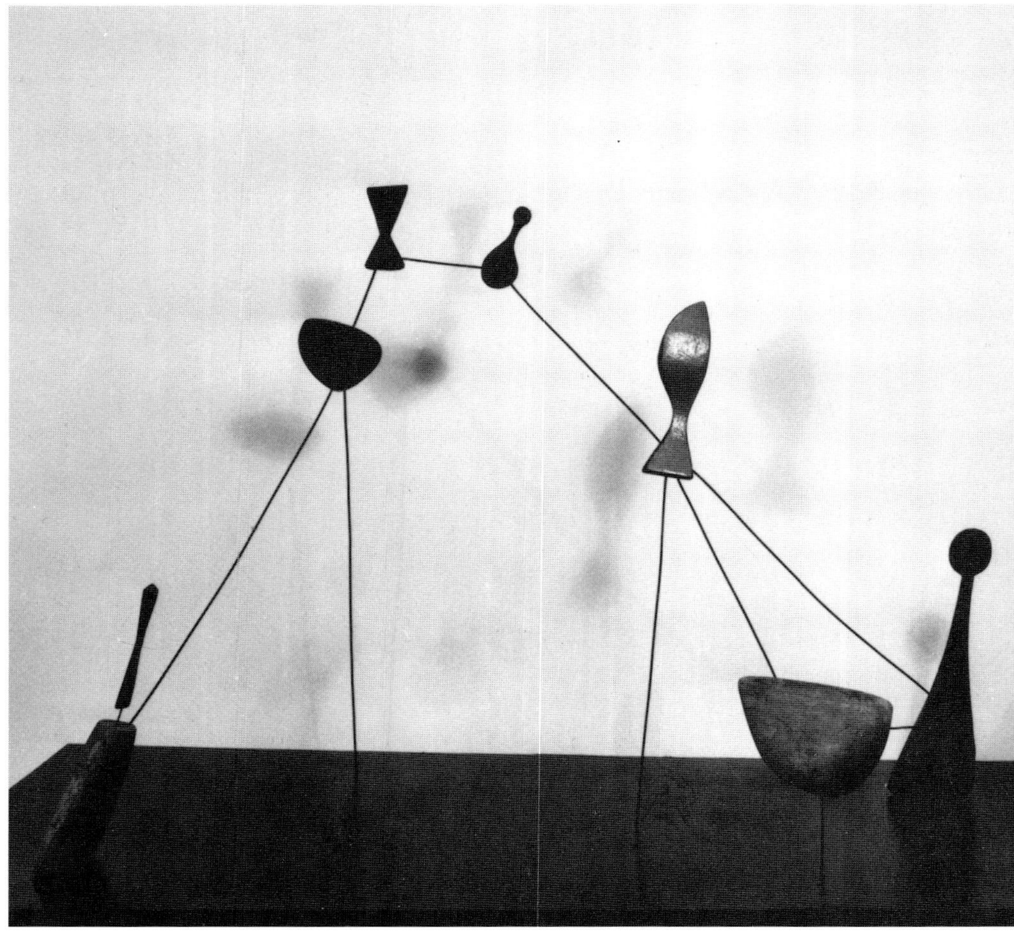

707 Alexander Calder, Konstellation. Bemaltes Holz und Eisendraht. 1943.

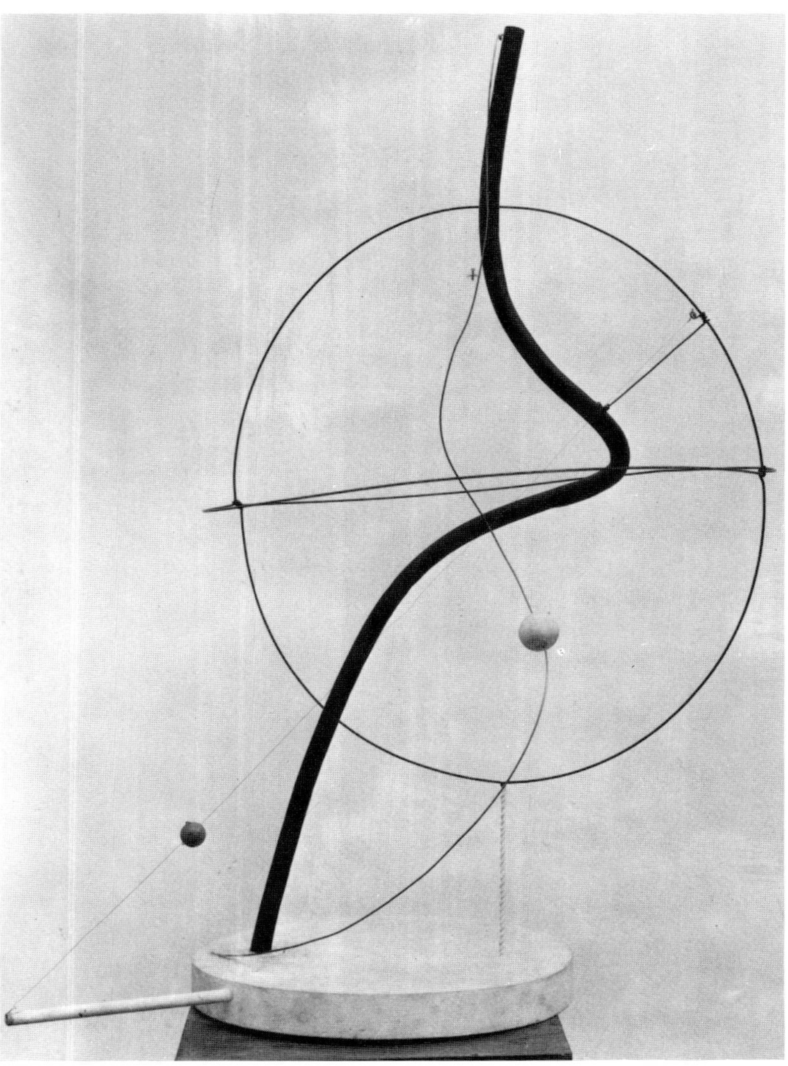

708 Alexander Calder, Ein Universum. Mobile: bemaltes Stahlrohr, Holz, Draht, Schnur. 1934.

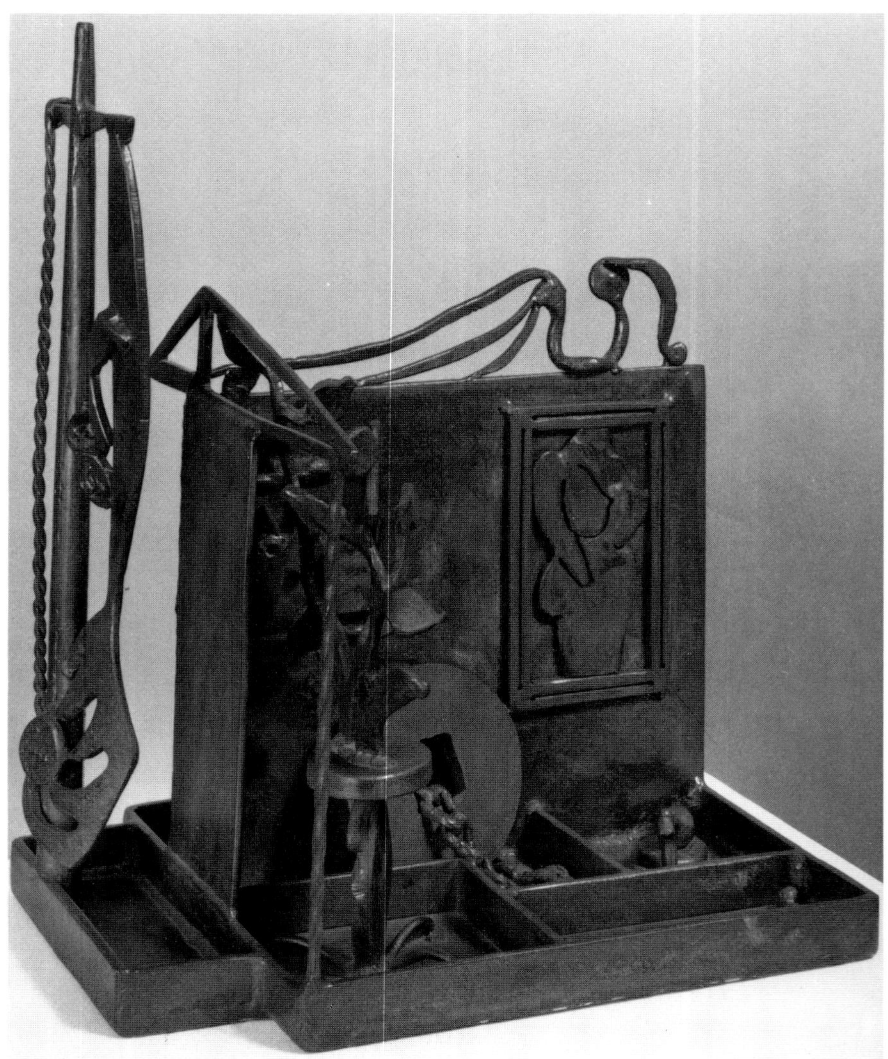

709 David Smith, Das Haus des Schweißers. Bronze. 1945.

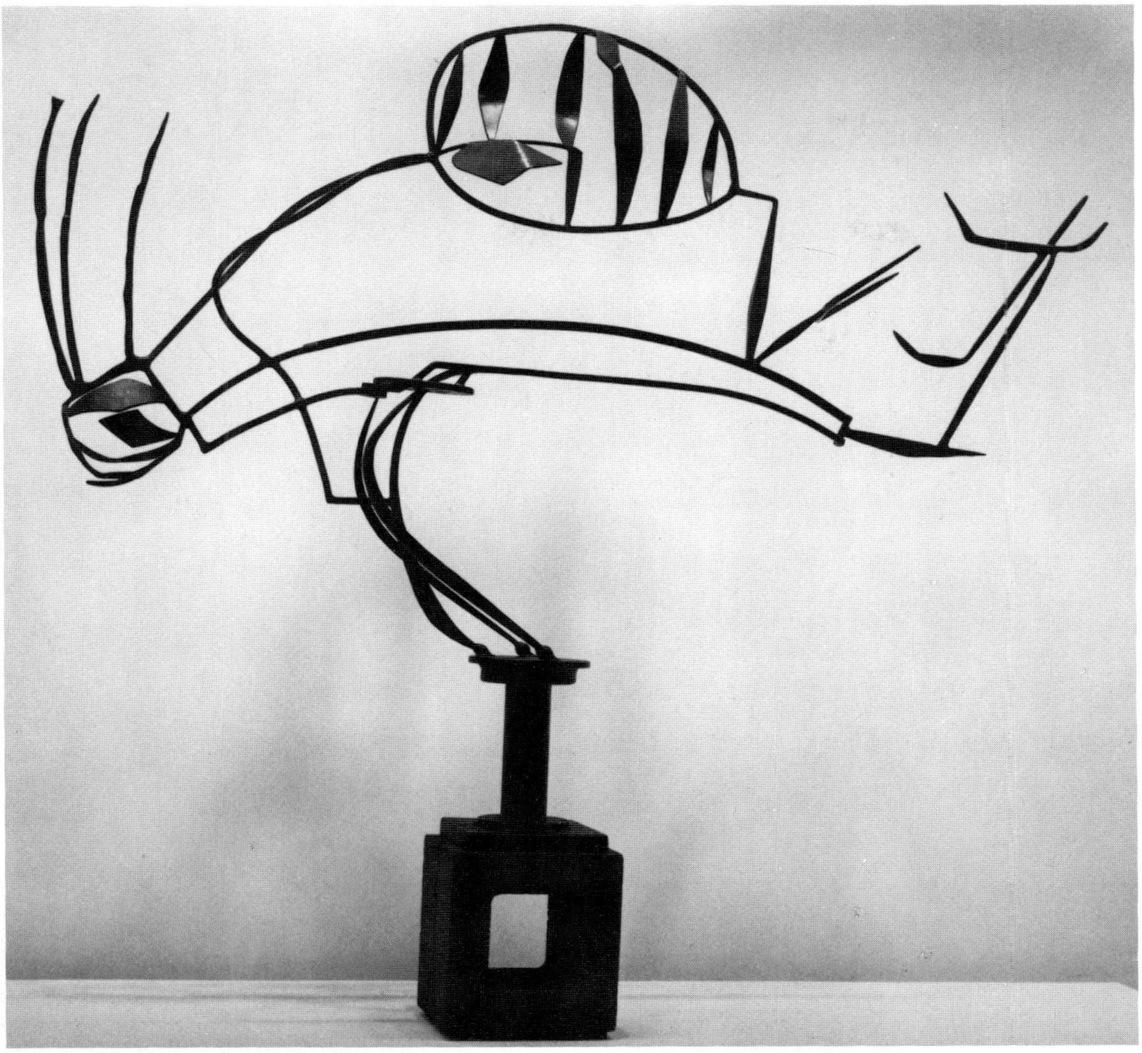

710 David Smith, Australien. Bemalter Stahl. 1951.

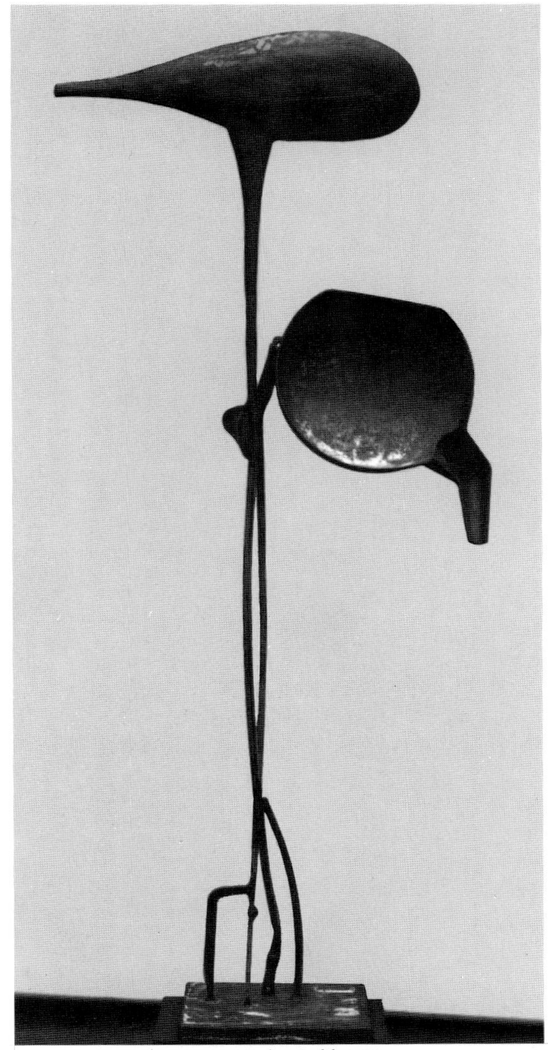

711 David Smith, Totem-Tank I. Stahl. 1952.

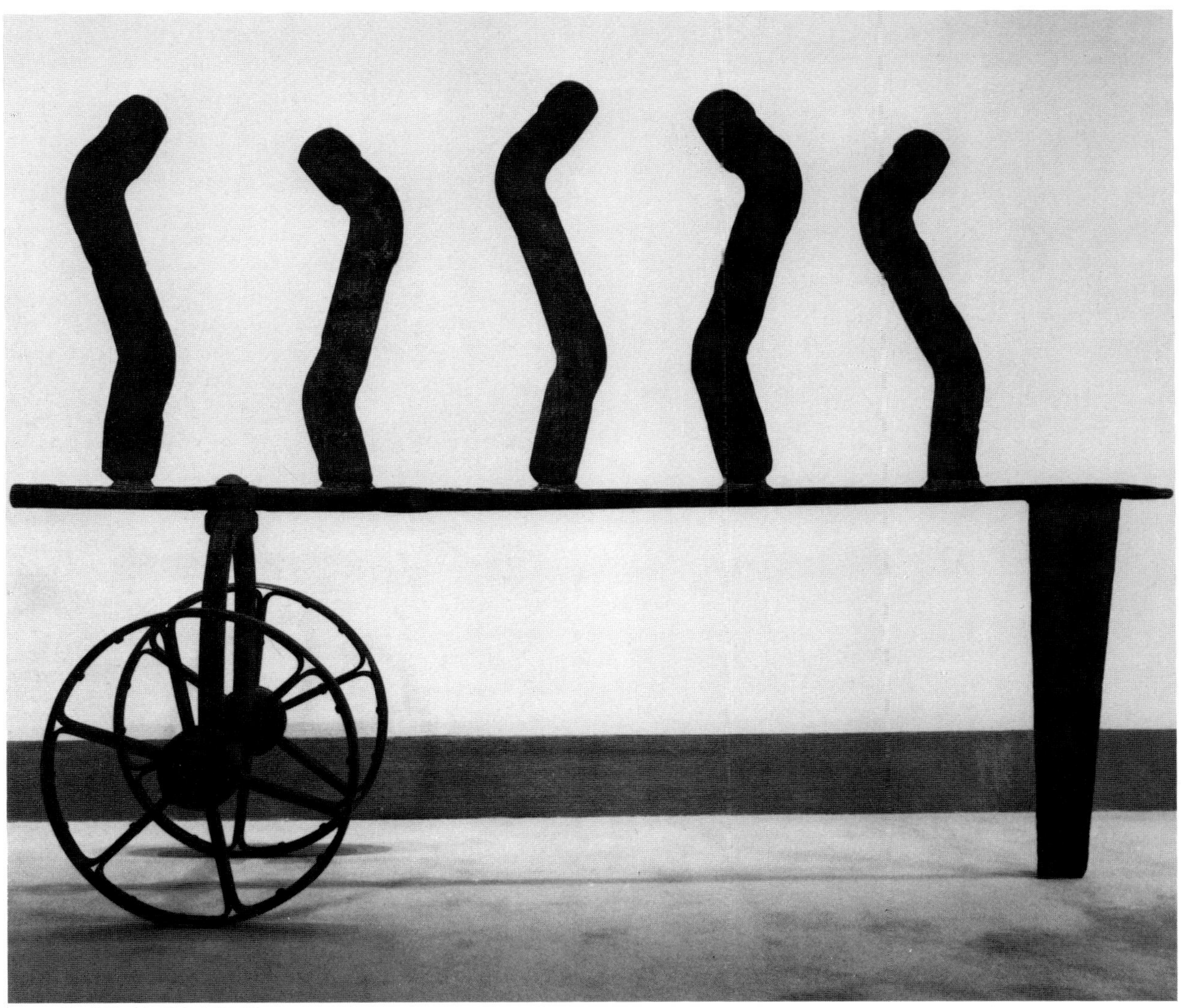

712 David Smith, Voltri VII. Eisen. 1962.

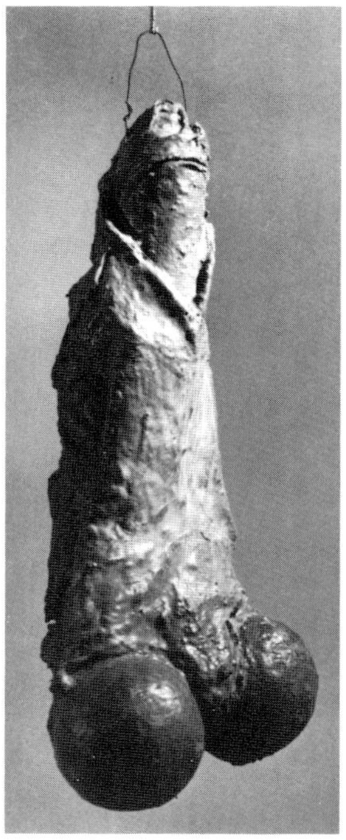

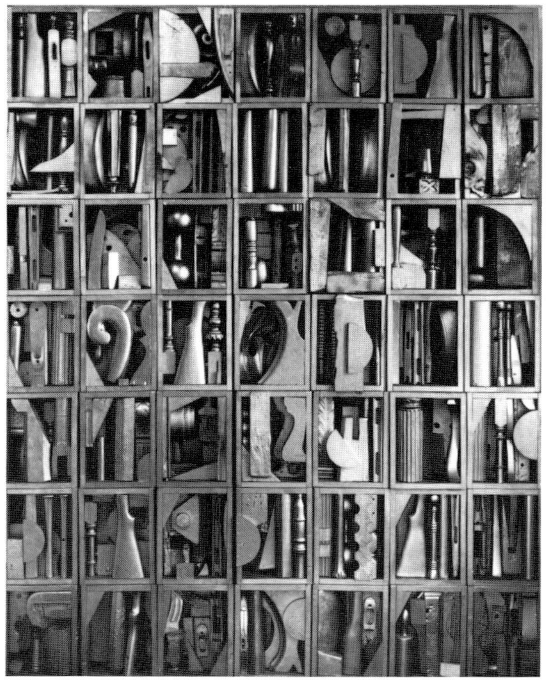

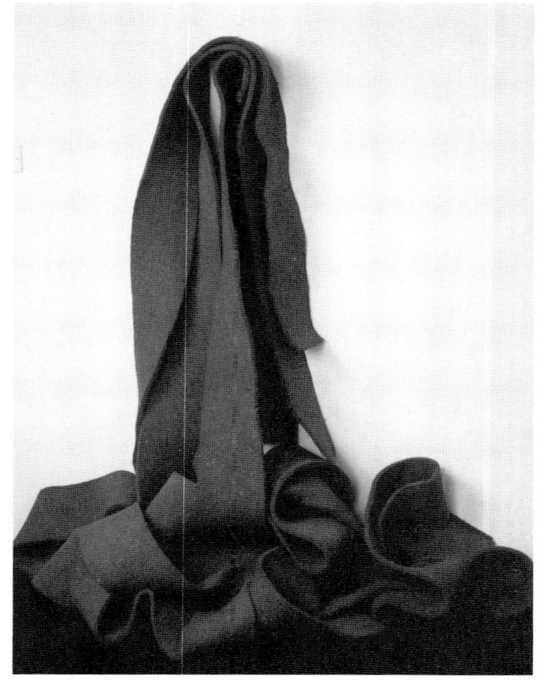

713 Louise Bourgeois, Töchterchen. Latex. 1968.

714 Louise Nevelson, Morgendämmerung. Vergoldetes Holz. 1962.

715 Robert Morris, Ohne Titel. Filz. 1968.

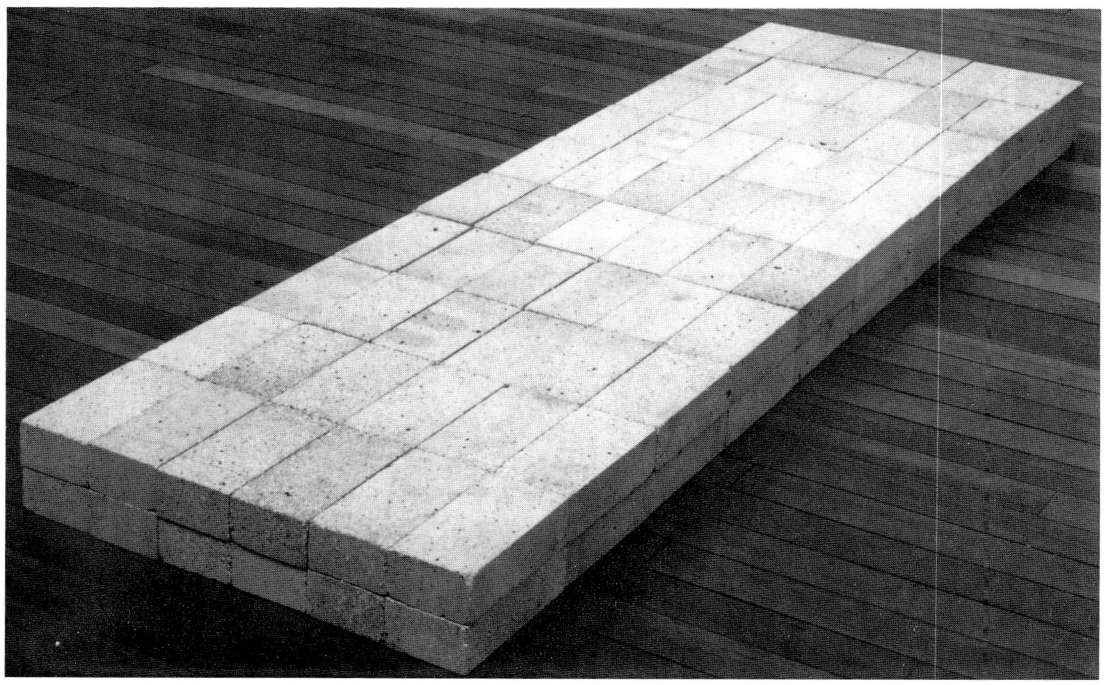

716 Carl André, Equivalent VIII. Ziegelsteine. 1966.

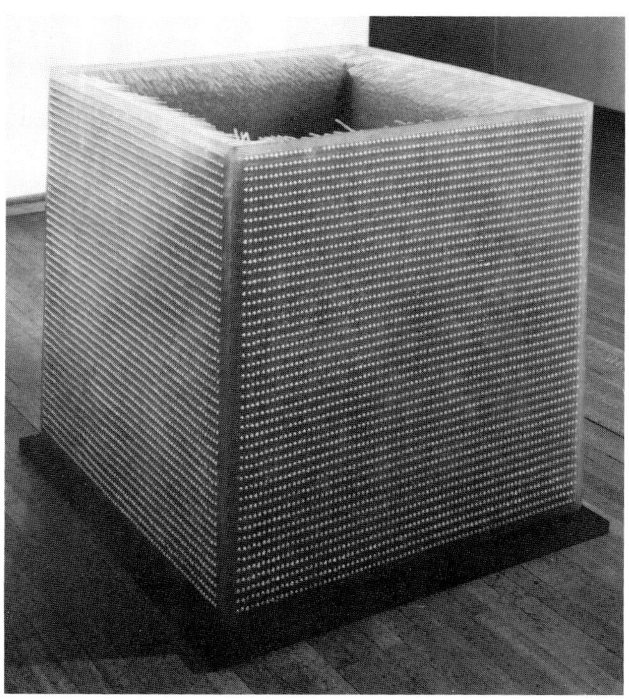

717 Eva Hesse, Accession III. Aluminium, Gummischlauch. 1967–1968.

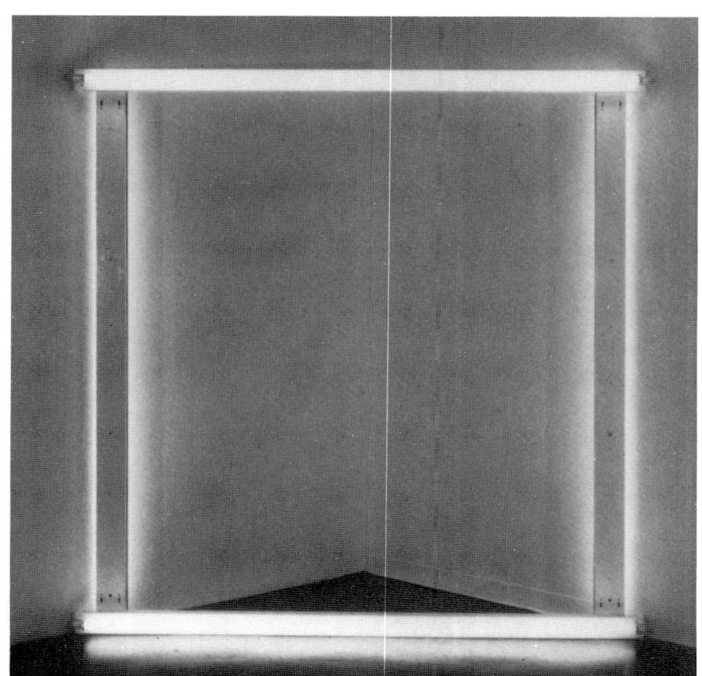

718 Dan Flavin, Ohne Titel (Für den „Erfinder" der Pfirsichblütenglasur). Leuchtstoffröhre. 1968.

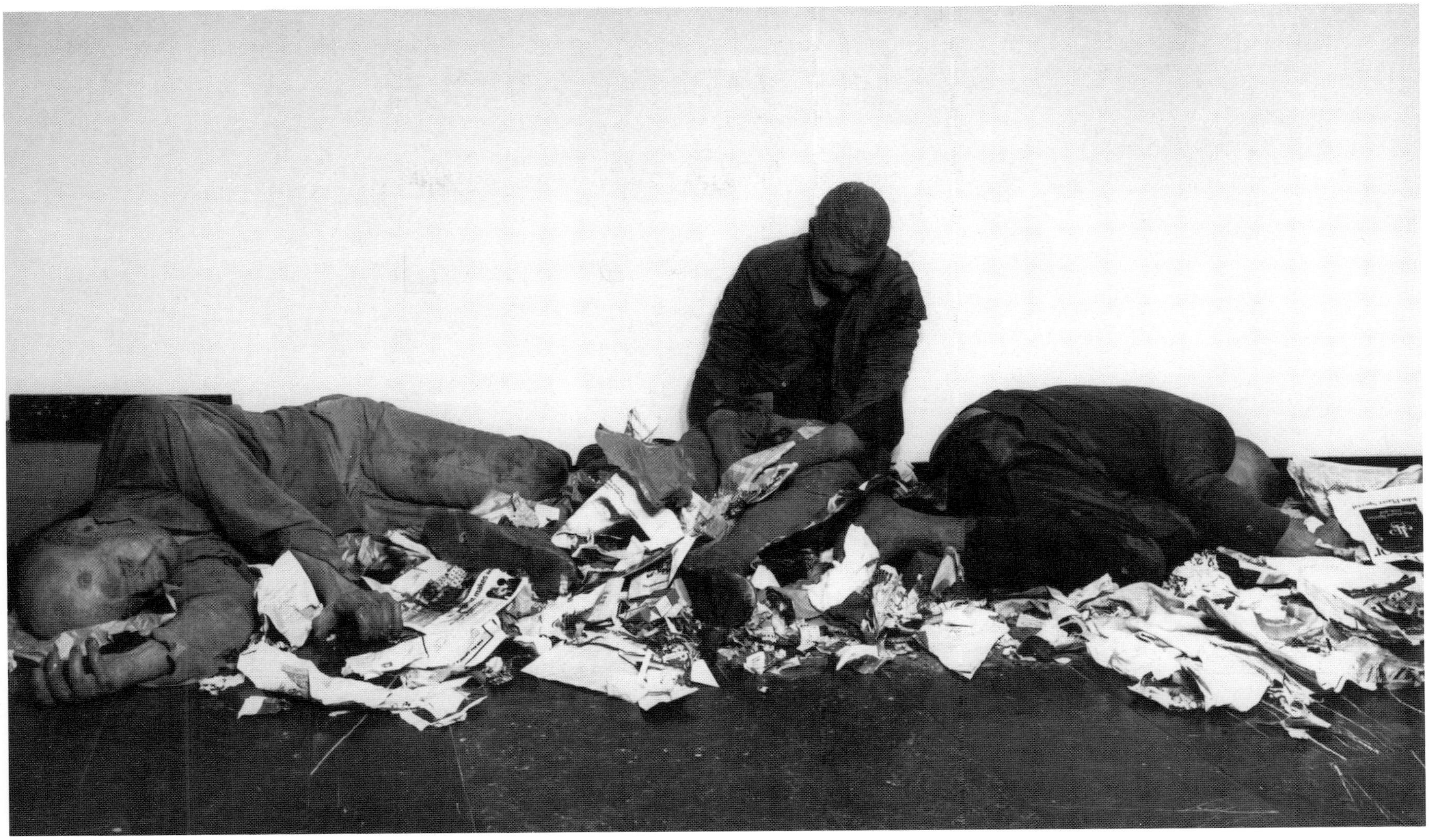

719 Duane Hanson, Die Bowery-Vagabunden. Glasfaser, verschiedene Objekte. 1969 – 1970.

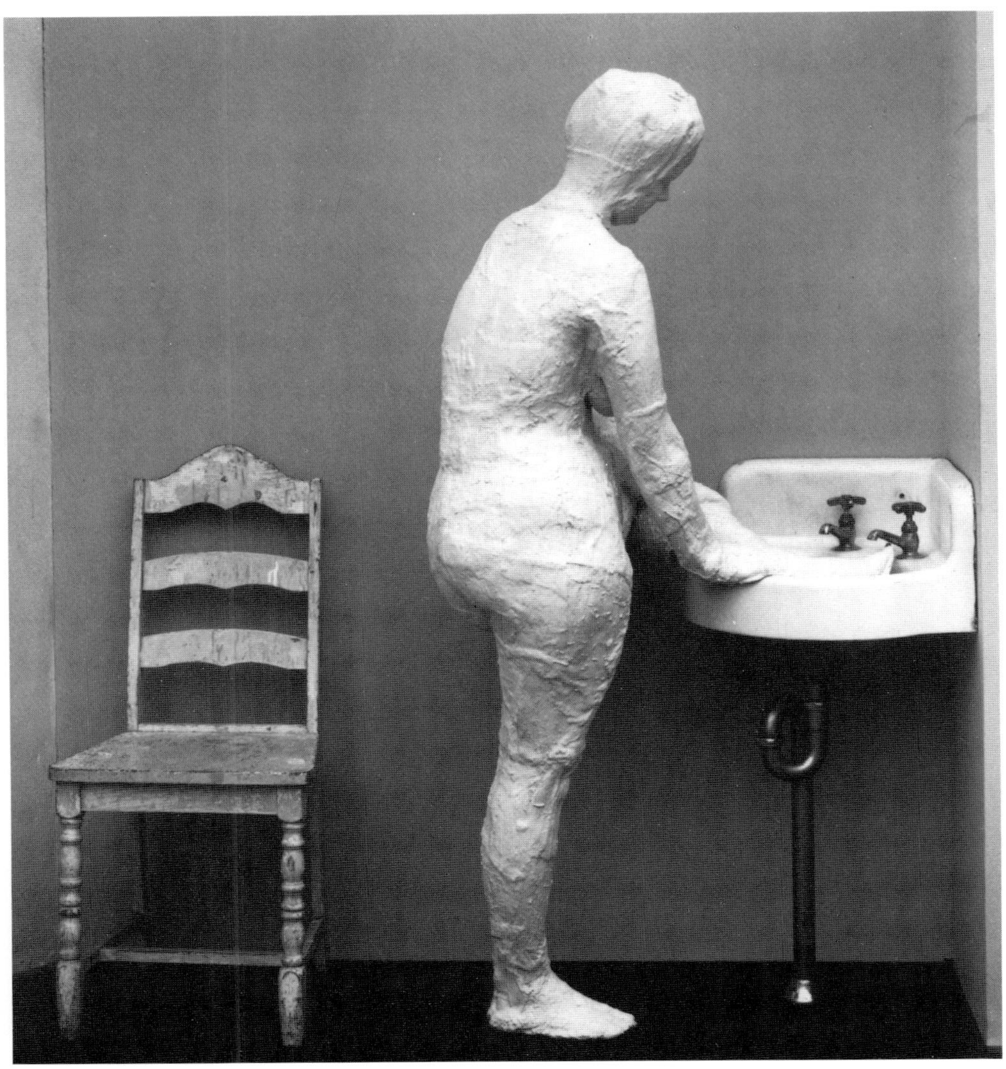

720 Richard Segal, Frau, sich einen Fuß im Ausguß waschend. Gips, Holz, Metall und Porzellan. 1965.

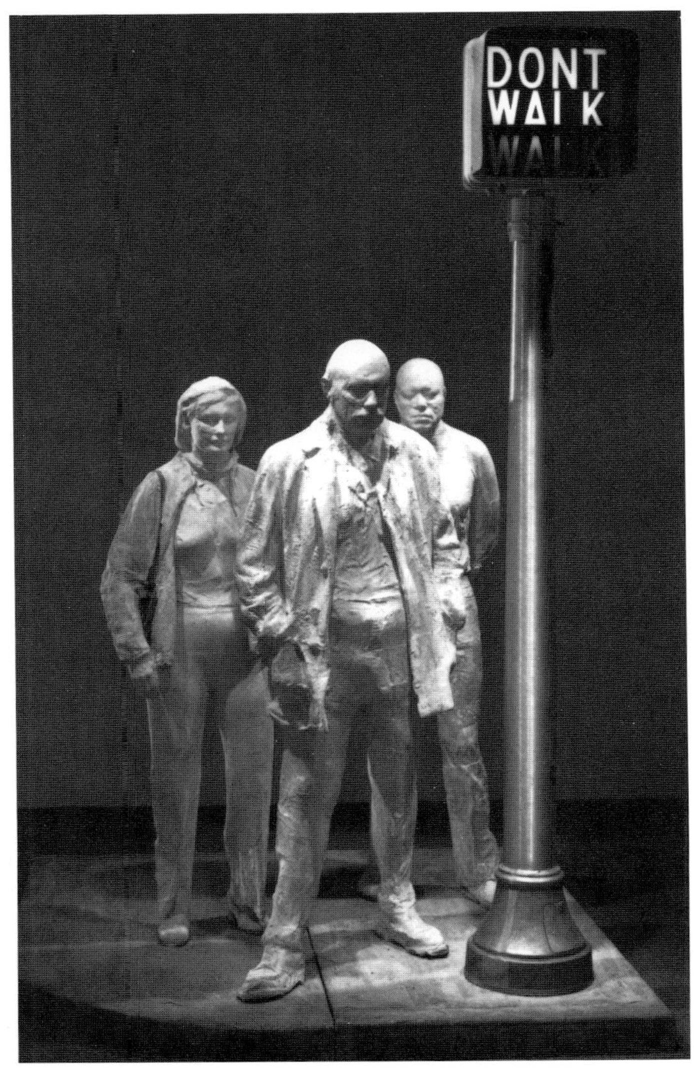

721 Richard Segal, Walk, Dont Walk! Gips, Zement, Metall, bemaltes Holz und elektrische Beleuchtung. 1976.

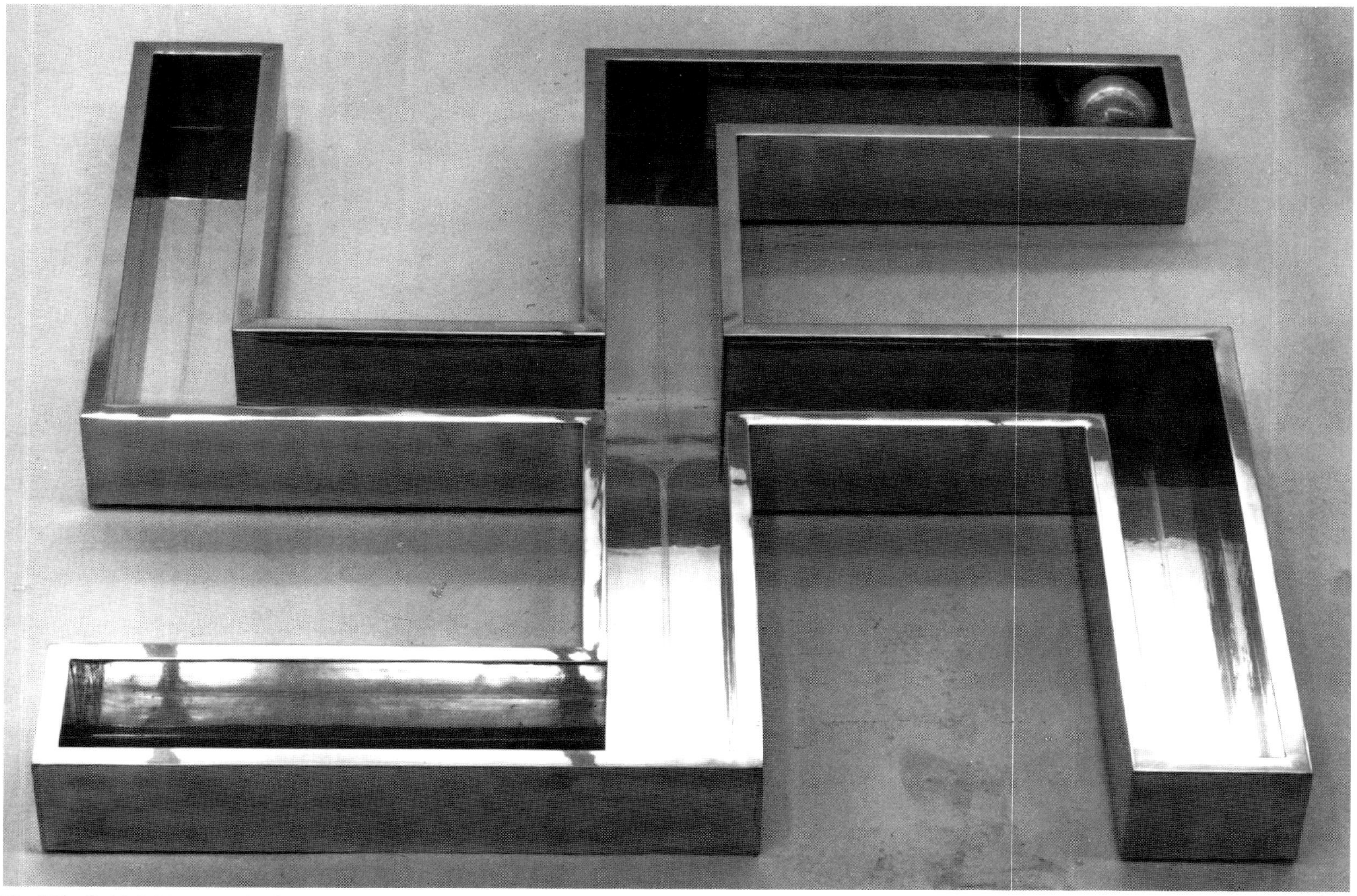

722 Walter De Maria, Museumsstück. Aluminium. 1966.

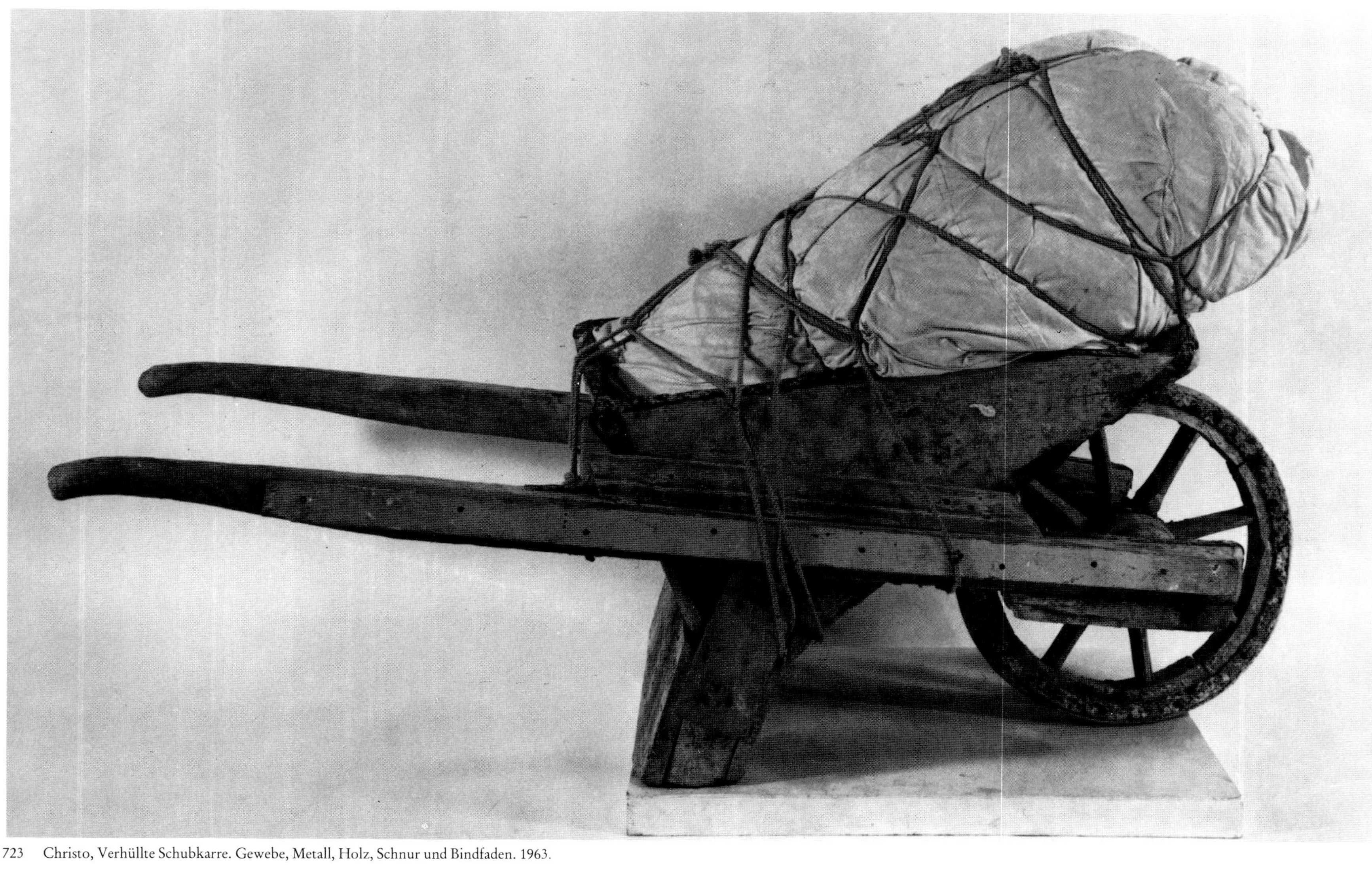

723 Christo, Verhüllte Schubkarre. Gewebe, Metall, Holz, Schnur und Bindfaden. 1963.

DIE ANGEWANDTE KUNST

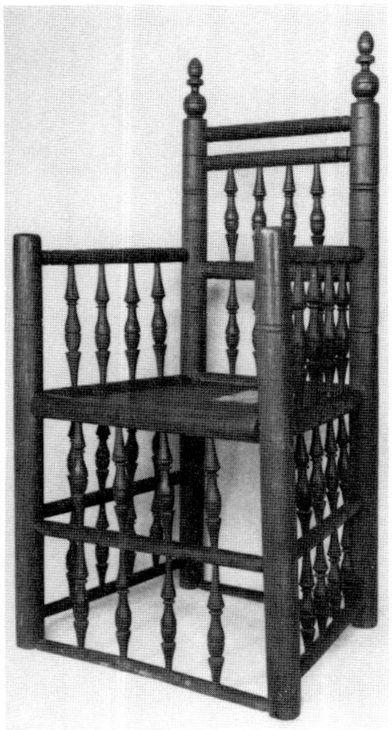

724 Bradford-Stuhl. Esche, Kiefer. 1630–1655.

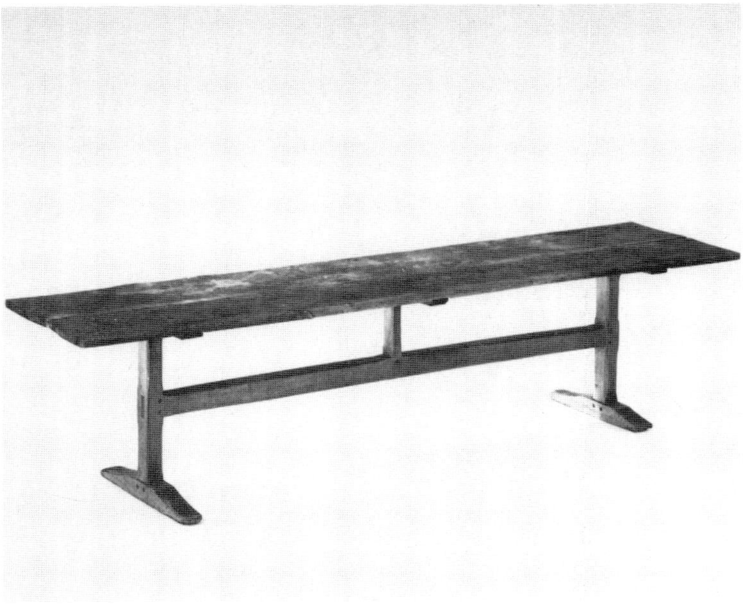

725 Trestle Table. Ahorn und Kiefer. 1680–1700.

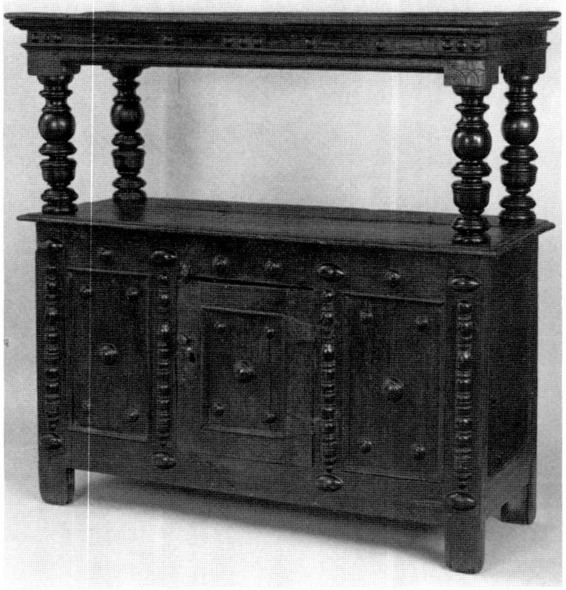

726 Anrichte. Virginia. Kiefer, Nußbaum. 1640–1660.

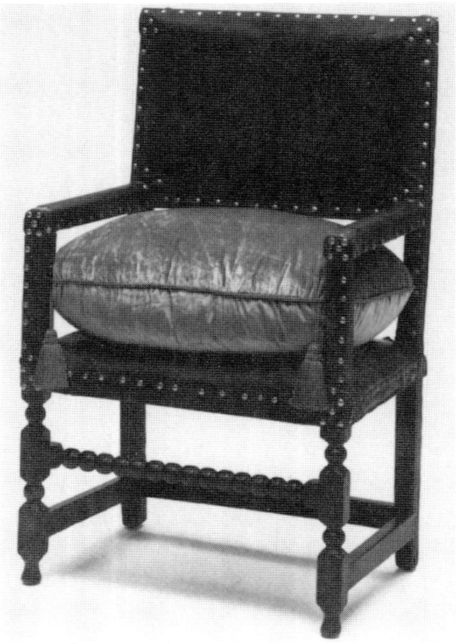

727 Stuhl. Massachusetts. Pappel, Ahorn, Leder, Kupfernägel. Um 1660–1680.

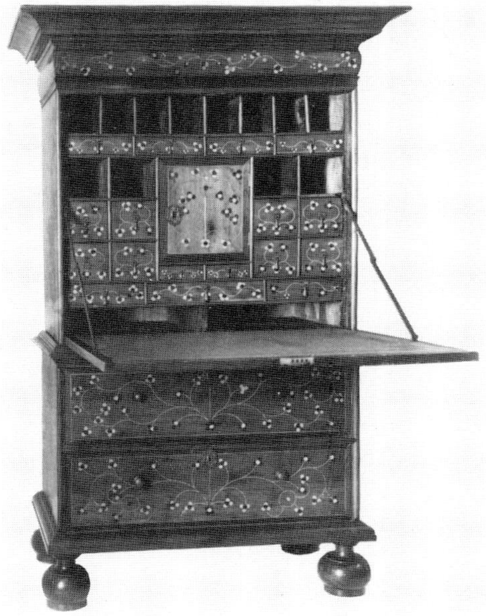

728 Sekretär. Zeder, Rotbuche, Nußbaum, Tulpenbaum, Pappel, Kiefer und Eiche, inkrustiert. 1690–1720.

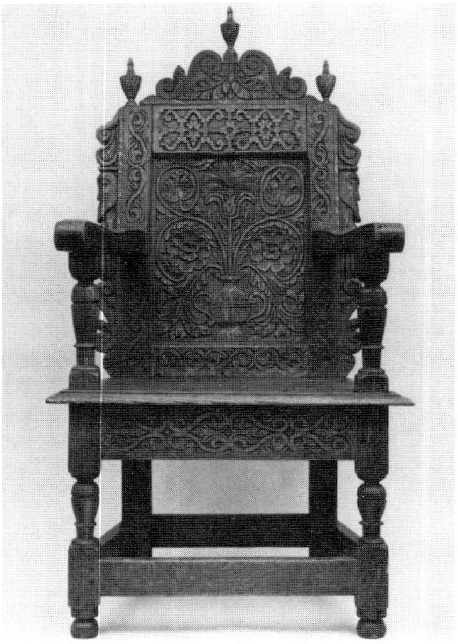

729 William Searle, Lehnstuhl. Eiche. 1663–1667.

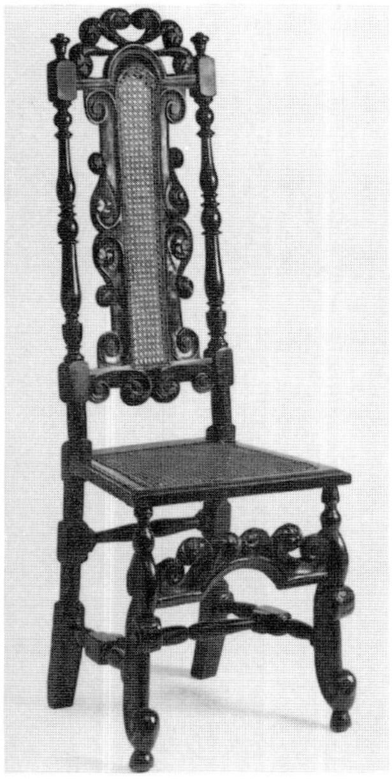

730 Stuhl. Boston, Massachusetts. Rotbuche. 1689–1705.

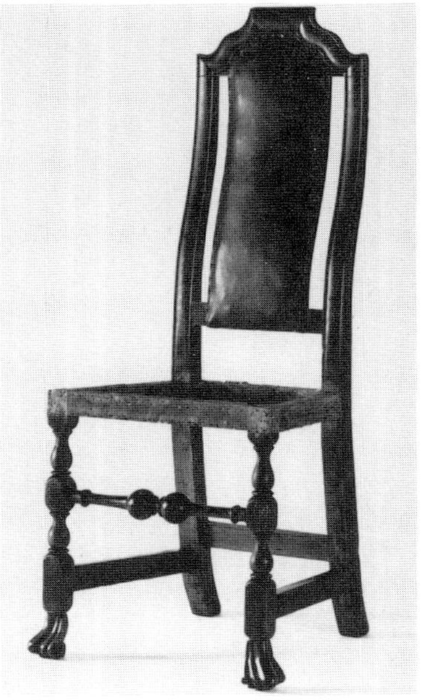

731 Stuhl. Boston, Massachusetts. Eiche, Ahorn, Rotbuche, Pappel. 1722–1740.

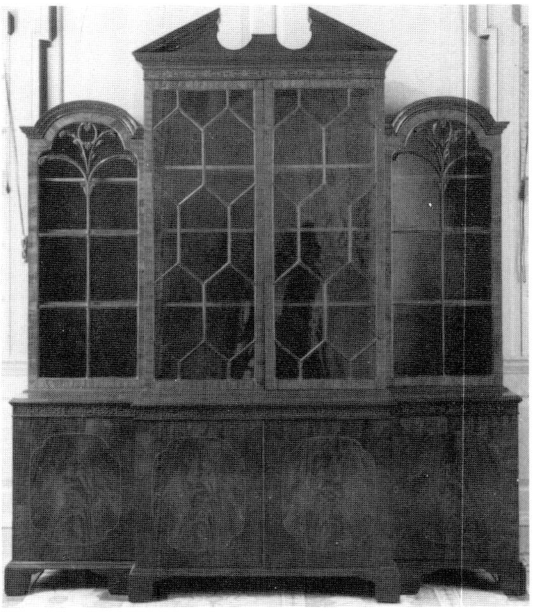

732 Bücherschrank. Charleston, South Carolina. Mahagoni. 1755–1775.

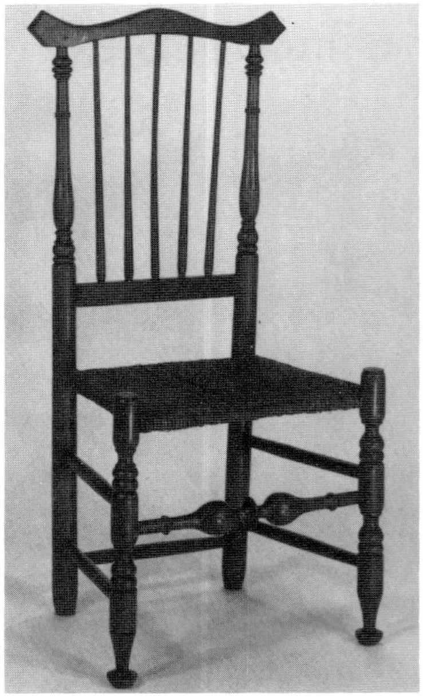

733 Stuhl. Connecticut, Gebiet um Newington. Ahorn und weißer Nußbaum. 1820–1835.

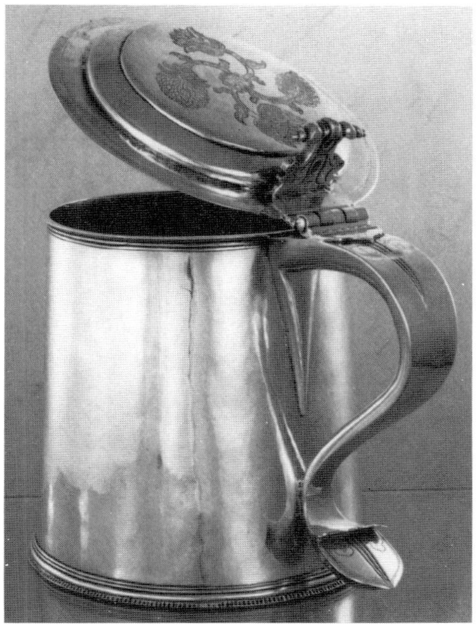

734 Robert Sanderson, Bierkrug. Silber. Vor 1693.

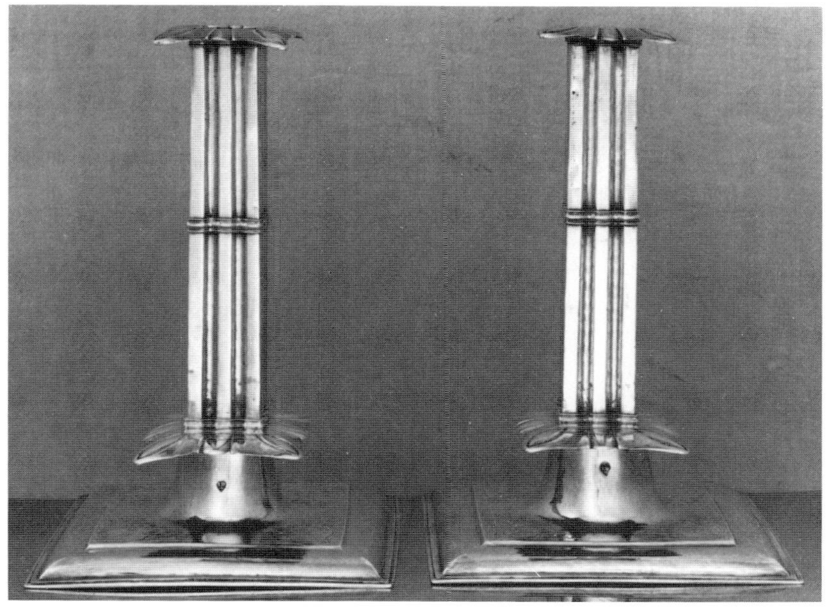

735 Jeremiah Dummer, Zwei Leuchter. Silber. Um 1680–1690.

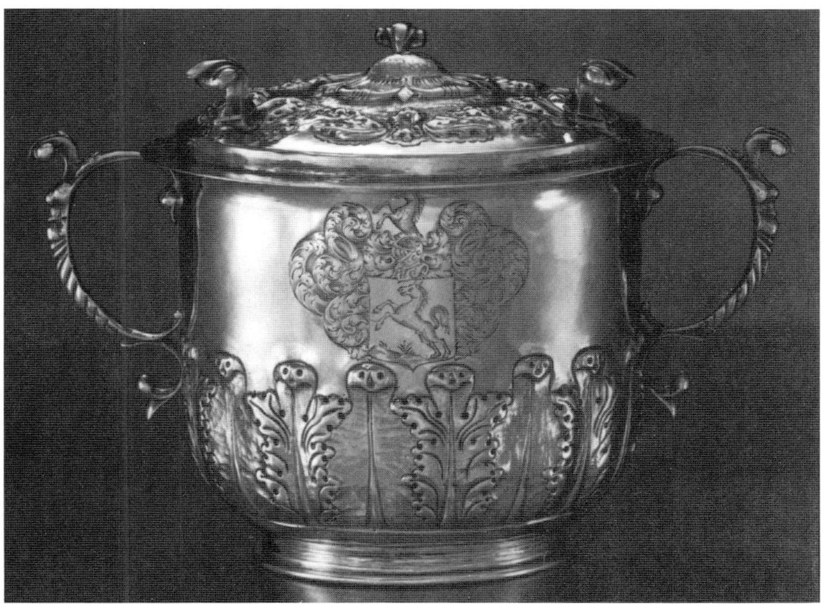

736 Gerrit Onckelbag, Zweihenkeliges Gefäß mit Deckel. Silber. Um 1690–1700.

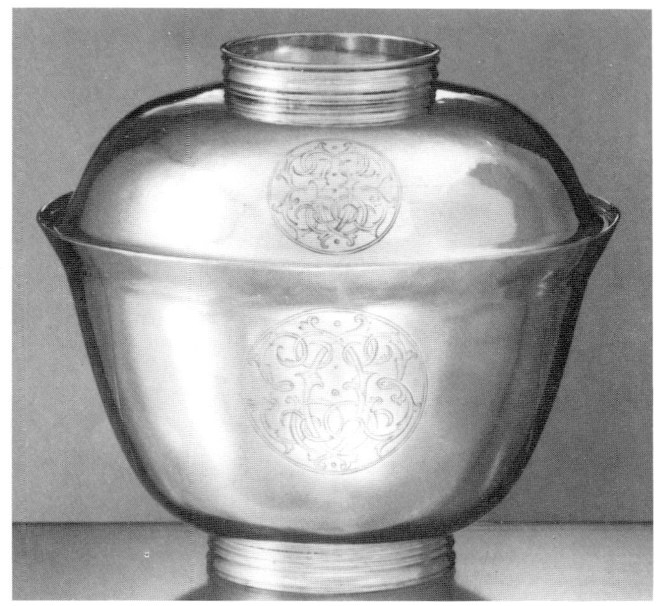

737 Simeon Soumain, Zuckerdose. Silber. Um 1738–1745.

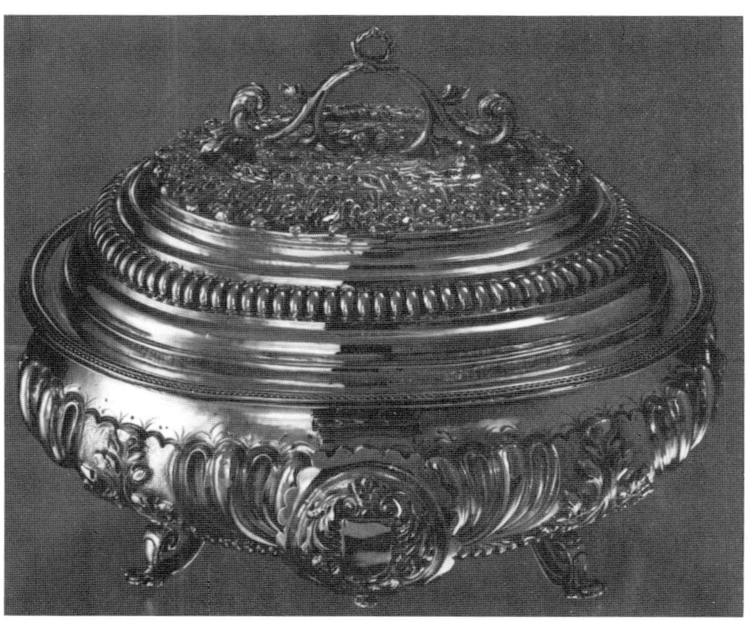

738 Edward Winslow, Zuckerdose. Silber. Um 1700–1710.

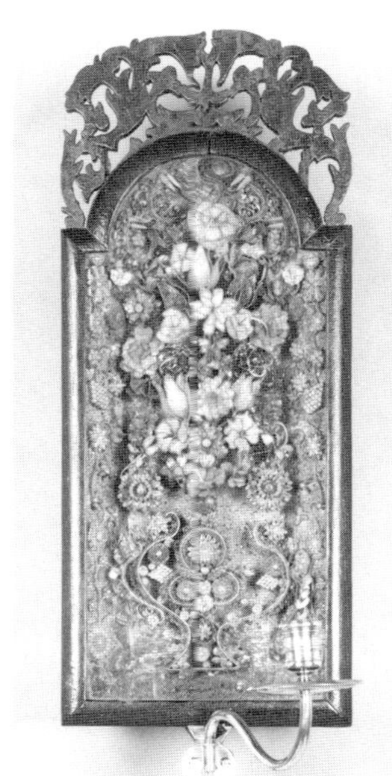

739 Ruth Read, Einlegearbeit. Boston. Holz, Glas, Silber, Metall. 1720.

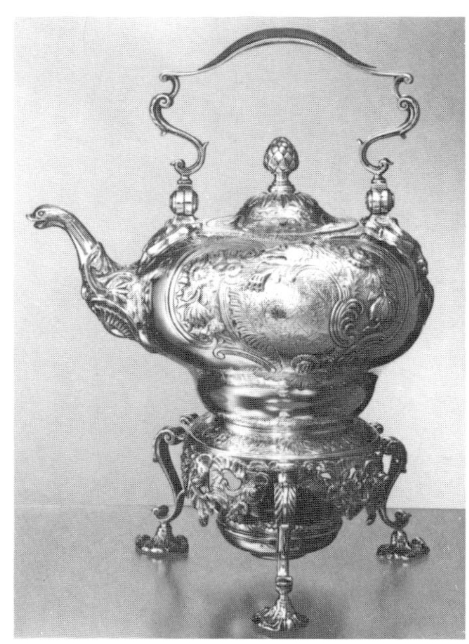

740 Joseph Richardson, Teekessel mit Stövchen. Silber. Um 1745–1755.

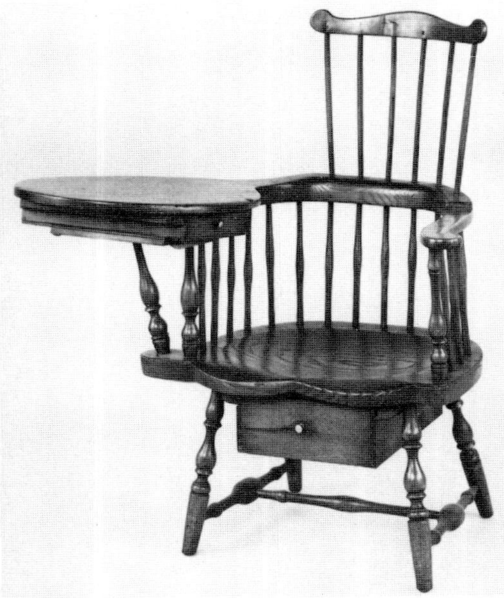

741 Stuhl. Neuengland. Holz. Um 1755 – 1775.

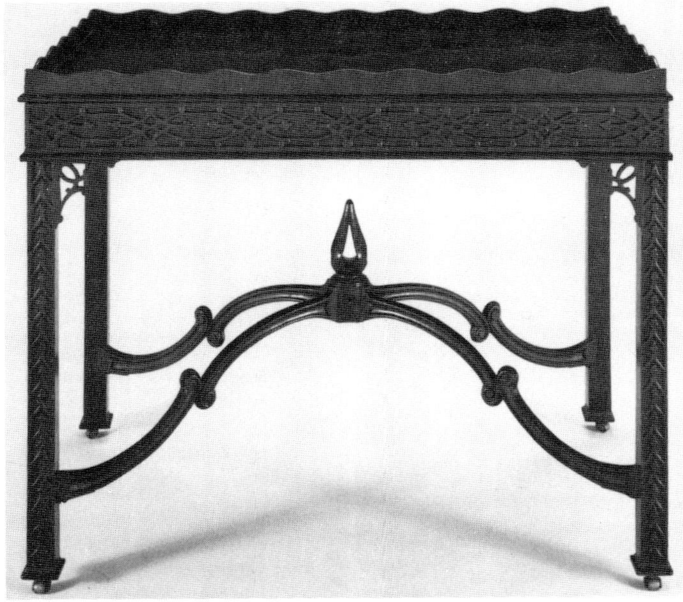

742 Tisch. Portsmouth, New Hampshire. Mahagoni und Weißkiefer. Um 1760 – 1780.

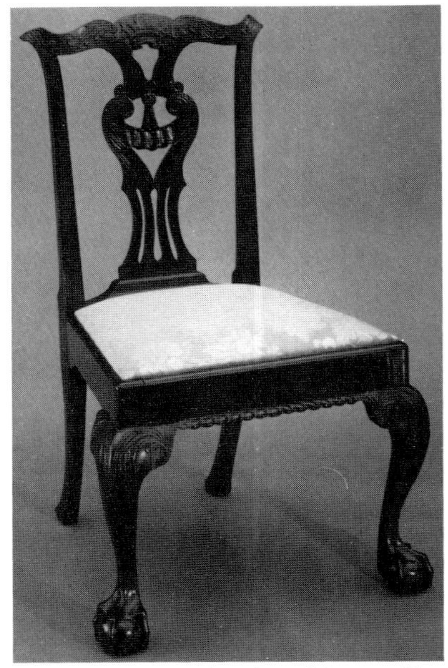

743 Stuhl. New York. Mahagoni, Damastseide. Um 1755 – 1790.

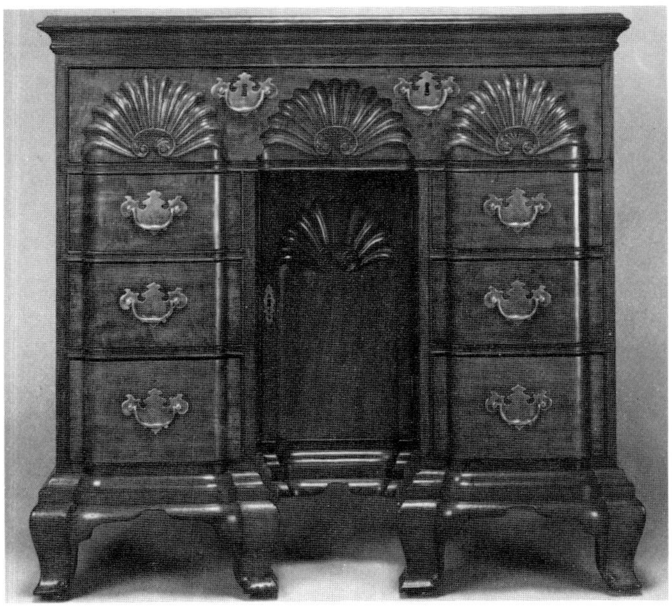

744 Sekretär. Newport, Rhode Island. Mahagoni. 1760 – 1790.

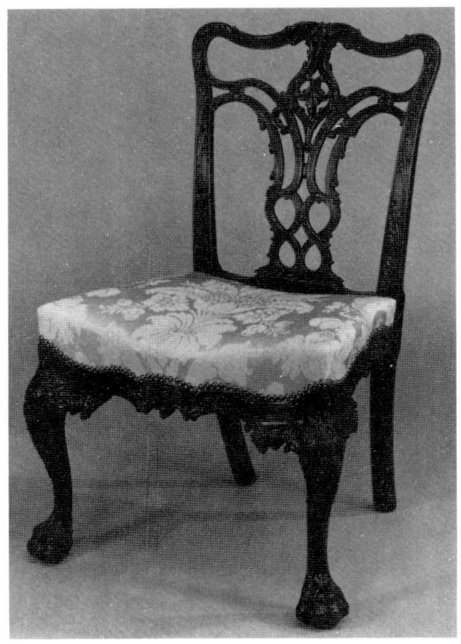

745 Stuhl. Philadelphia. Mahagoni. Um 1770.

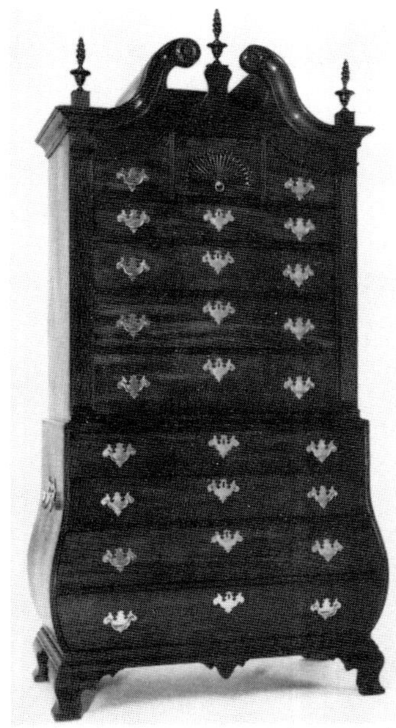

746 Kommode. Boston. Mahagoni und Kiefer. Um 1770 – 1790.

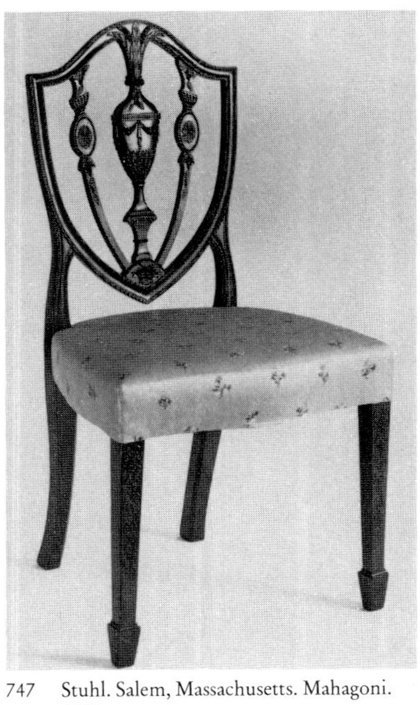

747 Stuhl. Salem, Massachusetts. Mahagoni. 1795.

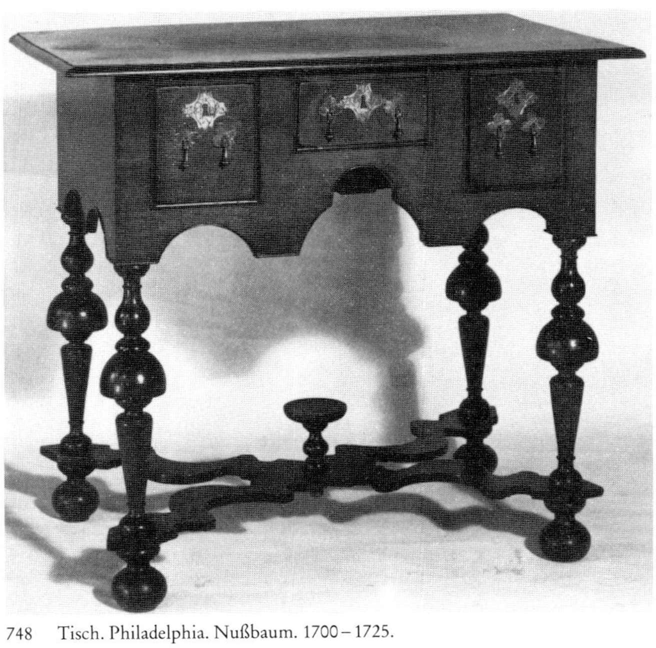

748 Tisch. Philadelphia. Nußbaum. 1700 – 1725.

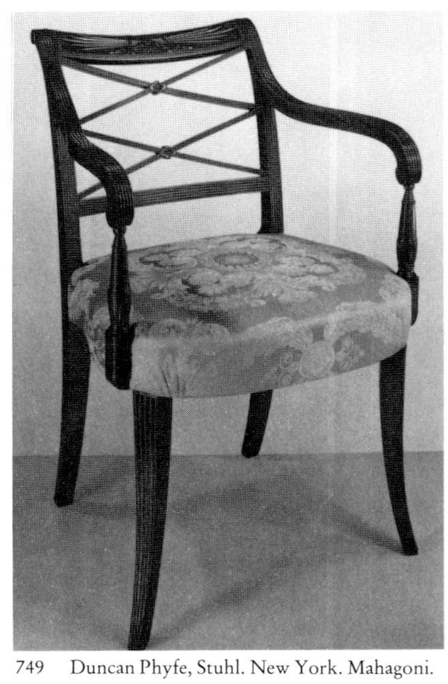

749 Duncan Phyfe, Stuhl. New York. Mahagoni. 1807.

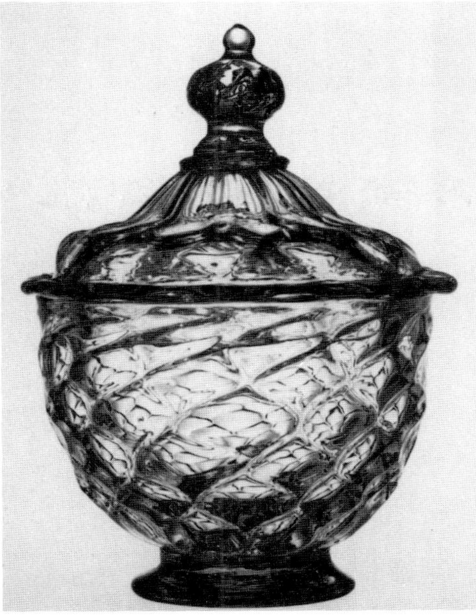

750 William Steigel zugeschrieben, Zuckerdose. Pennsylvania. Farbiges Glas. Um 1772 – 1774.

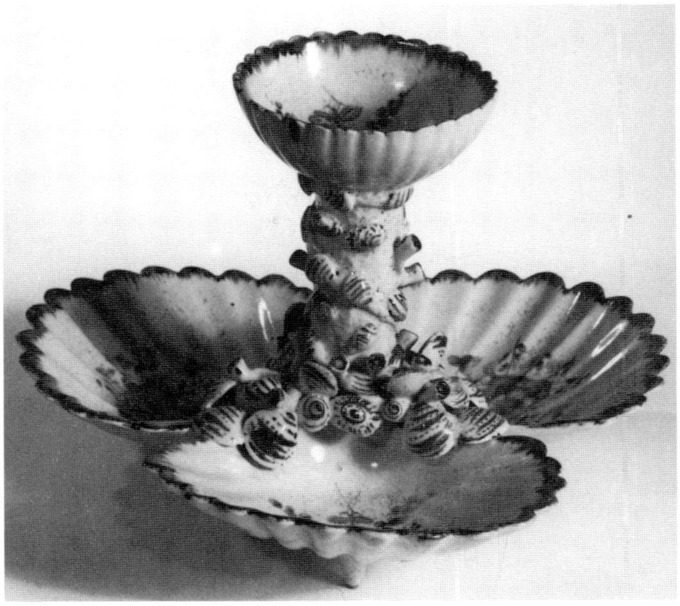

751 Bonnin & Morris, Konfektschale. Philadelphia. Fayence. 1771 – 1772.

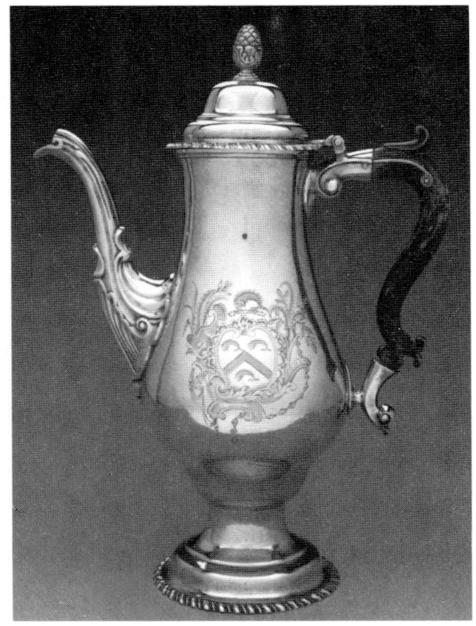

752 Paul Revere II., Kaffeekanne. Silber. 1781.

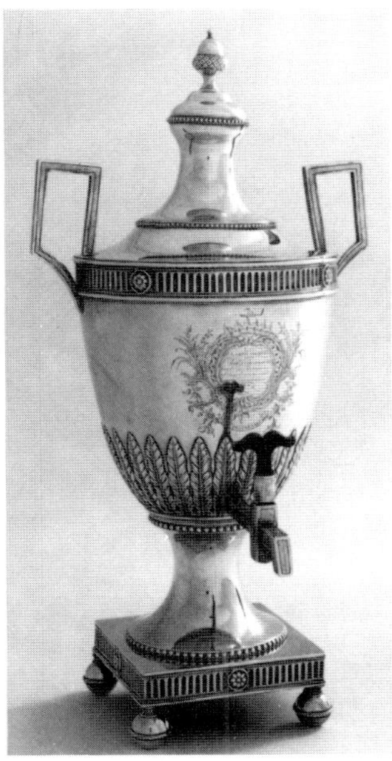

753 Richard Humphreys, Urnen-Wasserkessel. Silber. 1774.

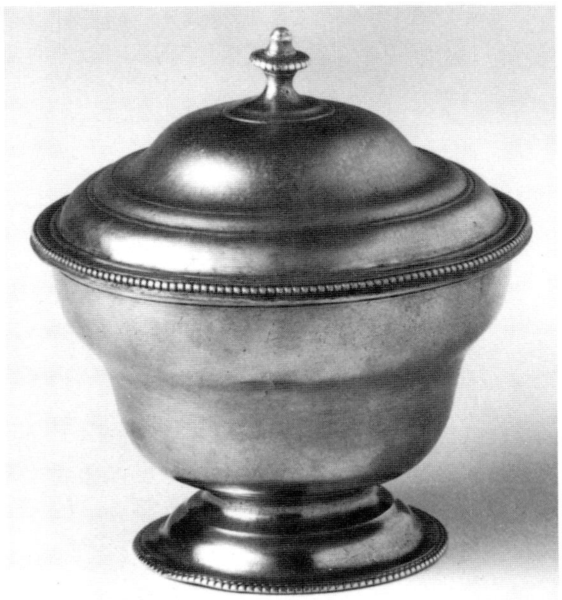

754 William Will, Zuckerdose. Philadelphia. Zinn. 1764 – 1798.

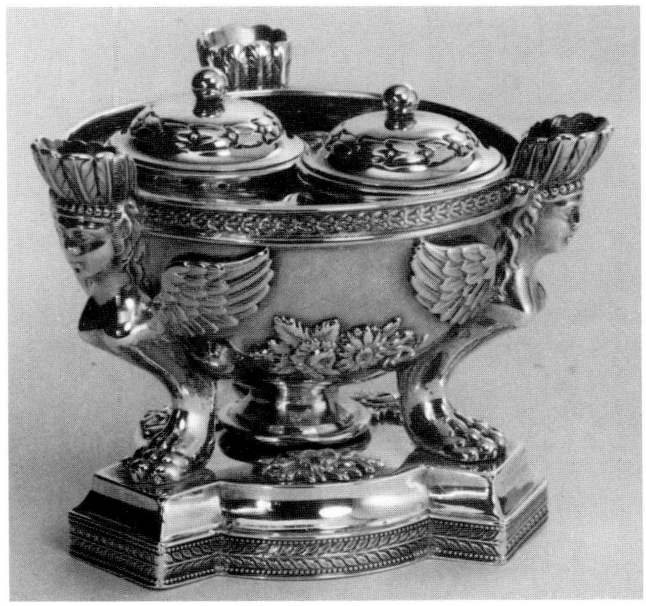

755 Harvey Lewis, Tintenfaß. Silber. Um 1815 – 1825.

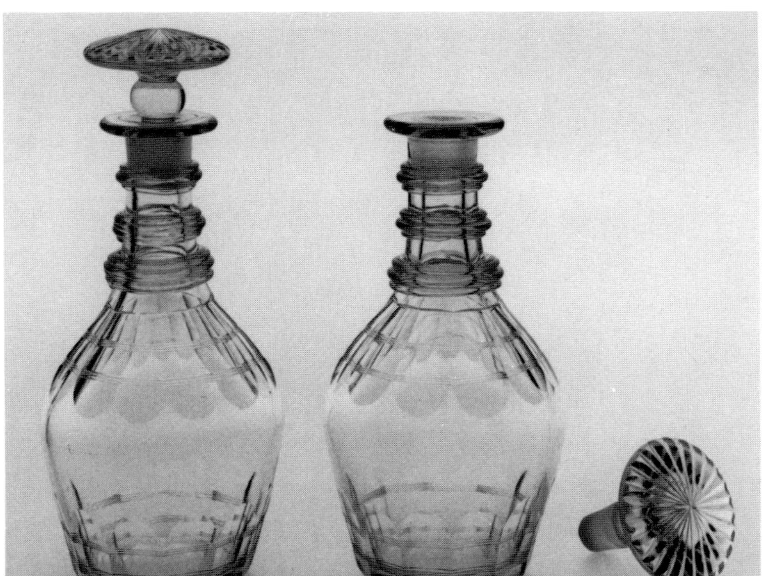

756 R. B. Curling & Sons, Karaffen. Pittsburgh. Glas. 1828.

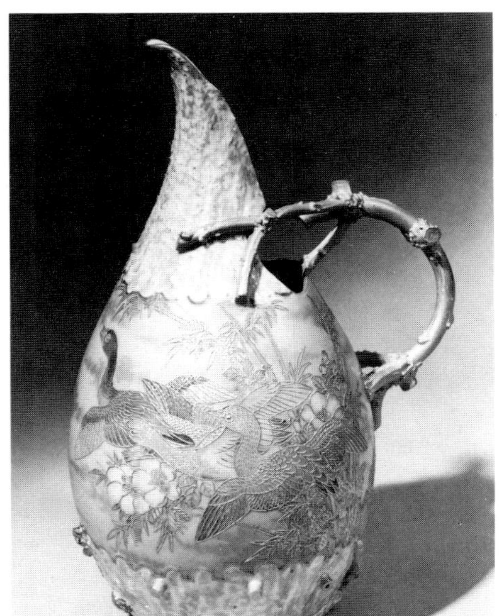

757 Ott & Brewer, Krug. Trenton, New Jersey. Porzellan. Um 1883.

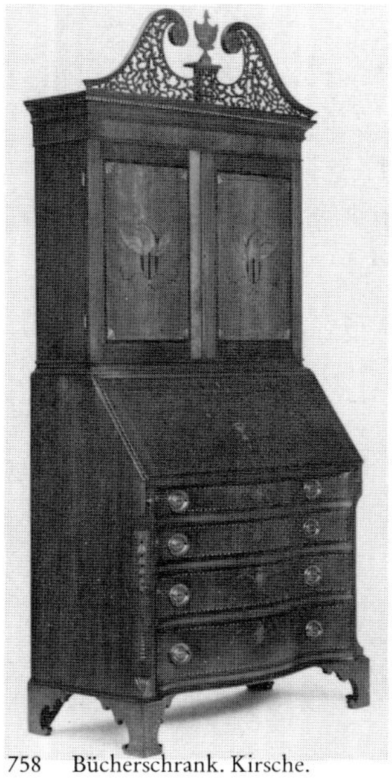

758 Bücherschrank. Kirsche. 1790–1810.

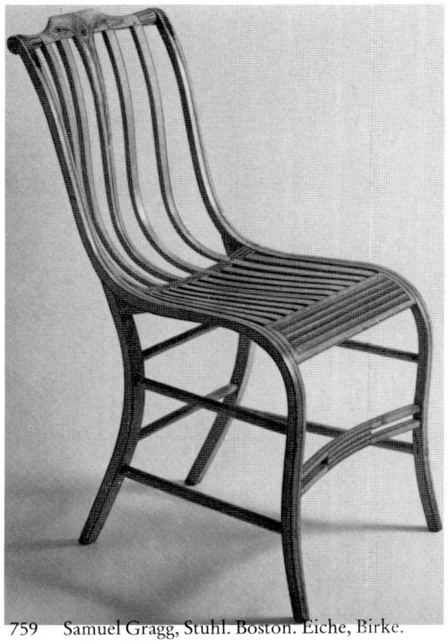

759 Samuel Gragg, Stuhl. Boston. Eiche, Birke. 1808–1815.

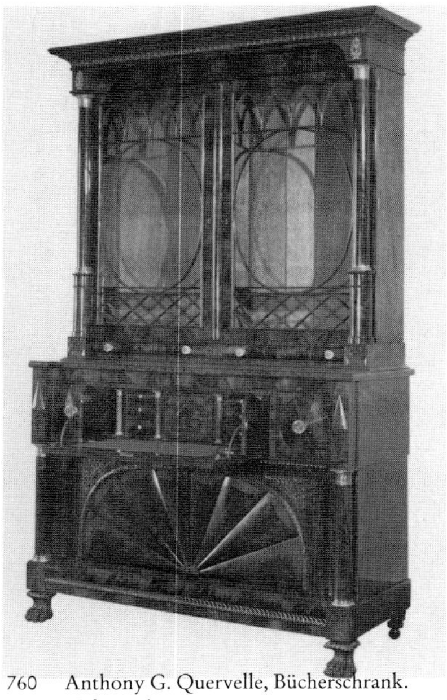

760 Anthony G. Quervelle, Bücherschrank. Mahagoni. 1827.

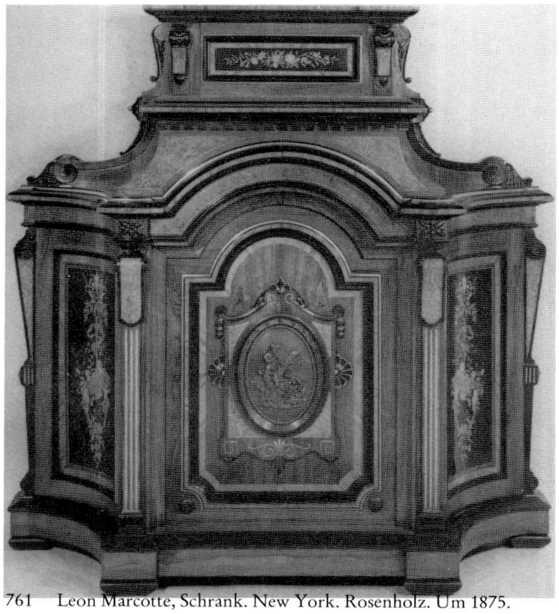

761 Leon Marcotte, Schrank. New York. Rosenholz. Um 1875.

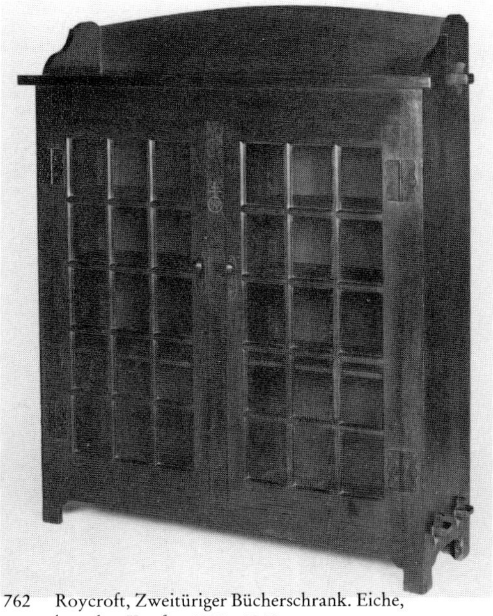

762 Roycroft, Zweitüriger Bücherschrank. Eiche, bemaltes Kupfer. 1905–1910.

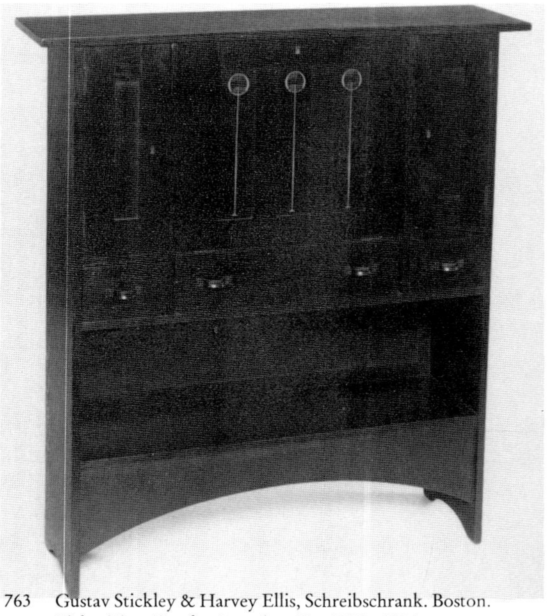

763 Gustav Stickley & Harvey Ellis, Schreibschrank. Boston. Eiche, Zinn, Kupfer, Intarsien. Um 1903–1904.

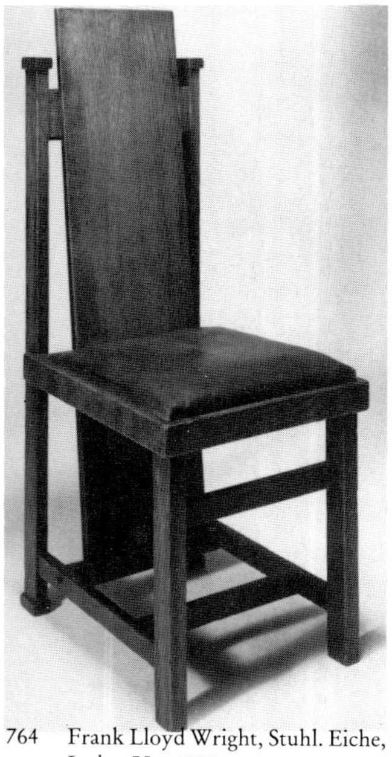

764 Frank Lloyd Wright, Stuhl. Eiche, Leder. Um 1904.

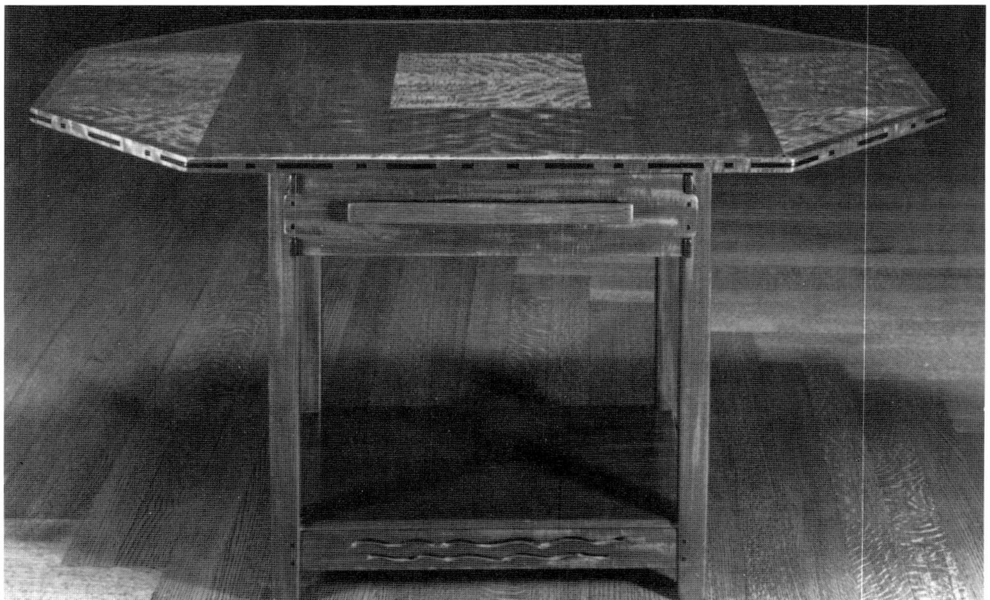

765 Charles Sumner Greene & Henry Mather Greene, Tisch. Mahagoni, Ebenholz, Silber. Um 1909.

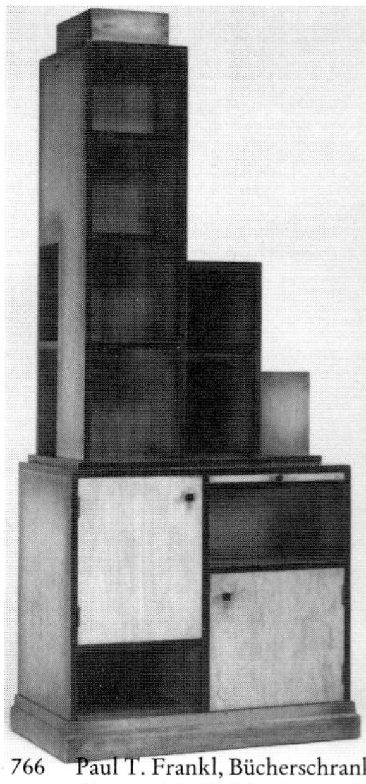

766 Paul T. Frankl, Bücherschrank. Ahorn, Bakelit. Um 1925–1930.

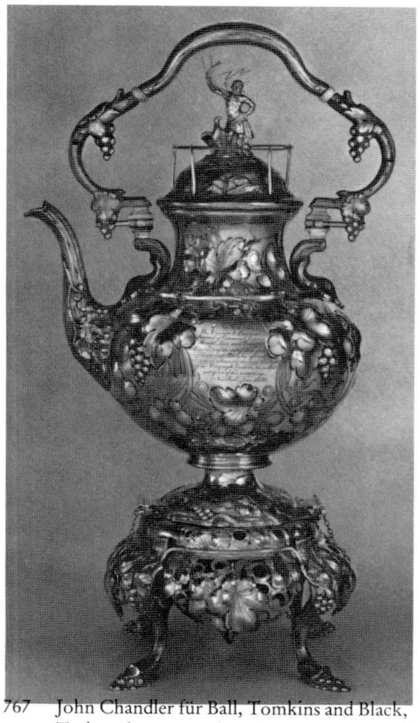

767 John Chandler für Ball, Tomkins and Black, Teekessel. New York. Silber. 1850.

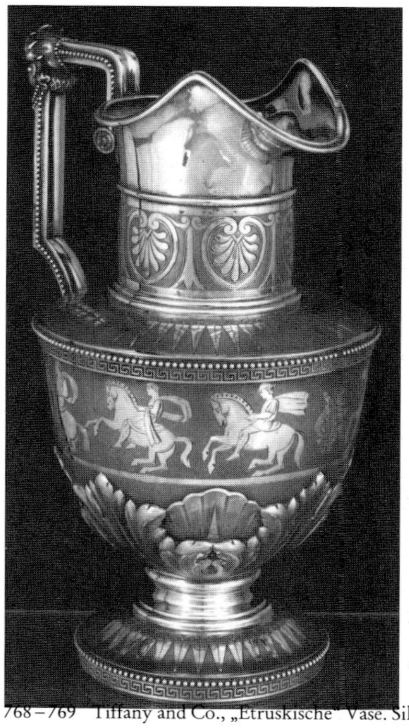

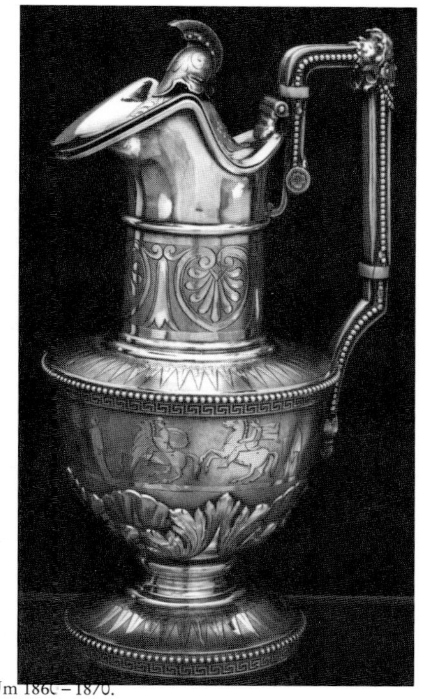

768–769 Tiffany and Co., „Etruskische" Vase. Silber. Um 1860–1870.

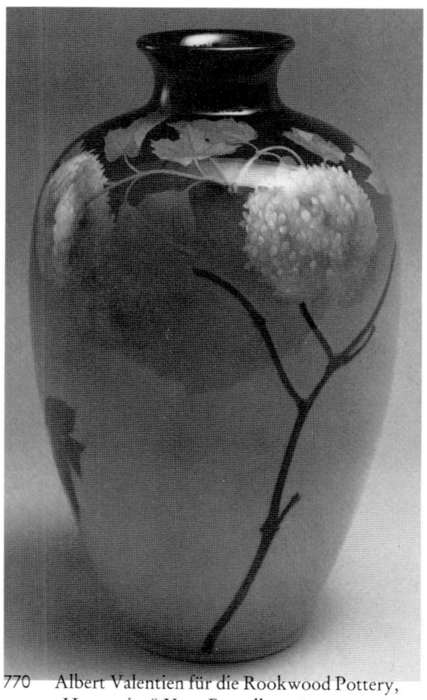

770 Albert Valentien für die Rookwood Pottery, „Hortensien"-Vase. Porzellan. 1904.

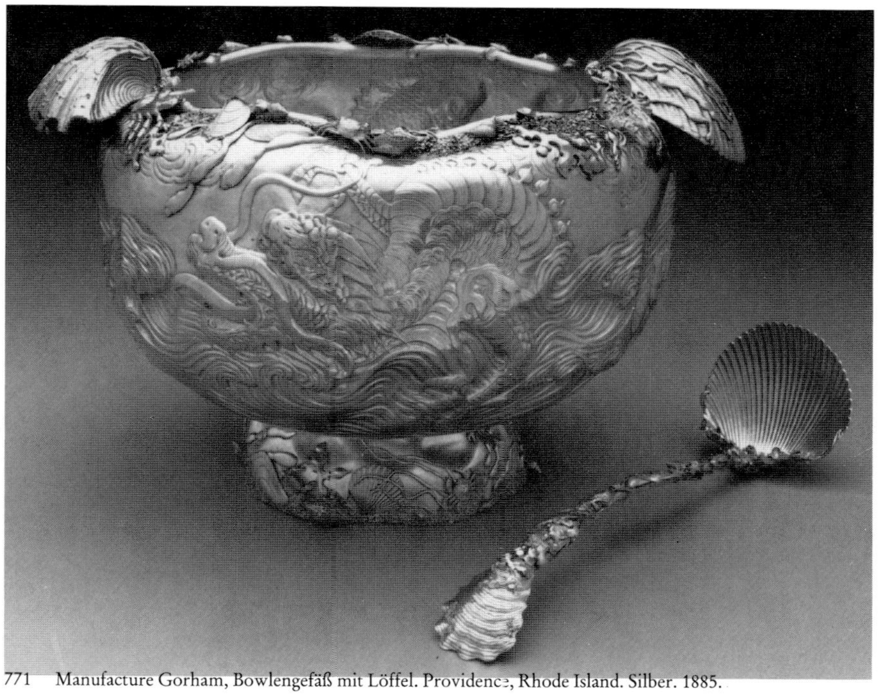

771 Manufacture Gorham, Bowlengefäß mit Löffel. Providence, Rhode Island. Silber. 1885.

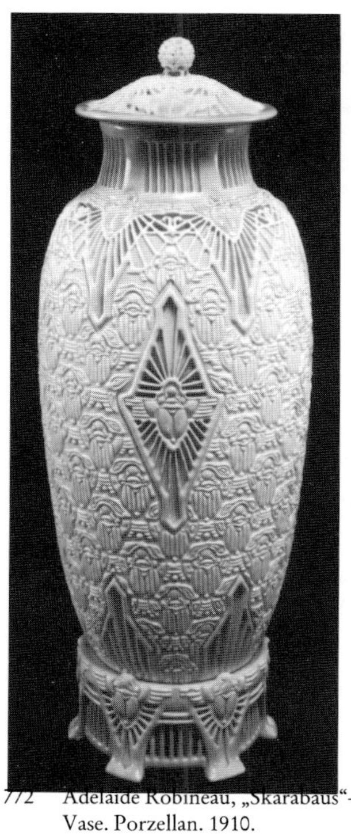

772 Adelaide Robineau, „Skarabäus"-Vase. Porzellan. 1910.

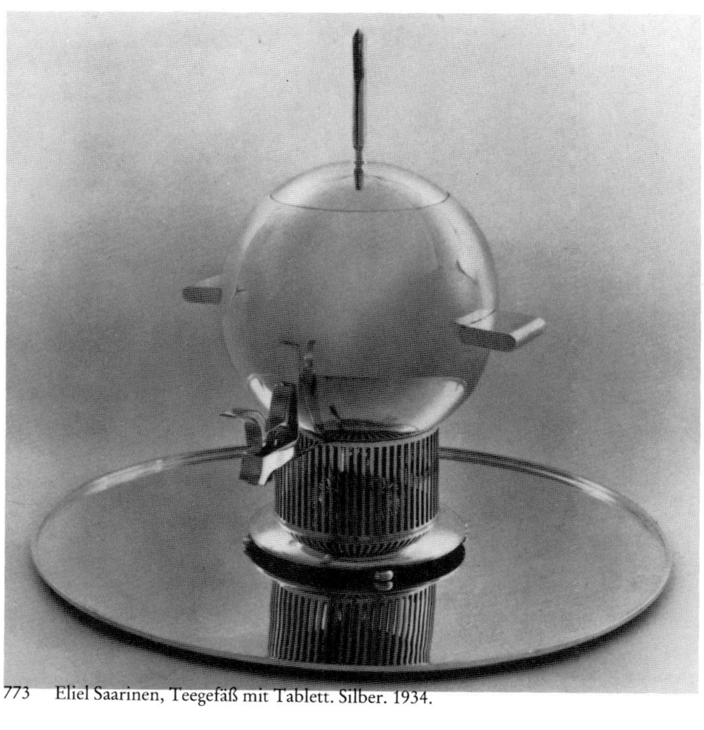

773 Eliel Saarinen, Teegefäß mit Tablett. Silber. 1934.

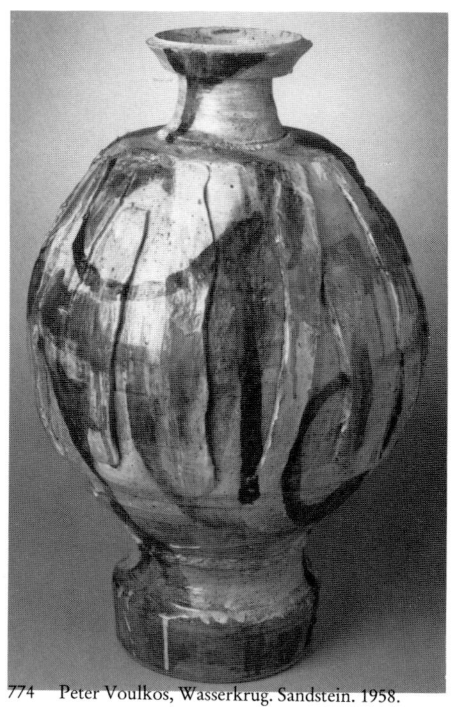

774 Peter Voulkos, Wasserkrug. Sandstein. 1958.

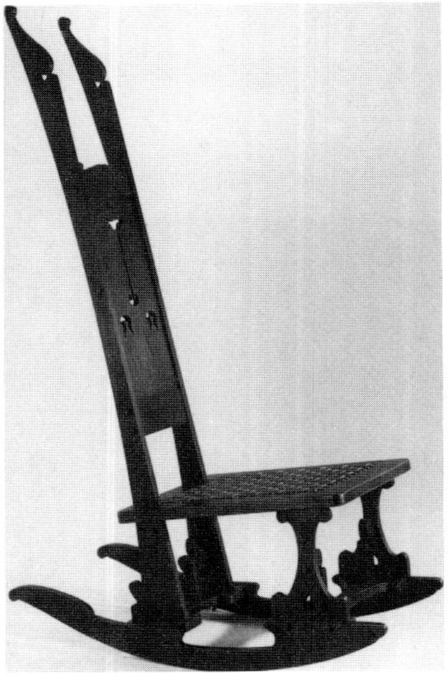

775 Charles Rohlfs, Schaukelstuhl. Eiche und Leder. 1901.

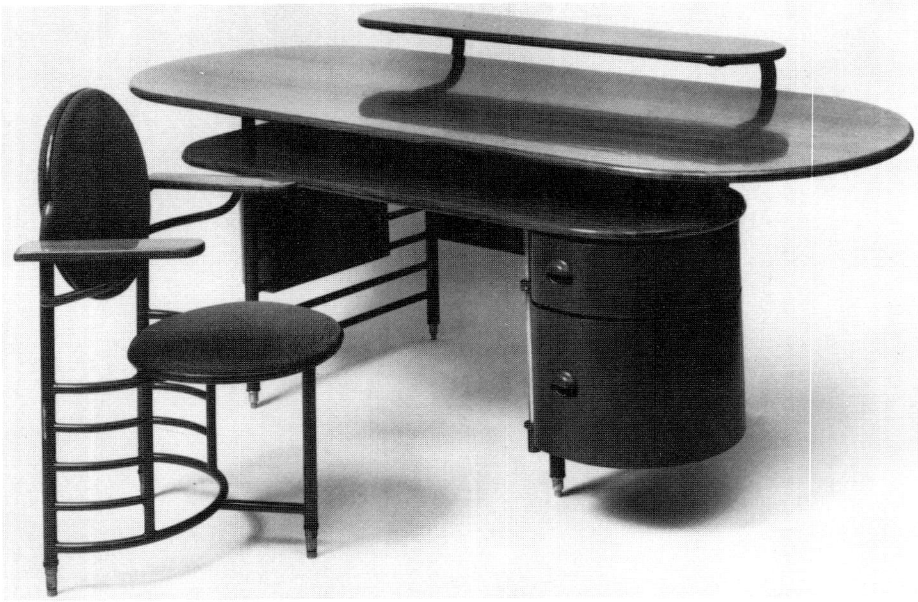

776 Frank Lloyd Wright, Schreibtisch und Stuhl. Emaillierter Stahl, Nußbaum, Leder, Stoff. 1936–1939.

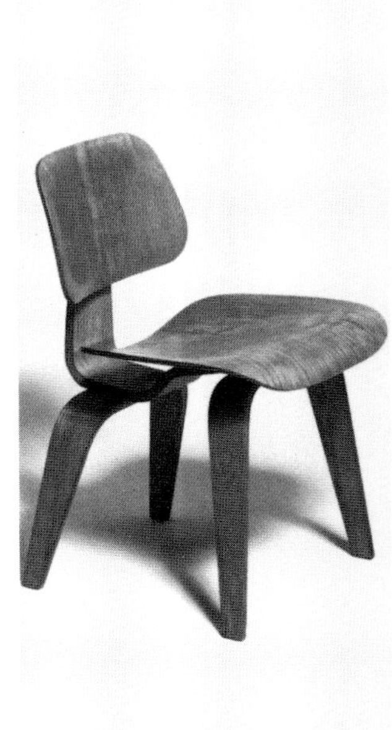

777 Charles Eames für Evans, Stuhl. Sperrholz. 1946.

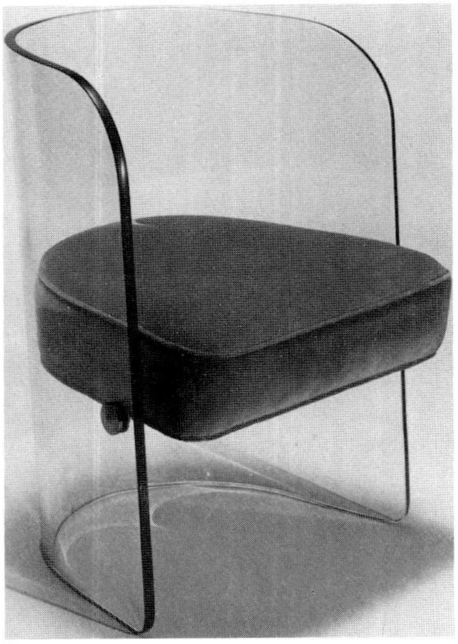

778 Louis Dierra (?) für die Pittsburgh Glass Company, Lehnstuhl. Glas, Metall, Stoff.

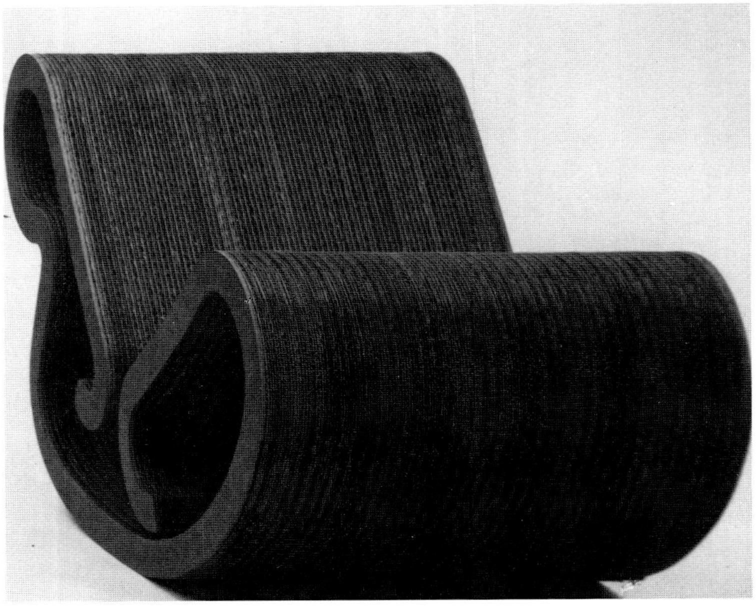

779 Frank Gehry, Schaukelstuhl. Wellpappe. 1972.

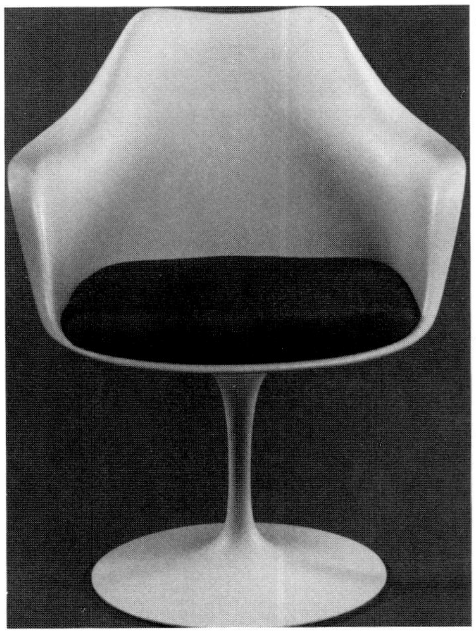

780 Eero Saarinen, Lehnstuhl. Aluminium, Plastik. Um 1975, entworfen 1956.

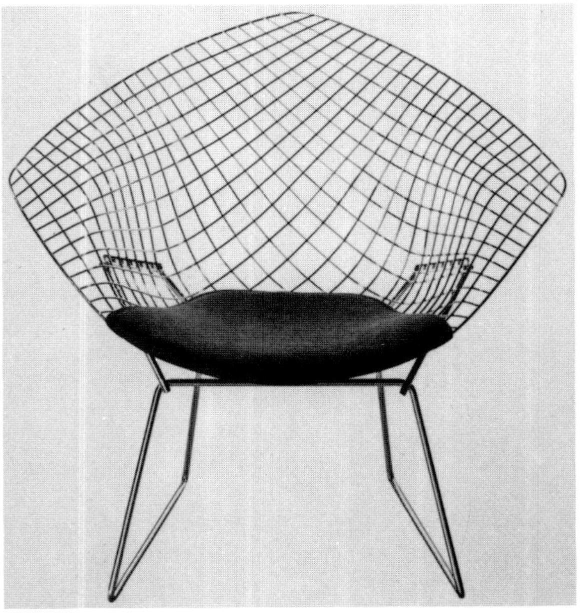

781 Henry Bertoia, „Diamant"-Stuhl. Stahl. 1952.

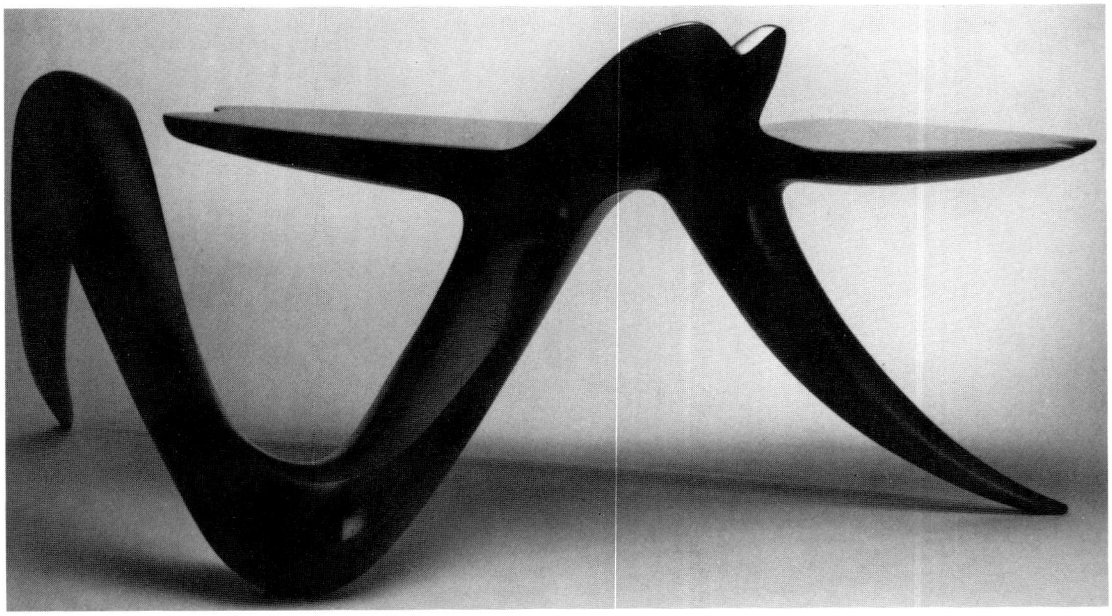

782 Wendell Castle, Schreibtisch. Mahagoni, Kirsche. 1967.

BILDLEGENDEN
BIBLIOGRAPHIE

BILDLEGENDEN

285 Pueblo de Taos, New Mexico.
(Foto DITE/IPS)

286 Missionskirche des hl. Franz von Assisi, Ranchos de Taos, New Mexico. Um 1772 rekonstruiert.
(Foto U.S.I.S)

287 Missionskirche San Miguel, Santa Fé, New Mexico.
(Foto Roger-Viollet)

288 Missionskirche San Xavier del Bac, bei Tucson, Arizona. 1784–1797.
(Foto DITE/IPS)

289 Missionskirche „The Alamo", San Antonio, Texas. 1744.
(Foto Roger-Viollet)

290 Haus mit den sieben Giebeln in Salem, Massachusetts. 1668.
(Foto Carla Boni)

291 Gouverneurspalast in Williamsburg, Virginia. 1706–1720. (1932 rekonstruiert).
(Foto Carla Boni)

292 College of William and Mary in Williamsburg, Virginia. 1695–1702.
(Foto Carla Boni)

293 Haus des Thomas Lee, „Stratford", Westmoreland County, Virginia. Südansicht. 1725–1730.
(Foto Wayne Andrews/Esto)

294 Bacon's Castle, Wohnsitz von Arthur Allen, Surry County, Virginia. Um 1655.
(Foto C. O. Greene/HABS, Library of Congress)

295 John Ariss (?), „Mount Airy", Wohnsitz von John Tayloe, Richmond County, Virginia. 1755–1758.
(Foto Wayne Andrews/Esto)

296 „Mount Pleasant", Fairmount Park in Philadelphia, Pennsylvania. 1761–1762.
(Foto Wayne Andrews/Esto)

297 Peter Harrison, Christ Church in Cambridge, Massachusetts. Innenansicht. 1759 bis 1761.
(Foto Angelo Hornak)

298 St.-Michaels-Kirche in Charleston, South Carolina. 1761.
(Foto Benoît Roland)

299 James C. Lawrence, Turmspitze der St. Paul's Chapel der Trinity-Gemeinde in New York. 1793–1794. (Die Kirche wurde 1766 von Thomas McBean errichtet.)
(Foto Angelo Hornak)

300 Peter Harrison, Christ Church in Cambridge, Massachusetts. 1759–1761.
(Foto Angelo Hornak)

301 Peter Harrison, Markthalle von Newport, Rhode Island. 1761.
(Foto Angelo Hornak)

302 Thomas McBean, St. Paul's Chapel der Trinity-Gemeinde in New York. Innenansicht. 1766.
(Foto Angelo Hornak)

303 Peter Harrison, Touro-Synagoge in Newport, Rhode Island. 1759–1763.
(Foto Carla Boni)

304 Peter Harrison, Redwood-Bibliothek in Newport, Rhode Island. 1748–1751.
(Foto Carla Boni)

305 Charles Bulfinch, Parlamentsgebäude von Massachusetts in Boston. Erbaut zwischen 1795 und 1798.
(Foto Carla Boni)

306 Thomas Jefferson, Kapitol von Virginia in Richmond. 1785–1796.
(Foto Benoît Roland)

307 Thomas Jefferson, Pavillon auf dem Universitätsgelände von Virginia in Charlottesville. 1817–1826.
(Foto Carla Boni)

308 Thomas Jefferson und Benjamin Latrobe, Rotunde der Universität von Virginia in Charlottesville. Ab 1817.
(Foto Angelo Hornak)

309 William Strickland, Zweite Bank der Vereinigten Staaten in Philadelphia, Pennsylvania. 1818–1824. Kupferstich von J. Tingle nach W. H. Bartlett. Paris, Bibliothèque nationale.
(Foto der Bibliothek)

310 Samuel Blodgett, Jr., Erste Bank der Vereinigten Staaten in Philadelphia, Pennsylvania. 1795–1797.
(Foto Benoît Roland)

311 Benjamin Latrobe, Katholische Kathedrale von Baltimore. 1804–1818.
(Foto Benoît Roland)

312 William Strickland, Kapitol von Tennessee, Nashville. 1845–1859.
(Foto DITE/IPS)

313 Architektenbüro Town and Davis, Kapitol von North Carolina, Raleigh. 1833–1840.
(Foto G. Boutin/Explorer)

314 Robert Mills, Gebäude der Bundesbank, Washington, D.C. 1836–1842.
(Foto Boyer D.E./Explorer)

315 Robert Mills, Washington Monument, Washington, D.C. Entwurf 1836, Einweihung 1884.
(Foto Carla Boni)

316 W. Thornton, B. Latrobe, C. Bulfinch und T. V. Walter, United States Capitol, Washington, D.C. 1793–1867.
(Foto Angelo Hornak)

317 Bakewell and Browne, City Hall von San Francisco. 1912–1915.
(Foto Schuster-Kinne/Explorer)

318 University Heights in New York. 1829. Kupferstich von H. M. Pettit in: „King's Views of New York". Privatsammlung.
(Foto Dominique Genet)

319 Thomas U. Walter, Das sog. Andalusia-Haus bei Philadelphia in Andalusia, Pennsylvania. 1834.
(Foto Wayne Andrews/Esto)

320 James Renwick, Jr., Smithsonian Institution in Washington, D.C. 1846.
(Foto Benoît Roland)

321 Alexander Jackson Davis, Lyndhurst, Wohnsitz von William Paulding bei Tarrytown, New York. 1838 und 1865–1867. (Foto Carla Boni)

322 G. J. B. Carstensen, Crystal Palace, New York. 1853. Lithographie von N. Currier. Museum of the City of New York. (Foto Scala)

323 Frank Furness, Universitätsbibliothek von Pennsylvania in Philadelphia. 1880–1891. (Foto Benoît Roland)

324 Frank Furness, Pennsylvania Academy of Fine Arts in Philadelphia. 1871–1876. (Foto Carla Boni)

325 Henry H. Richardson, Haus von Henry Glessner in Chicago. 1885–1887. (Foto Claude Massu)

326 Henry H. Richardson, Sever Hall, Harvard University, Cambridge, Massachusetts. 1878 bis 1880. (Foto Benoît Roland)

327 Henry H. Richardson, Gericht und Gefängnis des Allegheny County in Pittsburgh, Pennsylvania. 1884–1888. (Foto Foto-Marburg)

328 Henry H. Richardson, Ames Memorial Library in North Easton, Massachusetts. 1877–1879. (Foto Claude Massu)

329 Henry H. Richardson, Oakes Ames Memorial Hall in North Easton, Massachusetts. 1879–1881. (Foto Claude Massu)

330 Henry H. Richardson, F. L. Ames Gate Lodge in North Easton, Massachusetts. 1880–1881. (Foto Claude Massu)

331 Ernest Flagg, Singer Building in New York. 1898–1904 und 1906–1908 (Hochhaus). Kupferstich in: „King's Views of New York". Privatsammlung. (Foto Dominique Genet)

332 George B. Post, New York Stock Exchange. 1903. Rechts im Hintergrund Trinity Church. Kupferstich in: „King's Views of New York". Privatsammlung. (Foto Dominique Genet)

333 Richard Upjohn. Trinity Church in New York. 1839–1846. Fotografie in: „King's Views of New York". Privatsammlung. (Foto Dominique Genet)

334 James Renwick, Jr., Katholische Kathedrale St. Patrick in New York. 1858–1888. (Foto DITE/IPS)

335 Richard Morris Hunt, Haus von John N. Griswold in Newport, Rhode Island. 1862. (Foto Harry N. Abrams)

336 Henry H. Richardson, Haus von William Watts Sherman in Newport, Rhode Island. 1874–1875. (Foto Carla Boni)

337 McKim, Mead und White, Haus von Isaac Bell, Jr. in Newport, Rhode Island. 1881 bis 1882. (Foto Carla Boni)

338 Frank Lloyd Wright, Wohnhaus des Architekten in Oak Park, Illinois. 1889. (Foto Claude Massu)

339 McKim, Mead und White, Casino in Newport, Rhode Island. Innenhof. 1879–1881. (Foto Harry N. Abrams)

340 Frank Lloyd Wright, Haus Charnley in Chicago, Illinois. 1891. (Foto Claude Massu)

341 Frank Lloyd Wright, Haus von William H. Winslow in River Forest, Illinois. Rückseite. 1893. (Foto Carla Boni)

342 Frank Lloyd Wright, Haus von Arthur B. Heurtley in Oak Park, Illinois. 1902. (Foto Claude Massu)

343 Frank Lloyd Wright, Unity Temple in Oak Park, Illinois. 1904–1906. (Foto Claude Massu)

344 Frank Lloyd Wright, Haus von Mrs. Thomas Gale in Oak Park, Illinois. 1909. (Foto Claude Massu)

345 Frank Lloyd Wright, Haus Robie in Chicago, Illinois. 1906–1909. (Foto Charles Lenars/Explorer)

346 William Le Baron Jenney, Home Insurance Building in Chicago, Illinois. 1885. (Foto Roger-Viollet, Collection Viollet)

347 Henry H. Richardson, Warenhaus Marshall Field in Chicago, Illinois. 1885–1887. (Foto DITE/IPS)

348 Wheelock und Thomas, Delaware Building in Chicago, Illinois. 1874. (Foto Claude Massu)

349 Cass Gilbert, Woolworth Building in New York. 1913. Kupferstich in: „King's Views of New York". Privatsammlung. (Foto Dominique Genet)

350 John Mills van Osdel, McCarthy Building in Chicago, Illinois. 1872. (Foto Claude Massu)

351 Adler und Sullivan, Auditorium Building in Chicago, Illinois. 1889. (Foto Benoît Roland)

352 Architektenbüro Burnham und Root, Monadnock Building in Chicago, Illinois. 1891. (Foto Claude Massu)

353 Adler und Sullivan, Saal des Auditorium Building in Chicago, Illinois. 1889. (Foto Benoît Roland)

354 Adler und Sullivan, Wainwright Building in Saint Louis, Missouri. 1890–1891. (Foto DITE/IPS)

355 Adler und Sullivan, Schmuckelement am Stock Exchange Building in Chicago, Illinois. 1893–1894. (Foto Claude Massu)

356 Frank Lloyd Wright, Larkin Building in Buffalo, Staat New York. 1904. Abgerissen. (Foto Foto-Marburg)

357 D. H. Burnham und Co., Fisher Building in Chicago, Illinois. 1896. (Foto Claude Massu)

358 Holabird und Roche, Marquette Building in Chicago, Illinois. 1895. (Foto Claude Massu)

359 Louis Sullivan, Warenhaus Carson Pirie Scott in Chicago, Illinois. 1899, 1903–1904. (Foto Angelo Hornak)

360 Burnham und Root, Eingangshalle des Rookery Building in Chicago, Illinois. (Originalzustand vor der Restaurierung durch F. L. Wright 1905). 1885–1886. (Foto Foto-Marburg)

361 Adler und Sullivan, Guaranty Building in Buffalo, Staat New York. 1894–1895. (Foto Carla Boni)

362 Richard Morris Hunt, Schloß von George Washington Vanderbilt, Biltmore bei Asheville, North Carolina. 1891–1895. (Foto Benoît Roland)

363 Richard Morris Hunt, Wohnsitz der Familie Vanderbilt, Hyde Park, New York. 1895. (Foto DITE)

364 Richard Morris Hunt, „Marble House", Newport, Rhode Island. Wohnsitz W. K. Vanderbilts. 1892. (Foto Angelo Hornak)

365 Bernard Maybeck, Palast der Schönen Künste, San Francisco. Weltausstellung von 1915. (Foto Benoît Roland)

366 Charles B. Atwood, Museum der Schönen Künste, Chicago. Weltausstellung von 1893. (Foto Roger-Viollet)

367 Louis Sullivan, Transportation Building, Chicago, Weltausstellung von 1893. (Foto DITE/IPS.)

368 Stanford White, Triumphbogen zu Ehren Washingtons, New York. 1892. (Foto Angelo Hornak)

369 McKim, Mead und White, Boston Public Library. 1887–1892. (Foto Benoît Roland)

370 McKim, Mead und White, Villard-Häuser an der Madison Avenue, New York. 1882 bis 1885. (Foto Benoît Roland)

371 McKim, Mead und White, Pierpont Morgan Library, New York. 1907. (Foto Benoît Roland)

372 Reed und Stern, Warren und Wetmore, Grand Central Terminal, New York. 1903 bis 1913. Kupferstich in: „King's Views of New York". Privatsammlung. (Foto Dominique Genet)

373 E. A. Cameron und T. C. Link, Union Station, Saint Louis, Missouri. 1891–1896. Alter Stich. (Foto Foto-Marburg)

374 Reed und Stern, Warren und Wetmore, Grand Central Terminal, New York. 1903 bis 1913. (Foto Benoît Roland)

375 D. H. Burnham und Co., Union Station, Washington. 1903–1907. (Foto Marc Garanger)

376 McKim, Mead und White, Pennsylvania Station, New York. 1902–1910.
(Foto Harry N. Abrams)

377 McKim, Mead und White, Pennsylvania Station, New York. 1902–1910.
(Foto Harry N. Abrams)

378 Graham, Anderson, Probst und White, Union Station, Chicago. Fertiggestellt 1925.
(Foto Foto-Marburg)

379 Architektenbüro Napoleon Le Brun and Sons, Metropolitan Life Tower, New York. 1909. Fotografie in: „King's Views of New York". Privatsammlung.
(Foto Dominique Genet)

380 Phantasiedarstellung von New York. Kupferstich in: „King's Views of New York". Privatsammlung.
(Foto Dominique Genet)

381 Anlage des New Yorker Rathauses, Kupferstich in: „King's Views of New York". Privatsammlung.
(Foto Dominique Genet)

382–383 Hugh Ferris, Abbildungen aus: „The Metropolis of Tomorrow". 1929. Zoning envelopes. Entwürfe.
(Fotos Foto-Marburg)

384 Jules Guérin für Daniel H. Burnham und Edward H. Bennett, Civic Center Plaza, Chicago. 1908. Kreide und Aquarell auf Papier. 76 × 105 cm. The Art Institute, Chicago.
(Foto Foto-Marburg)

385 Holabird und Root, Chicago Board of Trade Building, Chicago. 1930.
(Foto Carla Boni)

386 Shreve, Lamb und Harmon, Empire State Building, New York. 1929–1931.
(Foto Benoît Roland)

387 Raymond Hood und John Mead Howells, Eingang des Chicago Tribune Building, Chicago. 1925.
(Foto Claude Massu)

388 Raymond Hood, American Radiator Building, New York. 1924.
(Foto Carla Boni)

389 J. Sloan und H. T. Robertson, Chanin Building, New York. 1929.
(Foto Claude Massu)

390 Paul Cret, Detroit Institute of Arts, Detroit. 1927.
(Foto G. Boutin/Explorer)

391 Paul Cret, Folger Shakespeare Library, Washington. 1930–1932.
(Foto Benoît Roland)

392 John Russell Pope, Jefferson Memorial, Washington. 1934–1943.
(Foto Benoît Roland)

393 Bertram Grosvenor Goodhue, Kapitol von Nebraska, Lincoln. 1919–1932.
(Foto DITE/IPS)

394 Raymond Hood, McGraw-Hill Building, New York. 1931.
(Foto Benoît Roland)

395 Lee Lauree, Schmuckelement am Rockefeller Center, New York. 1931–1940.
(Foto Claude Massu)

396 Reinhard und Hofmeister, Lower Plaza des Rockefeller Center, New York. 1931–1940. Im Vordergrund die goldene Prometheusstatue von Paul Manship.
(Foto Marc Garanger)

397 Raymond Hood, Daily News Building, New York. 1930.
(Foto Carla Boni)

398 Frank Lloyd Wright, Haus Ward W. Willitts, Highland Park, Illinois. 1902.
(Foto Wayne Andrews/Esto)

399 Rudolph Schindler, Haus Philip M. Lovell, Newport Beach, Los Angeles. 1922–1926.
(Foto Benoît Roland)

400 Frank Lloyd Wright, Haus von Alice Millard, „La Miniatura", Pasadena, Kalifornien. 1923.
(Foto Benoît Roland)

401 Frank Lloyd Wright, Zweites Haus für Herbert Jacobs, Middletown, Wisconsin. 1943.
(Foto Ezra Stoller/Esto)

402 Richard Neutra, Haus Kaufmann, Palm Springs, Kalifornien. 1946.
(Foto Benoît Roland)

403 Frank Lloyd Wright, Verwaltungsgebäude und Laborturm der Johnson Wax Company, Racine, Wisconsin. 1936–1950.
(Foto DITE/IPS)

404 Frank Lloyd Wright, H. C. Price Tower, Bartlesville, Oklahoma. 1952–1956. Realisierung des Projekts von 1929.
(Foto DITE/IPS)

405 George Howe und William Lescaze. Gebäude der Philadelphia Saving Fund Society, Philadelphia. 1929–1932.
(Foto DITE/IPS)

406 Skidmore, Owings und Merrill, Inland Steel Building, Chicago. 1957.
(Foto DITE/IPS)

407 Wallace K. Harrison, Gebäude der Vereinten Nationen, New York. 1952.
(Foto Benoît Roland)

408 L. Mies van der Rohe, La Fayette Park, Detroit. 1955–1963.
(Foto DITE/IPS)

409 Eero Saarinen, Technisches Zentrum von General Motors, Warren, Michigan. 1948 bis 1956.
(Foto DITE/IPS)

410 Wallace K. Harrison, Zugangsrampen im Gebäude der Vereinten Nationen, New York. Foyer des Gebäudes der Generalversammlung. 1952.
(Foto Benoît Roland)

411 Walter Gropius und Pietro Belluschi, Pan Am Building, New York. 1963.
(Foto Carla Boni)

412 Gordon Bunshaft, Lever House, New York. 1952.
(Foto Benoît Roland)

413 L. Mies van der Rohe, Campus des Illinois Institute of Technology, Chicago. Um 1950.
(Foto Claude Massu)

414 Walter Gropius, Graduate Center, Harvard University, Cambridge, Massachusetts. 1949 bis 1950.
(Foto Claude Massu)

415 L. Mies van der Rohe, Crown Hall, Illinois Institute of Technology, Chicago. 1952 bis 1956.
(Foto Claude Massu)

416 Eero Saarinen, TWA-Terminal des Kennedy-Flughafens, New York. 1956–1962.
(Foto Benoît Roland)

417 C. F. Murphy Associates, Civic Center, Chicago. 1965.
(Foto Benoît Roland)

418 Alvar Aalto, Baker House, Massachusetts Institute of Technology, Cambridge, 1946 bis 1948.
(Foto Claude Massu)

419 Eero Saarinen, Kresge Auditorium, Massachusetts Institute of Technology, Cambridge. 1956.
(Foto Benoît Roland)

420 L. Mies van der Rohe, 860–880 Lake Shore Drive Apartments, Chicago. 1952.
(Foto Hedrich-Blessing)

421 L. Mies van der Rohe (mit Philip Johnson), Seagram Building, New York. 1958.
(Foto Amerikanisches Kulturzentrum Paris)

422 Skidmore, Owings und Merrill, John Hancock Center, Chicago. 1969.
(Foto Angelo Hornak)

423 Bruce Graham und Fazlur Khan für S.O.M., Sears Tower, Chicago. 1974.
(Foto Carla Boni)

424 L. Mies van der Rohe, Museum of Fine Arts, Houston. 1962–1968.
(Foto Benoît Roland)

425 Skidmore, Owings und Merrill, Kapelle der U.S. Air Force Academy, Colorado Springs. 1963.
(Foto DITE/IPS)

426 Le Corbusier, Carpenter Center for the Visual Arts, Harvard University, Cambridge, Massachusetts. 1963.
(Foto Angelo Hornak)

427 Paul Rudolph, Kunst- und Architekturhaus, Yale University, New Haven, Connecticut. 1958–1964.
(Foto Benoît Roland)

428 Gordon Bunshaft für S.O.M., Bibliothek Beinecke, Yale University, New Haven, Connecticut. 1964.
(Foto Benoît Roland)

429 Marcel Breuer, Whitney Museum of American Art, New York. 1966.
(Foto Benoît Roland)

430 Kallman, McKinnell und Knowles, Rathaus, Boston. 1963–1969.
(Foto Carla Boni)

431 Louis Kahn, Medizinische Forschungslabors A. N. Richards, Pennsylvania University, Philadelphia. 1957–1960.
(Foto Carla Boni)

432 Richard Meier, Douglas House, Harbor Springs, Michigan. 1971–1973.
(Foto Ezra Stoller/Esto)

433 Robert Venturi, Haus für Vanna Venturi, Chestnut Hill bei Philadelphia. 1962.
(Foto Benoît Roland)

434 Robert Venturi, Feuerwehrstation, New Haven, Connecticut. 1975.
(Foto Benoît Roland)

435 SITE, Best-Supermarkt, Sacramento, Kalifornien. 1977.
(Foto Benoît Roland)

436 Robert Venturi, Guild House, Philadelphia. 1960–1963.
(Foto Benoît Roland)

437 Charles Moore, Kresge College der University of California, Santa Cruz. 1973–1974.
(Foto Benoît Roland)

438 Louis Kahn, Kunstgalerie der Yale University, New Haven. Rückseite. 1951–1953.
(Foto Carla Boni)

439 Louis Kahn, Zentrum für Britische Kunst in Yale, New Haven. 1969–1974.
(Foto Claude Massu)

440 Louis Kahn, Jonas Salk Institut für biologische Forschung, La Jolla, Kalifornien. 1959 bis 1965.
(Foto Benoît Roland)

441 Marcel Breuer, Abteikirche St. Johannes, Collegeville, Minnesota. 1953–1961.
(Foto DITE/IPS)

442 Bertrand Goldberg, Marina City, Chicago. 1959–1964.
(Foto Benoît Roland)

443 Louis Kahn, Kimbell Art Museum, Fort Worth, Texas. 1966–1972.
(Foto Claude Massu)

444 Bertrand Goldberg, River City, Chicago. Begonnen 1984.
(Foto Claude Massu)

445 Philip Johnson, New York State Theater, Lincoln Center, New York. 1964.
(Foto Benoît Roland)

446 Philip Johnson, Hochhaus des biologischen Forschungslabors Kline (Kline Tower), Yale University, New Haven, Connecticut. 1966.
(Foto Carla Boni)

447 Kevin Roche und John Dinkeloo, Ford Foundation, New York. 1967.
(Foto Benoît Roland)

448 Helmut Jahn, State of Illinois Center, Chicago. 1985.
(Foto Benoît Roland)

449 Hugh Stubbins, Citicorp Center, New York. 1976.
(Foto Benoît Roland)

450 Philip Johnson und John Burgee, Bürogebäude „190 South LaSalle Street", Chicago. 1986.
(Foto Claude Massu)

451 A. Epstein & Sons, The Associates Center, Chicago. 1983.
(Foto Claude Massu)

452 Philip Johnson und John Burgee, American Telephone and Telegraph Building, New York. 1978–1983.
(Foto Angelo Hornak)

453 Frank Lloyd Wright, Innere Kuppel des Solomon R. Guggenheim Museums, New York. 1959.
(Foto Angelo Hornak)

454 Philip Johnson, Munson-Williams-Proctor-Institut, Utica, New York. 1960.
(Foto Carla Boni)

455 Renzo Piano, Museum der Sammlung Menil, Houston. 1981–1986.
(Foto Benoît Roland)

456 Philip Johnson, Amon Carter Museum of Western Art, Fort Worth, Texas. 1958 bis 1961.
(Foto Claude Massu)

457 Cesar Pelli, Pacific Design Center, Los Angeles. 1976.
(Foto Benoît Roland)

458 I. M. Pei, Christian Science Center, Boston. 1968–1974.
(Foto Kord Russel/Explorer)

459 James Stirling, Sackler Museum, Harvard University, Cambridge. 1979–1985.
(Foto Claude Massu)

460 I. M. Pei, Anbau der National Gallery of Art, Washington, D.C. Ostflügel. 1978.
(Foto Carla Boni)

461 Jean-Paul Carlhian, National Museum of African Art, Washington, D.C. 1987.
(Foto Claude Massu)

462 Frank O. Gehry, Museum für Luft- und Raumfahrt, Los Angeles. 1984.
(Foto Benoît Roland)

463 Richard Meier, High Museum of Art, Atlanta, Georgia. 1980–1983.
(Foto Claude Massu)

464 Edward Larrabee Barnes, Dallas Museum of Art, Dallas, Texas. 1984.
(Foto Didier Dorval/Explorer)

465 I. M. Pei, Ostflügel der National Gallery of Art, Washington, D.C. 1978.
(Foto Carla Boni)

466 Charles Willson Peale, Die Gruppe auf der Treppe. Öl auf Leinwand. 226 × 100,3 cm. 1795. Philadelphia, Philadelphia Museum of Art, The George W. Elkins Collection.
(Foto des Museums)

467 Gustavus Hesselius, Indianerhäuptling Tishcohan. Öl auf Leinwand. 83,8 × 63,5 cm. 1735. Philadelphia, The Historical Society of Pennsylvania.
(Foto der Gesellschaft)

468 Gustavus Hesselius, Indianerhäuptling Lapowinsa. Öl auf Leinwand. 83,8 × 63,5 cm. 1735. Philadelphia, The Historical Society of Pennsylvania.
(Foto der Gesellschaft)

469 Anonym, Dr. John Clark. Öl auf Leinwand. 74,9 × 55,8 cm. 1664. Boston, Boston Medical Library in the Francis A. Countway Library of Medicine.
(Foto Steve Borack)

470 „The Freake Limner", Robert Gibbs. Öl auf Leinwand. 101,6 × 83,8 cm. Vor 1680. Boston, Museum of Fine Arts (M. and M. Karolik Fund).
(Foto des Museums)

471 John Smibert, Richard Bill. Öl auf Leinwand. 127,6 × 102,2 cm. 1733. Chicago, The Art Institute.
(Foto des Instituts)

472 John Wollaston, John Page. Öl auf Leinwand. Um 1750. Williamsburg, Muscarelle Museum of Art.
(Foto des Museums)

473 Charles Bridges, John Bolling jr. Öl auf Leinwand. 76,4 × 64,7 cm. Um 1740. Williamsburg, Muscarelle Museum of Art.
(Foto des Museums)

474 Joseph Blackburn, Isaac Winslow und seine Familie. Öl auf Leinwand. 138,4 × 201,9 cm. 1755. Boston, Museum of Fine Arts (Abraham Shuman Fund).
(Foto des Museums)

475 Justus Engelhardt Kühn, Eleanor Darnall. Öl auf Leinwand. 137,3 × 112,2 cm. Um 1710. Baltimore, Maryland Historical Society (Nachlaß von Miss Ellen C. Daingerfield).
(Foto der Gesellschaft)

476 Justus Engelhardt Kühn, Henri Darnall III. Öl auf Leinwand. 137,8 × 112,4 cm. Um 1710. Baltimore, Maryland Historical Society (Nachlaß von Miss Ellen C. Daingerfield).
(Foto der Gesellschaft)

477 Joseph Badger, James Badger. Öl auf Leinwand. 107,9 × 84,1 cm. 1760. New York, The Metropolitan Museum of Art (Rogers Fund).
(Foto des Museums)

478 Benjamin West, Saul und die Hexe von Endor. Öl auf Leinwand. 50,6 × 65,4 cm. 1777. Wadsworth Atheneum (Nachlaß von Mrs. Clara Hinton Gould), Hartford.
(Foto des Museums)

479 Benjamin West, Tod auf dem fahlen Roß. Öl auf Leinwand. 444,5 × 767 cm. 1817. Philadelphia, The Pennsylvania Academy of Fine Arts.
(Foto der Akademie)

480 John Singleton Copley, Paul Revere. Öl auf Leinwand. 88,9 × 72,3 cm. 1768–1770. Boston, Museum of Fine Arts (Schenkung von Joseph W., William B. und Edward H. Revere).
(Foto des Museums)

481 Ralph Earl, Roger Sherman. Öl auf Leinwand. 162,6 × 124,5 cm. Um 1775. New Haven, Yale University Art Gallery (Schenkung von Roger Sherman White).
(Foto Joseph Szasfai/Yale University Art Gallery)

482 Charles Willson Peale, Exhumierung des Mastodon. Detail. Öl auf Leinwand. 1806 bis 1808. 127 × 158,7 cm. The Peale Museum, Baltimore.
(Foto des Museums)

483 Matthew Pratt, Die amerikanische Malerschule. Öl auf Leinwand. 91,4 × 127,6 cm. 1765. New York, The Metropolitan Museum of Art (Schenkung von Samuel P. Avery).
(Foto des Museums)

484 Ralph Earl, Ann Whiteside. Öl auf Leinwand. 117 × 94 cm. 1784. Amherst, Mead Art Museum (Schenkung von Herbert L. Pratt), Amherst College.
(Foto des Museums)

485 John Trumbull, Die Unabhängigkeitserklärung vom 4. Juli 1776. Öl auf Leinwand. 53,6 × 79 cm. 1786. New Haven, Yale University Art Gallery.
(Foto Joseph Szasfai/Yale University Art Gallery)

486 Benjamin West, Tod des Generals Wolfe. Öl auf Leinwand. 120 × 160 cm. 1770. London, The Royal Collection.
(Foto A. C. Cooper)

487 John Singleton Copley, Tod des Earl of Chatham. Detail. Öl auf Leinwand. 228,6 × 307,3 cm. 1779–1781. London, The Tate Gallery.
(Foto der Galerie)

488 John Vanderlyn, Jane McCreas Tod. Öl auf Leinwand. 81,2 × 67,3 cm. 1804. Hartford, Wadsworth Atheneum.
(Foto des Museums)

489 Gilbert Stuart, George Washington (Der „Vaughan"-Washington). Öl auf Leinwand. 73,6 × 60,3 cm. 1795. Washington, National Gallery of Art (Andrew W. Mellon Collection).
(Foto des Museums)

490 Samuel F. B. Morse, Das alte Repräsentantenhaus im Kerzenlicht. Öl auf Leinwand. 220 × 332 cm. 1822. Washington, The Corcoran Gallery of Art.
(Foto des Museums)

491 Samuel F. B. Morse, Lafayette. Öl auf Leinwand. 243,8 × 162,5 cm. 1826. New York, The Art Commission of the City of New York.
(Foto der Kommission)

492 John Lewis Krimmel, Die Dorfhochzeit. Öl auf Leinwand. 41,9 × 56,1 cm. 1814. Philadelphia, The Pennsylvania Academy of Fine Arts (Schenkung von Paul Beck, Jr.).
(Foto der Akademie)

493 Samuel F. B. Morse, Die Große Galerie im Musée du Louvre. Öl auf Leinwand. 187,3 × 274,3 cm. 1831–1833. Chicago, Terra Museum of American Art.
(Foto des Museums)

494 Washington Allston, Gewitter auf dem Meer. Öl auf Leinwand. 97,8 × 129,5 cm. 1804. Boston, Museum of Fine Arts (Everett Fund).
(Foto des Museums)

495 Washington Allston, Elia in der Wüste. Öl auf Leinwand. 123,8 × 184,2 cm. 1817. Boston, Museum of Fine Arts (Schenkung von Mrs. Samuel Hooper und Miss Alice Hooper).
(Foto des Museums)

496 Thomas Doughty, Im Wunderland der Natur. Öl auf Leinwand. 62,2 × 76,2 cm. 1835. Detroit, The Detroit Institute of Arts (Gibbs-Williams Fund).
(Foto des Instituts)

497 Thomas Cole, Schroon Mountain, Adirondacks. Öl auf Leinwand. 99,9 × 160 cm. 1838. Cleveland, The Cleveland Museum of Art (Hinman B. Hurlbut Collection).
(Foto des Museums)

498 Thomas Cole, Der Weg des Reiches: Der Urzustand. Detail. Öl auf Leinwand. 100,6 × 160,6 cm. 1832. New York, The New York Historical Society.
(Foto der Gesellschaft)

499 Thomas Cole, Der Weg des Reiches: Pastorale. Detail. Öl auf Leinwand. 99,6 × 160,6 cm. 1832. New York, The New York Historical Society.
(Foto der Gesellschaft)

500 Thomas Cole, Der Weg des Reiches: Der Triumph des Reiches. Öl auf Leinwand. 129,5 × 193 cm. 1832. New York, The New York Historical Society.
(Foto der Gesellschaft)

501 Thomas Cole, Der Weg des Reiches: Zerstörung des Reiches. Detail. Öl auf Leinwand. 100,3 × 154,9 cm. 1832. New York, The New York Historical Society.
(Foto der Gesellschaft)

502 Thomas Cole, Der Weg des Reiches: Verfall des Reiches. Detail. Öl auf Leinwand. 99,6 × 154,9 cm. 1832. New York, The New York Historical Society.
(Foto der Gesellschaft)

503 Thomas Cole, Blick vom Mount Holyoke nach einem Gewitter (The Oxbow). Detail. Öl auf Leinwand. 130,8 × 193,4 cm. 1836. New York, The Metropolitan Museum of Art (Schenkung von Mrs. Russell Sage).
(Foto des Museums)

504 Fitz Hugh Lane, Owl's Head, Penobscot Bay, Maine. Öl auf Leinwand. 40,6 × 66 cm. Vor 1865. Boston, Museum of Fine Arts (Nachlaß von Martha C. Karolik).
(Foto des Museums)

505 Asher B. Durand, Verwandte Seelen. Öl auf Leinwand. 117 × 92 cm. 1848. Collection of the New York Public Library (Astor, Lenox and Tilden Foundations).
(Foto der Bibliothek)

506 Thomas Cole, Wasserfall von Munda. Öl auf Leinwand. 129,5 × 100,3 cm. 1847. Providence, Museum of Art, Rhode Island School of Design (Jesse Metcalf Fund).
(Foto des Museums)

507 Frederic Edwin Church, Regenzeit in den Tropen. Öl auf Leinwand. 1866. 142,8 × 213,8 cm. San Francisco, The Fine Arts Museum of San Francisco (Mildred Anna Williams Collection).
(Foto des Museums)

508 Martin Johnson Heade, Salzmarschen. Öl auf Leinwand. 39,4 × 76,8 cm. 1865–1870. Boston, Museum of Fine Arts (M. and M. Karolik Collection).
(Foto des Museums)

509 Albert Bierstadt, Die Rocky Mountains, Lander's Peak. Öl auf Leinwand. 186 × 306,7 cm. 1863. New York, The Metropolitan Museum of Art (Rogers Fund).
(Foto des Museums)

510 William Sidney Mount, Aalfischen in Setauket. Öl auf Leinwand. 73,6 × 91,4 cm. 1845. Cooperstown, New York State Historical Association.
(Foto des Vereins)

511 George Caleb Bingham, Fröhliche Bootsleute. Öl auf Leinwand. 71,2 × 91,5 cm. 1847. Missouri, City Art Museum of Saint Louis, Saint Louis.
(Foto des Museums)

512 Jonathan Eastman Johnson, Ritt in die Freiheit – Fliehende Sklaven. Öl auf Leinwand. 55,8 × 66,6 cm. Um 1862. New York, The Brooklyn Museum (Schenkung von Miss Gwendolyn O. L. Conkling).
(Foto des Museums)

513 Richard Caton Woodville, Politik in einem Austernrestaurant. Öl auf Leinwand. 40,6 × 33 cm. 1848. Baltimore, Walters Art Gallery.
(Foto des Museums)

514 George Caleb Bingham, Die Kreiswahl. Öl auf Leinwand. 90 × 123,9 cm. 1851–1852. Saint Louis, The Saint Louis Art Museum.
(Foto des Museums)

515 George Inness, Am Fluß. Öl auf Leinwand. 35,5 × 30,7 cm. Um 1880. Paris, Musée d'Orsay.
(Foto Réunion des musées nationaux)

516 William Morris Hunt, Die junge Hirtin. Öl auf Leinwand. 80,3 × 64,7 cm. 1860. Los Angeles, Los Angeles County Museum of Art (Museum Associates).
(Foto des Museums)

517 George Inness, Delaware Water Gap. Öl auf Leinwand. 91,4 × 127,3 cm. 1861. New York, The Metropolitan Museum of Art (Morris K. Jesup Fund).
(Foto des Museums)

518 Jonathan Eastman Johnson, Frau auf einem Hügel. Öl auf Leinwand. 66 × 54,6 cm. Um 1870. Andover, Addison Gallery of American Art, Phillips Academy.
(Foto des Museums)

519 James Abbott McNeill Whistler, Arrangement in Grau und Schwarz, Nr. 1: Die Mutter des Künstlers. Öl auf Leinwand. 144,3 × 162,5 cm. 1871. Paris, Musée d'Orsay.
(Foto Réunion des musées nationaux)

520 James Abbott McNeill Whistler, Küste der Bretagne. Öl auf Leinwand. 87,1 × 115,7 cm. 1861. Hartford, Wadsworth Atheneum.
(Foto des Museums)

521 John Singer Sargent, Madame X (Madame Pierre Gautreau). Öl auf Leinwand. 209,5 × 109,8 cm. 1884. New York, The Metropolitan Museum of Art (Arthur H. Fund).
(Foto des Museums)

522 John Singer Sargent, Claude Monet malt am Waldrand. Öl auf Leinwand. 137,1 × 165,1 cm. 1887. London, The Tate Gallery.
(Foto der Galerie)

523 John Singer Sargent, Nelke, Lilie, Lilie, Rose. Öl auf Leinwand. 174 × 153,7 cm. 1885–1886. London, The Tate Gallery.
(Foto der Galerie)

524 John Singer Sargent, Die Carmencita. Öl auf Leinwand. 232 × 142 cm. 1890. Paris, Musée d'Orsay.
(Foto Réunion des musées nationaux)

525 Walter Gay, Tischgebet. Öl auf Leinwand. 183 × 123 cm. 1888. Amiens, Musée de Picardie.
(Foto David Rosenfeld).

526 Walter Gay, Las Cigarreras. Öl auf Leinwand. 127,3 × 185 cm. 1894. Paris, Musée d'Orsay.
(Foto Réunion des musées nationaux)

527 Frederick Arthur Bridgman. Ein interessantes Spiel. Detail. Öl auf Leinwand. 94,6 × 242,8 cm. 1881. New York, The Brooklyn Museum (Schenkung von George D. Pratt).
(Foto des Museums)

528 Marry Cassatt. Mutter und Kind. Öl auf Leinwand. 81,5 × 65,5 cm. Bilbao, Museo de Bellas Artes.
(Foto des Museums)

529 Winslow Homer, Gefangene von der Front. Öl auf Leinwand. 60,9 × 96,5 cm. 1866. New York, The Metropolitan Museum of Art (Schenkung von Mrs. Frank B. Porter).
(Foto des Museums)

530 Winslow Homer, Nebelwarnung. Öl auf Leinwand. 76,2 × 121,6 cm. 1885. Boston, Museum of Fine Arts (Otis Norcross Fund).
(Foto des Museums)

531 Albert P. Ryder, Schwerarbeiter des Meeres. Öl auf Holz. 29,2 × 30,4 cm. Um 1884. New York, The Metropolitan Museum of Art (George A. Hearn Fund).
(Foto des Museums)

532 Thomas Eakins, Der Zweier. Öl auf Leinwand. 60,9 × 92,7 cm. 1872. Philadelphia, Philadelphia Museum of Art (Schenkung von Mrs. Thomas Eakins und Miss Adeline Williams).
(Foto des Museums)

533 Frank Duveneck, Landschaft bei Polling. Öl auf Leinwand. 40,6 × 60,9 cm. 1881. Indianapolis, Indianapolis Museum of Art (Schenkung von Mrs. Charles P. Mattingly).
(Foto des Museums)

534 Frank Duveneck, Pfeifender Junge. Öl auf Leinwand. 70,8 × 53,7 cm. 1872. Cincinnati, Cincinnati Art Museum (Schenkung von Frank Duveneck).
(Foto des Museums)

535 J. Frank Currier, Pfeifender Junge. Öl auf Leinwand. 66,6 × 74,9 cm. Um 1873. Indianapolis, Indianapolis Museum of Art (John Herron Fund).
(Foto des Museums)

536 John Henry Twachtmann, Der grüne Teich. Öl auf Leinwand. 64,1 × 76,3 cm. Um 1895. Hartford, Wadsworth Atheneum (Ella Gallup Sumner and Mary Catlin Sumner Collection).
(Foto Joseph Szasfai)

537 Willard Metcalf, Sonnenuntergang in Grez. Öl auf Leinwand. 86,2 × 110,6 cm. 1885. Washington, Hirshhorn Museum and Sculpture Garden, Smithsonian Institution (Schenkung von Hoseph H. Hirshhorn).
(Foto des Museums)

538 John Henry Twachtmann, Frühling. Öl auf Leinwand. 93,6 × 127 cm. 1883–1885. Cincinnati, Cincinnati Art Museum (Schenkung von Frank Duveneck).
(Foto des Museums)

539 John Henry Twachtmann, Arques-la-Bataille. Öl auf Leinwand. 152,4 × 200,3 cm. 1885. New York, The Metropolitan Museum of Art (Morris K. Jesup Fund).
(Foto des Museums)

540 John Henry Twachtmann, Eingeschneit. Öl auf Leinwand. 64,1 × 76,5 cm. 1889. Chicago, The Art Institute.
(Foto des Instituts)

541 William Merritt Chase, Dora Wheeler. Öl auf Leinwand. 158,7 × 165,7 cm. 1883. The Cleveland Museum of Art (Schenkung von Mrs. Boudinot Keith), Cleveland.
(Foto des Museums)

542 William Merritt Chase, Der japanische Holzschnitt. Öl auf Leinwand. 50 × 61 cm. 1903. München, Bayerische Staatsgemäldesammlungen.
(Foto des Museums)

543 Theodore Robinson, Der Hochzeitszug. Öl auf Leinwand. 55,8 × 66 cm. 1892. Chicago, Terra Museum of American Art (Daniel J. Terra Collection).
(Foto des Museums)

544 Childe Hassam, Der Tag des Grand Prix. Öl auf Leinwand. 61 × 78,7 cm. 1887. Boston, Museum of Fine Arts (Ernest Wadsworth Longfellow Fund).
(Foto des Museums)

545 John Singer Sargent, Dinner (Ein Glas Rotwein). Öl auf Leinwand. 51,4 × 66,6 cm. 1884. San Francisco, The Fine Arts Museum of San Francisco (Schenkung von the Atholl McBean Foundation).
(Foto des Museums)

546 Willard Metcalf, Zehn-Cent-Frühstück. Öl auf Leinwand. 38,2 × 55,9 cm. Um 1887. Denver, The Denver Art Museum.
(Foto des Museums)

547 Willard Metcalf, Frühlingsnachmittag, Central Park. Öl auf Leinwand. 91,6 × 91,4 cm. 1911. New York, The Brooklyn Museum (Frank L. Babbott Fund).
(Foto des Museums)

548 Childe Hassam, Spätnachmittag, Winter, New York. Öl auf Leinwand. 94 × 73,6 cm. 1900. New York, The Brooklyn Museum (Dick S. Ramsay Fund).
(Foto des Museums)

549 Childe Hassam, Der Tag der Alliierten, Mai 1917. Öl auf Leinwand. 93,5 × 77 cm. 1917. Washington, National Gallery of Art (Schenkung von Ethelyn McKinney).
(Foto der Galerie)

550 Julian Alden Weir, Hochlandweide. Öl auf Leinwand. 101,2 × 127,6 cm. 1905. Washington, National Museum of American Art, Smithsonian Institution (Schenkung von William T. Evans).
(Foto Art Resource, New York)

551 Julian Alden Weir, Bau eines Staudamms, Shetucket. Öl auf Leinwand. 79,3 × 102,2 cm. 1908. Cleveland, The Cleveland Museum of Art (J. H. Wade Fund).
(Foto des Museums)

552 Thomas Wilmer Dewing, Das Piano. Öl auf Holz. 50,8 × 67,5 cm. 1891. Smithsonian Institution. Washington, Arthur M. Sackler Gallery.
(Foto der Galerie)

553 Robert Reid, Der violette Kimono. Öl auf Leinwand. 73,6 × 67,9 cm. 1910. Washington, National Museum of American Art, Smithsonian Institution (Schenkung von John Gellatly).
(Foto Art Resource, New York)

554 Thomas Wilmer Dewing, Die Halskette. Öl auf Holz. 50,7 × 39,9 cm. 1907. Washington, National Museum of American Art, Smithsonian Institution (Schenkung von John Gellatly).
(Foto Art Resource, New York)

555 Edmund C. Tarbell, Das Frühstückszimmer. Öl auf Leinwand. 63,5 × 76,2 cm. Um 1903. Philadelphia, The Pennsylvania Academy of Fine Arts (Schenkung von Clement B. Newbold).
(Foto der Akademie)

556 Edmund C. Tarbell, Am anderen Ende des Zimmers. Öl auf Leinwand. 63,5 × 76,5 cm. Um 1898? New York, The Metropolitan Museum of Art (Nachlaß von Miss Adelaide Milton de Groot).
(Foto des Museums)

557 Richard E. Miller, Träumerei. Öl auf Leinwand. 114,3 × 147,3 cm. Um 1913. Saint Louis, The Saint Louis Art Museum.
(Foto des Museums)

558 Frank W. Benson, Junge Frau beim Patiencelegen. Öl auf Leinwand. 112,8 × 130 cm. 1909. Worcester, Worcester Art Museum.
(Foto des Museums)

559 Frederick Frieseke, Guten Morgen. Öl auf Leinwand. Undatiert. 81,2 × 66 cm. Youngstown, The Butler Institute of American Art.
(Foto des Museums)

560 Robert Rauschenberg, Rebus. Öl, Kreide und Collage auf Leinwand. 243,9 × 331,4 cm. 1955. Privatbesitz (A.D.A.G.P. 1992).
(Foto Sotheby's, New York)

561 Georgia O'Keeffe, Flower Abstraction. Öl auf Leinwand. 121,9 × 76,2 cm. 1924. New York, Whitney Museum of American Art (Schenkung von Sandra Payson) (A.D.A.G.P. 1992).
(Foto des Museums)

562 Georgia O'Keeffe, Ranchos Church Nr. 1. Öl auf Leinwand. 47,6 × 60,9 cm. 1929. West Palm Beach, Collection of the Norton Gallery of Art (A.D.A.G.P. 1992).
(Foto des Museums)

563 Georgia O'Keeffe, Blue and Green Music. Öl auf Leinwand. 58,4 × 48,3 cm. 1919. Chicago, The Art Institute of Chicago (Alfred Stieglitz Collection, Schenkung von Georgia O'Keeffe) (A.D.A.G.P. 1992).
(Foto des Instituts)

564 Georgia O'Keeffe, Lake George Window. Öl auf Leinwand. 101,6 × 76,2 cm. 1929. New York, The Museum of Modern Art (Richard D. Brixey Bequest) (A.D.A.G.P. 1992).
(Foto des Museums)

565 Man Ray, The Rope Dancer Accompanies Herself With Her Shadows. Öl auf Leinwand. 132,1 × 186,4 cm. 1916. New York, The Museum of Modern Art (Schenkung von David G. Thompson) (A.D.A.G.P. 1992).
(Foto des Museums)

566 Max Weber, Athletic Contest. Öl auf Leinwand. 102,9 × 140,3 cm. 1915. New York, The Metropolitan Museum of Modern Art (George A. Hearn Fund).
(Foto des Museums)

567 Charles Sheeler, Water. Öl auf Leinwand. 60,9 × 74 cm. 1945. New York, The Metropolitan Museum of Art (Arthur Hoppock Hearn Fund).
(Foto des Museums)

568 Arthur G. Dove, Nature Symbolized. Pastell auf Papier. 45,8 × 55 cm. 1914. Chicago, The Art Institute of Chicago (Alfred Stieglitz Collection).
(Foto des Museums)

569 Arhur G. Dove, Grandmother. Collage. 50,8 × 54 cm. 1925. New York, The Museum of Modern Art (Schenkung von Philip L. Goodwin).
(Foto des Museums)

570 Charles Demuth, Love, Love, Love. Hommage To Gertrude Stein. Öl auf Holz. 51 × 53 cm. 1928. Lugano, Sammlung Thyssen-Bornemisza.
(Foto der Sammlung)

571 Charles Demuth, I Saw the Figure 5 in Gold. Öl auf Karton. 91,4 × 75,5 cm. 1928. New York, The Metropolitan Museum of Art (Alfred Stieglitz Collection).
(Foto des Museums)

572 Ralston Crawford, Overseas Highway. Öl auf Leinwand. 45,7 × 76,2 cm. 1939. Lugano, Sammlung Thyssen-Bornemisza.
(Foto der Sammlung)

573 Oscar Bluemner, Red Towards Blue. Tempera auf Karton. 74 × 99,5 cm. 1933. Sammlung Thyssen-Bornemisza.
(Foto der Sammlung)

574 Burgoyne Diller, First Theme. Öl auf Leinwand. 76,4 × 76,4 cm. 1933–1934. New York, Whitney Museum of American Art. (A.D.A.G.P. 1992).
(Foto des Museums)

575 Charles Demuth, Buildings, Lancaster. Öl auf Holz. 61 × 50,8 cm. 1930. New York, Whitney Museum of American Art.
(Foto des Museums)

576 Abraham Walkowitz, Cityscape. Öl auf Leinwand. 63,5 × 45,7 cm. Um 1915. New York, Whitney Museum of American Art.
(Foto des Museums)

577 Joseph Stella, Brooklyn Bridge. Öl auf Leinwand. 213,4 × 193 cm. Um 1919. New Haven, Yale University Art Gallery.
(Foto der Universität)

578 Charles Sheeler, Skyscrapers. Öl auf Leinwand. 50,8 × 33 cm. 1922. Washington, The Phillips Collection.
(Foto der Sammlung)

579 Marsden Hartley, Landscape, New Mexico. Öl auf Leinwand. 71,1 × 91,4 cm. 1919 bis 1920. New York, Whitney Museum of American Art.
(Foto Geoffrey Clements/Whitney Museum of American Art)

580 Stuart Davis, Something on the 8-Ball. Öl auf Leinwand. 142,2 × 114,3 cm. 1953 bis 1954. Philadelphia, Philadelphia Museum of Art (Adele Haas Turner and Beatrice Pastorius Turner Memorial Fund).
(Foto des Museums)

581 Stuart Davis, Lucky Strike. Öl auf Karton. 45,6 × 606,9 cm. 1924. Washington, Hirshhorn Museum and Sculpture Garden, Smithsonian Institution.
(Foto des Museums)

582 Ben Shahn, Willis Avenue Bridge. Tempera auf Papier über Composition Board. 58,4 × 79,4 cm. 1940. New York, The Museum of Modern Art (Schenkung von Lincoln Kirstein) (A.D.A.G.P. 1992).
(Foto des Museums)

583 Andrew Wyeth, Christina's World. Tempera auf Pappe. 81,9 × 121,3 cm. 1948. New York, The Museum of Modern Art.
(Foto des Museums)

584 Thomas Hart Benton, July Hay. Öl und Eitempera auf Karton. 96,5 × 67,9 cm. 1943. New York, The Metropolitan Museum of Art (George A. Hearn Fund).
(Foto des Museums)

585 Grant Wood, American Gothic. Öl auf Holz. 73,7 × 61 cm. 1930. Chicago, The Art Institute of Chicago (Friends of American Art Collection).
(Foto des Instituts)

586 Grant Wood, Sketch for „Spring Turning". 1936. Kreide, Kohle und Tusche auf Papier. 17,5 × 39, 75 cm. 1936. San Marino, Huntington Library and Art Gallery.
(Foto der Bibliothek)

587 Charles Sheeler, American Landscape. Öl auf Leinwand. 61 × 78,8 cm. 1930. New York, The Museum of Modern Art (Schenkung von Abby Aldrich Rockefeller).
(Foto des Museums)

588 Edward Hopper, House by the Railroad. Öl auf Leinwand. 61 × 78,8 cm. 1925. New York, Museum of Modern Art.
(Foto des Museums)

589 Edward Hopper, Nighthawks. Öl auf Leinwand. 76,2 × 144 cm. 1942. Chicago, The Art Institute of Chicago (Friends of American Art Collection).
(Foto des Museums)

590 Edward Hopper, Early Sunday Morning. Öl auf Leinwand. 88,9 × 152,4 cm. 1930. New York, Whitney Museum of American Art.
(Foto Geoffrey Clements/Whitney Museum of Art)

591 Jackson Pollock, Sounds in the Grass: Shimmering Substance. Öl auf Leinwand. 76,3 × 61,6 cm. 1946. New York, The Museum of Modern Art (Mr. and Mrs. Lewin and Mrs. Sam A. Lewisohn Funds) (SPADEM 1992).
(Foto des Museums)

592 Jackson Pollock, Number 32. Ducolack auf Leinwand. 269 × 457,5 cm. 1950. Düsseldorf, Kunstsammlung Nordrhein-Westfalen (SPADEM 1992).
(Foto Walter Klein/Kunstsammlung Nordrhein-Westfalen)

593 Jackson Pollock, Mural. Öl auf Leinwand. 247 × 605 cm. 1943. Iowa City, The University of Iowa Museum of Art (Schenkung von Peggy Guggenheim) (SPADEM 1992).
(Foto des Museums)

594 Jackson Pollock, One, Number 31. Öl und Emailfarbe auf Leinwand. 269,5 × 530,8 cm. 1950. New York, The Museum of Modern Art (Sidney and Harriet Janis Collection Fund) (SPADEM 1992).
(Foto des Museums)

595 Jackson Pollock, The Deep. Öl und Emailfarbe auf Leinwand. 220,5 × 150,1 cm. 1953. Paris, Musée national d'Art moderne (SPADEM 1992).
(Foto des Museums)

596 Willem De Kooning, Painting. Öl und Emailfarbe auf Leinwand. 108,3 × 142,5 cm. 1948. New York, The Museum of Modern Art (A.D.A.G.P. 1992).
(Foto des Museums)

597 Willem De Kooning, Zürich (ZOT). Öl auf Papier. 91,4 × 61,7 cm. 1947. Washington, Hirshhorn Museum and Sculpture Garden, Smithsonian Institution (The Joseph H. Hirshhorn Bequest) (A.D.A.G.P. 1992).
(Foto des Museums)

598 Willem De Kooning, Woman I. Öl auf Leinwand. 192,7 × 147,3 cm. 1950–1952. New York, The Museum of Modern Art (A.D.A.G.P. 1992).
(Foto des Museums)

599 Mark Tobey, Edge of August. Kaseintempera auf Composition Board. 121,9 × 71,1 cm. 1953. New York, The Museum of Modern Art.
(Foto des Museums)

600 Franz Kline, Mahoning. Öl und Papiercollage auf Leinwand. 203,2 × 254 cm. 1956. New York, Whitney Museum of American Art.
(Foto Geoffrey Clements/Whitney Museum of American Art)

601 Hans Hofmann, Memoria in Aeternum. Öl auf Leinwand. 239,3 × 183,2 cm. 1962. New York, The Museum of Modern Art (Schenkung des Künstlers).
(Foto des Museums)

602 Bradley Walker Tomlin, Number 2. Öl auf Leinwand. 137,2 × 106,7 cm. 1950. New York, Whitney Museum of Art (Schenkung von Mr. und Mrs. David Rockefeller zu Ehren von John I. H. Baur).
(Foto Geoffrey Clements/Whitney Museum of American Art)

603 Robert Motherwell, Je t'aime IV? Öl auf Leinwand. 179 × 255 cm. 1955–1958. München, Bayerische Staatsgemäldesammlungen (A.D.A.G.P. 1992).
(Foto des Museums)

604 Adolph Gottlieb, Descending Arrow. Öl auf Leinwand. 243,5 × 182,4 cm. 1956. New York, The Museum of Modern Art (Schenkung des Künstlers).
(Foto des Museums)

605 Robert Motherwell, N.R.F., Collage, Number 2. Öl und Collage auf Papier. 71,4 × 54,6 cm. 1960. Whitney Museum of American Art (A.D.A.G.P. 1992).
(Foto des Museums)

606 Barnett Newman, Vir heroicus sublimis. Öl auf Leinwand. 242,2 × 513,6 cm. 1950 bis 1951. New York, The Museum of Modern Art (Schenkung von Mr. und Mrs. Ben Heller).
(Foto des Museums)

607 Barnett Newman, Shining Forth (To George). Öl auf Leinwand. 290 × 442 cm. 1961. Paris, Musée national d'Art moderne. (Foto des Museums)

608 Barnett Newman, Who's Afraid of Red, Yellow and Blue III. Öl auf Leinwand. 243,8 × 543,5 cm. 1966–1967. Amsterdam, Stedelijk Museum. (Foto des Museums)

609 Theodoros Stamos, The Field. Öl auf Leinwand. 40,6 × 50,4 cm. 1952. Washington, The Philipps Collection. (Foto der Sammlung)

610 Mark Rothko, Number 10. Öl auf Leinwand. 229,6 × 145,1 cm. 1950. New York, The Museum of Modern Art (Schenkung von Philipp Johnson) (A.D.A.G.P. 1992). (Foto des Museums)

611 Mark Rothko, Untitled (Black and Gray). Acryl auf Leinwand. 206,7 × 193,7 cm. 1969. Washington, National Gallery of Art (Schenkung der Mark Rothko Foundation) (A.D.A.G.P. 1992). (Foto des Museums)

612 Robert Rauschenberg, Gloria. Öl und Collage auf Leinwand. 168,3 × 160,7 cm. 1956. The Cleveland Museum of Art (A.D.A.G.P. 1992). (Foto des Museums)

613 Robert Rauschenberg, Factum I. Öl und Collage auf Leinwand. 156,2 × 90,8 cm. 1957. Los Angeles, The Museum of Contemporary Art (The Panza Collection) (A.D.A.G.P. 1992). (Foto Squidds & Nunns)

614 Jasper Johns, Target (Do it yourself). Kreide und Objekte auf Papier. 20 × 10 cm. 1960. New York, Galerie Sonnabend (A.D.A.G.P. 1992). (Foto der Galerie)

615 Jasper Johns, Target with Plaster Casts. Enkaustik, Collage auf Leinwand und Abgüsse. 129,5 × 111,7 cm. 1955. New York, Collection Leo Castelli (A.D.A.G.P. 1992). (Foto R. Burckhardt)

616 Jasper Johns, Three Flaggs. Enkaustik auf Leinwand. 78,4 × 115,6 × 12,7 cm. 1958. New York, Whitney Museum of American Art (A.D.A.G.P. 1992). (Foto des Museums)

617 Jasper Johns, Flag on Orange Field. Enkaustik auf Leinwand. 167,5 × 124,5 cm. 1957. Köln, Museum Ludwig (A.D.A.G.P. 1992). (Foto Rheinisches Bildarchiv)

618 Roy Lichtenstein, Mirror No. 1. Öl und Magna auf Leinwand. 152,4 × 121,9 cm. 1969. New York, Galerie Leo Castelli (A.D.A.G.P. 1992). (Foto Studio Roy Lichtenstein)

619 Roy Lichtenstein, I Can See The Whole Room ... And There's Nobody In It. Öl auf Leinwand. 121,9 × 121,9 cm. 1961. New York, Galerie Leo Castelli (A.D.A.G.P. 1992). (Foto der Galerie)

620 Roy Lichtenstein, Little Big Painting. Öl auf Leinwand. 172,7 × 203,2 cm. 1965. New York, Whitney Museum of American Art (A.D.A.G.P. 1992). (Foto Geoffrey Clements)

621 Roy Lichtenstein, Step-On Can With Leg. Öl auf Leinwand. Jede Tafel 82,5 × 67,3 cm. 1961. New York, Galerie Leo Castelli (A.D.A.G.P. 1992). (Foto der Galerie)

622 Roy Lichtenstein, Whaam! Magna auf Leinwand. 172,7 × 406,4 cm. 1963. London, The Tate Gallery (A.D.A.G.P. 1992). (Foto der Galerie)

623 James Rosenquist, F-111. Teilansicht. Öl auf Leinwand und Aluminium. 3 048 × 26 213 cm. 1964–1965. Collection Richard E. Jacobs (A.D.A.G.P. 1992). (Foto R. Burckhardt)

624 Richard Lindner, And Eve. Öl auf Leinwand. 183 × 178,5 cm. 1970. Paris, Musée national d'Art moderne (A.D.A.G.P. 1992). (Foto des Museums)

625 Larry Rivers, I Like Olympia in Black Face. Assemblage aus bemaltem Holz mit Objekten. 182 × 194 × 100 cm. 1970. Paris, Musée national d'Art moderne (A.D.A.G.P. 1992). (Foto des Museums)

626 Claes Oldenburg, The Store. Dezember 1961. New York, Fotografie der Installation, 107, East Second Street. (Foto Robert McElroy)

627 Robert Indiana, Love Rising. Acryl auf Leinwand. Vier Tafeln, 370 × 370 cm. 1968. Wien, Museum Moderner Kunst. (Foto des Museums)

628 Andy Warhol, Boxes. Siebdruck auf Holz, „Brillo"-Kartons. 44 × 43 × 43,5 cm. „Campbells"-Dosen. 25 × 48 × 24 cm. Köln, Museum Ludwig (A.D.A.G.P. 1992). (Foto Rheinisches Bildarchiv)

629 Andy Warhol, Hundred Cans. Öl auf Leinwand. 182,9 × 132,1 cm. 1962. Buffalo, Albright-Knox Art Gallery (Schenkung von Seymour H. Knox) (A.D.A.G.P. 1992). (Foto des Museums)

630 Jim Dine, Double Isometric Self-Portrait (Serape). Öl und Objekte auf Leinwand. 144,5 × 214,6 cm. 1964. New York, Whitney Museum of American Art (Schenkung von Helen W. Benjamin) (Foto des Museums)

631 Andy Warhol, Last Self-Portrait. Siebdruck und Acrylfarbe auf Leinwand. 203,2 × 203,2 cm. 1986. New York, The Metropolitan Museum of Art (A.D.A.G.P. 1992). (Foto des Museums)

632 Morris Louis, Saraband. Acryl auf Leinwand. 257 × 378,5 cm. 1959. New York, Solomon R. Guggenheim Museum. (Foto Robert E. Mates)

633 Jules Olitsky, High A Yellow. Acryl auf Leinwand. 227,3 × 381 cm. 1967. New York, Whitney Museum of American Art (A.D.A.G.P. 1992).

634 Kenneth Noland, New Day. Synthetic Polymer auf Leinwand. 227 × 469,3 cm. 1967. New York, Whitney Museum of Modern Art (A.D.A.G.P. 1992). (Foto Geoffrey Clements)

635 Sam Francis, Untitled. Acryl auf Leinwand. 274 × 152 cm. 1968–1969. Paris, Galerie Jean Fournier. (Foto der Galerie)

636 Larry Poons, Sicilian Chance. Synthetic Polymer auf Leinwand. 182,8 × 366,3 cm. 1964. Washington, Hirshhorn Museum and Sculpture Garden, Smithsonian Institution (Schenkung von Joseph H. Hirshhorn). (Foto des Museums)

637 Al Held, The Big N. Synthetic Polymer auf Leinwand. 275,2 × 274,3 cm. 1964. New York, The Museum of Modern Art (Mr. Armand B. Bartos Fund). (Foto des Museums)

638 Robert Ryman, Untitled. Öl auf Leinwand. Zwei Tafeln, 166 × 164,5 cm. 1960. Amsterdam, Stedelijk Museum. (Foto des Museums)

639 Robert Ryman, Peace. Acryl auf Glasfasern, Holz und Aluminium. 151,5 × 66 × 68,5 cm. 1984. New York, Galerie Lelong. (Foto der Galerie)

640 Richard Tuttle, House. Malerei auf Holz. 68 × 84,5 × 3,5 cm. 1965. Paris, Musée national d'Art moderne. (Foto des Museums)

641 Ellsworth Kelly, White Angle. Malerei auf Aluminium. 183,5 × 91,4 × 183,5 cm. 1966. New York, Solomon R. Guggenheim Museum. (Foto Robert E. Mates)

642 Frank Stella, Blick in die Ausstellung, 4. Januar bis 6. Februar 1964. New York, Galerie Leo Castelli (SPADEM 1992). (Foto R. Burckhardt)

643 Ellsworth Kelly, Colors For A Large Wall. Öl auf Leinwand. 239,3 × 239,9 cm. 1951. New York, The Museum of Modern Art (Schenkung des Künstlers). (Foto des Museums)

644 Agnes Martin, Grass. Acryl auf Leinwand. 183 × 183 cm. 1967. Amsterdam, Stedelijk Museum. (Foto des Museums)

645 Robert Mangold, Distorted Circle Within a Polygon. Acryl und Bleistift auf Leinwand. 223,5 × 210,8 cm. 1972. Greensboro, Wetherspoon Art Gallery, University of North Carolina (A.D.A.G.P. 1992). (Foto Robert Mangold)

646 Donald Judd, Untitled. Messing und galvanisiertes Blech mit blauem Lack. 102,9 × 213,4 × 17,2 cm. 1964. Ottawa, Musée des Beaux-Arts du Canada. (Foto des Museums)

647 Dan Flavin, Pink Out of A Corner. To Jasper Johns. Neonröhre auf Metall. 243,8 × 15,2 × 13,6 cm. 1963. New York, The Museum of Modern Art (SPADEM 1992) (Schenkung von Philip Johnson). (Foto des Museums)

648 Sol LeWitt, All Combinations Of Arcs From Four Corners [...]. Installation. September 1987. Rom, Galerie Alessandra Bonomo. (Foto Attilio Maranzano)

649 John Baldessari, Pure Beauty. Acryl auf Leinwand. 116,2 × 115,5 cm. 1967–1968. Collection Ed. und Nancy Kienholz. (Foto John Baldessari)

650 John Baldessari, I Will Not Make Any More Boring Art. Lithographie in Schwarz und Weiß. 56,8 × 75,1 cm. 1971. New York, The Museum of Modern Art (John B. Turner Fund).
(Foto des Museums)

651 Robert Barry, Installation. Detail. 1989. Rom, Galerie Ugo Ferranti.
(Foto Mimmo Capone)

652 Joseph Kosuth, One And Three Chairs. Stuhl und schwarzweiß Fotografien. Stuhl 82 × 40 × 37 cm, Fotografien 112 × 79 und 50 × 75 cm. 1965. Paris, Musée national d'Art moderne (A.D.A.G.P. 1992).
(Foto des Museums)

653 Robert Barry, Projection Piece. Detail der Installation. Januar 1974. Paris, Galerie Yvon Lambert.
(Foto André Morain)

654 Bruce Nauman, Self-Portrait As A Fountain. Aus „Photograph suite". 51 × 60,8 cm. 1966. New York, Whitney Museum of American. Art, (A.D.A.G.P. 1992).
(Foto des Museums)

655 Robert Smithson, Asphalt Run-Down. 1969. Rom.
(Foto Galerie John Weber, New York)

656 Dennis Oppenheim, Reading Position. Fotografien. 215,9 × 152,4 cm. 1970.
(Foto Dennis Oppenheim)

657 Malcolm Morley, Racetrack. Acryl auf Leinwand. 175 × 220 cm. 1970. Aachen, Ludwig Museum.
(Foto Ann Gold)

658 Don Eddy, Chrome Wheel And Hubcap II. Acrylfarbe auf Leinwand. 50 × 50 cm. 1970. Brüssel-Paris, Galerie Isy Brachot.
(Foto der Galerie)

659 Chuck Close, Phil/Watercolor. Aquarell, Acrylfarbe und Kreide auf Papier. 147,3 × 101,6 cm. 1977. New York, The Pace Gallery.
(Foto Bevan Davies)

660 Ralph Goings, Airstream. Öl auf Leinwand. 152 × 214 cm. 1970. Wien, Museum für Moderne Kunst, und Aachen, Museum Ludwig.
(Foto Ann Münchow)

661 Neil Jenny, Them And Us. Synthetic Polymer und Kreide auf Leinwand. 115 × 343 × 8,8 cm. 1969. New York, The Museum of Modern Art (Schenkung von Louis G. und Susan B. Reese).
(Foto des Museums)

662 David Salle, Sextant in Dogtown. Öl und Acryl auf Leinwand. 244,3 × 320,7 cm. 1987. New York, Whitney Museum of American Art. (A.D.A.G.P. 1992).
(Foto des Museums)

663 Jonathan Borofsky, Installation. April bis August 1984. Jerusalem, Israel Museum.
(Foto des Museums)

664 Robert Longo, Now Everybody (For R. W. Fassbinder). Kohle, Kreide und Chinatusche auf Papier, Bronze koloriert. 243,8 × 487,6 cm – 200,6 × 71,1 × 114,3 cm. 1982–1983. Aachen, Museum Ludwig. (Foto Ludwig Forum, Aachen)

665 Thomas Crawford, Charles Sumner. Marmor. 68,6 cm. 1842. Boston, Museum of Fine Arts (Nachlaß von Charles Sumner).
(Foto des Museums)

666 Jean-Antoine Houdon, George Washington. Marmor. 1788. Richmond, Virginia State Capitol.
(Foto DITE)

667 Hiram Powers, Präsident Andrew Jackson. Gips. 72,1 cm. 1835. Washington, D.C., National Museum of American Art, Smithsonian Institution.
(Foto Art Resource)

668 Francis Chantrey, George Washington. Marmor. 1826. Boston, Massachusetts State House.
(Foto Massachusetts State House)

669 Horatio Greenough, George Washington. Marmor. 136 cm. 1832–1841. Washington, D.C., National Museum of American Art, Smithsonian Institution (ehemals U.S. Capitol). (Foto des Museums)

670 William Rush, George Washington. Bemaltes Holz. 1814. Lebensgröße. Philadelphia, Independence National Park Collection.
(Foto der Sammlung)

671 Thomas Crawford, Orpheus und der Zerberus. Marmor. 171,5 cm. 1839–1842. Boston, Museum of Fine Arts (Schenkung von Mr. und Mrs. Cornelius Vermeule).
(Foto des Museums)

672 Randolph Rogers, Nydia. Marmor. 1859. New York, The Metropolitan Museum of Art (Schenkung von James Douglas).
(Foto des Museums)

673 William Wetmore, Kleopatra. Marmor. 1858. The New York, Metropolitan Museum of Art (Schenkung von John Taylor Johnson).
(Foto des Museums)

674–675 Chauncey Bradley Ives, Undine empfängt ihre Seele. Marmor. 154,8 cm. 1855. New Haven, Yale University Art Gallery (Schenkung von Mrs. Alice A. Allen).
(Foto der Galerie)

676 George Grey Barnard, Der Widerstreit der beiden Seelen des Menschen. Marmor. 256,5 cm. 1902. New York, The Metropolitan Museum of Art (Schenkung von Alfred Corning Clark).
(Foto des Museums)

677 William Rimmer, Der sterbende Zentaur. Bronze. 54,6 cm. 1871. New York; The Metropolitan Museum of Art (Schenkung von Edward Holbrook).
(Foto des Museums)

678 Erastus Dow Palmer, Das Indianermädchen oder die Morgenröte des Christentums. Marmor. 149,8 cm. 1856. New York, The Metropolitan Museum of Art (Schenkung des Hon. Hamilton Fish).
(Foto des Museums)

679 William Rimmer, Stürzender Gladiator. Bronze. 108,3 cm. 1961. Boston, Museum of Fine Arts.
(Foto des Museums)

680 Joseph Mozier, Pochahontas. Weißer Marmor. 122,5 cm. 1859. New York, Hirschl & Adler Galleries.
(Foto der Galerie)

681 Larkin G. Mead und Russel Sturgis, Das Lincoln-Mausoleum. 1869–1874. Springfield, Illinois.
(Foto DITE)

682 Martin Milmore, Amerikanische Sphinx. Granit. Mount-Auburn-Friedhof. 1872. Cambridge, Massachusetts.
(Foto Benoît Roland)

683 Martin Milmore, Das Bürgerkriegsdenkmal. 1874. Massachusetts, Boston Common.
(Foto Carla Boni)

684 Thomas Ball, Emanzipationsgruppe. Bronze. 1874. Washington, D.C.
(Foto Benoît Roland)

685 Daniel Chester French, Das Lincoln-Memorial. Marmor. 6 m. 1922. Washington, D.C.
(Foto Carla Boni)

686 Frederick Remington, Reiter auf einem Wildpferd. Bronze. 59,5 cm. 1895. Fort Worth, Amon Carter Museum.
(Foto des Museums)

687 John Quincy Adams Ward, Indianischer Jäger. Bronze. 304,8 cm. Um 186O. New York, Central Park.
(Foto Carla Boni)

688 Daniel Chester French, Der Freiwillige aus dem Unabhängigkeitskrieg. Bronze. 213,3 cm. 1871–1875. Massachusetts, Old North Bridge, Concord.
(Foto Angelo Hornak)

689 Solon H. Borglum, Einfangen wilder Pferde mit dem Lasso. Bronze. 83,8 cm. 1898. Oklahoma City, National Cowboy Hall of Fame.
(Foto National Cowboy Hall of Fame)

690 Daniel Chester French, Die Kontinente: Amerika. Marmor. 1907. New York, United States Customs House.
(Foto Carla Boni)

691 Daniel Chester French, Das Melvin-Denkmal. Kopie des Denkmals auf dem Friedhof von Concord, Massachusetts. Marmor. 354,4 cm. 1906–1908. New York, The Metropolitan Museum of Art (Schenkung von James C. Melvin).
(Foto des Museums)

692 Daniel Chester French, Die Kontinente: Asien. Marmor. 1906. New York, United States Customs House.
(Foto Carla Boni)

693 Charles Carey Rumsey, Der Büffeljagd-Fries. Stein. 1916. New York, Auffahrt zur Manhattan-Brücke.
(Foto Benoît Roland)

694 John B. Flannagan, Schimpanse. Granit. 26,7 × 17,1 × 21 cm. 1928. New York, Whitney Museum of American Art (Schenkung von Gertrude Vanderbilt Whitney).
(Foto Geoffrey Clements)

695 William Zorach, Kind mit Katze. Tennessee-Marmor. 55,4 × 28,6 × 19 cm. 1926. New York, The Museum of Modern Art (Schenkung von Mr. und Mrs. Sam A. Lewisohn)
(Foto des Museums)

696 Malvina Hoffman, Schwarze Frau. Bronze. 1923. Chicago, Field Museum of Natural History.
(Foto Carla Boni)

697 William Zorach, Junger Pegasus. Nußbaum. 41,9 × 34,3 × 20,3 cm. 1928. New York, Whitney Museum of American Art (Schenkung von Juliana Force).
(Foto Geoffrey Clements)

698 John Storrs, Der Abt (Sitzender Gendarm). Bronze. 43,5 × 21,3 × 32,4 cm. 1920. Washington, D.C., Hirshhorn Museum and Sculpture Garden, Smithsonian Institution (Schenkung von Joseph H. Hirshhorn).
(Foto des Museums)

699 John Storrs, Form im Raum I. Marmor. 194,9 × 32 × 21,9 cm. Um 1924. New York, Whitney Museum of American Art (Schenkung von Mr. und Mrs. B.H. Friedman).
(Foto Jerry L. Thompson)

700 John Storrs, Ceres. Verchromter Stahl. Für die Spitze des Chicago Board of Trade Building bestimmtes Werk. 66 cm. 1931. Chicago, The Art Institute (Schenkung von John N. Stern).
(Foto Carla Boni)

701 John Storrs, Geflügeltes Pferd. Bronze. 33,7 × 38,1 cm. 1919. Chicago, The Art Institute.
(Foto des Museums)

702 Elie Nadelman, Frau am Klavier. Eingefärbtes und bemaltes Holz. 89,2 × 59,1 × 22,9 cm. 1917. New York, The Museum of Modern Art, The Philip L. Goodwin Collection. (Foto des Museums)

703 Elie Nadelman, Der Gast. Eingefärbtes und bemaltes Holz, Eisen. 73,2 × 39,3 × 36,8 cm. Um 1919. Washington, D.C., Hirshhorn Museum and Sculpture Garden, Smithsonian Institution (Schenkung von Joseph H. Hirshhorn).
(Foto des Museums)

704 Gaston Lachaise, Stehende. Bronze. 1912 bis 1917. Los Angeles, Universität von Kalifornien.
(Foto San/Roger-Viollet)

705 Gaston Lachaise, Schwebende. Bronze. 131,4 × 243,9 × 55,9 cm. 1927, gegossen 1935. New York, The Museum of Modern Art.
(Foto des Museums)

706 Alexander Calder, Josephine Baker. Eisen. 99 × 56,6 × 24,5 cm. 1927–1929. New York, The Museum of Modern Art (Schenkung des Künstlers) (A.D.A.G.P., 1992).
(Foto des Museums)

707 Alexander Calder, Konstellation. Bemaltes Holz und Eisendraht. 61 × 72 × 53 cm. 1943. Paris, Musée national d'Art moderne (A.D.A.G.P., 1992).
(Foto des Museums)

708 Alexander Calder, Ein Universum. Mobile: bemaltes Stahlrohr, Holz, Draht, Schnur. 102,9 cm. 1934. New York, The Museum of Modern Art (Schenkung von Abby Aldrich Rockefeller) (A.D.A.G.P., 1992).
(Foto des Museums)

709 David Smith, Das Haus des Schweißers. Bronze. 1945. London, The Tate Gallery (A.D.A.G.P., 1992).
(Foto des Museums)

710 David Smith, Australien. Bemalter Stahl. 202 × 274 × 41 cm. 1951. New York, The Museum of Modern Art (Schenkung von William Rubin) (A.D.A.G.P., 1992).
(Foto des Museums)

711 David Smith, Totem-Tank I. Stahl. 228 × 99 × 42 cm. 1952. Chicago, The Art Institute (A.D.A.G.P., 1992).
(Foto des Instituts)

712 David Smith, Voltri VII. Eisen. 215,8 × 311,6 × 110 cm. 1962. Washington, D.C., National Gallery of Art (Ailsa Mellon Bruce Fund) (A.D.A.G.P, 1992).
(Foto der Galerie)

713 Louise Bourgeois, Töchterchen. Latex. 59 cm. 1968. New York, Robert Miller Gallery (A.D.A.G.P., 1992).
(Foto Allan Finkelman)

714 Louise Nevelson, Morgendämmerung. Vergoldetes Holz. 240 × 191,7 × 19,6 cm. 1962. New York, The Pace Gallery.
(Foto Eric Pollitzer)

715 Robert Morris, Ohne Titel. Filz. 68 × 72 × 26 cm. 1968. London, Sammlung Saatchi.
(Foto der Sammlung)

716 Carl André, Equivalent VIII. Ziegelsteine. 1966. London, The Tate Gallery (A.D.A.G.P., 1992).
(Foto des Museums)

717 Eva Hesse, Accession III. Aluminium, Gummischlauch. 1967–1968. Köln, Museum Ludwig. (Foto Rheinisches Bildarchiv)

718 Dan Flavin, Ohne Titel (Für den „Erfinder" der Pfirsichblütenglasur). Leuchtstoffröhre. 243,8 × 243,8 cm. 1968. New York, Galerie Leo Castelli (SPADEM, 1992).
(Foto der Galerie)

719 Duane Hanson, Die Bowery-Vagabunden. Glasfaser, verschiedene Objekte. 1969 bis 1970. Aachen, Museum Ludwig.
(Foto Anne Gold)

720 Richard Segal, Frau, sich einen Fuß im Ausguß waschend. Gips, Holz, Metall und Porzellan. 1965. Köln, Museum Ludwig.
(Foto Rheinisches Bildarchiv)

721 Richard Segal, Walk, Dont Walk! Gips, Zement, Metall, bemaltes Holz und elektrische Beleuchtung. 264,1 × 182,8 × 182,8 cm. 1976. New York, Whitney Museum of American Art.
(Foto des Museums)

722 Walter De Maria, Museumsstück. Aluminium. 1O,2 × 91,5 × 91,5 cm. 1966. New York, Solomon R. Guggenheim Museum.
(Foto R. Mates)

723 Christo, Verhüllte Schubkarre. Gewebe, Metall, Holz, Schnur und Bindfaden. 89,1 × 151 × 51,4 cm. 1963. New York, The Museum of Modern Art (Blanchette Rockefeller Fund).
(Foto des Museums)

724 Bradford-Stuhl. Weißesche, Rotesche, Weißkiefer. 1630–1655. Plymouth, The Pilgrim Society.
(Foto der Gesellschaft)

725 Trestle Table. Ahorn und Kiefer. 65,2 × 61,8 × 270 cm. 1680–1700. Boston, Museum of Fine Arts (Helen and Alice Colburn and Frederick Brown Funds)
(Foto des Museums)

726 Anrichte. Virginia. Kiefer, Nußbaum. 126,3 × 47,6 cm. 1640–1660. Winston-Salem, Museum of Early Southern Decorative Arts.
(Foto des Museums)

727 Großer lederbezogener Stuhl. Massachusetts. Pappel, Ahorn, Leder, Kupfernägel. 96,5 cm. Um 1660–1680. Boston, Museum of Fine Arts, Seth K. Sweetser Fund.
(Foto des Museums)

728 Sekretär. Zeder mit Rotbuche, Nußbaum, Tulpenbaum, Pappel, Kiefer und Eiche inkrustiert. 169,5 × 106 cm. 1690–1720. New York, Museum of the City of New York (Schenkung von Mrs. Elon Huntington Hocker).
(Foto des Museums)

729 William Searle, Lehnstuhl. Eiche. 123,2 × 64,8 × 38,8 cm. 1663–1667. Brunswick, Bowdoin College Museum of Art (Schenkung von Mr. Ephraim Wilder Farley).
(Foto des Museums)

730 Stuhl. Boston, Massachusetts. Rotbuche. 131,3 × 46,3 × 41,2 cm. 1689–1705. Winterthur, The Henry Francis du Pont Winterthur Museum.
(Foto des Museums)

731 Stuhl. Boston, Massachusetts. Eiche, Ahorn, Rotbuche, Pappel. 114,3 × 44,9 × 48,5 cm. 1722–1740. Winterthur, The Henry Francis du Pont Winterthur Museum.
(Foto des Museums)

732 Bücherschrank. Charleston, South Carolina. Mahagoni. 268,6 × 233,6 × 69,8 cm. 1755–1775. Winston-Salem, Museum of Early Southern Decorative Arts.
(Foto des Museums)

733 Stuhl. Connecticut, Gebiet um Newington. Ahorn und weißer Nußbaum. 100,3 × 48,2 × 33 cm. 1820–1835. Hartford, The Connecticut Historical Society.
(Foto der Gesellschaft)

734 Robert Sanderson, Bierkrug. Silber. 16,5 × 13,9 cm. Vor 1693. Boston, Museum of Fine Arts (Schenkung von John S. Ames und Mary Ames, Frothingham).
(Foto des Museums)

735 Jeremiah Dummer, Zwei Leuchter. Silber. 27,5 cm. Um 1680–1690. New Haven, Yale University Art Gallery, The Mabel Brady Garvan Collection.
(Foto der Galerie)

736 Gerrit Onckelbag, Zweihenkeliges Gefäß mit Deckel. Silber. 14,6 cm. Um 1690–1700. New Haven, Yale University Art Gallery, The Mabel Brady Garvan Collection.
(Foto der Galerie)

737 Simeon Soumain, Zuckerdose. Silber. 10,6 cm. Um 1738–1745. New Haven, Yale University Art Gallery, The Mabel Brady Garvan Collection.
(Foto der Galerie)

738 Edward Winslow, Zuckerdose. Silber. Um 1700–1710. New Haven, Yale University Art Gallery, The Mabel Brady Garvan Collection.
(Foto der Galerie)

739 Ruth Read, Einlegearbeit. Boston. Holz, Glas, Silber, Metall. 59,5 × 22,7 × 23,8 cm. 1720. New York, Cooper-Hewitt-Museum.
(Foto Steve Tague)

740 Joseph Richardson, Teekessel mit Stövchen. Silber. Um 1745–1755. New Haven, Yale University Art Gallery (The Mabel Brady Garvan Collection).
(Foto der Galerie)

741 Stuhl. Neuengland. Holz. 115,5 × 88,9 cm. Um 1755–1775. New Haven, Yale University Art Gallery, Estate of Janet Smith Johnson.
(Foto der Galerie)

742 Tisch. Portsmouth, New Hampshire. Mahagoni und Weißkiefer. 72,7 × 91,4 × 56,8 cm. Um 1760–1780. Pittsburgh, The Carnegie Museum of Art (Schenkung von Richard King Mellon Foundation).
(Foto des Museums)

743 Stuhl. New York. Mahagoni, Damastseide. 97,1 × 61,2 × 47,5 cm. Um 1755–1790. New York, The Metropolitan Museum of Art (Schenkung von Mrs. George Sand).
(Foto des Museums)

744 Sekretär. Newport, Rhode Island. Mahagoni. 86,3 × 91,4 × 52,1 cm. 1760–1790. New York, The Metropolitan Museum of Art (Schenkung von Mrs. Russell Sage).
(Foto des Museums)

745 Stuhl. Philadelphia. Mahagoni. Um 1770. New York, The Metropolitan Museum of Art.
(Foto des Museums)

746 Kommode. Boston. Mahagoni und Kiefer. 231,8 × 116,8 × 57,8 cm. Um 1770–1790. Pittsburgh, The Carnegie Museum of Art (Schenkung von Richard King Mellon Foundation).
(Foto des Museums)

747 Stuhl. Salem, Massachusetts. Mahagoni. 99,3 × 55,8 × 46,4 cm. 1795. Winterthur, The Henry Francis du Pont Winterthur Museum.
(Foto des Museums)

748 Tisch. Philadelphia. Nußbaum. 75,5 × 84,1 × 51,4 cm. 1700–1725. Philadelphia, Philadelphia Museum of Art.
(Foto des Museums)

749 Duncan Phyfe, Stuhl. New York. Mahagoni. 83.8 × 53,3 × 58,4 cm. 1807. Winterthur, The Henry Francis du Pont Winterthur Museum.
(Foto des Museum)

750 William Steigel zugeschrieben, Zuckerdose. Manheim, Pennsylvania. Farbiges Glas. 14,5 × 10,8 cm. Um 1772–1774. Corning, The Corning Museum of Glass.
(Foto des Museums)

751 Bonnin & Morris, Konfektschale. Philadelphia. Fayence. 13,3 × 18,4 cm. 1771–1772. New York, The Brooklyn Museum.
(Foto des Museums)

752 Paul Revere II., Kaffeekanne. Silber. 1781. Boston, Museum of Fine Arts (Schenkung von Nathaniel Thayer).
(Foto des Museums)

753 Richard Humphreys, Urnen-Wasserkessel. Silber. 53,9 × 27,1 × 25,4 cm. 1774. Philadelphia, Philadelphia Museum of Art.
(Foto des Museums)

754 William Will, Zuckerdose. Philadelphia. Zinn. 10,4 cm. 1764–1798. Winterthur, The Henry Francis du Pont Winterthur Museum.
(Foto des Museums)

755 Harvey Lewis, Tintenfaß. Silber. 8,8 cm. Um 1815–1825. New Haven, Yale University Art Gallery, The Mabel Brady Garvan Collection.
(Foto der Galerie)

756 R. B. Curling & Sons, Karaffen. Pittsburgh. Glas. 26,7 × 12,1 cm. 1828. Pittsburgh, The Carnegie Museum of Art (Schenkung von Alice B. Albree).
(Foto des Museums)

757 Ott & Brewer, Krug. Trenton, New Jersey. Porzellan. Um 1883. Pittsburgh. The High Museum of Art (Schenkung von Alice B. Albree).
(Foto des Museums)

758 Bücherschrank. Kirsche. 234,9 × 106,2 × 53,3 cm. 1790–1810. Winterthur, The Henry Francis du Pont Winterthur Museum.
(Foto des Museums)

759 Samuel Gragg, Stuhl. Boston. Eiche, Birke. 87,1 × 45,9 × 64,2 cm. 1808–1815. Winterthur, The Henry Francis du Pont Winterthur Museum.
(Foto des Museums)

760 Anthony G. Quervelle, Bücherschrank. Mahagoni. 278,1 cm. 1827. Philadelphia, Philadelphia Museum of Art (Schenkung von Mr. und Mrs. Edward C. Page).
(Foto des Museums)

761 Leon Marcotte, Schrank. New York. Rosenholz. 169,7 × 152,4 cm. Um 1875. Newark, The Newark Museum (Schenkung von Miss Florence Sullivan).
(Foto des Museums)

762 Roycroft, Zweitüriger Bücherschrank. Eiche, bemaltes Kupfer. 167 × 140,3 × 40 cm. 1905–1910. Richmond, Virginia Museum of Fine Arts (Schenkung von Sydney und Frances Lewis).
(Foto des Museums)

763 Gustav Stickley & Harvey Ellis, Schreibschrank. Boston. Eiche, Zinn, Kupfer, Intarsien aus exotischen Hölzern, Pappel. 116,8 × 106,7 × 29,2 cm. Um 1903–1904. Richmond, Virginia Museum of Fine Arts (Schenkung von Sydney und Frances Lewis).
(Foto des Museums)

764 Frank Lloyd Wright, Stuhl. Eiche, Leder. Um 1904. Pittsburgh, The Carnegie Museum of Art (AODA Purchase Fund).
(Foto des Museums)

765 Charles Sumner Greene & Henry Mather Greene, Tisch. Mahagoni, Ebenholz, Silber. 74 × 137,2 × 91,5 cm. Um 1909. Richmond, Virginia Museum of Fine Arts (Schenkung von Sydney und Frances Lewis).
(Foto des Museums)

766 Paul T. Frankl, Bücherschrank. Ahorn, Bakelit. 202,4 × 87,1 × 47,5 cm. Um 1925 bis 1930. New York, The Metropolitan Museum of Art.
(Foto des Museums)

767 John Chandler für Ball, Tomkins and Black, Teekessel mit Stövchen. New York. Silber. 43,5 cm. 1850. New York, The Metropolitan Museum of Art (Schenkung von Mrs. F.R. Lefferts).
(Foto des Museums)

768–769 Tiffany and Co., „Etruskische" Vase. Silber. 28,1 cm. Um 1860–1870. New Haven, Yale University Art Gallery (Schenkung von John Pierson).
(Foto Joseph Szaszfai/Yale University Art Gallery)

770 Albert Valentien für die Rookwood Pottery, „Hortensien"-Vase. Porzellan. 36,5 × 23,7 cm. 1904. Syracuse, Everson Museum of Art (Robert and Dorothy Riester Fund).
(Foto Courtney Frisse/Everson Museum of Art)

771 Manufacture Gorham, Bowlengefäß mit Löffel. Providence, Rhode Island. Silber. Durchmesser 27 cm. 1885. Boston, Museum of Fine Arts (Edwin L. Jack Fund).
(Foto des Museums)

772 Adelaide Robineau, „Skarabäus"-Vase. Porzellan. 42,4 cm. 1910. Syracuse, Everson Museum of Art.
(Foto des Museums)

773 Eliel Saarinen, Teegefäß mit Tablett. Silber. 36,1 × 45,7 cm. 1934. Bloomfield Hills; Cranbrook Academy of Art Museum.
(Foto der Akademie)

774 Peter Voulkos, Wasserkrug. Sandstein. 53,3 × 45,7 × 43,1 cm. 1958. Los Angeles; Los Angeles County Museum of Art (Schenkung von Howard and Gwen Laurie Smits).
(Foto des Museums)

775 Charles Rohlfs, Schaukelstuhl. Eiche und Leder. 1901. Pittsburgh, The Carnegie Museum of Art, Dupuy Fund.
(Foto des Museums)

776 Frank Lloyd Wright, Schreibtisch und Stuhl. Emaillierter Stahl, Nußbaum, Leder, Stoff. Stuhl: 87,6 × 59,6 × 49,5 cm. Schreibtisch: 85 × 88,9 × 213,3 cm. 1936–1939. Atlanta, The High Museum of Art, Virginia Carroll Crawford Collection.
(Foto des Museums)

777 Charles Eames für Evans, Stuhl. Sperrholz. 74,9 cm. 1946. New Haven, Yale University Art Gallery (Schenkung von Mr. und Mrs. Valerian Lada-Mocarski).
(Foto der Galerie)

778 Louis Dierra (?) für die Pittsburgh Glass Company, Lehnstuhl. Glas, Metall, Stoff. 74,3 × 59,1 × 57,8 cm. Pittsburgh, The Carnegie Museum of Art, Dupuy Fund.
(Foto des Museums)

779 Frank Gehry, Schaukelstuhl. Wellpappe. 106,6 cm. 1972. Philadelphia, Philadelphia Museum of Art (Schenkung des Designers).
(Foto des Museums)

780 Eero Saarinen, Lehnstuhl. Aluminium, Plastik. 80,6 × 39,3 × 42,5 cm. Um 1975, entworfen 1956. New Haven, Yale University Art Gallery, The Mabel Brady Garvan Collection.
(Foto Joseph Szaszfai)

781 Henry Bertoia, „Diamant"-Stuhl. Stahl. 77,5 cm. 1952. New York, The Knoll Group.
(Foto Knoll Group)

782 Wendell Castle, Schreibtisch. Mahagoni, Kirsche. 102,9 × 226,1 × 158,8 cm. 1967. Wisconsin, S. C. Johnson & Son, Inc., Racine.
(Foto Detroit Institute of Arts)

BIBLIOGRAPHIE

ALLGEMEINE LITERATUR

FEIN, Ch.: New York. Welthauptstadt von Kunst und Kultur. Ein umfassender Führer. Luzern 1985.
HONISCH, D. u.a.: Amerikanische Kunst von 1954 bis heute. Köln 1976.
KULTERMANN, U.: Leben und Kunst. Zur Funktion der Intermedia. 1970.
KULTERMANN, U.: Radikaler Realismus. Tübingen 1972.
MARX, H.: New York. Washington. Kunst- und Reiseführer. Stuttgart, Berlin, Köln, Mainz 1979.
MARX, H.: San Francisco, Los Angeles und Umgebung. Kunst- und Reiseführer. Stuttgart, Berlin, Köln, Mainz 1981.
MELLQUIST, J.: Die amerikanische Kunst der Gegenwart. Berlin o.J.
RAEITHEL, G.: Geschichte der nordamerikanischen Kultur in drei Bänden. Bd. 1: 1600–1860, Bd. 2: 1860–1930, Bd. 3: 1930–1988. Weinheim u. Berlin 1987–1989.

DIE ARCHITEKTUR

ANDREWS, W.: Architecture, Ambition and Americans. A Social History of American Architecture. New York 1955.
ASHBEE, Ch. R.: Frank Lloyd Wright. Ausgeführte Bauten. Berlin 1911.
BANHAM, R.: The Architecture of the Welltempered Environment. London 1969.
– Los Angeles. The Architecture of Four Ecologies. Harmondsworth (Middlesex) 1971.
– A Concrete Atlantis. Cambridge (Mass.) 1986.
BLAKE, P.: The Master Builders. Le Corbusier, Mies van der Rohe, Frank Lloyd Wright. New York 1960.
– God's Own Junkyard. The Planned Deterioration of America's Landscape. New York 1964.
– Form Follows Fiasco. Why Modern Architecture Hasn't Worked. Boston/Toronto 1974 (Neuausg. 1977).
BLASER, W.: Mies van der Rohe. London 1972.
BLUMENSON, J. J.-G.: Identifying American Architecture. A Pictorial Guide to Styles and Terms, 1600 bis 1945. New York 1977 (Neuausg. 1981).
BORCHERDT, H. – Traub, V.: Einfamilienhäuser in den USA. München 1962.
BRAATZ, W. (Hrsg.): Wright, Frank Lloyd. Humane Architektur. Berlin, Frankfurt, Wien 1969. (Bauwelt Fundamente 25)
BROLIN, B. C.: The Failure of Modern Architecture. New York 1976.
BROOKS, H. A.: The Prairie School. Frank Lloyd Wright and His Midwest Contemporaries. Toronto 1972.
BURCHARD, J. – BUSH-BROWN, A.: The Architecture of America: A Social and Cultural History. Boston 1961.
BUSH-BROWN, A. (Vorw.): Skidmore, Owings and Merrill. Architecture and Urbanism, 1973–1983. London/New York 1984.
CIUCCI, G. – DAL CO, F. – MANIERI-ELIA, M. – TAFURI, M.: The American City. From the Civil War to the New Deal. Cambridge (Mass.) 1979.
CLEMSON, D.: Ganz aus Holz. Leben in Blockhäusern. Linden u. Frankfurt 1979.
COLES W. A. – REED H. H. Jr. (Hrsg.): Architecture in America. A Battle of Styles. New York 1961.
CONDIT, C. W.: American Building Art. The Nineteenth Century. New York 1960.
– American Building Art. The Twentieth Century. New York 1961.
– The Chicago School of Architecture. A History of Commercial and Public Building in the Chicago Area. 1875–1925. Chicago 1964.
– American Building. Materials and Techniques from the Beginning of the Colonial Settlements to the Present. Chicago 1968.
– 100 Jahre Architektur in Chicago. Kontinuität von Struktur und Form. Ausstellungskatalog München: Die neue Sammlung, Staatliche Museen für angewandte Kunst, 1973.
COOK, J. W. – KLOTZ, H.: Questions aux architectes. Liège/Bruxelles 1974.
CRANE, C. A. – SODERHOLZ, E.: Alte Bauwerke im kolonialen Baustil aus den nordamerikanischen Unionsstaaten. o.J.
DAVIS, A. J.: Rural Residences, 1837. Reprint New York 1980.
DEILMANN, H. – SCHWAB, G. – KRÄMER, K. H. (Hrsg.): Architektur der USA. Stuttgart 1985.
DIAMONSTEIN, B.: Contemporary American Architecture, New York 1980.
– American architecture now II. New York 1985.
DOWNING, A. J.: The Architecture of Country Houses, 1850. Reprint New York 1969.
DREXLER, A. – MENGES, A.: Architektur von Skidmore, Owings und Merril. 1963–1973. Teufen 1974.
EATON, L. K.: Two Chicago Architects and their Clients. Frank Lloyd Wright and Howard Van Doren Shaw. Cambridge (Mass.) 1969.
– American Architecture comes of Age, European Reaction to H. H. Richardson and Louis Sullivan. Cambridge (Mass.) 1972.
EBERT, W.: Pop-Paläste. Frankfurt 1983.
FERRISS, H.: The Metropolis of Tomorrow. New York 1929.
FITCH, J. M.: Architecture and the Esthetics of Plenty. New York/London 1961.
– American Building. The Historical Forces That Shaped It. Boston 1966.
– American Building. The Environmental Forces That Shape It. Boston 1972.
– Vier Jahrhunderte Bauen in den USA. Berlin/Frankfurt/Wien 1968. (Bauwelt Fundamente 23)
Five Architects. Eisenman, Graves, Gwathmey, Hejduk, Meier. New York 1975.
FRAMPTON, K.: Modern Architecture. A Critical History. New York/Toronto 1980.
GEBHARD, D. – NEVINS, D.: Two Hundred Years of American Architectural Drawings. New York 1977.
GIEDION S.: Espace, temps, architecture. Paris 1978.
GOLDBERGER, P.: The Skyscraper. New York 1981.
– Wolkenkratzer. Das Hochhaus in Geschichte und Gegenwart. Stuttgart 1984.
GREBER, J.: L'Architecture aux États-Unis. Preuve de la force d'expansion du génie français. Paris 1920.
GROPIUS, W.: Apollo in der Demokratie. Gesammelte Schriften, Neue Bauhausbücher, Mainz–Berlin 1967.
– Die neue Architektur und das Bauhaus, Neue Bauhausbücher, Mainz–Berlin 1967.
GRUBE, O. W. – PRAN, P. C. – SCHULZE, F.: 100 Years of Architecture in Chicago. Continuity of Structure and Form. Chicago 1976.
GUTHEIM, F.: One Hundred Years of Architecture in America (1857–1957) celebrating the Centennial of the American Institute of Architects. New York 1957.
HAMLIN, T. F.: The American Spirit in Architecture. New Haven (Conn.) 1926.
– Greek Revival Architecture in America. New York 1944.
HANDLIN, D. P.: American Architecture. London 1985.
HARMS, H.: Trends der Architektur. USA – Louis Israel Kahn. Bauwelt 1963.
HEGEMANN, W.: Amerikanische Architektur. Berlin 1927.
HERDEG, K.: Die geschmückte Formel. Harvard: Das Bauhaus-Erbe und sein amerikanischer Verfall. Braunschweig/Wiesbaden 1988. (Schriften des deutschen Architekturmuseums zur Architekturgeschichte und Architekturtheorie)
HINES, T. S.: Burnham of Chicago. Architect and Planner. New York 1974.
HITCHCOCK, H.-R.: The Architecture of H. H. Richardson and His Times. Neuausg. 1936, Cambridge (Mass.) 1966.
– In the Nature of Materials. The Buildings of Frank Lloyd Wright, 1887–1941, 1942. Reprint, New York 1973.

HITCHCOCK, H.-R. – DANZ, E.: The Architecture of Skidmore, Owings & Merrill, 1950–1962. New York/Stuttgart 1963.
HITCHCOCK, H.-R. – DREXLER, A. (Hrsg.): Built in U.S.A. Post-War Architecture. New York, The Museum of Modern Art, 1952.
HITCHCOCK, H.-R. – JOHNSON, P.: The International Style. New York 1966.
HUXTABLE, A. L.: The Tall Building Artistically Reconsidered. The Search for a Skyscraper Style. New York 1984.
– Zeit für Wolkenkratzer oder die Kunst, Hochhäuser zu bauen. Berlin 1986.
JACOBS, J.: Tod und Leben großer amerikanischer Städte. Berlin, Frankfurt, Wien 1971. (Bauwelt Fundamente 4)
JENCKS, C. A.: The Language of Postmodern Architecture. New York 1977.
JOHNSON, P. C.: Mies van der Rohe. New York 1947.
– Writings. New York 1979.
JORDY, W. H.: American Buildings and Their Architects (Bd. III). Progressive and Academic Ideals at the Turn of the Twentieth Century. Garden City (N.Y.) 1972.
– American Buildings and Their Architects (Bd. IV). The Impact of European Modernism in the Mid-Twentieth Century. New York 1972.
KAUFMANN, E., Jr. (Hrsg.): The Rise of an American Architecture. New York 1970.
KAUFMANN, E. – RAEBURN, B.: Frank Lloyd Wright. Schriften und Bauten. München/Wien 1963.
KIDNEY, W. C.: The Architecture of Choice. Eclecticism in America, 1880–1930. New York 1974.
KIEF-NIEDERWÖHRMEIER, H.: Frank Lloyd Wright und Europa. Architekturelemente, Naturverhältnis, Publikationen, Einflüsse. Stuttgart 1983.
KIMBALL, F.: Thomas Jefferson, Architect, 1916. Reprint. New York 1968.
– American Architecture. Indianapolis 1928.
KLOTZ, H. – Cook, J. W.: Architektur im Widerspruch. Bauten in den USA von Mies van der Rohe bis Andy Warhol. Zürich 1974.
KÖSTER, B.: Palladio in Amerika. Die Kontinuität klassizistischen Bauens in den USA. München 1990.
KOOLHAAS, R.: Delirious New York. New York 1978.
LE CORBUSIER: Quand les cathédrales étaient blanches. Paris 1937.
LYSIAK, W.: Frank Lloyd Wright. Berlin 1983.
MASSU, C.: L'Architecture de l'école de Chicago. Architecture fonctionnaliste et idéologie américaine. Paris 1982.
– États-Unis: une double réalité, in: Architecture et industrie. Passé et avenir d'un mariage de raison. Paris 1983.
– La postmodernité américaine, in: Esprit Nr. 109 (1985).
MENDELSOHN, E.: Amerika. Bilderbuch eines Architekten. Berlin 1926, Reprint Braunschweig 1991.
MORRISON, H.: Early American Architecture. From the First Colonial Settlements to the National Period. New York 1952.
MOSER, W. M.: Frank Lloyd Wright. 60 Jahre lebendige Architektur. Winterthur/München 1952.
MOOS, St. v.: Venturi, Rauch & Scott Brown. München 1987.
MUJICA, F.: A History of the Skyscraper. New York 1930.
MUMFORD, L.: Sticks and Stones. A Study of American Architecture and Civilization, 1924. Reprint, New York 1955.
– The Brown Decades. A Study of the Arts in America, 1865–1895, 1931. Reprint, New York 1955.
– Vom Blockhaus zum Wolkenkratzer. Eine Studie über amerikanische Architektur und Zivilisation. Berlin 1925.
MUMFORD, L. (Hrsg.): Roots of Contemporary American Architecture, New York 1972 (Erstausgabe New York 1952).
NEUTRA, R. J.: Wie baut Amerika? Stuttgart 1927.
– Amerika. Die Stilbildung des neuen Bauens in den Vereinigten Staaten. Wien 1930. (Neues Bauen in der Welt 2)
– Gestaltete Umwelt. Erfahrungen und Forderungen eines Architekten. Dresden 1968. (Fundus Bücher 20/21)
– New York in white and grey, in: L'Architecture d'aujourd'hui, Nr. 186 (1976).
O'GORMAN, J. F. – THOMAS, G. E.: The Architecture of Frank Furness. Philadelphia, Philadelphia Museum of Art, 1973.
OSMAN, R. E.: New York. Ein Kunstführer. München 1969.
PAUL, S.: Louis H. Sullivan. Ein amerikanischer Architekt und Denker. Berlin, Frankfurt, Wien 1963. (Bauwelt Fundamente 5)
PEISCH, M. L.: The Chicago School of Architecture. Early Followers of Sullivan and Wright. London 1964.
PEVSNER, N.: A History of Building Types. London 1976.
PLACE, C. A.: Charles Bulfinch. Architect and Citizen. Boston 1925.
PROUVE, J.: Influences réciproques. Est-ce exact? In: Paris-New York. Paris, Centre Georges Pompidou, Musée national d'Art moderne, 1977.
RAGON, M.: Où va l'architecture américaine?. In: Bauen + Wohnen, Nr. 2(1965).
REED, H. H.: The Golden City. New York 1971.
REPS, J. W.: The Making of Urban America. A History of City Planning in the United States. Princeton (New Jersey) 1965.
ROBINSON, C. – BLETTER, R. H.: Skyscraper Style. Art Deco New York. New York 1975.
ROTH, L. M.: A Concise History of American Architecture. New York 1979.
– McKim, Mead and White. Architects. New York 1983.
ROWE, C.: The Mathematics of the Ideal Villa and Other Essays. Cambridge (Mass.) 1976.
SCHMIDT, J. N.: Wolkenkratzer. Ästhetik und Konstruktion. Köln 1991.
SCULLY, V. J., Jr.: The Shingle Style and the Stick Style. Architectural Theory and Design from Richardson to the Origins of Wright. 1955 (Neuausg. New Haven, Conn. 1971).
– Frank Lloyd Wright. New York 1960.
– Modern Architecture. The Architecture of Democracy. New York 1961.
– Louis I. Kahn. New York 1962.
– American Architecture and Urbanism. New York 1969.
– The Shingle Style today or the Historian's Revenge. New York 1974.
– Frank Lloyd Wright. Ravensburg 1961. (Große Meister der Architektur 6)
Skidmore, Owings und Merril 1950–1962. Stuttgart 1962.
SKY, A. – STONE, M.: Unbuilt America. Forgotten Architecture in the United States from Thomas Jefferson to the Space Age. New York 1976.
SPAETH, D.: Mies van der Rohe. New York 1985.
SPEYER, A. J.: Mies van der Rohe. Vorwort des Kataloges von Frederick Koeper. Chicago, The Art Institute, 1968.
STERN, R. A.: New Directions in American Architecture. London 1969.
SULLIVAN, L. H.: Kindergarten Chats and Other Writings. 1947. Reprint New York 1979.
– The Autobiography of an Idea. New York 1956.
TAFEL, E.: Frank Lloyd Wright persönlich. Zürich/München 1981.
TAFURI, M.: Projet et Utopie. Paris 1979.
TAFURI, M. – DAL CO, F.: Architecture contemporaine. Paris 1982.
TALLMADGE, T. E.: The Story of Architecture in America. New York 1927, Neuaufl. 1936.
TAUT, B.: Die neue Baukunst in Europa und Amerika. Stuttgart 1929. (Bauformen-Bibliothek 26)
Techniques américaines d'habitation et d'urbanisme, in: L'Architecture d'aujourd'hui, 18. Jg. Nr. 12(1947).
TEMKO, A.: Eero Saarinen. Makers of Contemporary Architecture Series. New York 1962.
– Eero Saarinen. Ravensburg 1964. (Architekten von heute 5)
THORNDIKE, J. J. (Hrsg.): Three centuries of notable American architects. New York 1981.
TREIBER, D.: Frank Lloyd Wright. Basel/Berlin 1988.
TROCMÉ, H.: Les Américains et leur architecture. Paris 1981.
TWOMBLY, R. C.: Frank Lloyd Wright. His Life and His Architecture. New York 1979.
TYNG, A.: Beginnings. Louis I. Kahn's Philosophy of Architecture. New York 1984.
UPTON, D. (Hrsg.): America's Architectural Roots. Ethnic Groups That Built America. Washington D.C. 1987.
USA baut. Ausstellungskatalog. 8. Sept. – 7. Okt. 1945. Zürich, Kunstgewerbemuseum 1945.
VENTURI, R.: Komplexität und Widerspruch in der Architektur. Braunschweig 1978.
VENTURI, R. – SCOTT BROWN, D. – IZENOUR, S.: Lernen von Las Vegas. Braunschweig 1979.
Vie et Mort des Gratte-Ciel, in: L'Architecture d'aujourd'hui, Nr. 178(1975).
WEIHSMANN, H. – SCHMIDT-BRÜMMER, H.: Monster am Highway. Die Architektur der Zeichen. Frankfurt 1983.
WEISSKAMP, H.: Häuser und Gärten in Kalifornien. Stuttgart 1964.
WHIFFEN, M.: American Architecture since 1780. A Guide to the Styles. Cambridge (Mass.) 1969.
WHIFFEN, M. – KOEPER, F.: American Architecture 1607–1976. Cambridge (Mass.) 1981.
WHITE, M. und L.: The Intellectual Versus the City. From Thomas Jefferson to Frank Lloyd Wright. Oxford/London/New York 1977 (Erstausg. Cambridge [Mass.] 1962).
WOLFE, T.: From Bauhaus to Our House. New York 1981.
WRIGHT, F. L.: An Autobiography, 1943. Reprint New York 1976.
– The Natural House. New York 1954.
WURM, H.: Vorgefertigte Bauwerke des 19. Jahrhunderts. Technikgeschichte Bd. 33. 1966 H.3. (Bogardus, J.).
ZUKOWSKY, J. (Hrsg.): Chicago-Architektur. 1872 bis 1922. Die Entstehung der kosmopolitischen Architektur des 20. Jahrhunderts. München 1988.

DIE MALEREI

Auf der Suche nach einer eigenen Identität

ABRAMS, A. U.: The Valiant Hero. Benjamin West and Grand-Style History Painting. Washington, D.C. 1985.
ACKERMAN, G.: Thomas Eakins and His Parisian Masters Gérôme and Bonnat, in: Gazette des Beaux-Arts, série 6, 73(1969).
BAIGELL, M.: Dictionary of American Art. New York 1979.
BEAM, P. C.: Winslow Homer at Prout's Neck. Boston 1966.
BEECHER, P.: A Pastoral Legacy. Paintings and Drawings by the American Artists Ridgway Knight and Aston Knight. Ithaca, New York, Herbert F. Johnson Museum of Art, Cornell University, 1989.
BERMINGHAM, P.: American Art in the Barbizon Mood. Washington, D.C., The National Collection of Fine Arts, 1975.
BIENENSTOCK, J. A. M.: Childe Hassam's Early Boston Cityscapes, in: Arts Magazine, Bd. 55(1980).
– The Formation and Early Years of the Society of American Artists, 1877–1884. Diss., the Graduate Center of the City University of New York, 1983.
– The Forgotten Episode. Nineteenth Century American Art in Belgian Public Collections. Bruxelles, American Cultural Center, 1987.
– Gari Melchers and the Belgian Art World 1882–1908, in: Gari Melchers. A Retrospective Exhibition. Saint-Petersburg, Saint-Petersburg Museum of Fine Arts, 1990.
BLOCH, E. M.: George Caleb Bingham 1811–1879. Washington, D.C., National Collection of Fine Arts, 1968.
BROUN, E.: Thoughts that Began with the Gods. The Contents of Whistler's Art, in: Arts Magazine, Bd. 62(1987).
– Albert Pinkham Ryder. Washington, D.C. 1989.
BROWN, M. W. u. a.: American Art. New York 1979.
BRYANT, K. L., Jr.: Genteel Bohemian from Indiana. The Boyhood of William Merritt Chase, in: Indiana Magazine of History, Bd. 81(1985).
CIKOVSKY, N., Jr.: Raphaelle Peale Still Lifes. Washington, D.C., National Gallery of Art, 1988.

CIKOVSKY, N., Jr. – QUICK, M.: George Inness. Los Angeles, Los Angeles County Museum of Art, 1985.
CORN, W.: The Color of Mood. American Tonalism 1880–1910. San Francisco, M. H. Young Memorial Museum and the California Palace of the Legion of Honor, 1972.
CRAVEN, W.: The Grand Manner in Early Nineteenth-Century American Painting. Borrowings from Antiquity, the Renaissance, and the Baroque, in: The American Art Journal, Bd. 11(1979).
– Colonial American Portraiture. Cambridge 1986.
CZYMMEK, G.: Landschaft im Licht. Impressionistische Malerei in Europa und Nordamerika 1860–1910. Ausstellungskatalog Köln, Wallraf-Richartz-Museum. Zürich, Kunsthaus 1990.
DAVIDSON, A. A.: The Eccentrics and Other American Visionary Painters. New York 1978.
DELORME, E. P.: Gilbert Stuart. Portrait of an Artist, in: Winterthur Portfolio, Bd. 14(1979).
DRISCOLL, J. P. – HOWAT, J. K.: John F. Kensett, an American Master. New York 1985.
EVANS, D.: Benjamin West and His American Students. Washington, D.C. 1980.
FLEISCHER, R. E.: Gustavus Hesselius. Face Painter to the Middle Colonies. Trenton, New Jersey State Museum, 1977.
– Emblems and Colonial American Painting, in: The American Art Journal, Bd. 20(1988).
FLEXNER, J. T.: Gilbert Stuart. New York 1955.
– Die ersten Künstler der Neuen Welt. Vier frühe amerikanische Maler. Berlin 1947.
FORT, I. S.: The Flag Paintings of Childe Hassam. Los Angeles, Los Angeles County Museum of Art, 1988.
– Frederick Arthur Bridgman and the American Fascination with the Exotic Near East, Diss. City University, New York 1990.
FOSHAY, E. M.: Reflections of Nature. Flowers in American Art. New York 1984.
GAEHTGENS, Th. W. (Hrsg.): Bilder aus der Neuen Welt. Amerikanische Malerei des 18. und 19. Jahrhunderts. München 1988.
GARDNER, A. T. E.: Winslow Homer, American Artist. His World and His Work. New York 1961.
GERDTS, W. H.: The Acquisitions, John Wollaston. Family Group, in: The Museum, Bd. 10(1958).
– Painters of the Humble Truth. Masterpieces of American Still Life 1801–1939. Columbia 1981.
– American Impressionism. New York 1984.
GERDTS, W. H. – STEBBIN, T. E.: A Man of Genius. The art of Washington Allston. Charlottesville (Va.) 1980.
GERDTS, W. H. – THISTLETHWAITE, M.: Grand Illusions. History Painting in America. Fort Worth, Amon Carter Museum, 1988.
GOODRICH, L.: Winslow Homer. New York, Whitney Museum of American Art, 1973.
GRANT, S.: American Paintings Acquired by the French Government, 1879–1900, Diss. Washington University, 1983.
GROSECLOSE, B. S.: Emmanuel Leutze, 1816–1868. Freedom is the Only King. Washington, D.C., National Collection of Fine Arts, 1975.
HALE, N.: Mary Cassatt. Garden City (New Jersey) 1975.
HARDING, A. – WITHOFT, B.: American Artists in Düsseldorf. 1840–1865. Framingham, Danforth Museum, 1982.
HILLS, P.: The Painters' America. Rural and Urban Life, 1810–1910. New York 1974.
HILLS, P. – OLSON, S. – GERDTS, W. H. u.a.: John Singer Sargent. New York, Whitney Museum of American Art, 1987.
HOOVER, C.: The Influence of David Wilkie's Prints on the Genre Paintings of William Sidney Mount, in: The American Art Journal, Bd. 13(1981).
HUSCH, G. E.: George Caleb Bingham's „The County Election". Whig Tribute to the Will of the People, in: The American Art Journal, Bd. 19(1987).
JACOBS, M.: The Good & Simple Life. Artist Colonies in Europe and America. Oxford 1985.
JAFE, I.: John Singleton Copley's Watson and the Shark, in: The American Art Journal, Bd. 9(1977).
JOHNS, E.: Thomas Eakins. The Heroism of Modern Life, in: Wilson Quarterly, Bd. 11(1987).
KLOSS, W.: The Figural Images of Theodore Robinson, American Impressionist. Oshkosh, Wisconsin, Paine Art Center and Arboretum, 1987.
KNOWLTON, H. M.: Leben und Werk von William Morris Hunt. Straßburg 1902.
LINDSAY, K. C.: The Works of John Vanderlyn. From Tammany Hall to the Capitol. University Art Gallery, State University of New York at Binghamton, 1970.
LIPMAN, J. – WINCHESTER, A.: Die Volkskunst in Amerika. München 1976.
LOMAX, J. – ORMOND, R.: John Singer Sargent and the Edwardian Age. London, National Portrait Gallery, 1979.
MARTIN, J. A.: Portraits of Flowers. The Out-of-Door Still Life Paintings of Maria Oakey Dewing, in: American Art Review, Bd. 4(1977).
– The Import of Salon Recognition. Four American Artists at the Ghent Triennial, 1886, in: The Vesalius Viewpoints, Vrije Universiteit Brüssel, Bd. 1(1990).
MEIXNER, L. L.: An International Episode. Millet, Monet and their North American Counterparts. Memphis, The Dixon Gallery and Gardens, 1982.
MONTGOMERY, C. F. – KANE, P.E. (Hrsg.): American Art. 1750–1800. Towards Independence. New Haven, Yale University Art Gallery, 1976.
MORGAN, J. H.: Gilbert Stuart and His Pupils. New York 1939.
MYERS, J. R.: The American Expatriate Painters of the French Peasantry, 1863–1893, Diss. University of Maryland College Park, 1989.
NEUMEYER, A.: Geschichte der amerikanischen Malerei von der kolonialen Frühzeit bis zur naiven Malerei im 18. und 19. Jahrhundert. München 1974.
NOVAK, B.: American Paintings of the Nineteenth Century. New York 1971.
– Nature and Culture. American Landscape Painting 1825–1875. London 1980.
O'DOHERTY, B.: Kunst in Amerika. Stuttgart/Zürich 1988.
PARRY, E.: The Image of the Indian and the Black Man in American Art, 1590–1900. New York 1974.
PENNELL, E. R. – PENNEL, J.: The Art of Whistler. New York 1928.
PISANO, R. G.: A Leading Spirit in American Art. William Merritt Chase, 1849–1960. Seattle, Henry Art Gallery, University of Washington, 1983.
PORTMANN, P.: Amerikanische Malerei. Grundzüge einer eigenständigen Entwicklung vom 18. bis zur Mitte des 20. Jahrhunderts. Zürich 1977.
PRESSLY, W. L.: Gilbert Stuart's The Skater. An Essay in Romantic Melancholy, in: The American Art Journal, Bd. 18(1986).
PROWN, J. D.: John Singleton Copley. Cambridge (Mass.) 1966.
PROWN, J. D. – ROSE, B.: Amerikanische Malerei. Von der Kolonialzeit bis zur Gegenwart. Genf 1969.
QUICK, M.: American Expatriate Painters of the Late Nineteenth Century. Dayton, The Dayton Art Institute, 1976.
– Munich & American Realism in the 19th Century. Sacramento, E.B. Crocker Art Gallery, 1978.
– An American Painter Abroad. Frank Duveneck's European Years. Cincinnati Art Museum, 1987.
SAWITZKY, W.: Further Light on the Work of William Williams. The New York Historical Society, in: Quarterly Bulletin Juli (1941).
SELLIN, D.: Americans in Brittany and Normandy. Washington, D.C., National Museum of American Art, 1983.
SPENCER, R.: Whistler and Japan. Work in Progress, in: Japonisme in Art. Tokyo 1980.
STAITI, P. J. – REYNOLDS, G. A.: Samuel F. B. Morse. New York, Grey Art Gallery and Study Center, New York University, 1982.
THOMPSON, D. D.: Edwin Lord Weeks, American painter of India, in: Antiques, Bd. 128(1985).
THOMPSON, J. N.: Duveneck. Lost Paintings Found. Santa Clara, Triton Museum of Art, 1987.
TROYON, C.: The Boston Tradition. American Paintings from The Museum of Fine Arts, Boston. New York, The American Federation of the Arts, 1980.
– Innocents Abroad. American Painters at the 1867 Exposition Universelle, Paris, in: The American Art Journal, Bd. 16 (1984).
WALLACH, A.: Thomas Cole and the Aristocracy, in: Arts Magazine, Bd. 56(1981).
WEINBERG, H. B.: Robert Reid. Academic „Impressionist", in: Archives of American Art Journal, Bd. 15 (1975).
– The American Pupils of Jean-Léon Gérôme. Fort Worth, Amon Carter Museum, 1984.
WELLER, A. S.: Zeitgenössische amerikanische Malerei. Bd. I Luzern 1963.
WILMERDING, J. u.a.: Paintings by Fritz Hugh Lane. Washington, D.C., National Gallery of Art, 1988.
WYLIE, E.: Explorations in Realism. 1870–1880, Frank Duveneck and His Circle, From Bavaria to Venice. Framingham, Danforth Museum of Art, 1989.

Der amerikanische Weg

ALINOVI, F.: Arte di Frontiera. New York Graffiti. Mailand 1984.
American Pop Art. Ausstellungskatalog. New York, The Whitney Museum of American Art, 1974.
ANFAM, D.: Abstract Expressionism. London 1990.
ARMSTRONG, T.: Amerikanische Malerei 1930–1980. Ausstellungskatalog Haus der Kunst. München 1981.
ASHTON, D.: The New York School. A Cultural Reckoning. New York 1972.
L'Atelier de Jackson Pollock. Paris 1978.
BATTCOCK, G.: Minimal Art. A Critical Anthology. New York 1968.
– Idea Art. A Critical Anthology. New York 1973.
BEARDSLEY, J.: Earthworks and Beyond. New York 1984.
BROWN, M. W.: American Painting from the Armory Show to the Depression. Princeton 1955.
– The Story of the Armory Show. The Joseph H. Hirshhorn Foundation, 1963.
CABANNE, P.: Entretiens avec Marcel Duchamp. Paris 1968.
CAGE, J.: Silence, Discours and Writings. New York 1967.
CRONE, R.: Andy Warhol. Hamburg 1970.
– Das bildnerische Werk Andy Warhols. Diss. Berlin 1975
DANTO, A.: Die Verklärung des Gewöhnlichen. Eine Philosophie der Kunst. Übersetzt von Max Looser. Frankfurt/M. 1984.
Willem De Kooning, Ausstellungskatalog, Paris, Musée national d'Art moderne, 1984.
DUCHAMP, M.: Duchamp du signe. Écrits réunis et présentés par Michel Sanouillet. Paris 1975.
FRIED, M. (Vorw.), Ausstellungskatalog: Three American Painters. Kenneth Noland, Jules Olitski, Frank Stella. Fogg Art Museum, Harvard University, Cambridge, 1965.
GABLIK, S.: Has Modernism Failed? New York/London 1984.
GMELIN, H. G.: Andy Warhol und die amerikanische Gesellschaft. Wuppertal o. J.
GOODRICH, L.: Edward Hopper. New York 1971.
GRAHAM, J.: System and Dialectics of Art. Annoted from unpublished writings with a critical introduction by Marcia Epstein Allentuck. Baltimore/London 1971.
GREENBERG, C.: After Abstract Expressionism, in: Art International 1962.
– Art and Culture. Critical Essays. Boston 1961.
GUILBAUT, S.: Comment New York vola l'idée d'art moderne, Expressionisme abstrait, liberté et guerre froide. Nîmes, Jacqueline Chambon, 1988.
HASKELL, B.: Milton Avery. New York, Whitney Museum of American Art in association with Harper & Row, 1982.
HESS, Th. B.: Willem De Kooning. Dessins. Paris 1972.
HUNTER, S. (Hrsg.): Amerikanische Avantgarde. Von Roy Lichtenstein bis Andy Warhol. Herrsching 1988. (Galerie der klassischen modernen Malerei des 19. und 20. Jahrhunderts)
– Amerikanische Nachkriegsmalerei. München 1974.
JOACHIMIDES, C. M. – ROSENTHAL, N. (Hrsg.): Amerikanische Kunst im 20. Jahrhundert. Ausstellungskatalog. Berlin Martin-Gropius-Bau. München 1993.
JUDD, D.: Complete Writings. 1959–1975. Halifax 1975.

Ellsworth Kelly, Ausstellungskatalog, Paris, Musée national d'Art moderne, 1980.
Ellsworth Kelly, Les Années françaises, 1948–1954, Ausstellungskatalog, Paris, Galerie nationale du Jeu de Paume, 1992.
Roy Lichtenstein (Sonderhaft), in: Artstudio, Bd. 20 (1991).
LIPMAN, J. – MARSHALL, R.: Art About Art. New York, Whitney Museum of American Art und A. Dutton, 1978.
LIPPARD, L. R.: Six Years. The Dematerialization of the Art Object from 1966 to 1972. New York 1973.
LIVINGSTONE, M.: Pop Art. München 1992.
– Art as Art. The Selected Writings of Ad Reinhardt. New York 1975.
– Ad Reinhardt. New York 1981.
MAILER, N.: The Faith of Graffiti. New York 1974.
Agnes Martin, Ausstellungskatalog, Paris, Musée d'Art moderne de la Ville de Paris, 1991.
MEISEL, L. K.: Photo-Realism. New York 1980.
– Foto-Realismus. Die Malerei des Augenblicks. Luzern 1989.
MESINGER, L. M.: Georgia O'Keeffe. London/New York, Thames and Hudson und The Metropolitan Museum of Art, 1988.
Malcolm Morley. Ausstellungskatalog, London, The Whitechapel Art Gallery, 1983.
Robert Motherwell. Ausstellungskatalog, Northampton, Smith College, 1963.
NEWMAN, B.: Selected Writings and Interviews, edited by John P. O'Neill. New York 1990.
O'NEILL, J. P.: Clyfford Still. New York, The Metropolitan Museum of Art und Harry N. Abrams, 1979.
Paris-New York. Ausstellungskatalog, Paris, Musée national d'Art moderne, 1977, Centre Pompidou-Gallimard, 1991.
PICHON, B. – RIHA, K. (Hrsg.): Dada New York: von Rongwrong bis Ready-made. Hamburg 1991. (Kleine Bücherei für Hand und Kopf. Bd. 29)
Jackson Pollock. Ausstellungskatalog, Paris, Musée national d'Art moderne, 1982.
PUTZ, E.: Jackson Pollock. Theorie und Bild. Hildesheim 1975. (Studien zur Kunstgeschichte 4, Diss. Bochum 1973)
Rauschenberg: An Interview with Robert Rauschenberg by Barbara Rose. New York 1987.
Robert Rauschenberg, Werke 1950–1980. Ausstellungskatalog, Berlin, Staatliche Kunsthalle; Düsseldorf, Kunsthalle; Kopenhagen, Louisiana-Museum für moderne Kunst; Frankfurt, Städelsches Kunstinstitut; München, Städtische Galerie, 1980–1981.
Robert Rauschenberg Werke 1950–1980. Ausstellungskatalog Berlin, Staatliche Kunsthalle 1980/81.
Regards sur l'art américain des années soixante. Anthologie critique établie par Claude Gintz. Paris 1979.
Ad Reinhardt. Ausstellungskatalog Paris, Galeries nationales du Grand Palais, 1973.
ROBERTSON, B.: Jackson Pollock. Köln 1961.
ROSE, B.: American Art Since 1900. A Critical History, New York 1967.
– Amerikas Weg zur modernen Kunst von der Mülltonnenschule zur Minimal Art. Köln 1969.
ROSENBERG, H.: The De-Definition of Art. Action to Pop to Earthworks. New York 1972.
ROSENBLUM, R.: Modern Painting and the Northern Romantic Tradition. Friedrich to Rothko. London 1975.
Mark Rothko. Ausstellungskatalog, Paris, Musée national d'Art moderne, 1972.
RUBIN, L.: Frank Stella, Paintings 1958 to 1965. A Catalogue Raisonné. New York 1986.
Robert Ryman. Paris, in: Macula, 3/4(1978).
Robert Ryman. Ausstellungskatalog, New York, Dia Art Foundation, 1988.
Robert Ryman. Ausstellungskatalog, Paris, Espace d'art contemporain; Schaffhausen, Hallen für neue Kunst, 1991.
SALZMANN, S.: Kultstar – Warhol – Starkult. Duisburg 1972.
SANDLER, I.: The Triumph of American Painting. A History of Abstract Expressionism, New York 1970. The New York School – Painters and Sculptors of the Fifties. New York 1978. American Art of the 1960s. New York 1988.
– Abstrakter Expressionismus. Der Triumph der amerikanischen Malerei, Herrsching 1974.
SCHWARTZMANN, A.: Street Art. New York 1985.
SIEGEL, J.: Artwords. Discourse on the 60s and 70s. Ann Arbor 1985.
STEINBERG, L.: Other Criteria, Confrontations with Twentieth-Century Art. New York 1972.
STELLA, F.: Working Space, Cambridge (Mass.) and London Harvard University Press 1986.
Frank Stella. Ausstellungskatalog, New York, MoMA, 1970.
Clyfford Still. Paintings in the Albright. Ausstellungskatalog, Buffalo, Knox Art Gallery, 1966.
TISSOT, R.: L'Amérique et ses peintres. Lyon 1980.
TOMKINS, C.: The Bride and the Bachelors, Five Masters of the Avant-Garde. New York 1965.
WALDMAN, D.: Mark Rothko, 1903–1970, A Retrospective. New York, The Solomon R. Guggenheim Museum und Harry N. Abrams, 1978.
Andy Warhol. Ausstellungskatalog Paris, Musée national d'Art moderne, 1989.
Warhol, Andy. Das zeichnerische Werk. Ausstellungskatalog, München 1976.
Warhol, Andy. Ausstellungskatalog Zürich 1978.
WELLER, A. S.: Zeitgenössische amerikanische Malerei, Bd. 1. Luzern 1963.
WOLFE, T.: Worte in Farbe. Kunst und Kult in Amerika. München 1992.

DIE PLASTIK

200 Years of American Sculpture. Ausstellungskatalog. New York, Whitney Museum of American Art, 1976.
American Sculpture of the Sixties. Ausstellungskatalog. M. Kozloff and C. Greenberg. Los Angeles County Museum of Art, 1967.
ANDERSON, W.: American Sculpture in Process. 1930 Reprint Boston, 1985.
ARNASON, H. H.: Calder. 1966.
BALL, T.: My Three Score Years and Ten. An Autobiography. 1891.
BATTCOCK, G.: Minimalism. A critical anthology. 1968.
– Super Realism. A critical anthology. 1975.
BEARDSLEY, J.: Earthworks an Beyond. Contemporary art in landscape. New York 1989.
BERGER, M.: Robert Morris and Minimalism. 1988.
BOCHNER, M.: The Serial Attitude, in: Art Forum Dezember (1967).
BORGLUM, G.: Mount Rushmore National Memorial. Mount Rushmore National Memorial Commission, 1941.
Joseph Cornell. Ausstellungskatalog New York, The Museum of Modern Art, 1980.
CRANE, S. E.: White Silence. Greenough, Powers and Crawford. American Sculptors in Nineteenth-Century Italy. University of Miami Press, 1972.
CRAVEN, W.: Sculpture in America. Cornwall books, 1984 (Erstausg. 1968).
DE MARIA, W.: Conceptual Art, in: Art Magazine, 66 (1978).
DIMMICK, L.: Thomas Crawford's Orpheus. The American Apollo Belvedere, in: The American Art Journal, Bd. XIX.
Flyktpunkter/Vanishing Points. Ausstellungskatalog. Moderna Museet, Stockholm, 1984.
FRIEDMAN, M.: Noguchi's Imaginary Landscapes. Mineapolis, Walker Art Centre, 1978.
GARDNER, A. T.: Yankee Stonecutters. The First American School of Sculpture, 1800–1850. New York, The Metropolitan Museum of Art, 1945.
– American Sculpture. Catalogue of the Collection in the Metropolitan Museum of Art. New York 1965.
GORDON, J.: Isamu Noguchi. New York 1978.
GREENBERG, C.: Art and Culture. Critical Essays. Boston 1961.
HOFFMAN, M.: Heads and Tales. 1936.
– Sculpture Inside and Out. 1939.
IRWIN, G.: Trail Blazers of American Art. 1930.
JAMES, H.: Roderick Hudson. Frankfurt/M., Berlin, Wien 1985.
– Wiliam Wentmore Story and his Friends. Boston 1903.
JANSON, H. W.: Nineteenth Century Sculpture. New York 1985.
JUDD, D.: Complete Writings. 1959–1975. Halifax 1975.
KASSON, J. S.: Marble Queens and Captives. Women in Nineteenth Century American Sculpture. London 1990.
Edward Kienholz. Ausstellungskatalog. Texte von Maurice Tuchmann. Los Angeles, County Museum of Art, 1966.
Gaston Lachaise. Sculpture and Drawings. Ausstellungskatalog. Los Angeles County Museum of Art, 1963.
LEWITT, S.: Paragraphs on Conceptual Art, in: Art Forum Juni (1967).
LIVINGSTONE, M.: Pop Art. München 1976.
LIPPARD, L.: Eva Hesse. New York 1976.
MASHECK, J.: Verist Sculpture. Hanson and de Andrea, in: Art in America, Bd. 60(1972).
MORRIS, R.: Notes on Sculpture, in: Art Forum April (1966).
– Some notes on the phenomenology of making, in: Art Forum April (1970).
Claes Oldenburg. Texte von Barbara Rose. Ausstellungskatalog. New York, The Museum of Modern Art, 1969.
PARKMAN, F.: The Oregon Trail. Sketches of Prairie and Rocky Mountain Life. 1872.
Remington. Ausstellungskatalog. Washington, National Museum of American Art, 1981.
REYNOLDS, D. M.: The Unveiled Soul. Hiram Power's Embodiment of the Ideal, in: Art Bulletin September (1977).
RICHMAN, M.: Daniel Chester Frech. An American Sculptor. New York, The Metropolitan Museum of Art, 1976-77.
SAINT-GAUDENS, H.: Reminiscences of Augustus Saint-Gaudens, in: The Century Magazine, Bd. LXXVII & LXXVIII.
The Sculpture of John Flannagan. Ausstellungskatalog. New York, The Museum of Modern Art, 1942.
SHEARER, L.: Eva Hesse. New York, Solomon Guggenheim Museum, 1972.
David Smith. A memorial exhibition. Ausstellungskatalog. Los Angeles County Museum of Art, 1965.
STEINBERG, L.: Other criteria. Confrontations with Twentieth Century Art. New York 1972.
STORY, W. W.: Excursions in Art and letters. Boston/New York 1891.
TAFT, L.: The History of American Sculpture. New York 1903.
THARP, L. H.: Saint-Gaudens and the Gilded Eva. Toronto 1969.
VALENTINER, W. R.: Letters of John Bernard Flanagan. New York 1942.
WALDMAN, D.: Transformations in Sculpture. New York, The Solomon Guggenheim Museum, 1985.
WALLACE, D.: John Rogers. The People's Sculptor, Middletown (Conn.), Wesleyan University Press, 1967.
WILSON, S.: Pop Art. München, Zürich 1975.
WISTER, O.: The Virginian. A Horseman of the Plains. New York 1965.
WRIGHT, N.: Horatio Greenough. The First American Sculptor. Philadelphia 1963.
WYE, D.: Louise Bourgeois. New York, The Museum of Modern Art, 1983.
ZORACH, W.: Zorach Explains Sculpture. 1947.
ZYKOWSKY, J.: Monumental American Obelisks. Centennial Vistas, in: The Art Bulletin Dezember (1976).

DIE ANGEWANDTE KUNST

The Afro-American Tradition in Decorative Arts. Ausstellungskatalog von John Michael Vlach. Cleveland, The Cleveland Museum of Art, 1978.
American Art. 1750–1800 Towards Independence. Ausstellungskatalog. New Haven und London, Yale University Art Gallery und The Victoria and Albert Museum, 1976.
The American Renaissance 1876–1917. Ausstellungskatalog. New York, The Brooklyn Museum, 1979.
The American Wing, A Guide. New York, The Metropolitan Museum of Art, 1980.

AMES, K. L. (Hrsg.): Victorian Furniture. Essays from a Victorian Society Autumn Symposium. Philadelphia 1983.
BRANDT, F. R.: Late 19th and Early 20th Century Decorative Arts. The Sydney and Frances Lewis Collection in the Virginia Museum of Fine Arts, Richmond, 1985.
CLARK, G.: American Ceramics 1876 to the Present. New York 1987.
Contemporary American and European Glass from the Saxe Collection. Ausstellungskatalog. Oakland, The Oakland Museum, 1986.
COOPER, W.: In Praise of America. American Decorative Arts, 1650–1830. New York 1980.
Courts and Colonies. The William and Mary Style in Holland, England and America. Ausstellungskatalog. New York und Pittsburgh, The Cooper-Hewitt Museum und The Carnegie Museum of Art, 1988.
CUMMING, E. – KAPLAN, W.: The Arts and Crafts Movement. London 1991.
Design Since 1945. Ausstellungskatalog von Kathryn B. Hiesinger. Philadelphia Museum of Art, 1983.
Eastlake-Influenced American Furniture 1870–1890. Ausstellungskatalog. Vonkers, The Hudson River Museum, 1974.
FAIRBANKS, J. L.: – BATES, E. B.: American Furniture 1620 to the Present. New York 1981.
FORMAN, B. M.: American Seating Furniture 1630 bis 1730. New York 1988.
FRANTZ, S. K.: Contemporary Glass. A World Survey from the Corning Museum of Glass. The Corning Museum of Glass and Harry N. Abrams. New York 1989.
HANKS, D. A.: The Decorative Designs of Frank Lloyd Wright. New York 1979.
– Innovative Furniture in America from 1800 to the Present. New York 1981.
Hearts and Crowns. Ausstellungskatalog von Robert F. Trent. New Haven, New Haven Colony Historical Society, 1977.
HECKSCHER, M. H.: American Furniture in The Metropolitan Museum of Art. New York 1985.
High Styles. Twentieth-Century American Design. Ausstellungskatalog. New York, The Whitney Museum of American Art, 1985.
HOOD, G.: American Silver. A History of Style 1650 to 1900. New York 1971.
In Pursuit of Beauty. Americans and the Aesthetic Movement. Ausstellungskatalog. New York, The Metropolitan Museum of Art, 1986.
JOBE, B. – KAYE, M.: New England Furniture. The Colonial Era. Boston 1984.
JOHNSTON, P. M.: Dialogues between Designer and Client. Furnishing Proposed by Leon Marcotte to Samuel Colt in the 1850s, in: Winterthur Portfolio, Bd. 19 (1984).
KANE, P. E.: 300 Years of American Seating Furniture. Boston 1976.
LOVELL, M. M.: Such Furniture as Will Be most Profitable. The Business of Cabinetmaking in Eighteenth-Century Newport, in: Winterthur Portfolio, Bd. 26 (1991).
LYNN, M. D.: Clay Today. Contemporary Ceramists and Their Work. San Francisco 1990.
The Machine Age in America 1918–1941. Ausstellungskatalog. New York, The Brooklyn Museum, 1986.
Made in Ohio. Ausstellungskatalog. Columbus, Columbus Museum of Art, 1984.
MAKINSON, R. L.: Greene and Green. Furniture and Related Designs. Salt Lake City 1979.
MONTGOMERY, C. F.: American Furniture. The Federal Period. New York 1966.
– A History of American Pewter. New York 1978.
New American Furniture. The Second Generation of Studio Furnituremakers. Ausstellungskatalog von Edward S. Cooke, Jr. Boston, The Museum of Fine Arts, 1989.
New England Begins. The Seventeenth Century. Ausstellungskatalog. Boston, Museum of Fine Arts, 1982.
Philadelphia. Three Centuries of American Art. Ausstellungskatalog. Philadelphia, Philadelphia Museum of Art, 1976.
PROWN, J. D.: Style as Evidence, in: Winterthur Portfolio, Bd. 15(1982).
– Mind in Matter. An Introduction to Material Culture Theory and Method, in: Winterthur Portfolio, Bd. 17 (1982).
QUIMBY, I. M. G. (Hrsg.): Material Culture and the Study of American Life. New York 1978.
SCHLERETH, T. J.: Artifacts and the American Past. Nashville 1980.
SCHWARZ, M. D. – STANEK, E. J. – TRUE, D. K.: The Furniture of John Henry Belter and the Rococo Revival. New York 1981.
Silver in American Life. Ausstellungskatalog. New Haven, Yale University Art Gallery, 1979.
SWAN, S. B.: A Winterthur Guide to American Needlework. Winterthur 1976.
TATUM, G. B.: Philadelphia Georgian. Middletown 1976.
WARD, G. W. R. (Hrsg.): Perspectives on American Furniture. New York 1988.
Wootan Patent Desks. Ausstellungskatalog. Indianapolis und Oakland, Indiana State Museum und The Oakland Museum, 1983.
ZIMMERMANN, P.: Workmanship as Evidence. A Model for Object Study, in: Winterthur Portfolio, Bd. 16(1981).

DIE FOTOGRAFIE

ADAMS, A. – STREET ALINDER, M.: Ansel Adams. An Autobiography. Boston 1985.
BOORSTIN, D. J.: The Images. A Guide to Pseudo-Events in America. New York 1978 (Erstausgabe 1961).
BOSWORTH, P.: Diane Arbus. A Biography. New York 1984.
BUCHSTEINER, Th. (Hrsg.): Edward, Cole und Kim Weston – Drei Generationen amerikanischer Photographie. Schaffhausen, Zürich, Frankfurt/M 1989.
BUNNELL, P.: Minor White. The Eye that Shapes. Princeton, Art Museum Princeton University, 1989.
CHIARENZA, C.: Aaron Siskind. Terrors and Pleasures. Boston 1982.
CROY, O.: Das photographische Portrait am Beispiel großer Meister. München 1957. (E. J. Steichen)
DANIEL, P. – FORESTA, M. A. – STANGE, M. – STEIN, S.: Official Images. New Deal Photography. Washington, National Museum of American Art, 1987.
DOTY, R.: Photo-Secession. Stieglitz and the Fine Art Movement in Photography. New York, Reprint, 1978.
ENYEART, J.: Decade by Decade. Twentieth-Century American Photography from the Collection of the Center for Creative Photography. Boston 1989.
FELS, T. W. – HEYMAN, T. – TRAVIS, D.: Watkins to Weston. 101 Years of California Photography, 1849–1950. Santa Barbara, Santa Barbara Museum of Art, 1992.
GEE, H.: Photography of the Fifties. An American Perspective. Tucson, Center for Creative Photography, 1980.
GINTZ, C.: New York. Ailleurs et autrement. Paris, Musée d'Art moderne de la Ville de Paris, 1984.
GINTZ, C. – BUCHLOH, B. H. D. – HARRISON, C. – GUERICIO, G. – SIEGELAUB, S.: L'Art conceptuel, une perspective. Paris, Musée d'Art moderne de la Ville de Paris, 1989.
GREEN, J. (Hrsg.): Camera Work. A Critical Anthology. New York 1973.
– American Photography. A Critical History. 1945 to the Present. New York 1984.
GREENOUGH, S.: Paul Strand. An American Vision. New York 1990.
GREENOUGH, S. – HAMILTON, J.: Alfred Stieglitz. Photographs and Writings. Washington, D.C., National Gallery of Art, 1983.
GRUNBERG, A. – GAUSS McCARTHY, K.: Photography and Art. Interreactions Since 1946. New York 1987.
HEIFERMAN, M. – PHILLIPS, L.: Image World. Art and Media Culture. New York, Whitney Museum of American Art, 1989.
HOMER, W. I.: Alfred Stieglitz and the American Avant Garde. Boston 1977.
HURLEY, F. J.: Portrait of a Decade. Roy Stryker and the Development of Documentary Photography in the Thirties. Baton Rouge 1972. Reprint New York 1977.
JENKINS, W.: New Topographics. Photographs of a Man-Altered Landscape. Rochester, George Eastman House, 1975.
JUSSIM, E.: Slave to Beauty. The Eccentric Life and Controversial Career of F. Holland Day, Photographer, Publisher, Aesthete. Boston 1981.
KATZMAN, L.: Photography in California, 1945–1980. San Francisco, San Francisco Museum of Modern Art, 1984.
KIRSTEIN, L. – WALKER, E.: American Photography. New York, The Museum of Modern Art, 1938.
MADDOW, B.: Edward Weston. Fifty Years. New York 1979.
MCLUHAN, M.: Understanding Media. The Extensions of Man. New York 1964.
NAEF W. J.: The Collection of Alfred Stieglitz. New York, The Metropolitan Museum of Art, 1978.
NORMAN, D.: Alfred Stieglitz. An American Seer. New York 1973.
POLLACK, P.: Die Welt der Photographie. Wien/Düsseldorf 1962.
PULTZ, J. – ALEXANDER, S. – CONKELTON, S.: Photographia Americana del S. XX. Barcelona, Fondacion „La Caixa", 1991.
PULTZ, J. – SCALLEN, C. B.: Cubism and American Photography, 1910–1930. Williamstown, Sterling and Francine Clark Art Institute, 1981.
RUDISILL, R.: Mirror Image. The Influence of the Daguerreotype on American Society. Albuquerque 1971.
SANDWEISS, M. A.: Photography in Nineteeth-Century America. New York 1991.
SEKULA, A.: Photography Against the Grain. Essays and Photo Works, 1973–1983. Halifax 1984.
SMITH, J. P.: The Photography of Invention. American Pictures of the 1980s. Washington, D.C., National Museum of American Art, 1989.
SNYDER, J.: American Frontiers. The Photographs of Timothy H. O'Sullivan, 1867–1874. New York 1981.
SONTAG, S.: On Photography. New York 1977.
STANGE, M.: Paul Strand. Essays on his Life and Work. New York 1990.
STELZER, O.: Kunst und Photographie. München 1966. (E. J. Steichen)
SZARKOWSKI, J.: The Photographer's Eye. New York, The Museum of Modern Art, 1966.
– Mirrors and Windows. American Photography Since 1960. New York, The Museum of Modern Art, 1978.
– Winogrand. Pigments from the Real World. New York, The Museum of Modern Art, 1988.
TAFT, R.: Photography and the American Scene. New York, Reprint, 1964.
THOMAS, A.: Lisette Model. Ottawa, National Gallery of Canada, 1990.
TRACTENBERG, A. – ROSENBLUM, W.: America and Lewis Hine. Photographs, 1904–1940. New York 1977.
– Reading American Photographs. Images as History, Mathew Brady to Walker Evans. New York 1989.
TRAVIS, D.: Photography Rediscovered. American Photography, 1900–1930. New York, Whitney Museum of American Art, 1979.
TSUJIMOTO, K.: Images of America. Precisionist Painting and Modern Photography. San Francisco, San Francisco Museum of Modern Art, 1982.
TURNER, P. (Hrsg.): American Images. Photography 1945–1980. Harmondsworth 1985.
WOOD, J. N. – NAEF, W.J.: Era of Exploration. The Rise of Landscape Photography in the American West, 1860–1885. Boston 1975.

DANK

Die Herausgabe dieses Werkes war nur in Zusammenarbeit mit Fachleuten und Beratern aus verschiedenen Bereichen möglich. Dem Verlag und den Autoren ist es daher ein großes Bedürfnis, all jenen zu danken, die bei der Arbeit an diesem Buch wertvolle Hilfe geleistet haben:

John Baldessari, Toula Ballas, Robert Barry, Michel Bavye, Bégonia, Carla Boni, Jonathan Borofsky, Louise Bourgeois, Francis Brême, Jean-Paul Carlhian, Jeanne-Claude Christo, Chuck Close, Anita Duquette, John Divola, Béatrice Epstein, Thierry Eteve, Ferrante Ferranti, Peter Halley, Char Hatch, Françoise Heilbrun, Angelo Hornak, Janet Kabadayan, William Klein, Françoise Leboulenger, Jane Lee, Shelley Lee, Sol LeWitt, Roy Lichtenstein, Hans van Liet, Anthony Lumley, Linda Macklowe, Carter Manny, Allan McCollum, Robert Mangold, Jacky Mercerolle, Solène Merzeau, Philippe Néagu, Bénédicte et Eric Painvin, Claes Oldenburg, Dennis Oppenheim, Benoît Roland, Daniel Sallet, Monique Seefried, Victor Shields, Susanna Singer, M. Stone-Richards, Jesús Velasco, Gianni Voyge, Philip Ward-Jackson, Cynthia und Ben Weese, Sylvia Wolf und alle Konservatoren der Museen und Bibliotheken, die Kunstsammler, die Graham Foundation for Advanced Studies in the Fine Arts in Chicago, Knoll-International, Christie's, Sotheby's und die Galerien Bischofberger, Leo Castelli, Paula Cooper, Durand-Dessert, Jean Fournier, Fraenkel, Froment und Putman, Hirschl & Adler, Isy-Brachot, Karsten Grève, Yvon Lambert, Lelong, Laurence Miller, Robert Miller, Pace, Daniel Templon, John Weber, Witkin, Zabriskie.

REGISTER

Die Abbildungsnummern in *Kursiv* verweisen auf Farbtafeln.

P

Q

R

S

FARBBILDNACHWEIS

Folgende Farbbilder wurden für diesen Band fotografiert von:
Carla Boni 3, 14, 15, 17–19, 22, 24, 27, 29–31, 33, 36–38, 41, 43–45, 47, 163, 166, 178, 179;
Benoît Roland 11, 21, 34, 39, 46, 170.

Quellen der übrigen Fotografien:
1, 57, 60, 67, 77, 187, 198, 214 Museum of Fine Arts, Boston; 2, 16, 20, 26, 28, 32, 35, 40 Angelo Hornak; 4, 61 National Gallery of Canada, Ottawa; 5, 78 James Milmoe/The Rockwell Museum, Corning; 6, 80 Toledo Museum of Art; 7, 9, 88, 93, 112, 153, 192, 195, 197 Philadelphia Museum of Art, Philadelphia; 8, 108, 114, 116, 117, 122, 123, 128–130, 142, 145, 172 Museum of Modern Art, New York; 10, 113, 136, 272 Whitney Museum of American Art, New York; 12, 87, 185 National Gallery, Edinburgh; 13, 126, 131 Rheinisches Bildarchiv, Köln; 23, 42 Claude Massu; 25 Museum of Fine Arts, Springfield; 48–50 Worcester Art Museum; 51, 110, 125 Joseph Szasfai/Yale University Art Gallery; 52 Harvard Law School-Art College, Cambridge (MASS.); 53 Bowdoin College Museum of Art, Brunswick; 54, 55, 194 Brooklyn Museum; 56 Historical Society of Pennsylvania, Philadelphia; 58, 59, 62 Yale University Art Gallery, New Haven; 63 Geoffrey Clements/The Metropolitan Museum of Art; 64, 65, 75, 118 National Gallery of Art, Washington; 66, 68, 90 Pennsylvania Academy of Fine Arts, Philadelphia; 69, 72, 74, 79, 96, 100, 102–104, 106, 111, 189, 190, 200, 201 Metropolitan Museum of Art, New York; 70 Munson Williams Proctor Institute, Utica; 71 Ken Spencer/The Museum at Stony Brook; 73, 76 Corcoran Gallery of Art, Washington; 81, 86, 99 Sterling and Francine Clarck Institute, Williamstown; 82 Tate Gallery, London; 83 Freer Gallery of Art, Washington; 84 J. B. Speed Art Museum, Louisville; 85, 94, 97, 165 Art Resource, New York; 89 Musée d'Art Moderne, Lüttich; 91 Imago/Musée des Beaux-Arts, Quimper; 92, 120, 124 Albright-Knox Gallery, Buffalo; 95 Art Museum, Princeton University; 98 Indianapolis Museum of Art; 101 Sheldon C. Collins/The Whitney Museum of American Art; 105, 121, 143, 144 Musée National d'Art Moderne, Paris; 107, 176 Dallas Museum of Art; 109 Sammlung Thyssen-Bornemisza, Lugano; 115 Victor Shields, Toronto; 119 Robert Miller Gallery, New York; 127 Donald Morris Gallery; 132, 157, 158, 182, 183 Saatchi Collection, London; 133 Museum of Contemporary Art, Los Angeles; 134, 207, 208 Virginia Museum of Fine Arts, Richmond; 135, 139 Galerie Leo Castelli, New York; 137, 259 Edward Ruscha; 138 Steven Sloman/The Whitney Museum of American Art; 140 Philippe Migeat/Musée National d'Art Moderne, Paris; 141 Lauros-Giraudon; 146, 154 Galerie Bischofberger, Zürich; 147 Galerie Templon, Paris; 148 Mimmo Capone/Galerie Ugo Ferranti; 149 Galerie Durand-Dessert, Paris; 150 Galerie Froment & Putman, Paris; 151 Galerie Karsten-Grève, Köln-Paris; 152 Dennis Oppenheim; 154 Geoffrey Clements/The Whitney Museum of American Art; 155 Georg Gerster/Rapho; 159 Linda Macklowe; 160 Peter Halley; 161 Galerie Isy Brachot, Brüssel-Paris; 162 Allan McCollum; 164 Michael Agee/Yale University Art Gallery; 167 B. Andre/Dite; 168, 171, 177 Jerry L. Thompson/The Whitney Museum of American Art; 169 Wadsworth Atheneum, Hartford; 173 Per Anders Allsteny/Statens Konstmusseen, Stockholm; 174 Robert E. Mates/Solomon R. Guggenheim Foundation; 175 Testelin/Rapho; 184 Wolfgang Volz/Jeanne Claude & Christo; 186 Stedelijk Museum, Amsterdam; 188, 191, 193 Winterthur Museum; 196, 199, 211 Carnegie Museum of Art, Pittsburgh; 202 Musée des Arts Décoratifs, Paris; 203, 205 High Museum of Art, Atlanta; 204 John White/Abbeville Press; 206 Steve Tague/Cooper Hewitt Museum; 209 Schecter Lee/The Brooklyn Museum; 210 Corning Museum of Glass; 212 Mayhew And Pepper/Cincinnati Public Library; 213 Newberry Library, Chicago; 215, 217, 223, 227, 228, 233, 236–240, 244–246, 248, 251, 253–255, 257, 258, 260–271, 273, 274, 276, 279–284 The Art Institute, Chicago; 216, 218, 220–222, 226, 229, 234, 242, 243, 250 J. Paul Getty Museum, Malibu; 219 Library Company, Philadelphia; 224 Library of Congress, Washington; 225, 232 International Museum of Photography At George Eastman House, Rochester; 230 Oakland Museum; 231 Imogen Cunningham Trust; 235 Center For Creative Photography, Tucson; 241 Witkin Gallery, New York; 247 William Klein; 249 Museum of Modern Art, San Francisco; 252 Laurence Miller Gallery, New York; 256 Virginia Zabriskie Gallery, New York; 275 John Pfahl; 277 John Divola; 278 Fraenkel Gallery, San Francisco.

Zeichnung der Übersichtskarten: Ferrante Ferranti